主编简介

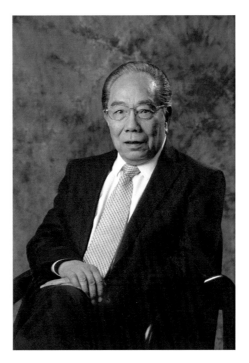

　　严世芸，上海中医药大学终身教授，博士生导师，上海文史馆馆员。国家级教学名师，首届全国名中医、全国高等中医药院校教学名师。曾任上海中医药大学校长、上海市中医药研究院院长、上海市中医药学会会长。担任WHO-ICTM（WHO 传统医学国际疾病分类项目）中国专家顾问组组长、ISO/TC 249 国际标准化组织/中医药技术委员会专家顾问，《辞海》副主编，香港大学中医学院名誉教授、香港中文大学中医学院名誉客座教授、英国伦敦都市大学荣誉博士。长期从事中医各家学说、历代医家学术思想与经验研究，率先开展了中医学术史、中医藏象辨证论治体系研究，同时也是国内中医学方法论、中医药标准化、中医高等教育改革的权威专家；并从事中医内科临床与基础研究，擅长治疗心脑血管疾病和呼吸系统疾病、肿瘤、慢性虚证等疑难杂症。作为负责人承担和完成多项国家社科重大、重点项目，在中医药文化及与社会互动关系研究领域具有相当成就。获得国家级教学成果奖、中华医学会医学教育分会终身成就奖、香港张安德中医药国际贡献奖等多个荣誉。

国家科学技术学术著作出版基金资助出版

中医学术发展史

严世芸／主编

科学出版社

北京

内 容 简 介

　　中医药学是中华民族受东方哲学思想的启迪和指导，在与古代自然科学交融、渗透、结合的过程中成长、发展起来的。这是中华民族对人类的贡献，是世界之瑰宝。本书以时代先后为序，为读者一幕幕揭开中医学术发展的历史帷幕。全书分为七章，勾勒了从先秦两汉到清代中医学术发展的历程，并强化了文化对医学发展的重要作用。本书特别强调了不同历史时期，文化、哲学、科技与医学的交融，尤其是哲学的时代突破对医学理论突破的重要促进与指导作用，体现了"有大儒方能有大医"。强化了中医药对外学术与文化交流，凸显中医药作为对外交流的重要元素在历史上的过往，对当今的中医药对外学术与文化交流提供平台与进一步的研究素材。

　　本书适用于中医学科学研究、临床及教育工作者阅读使用，也可供科技史和文史研究工作者，广大中医、文化爱好者等参考。

图书在版编目（CIP）数据

中医学术发展史 / 严世芸主编. —北京：科学出版社，2021.1
ISBN 978-7-03-066997-1

Ⅰ. ①中…　Ⅱ. ①严…　Ⅲ. ①中国医药学－医学史　Ⅳ. ①R-092

中国版本图书馆 CIP 数据核字（2020）第 230069 号

责任编辑：刘　亚　曹丽英 / 责任校对：王晓茜
责任印制：赵　博 / 封面设计：黄华斌

科 学 出 版 社 出版
北京东黄城根北街 16 号
邮政编码：100717
http://www.sciencep.com
北京建宏印刷有限公司印刷
科学出版社发行　各地新华书店经销
*
2021 年 1 月第　一　版　开本：787×1092　1/16
2024 年 8 月第三次印刷　印张：59 1/2　插页：1
字数：1 400 000
定价：**368.00 元**
（如有印装质量问题，我社负责调换）

编 委 会

主　编　严世芸

副主编　朱伟常　周崇仁

编　委（按姓氏笔画排序）

代玄烨　朱邦贤　朱伟常　严世芸　李　明

李铁华　李海英　杨丽娜　陈丽云　尚　力

周崇仁　姚洁敏　章　原

前　言

　　当人类文明的曙光照亮大地之时，医学思想便开始在远古先民的脑海中萌现。随着文明程度的日渐进步，无论东方或西方，许多民族均在生息繁衍的长期过程中，不断探索，积累其医疗经验，并由感性而上升为理性，逐渐创立了自己的医学体系。然而，一个国家民族的医药学能以其独特的传统绵亘发展了两千余年而历久不衰，这在世界上是绝无仅有的；而一种医药学能与其民族的历史、文化、科技、哲学等如此紧密地依存结合，更是绝非偶然。

　　中医药学，是中华民族在东方哲学思想的启迪和指导下，并与古代自然科学交融、渗透、结合的过程中成长、发展起来的。前贤始终从自己的文化背景和立场出发，由特定的视角进行观察认识，并以其特有的思维方式进行推理和论断，从而使中医药学发展成为一种具有中华民族智慧的独特的医学体系。这是中华民族对人类生命健康的贡献，无疑是世界之瑰宝。

　　先哲曾云：善言古者必有验于今。在今天，我们惟有认真地了解历史，才能真正地认识现在。我们寻源而上，溯流而下，并不因为好古而述古，而是循着中医学术发展的历史轨迹，而更好地面对现实，开创未来。然而，当我们在为祖先的光辉业绩感到骄傲的时候，随之而来的却是内心的愧疚，但愿这种愧疚能转化为对自己的鞭策。

　　中医学术发展史的撰写，乃属于草创。我们写作的依据是历代的医学文献。这些学术资料大都为医学家所手著，应当说这是较为真实、可靠的。但由于年代久远，沧桑屡易，医籍亡佚，不计其数，因而我们还着意于对一些重要医家学术资料钩沉辑佚，继绝存亡，以弥补学术发展史上的某些空白。在这方面所用笔墨较多，在遵循史书之体的基础上，略作变通，以补亡佚之憾。

　　本书以时代先后为序，在一个比较完整的学术发展历程中，为读者一一揭开中医学术发展的历史帷幕。第一章先秦、两汉医学，主要勾勒了中医学术理论从开始形成到中医理论和临床辨证论治体系确立的长期历程；第二章三国、两晋、南北朝医学，着重于经典著作研究之肇始以及各家医方、养生书竞出之众妙纷呈；第三章隋、唐、五代医学，主要介绍多种医学巨著及各科学术在前代基础上继承与发展的新高度；第四章两宋医学，着力于学术传统的全面继承、理论研究趋于深化和本草医方的重要发展；第五章金元医学，集中于新学肇兴和医家的学术争鸣；第六章明代医学，全面论述医家学术理论的充实与发展；第七章清代医学，在介绍中医学术的全面发展的基础上兼及中西医学汇通思潮的尝试。最后，本书附历代中医学术纪事年表，以冀对读者的进一步研究提供方便。本书较之《中国医学史》增加了学术的深度和广度，较之《中医各家学说》则更注重历代学术思想发展衍化的脉络原委，使人们看到不同时期中医的学术理论既各有新论自成体系，又趋于全面系统。本书细致深入地分析每一种学说产生的背景、学术渊源及后续影响，有助于读者从史术相融的角度更深更广地了解每个时期学术发展的全面细节，建立起纵横交叉立体的框架认识。

本次修订，依照原书的主体框架，但在原来的基础上进行了完善，增补了新的内容，修正了一些不足，最重要的是，突出了中医基于临床的学术观点，强化了中华传统文化对医学发展的重要作用。一是特别强调了不同历史时期，文化、哲学、科技与医学的交融，着力于上述学科发展对中医学术发展的渗透与影响，尤其是哲学的时代突破对医学理论突破的重要促进与指导作用，体现了"有大儒方能有大医"；二是补充完善了中医关于疾病发生规律及其分类方面的系统认识，在一定程度上，反映了中医药临床发展水平及其对于疾病认识不断深化的过程；三是强化了中医药对外学术与文化交流，在一贯重视中医药吸取国外医学素材的基础上，随着新视野的展开，增补凸显了中医药作为对外交流的重要元素在历史上的过往，以冀对当今的中医药对外学术与文化交流提供历史研究素材。

2019 年 11 月 20 日

目　　录

第一章 先秦、两汉医学

——中医学术理论的构建与临床辨证论治体系的确立

中医学术理论的产生，初始于春秋时期，但远溯其源，则上系于夏、商、周（西周）三代。夏、商是原始公社逐渐解体至奴隶制社会的时代。从殷墟遗迹可见，当时的农业地位十分重要，畜牧很繁盛，冶金术也有相当提高，这是殷商社会发展的经济背景。

文化是随社会生产力及其经济的发展而发展的。夏代有"昆吾作陶""仪狄造酒"的传说，这与医学卫生有一定的关系。

我国自殷商起才有了上古文化的文字记录，它包括甲骨文和青铜器铭文。在殷墟卜辞中，有不少关于医学的记载。当时的巫医掌握着医术，所以古代的"医"字写成"毉"。伊尹创制汤液的传说也在这一时期。

殷人早已发明了历法，他们以"十天干""十二地支"轮配纪日，并有了明确的季节、时间观念和五方的空间观念。在殷、周之际，还产生了原始的阴阳五行观念，这是古代唯物主义和辩证法发展的渊源，对医学理论的产生有着重要的影响。

周的社会生产力更有提高，它已是一个农业繁盛的社会。当时的领主制使社会保持着松散的统一状态。周平王四十九年（公元前722年）至周敬王三十九年（公元前481年），是历史上所称的"春秋时代"（相当于鲁国编年史《春秋》的始末之年），那时列国兼并，齐桓公、晋文公、宋襄公、楚庄王、秦穆公相继称霸，周室逐渐式微。公元前403年，为战国之始，政治上出现了重大变局，继"三家分晋"之后，齐、楚、燕、赵、魏、韩、秦七国进行了长期的所谓"合纵"与"连横"的斗争。公元前221年，秦始皇统一中国，建立了中央集权，统一了度量衡、货币、法律、文字、车轨、服装、历法等，使社会经济政治发生了剧烈变化，并引起和促进了社会文化的发展和变化。

春秋战国时期，在学术界曾出现道家、儒家、墨家、法家、阴阳家、名家、兵家等学派，自发地展开了"百家争鸣"。这一时期，是我国古代历史上学术思想最为活跃的时期。当时的自然科学，如天文学、地理学、光学、力学等也都有进步。历史学出现了不少有系统的著作，文学更有发展。在医学方面，也出现了医和、医缓、医竘、扁鹊、文挚等名医。这时，医学理论也渐形成系统，出现了不少重要的著作，包括《黄帝内经》（此后简称《内经》）中的许多内容。

秦始皇为了消灭旧贵族的文化思想，曾有焚书坑儒的举动，所幸医药学、天文、历书等未被焚毁，由吕不韦主编的《吕氏春秋》保存了先秦诸家的重要学术资料。

公元前202年，西汉王朝建立。在政治经济方面，基本上是"汉承秦制"，但当时统治思想的特点是采取尊崇某一学术思想的形式。如在汉初，提倡"清静无为""恬淡寡欲"的"黄老之术"，但实际上是"内法外道"；武帝即位后，"罢黜百家，独尊儒术"，其实是"内法外儒"。当时的重要哲学著作《淮南子》，以道家为主，杂糅各家，使道家的"道"更接近于一元论的唯气论，表现了汉初学术思想的勃勃生气。至于西汉儒学，其特点是将阴阳家和儒家学说结合起来，董仲舒倡言"天人合一"，刘向易为"天人感应"。该哲学体系认为，天是最高的神，而由阴阳五行支配着世界，阴阳消长形成四时，四时配合五方而成五行，五行顺相生、逆相胜，整个世界是阴阳五行的运动。汉儒的这种政治哲学与医家的医学理论有本质上的区别，但都采用阴阳五行说作为说理工具，则是其一致之处。另外，在当时完成的《内经》中，也显著地存在"天人合一"说的痕迹。

西汉时社会经济影响最大的是盐铁事业的发展。自然科学的进步也十分明显。在天文学方面，至汉代，关于天体已有盖天说、宣夜说、浑天说三家之说。最早的盖天说记载于《大戴礼记·天圆》，认为"天圆而地方"，这在《内经》中亦有其说。郄萌记宣夜说，以为天穹无质，高远无极，青冥色黑，非有体也；日月星辰，浮空行止，皆须气焉。辰极常居其所，北斗不与众星西没。七曜皆东行，日日行一度，月日行十三度，迟疾任性，不附天体。张衡《浑天仪图注》记浑天说，认为"浑天如鸡子，天体圆如弹丸，地如鸡中黄，孤居于内，天大而地小，天表里有水，天之包地，犹壳之裹黄。天地各乘气而立，载水而浮。周天三百六十五度四分度之一，又中分之，则一百八十二度八分之五覆地上，一百八十二度八分之五绕地下。……天转如车毂之运也，周旋无端，其形浑浑，故曰浑天"。同时，历法、数学，较之先秦也有很大进步，所制的太初历，更精确地反映了地球绕日的时间，并推算出 135 个月的日食周期。此外，当时的数学专著《九章算术》在世界上也居于先进地位。其时，张骞出使西域，对扩展药物的范围也有很大贡献。

所有这些先秦和前汉的哲学思想和科学技术，对中医学术理论的形成，是有重要作用的。

西汉后期，政治黑暗，民生疾苦。在王莽篡位后，发生了绿林、赤眉起义。公元 25 年，刘秀重建东汉，定都洛阳，其政权结束于献帝建安二十五年（公元 220 年）。

东汉的政治文化，是西汉的继续和发展。当时的科学文化成就是很可观的。如在哲学上，两汉之间有桓谭的《新论》（佚）和《形神论》。其后，出现了王充的《论衡》。王充在自然观上，根据当时的科学知识，第一次提出了明确和完整的"气一元论"，把一切现象都看作气的运动。在科学技术方面，也有不少成就，杰出的科学家张衡，指出日有光，月无光，月食是地体掩蔽的结果，并制造浑天仪模拟星辰运动，制地动仪测地震，制候风仪测天气。对日食、月食、地震、地裂、山崩、水涌、暴风雨等自然现象，都做了比较科学的解释，在历法上也有重要的改进。这些，与医学的发展都有重要的关系。

"丝绸之路"的开拓推动了军事和文化经济方面的对外交流，有不少药物，如薏苡仁、羚羊角、苏合香等在东汉时期已经相继传入了中国，并逐渐得到广泛运用。薏苡仁是马援从交趾传入的，《后汉书·马援传》载："初，援在交趾，常饵薏苡实，用能轻身省欲，以胜瘴气。方薏苡实大，援欲以为种，军还，载之一车，时人以为南土珍怪，权贵皆望之。"故东汉末年张仲景《伤寒杂病论》一书中就已记载了"薏苡附子散""薏苡附子败酱散"等名方。《神农本草经》也有薏苡"味甘、微寒，主筋急、拘挛不可屈伸、风湿痹、下气；久服轻身、益气"的记载。《后汉书·冉駹夷传》还记载了"有羚羊，可疗毒"，《神农本草经》云："羚羊角味咸、温，主青盲、明目、杀疥虫、止寒泄、辟恶鬼虎野狼，止惊悸；久服，安心、益气、轻身。"《大秦国传》还谓"合会诸香煎其汁，以苏合"，名苏合香。

这些药物当时医家已广为运用，并且载入有关文献中。《汉书·西域传》还有"汉遣中郎将张遵持医药治狂王"，为乌孙国王治病的记载。这表明了随着汉与西域对外交流的深入，医药方面对外交流也得到进一步发展。

在春秋战国时期，出现了许多历史上著名的医家，如医缓、医和、医𬮱、文挚及扁鹊（秦越人）等人。至汉代，又有淳于意、苏耽、涪翁、程高、郭玉、韩康、壶翁、费长房，以及张仲景、华佗等。虽然其中不少医家的学术已经年久失传，但如秦越人、淳于意、张仲景、华佗等的学术思想及诊治疾病的经验，流传至今，对中医学术的发展有举足轻重之影响。秦越人以《难经》传称，淳于意有《诊籍》之著。仲景、华佗又各有千秋。如《晋书·皇甫谧传·释劝论》中曾赞："华佗存精于独识，仲景垂妙于定方。"《诸病源候论·解散病诸候·寒食散发候》又引皇甫谧之语："佗之为治，或刳断肠胃，涤洗五脏，不纯任方也；仲景虽精，不及于佗，至于审方物之候，论草石之宜，亦妙绝众医。"

在上述历代时期，还有数量众多的医学著作，如前所说，秦始皇曾"收天下书，不中用者尽去之"，当其焚书之时，凡医药书籍不在其列，因而得以保存。后在刘邦进入关中时，萧何等首先将秦朝丞相府的图书档案保存起来。终因项羽兵入咸阳，秦代的重要图籍包括医书在内，多付之一炬。西汉"改秦之政，大收篇籍，广开献书之路"。迄武帝时，因书缺简脱，于是建藏书之楼，置写书之官，下及诸子传说，皆充秘府。至成帝时，复求遗书于天下，并诏光禄大夫刘向校经传、诸子、诗赋，侍医李柱国校方技。刘向将所校之书摘其要旨，撰《别录》二十卷，惜未成就。汉哀帝时，刘向之子刘歆继其父业，总群书而名《七略》，以奏朝廷。《七略》虽已失传，但在《汉书·艺文志》中，对《方技略》有较全面的载录。方技类书目分"医经""经方""房中""神仙"四种。

> 医经者，原人血脉经落骨髓，阴阳表里，以起百病之本，死生之分，而用度箴石汤火所施，调百药齐和之所宜。

医经书目有《黄帝内经》十八卷、《黄帝外经》三十七卷，《扁鹊内经》九卷、《扁鹊外经》十二卷、《白氏内经》三十八卷、《白氏外经》三十六卷、《白氏旁篇》二十五卷。共七家，一百七十五卷（原作二百一十六卷）。

> 经方者，本草石之寒温，量疾病之浅深，假药味之滋，因气感之宜，辨五苦六辛，致水火之齐，以通闭解结，反之于平。

经方书目有《五藏六府痹十二病方》三十卷，《五藏六府疝十六病方》四十卷，《五藏六府瘅十二病方》四十卷，《风寒热十六病方》二十六卷，《泰始黄帝扁鹊俞拊方》二十三卷，《五藏伤中十一病方》三十一卷，《客疾五藏狂颠病方》十七卷，《金疮瘛疭方》三十卷，《妇人婴儿方》十九卷，《汤液经法》三十二卷，《神农黄帝食禁》七卷。共十一家，二百九十五卷（原作二百七十四卷）。

> 房中者，性情之极，至道之际，是以圣王制外乐以禁内情，而为之节文……乐而有节则和平寿考，及迷者弗顾，以生疾而陨性命。

房中书籍基本属性医学内容，也涉及男、妇科疾病。书目有《容成阴道》二十六卷，《务成子阴道》三十六卷，《尧舜阴道》二十三卷，《汤盘庚阴道》二十卷，《天老杂子阴道》

二十五卷，《天一阴道》二十四卷，《黄帝三王养阳方》二十卷，《三家内房有子方》十七卷。共八家，一百九十一卷（原作一百八十六卷）。

> 神仙者，所以保性命之真，而游求于其外者也。聊以荡意平心，同死生之域，而无怵惕于胸中。然而或者专以为务，则诞欺怪迂之文弥以益多，非圣王之所以教也。

神仙类内容包括导引、气功、按摩、炼丹、服食等。书目有《宓戏杂子道》二十篇，《上圣杂子道》二十六卷，《道要杂子》十八卷，《黄帝杂子步引》十二卷，《黄帝岐伯按摩》十卷，《黄帝杂子芝菌》十八卷，《黄帝杂子十九家方》二十一卷，《泰壹杂子十五家方》二十二卷，《神农杂子技道》二十三卷，《泰壹杂子黄冶》三十一卷。共十家，一百八十一卷，二十篇（原作二百零五卷）。

上述书籍，系西汉以前的著作，除《内经》有不同传本外，大多已经亡佚。

同时还应该看到，在两汉时期，还有更多的医学著作出现，可惜多由于战乱而难以流传存世，正如《隋书·经籍志》所说，"董卓之乱，献帝西迁，图书缣帛，军人皆取为帷囊，所收而西，犹七十余载，两京大乱，扫地皆尽"，这种惨重损失再也不得弥补。

虽然如此，但就现尚存世的《内经》《难经》《伤寒杂病论》和《神农本草经》诸书而言，其学术理论已奠定了中医学的发展基础，时至今天仍被尊为经典，其重要的学术思想和辨证论治方法始终指导着中医的理论研究和临床实践。

第一节　中医学术理论的产生

一、先秦文化对中医学术理论体系建构的影响

哲学是关于世界观的学说，它研究的是自然、社会和人类思维的一般规律，是所谓"究天人之际，通古今之变"的一种根本观点和方法。

整部科学史告诉我们，任何一门学科的建立和发展，都离不开哲学。因此，恩格斯曾在《马克思恩格斯全集·第二十卷》中说："不管自然科学家采取什么样的态度，他们还是得受哲学的支配。问题只在于：他们是愿意受某种坏的时髦哲学的支配，还是愿意受一种建立在通晓思维的历史和成就的基础上的理论思维的支配。"所谓受"理论思维的支配"，也就是说任何学科必然采用一定的认识方法。爱因斯坦指出："如果一个自然科学的理论，没有认识论作为依据，是站不住脚的。"而这种认识方法的性质，则对其所产生的理论的特点和实质有决定性的作用。

我国古代，有着相当发达的理论思维和很高水平的哲学。在自然科学与哲学尚未明显分开的当时，诸子哲学有不少涉及古代科学的论述，而古代科学家们也具有这种古代东方特有的哲学思维方式，从而创造了我国特有的古代科学理论。

古代诸子百家哲学学术思想与中医学术思想原本产生于同一时空。在古书中，传统文化思想对于医学的启示和融合，其证据在在可见；反之，医学对于文化思想的影响也不容忽视。甚至，古代曾将医家治身与政治家的治国相提并论。如《吕氏春秋》所云："夫治身与治国，一理之术也。"可一言以蔽之。

《易经》为群经之首，也为中医学方法论提供了源头，为中医思维确立了范式。《易经》的天地人"三才"观念，决定了中医学的"天地人"医学模式。历代不少医家认为，研究中医若不从《易经》寻源，则无异缘木求鱼。故唐代孙思邈云："不知《易》，不足以为大医。"明代张介宾更有《医易》之著，以为："医易相通，理无二致。"

道家老庄之学则对中医的宇宙论产生了重大影响。《老子》云："有物混成，先天地生。寂兮寥兮，独立而不改，周行而不殆。可以为天下母，吾不知其名，字之曰道。"其指出了宇宙之气的动力和发展规律。《庄子》论宇宙的发生，则大致由"无"而为一气，由气而生物、成形、有性，若返于初始，则又"与天地为合"。同属道家的《列子》认为"积气之成乎天……积形之成乎地"，"清轻者上为天，浊重者下为地，冲和气者为人"，《素问》演为："积阳为天，积阴为地。"《淮南子》又以《列子》之"因阴阳以统天地"而有太易未见气、太初气之始、太始形之始、太素质之始之说为基础，而在"天文训""俶真训"中做进一步发挥。

古代医学家在研究人体运动规律的时候，受到当时的哲学观点和方法论的深刻影响，以此思维方式对具体医学问题进行总结凝练，形成古代中医理论。同时，他们也反馈哲学，如《素问·天元纪大论》记载《太始天元册》文曰："太虚寥廓，肇基化元，万物资始，五运终天，布气真灵，揔统坤元，九星悬朗，七曜周旋，曰阴曰阳，曰柔曰刚，幽显既位，寒暑弛张，生生化化，品物咸章。"又《素问·五运行大论》曰："地为人之下，太虚之中者也……大气举之也。"这些精彩论述，记载于医书，同时又丰富了当时对天人之际的认识。当然在哲学与医学的互动中，哲学对医学的规定性影响是更主要的方面，古代医家把阴阳、五行、精气神等哲学概念与医学知识熔为一体，使之向医学延伸，而成为与哲学阴阳、五行、精气神既有联系又有一定差异的中医学的重要概念。

（一）传统思想方法对医学的指导

1. 宇宙与自然观

宇宙论是哲学中有关研究宇宙起源及其结构等问题的论述。西方有学者将其归属于"理性的理论科学"范畴。中国古人根据天文观测，结合哲学推理，亦发表了不少有关宇宙问题的论说。战国时代尸子所云"天地四方曰宇，往古来今曰宙"，已将宇宙视为时间与空间的统一。宇宙虽大虽远，但与人的关系十分密切，而考诸诸子之学与医书，可见我国古代的宇宙论实与医理相通，不可分割。

自然观是人们对自然界的总的看法，是世界观的一部分，大体包括人们关于自然界的本原、演化规律、结构及人与自然的关系等方面的根本看法，故而与宇宙论有一定的联系。传统医学的"天人相应"理论，实则脱胎于当时人们对自然的普遍认识，也反映了哲学自然观对医学的重要影响。

先秦哲学论天地的形成，本之于"气"。其以为宇宙间的一切，皆是"气"的变化运行；其聚散变化的动力，来自宇宙的本源，即《易》所谓"大哉乾元，万物资始，乃统天"。推而论之，大至天地，小至蚊蚋，中含人类，无不属自然物质，而遵循一定的规律变化，故曰："天地与我并生，而万物与我为一。"

万物虽殊，而原质实同，其本归一的哲学思想，为先秦哲学家所具同。周秦之际，虽诸子之学风起，而万物虽殊、其本归一的思想仍是一致的。故而，诸子于宇宙论的大义实相类同，也是我国古代哲学之根本。

　　道家对天地万物的构成有诸多论说。《老子》云："有物混成，先天地生。寂兮寥兮，独立而不改，周行而不殆。可以为天下母，吾不知其名，字之曰道。"其指出了宇宙之气的动力和规律。《庄子》论宇宙的发生，则大致由"无"而为一气，由气而生物、成形、有性。若返于初始，则又"与天地为合"。

　　至《淮南子》对黄老道家天道观进一步阐发说明。《淮南子·天文训》云："道曰规，道始于一，一而不生，故分而为阴阳，阴阳合而万物生。"又说："道始生虚廓，虚廓生宇宙，宇宙生气……清阳者薄靡而为天，重浊者凝滞而为地。"也属古代的宇宙论。《淮南子·俶真训》记载："有始者，有未始有有始者，有未始有夫未始有有始者；有有者，有无者，有未始有有无者，有未始有夫未始有有无者。"亦为古哲学中的宇宙论，并因之而论及事物变化无极，生死无异。同时《淮南子·诠言训》还说："未造而成物，谓之太一。同出于一，所为各异……谓之分物。"

　　《春秋繁露》则简要地指出了："属万物于一，而系之元。"及东汉王充《论衡》一书，则肯定了《周易》及儒家、道家的宇宙论，以为"说《易》者曰'元气未分，浑沌为一'；儒书又言'溟涬濛澒，气未分之类也；及其分离，清者为天，浊者为地'……儒书之言，殆有所见。"又说："黄老之家，论说天道，得其实矣。"《论衡·谴告篇》自此，传统宇宙论在发展过程中已经对医学产生了世界观层面的影响。

　　传统哲学对医学在世界观与自然观上影响最深刻的，当属"三才"思想和"中和"思想。

　　1）"三才"思想

　　《易》的天地人"三才"思想，决定了中医学的"天地人"医学模式。因而中医学在学科构建过程中，受"天地人"三才思想的影响极为深刻。

　　《周易·说卦》称"昔者圣人之作《易》也，将以顺性命之理。是以立天之道，曰阴与阳；立地之道，曰柔与刚；立人之道，曰仁与义，兼三才而两之"，将天、地、人之道称为"三才"之道。其人居天地之间，即《素问》所谓人在天地气交之中。

　　道家哲学崇尚"天人合一"，不管是《老子》的"人法地，地法天，天法道，道法自然"，或是《庄子》的"人与天一""形全精复，与天为一"，都体现了道家崇尚自然、以天地为法则的主张。儒家亦主张仿效自然法则制定社会规则，这对中医也产生了重要影响。如《尚书·尧典》记载，古人"期三百有六旬有六日，以闰月定四时，成岁"，《内经》中提到"三百六十"一岁之期之处在在可见，如《素问·阴阳离合论》云"大小月三百六十日成一岁，人亦应之"。而同时"人亦有三百六十五节，以为天地"（《素问·六节藏象》）、"三百六十五节"（《素问·调经论》）、"三百六十五络应野"（《灵枢·小针解》）、"气穴三百六十五以应一岁"（《灵枢·胀论》）、"三百六十五会"（《灵枢·九针十二原》）表明了人与天地四时之呼应。

　　《礼记·学记》云"圣人作乐以应天，制礼以配地"，故古人依据"春生夏长，秋收冬藏"即一年四季的"九州"的共同自然规律而发布政令，强调礼乐法乎天地自然规律，故春生而勿杀，赏而勿罚；秋罚而勿赏，夺而勿予。《论语》则有子曰"使民以时"之教诲，强调国家政令的颁布及劳役调动需要契合自然时节。《礼记》还赋予春夏秋冬以"春作夏长，仁也；秋敛冬藏，义也"的内涵，则将人的内在品德与时令相联系，以阐扬仁义顺应自然的存在正当性。

故儒道两家在人与天地关系，以及人是否应当效法天地法则的问题上，态度都是肯定的。医家也同样法天则地，认为人应当顺应自然，同时采取各种措施，确保人与天地自然的一致性。《素问·四气调神大论》，便是遵"春生夏长，秋收冬藏"之道而有所取舍。其云：

> 春三月，此谓发陈。天地俱生，万物以荣，夜卧早起，广步于庭，被发缓形，以使志生，生而勿杀，予而勿夺，赏而勿罚，此春气之应，养生之道也。逆之则伤肝，夏为寒变，奉长者少。
>
> 夏三月，此谓蕃秀。天地气交，万物华实，夜卧早起，无厌于日，使志无怒，使华英成秀，使气得泄，若所爱在外，此夏气之应，养长之道也。逆之则伤心，秋为痎疟，奉收者少，冬至重病。
>
> 秋三月，此谓容平。天气以急，地气以明，早卧早起，与鸡俱兴，使志安宁，以缓秋刑，收敛神气，使秋气平，无外其志，使肺气清，此秋气之应，养收之道也。逆之则伤肺，冬为飧泄，奉藏者少。
>
> 冬三月，此谓闭藏。水冰地坼，无扰乎阳，早卧晚起，必待日光，使志若伏若匿，若有私意，若已有得，去寒就温，无泄皮肤，使气亟夺。此冬气之应，养藏之道也。逆之则伤肾，春为痿厥，奉生者少。（《素问·四气调神大论》）

由上可见，不论在外形还是起居、情志、礼仪上，居中之人都应使自己顺应天地之气，得天地之和，方能"形与神俱，而尽终其天年"（《素问·上古天真论》）。

2)"中和"思想

"中和"的形成是一个历史过程，是由"尚中""尚和"思想逐渐发展为"中和"思想的。"中和"思想的萌芽最早起源于孔子的"中庸"，传统的"中"与"和"的观念被融会贯通、升华，而统一为"中和"，实际上包含了"阴阳"的中和、"五行"的中和与"三才"的中和等不同层面的意义，范围较广。

《说文解字》认为"中"的意思是："中，内也。从口。丨，上下通也。"《周易·系辞》云："辨是与非，则非其中爻不备。""中"指代卦象中的二、五爻位，是决定吉凶、是非、常变的标准，往往引申为不偏不倚、适中。至春秋战国之时，"中"正式作为一种哲学概念，出现在诸子的论述中。《庄子·在宥》云："中而不可不高者，德也。"注："中，顺也。"《左传·成公十三年》云："民受天地之中以生。"因此"中"有"居中、适中、中正、和顺"之义。由此"中"逐渐由对一种相对位置的描述，引申为事物的一种状态，换句话说，中既是简单的、方位的表述，又是深层的、事物性质的表达。

对于"和"，《说文解字》释为："相应也，从口禾声。""口"可解读为发声之口，即表示乐器和唱歌之间音声相互配合协调；或者解读为饮食之口，即"人们入口饮食所需的禾物"，表示各种不同饮食之间的协调配伍。无论是来源于"乐"，还是来源于"食"，就内涵而言，"和"都是处理不同事物间关系而产生的。故而，"和"既可以指称两种对立物象间的协调、和顺关系，又能够阐明同一事物中两种对立属性间的对立转化、矛盾统一的性质；既可以标识抽象理论认识深度，又足以作为认识宇宙自然、社会人生的方法论工具。

子思在《中庸》中将"中"与"和"结合到一起，其云："喜怒哀乐之未发，谓之中；发而皆中节，谓之和。"并提出"致中和"的目标。从"中"与"和"的内涵来看，其二者的结合，在本质上是礼与乐的融合。礼，是指各种礼节规范，万事不欠、不过，节而有序，追求恰当、适宜，是为"中"；乐，音乐与舞蹈，是对天地自然的和谐的追求与效仿，是为"和"。而"中和"的内涵包含了宇宙间万事万物所存在的一种关联。《礼记·中庸》较早地阐释了"中"与"和"的概念："中也者，天下之大本也；和也者，天下之达道也"，朱熹进一步阐释为"中为道之体""和为道之用"，其将中和思想提升到了哲学的高度。"中"是一种个体的境界，"和"是一种群体的状态。无"中"难以成"和"，不"和"则"中"无以为存，"中"与"和"相互依存而成"中和"。

在后世的哲学发展过程中，越来越多的思想家开始"尚和去同"。在这里，"和"与"同"作为对立概念提出，"和"意为"以他平他"，由两种以上不同的元素相调和，"和"是不同事物对立面的共存，是动态的和不断变化的。"和"强调注重不同要素之间的相济相成，以达成整体的和谐稳定。"同"则相反，是指事物各个层面上无任何差别的统一性，是单调静态的，这样，"和"的价值，得到了凸显，更有了复杂与动态的意味，而较"中"也有了更丰富的内涵。

中医学也秉承了"中和"思想。"和"作为中医药文化的核心理念，在思维层面，精炼地体现了中医的生命观、疾病观和治疗观，在方法层面，总结成具体的治疗方法。这种以人为本、以"和"为机制的疾病观，是中医"审证求因"的真谛所在，也是中医发病学区别于西医学的本质特征之一。

"和"的状态是中医的理想生命状态，也是追求和治疗所期望的目标。《素问·生气通天论》云："凡阴阳之要，阳密乃固，两者不和，若春无秋，若冬无夏，因而和之，是谓圣度。"可见，不和则病，治疗就是"和之"的过程。具体而言，如《灵枢·脉度》谓"肺气通于鼻，肺和则鼻能知臭香矣；心气通于舌，心和则舌能知五味矣；肝气通于目，肝和则目能辨五色矣；脾气通于口，脾和则口能知五谷矣；肾气通于耳，肾和则耳能闻五音矣"，反之，则"血气不和，百病乃变化而生"（《素问·调经论》）。

"和"也是中医的治疗原则和方法。方书之祖《伤寒杂病论》提到"卫气不共荣气谐和""和胃气""以温药和之"等说法，涉及"和解""和胃（气）"和"和化痰饮"等方面，初步体现了一种具体的治疗原则，成为后世治疗八法之一"和法"的滥觞。而《伤寒杂病论》中发展完善的方剂配伍原则正是对"和"相反相成含义的最好体现。中医从使用单味药到应用复方方剂配伍治疗疾病的发展，以相须（药物的协同）、相使（增强某方面作用）、相畏（被减毒）、相杀（减毒）等七情来配伍复方，实际上即是相反相成的"和如羹焉"的发展。

《伤寒论》强调的"和胃气"也是延续了《国语》中"五行之中以土最为重要"的看法，并为后世"重视脾胃"治疗原则之滥觞。宋金元时期理学家对"和"的阐述和发挥直接推动着"和法"的确立及后世医家对"和法"的深入探讨。金代成无己提出"和解少阳"法，用小柴胡汤，标志着和法作为正式治法的形成。明代张介宾将"和法"立为"八阵"之一，倡"和其不和"论，极大地拓展了"和法"的应用范围，将作为治法的"和法"的理论范畴推向了极致。可见和法作为单独治法的确立及地位的逐渐提高、含义的逐渐广泛与理学对"和"的推崇是分不开的。时至清代，程国彭在《医学心悟》中明确提出汗、吐、下、和、温、清、消、补为"医门八法"，从此，"和法"的概念正式成熟，和法作为中医治疗大法之一的地位被正式确立。"和"的重要性再一次得到重申。

晚近，有部分学者和社会人士将"中和论"与"平衡论"混用为一。如养生界言及中医，常云中医"崇尚平衡"，故此中医"平衡论"的观点不胫而走。事实上，"平衡"仅占"中和"理念一隅之义，"平衡"一词本身亦非中医所习用。"平衡论"具有机械唯物主义的局限性，它曲解阴阳关系、违背生命基础、违背健康方式，故此辨之。

2. 认识论与方法论

认识论是研究人类认识的本质及其发展过程的哲学理论，探讨人类认识的本质、结构、认识与客观实在的关系，认识的前提和基础，认识发生、发展的过程及其规律等问题。中国传统哲学思维方式为中医学原创思维方式提供了依据。

方法论是指人们认识世界、改造世界的一般方法，是人用什么方式、方法来观察事物和处理问题，故而方法论带有更强的主体性。

认识论与方法论是在世界观的预设确立之后，对具体学科产生影响作用的认识的角度与方法。中国传统哲学对中医学的认识论与方法论层面影响最深刻的，当属"变易思想"与"意象思维"。

1）变易思想

"变易"思想作为中国哲学思维方法的一支脉络，源于先秦，著于《易经》，在《道德经》及《易传》中得以明确，在汉宋儒家著述中得以深入丰富。"变易"思想不仅体现在自然宇宙观中，还渗透入价值论里，并由此出现了以"变易"为核心的历史观。

要谈"变易"思想与中医的关系，离不开对中医学中"易简"和"不易"的理解。因为医理与易理关系密切，而"易之三义"紧密结合、互为一体。其中，"易简"是源头，是形而上之"道"，是中医的精义所在；"不易"是基石，是不变的根本，是中医的理论构架。"和""易""仁"便是中医学的"易简"之道，元气、阴阳、五行等理论是中医学的"不易"之理；在此基础上形成的"变易"理念，是推动中医学发展的根本动力，在中医生命观、疾病观、辨证学、治疗学、养生学方面都产生了深刻的影响。

《易经》中的爻卦之变，是人对自然规律的发现和记录，也是人对自身将要经历的变化的预测，体现了"天命"之下，人的主动性意识的觉醒。易学为中医提供了思维方法工具，可以说，中医学核心理论体系就是在易学思维方法的指导下构建发展而来的。《易》为中国传统文化元典，其阴阳五行学说成为中国传统思维工具，影响到中国传统文化的方方面面。《庄子·天下》所云"《易》以道阴阳"，《钦定四库全书总目·易类》因谓"易道广大，无所不包，旁及天文、地理……皆可以援易以为说"。在中医学科奠基成型之时，正值传统科学文化大发展时期，诸如天文、地学、历算、化学、建筑、农学、文学等学科，在各自发展过程中，都积极援引易理以构建本学科基本理论，中医也概莫能外。任继愈先生指出"天文、数学、医学等社会多方面都能在《周易》的框架下有所发挥"（《医易会通精义》序 1989 年 4 月）。在中医典籍中，体现易学思维方式的痕迹在在可见。如《素问·阴阳应象大论》谓："阴阳者，天地之道也……生杀之本始，神明之府也，治病必求于本。"《内经》一书，实则深受易"数"与时位的影响，甚至有的篇章结构直接按易的思想架构。而成书于东汉末年的中医四大经典之一《伤寒杂病论》，受"六爻"影响提出的"六经"辨证，发展而为论治最重要的思路之一。

其后老子的《道德经》集中展示了他认为自然和人事不断发展变化的观点，开始尝试摆脱"天"与"神"的桎梏，确立"道"为事物的本原。在《道德经》的哲学范畴中，

"道""一"等皆是变易的发生元点，"势"是变易的内在动力；"器"是变易而成的结果；"有"与"无"体现变易的过程；"常"是变易本身的性质；"反复"是变易的固有形式。万物之生即"道生一，一生二，二生三，三生万物"（《道德经·四十二章》）；万物之灭则因"飘风不终朝，骤雨不终日。孰为此者，天地。天地尚不能久，而况于人乎？"（《道德经·二十三章》）；万物从"无"化生，因"变"而有气、有形、有生，之后又复归于"无"。世界"周行而不殆""反者道之动"，变在永恒的运动之中。在老子这里，"变易"思想初步明确，并形成其自然哲学观的基石，主要用来解释自然界的变化规律。

《礼记·大学》引用汤之《盘铭》"苟日新，日日新，又日新"之语，体现了"变易"的重要。而儒家思想对"变易"的阐述集中体现在《易传》所提出的哲学范畴，如"太极""阴阳""健顺""动静""变化""道器""生""神""几""日新"等等，这些无不体现了"变易"的发生和具体形式。及至汉儒，对"变易"思想的阐发更趋完善。郑玄在《周易正义》的序中，正式提出"易一名而含三义：易简一也，变易二也，不易三也"，明确提出"变易"这一概念。此后，在宋儒的阐释下，"变易"思想又通过"道""理""气""阴阳""太和"等范畴得到了进一步的发挥，如张载在《正蒙·太和》中言："太和所谓道……其来也几微易简，其究也广大坚固。起知于易者乾乎！效法于简者坤乎！"程颐在《易序》中说："易，变易也，随时变易以从道也。"

"生生之谓易"。"生生"，不绝也。中医学发生、发展的根本特征即是"生生"，绵延不绝又有一脉贯之；其理论的基本依托也是"生生"，由气而生，由气而化，由气而动，以成人体之生；中医学存在的最终目的也是"生生"，维护生命的和谐状态，推动整个人类的繁衍。

历代名医也十分重视易学基础对理解中医的重要作用。唐代大医孙思邈曰："不知易，不足以言大医。"明代"医门柱石"张景岳明确提出"医易相通"，著《医易义》以强调易学方法在中医思维过程中的重要地位。总之，正是因为受到易学思维方法的深刻影响，中医学由日常经验总结上升转化为理论科学，成为中国文化视角下的科学学科之一。具体而言，《内经》中以阴阳之化体现了变易求和的思想；《伤寒论》中的六经辨证学说集中了中医常与变的精髓；运气学说体现了自然界与人体统一的生生之理；命门学说可认为是生生之太极的动力源起；而历代医学学术理论的更迭发展，可以认为是变易思想在学术传承中的具体体现。在此基础上，无论是从多学科角度出发，如变易思想与现代物理学观念的耦合，还是变易思想对中医理论的持续发展的影响，都对未来中医学的发展有极大的促进意义。

2）意象思维

中国文化重意尚象，"意象"犹如一张巨网，覆罩着中国文化的各个领域。原作为中国哲学范畴和美学范畴的"意象"，最初是分立而论的。"意"为心志，为心意状态，是情感的体验和悟性的产物；"象"的本意为大象，引申为物象，扩展为拟象。言、象、意之间存在言不尽意、立象尽意和得意忘象的现象。中国的"意象"与西方相比，有其独特的概念与历史发展。尤其在美学领域，"意象"是我国古代最有价值和影响的美学范畴。

哲学层面的"意象"，即中国传统的意象思维方式。其构成包括观物取象，立象尽意和取象比类等。但从其概念命名来看，存在意象思维、象思维和取象思维等多类说法。我们认为，它们的内涵和所指的本质特点基本一致，但"取象比类"是意象思维的具体运用形式，而象数思维是意象思维的一种外征表现，意象思维是形象思维的高级阶段，与直觉思维侧重点有所不同，因此以"意象思维"来统一最为恰当，有助于对中医思维方式命名的统一规范。

意象思维由占卜发轫，经《尚书》《周易》《老子》《庄子》等直至《内经》，从直观的卦象体系类比演绎发展到系统应用，并与"天人合一"、"气-阴阳-五行"、"动态变易"相结合。它不仅阐明了中医学形成、演变及发展的过程，也是中医学家获取知识经验、建构理论体系及指导临床诊疗的重要思维方式。具体包括取象比类，据象类推，以象释道等具体步骤。

中国传统医学中的意象思维与中国传统文化中的意象思维一脉相承，对中医藏象理论、气血理论、经络理论、禀质理论、病因理论、药物理论、治疗理论等均产生了重大的影响。如中医释藏，便有援物释藏、援病理反证释生理、以五行象构建天人合一藏象系统、以阴阳象类推脏腑生理特性、以气学理论推演脏腑功能及结合象数思维解释藏象等等，从而构建起以"气-阴阳-五行"为核心的藏象学说基本框架。又如在治疗理论中，司外揣内、揣度奇恒皆是具有传统思维特色的诊治原则。

意象思维具有较强的创造性功能，是中医学实现错位竞争的优势所在，可凭借其灵活性、动态性、实践性等特征引领原创性理论的提出，为我们重新认识中医学乃至中华传统文化的原义提供了至关重要的思想武器，也可促成东西方各有所长的思维模式的有效共融。但我们也应该认识到，意象思维具有或然性、思辨性、普适性及封闭性等不利于中医科学发展的局限性，使得中医理论难以在内部做出突破。如何充分发挥意象思维对中医创新的促进作用，并消弭意象思维对中医发展的束缚，将成为未来中医研究的重要议题。

（二）哲学影响下医学理论的确立

1. 阴阳学说对医学的渗透

"阴阳"的产生，由来古远。《春秋内事》说"伏羲氏定天地，分阴阳"；《淮南子·说林训》又有"黄帝生阴阳"之说。

"阴阳"与"八卦"的关系十分密切。古人生活在自然界中，对天地、风雷、水火、山泽等自然现象，以及对人类本身的长期观察，将所得的观念进行了概括，于是便产生了"八卦"。正如《周易·系辞下》所说，"古者庖羲氏之王天下也，仰则观象于天，俯则观法于地，观鸟兽之文与地之宜，近取诸身，远取诸物，于是始作八卦，以通神明之德，以类万物之情"，道出了"八卦"产生的现实基础。当然，所谓"庖羲氏"作八卦，仅属一种传说，如果从历史学角度而论，则大抵在殷、周之际，早已形成了原始的"八卦"：乾（☰，象征天）；坤（☷，象征地）；震（☳，象征雷）；巽（☴，象征风）；坎（☵，象征水）；离（☲，象征火）；艮（☶，象征山）；兑（☱，象征泽）。

"八卦"所体现的是相对的四类事物，其中天地的对立是最基本的，次则为雷风、为水火、为山泽。依此类比，则鸟兽有牝牡，草木有雄雌，人类有男女……万类虽殊而皆有对立的现象。如将其进行高度的概括，则阴（--）、阳（—）的对立，为宇宙间的根本对立。由此可见，"八卦"的基本观念是朴素唯物主义的，其剖析、推衍事物的过程则富于朴素的辩证法思维。它的作用在于"以通神明之德，以类万物之情"《易传·系辞》，而阴阳所代表的对立却是无穷无尽，所谓"阴阳者，数之可十，推之可百，数之可千，推之可万，万之大不可胜数，然其要一也"（《素问·阴阳离合论》）。

到了西周，特别是春秋时期，一些思想较为开明的祝、宗、卜、史之类的人物，以及某些贵族，他们对天道、人事发表了一些新见解，从而成为先秦诸子的思想先驱。首先，他们在生产和自然知识发展的基础上，进一步发展了原始的阴阳学说。他们以阴阳的作用来解释一些自然现象。《国语·周语上》载，幽王二年（公元前780年），伯阳父说："夫天地之气，不失其序，若过其序，民乱之也。阳伏而不能出，阴迫而不能蒸，于是有地震。"他确认天地之气的运行有一定的秩序，而以天地间阴阳二气的失调来解释地震。此时，正相当《周易》著作的年代，然而春秋时的易筮，还没有以阴阳来作解说的。《庄子·天下》篇"易以道阴阳"之说，当在阴阳说流行之时，即战国中晚期。这是由于以阴阳说"易"十分自然，"易"的爻画分阴阳两类，故阴阳说很快为易学家所接受。战国晚期的阴阳学说，有魏襄王（公元前317~前277年）墓的竹书《易繇阴阳卦》，以及《阴阳说》。战国末至西汉中叶，由儒生经师所作的《易传》，对阴阳更有发挥。《易传》认为阴阳二气是自然的根源，而统一于道。"一阴一阳之谓道；阴阳不测之谓神"（《系辞》），又说："乾，阳物也；坤，阴物也，阴阳合德而刚柔有体，以体天地之撰，以通神明之德。"《易传》以阴阳刚柔的变化统一来说明一切，这是从乾（☰）坤（☷）发展来的，这种思想比《易经》前进了一步。

值得重视的是大约活动于公元前571年（周灵王元年）至公元前477年（周敬王卒年，以后即为六国时代）这百年间的老子，他对阴阳也早有重要的论述。《道德经》说："道生一，一生二，二生三，三生万物，万物负阴而抱阳，冲气以为和。"《庄子·田子方》篇记载，老子对孔子谈到："至阴肃肃，至阳赫赫，肃肃出乎天，赫赫发乎地，两者交通成和而万物生焉。"最早注解老子之说的是《淮南子》，其言曰："道始于一，一而不生，故分为阴阳。阴阳合和而万物生，故曰'一生二，二生三，三生万物'，又曰'天不发其阴，则万物不生；地不发其阳，则万物不成'。"《天文训》《淮南子·精神训》又说："夫精神者，所受于天也，而形体者所禀于地也，故曰一生二，二生三，三生万物。"总之，老子认为道始于一，一者元气，元气分为阴阳，互相推荡，故曰"一生二"。阴阳相合，又出现了矛盾的统一，故曰"二生三"。阴阳一气，相争相合，散为万殊，故曰"三生万物"。一气包含着阴阳，所以由气所化之任何事物亦必包含着阴阳，故曰"万物负阴而抱阳"。积阴则沉，积阳则飞，阴阳相接，乃能成和，故曰"冲气以为和"。

事实上，阴阳学说是道家、儒家都感兴趣的，他们以此研究宇宙起源、生物演化。《周易》的《系辞》部分一般认为是孔子所写。其云："一阴一阳之谓道""阴阳不测之谓神"，又总结说"广大配天地，变通配四时，阴阳之义配日月，易简之善配至德"，而将论述阴阳的《易》列为"六艺"之一。由于论阴阳者日众，所以在先秦时期，阴阳家已列为九流之一。当时的阴阳五行学说，就是齐鲁稷下学派案往旧造说而推衍的，子思唱之，孟轲和之，邹衍又从而发挥之。《汉书·艺文志》著录有阴阳家二十一家，三百六十九篇。其学包括阴阳、四时、八位、十二度、廿四时等数度之学和五德终始的五行学说。

秦、汉的学者上承旧说，主张宇宙间万象的本体出于阴阳。《吕氏春秋》谓"万物所出，造于太一，化于阴阳"（《吕氏春秋·大乐》）；"凡人物者，阴阳之化也；阴阳者，造乎天而成者也"（《吕氏春秋·知分》）。《淮南子·天文训》也说："天地以设，分而为阴阳，阳生于阴，阴生于阳，阴阳相错，四维乃通，或死或万物乃成，蚑行喙息，莫贵于人。"又说："道始于虚霩，虚霩生宇宙，宇宙生气，气有涯垠，清阳者薄靡而为天，重浊者滞凝而为地……天地之袭精为阴阳，阴阳之专精为四时，四时之散精为万物。"《淮南子·泰族训》并认为"天地四时，非生万物也，神明接，阴阳和，而万物生之"。《淮南子》的论述，实把道家学说和阴阳家说混为一体。在两汉时代，阴阳家之说曾获得优势，它貌袭儒家，而实质上仍本于道家的自然说。但在武帝时，董仲舒更发挥天人合一说，用阴阳来附会经学。西汉末王莽托言符命，东汉初光武奉行图谶，于是阴阳家一变而为图谶纬书的言论，所以受到了王充《论衡》的批判。

　　阴阳学说也是古代医家所十分重视的。晚近，哲学界有人认为，"《黄帝内经》把我国古代唯物主义推上了一个高峰，构成从荀况、韩非到王充、范缜之间的一个重要发展环节"（《哲学研究》1978：7，57）。具体而言，可以认为《内经》在阴阳学说方面的发展是极为重要的。

　　阴阳学说认为，两种事物有阴阳属性的存在，并按照其相互之间的发展规律运动着。阴阳运动的规律，大致有对立统一、动静升降、互根依存和剥复转变等四个方面，正如《吕氏春秋·大乐》所说："太一出两仪，两仪出阴阳，阴阳变化，一上一下，合而成章。浑浑沌沌，离则复合，合则复离，是谓天常。天地车轮，终则复始，极则复反，莫不咸当。"

　　1）对立统一

　　《道德经》曾论述对立统一，其言曰："有无相生，难易相成，长短相形，高下相倾，音声相和，前后相随。"这种相反相成的原理，贯穿于老子哲学的全部体系。其所谓有无、难易、长短、高下等，实皆不离于阴阳。后来庄子谈到生命的对立统一，谓"方生方死，方死方生"，说明了新陈代谢的对立统一规律。任何事物，不仅有内在矛盾，还有其外在矛盾，所以事物之间常呈现相反相成之局，或相因相轧之势，故庄子在《则阳篇》中说："阴阳相照，相益相治；四时相代，相生相杀。欲恶去就，于是桥起；雌雄片合，于是庸有。安危相易，祸福相生；缓急相摩，聚散以成。"《素问·阴阳应象大论》也论述了这一问题，说："积阳为天，积阴为地。阴静阳躁，阳生阴长，阳杀阴藏。阳化气，阴成形。"天地、静躁、生长杀藏、化气成形，彼此虽有矛盾，却是相反相成。但这种矛盾的统一，并非阴阳的绝对平均，而是在不同条件下的阴阳调和，所谓"和者，阴阳调……生之与成，必得和之精……阴阳相接，乃能成和"（《淮南子·氾论训》）。

　　2）动静升降

　　动静升降，是阴阳的运动形式。阳动阴静，阳升阴降；动而复静，静而复动；升已而降，降已而升，如此维系着阴阳的运动变化。《素问·阴阳应象大论》论述天地阴阳之气的动静升降谓之"清阳上天，浊阴归地。是故天地之动静，神明为之纲纪，故能以生长收藏，终而复始"，"清阳为天，浊阴为地。地气上为云，天气下为雨，雨出地气，云出天气"。《素问·六微旨大论》又说："升已而降，降者谓天；降已而升，升者谓地。天气下降，气流于地；地气上升，气腾于天。故高下相召，升降相因，而变作矣。"这种上下升降，周而复始，先秦阴阳家称为"圜道"。《吕氏春秋》有"圜道"篇，认为"精气一上一下，圜周复杂，无所稽留，故曰天道圜……日夜一周，圜道也……精行四时，一上一下各与遇，圜道也；物动则萌，萌而生，生而长，长而大，大而成，成乃衰，衰乃杀，杀乃藏，圜道也"。可见《素问·阴阳应象大论》所说的"阳生阴长，阳杀阴藏"原属于动静升降之圜道。

3）互根依存

相对的双方互为影响，相互维系，这就是阴阳的相互依存，即阴中有阳，阳中有阴。《文子·微明》篇说："阳中有阴，阴中有阳，万事尽然，不可胜明。"《淮南子·说林训》所谓"水中有火，火中有水"，与之相同。这种阴阳的相互依存关系，儒家又称"阴阳互根"，如唐代王冰注《素问·四气调神大论》"夫四时阴阳者，万物之根本也，所以圣人春夏养阳，秋冬养阴，以从其根"时所说："阳气根于阴，阴气根于阳，无阴则阳无以生，无阳则阴无以化。"

4）剥复转变

老子认为，天下之物无成而不毁，天下之动无往而不复，故曰："万物并作，吾以观其复。凡物芸芸，各复归其根。"后庄子予以发挥，谓"无动而不复，穷则反，终则始，其分也成也，其成也毁也。始终相反无端，往复之际不可穷"，说明宇宙间的事物尽在往复变化之中。《易》论阴阳的转变，则曰剥极则复，由☶反而为☳。《易传·象上传》说"反复其道，七日来复，天行也"，指出阴阳的剥复转变是一种自然规律。由于这种规律，使事物不断发展更新。物极必反，剥极必复，《易·系辞下传》以为其意义在于"穷则变，变则通，通则久"。由物极必反，又可推出对立转化这一法则，盖一切事物自身包含着矛盾，既有其正，又有其反，在一定条件下可互相转化，故老子说："祸兮福之所倚，福兮祸之所伏。孰知其极？其无正，正复为奇，善复为妖。"推而广之，任何对立的统一体，在一定的条件下均可互相转化。《素问·阴阳应象大论》所说的"寒极生热，热极生寒""阳胜则热，阴胜则寒。重寒则热，重热则寒……故重阴必阳，重阳必阴"，以及《灵枢·论疾诊尺》所谓的"四时之变，寒暑之胜，重阴必阳，重阳必阴……寒生热，热生寒，此阴阳之变化也"，正是指这种阴阳剥复转变的现象。

古代医家把阴阳学说密切地结合到医学领域中来，把它延伸、演绎为医学专业内涵，并在有关生理、病理、诊断、治疗等各个方面体现了出来。早在春秋时期，医家已用阴阳的概念来分析人的生理和病因病机，如医和的六气病因论中即有阴气和阳气；《史记·扁鹊仓公列传》记述扁鹊与虢国中庶子之言，其中有"阳缓而阴急""病之阳""阳入阴中""阳脉下遂，阴脉上争"，以及"阴上而阳内行"和"破阴绝阳"等语词。在《素问》八十一篇中，就有四十五篇论及阴阳，其内容至为繁多，不仅系统总结了当时自然哲学的阴阳学说，而且通过与医学的结合，使阴阳学说有了更大程度的发展。更值得注意的是，《内经》对阴阳学说的运用是以"天人相应"作为其指导思想的，即人体不仅具有阴阳，而且遵循着与天地阴阳变化相一致的规律。现将《内经》中生理、病理、诊断、治疗与阴阳密切相关的内容举例如下：

（1）阴阳与生理：《素问·金匮真言论》指出，人体内外脏腑，均可以阴阳属性概括之，"夫言人之阴阳，则外为阳，内为阴；言人身之阴阳，则背为阳，腹为阴；言人身之脏腑中阴阳，则脏者为阴，腑者为阳，肝、心、脾、肺、肾五脏皆为阴，胃、胆、大肠、小肠、膀胱、三焦六腑皆为阳"，所谓"人生有形，不离阴阳"（《素问·宝命全形论》）。同时，人身的精气、营卫、气血，亦皆分属于阴阳。以表里而言其作用是"阴者藏精而起亟也，阳者卫外而为固也"（《素问·生气通天论》）。

《素问·阴阳应象大论》还有"清阳出上窍，浊阴出下窍；清阳发腠理，浊阴走五脏；清阳实四支，浊阴归六府"的论述，这也是生理方面的重要内容。

在正常生理状态，阴阳保持着相对的平衡，"凡阴阳之要，阳密乃固……阴平阳秘，精神乃治"（《素问·生气通天论》）。

此外，由于阴阳之气各有多少，故又有三阴三阳之分，即太阳、阳明、少阳；太阴、少阴、厥阴。以之与脏腑相配，则（手）太阳小肠、阳明大肠、少阳三焦；（手）太阴肺、少阴心、厥阴心包。（足）太阳膀胱、少阳胆、阳明胃；（足）少阴肾、太阴脾、厥阴肝。

（2）阴阳与病理：古人认为，凡疾病的产生，总属阴阳失调，故《素问·阴阳应象大论》说："阴胜则阳病，阳胜则阴病。阳胜则热，阴胜则寒。"

"阳胜则热"的情况是"腠理闭，喘粗为之俯仰，汗不出而热，齿干以烦冤腹满死。能冬不能夏"。

"阴胜则寒"的情况是"汗出身常清，数栗而寒，寒则厥，厥则腹满死"。这就是所谓"阴阳更胜之变"的病态。

《素问·调经论》还对阳虚外寒、阴虚内热，阳盛外热、阴盛内寒的病机作了重要讨论："帝曰：经言阳虚则外寒，阴虚则内热，阳盛则外热，阴盛则内寒，余已闻之矣，不知其所由然也。岐伯曰：阳受气于上焦，以温皮肤分肉之间。今寒气在外，则上焦不通，上焦不通，则寒气独留于外，故寒栗。帝曰：阴虚生内热奈何？岐伯曰：有所劳倦，形气衰少，谷气不盛，上焦不行，下脘不通，胃气热，热气熏胸中，故内热。帝曰：阳胜生外热奈何？岐伯曰：上焦不通，则皮肤致密，腠理闭塞，玄府不通，卫气不能泄越，故外热。帝曰：阴盛生内寒奈何？岐伯曰：厥气上逆，寒气积于胸中而不泻，不泻则温气去，寒独留，则血凝泣，凝则脉不通，其脉盛大以涩，故中寒。"由此可见，在这里，阳虚、阴虚、阳盛、阴盛，实代表着各种复杂的病机变化。

《内经》论病机，凡归咎于阴阳失调者难以胜数。如论"狂"及"九窍不通"诸病证病机时《素问·生气通天论》说："阴不胜其阳，则脉流薄疾，并乃狂；阳不胜其阴，则五藏气争，九窍不通。"倘若阴阳的偏胜达到极端之后，则又转化为"重寒则热，重热则寒"（《素问·阴阳应象大论》）的状况，在临床上表现为"真寒假热"和"真热假寒"之证，如《素问·至真要大论》所说的"诸禁鼓慄，如丧神守，皆属于火"，即属真热假寒之象。

（3）阴阳与诊断：古代医家强调诊断疾病必明阴阳，认为"诊不知阴阳逆从之理，此治之一失也"（《素问·征四失论》）；其创立的望、闻、问、切"四诊"之法，即在于通过直觉以诊断疾病的性质、部位及预后情况，而首务要在分辨阴阳，故《素问·阴阳应象大论》说："善诊者察色按脉，先别阴阳。"阴阳之辨，对于切脉尤为重要，所谓"微妙在脉，不可不察，察之有纪，从阴阳始"（《素问·脉要精微论》）。

《素问·阴阳别论》对脉的阴阳论述说："脉有阴阳，知阳者知阴，知阴者知阳；所谓阴阳者，去者为阴，至者为阳；静者为阴，动者为阳；迟者为阴，数者为阳。"当然，其余脉象可以以此类推，而分属于阴阳。

对于疾病的具体诊断，同样联系到阴阳。如"病在阳则热而脉躁，在阴则寒而脉静"（《素问·疟论》）。又如"关格"，"阴气大盛，则阳气不能荣也，故曰关；阳气大盛则阴气弗能荣也，故曰格；阴阳俱盛，不能相荣，故曰关格。关格者，不得尽期而死也"（《灵枢·脉度》）。

关于脉象阴阳的逆从问题，对于诊断亦极为重要。《灵枢·动输》指出："阳病而阳脉小者为逆；阴病而阴脉大者为逆，故阴阳俱静俱动，若引绳相倾者病。"也有"脉从而病反"的情况，其诊，"脉至而从，按之不鼓，诸阳皆然"；"诸阴之反……脉至而从，按之鼓甚而盛也"（《素问·至真要大论》）。这是说，阳病见阳脉，脉至而从，如浮洪滑大之类，本皆阳脉，但按之不鼓，指下无力，便非真阳之候，不可误认为阳，而属似阳非阳的假热，如格阳之证，是为脉病相反的情况。同样，阴病见阴脉，脉至而从，若虽细小而按之鼓甚有力者，这是似阴非阴的假寒证。故诊病必求其本。

（4）阴阳与治疗：阴阳学说既已用于解释生理、病理和诊断，故而它也必然作为治疗学的重要依据。在治疗学中，阴阳之所指是很广的，如内外、上下、左右、精气、邪正、寒热等等。《素问·至真要大论》强调"谨察阴阳所在而调之，以平为期"，以及"调气之方，必别阴阳，定其中外、各守其乡。内者内治，外者外治，微者调之，其次平之，盛者夺之，汗之下之，寒热温凉，衰之以属，随其攸利"之说，无不根据阴阳病变之所在而治之。

在治法上，无论针灸、药物，都重在调治阴阳，所谓"阳病治阴，阴病治阳"（《素问·阴阳应象大论》），"调其阴阳，不足则补，有余则写（泻）"（《素问·骨空论》）。然而阴阳的虚实补泻，还有先后之别，"阴盛而阳虚，先补其阳，后写（泻）其阴而和之；阴虚而阳盛，先补其阴，后写（泻）其阳而和之"（《灵枢·终始》），其实是指扶正为先，祛邪在后的一种治疗方法。

针刺法调治阴阳，《素问·标本病传论》有"凡刺之方，必别阴阳"之说。其具体方法很多，如《素问·阴阳应象大论》之"善用针者，从阴引阳，从阳引阴，以右治左，以左治右"；又如《素问·通评虚实论》之"络满经虚，灸阴刺阳；经满络虚，刺阴灸阳"、《素问·调经论》之"形有余则写（泻）其阳经，不足则补其阳络"其论述比比皆是。

药物治疗，也是运用药物的阴阳之性，发挥其四气、五味的各种具体作用。《素问·阴阳应象大论》所谓"阳为气，阴为味"，"味厚者阴，薄为阴之阳；气厚者为阳，薄为阳之阴"，以及"气味辛甘发散为阳，酸苦涌泄为阴"；《素问·至真要大论》之"咸味涌泄为阴，淡味渗泄为阳"，以及"五味阴阳之用"，则有"辛甘发散为阳，酸苦涌泄为阴，咸味涌泄为阴，淡味渗泄为阳。六者或收或散，或缓或急，或燥或润，或耎或坚，以所利而行之，调其气使其平也"诸论，均表明如能掌握药物的阴阳之性，在具体运用时，各因其利而行之，就能达到"调气使平"的治疗效果。

2. 五行学说与医学相结合

1）五行学说的产生及其发展

"在神权动摇的时代，学者不满足于万物为神所创造的那种陈腐的观念，故而有无神论出现，有太一、阴阳等新观念产生。对这种新的观念，犹嫌其笼统，还要分析入微，还要更具体化一点，于是便有原始原子说的金、木、水、火、土的五行出现。万物的构成，求之这些实质的五个大元素，这思想应该是一大进步。"这是郭沫若《十批判书》论原始五行说的产生及其评价。虽然，五行说未必能达到所谓"原子说"的高度，但这种朴素的唯物主义哲学观点，确实在一定程度上解释了客观世界的多样性及其内在联系等问题。

"五行"观念建立甚早，《史记·历书》有"黄帝建五行，起五部"的传说。对于"五行"具体内容的最早记载，则出于托名殷人箕子所作的《尚书·周书·洪范》。《洪范》记述周武王克殷之后，问箕子以天道，箕子论"天地之大法"共九项，称为"洪范九畴"。尽管据考《洪范》的著作年代在战国之末，构成"九畴"体系恐也在春秋之后，但《洪范》的原始思想起源于殷代，这是确然可信的。

"九畴"的第一项："五行：一曰水，二曰火，三曰木，四曰金，五曰土。水曰润下，火曰炎上，木曰曲直，金曰从革，土爰稼穑。润下作咸，炎上作苦，曲直作酸，从革作辛，稼穑作甘。"描摹了古人日用的五种物质的性质及其作用。

同时，《尚书·大传》还记载周武王伐纣时，师至殷郊，士卒作歌："孜孜无息!水火者，百姓之所饮食也；金木者，百姓之所兴生也；土者，万物之所资生，是为人用。"在对"五行"的朴素歌唱中，渐露出土生万物之意。

还值得注意的是，《洪范》还把五行配四时五方，认为春多东风，草木生，相木；夏多南风，天气热，相火；秋多西风，天风肃杀，相金；冬多北风，天气寒凉，相水；土居中央，能生万物。这是对四时五方自然现象的摹拟。《洪范》还将"五行"附会"五事"，以为人君之貌"与木为类"、言"与金为类"、视"与火为类"、听"与水为类"、思"与土为类"。这种对事物的认识和归纳方法，即《礼记·学记》所说的"古之学者，比物丑类"，亦即《韩非子》所称的"连类比物"。显然，《洪范》的认识和归类有其牵强附会之处，如将"五行"附会"五事"，实是秦、汉以后风靡一时的"天人感应说"的渊源所在。但更多的则是通过"连类比物"，将四时、五方及其他自然界事物组成五行结构。这种理论，对春秋战国时期的农业、物候及医学等均有重要的影响。

到了西周之末，郑国史伯与郑桓公议论西周形势时，也谈到了五行调和而成百物的问题，称之为"夫和实生物，同则不继，以他平他调之和，故能丰长而物归之。若以同裨同，尽乃异矣。故先王以土与金、木、水、火等成百物"，同时还指出"声一无听，物一无文，味一无果，物一不讲"（《国语·郑语》），有了五音、五味、五色的调和，然后产生各种音乐、滋味和颜色。《国语·鲁语》还更进一步提出了"地之五行，所以生殖也"的观点。

大约在春秋时代，用五行解释事物成败已很流行。《孔子家语》载，季康子问于孔子，孔子曰："昔丘也闻诸老聃曰：天有五行，水、火、金、木、土，分时化育，以成万物。"《左传·昭公二十五年》云："生其六气，用其五行，气为五味，发为五色，章为五声。"将气、味、声、色各分五种，归入"五行"。五行相胜理论是五行学说中的一条基本原理，此理论在春秋时也已产生，如《左传》还谈到五行的相胜之说，"火胜金，故弗克"（《左传·昭公三十二年》），"水胜火，伐姜则可"（《左传·哀公九年》）。

战国时，在齐国形成的阴阳学派，将《周易》所论的"阴阳"与《洪范》所论的"五行"合而言之。著名的学者有驺忌、驺衍、驺奭，人称"三驺子"，而以驺衍为最。《史记》说他"深观阴阳消息而作怪迂之变，《终始》《大圣》之篇十余万言，其语闳大不经，必先验小物，推而大之，至于无垠"。《五德终始》竟然进一步以五行相胜解释朝代的更替，成为一种历史哲学，其唯心成分不言而喻。

除此以外，《管子》的"四时"和"水地"篇中，也保留有阴阳家的一些观点。如《管子·四时》称"阴阳者，天地之大理也；四时者，阴阳之大经也"，并把五行与五方四时配合，认为"东方曰星，其时曰春，其气曰风，风生木与骨"；"南方曰日，其时曰夏，其气曰阳，阳生火与气"；"中央曰土，土德实辅四时入出，以风雨节土益力"；"西方曰辰，其时曰秋，其气曰阴，阴生金与甲"；"北方曰月，其时曰冬，其气曰寒，寒生水与血"。《管子·水地》提出了地和水是万物本源的观点，说："地者，万物之本原，诸生之根菀……水者，地之血气，如筋脉之通流者也。"又说："人，水也，男女精气合，而水流形。"这实际上是说土生万物，而生命离不开水。另外，《吕氏春秋·十二纪》也有相似的表述（见后），其基本思想认为，木、火、土、金、水五行依次分别主司春、夏、长夏、秋、冬各七十二日和甲乙、丙丁、戊己、庚辛、壬癸十日，以及东、南、中、西、北五方。值得注意的是，由五行主时关系引申出的以木、火、土、金、水为序的五行相生次序，即木生火、火生土、土生金、金生水、水生木的次序，既不同于《洪范》，也不同于以前的五行相胜。

如上所说，可见随着五行说的发展，其内容逐渐充实，由对五种日用物质的性状、作用的认识，而日渐产生了"土生万物""水流成形""和实生物""五行相胜"等观念。并且，还通过"连类比物"，把日月星辰、四时五方及人与动、植物等一系列自然界中的事物，纳入了一种五行的系统结构。

2）五行学说渗入医学

自从阴阳学说流行后，五行观念支配了一般人的思想，认为这是当时最合理、最系统的学说。以致驺衍的历史哲学，又一变而为儒家的政治哲学，而《吕氏春秋》《礼记·月令》则又将其推广为文化哲学，同时，五行学说也渗入了医学。

如《吕氏春秋·十二纪》认为："春季，其日甲乙，其虫鳞，其音角，其味酸，其臭羶，载青旗，食麦与羊，其日立春，盛德在木。夏季，其日丙丁，其虫羽，其音征，其味苦，其臭焦，载赤旗，食菽与鸡，其日立夏，盛德在火。秋季，其日庚辛，其虫毛，其音商，其味辛，其臭腥，载白旗，食麻与犬，其日立秋，盛德在金。冬季，其日壬癸，其虫介，其音羽，其味咸，其臭朽，载玄旗，食黍与彘，其日立冬，盛德在水。"这些内容，在《灵枢·顺气一日分为四时》中也有所反映。此外，类似的说法在《素问·金匮真言论》中亦有所载，并与医学内容相联系加以表述，如：东风生于春，南风生于夏，西风生于秋，北风生于冬，中央为土。东方青色，其味酸，其类草木，其畜鸡，其谷麦，其应四时，上为岁星，是以春气在头也，其音角，其臭臊。南方赤色，其味苦，其类火，其畜羊，其谷黍，其应四时，上为荧惑星，是以知病之在脉也，其音征，其臭焦。中央黄色，其味甘，其类土，其畜牛，其谷稷，其应四时，上为镇星，是以知病之在肉也，其音宫，其臭香。西方白色，其味辛，其类金，其畜马，其谷稻，其应四时，上为太白星，是以知病之在皮毛也，其音商，其臭腥。北方黑色，其味咸，其类水，其畜彘，其谷豆，其应四时，上为辰星，是以知病之在骨也，其音羽，其臭腐。同时，《素问·阴阳应象大论》还说：东方生风，风生木，在色为苍；南方生热，热生火，在色为赤；中央生湿，湿生土，在色为黄；西方生燥，燥生金，在色为白；北方生寒，寒生水，在色为黑。

由此可见，古人把五行视作宇宙间的普遍规律，认为万物运动随四时而周而复始。在这一认识基础上，又综合了当时的天文、地理、物理、生物等知识，以四时为中心，将五方、五色、五材、五味、五音、五星等联系起来，构成一个理论体系以说明世界，而医学家则又开始将其与医理结合起来。正如《灵枢·通天》所说："天地之间，六合之内，不离于五，人亦应之，非徒一阴一阳而已也。"虽然，目前尚难肯定五行概念何时始用于医学，但早在《周礼·天官冢宰》医师章中，就有"以五味、五谷、五药养其病，以五气、五声、五色决其死生"的记载。

当然，在五行学说与医学结合的过程中，其初也有不同的说法。如《内经》对肺、肝两脏的属性，归为肺金、肝木，但《淮南子·精神训》所载之旧说却是肺木、肝金。又《内经》以肝胆为表里，同属于木，而《淮南子·精神训》注作"胆，金也"。关于五脏与诸窍的配合，又有"肺主目，肾主鼻、胆主口、肝主耳，外为表而内为里"（《淮南子·精神训》）之说，显然与《内经》有异。再如，《管子·水地》篇论人的形成说："男女精气合而水流行。三月如咀，咀者何？曰五味。五味者何？曰五脏：酸主脾，咸主肺，辛主肾，苦主肝，甘主心。五脏之具，而后生肉：脾生膈，肺生骨，肾生脑，肝生革，心生肉。五肉已具，而后发为九窍：脾发为鼻，肝发为目，肾发为耳，肺发为窍，五月而成，十月而生。"其说法又有不同。这就反映了五行学说运用于医学早期的情况。后来，待《内经》成书，五行与五脏的配合才基本上固定并统一起来，而且有了更系统的论述。如《素问·金匮真言论》谓"东方青色，入通于肝，开窍于目，藏精于肝，其病发惊骇"，"南方赤色，入通于心，开窍于耳，藏精于心，故病在五藏"，"中央黄色，入通于脾，开窍于口，藏精于脾，故病在舌本"，"西方白色，入通于肺，开窍于鼻，藏精于肺，故病在背"，"北方黑色，入通于肾，开窍于二阴，藏精于肾，故病在谿"。

《内经》中的五行理论，也包括五行归类和五行之气两方面内容。《素问·宣明五气》以五行学说为核心，论述了五味所入、五气所病、五精所并、五脏所恶、五脏化液、五味所禁、五病所发、五邪所乱、五邪所见、五脏所藏、五脏所主、五劳所伤、五脉应象等一系列问题。

事实上在《内经》中，无论生理、病理、诊断、治疗各方面，无不渗透着五行学说的精神。如《素问·玉机真藏论》论病机传变，有"五藏受气于其所生，传之于其所胜，气舍于其所生，死于其所不胜"之论；同书《素问·脉要精微论》论色脉，说"从阴阳始……从五行生"，并认为"声合五音，色合五行，脉合阴阳"；又《素问·藏气法时论》将其与诊断治疗上的联系提高到"合人形以法四时五行而治，何如而从，何如而逆？……五行者，金、木、水、火、土也，更贵更贱，以知死生，以决成败，而定五藏之气，间甚之时，死生之期也"这么一个水平来加以表述。由此可见，《内经》基于"天人相应"的思想，作为物质之气的五行在人体对应为五脏之气；认为天地五行之气的盛衰影响着人身五脏之气的盛衰变化。《素问·藏气法时论》曾根据五行主时及五行生克的理论，叙述了五脏之气的旺盛之时及疾病加剧和缓解的时候。在其他篇章中，还根据五行理论来推断五脏病的发生、发展及预后吉凶。古人将人体的机能活动节律变化置诸天地时、空中考察研究，不仅有其合理性，而且也是具有十分可贵的科学思想和科学意义的。然而不可否认，《内经》以五行来说明五脏特性，用五行生胜解释五脏的生理、病理关系，也有一定的牵强之处，甚至也不免有所矛盾，这是当时的历史条件所决定的。

3）五行学说的要点

简言之，五行学说的主要内容，大致包括生克胜复、相乘相侮等方面。

（1）生克胜复：与阴阳理论一样，古人对五行的认识，着眼于事物的矛盾作用及其运动变化。

五行学说认为，五行结构中每一行都与其他四者发生一定关系，相生和相胜是最基本的。相生者，包括"生我"与"我生"；相胜者，包括"我胜"与"胜我"。

五行相生规律是"水生木，木生火，火生土，土生金，金生水"。

五行相胜规律是"木胜土，土胜水，水胜火，火胜金，金胜木"（《淮南子·天文训》）。《素问·宝命全形论》也有"木得金而伐，火得水而灭，土得木而达，金得火而缺，水得土而绝，万物皆然，不可胜竭"的形象描述。无论相生或相胜，皆本于自然之物性。

在五行中，一旦出现任何一行的过亢，即产生"胜气"，"胜气"又会招致"复气"的抵御；所谓"有胜之气，其必来复"（《素问·至真要大论》），而且"微者复微，甚者复甚，气之常也"（《素问·五常政大论》）。同时，《素问·至真要大论》还从"胜至则复，复已而胜，不复则害"的角度，说明生克胜复的规律，使五行结构保持着动态平衡。这犹如《庄子》所说的"夫天地专而为一……分而为五，反而合之，必中规矩"，"金、木、水、火、土，其势相离，其道相待"。

（2）相乘相侮：指若五行任何一行亢而无制，破坏了事物的正常运动，其情况有相乘、相侮两种。

相乘，即乘其亢盛之气而侵凌其所胜者。《素问·六节藏象论》说："太过，则薄所不胜，而乘所胜也，命曰气淫。"其所指之太过者，即亢盛之气。如金假其亢盛之气而乘木；木假其亢盛之气而乘土；土假其亢盛之气而乘水；水假其亢盛之气而乘火，火假其亢盛之气而乘金。这些便是五行的相乘。其与相克的不同点在于，相克为正常之气而相互制约，相乘为亢盛之气所造成的危害。

相侮，是凭其气之有余而反克其不胜者。如木气有余而反侮金，这是气有余而"侮所不胜"；另一方面，如金气衰，则木气相对有余而侮之，这就是"己所胜，轻而侮之"。《素问·五运行大论》说："气有余，则制己所胜，而侮所不胜；其不及，则己所不胜侮而乘之，己所胜轻而侮之。"

五行的相生相胜，相乘相侮，分别反映着"承制"和"亢害"，"承制"为常，包括生、克两方面；"亢害"为变，即无制之妄动，包括了相乘、相侮。故《素问·六微旨大论》说："亢则害，承乃制。制则生化，外列盛衰，害则败乱，生化大病。"《内经》的"亢害承制"学说颇为后世医家所重，如唐代之王冰、金代之刘完素、元代之王履，以及明代张介宾，他们都各有发挥，其中张氏强调的"造化之机，不可无生，亦不可无制，无生则发育无由，无制则亢而为害"（《类经图翼》），是对有制之常与无制之变的精辟论述。

以上"五行"生克胜复、相乘相侮之理，在中医运气学说和生理、病理研究中的运用，显得最为重要。

3.气、精、神生命观的确立

1）先秦及汉代哲学中的气、精、神学说

气、精、神，是我国古代哲学中的重要问题，其提出甚早。古代哲学家认为，气和精是物质的，它们相互转化，而为万物之本原；神是精气所表现，也指事物的玄妙变化。

气，古文本作"氣"。其概念原指天空的云气，《说文解字》解释为"气，云气也"；也指呼吸气息，《礼记·祭义注》谓之"气，谓嘘吸出入者也"；又指天地之气，《国语·周语上》认为"天地之气，不失其序"。

然而在先秦及汉代，哲学家有一种"气"的学说，认为万物由气化成，故气充满了形体。如《庄子·至乐》说："察其始而本无生，非徒无生也而本无形，非徒无形也而本无气。杂乎芒芴之间变而有气，气变而有形，形变而有生。"《易纬·乾凿度》也说："夫有形者生于无形，故太易者未见气也，太初者气之始也，太始者形之始也，太素者质之始也。气、形、质具而未分离，故曰浑沦。"《列子》的记载与之相似。这都说明有形之质皆生于气。这种气，后人称之为"元气"，如《高氏小史》所说"然则元气之始，自太初也"；何休《公羊传解诂》也以为"元者气也，无形以起，有形以分，造起天地，天地之始也"。

古人在论气的时候，当然也涉及阴阳。老子所说的"一生二"，即其中实寓有"一分为二"，即由元气分出阴阳之理。诚如《淮南子·天文训》所说"一而不生，故分而为阴阳，阴阳合和而万物生"，故《庄子·知北游》早有"通天下一气耳"的观点。

既然一切有形之物均本于气，故于人也无例外，"人之生，气之聚也，聚则为生，散则为死"（《庄子·知北游》）；《管子·心术》也说"气者，身之充也"。后战国晚期的荀况又提出"水火有气而无生……人有气有生"（《荀子·王制》）之说。至汉代的王充，在《论衡》中还强调"人，物也，禀天地阴阳之气以生"，并比喻"气之生人，尤水之为冰也。水凝为冰，气凝为人"，其认识与先秦人实无二致。

精与气的关系是极其密切的。《易纬·乾凿度》指出："纯粹，精也。"《管子·内业》说："精也者，气之精也。"这是说"气之尤者，谓之精"（《管子》注），亦即精微之气。因之，往往有"精气"之称。

精气是化生万物（包括人类）的本原，《易·系辞》说"精气为物"，还说"男女构精，万物化生"，显然直指"生殖之精"。

精气于人的作用，《管子》也有论述，以为"精存自生，其外安荣，内脏以为泉原，浩然和平，以气为渊，渊之不涸，四肢乃固，泉之不竭，九窍遂通"（《管子·内业》）。王充更明确地指出了精气与生命、血脉及形体的关系，他在《论衡》中说："人所以生者，精气也，死而精气灭。能为精气者，血脉也，人死血脉竭，竭而精气灭，灭而形体朽，朽而成灰土。"这与医家之说都很相近。

古人在研究精气的同时，还涉及于"神"。哲学家所说的神，并非神灵，而是指事理玄妙、变化神奇之意。如《管子·内业》所说"一物能化谓之神"，《易·系辞上》也有"阴阳不测之谓神"之说。其注云："神也者，变化之极，妙万物而为言，不可形诘者也。"对此，《荀子》的解释更为具体，"列星随旋，明暗递照，四时代御，阴阳大化，风雨博施，万物各得其和以生，各得其养以成，不见其事，而见其功，夫是之谓神。"其认为"神"是自然之力，造化之功。

2）医学领域中的气、精、神说

气、精、神哲学思想对医学的影响不亚于阴阳五行。通过古代医家的进一步研究，所论内容更加具体和系统。

《内经》诸篇先后著成于先秦和汉代，因此，万物由气而成，人亦由气而生的基本观点，自然与上述论说无异，如《素问·宝命全形论》说："天地合气，别为九野，分为四时……万物并至，不可胜量。"又说："人以天地之气生，四时之法成……天地合气，命之曰人。"

《内经》所论述的气，除阴阳之气外，还包括天地间的风、寒、暑、湿、燥、火之气，人体中的营卫之气，经络、脏腑之气，以及正气和邪气等。《灵枢·刺节真邪论》曾将"真气"与"谷气"并称，认为"真气者所受于天，与谷气并而充身也"，说明呼吸之气与水谷之气是维持生命的两大物质来源。"气"在人体，除代表生命物质外，还表示着生理功能，如"上焦开发，宣五谷味，熏肤、充身、泽毛，若雾露之溉，是谓气"，其说将物质与功能合而为一。

《素问·气交变大论》指出："善言气者，必彰于物。"说明了解了气及其运动，就能进一步认识万物。

关于气的运动，《素问》的论述颇为深刻，它谈到了气的敷布化散，出入升降。《素问·五常政大论》说"气始而生化，气散而有形，气布而蕃育，气终而象变，其致一也"；《素问·六微旨大论》说"气之升降，天地之更用也……升已而降，降者谓天；降已而升，升者谓地。天气下降，气流于地；地气上升，气腾于天。故高下相召，升降相因，而变作矣"，并在此基础上进一步总结为"出入废则神机化灭，升降息则气立孤危，故非出入则无以生长壮老已；非升降则无以生长化收藏"，以此说明动植物的生命皆本诸气之升降出入。此外，《素问·六微旨大论》还论述了气的胜复："气有胜复，胜复之作，有德有化，有用有变。"凡此，反映医家对于气的运动认识已达到了新的水平。

与"气"一样，"精"也是人身之本。《素问·金匮真言论》说"夫精者，身之本也"；《灵枢·经脉》谓"人始生，先成精"，同书《灵枢·本神》也认为"故生之来，谓之精"。这就是后人所称的"先天之精"，其源来自五脏六腑，如《素问·上古天真论》皆说："肾者主水，受五藏六府之精而藏之。"五脏之精与"五藏之气"（《素问·五藏生成》）同时并存。《素问·金匮真言论》在论述"五藏应四时，各有收受"时谈到"藏精于肝""藏精于心""藏精于脾""藏精于肺""藏精于肾"的问题。

《吕氏春秋》论述了精气的运动，以为"精气一上一下，圜周复杂，无所稽留"（《吕氏春秋·圜道》）。精气的上下运动，促成了其相互转化。《素问·阴阳应象大论》说："气归精……精化为气。"明代张介宾在《类经·阴阳类》中指出："气归精，是气生精也……精化气，是精生气也，二者似乎相反，而不知此正精气互根之妙。"

正由于精和气的关系极其密切，故医家也常将它们合称为"精气"。然而，《内经》所论"精气"的具体涵义是很广泛的。它认为人之呼吸与"天地之精气"相通，"故呼则出，吸则入，天地之精气，其大数常出三入一"（《灵枢·五味》）。《素问·上古天真论》也说"呼吸精气"。此外，"精气"还包括"水谷之精气"（《灵枢·平人绝谷》）和脏腑之精气等，如《素问·厥论》说："脾主为胃行其津液者也，胃不和则精气竭，精气竭则不营四末也。"又说："以秋冬夺于所用……精气溢泻，邪气因从之而上也。"《素问·上古天真论》又有男子八八、女子七七而"精气皆竭"的论述。

对于"神"，先秦和汉代医家的认识是唯物的。《内经》有"拘于鬼神者，不可与言至德"（《素问·五藏别论》）、"道无鬼神，独来独往"（《素问·宝命全形论》）之语。这在当时的历史环境中，是难能可贵的。

在"神"的问题上，古代医家受哲学思想影响的痕迹十分明显。如《素问·天元纪大论》"阴阳不测谓之神"，其说本于《易·系辞》。在此，"神"表示玄妙的变化，故有"玄生神"（《素问·六元正纪大论》）、"阴阳者，神明之府也"（《素问·阴阳应象大论》）的说法。医家推及生命体的产生，也具有阴阳变化的过程，这在当时是莫测的，因而《灵枢·本神》说"故生之来谓之精，两精相搏谓之神"，《灵枢·决气》也说"两神相抟，合而成形"。《灵枢·营卫生会》谓"营卫者精气也，血者神气也"，这又是说"血由化而赤，莫测其妙，故曰血者神气也"（《类经·经络类》）。

然而在一般概念上，"神"是指精神而言，故说"志意和则精神专直"（《灵枢·本藏》）、"怵惕思虑则伤神"（《灵枢·本神》）。

同时，"神"还意味着生命体的功能主宰。《素问·五常政大论》所说的"根于中者命曰神机，神去则机息"，即指此而言。此外，《灵枢》又将正气称为"神"，所谓"神者正气也"（《灵枢·九针十二原》）。

古人还认为，神、魂、魄、意、志等概念，都可以"神"字总之，它们分居于五脏，所以《素问·宣明五气》专论"五藏所藏"有"心藏神，肺藏魄、肝藏魂、脾藏意、肾藏志"之说，而这五脏又统称为"神藏"（《素问·三部九候论》）。从"心藏神"可知，"神"与心的关系最为重要。《韩非子·内储说》称"君为神明"；《淮南子·精神训》说："或问神，曰：心……故心者形之主也，而神者心之宝也。"因而，医家也有"心者君主之官也，神明出焉"（《素问·灵兰秘典论》），以及"心者，生之本，神之变也"（《素问·六节藏象论》）的说法。这些论述，反映当时对脑的功能尚缺乏完整的认识。

神与精、气的关系是难以分割的，所以常有"精神""神气"之称。古代医家认识到"神"由精气所生，精气是产生神的物质基础。《灵枢·天年》说："黄帝曰：何者为神？岐伯曰：血气已和，荣卫已通，五藏已成，神气舍心，魂魄毕具，乃成为人。"《素问·六节藏象论》也谈到"神"的产生，以为"五味入口，藏于肠胃，味有所藏，以养五气，气和而生，津液相成，神乃自生"，分别从先天、后天角度讨论了"神"的生成。除此以外，《内经》还有不少篇章论述了这一问题。如《素问·八正神明论》的"血气者，人之神，不可不谨养"，《素问·生气通天论》的"阳气者，精则养神"，《灵枢·肠胃》的"血脉和则精神乃居，故神者，水谷之精气也"，《灵枢·营卫生会》的"血者，神气也"，以及《灵枢·本神》的"肝藏血，血舍魂；脾藏营，营舍意；心藏脉，脉舍神；肺藏气，气舍魄；肾藏精，精舍志"，无不反映了"神"由精气所生的唯物主义观点。

上述内容，说明中医学关于气、精、神的学说，不但深受当时哲学思想的影响，而且也是这一思想在医学领域中的具体表达与深化。

后世的医家、养生家对气、精、神学说十分重视，他们的认识也有一定提高。晋代道成以精、气、神为人身之"三宝"，道家认为养生之道在于维护精、气、神，以达到"养气、积精、全神"，延长寿命的目的。医学家如金元时期的李东垣，他认为养生当以养气为本，持有"气乃神之祖，精乃气之子，气者精神之根蒂也"（《脾胃论·省言箴》）的观点。又如张介宾，则认为"先天之气，气化为精；后天之气，精化为气，精之与气，本自互生。精气既足，神自王矣。虽神由精气而生，然所以统驭精气而为运用之主者，则又在吾心之神。三者合一，可言道矣"（《类经·摄生类》），其对先天、后天精气互生之理，以及精、气、神三者的关系，做了精辟的论述。

综上所述，作为道家关于宇宙起源的气、精、神学说跟医学结合后，形成了医学理论上的气、精、神生命观，它对人体生命的产生及其生长、发育、衰老、死亡等一系列生理、病理理论，乃至养生、诊断、治疗等方面都起着主导的作用，实际上已成为中医基本理论的核心，对中医学的发展有着重要和深远的影响。

4. 形神论与中医基本理论

1）哲学上的形神论

与气、精、神学说关系至为密切的是形神论。古人早有形、神不可分割的认识，《荀子·天论》说："形具而神生。"《汉书·司马迁传》也有对于形神关系的重要论述，认为"凡人之所生者神也，所托者形也"，"神者生之本，形者生之具"，"神形蚤衰，欲与天地长久，非所闻也"，又说："神大用则竭，形大劳则蔽，形神离则死，死者不可复生，离者不可复合，故圣人重之。"

哲学家在论述形神的时候，总是联系到医学问题，这在《淮南子》中尤为明显。《淮南子·原道训》谈了形、气、神三者的慎守问题，说："夫形者，生之舍也；气者，生之充也；神者，生之制也，一失位则二者伤矣，是故圣人使人各处其位、守其职而不得相干也。故夫形者非其所安也，而处之则废；气不当其所充而用之则泄；神非其所宜而行之则昧，此三者不可不慎守也……圣人将养其神，和弱其气，平夷其形。"同时，在《淮南子·俶真训》中还指出"形伤于寒暑燥湿之虐者，形苑而神壮；神伤于喜怒思虑之患者，神尽而形有余"，若人"形系而神泄"，则不免于虚损之疾。

生于公元前24年（汉成帝阳朔二年）的桓谭，是一位著名哲学家，他著名的《形神》篇，借火与烛的关系来比喻形神关系，认为"精神居形体，犹火与然烛矣"，有烛才有火，有形方有神。若人的形体保养得宜，则可能"堕齿复生，白发还黑，肌颜光泽"，但到了寿命的极限最终不免于死。明者知此，故"不以自劳"，昧者妄求"尽脂易烛之力"，故汲汲不息，以求长生不死。实则人与草木禽兽一般，"生之有长，长之有老，老之有死，若四时之代谢矣，而欲变易其性，求为异道，惑之不解者也"（《新论·形神》）。

桓谭的形神论，批判了当时的长生不死之妄说，在哲学史上是很有贡献的。南北朝时期的范缜发表了《神灭论》，则更加明确地指出"形者神之质，神者形之用"，认为形与神"名殊而体一"，"是非之虑"，以及"痛痒之知"，"总为一神"。而形的生和灭，是一切事物与生命现象的普遍规律，人亦如此，形死，则神随而灭。范缜"形存则神存，形谢则神灭"的"形神相即"观点，把朴素唯物主义推进到了新的高度。

2）医学中的形神说

在哲学研究的同时，先秦及汉代医家从医学角度对形神问题进行了探讨。他们认为摄生不慎必然损伤形、神，故养生和治病总不离治神和治形。因而《素问·上古天真论》说必使"形与神俱"，方能尽终天年。《素问·宝命全形论》也认为医家必须懂得"治神"，并"知养身"（《黄帝内经太素》作"知养形"）。其论曰："故针有悬布天下者五，黔首共余食，莫知之也。一曰治神，二曰知养身（形）……"从"黔首"一词测知，这是秦代的医学文献。

在《内经》中，形与神主要表示机体与精神的关系。《素问·三部九候论》称与五志有关的五脏为"神藏"，即是与头角、耳目、口齿、胸中等四"形藏"相对而言。此外，形神还表示机体与功能，《素问·汤液醪醴论》指出"嗜欲无穷，而忧患不止，精气弛坏，荣泣卫除，故神去之而病不愈也"，"神去之"则"神不使"，故虽用毒药攻其中，针艾治其外，"形弊血尽而功不立"。显然，这里的"神"是指机体功能而言。

"形伤于寒暑燥湿之虐者，形苑而神壮；神伤于喜怒思虑之患者，神尽而形有余"（《淮南子·俶真训》）。《内经》指出，形神二者，皆有有余不足之证，《素问·调经论》对其病候证治作了专门介绍："神有余不足何如？……曰：神有余则笑不休；神不足则悲。"其治法，神有余则泻其小络之血，无中其大经，则"神气乃平"；神不足者，视其虚络，刺之无出其血，无泄其气，以调其经，"神气乃平"。又说："形有余不足奈何？……曰：形有余则腹胀泾溲不利；不足则四支不用。"其治法，形有余则泻其阳经，不足则补其阳络。《素问·血气形志》还曾论述身形和神志苦乐为病及其治疗，谓"形乐志苦，病生于脉，治之以灸刺；形乐志乐，病生于肉，治之以针石；形苦志乐，病生于筋，治之以熨引；形苦志苦，病生于咽嗌，治之以百药；形数惊恐，经络不通，病生于不仁，治之以按摩醪药。是谓五形志也"，认为形神的各种疾患，适宜于不同的治疗方法。

《内经》在论述针刺疗法时，还强调医者对病人的"以神制神"问题，认为能调动机体的正气，加强治疗效果。《素问·针解》说："必正其神者，欲瞻病人之目制其神，令气易行也。"

《内经》甚至把形、神的问题提得更高，强调医者必知"粗守形，上守神"之理。《素问·八正神明论》曾有下述文字："然夫子数言形与神。何谓形？何谓神？愿卒闻之。岐伯曰：请言形。形乎形，目冥冥，问其所病，索之于经，慧然在前，按之不得，不知其情，故曰形。帝曰：何谓神？岐伯曰：请言神。神乎神，耳不闻，目明心开而志先，慧然独悟，口弗能言，俱视独见，适若昏，昭然独明，若风吹云，故曰神。三部九候为之原，九针之论不必存也。"强调医者不必拘于九针之制，不能不懂经脉之诊，正如王冰所注："以三部九候经脉为之本原，则可通神悟之妙用，若以九针之论金议，则其旨惟博，其知弥远矣。"顾炎武曾以为《素问·八正神明论》的文字，绝似《荀子·成相》篇风格，可见这些论述形神的医学韵文，本出于先秦之世。

重视形神，是中医学的特点之一。关于形、神的常与变，以及对形神的调整和恢复问题的研究，始终贯穿于生理、病理、诊断、治疗，以及养生等各个环节，可以认为，《素问·四气调神大论》和明代张介宾的《治形论》，是"调神""治形"的代表作。

以上所述阴阳、五行、精气神等哲学思想对医学的渗透，是中医学术形成中的主流部分。然而不必讳言，在秦汉医学中也杂有一些机械唯心主义的内容，例如，西汉董仲舒《春秋繁露·人副天数》有"是故人之身，首妾（坆）圆，象天容也；发，象星辰也；耳目戾戾，象日月也；鼻口呼吸，象风气也……足布而方，地形之象也"等说。《淮南子·精神训》也说："故头之圆也象天，足以方也象地，天有四时五行九解三百六十六日，人亦有四支五藏九窍三百六十六节。天有风雨寒暑，人亦有取与喜怒。故胆为云、肺为气、肝为风、肾为雨、脾为雷，以与天地相参也。"如果稽诸《灵枢》，也有所谓"天圆地方，人头圆足方以应之。天有日月，人有两目；地有九州，人有九窍；天有风雨，人有喜怒；天有雷电，人有声音；天有四时，人有四肢；天有五音，人有五藏；天有六律，人有六府；天有冬夏，人有寒热；天有十日，人有手十指；辰有十二，人有足十指、茎、垂以应之……地有四时不生草，人有无子，此人与天地相应者也"的论述（《灵枢·邪客》），显然，与汉儒的人与天地相参说如同一辙。《灵枢·阴阳二十五人》还有所谓金形之人"清廉"；水形之人"戮死"及"年忌"之说，在医理中掺入了唯心的无稽之谈。当然，对于汉代的五行纬说家的某些言论，医学家也曾进行过一定的改造并加以合理利用，如日本人丹波元胤所指出的，《难经》中的"金生于巳，水生于申；泻南方火，补北方水之类，并是五行纬说家之言"（《中国医籍考》）。

二、古代自然科学技术对医学的影响

道家和阴阳家，十分重视人与自然的关系，强调"人法自然"，如老子所说："人法地，地法天，天法道，道法自然。"在其思想影响下，先秦时期的医学家也主张"法天则地，合以天光"（《素问·八正神明论》）。因而，他们对人体的认识并不仅仅局限于其自身，而是将之置身于自然界的整体运动和广阔的动态平衡中加以研究的。他们在建立医学理论的过程中，也就必然运用了有关的各种自然科学技术，尤其像农业、物候、天文、历法及冶金术等古代科学技术成果，对医学的渗透与影响最大，因而使之达到了相当高度的理论水平。

（一）先秦时期的天文、历法和物候学及其对医学的影响

考古学表明，我国很早就进入了畜牧、农耕的时代，这便是传说中的伏羲、神农之世。历史记载夏代时农业已相当发达。由于人们在生活作息和生产劳动中观察到日月出没，列星旋天；经历着四季递更，草木荣枯，由是物候、天文、历法等观念逐渐随之而产生，而最终形成了各种有关学科。所以司马迁在《史记·天官书论》中曾说："自初生民以来，世主曷尝不历日月星辰？及至五家三代，绍而明之。"

据殷墟甲骨文考证，在距今约 3200 年的武丁时代，已将观察到的星名"鸟""火""鹑"等作了记录。后又设置了专测"火"星、执行火政的官员"火正"。古农书《夏小正》还指出了初昏时斗柄的方向与时令的关系（《大戴礼记·夏小正》），这在《鹖冠子》中有更具体的记载，说："斗柄指东，天下皆春；斗柄指南，天下皆夏；斗柄指西，天下皆秋；斗柄指北，天下皆冬。"

从西周经春秋战国，天文、历法的发展十分显著，《周礼·春官》有"冯相氏，掌十有二岁，十有二月，十有二辰，十日，二十有八星之位，辨其叙事，以会天位"的记载。《吕氏春秋》也说古代的太史"司天日月星期之行，宿离不忒"。周初的历法已初具规模，当时设置了闰月，以配合季节。《尚书·尧典》说："朞三百有六旬有六日，以闰月定四时成岁。"说明其时对阴阳历已经并用。至迟在公元前七世纪，天文家用土圭测日影而确定了冬至点，称冬至为"日南至"。因而周代已能将含冬至日的十一月定为岁首。《孟子·离娄》谓"天之高也，星辰之远也，苟求其故，千岁之'日至'，可坐而致也"，反映了当时推算"日至"的水平。

春秋中期，产生了历法方面的"三正论"。春秋末至战国初，又建立了十九年七闰之法，并得出了四分历术。其后，回归月与朔月、望月长度也渐见明确。

春秋时期，也是世界上最早记录发现哈雷彗星的时期。《春秋左氏传·文公十四年》（公元前 613 年）记秋七月"有星孛入于北斗"；《史记》根据古史所编的《六国年表》又载秦厉共公十年（公元前 467 年）"彗星见"；又《左传·昭公十年》（公元前 532 年）记"春王正月，有星出于婺女"。同时，《竹书纪年》也说周景王十三年（同为公元前 532 年）"春有星出婺女"。以上所述，正是哈雷彗星连续出现的三次记录，其周期符合 76 年。

在天文、历法中，凡叙昏旦中星，定月离日躔，述五星所在，立八正位置，以及记经星方位等，无不以二十八宿为依据。而二十八宿的成立则不晚于春秋中后期，这对天文、历法的发展具有重要的意义。《春秋》所记的"春王正月"，乃是周王室颁行统一历法的明证。

战国初期进入了封建社会，随着周王室的衰微，诸侯国的各自为政，天文专业人员流落各地。因而，各国在奉行周历法的同时，又颁行了自己的历法。司马迁说的"幽厉之后，周室微，故畴人子弟分散，或在诸夏，或在夷狄"《史记·历书》，正是指这一史实。据记载，春秋末期出现的一批治天官、历谱之学的术数之士，有郑裨灶、周苌弘、鲁梓慎等，他们是阴阳家的前驱。后齐国稷下学派中的阴阳家驺衍，也因善言天文，而被称为"谈天衍"。在战国之时，各种四分历术已在各国试行。

公元前 450 年前后，魏国的天文学家曾进行过一次至少包括二十八宿距星在内的测定，其所得宿度，在《淮南子》和《汉书》中均有记载。这就是石申夫所著的《石氏星经》。这种较为精确的天文观测资料，说明了天文学的进一步发展。至于二十八宿的使用，在战国初期已很普遍。1978 年湖北随县出土的战国初曾侯乙墓葬内的漆器（衣箱）上，用古篆绘写着一圈完整的二十八宿星名。这是公元前 433 年的实物明证。

从晚近出土文物，还可进一步获得战国和秦代的其他天文、历法资料。如根据山东临沂出土的汉元光元年竹简《历书》，以及湖南马王堆帛书《五星占》，推论在秦初（公元前 246 年）创制了颛顼历，它在秦统一天下后，颁行全国。《五星占》记行星的运行，运用了"度"，如说，"秦始皇帝元年正月，岁星日行廿分，十二日而行一度"，并指出一度等于 240 分。始皇元年，中国尚未统一，故可判定"度"及定周天为 365 又 1/4 度，这是战国时代早已形成的成法。

战国时期发现了赤极绕黄极旋转的事实。《吕氏春秋·有始览》称"极星与天俱游，而天枢不移"，正是指地球的运动，一方面绕赤轴（地轴）自转，日夜一周，而赤极又绕黄极旋转，是谓"进动"。这是天文学上的又一重要成就。

西汉年间对于太阳黑子的记载，是目前为止对太阳黑子最早的观察记录。《汉书·五行志》记载了"成帝河平元年（公元前 28 年）……三月乙未，日出黄，有黑气大如钱，居日中央"。

先秦两汉时期天文、历法的成就，是与相当成熟的冶铸青铜技术分不开的。在这种技术条件下，由土圭和壶漏的使用，发展到浑天仪和圆仪的发明和应用，这完全是必然的。汉代《春秋纬》十四种之一的《春秋文耀钩》记有"唐尧即位，羲和立浑仪"，《刘氏历》所说的"高阳造浑仪，黄帝为盖天，至舜则璇玑玉衡，以齐七政"，虽然其说出于托古，但也反映出我国天文观测仪器的发明是有悠久历史的。

在天文、历法及农业发展的同时，人们对物候观察也很细致。古人以五日为一候，一年二十四节气，共七十二候。物候，是根据动物、植物或其他自然气象变化的征候说明节气变化，以作为农事活动的依据。其说初见于《逸周书》，《吕氏春秋》《礼记·月令》及《淮南子·时则训》中均有载述。现采摘《吕氏春秋》十二纪中仲春、仲夏、仲秋、仲冬月的内容为例：

仲春之月：始雨水，桃李华，苍鹒鸣……玄鸟至……是月也，日夜分，雷乃发声，始电，蛰虫咸动……

仲夏之月：螳螂生，鹏始鸣，反舌无声……农乃登黍……是月也，日长至，阴阳争，死生分……鹿角解，蝉始鸣，半夏生，木堇荣……

仲秋之月：凉风生，候雁来，玄鸟归，群鸟养羞……是月也，日夜分，雷乃始收声，蛰虫俯户，杀气浸盛，阳气日衰，水始涸。

仲冬之月：冰益壮，地始坼，鹖鸟不鸣，虎始交……是月也，日短至，阴阳争，诸生荡……芸始生，荔挺出，蚯蚓结，麋角解，水泉动。

据其内容可知，春月为春阳布发生之令，夏月为夏气扬蕃秀之令，秋月为秋气正收敛之令，冬月为冬气正养藏之令，反映了春生、夏长、秋收、冬藏的自然规律。相传周代的太史，就是根据这种规律安排一年的农事的，如《礼记》所载："太史掌建邦之六典……正岁年，以序事。"

先秦医家具有丰富的天文、历法及物候学知识，他们将之与医学实践密切结合，并作为医学理论的重要依据。如根据周天以测卫气营血在经脉中的循行；观察日月盈亏以究人体经络气血的虚实；根据四时八节气候变异以论"虚邪"之中伤；依照春生夏长秋收冬藏的自然规律强调人体必须应顺四时等等。这些都是中医学上的重要问题，所谓"善言天者，必有验于人"（《素问·举痛论》）。

1. 昼夜变化与营卫循行

先秦医家认为，人身营卫之气的运行，是与日月之运、昼夜之变息息相关的。《内经》指出，营行脉中，卫行脉外，营周不休，五十而复大会，阴阳相贯，如环无端。《灵枢·营卫生会》论营卫的运行会合以为："卫气行于阴二十五度，行于阳二十五度，分为昼夜。故气至阳而起，至阴而止……如是无已，与天地同纪。"该书还分别详述了营卫之气的运行之数，具见于《灵枢·五十营》《灵枢·卫气行》中。《灵枢·五十营》谓："天周二十八宿，宿三十六分。人气行一周千八分，日行二十八宿。人经脉上下左右前后二十八脉，周身十六丈二尺，以应二十八宿。漏下百刻，以分昼夜。故人一呼脉再动，气行三寸；一吸脉亦再动，气行三寸，呼吸定息，气行六寸，十息气行六尺……气行十周于身，下水二十刻。日行五宿二十分，一万三千五百息。气行五十营于身，水下百刻，日行二十八宿，漏水皆尽，脉终矣。"这是营气五十营于身的情况。《灵枢·卫气行》又论述了卫气的运行与昼夜的关系，说："天周二十八宿……房至毕为阳，昴至心为阴。阳主昼，阴主夜。故卫气之行，一日一夜五十周于身，昼日行于阳二十五周，夜行于阴二十五周……阳尽于阴，阴受气矣。"如以平旦为始，则水下一刻。人气在太阳，继而少阳、阳明，循环运行。水下二刻，人气又在太阳，此为卫气行于阳分六周，正半日之度。因而，产生于《灵枢》《素问》之前的古医籍《大要》说："常以日之加于宿上也，人气在太阳。是故日行一舍，人气行三阳，行与阴分，常如是无已，天与地同纪。"《灵枢·卫气行》如果卫气始入于阴，则从足少阴注于肾，相继注于肺、肝、脾，复注于肾，而为一周。这是古人论述营卫之气循行与日行二十八宿相应的情况。

2. 月廓盈虚与人体虚实

《周易·乾文言》曰"同声相应，同气相求"，以说明同类事物之间存在的相互关联。《列子·周穆王篇》云："一体之盈虚消息，皆通于天地，应于物类。"这种人与自然息息相关的情况，在《淮南子》又称为"物类相动，本标相应"（《淮南子·天文训》）或"同气相动"（《淮南子·说山训》）。

物类相应的具体记载，见于《吕氏春秋》和《淮南子》。认为"月也者，群阴之本也。月望则蚌蛤实，群阴盈；月晦则蚌蛤虚，群阴亏"（《吕氏春秋·精通》）。"日者，阳之主，是故春夏则群兽除，日至而麋鹿解；月者，阴之宗也，是以月亏而鱼脑减，月死而羸蚌膲"（《淮南子·天文训》）。这是通过天文和物候观察所得到的认识。

医学家把上述情况联系到人体。他们不仅认识到"天温日明，则人血淖液而卫气浮；天寒日阴，则人血凝泣而卫气沉"（《素问·八正神明论》），而且，更进一步发现日常月轮圆缺对人体气血、肌肉及腠理开闭的影响。《灵枢·岁露》指出："人与天地相参，与日月相应也，故月满则海水西盛，人血气积，肌肉充，皮肤致，毛发竖，腠理郄，烟垢著。当是之时，虽遇贼风，其入浅不深。至其月廓空，则海水东盛，人气血虚，其卫气去，形独居，肌肉减，皮肤纵，腠理开，毛发残，膲理薄，烟垢落。当是之时，遇贼风则其入深，其病人也卒暴。"此外，《素问·八正神明论》也说："月始生则血气始精，卫气始行；月廓满则血气实，肌肉坚；月廓空则肌肉减，经络虚，卫气去，形独居。"古人认为"月廓空"属于"天之虚"，对人的影响至关重要。这一发现，不仅具有特殊的生理学意义，而且对防病治病也有一定的价值。如在防病方面，告诫人们切莫"以身之虚而逢天之虚"（《素问·八正神明论》）；用针刺治疗，则应注意"天温日明，则人血淖液而卫气浮，故血易泻，气易行……是以天寒无刺，天温无疑，月生无泻，月满无补，月廓空无治"（《素问·八正神明论》）。这就是所谓"得时而调之"。如果违反上述原则，月生而泻，是谓"藏虚"；月满而补，则使血气扬溢，络有留血，称为"重实"；月廓空而治疗，则使阴阳相错，外虚内乱，称为"乱经"。

以上关于月廓盈虚与人体虚实补泻的关系问题，受到后世针灸学家的重视。元代名医朱丹溪在阐述"阳常有余，阴常不足"的时候，以为"人身之阴气，其消长视月之盈缺"（《格致余论·阳有余阴不足论》）乃本于《灵枢》《素问》之学。

3. 四时八风与"虚邪"致病

《吕氏春秋》在载述正常气象、物候的同时，还指出了十二纪气象、物候的一些灾变，以及人们的发病情况。如说："孟春行夏令，则风雨不时，草木早槁；行秋令则民大疫，疾风暴雨数至，藜莠蓬蒿并兴；季春行夏令则民多疾疫，时雨不降，山陵不收；仲夏行秋令则草木零落，果实早成，民殃于疫；孟秋行夏令则多火灾，寒热不节，民多疟疾；仲冬行春令，则虫螟为败，水泉减竭，民多疾疠。"

在一年之中，古人更重视四时八节，以及正月朔日的气候情况，认为"二至者，寒暑之极；二分者，阴阳之和；四立者，生长收藏之始，是为八节"（《周髀算经》注）。《左传·僖五年》记载："凡分、至、启、闭，必书云物，以备故也。"当时的天文家就是按时登上台观，观测八节的气候变化，并加以记录的。八节之气，应八方之风。凡正常的和风，称"八风"。《史记·律书》论"八风"，引用甘氏星经之说，太史公曰："律历，天所以通五行八正之气，天所以成孰万物也。"《灵枢》也认为正常的八风有"长养万物"的作用。《吕氏春秋·有始》曾载八正之风的名称：东北炎风，东滔风，东南熏风，南巨风，西南凄风，西飑风，西北厉风，北寒风。《淮南子》所载略有不同。

1977年，安徽阜阳发掘汉初汝阴夏侯婴袭爵子夏侯灶之墓，在出土的三件天文星占仪器中，有六壬栻盘和太乙九宫占盘。这是公元前173年的遗物，用以进行占候。六壬栻盘的天盘刻有十二月月次，地盘刻天地人鬼，而十二地支及二十八宿皆按经纬阴阳方位排列，其布局正同《灵枢·卫气行》所述，是研究天体的经纬、阴阳和人体卫气的运行规律及其关系的仪器，以便于"谨候其时"，进行针灸治疗。太乙九宫占盘的正面按八卦位置和水火木金土五行排列，九宫名称和各宫节气日数与《灵枢·九宫八风》图示完全一致，故占盘的用途与天文、医学关系密切。《灵枢》中的"九宫八风"篇记载了"八正之候"的具体方法："太乙入徙，立于中宫，乃朝八风，以占吉凶。"即太乙从冬至日起，约每四十六日依次移居于叶蛰、天留、仓门、阴洛、天宫、玄委、新洛等宫，最后复归叶蛰之宫，而尽一岁。《灵枢》认为，"太乙移日，天必应之风雨"，则岁美民安少病，这与《淮南子·天文训》"凡八纮之气，是出寒暑，以合八正，必以风雨"的说法是一致的。《灵枢·九宫八风》还认为，如风雨先期，则其岁多雨，后期则多旱。同时，当太乙居中宫，以及春分和二至、二分之日，若狂风发屋，折树木，扬沙石，起毫毛，发腠理，则多致疾病。凡八风发邪，其风从相反方向来，称为"虚风"，性主杀害毁伤。这八种邪风的名称及贼伤人体的情况是：

> 南方大弱风，其气主热，内舍于心，外在于脉。
> 西南谋风，其气主弱，内舍于脾，外在于肌。
> 西方刚风，其气主燥，内舍于肺，外在皮肤。
> 西北折风，内舍小肠，外在其脉，脉绝则溢，脉闭则结不通，善暴死。
> 北方大刚风，其气主寒，内舍于肾，外在于骨及肩背之膂筋。
> 东北凶风，内舍大肠，外在两胁腋骨下，及肢节。
> 东方婴儿风，其气主为身湿，内舍于肝、外在筋纽。
> 东南弱风，其气主体重，内舍于胃，外在肌肉。

可见古人认识到八风发邪其性各异，其侵犯脏腑、肢体的发病情况亦有不同。

此外，还有正月朔日的测候，即所谓"候岁之风贼伤人者"（《灵枢·岁露》）。其法测正月朔日"太乙居天留之宫"时的异常风气，凡天气温和无风，则籴贱而民不病，若天寒而风，而籴贵民多病。

测候八正之风，对于防病治病也有重要的意义。古人强调"八正之虚邪而避之勿犯也"（《素问·八正神明论》）；"用针之服，必有法则，上规天光，下司八正"（《灵枢·官能》）。

综上所述，可见周秦时期的自然科学对医学影响之一斑。至于汉以后运气学说的形成，则与天文、历律的关系更为密切。

（二）冶金技术与"九针"之制

冶金的出现，在用火技术普遍之后。《礼》所谓"昔先王未有火化，后圣修火之利，范金合土"，是为陶冶之始。《古史考》谓"燧人铸金作刀"，《周书》有"神农作冶"，《尸子》说，"造冶者，蚩尤也"，虽然传说不一，但说明我国冶金术的发明有着极为久远的历史。

用金属铸为兵器，史传亦始于蚩尤，《吕氏春秋》说"蚩尤作五兵"，另《太白阴经》所说的"神农以石为兵，黄帝以玉为兵，蚩尤乃烁金为兵，割革为甲"，则反映了旧石器、新石器和冶金术发明时代兵器原料的进步情况。《灵枢·五禁》也谈到"针之与五兵"，可见当时所用的材料是相同的。

考古学所得，在距今 4000 年前的辛店文化遗址中，就有炼铜的残渣。史书说禹铸九鼎，商周时钟鼎盛极一时，这都是古代冶铜的凭证。

大约在西周末年，又发明了铁器。春秋战国时期，铁器的使用日益普遍。《国语·齐语》云："美金以铸剑戟，试诸狗马；恶金以铸锄夷斤，试诸壤土。"其所谓"恶金"就是指铁。故《孟子》有"以铁耕乎？"之问。在 1950 年出土的河南辉县魏墓中，以及 1955 年在河北石家庄赵国遗址中发现的大批铁制农具，正是这段历史的明证。晚近所发现的越王勾践用剑，为高级合金钢，表面镀铬，更显示了当时冶金技术的高超。

我国针刺医术，是与冶金术分不开的。远古时代早有针砭。《说文解字》云："砭，以石刺病也。"《路史·太昊纪上》亦谓"伏羲尝草制砭，以治民疾"。《山海经·东山经》有"高氏之山，其上多玉，其下多箴石"，"凫丽之山，其上多金玉，其下多箴石"，"高氏之山，有石如玉，可以为箴"的记载。1963 年，内蒙古多伦旗头道洼出土了一端可砭痈肿、另一端可作针刺的砭石，正是上古医者的遗物。随着冶金技术的进步，砭石渐为金属针所代替，这是医疗器械的重大进步。隋代医家全元起注《素问·宝命全形论》时说："砭石者，是古外治之法，有三名：一针石，二砭石，三镵石，其实一也。古来未能铸铁，故用石为针，故名之针石。"

古时的针具有各种形制，《帝王世纪》说"伏羲尝百药制九针"，又有黄帝造九针以代镵石之说，说明很早就有九针之制。如巾针、絮针、氂针、綦针、锋针等，是较近古的，缺乏统一的规格。但在秦始皇统一六国之后，"器械一量，同书文字"（《史记·秦始皇本纪》）。近年出土的《云梦秦简·工律》证实当时"为器同物者，其大小短长广必等"。于是医用金针也统一为"官针"。古人认为"天地之至数，始于一，终于九"（《素问·三部九候论》），故其制有九，简称"九针"。《素问·宝命全形论》说，"针有悬布天下者五，黔首共余食，莫知之也"，以及《灵枢·官针》所载的内容，正是当时的史实。

官针取法于古针，并模仿"黍粟之锐""剑锋"和"毫毛"等物，有镵针、员针、锓针、锋针、铍针、员利针、毫针、长针、大针等九种。其规格各异，用途及用法亦殊。

镵针：长一寸六分，头大末锐。其刺浅，泻阳气。治病在皮肤无常处者，主热在头身。

员针：一寸六分，末圆如卵形。揩摩以泻分肉间气，而不伤肌肉。

锓针：三寸半，身大末圆。针如黍粟之锐。凡病在脉气少，当补之，取井荥分输，按脉取气，令邪出而针不陷入。

锋针：一寸六分，身圆直，其末有三锋刃。凡热在五脏，泻井荥分输；泻热出血，治经络痼痹、痈痼。

铍针：长四寸，广二分半，末如剑锋。取大痈脓。

员利针：一寸六分，圆而锐，中微大，尖如氂。以取诸经暴痹。

毫针：三寸六分，尖如蚊虻喙。徐微久留，养正散邪，治寒热痛痹在络。

长针：七寸，身薄，锋利。治病在中，刺腰脊膝理间深邪远痹。

大针：四寸，尖如挺，锋微圆。治湿邪流溢，大气不能通过关节，壅滞水肿，可泻关节之水。

总之，九针之制各有所宜，"一针皮，二针肉，三针脉，四针筋，五针骨，六针调阴阳，七针益精，八针除风，九针通九窍，除三百六十五节气"（《素问·针解》）。

"九针"或利如剑刃，或细若蚊喙，如无高超的冶炼工艺，则是难能办到的。当时分别用九针以治疗各种疾病，比使用单一的针具形制显然要合理得多。

1968 年，河北满城发掘西汉中山靖王刘胜夫妇墓，出土有金针四支，银针五支，是为汉代"九针"的实物。1978 年，内蒙古达拉特旗又发现了一枚青铜针。该针长 4.6 厘米，一端呈锥状，腰部四棱状，另一端为半圆形刃，刃宽 0.15 厘米，经专家鉴定为战国到西汉时的针灸用针，定名"青铜砭针"。1985 年，又在广西武鸣县马头乡一处西周墓葬群中发掘出土青铜针两枚，经鉴定确认为西周时期的针灸针，也是迄今发现年代最早的金属针灸针。该青铜针长 2.7 厘米，分针柄、针身两部分。针柄为长方形，扁而薄，无针孔；横断面呈矩形，长 2.2 厘米，宽 0.6 厘米，厚 0.1 厘米。针柄的一端，有一圆锥形针身，直径仅 0.1 厘米，长约 0.5 厘米。此针主要用于浅刺治病，其形状更接近于现代针。这些金属针的陆续发现，对研究针灸学术的发展历史，具有重要意义。

第二节　中医养生学的形成

养生学，是中医学的重要组成部分。先秦、西汉时期，养生学逐渐形成，这是一个由养形结合养神、由实践提高到理论的过程。

一、养生术的起源与导引吐纳、养神服食

"养生"一词，早见于《庄子·养生主》，所谓"养生"原是广义的，《吕氏春秋·节丧》说："知生也者，不以害生，养生之谓也。"

养生学的历史十分悠久。上古时代，人们在生活实践中，逐渐形成了一些养生措施，《韩非子·五蠹》说"上古之世……民食果蓏蚌蛤，腥臊恶臭，而伤害腹胃，民多疾病。有圣人作，钻燧取火，以化腥臊"；《吕氏春秋·古乐篇》又载述"昔陶唐之始，阴多滞伏而湛积，水道壅塞，不行其源。民气郁阏而滞者，筋骨瑟缩不达，故作舞以宣导之"。钻木取火，炮生为熟，作舞宣导，不只利于养生，且对人类文明起有极其重要的影响。

以后，在公元前十四世纪殷商时期的甲骨文中，又可见到一些关于个人卫生和环境卫生的记录，如"庚辰卜，大贞，末丁亥寇富"。

在古代传说中，有一些高寿之人，如彭祖之流，他们早已讲究养生之术，故《素问·上古天真论》说："上古之人其知道者，法于阴阳，和于术数，食饮有节，起居有常，不妄作劳，故能形与神俱，而尽终其天年，度百岁乃去。"

《庄子·刻意篇》曾记载古时有一些"吹呴呼吸，吐故纳新"的导引之士，养形之人。其所谓导引，即包括"导气令和"和"引体致柔"之术。随着历史的发展，这种养生实践逐渐形成一种理论，如战国时期的《行气玉铭》记载了行气的方法和机理，郭沫若释其文云："行气，深则蓄，蓄则伸，伸则下，下则定，定则固，固则萌，萌则长，长则退，退则天，天几春在上，地几春在下，顺则生，逆则死。"

养形的具体方法包括多种，《淮南子·精神训》记载："若吹呴呼吸，吐故纳新，熊经鸟伸，凫浴猿躩，鸱视虎顾，是养形之人也。"《三国志·华佗传》载述华佗语说："古

之仙者为导引之事，熊经鸱顾，引挽腰体，动诸关节，以求难老。吾有一术，名五禽之戏，一曰虎，二曰鹿，三曰熊，四曰猿，五曰鸟。亦以除疾，并利蹄足，以当导引。"在《金匮要略》一书中，还可看到张仲景记载"四肢才觉重滞"可用导引吐纳之法，显然在东汉时期，医家依旧用此法以治疗一些疾病。

汉代养生家还有一种"饮玉浆"之术，它与吐纳的闭气法并称"胎食"和"胎息"。《汉武内传》说："习闭气而吞之，名曰胎息；习嗽舌下泉而咽之，名曰胎食。"这种方法在当时是颇为流行的，故在出土的汉铜镜背上，往往镌有"上有仙人不知老，渴饮玉泉饥食枣"之类的铭文。

除导引吐纳外，积精养神更为养生家所重视，故《文子》有"太上养神，其次养形"之论，《汉书》也说"吸新吐故以养藏，专意积精以适神，于以养生，岂不长哉？"（《王（吉）贡两龚鲍传》）。

秦汉养生术中还有一种服食法，此法企图借药物以强身延寿。如刘向《列仙传》说："山图陇西人，好乘马，马蹋折脚，山中道士教服地黄、当归、羌活、玄参，服一年不嗜食，病愈身轻。"《后汉书·莋都夷传》华佗亦用漆叶青黏散"去三虫，利五藏，轻体，使人头不白"（《后汉书·华佗传》）。《汉武内传》也记载，鲁女生"饵胡麻及术，绝谷八十余年，日少壮，色如桃花，日能行三百里，走及獐鹿"（《后汉书·冷寿光传》注）。其说难免夸张，但说明胡麻、白术等是当时服食养生常用之品。在《神农本草经》中所载的上品，大都被认为是轻身益气、不老延年之药，甚至有"服之神仙"语，这大概与秦、汉之际方士盛行有很大关系。相传秦始皇求长生不死之药；汉武帝信李少君之言"亲祠灶，而遣方士入海求蓬莱安期生之属，而事化丹沙诸药，齐为黄金"（《史记·孝武本纪》），则是将养生服食之术引向了歧途。

二、出土古医书中的养生内容

1973 年年底，考古工作者在长沙马王堆发掘的三号汉墓中，发现了汉文帝十二年（公元前 168 年）入葬的大量帛书和竹木简，其文字字体有小篆、隶书和草隶（介于篆、隶之间，又称"秦隶"）。在 20 多种帛书（约 12 万字）中，有相当部分是自然科学（包括医学）方面的著作。

帛书中的古医书的抄写年代虽在秦汉时期，但其著作年代却远早于此时。如果说《内经》中的不少内容成于战国中、晚期，那么马王堆古医书则可能著成于春秋晚期或战国早期，也有部分帛书与《内经》同时期。

马王堆古医书中的《却谷食气》《导引图》《养生方》，以及《十问》《合阴阳》《天下至道谈》等，属于养生保健的范畴。

《却谷食气》是迄今所见最早的气功导引专著。原文近 500 字，残存可辨者仅 270 余字。从残文分析，其内容主要记载导引行气的方法和四时食气的宜忌，主张顺从四时阴阳的变化规律而行气，"春食一去浊阳""夏食一去汤风""秋食一去霜雾""冬食一去凌阴"，并根据月朔望晦、时辰早晚及不同年令而进行行气。书中分昼夜之气为"青附""白附"及"黑附"，实是后世将昼夜之气分为"生气"和"死气"的先导。

帛画彩绘《导引图》是我国现存最早的医疗体操图谱。此图 44 种姿势，包括呼吸运动、肢体运动和持械运动三类，并标有文字以说明诸种导引姿势的作用。如"以仗（杖）

通阴阳""引聋""引脾病"等。此外，《导引图》中还有许多模仿动物动作的姿势，有"熊经"、"信（伸）（鸟伸）"、"（龙）登"、"沐猴灌（讙）"、"爰嘷（猿呼）"、"繇北（鹞背）"等，其题记多半残缺。这不仅是早期的健身图谱，而且也反映了导引的治疗功效。后来汉、魏时华佗的五禽戏乃由此演变而来。

继马王堆发现的行气导行著作之后，1983 年，湖北江陵张家山出土的西汉前期医简中有《引书》一书。《引书》共 3235 字，约于西汉吕后二年（公元前 186 年）前抄写在 113 枚竹简上。其内容包括四时养生之道、各种导引术式及作用，以及导引养生的有关理论。

论四时养生之道，认为"春产（生）、夏长、秋收、冬臧（藏），此彭祖之道也"，"春日蚤（早）起之后，弃水，澡漱，洒齿，泃（敏），被（披）发，游堂下，逆（露）之清，受天之清，飲（饮）水一稊，所以益雠（寿）也"；夏季则早起、洗漱、叩齿、披发在庭散步，呼吸、饮水，并"数沐希浴""多食采（菜）""以益雠"；秋、冬季应"数沐浴"，秋则注意"饮食饥饱，次（恣）身所欲"，冬则"足欲温""身欲温"；平时又当节制房事，以免"伤气"。上述内容，其精神与《素问·四气调神大论》所载的春养生、夏养长、秋养收、冬养藏之道相同，强调顺应自然。

《引书》所载的导引式以肢体活动为主，大多根据动作命名，如"举胻交股，更上更下三十，曰交股"等；亦有模仿动物动作命名者，如"凫沃者，反昔（错）手北（背）而挥头"；另有冠以"引"字以治病命名的，如"引膜（肥胖）者，屈前郄（膝），信（伸）后，昔（错）手，挢而后旋"。据此，又可得知导引术既用于保健，亦施于医疗。《引书》的导引术除肢体运动外，还借用器械，或配合呼吸。此外，亦有仅用呼吸，或呼吸与意念相结合的导气之术，如"苦腹张（胀），夜日偃卧而精炊（吹）之三十。无益，精虖（呼）之十。无益，精昫（呴）之十。无益，复精炊（吹）之三十"；"病肠之始也，必前张（胀）。当张（胀）之时，属意少腹而精炊（吹）之"。凡冠以"引"字者，如"引内瘅""引踝痛"等，多用于治病外，亦用于"益阴气"。

《引书》指出，导引的作用主要在于通利，如所谓"闭息以利交筋，堂落以利恒脉，蛇甄以利距脑，凫沃以利首輨"等。

《引书》还论述了致病原因、防治方法及导引养生的道理，指出"人之所以得病者，必于暑湿风寒雨露，奏理启阖，食飲不和，起居不能与寒暑相应，故得病焉"，故而，"治身欲与天地相求。犹橐籥也，虚而不屈，动而愈出。闭玄府，启缪门，阖五臧（藏），逢九窍，启阖奏理，此利身之道也"，亦即"与燥湿寒暑相应之道"。其说与《内经》一致。同时还认为"贵人之所以得病者，以其喜怒之不和也"；"贱人之所以得病者，劳卷（倦）饥渴，白汗夫绝，自入水中，及卧寒突之地，不智（知）收衣，故得病焉"。"节其气而实其阴"，是《引书》所最强调的防病利身之道。书中指出"人生于清（情），不智（知）爱其气，故多病而易死。人之所以善蹶，蚤（早）衰于阴，以其不能节其气也"。因此认为"能善节其气而实其阴，则利其身矣"。具体的方法是"治八经之引，炊（吹）昫（呴）（呼）吸"，"吸天地之精气，实其阴，故能毋病"。

由此可见，《引书》是汉初之前导引术的重要总结，其发现对于先秦养生学研究具有重要学术意义。

养生方的出现有其悠久的历史。长沙马王堆出土帛书中的《养生方》已作为专著形式出现。尽管该书残损颇甚，但可以估计原书有 6000 字左右。从残存的文字中，还可辨认的目录标题有 27 个之多，包括"老不起""益甘""为醴""茎（轻）身益力""除中益气"等。《养生方》的内容大致包括补益美容和补益阴阳两方面的药方，如"有恒以旦，毁鸡卵于酒中，前饮，明饮二，明饮三，有更饮一，明饮二，明饮三，如此（尽）卅二卵，令人强益美色"，"春日鸟卵一，毁投麋糗中，捖之如大牛戒，食多之善"。二方皆以禽鸟卵作为"强益美色"的主药。又如"除中益气"方，"取细辛、干桓（姜）、菌桂、乌象，凡四物，各治之。细辛四，干桓、菌桂、乌象各二，并之，三指撮以为后饭。益气，有令人面泽"。值得留意的是在《养生方》中还有这样的叙述："男女之齐至相当，毋伤于身者若可？合（答）曰：益产（生）者食也，损产（生）者色也，是以圣人必有则。"以"食"和"色"作为男女养生的重要问题，是历来医家的一贯主张。在此，联想及元代朱丹溪著"饮食箴"和"色欲箴"为世人之诫，明代龙遵叙又有《食色绅言》的著作，足见这种医学思想影响是十分深远的。

《汉书·艺文志》分方技为医经、经方、房中、神仙四类。神仙养生之术，如按摩、导引、服饵、炼丹之类与医学不可分离，而房中之说也与养生医学有相当关系。

《汉书·艺文志》著录的房中著作，有《容成阴道》二十六卷、《务成子阴道》三十六卷、《尧舜阴道》二十三卷、《汤盘庚阴道》二十卷、《天老杂子阴道》二十六卷、《天一阴道》二十四卷、《黄帝三王养阳方》二十卷，以及《三家内房有子方》十七卷，但以上著作无一流传。

然而，在 1973 年发掘的长沙马王堆三号汉墓中，发现了简书《十问》《合阴阳》《天下至道谈》等房中著作。其写作时间当在《内经》之前，而在《汉书·艺文志》中没有载录。由上述简书，使我们得以看到先秦时期房中著作的部分内容，从而在一定程度上弥补了《汉书·艺文志》所载房中诸书亡佚的缺憾。

《十问》等竹木简医书约 4000 字，其文字基本完整。竹简《十问》约 2000 字，全书假托黄帝与天师、大成、曹熬、容成，尧与舜，王子巧父与彭祖，盘庚与耈老，禹与师癸，文挚与齐威王，王期与秦昭王，相互问对，说明要健康长寿，必须顺应春生夏长秋收冬藏的自然规律；提倡"食松柏，饮走兽泉英"；房室生活要在巩固精关，闭精勿泄；治气积精，是为健康长寿之道；"接阴治气之道"对抗衰延年有重要意义；指出"竣气宛闭，百脉生疾；竣气不成，不能繁生，故寿尽在竣"。同时提倡活动筋骨血脉，并讨论食补与睡眠对养生的重要意义，认为"一夕不卧，百日不复"，"故道者敬卧"；认为长寿之方除药疗食补外，还应"心毋怵荡""神和内得"。

竹简《合阴阳》约 500 字，首句为"凡将合阴阳之方"，其下讨论阴阳交合保健之术，提倡模仿动物动作，操练房中气功导引，其所谓"十节"，一曰虎游，二曰蝉柎（附），三曰斥（尺）蠖，四曰囷（麕）桶，五曰蝗磔，六曰爰（猿）据，七曰瞻诸（蟾蜍），八曰兔鹜，九曰青令（蜻蛉），十曰鱼嘬，是为古代仿生学在房中术中的具体运用。

竹简《天下至道谈》约 1500 字，为论述房室生活和性保健的专著。其书指出"贰（厚）生者食也，孙（损）生者色也，是以圣人合男女必有则也"，并论述了"八益""七损"的问题，云："气有八益，有（又）有七孙（损），不能用八益、去七孙（损），则行年而阴气自半也，五十而起居衰，六十而耳目不葱（聪）明，七十下枯上（脱），阴气不用，泣留（流）出。令之复壮有道，去七孙（损）以振其病，用八益以贰（厚）其气，是故老者复壮，壮（者）不衰。"

所谓"八益"，"一曰治气，二曰致沫，三曰智（知）时，四曰畜（蓄）气，五曰和沫，六曰窃气，七曰未（待）赢，八曰定顷（倾）"。

所谓"七孙（损）"，"一曰闭，二曰泄，三曰渴（竭），四曰勿（弗），五曰烦，六曰绝，七曰费"。

"八益"指气功导引与交合相结合的八种方法；"七损"为房室之七忌。

《天下至道谈》总结说："故善用八益，去七孙（损），耳目葱（聪）明，身體（体）轻利，阴气益强，延年益寿，居处乐长。"

以上关于"七损""八益"的论述，与《素问·阴阳应象大论》"能知七损八益，则二者可调，不知用此，则早衰之节也……"等内容最为接近。

在此以后，六朝时的《玉房秘诀》引"素女"所曰亦有"八益七损"，但其具体内容则与《天下至道谈》颇有出入。虽然如此，其精神却是一致的。

三、春秋战国诸子的养生论说

古籍相传，在"黄帝"时，有广成子讲究养生，主张清静。《庄子·在宥》记载其言论说："必静必清，无劳女形，无摇女精，乃可以长生。"《淮南子·诠言训》也记其语说："慎守而内，周闭而外……抱神以静，形将自正。"这可以说是最古的养生家的论说，主张清静，养神保精。

春秋战国之世，养生学说丰富多彩。这些学说的产生，与诸子蜂起、百家争鸣有着密切关系。这不仅是因为其有关内容出于诸子著作中，而且，这些内容本身就是诸子立说的重要组成部分，正如《吕氏春秋·审分》所说："治身与治国，一理之术也。"其有关诸家，除了属于道家的老子、子华子、文子、庚桑楚、庄子，还有孔子、管子、荀子、韩非子等各家之说。

（一）老子及其弟子的养生思想

《史记·老庄申韩列传》记载，老子李耳，是一位活了 160 岁以上的"修道而养寿"的隐君子。他有朴素的辩证法思想，提倡"贵柔守雌""清静无为"。在养生方面，他"不言药，不言仙，不言白日升青天"，而提出"见素抱朴，少私寡欲"，即主张恬淡，不以人灭天，不以身殉物，认为否则将自取其咎。《老子》强调"五色令人目盲，五音令人耳聋，五味令人口爽，驰骋田猎令人心发狂，难得之货令人行妨，是以圣人为腹不为目，故去彼取此"，说明他对厚养其生是不赞成的。同时他还指出厚养必致灾殃，说"益生曰祥（殚之假借，殃也），心使气曰强，物壮则老，谓之不道，不道早已"，反映他反对以外物益生，以免招致祸害。《庄子》曾谓老子有"卫生之经"，据《庚桑楚》篇老子所说"卫生之经"的内容分析，其所论的摄生，即是"抱一勿失"，"交乐乎天，不以人物利害相撄"，如此则一切得失、祸福、穷通、夭寿，皆无足以挠其心，所以能身心泰然。

老子的摄生思想，在春秋战国之交已有很大影响，而对后世诸家则更为深远。《庄子》说："老子之徒有庚桑楚者，偏得老聃之道。"在唐代王冰所注的《黄帝内经·素问》中，犹可见到庚桑楚的养生学说，如说：

> 全汝形，抱汝生，无使汝思营营。
> 神全之人，不虑而通，不谋而合，精照于外，志凝宇宙，若天地然。

体合于心，心合于气，气合于神，神合于无，其中介然之有，唯然之音，虽远际八荒之外，近在眉睫之内，来于我者，吾必尽知之。夫如是者神全，故所以能矣（《素问·上古天真论》王冰注）。

圣人之制万物也，以全其天，天全则神全矣（《素问·生气通天论》王冰注）。

圣人之于声色滋味也，利于性则取之，害于性则舍之，此全性之道也（《素问·上古天真论》王冰注）。

可见，庚桑楚是在老子"少私寡欲"的基础上，明确提出了"全形""全神"，以及"全天""全性"的一系列养生主张。以上所见者虽仅片言只语，但已显其论说本是很系统的。

老子弟子之以养生著称者还有文子。或曰文子姓辛，名妍（鈃），号计然，葵丘濮上人，为范蠡师。其名在唐代与老、庄并重。文子的养生说，主张养神为上，养形为次，曾传老子之学说"太上养神，其次养形。神清意平，百节皆宁，养生之本也。肥肌肤，充肠胃，闭嗜欲，养生之末也"（《艺文类聚·方术部》）。其论述是十分精辟的。

此外，传老子之学者尚有关尹，传关尹之学者列御寇。《吕氏春秋·不二》说："老聃贵柔，关尹贵清，子列子贵虚。"其思想是一脉相承的。

（二）庄子及子华子的养生观点

庄子，战国宋蒙人，曾为漆园吏，楚威王欲迎为相，辞不就，著书十余万言，往往出于寓言。他独尊老子，而摒斥儒、墨。《庄子》在养生方面，主张"循天之理"，"虚无恬淡"。认为"夫恬淡寂寞，虚无无为，此天地之平而道德之质也。故曰：圣人休休焉则平易矣，平易则恬淡矣。平易恬淡，则忧患不能入，邪气不能袭，故其德全而神不亏"（《庄子·刻意》）。同时，庄子也将养生具体分为"养神"和"全形"，曾在《庄子·刻意》中说："形劳而不休则弊，精用而不已则劳，劳则竭。水之性，不杂则清，莫动则平，郁闭而不流，亦不能清，天德之象也。故曰：纯粹而不杂，静一而不变，淡而无为，动而以天行，此养神之道也。"在《庄子·达生》中又说："弃事则形不劳，遗生则精不亏，夫形全精复，与天为一。"显然其说受老子的影响，而与文子的养神、养形之论有共同之处。从庄子"静一而不变""动而以天行"等论说，可见他主张"养神"当静中有动，"全形"当动中求静，其观点是很正确的。

子华子，韩昭侯时（公元前 362～前 333 年）人，约与庄子同时期而略早。子华子注重"全生"之道，《庄子》曾载其人，而其学失于两千年之前。然而从《吕氏春秋》和《列子》中所载的有关言论，犹可得知他的养生思想。《吕氏春秋·贵生》载："子华子曰：全生为上，亏生次之，死次之，迫生为下。"同书《吕氏春秋·诬徒》载："子华子曰：王者乐其所以王，亡者亦乐其所以亡。故烹兽不足以尽兽，嗜其脯则几矣。"又《明理》载："子华子曰：夫乱世之民，长短颉辅，百疾；民多疾疠，道多襁褓，盲秃伛尪，万怪皆出。"另外，《列子·周穆王》也载其说："吾恐将来之存亡、得失、哀乐、好恶之乱吾心，如此也，须臾之忘，可复得乎？"由上所述，可见子华子提出了"全生""亏生""迫生"三概念，他所说的"全生"是有欲的，即主张乐其所乐，但在不得其宜时，则又认为须忘欲。

（三）孔子、荀子、韩非子及管子的养生论述

养生之道不仅为先秦道家所重，而且也是其他学派所讲究的，其有关论述同样是中医学养生思想的反映。孔子《论语·乡党》曾对饮食卫生提出具体的要求，"食不厌精，脍不厌细，食饐而餲，鱼馁而肉败不食，色恶不食，臭恶不食，失饪不食，不时不食"。《荀子》论"修身"，则主张有丰富的物质生活，但又强调须主之以"礼"而使其有节。他认为"目好之五色，耳好之五声，口好之五味……生乎由是，死乎由是"（《劝学》）；"故礼者，养也。刍豢稻粱，五味调和，所以养口也；椒兰芬苾，所以养鼻也；雕琢刻镂，黼黻文章，所以养目也；钟鼓管磬，琴瑟竽笙，所以养耳也；疏房檖䫉，越席床第几筵，所以养体也"（《礼论》）；"凡用血气志意知虑，由礼则治通，不由礼则勃乱提慢；食饮衣服居处动静，由礼则和节，不由礼则触陷生疾"（《修身》），明显地反映了儒家的养生思想。

《韩非子》论养生，重点谈到了"啬神""少欲""无忧"，以及"去甚去泰"和"以肠胃为根本"等问题。如《解老》说："众人用神也躁，躁则多费，多费之谓侈；圣人之用神也静，静则少费，少费之谓啬。"这是对老子"治人事天，莫若啬"的解释。同时还认为，"民少欲则血气治……夫内无痤疽瘅痔之害"；"忧则疾生……疾婴内则痛祸薄于外，苦痛杂于肠胃之间，则伤人也憯"。《韩非子·扬权》又说："夫香美脆味，厚酒肥肉，甘口而病形；曼理皓齿，说情而损精，故去甚去泰，身乃无害。"《解老》并指出："是以圣人不引五色，不淫于声乐……以肠胃为根本。"韩非子虽属法家，但他的养生学说，显系老子思想之余绪。

此外，据考战国秦汉时人所作的《管子》，也有关于养生的论述。《管子·幼官》主张"明养生以解固（固，侵凌贪得之心）"。认为当"虚其欲"（《心术》）以存其精，如是则"精存自生，其外安荣"（《内业》）。同时，《内业》还提出"内静外敬……性将大定"；"心能执静，道将自定"，说明主"静"的重要性。对于饮食之道，《管子》也有所论，认为"凡食之道，大充伤而形不臧，大摄骨枯而血沍，充摄之间，此谓和成，精之所舍，而知之所生。饥饱之失度，乃为之图，饱则疾动……饱不疾动，气不通于四末"（《内业》），指出了食饮有节和饱食后运动的重要性。

如上所述，可见先秦诸子论养生之道虽是众说纷纭，但无论是属于道家的老、庄，儒家的孔、荀，还是法家的韩非，他们在养精神、护形体、节嗜欲、和情志、调饮食等方面的观点，则是基本一致的。其中某些论述，虽本是针对当时的王侯贵族而发，但对一般人的养生也不无指导意义。总之，这些学说，对中医学养生学基础的奠定起有重要的作用。

四、《吕氏春秋》集先秦养生学大成

《吕氏春秋》乃秦相吕不韦使其门客著其所闻，集而成帙，故各家之说纷陈。宋黄震称"吕氏春秋言天地万物之故，其书最为近古"（《黄氏日钞》），其中保存先秦学术资料极为丰富。关于养生防患的论述，可谓集先秦养生学说之大成。其基本精神如下：

（一）法天顺时

阴阳家之说为《吕氏春秋》所广采。太史公曾引司马谈之说谓："阴阳之术……序四时之大顺，不可失也……夫春生夏长，秋收冬藏，此天道之大经也，弗顺则无以为天下纲纪。"《史记·太史公自序》四时摄生的理论即本于此，《吕氏春秋》十二纪中，就有不少这方面的内容。

所谓十二纪，即春、夏、秋、冬各分孟、仲、季三季，如孟春纪、仲春纪、季春纪等。十二纪论述了四时摄养问题。认为摄生必须顺乎春生夏长、秋收冬藏的自然规律。如《吕氏春秋·仲夏纪》曰："是月也，日长至，阴阳争，死生分。君子斋戒，处必掩。身欲静无躁，止声色，无或进，薄滋味，无致和，退嗜欲，定心气。"《吕氏春秋·季夏纪》曰："无举大事以摇荡於气。"夏至以后，阴气渐生，其后炎暑令行，故养生当以心宁身静，养阴固气为要务。《吕氏春秋·仲冬纪》还说："是月也，日短至，阴阳争，诸生荡。君子斋戒，处必掩，身欲宁，去声色，禁嗜欲，安形性，事欲静，以待阴阳之所定。"又云："是月也……谨房室，必重闭，省妇事，毋得淫。"说明冬至一阳初生，水冰地坼，养生尤当注意节欲保精，以合"养藏之道"。《素问·金匮真言论》所强调的冬必藏精，以免春生温病，以及元朱丹溪所说的"古人于夏必独宿而淡味，兢兢业业于爱护"，冬月"潜伏闭藏，以养其本然之真，而为来春发生升动之本"（《格致余论·阳有余阴不足论》），实是受到上述论说的启发。《吕氏春秋·开春论》还说："开春始雷，则蛰虫动矣，时雨降则草木育矣。饮食居处适，则九窍百节千脉皆通利矣。"指出春季养生须改善饮食居处的条件，以遂春生之机。"古之治身与天下者，必法天地也"（《仲春纪·情欲》），十二纪等篇章的有关精神不仅与《内经》之所述相符，而且还弥补了《灵枢》《素问》诸论之未备。

（二）知本去害

《吕氏春秋·尽数》专论养生。"尽数"又称"毕数"，即尽其天年之意。该篇立论基于谨察阴阳、善辨利害。认为："天生阴阳寒暑燥湿四时之化，万物之变，莫不为利，莫不为害。圣人察阴阳之宜，辨万物之利以便生，故精神安乎形，而年寿得长焉。"《吕氏春秋·尽数》指出，五味、五志及气候变化太过，均可致害为病。如甘、酸、苦、辛、咸过甚，"五者充形则生害"；喜、怒、忧、恐、哀过极，"五者接神则生害"；热、寒、燥、湿、风、霖、雾，"七者动精则生害"。因此，如欲"尽数"，必先"知本"，而知本即在于"去害"。否则，"万物章章，以害一生，生无不伤"，其势如"万人操弓，共射一招，招无不中"（《吕氏春秋·本生》）。

运动形体，是先秦养生家所常强调的。《吕氏春秋·尽数》说："流水不腐、户枢不蝼，动也。形气亦然。形不动则精不流，精不流则气郁。郁处于头则为肿为风，处耳则为挶为聋，处目则为䁕为盲，处鼻则为鼽为窒，处腹则为张为疛，处足则为痿为蹶。"说明运动可使精气流畅，减少发病。

调节饮食，同样是《吕氏春秋》论摄生的重要内容。《吕氏春秋·尽数》称烈酒致病为"疾首"，其论饮食之道说："凡食无彊厚，味无以烈味重酒……食能以时，身必无灾。凡食之道，无饥无饱，是之谓五藏之葆。口必甘味，和精端容，将之以神气，百节虞欢，咸进受气。饮必小咽，端直无戾。"对饮食的宜忌、时间、数量、调味，乃至进食时的精神状态和姿势，论述得颇为详细。另在《吕氏春秋·本味》还提出了调和五味的具体要求："凡味之本，水最为始。调和之事，必以甘酸苦辛咸，先后多少，其齐甚微，皆有自起……熟而不烂，甘而不浓，酸而不醋，鹹而不减，辛而不烈，淡而不薄，肥而不腻。"洵为烹饪、营养学之要论。

此外，先秦时人已认识到水土与疾病的关系，因而《吕氏春秋》重视择居。如谓"轻水所多秃与瘿人，重水所多尰与躄人……辛水所多疽与痤人，苦水所多尪与伛人"，惟"甘水所多好与美人"，故居处当择水土甘美之乡，这对于地方性疾病的预防是有重要意义的。

（三）顺性贵生

《吕氏春秋》观点鲜明地指出，情欲本人之天性。《吕氏春秋·贵当》曰："性者万物之本也，不可长不可短，因其自然而然之，此天地之数也。"《吕氏春秋·情欲》更清楚地说"天生人而使有贪有欲"，无论贵贱愚智，对声色滋味"欲之若一"。正由于情欲出于自然，故必须懂得"顺性"，若言禁欲，则是违反自然之性的，也是不现实的。然而如"嗜欲无穷则必失其天"（《吕氏春秋·侈乐》），这种违反自然之性，即为"非性"（《吕氏春秋·为欲》），所以说"无以去非性，则欲未尝正矣。欲不正，以治身则夭"。那么，怎样才是"顺性"呢？惟有"审顺其天以行欲"（《吕氏春秋·为欲》），方为"顺性"，也就是说必须"修节以止欲"（《吕氏春秋·情欲》），才能顺乎自然、有益于身。如《吕氏春秋·先己》所谓："利身平静，胜天顺性，顺性则聪明寿长。"

先秦人还认为，养生必明"贵生"之义和"贵生之术"。要求人们在现实生活中处理好生命与物质的关系问题。"贵生"即贵重生命。《吕氏春秋·情欲》指出，凡情欲之动须"得其情"，"由贵生动，则得其情矣；不由贵生动，则失其情矣"，二者乃生死存亡之本。古人说得很对，物质于人是用以养性的，所谓"物也者，所以养性也，非所以性养也"（《吕氏春秋·本生》）。对于声色滋味，利于性则取之，害于性则舍之，这便懂得了"全性之道"。《吕氏春秋·贵生》所以说："耳目鼻口不得擅行，必有所制……此贵生之术也。"

然而世俗昧者，却"危身弃生以徇物"（《吕氏春秋·贵生》），这犹如"以随侯之珠，弹千仞之雀"。对于物质条件丰裕者，尤当注意养生之道，《吕氏春秋·本生》指出："贵富而不知道，适足以为患。"贵富的三患是"出则以车，入则以辇，务以自佚，命之曰招蹶之机；肥肉厚酒，务以自强，命之曰烂肠之食；靡曼皓齿，郑卫之音，务以自乐，命之曰伐性之斧"。因之，《吕氏春秋·情欲》祖述老子之说，认为"论早定则知早啬，知早啬则精不竭"，否则外物伤生，犹尊中酌酒，"尊，酌者众则速尽，万物之酌大贵之生者众矣，故大贵之生常速尽"。

（四）胜理归朴

《吕氏春秋》的养生说，还突出地谈到"胜理"和"归朴"。认为"治欲"不在于强制，而在于"胜理"。如《吕氏春秋·适音》谓耳目口鼻"四欲之得也，在于胜理，胜理以治身则生全，生全则寿长矣"；反之，若不能胜理以节欲，则必为所害，即《吕氏春秋·审为》所谓"不能自胜而强不纵者，此之谓重伤，重伤之人无寿类矣"，说明了以理制欲的重要性。

"归朴"之说见于《吕氏春秋》，充分反映了道家思想对其的影响。《吕氏春秋·论人》说："无以害其天则知精，知精则神，知神则谓得一……故知知一，则复归于朴，嗜欲易足，取养节薄，不可得也；离世自乐，中情洁白，不可量也。"其"知一"和"归朴"的思想与老子之说无异。

在《素问》中，有道家所谓"真人"之称，《吕氏春秋》也有这种说法，但它认为"真人"即善于养生而能终其天年的人，如《吕氏春秋·先己》所说："凡事之本，必先治身，啬其大宝，用其新，弃其陈，腠理遂通，精气日新，邪气尽去，及其天年，此之谓真人。"在这一问题上，《吕氏春秋》之见是十分高明的。

从上所述，足见《吕氏春秋》的医学内容，是深受道家及阴阳家思想影响的，其精湛的养生思想不仅集先秦养生学之大成，且还奠定了中医养生学的基础。

五、《淮南子》和《素问》的养生思想

(一)《淮南子》的养生思想

淮南王刘安(公元前179～前122年)集宾客著《淮南子》,对先秦各家思想虽有采撷,但亦有舍弃。其基本倾向是"以道绌儒",这在汉武帝"罢黜百家,独尊儒术"的时期,无疑自成一家之作。

《淮南子》中,有不少养生内容,其论养生重于神、气、形,因接受文子"太上养神,其次养形"之说,而以"神气"为尤要。《原道训》认为"夫形者,生之舍也;气者,生之充也;神者,生之制也……此三者,不守不慎守也""故圣人将养其神,和弱其气;平夷其形"。《要略》又强调"言至精而不原人之神气,则不知养生之机"。

概括《淮南子》的养生思想,大致主张为:知之以性,胜之以心,顺之以情,主之以静。

1. 知性

《人间训》认为,"清净恬愉,人之性也……知人之性,其自养不勃",《齐俗训》又说"人性欲平,嗜欲害之",因而主张恬淡以养性。所谓"静漠恬淡,所以养性也;和愉虚无,所以养德也……养生以经世,抱德以终年,可谓能体道矣。若然者血脉无郁滞,五藏无蔚气,祸福弗能挠滑,非誉弗能尘垢"(《俶真训》)。

2. 胜心

《淮南子》认为,贪饕多欲之人精神日耗,使形系而神泄,不免于虚疾,甚至有形神相失之虞,因而说"圣人胜心,众人胜欲"(《诠言训》)。所谓"胜心",即"以中制外",《原道训》说:"以中制外,百事不废,中能得之,则外能收之。中之得而五藏宁,思虑平,筋力劲强,耳目聪明……其魂不躁,其神不娆。"《诠言训》将"胜心"与"胜欲"指为一正一邪,认为"内便于性,外合于义,循理而动,不系于物者,正气也;重于滋味,淫于声色,发于喜怒,不顾后患者,邪气也。邪与正相伤,欲与性相害,不可两立,一植一废,故圣人损欲而从事于性"。

3. 顺情

《淮南子》主张"不以欲伤生,不以利累形"(《泰族训》),"去其诱慕,除其嗜欲,损其思虑"(《原道训》),并重于"法天顺情",而反对儒者"迫性违情"。认为"儒者不本其所以欲,而禁其所欲;不原其所以乐,而闭其所乐,是犹决江河之源而障之以手也",这种扬汤止沸的方法,"欲修生寿终,岂可得乎"(《淮南子·精神训》)。因之,认为当"量腹而食,度形而衣,容身而游,适情而行",(《淮南子·精神训》)无非"顺情"而已。

4. 主静

《淮南子·俶真训》认为,"人性安静而嗜欲乱之","人神易浊而难清",因而根据道家之说强调"清静"。以为"静"可以使精气充盛,"夫精神气志者,静而日充者以壮,躁而日耗者以老。是故圣人将养其神,和弱其气,平夷其形"(《淮南子·原道训》)。其所谓"静",也就是要求"反于清静……终于无为,以恬养性,以漠处神","不以人滑天,不以欲乱情"(《淮南子·原道训》)。必须指出,《淮南子》所说的"无为",源于

《老子》，认为其真正的涵义是："内修其本而不外饰其末，保其精神倭其智，故漠然无为而无不为也，淡然无治而无不治也。所谓无不为者，不先物为也；所谓无不为者，因物之所为：所谓无治者，不易自然也；所谓无不治者，因物之相然也。"由此可见，这种清静无为，乃道家顺物之性的主张，而并非消极的，其目的在于达到"志弱而事强，心虚而应当"（《老子》）。

（二）《素问》论养生

《素问》之论养生，主要有《素问·上古天真论》和《素问·四气调神大论》。

《素问·上古天真论》提出的"虚邪贼风，避之有时，恬淡虚无，真气从之，精神内守，病安从来"，被历代医家、养生家奉为养生要旨。同时该篇还主张"志闲而少欲，心安而不惧，形劳而不倦"，且当"美其食，任其服，乐其俗"，这样方"合于道"，而能年度百岁而动作不衰。这些论述是与《老子》《淮南子》的养生思想一脉相承的。然而，值得注意的是《素问·上古天真论》还明确指出，养生当"适嗜欲于世俗之间……行不欲离于世"，这与离世绝俗的养生主张是截然不同的。

《素问·四气调神大论》强调养生应顺从阴阳四时，认为"阴阳四时者，万物之终始也，死生之本也，逆之则灾害生，从之则苛疾不起"。故"圣人不治已病治未病，不治已乱治未乱"，即在于适应春生夏长、秋收冬藏的自然之道。其论为：

> 春三月，此谓发陈，天地俱生，万物以荣。夜卧早起，广步于庭，被发缓形，以使志生……此春气之应，养生之道也。
>
> 夏三月，此谓蕃秀，天地气交，万物华实。夜卧早起，无厌于日，使志无怒……使气得泄，若所爱在外。此夏气之应，养长之道也。
>
> 秋三月，此谓容平，天气以急，地气以明。早卧早起，与鸡俱兴，使志安宁……收敛神气，使秋气平，无外其志，使肺气清。此秋气之应，养收之道也。
>
> 冬三月，此谓闭藏，水冰地坼，无扰乎阳，早卧晚起，必待日光，使志若伏若匿，若有秋意，若已有得，去寒就温，无泄皮肤，使气亟夺。此冬气之应，养藏之道也。

在这里，首次提出了关于四时起居作息和精神状态等方面的养生、养长、养收、养藏之道。

在其同时，《素问·四气调神大论》还有"春夏养阳，秋冬养阴，以从其根"的论述。这是从阴阳互根的角度讨论了四时的养生原则，对后世医家很有启发。唐代王冰阐发说："阳气根于阴，阴气根于阳。无阴则阳无以生，无阳则阴无以化。全阴则阳气不极，全阳则阴气不穷。春食凉，夏食寒，以养于阳，秋食温，冬食热，以养于阴。滋苗者必固其根，伐下者必枯其上，故以斯调节，以顺其根。二气常存，盖由根固，百刻晓暮，食亦宜然。"

由上可知，《淮南子》和《素问》的养生思想是基本一致的。它们的写作时间也相距不远，而同时受到道家及阴阳家学说的重要影响。其中，《素问》的养生论述，洵为秦汉养生学说的高度概括。

六、"食禁"及"房中"养生

（一）《神农黄帝食禁》及其他

古代医学著作中，属于"食经"类的著作较多。在《七略》及《汉书·艺文志》中，载录有《神农黄帝食禁》七卷。这是先秦时代的一部食疗本草专书。此书有七卷之多，足见当时对于食疗的重视和学术内容之丰富。之后，《隋书·经籍志》引《七录》又有《黄帝杂饮食忌》二卷；宋初的《太平御览》亦曾引《神农食经》之文。对此二书，《汉书艺文志条理》认为："《食经》《杂饮食忌》，即此《食禁》七卷之遗，其书盖言饮食宜忌，其遗文犹可寻究。"如其所说，《神农黄帝食禁》原书虽佚，但其内容曾被张仲景、吴普、孙思邈等医家所引用，故在《金匮要略》《吴普本草》《备急千金要方》，以及《医心方》《证类本草》等书中尚能寻究。

《金匮要略》的"禽兽虫鱼禁忌并治第二十四"和"果实兼谷禁忌第二十五"两篇中有关于食禁和食治的内容，主要源于《神农黄帝食禁》，虽然未引出书名，但不少内容与《备急千金要方》所载的《神农黄帝食禁》文字完全相同。

《备急千金要方》卷二十六食治篇载有的食药禁忌引文48条，皆注为"黄帝云"，其文字又与《神农本草经》及《名医别录》相同。"食治"篇首先记载了黄帝和少俞、伯高等的问对，以说明五味入口之后的生理病理，并有"五藏所合法""五藏不可食忌法""五藏所宜食法""五味动病法""五味所配法""五藏病五味对治法"等内容。其中所说"精以食气，气养精以荣色；形以食味，味养形以生力""精顺五气以为灵也，若食气相恶，则伤精也；形受味以成也，若食味不调，则损形也。是以圣人先用食禁以存性，后制药以防命也"等，论述十分精辟。其后又辑录食用药物一百五十四种，其中一百二十六种与《神农本草经》和《名医别录》相同，实乃据《神农本草经》的早期传本辑录所得，或者还编入了《黄帝杂饮食忌》一书的有关内容。卷中明确为"黄帝云"的引文约48条，包括50余种食药。例如："黄帝云：饱食桃，入水浴，成淋病；李子不可和白蜜食，蚀入五内；九月食被霜瓜，向冬发寒热及温病，初食时即令人欲吐也；霜葵陈者，生食之动五种流饮，饮盛则吐水；蓼食过多有毒，发心痛，和生鱼食之，令人脱气，阴核疼痛求死。妇人月事来不用食蓼及蒜，嘉为血淋带下。二月勿食蓼，伤人肾；食生葱即啖蜜，变作下利；霜韭冻，不可生食，动宿饮，饮盛必吐水。五月勿食韭，损人滋味，令人乏气力。二月三月宜食韭，大益人心；多食生葫行房，伤肝气，令人面无色。四月八月勿食葫，伤人神，损胆气，令人喘悸，胁肋气急，口味多爽；十月勿食椒，损人心，伤血脉；食甜粥竟，食盐即吐，或成霍乱；食甜酪竟，即食大酢者，变作血瘕及尿血；一切诸肉，煮不熟、生不敛者，食之成瘕；羊肉共酢食之，伤人心；羊脑猪脑，男子食之损精气，少子；服大豆屑，忌食猪肉，小儿食竟啖猪肉，必拥气……"如此等等，对于日常饮食宜忌的论述十分详细。

《备急千金要方》卷二十四"解食毒"诸方，虽未注明出自何书，但其论有"今述神农黄帝解毒方法，好事者可少留意焉"句，可知其出自《神农黄帝食禁》无疑，而这些药方又多与《金匮要略方论》第二十四篇所载者相同。

由此可见，《神农黄帝食禁》对后世食疗养生学的影响是很大的，不但孙氏《备急千金要方》将其作为"食治"篇中的主要内容，早在其前，张仲景的《金匮要略方论》中，所载"禽兽虫鱼禁忌并治第二十四"及"果实菜谷禁忌第二十五"两篇，论述食禁和食治，实也根据《神农黄帝食禁》一书的资料撰写而成，且其中不少内容与《备急千金要方》所引相同。此后，如《证类本草》《食医心镜》，乃至日本的《医心方》等书，无不引述《神农黄帝食禁》之文。

在《医心方》中，别称《神农黄帝食经》为《神农经》或《神农食经》，其遗文有十多处，如云："饱食论，多饮水及酒，成痞癖；醉当风卧，以自成恶风……生鱼合蒜食之，夺人气。"又云："（杏实）有热人不可食，令人身热，伤神寿……饱食桃入水浴成淋病……（栗）食疗腰脚烦，炊食之令气壅，患风水人尤不宜食……（生姜）令少志少智，伤心性，不可过多耳……"这些资料，又多与《备急千金要方》所存《神农黄帝食禁》的内容相同。如上所述，说明《神农黄帝食禁》这部先秦时代的食疗专著，无论在海内外均有重要的学术影响。

在先秦、两汉时期，著名医家如扁鹊（秦越人）、张仲景、华佗等，均对食疗养生十分重视，据传有《扁鹊食经》《华佗食经》等书。《扁鹊食经》等虽不能定为秦越人辈亲著而为托名之作，但确实为当时食疗方面的代表作。在《备急千金要方·食治》中，除《神农黄帝食禁》之外，还载引了上述医家的诸多论述。如扁鹊谓"安身之本，必资于食；救疾之速，必凭于药。不知食宜者不足以存生也，不明药忌者不能以除病也"，诚为千古明训。对食忌等具体论述有：杏仁不可久服，令人目盲，眉发落，动一切宿病；蓼久食令人寒热，损骨髓，杀丈夫阴气、少精；多食酢，损人骨，能理诸药消毒；盐能除大风，疾痛者炒熨之……华佗谓胡荽菜，患胡臭人、患口气臭、蟨齿人食之加剧，腹内患邪气者弥不得食，食之发宿病，金疮尤忌；（鹿角）令人轻身益气力，强骨髓，补绝伤……张仲景谓"人体平和，惟须好将养，勿妄服药，药势偏有所助，令人藏气不平，易受外患"。表明其对滥用或妄服补益类药物的危害性已有充分的认识。

（二）"房中"养生论

在《汉书·艺文志》收载的《七略·方技略》中，包括"房中"书目八部，即《容成阴道》《务成子阴道》《尧舜阴道》《汤盘庚阴道》《天老杂子阴道》《天一阴道》《黄帝三王养阳方》及《三家内房有子方》。其论指出："乐而有节，则和平寿考，及迷者弗顾，以生疾而陨性命。"因而，对于房中之道又为养生家所重。

《汉志》所载的"房中"著作均已亡佚。在汉代，又有《素女经》和《玄女经》这两部房中之书。《素女经》书目未见于《隋书·经籍志》，然而《隋志》别有《素女秘道经》和《素女方》各一卷，可能与《素女经》有一定的关系。另外还著录《玄女经》。

同时在晋代葛洪《抱朴子·内篇》中，曾多次提及"玄素房中导养之法"，如"释滞"篇说："房中之法十余家，或以补救伤损，或以攻治众病，或以采阴益阳，或以增年延寿，其大要在于还精补脑之一事耳……玄、素、子都、容成公、彭祖之属，盖载其粗事，终不以至要者著于纸上者也。"又"极言"篇谓："导养则资玄素二女。"另外，"遐览"篇又将《玄女经》《素女经》与汉代之书同列。

《素女经》和《玄女经》的佚文，在《医心方》中有所载引，从而可见其概。

《素女经》托黄帝与素女之问答，如：

黄帝曰：夫阴阳交接节度，为之奈何？素女曰：交接之道，故有形状，男致不衰，女除百病，心意娱乐，气力强。然不知行者，渐以衰损。欲知其道，在于定气、安心、和志，三气皆至，神明统归。不寒不热，不饥不饱，亭身定体，性必舒迟，浅纳徐动，出入欲稀，女快意，男盛不衰，以此为节。

《玄女经》托黄帝与玄女问答，如：

黄帝问玄女曰：吾受素女阴阳之术，自有法矣，愿复命之，以悉其道。玄女曰：天地之间，动须阴阳，阳得阴而化，阴得阳而通，一阴一阳，相须而行。男阳感坚强，女动辟张，二气交精，流液相通。男有八节，女有九宫，用之失度，男发痈疽，女害月经，百病生长，寿命销亡。能知其道，乐而且强，寿即增延，色如华英。

除《医心方》所载佚文之外，《外台秘要》引《古今录验方》所载，有《素女经》四季补益方七首、八瘕方一十二首。首先设为黄帝与素女问对，指出"合阴阳"七忌，包括：日月晦朔、上下弦望、六丁之日；雷电风雨、阴阳晦暝、振动天地、日月无精光；新饱食饮，谷力未行，太仓内实，五脏防响；新小便，精气微弱，荣卫不固，卫气未散；作事步行身体劳，荣气不定，卫气未散；新息沐浴，头身发湿，举重作事，流汗如雨；共女语话，玉茎盛强。若犯之则致生种种疾病，或生子有狂癫、聋盲、瘖哑、失神、忘误、不安及惊恐悲忧等疾。又说明男子"七伤之病"，即阴汗、阴衰、精清、精少、阴下湿痒、小便数少、阴痿。其四时治疗方药，春三月宜更生丸（茯苓、石菖蒲、山茱萸、瓜蒌根、菟丝子、牛膝、赤石脂、干地黄、细辛、防风、薯蓣、续断、蛇床子、柏实、巴戟天、天雄、远志皮、石斛、杜仲、苁蓉）；夏三月宜补肾茯苓丸（茯苓、附子、山茱萸、杜仲、泽泻、牡丹、薯蓣、桂心、细辛、石斛、苁蓉、黄芪）；秋三月宜补肾茯苓丸（茯苓、防风、桂心、白术、细辛、山茱萸、薯蓣、泽泻、附子、干地黄、紫菀、牛膝、芍药、丹参、黄芪、沙参、苁蓉、干姜、玄参、人参、苦参、独活）；冬三月宜垂命茯苓丸（茯苓、白术、泽泻、牡蒙、桂心、牡蛎、牡荆子、薯蓣、杜仲、天雄、人参、石长生、附子、干姜、菟丝子、巴戟天、苁蓉、山茱萸、甘草、天门冬）。至于四时通服之药，则宜茯苓散（茯苓、钟乳、云母粉、石斛、石菖蒲、柏子仁、菟丝子、续断、杜仲、天冬、牛膝、五味子、泽泻、远志、甘菊花、蛇床子、薯蓣、山茱萸、天雄、石韦、干地黄、苁蓉）。

《素女经》论妇人八瘕积聚，无子，断绝不产，令有子受胎养法：黄瘕，疗当刺关元、气冲，行以毒药，瘕当下即愈，以皂美散导之；青瘕，疗之当刺胃管，行以毒药，瘕当下即愈，用青瘕导药方；燥瘕，疗之以长针，按而刺之，行以毒药，瘕当下即愈，用疗燥瘕方；血瘕，当下之即愈，用导药方；脂瘕，疗之当刺以长针，行以毒药，瘕当下已愈，用疗脂瘕方、导散方；狐瘕，以长针急持刺之，行以毒药，瘕当下即愈，用疗狐瘕方；蛇瘕，行以毒药，瘕当下即愈，用疗蛇瘕方；鳖瘕，以长针按疗之，行以毒药，瘕当下即愈，用疗鳖瘕方。其特点在于治疗诸瘕多用针刺、导下，无论内服、外导，多用"毒药"，其内服方又多以温酒送之。

由上述内容可知，《素女经》和《玄女经》虽属房中养生之书，但也涉及男、妇科疾病的诊治，正如《抱朴子》所言，"或以攻治众病"。

清代学者孙星衍，从《外台秘要》中将《素女经》内容辑出，成《素女方》一卷，并序其书云："文句有韵，以逆为迎，以知为愈，皆古字古义，审非后人伪作。"可见他对《素女经》的真伪鉴定是肯定的。

除了"房中"专著之外，在其他一些书籍中也有相关记载，如道家《仙经》有"还精补脑之道"；《虾蟆图经》借黄帝、岐伯问对，指出"不推月之盛毁，日之暗明，不知其禁而合阴阳，是故男女俱得病也"（《医心方》卷第廿八），其说同《素女经》。此外，《华佗针灸经》还记载："冬至、夏至、岁旦，此三日前三后二，皆不灸刺及房室，杀人，大禁。"另在崔寔的《四民月令》中，强调仲夏夏至日及仲冬冬至日前后各五日，"阴阳争、血气散"，必须"寝别内外"。

这些学术内容，所强调的是房中禁忌，说明古人研究房中养生，始终注意到日月盈虚及节令变迁对人体健康的重要影响，其意义是十分深刻的。

第三节　中医学基础理论的确立

一、《内经》《难经》医学理论——中医学基础理论确立的标志

中医学基础理论的确立，可以《内经》和《黄帝八十一难经》（下称《难经》）医学理论作为其标志。

《内经》十八卷，最早记载于西汉时刘歆编的《七略》一书。后汉班固在《汉书·艺文志》中复作载录。《淮南子·修务训》说："世俗之人，多尊古而贱今，故为道者必托之于神农黄帝而后能入说。"因而，在《艺文志》中可见凡道家、阴阳家、农家、小说家、兵法家、天文家、历谱家、五行家、杂占家、医经家、经方家之说，往往冠以神农、黄帝之名。

《内经》十八卷分为《素问》和《九卷》各九卷，计八十一篇。《九卷》原名《针经》，该书"九针十二原"篇有"先立针经"之说，东汉张仲景《伤寒论》序则称之为"九卷"。之后又有《九灵》《黄帝九灵经》《九虚（墟）》《黄帝九墟内经》等称。唐代王冰始名为《灵枢》，这一名称沿用至今。《灵枢》的著作时期与《素问》一样，大致基本成书于战国，也包括一些秦、汉的作品。但《灵枢》的成书又比《素问》略早。

关于《素问》的成书，宋、明以来，学者有较为一致的认识。如宋代邵雍说"《素问》……七国时书也"（《皇极经世·心学》）；程颢说"《素问》书出战国之末"（《二程全书·伊川先生语》）；司马光认为"此周、汉之间，医者依托（黄帝）以取重耳"（《传家集·书启》）；朱熹则认为"至于战国之时，方术之士，遂笔之于书，以相传授……盖必有粗得其遗言之仿佛者"。在明代，方孝孺认为"《内经》称黄帝……皆出战国秦汉之人"（《逊志斋稿·读三坟书》）；方以智谓"《灵枢》《素问》也，皆周末笔"（《通雅》）；清人魏荔彤也认为"轩岐之书……战国人所为"。此外，元代的吕复有较为中肯、客观的评述，其在《九灵山房集·沧州翁传》引中指出："《内经素问》，也称黄帝岐伯问答之书，及观其旨意，殆非一时之言，其所撰述，亦非一人之手。刘向指为韩诸公子所著（指《汉书·艺文志》著录的《黄帝泰素》颜师古引刘向《别录》语），程子谓出于战国之末。而其大略，

正如《礼证》之萃于汉儒，而与孔子、子思之言并传也。"说明《素问》既非出于一时，亦非作自一手，而是在一段较长时期中，经过许多医家的师承、祖述逐渐汇集而成的。因之，其学术思想及不少内容的流传，就自然要比成书之时早得多。后来在各个历史时期，又经过若干次整理、修订，方才流传到今天。

《内经》综合编集了大量早期简帛医籍。如《灵枢·病传》所说"可著竹帛"，又《灵枢·禁服》说"近者编绝，远者简垢"。这些文献大都无标题，或保存有书名或篇名。据现存传本《素问》《灵枢》统计，二书中尚保留书名篇名53种之多。其中，《逆顺五体》《禁服》《脉度》《本藏》《外揣》《五色》《玉机》《九针之论》《热论》《诊经》《终始》《经脉》《针经》，以及《天元纪》《气交变》《六元正纪》等16种，其内容基本保存。如《刺法》《本病》《明堂》《上经》《下经》《大要》《脉法》《脉要》等8种，仅存零星佚文。至于《揆度》《奇恒》《奇恒之势》《比类》《金匮》《从容》《五中》《五过》《四德》《上下经》《六十首》《脉变》《脉经上下篇》《上下篇》《五诊》《形法》《形名》《尺寸之论》《大数》《九针九篇》《九针六十篇》《九针八十一篇》《针论》《阴阳》《阴阳传》《阴阳之论》《阴阳十二官相使》《太始天元册》《天元玉册》等29种，内容俱佚。其中的《脉法》，西汉公乘阳庆、淳于意等师徒授受，深有研究，并用以指导临床实践，其载述见诸《史记》。

由《素问》《灵枢》构成的《黄帝内经》，基本上包括了中医学基础理论的各方面内容。这在历代医家"以类相从"（《素问灵枢类纂约注·凡例》）的研究中有明显的反映。如隋唐杨上善《黄帝内经太素》将《内经》诸篇内容分为十九类，包括摄生、阴阳、人合、脏腑、经脉、输穴、营卫气、身度、诊候、设方、九针、补泻、伤寒、寒热、邪论、风论、气论、杂病等。元代滑寿《读素问钞》将《素问》删繁撮要，分为藏象、经度、脉候、病能、摄生、论治、色脉、针刺、阴阳、标本、运气、汇萃，凡十二类。明代张介宾的《类经》则类分为摄生、阴阳、藏象，脉色、经络、标本、气味、论治、疾病、针刺、运气、会通十二大类。同时，李中梓《内经知要》却又分为道生、阴阳、色诊、脉诊、藏象、经络、治则、病能八类。以上一些分类已足以概括中医学基础理论之所在。

与《灵枢》《素问》并传的还有《难经》。此书《汉书·艺文志》未录，《隋书·经籍志》《唐书·艺文志》均有记载。初唐代杨玄操序言以为，其书系秦越人所作。王勃则说它是"医经之秘录"，自古授受，至"秦越人始定立章句"（《文苑英华》），这是有其可能的。而且，《汉书·艺文志》所载录的《扁鹊内经》九卷、《外经》十二卷可能与该书存有一定的传承关系。然而不能不看到两汉的医家曾进行过整理和补充，日本学者丹波元胤曾说《难经》"语气稍弱，似出东都以后之人"，并以为书中如"木所以沉，金所以浮"出于《白虎通》，"金生于巳，水生于申""泻南方火，补北方水"之类并是五行纬说家之言，正是说明了这一情况。但从其主要学术内容来说，多推本《内经》之旨，也有补《内经》所未备者。因此，滑寿认为除"出于《灵枢》《素问》二经之文"外，"别有撰于古经"（《难经本义》）。同时吕复也说"所引经言，多非灵、素本文，盖古有其书，而今亡之耳"（《九灵山房集·沧洲翁传》），说明《难经》的作者别有师承，故能自出杼机，而为一家言。因而清代徐大椿所说"实两汉以前书云"（《难经经释》自序）的评价是有见地的。鉴于上述原因，我们就不能将《难经》的学术成就，简单地归诸东汉。

东汉之末，张仲景在《伤寒杂病论》序中提到"八十一难"，并曾引用七十七难"上工治未病，见肝之病，知肝传脾，当先实脾"的论说，《伤寒论》的"平脉法"和"伤寒例"等篇也曾引《难经》文字。此后王叔和《脉经》、皇甫谧《针灸甲乙经》也往往引用《难经》，但彼此互有出入，或有今本《难经》所未见之言。而注解《难经》者为时也较早，最先是三国时的吴太医令吕广（博）。

《难经》旨在设问难以明《内经》之奥义。书中有不少"经曰""经言"字样，或直接引用经文。若将其与现存《素问》《灵枢》对照，有9处与《素问》同（分见于7章），有38处与《灵枢》之文同（分见于17章中）。此外还有今本《灵枢》《素问》未见的引文17处，这些大约都属《内经》佚文，或出于其他古医经。八十一难的内容包括论脉、经络流注、奇经、疾病吉凶、荣卫三焦藏府、七冲门、八会、老幼癯瘵、诊候藏府积聚泄利、伤寒、杂病，继以望闻问切，以及藏府荣输、用针补泻等。其中以脉诊、经脉、命门学说、虚损病机和治则等最有成就。因之，它不仅反映了先秦医家的学术成就，而且对中医学基础理论的确立也有重要的贡献，而足与《内经》并垂后世。

宋代苏轼认为，"医之有难经，句句皆理，字字皆法，后世达者，神而明之，如盘走珠，如珠走盘，无不可者"（《楞伽经跋》）。显见它对后世医家的临床实践也具有重要的启迪作用。

二、藏象学说的建立

"藏象"一词，见于《素问·六节藏象论》。其原意如张介宾所说："象，形象也，藏居于内，形见于外"（《类经·藏象类》）。藏象学说是我国古代医学研究人体脏腑形态、生理病理及其与有关脏腑和其他组织器官相互关系的学说，它以解剖学为基础，但又不为其所限。因为古人在解剖分析的同时，还进一步对活体进行系统的认识，这正是藏象学说的特点。

（一）解剖与度量

原始时代，先民们在生活中逐渐对动物和人体的内部器官有所观察和了解。随着医事活动的进一步展开，终于出现了原始的人体解剖。《素问·阴阳应象大论》曰："上古圣人论理人形，列别藏府，端络经脉。"以及传说中俞跗"割皮解肌，诀脉结筋"《史记·扁鹊苍公列传》，反映上古医者已能利用解剖术认识人体，并进行一些外科手术。

由于解剖学的进一步发展，人们不仅对人体外部有细微的观察量度，并且，还把尸体解剖作为认识人体的一条重要途径，从而进行了理论总结。如《灵枢·经水》说："若夫八尺之士，皮肉在此，外可度量切循而得之，其死可解剖而视之。其藏之坚脆，府之大小，谷之多少，脉之长短，血之清浊，气之多少，十二经之多血少气，与其少血多气，与其皆多血气，与其皆少血气，皆有大数。"可见通过解剖，对五脏的质地，六腑的容积，经脉的长度，以及动静脉的情况等均已有所了解。这类资料，在《内经》载有不少，如四肢的解剖记录认为诸筋皆属于节；胸腹的解剖记录指出脏腑在胸胁腹腔之内，胸腹为脏腑之外廓。

对消化道的解剖记录尤其突出：

谷所从出入浅深远近长短之度：唇至齿长九分；口广二寸半；齿以后至会厌深三寸半，大容五合；舌重十两，长七寸，广二寸半；咽门重十两，广二寸半，至胃长一尺六寸；胃纡曲屈伸之，长二尺六寸，大一尺五寸，径五寸，大容三斗五升；小肠后附脊，左环回周迭积，其注于回肠者，外附于脐上，回运环十六曲，大二寸半，径八分分之少半，长三丈二尺；回肠当脐左环，回周叶积而下，回运环反十六曲，大四寸，径一寸寸之少半，长二丈一尺；广肠傅脊，以受回肠，左环叶脊上下辟，大八寸，径二寸寸之大半，长二尺八寸；肠胃所入至所出，长六丈四寸四分，回曲环反三十二曲也。（《灵枢·肠胃》）

以上对自唇口至广肠，整个消化道各组成部分的长度、宽度、重量、圆周和直径等情况，描述得十分细致和完整。

此外，还对胃肠受纳水谷的容积也有记录：

胃横屈，受水谷三斗五升，其中之谷常留二斗，水一斗五升而满；小肠受谷二斗四升，水六升三合半；回肠受谷一斗，水七升半；广肠受谷九升三合余。肠胃的受纳总数是九斗二升一合余。（《灵枢·平人绝谷》）

以上皆是解剖后所得的数据。至于活体则更有测算"平人则不然，胃满则肠虚，肠满则胃虚，更虚更满，故气得上下……故肠胃之中，当留谷二斗，水一斗五升"（《灵枢·平人绝谷》），可见其研究是很细致的。

其他脏腑的解剖记录，包括肝、胆、心、肺、脾、肾、膀胱等的解剖位置、形状、重量或容量，如胆在肝之短叶间，重三两二铢，盛精汁二合；肾有两枚，重一斤一两；膀胱重九两二铢，纵广九寸，盛溺九升九合。同时，还发现了脑、髓、女子胞等器官组织，而与骨、脉、胆合称"奇恒之府"，认为它们既有别于"藏精气而不泻也，故满而不能实"的五脏，又不同于"传化物而不藏，故实而不能满"（《素问·五藏别论》）的六腑。

古人对形体、骨骼、血脉、筋膜等均有量度，《素问·通评虚实论》称为"形度、骨度、脉度、筋度"。《灵枢》有关于筋度、脉度、骨度的记录。至于"形度"的具体内容载于古医籍《三备经》（佚）中，王冰注《素问》时犹能见到此书。

西汉之时，对于尸体解剖仍在进行。《汉书·王莽传》载："翟义党王孙庆捕得，莽使太医、尚方与巧屠共刳剥之，量度五藏，以竹筳导其脉，知其所终，云可以治病。"可见当时的解剖工作，是由太医、掌作御刀剑的尚方令丞及巧屠共同进行的，其目的完全为了医学研究。

上述这些直观的解剖和度量方法，当然还比较粗糙，但对当时来说，其水平已颇为领先了。

（二）"司外揣内"的藏象学说

先秦科学家十分重视事物表里间所存在的密切联系，由此而形成一种思想方法。这犹如《管子·地数》所说："上有丹砂者，下有黄金；上有慈石者，下有铜金；上有陵石者，下有铅锡赤铜；上有赭石者，下有铁，此山之见荣者也。"当时的医学家，他们"览观杂学，及于比类，通合道理"（《素问·示从容论》），同样用这种思想方法来研究五脏六腑，脑髓涕唾、哭泣悲哀及水所从行等问题。其方法，《内经》称"以表知里""见微得过"，即《素问·阴阳应象大论》所说"以我知彼，以表知里，以观过与不及之理，见微得过，用之不殆"，而《灵枢》又称"外揣"。该书《刺节真邪》篇说"下有渐洳，上生苇蒲，此所以知形气之多少也"，即是其法。

"司外揣内""司内揣外"的认识方法，其实在《周礼·天官·疾医职》早有体现，如"以五气、五声、五色，视其死生，两之以九窍之变，参之以九藏之动"。《内经》的论述则更为详细，《灵枢·外揣》论述其理说："昭昭之明不可蔽……合而察之，切而验之，见而得之，若清水明镜之不失其形也。五音不彰，五色不明，五藏波荡，若是则内外相袭，若鼓之应桴，响之应声，影之似形，故远者司外揣内，近者司内揣外。"

古代医家借助于"司外揣内"的思想方法，在长期的医疗实践过程中，终于构建起藏象学说的理论体系及其相应的人体形态结构与脏腑器官功能变化等一系列具体内容，从此，中医可通过人体外部形象的变化推知内脏组织的常变之情，即所谓"视其外应，以知其内藏，则知所病也"（《灵枢·本藏》）。

《素问》《灵枢》关于藏象学说的内容颇为丰富，《难经》又别有补充。其中，《素问》的《金匮真言论》《阴阳应象大论》《五藏生成》《六节藏象论》诸篇，论述五脏与四肢、九窍、毛发、皮肌等组织的关系；《五藏别论》区分五脏六腑和奇恒之府；《上古天真论》论述肾气的盛衰；《经脉别论》论饮入于胃之后的一系列生理变化。《灵枢》的《本神》论五志；《决气》《五癃津液别》论津液血脉；《营气》《营卫生会》分析营气、卫气的化生与运行；《海论》《大惑》论脑，内容都很重要。例如，

《素问·六节藏象论》首先提出了"藏象"的概念及其内容：

> 帝曰：藏象何如？岐伯曰：心者，生之本，神之变也，其华在面，其充在血脉，为阳中之太阴，通于夏气；肺者，气之本，魄之处也，其华在毛，其充在皮，为阳中之太阴，通于秋气；肾者，主蛰，封藏之本，精之处也，其华在发，其充在骨，为阴中之少阴，通于冬气；肝者，罢极之本，魂之居也，其华在爪，其充在筋，以生血气，其味酸，其色苍，此为阳中之少阳，通于春气；脾胃大肠小肠三焦膀胱者，仓廪之本，营之居也，名曰器，能化糟粕，转味而入出者也，其华在唇四白，其充在肌，其味甘，其色黄，此至阴之类，通于土气。凡十一藏，取决于胆也。

《素问·五藏生成》还进一步论述了气血与心肺、血脉与眼，以及脑髓、筋节的关系，认为诸脉皆属于目，诸髓皆属于脑，诸筋皆属于节，诸血皆属于心，诸气皆属于肺。

《素问·上古天真论》论肾气盛衰也是中医藏象学说的重要内容，这是中医学对肾气与生长壮老关系的独特论述：

> 女子七岁，肾气盛，齿更发长。二七而天癸至，任脉通，太冲脉盛，月事以时下，故有子。三七，肾气平均，故真牙生而长极。四七，筋骨坚，发长极，身体盛壮。五七，阳明脉衰，面始焦，发始堕。六七，三阳脉衰于上，面皆焦，发始白。七七，任脉虚，太冲脉衰少，天癸竭，地道不通，故形坏而无子也。

又说：

丈夫八岁，肾气实，发长齿更。二八肾气盛，天癸至，精气溢泻，阴阳和，故能有子。三八，肾气平均，筋骨劲强，故真牙生而长极。四八，筋骨隆盛，肌肉满壮。五八，肾气衰，发堕齿槁。六八，阳气衰竭于上，面焦，发鬓颁白。七八，肝气衰，筋不能动，天癸竭，精少，肾藏衰，形体皆极。八八，则齿发去。肾者主水，受五藏六府之精而藏之，故五藏盛，乃能泻。今五藏皆衰，筋骨解堕，天癸尽矣，故发鬓白，身体重，行步不正，而无子耳。

《素问·经脉别论》探讨了饮食精气归于脏腑，见于寸口，以及其代谢的情况：

食气入胃，散精于肝，淫气于筋；食气入胃，浊气归心，淫精于皮毛。毛脉合精，行气于府，府精神明，留于四藏，气归于权衡，权衡以平，气口成寸，以决死生……饮入于胃，游溢精气，上输于脾，脾气散精，上归于肺，通调水道，下输膀胱，水精四布，五经并行。

此外，《灵枢·海论》《灵枢·大惑》专门论脑，认为脑为髓海，其输上在脑盖。髓海有余，则轻劲多力，自过其度；髓海不足，则脑转耳鸣，胫痠眩冒，目无所见，懈怠安卧。如果邪中于项，并逢其身之虚，外邪深入，则随眼系以入于脑，入于脑则脑转，脑转则引目系急，目系急，则目眩而转，反映了当时医家对脑生理、病理的认识程度。

《难经》之论呼吸，有"呼出心与肺，吸入肾与肝"的精辟之语，说明呼吸不仅出于心肺，且亦关乎肝肾。

除此以外，三焦和命门理论，是藏象学说中的重要内容。

三焦为六腑之一，其功能主管全身气化，维持水谷精微之生化和水道的疏通，有上、中、下之分。《灵枢·营卫生会》总述其功能为"三焦者，中渎之府也，水道出焉"，"上焦如雾，中焦如沤，下焦如渎"。《灵枢·决气》还有更具体的论说，以为"上焦开发，宣五谷味，熏肤充身泽毛，若雾露之溉，是谓气"；"中焦亦并胃中，出上焦之后，此所受气者，泌糟粕，蒸津液，化其精微，上注于肺脉，乃化而为血，以奉生身，莫贵于此，故得独行于经隧，命曰营气"；"下焦者，别回肠，注于膀胱，而渗入焉。故水谷者，常并居于胃中，成糟粕，而俱下于大肠，而成下焦，渗而俱下，济泌别汁，循下焦而渗入膀胱焉"，说明三焦的功能，大体上相当于人体按上中下分为三部的脏腑功能的总和。

《难经》对三焦也有论述，认为三焦为水谷之道路，气之所终始。上焦在心膈之下，胃之上口，主纳而不出，其治在膻中；中焦在胃中脘，主腐熟水谷，其治在脐旁。下焦当膀胱上口，主分泌清浊而司传导，其治在脐下一寸，故名为三焦（《难经·三十一难》）。此外，《难经·三十八难》还认为三焦"有原气之别焉，主持诸气，有名而无形，其经属于少阳，此外府也"。从此，对于三焦的有形、无形问题，引起了后世的学术争论，这在元、明之时最为突出。

"命门"，在《内经》原指目，《灵枢·卫气》曰："命门者，目也。"然而，《难经》却认为命门为右肾。《难经·三十九难》指出："肾有两藏也，其左为肾，右为命门。命门者，精神之所舍也（《难经·三十六难》：'原气之所系也'），男子以藏精，女子以系胞，其气与肾通。"可见《难经》以命门为人身精气神所居之宅，而关系于男女生殖，它与肾的关系既分又合。自《难经》此说成立后，命门学说遂成了中医学藏象学说中的一个突出课题。之后，杨上善训解《黄帝内经太素》和王叔和《脉经》所载，均有关于命门的重要论述。后世医家尤其如明代的薛己、李时珍、孙一奎、赵献可和张介宾等，他们都将命门联系到临床，而在理论上有更多的阐发。

综上所述，可知藏象学说始终保持着人身内外上下有密切联系的整体观，它主要从功能作用方面揭示着脏腑的本质。其运用"以表知里"的方法研究人体，是在始终不破坏人体正常生命活动的条件下进行的。由于藏象学说主要从人体结构功能关系上考虑问题，所以并不局限于某一脏器实体。因之，其所论的脏腑，除具有一定的解剖学意义外，更多的则是与之密切相关的生理、病理功能的综合概念，也就是说，藏象学说中的脏腑组织功能与解剖学并不尽符。这种藏象学说的建立，与阴阳、五行等学说一样，体现了中医学的特色。

三、经络学说的形成

经络学说的形成，有其悠久的历史。《素问·阴阳应象大论》云："上古圣人，论理人形，列别藏府，端络经脉，会通六合，各从其经；气穴所发，各有处名；谿谷属骨，皆有所起；分部逆从，各有条理；四时阴阳，尽有经纪；外内之应，皆有表里。"可见古代医家对人体的研究是十分细致和全面的。经络学说的产生亦然，皇甫谧《黄帝三部针灸经》自序曰："黄帝咨访岐伯、伯高、少俞之徒，内考五脏六腑，外综经络血气色候，参之天地，验之人物，本性命穷神极变，而针道生焉。其论至妙，雷公受业，传之于后。"春秋时，秦越人治虢太子病，使弟子厉针砥石，以取外三阳五会，并为五分之熨。越人据经络藏象学说论述了尸厥的病机，如《史记·扁鹊列传》中记载："若太子病，所谓尸厥者也。夫以阳入阴中，动胃缠缘，中经维络，别下于三焦、膀胱，是以阳脉下遂，阴脉上争，会气闭而不通，阴上而阳内行，下内鼓而不起，上外绝而不为使，上有绝阳之络，下有破阴之纽，破阴绝阳，色废脉乱，故形静如死状，太子未死也。夫以阳入阴支兰藏者生，以阴入阳支兰藏者死。凡此数事，皆五脏厥中之时暴作也。良工取之，拙者疑殆。"以上治例说明当时的临床针灸术因有经络学说的指导而达到了相当水平。

先秦时期，针灸术是主要的治疗手段，直至汉代，依然盛行，如淳于意、张机、华佗俱精针术，涪翁、郭玉也是有名的针灸家。

有关经络针刺方面的理论，古有《黄帝针灸》，与《神农本草经》《素女脉诀》并称。《汉书·艺文志》曾载录包括《内经》在内的"医经七家"。班固说："医经者，原人血脉经络，骨髓阴阳表里，以起百病之本，死生之分，而用度箴石汤火所施，调和百药齐和之所宜。"可见，其中有相当部分属于经络学说内容。惜除《内经》《明堂》以外，其他古医经皆已失传。今天我们能见到最为近古的针灸经脉文献，应当感谢考古家的发现。1973年在长沙马王堆发掘的汉文帝初年墓葬中，曾整理出帛书《足臂十一脉灸经》和《阴阳十一脉灸经》，其书比较完整地记载了十一脉的名称、起止、走向与疾病等，内容远较《内经》简略，但亦初具规模。十一脉不称"经络"，而分足臂两类。足脉六，分三阳三阴；臂脉五，分三阳二阴，却无臂厥阴。这种情况与《灵枢·本输》所载相一致。另外，臂三阳又仅称为"肩脉""耳脉""齿脉"。十一脉的起止，均与《内经》不同，也无相互衔接"如环无端"的概念。其中，谈到四脉与脏腑有联系，但除足少阴系于肾外，其他三脉所系脏腑与《内经》之说不同。然而，其所分的"是动病"和"所生病"，则与《灵枢·经脉》一致。由此可见，足臂十一脉是早于《内经》的经络学说。

1983 年，在湖北江陵张家山西汉前期墓葬中，又发现了竹简《脉书》，其中包括《阴阳十一脉灸经》。对照其内容，可知《脉书》当是《灵枢·经脉》的一种祖本。

2013 年，在四川成都天回镇出土的西汉景帝时期墓葬中发现了《经脉书》，与《足臂十一脉灸经》和《阴阳十一脉灸经》有相当的交流，同时也保存了更古老的版本。

《灵枢》《素问》及《针灸甲乙经》所载的汉代《明堂经穴针灸治要》，有大量的针灸理论，其重要基础则是经络学说。

关于经穴的发现，至今还缺乏足够的研究资料，但在《灵枢》《素问》原著中，我们可获得一些端倪。

古人在长期的医疗实践中，发现人体的内脏与体表一定部位有相应的联系。《灵枢·背腧》记载了腧穴的一种的确定方法即"欲得而验也，按其处，应在中而痛解，乃其腧也"，说明古人发现用指按一定的部位，可以减轻内脏的疼痛，即可将此反应部位确认为是解除这种病证的腧穴。

背部和四肢腧穴与脏腑的关系，《灵枢》记载得很清楚，如背部腧穴与脏腑：五脏之腧出于背，肺俞在三焦之间；心俞在五焦之间；膈俞在七焦之间，肝俞在九焦之间；脾俞在十一焦之间；肾俞在十四焦之间，皆挟脊相去三寸许。四肢腧穴与脏腑的关系，《灵枢·九针十二原》说："五脏有疾也，应出十二原。十二原各有所在，明知其原，睹其应，而知五藏之害矣。"如太渊、大陵、太冲、太白、太溪，为四肢腧穴，乃肺、心、肝、脾、肾五脏之原。左右各一，加上鸠尾、脖胦为膏、肓之原，共为十二原。凡脏腑表里之气皆通于此，故五脏有疾应于十二原。《难经》曾将脏腑经气在背部穴位转输者，称"俞穴"；在胸部聚积者，称"募穴"。

人身大部穴位的确立，是依据骨节分布情况定的。古人认为人身应于天道，故定主要骨节三百六十五，以合一岁。凡骨之会在于节，当大节小节之间，为肉之大会小会之处，其大会称"谷"，小会称"溪"。这分肉之间，溪谷之会，都是行荣卫之气的所在，因而有穴腧三百六十五，亦应于一岁。《素问·气府论》说："脉气所发者，凡三百六十五穴也。"《素问·气穴论》又说："凡三百六十五穴，针之所由行也。"这些气穴，包括脏腧五十穴，腑腧七十二穴，热腧五十九穴，水腧五十七穴，以及其他部分的许多穴位。虽然如此，《内经》各篇对穴位的记载实是说法不一的。《类经》曾指出，"气穴"有 342 气穴，"气府"有 386 气穴，共 728 穴，内除"气府"重复者 12 穴，又剔除"气穴""气府"相重者 213 穴，实际存503 穴。然而后世所传的《十四经俞穴图经》总数则有 660 穴，其中包括了后人所增的穴位。

穴腧与脏腑，是由经络相联系的，经络对于人身至关重要。《灵枢》说"经脉者，所以行血气而营阴阳，濡筋骨，利关节是也"（《灵枢·本藏》），它们"内属于府藏，外络于肢节"（《灵枢·海论》），所以"能决死生，处百病，调虚实"（《灵枢·经脉》）。

经脉之数，是古人按照大地上的十二经水之数而定的。《灵枢·经水》说："经脉十二者，外合于十二经水，而内属于五藏六府。夫十二经水者，其有大小深浅广狭远近各不同；五藏六府之高下大小受谷之多少亦不等……凡此五藏六府，十二经水者，外有源泉，而内有所禀，此皆内外相贯，如环无端，人经亦然。"这便是十二经脉数的渊源，亦从人"与天地相参"（《淮南子·精神训》）的宏观认识而感悟到的。

十二经脉包括手足太阴、少阴、厥阴；手足太阳、少阳、阳明。其循行走向是"手之三阴，从藏走手；手之三阳，从手走头；足之三阳，从头走足；足之三阴，从足走腹"（《灵枢·顺逆肥瘦》)。三阴三阳分别表示阴阳的盛衰及所系的脏腑,三阳以太阳为始,阳明为盛,少阳为弱;三阴以太阴为始,少阴为弱,厥阴为极。十二经脉与脏腑相配及其营行情况如下:

肺手太阴脉,起于中焦→大肠手阳明脉→胃足阳明脉→脾足太阴脉→心手少阴脉→小肠手太阳脉→膀胱足太阳脉→肾足少阴脉→心主手厥阴心包脉→三焦手少阳脉→胆足少阳脉→肝足厥阴脉→复注手太阴肺脉……

从这一循行关系中可以发现,肺与大肠、胃与脾、心与小肠、膀胱与肾、心包与三焦、胆与肝等手足三阴三阳,存在着表里、阴阳相配的关系。

除了十二经脉外,还有十五络脉、奇经八脉,以及十二经筋等。

《内经》认为,经脉与络脉有所不同。《灵枢·经脉》指出,"经脉之与络脉异也……经脉者常不可见也,其虚实以气口知之";"经脉十二者,伏行分肉之间,深而不见,其常见者,足太阴过于外踝之上,无所隐也"。并说:"诸脉之浮而常见者,皆络脉也……诸络脉皆不能经大节之间,必行绝道也出入,复合于皮中,其会皆见于外……经脉为里,支而横者为络,络之别者为孙(络)。"十二络脉加上任、督之络及脾之大络,共十五络脉。《灵枢·九针十二原》认为,经脉十二,络脉十五,"二十七气所行,皆在五腧"。也就是说,井、荥、输、经、合是365穴的要领所在。

十二经筋,皆起于四肢指爪之间,而后盛于辅骨,结于肘腕,系于膝关,联于肌肉,上于颈项,终于头面,这是人身经筋的大略。其与经脉之不同是经脉营行表里,故出入脏腑,以次相传;经筋联缀百骸,故维络周身,各有定位,虽所经之部多与经脉相同,但其所结、所盛之处,则以四肢溪谷为最。

冲、任、督、带、阴跷、阳跷、阴维、阳维,是为奇经八脉。《难经》认为"人脉隆盛,入于八脉",这犹如"沟渠满溢,流入深湖",因而不为十二经所拘。明代李时珍曾认为,《难经》之说实发《灵枢》《素问》未发之秘旨。

古人对经脉的长度曾有测量,这在《灵枢》称为"脉度"。脉度是通过"骨度"而得的,《灵枢·骨度》说:"脉度言经脉之长短,何以立之?……曰:先度其骨度之大小广狭长短而脉度定矣。"这就是《灵枢·经水》所说的"八尺之士,皮肉在此,外可度量切循而得之"。

根据《内经》的记载,我们可知其所论经脉,主要包括血脉。王莽时使太医等以竹筳"导其脉,知所终始",乃是对血脉的量度。当然,除血脉以外,经脉也是气所出入的道路,因此经络的实质还犹待作进一步研究。这也说明经络的发现或许有多种途径。可能,它与道家的养生实践也有密切关系,后世张紫阳的《八脉经》和李时珍《奇经八脉考》的论述,可以作为佐证。

《八脉经》说:

八脉者,冲脉在风府穴下,督脉在脐后,任脉在脐前,带脉在腰,阴跷脉在尾闾前、阴囊下,阳跷脉在尾闾后二节,阴维脉在顶前一寸三分,阳维脉在顶后一寸三分。凡人有此八脉,俱属阴神,闭而不开。惟神仙以阳气冲开,故能得道。八脉者,先天大道之根,一气之祖,采之惟在阴跷为先,此脉才动,诸脉皆通,次督脉、冲脉,三脉总为经脉造化之源。而阴跷一脉,散在丹经,其名颇多,曰天根,曰死户,曰复命关,曰酆都鬼户,曰死生根。有神主之,名曰桃康,上通泥丸，下透涌泉。倘能知此，使真气聚散皆从此关窍，则天门常开，地户永闭，尻脉周流于一身，贯通上下，和气自然上朝，阳长阴消，水中火发，雪里花开，所谓：天根月窟闲来往，三十六宫都是春。得之者身体轻健，容衰返壮，昏昏默默，如醉如痴，此其验也。要知西南之乡，乃坤地，尾闾之前，膀胱之后，小肠之下，灵龟之上，此乃天地逐日所生，气根产铅之地也，医家不知有此。

李时珍指出：

> 丹书论及阳精河车，皆往往以任、冲、督脉、命门、三焦为说，未有专指阴跷者。而紫阳《八脉经》所载经脉，稍与医家之说不同，然内景隧道，惟返观者能照察之，其言必不谬也。（《奇经八脉考》）

可惜在此以前的文献中，尚未发现有关这方面的记载。虽然如此，从《灵枢》所论的内容，以及《八脉经》和李时珍的论述来看，可以肯定，所谓经脉是实质性的，它并非只是所谓古人在体内假设的路线。

四、病因学说的发端

殷商巫医对疾病的原因，多归咎于天神所降或人鬼作祟，如甲骨文"贞疾齿，邘于父乙"，以为殷王齿病，为其先父小乙作祟，故致祭以求愈。远古时人们对发病原因逐渐产生了一些粗浅的认识，如"燧人氏始钻木取火，炮生而熟，令人无腹疾"（《礼纬·含文嘉》），反映原始人发明用火熟食的一个重要原因，就是认识到生食与肠胃疾病的关系。另在殷甲骨文中也可以见到一些正确的病因观，如甲骨文将"蛊"（𧌒）认作致病原因的卜辞甚为多见，"有广齿，惟蛊虐匕（妣）"，"贞，王𩒋（骨）不佳，蛊"，等等，说明殷人已有外界毒虫进入人体致病的认识，这是病因学说的一大进步。此外，还可发现有关饮食致病的卜辞，如"卓酒才（在）广，不从王古"，是说卓（商王武丁的臣僚）因饮酒正在生病，不能随王作事。在西周甲骨文中，又可见到似食物中毒的卜辞："今又言曰：弗食乓（厥）褑，狱（诞）佳乓御彻。又言曰：即表疑乃蟓。"告知不应吃坏掉的黄米饭，并怀疑因为吃了蟓而致死。可见，当时的病因说仍处于初浅阶段。

春秋时代，由于文化的发展，加上巫医的没落和医和、医缓等专业医生的出现，因而逐渐出现了病因学说的滥觞。如郑国子产认为，疾病是"出入、饮食、哀乐之事"，而与鬼神无关。齐国的晏婴认为"纵欲厌私"可以致病。管仲也说"苛病，失也"，当"守其本"不能恃诸巫（见《吕氏春秋·知接》）。更值得重视的是《左传·昭公元年》记载秦国医和给晋侯治病时的病因论说，他说："疾不可为也，是谓近女室，疾如蛊，非鬼非食，惑以丧志……公曰：女不可近乎？对曰：节之……天有六气……淫生六疾。六气曰阴阳风雨晦明也，分为四时，序为五节，过则为灾。阴淫寒疾，阳淫热疾，风淫末疾，雨淫腹疾，晦淫惑疾，明淫心疾。女，阳物而晦时，淫则生内热蛊惑之疾。今君不节不时，能无得此乎？"医和六气致病的论述，实是病因理论的创始。此外，《周礼·天官》说："四时皆有疠疾"，以为痟首疾、痒疥疾、疟寒疾、嗽上气疾，分别与时令有关。《左传》还有"国人逐瘈狗"的记载，说明当时对狂犬病的病因也有所认识。

1983 年出土的《张家山医简》的《脉书》内，也对某一些病因进行了探讨。

在《灵枢》《素问》诸篇的写作年代，人们认为疾病的具体因素包括六淫、七情、饮食劳伤等方面。《灵枢·顺气一日分为四时》指出："夫百病之所始生也，必起于燥湿寒暑风雨，阴阳喜怒，饮食居处。"《素问·调经论》也认为："夫邪之生也，或生于阴，或生于阳。其生于阳者，得之风雨寒暑；其生于阴者，得之饮食居处，阴阳喜怒。"这属于后世所说的外感和内伤病。同时，《素问·阴阳应象大论》还从天、地、人不同的病因角度，论述大致的发病部位，说："故天之邪气，感则害人五藏；水谷之寒热，感则害于六府；地之湿气感则害皮肉筋脉。"因之，金代医家张从正曾发天邪、人邪、地邪之说。

关于六淫、七情、饮食、劳倦致病，《内经》的论述十分详细。在风、寒、暑、湿、燥、火"六淫"中，以风邪致病的病变最多，所谓"风者，善行而数变，故风者百病之长也，至其变化，乃为他病，无常方，然致有风气也"（《素问·风论》）。据记载，风邪伤人可致寒热、热中、寒中、疠风、偏枯、脑风、目风、漏风、内风、首风、泄风，以及肺风、心风、肝风、脾风、肾风、胃风、肠风等病，另风痉也属其类，故有"诸暴强直，皆属于风"（《素问·至真要大论》）之说；风邪每兼它气致病，加痹病多夹寒、湿之气，所谓"风、寒、湿三气杂至，合而为痹也"（《素问·痹论》）。从《内经》所论可知，其所言风邪致病，实包括了后世所称的外风和内风。

还值得注意的是，《素问·阴阳应象大论》有"冬伤于寒，春必病温；春伤于风，夏生飧泄；夏伤于暑，秋必咳疟；秋伤于湿，冬生咳嗽"的论述，这是后世"伏气"病因说的渊源所在。

喜、怒、忧、思、悲、恐、惊等情志刺激致病，也是《内经》所极重视的。其导致疾病有多种多样，如："心怵惕思虑则伤神，神伤则恐惧自失，破䐃脱肉"；"脾愁忧而不解则伤意，意伤则悗乱，四肢不举"；"肝悲哀动中则伤魂，伤魂则狂忘不精，不精则不正，当人阴缩而挛筋，两胁骨不举"；"肺喜乐无极则伤魄，魄伤则狂，皮革焦"；"肾盛怒而不止则伤志，志伤则喜忘其前言，腰脊不可以俛仰屈伸"；"恐惧而不解则伤精，精伤则骨酸痿厥，精时自下"（《灵枢·本神》），说明了伤神可以导致伤形。

甚至，像溲血、薄厥、噎膈及所谓"脱营""失精"皆系情志之病，如所谓"悲哀太甚，则胞络绝，胞络绝则阳气内动。发则心下崩，数溲血"（《素问·痿论》）；"阳气者，大怒则形气绝，而血菀于上，使人薄厥"（《素问·生气通天论》）；"隔则闭绝，上下不通，则暴忧之病也"（《素问·通评虚实论》）；"尝贵后贱，虽不中邪，病从内生，名曰脱营；尝富后贫，名曰失精"（《素问·移精变气论》），这些论述，是很有临床现实意义的。

此外，论饮食致病，有"饮食自倍，肠胃乃伤"（《素问·痹论》）；"阴之五宫，伤在五味"；"高梁之变，足生大丁"（《素问·生气通天论》）；"肥者令人内热，甘者令人中满，故其气上溢，转为消渴"（《素问·奇病论》）等论说，足见古人早已认识到饮食不节可导致的各种危害。

论房室所伤，《灵枢·五癃津液别》有"阴阳不和，则使液溢而下流于阴，髓液皆减而下，下过度则虚，虚故腰背痛而胫痠"之说；《素问》又有"因而强力，肾气乃伤，高骨乃坏"（《素问·生气通天论》），"若醉入房，中气竭，肝伤，故月事衰少不来也"（《素问·腹中论》），"思想无穷，所愿不得，意淫于外，入房太甚，宗筋弛纵，发为筋痿，及为白淫"（《素问·痿论》）等论述，这一类房室之病，是中医历来所十分重视的。

除此以外，《内经》的病因说还有毁伤致病、寄生虫病、药误致病、先天致病等内容。论毁伤，有"肝与肾脉并至，其色苍赤，当病毁伤不见血，已见血，湿若中水也"（《素问·脉要精微论》）之说；"人有所堕坠，恶血留内，腹中满胀，不得前后"（《素问·缪刺论》）之说；论寄生虫病，则谓"心肠痛，作痛，肿聚往来上下行，痛有休止，腹热喜渴，涎出者，是蛟蛕也"（《灵枢·厥病》）；又如论药误致病，则说"石药发瘨，芳草发狂……故非缓心和人，不可以服此二者"（《素问·腹中论》）；论小儿癫疾病因，归咎于母胎受惊，认为"人生而有病颠疾者，病名曰何？安所得之？……曰：病名为胎病，此得之在母腹中时，其母有所大惊，气上而不下，精气并居，故令子发为颠疾也"（《素问·奇病论》）。由此可见，《内经》在病因学方面的研究是十分深入细致的。

至于《难经》的病因论说中，又有"正经自病"和"五邪所伤"的区别，即把"忧愁思虑则伤心，形寒饮冷则伤肺；恚怒气逆，上而不下则伤肝；饮食劳倦则伤脾；久坐湿地，强力入水则伤肾"称为"正经自病"，而称中风、伤寒、伤暑、中湿及饮食劳倦为"五邪所伤"。其所谓"正经自病"，以内伤为主，"五邪所伤"系外邪入犯。

在此以后，张仲景的《金匮要略》又有"清邪居上，浊邪居下，大邪中表，小邪中里，檕饪之邪，从口入者，宿食也"的"五邪中人"之说。其所谓清、浊、大、小之邪，指风、寒、雾、湿而言。同时，《金匮要略》还对病因进行分析归纳，有"内所因""外皮肤所中"等说，认为"千般疢难，不越三条：一者，经络受邪，入脏腑，为内所因也；二者，四肢九窍血脉相传，壅塞不通，为外皮肤所中也；三者，房室金刃虫兽所伤。以此详之，病由都尽"。仲景之论，以客气邪风为主，故不以内伤、外感为内外，而以经络脏腑为内外。后来宋代陈言则以六淫邪气所伤为外因，五脏情志所感为内因，饮食、房室、跌扑、金刃所伤为不内外因，乃是合天人表里立论，故以病从外来者为外因，从内生者为内因，其不从邪气情志所生者为不内外因。其说可与仲景的三因说并传。

五、疾病学（病证）和病机理论的构建

随着医学的发展，人们对疾病的认识自少至多，由简到繁，不仅确定了许多病证名称，而且对这些疾病的病机进行了日益广泛和深入的探索研究。

（一）病证记载概况与初步的疾病分类

在殷墟甲骨文中，记载有疒首、疒目、疒耳、疒口、疒齿、疒身、疒止（趾）、疒足（足）及疒言等名称，反映当时已能根据身体的部位和症状特点认识一些病证。此外，还有"育子疒""子疒""雨疒"等有关妇产科病、小儿病和流行病的记载，可见其范围已较广泛（疒，甲骨文书作"𤵸""𤶃""𤶆"，小篆作"疒"，《说文解字》："疒，倚也。人有疾病，像倚着之形。"疒，音女厄切。意同疾）。后据《周礼》所记，则有痟首疾、痒疥疾、疟寒疾、嗽上气疾等"疠疾"，以及疕、疡、肿痛、金疡、折疡等病证。《左传》中又有寒疾、热疾、末疾、腹疾、惑疾、心疾，以及水旱疠疫、蛊、瘅疽等病证名。至于《山海经》，其所记疾病有 38 种，其中除心腹之疾、肿病、腹痛等概称外，还有风、痹、疟、痈、疽、疥、痔、瘕疾、狂，以及疫疾等病名，还有胕、睬、腹痛、嗌痛、呕、聋等证名。繁多的病证名称，在一定角度上反映了当时的医学发展水平。

长沙马王堆汉墓出土的战国《五十二病方》中，记有疾病 52 种，并还涉及其他病证

名约百余种之多。成都老官山汉墓出土的《六十病方》，记载了 60 种疾病的治疗，其中风、瘕、瘅等都有所提及，"瘅"病已达 13 种，有"黄瘅""骨瘅"等因为病状、病位而起的名。湖北张家山出土的《脉书》中，也记载疾病六十余种，并描写了疾病的证候，探讨了疾病的病因和发病机理。《内经》所论的病证共有三百余种，大致可归为经络脏腑病、阴阳血气津液病、情志病、风寒暑湿燥火病，以及按病证部位和特点命名的各种疾病，包括头项、九窍、胸胁腰背、皮毛筋骨、四肢、喘咳、呕哕、肿胀、诸痛、积聚癥瘕、癫狂惊痫、消渴、膈、厥痹痿证、汗证、卧证、疝证、肠癖、泄泻、痈肿、胎孕等。这些病证，反映在当时已能按系统、按病因或按疾病特点而加以认识，并已对疾病进行初步分类。由此，《内经》确立了对疾病大类的认知纲要，确立了中医疾病认知的基本体系。其所论病证，既包括疾病、症状，也包括以某种症状为主症的一类疾病。还有些病证，则据其病因病机所属而进行辨证分类，如咳，有五脏六腑之异；厥，有六经、十二经之别；热病有外感内伤之不同；等等。这些情况，体现了中医学的辨证特点。

在对疾病有了基本认识的基础上，先秦医家已经开始对疾病进行分类。如《吕氏春秋·尽数》有根据疾病部位分类的记载："郁处头则为肿为风，处耳则为挶为聋，处目则为䁽为盲，处鼻则为鼽为窒，处腹则为张为疛，处足则为痿为蹶。"在对疾病初步做出分类的基础上，古人进一步探索疾病发生的原因及发展的机理，对疾病做出进一步的细致分类。对上述疾病以"郁"统领之。

（二）病机理论研究

在认识病证的基础上，古人结合生理知识，对疾病的发生和发展变化的机理进行了探索，并尝试据此对疾病进行细致分类。先秦医家在病机理论方面的研究已是十分深入。《史记·扁鹊仓公列传》记载秦越人对虢太子"尸蹶"的病机论述说："太子病血气不时，交错而不得泄，暴发于外，则为中害。精神不能止邪气，邪气蓄积而不得泄，是以阳缓而阴急，故暴蹶而死。"他还进一步论说："若太子病，所谓尸蹶者也。夫以阳入阴中，动胃缠缘，中经维络，别下于三焦膀胱，是以阳脉下遂，阴脉上争，令气闭而不通，阴上而阳内行，下内鼓而不起，上外绝而不为使，上有绝阳之络，下有破阴之纽，破阴绝阳，色废脉乱，故形如死状，太子未死也。夫以阳入阴支兰藏者生，以阴入阳支兰藏者死。凡此数事，皆五藏蹶中之时暴作也。"以上病机论说十分详细，但文义甚是古奥，当是太史公根据古史记录保存下来的。

人以精气为本，先秦人对于精气郁滞证的病机，也有正确的认识，《吕氏春秋·达郁》记载："血脉欲其通也，精气欲其行也。若此则病无所居而恶无所生矣。病之留，恶之生，精气之郁也。"《吕氏春秋·尽数》也记载有："形不动则精不流，精不流则气郁。郁处于头则为肿为风；处耳则为挶为聋；处目则为䁽为盲；处鼻则为鼽为窒；处腹则为胀为疛，处足则为痿为蹶。"具体论述了精气郁滞所致的种种病证。这些内容，可谓开中医学郁证病机论之先河。

《内经》的病机理论更为翔实，其内容既综合了大多数疾病的发生条件、阴阳虚实和脏腑经络传变等总的情况，又分析了各种病证的具体发病和传变机理。

《内经》论病机，十分重视正气的作用，认为正气强弱不仅关系到发病与否，且与病证的轻重虚实，及其预后情况均有十分重要的关系。如《素问·评热病论》说"邪之所凑，其气必虚。阴虚者阳必凑之"，这是说热病的产生往往为阳热之邪侵犯阴虚之体。故《素问·金匮真言论》又有"夫精者身之本也，故藏于精者春不病温"的论述。对于一些反复发作的慢性病来说，同样如此，正如《灵枢·五变》所指出的"亦因其骨节、皮肤、腠理之不坚固者，邪之所舍"所致。总之，《内经》认为虚邪贼风，必乘虚而伤人。

当病邪侵犯人体后，《内经》认为正气与病邪相争的胜负，又决定着人的安危，"勇者气行则已，怯者著而为病"（《素问·经脉别论》）；"真气得安，邪气乃亡"（《素问·疟论》）。《素问·评热病论》在论述热病"阴阳交"时，还有更具体的论述，说："人所以汗出者，皆生于谷，谷生于精。今邪气交争于骨肉而得汗者，是邪却而精胜也。精胜则当能食而不复热，复热者邪气也。汗者，精气也。令汗出而辄复热者，是邪胜也。不能食者，精无俾也。病而留者，其寿立而倾也。"对正邪交争的胜负之情，做了透彻的论析。

对于疾病的病机传变，《内经》时代已经掌握了一般的传变规律。现举例于下。

1. 外感热病的传变

外感热病的传变有由表入里和表里同病两类。

（1）由表入里：《素问·热论》说："伤寒一日，巨阳受之，故头项痛，腰脊强；二日，阳明受之，阳明主肉，其脉挟鼻络于目，故身热，目疼而鼻干不得卧也；三日，少阳受之，少阳主胆，其脉循胁络于耳，故胸胁痛而耳聋。三阳经络皆受其病，而未入于藏……四日，太阴受之，太阴脉布胃中络于嗌，故腹满而嗌干；五日，少阴受之，少阴脉贯肾络于肺，系舌本，故口燥舌干而渴；六日，厥阴受之，厥阴脉循阴器而络于肝，故烦满而囊缩。三阴三阳，五藏六府皆受病，荣卫不行，五藏不通，则死矣。"说明了伤寒热病由表入里的传变次序。当然其一日、二日之说并不是机械的。

（2）表里同病：即《素问·热论》所谓"两感于寒"。病一日，则巨阳与少阴俱病，头痛口干而烦满；二日，则阳明与太阴俱病，腹满身热，不欲食，谵言；三日，则少阳与厥阴俱病，耳聋囊缩而厥。表里两感的病证是比较危重的。

另外，《素问·热论》还提出了"食复"发热的病机学说，认为这是病退之后，余热与谷气相薄，"两热相合"所造成的，这些病机理论为张仲景《伤寒论》的六经病机理论奠定了基础。

2. 五脏病的传变

《素问》认为五脏病一般有顺传和逆传。《素问·玉机真藏论》说："五藏相通，移皆有次。五藏有病，则各传其所胜。"如风寒入侵，初病皮肤闭而为热，或痹不仁、肿痛，若失治而入舍于肺，则为肺痹，发咳上气。肺传于肝，则病肝痹，胁痛吐食。肝传之脾，则病脾风，发瘅、腹中热、烦心、溲黄。脾传之肾，病疝瘕，少腹冤热而痛、溲白。肾传之心，病瘈，筋脉相引而急。这样按五行相胜规律而传变者，为顺传。反之则为逆传，逆传者多重危。当然这是五脏病的一般规律，《素问》还指出"或其传化有不以次者"，说明这种五行传变，并不是一成不变的。《内经》中曾有不少病机论述，并没有固守五行相胜规律，如肾移寒于肝、脾移寒于肝、肝移寒于心、心移寒于肺、肺移寒于肾；脾移热于肝、肝移热于心、心移热于肺、肺移热于肾、肾移热于脾，以及胞移热于膀胱、膀胱移热于小肠、小肠移热于大肠、大肠移热于胃、胃移热于胆、胆移热于脑等。

3. 阴阳虚实病机

《素问》对阴虚内热，阴盛内寒；阳虚外寒，阳盛外热的病机，也有精彩论述。《素问·调经论》说：

> 阴虚生内热……有所劳倦，形气衰少，谷气不盛，上焦不行，下脘不通，胃气热，热气熏胸中，故内热。
>
> 阴盛生内寒……厥气上逆，寒气积于胸中而不泻，不泻则温气去，寒独留，则血凝泣，凝则脉不通，其脉盛大以涩，故中寒。
>
> 阳虚生外寒……阳受气于上焦，以温皮肤分肉之间，今寒气在外，则上焦不通，上焦不通则寒气独留于外，故寒栗。
>
> 阳盛生外热……上焦不通利，则皮肤致密，腠理闭塞，玄府不通，卫气不得泄越，故外热。

4. 其他病证的病机论述

《内经》对许多具体疾病，也有合理的病机分析，如：

（1）痹证：《素问·痹论》说："风寒湿三气杂至，合而为痹也。其风气胜者为行痹；寒气胜者为痛痹；湿气胜者为着痹。"并指出："荣卫之气……逆其气则病，从其气则愈。不与风寒湿气合，故不为痹。"对于痹证各种症状的产生，认为有寒故痛；病久荣卫行涩，经络空疏，故不仁；阴气多故寒；阳气多故为痹热；湿甚故多汗。骨痹、筋痹、脉痹、肌痹、皮痹日久不已，复感于邪，则内舍于五脏，而为肺痹、心痹、肝痹、肾痹、脾痹，以及肠痹、胞痹等病。

（2）肺咳：肺寒咳逆的病机，《灵枢·邪气藏府病形》认为形寒饮冷则伤肺，因其两寒相感，中外皆伤，故气逆而上行。《素问·咳论》进一步说明：皮毛与肺脏合应，皮毛先受邪气，邪气以从其合；若寒饮食入胃，从肺脉上至于肺，则肺寒，因而外内合邪，发为肺咳。

（3）痿躄：《素问·痿论》认为，"五藏因肺热叶焦，发为痿躄"。肺主皮毛，心主血脉，肝主筋膜，脾主肌肉，肾主骨髓，故五脏气热，则可产生痿躄、脉痿、筋痿、肉痿、骨痿等证。另外，对阳明虚所致足痿的病机分析也很重要，认为"阳明者，五藏六府之海也，主润宗筋，宗筋主束骨而利机关……阳明虚则宗筋纵，带脉不引，故足痿不用"（《素问·痿论》）。

（4）水肿：《素问·水热穴论》对水肿病的病机，重于肺肾，认为"其本在肾，其末在肺，皆积水也"。并说："肾者，胃之关也，关门不利，故聚水而从其类也。上下溢于皮肤，故为胕肿。"对于"风水"的产生，认为多因"勇而劳甚则肾汗出，肾汗出逢于风，内不得入于藏府，外不得越于皮肤，客于玄府，行于皮里，传为胕肿。本之于肾，名曰风水"。这些论述，为后世对水肿病的辨证论治奠定了理论基础。明代张介宾在"其本在肾，其末在肺"的基础上，补充了"其制在脾"，使这方面的病机理论更趋于完整。

（5）衄血、后血、血积：《灵枢·百病始生》认为，血证的病机系络伤血溢，指出起居不节，用力过度，则络伤。阳络伤则血外溢，血外溢则衄血；阴络伤则血内溢，血内溢则后血；肠胃之络伤，则血溢于肠外；肠外有寒，汁沫与血相搏，则并合凝聚不得散，因而成积。

（6）伤肝：多因气血瘀滞所致，《灵枢·邪气藏府病形》说："有所堕坠，恶血留内，若有所大怒，气上而不下，积于胁下，则伤肝。"

（7）呕胆：认为系胆液泄胃，逆上所致。"邪在胆，逆在胃，胆液泄则口苦，胃气逆则呕苦，故曰呕胆"（《灵枢·四时气》）。

（8）薄厥："大怒则形气绝，而血菀于上，使人薄厥"（《素问·生气通天论》）。

（9）气虚证：气虚所致诸证病机，有上气不足、中气不足、下气不足之异。《灵枢·口问》说："上气不足，脑为之不满，耳为之苦鸣，头为之苦倾，目为之苦眩；中气不足，溲便为之变，肠为之苦鸣；下气不足，则乃为痿厥心悗。"

（10）癃闭、遗溺："膀胱不利为癃，不约为遗溺"（《素问·宣明五气》）。

此外，对老年病病机则归咎于阴气衰乏，下虚上实。《素问·阴阳应象大论》说："年四十而阴气自半，起居衰矣；五十体重，耳目不聪明矣；年六十，阴痿，气大衰，九窍不利，下虚上实，涕泣俱出矣。"

如上所述，《内经》的病机理论已经达到了相当高的水平，其例难以尽举，而《难经》在这方面的研究，也有一些重要内容，如论"五损"认为：一损损于皮毛，皮聚而毛落；二损损于血脉，血脉虚少，不能荣五脏六腑也；三损损于肉，肌肉消瘦，饮食不能为肌肤；四损损于筋，筋缓不能自收持；五损损于骨，骨痿不能起于床……从上下者，骨痿不能起于床者死；从下上者，皮聚而毛落者死。此外，对于《内经》经脉"是动""所生病"阐发说："是动者气也，所生者血也。邪在气，气为是动；邪在血，血为所生病。气主呴之，血主濡之。气留而不行者为气先病也；血壅而不濡者，为血后病也。故先为是动，后所生病也。"在此，首先阐明了气病入血的病机。另外，《难经》论伤寒热病病机，有"肺邪入心者为谵言妄语"的论说，实发温邪犯肺，逆传心包说之先声。

《素问·至真要大论》强调必须"审察病机"，并对多种病机进行扼要的归纳：

> 诸风掉眩，皆属于肝；诸寒收引，皆属于肾；诸气膹郁，皆属于肺；诸湿肿满，皆属于脾；诸热瞀瘛，皆属于火；诸痛痒疮，皆属于心。诸厥固泄，皆属于下；诸痿喘呕，皆属于上；诸禁鼓栗，如丧神守，皆属于火；诸痉项强，皆属于湿；诸逆冲上，皆属于火；诸胀腹大，皆属于热；诸躁狂越，皆属于火；诸暴强直，皆属于风；诸病有声，鼓之如鼓，皆属于热；诸病胕肿，疼酸惊骇，皆属于火；诸转反戾，水液浑浊，皆属于热；诸病水液，澄彻清冷，皆属于寒；诸呕吐酸，暴注下迫，皆属于热。故《大要》曰：谨守病机，各司其属，有者求之，无者求之，盛者责之，虚者责之，必先五胜，疏其血气，令其调达，而致和平，此之谓也。

以上病机十九条，虽未能赅备病机学说的全部内容，但将临床所常见的一些病证，从心、肝、肺、脾、肾五脏和风、寒、暑、湿、燥、火六气的致病加以概括，起执简驭繁的作用。金代刘完素在此基础上，著《素问玄机原病式》，论病以"五运主病""六气为病"为纲，对病机理论颇有发挥。

六、诊断学基础的确立

中医的诊断方法望、闻、问、切"四诊"，在《难经》之前的古医经中早已确立，如《难经·六十一难》说："《经》言望而知之谓之神；闻而知之谓之圣；问而知之谓之工；切脉而知之谓之巧。"这是通过望五色的荣枯逆从，闻五音的清浊高下，问五味的好恶多少，并切脉以知疾病的虚实所在。在《灵枢》中，则谓"见其色知其病命曰明；按其脉知其病命曰神；问其病知其处命曰工"，大抵文异而旨同。

关于诊法的渊源及其具体内容，在《内经》等著作中有着详细记载。

相传，神农时代的医家僦贷季精于察色诊脉。《素问·移精变气论》说："上古使僦贷季理色脉而通神明。"宋代的《路史》也根据古史记载说："神农命僦贷季理色脉，对察和齐，摩踵告屯，以利天下，而人得以缮其生。"因此，僦贷季可算是中医诊断学之鼻祖。据说其术转辗相传，至于岐伯，"岐伯云：'色脉者，上帝所贵也，先师所传也。'"（《素问·移精变气论》）。

《周礼·天官》有"以五气、五声、五色，视其死生"的记载，说明望诊和闻诊在当时的运用。春秋时，扁鹊有"切脉、望色、听声、写形，言病之所在"（《史记·扁鹊列传》）的言论，《脉经》曾载其语说："相疾之法，视色听声，观病之所在，候脉要诀，岂不微乎？"扁鹊在诊虢太子"尸蹶"时称"色废而脉乱"。可见在当时"四诊"皆具，而更重视"色脉"。

由于色脉为诊法之大要，因而《素问·阴阳应象大论》有"善诊者察色按脉，先别阴阳"的说法。同时，《素问·移精变气论》也说："治之要极，无失色脉，用之不惑，治之大则。"又说："临病人观死生，决嫌疑，欲知其要，则色脉是矣……夫色之变化以应四时之脉，此上帝之所贵，以合于神明也。"后来，唐人颜师古在注《汉书·艺文志》"中世有扁鹊、秦和，盖论病以及国，原诊以知政"句时，仍根据古意，将"诊"释为"色脉"，说："诊，视验，谓视其脉及色候也。"

（一）色诊

《内经》认为，饮食、呼吸之精气，"藏于心肺，上使五色修明"（《素问·六节藏象论》），故《素问·脉要精微论》又说："精明五色者，气之华也。"因而，察五色可以测知脏腑之病变。

色诊，包括诊面气、决明堂、察目色、诊血络等方面。

1. 诊面气

五色见于面部，《淮南子》称为"面气"，认为"面气者，人之华也，而五藏者，人之精也"，在"胸腹充而嗜欲省"的健康状况下，"面气能专于五藏而不外越"（《淮南子·精神训》）。其表现情况，如《素问·脉要精微论》所说："赤欲如帛裹朱，不欲如赭；白欲如鹅羽，不欲如盐；青欲如苍碧之泽，不欲如兰；黄欲如罗裹雌黄，不欲如黄土；黑欲如重漆色，不欲如地苍。"古人认识到"藏病则气色发于面"（《汉书·眭两夏侯京翼李传》），出现反常之色。若所谓"五色精微象见"，则病多危重，如"青如草兹者死；黄如枳实者死；黑如炲者死；赤如衃血者死；白如枯骨者死"（《素问·五藏生成》）。

2. 决明堂

《灵枢·五色》有"五色独决于明堂"的说法。这是将鼻四周的面部区划为"五藏六府肢节之部"，认为"五色之见也，各出其部"。察其浮沉以知浅深；察其泽夭以观成败；察其散抟，以知远近；视色上下，以知病处。

3. 察目色

《灵枢·论疾诊尺》以为：目赤色者，病在心，白在肺，青在肝，黄在脾，黑在肾。

4. 诊血络

诊络脉之色察病，以手鱼际之络尤为显见。《灵枢·经脉》说："凡诊络脉，脉色青则寒且痛，赤则有热。胃中寒，手鱼之络多青矣。胃中有热，鱼际络赤。其暴黑者，留久痹也。其有赤有黑有青者，寒热气也。其青短者，少气也。"

五色的出现，一般是青黑为痛，黄赤为热，白为寒。五色与五脏相合，则青为肝，赤为心，白为肺，黄为脾，黑为肾。两种情况当相互参照。但若五脏热病，也并不都见到赤色，如肺热者，色白而毛拔；心热者，色赤而络脉溢；肝热者，色苍而爪枯；脾热者，色黄而肉蠕动；肾热者，色黑而齿槁。

《内经》的色诊，还从面、目、身体发展到齿垢、爪甲、小便等。如《素问·平人气象论》有"目黄者曰黄疸"，"身痛而色微黄，齿垢黄，爪甲上黄，黄疸也。安卧，小便黄赤"诸论，在临床上有着重要的诊断价值。

（二）脉诊

"凡诊病者，必知脉之虚实"（《后汉书·王符传》引《述赦篇》）。我国的脉学专著出现甚早，《礼记正义·典礼》将《素女脉诀》（又名《夫子脉诀》）与《黄帝针灸》《神农本草》并称"三世之书"。相传还有《黄帝脉诀》《黄帝脉经》《扁鹊脉经》等，大概都是秦汉之前医家所撰集。《史记》载西汉时淳于意曾得古先道所传"黄帝、扁鹊之脉书，五色诊病，知人死生，决嫌疑，定可治"。扁鹊的脉学对后世很有影响，故司马迁说："至今天下言脉者，由扁鹊也。"近年出土的老官山汉墓中，亦有据研究为扁鹊医学流派的《敝昔诊法》《脉死侯》《脉数》等书，有待进一步研究。在王叔和《脉经》中，载有扁鹊脉法多种，包括《扁鹊阴阳脉法》《扁鹊脉法》《扁鹊诊诸反逆死脉要诀》等，共70余条，分别对阴脉、阳脉、平脉、病脉，以及逆死之脉进行了详细论析。其中有些内容，也见于《素问》和《针灸甲乙经》。

两汉以前的脉学理论，除扁鹊脉法外，《内经》《难经》中内容更为丰富。

1. 脉诊部位

《内经》对于诊脉部位，有三部九候、人迎气口和气口成寸等不同论说。古法诊脉分三部九候，上部两额、两颊及耳前动脉，分别候头角、口齿、耳目之气；中部手太阴、手阳明、手少阴脉，分别候肺、胸中、心之气；下部足厥阴、足少阴、足太阴脉，分别候肝、肾、脾胃之气。这是根据全身动脉诊病的方法。此外，有人迎、气口诊脉法，即诊颈部两侧和两手太阴脉搏动处，"气口候阴，人迎候阳"（《灵枢·四时气》）、"寸口主中，人迎主外"（《灵枢·禁服》）。《素问·五藏别论》又认为气口（寸口）"独为五藏主"，故又有"气口成寸，以决死生"（《素问·经脉别论》）的寸口尺脉诊法，其法在《素问·脉要精微论》中记载为："尺内两旁则季胁也。尺外以候肾，尺里以候腹。中附上，左外以候肝，内以候鬲；右外以候胃，内以候脾。上附上，右外以候肺，内以候胸中；左外以候心，内以候膻中。前以候前，后以候后。上竟上者，胸喉中事也；下竟下者，少腹腰膝足中事也。"

后来，《难经》还提出"独取寸口，以决五藏六府死生吉凶之法"。到了晋代，王叔和《脉经》又引《脉法赞》"肝心出左，脾肺出右，肾与命门，俱出尺部"之说，而倡言"心部在左手关前寸口是也……与手太阳为表里，以小肠合为腑，合于上焦；肺部在右手关前寸口是也，与手阳明为表里，以大肠合为腑，合于上焦"，以致《脉诀》有"右肺大肠脾胃命，左心小肠肝胆肾"的相配法，这与秦汉的脉法就大有所异了。

2. 脉诊方法

《内经》认为，诊法当在平旦，乃可诊有过之脉，还须据平人呼吸脉搏至数，以调诊病人之脉。对于四时平脉和五脏平脉的研究认为，脉合四时阴阳，四时平脉为春微弦，夏微钩，长夏微耎弱，秋微毛，冬微石。若春夏脉沉涩，秋冬脉浮大，即是逆四时之脉。五脏有平脉、病脉、死脉等不同诊断。《素问·平人气象论》描述五脏平脉说："平心脉来，累累如连珠，如循琅玕"；"平肺脉来，厌厌聂聂，如落榆荚"；"平肝脉来，耎弱招招，如揭长竿末梢"；"平脾脉来，和柔相离，如鸡践地"；"平肾脉来，喘喘累累如钩，按之坚"。

古人认识到，无论四时平脉或五脏平脉，皆贵在胃气，故《素问·平人气象论》指出"脉无胃气亦死"。所谓有胃气，据《素问·玉机真藏论》解释为"脉弱以滑，是有胃气"。如果春、夏、长夏、秋、冬的脉象分别出现但弦、但钩、但耎弱、但毛、但石，而无徐缓之象，即是无胃气之征。以五藏脉论，若"肝不弦，肾不石"，也是不得胃气之象。《内经》称这种无胃之五脏脉为"真藏脉"，所谓"无胃气者，但得真藏脉，不得胃气也"（《素问·平人气象论》）。真藏脉的具体形象是心脉前屈后倨，如采带钩；肺脉如物之浮，如风吹毛；肝脉来急益劲，如新张弓弦；脾脉锐坚如鸟之喙、鸟之距，如屋之漏，如水之流；肾脉发如夺索，辟辟如弹石。凡此多属死候。另外，《内经》还有虾游、转豆、火薪、散叶、横络、弦缕、娄土、悬壅、如丸、如舂、如喘、霹雳等特殊脉象的描记，也属危死之证。

此外，对于新病、久病、伤寒、伤食及妇人孕脉等均有论述，如说："脉小弱以涩，谓之久病；脉滑浮而疾者，谓之新病"（《素问·平人气象论》）；"人迎盛坚者伤于寒；气口盛紧者伤于食"（《灵枢·五色》）；"妇人手少阴脉脉动甚者，妊子也"（《素问·平人气象论》）；"阴搏阳别，谓之有子"（《素问·阴阳别论》）。

《素问·至真要大论》还有关于脉象真假的讨论。"帝曰：脉从而病反者，其诊何如？岐伯曰：脉至而从，按之不鼓，诸阳皆然。帝曰：诸阴之反，其脉何如？岐伯曰：脉至而从，按之鼓甚而盛也。"说明阳证见阳脉，然而按之无力，不能鼓指，则脉虽浮大，却非阳症；同样，阴证见阴脉，若鼓指有力，即非阴症。

至于脉象的名称，《内经》载有20多种，包括缓、急、大、小、滑、涩、浮、沉、迟、数、疾、长、短、洪、细、虚、实、代、散、耎、弱、弦、紧、革、坚、横、喘等，凡后世所论的脉象，几乎包括无遗。在上述诸多脉象中，《灵枢》以缓、急、大、小、滑、涩为脉之纲领（见《灵枢·邪气藏府病形》），以为"调其脉之缓急大小滑涩，而病变定矣"；又说"病之六变者……诸急者多寒；缓者多热；大者多气少血；小者血气皆少；滑者阳气盛，微有热；涩者多血少气，微有寒"。然而《素问·五藏生成》则又以"大小滑涩浮沉"为纲，其说虽有少异，但总不出表里寒热虚实之辨。

《内经》对于诸病的脉诊，论述颇为详细。《素问·脉要精微论》有很扼要的叙述说："夫脉者血之府也，长则气治，短则气病，数则烦心，大则病进，上盛则气高，下盛则气胀，代则气衰，细则气少，涩则心痛，浑浑革至如涌泉，病进而色弊，绵绵其去如弦绝死。"有关各种病证的论脉内容，分布于其他有关篇章中。

3. 色脉合参及其他诊法

古代医家还主张脉诊与色诊相互参合，《素问·五藏生成》说"能合脉色，可以万全"，《难经》也认为"五藏有五色，皆见于面，当于寸口尺内相应，其不应者病也"，其精神是一致的。

除了色脉以外，《内经》在闻诊和问诊方面也很重视，如《素问·脉要精微论》说："声如从室中言，是中气之湿也；言而微，终日乃复言，此夺气也；夜被不敛，言语善恶不避亲疏者，此神明之乱也。"典型地分析了中湿、气虚和神昏者的语言情况。对于问诊，《素问·疏五过论》主张未诊先问，说"凡未诊病者，必问尝贵后贱……尝富后贫"，并指出"凡欲诊病者，必问饮食居处"，"问年少长，勇怯之理"，反复强调了问诊的重要性。

先秦和汉代的"四诊"法，对于临床医学具有十分重要的诊断价值。淳于意在《诊籍》中说："必审诊，起度量，立规矩，称权衡，合色脉表里有余不足顺逆之法，参其人动静，与息相应，乃可以论。"《诊籍》的记载，正是将其所治生死成败的二十五病例，与古《脉法》相参而论的，如："齐王太后病，召臣意入诊脉，曰：'风瘅客脬，难于大小溲，溺赤。'臣意饮以火齐汤，一饮即前后溲，再饮病已，溺如故。病得之流汗出滫，滫者，去衣而汗晞也。所以知齐王太后病者，臣意诊其脉，切其太阴之口……湿然风气也。《脉法》曰：'沉之而大坚，浮之而大紧者，病主在肾。'肾切之而相反也，脉大而躁，大者膀胱气也；躁者，中有热而溺赤。"到了东汉，张仲景治疗伤寒杂病，在前人诊法的基础上，作了新的补充，除《伤寒杂病论》所述者外，《脉经》还记载了《张仲景论脉》等内容，其中论说"风则浮虚，寒则紧弦，沉潜水蓄，支饮急弦，动弦为痛，数洪热烦，设有不应，知变所缘"，是其临床实践经验的精辟总结。

七、治法与治则的制定

《吕氏春秋·勿躬》有"巫彭作医"之说。远古巫医治病，除卜筮祷祀外，还用一种祝由术。祝由术出于迷信，但却寓有心理疗法的成分。史载苗父、巫咸等多擅此术。《说苑》谓："苗父之为医也，以菅为席，以刍为狗，北面而视，祝发十言耳。诸扶而来者，舆而来者，皆平复如故。"《世本》也说："巫咸，尧帝时臣，以鸿术为尧之医，能祝延人之福，愈人之病。"

祝由治病，本有一定的范围。《灵枢·贼风》说："先巫者，因知百病之胜，先知其病之所以生者，可祝而已矣。"《素问·移精变气论》也说明，"古之治病，惟其移精变气，可祝由而已……往古人居禽兽之间，动作以避寒，阴居以避暑，内无眷慕之累，外无伸宦之形，此恬淡之世，邪不能深入也……故可移精祝由而已。当今之世不然，忧患缘其内，苦形伤其外，又失四时之从，逆寒暑之宜，贼风数至，虚邪朝夕，内至五藏骨髓，外伤空窍肌肤，所以小病必甚，大病必死，故祝由不能已也"。正因为许多疾病非祷祀、祝由所能已，使人们认识到"尚卜筮祷祠，故疾病愈来"（《吕氏春秋·尽数》），因而古医者遂"作汤液醪醴……以为备"，"病至而治之，汤液十日，以去八风五痹之病。十日不已，治以草苏草荄之枝"（《素问·移精变气论》）。

历来认为，汤液的创始者是明辨本草的商朝宰相伊尹，他曾与商汤讲述烹调之术，用"阳朴之华，招摇之桂"等药品。伊尹曾答汤之问说："用其新，弃其陈，腠理遂通，精气日新，邪气尽去"（《吕氏春秋·先己》）。高诱注认为，这正是"用药物之新，弃去其陈以疗疾"。

除以内服药物治病外，据传上古的俞跗还能"割皮解肌，诀脉结筋，搦髓脑，揲荒爪幕，湔浣肠胃，漱涤五藏"（《史记·扁鹊列传》），其记载有否失实之处尚可研究，也在一定程度上反映出当时的名医已有较高的外科治疗技术。

《素问·异法方宜论》指出，各种不同的治法，原来自各地。由于方土、气候、居处及体质与发病情况的不同，导致治法亦有所异，如东方之民腠理疏，多痈疡，故有砭石；西方之民脂肥而体壮，病生于内，故治用毒药；北方之民野处乳食，脏寒生满病，故有灸之法；南方多雾露，民病挛痹，故有九针；中土多病痿厥寒热，故有导引按。医家广泛采取了这些方法，"杂合以治，各得其所宜"，治法遂越来越丰富。春秋战国时期，各种医疗法如汤液、醴醪、刺灸、砭熨，以及精神疗法、食养疗法，大体均已具备。当时医家对这些治法的使用，在古籍中每有记载。如《战国策》记扁鹊欲以砭石为秦武王治病；《史记》载扁鹊治病厉针砥石，并用熨法及"八减之剂"，其论病时谈到"汤液醴灑，镵石挢引，案杌毒熨"，并说："疾之居腠理也，汤熨之所及也；在血脉，针石之所及也；其在肠胃，酒醪之所及也。"《韩非子》又有扁鹊"以刀刺骨"的记载。《尸子》载医竘为宣王割痤，为惠王疗痔；《吕氏春秋》载文贽用情志疗法，激怒齐闵王以愈疾。凡此等等，反映当时的治疗方法已是多种多样的。到了战国时代，即《素问·汤液醪醴论》所说的"当今之世"，时医疗疾"必齐毒药攻其中，镵石针艾治其外"。

晚近，长沙马王堆汉墓出土的战国时期医著《五十二病方》证实了上述情况。该书共载方280多首，有内服方、外用方、灸方、砭法、熨法、熏法、手术法，以及洗浸、药摩、角法等等。其治"牝痔"的手术法，将狗脬套竹管，插入肛中，吹胀后引出直肠下端患处，然后割治，敷以黄芩。这是一种巧妙的手术设计，反映了当时外科手术之一斑。

《内经》的治疗方法以针刺为主，在学术上继承、发展了马王堆帛书《足臂十一脉灸经》《阴阳十一脉灸经》《脉法》《阴阳脉死候》和张家山汉简《脉书》，以及扁鹊等医家的经络学说和针刺经验。其治法超过了帛、简医书惟取灸法的水平，并远比《史记·扁鹊传》所载的治验更为具体和系统。

除了《灵枢》中"经脉""经别""经筋"诸篇系统论述经络学，"九针十二原""九针论"等篇论述针刺器具，以及《素问》"气穴""气府""骨空""水热穴"诸篇论述输穴分布之外，其他如《灵枢》的"九针十二原""邪客"等篇，《素问》的"八正神明""离合真邪"诸论，分别论述了持针的法则和针灸的补泻方法，并在《灵枢》"诊要经终""禁刺"等篇中，论述了针灸禁忌和各种疾病的针刺疗法。据张介宾《类经》的分类，在《内经》162篇经文中，约有68篇属于经络针刺。这些内容，为《内经》治疗方法的主体，两千多年来一直指导着中医针灸的理论研究和临床医疗实践。

《灵枢》《素问》所载的方剂仅有11首，包括内服和外治法，如治狂病的生铁落饮，治尸厥的左角发酒，治酒风的泽泻饮，治鼓胀的鸡矢醴，治血枯的乌鲗骨蘆茹丸，治脾瘅的兰草汤，治猛疽、米疽的豕膏，治败疵的薆翘饮，治不眠的半夏秫米汤，治口僻的马膏膏法，治寒痹的椒桂姜酒熨法等，其疗效多为后世临床所证实。

古代医家对长期积累的医疗经验加以提取和总结，终于制定了一系列重要的治疗原则。如《五十二病方》所说的"治病者取有余而益不足"的治则，乃是较早的记载。后在

《内经》之中，则记载了更多的治疗法则，现概述如下。

（一）治未病

《素问·四气调神大论》主张"不治已病治未病"，这原是强调顺从阴阳四时，调神养性，防患于未然，但也有早期治疗的意思，即"上工救其萌芽，下工救其已成已败"（《素问·八正神明论》）。善治者治皮毛，其次治肌肤，其次治筋脉，其次治六腑，其次治五脏之谓。

《难经》的认识又深入了一层，认为"所谓治未病者，见肝之病则知肝当传之与脾，故先实其脾气，无令得受肝之邪，故曰治未病焉。中工治已病者，见肝之病，不晓相传，但一心治肝，故曰治已病也"。

治未病，是《内经》《难经》所强调的根本治则，故为历来医家所重。东汉张仲景《金匮要略》首条，即载述了这一问题，并有所发挥：

> 问曰：上工治未病，何也？师曰：夫治未病者，见肝之病，知肝传脾，当先实脾。四季脾王不受邪，即勿补之。中工不晓相传，见肝之病，不解实脾，惟治肝也。夫肝之病，补用酸，助用焦苦，益用甘味之药调之……肝虚则用此法，实则不在用之。经曰：虚虚实实，补不足，损有余，是其义也。余藏准此。（《金匮要略·藏府经络先后病脉证第一》）

（二）治有标本

《素问·阴阳应象大论》说"治病必求于本"，原是指治病之道，必先求诸阴阳，但《内经》还有标本之论，认为病有标本，治有先后，"知标与本，用之不殆"（《素问·至真要大论》）。对于一般疾病来说，皆当先治其本，但若病生中满，以及大小便不通者，则先治其标，即所谓缓则治其本，急则治其标。但对于病轻者，则可以标本并治，所谓"谨察间甚，以意调之，间者并行，甚者独行"。《素问》有标本病传论专论其治。

（三）适事为故

"适事为故"，即以治疗方法适合病情者作为成例。《素问·至真要大论》具体论述了寒者热之，热者寒之，微者逆之，甚者从之，坚者削之，客者除之，劳者温之，结者散之，留者攻之，燥者濡之，急者缓之，散者收之，损者温之，逸者行之，惊者平之，上之下之，摩之浴之，薄之劫之，开之发之等治疗法则。此外，《素问·阴阳应象大论》也有类似论述而更为具体，说："病之始起也，可刺而已；其盛，可待衰而已。故因其轻而扬之，因其重而减之，因其衰而彰之。形不足者，温之以气；精不足者，补之以味。其高者因而越之；其下者引而竭之；中满者泻之于内；其有邪者渍形以为汗；其在皮者汗而发之；其慓悍者按而收之；其实者散而泻之。审其阴阳，以别柔刚，阳病治阴，阴病治阳。定其血气，各守其乡，血实宜决之，气虚宜掣引之。"以上根据阴阳气血、邪正虚实的不同情况，而采取各种治疗法则和具体方法，对于后世治则治法的进一步具体化，有着重要的指导意义。

（四）正治反治

《内经》所制的"正治""反治"法则，即"逆者正治，从者反治"。如以寒治热，以热治寒，凡用药与疾病性质、病机相逆者，谓之正治；以寒治寒，以热治热，凡用药与疾病现象相从者，谓之反治。《素问·至真要大论》论反治法则说："热因热用，寒因寒用，塞因塞用，通因通用，必伏其所主，而先其所因，其始则同，其终则异。"说明无论正治反治，其原则仍是治病求本。

（五）治求其属

对于阳气式微的虚寒证，以及阴精亏耗的虚热证，若误用祛寒和泻热之法，则势必反生它病。因而，《素问·至真要大论》又提出了"取之阳"和"取之阴"的治则，说："有病热者，寒之而热；有病寒者，热之而寒。二者皆在，新病复起，奈何治？……诸寒之而热者取之阴，热之而寒者取之阳，所谓求其属也。"唐代王冰，由此而阐发了"益火之原，以消阴翳；壮水之主，以制阳光"的治则名论。

（六）食养尽之

《内经》认为，用药物攻邪，应适可而止，"大毒治病，十去其六；常毒治病，十去其七；小毒治病，十去其八；无毒治病，十去其九"，对于余邪的治疗原则则是"谷肉果菜，食养尽之"，其目的在于避免攻邪太过，反伤其正。以上对于攻邪程度和食养蠲邪的论述，是后世医家所重视的基本原则，金代医家张子和对此尤为重视，故其认识更深。

除此以外，《素问·至真要大论》还规定了君、臣、佐、使的组方原则，并根据病情和药性，提出了大、小、缓、急、奇、偶、重，以及反佐等制方法则。

（七）各种病证的具体治则

《内经》时代的医家，还根据其治病经验总结出许多病证的具体治则。除以上提到的"形不足者，温之以气；精不足者，补之以味""血实宜决之，气虚宜掣引之"等治则外，还对暑热、水肿、鼓胀、痿证、虚损等提出了精辟的治疗法则，如：

暑病："暑当与汗皆出勿止"（《灵枢·热论》）。

热病："泻其热而出其汗，实其阴以补其不足"（《灵枢·热病》）。

水肿："去菀陈莝……开鬼门，洁净府"（《素问·汤液醪醴论》）。

鼓胀："先泻其胀之血络，后调其经"（《灵枢·水胀》）。

痿证："治痿者，独取阳明"（《素问·痿论》）。

虚损："阴阳形气俱不足，勿取以针，而调以甘药"（《灵枢·邪气藏府病形》）；"损其肺者益其气；损其心者调其营卫；损其脾者调其饮食，适其寒温；损其肝者缓其中；损其肾者，益其精"（《难经》）。

此外，《难经》还对脏腑虚实证提出了"虚者补其母，实者泻其子"；对肝实肺虚，火实水虚之证，制定了"东方实，西方虚，泻南方，补北方"的治则。凡此等等，《内经》《难经》所举的各种治则，对后世临床治疗起有重要的指导作用。

第四节　辨病脉证论治体系的确立

一、"伤寒"外感病脉证论治

《素问·热论》曾总结外感热病的一般传变规律、三阳三阴主证、治疗大法及其禁忌。其论认为"今夫热病者，皆伤寒之类也"，这犹如《难经》所说"伤寒有五：有中风，有伤寒，有湿温，有热病，有温病"，说明"伤寒"的概念亦有广义的，它包括多种外感热病。

《素问·热论》所提出的巨阳、阳明、少阳；太阴、少阴、厥阴病的症状，均属热证，按次序，病由三阳入于三阴，是一个由表入里，由经络入于脏腑的过程。大法在表用汗法，在里用泄法。《素问·热论》的记载，可以代表东汉之前对于伤寒热病的论治方法。

东汉之际，外感热病流行猖獗，如建宁二年（公元 169 年），疫气流行，死者极众，在南阳患疫疠者甚多（《备急千金要方·伤寒》）。建安十三年（公元 208 年）荆州疾疫。魏文帝与元城令吴质书"昔年疾疫，亲故多离其灾，徐（干）、陈（琳）、应（玚）、刘（桢），一时俱逝"（《三国志·魏书》）。建安十四年，"疫气，吏士死亡不归，家室怨旷，百姓流离"（《三国志·魏书》）。建安二十二年（公元 217 年），疠气流行，"或阖门而殪，或覆族而丧"（《曹集诠评》）。疫病的流行，促使当时的医家必须尽早寻找到攻克或控制疫情流行的办法与有效措施，并将其实践上升到理性认识水平，以指导疫病的防治。仲景学说及其辨病脉证论治体系就是在这一背景下产生的。

张机，字仲景，南阳人，受业于同郡张伯祖，善于治疗，尤精医方，并举孝廉，据传曾官长沙太守，后在京师为名医。仲景以宗族二百余，自建安纪年以来，犹未十稔，而死者三分之二，其中患"伤寒"死者十居其七，因而感往昔之沦丧，伤横夭之莫救，乃勤求古训，博采众方，撰用《素问》《九卷》《八十一难》《阴阳大论》《胎胪药录》，并平脉辨证，著《伤寒杂病论》一书。《针灸甲乙经·序》称"仲景论广伊尹汤液，为数十卷"，必有其根据。以后，宋朱肱说：仲景泻心汤比古汤液则少黄芩，后人脱落之；许叔微也以为伊尹汤液论大柴胡汤八味，今监本无大黄，只是七味，亦为脱落之。这都说明仲景方继承古汤液论。仲景之书，晋太医令王叔和曾为撰次。唐孙思邈称"江南诸师，秘仲景要方不传"（《备急千金要方·伤寒》），而在其《备急千金要方》《千金翼方》中有所记载。至宋代治平中（公元 1064～1067 年），命儒臣校定此书。孙奇等序载："开宝中，节度使高继冲，曾编录进上，其文理舛错，未尝考正。历代虽藏之书府，亦阙于雠校，是使治病之流，举天下无或知者。国家诏儒臣校正医书，臣奇续被其选，以为百病之急，无急于伤寒，今先校定张仲景《伤寒论》十卷，总二十二篇，证外合三百九十七法，除重复，定有一百一十二方，今请颁行。"这便是今世所传的《伤寒论》本。

（一）六经病辨证论治

《伤寒论》在《素问·热论》六经分证的基础上，以太阳、阳明、少阳；太阴、少阴、厥阴六经病作为辨证论治的纲领。这是将伤寒外感病发展过程中所出现的各种症状，依据正气强弱、感邪浅深及其病机变化等各方面的因素所作出的分析综合。这实际上是"辨病"与"辨证"的结合。六经病证的产生，并非简单孤立的六个证候群的划分，而与经络脏腑都有一定的关系。

1. 太阳病

太阳病病在表。凡中风、伤寒、温病，初起均可见恶寒发热，脉浮、头项强痛等太阳表证。如自汗脉缓者为中风；无汗脉紧者为伤寒；初起即发热口渴而不恶寒者为温病，这是太阳经病的三个主要证型。膀胱为太阳之腑，如经邪入腑，在气分则出现小便不利，烦渴不解，或渴欲饮水，水入即吐的蓄水证；在血分则有瘀血内阻，少腹鞕满结急，小便自利，如狂、发狂的蓄血证。在治疗方面，汗法有多种，如无汗脉紧，用麻黄汤开腠透邪；自汗脉缓，以桂枝汤调和营卫；外有表邪，里有郁热，无汗烦躁者，用大青龙汤解表清里；外有表邪，里挟水饮，发热喘咳者，用小青龙汤解表化饮。此外，还提出汗法禁忌，如疮家、淋家、亡血家等素体津血虚亏者，若误汗则更致伤阴，多所变端。若汗家卫阳不固，误汗则易致亡阳。腑证的治疗，蓄水用五苓散利水解表，蓄血用桃仁承气汤、抵当汤丸逐血行瘀。同时还有不少关于救误的辨证，如汗多气阴两伤，表邪未解，以新加汤解其表邪，兼护气阴；过汗漏泄不止，表阳虚衰，用桂枝附子汤和表而救阳。其他若大陷胸汤、小陷胸汤，逐瘀通结，治误下后所成的结胸证；诸泻心汤泻热解痞，治误下而致的痞证，其辨证论治之法井然而不紊。

2. 阳明病

阳明病邪热在里，阳热亢盛，有阳明经证、腑证之辨。如高热自汗，大渴引饮，脉洪大者，以白虎汤清其无形之邪热；若潮热便闭，腹满疼痛，谵语脉实者，以大承气汤、小承气汤和调胃承气汤攻下燥屎实热。阳明病多由肠胃燥热所致，故有"胃家实"之称。其源有三：一由太阳过汗，胃肠津液不足，表邪传里化热；二由少阳发汗利小便耗伤津液，以致胃燥成实；三为胃肠本有邪热，表热与之交并。即所谓太阳阳明、少阳阳明、正阳阳明三种。阳明病热邪入于血分，也可出现蓄血证。

3. 少阳病

少阳病邪在半表半里，证见寒热往来，胸胁苦满，嘿嘿不欲饮食，心烦喜呕，口苦咽干目眩，脉弦细等。治宜小柴胡汤和解之，而汗、吐、下法皆在所禁。但少阳之邪可出太阳之表，也易传入阳明之里，故有柴胡桂枝汤及大柴胡汤等方法。

4. 太阴病

太阴病多属中虚寒湿之证。其证腹满时痛，吐利不渴。治宜温运中阳，祛寒化湿，理中汤、四逆汤为主治之方。太阴病亦有"脾家实"证，故用桂枝加大黄汤去其腐秽之邪。

5. 少阴证

少阴证有虚寒、虚热两途。少阴虚寒，见脉微细，但欲寐，恶寒蜷卧，手足逆冷等，宜四逆汤、白通汤、附子汤等。如阴盛格阳、戴阳，反见发热、烦躁、面赤等，急宜通脉四逆汤、白通加猪胆汁汤，通阳逐阴以救治之。少阴虚热，有下利、口渴、心烦不寐、咽痛咽疮等症，立黄连阿胶汤、猪肤汤、猪苓汤等育阴清热。总之，其治有回阳、救阴两大法。此外，如太阳少阴表里两感，则立发表温经之法，麻黄附子细辛汤主之；若阳明实热耗及少阴之阴，则立大承气汤急下存阴之法。

6. 厥阴证

厥阴证正邪交争，寒热兼杂，其证约有二类：一为上热下寒，如消渴，气上撞心，心中疼热，饥而不欲食，食则吐蛔等证，治用乌梅丸、干姜黄连人参汤等寒温并用。二为寒热胜复，如热多于厥，为正胜邪却，但阳复太过则反为热证；如厥多于热，为邪盛正衰，病多危殆。

伤寒传变，一般阳经自表而里，由太阳传入少阳或阳明；阴经由实转虚，首太阴而深入少阴，而厥阴则是正邪相争的最后阶段。然而伤寒传变的规律并不绝对，故后人根据《伤寒论》所述，有"循经传""越经传"及"直中"等称。而且六经病证还有"合病""并病"等情况。

伤寒病治疗的原则，基本上不外于祛邪扶正，或助阳抑阴，或存阴制阳。至于表里病的治疗规律，则有先表后里、先里后表、表里兼治三方面。

（二）辨证平脉

辨证平脉，是《伤寒论》辨证论治的主要思想方法。全书398条，中有135条脉证并举，其所举脉象，包括浮、沉、迟、数、虚、实、细、微、洪、大、小、弦、短、弱、紧、缓、促、滑、涩、结代等20种，诸脉之兼见者达58种之多。伤寒脉证，有证异而脉同者，有证同而脉异者，故评脉辨证最为仲景所重，而作为其立法论治的根据。如浮脉，有表证、虚证、热证。"太阴病，脉浮者，可发汗，宜桂枝汤"为表证；"伤寒脉浮，自汗出，小便数，心烦，微恶寒，脚挛急，反与桂枝欲攻其表，此误也"，为虚证；"心下痞，按之濡，其脉关上浮者，大黄黄连泻心汤主之"，为热证。浮脉还有兼见紧、缓、数、弱、细、大、动数、滑、迟、虚、芤、涩、虚涩者，其证治亦各不同。又如，沉脉主里，而有里实、里寒之别。"关脉沉，名曰结胸"，为里实；"少阴病，脉沉者，急温之，宜四逆汤"，为里寒。沉脉还有兼见紧、迟、微、结、滑、弦、实脉者，其证治亦皆有异。再如数脉，有阳明里热、虚阳浮动、阳气回复等情况。"病人无表里证，发热七八日，脉数不解，合热则消谷善饥"，为阳明里热；"病人脉数，数为热，当消谷引食，而反吐者。此以发汗，令阳气微，膈气虚，脉乃数也。数为客热，不能消谷，以胃中虚冷故也"，是虚阳浮动；"下利脉数，有微热汗出，令自愈，设复紧为未解"，为阳气回复。以上所举伤寒辨证评脉的方法，是仲景吸取了《内经》色脉诊的原理，并通过大量临床实践而加以分析、总结的。

后人因此对仲景伤寒辨证论治推崇备至，正如孙思邈在《千金翼方·伤寒》中所说："伤寒热病，自古有之，名医睿哲，多所防御，至于仲景，特有神功。"同样，仲景对杂病的辨证论治也是当时其他医家所未及的。

二、杂病脉证论治

杂病诊治，在西汉时已达一定水平，据文献记载，当时曾有不少有关著作。《汉书·艺文志》所载，除《内经》《外经》《扁鹊内经》《白氏内经》《旁篇》等"医经七家"外，还有"经方十一家，一千二百七十四卷"，并说明："经方者，本草石之寒温，量疾病之浅深，假药味之滋，因气感之宜，辨五苦六辛，致水火之齐，以通闭解结，反之于平。"十一家著作有：《五藏六府痹十二病方》《五藏六府疝十六病方》《五藏六府瘅十二病方》

《风寒热十六病方》《泰始黄帝扁鹊俞拊方》《五藏伤中十一病方》《客疾五藏狂颠病方》《金创瘛疭方》《妇人婴儿方》《汤液经法》《神农黄帝食禁》等。其中，对痹、疝、瘅等疾病根据五脏六腑辨治，显然与《内经》论五藏六腑痹、五藏六腑咳等疾病的精神是一致的。

再从晚近出土的古医籍看，约是战国时期成书的《五十二病方》对于杂病的方治还较简单。1975年甘肃武威东汉早期墓葬出土的残简，有《治百病方》，尚存30余方，治疗伤寒、伏梁、痹、大风、脏癖、诸癃、久泄、久咳上气、大痛等杂病。其中载有方剂的作用，以及某些病证的病理；如"中冷""裹脓在胃肠之外""寒气在胃脘"等，这虽然比《五十二病方》有所进步，但也反映不出辨证论治的精神。

淳于意的《诊籍》，所载病例大都属杂病范畴，包括了疝、气鬲、涌疝、风瘅、肺消瘅、遗积瘕、回风、风蹶、热蹶、肾痹、蛲瘕，以及肺伤、伤脾气等病证。淳于氏虽则强调"起度量，立规矩，称权衡，合色脉，表里有余不足，顺逆之法，参其人动静，与息相应，乃可以论"，反映了辨证论治的精神，但因《诊籍》系个案记载，因而也未能对于每种病证的诸多有关脉证和治疗方法加以辨析和展开。

东汉医学，在杂病辨证论治方面则有了重要建树。这同样归功于张仲景，因为关于杂病辨证论治的思想方法，在他的《金匮要略》中有着集中的体现。

《金匮要略》原是《伤寒杂病论》中的一部分，王叔和《脉经》载其内容，但由于战乱迁徙，文献散佚，梁代《七录》也仅载《张仲景辨伤寒》十卷。后在宋仁宗时，翰林学士王沫在馆阁蠹简中发现了《金匮玉函要略方》三卷，上辨伤寒，中论杂病，下载其方并疗妇人病诸法。林亿等在校正医书时，即取自杂病以下，终于食禁，凡二十五篇，以逐方次于证候之下，又采诸家之方附于篇末，以广其法，遂去"玉函"二字，更名为《金匮要略方论》。这就是《金匮要略》的由来。此书虽非仲景旧观，但也保存了仲景《伤寒杂病论》的基本面貌。

由于《金匮要略》与《伤寒论》属于同一学术体系，故亦运用《内经》的阴阳五行、脏腑经络、荣卫气血等学说作为辨证论治的立论根据。它是治疗杂病的经典著作，也最切于临床实用。全书计25篇，608条，对各种病证均有"脉证并治"。在首篇，仲景论述了脏腑经络先后病脉证，包括病因、病机、疾病分类、诊断及防治等一些原则理论，以为全书之纲领。

《伤寒论》"平脉辨证"的精神，同样体现在杂病论治方面。如在杂病论脉时，除分寸口、趺阳、少阴三部脉诊及一病可见数脉外，更重要的是论述了一脉可主数病，如弦脉可见于寒疝、腹痛、痰饮、疟、胸痹或虚劳；数脉主热，但亦见于阳微胃反；浮脉主表，而尺中浮者属里虚。

《金匮要略》还论述了辨脉论治、辨脉测预后等问题。如同是疟病见弦脉，但"弦数者多热，弦迟者多寒，弦小紧者下之差，弦迟者可温之，弦紧者可发汗针灸也，浮大者可吐也，弦数者风发也，以饮食消息止之"，其治疗各不相同。又酒疸腹满欲吐者，脉浮为邪在上，可用吐法；脉沉弦为邪在下，则用下法。水病脉出者主死，因真气外脱；久咳脉反实大者死，为邪盛正虚。这些都是根据患者的全面情况，脉诊合参所得出的结论。

《金匮要略》载有病证44种，方剂226首（另附方28首），充分体现了"辨证论治"

的精神。兹举例如下：

1. 湿病

湿病所患有表里不同，治法有发汗、利小便之别。湿在表宜微汗，麻黄加术汤、麻黄薏苡杏仁甘草汤。如表阳虚者，防己黄芪汤；阳虚复兼风湿，若风重者邪伤皮腠，桂枝附子汤，湿重者湿流关节，甘草附子汤。从而为湿病的辨证论治树立了典范。

2. 中风

其病因主于"络脉空虚，贼邪不泻"，认为"邪在于络，肌肤不仁；邪在于经，即重不胜；邪入于府，即不识人；邪入于藏，舌即难言，口吐涎"，对中风病的辨证论治，发中经、中络、中腑、中脏说之先声。

3. 历节风

《金匮要略》认为因肝肾不足，气血虚弱，外因汗出入水，感受风邪所致。如风湿蕴热，桂枝芍药知母汤；寒湿成病，乌头汤主之。

4. 虚劳

根据其脉证，辨邪正，别阴阳，顾脾胃。如虚劳夹风气，以薯蓣圆补正散邪；有瘀血，以大黄䗪虫圆祛瘀生新。又有建中汤、黄芪建中汤甘温益脾，建立中气；天雄散益肾阳之虚衰；八味肾气圆阴阳兼顾；酸枣仁汤和阴安神。为虚劳的辨证施治确立了大法。

5. 胸痹

胸痹多属阳虚阴乘，但因体质不同、感邪轻重而症状有异，故亦当辨证施治。如痰浊重而寒盛者，瓜蒌薤白白酒汤、瓜蒌薤白半夏汤；寒气痞结，枳实薤白桂枝汤、橘皮枳实生姜汤；阳虚气痞，人参汤；水盛者，茯苓杏仁甘草汤；寒湿俱盛，薏苡附子散；虚而寒盛痛剧者，乌头赤石脂丸。

6. 水气病

水气病辨别症状，分为风水、皮水、正水、石水。并为治水立"诸有水者，腰以下肿当利小便，腰以上肿当发汗乃愈"的大法。

7. 饮病

饮病其证有痰饮、悬饮、溢饮、支饮之辨。其治，凡水饮在表或流溢四肢，咳嗽气喘，以大青龙汤、小青龙汤使邪从汗泄；水邪在里，悸眩短气，用五苓散、苓桂术甘汤、肾气丸等方，治分脾肾；若痰饮深痼，则用十枣汤、己椒苈黄丸、甘遂半夏汤等攻逐之。"病痰饮者，当以温药和之"，为仲景所立之大法。

8. 黄疸

黄疸其病有谷疸、酒疸、女劳疸之不同。治法根据表里、寒热、燥湿、虚实而立方，如桂枝黄芪汤、茵陈蒿汤、大黄硝石汤、茵陈五苓散、栀子大黄汤、猪膏发煎等方，各有适应之证。

9. 血证

下血，先便后血为远血，黄土汤温中摄血；先血后便为近血，赤小豆当归散，清热凉血。又治吐衄，有泻心汤苦寒直折，柏叶汤温降止血。其方因证而设，为治疗血证确立了寒、温二法。

由此可见，《金匮要略》所载诸病的"脉证并治"内容颇为具体实用，由此而确立了杂病辨证论治的体系，这对后世的临床杂病诊治起有重要而深远的影响。清代医家徐灵胎在《医学源流论》中评价说：

> 《金匮要略》乃仲景治杂病之书也。其中缺略处颇多，而上古圣人以汤液治病之法，惟赖此书之存，乃方书之祖也。其论病皆本于《内经》而神明变化之；其用药悉本于《神农本草》而融会贯通之；其方则皆上古圣人历代相传之经方，仲景间有随证加减之法；其脉法，亦皆《内经》及历代相传之真诀；其治病无不精切周到，无一毫游移参错之处，实能洞见本源，审察毫末，故所投必效，如桴鼓之相应，真乃医方之经也。惜其所载诸病，未能全备，未知有残缺与否。然诸大证之纲领，亦已粗备，后之学者，以此为经，而参考推广之，已思过半矣。

如果从方剂学的角度而论，《伤寒论》的 113 方加上《金匮要略》的 226 方，去其重复者，依然蔚为大观。不言而喻，其中有历代相传之经方，也有张仲景本人所创制的方剂。这些方剂，无论从数量之多、方法之众、治病之广、配伍之精、效验之神等各方面来说，都是"前无古人"的，在仲景以前，没有任何一家方书可以与之比拟，所以晋人称赞"仲景垂妙于定方"，后人也以《伤寒杂病论》为"众法之宗，群方之祖"（《伤寒尚论篇·自序》）。

仲景的论述为后人树立了典范，所以医界遂尊其为医中之圣，并视其著作为医中之经典，正如清人徐忠可在《金匮要略论注·自序》中所说："张仲景者，医家之周孔也；仲景之《伤寒论》《金匮要略》，医家之六经也。"可见其对中医学的贡献是不朽的。

第五节　本草学形成的重要标志

一、本草学的形成

史传我国药物的起源，早在神农之世。《史记》云："神农尝百草，始有医药。"《淮南子·修务训》也记载说："神农乃始教民播种五谷，相土地之宜，燥湿肥硗高下，尝百草之滋味、水泉之甘苦，令民知所避就，当此时，一日而遇七十毒。"其所言"神农"者，实代表农业生产已发展到相当阶段的原始氏族，如范文澜《中国通史简编》所说："古书凡记载大发明，都称为圣人，所谓某氏某人，实际上是说某些发明，而这些发明，正表示人类进化的某些阶段。"可见早在原始氏族公社时期，人们已能通过生活实践，逐渐学会对植物的鉴别，并进一步利用有毒食物治疗疾病了。

然而上古时代尚无文字，人们在医疗实践中不断积累的药物知识，只能通过以口相传的形式留传于后世，如梁代陶宏景《名医别录·序》所说："轩辕以前，文字未传，药性所主，识识相因。"因而宋代掌禹锡便以为"本草"两字就是古人师学相传的称呼，"上古未著文字，师学相传，谓之'本草'"。至于本草有文字记录，尚未能确指何时。纵然，晋代皇甫谧《帝王世纪》曾有"黄帝使岐伯尝味百草，定《本草经》"之说；陶弘景也认为"至于雷桐，乃著简编"（《名医别录·序》），但这都缺乏根据，难为凭信，而只能说明在"神农"之后，逐渐出现了本草的文字记载。事实上，这一过程是颇为漫长的，诚如章太炎所说："药品之众，药性之微，神农黄帝固不能物物而明之。是诸药者，或日用饮食而知之……或偶然发现而传之……或医工臆度而得之……然必辗转试验，历千百年，始成本草之书。"

《商书·说命》有"若药弗瞑眩，厥疾弗瘳"之说，反映其时已用药物治病。《针灸甲乙经·序》称"伊尹撰《神农本草》一书"，说明本草著作可能在商代亦已出现。周代的药物疗法更为盛行，《周礼·天官》载"医师掌医之政令，聚毒药以供医事"，"以五味、五谷、五药养其病"，又说："凡和，春多酸，夏多苦，秋多辛，冬多咸，调之以甘。"可见，在当时出现药物学著作更有其可能性。大约成书于战国的《山海经》中，曾记载药物 132 种，包括植物 52 种，动物 63 种，还有矿物等其他药物多种，并论及杜衡食之已瘿、枥食之已痔、草荔食之已心痛等等。此外，在《诗经》《离骚》等上古文献中也有不少药物资料的载述。马王堆汉墓曾出土了九种药物实物，有茅香、高良姜、桂皮、花椒、姜、藁本、佩兰植物类药物，另有动物类药物牡蛎和矿物类药物朱砂，然据考古所见，今存之最古本草为春秋战国的《万物》残简。

《万物》是 1977 年考古工作者在安徽阜阳双古堆第二代汝阴侯夏侯灶墓出土的汉简之一。夏侯氏卒于汉文帝前元十五年（公元前 165 年），故竹简书写于西汉之初。据考竹简所书的"越""符离"等地名，为春秋时期所有，因而《万物》的撰写可能在春秋时代或战国初期。

由于竹简有"口（天？）下之道，不可闻也；万物之本，不可不察也；阴阳之化，不可不知也"的文句，故当代学者将其定名为《万物》。

《万物》残简共 133 枚，约 1100 字。其文每一句记载一种疾病的治疗，所用药物多为一二味。从其内容研究，《万物》的本草学成就是颇为重要的。

《万物》所载的药物，包括玉石、草、木、兽、禽、鱼、果、米谷、菜等部，有 70 余种，大多为日常易见者，这是药物早期发展阶段的特征之一。据梓根汁、艾叶、蓝实、杏核、鼠脑、牛胆、貒膏、燕豕等名分析，可见当时已将动物、植物的不同部位选择运用，在疾病的治疗方面积累了不少经验。

《万物》记载药物所治的疾病约 30 多种，包括寒热、烦心、心痛、鼓胀、肠澼、遗溺、瘫、蛊、痔、骨瘤、疔、瘘、痤、痂、瘻、惑、梦魇、失眠、健忘、蚀、折、金痍等等，多病证名沿用到后世。

《万物》所载药物在马王堆帛书《五十二病方》和《神农本草经》亦有记载，其功用亦多与后世本草相符，甚至至今仍在临床运用。如"已瘫（瘫）以石韦与燕矢也""商杢（陆）羊头之已鼓胀""口（蜜）已肠澼也""鱼与黄土之已痔也""姜叶使人忍寒也""理石、茱萸可以损劳也""倍力者以羊与龟"等等。此外，对于药物的加工炮制，《万物》有"齍""煮""焙""筑"等，方法还是比较原始的。

总之，虽然《万物》并不属于医药专著，但却填补了中国本草史和医学史上春秋、战国之际的一片空白。

如果从华佗弟子吴普所著的《吴普本草》来看，他所引的先秦本草书有七家之多。这些著作均已不止"一经"（即一种传本），虽同一家之著，而内容也往往有出入，因而这七家本草共有十二个传本，其名称为：《神农（本草）》，《（神农本草）一经》；《黄帝（本草）》，《（黄帝本草）一经》；《岐伯（本草）》（又作《岐伯经》），《（岐伯本草）一经》；《桐君（药录）》；《雷公（药对）》，《（雷公药对）一经》；《医和（本草）》，《扁鹊（本草）》，《（扁鹊本草）一经》（按：括号内文字，据既知书名补入）。

以上七种古本草多简略论述药性。其中除《神农本草经》外，以《桐君药录》和《雷公药对》对后世的学术影响最大，陶弘景在《本草经集注序》及《药总诀》序中将其称为"上古"之书。陶氏所引《桐君药录》的佚文，如天门冬、芍药、续断、苦菜、水萍、占斯等药文字，在《证类本草》中可见；《雷公药对》的部分佚文，亦见载于《备急千金要方》，称"雷公云"或"药对"。在六朝时期，《雷公药对》曾经徐之才修订。

另如《岐伯（本草）》的佚文，曾被《名医别录》和《吴普本草》引述。《扁鹊（本草）》的佚文，亦偶见于《名医别录》和《备急千金要方》中。

据《史记·扁鹊仓公列传》，高后八年（公元前130年），淳于意见公乘阳庆，教以"古先道遗传黄帝、扁鹊之脉书……及药论书"，这《药论》书当是春秋战国时期传授的本草书。而淳于意也授其弟子以《药法》《定五味》及《和齐汤法》，这又是其他医书所未见的先秦本草著作。

此后，又有《子仪本草经》一书。汉魏时，郑玄注《周礼》、贾公彦作《周礼注疏》，引刘向之言载子仪是战国时扁鹊弟子，并据《中经簿》引述《子仪本草经》一书（《天官》），因而该书的存在是较信实的。到了汉代，药物专著已具规模。《汉武内传》谓："药有松柏之膏，山术姜沉精，菊草泽泻，苟杞茯苓，菖蒲麦门冬，巨胜黄精，草类烦多，若有数千，子得服之，可以延年。"足知在汉武帝时已筛选补益延年的草木药甚多。武帝开疆拓地，西至西域，南至越南，南北方药物均被采用。公元前122年，张骞出使西域后，原所未有的石榴、胡桃、葡萄、胡瓜、苜蓿、胡荽、西瓜、无花果等得以移入中土。

《汉书·平帝纪》还记载，在元始五年（公元5年），"征天下通知逸经、古记、天文、历算、钟律、小学、史篇、方术、本草以及五经、论语、孝经、尔雅教授者，一遣诣京师，至者数千人"。同书《汉字·楼护传》也说："护诵医经、本草、方术数十万言。"在《郊祀志》中，还可见当时有"本草待诏"的设置。东汉之末，张仲景著《伤寒杂病论》曾参考了《胎胪药录》一书，观其书名，当是有关胎产和儿科疾病的一种药物著作。这些资料，都反映当时所传本草著述是十分可观的，而研习、运用者也不乏其人。

二、《神农本草经》成书

汉代所传的本草著作已有多种，如《雷公药对》"论其佐使相须"（陶弘景语，见《本草经·序例》）。又《桐君采药录》一书，记诸药花叶形色，应是我国最早的一部药物鉴别著作，可惜此书久已失传。其他尚有《神农本草经》《蔡邕本草》等。其中影响最大的是《神农本草经》三卷，晋代《博物志》《抱朴子》，梁代刘孝标注《世说新语》并引其书。

《神农本草经》初见于梁代阮氏《七录》。梁启超《古书真伪及其年代》认为"此书在东汉三国间，盖已有之"，这是比较客观的。不少学者还指出：《神农本草经》是汉代医家继承前人之学，并加以修饬而成书的。如陶弘景《本草经集注·序》以为"旧说神农本经，余以为信然……此书应与《素问》同类，但后人多更修饬之尔。秦皇所焚，医方、卜术不预，故犹得全录。而遭汉献迁徙，晋怀奔进，文籍焚靡，千不遗一，今之所存，有此四卷，是其本经。所出郡县，乃后汉时制，疑仲景、元化等所记"。掌禹锡更断言此书为"两汉以来名医……因古学附以新说，通为编述"（《嘉祐补注本草·序》）。《春秋集传纂例》也说："古之解说，悉是师传，自汉以来乃为章句。如《本草》皆后汉时郡国，而题以'神农'……本皆口传，后之学者，乃著竹帛，而以祖师之目题之。"说明它是东汉时期医家在前人著作基础上，对本草学所进行的划时代总结。

《神农本草经》收录的药品，较之《山海经》大有增益，且对其性用记载尤为具体。药物的上、中、下三品分类法，在《神农本草经》中首见，据其"序录"云："上药一百二十种，为君，主养命，以应天，无毒，多服久服不伤人，欲轻身益气、不老延年者，本上经；中药一百二十种，为臣，主养性，以应人，无毒有毒，斟酌其宜，欲遏病、补虚羸者，本中经；下药一百二十五种，为佐使，主治病，以应地，多毒，不可久服，欲除寒热邪气、破积聚愈疾者，本下经。"其说与《素问·至真要大论》"三品何谓？所以明善恶之殊贯也"的说法是相符合的。考《尚书·帝命期》曰："神仙之说，得上品者，后天而老；其中品者，后天而游；其下药伏令、昌蒲、巨胜、黄精之类，服之可以延年。"又《艺文类聚》所引的《神农本草经》文，有"太一子曰：凡药上者养命，中者养性，下者养病"之语，显然三品之论说深受道家医学思想的影响。尽管三品分类法中存在一些偏颇失当处，但对后世的影响是很深远的。正如日人丹波元坚在《医籍考》中所说："药分上中下，所以使人就三品之分，识无毒有毒之辨，在临处之际易于择用，此神农以来本草制，而唐、宋以前莫敢或易者矣。"

对于药物的气味，《素问·至真要大论》分"寒热温凉""有毒无毒"，并有"辛甘发散""酸苦涌泄""咸味涌泄""淡味渗泄"，以及"酸先入肝""苦先入心""甘先入脾""辛先入肺""咸先入肾"等有关五味的论说。这些对于药物的认识和运用，建立在四气五味体系的基础上，根源于中医基本理论，归根结底源于中国传统哲学思想。这些药物，通过四气五味的框架被纳入到中医体系之中，使得医者对于每一味药物的总体特性，通过四气五味的归属，有了类别方向性的认识，从而为进一步依据《内经》等制方合剂理论的指导，配伍方剂治疗疾病提供基础。对于方剂组成问题，又有《素问·至真要大论》所谓"方制君臣……主病之谓君，佐君之谓臣，应臣之谓使"等君臣佐使的配伍原则。即此，《神农本草经·序录》有所总结，较为集中地提出了四气五味、君臣佐使，以及七情合和等药物配伍应用的基础理论。如说"药有君臣佐使，以相宜摄合和""药有酸、咸、甘、苦、辛五味，又有寒热温凉四气，及有毒无毒"，并谓"有单行者，有相须者，有相使者，有相畏者，有相恶者，有相反者，有相杀者。凡此七情合和，当视之"，认为用药应相须相使，忌相恶相以。若有毒性，则以相畏相杀之品制之。除此之外，尚有采造、制剂、服食法度等内容。这些宝贵经验，为方剂配合提供了重要原则。

更可贵的是《神农本草经》所载的药物性用，不为五行推衍所拘，而是通过实践经验的积累，对每种药物的性能和主治范围作有明确具体的记载。如：

> 人参　主补五脏，安精神，定魂魄，止惊悸，除邪气，明目，开心益智。
> 菊花　主风头肿痛，目欲脱，泪出，皮肤死肌，恶风湿痹，久服利血气。

黄芩　主诸热黄疸，肠澼泻利，逐水，下血闭，恶疮，疽蚀，火疡。

海藻　主瘿瘤气，颈下核，破散结气，痈肿，癥瘕坚气。

大黄　味苦寒，主下瘀血、血闭、寒热，破癥瘕积聚，留饮宿食，荡涤肠胃，推陈致新，通利水谷，调中化食，安和五脏。

黄连　味苦寒，主热气，目痛，眦伤泣出，明目，肠澼、腹痛下痢，妇人阴中肿痛。

石膏　味辛微寒，主中风寒热，心下逆气，惊喘，口干舌焦，不能息。

牛黄　主惊痫，寒热，热盛，狂痓。

这种记载，颇便于临床应用，其疗效也是可以肯定的。

同时，《神农本草经》还阐述了临床用药的基本指导思想，主要包括"凡欲治病，先察其源，先候病机。五藏未虚，六府未竭，血脉未乱，精神未散，食药必活。若病已成，可得半愈。病势已过，命将难全"，"若毒药治病，先起如黍粟，病去即止，不去倍之，不去十之，取去为度"，"病在胸膈以上者，先食后服药；病在心腹以下者，先服药后食；病在四支血脉者，宜空腹而在旦；病在骨髓者，宜饱满而在夜"等。这些内容，是长期临床经验的总结，言简而意赅。

分析《神农本草经》所载药品，包括了矿物、植物、动物等类别。金石矿物类如丹砂、石钟乳、消石、滑石、紫石英、赤石脂、雄黄、石膏、磁石、代赭石、禹余粮，以及水银、铁落、龙骨等。草木植物类如芝、术、人参、黄芪、茯苓、甘草、薯蓣、地黄、石斛、苁蓉、狗脊、枸杞子、续断、杜仲、牛膝、五茄、菟丝子、巴戟天、五味子；天门冬、麦门冬、玄参、沙参、百合、葳蕤、女贞实；当归、芎䓖、丹参、芍药、牡丹皮；麻黄、细辛、防风、藁本、白芷、独活、秦艽、菊花、葛根、柴胡、升麻、桑白皮、桔梗、紫菀、款冬花、杏仁、桃仁；乌头、附子、吴茱萸、干姜、桂、半夏；甘遂、大戟、芫花、葶苈；大黄、枳实、厚朴；黄芩、黄连、栀子、龙胆、茵陈、秦皮、白头翁、蚤休、连翘；车前、泽泻、通草、瞿麦、萹蓄、薏苡仁等。动物类药如牛黄、麝香、犀角、羚羊、鹿茸、阿胶、牛角䚡、露蜂房、白僵蚕、䗪虫、水蛭、蜈蚣、蚯蚓、蛴螬、鳖甲、龟甲、牡蛎、海蛤等。

由此可见，这些东汉时代的临床应用药物，至今为医家所常用，其品类之繁，功用之广，自非《伤寒杂病论》方所能限。当然，仲景的用药与《神农本草经》所论也十分符合，故清代医家徐大椿《神农本草百种录》说："张仲景《金匮要略》及《伤寒论》中诸方……其用药之义，与《本经》吻合无间，审病施方，应验如响。"

然而，由于受局限于当时社会发展和人们的认识水平，《神农本草经》中也杂有一些荒谬之说，如认为水银、雄黄等剧毒药"久服神仙不死"，这些炼丹术士的错误认识，给后世曾造成了很大流弊，但书中所记述的丹砂"能化为汞"，水银"熔化还复为丹"等内容，却是汉代炼丹家化学实验结果的珍贵记录。

总之，成书于东汉时期的《神农本草经》一书，是对长期以来医家临床用药经验（包括道家的药物知识）所作的重要总结，它不仅为本草学的发展奠定了基础，并对后世医家的治疗用药起有实际指导的作用。

第六节　古代医学气象学——运气学说的产生

一、两汉时期律历与运气学说的关系

在汉代天文、历法等科学发展的条件下，我国古代的医学气象学——运气学说逐渐形成。

自汉高祖统一天下，至史称"文景之治"的时期，各项措施相继颁定，但历法一承秦制而用颛顼历。由于颛顼历存在一定误差，"朔晦月见，弦望满亏，多非是"（《汉书·律历志》），因而在汉武帝太初元年，始制汉律，即太初历。《汉书·律历志》载，武帝诏命大中大夫公孙卿、壶遂，太史令司马迁，侍郎尊与大典星射姓等，"议造汉历，乃定东西，立晷仪，下漏刻，以追二十八宿相距于四方，举终以定朔晦、分至、躔离、弦望"。当时，尚有邓平、司马可、唐都、落下闳等参加并完成了这项工作。

通过对二十八宿宿度的实测，太初历摒弃了颛顼历所用的古度，采用了后起的较为精确的石氏宿度。同时，太初历还测知冬至点位在建星区域，指出"十一月甲子朔旦冬至，日月在建星"，所谓"斗建下为十二辰，视其建而知其次"（《汉书·律历志》）。据此，而以含有冬至的十一月为岁首，定冬至为一年之始，改革了以往将十月作岁首，一年之始始于小雪的旧制。

至西汉末年，刘歆又修订太初历为三统历，但因出于托古，恢复了冬至在牵牛的旧法。然而到汉章帝时，又改为四分历，始用斗分，重废冬至在牵牛的旧法。同时，又将甲子干支始用于纪年，这是一个重要的决定。史传"大挠造甲子"，如《月令章句》说："大挠探五行之情，与斗刚所建，于是始作甲子以名日，谓之干；作子丑以名月，谓之支。支干相配，以成六旬。"据殷墟甲骨文证实，在殷商时代（公元前1562～前1066年）已用甲子纪日、纪旬，如卜辞有"己丑卜，庚雨""乙卯卜，昱丙雨"等。在《书契前编》中，所载卜辞甲子表不下六七十种，其中有的排列十分整齐。《甲骨学商史编》也曾记载，容庚曾为燕京大学购得一枚"为专著旬历之用"的列有六十甲子的骨版。从甲子纪日、纪旬的方法一直延续至汉代，到了东汉元和二年，开始用甲子纪年，如《后汉书·律历志》所记："章帝元和……征能术者课校诸历，定朔稽元……上得庚申（周共和行政元年，公元前841年），而岁不摄提以辨（《史记·天官书》：大角者，天王帝廷，其两旁各有三星，鼎足句之曰摄提。摄提者直斗杓所指以建时节，故曰摄提格），历者得开其说。"这种方法，改革了以"摄提格"等纪年的古法，从而延用到今天。

汉末至三国，虽则干戈扰攘，然而天文学却依然颇有发展，天文家也人才辈出，如北有张衡、虞恭、刘洪、蔡邕、徐岳、郄萌、杨伟等蜚声于时，南有阚泽、陆绩、王蕃、姚信、葛衡、陈卓等知名于世。张衡在阐述浑天说的同时，制造了浑天仪，立黄道、赤道，相交在二十四度，并分全球为三百六十五度四分度之一，还立南北两极，布置二十八宿及日月星辰，以漏水转之，一如天体运行。据《三辅黄图》记载，浑天仪立于长安宫南高十五仞的灵台之上。此外，张衡还制造了世界上最早的测候地动的机械装置地动仪。这些仪器的制作和应用，促使当时天文、地理、历法等科学，有了更高度的发展。

从太初历、三统历、四分历等历法所测得的星宿行度和会合周期来看，其精确程度与现代所测相差甚微，如木星（即岁星）测得 11.87 年为周期，而在两千年后的今天，其精确数值是 11.86 年。又从四分历所测水星的会合周期为 115.87 天，同今所测定基本相符。另若汉成帝河平元年（公元前 28 年）关于太阳黑子的记载，较伽利略的发现早了 1500 年左右。

上述事例，均足以说明两汉的天文、历法成就是十分可观的。其中，特别是太初历以冬至为岁首，以及四分历用甲子纪年等规定，被直接运用于运气的推算。如运气学说所说的"天气始于甲，地气始于子，子甲相合，命曰岁立，谨候其时，气可与期"（《素问·六微旨大论》），"凡六十岁而成一周"（《素问·天元纪大论》）。《金匮要略》也有"冬至之后，甲子夜半少阳起"等相似的说法。总之，运气学说之所以能够形成系统理论，与上述天文、历算之术的发展水平是分不开的。

二、两汉时期有关运气学说的概况

运气学说大约滥觞于先秦，形成于汉代，而其理论体系则定型于后汉时期。这一学说，从天体运行联系到其他自然现象，认为各种气象、气候是由五运六气交相变化而产生，与自然界各种物候现象及人群疾病的发生有着密切的关系。因而其形成与发展，是当时人们通过致力于掌握气象、气候变化的自然规律，来探索研究其与人类生命活动及发病学、治疗学的关系进而指导日常生活上的趋利避害，医疗实践上的治病救人活动。

在两汉以前，有关五运六气的文献绝少流传。《左传》昭公二十五年（公元前 517 年），子太叔与赵简子的答问中，有"则天之明，因地之性，生其六气，用其五行"的说法，可谓发运气学说之先声。《淮南子·氾论训》"昔者苌弘，周室之执数者也（周景王之大夫也。数，历术），天地之气，日月之行，风雨之变，律历之数，无所不通"，其时代与前者相近。据《素问》记载，古传关于运气学说的文献有《太始天元册》《天元玉册》。唐代王冰认为，《太始天元册》"记天真元气运行之纪"，为"太古占候灵文"。其遗文有云："太虚寥廓，肇基化元，万物资始，布气真灵，揔统坤元，九星悬朗，七曜周旋。曰阴曰阳，曰柔曰刚，幽显既位，寒暑弛张，生生化化，品物咸章。"同时在《太始天元册》中，还有关于五运之气化见于天体的重要记载（见下）。

事实上在春秋战国时期，人们对气候失常与灾变、疾病的关系问题，已有某些规律性的发现，这在《吕氏春秋》十二纪中有所反映，如孟春"行秋令，则民大疫，疾风暴雨数至，藜莠蓬蒿并兴"；季春"行夏令，则民多疾疫，时雨不降"；季夏"行春令则谷实解落，国多风咳"等等。如上所言春行夏令、夏行春令等情，在西汉时已有了"未至而至""至而不至"等专称。

在《后汉书·律历志》注中，我们也可见到当时通过运气学说占候灾变、疾病的有关情况。其所引《易纬》郑注云：

> 冬至晷长一丈三尺，当至不至，则早多温病；未当至而至，则多病暴逆心痛，应在夏至。小寒晷长一丈二尺四分，当至不至，先小旱，后小水，丈夫多病喉痹；未至而至，多病身热，来年麻不为耳。大寒晷长一丈一尺八分，当至不至，先大旱，后大水，麦不成，病厥逆；未当至而至，多病上气溢肿……清明晷长六尺二

寸八分，当至不至，菽豆不熟，多病嚏、振寒、洞泄；未当至而至，多温病暴死……立夏暑长四尺三寸六分，当至不至，旱，五谷伤，牛畜疾；未当至而至，多病头痛嗌肿喉痹……立秋暑长四尺三寸六分，当至不至，暴风为灾，来年黍不熟；未当至而至，多病客上气咽肿……秋分暑长七尺二寸四分，当至不至，草木复荣，多病温，悲心痛；未当至而至，多病胸胁痛……立冬暑长丈一寸二分，当至不至，地气不藏，来年立夏反寒，早旱晚水，万物不成；未当至而至，多病臂掌痛……大雪暑长一丈二尺四分，当至不至，温气泄，夏螟蛄，大水，多病少气、五疸、水肿；未当至而至，多病痈疽病，应在芒种。

以上将全年二十四节气的"当至不至"和"未当至而至"所致的各种灾疾作了详细记述。这不能不说是古人长期以来通过对气候、气象、物候、农业、畜牧及人群发病情况加以综合观察，而做出的重要经验总结，反映了运气学说在当时各有关领域中的具体运用。在医学著作方面，《素问·六节藏象论》也有"未至而至""至而不至"的论述，说："五运之始，如环无端，其太过不及如何？岐伯曰：五气更立，各有所胜，盛虚之变，此其常也……未至而至，此谓太过，则薄所不胜，而乘所胜也，命曰气淫；至而不至，此谓不及，则所胜妄行，而所生受病，所不胜薄之也，命曰气迫。所谓求其至者，气至之时也，谨候其时，气可与期。"这些论述，与郑注《易纬》所说的内容是符合的。

《阴阳大论》是东汉张仲景撰著《伤寒杂病论》的重要参考书籍，此书亦论述运气与发病的关系。我们在魏晋医家王叔和整理的仲景《伤寒论·伤寒例》中，尚可见到《阴阳大论》论述"非其时而有其气"因而致病的有关内容，它指出："其伤于四时之气，皆能为病……凡时行者，春时应暖而复大寒，夏时应大热而反大温，秋时应凉而反大热，冬时应寒而反大温，此非其时而有其气，是以一岁之中，长幼之病多相似者，此则时行之气也。"这种气候失常所致的时行疾病，实即四时之气的"至而不至""未至而至"等原因所造成。另在《金匮要略》中，仲景又以冬至为例，进一步说明了"未至而至""至而不至"等问题，他说："冬至之后，甲子夜半少阳起，少阳之时阳始生，天得温和。以未得甲子，天因温和，此为未至而至也；以得甲子而天未温和，此为至而不至也；以得甲子，而天大寒不解，此为至而不去也；以得甲子，而天温如盛夏五六月时，此为至而太过也。"可能这些内容，同样出于仲景著述《伤寒杂病论》所撰用的《阴阳大论》。由此可以证明，运气学说对于张仲景是很有影响的。

《伤寒论·伤寒例》虽然尚不能断定为仲景原作，但王叔和去仲景不远，显然也能比较贴近地反映当时的医学情况。《伤寒论·伤寒例》有"伤寒论四时八节二十四气七十二候决病法"，并有"欲候知四时正气为病及时行疫气之法，皆当按斗历占之"的说法，其中也涉及"至而不至""未至而至"而成"病气"的问题。如"十五日得一气，于四时之中，一时有六气，四六名为二十四气也。然气候亦有应至而不至，或有未应至而至者，或者至而太过者，皆成病气也"。此外，还有按斗历参考季节以鉴别疾病的记载："从霜降以后，至春分以前，凡有触冒霜露，体中寒即病者，谓之伤寒也；其冬有非时之暖者，名曰冬温，冬温之毒，与气候大异……从立春节后，其中无暴大寒，又不冰雪，而有人壮热为病者，此属春时阳气发于冬时伏寒，变为温病；从春分以后，至秋分节前，天有暴寒者，皆为时行寒疫也。"同时，《伤寒论·伤寒例》还有关于"二至""二冬"变病的论述，认为"冬至之后,一阳爻升,一阴爻降也;复至之后,一阳气下,一阴气上也。斯则冬夏二至,阴阳合也;春秋二分,阴阳离也。阴阳交易,人变病焉"。凡此,实均反映了运气学说在汉末及魏、晋时期外感热病方面的实际应用情况。

以上事实,说明运气学说的形成是有很长历史过程的。可惜由于年移代革,文献多所散佚,虽然始皇焚书,医方不予,西汉亦曾征集焚余书籍,然而至其末年,长安兵起,宫室图籍燔烧殆尽。东汉刘秀再集天下遗书,而汉献帝移都,图书缣帛,皆取为帷幕,西京大乱,更毁荡无余。因之,不仅其他关于运气学说的专著不能复睹,即如班固《汉书·艺文志》所录《内经》十八卷中的《素问》九卷,在齐梁全元起作注时,也仅存八卷。直至唐代,太仆令王冰始获师氏所藏第七卷,包括"天元纪大论""五运行大论""六微旨大论""气交变大论""五常政大论""六元正纪大论""至真要大论"等七篇大论补入其中,《素问》庶为完璧。这七篇大论比较完整地构成了运气学说的系统理论,它们是我国现存古代文献中绝无仅有的宝贵资料。

三、运气的推算及其对气候变化规律的认识

运气,即五运六气。五运包括木、火、土、金、水五气,每气形成一运,即木运、火运、土运、金运、水运;六气包括厥阴风气、少阴热气、太阴湿气、少阳相火之气、阳明燥气、太阳寒气等三阴三阳之气。

运气学说运用干支纪年的推算法,将十天干(甲、乙、丙、丁、戊、己、庚、辛、壬、癸,原表示天空的方位)依次配于十二地支(子、丑、寅、卯、辰、巳、午、未、申、酉、戌、亥,原表示地面的方位)之上,共成六十个不同的干支组合,用以纪日纪年。这种组合称为"甲子",甲子周而复始,以六十为一周。

古人又将十天干联系五运,十二地支联系六气,而有"十干化运","十二支化气"之说,从而推衍五运六气对气候的影响。

(一)五运(中运、主运、客运)

据《太始天元册》记载,古人通过天象观察,认为有五种不同的气象运行情况,即"丹天之气,经于牛女戊分;黅天之气,经于心尾己分;苍天之气,经于危室柳鬼;素天之气,经于亢氐昂毕;玄天之气,经于张翼娄胃";并指出"所谓戊己分者,奎壁角轸,则天地之门户也。夫候之所始,道之所生,不可不通也"(《素问·天元纪大论》)。这便是五运之气产生的情况。文中所说的五天之气,亦即五运之气。牛、女、心、尾、危、室、鬼、柳等二十八宿星名,它们最早见于殷商甲骨文,秦代的《吕氏春秋》、汉初的《淮南子》及《史记》中,均有关于二十八宿的著录。在古代,观象授时都以二十八宿为星空背景。在天文、历法中,凡叙昏旦中星,定月离日躔,定五星所在、四正位置,以及记经星方位等,无不以二十八宿作为依据。《太始天元册》认为各年化见于天体的五行之气,横亘于二十八宿的有关星际,并相应影响着其所下临的地域方位。运气学说由此而确定该年的干支所属,并推论当年的气象情况。如"丹天之气,经牛女戊分",说明在天象上,五行之火气横贯牛、女、奎、壁四宿时,其下适临戊癸方位,此年便是戊年或癸年,为火气运行主事,所谓"戊癸化火";其余可以类推。总之,推测五运,以"土主甲己,金主乙庚,水主丙辛,木主丁壬,火主戊癸"(《素问·五运行大论》),称"十干化运"。《素问·天

元纪大论》所说的"甲己之岁，土运统之；乙庚之岁，金运统之；丙辛之岁，水运统之；丁壬之岁，木运统之；戊癸之岁，火运统之"，更明确地指出了这些通主全年岁气之运，即所谓"大运"，也称"中运"。《素问·六元正纪大论》指出，天地之间，"运居其中"。这种大运主司一年气候的总趋势，每十年循环一次。

"十干化运"有常有变，其常者为平气，变则为太过或不及的气运，总称"三气之纪"（《素问·五常政大论》）。若运得其平，则气候正常，灾疾不生。五运之平气有不同之称，"木曰敷和，火曰升明，土曰备化，金曰审平，水曰静顺"（《素问·五常政大论》）。如果主岁的运气太过或不及，便可导致气候失常：如"岁土太过，雨湿流行"，"岁土不及，风乃大行"；"岁水太过，寒气流行"，"岁水不及，湿乃大行"；"岁火太过，炎暑流行"，"岁火不及，寒乃大行"；"岁金太过，燥气流行"，"岁金不及，炎火乃行"；"岁木太过，风气流行"，"岁木不及，燥乃大行"（《素问·气交变大论》）。这是由于土为湿，水为寒，火为暑，金为燥，木为风，其太过则本气自盛，不及则他气胜之。据运气学说推算认为，凡属五阳干（甲、丙、戊、庚、壬）之年，为太过之年；凡五阴干（乙、丁、己、辛、癸）之年，为不及之年。

五运之岁气，分主于各年每个季节，则为五步"主运"，它们分司春、夏、长夏、秋、冬五季，而为每岁之常令。其初交之运为木运，然后为火运、土运、金运、水运，按相生之次运行，每步运各主七十三日五刻。"主运"决定着一年五季气候的稳定性。然而由于"客运"影响，又造成了其变动性。具体而言，客运包括初运、二运、三运、四运、五运及终运，每运亦七十三日五刻。但客运的初运不一定如主运起于木运，而是同于该年的"中运"，然后依五行相生次序运进。这样，五客运行于五主运之上，因其影响而致使原来稳定的气候发生一定的变化。客运也有太过和不及，逢阳运为太过，显示其本气，遇阴运为不及，出现其所不胜之气。客运在十年之内，岁岁不同，十岁一周，周而复始。

总之，五运对气候的影响决定于大运（中运）、主运和客运三者，中运统治一年，主司全年气象特征；主运决定五季气候之常；客运引起五季气候之变。

（二）六气（主气、客气、客主加临）

运气学说认为，一定气候的形成因素是错综复杂的，它不仅关于天之"五运"，且亦关及地之"六气"。因之，在由五运探讨每年季节变化规律的同时，还从六气来研究其运动规律和变异。

六气之说是根据我国的气候情况分析各种气候特征而提出来的。古人由"五方观念"作出了东方生风（温），南方生热，中央生湿，西方生燥，北方生寒的气候区划，而各方寒、温、燥、湿的特征性气候又势必产生不同的气旋活动，导致其相互的影响。

在运气学说中，风、热、湿、火、燥、寒六气，还分别以厥阴、少阴、太阴、少阳、阳明、太阳来表示，所谓风化厥阴，热化少阴，湿化太阴，火化少阳，燥化阳明，寒化太阳。这是以六气之化为本，三阴三阳为标。

在一定季节出现一定之气，称为"六元正气"，否则便为邪气，如《素问·五运行大论》所说："非其时则邪，当其位则正。"

运气学说对于六气，是配合十二支进行推衍的，称为"十二支化气"。其情况是逢己亥年，为厥阴风木所主，子午年为少阴君火所主，寅申年为少阳相火所主，丑未年为太阴湿土所主，卯酉年为阳明燥金所主，辰戌年为太阳寒水所主。由于十二支有阴阳之别，所以这种配合实反映六气各有一主一从而两相激发的。

然而，若六气分主于二十四节气，而显示一年间的不同情况，则称为"主气"，即主时之气的意思，又称"地气"。即从大寒至春分，为厥阴风木（初之气）；春分至小满，少阴君火（二之气）；小满至大暑，少阳相火（三之气）；大暑至秋分，太阴湿土（四之气）；秋分至小雪，阳明燥金（五之气）；小雪至大寒，太阳寒水（终之气）。《素问·六微旨大论》称这六步主气的推移为"地理之应六节气位"，指出"显明之右，君火之位也；君火之右，退行一步，相火治之；复行一步，土气治之；复行一步，木气治之；复行一步，君火治之"。这说明古天文家面向"显明"（日出处），从地平方位以次推步，而得出上述结论。这样，六步共三百六十五日又二十五刻，一岁一周，年年无异。

除了固定不变的主时之气外，还有不断运动的"客气"。客气又称"天气"，情况逐年而异。《素问·天元纪大论》记载客气逐年司天的情况。如"子午之岁，上见少阴；丑未之岁，上见太阴；寅申之岁，上见少阳；卯酉之岁，上见阳明；辰戌之岁，上见太阳；己亥之岁，上见厥阴"，并进一步说明"厥阴之上，风气主之；少阳之上，热气主之；太阴之上，湿土主之；少阳之上，相火主之；阳明之上，燥气主之；太阳之上，寒气主之"。这样，主岁之客气与主时之主气，上下交遘，"客主加临"从而引起了一年的气候变化，这种变化以六年为一周期。

必须说明的是客气运行于天，动而不息，亦分六步，即"司天之气""在泉之气"，以及上、下、左、右四"间气"。客气运动在上，称"司天之气"；运动在下，称"在泉之气"；在上下之间，称"间气"。《素问·五运行大论》的"上者右行，下者左行，左右周天，余而复会也"，正是说明司天之气在上，不断右转，以降于地；在泉之气在下，不断左旋，以升于天。运气学说认为，在一年之中，"岁半之前，天气主之；岁半之后，地气主之"。然而，无论司天之气、间气，以及在泉之气，六气所"化"的性质总是不变的，故《素问·至真要大论》说："六气分治，司天气者，其至何如？曰：厥阴司天，其化以风；少阴司天，其化以热；太阴司天，其化以湿；少阳司天，其化以火；阳明司天，其化以燥；太阳司天，其化以寒。地化奈何？曰：司天同候，间气亦然。"无论哪一年，该年的司天客气，是与"三之气"的客气相同的，如其年为厥阴风木司天，"三之气"的客气也是厥阴风木。

由于主岁的在天客气，与主时的在地主气，"上下相遘"，"客主加临"（在推算时，将逐年司天客气——三之气加临于主气的第三气上，其余五气自然以次相加）。从而出现一年季节气候的变化。这种变化以六年为一周期。至于"客主加临"的结果如何？是根据两者的生克情况决定的，所谓"相得则和，不相得则病"（《素问·五运行大论》）。但因主气为岁气之常，客气为岁气不变，故虽有客气胜制主气的异常气候出现，但毕竟是短暂的情况。

主运，客运；主气，客气。在六十年变化中，除了互为生克、互有消长之外，还有二十六年运气同化情况。所谓"同化"，是说运、气若逢同一性质的变化，则必见同一气象，如木同风化，火同暑热化，土同湿化，金同燥化，水同寒化等。《素问·六元正纪大论》说："愿闻同化何如？曰：风温春化同；热曛昏火夏化同……燥清烟雾秋化同；云雨昏暝埃长夏化同；寒气霜雪冰冬化同。"当然，它们也有太过与不及。同化的出现，包括如下情况：通主全年的中运之气与司天之气相符而同化，称"天符"；中运之气与岁支之气相同，名"岁会"；凡阳年太过的中运之气与在泉之气相合，称"同天符"；若阴年不及的中运之气与在泉之气相合，名"同岁会"；既天符，又岁会，称"太乙天符"。在以上所说的二十六年中，天地同化，运气符合，无所克侮，故气候多属正常。但若运气同化为单一之气，则又当虞其亢而为害。

以上五运六气的自然综合，呈现了实际的气候情况。就这样，古人对高空气象和大地气候变化情况进行了长期观察、积累和研究，并结合天文、律历，创立了五运六气学说。通过运气的推演，各年气象的差异有一定的规律可循，其规律以一年为小循环，六十年为大循环，即由于五运和六气两大系统的运动，形成了六十种年气象变化的类型。

四、运气学说在医学上的运用

运气学说不仅在我国古代气象学史上具有重要价值，而且它还为人们提供了气候变化、自然灾害与人体疾病关系的大量宝贵资料，成为中医学的特有内容。

宋代的著名科学家沈括在《梦溪笔谈》中说："医家有五运六气之术，大则候天地之变，寒暑风雨，水旱螟蝗，率皆有法；小则人之众疾，亦随气运盛衰。"例如，《素问·六元正纪大论》有描述五运六气太过，郁极而发，导致自然灾害的情况，描述为"土郁之发，岩谷震惊，雷殷气交，埃昏黄黑，化为白气，飘骤高深，击石飞空，洪水乃从，川流漫衍，田牧土驹""火郁之发，大虚曛翳，大明不彰，炎火行，大暑至，山泽燔燎，材木流津，广厦腾烟，土浮霜卤，止水乃减，蔓草焦黄"等等，极其生动逼真，并指出这些山崩水溅、铄石流金的自然灾害，均属运气失常所致。

古人更强调医者掌握运气的重要性，故《素问·六节藏象论》说："不知年之所加，气之盛衰，虚实之所起，不可以为工矣。"同书《素问·阴阳应象大论》也指出："故治不法天之纪，不用地之理，则灾害至矣。"

临证时运用五运六气，也是通过阴阳五行理论加以说明的。如《素问·藏气法时论》列举了五脏五行生克制化的病理变化和治疗大法；《素问·至真要大论》更加具体地论述了天地之气内淫所致的气象、物候和疾病变化等一系列情况，并提出了重要的治疗法则：如"岁厥阴在泉，风淫所胜"，其气象、物候变化情况是"地气不明，平野昧，草乃早秀"；发病情况为"民病洒洒振寒，善伸数欠，心痛支满，两胁里急，饮食不下，鬲咽不通，食则呕，腹胀善噫，得后与气，则快然如衰，身体皆重"；其治疗原则是"风淫于内，治以辛凉，佐以苦，以甘缓之，以辛散之"。此外，还分别讨论了热、湿、火、燥、寒诸气内淫为病所致的病证，并制定了"热淫于内，治以咸寒，佐以甘苦，以酸收之，以苦发之"；"湿淫于内，治以苦热，佐以酸淡，以苦燥之，以淡泄之；火淫于内，治以咸冷，佐以苦辛，以酸收之，以苦发之；燥淫于内，治以苦温，佐以甘辛，以苦下之；寒淫于内，治以甘热，佐以苦辛，以咸泻之，以辛润之，以苦坚之"等治疗法则。

总之，掌握运气的基本精神，知其胜衰生克之所在，胜者抑之，衰者扶之，生者助之，克者平之，如《素问·六元正纪大论》所谓"安其运气，无使受邪，抑其郁气，资其化源，以寒热轻重，多少其制"，即先平其制胜之气，以解其被郁之气，并资养其生化之源。这种论治原则，在临诊时具有重要的指导意义。

综上所述，说明我国古代气象医学——运气学说的系统形成，在当时世界上是居于领先地位的。由于它是一门与天文、律历、物候、医学等科学有着密切关系的边缘科学，有着丰厚的观察积累和实践基础，因而，即使它由于历史条件和自然科学水平的限制而存在一定的缺点和局限性，仍然对后世医学的发展有着重要影响，甚至至今还具有相当的参考和研究价值。

在历代医家中，唐代王冰、金代刘完素、元代王履等人，他们对运气学说各有研究阐发，其有关论述反映了运气学说发展的历史面貌。

第七节　扁鹊、仓公及仲景、华佗的传世散佚

扁鹊（秦越人）、仓公（淳于意）和仲景、华佗这四位医学家，是先秦、两汉时期最为著名的人物，其学术影响极其深远。相传《难经》为秦越人所撰，但在其他一些医籍中还散在着有关"扁鹊"的学术内容，淳于意的《诊籍》保存在司马迁的《史记》之中；张仲景除《伤寒杂病论》外，还有其他许多方论；华佗《中藏经》为后人所托名，其中存有一些华佗的遗方，但在隋、唐以前的医书中，有关华氏的医方、医论也散在可见。将这些零散的珠矶略为掇拾，对较为全面地了解这些医家的学术思想和治疗经验无疑是颇有裨益的。

一、扁鹊的传世遗佚

扁鹊是我国古代的著名医家，在先秦医学史上举足重轻。然而有关史料相当缺少。虽在《史记·扁鹊列传》中记其事迹，但所称"扁鹊"者实不止一人，如治虢太子尸厥，时在公元前七世纪；诊赵简子疾，则在公元前5世纪上半期。

关于扁鹊的医学著作，《汉书·艺文志》著录有《扁鹊内经》九卷、《外经》十二卷、《泰始黄帝扁鹊俞拊方》二十三卷，均已亡佚。丹波康赖《医心方》载引《扁鹊针灸经》文，此书不见史志目录记载，疑为汉魏六朝人托名扁鹊者。

然而在王叔和《脉经》、葛洪《肘后方》、孙思邈《备急千金要方》等书中，尚散在记载有很多扁鹊的治病方法。

《肘后备急方》载有扁鹊以葱刺耳中、鼻中出血，或以半夏末吹鼻中，救治卒中恶死；以菖蒲屑吹鼻孔中、以桂屑著舌下、以左角发烧末酒灌或灸脊椎五十状，以救卒死尸厥。此外，还记有"扁鹊陷冰丸疗内胀病，并蛊痊中恶等，及蜂、百毒、射工"，其方由雄黄、真丹砂、礜石、鬼臼、蜈蚣、斑猫、龙胆、藜芦、杏仁等炮制，蜜丸，内服则利，或外摩痛处。

《脉经》载有"扁鹊阴阳脉法""扁鹊脉法""扁鹊华佗察声色要诀""扁鹊诊诸反逆死脉要诀"。

"扁鹊阴阳脉法"十二条，如云："厥阴之脉，急弦动摇至六分以上，病迟脉寒，少腹痛引腰，形喘者死，脉缓者可治，刺足厥阴入五分"；"少阳之脉，乍短乍长，乍小乍大，动摇至六分以上，病头痛、胁下满呕，可治，扰即死。刺两季胁端足少阳也，入七分。"

"扁鹊脉法"三条。如："扁鹊曰：脉气弦急病在肝，少食多厌，里急多言，头脑目痛，腹满筋挛，癫疾上气，少腹积坚，时时唾血，咽喉中干。相疾之法，视色听声，观病

之所在，候脉要诀，岂不微乎？脉浮如数，无热者风也；若浮如数，有热者气也；脉洪大者，又两乳房动脉复数，加有寒热，此伤寒病也；若羸长病，如脉浮溢寸口，复有微热，此痓气病也，如复咳又多热，乍剧乍瘥难治也。又疗无剧者易瘥，不咳者易治也。"

"扁鹊华佗察声色要诀"七十五条，其文如"病人五藏已夺，神明不守，声嘶者死""病人循衣缝，谵语者不可治""病人妄言错乱，及不能语者不治，热病者可治""病人面黄目青者不死，青如草滋死""病人面黄目青者，九日必死，是谓乱经。饮酒当风，邪入胃经，胆气妄泄，目则为青，虽有天救，不可复生""病人目无精光，及牙齿黑色者不治""病人面黑，两胁下满，不能自转反者死"等等，均为临床经验的重要总结。

《扁鹊诊诸反逆死脉要诀》六十六条，其文如"扁鹊曰：天相死脉之气，如群鸟之聚，一马之驭，系水交驰之状，如悬石之落，出筋之上，藏沥之下，坚关之里，不在营卫，伺候交射，不可知也""病若四肢厥逆，脉反浮大而短者死""肥人脉细小如丝欲绝者死，羸人得躁脉者死"，多属病证与脉象相反的例证，在临床上具有重要诊断价值。

以上文字，虽然不能定为扁鹊所亲著，但为扁鹊及其传人所传述记载则是无疑的。其中，"扁鹊华佗察声色要诀"包括了两家之说，"扁鹊诊诸反逆死脉要诀"之后又有"华佗仿此"一句，故可认为华佗亦属于扁鹊学派。

《备急千金要方》所载扁鹊的学说也有不少，如"扁鹊曰：灸肝脾二输，主治丹毒牵疭，当依源处治，调其阳，理其阴，藏府之疾不生矣""灸肾肝心三输，主治丹毒病，当依源为治，表治阴阳，调和藏府，疾不生矣""灸肝脾二输，主治丹毒四时随病，当依源补泻虚实之疴，皮肉随热，则须鎌破，薄贴方呪促治，疾无逃矣；灸心肺二输，主治丹毒白狸气病，当依源为疗，调其阳，理其阴，则藏府之病不生矣；灸脾肝肾三俞，主治丹金毒，黑温之病，当依源为理，调藏理府，清浊之病不生矣"。所谓"丹毒牵""丹毒病""丹毒四时随病""丹毒白狸气病""丹金毒黑温之病"，是春、夏、长夏、秋、冬诸种疫病的古称，另又有青筋牵、赤脉搏、黄肉随、白气狸、黑骨温的记载，亦见于《备急千金要方》。直至宋代，庞安常、许叔微等医家论治四时温疫均受其影响。

关于胃、大肠、膀胱、小肠及胆的实热、虚寒病机，以及与之有关的"风水、气水、石水、里水、玄水"的发病情况。"扁鹊"也有精辟论述，《备急千金要方》载其佚文。扁鹊云：

> 足太阴与阳明为表里，脾胃若病实则伤热，热则引水浆，常渴；虚则伤寒，寒则苦饥，常痛。发于风水，其根在胃，先从四肢起，腹满大，通身肿；手太阴与阳明为表里，大肠着病实则伤热，热则胀满不通，口为生疮，食下入肠，肠实而胃虚，食下胃，胃实而肠虚，所以实而不满，乍实乍虚，乍来乍去，虚则伤寒，寒则肠中雷鸣，泄青白之利而发于气水，根在大肠；六腑有病彻面形，肾膀胱与足少阴太阳为表里，膀胱总通于五藏，所以五藏有疾即应膀胱，膀胱有疾即应胞囊，伤热则小便不通，膀胱急，尿苦黄赤。伤寒则小便数清白，或发石水，根在膀胱，四肢小，其腹独大也；手少阴与太阳为表里，所以表清里浊，清实浊虚，故食下肠实而胃虚，故腑实而不满，实则伤热，热则口张，口为之生疮；虚则伤寒，寒则便泄脓血，或发里水，其根在小肠，先从腹起；足厥阴与少阳为表里，

表清里浊。其病若实极则伤热，热则惊动精神而不守，卧起不定；若虚则伤寒，寒则恐畏头眩不能独卧。发于玄水，其根在胆，先从头面起，肿至足。

以上胃、肠、膀胱及胆腑的病机和各种水病的病机论述是值得重视的。

另有关于筋绝、脉绝、肉绝、气绝、骨绝等所谓"五阴气绝"的重要论述，扁鹊云：

> 筋绝不治，九日死，何以知之？手足爪甲青黑，呼骂口不息，筋应足厥阴，足厥阴气绝，则筋缩引卵与舌筋，先死矣。
>
> 脉绝不治，三日死，何以知之？脉气空虚则颜焦发落。脉应手少阴，手少阴气绝，则脉不通，血先死矣。
>
> 肉绝不治，五日死，何以知之？皮肤不通，外不得泄。凡肉应足太阴，太阴气绝，则脉不管其肌肉，唇反者气尽则肉先死，使良送妙药，终不治也；气绝不治，喘而冷汗出，二日死，气应手太阳，太阳气绝则皮毛焦，气先死矣；骨绝不治，痛而切痛，伸缩不得，十日死。骨应足少阴，少阴气绝则骨枯，发无泽，骨先死矣。
>
> 五阴气俱绝不可治，绝则目系转，转则目精夺，为志先死。远至一日半日，非医所及矣。宜精研以表治里，以左治右，以右治左，以我知彼，疾皆差矣。

以上对于五绝的论述，是长期临床实践经验的重要总结。

扁鹊关于药、食的论述，为张仲景弟子卫汜及唐代孙思邈等所重。《备急千金要方·食治》记载：

> 河东卫汜记曰：扁鹊云：人之所依者形也，乱于和气者病也，理于烦毒者药也，济命抉危者医也。安身之本必资于食，救疾之速必凭于药，不知食宜者不足以存生也，不明药忌者不能以除病也，斯之二事，有灵之所要也，若忽而不学，诚可悲夫。是故食能排邪而安藏府，悦神爽志，以资血气。若能用食平疴，释情遣疾者，可谓良工，极养生之术也。

此外，扁鹊针灸癫狂病，有十三鬼穴。《备急千金要方》载存其法："扁鹊曰：百邪所病者，针有十三穴也。凡针之体，先从鬼宫（人中）起，次针鬼信（手大指爪甲下），便至鬼垒（足大指爪甲下），又至鬼心（太浦），末必须并针，止五六穴即可知矣。"扁鹊所说的其他针穴是鬼路（申脉）、鬼枕（大椎上入发际一寸）、鬼床（耳前发际宛宛中，耳垂下五分）、鬼市（承浆）、鬼路（劳宫）、鬼堂（上星）、鬼藏（男阴下缝，女玉门头）、鬼臣（曲池）、鬼封（舌头一寸，当舌中下缝）等穴。十三鬼穴治疗癫狂之疾，为后世针灸家所宗。

二、淳于意《诊籍》——医案集的典范

医案记录是总结临床经验并有助于研究认识疾病诊治的一种重要方式。临床医学发展到西汉初，出现了医家淳于意的《诊籍》，这是中医学术史上第一部医案专集，是中医医案学之圭臬。

淳于意是西汉初期的著名医家，齐临菑人。曾任太仓令，故又称"太仓公"或"仓

公"。淳于氏曾为齐王、济北王、菑川王等诸侯贵人治疗疾病，然一生潦倒，甚至身陷囹圄，险遭酷刑。略晚于他数十年的太史公司马迁在《史记·扁鹊仓公列传》中记载了他的生平事迹及其《诊籍》所录的 25 例病案。

《诊籍》不仅保存了汉以前的一些医学资料，并如实地记录了淳于意治疗疾病的成败经验。淳于意在继承前人学术经验的基础上，记录所诊治病人必详列姓名、身份、里籍、性别、病名、病因、脉证、诊断，以及治疗、预后。

淳于意曾从公孙光学医，尽得其传。公孙氏料知他"必为国工"，因而又将他介绍给公乘阳庆，遂得以尽览《黄帝扁鹊脉经》《上下经》《五色诊》《奇咳术》《揆度阴阳外变》《药论》《石神》《接阴阳禁书》等十多种医学著作。淳于意治病报验，医名鹊起，济北王的太医高期、王禹，齐王侍医唐安等均从其学习，许多侯王权贵常召他治病。

《诊籍》25 案中，所记疾病 23 种，如气鬲、痹、涌疝、风瘅客脬、迥风等，其致病原因以酒色居多。淳于意治病善用多种疗法，汤剂有火齐汤、下气汤、消石汤、柔汤，散剂如莨菪、芫花，含漱剂如苦参汤，其他还有火齐粥、药酒、丸药，以及刺法、灸法、冷敷法等。

诸多案例，疗效卓著。如治济北王风蹶胸满，即为药酒，尽三石而病已。治齐中犬夫病龋齿，灸其左太阳明脉，并制苦参汤，日漱三升，五六日而愈。治济北王侍者韩女腰背痛，以药物重之愈。淳于意尤长针灸之术，曾治齐北王宫司空命妇病气疝，为灸足厥阴脉左右各一所，即不遗溺而溲清水，腹痛亦止；更以火齐汤饮之，三日而愈。又治济北王阿母热蹶，即刺其足心各三所，按之无血出，其病即已。

淳于意十分重视脉诊，认为病人脉顺者可治，败逆者不可治。医者若心不精脉，则不能判断死生。《诊籍》记载齐御史成患头痛，淳于意为其诊脉，谓病恶不可言；认为病因酒色过度，而有痈疽发于肠胃之间，断其五日后当成痈肿，八日后呕脓而死，后果如其言。

《诊籍》还记载齐文王患气喘，医者误用砭灸，以致头痛，目视不明。独淳于意认为文王"非病"，以其年未二十，体肥骨肉不相任，故动气喘。但当调节饮食，注意作息，适当运动，舒畅情志，使筋骨舒展，血气流通。若误用灸法，必致"气逐"而病笃。其议论之精，非凡医所及。

淳于意还善于根据病人的饮食、居处情况测知其预后吉凶。《诊籍》记载齐中郎破石患病，淳于意断为堕马僵石上，肺伤不治，当延十日后溲血而死。他指出病者之所以能延命数日，是尚能进食的缘故，正如其师说："病者安谷即过期，不安谷则不及期。"同时，《诊籍》还有"病养喜阴处者顺死，养喜阳处者逆死"的预后判断法，如病人喜静而不躁，能伏几安坐，知其血下泄而死，否则血当上逆。淳于意在临证时常据师授医理进行反复验证。在《诊籍》中，无论治愈与否，或医者失误，皆如实记载，反映了其淳朴可鉴的学风。

《诊籍》的创立，是淳于意的重要医学贡献，他说："今臣意所诊者，皆有诊籍，所以别之者……表籍所诊，期决死生，观所失所得。"说明医案的记载有利于总结临床经验，可借以提高医者的诊断和治疗水平。后世无不以《诊籍》为医家圭臬，仿效其体，记录医案，终于逐渐形成了中医医案学。

由于淳于意生活在西汉之初，所以其论病用药就自然比东汉之末的张仲景要朴质得多。这既是学术风格的不同，更是不同时代的学术差异。

三、张仲景的遗方佚论

张仲景《伤寒杂病论》著成后，正值战事，故不久即卷帙散乱。经其弟子王叔和的整理，方得流传于世。之后历岁久远，复经传抄，各择所好，于是又演为各种不同内容的仲景著作。在南北朝时期，主要分成两类，即《小品方·序》录参考书目中所说的《张仲景辨伤寒并方》和《张仲景杂方》。亦即《隋书·经籍志》所称的《张仲景辨伤寒》和《张仲景方》，以及《新唐书·艺文志》所载的《伤寒杂病论》和《张仲景药方》。到了宋代校正之后，才定型为《伤寒论》（简称《伤寒》）和《金匮要略》（简称《金匮》）两书。

但在两书之外，尚有不少佚文属仲景所为。《日本国见在书目录》记有《张仲景方》九卷。《医心方》载引其方，有治三十年咳大枣丸（大枣、杏仁、豉，和丸含咽）、治胕肿青龙汤（麻黄、细辛、干姜、半夏）和治脾胃水桑根白皮汤（桑白皮、木香、生姜、人参、黄饴）、消恶核肿黄芪贴方（黄芪、当归、大黄、芎劳、白蔹、黄芩、防风、芍药、鸡子、黄连）、治散发腹痛黄芩汤方（栀子、香豉、黄芩）、解散发烦闷欲吐不得甘草汤（甘草）、治散发干呕不食饮半夏汤（半夏、生姜、桂心、橘皮）、治寒食散大小行难方（香豉、大麻子）及论灸法。

另在《备急千金要方》中，记载有仲景大续命汤、仲景三黄汤、仲景三物备急丸等方。此外，仲景还有关于灸法的论述，云："夫病，其脉大者不宜灸也。凡灸之，腥熟，宜视其人盛衰所在，大熟则伤衰，腥少则不能愈疾，是以宜节度随盛衰也……凡灸法，当先发于上，然后灸下；先发于阳，然后灸阴，则为顺也。凡灸诸俞，皆令如经也。不如经者，徒病无益。灸得脓坏，风寒乃出，不坏病则不除也……凡头者，人神所治，气之精也，病则气虚精散。夫灸头必令当病，使火气足，却邪则止火也。足而不止，则神出不得入，伤精明，营卫衰损也；未足而止，则微邪有余，喜因天阴阳而发也……四肢者，身之枝干也，其气系于五脏，灸头及四肢，不欲顿熟，宜稍与而数报之，积灸计状数，足愈疾断邪而已矣。腹者，水谷之所藏，风寒之所结，灸务欲令熟，为欲多也。脊者身之梁栋，脏腑之所系，太阳之合，阴阳动发，冷气成病，精神气散。得火则冷气散，且背臂重厚，灸宜熟务多善也。"《医心方》所载仲景关于灸法的具体论述，未见于《伤寒》《金匮》，实是仲景学说的重要内容之一。至于仲景的遗佚方论，在其他医书中尚可散见，在此不能尽述。

四、华佗的佚方遗论

华佗（约公元2世纪~3世纪初），字元化，一名旉，沛国谯（今安徽省亳县）人。少年时至徐州访师求学，"兼通数经，晓养性之术"。沛相陈珪欲举为孝廉、太尉黄琬亦推举为官，然均辞谢不赴，遂专志于医药学和养生保健术，华佗行踪声誉遍及安徽、江苏、山东、河南等地。曹操闻其名，召为侍医，治愈其头风病。华佗耿直，不愿侍奉而遣还。后曹操恚怒，将佗逮入狱中，终于被害。临终，华佗将所著医书交付狱吏，吏不敢受，佗遂将书焚毁。

华佗在医药学方面兼通各科，于外科最负盛名。《后汉书·华佗传》记载"精于方药，处剂不过数种，心识分铢，不假称量。针灸不过数处，若疾发结于内，针灸所不能及者，乃令先以酒服麻沸散，既醉无所觉，因刳破腹背，抽割聚积。若在肠胃，则断截湔洗，除去疾秽，既而缝合，傅以神膏，四五日创愈，一月之间皆平复"。

华佗成功地应用麻沸散进行腹部外科手术时候，世界其他国家的外科麻醉术尚处于摸索的阶段。《后汉书》所载华佗医案数十则，涉及内、外、妇、儿、五官、针灸诸科，皆具体反映了其高明的医疗技术。如用手术治愈肠痈、脾半腐；以刺血疗法治愈晕眩；点按体穴并灸夹脊上下治愈脚蹙；针药并用结合手术治愈死胎病；以情志疗法激怒病人，吐黑血而治愈顽疾，凡此等等，足见华佗的医术非一般所能企及。

华佗对养性之术尤为重视，故有"晓养性之术，年且百岁，而犹有壮容，时人以为仙"的记载。《后汉书·华佗传》中记载华佗对弟子说："人体欲得劳动，但不当极耳。动摇则谷气得消，血脉流通，病不得生，譬如户枢，终不朽也。"显然是承袭了《吕氏春秋》所说的"流水不腐，户枢不蝼动也，形气亦然"的运动思想。华佗的"五禽之戏"，仿鹿、熊、虎、猿、鸟的动作，也是《淮南子》所说的"熊经鸟伸、凫浴猿蹼、鸱视虎顾"等养形法的一种发展。华佗创制的养生方，漆叶青散（漆叶一斗，青黏十四两），久服可利五脏、轻身、乌发。如上所述，足见华佗在养生方面最重于"养形"，其方法是运动和服药。

在《后汉书》《三国志》均有华佗传，而于同时代的张仲景却阙如，可见其影响在当时是十分深远和普遍的。六朝时陈延之《小品方》自序曾写："观历代相绍医圣，虽异轨殊迹，治化同源，疗病之理其教亦然。是以神农使于草石，黄帝施于针灸，扁鹊彻见脏腑，华佗刳割肠胃，所为各异，而治病则同，是以为开轨而同源者也。"《小品方》的参考文献中，把《华佗方》十卷列为众书目之首，这绝不是偶然的。

《三国志·魏志·华佗传》说佗临死将"活人"之书"索火烧之"，于是历来认为世无华佗亲撰的医书。但在历代史志书目及古籍文献中，记述华佗遗书甚多，如《隋书·经籍志》著录有《华佗内事》五卷、《华佗观形色并三部脉经》一卷、《华佗方》十卷、《华佗枕中灸刺经》一卷；《宋志·艺文志》著录有《华佗老子五禽六气诀》一卷；《通志·艺文略》著录有《华氏中藏经》一卷；《崇文总目》有《华佗玄门脉诀内照图》一卷；《医藏书目》载有《华佗外科方》一卷；《国文经籍志》著录有华佗《济急仙方》一卷；《补后汉书艺文志》著录有《华佗书》一卷、《青囊书》一卷、《急救仙方》六十卷。又王叔和《脉经》载有《扁鹊华佗察声色要诀》，《八十一难说》杨玄操注引有《华佗脉诀》，《抱朴子·内篇》引《华佗服食论》，日本《医心方》有《华佗针灸经法》，《本草纲目》引有《华佗脉经》《华佗危病方》《华佗救卒病方》等。另在《备急千金要方》《外台秘要》《太平圣惠方》《资生经》等医籍中，也记载有华佗的一些医术医方。这些著作，或系焚毁之余，或为弟子所辑，或为后人所集，或好事者伪托，情况各异，真伪须辨。

兹举华佗"察声色要诀"诸例于下：

> 病人面无精光，若土色，不受饮食者四日死；
> 病人目无精光，及牙齿黑色者不治；
> 病人耳、目、鼻、口有黑色起，入于口者必死；
> 病人黑色出于额，上发际，下直鼻脊、两颧上者，亦死在五日中；
> 病人及健人面忽如马肝色，望之如青，近之如黑者死；
> 病人面黑唇青者死；
> 病人面青唇黑者死；

病人目直视，肩息者一日死；

病人头目久痛，卒视无所见者死；

病人阴阳绝竭，目眶陷者死；

病人口如鱼口，不能复闭，而气出多不反者死；

病人荣卫竭绝，面浮肿者死；

病人爪甲青者死；

病人爪甲白者不治；

病人手足爪甲下肉黑者八日死；

病人足跌肿，呕吐、头重者死；

病人卧，遗屎不觉者死；

病人尸臭者不可治；

病人卒肿，其面苍黑者死；

病人手掌肿无文者死；

病人脐肿反出者死；

病人阴囊、茎俱肿者死；

病人脉绝，口张、足肿者五日死；

病人唇肿齿焦者死；

病人齿忽变黑者十三日死……

以上所举，都是历经临床重危病证的经验总结，尤其在望诊方面内容较多，至今仍有重要诊断价值。这些要诀，为晋代王叔和《脉经》及唐孙思邈《备急千金要方》所载录。王氏与华佗相去不远，故这些内容出于华佗当是真实可信的。另外若如学者所考，王叔和为仲景弟子的话，则华佗在当时的学术影响也不言而喻。在《备急千金要方·伤寒》中，还记载了华佗的治法，其文如下：

夫伤寒始得，一日在皮，当摩膏火灸之即愈。

若不解者，二日在肤，可依法针，服解肌散发汗，汗出即愈。

若不解，至三日在肌，复一发汗即愈；若不解者，止勿复发汗也。

至四日在胸，宜服藜芦丸，微吐之则愈；若病困，藜芦丸，不能吐者，服小豆瓜蒂散，吐之则愈也；视病尚未醒醒者，复一法针之。

五日在腹。

六日入胃，入胃乃可下也。

若热毒在外，未入于胃而先下之者，其热乘虚入胃，即烂胃也。然热入胃要须下去之，不可留于胃中也。胃若实热为病，三死一生，皆不愈；

胃虚热入烂胃也，其热微者赤斑出，此候五死一生；剧者黑斑出者，此候十死一生。但论人有强弱，病有难易，得效相倍也。

得病无热，但狂言烦躁，不安精彩，言语不与人相主当者，勿以火迫之，但以猪苓散一方寸匕服之，当逼与新汲水一升若二升，强饮之，令以指刺喉中，吐之，病随乎而愈；若不能吐者勿强与水，水停则结心下也，当更以余药吐之，皆令相主，不尔更致危类。若此病辈不时以猪苓散吐解之者，其死殆速耳。亦可先以去毒物及法针之尤佳。夫饮膈实者，此皆难治，此三死一生也。

病者过日不以时下，则热不得泄，亦胃烂斑出。春夏无大吐下，秋冬无大发汗。发汗法，冬及始春大寒时宜服神丹丸，亦可摩膏火灸；若春末及夏月、始秋，此热月，不宜火灸及重覆，宜服六物春散，若崔文行度瘴散，赤散、雪煎亦善。若无丸散及煎者但单煮柴胡数两，伤寒、时行亦可服以发汗。至再三发汗不解，当与汤、实者转下之。

其脉朝夕者，为澼实也；朝平夕者，非澼也，转下汤为可早与，但当少与，勿令大下耳。少与当数其也。

诸虚烦热者，与伤寒相似，然不恶寒，身不疼痛，故知非伤寒也，不可发汗。头不痛，脉不紧数，故知非里实，不可下也。如此，内外皆不可攻而强攻之，必遂损竭，多死难全也。此虚烦，但当与竹叶汤，若呕者与橘皮汤一剂。不愈，为可重与也。此法数用，甚有经验。伤寒后虚烦亦宜服此汤。

由上可知，华佗说伤寒的病机是在皮、在肤、在肌、在胸、在腹、入胃，逐日发展；其治疗用摩膏、针灸及汗、吐、下诸法。显然，较之张仲景《伤寒论》的六经辨证论治要简单。

如上所载，可见华佗在治疗伤寒时，经常使用摩膏、解肌散、藜芦丸、小豆瓜蒂散、猪苓散、神丹丸、六物青散、度瘴散、赤散、雪煎、转下汤、竹叶汤、橘皮汤等方剂。这些方剂在《备急千金要方》中尚可求索。其中度瘴散为崔文行方，小豆瓜蒂散、猪苓散及竹叶汤（竹叶石膏汤）也为张仲景《伤寒论》所用。至于其他方药，或为当时所流传，也可能是华佗所创制。

除了以上方剂外，流传千百年并远传日本的屠苏酒及茅苣汤等，亦为华佗所制。据晋代葛洪所著《肘后备急方》所载"小品正朝屠苏酒法"，称"此华佗法，（魏）武帝有方验中"（《治百病备急丸散膏》）。屠苏酒，《备急千金要方》云："辟疫气，令人不染温病及伤寒。"方由大黄、白术、桔梗、蜀椒、桂心、乌头、菝葜（一方有防风）等组成，咀入袋，十二月悬沉井中，正月朔日出药，置酒中煎饮，故又称"岁朝屠苏酒"。宋代王安石诗"春风送暖入屠苏"，在后世用其辟疫已成民俗。据晚近矢数道明《汉方治疗百话摘编》提及，在日本嵯峨天皇的弘仁年间（公元810~823年），为在元旦时宫中举行仪式，首次使用此酒，美其名为"延寿屠苏散"。后在日本国逐步发展形成一种新年之初的风俗，成为一种影响广泛的民俗。

茅苣汤由茅苣、甘草、人参、蓝子、茯苓、芍药、黄芩、芜菁子等组成。《小品方》载为"华佗解药毒"用。

《医心方》所载的《华佗方》尚有：治聤耳方（雄黄、矾石等分为末）；治能筋方（白蔹〈醋〉煮粉令一沸，洗足胕至足）；二车丸（蜀椒、干姜、粳米、乌头、灶中灰），主心腹众病，膈上积聚，寒热，食饮不消，或从忧恚喜怒，或从劳倦气结，或有故疾气浮在上，饮食衰少，不生肌肉等病；治大便坚，数清不得出（皂荚末、猪脂和合，纳谷道中）；又二车丸，主临饭腹痛不能食，大便难（大黄、柴胡、细辛、茯苓、半夏、蜜丸）；治女石乳（生蔓菁根，和盐捣浆，水煮服）；治"谷瘦"，谷气液升道中去，下关不通方（葛根、猪肪），使下关通，营卫泽。此外还有霍乱转筋方、治胃反方、小儿赤游肿方等。从上述诸方可见，华佗方大多以组方精简、取效快捷取胜。

华佗方在其他医籍中尚有不少，兹仅能举例，以示其概。

先秦、两汉的杰出医家自扁鹊、仓公至仲景、华佗，他们在学术上虽然各有专长和建树，然而其学术渊源实是相同的，这正如陈延之《小品方》自序所说："观历代相绍医圣，虽异轨殊迹，治化同源，疗病之理，其教亦然。是以神农使于草石，黄帝施于针灸，扁鹊彻见脏腑，华佗刳割肠胃，所为各异，而治病则同，是以为异轨同源者也。"陈氏之言，是对先秦两汉医学家学术源流问题的精辟论述。

第八节　出土先秦两汉的医学文献

自 20 世纪以来，我国多地先后出土了大量竹简、木牍和帛书等古代文献资料，其中涉医简帛十分丰富，为医籍文献研究提供了新的材料。目前已经整理出版的有周家台秦简《病方及其他》、《马王堆汉墓帛书》（共十五种）、张家山汉简《脉书》、《引书》、《武威汉代医简》、阜阳汉简《万物》等。另外在里耶秦简、敦煌汉简、居延汉简、张家界古人堤简牍等竹简木牍中，也有散见的巫医、医方等内容。此外，还有一些正在整理中的医药简牍资料，如《北京大学藏汉简》也有一些医籍和方技类资料。2012 年成都天回镇老官山西汉墓葬的发掘，出土了包括《六十病方》在内的 9 种医书，以及疑似为失传已久的扁鹊流派医籍。这些出土医籍，越来越受到学术界的重视，认为其可为中医学术发展的溯源研究提供必不可少的资料，并展现新的视角。故而虽则目前出土文献与医学的研究，真正属于中医学术思想的内容尚有待进一步充实与提高，但鉴于出土文献对中医学术源头研究方法与视角的重要影响，本书专设一节以介绍目前此类研究的进展，并尽力发掘其中蕴含的中医学术意义。在诸多的出土简帛中，对中医学术发展史研究提供最有影响资料的，当属《马王堆汉墓医简》和《老官山天回医简》。

一、马王堆汉墓医书

1973 年年底，考古工作者在长沙马王堆发掘的三号汉墓中，发现了汉文帝十二年（公元前 168 年）入葬的大量帛书和竹木简，其文字字体有小篆、隶书和草隶（介于篆、隶之间，又称"秦隶"）。在 20 多种帛书（约 12 万字）中，有相当部分是自然科学（包括医学）方面的著作。

帛书中的古医书的抄写年代虽在秦汉时期，但其著作年代却远早于此时。如果说《内经》中的不少内容成于战国中、晚期，那么马王堆古医书则可能著成于春秋晚期或战国早期，也有部分帛书与《内经》同时期。

马王堆帛书包含了传世文献中未见的医学典籍，具有非常高的学术价值。所包含的十五类古医书分别是《足臂十一脉灸经》《阴阳十一脉灸经》（甲、乙本）《脉法》《阴阳脉死候》《五十二病方》《却谷食气》《导引图》《养生方》《杂疗方》《胎产书》《十问》《合阴阳》《杂禁方》《天下至道谈》。

其中《足臂十一脉灸经》《阴阳十一脉灸经》（甲、乙本）比较完整地记载了十一脉的名称、起止、走向与疾病等，内容远较《内经》简略，但亦初具规模。十一脉不称"经络"，而分足臂两类。足脉六，分三阳三阴；臂脉五，分三阳二阴，却无臂厥阴。这种情况与《灵枢·本输》所载相一致。另外，臂三阳又仅称为"肩脉""耳脉""齿脉"。十一脉的起止，均与《内经》不同，也无相互衔接"如环无端"的概念。其中，谈到有四脉与脏腑有联系，但除足少阴系于肾外，其他三脉系所脏腑与《内经》之说不同。然而，其所分的"是动病"和"所生病"，则与《灵枢·经脉》一致。由此可见，足臂十一脉是早于《内经》的经络学说。

《脉法》与《阴阳脉死候》是古代诊断学著作。虽然全文字数共仅不足五百字，但是目前所能见到最早的人体气脉关系的论述，并提出了"治病者取有余而益不足"的虚实补泻治则。并论述了判断成脓多少深浅，以此确定砭刺手法的原则。

《五十二病方》是治疗疾病的方剂学著作，其中记有疾病 52 种，并还涉及其他病证名约百余种之多。其中绝大部分是外科病，涉及外伤、烧伤、痈疽、溃烂、肿瘤、皮肤病、肛周病及犬噬、蛇虫咬，另有内科病，包括癫痫、痉病、疟病、饮食病、疝病、淋闭等，以及一些寄生虫病、传染病、过敏性疾病，此外还有儿科病如婴儿索痉、婴儿癫痫、婴儿瘛疭等。其载方 280 多首，有内服方、外用方，灸方、砭法、熨法、熏法，以及洗浸、药摩、角法，甚至还有手术法。其治"牝痔"的手术法，将狗膀套竹管，插入肛中，吹胀后引出直肠下端患处，然后割治，敷以黄芩。这是一种巧妙的手术设计，反映了当时外科手术之一斑。

《却谷食气》《导引图》《养生方》，以及《十问》《合阴阳》《天下至道谈》均属于养生类著作，内容见上养生篇中，此处不再赘述。

《杂疗方》存方 38 首，所载药物达 50 余种。复旦大学整理小组认为该书包含《房中记》与《疗射工毒方》两种医书。《房中记》部分主要记载数首"壮阴方""壮阳方""埋胞图法"及"益内利中方"，《疗射工毒方》则记载了射工（蜮）及毒蛇伤的方药。

《胎产书》记载了有关胎产知识，这是目前所能见到的最早的胎产专论。主要记载了养胎、埋胞、孕子与产后母子保健的内容，含埋胞图及人字图。张仲景著《伤寒杂病论》曾参考了《胎胪药录》一书，观其书名，当是有关胎产和儿科疾病的一种药物著作，说明了至少在东汉末期已经有了较为系统的胎产知识和用药初步体系。但有关胎产的早期医书未能传世，今人只能见到《诸病源候论》的《妊娠侯》、《备急千金要方》引《徐之才逐月养胎方》、《医心方》引贞德常《产经》，方能得知魏晋时期的胎产医疗情况。故《胎产书》的出土，是我们得以管窥早期胎产医疗一角的重要资料。

《杂禁方》为古代祝由科方面的著作，为木简，主要讨论用符咒消除夫妻不和、婆媳相恶等现象，以及治疗婴儿啼哭、恶梦频繁等疾病。

二、老官山汉墓天回医简

2012 年 7 月至 2013 年 8 月，成都文物考古研究所和荆州文物保护中心，对成都市金牛区天回镇老官山地区的四座西汉景武时期墓葬进行了抢救性考古发掘。其中三号墓出土的医简，共出土医简 920 支，几乎都是医书。其抄写年代为秦至西汉初年，反映了汉初以前的中医学内容，是迄今发现最早的诊断专书。

这些医书依照内容可以分为九部，除《五色脉诊》一部书本有书名之外，其余的由整理者暂定名为《敝昔诊法》《脉死侯》《六十病方》《尺简》《诸病源候论》《经脉书》《诸病症候》《脉数》，内容涉及内科、外科、妇科、伤科、皮肤科、五官科等。据发掘人员初步研究，其中《敝昔诊法》《五色脉诊》等脉书简，有可能是已经失传的扁鹊流派的经典。另外尚有一部《医马书》，属于首次发现的出土兽医学专著，填补了我国早期兽医学史的资料空白。

《敝昔诊法》以诊法为主，也有一定的理论体系，反映了《内经》成书之前理论与脉诊方面的情况。该书认为"人有九窍五脏十二节，皆朝于气"，认为人体脏腑官窍依赖于气的生化和升降出入。认为"五行通天"，将"五行"理论运用于构建天地自然普遍联系的系统。《敝昔诊法》还明确指出了五脏、四时五季之间的相通关系，如"肾通天为冬""肝通天为春""肺通天为秋"等，这与传世文献《内经》《太素》《脉经》部分篇章存在一定源流关系。该书在"五色诊"和"脉变"方面有相当宝贵的论述。其论"损脉"云"再损离亶，三损曰争（静），争（静）者夺血"，与《脉经·论损至脉》"脉再损者，人一息而脉一动……曰离经。脉三损者，人一息复一呼而脉一动……曰争，气行血流，不能相与具微"的载述有一定关联。论至脉则云"口之次，故曰脉再至曰平，三至曰离经"，与在《难经·十四难》"至之脉，一呼再至曰平，三至曰离经"的论述相同。《敝昔诊法》除围绕色脉之外，还有通过外在症候诊治疾病、判断预后的论述，即"五死"候，分别依据"唇反人盈""汗出如贯珠"的外症特点判断"肉死""气死"，可与马王堆帛书《阴阳脉死候》、张家山汉简《脉书》等出土文献相参，与《难经·十四难》中对"肉死""气死"的记载也非常接近。

扁鹊以色脉诊闻名于世，《史记·扁鹊仓公列传》云："扁鹊虽言若是，必审诊，起度量，立规矩，称权衡，合色脉表里有余不足顺逆之法，参其人动静与息相应，乃可以论。"然传世扁鹊医学资料甚少，《敝昔诊法》可弥补此憾。并从《敝昔诊法》与传世所谓扁鹊医学资料的相关性与相同性可见，《难经》《脉经》等传世文献中扁鹊脉学的内容确实传承有扁鹊脉诊的学术思想，不可简单视其为托名之作。《敝昔诊法》《诊治论》《逆顺五色脉藏验精神》三书分别从肝脏、脉象、气色三个角度总结诊断方式，以阴阳五行作为理论基础，通过"望闻问切"四诊合参的方法，探求病因病性及病位，体现了人与自然相通的原理，丰富了中医的脏象、病机等内容。

《经脉书》为记载人体经脉循行的医书，气总体行文体例与马王堆《足臂十一脉灸经》一致，记述的循行路线与《足臂》所述更为贴近，提示《经脉书》与《足臂》的密切渊源。但《经脉书》记述的经脉循行路线又包含了部分《阴阳十一脉灸经》的内容，记述的经脉病证与《阴阳》"所产病"内容更为相近，说明即使二者属于同一传承流派，其中也存在不同的传承版本，同时也说明《足臂》《经脉书》与《阴阳》这两大类流传派别之间存在不断的交流，这些都对经脉学说的起源研究具有重要意义。黄龙祥研究员认为，老官山出土汉简脉书虽然晚于马王堆脉书和张家山《脉书》，却保存了不同时期的文本，包括比马王堆和张家山出土经脉文献更古老的文本，以及同源文献的不同版本（抄本），为考察经脉学说的形成和演变轨迹提供了一个个关键"路标"。

《六十病方》记载了六十种疾病的治疗方剂，涉及内科风痹汗出、风聋、风热中、上气、咳、心腹承瘕、黄疸、消渴、内瘀、隔中、温病等，外科金伤、癣、大庀等，妇科内崩、女子不月，儿科婴儿癫痫等疾病。据整理小组与《五十二病方》、武威医简的比较研究,指出三种文献药物名称大体相同,方药剂型、炮制方法用量相近,但方剂结构、方药配伍存在明显区别。《六十病方》比《五十二病方》更加成熟,与临床关系更密切。但目前尚未见到完整的方书内容资料。

老官山三号墓还出土了完整的人体经穴髹漆人像,上有白色或红色描绘的经脉走形线条和穴位点。这是迄今为止我国发现的最早最完整的经穴人体医学模型。其可与墓葬出土的经脉医书相对照,对解开经脉针灸理论的起源具有重要意义。

对该批医简资料的介绍,尚较少有正式的考古发掘报告,相关信息主要来自新闻媒体及少量研究论文。早期中医学术史的凝练与撰写,有待大量进一步研究。

三、张家山汉简医书

1983 年年底,湖北省江陵县张家山三座西汉前期墓葬出土大批竹简,均为佚籍,内容包括法律、医学、数学、军事、天文等。其中 247 号汉墓出土《脉书》《引书》两部医学佚籍。其墓主人去世当在西汉吕后二年(公元前 186 年)左右,医书传抄时间当在秦或汉初之际,反映了汉初以前医学和导引养生水平。

《脉书》分为三部分,其一记载了人体各部位疾病症状及相应病名 60 余,探讨其病源病机与证候表现。对证候的描写和病因病机探讨,代表了当时医家对于疾病的认识水平。如云"在肠中,小者如马屎,大者如杯,而坚痛,摇,为牡瘕",这与《金匮要略》"心下坚大如盘。边如旋盘"的载述非常相似。又云"内疸,身痛,眼爪黄,溺赤,为黄疸"的记载,这与《灵枢·论疾诊尺》中"身痛而色微黄,齿垢黄,爪甲上黄,黄疸也"的记载类似而可为互补,反映了当时医家对于黄疸病的认识已经抓住主要症状。第二、三部分与马王堆《阴阳十一脉灸经》《脉法》《阴阳脉死候》基本相同,反映了当时经脉学的发展水平。此处不再赘述,详见"经络学说"的形成部分。

《引书》采取总分总的写作格局。第一部分总述载述四季行气饮食摄生之道,其后第二部分分论详细记载三十余种导引式式的名称与动作要领及功效;第三部分总结导引养生理论。全篇共记载了 57 种导引式的名称,详细解说了 37 种术式,详见"养生篇"。

四、其他出土医籍

(一)周家台秦简《病方》

《病方》是 1993 年湖北荆州市关沮乡周家台秦墓出土的秦简之一。涉及温病、瘕病、瘘病、龋齿等的治疗,以及长发、去黑子美容。另有祝由术治疗心病、痈疮溃破及产后下乳之术。反映了先秦时期医疗实践情况。

(二)阜阳汉简《万物》

《万物》是 1977 年考古工作者在安徽阜阳双古堆第二代汝阴侯夏侯灶墓出土的汉简之一。夏侯氏卒于汉文帝前元十五年(公元前 165 年),故竹简书写于西汉之初。据考竹简所书的"越""符离"等地名,为春秋时期所有,因而《万物》的撰写可能在春秋时代或战国初期。

由于竹简有"口(天?)下之道,不可闻也;万物之本,不可不察也;阴阳之化,不可不知也"的文句，故当代学者将其定名为《万物》。

《万物》残简共 133 枚，约 1100 字。其文每一句记载一种疾病的治疗，所用药物多为一二味。从其内容研究，《万物》的本草学成就颇为重要，反映了春秋战国时期至秦的本草学成就。详见"本草学形成"部分。

（三）武威汉简

1972 年，甘肃武威柏树公社旱滩坡东汉早期墓葬出土的残简，有《治百病方》，尚存 40 余方，治疗伤寒、伏梁、痹、大风、脏癖、诸癃、久泄、久咳上气、大痛、金创、目痛等杂病，涉及内科、外科、妇科、男科及五官科，用药涉及 100 多种。其中载有方剂的作用，以及某些病症的病理；如"中冷""裏脓在胃肠之外""寒气在胃脘"等，比《五十二病方》有所进步。另有数条针刺治疗的记录，以及针灸禁忌，成书时代与《内经》相距不远，在一定程度上反映了汉代医疗水平。

（四）其他散在医学简牍

近来出土的医学简牍尚有里耶秦简医药简、敦煌汉简医药简、居延汉简和居延新简医药部分等，为散见的医学简牍资料。

里耶秦简为 2002 年湖南省龙山县里耶古城中废弃的古井中发现的出土秦代官署档案，以及 2005 年北护城濠坑中出土的简牍。其中有一些残损的医药简牍，但数量不多，涉及心痛、烦心、心腹痛、少气、金创等疾病，系统的整理与研究较少。

敦煌汉简为 20 世纪初至七八十年代，河西疏勒河流域汉代边塞烽燧遗址出土的汉代简牍，其中有一些医方，但损毁严重，数量不多。

居延汉简是 1927～1930 年，于额济那河流域古张掖居延县出土的。中华人民共和国成立后又有几批汉简出土，统称"居延新简"。其中有少量涉医部分，尚较少有研究整理（本节内容参考除特殊说明外，诸多资料信息来源于周祖亮、方懿林《简帛医药文献校释》一书，并参考相关研究论文及新闻报道等）。

第九节　现存的中医药学经典著作

自春秋战国到东汉之末，《黄帝内经》《灵枢》《素问》《难经》《神农本草经》，以及《伤寒杂病论》（《伤寒论》《金匮要略方论》）的先后成书，奠定了中医药学的理论基础，千百年来，被历代医家尊为经典之著。以上经典著作流传至今，其概况大约如下。

《黄帝内经灵枢》　简称《灵枢经》《灵枢》。原书九卷，八十一篇。托名黄帝所著。成书年代稍早于《素问》，约在战国至秦汉时期，非一时一人之作。与《素问》合称《黄帝内经》。该书古称《九卷》，初见于东汉张机《伤寒杂病论·序》，晋代王叔和《脉经》亦有此称。皇甫谧《针灸甲乙经》始名《针经》，唐代王冰叙《素问》时更名《灵枢》。唐代以后一度失传。至宋元祐八年（公元 1093 年），史崧"校正家藏旧本《灵枢》九卷，共八十一篇，增修音释，附于卷末，勒为二十四卷"，流传至今。1963 年人民卫生出版社出版时并为十二卷。该书卷一有"九针十二原"等四篇，详述九针的名称、形状和用途，讨论疾徐、迎随、开阖等针刺补泻手法及针刺时的守神、守机、禁忌等问题。卷二有"根结"等五篇，记载了三阴三阳各经的根结部位与穴位，阴阳各经开、阖、枢作用及其所主病证与治疗；分析阴阳刚柔不同体质类型与其与生死寿夭的关系；阐述了精、神、魂、魄、意、志、思、智、虑的涵义，强调"凡刺之法，必先本于神"。卷三有"经脉"等三篇，主要论述十二经脉、十五络脉的名称、起止点、循行路线、发病证候及治疗原则，指出经脉对于决死生、处百病、调虚实等方面的重要意义。卷四有经筋等七篇，阐述十二经筋的循行部位和生理特点，经脉之气在人体内营运的情况，营卫之气的生成、分布和作用，三焦的部位和生理活动情况，并记载了人身的骨度、脉度。卷五有五邪等九篇，介绍邪入五脏、寒热、癫狂、热病、厥病、周痹等病证及治疗原则。卷六有师传等十二篇，载述消化道器官的解剖位置及其形态，强调腑气畅通的重要意义，并提出人体"四海"在生命活动中的重要性，论述津液的生理功能和代谢过程，以及胀病的病因病机及其诊治。卷七有阴阳系日月等七篇，从天人相应的观点，提出针刺注意事项；记述了疾病传变规律，分析不同梦境的产生原因，并论体质与发病。卷八有禁服等九篇，指出通过人迎、寸口脉象的变化，可以测知人体经脉脏腑的病变；根据面部色泽的变化可诊察相应脏腑的病变；从皮肤、肌肉的厚薄坚脆和色泽的表现，以测候人体对四时虚邪贼风的耐受力。卷九有水胀等八篇，指出形体肥瘦大小、年龄老壮少小等差异，在辨证治疗上的特殊意义；归纳了二十五种不同类型的形神气质特征。卷十有五音五味等八篇，叙述致病原因、发病规律及病理机转；指出体质有阴阳气血偏多偏少之分，其差异皆本于禀赋。卷十一有官能等五篇，论述了尺肤诊及刺法中的"五节"等。卷十二有九针论等四篇，阐述九针的起源、命名、形状及其适应证和禁忌；讨论了眩惑、痈疽等病证产生的机理与诊治。该书阐论了生理、病理、诊断、治疗及阴阳五行、脏腑气血津精、人与自然等医学理论，约有五分之四篇幅侧重阐述了经络理论和针刺方法是系统总结秦汉以前医学基础理论、经络学说和针刺技术的经典著作，为后世医学，尤其是针灸学的发展奠定了坚实基础。

《黄帝内经素问》 简称《素问》，与《灵枢》合称《黄帝内经》。原书九卷，计八十一篇。托名黄帝所述，实非出自一时一人之手，大约历经战国至秦汉陆续汇集而成。汉魏之后，传本尚多。至晋代皇甫谧《针灸甲乙经》称已有亡佚，《隋书·经籍志》引《七录》云止存八卷，齐梁间全元起撰注《素问训解》时缺第七卷，宋代以降，原九卷旧本皆佚；惟唐王冰据秘本补配"七篇大论"并重为编注、宋代林亿等奉敕校正的《重广补注黄帝内经素问》二十四卷本得以流传至今。1963 年人民卫生出版社据明顾从德刻本，参考清咸丰二年（公元 1852 年）金山钱氏守山阁本及其"校勘记"排印，复题该书原名。《素问》全书以黄帝与岐伯、雷公等君臣问答体例讨论了摄生、藏象、病因病机、色脉诊法、治则方药、针刺方法及有关疾病治疗等内容。作为现存最早、最为系统的医学经典文献，全面总结了秦汉以前古代医学的临床经验和理论，将人的生命活动置于自然界的运动变化中加以考察，于探讨人与自然关系的过程中充分汲取了中国古代哲学、天文学、地理学等学科的先进思想和研究成果，创建了阴阳五行、脏腑经络、精气神等各种医学理论模式，以演绎其运动变化的客观规律，对人的生理与病理现象、各种疾病的诊断、治疗及其预后转归等各方面均有较为系统、全面的阐述，不仅充分体现了人与自然统一的整体运动观念，而且确立了因时、因地、因人制宜的辨证施治原则，从而形成了独具特色的中医学理论体系，并为其发展奠定了坚实的基础。现存各种传本，均出《重广补注黄帝内经素问》。详见该书。

《黄帝八十一难经》（二卷）　简称《难经》，旧题秦越人（号扁鹊）撰，见载于初唐杨玄操《难经注》序及《旧唐书·经籍志》。实为托名之作。东汉张机《伤寒杂病论》序称曾撰用《八十一难》，其成书年代当不晚于两汉。后经吴吕广次注、唐杨玄操类编而传世。该书大抵可分为《难经集注》系统、《难经本义》系统及《古本难经》系统，三者源流不同，其内容与编次略有差异。书中设八十一难，以设难答疑体例阐释并发挥《内经》等古医经要旨。其中，一至二十二难论脉学，二十三至二十九难论经络，三十至四十七难论脏腑，四十八至六十一难论疾病，六十二至六十八难论腧穴，六十九至八十一难论针法。其学术内容包括中医学理论体系诸方面，尤以脉诊、奇经、三焦命门、诸病病机及治则等论述最精，多能补《内经》所未备。如在脉诊方面，首创诊脉"独取寸口"及以寸关尺分部、浮中沉候取脉象之三部九候切脉法，为后世脉学理论发展及切脉方法规范化奠定了基础。在经络学及针法理论方面，不仅系统阐述了奇经八脉之循行、功能及病候特征，全面论述五输穴、原穴、腧穴、募穴之作用，而且还确立了"虚则补其母，实则泻其子""泻南方，补北方"等针刺治疗原则，从而对经络学说与针刺理论的完善和发展起有推动作用。在藏象理论方面，构建了与《内经》不同的三焦命门学说，认为肾脏有二，左为肾而右为命门；命门为原气所系，精神之舍，关乎男女之生殖；三焦为原气之别使，主持诸气而有名无实。其学说遂开后世命门学说之先河，又引发三焦有形无形之纷争。在发病学方面，提出诸病有"正经自病"与"五邪所伤"之别，亦有"气先病""血后病"及气病入血之异，并阐述了据五行生克原理判断生死吉凶之法。此外，还探讨了广义伤寒、五损、五积、心痛、狂癫等疾病的病机、诊断及其治法治则等问题，对后世临床医学的发展产生深远的影响。全书除敷畅《内经》旨意之外，"别有撼于古经"（《难经本义》），实发《灵枢》《素问》未发之秘旨。其所论述实为中医学理论体系之重要组成部分，故《内经》《难经》之学并称，而为中医学经典医著之一。

《神农本草经》（三卷，序例一卷）　托名神农氏撰。约成书于东汉时期（公元25～219年），非一时一人所作。简称《本经》《本草经》《神农本经》。原书已佚，其内容散见于《新修本草》《证类本草》《太平御览》等书中，后人据以辑复。各种辑本内容、体例基本相同，但互有差异。序例部分，包括药物三品分类原则、君臣佐使配合、七情、四气五味、采造时月、真伪新陈、药性调剂宜忌、用药察源、毒药用法、用药大法、服药时间、大病之主等。载药三百六十五种，分为上、中、下三品。其分类原则是上品一百二十种，无毒，欲轻身益气，不老延年者；中品一百二十种，无毒有毒斟酌其宜，欲遏病补虚羸者；下品一百二十五种，多毒，欲除寒热邪气，破积聚愈疾者。每药之下，阐述性味、功效主治、别名等。主治涉及内、外、妇、眼、耳、咽喉等科一百七十余种病证。该书是现在最早的本草学专著，第一次总结了东汉以前中药的发展情况，奠定了中药药性理论基础，具有重要的科学价值和历史影响，为中国医药学四大经典著作之一。所载药物的四气五味、配伍、药性宜忌、用药大法等理论体系，为后世药学理论发展奠定了基础。其上、中、下三品之论，乃是根据药物所具补虚、祛病功能所作的归纳，对后世本草以药物功效分类具有启示作用。全书总结魏晋以前各医家临床用药经验，其中所载二百多种药物至今仍为临床常用。现有辑复本多种。

《伤寒论》（十卷）　汉代张机（字仲景）撰著，晋代王熙（字叔和）编次，宋代林亿校正。刊于北宋治平二年（公元 1065 年）。卷首有张机"伤寒杂病论序"。东汉建安年间（公元 196～220 年），张机著《伤寒杂病论》，原著不久散佚。西晋时，太医令王熙搜采伤寒病证部分整理撰次，编纂成《伤寒论》。北宋治平二年由校正医书局林亿等将其整理校勘，并刊刻颁行。明万历二十七年（公元 1599 年），赵开美摹刻宋本收入《仲景全书》，保存至今。故又称《校正伤寒论》《宋本伤寒论》。卷一为辨脉法篇与平脉法篇，论述脉象的阴阳分类，平和之脉、常见病脉的临床意义及手足合参之脉法等；卷二为伤寒例篇、痉湿暍病篇、太阳病上篇，论述伤寒、温病，以及痉湿暍病的辨证论治与太阳病的涵义、分类、辨证论治等；卷三卷四为太阳病中篇、下篇，论太阳病兼证、变证的辨证论治等；卷五为阳明病篇与少阳病篇，论阳明、少阳病的辨证论治及兼证等；卷六为太阴、少阴、厥阴病篇，论三阴病的辨证论治等；卷七为霍乱病篇、阴阳易差后劳复病篇、不可发汗病篇、可发汗病篇；卷八为发汗后病篇，不可吐篇、可吐篇；卷九为不可下病篇、可下病篇；卷十为发汗吐下后病篇。共二十二篇。全书载方一百一十三首，包含汗、吐、下、和、温、清等法，具有广泛的适应证。剂型有汤剂、散剂、丸剂、栓剂等，有很高的临床实用价值，后世称为"众方之祖"。所用药物约九十六味，有植物药、动物药、矿物药、加工品药物等。炮制方法有火制、水制、水火同制等，且注重煎服之法，具有很高的科学价值。所创药物与针灸并用之法，对临床具有指导意义。其学术思想与成就，对中医学的发展产生了巨大影响。喻昌称该书为"众法之宗，群方之祖"（《伤寒尚论篇·自序》）。

《金匮要略方论》（三卷）　汉代张机（字仲景）撰著，晋代王熙（字叔和）编次，宋代林亿等校订。简称《金匮要略》《金匮》，又名《金匮玉函要略方论》。东汉建安年间（公元 196～220 年）张仲景著成《伤寒杂病论》十六卷，十卷论伤寒，六卷论杂病。因兵燹，书多散佚。至西晋，王叔和曾作搜集、编次，历唐至宋，卷帙和内容已非原貌。后人仅见《伤寒论》十卷，杂病六卷已佚，但其中许多内容记载于《脉经》，部分内容为《诸病源候论》《备急千金要方》《外台秘要》等书所引用。北宋仁宗时（公元 1023～1063 年），翰林学士王洙于馆阁蠹简中得《金匮玉函要略》三卷，"上则辨伤寒，中则论杂病，下则载其方，并疗妇人"，乃《伤寒杂病论》之节本。一经发现，即"录而传之士流"，且"以对方证对者施之于人，其效若神"。嘉祐二年（公元 1057 年），官府专设"校正医书局"，召集林亿等校正古医籍，并于熙宁间（公元 1068～1077 年）陆续刊行。因《伤寒论》已有王叔和编次本，故林亿等将《金匮玉函要略》之上卷删去，仅留中、下卷，又以下卷方剂分列诸证之下，遂编为上、中、下三卷。并采他书所载的仲景方与后世效方，分类附载于每篇之末，以广其法，从而自成一书，改为现名。计二十五篇。按病分篇，如以"中风历节病脉证并治"等为篇名。自第一至十篇为上卷，第十一至十九篇为中卷，第二十至二十五篇为下卷。其首篇（"脏腑经络先后病"）为全书总论，对疾病的病因、病机、预后、诊断、预防、治疗作原则性的指示，具有纲领性意义；第二至十七篇为内科疾病，包括中风、虚劳、胸痹、痰饮、黄疸、水气等三十多种病证的辨证论治；第十八篇论述肠痈等外科疾病；第十九篇讨论阴狐疝气、蛔虫等病；第二十至二十二篇专论恶阻、腹痛、脏躁等妇产科病证二十多种；末后三篇为杂疗方和食物禁忌。共载六百零八节条文，所及病证六十余种，方剂二百六十二首。全书以《内经》理论为指导，总结了东汉以前医家和作者的临床经验，理论联系实际，开创了内伤杂病辨证论治的体系，对后世临床医学的发展有深远影响。

参 考 文 献

［北宋］张载，撰，［清］王夫之，注. 2002. 张子正蒙. 上海：上海古籍出版社.

［东汉］班固. 1986. 汉书//二十五史（二）. 上海：上海古籍出版社，上海书店出版社.

［东汉］许慎，［清］段玉裁，注. 2013. 说文解字注. 北京：中华书局.

［东汉］张机，［北宋］林忆，等，校正. 2015. 伤寒论. 北京：学苑出版社.

［汉］桓谭. 2009. 新论. 朱谦之，校辑. 北京：中华书局.

［汉］孔安国，撰，［唐］孔颖达，疏. 1980. 尚书正义//［清］阮元刻. 十三经注疏. 北京：中华书局.

［汉］司马迁. 1982. 史记. 2版. 北京：中华书局.

［汉］郑玄，注，［唐］贾公彦，疏. 1980. 周礼注疏//［清］阮元刻. 十三经注疏. 北京：中华书局.

［汉］郑玄，注，［唐］孔颖达，疏. 1980. 礼记正义//［清］阮元刻. 十三经注疏. 北京：中华书局.

［金］李杲. 2018. 脾胃论. 北京：中国中医药出版社.

［晋］陈寿. 1986. 三国志//二十五史（二）. 上海：上海古籍出版社，上海书店出版社.

［晋］葛洪，原撰，［梁］陶弘景，补辑，［金］杨用道，补辑. 2009. 附广肘后方. 胡冬裳，汇辑. 上海：上海科学技术出版社.

［晋］皇甫谧. 2010. 帝王世纪. 陆吉，等，点校. 济南：齐鲁书社.

［晋］王叔和，撰，［北宋］林忆，等，类次. 2014. 脉经. 陈居伟，等，校注. 北京：学苑出版社.

［刘宋］范晔. 1986. 后汉书//二十五史（二）. 上海：上海古籍出版社，上海书店出版社.

［明］张介宾. 1999. 景岳全书//张志庸. 张景岳医学全书. 北京：中国中医药出版社.

［明］张介宾. 1999. 类经//张志庸. 张景岳医学全书. 北京：中国中医药出版社.

［南宋］史崧. 2014. 黄帝内经灵枢（标点本）. 北京：学苑出版社.

［南宋］朱熹. 1983. 四书章句集注. 北京：中华书局.

［清］程国彭. 2006. 医学心悟. 北京：人民卫生出版社.

［清］郭庆藩. 庄子集释. 王孝鱼，点校. 北京：中华书局.

［清］焦循. 1987. 孟子正义. 北京：中华书局.

［清］孔广森. 2013. 大戴礼记补注. 北京：中华书局.

［清］苏兴. 1992. 春秋繁露义证. 北京：中华书局.

［清］孙星衍. 2018. 神农本草经. 太原：山西科学技术出版社.

［清］王先慎. 1998. 韩非子集解. 北京：中华书局.

［清］永瑢，纪昀. 1983. 钦定四库全书//景印文渊阁四库全书. 台北：台湾商务印书馆.

［隋］巢元方. 2006. 诸病源候论. 刘晓峰，点校. 北京：人民军医出版社.

［唐］房玄龄. 1986. 晋书//二十五史（二）. 上海：上海古籍出版社，上海书店出版社.

［唐］孙思邈. 1999. 备急千金要方. 北京：中医古籍出版社.

［唐］王冰. 1963. 黄帝内经素问. 北京：人民卫生出版社.

［魏］王弼. 2011. 周易注. 楼宇烈，校释. 北京：中华书局.

［战国］秦越人，撰，［北宋］王惟一，集注. 2014. 难经集注. 赵怀舟，等，校注. 北京：学苑出版社.

陈丽云，严世芸. 2011. "和"的追求：传统哲学视域中的中医学理. 华东师范大学学报（社会科学版），（2）：29-36.

程树德. 1990. 论语集释. 程俊英，点校. 北京：中华书局.

方诗铭，王修龄. 2005. 古本竹书纪年辑证. 上海：上海古籍出版社.

何宁. 1988. 淮南子集释. 北京：中华书局.

黄怀信. 2010. 逸周书汇校集注. 上海：上海古籍出版社.

黄怀信. 2014. 鹖冠子校注. 北京：中华书局.

黄晖. 1990. 论衡校释. 北京：中华书局.

姜青松，王庆其. 2016. 从"三才"角度看〈黄帝内经〉的病因学说. 中国中医基础医学杂志,（6）：734-735，787.

姜青松，王庆其. 2016. 三才思想在中医整体观念的渗透. 南京中医药大学学报（社会科学版），（1）：14-16.

黎翔凤. 2004. 管子校注. 北京：中华书局.

李浚川，萧汉明. 1991. 医易会通精义. 北京：人民卫生出版社.

李守奎. 2003. 尸子译注. 哈尔滨：黑龙江人民出版社.

李晓东，周洪双. 2019-1-15. 中国出土医学文献与文物研究院成立——扁鹊学派著述研究站上更高平台. 光明日报，9 版.

梁繁荣，王毅. 2016. 揭秘敝昔遗书与漆人——老官山汉墓医学文物文献初识. 成都：四川科学技术出版社.

刘长林. 1978. 论〈黄帝内经〉中的"气". 哲学研究，（7）：57.

楼宇烈. 2008. 老子道德经注校释. 北京：中华书局.

罗振玉. 2015. 殷墟书契前编//殷虚书契五种. 北京：中华书局.

邱科. 2016. 老官山汉墓经穴云髹漆人像六阴经循行特点研究. 成都：成都中医药大学.

裘锡圭，湖南省博物馆，复旦大学出土文献与古文字研究中心. 2014. 长沙马王堆汉墓简帛集成. 北京：中华书局.

矢数道明. 1981. 汉方治疗百话摘编. 北京：科学技术文献出版社.

宋欣阳，陈丽云，严世芸. 2015. 中和正义——探中和思想内涵与中医学. 中华中医药杂志,（5）：1593-1956.

宋欣阳，陈丽云，严世芸. 2016. 由"中和"反思中医"平衡论". 中医杂志.（23）：2057-2060.

宋欣阳，陈丽云，严世芸. 2018. 论三才、中和与中医学. 中国中医药信息杂志,（8）：18-21.

王利器. 1992. 盐铁论校注. 北京：中华书局.

王利器. 2009. 文子疏义. 北京：中华书局.

王盛元. 2012. 孔子家语译注. 上海：上海三联书店.

王颖晓. 2016. 意象思维在五脏生理特性构建中的作用. 南京中医药大学学报（社会科学版），（2）：72-73.

王颖晓. 2017. 意象思维对五色诊理论形成的影响. 中国中医药科技,（2）：183-184.

谢涛，武家璧，索德浩，等. 2014. 成都市天回镇老官山汉墓. 考古,（7）：64.

徐元浩. 2002. 国语集解. 王树民，沈长云，点校. 北京：中华书局.

许维遹. 2009. 吕氏春秋集解. 北京：中华书局.

严世芸，朱伟常. 2019. 经子医读. 北京：中国中医药出版社.

严世芸. 2018. 中国传统视阈下的中医学理：中医优秀文化思想的传承研究//2012 年国家社科重点项目 "中国优秀文化思想的传承研究"结题报告.

杨伯峻. 1979. 列子集释. 北京：中华书局.

杨伯峻. 1990. 春秋左传注. 2 版. 北京：中华书局.

姚洁敏. 2017. 中医典籍中〈复〉卦诠释之三维度——兼论传统医学中的易学方法论. 中国哲学史，（2）：123-128.

佚名. 2005. 三辅黄图校释. 何清谷，校释. 北京：中华书局.

周祖亮，方懿林. 2014. 简帛医药文献校释. 北京：学苑出版社.

朱芳圃. 1972. 甲骨学商史编. 香港：香港书店.

第二章 三国、两晋、南北朝医学

——经典著作研究之肇始及各家医方书、养生书竞出

三国、两晋、南北朝是中国历史上政权更迭最频繁、纷乱的时期之一，除了在西晋时出现过短暂的统一之外，其余绝大部分时间都处于分裂状态。在四百年左右的时间里，三十余个大小王朝交替兴灭，长期的封建割据和连绵不断的战争，造成社会动荡不安，百姓流离失所。但是这一时期无论在政治、经济、思想文化、民族关系，还是中外交流等方面，在中国的历史长河中都具有非常重要的地位。这一时期诸多因素互相影响，交相渗透，在政治、经济、军事、文化等各方面都为之一变，呈现出明显有别于秦汉的时代特征。

此时期主要由三国、两晋、南北朝三个相对独立的历史阶段组成。

三国（公元 220～280 年）指魏、蜀、吴三个政权互相对峙的历史时期。公元 220 年，曹丕迫汉献帝禅让，立国号为魏，至此东汉灭亡，历史正式进入三国时期。公元 221 年，刘备在成都称帝，国号为汉，史称蜀汉。公元 229 年，孙权称帝，国号吴，史称孙吴或者东吴。三国鼎立的局面正式形成。三国时期的局势主要是蜀吴同盟对抗魏，各国疆域变化不大。公元 263 年，司马昭发动灭蜀之战，蜀汉宣告灭亡。公元 265 年，司马昭之子司马炎废魏元帝自立，国号晋，史称西晋。公元 280 年，西晋发兵伐吴，统一中国。至此三国时期宣告结束，历史进入两晋时期。

两晋（公元 265～420 年）上承三国，下启南北朝，分为西晋（公元 265～316 年）与东晋（公元 317～420 年）。公元 265 年，司马炎逼迫魏元帝曹奂禅位，国号晋，即晋武帝。公元 280 年，西晋灭孙吴而统一天下。晋惠帝继位后朝廷渐乱，诸王纷纷争权，史称"八王之乱"，晋朝由此元气大伤。内迁各族乘乱举兵，造成了"五胡乱华"的混乱局面，大量百姓与世家大族纷纷南迁。公元 316 年，长安失守，西晋宣告灭亡。北方地区从此陷入了长期的分裂动乱，出现了数十个大小不等的政权，其中较强者有十六个割据政权，被后世称为"五胡十六国"时期。而在南方，晋朝宗室司马睿于公元 317 年在建康称帝，东晋建立。中原世族及平民陆续南迁，形成北方侨民和南方土著聚居的局面，朝廷大权主要由少数世家大族掌握。公元 383 年，前秦出动举国之师伐晋，东晋凭借淝水决战奠定胜局。东晋后期，相继发生了朋党相争、桓玄作乱等事件，国力逐渐衰落。公元 420 年，刘裕凭借军事实力篡位，东晋宣告终结，历史的车轮进入了南北朝时期。

南北朝（公元 420～589 年）是南朝和北朝的合称，由公元 420 年刘裕篡东晋建立南朝宋开始，至公元 589 年隋灭南朝陈为止。南朝包含宋、齐、梁、陈等四朝，北朝包含北魏、东魏、西魏、北齐和北周等五朝。南朝初期，社会相对稳定，经济逐渐恢复。梁武帝时相对稳定，国力再度强盛，但晚年趋于衰败，特别是"侯景之乱"使南朝四分五裂。陈文帝虽再度统一南朝，但国力已衰。北朝承继五胡十六国，胡汉融合的趋势加强。北魏皇

室为鲜卑族，汉族官员受五胡文化影响，多与胡人通婚，鲜卑皇室也受到汉文化的熏陶。北魏分裂为东魏及西魏后，不久分别被北齐及北周取代。北齐主要由六镇集团组成，初期军力强盛，后被宇文泰开创的关陇集团吞并。周武帝去世后，杨坚掌握军政大权，通过"授禅"的形式建立隋朝。公元589年，隋灭陈，中国重归于一统。

三国、两晋、南北朝时期，长期分裂割据，政局动荡，战争不断，对于整个社会的发展造成了重要影响。由于大规模的战乱多发生在北方，虽然使得北方经济遭到严重破坏，但南方则相对稳定，加上大量北方士民的南下，使得南方经济得到迅速发展。南北经济开始趋于平衡，长期以来以北方黄河流域为重心的经济格局开始改变。同时，由于民族融合的加强，魏晋南北朝时期各民族之间的联系密切，并逐渐融合为一体，共同促进了经济的恢复和发展，为隋唐时期的高度繁荣奠定了基础。

从东汉末年至隋统一全国（公元220～589年）的三百六十余年间，既是中国社会发展历程最为纷乱之时，也是中华各民族的大融合时期。在比较安定的年代和地区，生产和经济的恢复发展促进了科学文化的进步，在数学、天文学、历法、地理、农业和文学艺术等方面，成就均十分辉煌。如在史学方面，西晋陈寿《三国志》、刘宋范晔的《后汉书》均彪炳于史。文学方面，这一时期文学在内容、形式和门类方面都出现了重大的突破，迎来了空前繁荣的时期，出现了诸多在文学史上享有盛名的文学家，如曹操、曹植、嵇康、阮籍、左思、陶渊明、鲍照、谢灵运等。此时期民歌、小说和文学评论等方面也都取得了很高的成就，《文选》《搜神记》《世说新语》《文心雕龙》等均影响深远。在艺术方面，绘画、雕塑、书法、乐舞，都得到了很大的发展，如云冈、敦煌、麦积山、龙门等石窟艺术，顾恺之、陆探微、张僧繇的绘画，王羲之、王献之父子的书法等等，无不为稀世之珍品。在数学方面，三国魏刘徽的《九章算术注》算出圆周率的近似值为3927/1250；南朝宋祖冲之更进一步推算出其约率22/7和密率355/113，这是数学方面的重要成就。在天文学方面，东晋虞喜和南朝何承天先后对岁差进行开创性探索。祖冲之创制的《大明历》规定一回归年为365.2428日，首次求出"交点月"日数27.21222日，其改进的闰法更符合天象实际，这是我国历法史上的第二次重大改革。北齐张子信发现太阳和五星视运动不均匀性的现象，这是天文学史上的又一划时代成就。他对于合朔现象的研究成果，提高了推算日食时间的精确度。这些成就，促使星图及天文、历法书籍在此时大量绘著，并提高了浑仪浑象的制造技术。在地理学方面，西晋裴秀主编的《禹贡地域图》是见于文字记载的最早历史地图集；成书于梁代的《地境图》，总结了利用植物找矿的经验；北魏郦道元的《水经注》是历史上的地理名著。在农学方面，北魏贾思勰的《齐民要术》是现存最早的一部完整农书。在化学方面，道家的炼丹术实为化学实验之始，同时还把炼丹药物引入到医疗之中，丰富了中医药的内容。

总体来看，此时期政治经济与文化艺术的发展出现了严重失衡，虽然战乱频频，社会动荡，但中国文化的发展却呈现出特别的风貌，在科技、人文等领域取得了很大的进展。哲学获得解放，思想极为活跃，突出表现在两汉时期"独尊儒学"的经学一统格局被彻底打破，随着玄风的盛行、佛教的东传、道教的勃兴，开始出现儒、佛、道并立的多元格局。同时，这一时期也是中国历史上民族融合的重要阶段，大量北方人口逐渐流向江南地区，促使中国的经济中心逐渐南移，而中外的文化交流也在此前秦汉的基础上进一步得到了加强。

三国、两晋、南北朝时期，中外文化的交流，比秦汉时期有显著的发展，中国同西域、南海诸国的关系，普遍得到了加强。西方的大秦（罗马帝国和拜占廷帝国）、西亚的波斯（萨珊王朝）、中亚的大月氏（贵霜王朝）和昭武九姓诸国、南亚的五天竺诸国、师子国（斯里兰卡）等，都通过陆路或海路与当时的中国发生联系。当时全国的通都大邑，如洛阳、建业、成都、交州、广州、敦煌、长安等地，都有数量众多的外国人居住。中国的瓷器、丝绸、玉器、漆器、造纸术等源源不断通过陆路和海路输出到国外，而来自异域的各种香药等物资，以及玻璃制造术等技术也在这一时期进入我国。

在中外文化交流中，医药交流是重要的内容。随着三国、两晋、南北朝时期中外交往的加强，中外的医药交流也随之得到了发展。首先，药物的交流日益频繁，种类也较前增多。如陶弘景《本草经集注》里收载了多种高句丽、百济所产和使用的药材，如人参、金屑、细辛、蜈蚣、昆布、芜黄、银屑等，对于药材的形状和药性均有详细记述，这表明中朝两国间的药品交往十分密切。又如中越之间的医药交流也很多，当时越南输送到中国的香药有沉香、苏合香等，贾思勰《齐民要术》、稽含《南方草木状》等著作中都载有来自交州的具有药用功效的物产，如《齐民要术》引《南中八郡志》说："交趾特出好桔，大且甘，而不可多啖，令人下痢。"书中还提到诸如扶留藤、桶子、槟榔、鬼目等也都可供药用。《南史》记载扶南国王遣使送中国以郁金、苏合香等。其次，医学知识的交流也日益增多。如公元 562 年，吴人知聪携《明堂图》共一百六十四卷到日本，对该国医学，尤其是针灸医学的发展，产生了重要影响。公元四世纪中叶，中国僧侣顺道、阿道、摩罗难陀和墨胡子等携汉译文佛经相继到高句丽（公元 372 年）、百济（公元 384 年）和新罗（公元 422 年）。据朝鲜《三国遗事》卷三"顺道肇丽""阿道基罗"条的记载，顺道、阿道、墨胡子等通晓医术，出入于宫廷，边传教边施疗，朝鲜曾一度颇为盛行僧侣医学。随后葛洪《肘后备急方》、陶弘景《本草经集注》等也相继传去，中国养生法及炼丹、炼金术在朝鲜被称为"仙道术"。在医事制度方面，百济仿照中国南北朝时期将医者与药者分工成为太医丞和药藏丞的做法，设置了医博士和采药师。南齐时，苍梧道士林胜在越南行医，以温白丸治下腹胀满颇效验。我国医学在这一时期也陆续传入阿拉伯地区，如阿拉伯医圣阿维森纳的《医典》中就反映了王叔和《脉经》中关于脉象的内容。

三国、两晋、南北朝时期，是名医辈出的时代。《魏志·华佗列传》载华佗弟子有李当之、吴普及樊阿。《太平御览》引《张仲景方·序》，云："卫汛，好医术，少师仲景，撰《四逆三部厥经》及《妇人胎脏经》《小儿颅囟方》三卷，皆行于世。"《续搜神记》载晋时李子豫善医，"当代称其通灵"，尝以八毒赤丸治愈豫州刺史许永第心腹坚痛十余年宿疾。《晋书》载张苗"雅好医术，善消息诊处，为时所重"；赵泉"性好医方，拯救无倦，善疗众疾，于疟尤工，为时叹服"；皇甫谧"习览经方，手不辍卷，遂尽其妙"；裴頠"善医经，诊处通明，方药精富，于时名医硕学咸皆叹优"；刘德"少以医方自达，长以才术知名，当朝搢绅伏膺附响。工治众疾，于虚劳不足尤见精通……官至太医校尉"；史脱"善诊候，明消息，多辩论，以医精专，拯疗工奇，拜太医校尉，治黄疸疡最为高手"；宫泰"雅好方术，有一艺长于己者，必千里寻之。善诊诸疾，疗上气尤异，制三物散方，治喘嗽上气甚有异效，世所贵焉"；靳邵"有才术，本草经方，诵览无不通究，载方治疗，意出众见，创置五石散、礜石散方。晋朝士大夫无不服饵，获异效焉"；阮侃"游心方使，无不通会，于本草经方、治疗之法，尤所躭尚"；张华"精于经方、本草，诊论工奇，理疗多效";殷仲堪"躬学医方,究其精妙"。张湛《养生方》载王叔和"博好经方,尤精诊处,洞识摄养之道,浑晓疗病之源。采摭群论,撰成《脉经》十卷,篇次《张仲景方论》为三十六卷,大行于世"。《晋中兴书》载葛洪"善养性之术,明拯救之法,撰经效诸药方三卷,名曰肘后";程据"少以医术知名,为太医令";范汪"性仁爱,善医术,尝以拯恤为事,凡有疾病,不以贵贱皆医治之,所活十愈八九"。《备急千金要方·序》载支法存"性敦方药,寻览无厌,当代知其盛名。自永嘉南渡,晋朝士大夫不袭水土,所患皆脚弱,唯法存能拯济之"。《备急千金要方·序论》载仰道士"长以医术关怀,因晋朝南移,衣缨士类,不袭水土,皆患软脚之疾,染者无不毙踣,而此僧独能疗之,天下知名焉"。

此后,《南齐史》载徐謇"与兄文伯皆善医";徐雄为謇之子"医术为江右所称"。《异苑》载王纂"少习经方,尤精斜石,远近知其盛名"。《宋书》载徐熙"善医,名闻海内";道度,熙之长子,"少精医术,长有父风";叔响,熙之次子,"善于政理,尤工医术";薛伯宗"善以禁气治人病";徐仲融性好黄老,隐秦望山遇道士,授以《扁鹊镜经》一卷,"因精心学之,名振海内";胡洽"性尚虚静,心栖至道,以拯救为事,医术知名";徐文伯"素有学行,笃好医术";徐嗣伯"性行仁爱,经方诊诀占候靡不详练,悉心拯救,不限贵贱,皆磨踵救之,多获奇效,特为当代所称"。又《备急千金要方·序论》载僧深,"齐宋间道人也,少以医术知名,疗脚弱气之疾,为当时所伏,撰录法存等诸家旧方三十余卷,经用多效,时人号曰深师方"。另《宋书》载羊昕"志好文儒,性敦方药,莅事详审,诊疗精能,以拯济功奇,累迁中散大夫、义兴太守";秦承祖"专好艺术,精于方药,不响贵贱,皆治疗之,当时称之上乎"。《齐书》载"张子信,少以医术知名,太宁中征为尚药典御"。《北齐书》载褚澄"雅有才量,博好经方,善医,诊处上候,究尽其疾病。疗之无贵贱,皆先审其苦乐荣悴,乡壤风俗,水土所宜,气血强弱,然后裁方用药。至于寡妇僧尼,必有异乎妻妾之疗"。《齐书》载徐之才"善医,有机辩,武明皇太后不豫,之才奉药立愈"。《梁书》载陶弘景"博学通经,有志养生,性好医方,专于拯济,利益群品,故修撰《神农本草经》三卷"。《后周书》载徐之范"北齐之才之第也,亦以医术知名"。

如上所举,在这一时期内,仅正史及有关著作所记载的著名医家已是屈指难数。所著的各种医学著作也有不少,其中许多著作具有重要的学术价值。如三国时,吴吕广著有《黄帝众难经》,是首先注解《难经》的著作。齐、梁间全元起训解《素问》,也有首创之功。皇甫谧早在魏甘露中据《灵枢》《素问》和《明堂孔穴针灸治要》三书,撰辑而成《针灸甲乙经》。晋代王叔和的《脉经》是第一部脉学专著,王氏并编次《张仲景方论》,使仲景之书传于天下后世。在药物研究方面,有华佗弟子李当之的《药录》、吴普的《吴普本草》。陶弘景的《本草经集注》是这一时期最具影响力的《神农本草经》注本,其《名医别录》则辑集了古代医家的本草学说。雷敩的《雷公炮炙论》乃是我国古代的一部内容颇为完整的药物炮制专著,其学术影响久远。

方书繁富,众妙纷呈,又是两晋、南北朝时期的一种重要医学特色。诸家的医学方书对后世医学的影响十分深远。若就其影响较大且有较多文献可征者而言,有靳邵、葛洪、陈廪丘、范汪、胡洽、秦承祖、褚澄、陈延之、刘涓子、深师、徐嗣伯、徐之才、谢士泰、姚僧垣诸家,这些医家方论,对隋、唐、宋代医方学的影响是极其重要的。这一时期临床各种学术成就,在医学方书中反映出来。伤寒、时行、温疫等外感疾病和各种内科杂病的论治方药，是各种医学方书的主要内容。至于在妇科、儿科等方面，同样有不少成就可言。

第一节 文化与哲学对中医学术发展的影响

三国、两晋、南北朝时期，虽然政治上动荡不安，但在思想文化等领域却大放异彩，闪耀着人文自觉的瑰丽风采，是继先秦诸子百家争鸣之后又一次思想学术大繁荣。固有的思想格局发生了明显变化，走出汉代经学一统的桎梏后，这一时期迎来了久违的思想和精神自由，被视为是精神上极自由、极解放，最富于智慧、最浓于热情的一个时代。在时代的驱使下，注重个体生命体验与价值的探讨成为了思想界的主流，其重要标志便是玄风的盛行，出现了具有标志性意义的魏晋玄学。此时期，本土宗教道教兴起，佛教也日益流行，在东晋以后，由于统治者的需要和提倡，儒、释、道三家共存共融，均有一定发展，并渐趋三足并立局面。

文化与哲学思潮的变化不可避免地波及了中医学术的发展，此时期的医学各个领域都直接或间接地受到了不同程度的影响。

一、魏晋玄学与中医学

自东汉末年开始，统治日趋衰败，社会动荡不安，曾居于一统地位的儒家经学趋于衰落，这为思想的自由阐发提供了客观的社会条件。魏晋时代，诸多名士谈玄论道，一时蔚为风气，上至达官显赫，下至士子文人，无不高谈老庄，崇尚口若悬河，行为举止上也以潇洒不羁为尚，甚至放荡不群，构成了"魏晋风度"的一道独特风景。魏晋玄学也由此应运而生，并成为当时的思想主流，与先秦诸子、两汉经学、隋唐佛学、宋明理学等共同构成了古代哲学发展的重要脉络。

所谓魏晋玄学，是魏晋时期出现的一种崇尚老庄思想，糅合儒家经义，研究幽深玄远问题的哲理和学说。当时的思想家纷纷围绕着"三玄"（《周易》《老子》《庄子》）进行了深入的探讨，其所反复辩论的哲学问题，如本末有无、自然与名教、言与意、圣人有情无情、才与性、声无哀乐等，内容大多涉及远离具体事务的玄远之学，具有高度的抽象性质。这些探讨的内容涉及了本体论、知识论、语言哲学、美学等各个领域，但主旋律仍是名教与自然之辩。从总的趋势来看，围绕着名教与自然的辩论，是一步步地调和二者之间的矛盾，最终使之合为一体。虽然这些问题貌似脱离现实，甚至被指摘"清谈误国"，但是从思想史的角度来看，玄学的思辩成果具有独特的价值，其被隋唐佛学和宋明理学继承，对古代中国思想文化的走向与发展产生了重要的影响，而魏晋玄学也就此成为魏晋南北朝时期思想领域的重要标志。

魏晋玄学通常可以分为前后两期，魏至西晋为清谈的前期，东晋、南朝为后期。玄学前期是承袭东汉末年士人清议之风，就一些实际问题和哲理的的反复辩论，亦与当时士大夫的出处进退关系至为密切。这一时期又可概括地分为正始、竹林和元康三个阶段。正始时期玄学家中，以何晏、王弼为代表，从研究名理而发展到无名；而竹林时期玄学家以阮籍、嵇康为代表，皆标榜老庄之学，以自然为宗，不愿与司马氏政权合作；元康时期玄学家以向秀、郭象为代表。东晋南朝为玄学的后期，此时期清谈已经成为口中或纸上的玄言，已经失去政治上的实际性质与作用，日渐趋于没落，成为所谓名士身份的装饰品。

时代浸染之下，魏晋玄学对于当时中医学的发展不可避免地产生了多方面的影响，玄学家们所推崇的自然主义、思辩玄想的思维模式，乃至于服散之风的盛行均在当时的医学领域有所反映。这种影响在养生学领域体现的尤为明显。魏晋南北朝时代在养生理论方面在此前的基础上更为深入和系统，这与当时的玄学家们重视养生，以"贵无"理论为本，纷纷围绕养生进行深入地理论探讨有直接的关系。如《世说新语·文学》载："王丞相过江左，只道声无哀乐、养生、言尽意三理而已。"魏晋时玄学家谈养生的非常多，谈养生而至于成为一种时尚，说明了养生之道契合于玄理，这恰恰也是当时养生理论不同于秦汉时期的新质。玄学以超越有限达到无限为目标，用抽象的哲理和感情以达到对无限的体验为养生的理论基础，将养生学的发展推进到了新的高度。此外，玄学所高倡标榜的自由、叛逆之风，对于医学领域也有影响，此时期医家自注新经或疏解经文之风悄然兴起。如王叔和撰成《脉经》一书，皇甫谧撰《针灸甲乙经》均是对传统的经典进行改造重构，而且亦以经名，这在一定程度上均表明了魏晋南北朝医家对待传统理论的超越态度。

当然，需要指出的是，在玄风大炽的背景下，诸多玄学家纷纷标榜自然之道，人们开始强调人的真情实感、自然之性和个性，在"越名教而任自然"的口号之下，纷纷以服散为尚，在社会上形成了普遍的服散之风。但由于药性酷烈，"将息至难"，引发了一系列的中毒症状，给无数患者造成了不尽的苦痛，因此而丧命者不胜枚举。此时期大量解服食散毒的医学论著和方药的出现正是这一现实需求在医学领域的反映。

二、道家、道教与中医学

魏晋南北朝时期，道家思想与道教文化对于中医学的发展也产生了重要的影响。

作为哲学流派，道家形成于先秦时期，以老子与庄子为代表，其思想在中医学理论的构建中发挥了重要作用。到了魏晋南北朝阶段，道家思想仍然通过各种方式潜移默化地影响着中医学的发展。道家的"无为""任自然"等理念在魏晋时期被士人广泛接受，大行于世，实际上，魏晋玄学所推崇的"三玄"之中，道家的经典著作《老子》《庄子》便居其二，道家思想在魏晋玄学的形成过程中，起到了不可或缺的关键作用。如前所述，魏晋玄学对中医学的发展产生了多方面的影响，这其中便多有道家思想的印记在内。

此外，道家思想在道教形成的过程中同样扮演了不可或缺的角色，是道教理论最重要的思想来源之一。道教是中国本土宗教，其正式产生在东汉时期，但孕育过程很长，是在中国古代鬼神崇拜观念的基础上，以黄、老道家思想为理论根据，承袭战国以来的神仙方术、吸收儒家伦理观念等衍化形成。

早期道教组织最著名的有太平道与五斗米道。太平道尊奉的经典为《太平经》，其是现存最原始的道教经典；五斗米道则以《老子五千文》为经，五斗米道多被视为道教正式成立的标志。东汉时期还出现了有"万古丹经王"之称的《周易参同契》，是丹道修炼的标志性著作，后被道教信徒奉为经典。

魏晋南北朝时期是道教发展的重要阶段，一方面，道教理论日益丰富和完善，逐渐形成了系统的道教哲学体系。老庄玄学盛行一时，为道教所吸收，促进了道教理论的发展。特别是葛洪在总结早期道教思想的基础上，对战国以来的神仙方术思想作了系统的总结，归纳了种种服食、修炼成仙的方法，将道教的神仙方术与儒家的纲常名教相结合建立了一套长生成仙的理论体系。另一方面，道教在多种外力作用下，日渐分化，出现了诸多的教派和组织。如上清祖师杨羲称得南岳夫人魏华存授予《上清大洞真经》等天书玉册，传承上清派；葛巢甫传承灵宝派，以传授洞玄灵宝部经而得名；巴蜀地区五斗米道继续发展；江南地区流行帛家道、李家道和杜子恭的天师道等。从总的发展趋势来看，道教在这一时期逐渐由早期的民间道派组织向官方道教转型。这其中，北方的寇谦之与南朝的陆修静所推行的道教改革措施起到了重要的作用。北魏太武帝时期，天师寇谦之以去除"三张伪法"（张陵、张衡、张鲁）和礼教为原则对北朝的道教进行了改造，使之符合统治者需要，成为北魏国教，所以北朝历代皇帝多临坛受道家法箓。南朝宋文帝时期，上清派传人陆修静吸收儒家、佛教仪式对南天师道进行了改造，整编了道教组织，完善了斋醮、颂经仪式，对道教经典也进行了编目整理。经过寇谦之和陆修静的改造，道教教规、仪式等逐渐完善，道教作为一个完整意义上的、中国本土的宗教派别基本定型。

　　道教的兴起和发展对于医学的发展具有积极的促进作用，不但出现了诸多通晓医药的道医，而且道教的相关理论渗透到医学领域，被医学消化吸收，深刻地影响了医学理论的发展和应用。尊崇老庄学说的道教其基本思想就是崇尚自然，返朴归真，清静无为，追求"成仙不死"。而魏晋六朝名士面对人生之惨痛，既满怀玄思，又对现实生命有着强烈的眷恋，探讨养生延寿之道遂成一种时尚，养生、延寿、成仙的思想非常活跃。道教追求长生不老，提倡无欲无为，推崇炼丹，为倡导中医养生康福的思想和方法、对构建传统预防保健医学起到了积极作用。因此依托道教或道家学说的著作，涉及养生的内容最多，也最有影响。历史上一些著名的养生家也大多是道教徒，如晋代的葛洪、南北朝时的陶弘景、唐代的孙思邈、金元时期的丘处机等。历史上一些有影响力的养生学著作也大多为道教徒所著，如陶弘景的《养性延命录》是我国现存最早的一部养生学专著，该书保存了我国秦汉至魏晋时期不少宝贵的养生学内容。由于道教信仰的根本目的是追求长生不老，这就促使他们需要发现、发明、了解掌握更多的中药知识。由他们总结撰写的一些本草学著作在我国本草学史上占有重要地位，如《神农本草经集注》《海药本草》等。特别是道教徒在烧炼外丹的过程中，虽然无法借此实现长生成仙的目的，但是却在实践中逐渐认识、总结、掌握了一批金属类、矿物类药物的特性，为古代化学、药物学的发展积累了不少有价值的科学资料，不但改进了部分药物的炮制方法，增强药物疗效，而且能够采用化学的方法合成一些新的药物，如道教徒发明的红升丹、白降丹至今还在临床上广泛应用，朱砂的水飞法、自然铜的煅淬法等，都一直沿用至今。可见，道教在此时期已经成为推动传统医学向前发展的一支重要力量。

　　总体来看，三国、两晋、南北朝时期，在儒家学说一尊地位丧失的大背景下，思想文化领域出现了新的气象。玄风的盛行，佛教的东传，加上本土宗教道教的兴起与改革，都让这一时期的思想呈现出多元并存的局面。儒道佛在并立的同时，也彼此交融，呈现出合一的趋势。梁武帝萧衍创三教同源说，试图以佛教为主，儒、道为辅，统一三家。许多文人、士大夫也以谈禅说佛为能事。这种意识形态和社会风气的转换，对医学的影响是不小的。虽然在思想领域上或有佛道之争，但是在医药领域上，则是佛道共存。在这一时期，有不少医学家本是士大夫，或是佛家、道家人物，其医学思想自然受到儒、释、道的影响，甚至有着深刻的烙印。

第二节　经典著作及基础理论研究

一、吕广《黄帝众难经》——开《难经》注释之先河

《难经》传世以后，对东汉、三国及魏晋南北朝医家的学术思想有很大影响。后汉时期张仲景撰《伤寒杂病论》一书时曾引用过《八十一难》。但在《伤寒论》的"平脉法"及"伤寒例"等篇中所引《难经》的文字，与当今本《难经》互有出入。至三国时，吴太医令吕广注《难经》一书。同时，王叔和《脉经》也录有一些《难经》文字，《脉经》卷五有佚文二则。皇甫谧《针灸甲乙经》也往往引《难经》之文。后在南北朝时，谢士泰著《删繁方》，其"六极论"亦引二十四难文，并称"扁鹊曰"，虽其文稍异，但亦足见《难经》对他的学术影响。

吴吕广（后因避隋炀帝讳，改"广"为"博"）的《黄帝众难经》一卷，见《隋书·经籍志》引梁《七录》。此书是《难经》的最古注本，但原书早已亡佚。

关于吕广的生平著述，《太平御览·方术部》所载无名氏《玉匮针经》序中有所记载，云："吕博，少以医术知名，善诊脉说疾，多所著述。吴赤乌二年（公元239年），为太医令，撰《玉匮针经》及注《八十一难经》，大行于世。"

初唐时，歙县尉杨玄操据吕广注本作次注本，名《黄帝八十一难经注》，在书中保留了吕广的注文，附以己注，称之为"演"。据杨氏的自序称："逮于吴太医令吕广为之注释，亦会合玄宗，足可垂训，而所释未半，余皆见阙。"唐代以后，杨玄操注本极少流传，其传抄本亦仅见载于《文献通考》《汲古阁毛氏藏书目录》等书目中，其书今已不存。

北宋初期，曾对《难经》作三次校勘，包括王九思校本、王鼎象再校本及王惟一重校本。南宋王应麟《玉海》记载："天圣四年（1026年）十月十二日乙酉，命集贤校理晁宗悫、王举正校定《黄帝内经素问》《难经》、巢元方《诸病源候论》。五年四月乙未，令国子监摹印颁行。"此时王惟一正任翰林院医官，负责《难经》的校勘。因而，传世《难经集注》的卷首尚记有《王翰林集注八十一难经》的字样。王惟一的校本基本上仍是吕广、杨玄操二家的合注本，其书虽经印行颁行，但也早已失传。

然而，在北宋校正医书局刊行的《素问》林亿等氏新校正注文中，犹可见其佚文。如平人气象论、玉机真藏论等篇中，除引《难经》原文外，尚引有吕广注文。兹举之于下：

《难经》云："太阴之至，紧大而长；少阴之至，紧细而微；厥阴之至，沉短以软。"吕广云："阳明王三月四月，其气始萌未盛，故其脉来浮大而短。"

越人云："其来上大下兑，濡滑如雀之喙，曰平。"吕广云："上大者足太阳，下兑者足少阴，阴阳得所，为胃气强，故谓之平。雀喙者，本大而末兑也。"（以上见《素问·平人气象论》）。

越人云："夏脉钩者，南方火也，万物之所盛，垂枝布叶，皆下曲如钩，故其脉来疾去迟。"吕广云："阴盛故来疾，阴虚故去迟，脉从下上至寸口疾，还尺中迟也。"

又如《素问·玉机真藏论》"春脉如弦……反此者病……其气来实而强，此谓太过，病在外；其气来不实而微，此谓不及，病在中"，新校正亦引越人及吕广之论。

越人云："春脉弦者，东方木也，万物始生，未有枝叶，故其脉来濡弱而长……"吕广云："实强者，阳气盛也。少阳当微弱，今更实强，谓之太过，阳处表，故令病在外。厥阴之气养于筋，其脉弦，今更虚微，故曰不及，阴处中，故令病在内。"

如上所举，吕广的注文较之越人之论更为明确并具有说服力，故"新校正"采取其文，以作为《素问》王冰注的补充。由此而观之，吕广的《黄帝众难经》开注释《难经》之先河，其学术价值是不容忽视的。

二、皇甫谧《黄帝三部针灸甲乙经》及针灸学术的发展

三国、两晋、南北朝，是针灸学术发展的一个重要历史时期。魏甘露中，皇甫谧撰著《黄帝三部针灸甲乙经》，为后世针灸学的发展奠定了理论基础。在此以后，又先后出现了不少精研针灸学术的医家和著作，虽然许多针灸学原著多已亡佚，但尚有不少书目及佚文保留至今，从而反映了当时针灸学术发展的概况。

皇甫谧，字士安，自号玄晏先生，安定朝那（甘肃平凉）人，生于东汉建安二十年，卒于晋太康三年（公元 215～282 年）。皇甫氏沉静寡欲，奄贯百家之言，是当时一位著名的学者。按《晋书》载，他曾患风痹病，因而学医，"习览经方，手不辍卷，遂尽其妙"，积累了不少古代的医学资料，尤精通于医学理论和针灸方面的研究。然而，皇甫谧却又受到当时社会上流行的服石的影响，自己炼服五石散，以致"身自荷毒"，几成废人，同时，不少人又专诚向他请教服石中毒的解救之法，使他处于自我矛盾的窘困境地，这样就更促进了他对医学的进一步研究。

他生平著作甚丰，在医学方面，除编撰名著《针灸甲乙经》外，还有《皇甫谧脉诀》、《皇甫谧依诸方撰》（《隋志》一卷）、《皇甫谧曹歆论寒食散方》（《七录》二卷）等，惟三书俱佚，后书的部分内容则在巢元方《诸病源候论》的第六卷中保存了下来，是我们今天研究魏晋时期医学情况的重要文献史料。

《针灸甲乙经》，全称《黄帝三部针灸甲乙经》，简称《甲乙经》。在《隋书·经籍志》中称《黄帝甲乙经》，不著作者姓名。《旧唐书·经籍志》称《黄帝三部针经十三卷》，始有谧名。《新唐书·艺文志》称《黄帝甲乙经十二卷》，又有皇甫谧《黄帝三部针经十三卷》。《宋史·艺文志》称皇甫谧《黄帝三部针灸经》即《甲乙经》。《四库全书总目提要》说："《隋志》冠以黄帝，然删除谧名，似乎黄帝所自作，则于文为谬。"

《甲乙经》约成书于三国魏甘露元年（256 年），是皇甫谧对《素问》《灵枢》《明堂孔穴针灸治要》三书全文重新分类整理编写而成的，所谓"撰集三部，使事类相从，删其浮辞，除其重复，论其精要，至为十二卷"（《甲乙经·自序》）。《素问》《灵枢》中的重要内容都被该书概括了进去。所未编入者仅个别文字及《素问》一书早已亡佚的第七卷（按：唐王冰补入的"七篇大论"及后出的刺法论、本病论当然不在其内）。且他用"事类相从"的方法编写，使读者更能提纲挈领地学习经旨。因此，它不仅是现存最早的针灸学重要专著，也是《内经》的最古传本之一。《明堂孔穴针灸治要》是古代针灸学专著《黄帝明堂经》的佚文，原书早已亡佚，借《甲乙经》以存其梗概。《四库全书总目提要》曾说："考《隋志》有《明堂孔穴》五卷、《明堂孔穴图》三卷，又《明堂孔穴图》三卷。《唐志》有《黄帝内经明堂》十三卷，《黄帝十二经脉明堂五脏图》一卷……今并亡佚，惟赖是书，存其精要，且节解章分，具有条理，亦寻省较易，至今与

《内经》并行，不能偏废，盖有由矣。"

《甲乙经》问世后，曾有一些不同传本。北宋初校正医书局成立后，林亿等对其校定整理，改称《新校正黄帝针灸甲乙经》，从此其书基本定型，流传至今。该书十二卷，凡一百廿八篇，主要内容分成两大部分。卷一至卷六论述医学基础理论及针灸概要，卷七至卷十二为临床病证及具体治疗。卷一主述脏腑、营卫、气血、津液，共十六论；卷二论述十二经脉、奇经八脉、脉度、经筋等凡七论；卷三列全身六百五十四穴，凡三十五篇；卷四论述脉象及经脉病变，凡六篇；卷五为针灸禁忌及针刺大法共七篇；卷六为贼风邪气、脏腑虚实等病机理论共十二论。卷七至卷十二为临床治疗部分，列病证治疗四十八篇，内、外、妇、幼诸科俱全，集中总结了晋以前医家宝贵的临床治疗经验。但句中类注，多引杨上善《太素经》、孙思邈《备急千金要方》、王冰《素问注》、王惟德《铜人图》，实为林亿等所加，而非皇甫氏原文。

该书以线布穴的排列穴位法是很具特色的。它从头面、胸、背、腹等体表部位划几根线来分布穴位，如头直鼻中入发际一寸，循督脉却行至风府凡八穴：上星、囟会、前顶、百会、后顶、强间、脑户、风府；背自第一椎循督脉下行至脊骶凡十一穴：大椎、陶道、身柱、神道、至阳、筋缩、脊中、悬枢、命门、腰俞、长强；胸自天突循任脉下行至中庭凡七穴：天突、璇玑、华盖、紫宫、玉堂、膻中、中庭；胸自鸠尾循任脉下行至会阴凡十五穴：鸠尾、巨阙、上脘、中脘、建里、下脘、脐中、水分、阴交、气海、石门、关元、中极、曲骨、会阴。这样的布穴既方便又准确，后人每每沿从之。孙思邈在《备急千金要方·针灸》中说："旧明堂图年代久远，传写错误，不足指南，今一依甄权等新撰为定云耳。"而甄权的取穴排列，悉宗《甲乙经》，足见皇甫氏的这种以线布穴法，对后世针灸学所起的重大影响。

该书的编写，如前所述是将《素问》《灵枢》《明堂孔穴针灸治要》三书以类相从、删繁就简的方法写成，故具有不少优点，既归类明确，利于后人学习，又剔除重复而突出了经文主题，常被后人所称道。由于它是我国历史上最早的一部针灸学的专著，又是辑集古医经的重要文献资料，在唐代曾被确认为业医者的必读医书之一。孙思邈在《备急千金要方·大医习业》中开卷即说："凡欲为大医，必须谙《素问》、《甲乙》、《黄帝针经》、《明堂流注》、十二经脉、三部九候……"《新唐书》载唐制习医"以《本草》《甲乙》《脉经》分而为业"。又王焘在《外台秘要·明堂序》中说："夫明堂者，黄帝之正经……又皇甫士安晋朝高秀，洞明医术，撰次《甲乙》，并取三部为定，如此则《明堂甲乙》是医人之秘宝，后人学者，宜遵而用之，不可苟从异说，致乖正理。"显然，它已被列为习医之准绳了。

同时它还被远传到海外，公元 7 世纪，日本习医亦采取唐制，规定《素问》《甲乙经》《神农本草经》为习医所必修。其后日本所编的《大同类聚方》百卷，即根据我国的《素问》《黄帝针经》《甲乙经》《脉经》《小品方》《神农本草经》等编纂成书，可见《甲乙经》在国外影响之深远。

综上所述，皇甫谧在医学方面的主要成就是纂集古医经，总结了当时针灸实践方面临床经验，撰著成历史上第一部针灸学的专著——《黄帝三部针灸甲乙经》，奠定了后世针灸学发展的理论基础。三国、两晋及南北朝时期的医家对《黄帝明堂经》十分重视。当时的《明堂流注》六卷、《明堂孔穴》二卷、《明堂孔穴图》三卷、《黄帝明堂》三卷及《黄帝明堂经》三卷等，都是《黄帝明堂经》的不同名称或卷数的传本，除此之外，在三国时期的针灸著作还有《曹氏灸经》《曹氏十二经明堂偃侧人图》《玉匮针经》及《募腧经》。

《曹氏灸经》和《曹氏十二经明堂偃侧人图》为魏曹翕所撰，《曹氏灸经》在《七录》及《隋书》皆有载录。此书的佚文可见于六朝时陈延之的《小品方》。隋、唐时，医家杨上善《太素》、杨玄操及孙思邈著作中也均引载其内容。孙氏论灸法壮数，称其为"曹氏灸法"，云："曹氏灸法，有百余壮者，有五十壮者，《小品》诸方亦皆有此，仍须准病轻重以行之，不可胶柱株守。"此外，《唐书·艺文志》所录的《曹氏十二经明堂偃侧人图》乃是一种较早的十二经脉图，惜其未能久传。

同时，三国时吴吕广撰有《玉匮针经》一书。此书有不同卷数的传本，并有《金滕玉匮针经》及《金韬玉鉴镜》等别名。其书早佚，今存部分佚文。另外，吕广还著《腧募经》一书，此书亦已亡佚，但在宋代林亿等的《甲乙经》注文中，存有《腧募经》的部分佚文。

两晋、南北朝时，又涌现了一些著名医家的针灸著作，南朝徐熙之后，六代医家皆精针术，其间徐叔响著《针灸要钞》一书。在《七录》《隋书·经籍志》及《唐书·艺文志》中均有这一时期针灸学著作的记载。然而这些著作多已失传，仅存书名及部分佚文存世。

以南北朝时期的针灸学术著作而言，主要有秦承祖的《偃侧杂针灸经》三卷。此书在后世又称《秦承祖明堂》，其佚文散见于唐、宋医书中。如《太素》杨上善注文、《黄帝内经明堂》杨上善注、《千金翼方》《外台秘要》及《太平圣惠方》等书中，均有秦氏针灸书的遗文。

《太平圣惠方·具列四十五人形》记载人身诸穴时，引述《秦承祖明堂》之论。如身柱一穴，《秦承祖明堂》谓"主小儿惊痫也"；三里二穴，"主五劳虚乏，四肢羸瘦"。又云："诸疠皆治，食气水气，蛊毒癥癖，四肢肿满，腰膝酸痛，目不明。"又云："秦承祖灸狐魅神邪，及癫狂病，诸般医治不差者，以并两手大拇指，用软丝绳子急缚之，灸三壮……神效不可量也。小儿胎痫、奶痫、惊痫，一依此灸一壮，炷如小麦大。"另中冲二穴，秦承祖云"兼主神气不足失志也"；支正二穴，"兼主五劳，四肢力弱，虚乏等病"；曲池二穴，"主大小人偏身风癞，皮肤痂疥"；少冲二穴，"兼主惊痫，吐舌沫出也"。以上佚文遗法，亦足以反映了秦承祖的针灸学术水平。

在六朝时，还有佚名氏的《治诸横邪癫狂针灸图诀》《针灸黄疸法并三人图》各一卷。以上二图均佚，但其佚文尚可见于《备急千金要方》及《千金翼方》中。前图诀托名扁鹊，谓"百邪所病者，针有十三穴也。凡针之体，先从鬼宫起，次针鬼信，便至鬼垒，又至鬼心。未必须并针，止五六穴即可知矣"。其所称的十三穴，即人中（鬼宫）、手大指爪甲下（鬼信）、足大指爪甲下（鬼垒）、掌后横文（鬼心）、外踝下白肉际足太阳（鬼路）、大椎上发际一寸（鬼枕）、耳前发际宛宛中、耳垂下五分（鬼床）、承浆（鬼市）、手横文上三寸两筋间（鬼路）、直鼻上入发际一寸（鬼堂）、阴下缝（鬼藏）、尺泽横文外头接白肉际（鬼臣）、舌头一寸、当舌中下缝（鬼封）。以上诸穴，后世总称"十三鬼穴"，以毫针、火针治疗癫狂诸疾，多宗其法。《备急千金要方·针灸黄疸法》正面图包括寅门、上龈里、上腭、舌下、唇里、颞、颧、侠人中、侠承浆、巨阙、上管、阴缝；覆面图包括风府、热府、肺俞、心俞、肝俞、脾俞、肾俞、脚后跟；侧面图包括耳中、颊里、手太阳、石子头、钱孔及太冲穴，是为针灸法治疗黄疸的专著。

此外，在当时还有佚名氏的《岐伯灸经》（《宋志》作《黄帝问岐伯灸经》），其佚文散见于《外台秘要》及《太平圣惠方》等书中。

如《太平圣惠方》载录，后溪二穴，岐伯灸法"疗脚转筋，时发不可忍者。灸脚踝上一壮。内筋急，灸肉；外筋急，灸外"。环跳二穴，岐伯云"主睡卧伸缩回转不得也"。蠡沟二穴，岐伯灸膀胱气攻冲两胁时，脐下鸣，阴卵入腹，灸脐下六寸两傍各一寸六分，各三七状。又岐伯灸法，"疗小儿脱肛泻血，秋深不较，灸龟尾一壮，炷如小麦大"。

另外，岐伯答黄帝之问，疗气噎灸膻中，忧噎灸心俞，食噎灸乳根，劳噎灸膈俞，思噎灸天府。其关于灸治中风的问对，更有价值，其文如下：

> 黄帝问岐伯曰：凡人中风，半身不遂，如何灸之？岐伯答曰：凡人未中风时，一两月前，或三五个月前，非时，足胫上忽发痠重顽痹，良久方解，此乃将中风之候也，便须急灸三里穴与绝骨穴，四处各三壮，后用葱、薄荷、桃、柳叶四味煎汤，淋洗灸疮，令驱逐风气，于疮口内出也……常令两脚上有灸疮为妙。凡人不信此法，或饮食不节，酒色过度，忽中此风，言语謇涩，半身不遂，宜于七处一齐下火，灸三壮，如风在左灸右，风在右灸左。一百会穴，二耳前发际，三肩井穴，四风市穴，五三里穴，六绝骨穴，七曲池穴，右件七穴，神效极多，不能具录。依法灸之，无不获愈。

以上论述，十分精辟，因而唐、宋医家十分重视之。另外，在日本丹波康赖的《医心方》中，还保存着徐悦《龙衔素针经》《僧臣针灸经》《金腾灸经》《背输度量法》，以及德贞常《产经》中的"妊妇脉图月禁法"等针灸著作内容。梁阮孝绪《七录》首载《尤衔素针经》。《医心方》将其与《黄帝明堂经》《扁鹊针灸经》及《华佗针灸经》并称"四经"，其对针灸学术发展的影响于此可见。惜书已亡佚，《医心方》引文一处，记载热府、心俞、风门、肺俞、肝俞、胃管下俞、小肠俞、大肠俞等的取穴位置。

《隋书·经籍志》载"释僧匡《针灸经》一卷"。《医心方》亦引其"针刺取背俞法"内容，凡一处。《金腾灸经》不见史志及公私书目著录。《医心方》引其文一处，为"脏腑十二俞经法"。《背俞废量法》强调"凡人有长短肥瘦，随形量之，不得同量"。《妊妇脉图月禁法》是产科的针灸禁忌图，共有十图，是现存较早的一种针灸图谱，值得珍视。其文认为："夫妇人妊身，十二经脉主胎，养胎当月不可针灸其脉也，不禁皆为伤胎，复贼母也，不可不慎，宜依月图而避之。"如妊娠一月，足厥阴脉养；二月，足少阳脉养；三月，手心主脉养；四月，手少阳脉养；五月，足太阴脉养；六月，足阳明脉养；七月，手太阴脉养；八月，手阳明脉养；九月，足少脉脉养；十月，足太阳脉养，皆不可针灸其经。以上妊娠针灸禁忌，在临床上是至关重要的，这也反映了当时针灸学术发展的进步。

三、王叔和对《伤寒杂病论》首次整理修订

皇甫谧在魏甘露元年（公元256年）写的《针灸甲乙经·序》中指出："汉有华佗、张仲景……近代太医令王叔和撰次仲景选论甚精。"《脉经》王叔和序文又记有"晋太医令"字样，可见王叔和在魏、晋时曾连任太医令之职，而王氏对仲景《伤寒杂病论》进行第一次整理修订，则在《伤寒杂病论》写成之后的半个世纪内，其具体时期在魏黄初元年至正元三年（公元220～256年）。

正因为王叔和修定《伤寒杂病论》原著的年代距仲景时代如此之近，所以最能保持其书的原貌。据后魏（公元 5 世纪左右）高湛记载，当时"王叔和编次张仲景方论编为三十六卷，大行于世"（见《太平御览》卷七百七十二）。然而，此三十六卷本未见流传，在隋、唐史志或医书中也均未载录，殊为可惜；而在王氏的《脉经》十卷中，有三分之一以上的内容为仲景《伤寒杂病论》的文字。因此，可以认为这是现存《伤寒杂病论》的一种最早传本，而其中方剂则为宋人校正医书时所删。

今传宋代林亿等校雠《脉经》第七卷至第九卷内容，多属《伤寒杂病论》。卷七包括：病不可发汗证、病可发汗证、病发汗以后证、病不可吐证、病可吐证、病不可下证、病可下证、病发汗吐下以后证、病可温证、病不可灸证、病可灸证、病不可刺证、病可刺证、病不可水证、病可水证、病不可火证、病可火证、热病阴阳交并少阴厥逆阴阳竭尽生死证、重实重虚阴阳相附生死证、热病生死期日证、热病十逆死证、热病五藏气绝死日证、热病至脉死日证、热病损脉死日证。卷八包括平卒尸厥脉证、平痓湿暍脉证、平阴阳毒百合狐惑脉证、平霍乱转筋脉证、平中风历节脉证、平血痹虚劳脉证、平消渴小便利淋脉证、平水气黄汗气分脉证、平黄疸寒热症脉证、平胸痹心痛短气贲豚脉证、平腹满塞疝宿食脉证、平五藏积聚脉证、平惊悸衄吐下血胸满瘀血脉证、平呕吐哕下利脉证、平肺痿肺痈咳逆上气淡饮脉证、平痈肿肠痈金疮浸淫脉证。卷九包括：平妊娠分别男女将产诸证、平妊娠胎动血分水分吐下腹痛证、平产后诸病郁冒中风发热烦呕下利证、平带下绝产无子亡血居经证、平郁冒五崩漏下经闭不利腹中诸病证、平咽中如有炙脔喜悲热入血室腹满证、平阴中塞转胞明吹生疮脱下证、平妇人病生死证、平小儿杂病证。在上述内容中，有不少为宋本《伤寒论》和《金匮要略方论》二书所未见，这是最值得重视的。

《脉经》卷九通过"问曰""师曰"等师徒问对，记载了丰富的妇产科学术问题，阐述了各种妇产科疾病的辨证和脉法。例如，书中始有"月经"名称，并称女子月经初潮后一年方行者为"避年"，三月一行者为"居经"，后世妇科皆依其说。《脉经》载述月经的量与全身津液盛衰相关，"亡其津液，故令经水少""津液得通，荣卫生和，其经必复下"，不仅阐述了津液与经血的关系，并在临床上对正确的辨证施治起有指导作用。《脉经》还载述了孕妇分娩前的脉象改变，如"妇怀妊离经，其脉浮，设腹痛引腰脊，为今欲生也""妇人欲生，其脉离经，夜半觉，日中则生也"，这对产科临床观察产程进展、保证安全分娩具有重要意义，故为后世医家所宗。

又如，在儿科方面，《脉经》卷九首载小儿"变蒸"，云："小儿是其日数应变蒸之时，身热而脉乱，汗不出，不欲食，食辄吐者，脉乱无苦也。""变蒸"之说在隋、唐时又为医家进一步论述，而成为儿科学术发展中的一种学说。在"平小儿杂病证"一节中，指出"小儿脉呼吸八至者平，九至者伤，十至者困"，强调"诊小儿脉多雀斗，要以三部脉为主"，并列举小儿病脉主证，"若紧为风，沈者乳不消，弦急者客忤气"。

此外，还据脉象结合其他证状，以断疾病预后，如谓"小儿大便赤青瓣，飧泄，脉小手足寒难已；脉小手足温易已""小儿病困、汗出如珠，着身不流者死""小儿病，其头毛皆上逆者必死；耳间青脉起者瘈痛；小儿病而囟陷入，其口唇干，目皮反，口中出气冷，足与头相抵，卧不举身，手足四肢垂，其卧正直如得缚其掌中冷，皆死，至十日不可复活之"。以上记载，皆为诊治儿科病的重要经验总结，不仅切于临床，为儿科诊治的发展也奠定了重要基础。

此外，在妇人病内容中，还涉及"命门"问题，其文云："问曰：妇人病如癫疾郁冒，一日二十余发。师脉之反言带下，皆如师言。其脉何类，何以别之？师曰：寸口脉濡而紧，濡则阳气微，紧则荣中寒，阳微卫气虚，血竭凝寒，阴阳不和，邪气舍于荣卫。疾起少年时，经水来以合房室，移时过度，精感命门开，经下血虚，百脉皆张，中极感阳动，微风激成寒，因虚舍荣卫，冷积于丹田，发动上冲，奔在胸膈，津液掩口入，涎唾涌溢出，弦冒状如厥，气冲髀里热。粗医名为癫，灸之因大剧。"无独有偶，另在《脉经·手检图》中，又有两处论及"命门"的文字，谓"女子月水不利，少腹痛引命门，阴中痛，子藏闭"，"动若少腹痛引命门，女子月水不来"。以上对于"命门"的部位认识，显然不同于《难经》，而与明代张介宾"子宫之门户"的说法相似。由于《脉经》卷九许多条文中的"问曰""师曰"的写作体例风格，与《金匮要略方论》所载相同，而且不少条文内容在《金匮要略方论》中也有出现，因而可以断定，这些内容当属仲景《伤寒杂病论》的原文无疑，其学术价值非同一般。

除《脉经》保存了《伤寒杂病论》原文之外，另在南北朝、隋、唐时曾有各种传抄本，直至宋本《伤寒论》出，其文字遂成定型，而其中的"辨脉法""平脉法"和"伤寒例"三篇，则在《脉经》中并未载入。

"伤寒例"中说："伤寒之病逐日浅深，以斯方治。今世人伤寒，或始不早治，或治不及时，或日数久淹，困乃告医，医人又不依次第而治之，则不中病……今搜采仲景旧论，录其证候诊脉声色，对病置方，有神验者，拟防世急也。"显然，这是王叔和所叙述。因之，自明初黄仲理《伤寒类证辨惑》明确提出"辨脉法、平脉法、伤寒例三篇，叔和采撮群书，附以己意，虽间有仲景说，实三百九十七法之外者也"之后，医家聚讼纷纭，有不同的争议，于是就直接影响着后世不同注本《伤寒论》的原文取舍问题，也出现了对王叔和的不同评价。

即使如此，对于王叔和保存仲景医书的功绩是必须肯定的，正如清代伤寒学家汪琥所说："然仲景书，当三国时兵火之后，残缺失次，若非叔和撰集，不能延至于后。"王履也说："王叔和搜采仲景旧论之散落者，以成书，功莫大矣！但惜其既以自己之说混于仲景，所言之中，又以杂脉杂病纷纭并载于卷首，故使玉石不分，主客相乱。若先备仲景之言，而次附己说，明书其名，则不致惑于后人，而累仲景矣。"不仅赞扬了叔和之功，并还提出了自己的中肯之见。

四、王叔和及高阳生对脉学的贡献

三国、两晋、南北朝时期，医家多致力于脉学的研究。王叔和所撰《脉经》，全面系统地总结了历来的脉学研究成就，并有许多创见，而为中医脉象诊断学的奠基专著。除此之外，尚有不少脉学著作，如无名氏《脉经》十四卷、《脉生死要诀》二卷、黄公兴《脉经》六卷、秦承祖《脉经》六卷、康普思《脉经》十卷、徐氏《脉经》二卷、徐氏新撰《脉经诀》二卷、许建吴《脉经钞》二卷、无名氏《三部四时五藏辨诊色诀事脉》一卷、无名氏《脉经略》一卷等，以上诸书著录于《七录》及《隋书·经籍志》。虽然书多亡佚，但也显示了当时脉学研究的盛况。值得欣慰的是王叔和的《脉经》仍为完帙，他对中医脉学的发展起有极其重要的学术影响。

（一）王叔和撰著《脉经》

王叔和，名熙。西晋时太医令，生卒年不详。其籍贯一说山西高平，或说山东巨野。后魏高湛《养生方》称其"博好经方，洞识摄生之道"；宋代林亿等谓其"性度沈静，尤好著述，博通经方，精意诊处，洞识修养之道"（见《进呈劄子》）。清余嘉锡《四库提要辨证》言其为张仲景亲炙弟子。《备急千金要方》载"太医令王叔和所撰御服甚良，蜀椒丸治上气咳嗽方"，方由蜀椒、乌头、杏仁、石菖蒲、皂荚、矾石（一云樊石）、细辛、款冬花、紫菀、干姜、吴茱萸、麻黄等组成。由此可见王氏医术之高明。

王氏对医学的最大贡献是编纂了我国第一部脉学专著《脉经》，并编次整理《张仲景方论》（即世传的《伤寒杂病论》）三十六卷。《隋志》还记有《王叔和论病》六卷，可能是其临证经验的总结，惜已亡佚。

《脉经》十卷，九十八篇，约十万言。此书编集时，除据《内经》及"扁鹊"、张仲景、华佗等所撰医籍外，还广泛参考了多种前代诊断之作，如《脉法赞》《四时经》等，正如王氏序文所说："今撰集岐伯以来，逮于华佗，经传要诀……其王、阮、傅、戴、吴、葛、吕、张，所传异同，咸悉载录。"

《脉经》的早期传本有多种，宋代林亿校正此书时曾说："大抵世之传授不一，其别有三。"校正医书局据这些早期传本，去其重复，补其脱漏，并将原书的篇次依内容的不同类别作了必要改动，仍分为十卷。卷一论脉象及诊脉部位等；卷二论三关二十四脉，以及人迎气口诊和奇经八脉等；卷三论五脏、五府脉诊；卷四论三部九候脉证等；卷五为张仲景、扁鹊、华佗诸家脉法；卷六论五脏五腑病证；卷七论可不可诸证及热病诸候；卷八论卒尸厥等杂病病候；卷九论妇人小儿诸病候；卷十"手检图三十一部"，系古脉法之一种，图佚文残。其中卷七至卷九是张仲景《伤寒杂病论》古本的原文，虽然方剂部分已被删去，但其中不少内容为今本所阙如，值得重视。

《脉经》的主要学术成就和贡献，主要在于确立了各种脉象的指感标准，将前人曾述的多种脉象，总结归纳为浮、芤、洪、滑、数、促、弦、紧、沉、伏、革、实、微、涩、细、软、弱、虚、散、缓、迟、结、代、动二十四种，并准确描述了各种脉象的指感情况，言简意赅，标准明确，从而成为后世医家诊脉、论脉之规范。同时，《脉经》还提出了浮与芤、弦与紧、革与实、滑与数、沉与伏、微与涩、软与弱、迟与缓等八组相类脉的鉴别，对临床辨脉具有重要价值。此外，《脉经》还在《内经》《难经》和仲景论脉基础上确立了寸口的寸、关、尺三部脉法，提出三部之说和各部脉位，确定了寸关尺脏腑分候，并从临床应用方面加以系统总结。其诊脉法的脏腑定位，后除大小肠、三焦脉位略有歧议外，其余均沿用至今。对于不同脉象的临床诊断意义，《脉经》中有大量论述，一方面在原则上概括了脉象主病，如"迟则为寒，涩则少血，缓则为虚，洪则为热"等；另一方面结合脉证、病机联系到治疗，如"寸口脉滑，阳实，胸中壅满吐逆，宜服前胡汤，针太阳巨阙，泻之""寸口脉芤吐血，微芤者衄血。空虚，血去故也。宜服竹皮汤、黄芪汤、灸膻中"等等。这些论述，反映了当时临床脉学的认识水平和重要价值。

《脉经》对内、妇、儿科各科疾病多注重根据脉象变化做出正确诊断。如对于内科脾胃疾病，论析了关脉的各种脉象与病证的关系，云：

关脉浮，腹满不欲食，浮为虚满；关脉紧，心下苦满急痛，脉紧者为实；关脉数，胃中有客热；关脉微，胃中冷，心下拘急；关脉缓，其人不欲食，此胃气不调，脾气不足；关脉滑，胃中有热，滑为热实，以气满故不欲食，食即吐逆；关脉弦，胃中寒，心下厥逆，此以胃气虚故尔；关脉弱，胃气虚，胃中有客热，脉弱为虚热作病；关脉涩，血气逆冷，脉涩为血虚，以中焦有微热；关脉芤，大便去血数升者，以膈腧伤故也；关脉伏，中焦有水气，溏泄；关脉沈，心下有冷气，苦满吞酸；关脉濡，苦虚冷，脾气弱，重下病；关脉迟，胃中寒；关脉实，胃中痛；关脉牢，脾胃气塞盛热，即腹满响；关脉细，脾胃虚，腹满；关脉洪，胃中热，必烦满。

将十八种关脉结合脾胃病证详加分析，并举出治疗方药，其临床实用价值是不言而喻的。

林亿等《进呈劄子》谓"观其出，叙阴阳表里，辨三部九候，分人迎气口神门，条十二经、二十四气、奇经八脉，以举五藏六府三焦四时之痾，若网在纲，有条而不紊，使人占外以知内，视死而别生……又其大较，以为脉理精微，其体难辨，兼有数候俱见，异病同脉之惑，专之指下，不可以尽隐伏，而乃广述形证虚实，详明声色王相，以比参伍，决死生之分，故得十全，无一失之谬，为果不疑"，对《脉经》的主要内容和重要价值早有所揭示。

南宋时何大任《脉经》后序称"医之学以七经为本，犹儒家之六艺也。然七经中，其论脉精微，莫详于王氏《脉经》，纲举目张，言近旨远，是以自西晋至于今日，与黄帝、卢扁之书并传，学者咸宗师之"，显见《脉经》问世以来，为历代医家所重。

清代徐大椿在其《医学源流论》中也论及《脉经》一书，说："读《脉经》者，知古来谈脉之详密如此。因以考其异同，辨其得失，审其真伪，穷其变通，则自有心得……学者必当先参于《内经》、《难经》及仲景之说而贯通之，则胸中先有定见，见后人之论，皆是以广我之见闻，而识力愈真，比读《脉经》之法也。"徐氏的论述，不仅谈论了《脉经》读法，而且也涉及了《脉经》的重要学术价值。

除上所述之外，尚有一些重要的学术问题值得注意，如"张仲景论脉""扁鹊阴阳脉法"，以及"扁鹊华佗察声色要诀"等，多属古代医家诊脉的重要总结。另《脉经》卷七所载《医律》二首，其一说："伤寒有五，皆热病之类也，其形相像，根本异源，同病异名，同脉异经。病虽俱伤于风，其人自有痼疾，则不得同法。其人素伤于风，因复伤于热，风热相薄，则发风温，四肢不收，头痛身热，常汗出不解，治在少阴、厥阴，不可发汗，汗出谵语独语，内烦躁扰，不得卧善惊，目乱无精。治之复发其汗，如此者，医杀之也。"其二云："伤寒湿温，其人常伤于湿，因而中暍，湿热相薄，则发湿温，病苦两胫逆冷，腹满叉胸，头目痛，苦妄言，治在足太阴，不可发汗，汗出必不能言，耳聋，不知痛所在，身青面色变，名曰重暍。如此者，医杀之也。"这是对风温、湿温病病因病机及证状、治则最早的详细论述，具有重要学术价值。同时，《医律》对明末喻昌有很大启发，其因之而写成《医门法律》一书。

（二）六朝高阳生的《脉诀》

早在隋代以前，即有多种以"脉诀"命名的诊法学入门著作。如《礼记正义·曲礼》

唐代孔颖达注称古有《夫子脉诀》《素女脉诀》和《黄帝脉诀》；《隋书·经籍志》有《徐氏脉经诀》三卷；《难经》杨玄操注称有《华佗脉诀》《皇甫士安脉诀》，以及对后世影响最大、流传最广的《王叔和脉诀》。

《王叔和脉诀》托名"叔和"，医家多根据南宋陈言《三因方》之说，谓为六朝人高阳生所著。其书一卷，以七言歌编写成诀。首为诊脉入式、三部九候、下指定位等，次为五脏脉法、七表八里九道脉，再次为诸病脉法及妊产、小儿脉法。

《王叔和脉诀》的论述内容与王叔和《脉经》迥异，而别为一家之书，其撰年当在三国以后，隋唐以前。因而，唐开元中杨玄操氏在注释《难经》时已引有此书的佚文，说"《王叔和脉诀》云：三部之位辄相去一寸，合为三寸"（《难经集注》）。不过，其文不见于传世本《王叔和脉诀》，可见其书之早期传本实非一种。此后，在隋、唐之际的敦煌残卷中，有《七表八里三部脉》，其"七表""八里"的文字均与传世《王叔和脉诀》相同。另在晚唐杜光庭氏的《玉函经》中，也曾有"七表八里九道"脉法，并有"不对《王叔和脉诀》论精微"句。由此可见，六朝高阳生托名所著的《王叔和脉诀》在唐代医学界已有相当的影响。

五、全元起始为《素问》训解

《黄帝内经》十八卷，分《素问》和《九卷》各九卷。后汉末张仲景《伤寒杂病论》序文及三国时皇甫谧《针灸甲乙经》序中都提到这两种书名。皇甫氏序还别称《九卷》为《针经》。

早在魏、晋之际，《素问》九卷中已亡佚其一卷，这在《甲乙经》序及《隋书·经籍志》中皆有所反映。至于《九卷》的传本，自六朝以下先后出现了由此衍化的《九灵》、《九墟》和《灵枢》等多种书名。直至南宋时，较完整的传本仅存《灵枢》一种。

齐、梁间（公元479～557年），侍郎全元起为《素问》作注，这是注解《素问》之开山。

据《南史·王僧孺传》记载："僧孺工属文，善楷隶，多识古事。侍郎金（全）元起欲注《素问》，访以砭石，僧孺答曰：古人当以石为针，必不用铁。《说文》有此'砭'字，许慎云：以石刺病也；《东山经》高氏之山多针石，郭璞云：可以为砭针；《春秋》美疢不如恶石，服子慎注云：石，砭石也。季世无复佳石，故以铁代之尔。"据之，全元起在《素问》"四曰制砭石大小"句后注云："砭石者，是古外治之法，有三名：一针石，二砭石，三镵石，其实一也。古来未有铸铁，故用石为针，故名之针石。"仅此一例，足见全元起的注解工作是十分勤奋和认真的。

全氏注解《素问》之书，《隋书·经籍志》记载为"《黄帝素问》八卷，全元起注"。同时又载"《黄帝素问》九卷，梁八卷"，可见梁代阮孝绪著《七录》时，《黄帝素问》已缺一卷，仅存八卷。而全氏所注的《素问》正时当时的八卷本。因而，北宋林亿等《重广补注黄帝内经素问序》谓"时则有全元起者，始为之训解，阙第七一通"；南宋陈振孙《直斋书录解题》也有"又有全元起《素问注》八卷"的记录。全氏作注时，《黄帝素问》所阙的是第七卷。后至明代，徐春甫《古今医统大全》在记载医史人物时，据林亿"始为之训解"语，而有"全元起……所著《内经训解》行世"的说法。自此，人们遂多因袭其说，将全氏注本称为《内经训解》。尽管这一称呼似乎已约定成俗，但严格地说是不甚妥当的。

全元起所注《黄帝素问》流传于世，唐代王冰在其基础上复参别本，重新整理，改编《素问》。宋代林亿等又对王冰注本加以校正，称为“《素问》新校正”，即通行的《重广补注黄帝内经素问》。此后，全元起训解本《素问》依然存世，但到了宋钦宗靖康元年（公元 1126 年），金人攻陷东京（今开封），次年掳俘徽、钦二帝，掠取各种珍贵物资，包括太清楼秘客三馆图书典籍，皆为之一空。《宋史·艺文志》记载：“最其当时之目，为部六千七百有五，为卷七万三千八百七十有七焉。迨夫靖康之难，而宣和馆阁之储荡然靡遗。”《素问》全元起训解本也从此不见其踪迹。

虽然，全氏训解的《黄帝素问》已不复可睹其原貌，但在唐代王冰及宋代林亿等注文中存有少量佚文。经学者研究发现，王冰注文二百十七条涉及全元起本二百三十六处；《素问》一千三百三十八条新校正中，有七十六条涉及全元起本的篇目。林亿等还特别记明了全氏注本各篇的篇目（见于“新校正”篇目及正文下的注文）。重辑后的全氏注本《素问》各卷篇目，共七十篇，其中：卷一为七篇，包括平人气象论、诀死生篇、藏气法时论、宣明五气篇、经合论、调经论、四时刺逆从论；卷二为十一篇，包括移精变气论、玉版论要篇、诊要经终论、八正神明论、真邪论、标本病传论、皮部论、骨空论、气穴论、气府论、缪刺论；卷三为六篇，包括阴阳离合论、十二藏相使篇、六节藏象论、阴阳脉解篇、长刺节论、五藏举痛；卷四为八篇，包括生气通天论、金匮真言论、阴阳别论、经脉别论、通详虚实论、太阴阳明表里论、逆调论、痿论；卷五为十篇，包括五藏别论、汤液醪醴论、热论、刺热论篇、讲热病论、疟论、腹中论、厥论、病能论、奇病论；卷六为九篇，包括脉要精微论、玉机真藏、刺禁、刺疟论、刺腰痛论、刺齐篇、刺志篇、针解篇、四时刺逆从论（篇目与卷一重出，而内容互异）；卷七佚；卷八为九篇，包括痹论、水热穴论、四时病类论、从容别白黑、论过失、方论得失明著、阴阳类论、方解论、方盛衰论。

现存全元起注文仅有四十条，但据此亦能一窥其重要的学术价值。其中具独到见地者不少，如《素问·宝命全形论》“四曰制砭石大小”，注云：“砭石者，是古外治之法，有三名：一针石，二砭石，三镵石，其实一也。”这种直截了当的说明，对学医者有很大的帮助。又如《素问·热论》：“……三阳经络皆受其病，而未入于藏者，故可汗而已。”全元起本“藏”字作“府”，注云：“伤寒之病，始入于皮肤之腠理，渐胜于诸阳而未入府，故须汗发其寒热而散之。”另如《素问·大奇论》言脉，称：“脉至如悬雍，悬雍者浮揣切之益大，是十二俞之予不足也，水凝而死。”全元起本“悬雍”作“悬离”，注云：“悬离者言脉与肉不相得也。”又如《素问·生气通天论》：“风客淫气，精乃亡，邪伤肝也。”全注为：“淫气者阴阳之乱气，因其相乱而风客之则伤精，伤精则邪入于肝也。”这些注解，简洁明了，切合实际，从临床实践出发，对经旨加以适当的解说。

同时，全氏注文对《素问》字、词的考证也严谨不苟，如对砭石的解释已如上述。又如《素问·刺腰》云：“解脉令人腰痛，痛引肩，目䀮䀮然，时遗溲。刺解脉，在膝筋肉分间，郄外廉之横脉。出血，血变而止；解脉令人腰痛如引带，常如折腰状，善恐。刺解脉，在郄中结络如黍米，刺之血射以黑，见赤血而已。”全注云：“有两解脉，病源各异。恐误，未详。”实事求是的治学态度令人信服。

全元起对《素问》的训解开了一个很好的头，可惜其书不传，难窥其全貌，这是一大损失。尽管如此，《素问》经全元起研究后，注疏之风由此而延绵不绝，它不仅保存了《素问》这部古医经，且使深奥的经义得以深入浅出，畅晓明达。全氏注疏《内经》的开山之举功不可抹。

六、《华佗内视》及《中藏经》——华佗医学的遗承

（一）《华佗内视》的贡献

《华佗内视》一书，是后人继承名医华佗医学成就的重要医籍，也是既知我国最早的绘有人体内脏解剖图的医学专著。

此书最早见于南北朝梁阮孝绪的《七录》，《隋书·经籍志》因之而谓"梁有《华佗内事》五卷"。所称"内事"之"事"，实为"视"之通假。

《内视》在六朝以后有多种古传本，但多称为《内照》或《内照图》，其内容均为人体脏腑形图及有关论述，且亦记有撰者华佗之名。

《华佗内视》的成书年代，其上限应在华佗晚年，即公元3世纪初期以后，而其下限当在南北朝梁代以前，亦即公元5世纪以前。其时去古未远，华佗的遗说尚能保存，故有很高的学术价值。

在南北朝以前，既知的《华佗内视》早期传本，就有《内视》《内事》及《内照》等三类。

《华佗内视》原本早佚，但在唐初杨玄操的著作中尚存部分佚文。日本丹波康赖《医心方·诸家取背腧法第二》转引的杨氏注解《黄帝明堂经》中，提到华佗取穴法，其肺俞穴在第五椎，心俞穴在第七椎及去脊中行二寸处。此法与《黄帝明堂经》不同，且亦未见于后代诸家之说，而杨玄操记载为华佗之法。值得重视的是在传世的华佗《内照法》及华佗《玄门脉诀内照图》等书中，所记五脏腧穴的位置，正同于杨氏所引的华佗旧文。这足证杨玄操所引之文，出自《华佗内视》之古本。

到了隋代以后，又陆续出现了《内照图》《内照法》《内照经》《玄门内照图》《玄门内照》《玄门脉诀内照图》及《玄门脉诀》等后世传本。由于后人掺入了《王叔和脉诀》的内容，故在书名中增入"脉诀"二字。

《华陀内视》一书虽然出自华佗传人，但体现了华佗的医学思想和学术经验。

（二）《中藏经》的发现

《中藏经》一卷，又名《华氏中藏经》《华佗中藏经》，托名华佗撰，是一部较早期的医方著作，其内容兼具医学理论与治疗方剂。

《中藏经》原有邓处中序，自言为华佗外孙，因梦见其外祖而在石函中获得此书，其言怪诞不经，不足为据。

南宋初，楼钥氏校刊该书末有楼氏跋文，从跋文可知，《中藏经》在北宋时曾有陆从老家藏本及闽中仓司刊本。楼氏见陆从老藏本，"取而校之，乃知闽中之本未善，至一版或改定数十百字，前有目录，后有后序，药方增三之二；闽中本亦有佳处，可证陆本之失；其不同而不可轻改者，两存焉"。此后在南宋时的《秘书省续编到四库阙书目》《通志·艺文略》《遂初堂书目》及《宋史·艺文志》等书中均有著录。元代赵孟頫（公元1254～1322年）

曾据楼钥氏校刊本写录两本，其中一本现藏于台北"故宫博物院"。

南宋本载有四十九论、六十余方。吕复认为"窃意诸论非普辈不能作"；俞弁也说"今集中诸论非普不能作……论后附方，意者皆邓生增入之耳"。然而其认为吴普所作缺乏依据。清代乾隆时，周锡瓒跋《中藏经》认为："……佗书虽不传，而弟子习其业者，亦可以著书传后。隋《经籍志》载吴普撰《华佗方》十卷、《华佗内事》五卷、《观形察色并三部脉经》一卷、《枕中灸刺经》一卷。普集华氏药物，新、旧《唐书》皆载于经籍《艺文志》，而宋《艺文志》亦有《华佗药方》一卷，其书想北宋时尚有流播，或多残缺，故其时名医缀辑，而成此书，别立名目，以托于华氏……宋重医学几与唐之明法、明算等，疑其书或出于此时，虽非元化之书，要其说之精者，必有所自也。"周氏认为《中藏经》是宋代医家缀辑吴普所集华佗医学佚文，其理由较前人更为充分。清嘉庆时，孙星衍的序文则认为"此书文义古奥，似是六朝人所撰，非后世所能假托"。但是，近代章太炎氏则说"必是宋人妄造"。

考《中藏经》的药方中，记有左慈和葛玄的医方。左慈为华佗同时人，而葛玄为其弟子。书中并称其为"真人"，显非华佗之笔，而为后人所辑入。

第三节　本草学的迅猛发展

三国、两晋及南北朝时期，是古代本草学发展史上的一个繁荣时期。此时的本草著作甚多，据《隋书·经籍志》载录，计有：《吴普本草》六卷、《李当之本草经》一卷、《李当之药录》六卷、《隋费本草》九卷、《秦承祖本草》六卷、《王季璞本草》三卷、《谈道术本草经钞》一卷、《徐叔响本草病源合药要钞》五卷、《陶隐居本草》十卷、《本草经集注》七卷、《体疗杂病本草要钞》十卷、《小儿用药本草》二卷、《甘浚之痈疽耳眼本草要钞》九卷、《赵赞本草经》一卷、《本草经轻行》一卷、《本草经刊行》一卷、《徐滔新集药录》四卷、《药法》十二卷、《药律》三卷、《药性》二卷、《药对》二卷、《药目》三卷、《神农采药经》二卷、《药忌》一卷、《太清草木集要》二卷等。此外，还有题陶弘景撰的《辅行诀脏腑用药法要》《服云母诸石药消化之十六水法》《集金丹药要方》和《效验方》等。

以上诸书，仅《吴普本草》《李当之本草》《本草经集注》存有辑佚本，《辅行诀脏腑用药法要》存有抄本，其他则均告亡佚。但仅从这些辑复本的内容来看，三国、两晋、南北朝时期的本草学成就已足可观，尤其是《本草经集注》一书具有重要学术价值，其对后世本草学发展所起的影响是极其深远的。

一、《神农本草经》的注释著作及其本草理论研究

《神农本草经》在后汉、三国时期，曾经有各种传本，同时还出现了一些注释著作，主要有《名医别录》、李当之《药录》及《吴普本草》。到了两晋、南北朝，《神农本草经》的传本较多，而其注释亦有不少，已知者有晋代郭氏（佚名）的注本（唐代湛然的《止观辅行诀》中曾引其佚文）；据《隋书·经籍志》记载，南北朝时，又有王季璞《本草经》、赵赞《本草经》、谈道术《本草经》、蔡英《本草经》、佚名氏《本草经轻行》及《本草经利用》等。同时，还有题名"雷公集注"的《神农本草》四卷，以及陶弘景的《神农本草

经集注》七卷。虽然如此，上述诸书除陶氏"集注"尚存外，其余均已亡佚，或仅在后世有关著作中存其佚文。

（一）《名医别录》——《神农本草经》的补注本

秦汉以后，医家在传抄《神农本草经》时，陆续增补了一些新的药物及治疗经验，从而编集成《名医别录》（简称《别录》）一书。《唐书·于士宁传》认为"《别录》者，魏晋以来，吴普、李当之所记。"其所谓"名医"，说明并非出自一家，而所称"别录"者，乃是指本《神农本草经》内容外别有撰录。

《名医别录》是现存最早的较为完整的《神农本草经》补注本，其内容不仅对《神农本草经》药物的性用作了补充，且还新增了不少品种。

《名医别录》所载药物，其产地遍及海内，且还有朝鲜、越南等域外药物。据统计，书中所载地名达二百四十七个之多，而且往往在同一地点记有几个不同地名，这充分说明《名医别录》的内容是许多医者长期实践经验的汇集。同时，在《名医别录》中还引用了秦汉前的本草学佚文，如《岐伯》《扁鹊》等。

《名医别录》早期传本的内容写成于后汉末和三国之际，故其所记地名，无一是晋以后所设。《名医别录》的古传本种类较多，但其早期文字并非单独成书，而是附记在《神农本草经》的原文之后。后人乃将《神农本草经》原文与《名医别录》文字用朱、墨区别，到后来又将《名医别录》文字另辑成书，如《隋志》记有"陶氏撰"的《名医别录》三卷本，但未言陶氏为谁。据南宋郑樵《通志·校雠略》说，《名医别录》传本在唐代以后即已失传，但又认为"书有名亡而实不亡"，"《名医别录》虽亡，陶隐居已收入《本草》"。于是，又将《隋志》所记的"陶氏撰"经改为"陶隐居集"。郑樵以为"陶氏"者即指陶弘景而言。

由此可见，《名医别录》的内容虽为古代名医所原著，但陶弘景将其内容收入《神农本草经》，并另辑成书，其撰集之功是毋庸置疑的。

在唐代以前，《名医别录》的早期传本名称不一，或沿用《本草经》及《本草》旧名，或泛称《名医》《别录》，或称为《名医副品》《名医本草》《本草名医》及《杂家别录》等。

《名医别录》收载的药物数，原本超过陶弘景《本草经集注》所辑录的《神农本草经》和《名医别录》的药物总数七百三十种。除此之外，还有些药物佚文尚存于其他书籍，如唐代的《新修本草》《海药本草》《四声本草》《本草拾遗》和《备急千金要方》《黄帝内经太素》及《文选》等书中，另在宋代的《太平御览》中也有保存。值得注意的是，《名医别录》早期传本所记的药性与《神农本草经》颇有出入，如石膏之性，《神农本草经》云"辛、微寒"，而《名医别录》称其"甘，大寒"，后人合之遂有"辛甘大寒"之说。这说明医者对药物的性用，有一个不断认识的过程。

（二）李当之《药录》和吴普《吴普本草》

李当之和吴普，都是汉、魏间医学家，为华佗弟子。他们分别著有《药录》和《吴普本草》。

据陶弘景《本草经集注》指出，当时本草学者较多，李当之、吴普是其中之佼佼者，其所著本草，或五百九十五味，或四百四十一味，后者药物数即指《吴普本草》而言。

李当之，一作李之。少诵医经，得其师传，尤精于本草。《七录》载其《药录》六卷，《隋书·经籍志》载有《李当之本草经》（《唐书》等又称《李氏本草经》《李氏本草》）一卷。以上二书，当属李氏本草书的不同传本。

李氏本草已佚，但其佚文可见于《吴氏本草》、陶弘景《本草经集注》、《新修本草》、《蜀本草》及《嘉祐本草图经》等书中，佚文约计百余条，药物七十多种。李时珍《本草纲目》曾赞李氏于本草学"颇有发明"。

吴普，广陵（今扬州）人。疗病依准其师，多所全济。华佗尝语普曰："人体欲得劳动，但不当使极耳。动摇则谷气得消，血脉流通，病不生，譬如户枢，终不朽。乃传以五禽之戏。普行之，年九十余，犹耳目聪明，齿牙完固。"撰有《吴普本草》六卷。另有《华佗方》十卷，收集其师治病方药。

《吴普本草》载于《七录》，《唐志》亦记有《吴氏本草经》六卷，均佚。宋代掌禹锡曾说："《吴氏本草》，魏广陵人吴普撰。吴，华佗弟子，修《神农本草》，成四百四十一种。唐《经籍志》尚存六卷，今宇内不复存，惟诸子书多见引据。其说药性寒温五味，最为详悉。"因而明代李时珍著《本草纲目》时也未能见到此书，故云："《吴氏本草》，其书分记神农、黄帝、岐伯、桐君、雷公、扁鹊、华佗所说性味甚详。今亦不传。"今在六朝时的《齐民要术》，唐代的《北堂书钞》《艺文类聚》《初学记》《一切经音义》《后汉书》（李贤注），五代时的《蜀本草》，宋代的《太平御览》《嘉祐本草图经》《证类本草》《事类赋》，元人的《说郛》等书中，可见吴氏本草佚文近三百条，药物二百多种。

《吴普本草》在本草学发展史上具有重要的地位。此书共六卷，载药四百四十一种，较《神农本草经》多七十六种。《吴普本草》对魏以前"神农"、"黄帝"、"岐伯"、桐君、雷公、扁鹊、医和，包括李当之在内的近十家本草著述，广集博引，李时珍认为其中也有华佗的有关论述。可见在魏以前，各家本草学说已有种种不同，如清代孙星衍辑复《神农本草经》时所说："神农、黄帝、岐伯、雷公、扁鹊各有成书，魏吴普见之，故其说药性主治各家殊异。"清代邵晋涵又言"释本草者，以吴普为最古"（《神农本草经·邵序》），指明吴普为注释《神农本草经》的先导者，当然也是集魏以前本草学之大成者。

《吴普本草》在《神农本草经》基础上有了明显的充实和发展。首先如药物著作的体例，吴普保留、充实了《神农本草经》的正名、性味、功用、别名和产地，又增加了药用植物生态、药物形态、采集时间、加工炮制、配伍宜忌等方面内容，从而奠定了本草学体例的基础，这也是本草学进一步发展和成熟的标志。对于药性的论述，吴普从《神农本草经》的一药一性味发展到一药多种论说，特别对药物毒性阐说明确。如丹砂"神农甘，黄帝苦有毒，扁鹊苦，李氏大寒"；人参"神农甘小寒，桐君、雷公苦，岐伯、黄帝无毒，扁鹊有毒"；石钟乳"神农辛，黄帝、医和甘，扁鹊甘无毒，李氏大寒"。其中李氏指李当之而言。又如麻蒉和石，《神农本草经》作为上品，认为能轻身、不老、增年，而吴普予以纠正，明确了其毒性。他还指出"诸石药有毒"，并研究了石药中毒后的解毒药物，冲破了《神农本草经》上、中、下三品之说，所以陶弘景评论《吴普本草》"三品混糅"。对于药物别名的记载，《吴普本草》也更为详细。对于药物的功用，不仅保留了《神农本草经》之所载，并添新说。如生大豆"杀乌头毒"、淫羊藿"坚骨"，称大黄为"中将军"等。对药物产地的介绍也更加具体，有邯郸、咸阳、会稽等实际地名。可见当时对道地药材的应用已很重视。《吴普本草》对药用植物生态和药物形态有详细介绍，如紫参"圆聚生，根黄赤有文，皮黑中紫，五月花紫赤，实黑大如豆"；人参"根有头、足、手，面目如人"，这些记载，对药物的鉴别具有重要意义。吴普十分重视药物的配伍宜忌，具体涉及相须、相使、相畏、相恶、相杀等实际内容，如大豆黄卷"得前胡、乌喙、杏子、牡蛎、天雄、鼠矢共蜜和佳（相须）；不欲海藻、龙胆（相恶）"，这些论述来自临床实践，为制方时药物的合理使用提供了典范。

《吴普本草》对后世本草学的发展产生重要影响。其所记载众多的医家学说和用药经验，为陶弘景《本草经集注》的著作打下了基础。陶氏曾大量引用其内容，并载于《本草经集注》中。此后，像韩保升的《蜀本草》、掌禹锡的《嘉祐本草》、苏颂的《本草图经》、唐慎微的《证类本草》、李时珍的《本草纲目》等本草名著中，都采取了《吴普本草》的论说。宋代李昉等所撰的《太平御览》也比较完整地保留了《吴普本草》的内容。这些，后来都成了研究和辑复《吴普本草》的重要资料。总之，《吴普本草》是《神农本草经》之后和《本草经集注》之前的一部重要药物著作，它在本草学发展史上，起着承先启后的作用。

（三）陶弘景《本草经集注》

陶弘景撰写的《本草经集注》（简称《集注》）七卷，约成书于齐、梁之际（公元500年前后）。此书是南北朝时期影响最大的一种《神农本草经》注本。

《本草经集注》的序例部分，其佚文大多保存在后世的《新修本草》《证类本草》及《备急千金要方》卷一中，其内容包括"凡药不宜入汤酒者""药有相制使者"等。序例之后的正文部分，辑录了《神农本草经》和《名医别录》的药物计七百三十种，并按自然属性将其分为玉石、草木、兽禽、虫鱼、果菜、米谷及"有名未用"等七类，每类又分上、中、下三品。陶氏以朱书、墨书来区分《神农本草经》和《名医别录》的文字，更参考古籍增入小字注文。

《本草经集注》的序言说，在陶氏当时，本草学方面的著作有李当之《药录》《吴普本草》《桐君采药录》《雷公药对》等等。由于时代不同，内容各异，甚至有矛盾之处。陶弘景为了结束这种混乱的状态，撰著了《本草经集注》，正如其"序录"所说："又有《桐君采药录》，说其华叶形色；《药对》四卷，设其佐使相须。魏晋以来，吴普、李当之等更复损益，或五百九十五，或四百四十一，或三百一十九；或三品混糅，冷热舛错，草石不分，虫兽无辨，且所主治，互有得失，医家不能备见，则识智有浅深。今辄苞综诸经，研括烦省，以《神农本草经》三品，合三百六十五为主，又进《名医副品》，亦三百六十五，合七百三十种，精粗皆取，无复遗落，分别科条，区畛物类……"通过陶氏的努力，本草学进入了一个新的时期。

《本草经集注》所载的七百三十种药物，几乎囊括了当时所应用和了解的所有药物品种，这是对南北朝以前本草学的一次重要总结。

《本草经集注》分总论和分论，其"序录"对《神农本草经》的十多条序文进行了解释和发挥，如《神农本草经》谓"上药一百廿种为君，主寿命以应天，无毒，多服久服不伤人"，然而《本草经集注》却指出，"上药亦皆能遣疾"；又《神农本草经》认为药物配伍有一君二臣五佐，或一君三臣九佐，但《本草经集注》却指出："检世道诸方，亦不必皆尔。大抵养命之药则多君，养性之药则多臣，治病之药则多佐。"对于用药之量，《本草经集注》认为："用得其宜，与病相会，入口必愈……分两违舛，汤丸失度，当差反剧，以至殒命。"《本草经集注》对《神农本草经》的发挥有许多新的内容，如药物采制、炮制、各类疾病通用药物、服药禁忌、药物度量、煎配药方、七情畏恶等方面，无不具有新意。其强调地道药材，说"多出近道，气力性理，不及本邦"；论采药时节，谓"春宁宜早，秋宁宜晚，其华实茎叶乃各随其成熟年，岁月亦有早晏，不必都依本文也"。关于药物度量，《本草经集注》有明确记载，指出"古秤惟有铢两，而无分名。今则以十黍为一铢，六铢为一分，四分成一两，十六两为一斤"。

陶氏《本草经集注》还记述不同时代的量制变迁，说"古秤皆复今南秤是也。晋秤始后汉末以来，今一斤为二斤耳，一两为二两耳"。另对刀圭、方寸匕等的量制也有说明，云"凡散药有云圭者，十分方寸匕之一，准如梧子大也。方寸匕者，作匕正方一寸，抄散，取不落为度；钱五匕者，今五铢钱边，五字者以抄之，亦令不落为度；一撮者，四刀圭也。十撮为一勺，十勺为一合……"如此详细的衡量内容，为《本草经集注》所首载。

在论述药物性能方面，《本草经集注》内容亦较《神农本草经》大有发展，如《神农本草经》论丹砂云："味甘，微寒，主治身体五藏百痛，养精神，安魂魄，益气，明目，杀精魅邪恶鬼，久服通神明不老。能化汞，生山谷。"《本草经集注》则引载《名医别录》以作补充，同时还记载了巴沙、越沙、云母沙、齿沙、豆沙、末沙等不同产地和性状的丹砂品种。又述云母，《神农本草经》之文甚简，《本草经集注》则引《仙经》之说，指出云母有云母、云英、云珠、云砂、云液、磷石等六种，此六种并可服，另有云胆、地家二种，并不可服。又说："炼之有法，惟宜精细，不尔入腹大害人。今虚劳家丸散用之，并只捣筛，殊为未允。"其对各种云母的产地、性状、炮制及配伍、鉴别等，均有详细的记述，为《神农本草经》所无。

《本草经集注》的"诸病通用药"，是一种创造性的药物归类法，其法按不同的疾病和病证，将有关的治疗药物归纳起来，如黄疸通用药有茵陈、栀子、紫草、白鲜皮；治风通用药有防风、防己、秦椒、独活、芎䓖等。全书涉及病证八十二种，并有四十多种解救蛇虺、蜈蚣、狗毒等中毒的药物。

如上所述，陶弘景发展了本草的内容，创造了新的药物分类方法，并使本草学成为一门内容丰富的博物学。《本草经集注》在我国本草学发展史上，是一座不可磨灭的里程碑。

陶弘景还有《药总诀》一书。其书已佚，但《陶贞白文集》载有其自序。序文认为，在神农本草之后，"雷公、桐君更增演本草，二家药对，广其主治，繁其类族……而三家所列，疾病互有盈缩，或物异而名同，或物同而名异，或冷热乖违，甘苦背越，采取殊法，出处异所"，因而著为是书。是书《艺文略》记为一卷，而掌禹锡云："《药总诀》，梁陶隐居撰，论夫药品五味寒热之性，主疗疾病，及采畜时月之法。凡二卷。"据此，其书则在掌禹锡当时犹存。

二、《雷公炮炙论》——药物炮制学的专著

药物的炮制，其历史甚为悠久。早在《内经》中就有药物炮制的记载，如半夏秫米汤之半夏已经炙制，醇酒蜀椒姜桂方中诸药均以酒渍，并用棉絮浸后，以生柔桑炭炙，其过程更为复杂。东汉时，张仲景《伤寒杂病论》方中所用药物，其炮制法如咬咀、炙、炮、

酒浸、姜炙等，愈加精良。随着用药经验的不断积累，采种药物的知识也更丰富，其技术亦不断提高，并且达到了总结经验的成熟阶段。汉、魏以后，开始出现一些采药、制药及种药的专书和药图。如《入林采药法》二卷、《太常采药时月》一卷、《四时采药及合目录》四卷、《种植药法》一卷、《种神芝法》一卷、《雷公炮炙论》三卷、《乾宁论》等，均为采种药物之专书；《灵秀本草图》六卷、《芝草图》一卷等，又为既知最早的药图。上述诸书，惟有《雷公炮炙论》的佚文收载于《证类本草》中。

《雷公炮炙论》，是我国古代一部较为完整的药物炮制学专著。作者雷敩。敦煌出土的唐代卷子《张仲景五脏论》称"雷公妙典，咸述炮炙之宜"，即指此书而言。

宋代赵希弁《郡斋读书后志》说："《雷公炮炙论》三卷，古宋雷敩撰，胡洽重订。述百药性味、炮熬煮炙之方。其论多本之乾宁晏先生。称内究守国安正公，当是官名。"晁公武《读书志》也有同样记载。明代李时珍指出："《雷公炮炙论》，药凡三百种，为上中下三卷。其性味炮炙煮熬修事之法，多古奥，文亦古质，别是一家。多本于乾宁晏先生。其首序论述物理，亦甚幽玄，录载于后。乾宁先生名晏封，著《制伏草石论》六卷，盖丹石家书也。"雷氏在自序中说："直录炮熬煮炙，列药制方，分为上中下三卷，有三百件名，具陈于后。"

《雷公炮炙论》原书已佚。在其早期传本中，搀杂有一些后世才有的药物文字，如补骨脂、仙茅、骨碎补等，这正如《（嘉祐）图经》所说："观其书，乃有言唐以后药名者，或是后人增损之欤。"

自明代以来，出现了一些关于"雷公炮制"的辑本，如明俞汝溪的《新刊雷公炮制便览》五卷、李中梓的《雷公炮炙药性解》六卷、清代余应奎辑补的《太医院补遗本草歌诀雷公炮制》八卷，以及近代张骥的《雷公炮炙论》六卷等。在以上诸书中，都有"雷公"的佚文。

通过学者辑佚，现知除雷敩原书的序文外，尚有炮炙总例十四条，共有药物二百六十二条，但仍未足"有三百件名"药物之数。

从辑佚所得可知，当时对药物的加工炮制已十分讲究。如在去粗存精方面，常以蜀漆、香薷、茵陈蒿、白花藤、蛇含等去根；白薇、栀子、白前、芦根等去细根须；麻黄、苏方木等去节；丁香、旋覆花等去蒂；淫羊藿、马兜铃等去叶；郁李仁、桃仁等去皮；槐实去子，枳壳去瓤。制动物药则以蜘蛛去头足，蛤蟆、伏翼等去爪肠。在粉碎加工方面，黄芪、杏仁、仙茅、蕤核等用手擘；滑石用刀刮成粉；黄芪、蜀漆用锉刀锉；羚羊角等用锉子锉。对于多种药物的捣碎法，有单捣、重捣、粗捣、细捣、捣成粉末、捣后过筛等。其治胡椒、蛴螬等用碾，豆蔻用杵。对某些药物的研治十分精细，如犀牛角研万下，石钟乳研二万遍，砒霜研三万下。此外，以蓬莪术置盒内醋磨，用石钟乳、石膏、伏龙肝等水飞。

所记载的对药物的淘洗方法也不一，如牵牛子、桑螵蛸用水淘；仙茅以水洗，吴茱萸以盐水洗，雄黄则用醋洗，又以香草煎汤浴龙骨。

药物的干燥方法也有不同，如石决明、雄黄、丹砂等用布拭干；苏方木、莎草、桑寄生、续断等阴晾干；马兜铃、蝉蜕、瓜蒂等挂通风处吹干；吴茱萸、秦艽、白芷、芍药、狗脊、仙茅、商陆、刘寄奴等曝晒干。

《雷公炮炙论》所载炮制之法，大致可归纳为水制、火制及水火制。水制法包括水浸、汤水浸、甘草水浸、米泔水浸、蜜浸、牛乳浸、童溺浸、酒浸、苦酒浸、猪脂浸、生羊血浸及药汁浸等。火制法包括煎、炼、炒、熬、焙、炮、煅等；水火制包括蒸、酒蒸、浆水蒸、蜜蒸、生羊血蒸，以及用水、酒、醋、盐汤等煮制。以上炮制方法，适用于各种不同的药物，以及同一药物的不同使用时。

《雷公炮炙论》不但载述了各种药物的具体修治法，而且也论述了修治的法则，其自序指出："凡修事诸药等……并须专心，勿令交杂，或先熬后煮，或先煮后熬，不得改移，一依法则。"雷氏所称的"交杂"，还包括"凡修合丸药，用蜜只用蜜，用饧只用饧，用糖只用糖，勿交杂用"这一原则。

对于药物的鉴别，雷氏特别重视。书中称附子有"乌头、乌喙、天雄、侧子"等差异，其形态、用法皆有不同。此外，还提出黄精与钩吻、灰翟与金锁天、狗脊与透山藤、前胡与野蒿绿、杜若与野喋草、紫苏叶与薄荷、葶苈子与须子、蛇含与竟命草、山茱萸与雀儿苏、麒麟竭与海母血、商陆与赤葛缘、防葵与狼毒、菖蒲与泥菖、蒲黄与松黄、茜草与赤柳草、莨菪子与苍茣子、蓖麻子与黑天赤利子等的鉴别。

书中论巴豆炮制，要求"敲碎，以麻油并酒等，可煮巴豆子，研膏后用"，这样可减弱其毒性；论大黄的炮制，"细切，内文如水旋斑紧重者，剉蒸，从巳至未，干"，以利于储存。另还指出蒿类药物勿令犯火，以保存其药效。这就是青蒿等药物用鲜汁的原因。

《雷公炮炙论》的学术内容，是医药学家长期实践经验的可贵总结，对后世具有十分重要的影响。直至明清时期，不少炮炙专著都是在此书的影响下著成的。这也说明长期以来，临床药物炮制方法，都是以《雷公炮炙论》为基本指导而进行的。

第四节　诸家养生学的发展

在先秦两汉养生学奠定的基础上，三国、两晋、南北朝时期的养生学得到了进一步的长足发展。可以认为，我国的养生学术发展至此已告基本定型，不仅主要的核心养生思想已经确立，而且诸多养生方法也趋于齐全。此时期最具有代表性的养生学著作有嵇康的《养生论》、葛洪的《抱朴子》、张湛的《养生要集》、支法存的《道林养性》，以及陶弘景的《养性延命录》等等。

在这一历史时期，还有一个特殊的社会医学问题就是"服石"与"解散"。在魏晋之世，服食药石的风气方兴未艾，因而解散药石之毒又成了医家的一个重要研究课题。这种情况一直延续到隋、唐、宋代，在学术上给人以正反两方面的教训。

一、嵇康及其《养生论》

魏晋的养生家继承了《内经》以外的学术经验，特别在老、庄"无为"哲学思想的渗透下，"清虚静泰，少私寡欲"（嵇康《养生论》）已成为养生学中的一个主导思想。通过摄养情志，保持良好的心理环境，以有益于健康，达到强身延年的目的。

魏晋时"竹林七贤"之一嵇康，是一位著名的养生家。

嵇氏，字叔夜，谯郡铚（今安徽宿州西南）人。生于魏黄初四年，卒于景元三年（公元 223～262 年）。与阮籍齐名，尤好老、庄养性之术。为魏室姻戚，官至中散大夫。因不愿投靠专权的司马氏，坐事被诛。著《养生篇》三卷，已佚。另有《嵇中散集》十卷行世。

《晋书》有稽康传，并载其《养生论》文。在稽氏文集中，还有《答难养生论》和《答难宅无吉凶摄生论》等编。

稽氏的养生主旨"清虚静泰，少私寡欲"是老庄哲学在养生思想方面的明显反映。《养生论》为养生学名篇，谨言摄养形神要义：

> 精神之于形骸，犹国之有君也，神躁于中而形丧于外，犹君昏于上而国乱于下也……世常谓一怒不足以侵性，一哀不足以伤身，轻而肆之，是犹不识一溉之益，则望嘉禾于旱苗者也。是以君子知形恃神以立，神须形以存。悟生理之易失，知一过之害生，故修性以保神，安心以全身，爱憎不凄于情，忧喜不留于意，泊然无感，而体气和平。又呼吸吐纳，服食养身，使形神相亲，表里俱济也。

> 善养生者……清虚静泰，少私寡欲。知名位之伤德，故忽而不营，非欲而强禁也；识厚味之害性，故弃而弗顾，非贪而后抑也。外物以累心不存，神气以醇白独著。旷然无忧患，寂然无思虑。又守之以一，养之和之，和理日济，同乎大顺，然后蒸以灵芝，润以醴泉，晞以朝阳，绥以五，无为自得，体妙心玄，忘欢而后乐足，遗生而后身存。

> 养性有五难，名利不灭，此一难也；喜怒不除，此二难也；声色不去，此三难也；滋味不绝，此四难也；神虑精散，此五难也。五者必存，虽心希难老，口诵至言，咀嚼英华，呼吸太阳，不能不曲其操，不夭其年也。至者无于胸中，则信顺日济，玄德日全，不祈而有福，不求寿而自延，此养生之大，理之所都也。

其论养生的内容，后如孙思邈等养生家无不著文引述。

二、《抱朴子》论养生之道

晋代葛洪《抱朴子》分内、外篇，内篇言神仙方药、养生延年、禳邪却祸之事，外篇云人间得失，论世事臧否。

葛洪指出，养生之道，"诀在于志"，"欲得恬愉淡泊，涤除嗜欲，内视反听，尸居无心"，并"以药物养身，以术数延命，使内疾不生，外患不入"（以上见《抱朴子·论仙》）。

葛氏重视养生的同时，还特别强调了导引术的养生功效。认为"知上药之延年，故服其药以求仙；知龟鹤之遐龄，故效其导引以增年"（《抱朴子·对俗》）。同时还说，"至要者，在于宝精行气……行气或可以治百病……或可以延年命，其大要者，胎息而已"，并介绍了初学行气的具体方法与禁忌。

对于男女房事，葛洪的观点也是正确的。他主张"人复不可都绝阴阳，不交则坐致壅阏之病，故幽闭怨旷多病而不寿也；任情肆意，又损年命，惟有得其节宣之和，可以不损"（以上俱见《抱朴子·释滞》）。

《仙经》有"养生以不伤为本"之说。葛洪对所谓"伤"者，进行了详细阐解，使人在日常生活中可以有所遵循。他说：

> 才所不逮而困思之，伤也；力所不胜而强举之，伤也；悲哀憔悴，伤也；喜乐过差，伤也；汲汲所欲，伤也；久谈言笑，伤也；寝息失时，伤也；挽弓引弩，

伤也；沉醉呕吐，伤也；饱食即卧，伤也；跳走喘乏，伤也；欢笑哭泣，伤也；阴阳不交，伤也。积伤至尽则早亡，早亡非道也。

同时，葛氏还提出了他的"养生之方"：

> 唾不及远，行不疾步；耳不极听，目不久视；坐不至久，卧不及疲；先寒而衣，先热而解；不欲极饥而食，食不过饱；不欲极渴而饮，饮不过多。不欲甚劳甚逸，不欲起晚，不欲汗流，不欲多睡，不欲奔走车马，不欲极目远望，不欲多啖生冷，不欲饮酒当风，不欲数数沐浴，不欲广志远愿，不欲规造异巧。冬不欲极温，夏不欲穷凉，不露卧星下，不眠中见肩。大寒大热大风大雾，皆不欲冒之。五味入口，不欲偏多。

总的来说，葛洪强调：

> 善摄生者，卧起有四时之早晚，兴居有至和之常制，调利筋骨有偃仰之方，杜疾却邪有吞吐之术，流行营卫有补泻之法，节宣劳逸有与夺之要，忍怒以全阴气，抑喜以养阳气，然后先将服草木以救亏缺，后服金丹以定无穷。长生之理，尽于此矣。（《抱朴子·极言》）

葛氏的养生观点无疑是正确的。但是，他笃信金丹之道，认为服金丹"炼人身体，故能令人不老不死"（《抱朴子·金丹》），则是荒诞的幻想，也是汉、晋之世道家方士的普遍思想。

三、张湛及其《养生要集》

东晋简文、孝武时（公元 371～396 年），张湛撰有《养生要集》十卷，《隋书·经籍志》及新、旧《唐书》均有著录。

《晋书·范宁传》曾记载，范汪之子宁患目痛，就中书侍郎张湛求方，湛述其方云："用损读书一，减思虑二，专内视三，简外观四，旦晚起五，夜早眠六。"实是从养生方面强调治疗眼病的方法。

后在《备急千金要方》《外台秘要》及《医心方》中，均曾载录《养生要集》的内容。从《医心方》所引佚文可见，《养生要集》所涉的人名和著作，包括了张仲景、郄愔、《论服药》《神仙图》《中经》《少有经》、彭祖、仲长统、道机、胡昭、张鉹、青牛道士、《服气经》《元阳经》《老子尹氏内解》《养生内解》《导引经》、道士刘京、宁先生《导引经》《河图帝视萌》《房中禁忌》、崔寔《四民月令》、王熙、张衡、《抱朴子》等等，包括后汉以前下迄魏晋文献，辑集成书，故是一部集儒、道、医养生学说的著作，在文献中颇为著名。其中，有不少医家学说皆赖是书以留存。

张湛提出著名的"养生十要"："一曰啬神，二曰爱气，三曰养形，四曰导引，五曰言语，六曰饮食，七曰房室，八曰反俗，九曰医药，十曰禁忌。"后如陶弘景的《养性延命录》、孙思邈的《备急千金要方》皆有载录，备受推崇。

《养生要集》在服药节度、服药禁忌、病后食禁，以及孕妇、小儿的调养、禁食方面均有不少重要记载。张仲景和郄愔有关服药节度的论述，因张湛之书流传于后世。如"张仲景曰：人体平和，惟好自将养，勿妄服药，药势偏有所助，则令人脏气不平，易受外患……"；又云："郄愔论服药曰：夫欲服食，当寻性理所宜，审冷暖之适，不可见彼得力，裁便服之。初御药先草，次木，次石，将药之大较，所谓精粗相代，阶粗以至精者也。"《备急千金要方·养性》及《医心方》皆引录其内容。

《养生要集》论服药禁忌，称：

> 服药不可食诸滑物果实菜油面生冷醋；服药不可多食生葫蒜、杂生菜、猪血盆臊鲙；服药有无门冬，忌鲤鱼；服药有黄精，忌食梅。（《医心方》卷一）

论伤寒、温病后食禁，则云：

> 凡伤寒毒病愈，百旺内禁食猪肉、肠、血、肥鱼、腻干之难消之物，不禁者则令泄利，不可复救也；
>
> 凡温病、伤寒愈后，但宜食糜粥，惟少少，勿食大饱。引日转久，可转食羊、鹿、雉、兔、獐羹汁，少少食之，慎慎！不慎病复致死。（《医心方》卷十四）

又论孕妇养生及禁食之法，云：

> 妇人妊身，大小行勿至非常之地，逆产杀人；
>
> 勿食干姜、桂、甘草，令胎消，胎不安。勿饮冰浆，令胎不生。勿食杏仁及热饧，破损伤子。（《医心方》卷二十二）

载小儿调养及禁食方云：

> 婴儿之生，衣之新，则骨蒸焉。食之鱼肉，则虫生焉。患之逸乐，则易伤焉；年十五以下，不得饮冰现浆，腠理未成，故成病。（《医心方》卷二十五）

此外，《养生要集》还载有许多关于养生大体、啬神、养形、用气、导引、卧起、言语、居处、杂禁，以及饮食宜忌等方面的名家要论。

如载《陈纪方》（疑作《陈纪元方》。陈纪，字元方，东汉时人）语云：

> 饮食之患过于声色，声色可绝之逾年，饮食不可废之一日……滋味自品，或气势相伐，触其禁忌，成瘀毒，缓者职而成疢，急者交患暴至。
>
> 已劳勿食，已食勿动；已汗勿饮，已汗勿食；已怒勿食，已食勿怒；已悲勿食，已食勿悲。

又载青牛道士言云：

> 食不欲过饱，故道士先饥而食也；饮不欲过多，故道士先渴而饮也。食已毕，起行数百步中，益人多也。暮食毕，步行五里乃卧，便无百病。
>
> 食恒将热，宜人易消，胜于习冷也。

另载《神仙图》语云：

> 禁无不食，百脉闭；禁无大饮，膀胱急；禁无热食，伤五气；禁无寒食，生

病结；禁无食生，害肠胃；禁无酒醉，伤生气。

又记王叔和语曰：

> 夏至迄秋分，节食肥腻饼臛之属。此物与酒水瓜果相妨，当时不必皆病，入秋节变，阳消阴息，气总至，辄多诸暴卒病妨。由于此涉夏取冷太过，饮食不节故也。而或人以病至之日便谓是受病之始，不知其由来者渐也。

同时，《养生要集》还记载了月食禁、食食禁、饱食禁、醉酒禁、饮水禁、合食禁，以及果、菜、兽、鱼等各种食物禁。

如月食禁云：

> 正月勿食鼠残食，会作鼠瘘，或毒入腹脾，下血不止；二月勿饮阴地流泉水，令人发疟、作噎、损脾、咳嗽少气；三月勿食陈菹，入夏遭热病、发恶疮、得黄疸；四月不食大蒜，伤人五内；五月勿食不成果及桃李，令发痈疖、黄疸，下为泄利；六月勿饮泽中停水，成鳖瘕；七月勿食生蜜，发霍乱；八月勿食猪肺，至冬发咳。若饮阴地水，作痎疟；九月勿食被霜草，冬发寒热、温病，或胃反病；十月勿食被霜生菜，令面无光泽、目涩，发心痛，腰疼；十一月勿食经夏臭肉，脯肉，动于肾作水病及头眩；十二月不食狗鼠残之物，变成心痛及漏。

论夜食禁云：

> 夜食夜醉，皆生百病，但解此慎之；夜食饱讫，不用即眠，脾不转，食不消，令人生百病。

饮食禁云：

> 饮食不可疾走，使人后日食入口则欲如厕；饱食而坐，不但无益，乃使人得积聚不消之病，及手足痹蹶，面目黧皯，损贼年寿；饮食即饮水，谷气即散，成癖病、腰病。

醉酒禁载韩元长之言，谓：

> 酒能益人，亦能损人；若节其分量而饮之，能宣和百脉，消邪却冷；若饮之失度，则体气使弱，精神侵昏。又云饱醉媾精，乃成百病，或令儿癫痪；酒醉当风，使人发暗；饮酒醉，灸头杀人；酒醉热未解，勿以冷水洗面，发疮疱；饮酒饱食，不可大呼唤及大怒，奔车走马及跳距，使人五脏颠倒，或致断绝杀人；夏日酒醉流汗，不得水洗扇风、成病；醉不可露卧，使人面疮……

饮水禁云：

> 夜勿饮新汲井水，吞龙子，杀人；乌土中出泉流水，不可久居，常饮作瘿；凡冰不得打研著饮食中食之，虽复当暂快，久皆必成病；凡奔行及马走喘，不得饮冷水，因之上气发热；凡人睡卧急觉，勿即饮水更眠，令人作水癖病……

张湛论合食之禁，引王叔和语云："食不欲杂，杂则或有犯者，当时或无交患，积久为人作疾。"

其具体之禁，如饮食冷热，不可含食，伤人气；食热腻物，勿饮冷醋浆，喜失声嘶咽；凡辛物不可合食，令人心疼等等，不胜枚举。

四、支法存著《道林摄生论》

支遁（法存），东晋医家。月氏沙门，又称"支道林"。本为胡人，生于广州。少年时以聪慧入道，后以医术擅名。自晋怀帝永嘉（公元 307～312 年）南渡，士大夫不习水土，多患风毒脚气之疾，法存拯治多救，而与仰道人同为治脚气名家，《备急千金要方》载"晋朝仕望，多获全济，莫不由此二公"。支法存撰有《苏申方》五卷，今佚，其治风毒脚气及养生诸方，散载于《备急千金要方》等书。如支法存治脚气，用灸法及汤药，《备急千金要方》记载脚气灸法，多"依支法存旧法"：

> 防风汤，治肢体虚风微瘴发热，肢节不随，恍惚狂言，来去无时，不自觉悟。南方支法存所用，多得力温和，不损人，为胜于续命、越婢、风引等汤。罗广州一门、南方士人常用，亦治脚弱，甚良方。防风、麻黄、秦艽、独活、当归、远志、甘草、防己、人参、黄芩、升麻、芍药、石膏、麝香、生姜、半夏，一方用白术。

支法存还撰有《太清道林摄生论》，南宋《秘书省续四库阙书目录》作《道林摄生论》。书凡六篇，前二篇阙名，其余为黄帝杂忌法、按摩法、用气法、居处法，多为《备急千金要方·养性》所载录，其中的"自按摩法一十八势"及"内观之法"，孙思邈称"天竺国按摩"和"禅观之法"，云：

> 天竺国按摩，此是婆罗门法。两手相捉细捩，如洗手法；两手浅相叉，翻覆向胸；两手相捉，共按胫，左右同；两手相重按，徐徐捩身，左右同；以手如挽五石力弓，左右同；作拳向前筑，左右同；如拓石法，左右同；作拳却顿，此是开胸，左右同；大坐斜身，偏倚如排山，左右同；两手抱头，宛转、上，此是抽胁；两手据地，缩身曲脊，向上三举；以手反捶背上，左右同；大坐伸两脚，即以一脚向前虚掣，左右同；两手拒地迴顾，此是虎视法，左右同；立地反拗，身三举；两手急相叉，以脚踏手中，左右同；起立以脚，前后虚踏，左右同；大坐伸两脚，用当相手勾所伸脚，著膝中，以手按之，左右同。右十八势，但是老人日别能依此三遍者，一月后百病除，行及奔马，补益延年，能食，眼明轻健，不复疲乏。

> 禅观之法，闭目存思，想见空中太和元气，如紫云成盖，五色分明，下入毛际，渐渐入顶，如雨初晴云入山，透皮入肉，至骨至脑，渐渐下入腹中，四肢五藏，皆受其润，如水渗入地，若彻，则觉腹中有声汩汩然，意专思存，不得外缘，斯须即觉元气达于气海，须臾则自达于涌泉，则觉身体振动，两脚蜷曲，亦令床坐有声拉拉然，则名一通。一通二通，乃至日别得三通五通，则身体悦怿，面色光辉，鬓毛润泽，耳目精明，令人食美，气力强健，百病皆去……

以上脚弱之方，仅属举例；按摩、内观之法，简易可行。支法存的治疗脚气及养生方法，甚为孙思邈所重，故将其作为《备急千金要方》"风毒脚气"和"养性"篇的主要内容。而这些本属佛家的养生方法亦为道家所关注，故在明代又辑入《正统道藏》。由此可见，支法存治疗脚气及养生方面的学术贡献是十分重要的。

五、陶弘景及其《养性延命录》

陶弘景不仅在本草学方面有很大贡献，其养生学名著《养性延命录》也有很大的学术影响。

陶氏自幼仰慕葛洪，有学道养生之志。他收集了彭祖、封达君、张湛、胡昭等养生家语录，以及《神农经》《道德经》《庄子》《列子》《老子指归》《孔子家语》《元阳经》《小有经》《黄庭经》《服气经》等关于养生的论述，结合自己的体会，撰成《养性延命录》二卷。卷上为教诫、食诫、杂诫忌、禳害祈善；卷下为服气疗病、导引按摩、御女损益。其养生内容，包括饮食起居、精神、摄养、服气疗病、导引按摩、药物补益等方面。陶氏在养生观念上特别强调人之寿夭，命不在天，善养生者长寿。他引《太有经》"天道自然，人道自己"、《仙经》"我命在我不在天"等说明之；并引《中经》"静者寿，躁者夭""静而不能养诚寿，躁而能养延年"诸说，强调养生贵在"静养"；指出"养生之法，但莫伤之"，切忌劳逸、饮食及房室等过度损伤。另著有《真诰》一书，亦有药物、导引、按摩等养生方法，其中"协昌期"篇，介绍摩面、拭目、挽颈、叩齿、咽津、栉发等按摩术，简便易行而有效，故为历代养生家所继承沿用。

《养性延命录》发挥道家"无为"之说更为具体详细，陶氏根据《小有经》提出："少思、少念、少欲、少事、少语、少笑、少愁、少乐、少喜、少怒、少好、少恶，此十二少，养生之都契也。"陶氏还强调了"十二多"的危害性，认为"多思则神殆，多念则志散，多欲则损志，多事则形疲，多语则气争，多笑则伤藏，多愁则心慑，多乐则意溢，多喜则忘错昏乱，多怒则百脉不定，多好则专迷不治，多恶则憔煎无欢。此十二多不除，丧生之本也"。显然把老、庄哲学思想引申并联系到日常生活之中，这些论述使之更"平民化"，具有普及、推广养生方法的实际意义。

《养性延命录》还载述了华佗的五禽戏，使后人借以窥知华佗所创的具体方法：

> 虎戏者四肢踞地，前三踯，却二踯，长引腰侧脚仰天，即后踞行前却各七过也。鹿戏者四肢踞地，引项反顾，左三右二，伸左右脚，伸缩亦三亦二也。熊戏者，正仰以两手抱膝下，举头，左擗地七，右亦七，蹲地，以手左右托地。猿戏者，攀物自悬，伸缩身体上下一七，以脚拘物自悬左右七，手钩却立，按头各七。鸟戏者，双立手，翘一足，伸两臂扬眉用力各二七，坐伸脚，手挽足趾各七，缩伸二臂各七也。五禽戏法任力为之，以汗出为度……消谷气，益气力，除百病，能存行之者，必得延年。

此外，《正统道藏·洞神部》亦有题为华佗授广陵吴普之五禽戏，内容与陶氏所引相仿佛，可资参考。古人认为五禽戏有益于五脏，虎戏益肺气，熊戏舒肝气，猿戏固肾气，鹿戏增胃气，鹤戏强心气。五禽戏的锻炼，亦须适度，不可"强所不能堪胜耳"。

陶氏又认为调气可以治疗许多疾病：

纳气有一，吐气有六。纳气一者谓吸也；吐气六者谓吹、呼、唏、呵、嘘、呬，皆出气也。凡人之息，一呼一吸，元有此数，欲为长息吐气之法，时寒可吹，时温可呼，委曲治病，吹以去风，呼以去热，唏以去烦，呵以下气，嘘以散滞，呬以解极。凡人极者则多嘘、呬，道者行气，率不欲嘘、呬，嘘、呬者长息之心也。（《养性延命录》）

孙思邈则将此调气之法引申为治五脏病：

若患心冷病，气即呼出，若热病气即吹出，若肺病即嘘出，若肝病即呵出，若脾病即唏出，若肾病即呬出。（《备急千金要方·调气法》）

陶、孙所推崇的六字呼气法，为后世养生家们普遍重视，明代医家龚廷贤在《寿世保元》中进一步阐发其理说："呼出脏腑之毒，吸来天地之清……六字气诀……言五脏六腑之气，因五和薰灼不和，又六郁七情，积久生病，内伤脏腑，外攻九窍，以致百骸受病……以六字气诀治五脏六腑之病，其法以呼字而自泻去脏腑之毒气，以吸字而自采天地之清气而补之。"还认为如行此法，"当日小验，旬日大验，年后万病不生，延年益寿，卫生之宝"。

此外，陶宏景还重视居处、饮食顺应四时气候的变化，《养性延命录》云："侮天时者凶，顺天时者吉。春夏乐山高处，秋冬居卑深藏，吉利多福，寿考无穷。"这是指春夏宜居高处以顺阳气之生发，秋冬宜居低卑以助阴气之潜藏。四时食养方面，主张"春宜食辛，夏宜食酸，秋宜食苦，冬宜食咸"，称能"助五脏，益四气，辟诸病"（《养性延命录·食诫篇》）。他还主张"冬日温足冻脑，春秋脑足俱冻"（《养性延命录·杂诫忌禳祈善篇》），借以增强人体御寒能力，适应气候的变化。

六、《大清经》和《黄帝养生经》

晋代葛洪在其所著《抱朴子内篇·遐览》中，记有《大清经》一书，此书失传；《隋书·经籍志》记载陶隐居撰《太清诸丹集要》四卷，当是专辑丹药的著作；另《日本国见在书目》记有《新修诸要大清秘方》《新修大清秘经方》各十二卷。以上以"太清"及"大清"为名的各种著作，都属道家之书。而"太"与"大"字，在古时每多互用。

此外，在《医心方》中，又载引《大清经》佚文三十余条，其内容多为道家服食诸方，也包括房中术。具体而言，佚文涉及神仙、黄帝、茅君、商丘先生、西王母、淮南子、陶朱、东方朔、中岳仙人、老子、偓佺、甘始、郄俭等人物。内容包括合服药吉服忌日、服丹宜食及禁食法、服丹发热救解法、西王母四童散方、淮南子茯苓散方、神仙长生不死不老方、神仙延年不老作年少方、五茄酒方、服五茄方、枸杞酒方、服枸杞方、服菊延年益寿方、服槐子方、服莲实鸡头实方、服术方、断谷方，以及服黄精、松脂、松叶、松实、松根、柏脂、柏叶、柏实、巨胜、麻子诸法，去三尸方和养形、服气、房中之术。总之，《大清经》的成书年代及撰集者虽不可详，但此书是集晋代以前道家养生法的一种重要著作，其出现当不晚于东晋。

《黄帝养生经》，简称《养生经》，属六朝时期道家养生著作。此书在史志中，仅《隋书·经籍志》有所记载。其佚文除《医心方》引录二处外，未见他书。佚文的内容以论述肠胃之说最有价值，如云：

> 食不饥之先，衣不寒之前。其中日不食者则肠胃虚，谷气衰；一日不食者则肠胃虚劳，谷气少；二日不食者则肠胃虚弱，精气不足，曚；三日不食者则肠胃虚燥，心悸气索，耳鸣；四日不食者则肠胃虚燥，津液竭，六腑枯；五日不食者则肠胃大虚，三焦燥，五脏枯；六日不食者则肠胃虚变，内外交乱，意魂疾；七日不食者则肠胃大虚竭，谷神去，眸子定然，而命终矣。

作者强调必须按时饮食，同时详细论述了从半日不食至七日不食者的种种生理、病理变化。在历代医著中，能如此深刻地作出这样的论述，实属历来脾胃学说中的精辟之论。

七、《食经》及"房中"养生

自先秦前汉时期的《神农黄帝食禁》等"食经"著作以降，其他大部分"食经"多出于晋、唐之际，而以六朝时期为多，这些著作全已亡佚，仅部分佚文存于有关文献中，从而可资略窥其旨趣。

（一）各种"食经"著作

从大体而言，《食经》大致分为两类，一为饮食酿造、烹调、储存及制作方面的内容：如《隋书·经籍志》记载的《崔浩食经》《太官食经》等。另一类则为养生保健和医疗方法方面的著作，包括食养、食禁与食治三方面：如《崔禹锡食经》《朱思简食经》《马琬食经》《七卷食经》等。后一类《食经》与古代的《神农黄帝食经》《扁鹊食经》《华佗食经》等属于同类，多为医家撰著，实为食疗本草类著作。

在日人丹波康赖《医心方》中，载录有《七卷食经》《崔禹锡食经》《朱思简食经》《马琬食经》等佚文。

《七卷食经》，简称《七卷经》，从现在佚文可知，此书专论食性、食宜、食疗、食禁，其论时行病后食禁，最有临床价值，认为：

> 时行病愈，食禁葫、韭、虾、鳝辈；不禁，病复发则难治，后年辄发。时行汗解愈后，勿饮冷水，损心胞，掌虚不能伏；时行病人不可食鲤、鲔、小鲤及鳝，令病不愈。又勿食生枣及羊肉，膈上乃为热熻。时行病后禁酒，食生鱼肉令泄利，难治。又食梅、油脂物，令暴利，难治。
> 悲来哭讫，即勿用食，反成气满病。
> 夜食饱满，不媾精，令成百病。
> 饱食媾精，伤人肝，面目无泽，成病伤肌。
> 夜食不用啖生菜，不利人；夜食不用诸兽肉，令人口臭；夜中勿饮新汲水，被吞龙子，生肠胀之病；夜食不用啖蒜及薰辛菜，辛气归目，不利人。

如此等等，说明《七卷食经》的食养内容是十分精细的。

《崔禹锡食经》，或称《崔氏食经》，大概成书于六朝时。其论饮水之宜云："春宜食浆水，夏宜食蜜水，秋宜食茗水，冬宜食百饮，是谓调水养性矣。"说饮水之禁云："人常饮河边流泉沙水者，必作瘿瘤……食诸生鱼胘及臛，而勿饮生水，即生白虫。"论合食之禁云："食大豆屑后啖猪肉，损人气。"又云："胡麻不可合食韭蒜，令疾血脉。"

《朱思简食经》亦载食性、食养、食禁、食治内容，此外还有"杂禁"。曾云"经宿羹臛，不可食温食之，害人"，可见其饮食之讲究。

《马琬食经》有食禁、食宜、食治内容。如论合食之禁谓："猪肉合葵菜食之，夺人气。"论食禁之禁云："葵赤茎背黄，食之杀人。"又云："凡食，欲得安神静气，呼吸迟缓，不用吞咽迅速、咀嚼不精，皆成百病。"

如上所举，无不反映了六朝时人饮食养生的精微之处。

（二）"房中"养生著作

继汉代的《玄女经》《素女方》等房中养生著作之后，两晋、南北朝时期的房中著作有《玉房秘诀》《徐太山房中秘要》等。

《玉房秘诀》在《隋书·经籍志》已有记载，与《新唐书·经籍志》所载的《冲和子玉房秘诀》实为一书。此书十卷，署名冲和子撰述。内容为黄帝问素女、采女问彭祖，以及汉巫子都等所论的房中之术。其中有素女所说的"七损八益"。"八益"为固精、安气、利脏、强骨、调脉、畜血、益液、道体；"七损"为绝气、溢精、夺脉、气泄、机关厥伤、百闭、血竭，其说与汉简《天下至道谈》有所不同。

除了房中专著之外，葛洪的《抱朴子》、张湛的《养生要集》等也多重视房中养生问题。

《抱朴子》曾说："凡服药千称，三牲之养，而不知房中之术，亦无所益也。是以古人恐人之轻恣情性，故美为之说，亦不可尽信也。《玄》《素》喻于水火，水火杀人又生人，在于能用与不能耳……"葛氏并说："人复不可都阴阳不交，则生壅阏之疾，故幽闭怨旷，多病而不寿；任情恣意，复伐年寿，惟得节宣之和，可以不损。"葛洪将房中喻为水火，强调"得节宣之和"，才能有益于人。

同时，张湛《养生要集》还具体载述了"房中禁忌"，指出日月晦朔、上下弦望、日月蚀、大风雨、地动、雷电、大寒大暑、四时节变之日前后五日之中，以及远行疲倦、大喜怒，皆不可合阴阳，妄施精。并说："交接尤禁醉饱，损人百倍，醉而交接，或致恶疮，或致上气；欲小便而忍之以交接，使人得淋或小便难，茎中涩，小腹强。大喜怒后不可交接，发痈疽。"又说妇人月事未尽而与交接，亦多致病。以上论述，将天地、日月、时令人事及情志等各方面情况与房室养生联系起来，乃是历来有关内容的重要总结。

两晋六朝的房中养生之论大致如此，其内容具有重要的学术价值。至于在书中多涉及夫妇本命，推算生男生女等，多属不经之谈，又当别论了。

八、服石及其"解散"

服石，是医药养生与神仙方术杂糅所为，其起源可追溯到战国，而在西汉时已有流行，到了魏晋时则翕然成风，隋、唐之世犹未能息，其余波甚至远及宋、明。

服石之风的兴起与特殊的政治、气候、文化、医疗息息相关。自汉末开始，战乱频频，疫病连年，人命如蚁，卑微如尘，"出门无所见，白骨蔽平原""白骨蔽于野，千里无鸡鸣"的惨况频频出现。人为制造的杀戮随意而频繁，在统治集团的的权力争夺中，死亡就像悬在士人头上的"达摩克利斯之剑"，随时会毫无征兆地落下，"贤愚贵贱，均有朝不保夕之势"，何晏、夏侯玄、吕安、嵇康、裴頠、陆机、陆云、潘岳、刘琨、郭璞等名士皆死于残酷的政治斗争。生命无常，朝不保夕，正是魏晋士人群体最深刻的人生感受与生命体验。正是由于深切地感受了生命的无奈与脆弱，所以魏晋士人对于身体的关注度也达到了前所未有的程度。由对生命无常的感慨而开始重身，开始寻求以外力方式人为地延长生命长度或者增加生命的质量和密度，正是弥漫于社会各界特别是中上层阶层中的普遍心理。服食之风的盛行，正是在这样的背景下开始出现。许多名人放浪形骸，讲求服石，在服散之风中，涌现了何晏、嵇康、皇甫谧与王羲之父子等鲜明的代表人物。

按：服食之风起源甚早，运用石药在先秦便已出现。早在战国时期，医者已用石药治病。《素问·腹中论》记载：

> 帝曰：夫子数言热中、消中，不可服高梁、芳草、石药。石药发瘨，芳草发狂。夫热中、消中者，皆富贵人也，今禁高梁，是不合其心；禁芳草、石药，是病不愈，愿闻其说。岐伯曰：夫芳草之气美，石药之气悍，二者其气急疾坚劲，故非缓心和人，不可服此二者。

其所谓"石药"，即指石英、钟乳之类。《素问》指出，石药非富贵人热中、消中者所可用。

西汉之初，仓公淳于意曾在公乘阳庆处受读《石神》一书，这是一本专论石药功效的专著。《史记·扁鹊仓公列传》引述扁鹊之言说："阴石以治阴病，阳石以治阳病。"并记载淳于意《诊籍》云："齐王侍医遂病，自炼五石服之……臣意即诊之，告曰：公病中热。论曰：中热不溲者不可服五石。石之为药精悍，公服之不得数溲，亟勿服，色将发痈。"在淳于意《诊籍》中，首次出现了"五石"之称，其认为石药性悍，中热者忌服的说法与《素问》一致，同时还首先记述了服用五石导致"不得数溲"和"发痈"，即后人所称的"石发"病证。

关于"五石"的组成，晋代葛洪《抱朴子·金丹》说："五石者，丹砂、雄黄、白（一作矾）、曾青、慈石也。"此后道家的《金汋经》《太清石壁记》及《石药尔雅》等书所载的"五石丹"均与之相同。然而据隋代巢元方《诸病源候论》所引道弘的《解散对治方》，五石当为钟乳、硫黄、白石英、紫石英、赤石脂。至于五石更生散、五石护命散之五石，悉与之同。由此可见，在历史上曾出现过道家以石等烧炼的"五石丹"和医家的"五石散"两种。

五石散又称"寒食散"，后人对此有明白的解说。如《备急千金要方》谓"凡是五石散，先名寒食散者，言此散宜寒食，言此散宜寒食，冷水洗取寒……不尔百病生焉。服寒食散，但冷将息，即是解药热"；《医心方》引唐许孝崇之说谓"凡诸寒食草石药，皆有热性，发动则令人热，便冷饮食，冷将息，故称寒食散。服药恒欲寒食、寒饮、寒衣、寒卧、寒将息，则药气行而得力"。

医家所用的五石散，其创制者谁？说法不一。秦承祖《寒食散论》说："寒食散之方虽出汉代，而用之者寡，靡有传焉。魏尚书何晏首获神效，由是大行于世，服者相寻也。"（《世说新语·言语篇》注）。《诸病源候论·解食散发候》则引皇甫谧之论，言"出自仲景"，云："……寒食药者，世莫知焉，或言华佗，或曰仲景。考之于实，佗之精微，方类单省，而仲景经有候氏黑散、紫石英方，皆数种相出入，节度略同，然则寒食、草石二方出自仲景，非佗也。且佗之为治，或刳断肠胃，涤洗五脏，不纯任方也。仲景虽精，不及于佗，至于审方物之候，论草石之宜，亦妙绝众医。"孙思邈书载三石散、更生散、五石更生散、五石护命散诸方，并注"方出何侯""汉末有何侯者行用"。然而《太平御览》引《晋书》，又有"靳邵创制五石散方，晋朝士大夫无不服饵，皆获异效"的说法。考《千金翼方》有靳邵五石散，为更生散加硫黄，仅有四石，而已非原方。如上所述，此方出自仲景、由何晏"行用"后推广似较确切。至于"更生""护命"诸方，与"五石散"同类，故亦统属于寒食散方。如《肘后救卒方》所说："凡服五石护命、更生及钟乳寒食之散，失将和节度，皆致发动其病。"在晋代，皇甫谧、葛洪都提到了寒食散，并且还列举了同类的方名。

两晋南北朝时期，创立于东汉之末的道教发展到初兴的阶段。此时，民间原始的道教在贵胄高门传播。北魏时，嵩山道士寇谦之在朝廷支持下，改造天师道，"除去三张伪法租米钱税及男女合气之术……专以礼度为首，而加之以服食闭练"，形成北天师道；南朝刘宋庐山道士陆修静改造南方天师道为南天师道。之后，道教的地位大为提高而渐入全盛时期。正由于道教的盛大，其神仙长生久视思想随之而广泛深入地影响于社会各阶层。

服食金石丹药，是道教历时最久、影响最大的一种炼养之术，并由此促成了外丹学的产生。道教服饵的金石药主要有丹砂、黄金、白银、玉屑、钟乳、云母、雄黄、曾青、石英、赤石脂、磁石、巩石、禹余粮等，这些药物在《神农本草经》中俱有记载。葛洪《抱朴子·仙药》引《神农四经》说："上药令人身安命延，升为天神，遨游上下，使役万灵，体生毛羽，行厨立至。"《抱朴子·金丹》亦说："夫五谷犹能活人，人得之则生，绝之则死，又况上品之神药，其益人岂不万倍于五谷耶？……盖假求于外物，以自坚固。"道教的服食外养术，正是在这种理念的驱动和支持下形成的。由于道教徒的倡导渲染，服食丹石药物遂成为一种积习风尚，尤其在南北朝之后，服石炼丹术的影响日益扩大，许多道士的丹药也逐渐流入民间，遂致服石之风愈甚。

在魏晋南北朝时期，葛洪、陶弘景等是最有影响的丹道医家，他们亦道亦医，亲自炼丹制药，既是服石的提倡者，但又深悉药石之危害，因而对解散之法也颇有研究。如皇甫谧、曹歙、秦承祖等对服石的利弊及解散之法研究用力至深。

葛洪《抱朴子》中的"金丹""仙药"两篇，集中反映了他的丹道思想。"金丹"篇记载了九转神丹等几十种丹方法诀，包括飞炼之丹及其他配制的药石方。"仙药"篇则称丹砂、黄金、白银、诸芝、五玉、云母等金石草木药为"仙药"，而对石药最为重视。葛氏的《肘后救卒方》也重视药发的救解，云："寒食之散，失将和节度，皆致发动，其病无所不为。若发起仓卒，不以渐而致者，皆是散势也，宜及时救解之。"

陶弘景是南北朝最负盛名的丹道医家。史载他因获得了上清九转金丹方而结庐茅山，殷勤修炼了二十年之久。其所著道书甚多，如《集金丹黄白方》《合丹药诸法式》《太清玉石丹药要集》《服云母诸石法》等均是炼丹专著。《小品方》载有陶氏的论服石法，可见他也是服石的积极提倡者。

服石具有一定的强壮防病作用，且也有治病之效。魏尚书何晏"服五石散，非惟治病，亦觉神明开朗"（《世说新语·言语》）。何晏少居魏宫，深得曹操喜爱，少年富贵，酒色过度，同僚管辂说他"魂不守宅，血不华色，精爽烟浮，容若槁木"（《三国志·魏志·管辂传》）。后来服药石"首获神效"，以至士大夫翕然相从。正如皇甫谧所说"近世尚书何晏，耽好声色，始服此药，心力开朗，体力转强。京师翕然，能以相授，历岁之困，皆不终朝而愈"（《诸病源候论》）。同时，晋代嵇含的《寒食散赋》也有"余晚有男儿，既生十朝，得吐下疾，日赢困危殆。决意与寒食散，未至三旬，几于平复"（《艺文类聚·方术部》）的载述，从另一侧面证实了寒食散的治病功效。

然而，服石对人的严重危害更是人所共睹的。"晏死之后，服者弥繁，于是不辍"，"晋朝士大夫无不服饵，皆获异效"，其目的乃在于放浪形骸，纵情声色，而不在于治病。针对嗜服药石所致的各种毒性反应，医家又想方设法，以求"解散"。

早在汉、魏之际，仲景、华佗对服石解散还有砂效方，如仲景解散发烦闷，欲吐不得，单服甘草汤，得吐便止；仲景黄芩汤，治散发腹内切痛，用栀子、香豉、黄芩；又仲景半夏汤，治散发，干呕不食饮，以半夏、生姜、桂心、橘皮煮汤；又治寒食散大小行难方，用香豉、大麻子煮汤服。这些散发方药记载，说明皇甫谧所谓寒食散出自仲景的说法是言之有据的。与之同时，华佗亦曾为服石解散制方遣药，据陈延之《小品方》记载："荠苨汤，华佗解药毒，或十岁，或卅岁而发热，或燥燥如寒，欲得食饮，或不同食饮。华佗散法有：石硫黄热，郁郁如热，浇洗失度，错服热药，剧者擗袭；石热，燥燥如战；紫石英势，闷喜卧，起无气力，或时欲寒，皆是腑气所生，脏气不和，宜服此汤。"荠苨汤由荠苨、甘草、人参、蓝子、茯苓、芍药、黄芩、芜菁子组成。由此可知，在东汉之末，医家对解散药石之毒已有丰富的经验。

在魏晋时，又有不少专著论述服石的种种危害，以及服食后出现种种疾患的解救方法。《隋书·经籍志》曰："梁有皇甫谧、曹歙《化寒食极方》二卷。"《三国志·魏志》裴注曰："曹歙撰《寒食散方》，与皇甫谧所撰并行于世。"曹歙是魏东平灵王曹徽之子，正始三年（公元242年）嗣父位。晋泰始元年（公元256年）封廪丘公。曹氏论服石节度、服石禁忌、论石药发动后诸解救法，以及论服石寒热咳嗽、治服石头眩方、治服石耳鸣方、治服石鼻口臭方、治服石口中疮方等，均在《医心方》中有所载录。曹氏救解法称，"自是寒食散疾，宜当兼以将为治若有澼实也，不下经不瘥也"，所以他用栀子汤、凝水石汤，并用寒水洗，寒石熨。但是他也指出："诸药灾已折，虽有余热，不复堪冷……大过则已为病也……本体多热与多冷，凡此不可同法而疗也。"据此，又提出"温治之法"，进一步强调"人体性自有堪冷不堪冷者，不可以一概平也"。这是他服药四十载，所治百数而得出的救解石发的常法与变法。皇甫谧《论寒食散方》中的"节度论"服石反常性法（包括六反、七急、八不可、三无疑和十忌等）、发动救解法、服石禁忌等内容，在《医心方》中载述较详。皇甫谧《发动解救法》云："人将药，但知纯寒用水，药得大益不知纯寒益动……寒大过致药动者，以温药解之；热大过致药动者，以冷解之。"又云："服寒食散者，唯以数下为急……急饮三黄汤下之，得大下即瘥。"可见他认为寒热太过，皆可致药石发动。若服石后纯用寒水，则发动更甚。对于服寒食散者，主张用三黄汤下之。

在这一时期，还有靳邵、葛洪、释慧义等所著的服石论。

靳邵，晋代人，陶弘景《本草经集注》称其"自晋世以来一代良医"。《太平御览》引《晋书》云："靳邵，性明敏，有才术，本草、经方诵览通究，裁方治疗意出众表，创制五石散，晋朝士大夫无不服饵，皆获异效。"孙思邈《备急千金要方·大医习业》认为欲为大医，也必须谙靳邵之方，可见对其之重视。孙氏《千金翼方》记载了"靳邵黄芩汤"治疗石发。《外台秘要》亦载有靳邵治疗石发腹胀痞满兼心痛等形证和方剂。另在《医心方》中，载有《靳邵服石论》。

葛洪论述服食的专著有《神仙服食药方》十卷（《隋书·经籍志》）、《太清神仙服食经》五卷（《新唐书·艺文志》），其书未见。但在《医心方》中载有葛氏论述服石的文献，其文云："凡服五石护命、更生及钟乳寒食诸散，失将和节度，皆致发动，其病无所不为。若发起仓卒，不渐而至者，此皆是散热也，宜时救解。"若肢体疾痛，以冷水洗，饮热酒；心腹内疾痛烦闷，解衣取冷，饮热酒并冷餐；若腹内坚给热癖，发口疮者，下之。以上论述及具体解救之法，在《抱朴子》及《肘后备急方》中未见。

释慧义，俗姓梁。生活于晋咸安二年至宋元嘉二十一年（公元 372～444 年），为祗洹寺住持。当时士大夫多服寒食散，慧义精解散方，掇拾皇甫、廪丘等寒食散方论，著成《寒食散解杂论》七卷。此书梁阮孝绪《七录》载录，而在唐初已亡，但日本《医心方》中载引其内容。慧义认为，五石散"将得其和，则养命瘳疾；御失其道，则夭性，可不慎哉，此是服者之过，非药石之发也"。其对于解散之法，倾向于皇甫谧的"将冷之法"，说："皇甫唯欲将冷，廪丘欲得将暖，石药性热，多以将冷为宜，故士安所撰，遍行于世。"在具体方法上，慧义指出"凡药石发宜治，浴便得解。浴法，若初寒，先用冷水，后用生熟汤；若初热，先用暖汤，后用冷水。浴时慎不可先洗头……"又云："钟乳发令人头痛，饮热酒即解。"慧义有解散麦门冬汤（麦门冬、豉、栀子、葱白）、解散治目疼头痛方（芎劳、菖根、细辛、防风、五味子、茯苓、术、黄芩、人参）、散发热气冲目漠漠无所见方（黄连、干姜、细辛、蘢核）等，均是治疗服石病证的良方，而为《医心方》所采录。

之后，在陈延之《小品方》中，也有不少关于服石救解的学术内容，陈氏之论说："石之为性，其精华之气则合五行，乃益五脏；其浊秽便同灰土。但病家血气虚少，不能宣通，更陈瘀便成坚积。若其精华气不发，则冷如冰，而病者服之，望石入腹即热，既见未热，服之弥多；既见石不即效，便谓不得其力，至后发动之日，都不自疑是石，不肯作石消息，便作异治者多致其害。"

《小品方》解寒食散法，或头痛，或心痛，或腹痛、胸胁肿满，或寒热，手足冷、口噤，或口疮、目赤，或干呕恶食呕吐，或狂言，或气上欲绝，以前胡汤（前胡、芍药、黄芩、大黄、甘草、大枣）加味，得大便愈。此外，还载有解散三黄汤、小三黄汤、增损皇甫栀子豉汤、黄芩汤、单行茅苣汤、单行凝水石汤、二物麻子段汤、白薇汤、葛根汤、甘草汤、黄连汤，以及华佗茅苣汤等方。这些药方，或源于前代名医，或出于陈氏之制，多属临床得效之方，从而为治疗服石所发诸种病证积累了不少有效方药。

九、养生学在隋唐的延续和发展

隋、唐时期的养生医学，是在魏晋南北朝六朝养生学继续上的延续和发展，其明显的特点是释、道、医家三者的结合。最有代表性的有智顗、孙思邈及司马承祯和胡愔诸家。

（一）智顗的"止观法"和"六妙法门"

隋唐时的佛教、道教都进入全盛时期，宗教家重视心身修养，静功炼养是主要的宗教实践。

在隋代，智顗（生活于梁大同四年至隋开皇十七年，即公元 538～597 年）系统论述了调身、调息、调心、止法和观法，止观治病，以及有关的注意事项。其"三调"之论对静功的发展颇有影响。

智顗是佛教天台宗的创始人，传有《修习止观坐禅法要》（又称《童蒙止观》《小止观》）、《六妙法门》（又称《不定止观》）、《摩诃止观》（又称《圆顿止观》）等业观法。所谓"止观"，如东晋时僧肇在《维摩法经》中所说："系心于缘，谓之止；分别深达，谓之观。"

1. 止观法

止观法包括"二十五方便"，即具五缘：持戒清静，衣食具足，得居静处，息诸缘务，近善知识；诃五欲：诃色欲，诃声欲，诃香欲，诃味欲，诃触欲；弃五盖：弃贪欲盖，弃瞋志盖，弃睡眠盖，弃悔盖，弃疑盖；调五味：调饮食，调睡眠，调身、调息、调心；行五法：欲，精进，念，巧慧，一心分明。如上所说的调身、调息、调心，是指在止观进行中同时进行的三方面的炼功方法。

止法和观法，是在"二十五方便"的基础上，在调身、调息、调心的过程中，运用的炼意方法。正如《童蒙止观》所说："行者初坐禅时，心粗乱，故应当修业以破除之，止若不破，即应修观。"

据《童蒙止观》和《摩诃止观》所载，止观法也有治病的效用。

1）止法治病

安心住在患处，即能治病。常止念足下，莫间行住寝卧，即能治病。若安心在下，四大自然调适，众病可除。脐下一寸名忧陀那，此处是丹田，止心守此不散，能治上气胸满、两胁痛、背膂急、肩井痛、心热懊痛、烦不能食、心肿脐下冷、上热下冷、阴阳不和、气嗽等十二种病。心缘两脚之间，可治头痛、眼睛赤疼、唇口热、绕鼻疱子、腹卒痛、两耳聋、颈项强等七种病。

2）观法治病

用吹、呼、嘻、呵、嘘、呬六种息，治五脏所主之病。用十二息，遍治众疾患，如上息治沉重，下息治虚悬，满息治枯脊，焦息治肿满，增长息治羸弱，灭坏息治增盛，暖息治冷，冷息治热，冲息治壅塞不通，持息治战动，和息治四大不和，补息治资补四大衰。另偏用出息，治肿结沉重，身体枯瘠，饮食不消，腹痛下痢等病；偏用入息，治煎寒壮热、支节皆痛、身体虚悬、肺闷胀急、呕逆气满等病。

2. 六妙法

六妙法指六种止观法。共分十类，其第二类"次第相生六妙法"属古代气功的静功范畴。"六妙法"原为《安般守意经》中的"六结意"，即"数息相随，止观还净"，智顗将其改称"六妙法"。这是一种以调心和调息相结合的气功锻炼法。

六妙法包括"数、随、止、观、还、净"。每法又分"修"和"证"，即修数、证数；修随、证随；修止、证止；修观、证观；修还、证还；修净、证净。最后达到一心清静，犹如止水的修炼状态。

智顗的止观法虽属于佛家的静功锻炼法，但实际上已汲取了陶弘景《养性延命录》记载的道家所倡的吹、呼、嘻、呵、嘘、呬"六字气诀法"。

（二）孙思邈论"养性""养老"

唐初，孙思邈十分重视"养性"。他在《备急千金要方》中有"养性"专篇论述；《千金翼方》中也有"养性""退居"等篇。另传有《孙真人养生铭》《摄养论》及《摄养枕中方》等。

《备急千金要方·养性》包括养性序、道林养性、居处法、按摩法、调气法、服食法、黄帝杂忌、房中补益等内容。

《备急千金要方·养性·养性序》认为："夫养性者，欲所习以成性……养性者，不但饵药飡霞，其在兼于百行，百行周备，虽绝药饵，足以遐年。"首先，他汇集了《素问》"上古之人春秋皆度百岁而动作不衰……""人年四十而阴气自半也……"以及春夏秋冬的"养生""养长""养收""养藏"之道的论述，嵇康"养生有五难"和"穰岁多病"的论述，抱朴子答各种伤生原因和"割嗜欲所以固血气"等论述，以及皇甫隆"抑情养性以自保"的论述及"练精"的方法。其《道林养性》《按摩法》《调气法》《居处法》及《黄帝杂忌》等的内容多采自东晋支道林（法存）的《太清道林摄生记》。孙氏将原来的"自按摩法"一十八势致称"天竺国按摩"；将"内观之法"易为"禅观之法"。

《千金翼方·养性》包括了"养性禁忌""养性服饵""养老大例""养老食疗"等方面。"养性禁忌"采集了张湛的啬神、爱气、养形、导引、言论、饮食、房室、反俗、医药、禁忌等养性"大要"，以及列子、老子、天老等各种养性禁忌之说。孙氏指出："神仙之道难致，养性之术易崇，故善摄生者常须慎于忌讳，勤于服食。"其"养性服饵"篇中载方三十七首，如茯苓酥、杏仁酥、地黄酒、草酥、杏子丹、天门冬丸、黄精方、服芜菁子、华佗云母圆、茅山仙人服质多罗方、正禅方、服菖蒲方等。诸方不但出于医家、道家，且还得自佛家，如菖蒲方后记载："天竺摩揭陀国王舍城邑陀寺三藏法师跋摩米帝，以大业八年与突厥使主，至武德六年七月二十三日，为洛州大德护法师净土寺主矩师笔译出。"

孙思邈《千金翼方·养性》中的"养老大例"和"养老食疗"两篇，更能反映他的养生学术思想。他认为，"人之在生，多诸难遭，兼少年之时乐游驰骋，情致放逸，不至于道，倏然白首，方悟虚生"，故希望"于此二篇中求之，能庶几于道，足以延龄矣"。

《养老大例》对老年的心身变异作了生动描述，说："人年五十以上，阳气日衰，损与日至，心力渐退，忘前失后，兴居怠惰，计授皆不称心，视听不稳，多退少进，日月不等，万事零落，心无聊赖，健忘嗔怒，情性变异，食饮无味，寝处不安，子孙不能识其情，惟云大人老来恶性，不可谏……"如此符合老年医学临床实际的描述，在我国医学史上当属首见。同时，孙氏还认为老年人大便或秘或利，宜分别食"冷滑之物"或"温热之菜"预防之，并指出："老人于四时之中，常宜温食。"可见他十分重视老年人脾胃的保护。并说："老人之性必恃其老，无有藉在，率多骄恣，不循轨度，忽有所好，即须称情。既晓此术，当宜常预防之，故养老之要，耳无妄听，口无妄言，身无妄动，心无妄念，此皆有益老人也。"总之，认为"人凡常不饥不饱，不寒不热，善行佳坐，言谈话笑寝食造次之间能行不妄失者，则可延年益寿矣"。其对老年人提出的自身养性要求，是十分重要的。

《养老食疗》据张仲景弟子卫汜引述的扁鹊之言"安身之本必须于食，救疾之道惟在于药"展开论说，指出"不知食宜者不足以全生，不明药性者不能以降病，故食能排邪而安脏腑，药能恬神养性以资四气，故……有疾期先命食以疗之，食疗不愈，然后命药"，于此，充分反映孙思邈对食疗的重视。篇中所载的耆婆汤（酥、生姜、薤白、酒、白蜜、油、椒、胡麻仁、橙叶、豉、糖）、服乌麻方、蜜饵（白蜜、猪脂、干地黄末）、服牛乳补虚破气方（牛乳、荜茇）、猪肚补虚羸乏气力方（猪肚、人参、椒、干姜、葱白、粳米），以及服牛乳方、补五劳七伤虚损方等，无不属于食疗补虚的佳方。孙氏对牛乳的补益之功论道："牛乳性平，补血脉，益心，长肌肉，令人身体康强润泽，两目光恺，志气不衰。"

除此之外，还强调必须配合按摩导引，云："非但老人须知服食将息节度，极须知调身按摩，摇动肢节，导引行气。行气之道，礼拜一日勿住，不得安于其处，以致壅滞，故流水不腐，户枢不蠹，义在斯矣。"

另外，孙思邈为退居者设想了"养志七篇"，包括了择地、缔创、服药、饮食、养性、种造药和杂忌。他告诫世人"若知进而不知退，知得而不知丧，嗜欲煎其内，权位牵其外"，则多致祸败天横，能"养卫得理，必免天横之酷"。

孙思邈的养生论述，是其学术思想的重要部分，也代表了当时的养生学成就。

（三）司马承祯和胡愔的道家养生

唐道士司马承祯生活于贞观二十一年至开元二十三年（公元 647～735 年），他对炼养理论颇多阐述。据传其著有《天隐子》《坐忘论》及《服气精义论》等。司马承祯，字子微。学辟谷导引术，遍游名山，结庐天台山不出。《唐书》列于隐逸传。《天隐子》认为"修真达性，不能顿悟，必须渐而进之，安而行之"，须通过"斋戒""安处""存想""坐忘""神解"等五门，逐渐达到长生的目的。他将养生的关键归纳为"信、闲、慧、定、神"五解。在"五门"中，养生的内容较为丰富，其内容包括适应四时阴阳、调节饮食、调理形体、安适住处、收心养神等，而养神静神则是其养生思想的核心。司马氏还主张动静兼修，另在《修真精义杂论·导引论》中说："夫肢体关节，本资于动用；经脉营卫，在于宣通。今既闲居，乃无运役事，须导引以致和畅。"强调了闲居导引的重要性。并还编创了一套坐式导引之法。

唐大中二年（公元 848 年），女道士胡愔又绘著《黄庭内景五脏六腑补泻图》，此图流传后世，为人们普遍遵循。胡愔还编创了一套脏腑导引术，作为"六字气法"之辅助，并与药物治疗、饮食宜忌等配合以调治疾病，颇有其特色，故为历来养生家所推崇。

（四）服石遗风及疗治

魏、晋人的服石遗风，在隋、唐时依然不息。医家如巢元方、孙思邈、王焘，以及许孝崇、李补阙、薛曙等人，无不对服石解散之法各有研究和论述。

巢元方《诸病源候论》十分重视寒食散的毒性反应，著为《解散病诸候》，凡二十六论。首先在"寒食散发候"中，载引了"皇甫士安撰解散说及将服消息节度"的内容。其下有解散痰癖候、除热候、浮肿候、渴候、上气候、心腹痛心澹候、大便秘难候、虚冷小便多候、大便血候、卒下利候、下利后诸病候、大小便难候、小便不通候、热淋候、发黄候、肺热腰痛候、鼻塞候、发病候、痈肿候、烦闷候、呕逆候、目无所见目疼候、心腹胀满候、挟风劳候、饮酒发热候等，论述了服食寒食散后发生的各种证候的病机变化。这是对服石毒性反映所出现证候的首次全面、系统的病机分析，而为唐、宋人所宗。

孙思邈不仅精于炼丹治病，而且重视服石养生，所撰《太清丹经要诀》记载丹方三十余首，多用于疗疾，甚至具有特殊的疗效，其太乙神精丹是治疗疟疾的著名方剂。孙氏的服石观点，在《备急千金要方》和《千金翼方》中有充分反映。首先他提倡服石，认为"人不服石，庶事不佳，恶疮、疥癣、温疫、疟疾年年常患，寝食不安，兴居常恶，非止己事不康，生子难育，所以石在身中，万事休泰"。且对服石年龄及剂量有所规定，云："人年三十以上，可以服石药，若素肥充，亦勿妄服；四十以上必须服之；五十以上，三年可以一服；六十以上，二年可服一剂；七十以上，一年可服一剂。"又说："人年五十以上，精华消歇，服石犹得其力；六十以上转恶，服石难得力，所以常须服石，令乎是温暖，骨髓充实，能消生冷，举措轻便，复耐寒暑，不著诸病，是以大须服。"在服石时强调"将息节度"，云："如法持心，将息得所，石药为益，善不可加""将息节度，颇识其性，养生之士，宜留意详焉"。此外，孙氏指出："凡服石之人，甚不得杂食口味，虽百品具陈，终不用重食其肉。诸杂既重，必有相贼，聚积不消，遂动诸石。"另对所服乳石的产地、质量必须讲究。

根据孙思邈本人服石体验的记载，他因服乳石而得力，但极力反对服用五石散。其自述："余年三十八九，尝服五六两乳，自是以来深深体悉。"但又在《备急千金要方·卷一》中说："寒食五石更生散方，旧说此药方上古名贤无此，汉末有何候者行用，自皇甫士安以降，有进饵药，无不发背解体，而取颠覆。余自有识性以来，亲见朝野士人遭者不一，所以宁食野葛，不服五石，明其大大猛毒，不可不慎也。有识者遇此方，即须焚之，勿久留也。"

孙思邈"括囊遗阙，稽考隐秘"，在《备急千金要方》《千金翼方》中所设的"飞炼""辟谷""补益""养性"及"服食"等篇中，均讨论了服石问题，仅《千金翼方》所录的石药就有八十二种之多，尤其是书中载录的五石散之类方就有五石更生散、五石护命散、更生散、三石散、三石肾气丸、五石乌丸、五石肾气丸、张仲景紫石寒食散、损益草散、草寒食散、紫石英汤、靳邵更生散等十多种。另有服食云母、钟乳、雄黄、石英等方法，计石药方达百余首。以上情况，不只说明孙氏对服石的重视，也反映了唐代所积累的石药方与日俱增。

隋唐时期，服石之风更为普遍，而将息之法也更为繁杂。除了孙思邈之外，还有许孝崇、李补阙、薛曜、崔尚书、周处温、张文仲及王焘等多有服石的论著。

许孝崇，唐尚药奉御。显庆四年参与《新修本草》编修。许氏强调寒食散性热，必须"寒将息"，否则"药气与热气相并"，发动诸病；但曾经服食者，必须警惕发病。在《医心方》中载引了许氏及李补阙、薛曜等人的服饵方法。

同时，王焘在《外台秘要》中撰有《乳石论》（上一十九门，下一十八门），其中有"薛侍郎服乳石体性论""李补阙研炼钟乳法""曹公草钟乳丸法""崔尚书乳煎钟乳饵法""东陵处士炼乳丸饵并补乳法""周处温授叚侍郎炼的石英粉丸等饵法""同州孟使君饵石法""张文仲论服石法"……并有救治各种"石发"的方法。以上内容，主要集中在服食钟乳、石英的方法，以及服石的将息解救方面，王焘以时代先后为序，"删略旧论，纂集新要"而成。分析王焘的观点，主要认为"羽化太清，则素凭仙骨"，"若以年留寿域，必资灵助"，在理论上否定了"羽化"之说，而肯定乳石在养生方面具有相当的作用。从其所择服石方看，主要有钟乳类和石英类，钟乳类方多配合温里壮阳之品，药性较烈；而石英类方则多配以人参、天门冬、生地黄、茯苓、枸杞子等平补之品及其他食养之药。由此可见，王焘对服饵诸方的辑集是颇为谨慎稳重的。

服饵的遗风一直影响到宋代，虽然在宋初的《太平圣惠方》中，并不论述寒食散等石药解散及石发救治之法，但在北宋后期的《圣济总录》中又设"乳石发动门"，论治乳石发动诸证。

由上可知，流传了数百年的神仙服饵之术、服石发散之风是我国医学史上的医道杂糅而形成的一种特殊现象。人们既好之又恶之，既嗜之又救之，始终处于矛盾的状态。至于其危害之甚和教训之深，以及医家对各种救解方药的研究，则对于中医学术的发展同样具有促进的作用。

第五节　医家辈出，竞著方书

三国、两晋、南北朝时期，临床医学有了很大发展，此时医家辈出，医学方书的种类和数量大增，据有关史志、类书等文献史料，犹可知其大概。

《七录》《隋志》等记载，华佗弟子李当之曾撰《药方》一卷。三国时，吴太医令吕广著《金韬玉鉴经》三卷，同时代的葛玄有《杏仁煎方》一卷。晋代，王叔和著《论病》六卷；支法存著《申苏方》五卷；阮炳撰集《暴卒备急方》及《河南药方》十六卷；崔中书著《黄素方》；谢泰有《黄素医方》二十五卷；葛洪则撰有《玉函方》百卷、《玉函煎方》五卷及《肘后备急方》六卷。此后，齐梁间陶弘景又成《补阙肘后百一方》一书，并有《陶氏方》三卷、《效验方》五卷。在晋代，还有范汪的《范东阳方》一百五卷，殷仲堪《荆州要方》一卷及羊欣《中散杂汤丸散酒方》一卷。后有陈延之《小品方》十二卷、陈廪丘《廪丘公论》一卷，以及于法开的《议论备豫方》一卷。在刘宋时代，宋武帝著有《杂戎狄方》一卷，《羊中散药方》二十卷。

六朝时期，徐氏为医学世家，徐叔响有《杂疗方》二十二卷，徐文伯著《药方》二卷，另有《徐大山试验方》二卷、《巾箱方》三卷，徐嗣伯《落年方》三卷，以及《徐王方》《徐氏八世家传效验方》等著作。另外，还有秦承祖《药方》四十卷、胡洽《百病方》二卷。宋齐间释氏僧深撰《药方》三十卷。

南齐时，褚澄著《杂药方》二十卷（在宋代又有题褚澄撰的《褚氏遗书》一卷）。北齐宋侠，撰《经心录》八卷。

同时，还有北魏王显的《药方》三十五卷、李修《药方》百余卷。后周时，姚僧垣著《集验方》十卷。谢士泰则著有《删繁方》十三卷。

此时，自西域传入的方书也有不少，除《龙树菩萨药方》四卷外，还有《西域诸仙所说药方》《香山仙人药方》《西域波罗仙人方》《西域名医所集要方》《婆罗门诸仙药方》《婆罗门方》及《婆所述仙人命论方》等等，反映了随着佛教的东渐当时医药交流的学术状况。

如上所述，在魏、晋、南北朝时期，既知的医学方书不下数十种之多，但大都早已亡佚，或仅有部分佚文收载于宋代以前的医籍中。据现存的医方著作及有关医学文献粗加整理，将靳邵、葛洪、陈廪丘、范汪、胡洽、秦承祖、褚澄、陈延之、刘涓之、深师、徐嗣伯、徐之才、谢士泰、姚僧垣诸家的医学成就略述如后。

一、靳邵方

靳邵，晋代医家。《晋书》载："靳邵，性明敏，有才术，本草、经方诵览通究，裁方治疗意出众表，创制五石散方，晋朝士大夫无不服饵，皆获异效。"（《太平御览》引）。梁代陶弘景《本草经集注》（敦煌卷子本）曾称其为"自晋世以来，一代良医"。唐代孙思邈《备急千金要方·大医习业》提出欲为大医的必读书，其中包括了"靳邵等诸部经方"，但靳邵方今不可见，惟《千金翼方》载有"靳邵黄芩汤"，《外台秘要》同样记载了靳邵的"疗石发，身热如火烧，黄芩汤方"（黄芩、枳实、厚朴、瓜蒌、芍药、栀子仁、甘草），以及"靳邵疗寒过度成痰澼水气，心满、百节俱肿者，大黄丸方"（大黄、葶苈子、豉、杏仁、巴豆）。

由上可知，靳邵不仅制有五石散方，并创制了治疗石发的许多方剂。但如果评论其对于医学的贡献，则也许正在于后者。

二、葛洪《玉函方》及《肘后救卒方》

葛洪，字稚川，自号抱朴子，丹阳句容人，生于西晋太康四年（公元 283 年），卒于东晋兴宁元年（公元 363 年）。葛氏是我国历史上著名的哲学思想家和自然科学家。平生读书好学，《晋书·葛洪传》谓其"寻书问义，不远数千里，崎岖冒涉，期于必得"，故而"博闻深洽，江左绝伦"。葛氏笃好黄老之学，崇尚养性之术，热衷于炼丹求仙。自谓"以著述余暇，兼综术数"（《肘后救卒方·自序》），而其医学成就则冠绝当时。

葛氏的学术著作甚多，除著名的《抱朴子》外，其医学养生著作有《金匮玉函方》一百卷、《肘后救卒方》三卷、《神仙服食药方》十卷、《玉函煎方》五卷，以上著作俱见《隋志》。此外还有《服食方》《太清神仙服食经》《黑发酒方》《葛仙翁杏仁煎方》等。今惟《抱朴子》及《肘后救卒方》传世。

在葛洪的《抱朴子·杂应》中，曾经叙述其著作《玉函方》及《肘后救卒方》的缘起，云：

> 余见戴霸、华佗所集《金匮》《绿囊》，崔中书《黄素方》及百家杂方五百许卷，甘胡、吕傅、周始、甘唐通、阮河南等各撰集《暴卒备急方》，或一百十，或九十四，或八十五，或四十六，世人皆以为精悉不可加也。余究而观之，殊多不备，诸急病其尚未尽，又浑漫杂错，无其条贯；有所寻按，不即可得，而治卒暴之候皆用贵药，动数十种，自非富室而居京都者不能素储，不可卒办也。又多令人以针治病，其灸法又不明处所分寸，而但说身中孔穴荣俞之名，自非旧医备览《明堂流注偃侧图》者安能晓之哉？余所撰百卷，名曰《玉函方》，皆分别病名，以类相续，不相杂错。其《救卒》三卷，皆单行经易，约而易验，篱陌之间，顾眄皆药，众急之病，无不毕备，家有此方，可不用医。

由此可知，《玉函方》是葛洪氏将其以前的多种名家方书著作加以集选编撰而成的。

《玉函方》早已亡佚，但其部分佚文尚存于若干宋以前医籍中，如传世本《肘后备急方》《外台秘要》《医心方》和《证类本草》。此外尚散见于《齐民要术》《艺文类聚》《太平御览》，以及北宋林亿等所校《备急千金要方》《外台秘要》等医书的注文中。

《肘后备急方》，原名《肘后救卒方》（简称《肘后方》），三卷，是葛洪氏将《玉函方》中的简易效方"采其要约"，编撰而成，以备仓卒救急之需。齐梁时陶弘景序称，原书共八十六篇，即所谓"旧方部八十六首。"

齐永元二年（公元 500 年），陶弘景有鉴于《肘后方》尚存在"诸病部类，强致殊分，复成失例"之类的缺陷，遂将原书八十六首合并为七十九首。另增二十二首，"或因葛一事，增构成篇；或补葛所遗，准文更撰"，共成一百零一首，即一百零一节，取名《补阙肘后百一方》，意取佛经"人用四大成身，一大辄有一百一病"之说。并仍分三卷，"上卷三十五首治内病，中卷三十五首治外发病，下卷三十一首治为物所苦病"（陶序）。

自南北朝末至隋唐时期，《肘后方》的传本有多种，其内容亦多异于葛洪或陶弘景"补阙"的原书旧貌，均是经过了不少增删、调整和修改而成的。

在金皇统四年（公元 1144 年），杨用道据辽代"乾统间所刊《肘后方》善本"，在逐篇之末增入了"附方"内容，其方选自《证类本草》，而在每方之前均记其出处，此书遂改名为《附广肘后方》，其卷数则已扩为八卷。元、明以后的各种刊本，多由杨本衍化而出。

《肘后方》在医学方面的成就是多方面的，其对于外感热性病的深入分析与探讨，其对于虏疮（天花）、溪毒、沙虱（恙虫病）、射工（血吸虫病）等病细致的描述，以及其对于多种内科杂病的认识和治疗均具有重要的学术价值。上述内容在此时期疾病学发展的章节中有专门介绍，这里再举几例：

如论卒中溪毒云：

> 其诊法，初得之恶寒，头微痛，目注疼，心中烦闷，四肢振淅，骨节皆强，筋急，但欲睡，旦醒暮剧，手逆冷。三日则复生虫食下疮，不痛不痒，人觉视之乃知，不即疗，过六七日下部脓溃，虫食五脏，热极烦毒，注下不禁，八九日，良医不能疗……今东间诸山县，无不病溪毒，春月皆得，亦如伤寒，呼为溪温，未必是射工辈，亦尽患疮痢，但寒热烦疼不解，便致死平。

其论卒中射工毒云：

> 江南有射工毒虫，一名短狐，一名蜮，常在山间水中，人行及水浴……初得或如伤寒，或似中恶，或口不能语，或恶寒，四肢拘急，旦可暮剧，困者三日，齿间血出，不疗即死……

又论卒中沙虱毒云：

> 山水间多有沙虱，其细略不可见，人入水浴，及以水澡浴，此虫在水中著人身，及阴天雨行草中，亦著人，便钻入皮里。其诊法，初得之皮上正赤，如小豆黍米粟粒，以手摩赤上，痛如刺，三日之后，令百节强，疼痛寒热，赤上发疮，此虫渐入至骨，则杀人。

"猘犬所咬毒"的治疗，以猘犬脑敷创口，或灸疮中，并指出此病的潜伏期，"凡猘犬咬人，七日发，过三七日不发则脱也，要过百日，乃为大免耳"。

此外，还指出有天行发黄，并记载尸注、鬼注（类于结核病）有"乃至灭门"的强烈传染性。如云：

> 比岁又有肤黄病，初惟觉四体沉沉不快，须臾见眼中黄，渐至面黄及举身皆黄，急令溺白纸，纸即如蘗染者，比热毒已入内，急治之……

如对胸痹的症状描述云：“胸痹之痛，令人心中坚痞忽痛，肌中苦痹，绞急如刺，不得俯仰。其胸前皮皆痛，不得手犯，胸满短气，咳嗽引病，烦闷自汗出，或彻引背脊。不即治之，数日害人。”葛氏对此病的症状作如此详细的记载，为以前医书所无，因而在《诸病源候论》《备急千金要方》及《外台秘要》中皆有引用。

此外，《肘后方》还首次提出腹水与水肿的鉴别诊断，“惟腹大，动摇水声，皮肤黑”，在临床上具有重要意义。另还最早记述了“注车注船心闷乱，头痛”及其防治方药。

在皮肤病方面，《肘后方》记载了沙虱所致的红疹（恙螨皮炎），以及射工毒、溪毒（类似血吸虫尾蚴皮炎），“初觉则遍体视之，其一种正黑如墨子，而绕四边，犯之如刺状；其一种作疮，疮久即穿陷……”此外，还记述了蜈蚣、蝎螫、蜂螫、蜘蛛咬伤等多种虫咬皮损害的症状及治疗，引起了医家的重视。

在疮疡外科方面，《肘后方》首先记载了恶脉病（类似急性淋巴管炎）、恶核病（类似急性淋巴结炎）、恶肉病（类似皮肤新生物）等病证。

在骨伤科方面，《肘后方》对危重创伤的早期诊断及其处理有着最早的记载。如叙述颅脑及其他要害损伤，云：“凡金疮，伤天囟、眉角、脑户、臂里跳脉、髀内阴股、两乳上下、心、鸠尾、小肠及五脏之腧腧（位于胸背，去脊柱三横指），皆是死处，不可疗也。”（《外台秘要·金疮禁忌序》引《肘后方》）。并指出：“凡金疮出血，其人若渴，当忍之。常用干食并肥脂之物以止渴，慎勿咸食，若多饮粥辈，则血溢出杀人，不可救也。又忌嗔怒大言笑、思想阴阳、行动作劳。勿多食酸咸，食酒、热羹辈，皆使疮肿痛发，甚者即死。”此外，《肘后方》治骨折“以竹片夹裹之”；治下颌关节脱位用牵推复位法，均是金创折疡临证经验的重要总结。

在急救医术方面，对自缢、溺水、卒死、中恶、药物中毒、食物中毒，以及虫兽伤和创伤止血等，均有许多行之有效的方法。另外尚有关于灌肠、导尿和针刺减腹水等急救医疗技术的记载。

《肘后方》在针灸治疗方面另有不少重要记载，书中共载针灸方百余首，其中灸疗方达近百，广泛应用于内、外、妇、儿、五官等各科病证。其对灸疗的作用、操作、技巧及宜忌等都有阐述。其重要成就在于：以灸法救治卒中恶死、尸厥、客忤死、鬼击、魇寐不窹、卒中五尸、卒心腹烦满吐逆、霍乱腹病呕吐洞下、癫狂、恍惚、中风、咳嗽上气、卒死而肿、胃反呕逆、腰痛、发背、阴肿痛及猘犬所咬等卒发急证，其用穴精简；以灸焫补阳；除艾灸外，还用竹茹、黄蜡灸，还有隔蒜、隔盐、隔椒、隔面、隔瓦甑等灸法。

如上所举，反映了当时临证医学的迅速进步和充实发展；各种急救术的载述，反映了中医急救医学所达到的先进水平。

三、陈廪丘方

陈廪丘，晋代医家。与名医张苗同时，曾向张请教医术。宋代《太平御览》引《晋书》，记载“廪丘蒸法”。《小品方》《备急千金要方》及《外台秘要》均载此法，可见其在历史上和医学界很有影响。

王焘《外台秘要》将陈氏之论与《阴阳大论》、王叔和、华佗、范汪等论同列为“伤寒八家”。陈廪丘论云：

　　或问，得病连服汤药发汗，汗不出，如之何？答曰，医经云：连发汗，汗不出者死。吾思可蒸之，如蒸中风法。蒸湿之气于外迎之，不得不汗出也……人性自有难使汗出者，非但病使其然，蒸之无不汗出也。

　　陈氏的伤寒蒸汗法，悟自"蒸中风法"，其效验并得张苗桃叶蒸法为佐证。从而补充了"汗法"的具体方法，故为历代医家所重，金代张从正亦以蒸法作为汗法之一，也显然受到陈廪丘的学术影响。

　　陈氏不但精于治疗伤寒，还善治痢疾。曾以安石榴汤疗久痢三十余年，诸药无效，困笃肠滑，方用干姜、黄柏、石榴、阿胶；又疗下痢三十年，方用茯苓、干姜、黄连，剧者加龙骨、附子。其用药合温清补涩于一方，而不拘于常法。

　　陈氏论吐血，分内衄、肺疽、伤胃，有较高学术价值。陈氏云：

　　吐血有三种，有内衄，有肺疽，有伤胃。内衄者，出血如鼻衄，但不从鼻孔出，是近从心肺间津液出，还流入胃中，或如豆羹汁，或如切血，凝停胃中，因即满闷便吐，或去数斗至于一石者是也。得之于劳倦饮食过常所为也；肺疽者，或饮酒之后毒满闷，吐之时血从吐后出，或一合、半升、一升是也；伤胃者，因饮食大饱之后，胃中冷则不能消化，不能消化便烦闷，强呕吐之，所食之物与气共上冲，因伤裂胃口，吐血色鲜正赤。腹绞痛，白汗出，其脉紧而数者为难治也。

　　其学说对吐血的病因病机论析入微，因而《备急千金要方》亦采其论。

四、《范汪方》

　　东晋时，范汪约永嘉三年至咸安二年（公元 309～372 年）的《范汪方》（又称《范东阳方》）是以个人之力撰成的一部大型方书。

　　范氏，字玄平，东晋顺阳（河南内乡）人。晋室南渡后，曾任东阳太守，领安北将军。《晋书》有传，然不涉医事。

　　据晚于范氏的陈延之《小品方·序录》论："范东阳所撰方有一百九卷，是范安北过江后撰集也……是《秘阁四部书目》所载者也。"后《隋志》引梁阮孝绪《七录》为一百七十六卷。宋代《太平御览·方术部》则称其撰方五百余卷，并称范氏"性仁爱，善医术，常以拯恤为事，凡有疾病，不限贵贱，皆为治之，十能愈八九"。

　　《范汪方》的撰著，在当时医家中可称最富，其学术影响也很大。其书卷帙浩繁，内容丰富，以伤寒热病和内科杂病为主，兼及外伤疮痈、妇儿、五官、救急和养生诸方面。

　　范氏精于伤寒，唐代孙思邈《备急千金要方》和王焘《外台秘要》多采其方论，而王氏还将其列为"伤寒八家"之一。如《备急千金要方》《外台秘要》载范汪之论云："诸病发热恶寒，脉浮洪者，便宜发汗，当发汗而其人适失血及大下利，如之何？岐伯答曰：数少与桂枝汤，使体润汗方出，连日如此，自当解也。"论中托岐伯之名，指出了伤寒有表证而兼失血及大下利者的用药方法，对临床汗法颇有指导意义。在治疗方药方面，范氏师仲景《伤寒论》而有所发展，如栝姜汤主渴饮方，用栝姜根、青淡竹沥与好银，分别煮汤服。又猳鼠粪汤，疗伤寒病后男子阴易，用薤及猳鼠粪水煮饮，后世阴阳易方多用之；又疗伤寒病瘥劳复方用青竹皮煮浓汁；食饮多劳复，大黄豉汤方，用豉、甘草、桂心、大黄、芒硝；疗霍乱，脐上筑而悸，茯苓理中汤，用茯苓、甘草、干姜、人参、木瓜；疗霍乱胸满腹痛吐下的理中加二味汤，在理中汤中加当归、芍药。

在其他杂病论治方面，范汪方也颇有特色，尤其对寒疝、痰饮、积聚的治疗，以温化、攻逐见长，如其大茱萸丸治心腹寒疝，药用吴茱萸、细辛、芍药、柴胡、施覆花、黄芩、紫菀、人参、白术、茯苓、干姜、桂心、附子、甘草、半夏、当归等；立胸中积聚痰饮的姜椒汤，用半夏、生姜、桂心、附子、甘草、茯苓、桔梗、蜀椒、橘皮；疗久澼留水澼饮的甘遂丸，用芫花、甘遂、葶苈子、大黄、苦参、大戟、芒硝、贝母、桂心、杏仁、巴豆、乌喙；疗腹中留饮的海藻丸，用海藻、木防己、甘遂、苁蓉、椒、芫花、葶苈子等；疗心腹积聚、寒中痛的通命丸，用大黄、远志、黄芪、麻黄、甘遂、鹿茸、杏仁、豉、巴豆、芒硝；又疗心腹积聚的四物丸，用大戟、芫花、杏仁、巴豆；又疗手足热、腹中寒疝、心腹痛的十一物七熬饭后丸，用大黄、柴胡、芎䓖、蜀椒、芒硝、杏仁、葶苈子（以上皆熬），加茯苓、干姜、桂心、附子。方后云"龙朔元年三月十七日，诏书十一物七熬方"。按古时三月初的寒食节，民间多寒饮食，因而致病者甚众，故帝王多曾下诏禁止寒食。唐龙朔元年诏书十一物七熬方，乃属治疗寒积的温下之剂。范汪方在当时的影响即此可见。

范汪还善用苦寒之剂。如疗水肿的郁李核丸，用郁李仁、松萝、通草、石韦、海藻、桂心、大黄、葶苈、黄连等。方中虽用桂心，但总属寒下之剂。又《外台秘要》所引"范汪疗得病羸劣，服药不愈，因作肠滑，下痢脓血，日数十行，腹中绞痛，身热如火，头痛如破，其脉如涩方"，由黄连四两、苦参二两、阿胶一两，咀水煮服。则又以苦寒坚阴与滋补阴血合于一方，得法于仲景黄连阿胶汤。

又范汪疗痔下血的黄连曲散方，用黄连、曲二味，方简而效著。

又疗小便数而多方，药用黄连、苦参、麦门冬、土瓜根、龙胆，亦以苦寒为主疗。

此外，范汪疗五淋方，药用䗪虫、斑猫、地胆、猪苓为散。据载服后二日，小便当有所下，"肉淋者下碎肉，血淋者下如脉短绳，若如肉脓；气淋者下如羹上肥，石淋下石或下砂，剧者十日即愈"。使用了虫蚁毒物，疗效十分显著。

范氏不仅善于除邪攻逐，亦且精于补益，如《外台秘要》载范汪疗男子七伤，面目黄黑，饮食不生肌肉，手足悁疼，少腹里急，小便利方，药用石斛、山茱萸、肉苁蓉、牛膝、五味子、附子、远志、桂心、人参、茯苓、菟丝子、秦艽等；其治妄语恍惚，意志不定，发作有时的五邪汤，用人参、白术、茯苓、石菖蒲、茯神，其配伍繁简不一，而各得要。

梁代陶弘景在《本草经·序录》中说："余祖世以来，务敦方药，本有《范汪方》一部，斟酌详用，多获其效。"直至唐代，仍被视为医家必读之书，如《备急千金要方·大医习业》所说，凡欲为大医，必须熟谙范东阳经方。后王焘的《外台秘要方》中，还载录了《范汪方》的许多方剂。正由于《备急千金要方》《外台秘要》的载录，使后人可以获觇《范东阳方》的特色。

五、《胡洽百病方》

胡洽，又称胡道洽，号胡居士。东晋、刘宋初道士，通医。南宋刘敬叔《异苑》称："胡道洽者，自云广陵（今扬州）人，好音乐、医术之事。"梁代陶弘景《本草经集注序录》云："宋有羊欣、王微、胡洽、秦承祖……治病十愈其九。"

胡氏所撰方书见载于《隋书·经籍志》，其云"《胡洽百病方》二卷"。《旧唐书》作《胡居士方》三卷；《新唐书》作《胡居士治百病要方》三卷。孙思邈《备急千金要方》及王焘《外台秘要》曾采摭其方，日本《医心方》也载引其内容。《胡洽百病方》的具体内容今虽不能确考，但据以上医籍所引内容考察，其书包括了伤寒、温病、霍乱等外感疾病，以及风毒脚气、痢疾等杂病治方。

《外台秘要》所载胡洽曲蘖丸，疗数十年休息痢下，不能食，消谷下气，疗虚羸，药用麦蘖、曲、炮附子、桂心、乌梅肉、人参、茯苓等蜜丸，以温补脾胃，助运收，在当时治休息痢诸方中独具一格。

又胡洽金牙散，疗"三十六痊"，人病经年，羸瘦垂死，带之能杀鬼气，逐尸痊，诸恶疠不详悉主之。方中多用金石、虫蚁剧毒之品，此方崔氏方及《备急千金方》《外台秘要》均加载录，可见其影响甚广。

六、秦承祖方

秦承祖，南北朝刘宋（公元 420～479 年）时名医，曾任太医令，并奏置医学教育。梁代陶弘景《神农本草经集注·序录》曰："宋有羊欣、王徽、胡洽、秦承祖，齐有尚书褚澄、徐文伯、嗣伯群从兄弟，治病亦十愈其九，凡此众人，各有所撰用方。"《太唐六典》曰："宋元嘉二十年（公元 443 年），太医令秦承祖奏置医学，以于教授。"

秦氏在《宋书》中有传，传称其性耿介，专好艺术，于方药不问贵贱，皆治疗之，多所全获，当时称之为"国手"，撰方二十卷，大行于世。另据记载，秦氏还有其他不少医著，如梁代阮孝绪《七录》载《药方》四十卷、《脉经》六卷、《偃侧杂灸经》三卷、《本草》六卷。《隋书·经籍志》著录之《偃侧人经》二卷，以及新、旧《唐书》所载的《明堂图》三卷（疑即《偃侧杂灸经》之别本）。

秦氏诸书久佚，但在《备急千金要方》及日人丹波康赖的《医心方》中，尚可窥见其鳞爪。如治疗虫疠，有九虫丸、九虫散，前方由狼牙、贯众、蜀漆、芫黄、雷丸、橘皮、蜜丸；后方由蘆芦、贯众、干漆、狼牙制成，以羊肉羹汁服。集多种杀虫药于一方，而以食物诱之，其功效显然。另有杏仁丸治上气咳嗽方（杏仁、干姜、细辛、紫菀、桂心），治大便不通、大便难方等。

在《医心方》中，引载最详的是秦承祖有关"服石"的论治内容，充分反映了他在这方面的学术观点和方法。秦氏从正反两方面评价寒食散的作用。首先，他肯定寒食散为"制作之英华，群方之领袖……辅生养寿，无所与让"，但又指出，"水所以载舟，亦所以覆舟；散所以护命，亦所以绝命"。同时还认为，皇甫谧和陈廪丘的解散方法寒热不同，当据情况而灵活采用，他说："玄晏雅材将冷，廪丘温暖为先，药性本一，而二论硕反。今之治者，惟当务寻其体性之本，源其致弊之由，善候其盈缩，详诊其大渊，采摄二家之意，以病者所便为节，消息斟酌，可无大过。若偏执一论，常守不移，斯胶柱而弹琴，非善调之谓也。"

七、褚澄《褚氏遗书》

褚澄，字彦道，阳翟（今河南禹县）人。南齐建元中吴郡太守，官至左中尚书。《南齐书》有传，称其医术高明。《七录》载有《褚氏杂药方》二十卷，佚。《备急千金要方》卷二十一所载褚澄汉防己煮散治水肿上气方，药用汉防己、泽漆蘖、石韦、泽泻、白术、丹参、赤茯苓、橘皮、桑白皮、通草、郁李仁、生姜等为散，水煮服，取小便利为度。由此可以窥见褚氏的用药风格。《宋史·艺文志》载有《褚氏遗书》一卷，题齐褚澄撰。今存。

《褚氏遗书》有清泰二年萧渊序，释义堪序，宋嘉泰初刊刻。丁介跋曰："《褚氏遗书》一卷，初得萧氏父子护其石，继得僧义堪笔之纸，而其书始全。今得刘继先锓之木，而其书始传。"

《褚氏遗书》的内容，主要包括受形、本气、平脉、津润、分体、精血、除疾、审微、辨书、问子等十篇，大抵发挥人身气血阴阳之奥而独多精义，其中有不少论述别开生面。如把人体分为窍、肢、关、余、附，其说未见于其他医籍。其论脉寸、关、尺三部，左右上下的位置及所属脏腑亦与传统之说不同。论制剂，有"独味为上，二味次之，多品为下"的说法。对运气之说持肯定态度，以为"气难预期，故疾难预定；气非人为，故疾难预测。推验多舛，拯救易误。俞、扁弗议，淳、华未稽，吾未见其是也"。妇科病论治方面，《褚氏遗书》提出"寡妇孀尼，必有异于妻妾之疗"。治吐血便血反对妄用寒药，认为"饮寒凉百不一生，服溲溺则百不一死"。《褚氏遗书》还主张晚婚，认为"合男女必当其年，男虽十六而精通，必三十而娶；女虽十四而天癸至，必二十而嫁"，如此则"交而孕，孕而育，育而子坚壮强寿"。

此书的内容大多本于《素问》《灵枢》，但颇有发明，故为历代医家所重视，如罗谦甫、李时珍、王肯堂、赵献可、张介宾及武之望等无不采取其论。罗氏曾说："宋褚澄疗师及寡妇，别制方者，盖有谓也。此二种寡居，独阴无阳，欲心萌而多不遂，是以阴阳交争，乍寒乍热，全类温疟，久则为劳。"武之望的《济阴纲目》亦载入其论。

南宋时，周密（公元 1232～1308 年）的《癸辛杂识》中曾经引用《褚氏遗书》的内容，足见此书在当时已多流传。清代《四库全书总目提要》怀疑此书是宋代精于医理者所著，伪托褚澄之名以传于世，但又认为其论"发前人所未发"，"尤千古之龟鉴"，"其言可采，虽赝本，不可废也"。正因为这样，所以有必要在这里将后出的《褚氏遗书》在此一并略述之。

八、陈延之《小品方》

《小品方》十二卷，六朝陈延之撰。据学者具体推论，《小品方》的成书年，约在南北朝宋文帝元嘉之后至宋后废帝元徽元年（公元 454～473 年）。

《小品方》在中医学术发展史上，曾产生过巨大的影响，尤其在唐代，备受医学界的重视。宋林亿等在《校正〈备急千金要方〉后序》中曾说："臣尝读唐令，见其制，为医者皆习张仲景《伤寒论》、陈延之《小品方》。张仲景书今尚存于世，得以迹其为法，莫不有起死之功焉。以类推之，则《小品方》亦仲景之比也。常痛惜其遗佚无余，及观陶隐居《百一方》、王焘《外台秘要》，多显之所由来，乃得反覆二书，究寻于《千金方》中，则仲景之法十居其二三，《小品》十居其五六。"如上所述，唐代律令将《小品方》与《伤寒论》并作为习医必读之书，足见其学术地位及对医界影响之不同于他书。甚至，当时日本亦沿袭唐制，在《大宝律令》（公元 701 年）、《养老律令》（公元 718 年）和其后的《延喜式》（公元 927 年）中，都曾规定学医者必读《小品方》。

在东晋时期，有很多方书问世，甚至如葛洪《玉函方》（一百卷）、范汪《范东阳方》

（一百五十卷）等，多是卷帙浩繁的医方书。《小品方》所载的药方，上自仲景，下迄范东阳等，多属"古今经方"，但对入选诸方进行了严格的挑选。陈延之自序云："今若欲以方术为学者，当须精看大品根本经法……若不欲以方术为学，但以备身防急者，当依方诀，看此经方小品一部为要也。"又说："经方小品一部，以备居家野间无师术处临急便可即用也；僮幼始学治病者，亦宜先习此小品，则为开悟有术，然后可看大品也。"在此，陈延之将"小品"作为启蒙读物，将"大品"视为"根本经法"，其对于"小品""大品"之称，乃是仿照了佛经之称。魏、晋、南北朝时期，佛经的翻译日多，后秦鸠摩罗什译《般若经》时，将二十七卷译本称作《大品般若经》，将十卷译本称《小品般若经》。陈延之的《小品方》内容精要，正合乎"小品"之称。

虽然，《小品方》在唐代盛行一时，但从林亿所云"常病其遗逸无余"，可知此书在北宋仁宗嘉祐至英宗治平年间（公元 1056～1067 年）已经亡佚。然而，正如余嘉锡所说"东都藏者虽亡，而天下之书不必与之俱亡"（《四库提要辨证》卷十二）。北宋末董汲的《脚气治法总要》中采用了《小品方》内容，可能曾藏有其原书。同时，在明代李时珍《本草纲目·引据古今医家书目》中列有"陈延之《小品方》"一书，可见李氏当时也曾拥有是书。这正如南宋郑樵《通志·校雠略·亡书出于民间论》所说："古之书籍有上代所无，而出于今民间者。"

20 世纪 80 年代初，日本前田育德会尊经阁文库发现了古卷子本《经方小品》残卷，这是陈延之的《小品方》无可置疑。此书的出现，使人们得窥《小品方》的全书结构，并为《小品方》的辑复提供了重要内容。

《小品方》全书内容可分四部分。卷首属处方用药总论，主要论述药物的相畏、相反和相杀，药物的主治、代用及加减，药品炮制大法和剂量换算，以及临证处方用的理论和法则。卷一至卷十属治病"要方"，包括内、外、妇、儿、五官、金创、皮肤诸病证，以及急救和服石解散方法。卷十一为"述用本草药性"，此卷所存佚文殊少，但其自序中有"撰本草要性要物所主者一卷，临疾看之，增损所宜，详药性寒温以处之"之语，并说"本草药族极有三百六十五种，其本草所不载者，而野间相传用者，复可数十物"，可见其内容以《神农本草经》所载为基本而有所增加。卷十二为"灸法要方"，包括述用灸法、灸法要穴、灸治禁忌、诸病灸法等。实际上，以上四方面内容由《经方小品》《述用本草药性》和《灸法要穴》三部组成。

在《小品方》中有许多重要的学术内容，包括"旧方"今用、四时外感、杂病治疗，以及妇产科、儿科等方面，现略述于后。

（一）关于"旧方"今用

《小品方》所载的药方，上自张仲景，下迄范东阳，多属"古今经方，治病旧典"。如何将"旧方"有效地用诸临床？

陈延之认为"异乡殊气，质耐不同"，"所苦相似，而所得之根源实别异"。因之，他反对"惟信方说"而墨守成规，主张因时因地、因人因病，灵活地"随宜制方"，"审的为效"。

对于"旧方"的运用，他在《小品方》卷一的头三篇文字（"述增损旧方用药犯禁诀"，"述旧方合药法"，"述看方及逆合备急药诀"）中，提出了具体要求。

1. 增损"旧方"，药不犯禁

陈氏发现，前人不少旧方，违反了相反、相畏、相恶、相杀的用药禁忌，如果执用原方，不作改善，一则"恐病不即除"，再则可能发生即速或潜在的毒副反应，所谓"服相反畏恶之药，虽不即毙，然久远潜害"。为此，《小品方》列举了瓜蒌恶干姜，茯苓恶白蔹，麻子恶茯苓，紫菀恶远志，牛黄恶龙骨，芍药恶芒硝，甘草反海藻、甘遂、大戟、芫花等十七种情况。同时提出，如在"旧方"中见到犯禁情况，可根据病情，或以其他药物代替，或择用其中有效而无害的一药。例如，在旧方中有将瓜蒌、干姜同用的，陈氏认为瓜蒌恶干姜，若治"脚弱，冷痹缓弱"者，可用石斛代瓜蒌。

2. 掌握"旧方"中的药物炮制和分两

《小品方》简述了旧方中常用药物的炮制方法，并对古方中一些不注明分两的药物，作了一定的规范，如"用附子一枚者，以重三分为准""桂一尺者，以原二分、广六分为准"等，以使医者容易掌握。

3. 重视"救急"药方

陈氏告诫学医者："看方宜先解救急要说，次精缓和，末详辅卫，此则要矣。"《小品方》的撰集，其目的本在于"备居家野间无师术处，临急便可即用"，故其中有不少救急的方法，包括一些单验方和灸治法。如"心痛暴绞急绝欲死，灸神府百壮""治狗啮人方：嗽去其恶血，灸其处百壮，以后当日灸百壮""凡狂犬咋人……若重发者治之方：生食蟾蜍脍，绝良。亦可烧炙食之……初得啮，便为此，则不发"，等等，不胜枚举。

4. 掌握处方分两的"单省"或"重复"

陈氏认为处方分两的"单省"或"重复"，当视不同情况而定：凡病重者、久病者、衰老者，由于体弱、食少、气血虚衰，"不胜于药"，又"辛苦人少病，不经服药，易为药势"，故"处方宜用分两单省者"。反之，凡病轻者、新病者、少壮者，体强，谷气实，气血盛，"胜于药"，又"优乐人数服药，难为药势"，故"处方宜用分两重复者"。

5. 选用"旧方"当"随土地所宜"

东晋时，北方流民大规模南迁。刘宋以后，尚未结束。陈延之生活在当时，因之，他特别强调"凡用诸方欲随土地所宜"。如用温热药治冷病，在东南方宜分两少的方剂，在西北方宜分两多的方剂。陈氏认为，在旧方中多"同说而异药者"，原因多在于此。

6. 掌握虚实补泻

首先，《小品方》指出，临床上有两种情况应注意，一是"病有重疢，而不妨气力饮食，而行走如常"，二是"有休强人小病便妨饮食眠卧致极者"。然后，陈氏对补、泻药的使用，有比较原则的论述，如说：体质较强的病人"触犯禁忌，暴竭精液"，"初始皆宜与平药治之"，而不可妄用利药下之，否则"竭其精液"，每致滞著于床席；实证服"利汤"而病愈，"当以平和药逐和之"，而不可贸然骤用补剂；将用补药者，"当除胸腹中瘀积痰实，然后可将补药"；"虚人积服补药，或中实食为害者"，可服利药清除之。"暴虚，微补则易平也，过补喜痞结为害也"。凡此论述，对攻、补药的正确使用，具有指导性的意义。

如上所述，既体现了陈延之的医学思想，也反映了作为一位医学家的严谨的治学态度和对病人的负责精神。

（二）四时外感病的论治特色

《小品方》十二卷，陈延之指出："其中秘要者，是第六一卷。治四时之病……终极为最要也。"

1. 据《阴阳大论》论四时之病

《阴阳大论》的观点是：①伤于四时之气，皆能为病。冬时严寒，中而即病者，名曰伤寒。②不即病者，寒毒藏于肌肤中，至春变为温病，至夏变为暑病。③春应暖而反大寒，夏应热而反大冷，秋应凉而反大热，冬应寒而反大温，此非其时而有其气。一岁之中，长幼之病多相似者，为时行之气。

基于上述认识，《小品方》第六卷的内容安排是"治冬月伤寒诸方""治春夏温热病诸方""治秋月中冷（疟病）诸方"。其中包括了伤寒、温热病和天行病的论治。

2. 区别寒温，重视"天行"

《小品方》强调伤寒与瘟疫的病因和治法之异，认为"云伤寒，是雅士之辞，云天行、瘟疫，是田舍间号耳，不说病之异同也""古今相传，称伤寒为难治之病，天行、瘟疫是毒病之气，而论治者不别伤寒与瘟疫为异气耳""考之众经，其实殊矣，所宜不同，方说宜辨"。

分析第六卷医方的"方说"，不难发现除了伤寒方外，还有许多治疗温热病和防治瘟疫的方剂，如芍药地黄汤、茅根汤、梓皮汤用于"温病"，知母解肌汤用于"温热病"，葛根橘皮汤用于"温毒"发斑，黑奴丸用于"温毒发斑"和疫病，屠苏酒"辟疫疠一切不正之气"。

此外，还有不少治疗四时天行病的方剂，如葳蕤汤治"冬温"，茅根橘皮汤治"春夏天行寒毒"，知母解肌汤治"夏月天行毒"，射干汤用于"初秋夏月，天行暴寒"所致的咳喘，大黄汤用于"天行五六日，头痛壮热"，漏芦连翘汤"兼治天行"，等等。

由此可见，冬月伤寒与温热、瘟疫及天行病的病因、治疗，原有很大的差异，将其混同论治是绝对错误的。

3. 四时外感，重于清热解毒

阅读第六卷的"方说"，还可以发现，无论天行、瘟疫、温热，甚至是伤寒，其中都论及一个"毒"字；如说"天行、瘟疫是毒病之气"，并有"天行毒"之称；论温热病有"温毒""冬温毒"之称；论伤寒有"伤寒热毒""身体毒热"，以及"伤寒一二日便成阳毒"等说。另外，还有"毒病""湿热为毒""诸热毒"等。正因为如此，清热解毒药的正确使用便是极为重要和相当普遍的。在有关医方中，常用的清热解毒药有黄连、黄芩、黄柏、栀子、大青、龙胆、葳蕤、芍药、牡丹皮、石膏、升麻、漏芦、连翘、大黄、芒硝、秦皮、白薇、白头翁、犀牛角、甘草等。

姑举治疗伤寒三四日不瘥，身体毒热的"葛根汤"言之，方中除麻黄、桂心、葛根、生姜、炙草之外，还有龙胆、大青、葳蕤、芍药、黄芩、石膏、升麻等味，较早地使用了较大剂量的清热解毒之品，显然，这与《伤寒论》六经辨证论治的用药方法有明显差异，也反映出"时方"发展与"经方"的关系。

在《小品方》第六卷，有许多伤寒、温病名方出自其中，流传千年，如：

（1）葳蕤汤治冬温及春月中风、伤寒，发热头眩痛，喉咽干，舌强，胸痛，痞满，腰背强（《备急千金要方》治"温风之病"，并云"亦治风温"）。药用葳蕤、白薇、麻黄、独活、杏仁、芎䓖、甘草、青木香。

（2）芍药地黄汤治伤寒及温病，应发汗而不汗之，内瘀有蓄血者，以及鼻衄、吐血不尽，内余瘀血，面黄，大便黑者，此主消化瘀血。《备急千金要方》载加减法，说："喜忘（《小品》作'有热'）如狂者，加大黄二两、黄芩三两；其人脉大来迟，腹不满自言满者，为无热，但依方，不须有所增加。"《外台秘要》云"加地黄三两"，当以《备急千金要方》"加大黄二两"为是。

（3）漏芦连翘汤治伤寒热毒，变作赤色痈疽、丹疹、肿毒，以及眼赤痛，生障翳。兼治天行。药用漏芦、连翘、黄芩、麻黄、白蔹、升麻、甘草、大黄、枳实。热盛可加芒硝。

（三）杂病证治举要

《小品方》中有不少杂病论治内容，诸多方剂很有特色，而为后世所重。

1. 中风

（1）小续命汤曾记载于《备急千金要方》，后人每称"千金小续命汤"，其实此方早见于《小品方》，仅少杏仁一味，可能是传抄的出入。

（2）张仲景三黄汤治中风手足拘挛，百节疼烦，发作心乱，恶食引日，不欲引食。麻黄、独活、细辛、黄芪、黄芩。此方在《金匮要略》附方称"千金三黄汤"，在《千金方》称"仲景三黄汤"。张璐曾认为《金匮要略》附方之"千金二字乃珍重之意……或上古别有千金方书，遂以命方"。

2. 渴利

《小品方》记载"渴利"证状分三种：不渴而小便自利为"消利"，渴而不利为"消渴"，随饮而小便为"渴利"，总的也称"渴利"。并认为主要病因是肾气不足、"热中"，以及"石热结肾，下焦虚热"，痈疽和"强中病"可由此引起。

（1）枸杞汤：治热中内消，小便多于所饮，令人虚极短气。枸杞枝叶（或根）、瓜蒌根、石膏、黄连、甘草。

（2）猪肾荠苨汤（华佗方）：治强中病。猪肾、人参、荠苨、甘草、人参、蓝子、茯苓、芍药、黄芩、芜青子。

3. 发黄

（1）茵陈汤：茵陈、栀子、大黄、石膏。

（2）治黄疸方：石膏、滑石。

（3）苦参散：苦参、黄连、黄芩、黄柏、大黄、葶苈子、瓜蒂。

以上方中用石膏、苦参、葶苈子等，其用药范围比《金匮要略》为广。

4. 心腹痛

（1）温脾汤：干姜、附子、人参、大黄、甘草。此方最早见于《小品方》。《千金方》载录此方，故后人遂称"千金温脾汤"。

（2）九痛丸：主九种心痛（虫、注、风、悸、食、饮、冷、热、去来心痛），并治冷肿上气，落马堕车。附子、巴豆仁、生狼毒、人参、干姜、食茱萸。虽用温热药，但主要在于止痛。

5. 虚劳

（1）黄芪汤：治虚劳少气，小便过多。黄芪、芍药、生姜、肉桂、大枣、当归、甘草、麦门冬、地黄、黄芩。

（2）增损肾沥汤：治肾气不足，消渴引饮，小便过多，腰背疼痛。猪羊肾、远志、泽泻、黄芩、人参、茯苓、芎劳、生姜、桂心、当归、芍药、干地黄、螵蛸、麦门冬、五味子、大枣、鸡肫脞黄皮。

6. 癫狂

《肘后百一方》载《小品方》"癫狂莨菪散"，用莨菪子清酒制丸，空腹服如小豆三丸，与散剂不相符合。《医心方》引此方，"治末，空腹服四分"，用药末，与散剂符合。但《医心方》方后无副作用记载，《肘后百一方》的记载很重要：服后"口面当觉急、头中有虫行者，额及手足应有赤色处，如此必是差候；若未见，服取尽矣"。此当属《小品方》原文。

7. 瘿病

《小品方》对瘿病的病因论述对后世的证型分类有深远影响，其论云："瘿病者，始作与瘿核相似。其瘿病喜当颈下，当中央，不偏两边也，乃不急，腽然则是瘿也。中国人息气结瘿者，但垂腽腽无核也；长安及襄阳蛮人，其饮沙水，喜瘿，有核瘰瘰耳，无根浮动在皮中。"

《小品方》注重妇科疾患，陈氏强调晚婚，以固肾气，作为预防妇科疾病之前提"古时妇人病易治者，嫁晚肾气立，少病，不甚有伤故也。今时嫁早，肾根未立而产，伤肾故也，是以今世少妇有病，必难治也。早嫁早经产，虽无病亦夭也"（《医心方》卷二十一）。这确实是很有见地而难能可贵的。

《小品方》继《金匮要略》之后，将妊娠反应的临床症状进行记述，指出"沉重，愦闷不用饮食，不知其患所在，脉理顺时平和，则是欲有胎也"，"如此经二月日后，便觉不适，即结胎也"。同时还记载了半夏茯苓汤、茯苓丸等方，较《金匮要略》治疗妊娠呕吐的干姜人参半夏丸有了新的增益和发挥。

在妊娠常见病方面，《小品方》载有多种安胎良方，如安胎止痛方、安胎当归汤、安胎寄生汤等，既有温中安胎之剂，又有苎根汤凉血安胎之法。《小品方》还记载了"子冒"之病，谓"妊娠忽闷，眼不识人，须臾醒，醒复发，亦仍不醒者，名为痉病，亦号子冒"，并以竹沥治疗，积有经验。后隋代巢元方把妊娠痉候直称为"妊娠子痫"，其描述证候同于《小品方》。另对子淋的治疗，记载了淡渗利湿的猪苓散、清利湿热的地肤饮、清热泻腑通淋的地肤大黄汤及清热利湿安胎的黄柏寄生汤，显见其在治法方面的进步。

《外台秘要》卷三十四载有陈氏的妇人妊娠欲去胎方："妊娠欲去之、并断产方。栝楼、桂心各三两，豉一升。"《小品方》又载"疗妊娠得病、事须去胎方。麦蘖一升末，和煮二升，服之即下，神验"（《外台秘要》卷三十三）。

对于产褥期的保健，《小品方》提出："妇人产时骨分开解，是以子路开张，儿乃得出耳。满百日乃得完合平复也。妇人不自知，惟满月便云平复，会合阴阳，动伤百脉，则为五劳七伤之疾。"其见解对产褥期卫生具有重要意义。

其他如疗难产、横产、逆产、胞衣不下、胎死不下、产后诸病等，陈氏都积有宝贵的治疗经验。《小品方》又主张幼儿须慎择乳母"乳母者，其血气为乳汁也，五情善恶，血气所生也，乳母者皆慎喜怒。夫乳母形色所宜，其候甚多，不可悉得，今但令不狐臭、瘿瘤、气味、蜗蚧、癣瘙、白秃、疬疡、唇、耳聋、䶊鼻、癫眩，无此等病者，便可饮儿也"（《医心方》卷二十五）。《小品方》还详载小儿伤寒、杂病及其他各种病证的治法方药。尤值得注意的是在《外台秘要》卷三十六中还有《小品方》原载的儿科医案两例，反映了其诊治小儿病的精细之处。治疗儿科诸证的单方、验方尤多，对后世儿科诊治的发展有一定影响。孙思邈在《备急千金要方》中将妇婴病列置首卷，以示妇幼病治疗为首要，当与《小品方》重视妇幼科疾病不无相关。

九、《刘涓子鬼遗方》

《刘涓子鬼遗方》，简称《鬼遗方》。晋末宋初京口（江苏镇江）刘涓子所传。刘涓子为宋武帝刘裕（公元 420～422 年在位）族叔，约在东晋末曾为彭城内史。此书撰成后，刘涓子将之寄交其姊龚氏妇，遂为龚氏家秘。后传至其孙龚庆道时，又传与同族龚庆宣。庆宣于齐永元元年（公元 499 年）将此书重加整理，"定其前后，族类相从"，并为之作序，传诸于世。

龚庆宣《刘涓子鬼遗方序》称，昔刘涓子，晋末于丹阳郊外遇黄父鬼，获所遗《痈疽方》并药一臼云云，乃托鬼神以取重于人。

隋唐之世，乃至宋代，《鬼遗方》流传颇广，诸如《诸病源候论》《备急千金要方》《千金翼方》《外台秘要》，以及《证类本草》《太平圣惠方》和《圣济总录》等名著中均收录其内容。甚至在日本、高丽都曾将此书作为习医必读之书。

《鬼遗方》原本十卷。《隋书·经籍志》及新、旧《唐书》均有著录。但至宋代已残存五卷。今传五卷本即为南宋时所刻。在日本丹波康赖《医心方》中，载有《鬼遗方》的不少内容，多为五卷本所未见者。据统计《鬼遗方》存方一百四十余首，其中治金疮外伤跌仆方三十四首。

《鬼遗方·黄父痈疽论》论痈疽之由，多宗《灵枢·痈疽》，而托为九江黄父与岐伯之问答。同时对痈疽之名、发起处所、诊候形状、治与不治、死活之期等，均作了详述。其论述悉据《痈疽图》，而有赤疽、禽疽、杼疽、钉疽、蜂疽、阴疽、刺疽、脉疽、龙疽发背、首疽发热、侠荣疽、行疽、勇疽、标叔疽、瘃疽、冲疽、敦疽、疥疽、筋疽、陈干疽、蚤疽、叔疽、白疽、黑疽、赤疽、创疽等名目。此外，对痈疽未发之兆，始发之状，审定之法，以及灸治、内服、薄贴之法均有叙述。其犀角汤（犀牛角、大黄、升麻、黄芩、栀子、黄连、甘草），治痈疽始作肿，不赤而热，其长甚速；黄芪贴（黄芪、黄芩、芎劳、当归、黄连、白蔹、芍药、防风），治痈肿、瘰疬，以及欲发背觉痛者。

另对痈肿未有脓、半有脓及有脓者，俱有辨别并述用针破脓之法。治痈破后有恶肉者，以猪蹄汤洗疮，芦茹散蚀恶肉。另有生肉排脓散、食恶肉膏、生肉膏及大黄汤洗方等。如刘涓子疗痈疽发坏，出脓血，生肉，黄芪膏（黄芪、芍药、大黄、当归、芎劳、独活、白芷、薤白各一两，生地黄三两，猪膏二升半，煎膏）。

又丹痈疽始发，浸淫进长，并少小丹方（升麻、黄连、大黄、芎劳各二两，黄芩、芒硝各三两，当归、甘草、羚羊角各一两，煮膏，贴帛，揭肿上）。

刘涓子疗痈、消脓木占斯散方（木占斯、桂心、人参、细辛、败酱、干姜、厚朴、甘草、防风、桔梗各一两，为散服方寸匕）（以上均见《补阙肘后百一方》）。

至如石发中毒、寒热瘰疬、诸瘘、热疮，以及金疮肠出、腹中瘀血等，《鬼遗方》均有治疗方法。

总之，《鬼遗方》代表着南北朝时期的外科学术水平，是目前存世最早的一部外科痈疽及金疮论治的方法。此书对化脓性感染等外科疾病有突出贡献，无论诊断与鉴别诊断，或全身药物治疗和局部外敷治疗，以及对各种手术治疗的适应证和手术时机的选择等，均较前代有所发展和进步。虽然卷帙不全，但对后世外科医学的影响是很深远的。

十、《深师方》

深师，又称"僧深"，南北朝宋、齐间人，为著名的释门医家。《备急千金要方》云："宋齐之间，有释门深师师道人（东晋僧医师道人），述法存（东晋僧医支法存）等诸家旧方，为三十卷。"即时人所称的《深师方》。除师述仰道人、支法存外，深师还继存了著名医僧道洪的本草之学。

深师治病，尤善于脚气之疾，孙思邈在《备急千金要方》中，多采其说，认为"深师述支法存所用永平山敷、施连、范祖耀、黄素等诸脚弱方，凡八十余条，皆是精要"。

《备急千金要方·风毒脚气》载道人深师增损肾沥汤，治风虚劳损挟毒，脚弱疼痹或不随，下焦虚冷，胸中微有客热，心虚惊悸不得眠，食少失气味，日夜数过心烦迫不得外，小便不利，又时复下……病似此者，服无不瘥，随宜增损之方。黄芪、甘草、芍药、麦门冬、人参、肉苁蓉、干地黄、赤石脂、地骨皮、茯神、当归、远志、磁石、枳实、防风、龙骨、桂心、芎䓖、生姜、五味子、半夏、白羊肾、大枣。不利下者除龙骨、赤石脂，小便涩以赤茯苓代茯神，加白术；多热加黄芩；遗溺加桑螵蛸。据载宋湘东王至江州，在岭南，病悉如此，极困笃。深师作此汤令服，即得力。

另紫苏子汤，治脚弱上气。药用紫苏子、前胡、厚朴、甘草、当归、半夏、橘皮、大枣、生姜、桂心。据载，湘东王在南州患脚气困笃，服此方大得力。此方流传后世，称"苏子降气汤"，而成为降气的代表方剂，且其适应证已不限于脚气上冲。

深师对风毒脚气的学术贡献于此可见。

《深师方》久佚，但《外台秘要》载引了其书的有关内容，包括：卷三，虚劳诸疾；卷四，唾脓血；卷六，妇科疾病；卷八，风邪惊恐；卷九，诸风疾、鬼魅；卷十，风疹瘾疹；卷十三，五脏不调；卷十四，外感热病；卷十六，心腹痛；卷十八，咳嗽上气；卷十九，水肿；卷二十，黑疸等；卷二十一，脾胃冷；卷二十二，疟、积聚，噎哽诸疾；卷二十三，诸饮痰；卷二十六，跌打损伤，赤白利下等；卷二十八，痈疽；卷二十九，瘿瘤及皮肤诸病；卷三十，酒疸。此外，还有五官疾病、小儿疾病等内容，不明原书卷次。如上所载，可略知《深师方》的概貌。

《深师方》对于伤寒、天行病的治疗，创制了一些颇有新意的效方，适应于诸多病证。如云："石膏汤，疗伤寒病已八九日，三焦热，其脉滑数，昏愦，身体壮热，沉重拘挛，或时呼呻而已内攻，体犹沉重拘挛，由表未解。今直用解毒汤，则挛急不瘥；直用汗药，则毒因而剧，而方无表里疗者，意思则三黄汤以救其内，有所增加以解其外，是故名石膏汤方。"方用石膏、黄连、黄柏、黄芩、香豉、栀子、麻黄。此方服后，"常令微汗出，拘挛烦愦即瘥；得数行利，心开令语，毒折也"。合解表清里于一方，故其效甚著。这一方剂，即后世所称的"三黄石膏汤"，在临床上屡建殊功。

又疗伤寒下后，除热止渴的五味麦门冬汤方，药用麦门冬、五味子、人参及甘草、石膏，合益气生津清热于一方，后世的生脉散实已寓于其中。

豉丸，是《深师方》疗伤寒兼留饮、宿食不消的要方，方由麻黄、豉、黄芩、黄连、栀子仁、大黄、芒硝，以及甘遂、巴豆等组成，服后以吐下为度。此方合解表清里、攻逐饮食之药于一方，用药峻利，在古时亦属著名方剂。

深师疗天行毒病、酷热下痢的七物升麻汤，由升麻、当归、黄连、甘草、芍药、桂心、黄柏等组方，以解毒清热为要务。

其竹叶汤，疗天行后虚热，牵劳不复，四肢沉重，气力羸弱。方用竹叶、小麦、甘草、石膏、茯苓、半夏、前胡、知母、黄芩、人参、生姜、大枣，乃由仲景竹叶石膏汤化裁。

对于伤寒、天行热病中的口咽诸证，深师创制了多种含嗽方剂。如贴喉膏，疗伤寒舌强喉痛，以蜜、甘草、猪膏，含化咽之；疗天行热盛，口中生疮的酪酥煎丸，用酪酥、蜜、大青煎成敷口。

此外，深师还特别重视天行病瘥后的饮食调摄，其论述甚详。

在杂病方面，《深师方》亦多新意。如疗肺气不足，咳逆唾浓血，咽喉闷塞，胸满上气，不能饮食，卧则短气的补肺汤，药用钟乳、白石英、干姜、桂心、款冬花、麦门冬、五味子、桑白皮、粳米、大枣，显然是肺气虚寒的治疗方。疗诸咳，心中逆气，气欲绝的杏仁煎方，药用杏仁、猪膏、白蜜、生姜汁，以药食同方，甘辛润肺。又疗上气咳嗽的苏子煎，以紫苏子、生姜汁、白蜜、生地黄、杏仁组方，降气润肺。

深师治疗卒中恶、风噎倒闷、口噤不能语、肝厥、尸蹶、死不识人，有竹沥汤和甘竹沥汤二方。前方用淡竹沥、防风、葛根、菊花、细辛、芍药、白术、当归、桂心、通草、防己、人参、甘草、附子、茯苓、玄参、秦艽、生姜、枫寄生，后方用甘竹沥生姜、防风、甘草、防己、麻黄、人参、黄芩、白术、细辛、茵芋、秦艽、桂心、附子等味，其遣药制方很有新意。

对于脾气不调，身重、四肢酸削不收，欲食即呕之证，深师有建脾汤方，方由芍药、甘草、黄芪、生姜、生地黄、白蜜等组成。此方与仲景黄芪建中汤相比，一阴一阳，有异曲同工之妙，且实开补益脾阴方之先河。

另外，深师的温脾汤，疗脾胃中冷结实，头痛壮热，但苦下痢或冷，津赤白如鱼脑，药用人参、干姜、附子、大黄；温脾丸治宿寒，脾胃中冷，心腹胀满，食不消化，药用大黄、麦曲、干姜、厚朴、附子、当归、甘草、桂心、人参、枳实。以上二方均以扶正之品与温下药复方图治。后世之千金温脾汤等，实与之同法。

治疗虚劳诸证，深师亦有多方，如疗虚劳失精有人参丸、韭子丸；疗虚劳风冷或大病后未平复，有黄芪汤补诸不足；疗肾气不足诸证，又有补骨方等。另外，如深师五瘿丸方，取鹿靥酒渍炙香咽汁，其用药及制法服法，均匪夷所思，不同凡响。

《深师方》治疗瘿疬，有鹿靥单方，为僧深所首创。论者认为其治疗方法在世界医学史上写下了光辉一页。

如上所举，足见深师学验，洵为医学大家风范。

十一、徐嗣伯方

徐嗣伯，六朝徐氏医学世家之一，晋徐熙重孙，徐之才之族祖。《隋书·经籍志》著录《徐嗣伯药方》五卷、《徐嗣伯落年方》三卷。原书俱佚，惟《备急千金要方》载有徐嗣伯风眩叙论三首，方十首，以及灸禁法三首。

徐嗣伯曰：

余少承家业，颇习经方，名医要治，备闻之矣。自谓风眩多途，诸家未能必验。至于此术，鄙意偏所究也。少半用之，百无遗策，今年将衰暮，恐奄忽不追，故显明证论，以贻于后云尔。

夫风眩之病，起于心气不定，胸上蓄实，故有高风而热之所为也。痰热相感而动风，风心相乱则闷瞀，故谓之风眩，大人曰癫，小儿则为痫，其实是一。此方为治，方无不愈，但恐证候不审，或致差违。大都忌食十二属肉，而贲豚为患，发多气急，气急则死，不可救。故此一汤是轻重之宜，勿因此便谓非患。

所治风眩汤散丸煎，凡有十方。凡人初发，宜急与续命汤也。困急时但度灸穴，便火针针之，无不差者。初得针竟便矣，最良。灸法次利于后。余业之以来三十余年，所救活者数十百人，无不差矣……

治风眩发则烦闷无知，口沫出，四体角弓，目反上，口噤不得言，续命汤方（竹沥、生地黄、龙齿、生姜、防风、麻黄、附己、附子、石膏、桂心）。服后口开，四肢尚未好定，而心中尚不除者，紫石英汤主之；治气奔急欲绝者，贲豚汤方；治语狂错，眼目霍霍，或言见鬼，精神昏乱，防己地黄汤；心中惊悸，而四肢缓，头面热，心胸痰满，头目眩目如欲摇动者，薯蓣汤；服后四体尚不凉；头目眩动者，防风汤主之。此外，尚有薯蓣煎、薯蓣丸、天雄散、菊花酒，以及灸法。

以上风眩方论为徐嗣伯晚年所写，称"凡有此病，是嗣伯所治，未有不差者"，可见他拥有丰富的实践经验，故为此说。

十二、徐之才《药对》与《逐月养胎方》

徐之才，字士茂。南北朝时期门阀中的世医，自晋徐熙始以医学世其家，至之才凡六世，并族祖叔响、嗣伯，称"八世家传"。

《北齐书》有徐之才传，备载其行事。徐氏曾任尚书令，因受封西阳郡王，故后人称其为"徐王"。

《隋书·经籍志》著录有《徐王方》五卷、《徐王八世家传效验方》十卷、《徐氏家传秘方》二卷。孙思邈称另有《徐王小儿方》一书，其《备急千金要方·序例》云："逮于晋宋，江左推诸苏家，传习有验，流传人间。齐有徐王者，亦有《小儿方》三卷。"此外，尚有《药对》二卷，《嘉祐补注本草所引书传》云："《药对》二卷，北齐尚书令西阳郡王徐之才撰。以众药名品，君臣佐使，性毒相反，及所主疾病，分类而记之，凡二卷。旧本草多引以为据，其言治病用药最详。"《新唐书》著录作"徐之才《雷公药对》"。《药对》佚文见《证类本草》《备急千金要方》，所创"十剂"最为后人称道。《备急千金要方》载：

《药对》曰：夫众病积聚，皆起于虚，虚生百病……虚而劳者，其弊万端，宜应随病增减……聊复审其冷热，记其增损之主耳。虚劳而苦头痛，复热，加枸杞、葳蕤；虚而欲吐，加人参；虚而不安，亦加人参；虚而多梦纷纭，加龙骨；虚而多热，加地黄、牡蛎、地肤子、甘草；虚而冷，加当归、芎䓖、干姜；虚而损，加钟乳、棘刺、肉苁蓉、巴戟天；虚而大热，加黄芩、天门冬；虚而多忘，加茯神、远志；虚而惊悸不安，加龙齿、紫石英、沙参、小草，冷则用紫石英、小草，若客热，即用沙参、龙齿，不冷不热，无用之；虚而口干，加麦门冬、知母；虚而吸吸，加胡麻、覆盆子、柏子仁；虚而多气，兼微咳，加五味子、大枣；虚而身僵，腰中不利，加磁石、杜仲；虚而多冷，加桂心、吴茱萸、附子、乌头；虚而小便赤，加黄芩；虚而客热，加地骨皮、白术、黄芪，虚而冷，用陇西黄芪；虚而痰，复有气，加生姜、半夏、枳实；虚而小肠利，加桑螵蛸、龙骨、鸡肶胵；虚而小肠不利，加茯苓、泽泻；虚而痢白，加厚朴。诸药无有一一历而用之，但据体性冷热的相主对，聊叙增损之一隅，入处方者宜准此。

于此可见，其所谓"药对"，乃指与病"的相主对"的药物而言。以上主对药物的运用，在临床上遵之千百载而不变。

徐之才"十剂"，在本草中历来多有记载，如《本草纲目》云"药有宣、通、补、泄、轻、重、涩、滑、燥、湿十种"，并于"宣可去壅""通可去滞""补可去弱""泄可去闭""轻可去实""重可镇怯""涩可固脱""骨可去著""燥可湿""湿可去燥"之后，各据数药为例。

徐之才的"逐月养胎方"载述了受胎后各月的生理发育，居处饮食，护养宜忌及有关方药。如云：

妊娠一月，名始胚。饮食精熟，酸美受御。宜食大麦，无食腥辛。是谓才正。

妊娠二月，名始膏。无食辛臊，居必静处。男子勿劳，百节皆痛。是为胎始结。

妊娠三月，名为胎胎。当此之时，未有定仪……欲子美好，数视璧玉，欲子贤良，端坐清虚，是谓外象而内感者也。

妊娠四月，始受水精，以成血脉，食宜稻粳，羹宜鱼雁。是谓盛血气，以通耳目而行经络。

妊娠五月，始受火精，以成其气。卧必晏起，沐浴浣衣，深其居处，厚其衣裳，朝吸天光，以避寒殃。其食稻麦，其羹牛羊，和以茱萸，调以五味。是谓养气，以定五脏。

妊娠六月，始受全精，以成其筋。身欲微劳，无得静处，出游于野，数观走犬，及视走马。食宜鸷鸟猛兽之肉。是谓变腠理，纫筋以养其力，以坚背膂。

妊娠七月，始受木精，以成其骨。劳身摇肢，无使定止，动作屈伸，以医血气。居处必燥，饮食避寒，常食稻粳，以密腠理。是谓养骨而坚齿。

妊娠八月，始受土精，以成肤革，和心静息，无使气收。是谓密腠理而光泽颜色。

妊娠九月，始受石精，以成皮毛，六腑百节，莫不毕备。饮醴食甘，缓带自持而待之，是谓养毛发，致才力。

妊娠十月，五脏俱备，六腑齐通，纳天地气于丹田，故使关节人神皆备，但候时而生。

此外，还认为孕妇经脉逐月养胎，指出：

妊娠一月，足厥阴脉养，故不可针灸其经，此时血行否涩，不为办事，寝必安静，无令恐畏；同样，二月不可针灸足少阳经，当慎护惊动；三月不可针灸手心主脉，无悲哀思虑惊动；四月不可针灸手少阳经，当静形体，和心志，节饮食；五月不可针灸足太阴经，无大饥甚饱，无食干燥炙热，无劳倦；六月不可针灸足阳明经，应调五味，食甘美，无太饱；七月不可针灸手太阴经，无大言号哭，无薄衣寒饮；八月不可针灸手阳明经，无食燥物，无失食；九月不可针灸足少阴经，无处湿冷，无著炙衣。

徐氏还对妊娠后各月所患的常见病证设方：

妊娠一月，阴阳新合为胎。寒多为痛；热多卒惊；举重腰痛，腹满胞急，卒有所下。当预安之，宜服乌雌鸡汤方（乌雌鸡、茯苓、吴茱萸、芍药、白术、麦门冬、人参、阿胶、甘草、生姜）。

妊娠二月，始阴阳踞经。有寒多坏不成；有热即萎悴；中风寒有所动摇，心满，脐下悬急，腰背强痛，卒有所下，乍寒乍热。艾叶汤主之方（艾叶、丹参、当归、麻黄、人参、阿胶、甘草、生姜、大枣）。

妊娠三月，为定形。有寒大便青；有热小便难，不赤即黄；卒惊恐忧悲，嗔怒喜顿外，动于经脉，腹满绕脐苦痛，或腰背痛，卒有所下，雄鸡汤方（雄鸡、甘草、人参、茯苓、阿胶、黄芩、白术、麦门冬、芍药、大枣、生姜）。

妊娠四月，有寒，心下愠愠欲呕，胸膈满，不欲食；有热小便难，数数如淋状，脐下苦急；卒风寒，颈项强痛寒热，或惊动身躯，腰背腹痛，往来有时，胎上迫胸，心烦不得安，卒有所下，菊花汤方（菊花、麦门冬、麻黄、阿胶、人参、甘草、当归、生姜、半夏、大枣）。

妊娠五月，有热，苦头眩，心乱呕吐；有寒，苦腹满痛，小便数；卒有恐怖，四肢疼痛，寒热，胎动无常处，腹痛，闷顿欲仆，卒有所下，阿胶汤主之方（阿胶、旋覆花、麦门冬、人参、吴茱萸、生姜、当归、芍药、甘草、黄芩）。

妊娠六月，卒有所动不安，寒热往来，腹内胀满，身体肿，惊怖，忽有所下，腹痛如欲产，手足烦疼，宜服麦门冬汤方（麦门冬、人参、甘草、黄芩、干地黄、阿胶、生姜、大枣）。

妊娠七月，忽惊恐摇动腹痛，卒有所下，手足厥冷，脉若伤寒，烦热，腹满短气，常苦颈项及腰背强，葱白汤主之方（葱白、半夏、生姜、甘草、当归、黄芪、麦门冬、阿胶、人参、黄芩、旋覆花）。

妊娠八月，中风寒，有所犯触，身体尽痛，乍寒乍热，胎动不安，常苦头眩痛，绕脐下寒，时时小便白如米汁，或青或黄，或便寒栗，腰背苦冷而痛，目，芍药汤主之方（芍药、生姜、厚朴、甘草、当归、白术、人参、薤白）。

妊娠九月，若卒得下痢，腹满悬急，胎上冲心，腰背痛不可转侧，短气，半夏汤方（半夏、麦门冬、吴茱萸、当归、阿胶、干姜、大枣）。

徐之才还为曾经伤胎者设方预服，若伤一月胎者，预服补胎汤；曾伤二月胎者，预服黄连汤，此后，依次为茯神汤、调中汤、阿胶汤、柴胡汤、杏仁汤、葵子汤、猪骨汤（方略），使孕妇再无伤胎之患。

徐之才的"逐月养胎方"在妇产科领域内具有重要的学术价值，因而备受孙思邈重视而载入其《备急千金要方》中。虽然距今历时久远，但仍然不失其临床意义。

十三、谢士泰《删繁方》

谢士泰，六朝时人，生平无考。著有《删繁方》一书，约成于北齐（公元 550～577年）时。《隋书·经籍志》载录"《删繁方》十三卷"。唐代孙思邈《备急千金要方》和王焘《外台秘要》载引《删繁方》内容很多，但在以前的方书中则很少见到引用。

在当时的众多方书中，《删繁方》是一部很有学术特色的著作。在六朝时期，无论是《深师方》之"祖述前贤"，《肘后备急方》之"捃拾遗逸"，或如《百一方》之"自用得力，"《集验方》之"参校征效"，惜俱缺乏医理论述。《删繁方》则一变其貌，既有理论阐述，又配以不少方剂，而成为一部理法俱精的方书。其中，尤以"五脏劳论"和"六极论"等最有学术价值。这些别具风格的学术内容，未见于他书，说明谢士泰在脏腑辨证论治方面取得了十分重要的学术研究成就。

《删繁方》对三焦病的论治十分详细。其称三焦为"三关"，认为上、中、下三焦"合而为一，有名无形，主五脏六腑往还神道，周身贯体，可闻不可见，和利精气，决通水道，息气脾胃之间"。又分别根据其主要病变而称上焦为"三管反射"，中焦为"霍乱"，下焦名"走哺"。

上焦主心、肺之病，且纳而不出。若热则饮食入胃，汗出于面、背或身手；寒则精神不守，泄下便利，语声不出；若实则上绝于心，若虚则引气于肺。《删繁方》中的泽泻汤，治上焦实热，饮食下胃，汗出，身中皆热，用泽泻、地骨皮、石膏、竹叶、甘草、半夏、柴胡、茯苓、生姜、竹叶、人参、桂心、莼心等"通脉泻热"；又用麦门冬理中汤治上焦热，腹满不欲食，或食先吐而后下，肘胁挛痛；半夏理中续膈破寒汤疗"上焦气不续膈"，膈间厌闷，饮食先时而后下；大枣汤疗上焦热，牵肘掣心痛，喘咳短气，"润肺止心痛"；茯苓安心汤疗上焦虚寒，精神不守，泄下便利，语声不出；黄芪理中汤疗上焦虚寒，短气，语声不出……

中焦主脾胃之病。实则先热，热则闭塞不通，上下隔绝；虚则生寒，寒则洞泄便痢霍乱。其治则"虚则补于胃，实则泻于脾，调其中和"。如其大黄泻热开关格通隔绝汤，疗中焦实热闭塞，上下不通，隔绝关格，不吐不下，腹满喘急，药用大黄、黄芩、泽泻、升麻、羚羊角、栀子仁、生地黄汁、生玄参、芒硝等。

下焦主肝、肾之病，若实则大小便不通利，气逆不续，吐呕不禁，故曰"走哺"。若虚则大小便不止，津液气绝。其治则"热则泻于肝，寒则补于肾"。《删繁方》之柴胡通寒汤，疗下焦热，大小便俱不通，药用柴胡、黄芩、橘皮、泽泻、栀子仁、石膏、羚羊角、生地黄、芒硝、香豉等；又以止呕人参汤，疗下焦热，气逆不续，呕吐不禁；香豉汤疗走哺不止，或呕噎，热气冲心，满闷……以檗皮止痢方治下焦虚寒，大便洞泄不止，药用黄柏、黄连、人参、茯苓、厚朴、艾叶、地榆、樗皮、阿胶；以人参续气汤疗下焦虚寒，津液不止，气欲绝。

另《删繁方》疗"胃虚，苦饥寒痛"，制人参补虚汤，方用人参、当归、茯苓、桔梗、芎劳、橘皮、厚朴、桂心、甘草、白术、吴茱萸、大麦蘖等。

对于肺病的论治。《删繁方》也有一系列精彩内容，不同于凡响。如款冬花散治"肺偏损，胸中应肺偏痛，唾血气咳"，其"胸中应肺偏痛"的症状描述对临床极有裨益。《删繁方》治肺痿，同属"虚寒"，但对"喘鸣多饮，逆气呕吐"者用半夏肺痿汤温肺化饮；对肺痿"喘气"者，用干地黄煎温润补肺，足见其辨证施治一丝不苟。另治疗肺虚寒、疠风所伤、声音嘶塞、气息喘急咳唾者，用酥蜜膏酒，"止气咳通声"药用酥、蜜、饴糖、生姜、生百部、大枣、杏仁、甘皮等煎制细咽，其制方用药，颇有启发。又疗肺虚寒损伤气咳，及多唾、呼声鼻塞的干枣补肺煎，用枣肉、杏仁、酥、姜汁、蜜、饧糖，纯为食疗之法。此外，关于"大肠热实"和"大肠虚寒"，以及"皮虚实"的论治，更发人以深省。其疗大肠热，咳上气，喘鸣心烦，肺豚厥逆，大于寸口，以麻黄汤（麻黄、芍药、生姜、半夏、细辛、五味、桂、石膏）；又疗大肠热甚，胁满，掌中热，用淡竹叶饮（淡竹叶、橘皮、干苏叶、白术、甘草、葱白、桂心、石膏、杏仁）"泄热气"。另疗大肠虚寒，欠呿咳气短，少腹中痛，用款冬花丸，又论说："五脏六腑者，内应骨髓，外合皮毛肤肉，若病从外生，则皮毛肤肉关格强急；若病从内发，则骨髓疼痛……皮虚者寒，皮实者热。凡皮虚寒之应，主于肺、大肠。其病发于皮毛、热即应脏，寒即应腑。"其疗皮虚，主大肠病，寒气关格，制蒴藋蒸汤，取汗，并治"皮肤下一切劳冷"；又疗皮实，主肺病热气的栀子煎方，则用栀子、枳实、杏仁、大青、柴胡、芒硝、生地黄、石膏、淡竹叶、生玄参等味。

对于孔窍的疾病，《删繁方》多从相应的脏腑论治，如论述肺与大肠、肛门，以及肺虚劳与肠痔等关系，谓"肛者，主大便道，肺、大肠合也……若脏伤热，即肛门塞，大便不通，或肿、缩入、生疮；名腑伤寒，则肛寒，大便洞泄，肛门凸出，效乃入"，"肺虚劳寒损，至肠中生痔，名曰肠痔"。其猪悬蹄青龙五生膏疗肺虚劳寒损肠痔；猪肝散疗大肠寒应肛门寒，洞泄凸出。

《删繁方》论治目病，则多从肝脏虚实寒热考虑，如以防风煎（防风、细辛、芎劳、白鲜皮、独活、甘草、橘皮、大枣、甘竹叶、蜜）治肝虚寒，目视物不明，谛视生花；用洗肝干蓝饮（干蓝、车前子、苦竹叶、秦皮、细辛、决明子、蕤仁、山栀子、升麻、芍药）治肝热冲眼，目眦赤脉、息肉、闭痛不开，热热不歇，及目睛黄；以泻肝前胡汤（前胡、秦皮、细辛、栀子仁、黄芩、升麻、蕤仁、决明子、芒硝、苦竹叶、车前草）疗肝实热目痛，胸满急塞。

又以生地黄煎（生地黄汁、玄参汁、蜜、车前汁、升草、细辛、芍药、栀子）治肝实热，眼痛热不止；又以竹沥泄热汤（竹沥、麻黄、大青、栀子、人参、玄参、升麻、茯苓、石膏、生姜、芍药、生菖蒲）疗肝阳气伏，邪热喘逆闷恐，眼视无明，狂悖非意而言，则是邪热引起的视觉证，同样涉及肝。

《删繁方》论治舌病，也从心与小肠着手，指出"舌者，主心，小肠之候也……凡有所咳，若多食咸，则舌脉凝而变色；多食苦，则皮槁而外毛拔；多食辛，则舌筋急而枯干；

多食酸，则舌肉肥而唇揭；多食甘，则舌根痛而外发落……若脏热则生疮，唇揭赤色；若腑寒则舌本缩，而口噤唇青"。其独活解噤膏，疗小肠腑寒应舌本缩，口噤唇青，升麻泄热煎疗心脏热应舌，生疮裂破，口唇揭赤。

《删繁方》中的"五脏劳论"和"六极论"最富有特色。其"五脏劳论"曰："夫五脏劳者，其源从脏腑起也。鼓生死之浮沉，动百病之虚实，厥阴阳，逆腠理，皆因劳瘠而生，故曰五脏劳也。"

对于五脏劳的治法，打破了一般根据五行相生之理而采取的补母以益子的"资其化源"之法，而是一反常规发明了补子以益母的治法。具体言之：凡肝劳病者，补心气以益之，心王则感于肝矣；凡心劳病者，补脾气以益之，脾王则气感于心矣；凡脾劳病者，补肺气以益之，肺王则感于脾矣；凡肺劳病者，补肾气以益之，肾王则感于肺矣；凡肾劳病者，补肝气则益之，肝王则感于肾矣。

针对五脏劳的各种具体证状，《删繁方》列出了一系列治疗方，例如，疗"肝劳实热"，用半夏下气消闷明目吐热汤；治"肝劳虚热"，用前胡泻肝除热汤或茯苓安肝定精神丸；疗"肝劳虚寒"，用硫黄丸、虎骨酒等；疗"胆腑实热"用泻热栀子煎。疗"心劳实热"，用麻黄止烦下气汤、大黄泄热汤、麦门冬饮等。疗"脾劳热"，用生地黄煎、承气泄实热半夏汤等；疗"脾劳虚寒"，用牛髓补虚寒丸、人参消食八味散等；疗"肺劳实热"，用麻黄引气汤、麦门冬五膈下气汤等；疗"肺虚劳损"，用附子汤等。疗"肾劳实热"，用栀子汤；疗"肾劳虚寒"，用人参补肾汤、羊肾补骨汤；疗"肾劳热"，用麻黄根粉方、鳖甲汤等。

《删繁方》的"六极论"认为，"五脏邪伤，则六腑生极"，具体包括筋极、脉极、肉极、气极、骨极和精极等论。筋极又分筋实极、筋虚极；脉极分脉热极、脉寒极；内极分内极热、内极虚寒；气极分气极伤热和气极寒；骨极则分骨极实热和骨极虚寒；精极又有精极实热和精极虚热的不同，且各有方药对证治疗。

《删繁方》治疗五劳六极的方剂，其构思组方，十分新颖。如疗肝劳热闷，关格不通，精神不守，气逆上胸，热炎炎不止的柴胡下热汤，由柴胡、黄芩、泽泻、升麻、芒硝、玄参、淡竹叶、生地黄、干姜组成；疗肝虚寒劳损，口苦，骨节疼痛，筋挛缩，烦闷的虎骨酒，由虎骨、干姜、芍药、地骨皮、白术、猪椒根、五加皮、枳实、丹参、干地黄组成；疗筋实极，手足爪甲青黄，或黑与黯，四肢筋急烦满的地黄煎，由生地黄汁、生葛汁、生玄参汁、大黄、栀子仁、升麻、麻黄、犀牛角、石膏、芍药等组成；疗脾劳热，身体眼目口唇悉痿黄，舌本苦直，不能得咽唾的生地黄煎，由生地黄汁、赤蜜、石膏、升麻、射干、子芩、生玄参、栀子仁、葳蕤、甘草等组成；疗脾劳虚损消瘦，四肢不举，毛悴色夭的牛髓补虚寒丸，由牛髓、鹿髓、羊髓、白蜜、枣肉、人参、生地黄、桂心、茯苓、干姜、白术、芍药等组成；疗肺劳热生肺虫、在肺为病的桑根白皮煎，用桑根东引白皮、狼牙、东行茱萸根皮组成；疗骨极虚寒的肾沥汤，主肾病面肿垢黑，腰脊病，屈伸不利，梦寐惊悸，上气，少腹里急，痛引腰，腰脊四肢寒冷，大小便或白，由羊肾、芍药、麦门冬、干地黄、当归、干姜、五味子、人参、茯苓、甘草、芎药、远志、黄芩、桂心、大枣等组成；疗骨极，主骨实热，病则色夭，隐曲膀胱不通，大便壅塞，四肢满急的干枣汤，由干枣、大黄、大戟、甘草、甘遂、黄芩、芫花、芒硝、荛花等组成。

从五劳、六极诸多虚实寒热的病证记载和遣药制方内容来看，谢氏《删繁方》的学术思想是十分活跃和宽广的，因而为孙思邈和王焘所重视。《删繁方》这种以藏象学说为核心的辨证论治思想方法，还由此而进一步影响到宋代，可惜在金元以后，医者知之已不多了。

《删繁方》对天行病的治疗，也有相当研究。其大青消毒汤（大青、香豉、干葛、栀子、生干地黄、芒硝）疗天行三日外至七日不歇，内热，令人更相染者；生地黄汤（生地黄汁、生麦门冬汁、赤蜜、人参、白术、桂心、甘草、生地骨皮、升麻、石膏、莼心）疗天行不歇，寒热未去，四肢羸瘦，腹中虚满，不能饮食，热毒不安；鳖甲汤（鳖甲、大青、石膏、牡丹皮、乌梅肉、常山、竹叶、牛膝根、甘草、香豉）疗天行后劳不歇，热毒不止，乍寒乍热，乍剧乍瘥，发动如疟。这些方剂，多以清热解毒养阴为主，对天行热病颇为合宜。

十四、姚僧垣《集验方》

姚僧垣，字法卫，吴兴武康（今浙江德清）人。生于齐永元元年，卒于隋开皇三年（公元 499～583 年）。历经南齐、梁、北魏、北周、隋五个时期，而主要生活于北周，故在《周书》《北史》中均有传。

姚氏父菩提，曾仕梁高平令，因婴疾留心医药，梁武帝亦召讨论方术，言多会意。僧垣少年博治多闻，二十四岁传父业，曾历任太医正。北周武成元年（公元 559 年）授小畿伯下大夫，后迁遂伯中大夫，除太医下大夫，并先后进爵长寿县公，北降郭公，故世称"姚大夫"或"姚公"，宋代郑樵《通志》亦载其行事，称"医术高妙，为当世所推，前后效验，不可胜纪"，并"远闻边服"。

姚氏所著《集验方》（手卷）首载于《隋书·经籍志》。亦称"姚大夫集验方"或云"姚公集验"，是其多年医学经验的积累，并"搜采奇异，参校征效"而撰成。《集验方》具有较高的学术价值，其影响甚深。唐代孙思邈《备急千金要方》中有不少内容采自姚氏《集验方》；武则天时尚药奉御张文仲的《张文仲方》中，也引录诸多姚大夫方；王焘《外台秘要》更载录了《集验方》的很多内容。宋孙兆在《校注<外台秘要方>序》中称"古之张仲景、《集验》《小品》，最为名家"。可见其学术地位之高度。在日本文武天皇大宝元年（公元 701 年）制定的《大宝律令》的《疾医令》中，也规定医学生必须兼习《集验方》。

在《外台秘要》"论伤寒日数病源并方"二十一首方中，包括《集验方》五首，如大柴胡汤疗伤寒七八日不解，默默烦闷，腹中有干粪，谵语，方用柴胡、半夏、生姜、知母、芍药、大黄、甘草、葳蕤、枳实、黄芩；较仲景大柴胡汤增加了知母、葳蕤，清热养阴。此外，该书疗伤寒咽痛，手足疼痛欲脱、虚羸、下痢脓血，以及天行呕逆、口疮、咳嗽、大小便不通、瘥后禁忌、黄疸、谷疸等病证，皆辑有姚氏《集验方》。如疗天行热病口疮，升麻汤方，用升麻、通草、射干、羚羊角、芍药、芦根；疗劳疸、谷疸丸方，用苦参、龙胆、牛胆制丸；疗伤寒有热，虚羸少气，心下满，胃中有宿食，大便不利，用生地黄汤，由生地黄、大黄、大枣、甘草、芒硝及粳米等组成，方皆清新有效，可以师法。

姚氏治疗杂病方中，亦多良法。如疗卒疝暴病，灸大敦三壮立已；通气噎汤方用半夏、桂心、生姜、羚羊角。补肺汤，疗肺气不足，咳逆短气，寒从背起，口中如含霜雪，语无声音而渴，舌本干燥者，用五味子、白石英、钟乳、桂心、橘皮、桑白皮、粳米、茯苓、竹叶、款冬花、紫菀、大枣、杏仁、苏子、生姜、麦门冬。其方治疗肺气虚寒，温润而不燥热，予人以启发。温胆汤，疗大病后虚烦不得眠，胆寒故也，药用生姜、半夏、橘皮、竹茹、枳实、甘草。此外，《集验方》在外科学方面的论治内容也十分丰富，其或出于《太素》，或与刘涓子《鬼遗方》《范汪方》《删繁方》及《千金翼方》大致相近。

在妇产科方面，《集验方》也有不少良方妙剂。如疗妇人妊娠恶阻，呕吐不下食汤，用青竹茹、橘皮、生姜、茯苓、半夏；疗妊娠胎动不安腹痛，有葱白汤（葱白、阿胶、当归、续断、芎䓖、银）等方；疗妊娠顿仆失踞，胎动不安，伤损腰腹痛欲死，或有所见，方取胶艾汤；疗怀胎不长，方用鲤鱼汤；疗妇人妒乳，用灸手鱼际法及连翘汤等方；疗乳痈用鹿角；又以大岩蜜汤（干地黄、当归、独活、甘草、芍药、桂心、小草、细辛、吴茱萸、干姜）疗产后心痛；石韦汤（榆白皮、石韦、黄芩、通草、大枣、葵子、白术）疗产后卒淋；栝蒌汤（桑螵蛸、甘草、黄连、生姜、瓜蒌、人参、干枣）疗产后小便数兼渴；以白蔹、白芍疗产后遗粪；取蛇床子熨产后阴下脱及阴中痛；生地黄汁、干漆疗妇人癥气，脐下结坚，月经不通，寒热往来……凡此等等，反映了《集验方》的学术面貌，其在当时及对后世的影响是不言而喻的。

十五、德贞常《产经》

在三国、两晋及南北朝医学综合性著作中，蕴含着丰富的妇产科学术内容。如皇甫谧《针灸甲乙经》列有"妇人杂病"篇，专论妇科疾病的针疗法；王叔和的《脉经》、葛洪的《肘后备急方》、陈延之的《小品方》等，分别论述妇产科经带胎产病证及其脉法方药。北齐徐之才逐月养胎法，论述了胎儿发育和孕期保健，由此而著称于世（见前）。

《小品方》引用有《治妇人方》十三卷，《隋书·经籍志》载录《范氏疗妇人药方》十一卷及徐文伯《疗妇人瘕》一卷。这些亡佚的妇科专著，更见当时的妇产科学术水平已经达到了相当的高度。

除此而外，德贞常的《产经》载有丰富的产学及幼儿育养内容，具有重要学术价值。

《日本国见在书目录》记有德贞常《产经》十二卷。在《医心方》中载引其文二百余处。另在《隋书·经籍志》中，载有《产经》一卷，但未题撰著者，且其书归于"子部·五行类"中，"五行类"书多属占卜相术。据《医心方》所载《产经》的佚文中，有许多属于占卜相术的内容，例如，产妇向坐地法、反支忌法、禁坐草法、相子生月法、相子生六甲日法、相子命属十二星法、占推子寿不寿法、占推子与父母保不保法等。因而，《隋书》所载的《产经》与《医心方》所载的德氏《产经》当属同书。

德贞常《产经》似为南北朝时的著作，但德氏生平无考。值得重视的是《产经》中还有许多重要的妇产科和儿科学的内容，《医心方》妊妇脉图月禁法、妊娠修身法、妊妇禁食法等，论之甚为详悉。如云："夫妇人妊身，十二经脉主胎，养胎当月，不可针灸其脉也。不禁，皆为伤胎，复贼母也，不可不慎，宜依月图而避之。"从怀身一月至十月，先后为足厥阴肝脉、足少阳胆脉、手心主心胞脉、手少阳三焦脉、足太阴脾脉、足阳明胃脉、手太阴肺脉、手阳明大肠脉、足少阴肾脉、足太阳膀胱脉养胎，故在当月禁针灸其脉。有关这些内容，在《诸病源候论》中有相似之说。妊妇修身，重在胎教，所谓"是谓以外像而内化者也"。禁食法认为：妇人胎妊时，多食咸，胎闭塞；多食苦，胎乃动；多食甘，胎骨不相著；多食酸，胎肌肉不成；多食辛，胎精魂不守。妊妇不可服药八十二种，其名目原载《产经》。总之，凡怀孕后，妊妇当忌五味太过。

《产经》对恶阻、胎动、落胎、漏胞等病证载有不少治疗方法。如"妊身阻病"用半夏茯苓汤（半夏、生姜、茯苓、旋覆花、橘皮、细辛、芎藭、人参、芍药、干地黄、泽泻、甘草），并详述其加减之法。治数落胎者用大麦豉羹，食疗安胎。妊身血出不止，用干地黄酒煮服。妊身堕下暴出血，马通汤（马通汁、干地黄、当归、阿胶、艾叶）治之。妊身胸中烦热，呕吐血，不欲食，食辄吐出，主张"用诸药无利，惟服牛乳则愈"。妊身心腹刺痛方，烧枣十四枚，治末，以小便服之。妊妇疟病，用恒山、甘葛、枳子、葱白，于未发及临发时服。胎死腹中，以赤茎牛膝根汁饮等，反映了《产经》对孕妇的用药相当谨慎，并多取食疗之法。

对于产妇的论治也别具深意，如云："凡妇人初生儿，不须自视，已，付边人。莫问男女，边人莫言男女也。"这对于产妇是一种心身保护。又认为"妊身垂七月，常可服丹参膏。坐卧之间，不觉忽生也"，其方法颇为可取。对于产后病的防治，其方法也多简效，如云："凡产后妇人宜勤泄去乳汁，不令蓄积，蓄积不时泄，内结掣痛发渴，因成脓也。"其方以车前草熟捣，苦酒和涂之。产后溲血不尽，用蒲黄散（蒲黄、生蓟叶）。

《产经》对于初生儿的护理和小儿病的治疗也有重要记载，如提出："儿初生落地，急撩去口中舌上衔血，即时不去，须曳血凝，吞入，令儿成腹中百病。"小儿初生，"可与朱蜜方，令儿镇精神魂魄"，并指出勿过量，过则伤儿。同时，又可与牛黄，以为"牛黄益肝胆，除热定惊，辟恶气也"。这些方法，在《小品方》《备急千金要方》中也有记载，此后流传了千百年，甚至至今有沿用者。《产经》还对哺乳的方法和乳母的饮食、情志等提出了严格的要求。在小儿哺谷、初溶、调养、禁食等方面也有所指导。另对小儿诸病亦多治疗之方。

总之，德贞常《产经》的内容包括了胎前、产后及对初生儿的护理调养，也涉及多种病证的治疗。其内容多存于《医心方》中，而在《隋书》中已证有书名。因此，其著述之年较诸唐大中时咎殷的《经效产室》要早得多。然而应该看到，《产经》的内容也是继承了前人之论，或采集了其他医家之说而汇成的，其书对唐、宋妇产科的学术影响实不能忽视。

第六节　现存各家医著

《内照法》（一卷）　旧题华佗（名，字元化）撰。成书年代不详。据丹波元胤《医籍考》按，华佗《内照法》刻本二种，一为胡文焕所刻，题目《内照法》，文字讹脱，殆不可读；一为《崇文总目》所载录宋代绍圣二年（公元 1095 年）秘阁秘书省正字臣沈铢校书，题曰《玄门脉诀内照图》。《内照法》内容包括明四时平脉、明脏腑之病、明五脏相入、明脏腑相入、明脏腑应五脏药名、明脏腑成败。该书论述各脏腑主病及脏腑病变的相互影响、脏腑病脉及其用药等，尤以五行学说为指导，从五证、五脉、五色、五声、五视、五体等征象论述五脏病变的败候、死候，体现了以五脏为中心、以藏象学说为基础的整体观。

《华佗玄门脉诀内照图》（二卷）　旧题华佗编。成书于三国时期。又名《玄门脉诀内照图》。卷上为十二经脉、经脉气血、脏腑内景等内容，其论多源于《内经》《针灸甲乙经》和扁鹊之说。卷下为十二经脉直诀、四时平脉、脏腑用药、脏腑成败、脏腑病机、脏腑用药等，并附图十二幅。该书论述简明扼要，是研究脉学和脏腑理论的参考书。

《华氏中藏经》（三卷）　旧题汉华佗撰。成书年不详。一名《中藏经》。宋代郑樵《通志艺文略》、陈振孙《书录解题》均有著录。此书历来多认为是后人托名之作。因其文义古奥，或疑是华佗之弟子吴普、樊阿等依据华氏遗意录辑，而又为后人撰抄。其书流传既久，篇卷次第更易亦多，《宋史·艺文志》作一卷。明代吴勉学刊入《医统正脉》作八卷。《经籍访古志》著录清代嘉庆五年（公元 1800 年）扫叶山房刻本作二卷。清代孙星衍两见元代赵孟手写善本，遂合为足本刊刻，凡论四十九篇，分为上下二卷，列药方六十道另作一卷，定为三卷。《中藏经》在《四库全书》未曾录存，而《四库全书总目提要·医家类续编》认为孙氏刊本将吴勉学刻本脱落舛误之处"悉为校正，自较可据"，故以之著录。后世校注本亦多从孙氏。该书上、中二卷共载医论四十九篇，以内科杂病为主，分论阴阳、寒热、虚实、脉法、脏腑辨证、传尸、痹证、中风、痈疽、水肿、诸淋等。详述病源、病理，兼述诊断治则。下卷列载诸病治方六十道。全书以脏腑证为中心，将《内经》《难经》诸篇中生理、病理内容归纳总结，使脏腑辨证理论趋于系统化，从而成为脏腑辨证学说的雏形。尤其是以脉证为中心分述五脏六腑病证的寒热虚实，对后世脏腑辨证理论的形成和发展影响深远。

《药录》　魏李当之撰。约成书于魏黄初、太和年间（公元 220～232 年）。原书已佚，残存于《吴普本草》《艺文类聚》《政和本草》《太平御览》《说郛》《本草纲目》等书中。《说郛》所记《药录》佚文，有薪蒵、石流黄、石流青、石流赤、阳起石、天门冬、石胆、石肺、石脾等药物，分别述其别名、性味、生长环境、间地、功效、主治等内容。

《吴普本草》（六卷）　魏代吴普撰。约成书于汉建安十三年至魏景初三年（公元 208～239 年）。又名《吴氏本草》，阮孝绪《七录》《旧唐书·经籍志》《通志·艺文略》等均著录。北宋初《太平御览》引用该书药物一百九十一种；《嘉祐本草》引用四十余条，并谓："《吴氏本草》，魏广陵人吴普撰。普，华佗弟子，修《神农本草经》成四百四十一种。"其后唐慎微《证类本草》亦引《吴氏本草》。此书约在宋代散佚。孙星衍所辑《神农本草经》收录该书一百三十八种药物内容，附本经药条下。清乾隆间焦循据《太平御览》所引，并参考他书，辑得药物一百七十种。1961 年尚志钧从《太平御览》《政和本草》《齐民要术》《艺文类聚》等古籍中辑得药物二百三十一种，包括玉石类三十三种，草木类一百四十三种，虫兽类二十八种，果类八种，菜类五种，米食类十四种。分别载述药名、性味、产地及生长环境、形态、采集时间、加工、主治、畏恶等。其述药性引录神农、黄帝、岐伯、雷公、桐君、扁鹊、李氏、医和及一经等九家之说。诸家之说常有出入。其中引用"神农"文亦与《神农本草经》不同。此书汇集了魏以前本草研究成果，有二十多种药物为今本《神农本草经》所未载，其他不少内容，也是对《神农本草经》的重要补充，甚有参考价值。

《黄帝三部针灸甲乙经》（十二卷）　简称《甲乙经》。晋代皇甫谧（字士安，号玄晏先生）撰集。约成书于魏甘露年间（公元 256～259 年）。由《素问》《针经》（即《灵枢》）和《明堂孔穴》三部书的针灸经穴内容分类编集而成，并包括《难经》奇经八脉的记载。该书是现存最早的针灸经穴专著。今传本前有皇甫谧自序及序例。卷一分类编述精神、五藏、六府、十二原、四海、营卫三焦、津液、血气、五色诊；卷二分类编述经脉、络脉、奇经八脉、脉度、标本、根结、经筋、骨度等。卷三载三百四十九穴，以头面躯干分行排列、四肢分经排列为序，其内容包括孔穴名称、位置、经络关系及刺灸禁忌等。卷四主要论疾病诊察。卷五论针灸禁忌及刺法。卷六为病机论述。卷七至卷十二具体论述各病的针灸治法。该书是《内经》的一部最早类编本，并保留了《明堂孔穴》一书的内容，据此可了解其梗概。宋熙宁二年（公元1069年），林亿等曾对该书作校对、缮写，即所称"新校正"，而为今之流传本。

《黄帝虾蟆经》（一卷）　不著撰者。成书年不详。《隋书·经籍志》载有《黄帝针灸虾蟆忌》一卷，《明堂虾蟆图》一卷，疑同该书。《太平御览》引《抱朴子》说，《黄帝经》有《虾蟆图》，其说与该书所载相合。书分九篇，首列虾兔图，共三十幅，即从初一至三十每日一图。图形画月中有树，树左有兔，右有虾蟆（即蟾蜍），表示以月的盈亏来确定灸刺的禁忌。月中有兔和蟾蜍之说早见于《淮南子》和《论衡》。以此说明时间与针灸禁忌的关系，具有文献价值。现存日本和气奕世传本。

《脉经》（十卷）　西晋王熙（字叔和）撰著。约成书于西晋太康年间（公元280～289年）。北宋熙宁元年（公元1068年）高保衡、孙奇、林亿等，奉旨典校，镂板施行；绍圣元年（公元1094年）国子监雕版为宋刻《脉经》；南宋嘉定二年（公元1209年）广西漕司重刻，由侯官陈孔硕作序；嘉定十年（公元1217年）何大任博验群书校误再刊；元泰定四年（公元1327年），刊于龙兴儒家，明代毕玉、袁表、沈际飞诸本，皆从泰定本出而脱误尤甚，惟吴勉学《医统正脉》所辑取于何氏校本。王氏认为"脉理精微，其体难辨"，故撰集《内经》《难经》《伤寒论》《金匮要略》及扁鹊、华佗论述，详析脉理，陈述脉法，细辨脉象，明其主病；且据百病根源各以类相从，声色证候，治法宜忌，无不赅备。卷一论述人脉寸、关、尺三部，持脉之法有"浮、中、沉"，病脉体象有二十四种（浮、芤、洪、滑、数、促、弦、紧、沉、伏、革、实、微、涩、细、软、弱、虚、散、缓、迟、结、代、动），以及平脉、疾病将瘥和难愈脉候；卷二论"关前""关后"脉象，以及寸口、人迎、神门等部位的脉象阴阳虚实变化与所主脏腑经络病变，寸、关、尺各部脉象主病与治疗，奇经八脉之脉象主病；卷三为脏腑的平脉、死脉；卷四论"遍诊法"与独取寸口脉法的各部脉象主病，论杂病的各种病脉，各种亏损病证及决死生脉候；卷五辑扁鹊和仲景脉法、扁鹊与华佗察色闻声要诀；卷六论脏腑病机与病证；卷七论述汗、吐、下、温、灸、刺、火、水等八法的适应证与禁忌证，热病诸证与死候；卷八论各种杂病的脉症并诊；卷九阐述妇儿科诸病机理、脉症与预后；卷十为"手检图二十一部"，然图已佚，文字亦有残缺，唯剩论脉的"前、后、左、右、上、下、中央"诊法及其诸种脉象主病等内容。该书是我国现存最早的集西晋以前脉学之大成的脉学巨著，使脉学独立分科，促进了后世脉学的发展。徐灵胎在《医学源流论》中评论曰："王叔和著《脉经》，分门别类，条分缕析。其原亦本《内经》，而汉以后之说一无所遗。其中旨趣，亦不能划一，使人有所执持，然其汇集群言，使后世有所考见，亦不可少之作也。"

《肘后备急方》（三卷）　晋代葛洪（字稚川，自号抱朴子）撰著。约成书于公元三世纪末至四世纪初。又名《肘后救卒方》《肘后救急方》《肘后急要方》《肘后要急方》，简称《肘后方》。梁代陶弘景将其整理成七十九方，并增补二十二方，从佛教一百一病之说，足成一百一首，改名《补阙肘后百一方》，仍为上、中、下三卷。金皇统四年（公元1144年），杨用道参考《经史证类本草》附方，依类附入书中，共增五百十一方，名为《广肘后备急方》。现通行八卷本，乃经多次增补而成。书中葛洪和陶弘景撰写的内容相互混淆，难以确辨。杨用道增辑部分，列为附方，显然可别。原书上卷，即现存一至四卷，为"内疾"，包括中恶、心腹痛、霍乱、伤寒、温病、瘴气、疟疾、癫狂、中风、咳嗽、肿满、食积、呕吐、黄疸、虚损等的救治方剂；中卷，即现存五至六卷，为"外发"，包括痈疽、丹毒、疥癣、瘰疬、疝气、头面五官等疾病的治疗方剂；下卷，即现存七至八卷，为"他犯"，包括治虎爪、犬咬、蜈蚣蛰、蜘蛛蛰、蜂蛰、蝎蛰、蛊毒、风蚛毒、药毒、饮诸食毒，以及百病备急、牛马六畜疫疠诸方。全书内容涉及急救、传染病、内、外、妇、五官、精神、伤骨各科。所载之方多为"易得之药"。其灸法内容，简明通俗，便于掌握。尚有推拿、角法（拔罐）、鼻、蒸、熨等疗法。该书治法具有便、廉、验的特点，是一部实用而易于普及的方书。该书还记载了不少珍贵医药史料，如卷一的"尸注"，和现代肺结核十分类似；对"沙虱"的描述，近似于现代的恙虫病；卷二的"疮疮"，是世界上关于天花的最早记载；卷七对"犬啮人"（狂犬病）的疗法，"仍杀所咬犬，取脑傅之，后不复发"，已孕育着现代免疫疗法的萌芽。对脚气病病情与治疗的记载，亦十分真切。在药物方面，如常山治疟，麻黄治喘，商陆治水肿，大黄泻下，硫黄、水银、密陀僧治皮肤病等，都是古代用药经验的结晶。关于青蒿治疟的记载尤具科学性。该书不仅对临床具有参考价值，而且也是医药史研究的重要文献。

《刘涓子鬼遗方》（五卷） 晋代刘涓子著。约成书于刘宋元嘉十九年（公元442年）。因原书"草写多无次第"，故后由南齐龚庆宣重编，定稿于永元元年（公元499年）。原书十卷已散佚，今仅存宋刻五卷本，亦因年久讹误脱漏甚多，1986年人民卫生出版社重经校勘整理出版。卷一总论痈疽两证之病因、病证命名、预后及其鉴别诊断。卷二论金疮治法方药。卷三、四分述诸种痈疽治法方药。卷五为疥癣疹痱等皮肤病证治方药。共集外科方一百四十余首。该书是我国现存早期的中医外科专著，对痈疽的症候、诊断、发病机理、预后判断等论述颇详，尤其重视痈疽的早期诊断，并按病证发展不同阶段、不同部位进行辨证治疗。其学术思想源于《灵枢·痈疽》。治法内外兼备，内治有清热解毒、凉血祛瘀、活血通经、内消补托、生肌长肉等治法方药；外治则有止血、收敛、止痛、解毒，并根据病证分别薄、贴、围、洗、溻、烙、浴等多种外治剂型。另还详述局部辨脓法，强调脓成早期切开、针烙引流、防止"透膜"等原则。体现了两晋南北朝以前外科学方面的进展，并使外科证治理论与临床实践紧密结合在一起。此书对后世外科学的发展有重大影响，唐代《备急千金要方》《千金翼方》《外台秘要》等书亦颇多采录。外科临床颇具参考价值。

《神仙遗论》（一卷） 晋代刘涓子撰。约成书于刘宋元嘉十九年（公元442年），南齐龚庆宣编。又名《刘涓子治痈疽神仙遗论》。该书最早见于南宋《直斋书录解题》，原题十卷，东蜀刺史李（约为五代人）录。今传世者仅一卷，见于清代陆心源《群书授补》卷二十五，以及日本明和六年（公元1769年）刊刻《疮痈新书》之附录，二者内容一致。书载十论，包括辨痈疽、发背、腧法、决生死、论人身不可患痈疽者七处、用药法、痈疽有三等、将息法、针烙宜不宜及杂疗。内容类同于《刘涓子鬼遗方》，据近人考证认为其为《刘涓子鬼遗方》较为集中的佚文。

《小品方》（十二卷） 六朝陈延之撰。约成书于宋元嘉之后至元徽元年（公元454～473年）。此书久佚。惟在《备急千金要方》《外台秘要》等书中存其佚文。近有各种辑复本，内容不一。近在日本发现《小品方》古本残卷，这是研究该著的珍贵材料。1986年1月，日本学者小曾户洋氏已将该本的目录公诸于世，对照国内辑复本的编次，出入颇大，为有利学者研究起见，兹特引摘古本残卷的目录内容如次：

要方第一卷目录：

述看方诀，述旧方用药相畏恶相反者，述成合备急要药并合药法调三焦诸方，有治胸痹诸方，有治胸胁淡冷气满诸方，有治心痛腹胀满冷痛诸方，治下利诸方，治咳嗽诸方，治上气诸方，治气逆如奔豚脉状并诸汤方，治虚满水肿腹大诸方

右第一卷

要方第二卷目录：

治头面风诸方，治喉痛诸方，治暴厥似风诸方，治中风喑瘾不随痛肿诸方，治狂妄噤痉诸方，治脚弱诸方

右第二卷

要方第三卷目录：

治渴利诸方，治虚劳诸方，治梦泄诸失精众方，治多汗诸方，治百病后虚烦扰不得眠诸方

右第三卷

要方第四卷目录：

治霍乱诸方，治中恶诸方，治食毒诸方，治中蛊毒诸方，治吐下血鼻衄尿血诸方，治发黄患淋诸方

右第四卷

要方第五卷目录：

丸散酒煎膏诸方，治下利诸方，治咳嗽诸方，治上气如奔豚诸汤方，治心腹胸胁中病诸方，治虚补养诸方，治渴利诸方，治邪狂颠诸方

右第五卷

要方第六卷目录：

治冬月伤寒诸方，治春夏温热病诸方，治秋月中冷诸方

右第六卷

要方第七卷目录：

治女子众病诸方，治妇人无儿诸方，治任胎诸方，治产后诸方，治妇人诸血崩滞（疑为带）下宿疾诸方

右第七卷

要方第八卷目录：

治少小百病诸汤方，治少小疾病诸丸散众方，治小少百病薄洗浴膏散针灸诸方

右第八卷

要方第九卷目录:

治服寒食散方，治寒食散发动诸方，治服伝伝病诸诀
右第九卷

要方第十卷目录:

治哽误吞物诸方，治误为火汤热膏所伤诸方，治热暍诸方，治溺水未死诸方，治入井冢郁诸方，治自经未死诸方，治服毒药吞金未死诸方，治射公毒诸方，治丹疹毒肿诸方，治剟疽诸方，治代指似剟疽诸方，治风热毒肿诸方，治洪烛疮诸方，治蝠尿生疮诸方，治钉毒疮诸方，治恶肉恶脉诸方，治气肿诸方，治缓疽诸方，治附骨疽与贼风相似诸方，治病似疽诸方，治疬瘰诸方，治乳痈妒乳生疮诸方，治耳眼鼻口齿诸方，治瘿病诸方，治瘰病诸方，治颓脱肛痔下部诸疾众方，治狐臭诸方，治手足腋下股恒湿诸方，治身嘻有气口疮诸方，治面疱疮齄诸方，治面疮黑痣诸方，治臀赤疵诸方，治虫兽狗马毒诸方，治被迮堕折斫刺诸方
右第十卷
述用本草药性一卷第十一
灸法要穴一卷第十二卷
右二卷连要方合十二卷，是一部为一

《名医别录》（三卷） 旧题南朝陶弘景（一作宏景，字通明，号华阳居士、华阳隐居、华阳真人，谥贞白先生）撰。约成书于魏晋时期（公元 220～419 年）。简称《别录》。据考证，该书非一人所作，陶弘景为该书最后定型的整理者。如《新唐书·于志宁传》所说："《别录》，魏晋以来吴普、李当之所记……附经为说，故弘景合而录之。"原书已佚，内容散见于《本草经集注》《新修本草》《海药本草》《四声本草》《千金要方》《本草拾遗》《证类本草》《太平御览》等书中。书载药七百四十五种，分上、中、下三品。每品按玉石、草、木、兽、禽、虫鱼、果、菜、米谷等排列，分别阐述各药性味、主治功能、异名、产地、生长环境、采集加工等内容。该书收载药物较《神农本草经》多三百八十种。并对《神农本草经》已载药物的功能主治作了补充。还增添了药名意义、异名、药性有毒无毒，以及产地、采集、加工等内容，反映了当时本草学的发展情况。在药物性味方面，既记载了《神农本草经》所述，又引录了各家的不同认识。对于药物性能，诸家所述各异，亦予兼收并蓄。书中还收载附方先例，以反映药物临床实际应用情况。该书保存了古代大量医学文献资料，为研究我国早期医药发展情况的重要文献，颇为学术界重视。

《本草经集注》（七卷） 南朝陶弘景撰。成书于南齐永元二年（公元 500 年）之前。宋时亡佚，主要内容存录于《新修本草》《证类本草》《太平御鉴》等书中。该书分序例及药物两部分。序例除引录《神农本草经》序例原文并加注释外，增补了药物炮制与配制方法、诸病通用药、解诸毒药、服药食忌、凡药不宜入汤酒者、药有相制使者等内容；药物部分共载药七百三十种，其中引录《神农本草经》三百六十五种、《名医别录》三百六十五种，分玉石、草木、虫兽、果、菜、米食六类及有名未用药，前六类药物又各分上、中、下三品。各药内容凡《神农本草经》原文书以朱字，《名医别录》书以墨字，陶氏注释与评议则用小字注出。该书主要成就：是《神农本草经》之后对我国中药学进行的又一次总

结，系统整理了南北朝以前的药物学资料，反映了当时中药学的发展情况，起到了承前启后的重要作用，对世后影响很大。

《雷公炮炙论》（三卷）　南北朝刘宋雷敩撰。成书年未详。为我国第一部系统的中药炮制专著。原书早佚，内容散见于《蜀本草》《嘉祐本草》《证类本草》等书中，辑佚本所得药物多达二百八十八种。内容以实际炮制操作为主。所记制药方法有净选、粉碎、切制、干燥、水制、火制、加辅料制等。炮制之前，对药物鉴定十分重视。另还介绍炮制所起作用，对药材部位修治提出不少特殊要求，如人参去芦，当归分头、身、尾等，于后世影响较大。书中制药方法和选药要求至今仍有实际意义。现有张骥、尚志钧等多种辑佚本。

《褚氏遗氏》（一卷）　旧题南齐褚澄（字彦通）撰。成书年不详。《宋史》始于著录，前有后唐清泰二年萧渊之序，据称该书系黄巢起义时，得之墓内石片所刻。疑为萧渊伪托褚氏之作。《四库全书》更疑此为宋时精医理者所著，而伪托褚澄以传。全书分受形、本气、津润、分体、精血、除疾、审微、辨书、问子等十篇。重点阐述人身气血阴阳之奥，发明《内经》之理。《四库全书》评云："其书于《灵枢》《素问》之理颇有发明。李时珍、王肯堂俱采用之。"

《抱朴子养生论》（一卷）　晋代葛洪（字稚川，号抱朴子）原著。成书年不详。《宋史·艺文志》著录。辑入《道藏》。书中主张"施药于未病之前，不追修于既败之后"。谓欲求保全性命者当首先除去"六害"，即应薄名利，禁声色，廉财货，损滋味，除佞妄，去沮嫉。又言善养生者必须"十二少"，即少思、少念、少笑、少言、少喜、少怒、少乐、少愁、少好、少恶、少事、少机，以保和全真。

《太清道林摄生论》（不分卷）　东晋支遁（道林）撰。成书年不详。南宋《秘书省续四库阙书目录》有《道林摄生论》，殆即此书。明正统间（公元 1436～1449 年）辑入《道藏》。书凡六篇。前二篇原阙其名，其余篇目为：黄帝杂忌法第三、按摩法第四、用气法第五、居处法第六。乃采撷晋以前道林养生著作而成。介绍养性防疾、按摩导引、服气内观、起居调摄、四时宜忌等养生延年之术，简朴易行，而少虚夸不实之词。其大部分内容为《备急千金要方》所转载，部分内容亦收载于《云笈七签》。其中第四篇"自按摩法"一十八势、第五篇"内观之法"，分别在《备急千金要方》中易名为"天竺国按摩"法和"禅观之法"。

《养性延命录》（二卷）　南朝陶弘景撰集。成书于梁大同二年（公元 536 年）《宋史·艺文志》《通志·艺文略》皆著录，后辑入《道藏》。该书二卷各三篇，卷上为教诫、食诫和杂诫忌禳害祈善；卷下为服气疗病、导引按摩、御女损益。其中教诫篇多为养生理论，其余五篇重在养生方法。书中内容多采集魏晋以来各家养生学说，亦体现陶氏养生观点，如认为强弱寿夭事在人为而不在天，书中引《大有经》"天道自然、人道自己"及《仙经》"我命在我不在天"等以说明之。又强调养生贵于静养，引《中经》"静者寿，躁者夭""静而不能养，减寿；躁而能养，延年"诸说，并述养生"十二少"引《小有经》少思、少念、少欲、少事、少语、少笑、少愁、少乐、少喜、少怒、少好、少恶，以为"养生之都契"。养生方法注重众术兼修，据张湛《养生集叙》将养生内容概括为啬神、爱气、养形、导引、言语、饮食、房室、反俗、医药、禁忌；又广集养性、调摄、保精、饮食、房中、服气、导引、按跷诸法，详而且备。该书集养生理法之大成，后世养生诸书多宗其说。其中所引前人著作，原书大多亡佚，故而弥足珍贵。

《上清九真中经内诀》（不分卷）　原题太虚真人南岳上仙赤松子述。作于南北朝时期。明代《正统道藏》辑入该书。主述饵丹砂法，醮太一法，醮青龙、白虎、朱雀、玄武诸符法，以及蒸巨胜法与素女蒸胡麻法。

除了上述这些医书之外，20 世纪初开始形成的敦煌学随着研究的深入，已经逐步成为国际性的显学。除了敦煌壁画中的涉医资料之外，敦煌文献中也包含了大量的与医药相关的内容。据考证，其中敦煌医学资料的撰著年代最早可追溯到先秦和汉代，但绝大部分医书则均系南北朝以后隋唐时代的著作，保存了大量魏晋南北朝时期的医学资料。敦煌医学资料内容丰富，据《敦煌遗书总目索引》初步统计，有关医药的文献资料至少在 80 种以上。如医术医方类古籍有 42 种，大多不知书名及撰者，记载 1000 余首医方。这些资料涉及了伤寒、本草、针灸、五脏等方面，包括医经诊法类、医术医方类、针灸药物类、养生辟谷服石类等，此外，还有部分藏医药文献、道家医方类和佛家医方类资料。敦煌医学收集、汇聚和保存了大量的医学资料，丰富了魏晋南北朝的医学研究，具有独特的价值。

参 考 文 献

葛兆光. 1998. 中国思想史. 上海：复旦大学出版社.

李经纬，林昭庚. 2000. 中国医学通史. 北京：人民卫生出版社.

孟庆云. 2004. 魏晋玄学与中医学. 江西中医学院学报，（1）：5-9.

王凤兰. 2003. 敦煌医学资料研究概况. 中医文献杂志，（1）：45-47.

薛公忱. 2002. 儒道佛与中医学. 北京：中国书店出版社.

严世芸，李其忠. 2009. 三国两晋南北朝医学总集. 北京：人民卫生出版社.

第三章　隋、唐、五代医学

——医学分类思想的形成与学术的融合继承与发展

北周静帝宇文衍大定元年（公元 581 年），杨坚夺取了政权，建立隋朝，改元开皇，定都长安，是为隋文帝。开皇九年（公元 589 年），又一举灭陈，完成了统一大业。

隋开国之后，加强了中央集权，促进了经济、文化的发展及各民族的融合。然而历时未久，统治者日益腐败，土地兼并加剧，社会矛盾不断加深。隋炀帝杨广不仅穷兵黩武，横征暴敛，且还穷奢极欲，巡游无度，致使耕稼失时，田畴多荒，民不堪命，卒土分崩，四方民怨沸腾，不断爆发起义，从而在根本上动摇了隋王朝政权。随之，官僚地主也趁机起兵，据城夺邑。隋大业十四年（公元 618 年），出身关陇贵族的李渊攻占长安，废除恭帝，建国号唐，年号武德，是为唐高祖。唐武德七年（公元 624 年），统一了全国。

此后，唐太宗李世民在政治、经济上进行了一系列改革，这对唐代经济的繁荣和科技的发展起有重要作用。经济的繁荣，促进了商品贸易的发展。当时的国都长安不仅成了全国政治、经济和文化的中心，而且也是国际性的大都市，不少朝鲜、日本、天竺、中亚、波斯和大食的使者、商人、学生和僧侣纷纷云集于此。以长安为起点的"丝绸之路"长期保持着我国同中亚、南亚、伊朗、阿拉伯，乃至欧洲的联系。唐中期以后，像广州、泉州、明州等城市也成了海上国际贸易的重要口岸。

商业的繁荣与手工业的发展是相互促进的。此时，纺织、矿冶、陶瓷、造纸等手工业均已达到新的水平。随同造纸业的进步，雕版印刷术也被迅速推广，其对文化的传布发挥着至关重要的作用。

唐中期以后，统治集团日益腐败，均田制破坏，土地兼并，人口流亡，租庸调制无法推行，中央军事力量严重削弱，地方节度使藩镇割据势力极度膨胀。终于爆发黄巢起义和安史之乱。后来虽得平定，但武装割据的局面一直延续到唐朝灭亡。自公元 907~959 年，中原一带相继有梁、唐、晋、汉、周五代更替，十个割据政权存在，即所谓"五代十国"，实质上乃是唐后期藩镇割据的继续。

佛教经过南北朝的长足发展，隋唐时期进入极盛时期。隋朝的智顗创立了天台宗，唐代的慧能创立了南派禅宗。同时，唐高祖又托附老子李聃为先祖，道教的地位遂空前提高。在此期间，儒、释、道曾经争执不息，最后则有"会三教"论，形成了三者并尊的局面。而在儒、释、道"三教"之中则先后涌现了不少著名的重要历史人物。

唐代经济文化的繁荣和科学技术的进步，为医学发展创造了良好条件。隋唐时代帝王对医学的重视，也为学术研究提供了重要保障。中国图书典籍，历经劫难。隋、唐之兴，统治者重视图书收集。隋开皇初，牛弘建议广开献书之路，国家图书得以集中，由万卷增至三万余卷。唐武德四年（公元 621 年），克平王世充后，东都洛阳的图籍悉归唐有，可惜在当时"命司农少卿宋遵贵载之以船，溯河西上，将至京师，行经砥柱，多被漂没，其所存者十不一二"（《隋书·经籍志》）。次年，"令狐德棻奏请购募遗书，重加钱帛，增置楷书，令缮写。数年间，群书略备"（《旧唐书·令狐德棻传》）。唐太宗时，魏征等又"请购天下书，选五品以上子孙工者为书手，缮写藏于内库，以官人掌之"（《新唐书·艺文志》），在弘文馆聚四部群书二十余万卷。此后，中宗、睿宗时，继续使天下搜检图书。至唐玄宗时，更加重视图书的收集，唐代藏书开元最盛，诚如当时柳宗元所说"有唐惟开元最备文籍，集贤所藏，至七万卷。当时之学士……凡四十七人，分司典籍，靡有缺文"（《河东先生龙城录》卷上）。医籍之数当然也不少，王焘在当时以给事中判弘文馆事，在《外台秘要》自序中说："自雷岐仓缓之作，彭扁华张之起，迨兹厥后，仁贤间出，岁且数千，方逾万卷。"从而，为医学的健康发展创造了有利条件。

唐代医学的发展，除了因唐代是我国封建制度的鼎盛时期，社会经济文化的发展促进了医学的发展以外，其另一个重要因素是朝廷重视正规的医学教育。当时除传统的师授形式外，政府还设立医学专门学校，进行系统、全面的医学教学。医学教育制度的建立，培养了大批医学各专科人才，使医学发展得到保证。

在这一时期，不仅汉、晋、南北朝以来的医学实践经验得到了继承和发扬，而且在全面整理前代医学成就的基础上，进一步总结了当代医家新的经验和成就。如隋代《四海类聚方》和《诸病源候论》的编纂；唐代《新修本草》《备急千金要方》和《外台秘要》等书的撰著，无不继往开来，为中医学术的持续发展增添了新的坚实基础。

除此之外，还展开了医学经典著作的研究，在这方面的重要成就是杨上善编撰了《黄帝内经太素》，王冰次注《素问》。

对于本草的研究，颁行了《新修本草》，继而又有《本草拾遗》《蜀本草》《日华子本草》及《食疗本草》等相继出现。

除了《备急千金要方》《外台秘要》等大型综合性医方书外，唐代医家还著有不少医方书，如甄权《古今录验方》《许仁则方》，苏游《玄感传尸方》，崔知悌《崔氏纂要方》，《张文仲方》《延年秘录》《近效方》《开元广济方》，徒都子《膜外气方》，刘禹锡《传信方》等。另若谢道人《天竺经眼论》、蔺道人《理伤续断方》、许仁则《子母秘录》、咎殷《经效产宝》和《颅囟方》等，则分别属于眼科、伤骨科及妇科、儿科方面的学术论著。尚有杜光庭的《玉函经》，乃是唯一传世的唐代脉诊之书。

隋、唐医家对于"明堂经脉"的研究成就颇多，如甄权撰有《明堂人形图》，杨上善著成《黄帝内经明堂类成》，杨玄操有《黄帝明堂经》注本，孙思邈绘制彩色《明堂三人图》，王焘辑著《明堂灸法》。明堂经脉理论研究的成果，促进了临床针灸学术的发展，而按摩术在唐代已经受到相当重视，并广泛应用于养生与治病。

隋、唐时期的养生学也很为突出。当时，智顗的"止观法"代表了释家的养生方法，其"调身、调息、调心"之论对静功的发展颇有影响；司马承祯和胡愔则是著名的道家养生家。孙思邈的《备急千金要方》和《千金翼方》中汇集了历代名家养生要论，其"养性""养老"等论述在养生学上占有重要学术地位。

如上所述，隋、唐政治上的大一统为医学研究和一些大型医书的撰著开创了先决条件，隋代的《四海类聚方》《诸病源候论》，唐代的《备急千金要方》《外台秘要》及《新修本草》，乃至于《太素》《明堂》等，无不凭借这种政治条件而著成，同时，其他许多医学著作也先后应运而生，从而反映了这一时代的医疗实践情况，并体现了当时的医学特色。

第一节　文化融合与医学教育及伦理的发展

隋唐时期，学术文化发展的总趋势是融合统一。南方和北方文化的融合，儒、释、道三教的融合，以及中外文化的融合与发展，共同构成了这一时期文化发展的总体特征。在文化融合发展的同时，综合性类书和专业类书的大量编纂，促进了分类学的大发展。学术文化的融合发展为医学教育制度的创立，医德思想和行医准则的确立奠定了重要的思想文化基础。

一、文化的融合统一与类书编撰思想的成熟

（一）文化的融合发展

隋唐时期，国家定于一统，政治稳定，经济繁荣，思想文化亦呈现新气象。隋唐时期三教的纷争与融合是学术思想发展的总特征。儒学与佛、道相比，虽处衰势，但在经学和道统的延续上实开宋学风气之先。颜师古定《五经定本》，孔颖达撰《五经正义》，标志着儒家经学由魏晋南北朝的分立而归于统一，经学发展进入了新阶段。韩愈、李翱等以振兴儒学为己任，倡导承继子思、孟轲之儒家道统，阐扬儒家的性命之学，实乃宋学之先声。

经过南北朝的长足发展，佛教于隋唐进入极盛时期。随着信徒的大批增加，佛经的大量翻译，经论的总集纂注，本土化佛教宗派迅速成长起来。如隋朝的智顗，史称天台智者大师，创立了第一个真正意义上的中国化佛教宗派——天台宗，建立了天台宗的解行规范，并由此开启了隋唐佛教宗派林立的新局面。又如唐代的慧能，被称为禅宗"六祖"，实际上是中国佛教禅宗的真正创立者，他开创的南宗禅，成为中国佛教中传播最广、影响最大的一个宗派。佛教的空前发展，使其特有的世界观、人生观、道德观等渗透到了思想文化和社会生活的各个层面。

受唐朝皇室的推崇，道教的地位亦空前提高。唐高祖托附老子李聃为先祖，唐太宗抑佛崇道，唐玄宗大力提倡道教等，使道教得到了进一步发展。道观的建设，道书的搜集与编辑，教理的发展等都呈现出了新局面，使唐代成为中国道教发展史上的第二个高峰期。

总之，这一时期，儒、释、道三教鼎足而立，各教内部不断协调南北差异和宗派纷争。同时，三教之间也在论争中逐渐趋向融合。

（二）类书编撰思想的成熟

魏晋南北朝时期，政权更迭频繁，经籍屡经战火，百不遗一。广求遗书，总集纂注经籍，统一异说，便成为隋唐时期思想文化发展的首要任务。开皇三年，牛弘首开献书之途，平陈之后，"经籍渐备。检其所得，多太建时书，纸墨不精，书亦拙恶，于是总集编次，存为古本"（《隋书·经籍志》卷34）。贞观年间，"令狐德棻、魏征相次为秘书监，上言经籍亡逸，请行购募，并奏引学士校定，群书大备"（《旧唐书·经籍志》卷46）。隋唐时

期对经籍的搜求和纂注校定，在保存经籍的同时，为学术思想的进一步发展奠定了重要的文本基础，也为医学发展创造了良好的条件。

隋唐时期不但重视校定汇编经籍，而且也非常重视类书编纂，大量类书在这一时期被编辑出版，形成了较为科学的类书编纂体例，标志着我国分类学思想发展在这一时期逐步成熟。《四库全书总目提要·子部·类书类·小序》云："类事之书兼收四部，而非经非史，非子非集；四部之内，乃无类可归。《皇览》始于魏文，晋荀勖《中经》部分隶何门，今无所考；《隋志》载入子部，当有所受之。历代相承，莫之或易；明胡应麟作《笔丛》，始议改入集部；然无所取义，徒事纷更，则不如仍旧贯矣。此体一兴，而操觚者易于检寻，注书者利于剽窃，转辗裨贩，实学颇荒；然古籍散亡，十不存一，遗文旧事，往往托以得存；《艺文类聚》《初学记》《太平御览》诸编，列珍断璧，至捃拾不穷；要不可谓之无补也。"《辞源》"类书"条将之解释为："采辑群书，或以类分，或以字分，便寻检之用者，是为类书。"《辞海》"类书"条的解释为："捃摭群书，以类相从，便于检阅之书曰类书。"当代研究者认为，类书是我国古代的一种具有"百科全书"和"资料汇编"性质的古代文献典籍。可见，类书是在一定分类思想指导下，依据特定的分类原则，分类采集各类书籍中的相关知识，将之分别呈现，便于读者检寻相关知识的工具类书籍。

类书最早萌芽于秦汉时期，《尔雅》《吕氏春秋》可以看作是类书的早期形态。我国的第一部类书是编成于曹魏时期的《皇览》，该书将五经群书按照以类相从的原则进行了汇编，共分为40余部，每部之下又分为若干篇。

隋唐时期，大兴类书编纂之风，捃拾细事，争疏僻典。《北堂书钞》《艺文类聚》《文思博要》《三教珠英》等官修类书，在内容的丰富性和体例的创新性等方面都超越前代。此外，宗教类、专业性类书也大量涌现。宗教类的，如佛教的《大乘义章》《法苑珠林》等，道教类的《无上秘要》《三洞珠囊》等。《外台秘要》《备急千金要方》等就是这种风气影响下的专业性类书。这些综合性类书和专业类书的编纂，使分类学在隋唐时期得到了前所未有的发展，为医学理论的分类整理，疾病学、方剂学、本草学分类体系的建立提供了坚实的学术文化基础。

二、世界最早医学教育体制的创立

医学教育虽发端于南朝，但因南北各朝国祚较短，医学教育并无长足发展，医学教育体制的真正确立则要到隋唐时期。隋代的太医署，不仅是中央医务行政机构，也是中央医学教育机构。唐代医学教育分为中央和地方两级，与之相应的医学教育管理等也得到了全面发展。唐代医学教育在教育机构的设置、教育方针和方法的制定、学科分类、医学人才的考核选拔等方面都建立了较为完备的体系。

（一）医学教育机构的创兴

晋以前无官办医学教育，官府医学人才的选拔，主要为民间推举。南北朝始有官办医学教育，医学教育机构才得以初步建立。

1. 隋唐以前的教育机构

《唐六典》卷十四"医博士"条下注云："晋代以上手医子弟代习者，令助教部教之。

宋元嘉二十年，太医令秦承祖奏置医学，以广教授；三十年省。后魏有太医博士、助教。"由此可见，晋以前医学教育多以民间师徒相传之形式开展，并无官办医学教育机构。晋代官府已开始重视医学教育，但是否当时即有医学教育机构之存在，史籍无详载。刘宋元嘉二十年（公元 443 年），太医令秦承祖奏置医学，应是医学教育机构设立之最早记载。北魏有医学博士之职，亦当有医学教育机构之设立。

2. 隋唐两级医学教育机构之创设

隋唐时期，随着南北统一，政治经济与社会的发展，传统人才选拔制度无法适应新的人才需求，新的官吏教育和考试选拔制度——科举制得以创立。受此影响，包括医学教育在内的专业教育也得到前所未有的发展。当时，在中央和地方设立了两级医学教育机构。

隋代承继前朝，在中央设立了太医署，并完善了相关制度，使太医署兼有医务行政和医学教育两种功能。太医署医学教育和管理功能的确立，使它成为具有医学教育性质的机构，开创了中国乃至世界最早的学校医学教育模式。隋代太医署除了医政管理人员、医疗人员外，从事医学教育的医学博士、助教等也占有很大比例。北魏时期太医署即已设立有医博士与助教，分属七品下和九品中级别的官阶。

唐代不仅有太医署这样的中央医学教育机构，还在地方官府设置了地方医学教育机构。唐代太医署规模宏大，学制健全，考核严格，是全国最高医学教育和管理机构。唐代太医署由太常寺管理，亦由管理和教学人员共同组成。《旧唐书·职官志》载：

> 太医署令二人（从七品下），丞二人（从八品下），府二人，史四人，主药八人，药童二十四人；医监四人（从八品下），医正八人（从九品下），药园师二人，药园生八人，掌固四人。太医令掌医疗之法，丞为之贰。其属有四，曰医师、针师、按摩师、禁咒师，皆有博士以教之。

> 诸药医博士一人（正八品上），助教一人（从九品下），医师二十人，医工一百人，医生四十人，典药二人。博士掌以医术教授诸生。

《唐六典》亦有类似记载：

> 医博士一人，正八品上；助教一人，从九品上。（晋代以上手医子弟代习者，令助教部教之。宋元嘉二十年，太医令秦承祖奏置医学，以广教授；至三十年省。后魏有太医博士、助教。隋太医有博士二人，掌医。皇朝武德中，博士一人，助教二人；贞观中，减置一人，又置医师、医工佐之，掌教医生。）医博士掌以医术教授诸生习《本草》《甲乙》《脉经》，分而为业：一曰体疗，二曰疮肿，三曰少小，四曰耳目口齿，五曰角法。（诸医生既读诸经，乃分业教习，率二十人以十一人学体疗。三人学疮肿。三人学少小，二人学耳目口齿，一人学角法。体疗者，七年成；少小及疮肿，五年；耳目口齿之疾并角法，二年成。）

据上述记载可知，令、丞、府、史、药童、医监、医正、药园师、药园生等是中央医政管理机构的行政管理人员。而医博士、助教则是医学教育者，医学教育管理由医博士负责。另外还有医师、医工、医生、典药等医疗工作人员。除了医博士外，还载有针博士、按摩博士、咒禁博士，都是太医署中负责相关学科教学的人员。

唐代除太医署这样的中央医学校外，还在地方设置有地方医学教育机构。《新唐书·百官志》"医博士"条下注载："贞观三年，置医学，有医药博士及学生。开元元年，改医药博士为医学博士，诸州置助教，写《本草》《百一集验方》藏之。未几，医学博士、学生皆省，僻州少医药者如故。二十七年，复置医学生，掌州境巡疗。永泰元年，复置医学博士。三都、都督府、上州、中州各有助教一人。三都学生二十人，都督府、上州二十人，中州、下州十人。"可见，除了中央太医署外，地方上亦设有医学教育机构，由医助教等各科助教负责地方医学教育的开展。

（二）分科教学原则和医学考试选拔制度的确立

隋唐时期医学分科教学的原则得以正式确立，每科教学有明确的教育方针和教学方法。

据《旧唐书》《新唐书》《唐六典》等史籍的记载可知，唐代设有医博士、针博士、按摩博士、咒禁博士四类医学教育负责人，分别负责以上四个学科的教学与考试工作。《唐六典》卷14载：

> 太医令掌诸医疗之法，丞为之贰。其属有四：曰医师、针师、按摩师、咒禁师。皆有博士以教之。其考试登用，如国子监之法。
>
> 医博士掌以医术教授诸生，习《本草》《甲乙》《脉经》，分而为业：一曰体疗、二曰疮肿、三曰少小、四曰耳目口齿、五曰角法。
>
> 针博士教针生以经脉、孔穴，使识浮沉涩滑之候，又以九针为补泻之法，凡针疾，先察五脏有余不足而补泻之。凡针生习业者教之，如医生之法。
>
> 按摩博士掌教按摩生以消息导引之法，以除人八疾，一曰风，二曰寒，三曰暑，四曰湿，五曰饥，六曰绝，七曰劳，八曰逸。
>
> 咒禁博士一人，从九品下。咒禁博士掌教咒禁生，以咒禁被除邪魅之为厉者。

由上可知，唐代已确立了明确的医学生考试制度，其考试录用方法同当时的国子监一致。唐代参加国子监大学考试的学生多来自官僚子弟，而其他如律学、书学、算学等考试的学生则允许平民子弟参加。医学当与律、书、算学相同，除部分来自医学家庭外，亦有部分来自一般平民家庭。医学生入学，如太学生一样，也行束修之礼。

医学生不但要学习规定的课程，还要定期参加考试。考试由博士主持月考，太医令主持季考，太常丞主持岁考。同时也对临床实习有考核要求，以治愈病人的多寡来计算成绩。

三、中医医德理论体系的形成

医疗活动是人类社会活动的一个特殊领域，除了需要具有专业的知识和技能，遵守一般的社会道德规范和行为准则之外，还具有自己特定的职业道德规范和行为准则及相应的道德观念。

中医医德理论、医德规范和行医准则是随着中国传统医学的发展而逐渐完善和发展起来的。早在西周时期，医事活动已高度职业化，医生已被分为食医、疾医、疡医、兽医等四类，并在年终对医生进行考核，并订出了"十全"这样的十个级别的考核标准。《周礼·天官·医师》中记载："岁终，则稽其医事，以制其食。十全为上，十失一次之，十失二次之，十失三次之，十失四为下。""十全"可能是医师职业准则发展的早期形态。春秋战国时期，随着医学实践和医生职业化的进一步发展，一批具有较高技能的医师，如扁鹊、医和、医缓、秦越人等逐渐成了医师职业领域的典型代表人物，被尊为后世医生追求和学习的职业典范。同时，扁鹊已经初步提出了"六不治"的行医准则，对"信巫不信医"现象进行了明确批判。

秦汉时期，随着医疗实践的发展和医学理论体系的形成，医德思想和医师行为规范也有了进一步发展。在医学伦理思想方面，主要受儒家和道家伦理思想的影响，对人生命的至高地位给予了充分强调，还将儒家的孝道伦理、救贫思想与医德结合起来。如《素问·宝命全形论》云："天复地载，万物悉备，莫贵于人。"马王堆出土医书《十问》曰："尧问于舜曰：'天下孰最贵？'舜曰：'生最贵'。"又如张仲景《伤寒论·序》云："精究方术，上以疗君亲之疾，下以救贫贱之厄，中以保身长全，以养其生。"这些都指出了医疗活动在保护生命、尽孝救贫方面的道德价值。同时，随着医学的专业化发展，医师职业的行为准则也初步形成，指出医师在治疗方面容易出现的"五过""四失"，并对如何防范提出了具体的看法。《素问·疏五过论》云："圣人之术，为万民式，论裁志意，必有法则，循经守数，按循医事，为万民副。故事有五过四德。"《内经》认为详细了解病人的成长状况、生活环境、年龄、情感与情绪等情况，才能做到诊治时不出现明显的过失；还指出医生应熟知医道，详察病情，诊病要做到从容不迫，意志坚定，精神专一，言语切当。当然，这些行医准则还不是独立的系统，而是与诊疗原则糅合在一起的。

魏晋南北朝时期，医学伦理思想和规范又有了一定程度的发展。王叔和《脉经·序》云："夫医药为用，性命所系，和鹊至妙，犹或加思；仲景明审，亦候形证，一毫有疑，则考校以求验。"强调医药事关生命，医者应具有严谨求实的态度，在行医过程中应深思慎行，不能有丝毫差池。褚澄《褚氏遗书》云："夫医者，非仁爱之士不可托也，非聪明理达之士不可任也，非廉洁淳良不可信也。"这将"仁爱""聪明理达""廉洁淳良"作为医者的基本道德要素提了出来，强调医者不仅应具备一般的仁爱之心，还须具有聪明豁达，不为利益扰动的纯洁善良之德。这从较高道德层次上对医者的道德观念和德行提出了严格的要求。

隋唐时期，中医医德思想有了前所未有的发展，以孙思邈为代表的医家系统讨论了传统医德观念、医德规范和行医准则，标志着中华医德思想体系、医德规范和行医准则的基本形成。孙思邈《备急千金要方》将"大医习业"与"大医精诚"这两篇论述医德和行医准则的两篇医论放于卷首的显著位置，充分说明以孙氏为代表的隋唐医者对医德伦理和行医准则的重视，也反映了这一时期医德伦理思想和行医规范的发展已达到了前所未有的高度。

（一）医德理论的系统阐发

隋唐时期，随着佛道教的进一步发展，佛教的生命伦理思想逐渐融入中国传统伦理思想体系中。儒、释、道三教鼎立并相互融合的趋势，为中国传统医德思想的发展提供了丰富的伦理文化土壤。这一时期的孙思邈等医家，不仅精于医术，而且对儒释道亦深有研究；他们不但坚持中国传统儒道贵生的医学伦理观，而且将佛教的生命平等、慈悲救世等伦理思想也融入到医学伦理思想体系中。孙思邈在大医习业中特别强调指出"不读五经，不知仁义之道""不读内经（即佛典），则不知有慈悲喜舍之德""不读《庄》《老》，不能任真体运"。强调了医者在修习医业的同时，也应大力修习儒、释、道三教的伦理道德思想，并将之内化入医生的思想和医疗实践中，这样"则于医道无所滞碍，尽善尽美矣"。

孙思邈在《备急千金要方·序》《备急千金要方·大医精诚》等篇中系统总结了中国传统医德思想，主要体现在以下两个方面：

1. 提出"生命至重""不杀生以求生"的生命伦理观

孙思邈在《备急千金要方·序》中即明确指出："人命至重，有贵千金，一方以济之，德逾于此。"孙氏发扬了贵生护生的医德传统，强调了人的生命的神圣性和至上性。因此，孙思邈特别强调医者要尊重并护惜生命，他认为医生对待病者，"不得问其贵贱贫富，长幼妍蚩，怨亲善友，华夷愚智，普同一等，皆如至亲之想，亦不得瞻前顾后，自虑吉凶，护惜生命"（《备急千金要方·大医精诚》）。

同时，孙氏还将佛教"不杀生"思想融入他的生命伦理观中，提出"不杀生以求生"的生命平等伦理观。他认为生命无论贵贱，即便是畜兽也与人的生命一样应得到尊重。他指出："虽曰贱畜贵人，至于爱命，人畜一也，损彼益己，物情同患，况于人乎。夫杀生求生，去生更远。"因此，他倡导在行医治病之时，不杀生以求生，尽量不杀害活的动物以入药。

2. 阐扬了"大医精诚"的医学伦理观

孙思邈系统阐扬了"大医精诚"的中华传统医学伦理观。孙氏的"大医精诚"思想包含丰富的医学伦理内容，他以"精""诚"为纲，指明了"苍生大医"所应具备的基本医德素养，阐释了"用心精微""大慈恻隐""至意深心"等中华医学伦理的基本医德思想。

生命神圣而复杂，疾病多变而难察，"用心精微"是医者首要的基本职业素养。孙氏指出生命的神圣性与复杂性，目的在于强调医者在习医、行医之时应具有更高的职业素养和责任担当。他认为"唯用心精微者，始可与言于兹矣"。因此，他对医者的习医、行医过程提出了非常高的要求，用"至精至微"来强调医者应具有的责任意识。

医者不仅应有责任担当，而且还应具备慈悲仁爱，无欲无求的高尚道德情操。他说，"凡大医治病，必当安神定志，无欲无求，先发大慈恻隐之心，誓愿救含灵之苦"（《备急千金要方·大医精诚》）。同时，医者应"见彼苦恼，若己有之。深心凄怆，勿避险"还不得以任何理由和借口差别对待。以此为标准，孙氏将遵行生命至上、担负护昔生命责任的医者称之为"苍生大医"，反之则称之为"含灵巨贼"。孙氏不仅强调了医者的责任担当，还指出了医者应具备较高的职业素养和诚实不欺的职业态度等。

（二）医德规范和行医准则的建立

孙思邈认为，医生不仅应具有尊重生命、精诚为医的伦理道德观念，还需要特定的医德规范和行医准则的约束。

1. 明确了医者必备的基本道德规范

孙思邈树立了理想的医者楷模——大医。"大医"首先必须具备的基本职业素养是"博极医源，精勤不倦"。他在《备急千金要方·大医习业》一文中指出：

> 凡欲为大医，必须谙《素问》、《甲乙》、《黄帝针经》、明堂流注、十二经脉、三部九候、五脏六腑、表里孔穴、本草药对，张仲景、王叔和、阮河南、范东阳、张苗、靳邵等诸部经方，又须妙解阴阳禄命，诸家相法，及灼龟五兆、《周易》六壬，并须精熟，如此乃得为大医。若不尔者，如无目夜游，动致颠殒。次须熟读此方，寻思妙理，留意钻研，始可与言于医道者矣。又须涉猎群书，何者？若不读五经，不知有仁义之道。不读三史，不知有古今之事。不读诸子，睹事则不能默而识之。不读内经，则不知有慈悲喜舍之德。不读《庄》《老》，不能任真体运，则吉凶拘忌，触涂而生。至于五行休王，七耀天文，并须探赜。若能具而学之，则于医道无所滞碍，尽善尽美矣。

他认为，具备厚实的医学专业知识和广博的各类知识，是成为理想"大医"的首要条件，也是最基本的医德规范。

其次，"大医"还必须具备精湛的医学技能。他认为医者不仅要学好医学和其他各类知识，还必须要重视实践技能的培养，"不得道听途说，而言医道已了"。

再者，为医者，应精神内守，专心一致，不为自我需求和外在社会环境所左右。《备急千金要方·大医精诚》一文云：

> 若有疾厄来求救者，不得问其贵贱贫富，长幼妍媸，怨亲善友，华夷愚智，普同一等，皆如至亲之想。亦不得瞻前顾后，自虑吉凶，护惜身命，见彼苦恼，若己有之，深心凄怆，勿避险，昼夜寒暑，饥渴疲劳，一心赴救，无作功夫形迹之心。

这要求医者公平对待病家，不分贫贱宝贵，一视同仁；不要为外在的贫富、名利所扰，专心于治病救人之途。

2. 指出了医者不应违背的行医准则

孙氏不但指出了医者应遵守的基本医德规范，还对医者不应违背的行医准则提出了要求。《备急千金要方·大医精诚》指出：

> 夫大医之体，欲得澄神内视，望之俨然，宽裕汪汪，不皎不昧，省病诊疾，至意深心，详察形候，纤毫勿失，处判针药，无得参差。虽曰病宜速救，要须临事不惑，唯当审谛覃思，不得于性命之上，率尔自逞俊快，邀射名节，甚不仁矣。又到病家，纵绮罗满目，勿左右顾眄，丝竹凑耳，无得似有所娱，珍馐迭荐，食如无味，兼陈，看有若无。所以尔者，夫一人向隅，满堂不乐，而况病患苦楚，不离斯须，而医者安然欢娱，傲然自得，兹乃人神之所共耻，至人之所不为，斯盖医之本意也。
>
> 夫为医之法，不得多语调笑，谈谑喧哗，道说是非，议论人物，炫耀声名，訾毁诸医，自矜己德。偶然治瘥一病，则昂头戴面，而有自许之貌，谓天下无双，此医人之膏肓也。老君曰：人行阳德，人自报之；人行阴德，鬼神报之。人行阳恶，人自报之；人行阴恶，鬼神害之。寻此二途，阴阳报施岂诬也哉。所以医人不得恃己所长，专心经略财物，但作救苦之心，于冥运道中，自感多福者耳。又不得以彼富贵，处以珍贵之药，令彼难求，自炫功能，谅非忠恕之道。志存救济，

故亦曲碎论之。学人不可耻言之鄙俚也。

孙思邈从"大医之体"和"为医之法"两个层面，对医者行医时应为和不应为作出了明确限定。"大医之体"从为医者的思想态度层面，强调了医者要精诚专注，深思熟虑，不得草率、轻浮地对待生命，不得为外物所惑。"为医之法"，强调医者在行医过程中：不得夸夸其谈，妄言多语，臧否他医；不得自许高明；"不得恃己所长，经略财物"。

第二节　医学理论的分类整理与充实创新

在汇集前代医籍、总结实践经验的基础上，隋唐时期的医学理论有了进一步发展。经过医家的分类整理，这一时期的医学理论更具系统性，在病因、病机和证候学等方面都有显著发展。

一、巢元方等对病因病机学的总结与拓展

隋、唐医学通过对前代医学理论的整理研究，以及临床实践新的探索，在病因病机学和证候学方面取得了重要成就。隋代巢元方《诸病源候论》序曰："医之作也，求百病之本，而善则能全。"在病因证候学方面，巢氏的《诸病源候论》具有划时代总结的意义。该书载述各种疾病病源证候共一千七百三十九论，对临床各科疾病的每一病证深入研究，在病因病机方面殊多探索，有不少新的认识颇合于临床实际。至如孙思邈的《备急千金要方》《千金翼方》和王焘的《外台秘要方》，也多以研究病因证候为先，然后备列治疗医方。

《诸病源候论》这一划时代的医学著作，对唐、宋医学的影响是十分深刻的。孙思邈的《千金方》载引了此书的很多内容，此后如《外台秘要》《太平圣惠方》及《幼幼新书》等医学名著，皆据《诸病源候论》展开病因病机分析。在宋代，对此书尤为重视，宋朝廷曾将其同《素问》《难经》《脉经》《千金翼方》及《龙树论》等，同作为"医学"必读教材；并规定试补"医学"考试，也从此书中选题。正因为这样，所以早在天圣四年（公元1027 年）就命集贤校理晁宗悫、王举正等校正《巢氏病源候论》，其时间实早于校正医书局三十年。到了元代仍将其列"医门之七经"中，作为医学之经典。至清代的《四库全书总目提要》，对它的评价很高，谓"其言深密精邃，非后人之所能及，《内经》以下，自张机、王叔和、葛洪数家书外，此为最古。完其旨要，亦可云证治之津梁矣"。

二、杨上善对《内经》医学理论的分类与阐发

隋、唐时，杨上善以编撰《黄帝内经太素》（简称《太素》）而著称于史。《太素》是研究《内经》的重要著作，该著合《素问》《九卷》（即《灵枢》）二部为一书，这是符合古意的。《汉志》曾称"《黄帝内经》十八卷"，皇甫谧序《针灸甲乙经》亦谓："《针经》九卷，《素问》九卷，二九十八卷，即《内经》也。"日人丹波元胤《医籍考》云："林亿等《素问》序曰：及隋杨上善纂而为《太素》。今睹其体例，取《素问》《灵枢》之

文，错综以致注解者。后世有二经分类之书，上善实为之唱首。"这种合二为一的编次尝试，对后人整理、研究《内经》很有启迪和影响，如张介宾编纂《类经》亦结合二经，"以《灵枢》启《素问》之微，《素问》发《灵枢》之秘"，互彰其义。

杨上善的《太素》分类得当，且没有乱入其他资料，由此得到了后人的好评。如黄以周在《儆季文钞·旧钞太素经校本叙》中说："《太素》改编经文，更归其类，取法于皇甫谧之《甲乙经》，而无其破碎大义之失，其文先载篇幅之长者，而以所移之短章碎文附于其后，不使原文糅杂，其相承旧本有可疑者，于注中破其字，定其读，亦不辄易正文，以视王氏（指王冰）之率意窜改，不存本字，任臆移徙，不顾经趣者，大有径庭焉。"

在《太素》中并未见到天元纪大论等王冰增入的内容，一定程度上更切近于《内经》的原来面貌，故萧北承赞之曰"足存全本《素问》之真"。

杨上善将《素问》与《九卷》合编在一起，先按不同的经文内容，设立摄生、阴阳、人合、藏腑、经脉、输穴、营卫气、身度、诊候、证候、设方、九针、补泻、伤寒、寒热、邪论、风论、气论、杂病等 19 大类，每大类之下再设有子目。这样就使《内经》更加具有系统性，起到了钩玄提要的作用。

杨上善又结合其深湛的医学造诣，对经文中之奥义，作出颇多精彩的发挥。首先，杨上善通过对精、气、神思想的系统阐发，发展了中医藏象学说。杨上善对《内经》中有关藏象的论述多有注解，他不仅将五脏与五神关系解释清楚，而且将胃、小肠、大肠、广肠、三焦、胆之间的传导顺序、相互关系等也解释得十分明白。杨上善对脏腑之间关系的理解，建基于精、气、神及其关系等更高层次的思想理论之上，深入阐发了精、气、神与五脏的关系。他认为，气为精之御，精为神之宅，神为气与精之用，各出于五脏，五神于五脏中各有所主：精之主主于肾，气之主主于命门，神之主主于心。这些新的注解都是对《内经》藏象学的进一步阐发。

其次，杨上善在病因病机学说方面亦有重要阐发。如他对"虚邪"的解释，强调了外在虚邪之气与身体内在虚邪之间的消长制约关系。他认为，如暴风雨之类的"虚邪"不与身体本身的"虚"相互为机，则外在的虚邪将不可能伤及于人。他在《太素》卷二十七中说："风雨寒暑，四时正气，为实风也。众人肉坚，为实形也。两实相逢，无邪客病也。故虚邪中人，必因天时虚风，并身形虚，合以虚实也。参，合也。虚者，形虚也。实者，邪气盛实也。两者相合，故大病成也。"另外，他对《内经》的病因观也有多方面分析。杨上善还从阴阳、表里、寒热、虚实四个层面，概括了《内经》的病变理论。

另外，杨上善还对《内经》的诊法、治则等医学理论进行了阐发。杨上善关于"四诊"的注解，汇聚了唐初以前历代医家的诊法精要，强调"诊脉"应与"听声""察色""观形"相结合。在治则方面，杨上善发挥了防微杜渐、因时因人因地施治等基本治法原则。

总之，杨上善的《黄帝内经太素》在注解过程中，结合自己的思想在内容上有多方面的创新，试略举几例来简要说明：

1）强调命门藏精

杨氏在阐发《内经》"五脏主藏精"时认为"人肾有二，左为肾脏，右为命门，命门藏精，精者五脏精液，故五脏藏精"；"精谓命门所藏精也，五脏之所生也，五精有所不足，不足之脏虚而病也……命门通名为肾"（《太素》卷六）。显然，杨氏所谓命门，已非《灵枢·根结》"命门者目也"之义，而是结合了《难经·三十六难》"肾两者，非皆肾也，其左者为肾，右者为命门"之说，突出了命门藏精的概念，这是前人所罕论及的，乃发明命门理论之先河者。

2）发挥"知五"养生

《素问·宝命全形论》曰："针有悬布天下者五，黔首共余食，莫知之也，一曰治神，二曰知养身，三曰知毒药为真，四曰制砭石（《太素》作'砝石'）小大，五曰知府藏（《太素》作"输藏"）血气之诊。"言处世养身御病之秘要，杨上善结合前人论述对此作了精彩的阐发：

> 存生之道，知此五者以为摄养，可得长生也。魂神意魄志，以神为主，故皆名神。欲为针者，先须理神也。故人无悲哀动中，原魂不伤，肝得无病，秋无难也；无怵惕思虑，则神不伤，心得无病，冬无难也；无愁忧不解，则意不伤，脾得无病，春无难也；无喜乐不极，则魄不伤，肺得无病，夏无难也；无盛怒者，则志不伤，肾得无病，季夏无难也。是以五过不起于心，则神清性明，五神各安其藏，则寿近遐算，此则针布理神之旨也。
>
> 饮食男女，节之以限，风寒暑湿，摄之以时，有异单豹岩穴之害，即内养身也；实恕慈以爱人，和尘劳而不迹，有殊张毅高门之伤，即外养身也。内外之养周备，则不求生而久生，无期寿而寿长也，此则针布养身之极也。玄元皇帝曰：太上养神，其次养形，斯之谓也。
>
> 药有三种：上药养神，中药养性，下药疗病。此经宗旨，养神养性，惟去怵惕之虑、嗜欲之劳，其生自寿，不必假于针药者也。（《太素》卷第十九）

杨氏三论，较全面地阐述了养生的要则，对《素问》奥旨进行深入浅出的发挥。

3）剖析热病机理

《素问·热论》曰："今夫热病者，皆伤寒之类也。"杨氏别具一格地注释经旨，云：

> 夫伤寒者，人于冬时，温室温衣，热饮热食，腠理开发，快意受寒，腠理因闭，寒居其□□□寒极为热，三阴三阳之脉、五脏六腑受热为病，名曰热病。斯之热病，本因受寒伤多，亦为寒气所伤，得此热病，以本为名，故称此热病，伤寒类也。故曰冬伤于寒，春为温病也。

他以原始病因来解释伤寒而成热病之理，其关键是严冬取暖到腠理开泄，复感寒邪，寒极内闭为热病。在病因、病机方面颇不乏对后人的启迪。

此外，他在阐发《内经》治则中亦具卓识，认为"因其轻而扬之"，"谓风痹等，因其轻动，道引微针，扬而散之"（《太素》卷三），指治风痹等证，须针治结合适当运动，轻动扬散而有利祛除外邪；"因其重而减之"，则"谓湿痹等，因其沉重，燔针按熨，渐减损也"，根据湿邪重浊黏腻之特点，杨氏强调须烧针热熨，积渐收功。可以看出，他认为这两句治则名言是专指两种不同性质的痹证的治疗而言。他还强调，"形不足者，温之以气"，"谓寒瘦少气之徒，补其阳气也"；"精不足者，补之以味"，为"五脏精液少者，以药以食五种滋味而补养之"，对临床治疗具有相当的参考价值。

综上所述，杨上善撰注《太素》，不仅保存了唐以前《内经》的珍贵资料，而且在编次及阐发《内经》医学理论方面亦具匠心，对后世产生深远影响。

三、王冰对《内经》医学理论的系统诠释

王冰的《黄帝内经素问注》系统阐发运气学说变化规律及其对人体发病的影响。他认为"五运更统于太虚,四时随部而迁复;六气分居而异主,万物因之以化",说明四时的递更,万物的化生,均本于自然界的五运六气。如果运气失常,则必然引起自然界的一系列变异,危害及人体,而致疾病发生。王冰说,"造化之气失常,失常则气变,变常则气血分挠而为病也。天地变而失常,则万物皆病",并举例说明某些疾病的发生及疫病流行与运气异常的关系。其深入浅出的注释,对后人理解经旨,进一步研究气候变异与人体发病的关系,是很有启发的。

《素问·六微旨大论》中有关亢害承制的理论"相火之下,水气承之……亢则害,承乃制,制则生化,外列盛衰;害则败乱,生化大病"常使后人难以理解,王冰将其阐释为"热盛水承,条蔓柔弱,凑润衍溢,水象可见";"寒甚物坚,水冰流涸,土象斯见,承下明矣";"疾风之后,时雨乃零,是则湿为风吹,化而为雨";"风动气清,万物皆燥,金承木下,其象昭然";"煅金生热,则火流金,乘火之上,理无妄也";"君火之位,大热不行,盖为阴精制承其下也",即列举自然现象来说明深奥的亢害承制理论,强调四时正常的自然现象中,均寓有"承制"之理,由于这种"承制"的存在,才使自然界保持着生态的平衡。王氏之论,是阐发亢害承制之嚆矢,对后世医家启迪颇大,如刘完素、王履、张介宾等各有专论,使亢害承制理论更深入具体地与人体生理、病理及治疗结合起来,而成为中医学术中的一个重大课题。

在阴阳互根、升降出入等基础理论方面,王氏亦颇多精彩的论述。如据《素问·四气调神大论》"春夏养阳,秋冬养阴,以从其根",阐论说:"阳气根于阴,阴气根于阳。无阴则阳无以生,无阳则阴无以化。全阴则阳气不极,全阳则阴气不穷……二气常存,盖由根固。"王冰之论成为千古名言,后世张介宾最心折其说,引申发挥甚多。

《素问·六微旨大论》谓"出入废则神机化灭,升降息则气立孤危,故非出入则无以生长壮老已,非升降则无以生长化收藏,是以升降出入,无器不有,故器者生化之宇,器散则分之,生化息矣,故无不出入,无不升降……四者之有而贵常守,反常则灾害至矣",说明升降出入四者是万物生化的重要条件。王冰认为,凡生气根于中者,以神为动静之主,故谓之神机;根于外者,假气以成立主持,故命曰气立,如出入废则神去而机息,升降息则气止而化绝。他还认为"包藏生气者皆谓生化之器,触物皆然",凡物之窍横者,皆有出入来去之气,窍竖者皆阴阳升降之气,如"虚管溉满,捻上悬,水固不泄,为无升气而不能降也;空瓶小口,顿溉不入,为气不出而不能入也"。他以常见的物理现象,形象地说明了"升无所不降,降无所不升。无出则不入,无入则不出"的至理。同时,他还进一步联系到人体,"出入谓喘息也;升降谓化气也",出入升降之气即为生气,故"居常而生,则未之有屏出入息,泯升降气而能存其生化者"。王冰强调了呼吸出入、升降化气对生命的重要意义,从本质上说,是以朴素的辩证法思想,宏观地来探索人体的新陈代谢,这种指导思想和治学观点,对后世医家影响不小。

王氏在《黄帝内经素问注》中对辨证论治也颇多发挥。如有关伤寒方面,《素问·热论》"其未满三日者,可汗而已;其满三日者,可泄而已",后人对此理解不一,常被"三

日”所拘。王氏则认为汗、下二法，不应为日数所限，经言三日，“此言表里之大体也”，他根据当时传存的《正理伤寒论》之说，指出“脉大浮数，病为在表，可发其汗；脉细沉数，病在里，可下之。由此则虽日过多，但有表证，而脉大浮数，犹宜发汗；日数虽少，即有里证而脉沉细数，犹宜下之，正应随脉证以汗、下之”，这一认识是完全符合临床实际的。

王氏理论的精辟处，还在于能明辨阴阳水火之虚实。如称：“大寒而甚，热之不热，是无火也……大热而甚，寒之不寒，是无水也。”无水发热，不可以寒疗热，否则“治热未已而冷疾已生”，正确的治疗当助其肾，所谓“取肾者，不必齐以寒……强肾之阴，热之犹可”。无火恶寒，不可以热攻寒，否则“攻寒日深而热病更起”，确当的治疗须补其心，所谓“取心者不必齐以热……但益心之阳，寒亦通行”。结合《素问·至真要大论》“诸寒之而热者取之阴，热之而寒者取之阳”之说，王冰精辟地提出了“益火之源，以消阴翳；壮水之主，以制阳光”的千古名言，指导着后世医家的理论研究和临床实践，被奉为治疗虚性发热之准则；同时他所谓求本的肾阴和心阳，又成为启迪后人探索生命奥秘的途径，特别对明代命门理论影响深远。《四库全书总目提要》谓是说“遂开明代薛己诸人探本命门之一法，其亦深于医理者矣”，这是很确切的。

王冰又提出了病机理论方面的另一学说——五脏本气说。他认为“物体有寒热，气性有阴阳”，以人体五脏而言，“肝气温和，心气暑热，肺气清凉，肾气寒冽，脾气兼并之。故春以清治肝而反温，夏以冷治心而反热，秋以温治肺而反清，冬以热治肾而反寒”（《黄帝内经素问注》）。其论阐述了五脏的本气性质，并用自然界的温、热、清、寒等气加以说明，这样就将人体的五脏性质与天地间的六气构通了起来，显然，这是立足于天人相应的基本观点，是在他“天地之气交合之际，所遇寒、暑、燥、湿、风、火胜复之变之化，故人气从之”（《黄帝内经素问注》）的认识主导下，对人体脏腑性质的一种探索。自王冰之说问世后，脏腑病机学说就突破了虚实虚寒的局限，发展到天地六气与五脏本气相结合的脏腑六气病机学说的新阶段中去了，此说对金代刘完素影响甚大，曾详加阐发，而王冰实乃是说之滥觞。

王冰在《黄帝内经素问注》中对病机理论曾精心研究，发挥甚多。他将临床各种疾病的病因、病机概括为四大类：

> 夫病生之类，其有四焉：一者始因气动而内有所成，二者不因气动而外有所成，三者始因气动而病生于内，四者不因气动而病生于外。夫因气动而内成者，谓积聚、癥瘕、瘤气、瘿气、结核、癫痫之类也；外成者，谓痈肿疮疡、疵疥疽痔、掉瘛浮肿、目赤瘭胗、胕肿痛痒之类也；始因气动而病生于内者，谓留饮澼食、饥饱劳损、宿食霍乱、悲恐喜怒、想慕忧结之类也；生于外者，谓瘴气贼魅、虫蛇蛊毒、蜚尸鬼击、冲薄坠堕、风寒暑湿、斫射刺割捶扑之类也。如是四类，有独治内而愈者，有兼治内而愈者，有独治外而愈者，有兼治外而愈者……（《素问·至真要大论》王冰注）

所谓“气动”，是指脏气的变乱，“内有所成”，指因脏气之变乱而内结为癥瘕积聚等有形的疾病；“外有所成”，指痈肿疮疡等体表疾患；“病生于内”谓喜怒、劳倦等虚损、内伤类疾病，亦由脏气变乱所引起；“病生于外”乃虫蛇蛊毒、坠堕之类外伤疾病。

这种分类法将病因、病机结合在一起，不同于后世盛行的内因、外因、不内外因三因说，乃为三因说之先河。王氏气动说对张元素、张从正等医家有一定影响，但在医学史上自宋代陈言三因说问世以后，此说就湮没不彰。它的特点是以脏气变乱来归纳内外各种疾病，对疾病性质、轻重转归等都有一定说明，是中医病机理论中的一个组成部分，值得今天引起重视和加以研究。

在"气动"说之外，王冰在《黄帝内经素问注》中不乏对其他病机理论方面的重要阐发。如论伤寒发热，认为其主要机理在于"外凝内郁"，所谓"寒气外凝，阳气内郁，腠理坚致，元府闭封。致则气不宣通，封则湿热内结，中外相薄，寒盛热生。故人伤于寒，转而为热，汗之则愈，则外凝内郁之理可知"（《黄帝内经素问注》），说明伤寒表热的机理以寒凝热郁为关键。此说对后世医家颇多启迪，如刘完素治疗强调气液宣通，殆亦其余绪。

在虚损疾病方面，《素问·阴阳别论》有"二阳之病发心脾，有不得隐曲，女子不月，其传为风消，其传为息贲者，死不治"之说，王冰的注释是："二阳谓阳明大肠及胃之脉也……夫肠胃发病，心脾受之，心受之则血不流，脾受之则味不化，血不流故女子不月，味不化则男子少精，是以隐蔽委曲之事不能为也。"这一阐说的学术影响甚大，如金代擅长于攻邪的名医张从正，亦持王冰的观点作为他用汗吐下法的理论依据，认为虚劳病大抵由二阳受病引起，再累及心脾，"心受之则血不流，脾受之则味不化，故男子少精，女子不月"（《儒门事亲·推原补法利害非轻说》）。病原属阳明，而阳明泻而不藏，以通为补，故虚劳不宜滥用滋补，当以祛邪为主，所谓"惟深知涌泄之法者能治之"。王安道亦循王冰、子和之说，认为"二阳之病发心脾……肠胃有病，心脾受之，发心脾，犹言延及于心脾也……肠胃既病则不能受、不能化，心脾何所资乎？心脾既无所资，则无所运化而生精血矣。故肠胃有病，心脾受之……"（《医经溯洄集·二阳病论》）。这种观点与晚近临床的认识相左，目前常以为二阳之病源于心脾，由情志忧结所引起，治疗当以疏肝逍遥为主，后说受影响于《景岳全书》《吴医汇讲》等名著，唐笠山甚至还指责王履之非"昔王安道以肠胃有病，延及心脾，颠倒其说"（《吴医汇讲·二阳之病发心脾解》）。以上是两种对《内经》病机的不同理解，结果引导出了两种截然不同的治疗方法。前说乃王太仆肇其端，现今每被忽视，可资临床参考。

关于血虚机理的研究，常归咎于心、肝、脾三脏，而少言及肾，王冰在解释《素问·脉要精微论》"肾脉……其耎而散者，当病少血，至令不复也"时，明确指出："肾主水，以生化津液，今肾气不化，故当病少血，至令不复也"。突出了肾病对少血的影响，其论精确，符合临床实际，后世医家每每忽视此点，是颇可惋惜的。又如他对"鬲消"的病机也有独特之见，《素问·气厥论》曰："心移热于肺，传为鬲消。"王氏认为："心肺两间，中有斜鬲膜，鬲膜下际，肉连于横鬲膜，故心热入肺，久久传化，内为鬲热，消渴而多渴也。"由此可见，王氏还通于解剖之学，能从解剖的角度来研究病机，这在唐代，是难能可贵的。

如上所述，王冰是一位在中医学理论体系中卓有建树的医家，归纳其成就，大致可有三个方面：①整理、编次了旧本《素问》。②补充了七篇大论，使运气学说的重要内容赖以保存和流传后世。③阐发经旨，开后人无限法门。汪昂在《素问灵枢类纂约注》中评之曰："《素问》在唐有王启玄之注……注内有补经文所未者，可谓有功先圣。"当然在历史上也有少数学者对王冰的注次持有微词者，如刘完素在《素问玄机原病式序》中说："王冰迁移加减经文，亦有臆说，而不合古圣之书者也。"吕复亦有"训诂失之于迂疏，引援或至于未切"之论。另马莳又称其"随句解释，逢疑则默；章节不分，前后混淆"。这是我们所要看到的问题的另一面，因而，宋代林亿、高若讷等遂又正其误文，增其缺义，颇于王冰为有功。然而，王冰的注较之全元起本毕竟更趋成熟，经过他的整理和研究，从此使《素问》得以普及于后世医界，其注本迄今为研究《素问》的重要著作。然而自宋代以后，王冰的《黄帝内经素问注》原书已不存世。此书经宋嘉祐二年（公元 1057 年）校正医书局高保衡、林亿等校正后，题名《重广补注黄帝内经素问》，保存了王冰原注《素问》的面貌。

四、王焘《外台秘要》对伤寒温病理论的探索

王焘，唐代人（公元 670～755 年），是宰相王珪的孙子。因母亲生病，遂从事医学研究，《新唐书·王珪传》说："珪孙焘，性至孝，为徐州司马，母有疾，弥年不废带，视絮汤剂，数从高医游，遂穷其术，因以所学作书，号《外台秘要》，讨绎精明，世宝焉。"

王氏所撰辑的《外台秘要》，简称《外台》，是在《诸病源候论》和《千金方》的基础上编纂而成的唐代重要的医学著作，在理论和方药的分类整理上都做出了重要贡献。就编纂体例看，《外台秘要》贯彻了疾病分类学的思想，依据疾病类别，按照先论后方的原则对伤寒、天行、温病、心痛、五官科病、妇儿疾病等进行分类编辑，共计列出 1104 门，载方 6000 余首。

如该书融合唐中期以前伤寒各家的理论，进行了分类归纳与总结，推进了伤寒理论的发展，并为后世温病学理论的形成和发展提供了重要启示和借鉴。该书前四卷共搜集汇总了唐中期之前 26 家研究伤寒学术的成就，在保存《伤寒论》原貌，承继伤寒论六经辨证思想的同时，又提出了伤寒病演变的日期理论，归纳总结了唐中期以前伤寒日期理论及临床应用情况。同时，该书还将三焦理论运用于指导疾病的辨证和治疗，为伤寒理论的发展及后世温病理论的形成奠定了重要基础。

五、藏医学理论的新突破

《四部医典》，又称《医方四续》，是我国藏医的医籍经典。此书是公元 8 世纪时著名藏医学家宇陀·元丹贡布等所著。《四部医典》以"隆、赤巴、培根"三大因素和五脏六腑、寒热气血等理论解说生理病理。书中论述父精母血结成胚胎，最后发育成胎儿。其对于内、外、妇、儿、五官等各科数百种病证，均有病因、证状及治疗方法，既具医学理论，并富有临床经验。有部分疾病为西藏高原所特有，其证治内容最具藏医学的特色。

综上所述，隋唐时期医学理论在分类整理和进一步系统化方面都有新的突出贡献，在病因、证候和病机学方面更是有了前所未有的突破。《诸病源候论》《黄帝内经太素》《黄帝内经素问注》等是隋唐时期最具代表性的医学理论著作，这些医书的编次，并非是前代医学资料的简单汇编，而是在传承经典理论的同时，将医家自身的实践经验和理论思考贯穿在相关医书的编撰过程中，有不少内容体现了隋唐时期医家的创新性发展。因此，那种认为隋唐医家重方药轻理论缺乏理论创造的观点是站不住脚的，隋唐时期医家在医学理论

方面的发展和贡献，需要我们进一步深入挖掘、整理和研究。

第三节 疾病分类体系的成熟与临床各科的发展

隋唐时期，中医疾病学逐渐走向成熟。中医对病因、病机与症候的认识逐渐深入，疾病的命名原则和分类体系也在实践探索的基础上更为合理，初步奠定了后世疾病命名、分科与分类的基础。这一时期，在新的疾病命名、疾病分类、疾病与脏腑辨证结合等方面树立了标准，对宋以后疾病学的发展产生了深远影响。

一、魏晋南北朝时期疾病学发展概况

中国古代医学分科有着非常久远的历史，有学者将分科的源头追溯到殷商时期。胡厚宣先生在《殷人疾病考》中认为殷人已有头、眼、耳、口牙、舌、小儿、传染等16种，类似于今天医学分科中的内、外、脑、小儿、传染等科。但不少学者认为，这些记载仅关乎病名，还不能称之为真正的分科。学界一般认为，近似于现代临床医学意义上的分科，最早出现于周代。周代礼书《周礼·天官》将医学分为食医、疾医、疡医、兽医四科。从现存史料看，秦汉至南北朝医学分科虽没有明确记载，但仍有一定的发展。

（一）疾病谱方面的新拓展

到了南北朝时期已出现了外科方面的专门医生，妇科的独立也有了端倪，食医也有了进一步发展。除了常规的疾病分析之外，医家已重视并开始着手研究疾病的分布，以及影响分布的因素，借以认识疾病的病因和发病规律，特别是对诸如脚气病、瘿病等一些当时的常见病、多发病，及时予以了高度重视，并注意到了一些病证的流行病学因素。如脚气病，此病前代无明确的记录，自晋代开始日渐流行，葛洪对脚气病的认识很准确，他在《肘后备急方》中记载："脚气之病，先起岭南，稍来江东。得之无渐，或微觉疼痛，或两胫小满，或行起忽弱，或小腹不仁，或时冷时热，皆其候也。"这反映了当时战乱频繁、人群迁徙、灾荒遍野的社会背景与疾病分布的内在联系，也可以看出当时对该病的主要临床表现已有较全面的认识，对该病某些症状的诊断已有客观的检查方法。又如瘿病（地方性甲状腺肿大），在此之前的史料中，已经有零星的相关史料，但首次明确的记载则当推《小品方》。其论曰："瘿病者，始作与瘿核相似。其瘿病，喜当颈下，当中央，不偏两边也。乃不急，腿然则是瘿也。中国人息（患）气结瘿者，……长安及襄阳蛮人，其饮沙水，喜瘿，有核瘰瘰耳，无根浮动在皮中。"概括了该病的体征形态，上述前者由恚气之气结，与今日囊状型甲状腺肿相似；后者由饮用沙水所发，与今日结节型甲状腺肿相仿。《小品方》将该病按其病因分为上述两类，是当时瘿病史中首创，并对后世的证型分类有深远的影响。

此时期对于传染病的认识也取得了突出成就。《肘后备急方》中对急性传染病的描述和分析，包括现在所说的多种流行性传染病，如疟疾、痢疾、狂犬病、结核病、丹毒、恙虫病等。如其对天花的描述非常准确与详尽，"比岁有病时行，乃发疮头面及身，须臾周匝，状如火疮，皆戴白浆，随决随生。不即治，剧者多死。治得差后，疮瘢紫黑，弥岁方灭……以建武（晋元帝年号）中于南阳击虏所得，乃呼为虏疮"。可见，葛洪的描述包括了天花的形态、症状、预后情况、发现时间、地点，传播途径和渠道等，这对于后世了解这种疾病的流行情况提供了可靠、翔实的资料。又如《肘后备急方》中对疟疾的种类和症状的描述也很详细，并且记载了三十余首方剂，其中十几首中均含有中药"常山"，其已被现代研究证实为是抗疟特效药。

此外，值得注意的是，魏晋南北朝时期由于服食成风，其余绪直到唐朝才逐渐平息。因服散而中毒者不计其数，轻者生痈疽，全身溃烂，神志癫狂，重者不治身亡。由此而引发的诸多疾病和相应的治疗方案也大量出现，这也是此时期疾病学发展的一个独特现象。

（二）温病与伤寒关系认识上的深化

魏晋南北朝时期，医家在温病和伤寒关系方面的认识有了进一步的深化。热性传染病过去都归入伤寒，认为是伤于寒邪，魏晋南北朝时期伤寒的病因说虽基本源于伤寒病温的说法，继承了"冬寒夏发"的传统理论，但与秦汉时期将温病、时行完全隶属于伤寒不同，魏晋南北朝时期的医家们已意识到三者的不同，并试图对三者进行区别。

在外感热性病方面，《肘后备急方》提出伤寒、温病、时行三者病因不同，发病机制亦异。注意到"冬日不甚寒"但仍可有伤寒发生，并指出"其年岁中有疠气，兼挟鬼毒相注，名为温病"，从而第一次明确地将疠气挟"鬼毒"作为温病的病因提出来，并指出瘟疫患者死亡之后仍具有传染性。这较秦汉时代的伤寒病因说显然有了重要的进步。

陈延之《小品方》有关外感热病的理论与临床实践的记载也值得格外注意。针对此前对伤寒、温病、天行诸病混称的模糊认识，陈延之已经明确认识到温病、伤寒、时行，无论病名、病因、病机，还是治法、方药都各不相同，不仅病因异气，而且"所宜不同，方说宜辨"。他强调外感寒温有别，并从理论上提出伤寒、温病分治学说，提出"伏温成温说"，突破了"伏寒化温"的局限，丰富了外感热病的内容，也为后世温病学的独立发展奠定了基础，具有积极意义。如后来北宋庞安时《伤寒总病论》中专设"天行温病"篇，基本上是源自《小品方》中对伤寒与时行、温疫的剖判。

二、疾病分类体系的成熟

（一）疾病分科体系的形成

隋唐时期，临床分科体系得以初步确立。隋代，太常寺属下的太医署已出现了主药、医师、药园师、医博士、助教、按摩博士、祝禁博士等不同职位的医生，已形成了医、按摩、咒禁三科。唐代承袭隋制，加针灸成为四科。同时，唐代的太医署又在医科之下设立体疗、疮肿、少小、耳目口齿、角法五科为第二级别的分科。这是我国古代医学分科史上非常重要的变革。其中的体疗，通常被解释为内科；疮肿则上承古代的疡医传统，下启后世疮疡科、金疮科，实际上是外科专科化的重要标志；角法，有时解释为拔罐、杯吸术，有时则指灸法，大致与现在所说的外治法相类；少小，耳目口齿科的设置，更是现存文献中最早的记载，标志着小儿科、五官科（含眼科、口腔科）的独立得到了官方承认。加上隐含在按摩科里的骨伤科，后世常设的分科在唐代大多都已出现。

（二）病因病机学说的新探索

魏晋南北朝时期，集中出现了诸多的医学专著与各类方书，如《针灸甲乙经》《脉经》《肘后备急方》《刘涓子鬼遗方》《中藏经》《小品方》等，在各类医籍中，都包含关于疾病的大量记载。虽然诸多的病证在《内经》《伤寒杂病论》等书中多可以见到，但此时期对于病证的描述、对于病因病机的分析有其独到之处，体现出当时疾病认识的范围和深度上都较前有了进一步的发展。

隋唐时期，随着医学的发展，医家在病因病机方面的认识又有了进一步的深化，对魏晋南北朝时期的病因病机学说进行了总结和发展。隋代巢元方等编撰的《诸病源候论》不载药方，专论各类疾病的病因、病机与证候，这不仅是医学理论方面的创新，而且也是疾病分类体系上的创新。该书记载了隋以前及当时临床所见的多种疾病，范围涉及内、外、妇、儿、五官、皮肤各科，对诸种疾病的临床表现有十分准确细致的描述。其中对中风病、消渴病、麻风病、脚气病、寄生虫病等的认识达到了前所未有的水平，在世界疾病发展史上具有一定的超前性。为后世疾病命名学和分类学的发展奠定了重要基础。唐代医家孙思邈等的疾病分类体系，亦深受该书影响。

（三）疾病分类体系的初步确立

疾病分类法的构建，是临床医学发展成熟的重要标志。唐代医家孙思邈建立了以脏腑类归为主体的疾病分类法，进一步丰富和发展了疾病学的认识体系，对临床有重要的指导意义。正是在构建疾病分类法的基础上，孙思邈才得以在方证论治体系的建立等方面有了更重要的突破，因而被后世称为"药王"。孙思邈编辑《备急千金要方》的目的，并非是为了"穷尽病源"，而是希望便于在临床上快速找到切合疾病证治的有效方药，也就是要解决所谓"求检至难"的问题。因此，孙思邈力图构建这样一个涵盖临床各科疾病证治的分类结构，以便可以将他精心筛选的 5300 余首方剂，按照各科疾病的类属关系，组织成为一个可以根据所患病证，快速检得有"方证比类相附"对应关系的疾病分类论治体系。

孙思邈《备急千金要方》的编纂体例，明确体现了他构建疾病分类体系设想。他按照妇人方、少小婴孺方、七窍病、风毒脚气、诸风、伤寒、肝脏、胆腑、心脏、小肠腑、脾腑、胃腑、肺脏、大肠腑、肾脏、膀胱腑、消渴淋闭、痈肿毒、痔漏（疥癣）、解毒并杂治、备急、食治、养性、平脉、针灸等序列，将疾病进行分类，并构建起了新的疾病论治体系，这体现了他以脏腑类归为主体的疾病分类思想。

（四）方证论治体系的创新发展

孙思邈在构建疾病分类体系的同时，也发展了以脏腑辨证相结合的方证论治体系。孙氏皆据脏腑病类归以定其位：首揭脉证，详其病状，知其大略，然后依次分列方证或针刺灸治之法，以备临证参酌。其疾病分类之清晰，脏腑辨证之明确，理法方药之贯通，层次结构之有序，使其晚年得睹仲景书后被称之为"方证同条，比类相附，须有检讨，仓卒易知"的思想方法，已经跃然纸上。

孙思邈晚年在获睹《伤寒论》后，将《备急千金要方》的"方证同条，比类相附"方法融会贯穿于对《伤寒论》条文的梳理中，重新汇编为太阳病用桂枝汤法，太阳病用麻黄汤法，太阳病用青龙汤法，太阳病用柴胡汤法，太阳病用承气汤法，太阳病用陷胸汤法，太阳病杂疗法，以及阳明病状、少阳病状、太阴病状、少阴病状、厥阴病状、伤寒宜忌、发汗吐下后病状、霍乱病状、阴易病已后劳得等 16 篇，使之成为分别按方证比类归附，以类相从，便于检讨的方证论治体系。

孙思邈创建的这一疾病分类及脏腑辨证相结合的方证论治体系，成为唐宋明清医家方书的基本体例，其学术内涵及影响之深远，非后人能企及。

三、伤寒与内科杂病学方面的新探索

（一）孙思邈对伤寒病研究的贡献

仲景《伤寒论》在历史上是时隐时现的，孙思邈在写《备急千金要方》时曾说："江南诸师秘仲景要方不传。"可见孙氏当时也未能见到《伤寒论》的全貌，这在《备急千金要方·伤寒》章节的具体内容中亦可说明这点。《备急千金要方》广泛地鸠集了华佗、王叔和、陈廪丘、《伤寒例》《小品方》等有关资料，中间掺杂有不少仲景方论，但没有完整地载述《伤寒论》，也未能系统地反映出《伤寒论》六经证治的精神，论理稍杂，无明确纲领可依循，治疗方面大抵采用寒凉之药，如大青、玄参、栀子、黄芩、芒硝、寒水石、石膏之类，所谓"凡除热解毒无过苦酢之物"（《备急千金要方·伤寒》）。治五脏阴阳毒的五张制方乃其典型者。

直到晚年，孙氏方始搜觅得整本的《伤寒论》，他在《千金翼方·伤寒》中深怀感慨地说：

> 伤寒热病，自古有之，名贤睿哲，多所防御，至于仲景，特有神功，寻思旨趣，莫测其致，所以医人未能钻仰，尝见大医疗伤寒，惟大青、知母等诸冷物投之，极与仲景本意相反，汤药虽行，百无一效，伤其如此，遂披《伤寒大论》，鸠集要妙，以为其方。行之以来，未有不验，旧法方证，意义幽隐，乃令近智所迷，览之者造次难悟，中庸之士，绝而不思，故使闾里之中，岁致夭枉之痛，远想令人慨然无已。（《千金翼方·伤寒》）

孙氏潜心其间，在《千金翼方·伤寒》中提出了自己的研究方法和观点："今以方证同条，比类相附，须有检讨，仓卒易知，夫寻方之大意不过三种，一则桂枝，二则麻黄，三则青龙，此之三方，凡疗伤寒不出之也，其柴胡等诸方，皆是吐、下、发汗后不解之事，非是正对之法。"这种方证同条、比类相附的研究方法是把《伤寒论》条文，以同类方证归并成系统之纲，再分别展开论治，有利于理论联系实际，对研究《伤寒论》及临床应用提供了方便。

以太阳病而言，孙氏列桂枝汤法五十七证，方五首；麻黄汤法十六证，方四首；青龙汤法四证，方二首；柴胡汤法十五证，方七首；承气汤法九证，方四首；陷胸汤法三十一

证，方十六首；杂疗法二十证，方十三首。这样就将庞杂的太阳病条文，按方证为提纲，系统地归并了起来，类属明确，条理清晰。其余五经亦皆如此。显然，孙氏把研究《伤寒论》六经证治的重点放在太阳病，而太阳病则又在"辨脉法""风则伤卫，寒则伤营，营卫俱病"的启示下，提出了太阳病的辨治之纲：一则桂枝、二则麻黄、三则青龙。这种研究方法，真如宋代林亿等所谓"亦一时之新意"，对后世研究《伤寒论》产生了巨大影响。明代方有执将太阳病分成"卫中风""营伤寒""营卫俱中伤风寒"三类；清代喻昌提出"风伤卫""寒伤营""风寒两伤营卫"为太阳病之鼎立三纲，并以桂枝、麻黄、青龙汤分别治之，从而形成一种研究《伤寒论》的重要学派，研探其源，思邈实为之肇端，因此，孙氏是继叔和之后又一长沙功臣。

（二）孙思邈对内伤杂病学的新突破

以其中之中风而言，孙思邈谓"古法用大、小续命二汤，通治五脏偏枯贼风"（《备急千金要方·卷八》）。然其特点是在运用大续命汤过程中，根据自己的心得体会，增入了清热涤痰之品，称"旧无荆沥，今增之，效如神"（《备急千金要方·卷八》）。孙氏还认为摄养不慎是中风的根本病因，他在《千金翼方·卷十七》中说："人不能用心谨慎，遂得风病，半身不遂，言语不正，庶事皆废，此为猥退风，得者不出十年……当须绝于思虑，省于言语，为于无事，乃可永愈，若还同俗类，名利是务、财色为心者，幸勿苦事医药，徒劳为疗耳。"此论与一般将中风归咎于为外风所中者迥然有别。同时又认为"凡中风多由热起""凡此风之发也，必由热盛"，热盛则煎熬津液为痰，故主张在中风初发病时以清热涤痰为先，载录竹沥汤（生葛汁、竹沥、生姜汁）、荆沥汤（荆沥、竹沥、生姜汁）以"制其热毒"。在不少医方中，还有羚羊、石膏、黄芩、芍药、升麻、地骨皮、生地黄、天门冬等清热养阴，平肝熄风，或酌选麻黄、防风、附子、独活等辛通开腠之辛品。孙氏采集了许多中风药方，并在病因、病机、理论上卓有新见，其功实不可泯。后世医家刘完素在中风病机方面以主心火暴甚著称，朱丹溪主痰热立论而擅用竹沥、姜汁名世，明代缪希雍阐发"内虚暗风"，清代叶桂强调"阳化内风"，究其渊源，皆不离思邈之所发。

又如虚损之病，由于正气虚亏，又重视邪气入侵，孙氏认为正虚邪实为虚损的重要病理，所谓"凡人不终眉寿，或致夭殇者，皆由不自爱惜，竭情尽意，邀名射利，聚毒攻神，内伤骨髓，外败筋肉，血气将亡，经络便壅，皮里空疏，惟招蠹疾，正气日衰，邪气日盛"（《千金翼方·卷十五》）。在《千金方》载录的不少治虚方中往往不废攻击药，常根据不同症情，选用防风、羌活、细辛、干漆、大黄等，如黄芪丸主治五劳七伤、诸虚不足，除用黄芪、人参、当归、地黄、苁蓉等补益药外，还加入防风、羌活、细辛等祛风药。又如治男子五劳、七伤的肾沥散用干漆，治虚损羸瘦百病的大薯蓣丸用干漆、大黄，补虚务通，寓意良深，正如张璐在《千金方衍义》中所指出："能透过此关，方许入《千金》之室。"

《千金方》还载述了谢士泰《删繁方》中的"劳则补子"法，这是对虚则补其母法的一个重要补充。具体内容是心劳补脾、脾劳补肺、肺劳补肾、肾劳补肝、肝劳补心，其义指子气充旺，必然裨助其母。孙氏所载某些制方，皆寓有此意，如白石英补养肺气方，由磁石、地黄、石英、苁蓉、菟丝、巴戟、五味子、人参、白术等组成，虽称补肺气，实则在于益精镇摄，引领肺气归纳于下，可谓开后世"纳气归肾"法之先河。又如"大补气方"，更为肺虚补肾之典型，方以地黄五两为君，佐以羊肾，同时又结合参、术、羊肚等培中益肺，把"虚则补其母"和"劳者补其子"两者有机地结合在一方之中，既体现了补精化气，又反映了培土生金。以上方法虽源自谢士泰《删繁方》，实乃当时医家治疗虚损的一种重要方法，突破了"虚则补母"之法而另辟蹊径。

四、妇产科、儿科学术的新发展

（一）妇产科学术成就

隋、唐时期，妇产科学术的发展取得了显著成就。

在一些综合性医著中，包含了不少妇产科的学术内容。如隋代巢元方的《诸病源候论》，所载妇产科疾病，分杂病、妊娠病、难产病和产后病四大类，涉及病证二百四十三种，论述了经、带、胎、产及妇人杂病的病因病机和临床证候，颇多精到之论。唐代孙思邈《备急千金要方》有"妇人方"三卷，列于书前，以示其对妇人病之重视。其中载述经、带、胎、产病证二十多种，方剂五百余首。孙氏的《千金翼方》还载有八十多种妇科常用药和三十多种妇产科病证的施灸之法。王焘在《外台秘要》中，也有妇人方三卷，包括妇人诸病、妊妇诸病和产妇诸病，将唐以前的历代妇产科医方加以搜集，载方约四百八十多首。以上医籍中记载着许多前人学术经验，同时也反映了隋、唐时期妇产科的发展概况。

另据《隋书》《旧唐书》《新唐书》等记录，当时曾有不少妇产科专著，如《俞宝小女节疗方》一卷、《妇人方》十卷、《少女方》十卷、《产图》一卷、《推产妇何时产法》一卷，以及《时贤产经》一卷、《杨氏产乳集验方》、《子母秘录》和《产宝》等。

《时贤产经》载有产后病治"十八问"。南宋时郑汝明将其辑入《胎产真经》中。

《杨氏产乳集验方》三卷，杨师（一作归）原撰。杨氏为唐代元和间（公元806～820年）人。此书的佚文散见于《证类本草》中，内容为妇产科及小儿病验方。

《子母秘录》十卷，为许仁则所撰的妇儿科著作。其书已佚，除《证类本草》《备急千金要方》宋臣注引少数佚文外，《医心方》载有三十余条，其内容包括体玄子产妇借地法、产时贮水咒、防产难及运咒，属于心理疗法范畴。其他则有产后血气上冲心、心腹痛、秽汁不尽遍身肿、汗出不止兼腹痛虚气劳、妒乳、脉闭及淋、痢诸方，其方药组成较为精简。由于《医心方》等所载内容较少，难窥《子母秘录》全豹。另在《外台秘要》中详载的许仁则产后方一十六首，已如前述。在此不赘。

昝殷《经效产宝》，是现存唐代唯一的妇产科专著。此书简称《产宝》，原三卷。唐大中六至十年（公元852～856年）间，昝殷著成此书，献于剑南西川节度使白敏中。书分五十二篇，载有三百七十八方。全书论述孕妇养胎、保胎、安胎、食忌、恶阻、胎动不安、漏胞下血、身肿腹胀，以及难产诸疾。对横生、倒产等论述尤为详悉。另还有产科各种痛证的论治。在治法方面，重视调理气血、补益脾肾。《产宝》保存了唐代以前的产科学术经验，而成为后世妇产科重要的学术发展依据，对产科学术的发展有一定贡献。

由于六朝时的德贞常《产经》虽在《医心方》中载引颇多，然原书已佚，因而，昝殷《产宝》是现存最早的一部产科专著。

（二）儿科学术成就

隋、唐、五代时期，儿科学的发展相当迅速。《新唐书》等记载唐太医署医科系下设有"少小"。说明当时已将儿科独立分科，并对儿科医生进行专门培养。

在隋、唐时的综合性医著中，有不少儿科学的重要内容，如隋巢氏《诸病源候论》论述小儿护养、杂病诸候，共二百五十五论，是最早的小儿病源证候学。孙思邈《备急千金要方》有"少少婴孺方"一卷，其《千金翼方》又有"养小儿"和"小儿杂病"内容，具有重要学术价值。王焘的《外台秘要》汇辑了历来的儿科学术成就，而为"小儿诸疾"两卷。以上诸书中的儿科学术内容，虽有不少继承了魏、晋、南北朝医家之学，但也不乏隋、唐医家的经验。在不少医学方书中，也有许多儿科学的内容，如崔知悌《崔氏纂要方》、许仁则《子母秘录》，所载内容更为丰富。

隋、唐时医家还著成了不少儿科学术专著。《隋书·经籍志》记录有《俞氏疗小儿方》四卷、《少小方》一卷、《疗小儿丹法》一卷、《小儿经》一卷；《新唐书》《旧唐书》还载有《少小杂方》、俞宝《少小节疗方》一卷、姚和众《童子秘诀》三卷、《众童延龄至宝方》十卷、孙会《婴孺方》十卷等。以上儿科著作多未能保存下来，惟有《众童延龄至宝方》的少数佚文可见于《证类本草》，均为小儿病的证治。

另外有《刘氏小儿方》《仙人水镜图诀》等，均为当时的儿科专著。《刘氏小儿方》不见史志著录，亦不详撰者。其佚文见《外台秘要》《证类本草》，知系治疗小儿杂病的医方。《仙人水镜图诀》一卷，唐贞观时（公元 627～649 年）王超撰。宋人避讳，改"水镜"为"水鉴"，或讹称"冰鉴"。此书的部分佚文见《幼幼新书》，内容关于小儿指纹诊断法及其图形，并有小儿病医方。宋以后儿科书多所引载。

除了上述医著之外，《颅囟经》一书是唐末人所撰著的我国现存最早的一部儿科（辑佚）专著。

《颅囟经》，于《旧唐书》《新唐书》中均无记载，《宋史·艺文志》始载称《师巫颅囟经》，二卷。不著撰人，学者多认为系唐末宋初人托名师巫之作。明代以后，其书散佚。清修《四库全书》，从《永乐大典》中将其文辑复。但在《幼幼新书》及《幼科准绳》等书中，尚存不少佚文，为《四库全书》辑本所未收者。

《颅囟经》上下分卷。上卷论述小儿脉法、病证、治疗及小儿病的诊断方法。对于惊、痫、癫，以及疳、痢、火丹诸疾论述尤详。下卷载火丹十五候，计十六证，十九方，其方多属秘验，并有祝由之法。

《颅囟经》所载治法多切实可用，所录医方亦较古朴，对宋、明医家的学术影响是很明显的。宋宣和元年（公元 1119 年），刘跂所撰《钱乙传》称钱乙"始以《颅囟方》著山东"。南宋绍兴二年（公元 1150 年），刘昉撰《幼幼新书》时大量引载了《颅囟经》的内容。嘉熙元年（公元 1237 年），陈自明著《妇人大全良方》也有"今按，《颅囟经》三卷，云中古巫方撰"的记载，说明在南宋时此书的流传较广。明永乐七年（公元 1407 年），编辑《永乐大典》，将其书内容载入。后徐春甫《古今医统大全》也引载了"颅囟论"。王肯堂《伤科准绳》及张介宾的《景岳全书》"妇人规"和"胎候"中，均曾引用《颅囟经》

的有关学术内容。《四库全书总目提要》评论说：

> 殆因小儿初生，颅囟未合，证治各别，故以名其书。首论脉候至数之法，小儿与大人不同；次论受病之本与治疗之术，皆极中肯綮，要言不烦；次论火丹证治，分别十五名目，皆他书所未尝见。其论杂证，亦多秘方，非居世俗医所可及，盖必别有师承，故能精晰如此。

其评述是十分中肯的。

五、疾病学在两宋时期的进一步深化

两宋时期政府通过全国范围内有组织地采集民间验方和医书、校订刊印经典医著，编纂大型临床综合性医籍，对疾病的认识在继承隋唐宝贵经验的基础上继续深化。在疾病分类方面，宋代综合性医籍在"病证门"编排及对疾病诸候的认知上，吸收了《诸病源候论》按照疾病诸候分类的方法及《备急千金要方》的脏腑分类法，并结合临床进行发挥，开创了以病证分门为主的编次分门方式。如《圣济总录》66门中有61门是依据病证的不同进行分类的，是"以病分门"编次方式的具体体现。

宋代疾病谱在前代基础上得到进一步扩充，既新出现了一批前代未言的疾病，又出现了一批名同实异、内涵发生演化的疾病。随着脏腑理论在两宋时期的应用逐渐增多，其应用也逐渐趋于圆融。钱乙的《小儿药证直诀》以脏腑理论贯穿疾病诊断与方剂应用，上承《千金方》，对于疾病的脏腑分类也导致一些新的疾病名应运而生，如《小儿药证直诀》中的猪痫及《全生指迷方》中的肾喘等，均与脏腑的生理病理功能密切相关。

随着太医局分科日趋细化，出现了一批专科文献，其对疾病的分类在隋唐基础上更为细致。如南宋刘昉《幼幼新书》将痫分为风、惊、食、气、急五种；《小儿卫生总论方》"胎中病"中对小儿先天畸形病记载颇详，包含双臀、只眇、骈拇、六指、体残、支废、独肾、缺唇、侏儒等。南宋陈自明《妇人大全良方》首列"乳岩"病名，并对该病的早期症状与临床特征做了详细的描述。

与《诸病源候论》的编纂思想不同，宋代更加注重对疾病及相应主治方剂的"匹配性"整理，这意味着不具备实际临床意义的病种，或虽有疾病名记载，却缺失与之相匹配的治法与方剂者可能会被剔除。例如，《诸病源候论》"水肿病诸候"收录病候22种，《太平圣惠方》收录病候14种，《圣济总录》"水肿门"与"水病门"共收录病候12种，病种数量呈递减趋向。《太平圣惠方》在删减部分《诸病源候论》疾病的基础上，补充了一些临床上客观存在，但前人未收录或描述不够明确的病种，如用"气水肿"指代《诸病源候论》的"气水"，并将"其根在大肠，皆由荣卫痞涩，三焦不调，腑脏虚弱所生"的病机，转述为"肾虚则水妄行，肺虚则卫气不能循环，水之与气留滞皮肤"，使其术语内涵表述得更为准确。

此外，一些细菌感染类疾病，两宋时期即有记载，只是限于当时的科学水平，未能分离出病原菌。例如，《太平圣惠方》第七十三卷，治妇人阴痒诸方曰："夫妇阴痒者，是虫蚀所为，（三虫，上虫，下二虫）在于肠胃之间，因脏虚，（三虫，上虫，下二虫）动作，蚀于阴，其（三虫，上虫，下二虫）作，热微则为痒，重者乃痛也。"

虽没明确提出是滴虫或念珠菌，但已知其有病原菌存在，已属不易。在治疗妇人阴痒方中，亦以外治为主，且多采用杀虫剂，如蚺蛇胆一两，雄黄一两细研，硫磺一两细研，朱砂一两细研，消石一两，藜芦半两，燕黄一两上药都研匀，以腊月猪脂和为膏，用故布作经手，如指长一寸半以药涂上，纳阴中，日一易之。另外，在《太平圣惠方》小儿科目中有小儿鹅口疮的描述，论曰："小儿初生口中有白屑，如米粒大，鼻外皆有，乃至舌上生疮，谓之鹅口。"小儿初生即有，通过母亲产道或哺乳时感染，可见当时妇女（产妇）阴道念珠菌感染是存在的。尽管首见一例念珠菌是1929年发现的，但真正的念珠菌病早在北宋或北宋前即有记载，只是限于当时的科学水平，未能分离出病原菌而已。

《太平圣惠方》疾病谱在前代基础上得到进一步扩充，新出现了肝黄、胆黄、肾疳、盲肠气、肾疽、牝痔等一批前代未言的疾病，如同时也对一些疾病的内涵重新解释。《太平圣惠方》卷七十六载"烙脐圆方"和"封脐散方"，首次记载了新生儿断脐后，用药物对脐部进行消毒处理以预防脐风的方法。《太平圣惠方》所载的这一成果，较15世纪中期欧洲匈牙利医生提出用漂白粉泡洗接生者的手和器械来预防新生儿脐带风之主张，早将近500年，堪称我国医学史上的一项创举。

《太平圣惠方》创立和发展了"惊风"理论。北宋以前，对小儿抽搐一类疾病统称为"惊痫""风痫""食痫"，该书纠正了北宋以前"惊"与"痫"混称的现象。《太平圣惠方》卷八十三不但有"惊风"病名的记载，卷八十五还有"慢惊风""急惊风"的分类，以及对慢惊风、急惊风的病因病机、证候特点、主治药方等内容的记述，其所提出的清热、豁痰，熄风、镇惊等治疗原则至今仍有实用价值。

《太平圣惠方》"治胸痹诸方"中记载"治胸痹壅闷，麝香丸方。麝香（一分细研）牛膝（一两去苗）犀角屑（半两）"，从而创瘀热胸痹方。前人多提"阴寒胸痹""阳微阴弦"为其病机基础，《金匮》栝楼薤白半夏汤、枳实薤白桂枝汤和薏苡仁附子散及《千金》蜀椒散和熨背散等方剂，治法上都是以温振胸阳为主。而瘀热胸痹的病机、治法和方药在《金匮要略》和《千金方》中并无体现。《太平圣惠方》麝香圆通过活血通经、清心解毒而实现治疗瘀热胸痹的目的。《太平圣惠方》对于丰富胸痹证型及方药的贡献极大，其拓宽了前人治疗胸痹的思路。

《圣济总录》采用了分"门"编写方式，共分66门。每门之中，首设统论，概述此门疾病的发病原委，下设若干病证。每一病证，先论病因病机，次列方药治疗。《政和圣济总录·序》曰："诏天下以方术来上，并御府所藏，颁之为补遗一卷，治法一卷。卷凡二百，方几二万。以病分门，门各有论，而叙统附焉。首之以风疾之变动，终之以神仙之服饵，详至于俞穴经络、祝由符禁，无不悉备，名之曰《政和圣济总录》。"《大德重校圣济总录·序》："上下凡二百余卷，始终几二百万言，逐病分门，门各有方，据经立论，论皆有统。"《圣济总录》66门中有61门是依据病证的不同进行分类的，是序言中提到的"以病分门"编次方式的具体体现。

《圣济总录》大量吸收运气学说内容，开卷首列"运气"，而且是占用三卷的篇幅。运气学说是以五运六气理论预测疾病发生发展和轻重预后的一种学说，北宋时期疫病流行，这时运气学说关于预测疾病发生的理论，为施政者提供了一种依据。由于皇帝的重视，运气学说被列为太医局考试的必考内容，而《圣济总录》首列五运六气亦为当时政府医学教育的直接反映。

《圣济总录》中"符禁门""神仙服饵门""伤折门"等门的设立，与当时的社会文化背景息息相关。"符禁门"的设立，是太医局书禁科的一个映射，"符禁门"和书禁科的存在较为真实地反映了宋代巫风仍炽的社会状况；"神仙服饵门"中主要为道家养生内容，既有历史沿袭因素，也有社会因素，还与宋徽宗这位"道君皇帝"的提倡重视有关；"伤折门"的设立，则从侧面反映了宋代的战火蔓延，战伤不断，所以太医局设有伤折科，《圣济总录》设有"伤折门"。

《圣济总录》疾病谱在前代基础上得到进一步扩充，新增了一些疾病，同时也对一些疾病的内涵外延重新整理。如增补了"涌水""膜外气""眼内障""齿间风""解㑊"等疾病。《圣济总录》单列胸痹门，对胸痹系统阐发，《诸病源候论》将胸痹归于"咽喉心胸病诸候"，《备急千金方》在脏腑分类法的基础上，将其归于"心脏"门，《圣济总录》在继承《诸病源候论》《备急千金要方》的基础上，"以病分门"，单列"胸痹门"，下设"胸痹总论""胸痹""胸痹噎塞""胸痹心下坚痞坚""胸痹短气""胸痛"诸篇，并结合临床新增"胸痹噎塞""胸痹心下坚痞坚""胸痹短气"诸病。

第四节　唐代本草学成就

一、《新修本草》——第一部国家药典的颁行

唐显庆四年（公元 659 年），由苏敬等二十二人集体编纂的《新修本草》大功告成，并宣告我国第一部由政府官定的国家药典正式颁行，影响巨大，并迅速流传到日本、朝鲜等国，是本草药发展史上的一件大事。

《本草经集注》流传一百数十年以后，到了国力强盛、经济文化空前发展的唐代，渐渐地显得跟不上时代的需要，何况陶氏书限于个人阅历和时代条件，不免其中存有不少舛误之处。如张舜民在《画漫录》中说："陶隐居不详北药，时有诋谬，多为唐人所质。"公元 657 年，苏敬向朝廷提出建议，重新修编本草，其理由如孔志约在《新修本草》序中所说："梁陶弘景雅好摄生，研精药术，以为《本草经》者，神农之所作，不刊之书也。借其年代浸远，简编残蠹，与桐、雷众记颇或有踌驳，兴言撰辑，勒成一家，亦以雕琢经方，润色医业。然而时钟鼎峙，闻见阙于殊方；事非金议，诠释拘于独学。至如重建平之防己，弃槐里之半夏。秋采榆人，冬收云实。谬粱、米之黄白，混荆子之牡蔓。异蘩蒌于鸡肠，合由跋于鸢尾。防己、狼毒，妄曰同根；钩吻、黄精，引为连类。铅、锡莫辨，橙、柚不分。凡此比例，盖亦多矣。自时厥后，以迄于今，虽方技分镳，名医继轨，更相祖述，罕能厘正。"把《本草经集注》评论得十分切当、合理，指出了其书所存在的不少问题，突出了重新全面修定《本草经》的必要性。于是苏敬的"表请修定"，很快得到朝廷的重视和批准，诏令长孙无忌、许孝崇、苏敬等二十余人进行编纂，并"征天下郡县所出药物，并书图之"，以充实新内容，此举由司空李"总监定之"。可见，这是一项规模很大的编写任务。

　　历时两年，公元 659 年，终于编成了《新修本草》，书共五十四卷，其中本草二十卷，目录一卷；药图二十五卷，目录一卷；图经七卷。以药物数量而言，从《本草经集注》的七百三十种，增加到八百四十余种，所增入的药物中，不少是随着中外经济、文化交流由国外传入我国的，经过临床验证，正式收入本草，如龙脑、安息香、阿魏、郁金、茴香等，因此，在本草学形成过程中，显然也受到外来药物输入的影响，这些以香料药为主的药物，迅速为医界所公认，并广泛地应用于临床。《新修本草》告成后，皇帝也十分重视，曾关注此事，《唐书于士宁传》有载："士宁与司空李修订本草并图合五十四卷。帝曰：本草尚矣，今复修之，何所异耶？对曰：昔陶弘景以《神农经》合杂家《别录》注铭之，江南偏方，不周晓药石，往往纰缪四百余物，今考正之，又增后世所用百余物，以此为异。"

　　关于《新修本草》的编写，历史上曾有经过两次纂写过程的说法，如李时珍曾说："唐高宗命司空英国公李勣等修陶隐居所注《神农本草经》，增为七卷，世谓之《英公唐本草》，颇有增益。显庆中右监门长史苏敬重加订注，表请修定，帝复命太尉赵国公长孙无忌等二十二人，与敬详定……世谓之唐新本草。"

　　其实，《新修本草》是一次藏事的，事情经过是：显庆二年，先由苏敬提出修定申请，政府批准，随即成立了以长孙无忌、李勣、许敬宗、孔志约、苏敬等二十余人的编写班子，经过两年努力，书便写成，这在孔志约的序言和宋掌禹锡的记叙中可以得到证实。另外，在原《新修本草》中尚有图经七卷，虽已散失，而该七卷的《新唐志》注尚在，注中撰写人的名字也记录得明明白白："显庆四年，英国公李勣、太尉长孙无忌、兼侍中辛茂将太子宾客弘文馆学士许敬宗、礼部郎中兼太子洗马弘文馆学士孔志约……右监门府长史苏敬等撰。"图经属《新修本草》的一个组成部分，由此也说明了《新修本草》的撰写人情况，故李说不确，所谓《英公唐本草》《唐新本草》，其实则一，就是《新修本草》，丹波元胤氏亦认为"李时珍错认掌禹锡之言，妄生曲说也"（《中国医籍考》卷十）。

　　作为一部由政府官定的《新修本草》，其成就颇为可观，在文字内容方面，它订正了《本草经集注》所存在的舛错，对《本草经集注》七百三十种药物中的四百多味进行了考证，涉及识别药物，纠正药物形态、药味性质、药用部位、药物功用、产药地方等问题。如远志一药，陶氏认为"药名无齐蛤，恐是百合"，《新修本草》云："《药录》卷下有齐蛤，即齐蛤元有，不得言无，今陶云恐是百合，非也。"又如薯蓣，《新修本草》指出："此草所在有之，以其茎为篛，陶误用楮实为之。"《本草经集注》用大青，称"长尺许、紫茎，除时行热毒为良"。《新修本草》则指出："大青用叶兼茎，不独用茎也。"《本草经集注》称"（玄参）根甚黑，亦微香，道家时用，亦以合香"。《新修本草》纠正云："玄参根苗并臭……陶云道家亦以合香，未见其理也。"《本草经集注》认为"麦""性乃言热"，《新修本草》则纠正云："麦性寒，陶云性热，非也。"陶氏称"大蓟根甚疗血，亦有毒"，《新修本草》指出："大小蓟……并无毒……大蓟生山谷，根疗痈肿；小蓟生平泽。俱能破血。"《新修本草》从各个方面详细地纠正了陶书之谬，为中药材的规范奠定了坚实的基础。

　　此外，《新修本草》根据当时医界用药，又增入了一百一十余味药物，分部亦较前详细，列玉石、草、木、兽、禽、虫、鱼、果、菜、米、有名无用等诸部。另外，它又在《本草经集注》的基础上进一步介绍了诸病通用药的治疗经验。如疗风病，通用防风、秦艽、独活、羌活等；疗大热证，通用寒水石、石膏、黄芩、知母、玄参、沙参等；疗消渴证，通用石膏、麦门冬、黄连、知母、瓜蒌根等；疗黄疸证，通用茵陈、山栀、黄芩、紫草、大黄等；疗咳嗽上气，通用麻黄、杏仁、白前、橘皮、紫菀、款冬等；疗瘀血证，通用蒲黄、牛膝、大黄、桃仁、水蛭、虻虫等；疗虚劳证，通用地黄、天门冬、薯蓣、石斛、苁蓉、续断、枸杞子、菟丝子、杜仲；等等，这些经验切实有效，对后世医家用药习惯起有很大的影响，同时我们也可清晰地看到，唐代医学是很质朴的，全以临床实效为据，而不人为地故弄玄虚，这与金元后医学界所出现的一种带有明显主观意识发挥的医学研究倾向是颇相径庭的。

《新修本草》在所绘图形方面，备有彩色图二十五卷之多，篇幅超过了文字部分，对辨识药物和药品规范化起过重大作用。

《新修本草》问世以后，便被奉为临床家之用药准绳，很快地传播到边陲地区，甚至还流传到日本、朝鲜等国。公元 1899 年在敦煌石窟里发现了《新修本草》唐抄本的残卷，并记有"乾封二年"（公元 667 年）字样，表明该书自公元 659 年颁行后，很快就出现在远离中原的西北边陲地区。日本现有一《新修本草》的手写本，抄写于"天平三年"（公元 731 年），可见在显庆四年其书问世后，不过数十年时间，影响已及日本。

《新修本草》也存有一些不足之处，李时珍曾评之说："苏敬所释虽明，亦多驳误。"如在分类方面，虽较陶氏书详细，但仍未越出"上药""中药""下药"的三品分类法，这种分类法是《神农本草经》以来一直没有被动摇过的，上药为君，"主养命以应天"，有"轻身益气、不老延年"之功；中药为臣，"主养性以应人"，能"遏病补虚羸"；下药为佐使，"主疗病以应地"，有"除寒热邪气，破积聚"的效果，显然这种区分是不科学的。如在所谓上药之中，部分属有毒药物，非但不能轻身延年，误服以后会产生严重副作用；被列为地位低卑的下药，每每有除病的实效，而使人恢复健康。《新修本草》则仍沿承旧制，不敢摆脱这种束缚。

其书在历史上流传了三百余年，宋代开宝年间朝廷又在它的基础上重新编纂成了《开宝本草》，《新修本草》从此销声匿迹，而其彩色绘图部分的亡佚，尤早于本草文字部分，某些内容则被保存在唐慎微的《经史证类本草》中。晚近有学者为发扬民族文化遗产起见，致力于它的辑复工作，这是难能可贵的。

二、陈藏器的《本草拾遗》

在唐代本草著作中，仅次于《新修本草》的是《本草拾遗》一书。《本草拾遗》乃唐开元二十七年（公元 739 年）陈藏器所撰，又名《陈藏器本草》。陈氏鉴于陶弘景《本草经集注》和苏敬《新修本草》遗漏较多，故又进行了认真的考证和研究，他参考引录各种史书、地志、杂记和医书共一百一十六种，拾遗补缺，阐解纷争，撰成"序例"一卷，"拾遗"六卷，"解纷"三卷。由于该书以掇拾《新修本草》的遗漏药物为主，故以"拾遗"为名。

《本草拾遗》原书已亡佚，但曾被《证类本草》《本草纲目》及日本的《医心方》等书引载；在《证类本草》中，保存了此书的主要内容。

从佚文内容可知，其"序例"部分记载了宣、通、补、泄、轻、重、涩、滑、燥、湿"十剂"。或谓徐之才亦有此说，这是古时医家按药物性能分类的重要方法，执简驭繁，对后世方剂学的影响很大。"拾遗"部分共载药六百九十二种，分石、草、木、兽禽、果菜米诸部。每药名下有性味、毒性、药效、主治、产地、形态、采制等内容。"解纷"部分解纷纠谬，为解决历来本草著作中药物品种之纷乱而设。其论药二百六十九种，所论药物多为《新修本草》所记载，陈氏并指出了其中的一些错误，提出了自己的不少学术见解。

《本草拾遗》总结了唐代当时的药物学成就，在前人基础上新增药物六百九十二种，其中不少被后世本草著作所取而作为正品条目。

虽然，陈藏器此书偶存遗憾，但不影响其所具的重要学术价值。李时珍评价其"博极群书，精核物类，订绝谬误，搜罗幽隐"，并赞其为"自《本草》以来，一人而已"（《本草纲目·序例》）。

三、五代时的《蜀本草》和《日华子诸家本草》

（一）后蜀修订《蜀本草》

《新修本草》流传到五代十国时，后蜀主孟昶（公元 934～965 年在位）亦注重医学，考虑将颁行近三百年的《新修本草》作一次全面修订，遂命翰林学士韩保昇组织医者重新修订，而成《重广英公本草》，即后世所称的《蜀本草》，书凡十卷，图文并茂。宋代掌禹锡说"蜀《重广英公本草》，伪蜀翰林学士韩保昇等与诸医士取《唐本草》并《图经》相参校，更加删定，稍增注释。孟昶自为序，凡十卷"（《嘉祐本草·补注所引书传》）。

《蜀本草》的主要内容包括三部分，即《新修本草》图经的部分内容，以及韩保昇等新增的条文。新增内容的体例与《新修本草》相同，其"谨案"部分亦仿之。韩氏等在按语中阐述己说，如茯苓、茯神、蜂子等，均记有新增药性。此书的正文、注文多介绍药性、功能及七情畏恶等。其对性味、形态、产地、炮制及鉴别等亦有发挥处。从现存《蜀本草》佚文可知，此书亦曾对唐代《图经本草》的内容有不同看法，并提出质疑，如对辛夷、鲍鱼、白瓜子等均阐述了己见。

《蜀本草》之文多为《证类本草》及《本草纲目》等书所采录，在学术上具有一定影响。李时珍认为此书有一定的优点："《蜀本草》，其图说药物形状，颇详于陶、苏也。"这是其优于《本草经集注》及《新修本草》之所在。可惜《蜀本草》在南宋以后散佚，其原书今已不传。

（二）《日华子诸家本草》

在五代十国时，除了《蜀本草》外，还有吴越的《日华子诸家本草》也有一定的学术影响。

《日华子诸家本草》，简称《日华子本草》。后人又称其为《大明本草》，为五代十国末吴越国医家所著，但佚其姓名。宋代掌禹锡等所撰的《嘉祐本草·补注所引书传》云："国初开宝中，四明人撰，不著姓氏，但云日华子大明。序集诸家本草近世所用药，各以寒温性味、华实虫兽为类。其言功用甚悉，凡二十卷。"李时珍曰："按十家姓，大姓出东莱，日华子盖姓大名明也。或云其姓田，未审然否？"北宋开宝间（公元 968～975 年），四明（即今宁波）尚属吴越国辖下，《日华子本草》撰于此时。

《日华子本草》颇重药性理论，将药物分凉、冷、温、暖、热、平六类。指出药物的部位不同，其药性亦异，如茅之性平，而茅汁性凉；炮制可改变药性，炮制不同，药性亦异，如干地黄，日干者平，火干者温。

《日华子本草》还纠正《神农本草经》《名医别录》之误，并能补其遗漏。在药物畏恶方面，补充了芎䓖畏黄连、水蛭畏石灰等新的内容。

该书还收载了许多简便有效的用药法，如木通下乳、藕节消瘀等，历来为临床所采用。

此外，对于药品的形态、产地、采集、栽培及炮制等，亦多新的论述，具有较高的临床实用价值。

四、孟诜的《食疗本草》和昝殷《食医心鉴》

唐代长安年间（公元 701～704 年），孟诜撰著《食疗本草》。开元间（公元 721～739 年），张鼎又增补之。

《食疗本草》全书三卷。原书亡佚，然于《证类本草》及《医心方》诸书中尚可见其部分佚文。另在敦煌莫高窟发现的古抄本中，亦有《食疗本草》残卷，存有自石榴至芋二十六种药品的文字。此残卷现藏英国伦敦博物馆中。据此，日人中尾万三以《食疗本草考察》为名校订该书。书分上下编，载药二百四十一种。近来谢海洲辑复此书，书分三卷，载药二百六十种，将同类条文予以归并，并校注疑误之处。

《食疗本草》载录了唐初本草书中所未载录的诸多食药，按物类为序，分析食性，论述功用，详明禁忌，鉴别异同，并附有单方。《食疗本草》的内容丰富，切于实用，是唐代较为全面的营养学和食疗专著，具有较高的学术价值。

书中所载食疗之品多为常用的谷、肉、果、菜。其用兔肝明目；以狗血益阳事，补血脉，厚肠胃，实下焦等内容，反映了用血肉有情之品和以脏益脏的用药方法。同时还重视胎前产后的饮食宜忌和小儿的食品要求，并还讲究食物的卫生防护、食品的解毒，以及不同地区的饮食问题。

唐代大中年间（公元 847～859 年），又有昝殷的《食医心鉴》一书，也属食疗专著。书共二卷，或作三卷。主要载辑中风、消渴、脚气、淋病，以及妇人、小儿疾病的多种食疗方药。其剂型有羹、煎、馎饦、饼、酒、茶等。每方均载有病因病机、证状、方药等内容。诸多食疗方剂均简效实用，反映了当时食疗方药的发展情况。《食医心鉴》曾远传日本、朝鲜等国，对其医学的发展也有一定影响。在 15 世纪朝鲜金礼蒙所辑的《医方类聚》中，载录有昝氏此书的医论十五则，医方二百零九首，是《食医心鉴》辑佚和研究的重要资料。

五、其他各种本草著作

隋、唐、五代，本草学著作除《新修本草》《本草拾遗》及《蜀本草》和《日华子本草》外，据史志等记载，其他本草书不下十余种，如原平仲《灵秀本草图》、亡名氏《入林采药法》《太常采药时月》《四时采药及合目录》《诸药要性》《种植药法》、李密《药录》、甄权《药性论》、甄立言《本草音义》《本草药性》、沙门行矩《诸药异名》、王方庆《新本草》、郑虔《胡本草》、萧炳《四声本草》、江承宗《删繁药咏》、杨损之《删繁本草》、杜善方《本草性类》、亡名氏《南海药谱》、李珣《海药本草》、张文懿《本草括要诗》，等等。这些本草学著作，或为古本草撰注者，或有考释本草音义者，或记述采药种药，或专绘药图，或为食疗本草，或为地方和域外传入的药物专著，然其绝大多数已经亡佚，或仅仅部分佚文，殊为可惜。

在上述著作中，《药性论》不著撰人名氏，集众药品类，分其性味君臣主病之效，凡四卷。李时珍认为即唐甄权所著《药性本草》，唐太宗时，年百二十岁，帝幸其第，访以药性，因上此书，授朝散大夫。其主论亦详。

《新本草》作者王方庆，《旧唐书》称其"雅有材度，博学多闻，笃好经方，精于药性"。《四声本草》五卷，唐代兰陵处士萧炳撰。取本草药名每上一字，以四声相从，以便讨检。

江承宗《删繁药咏》三卷。《新唐志》注为"凤翔节度要籍"。《删繁本草》唐代润州医博士兼节度随军杨损之撰。以本草诸书所载药类颇繁，难于看检，删去其不急并有名未用之类，为五卷。不著年代，疑开元时人。《本草性类》（又称《本草性事类》）京兆医士杜善方撰。以本草药名随类解释，删去重复，又附以诸药制使畏恶解毒相反相宜者为一类，共一卷。

《南海药谱》二卷，不著撰人。书中杂记南方药物，述其所产郡县及疗疾之验。似唐宋时人所作。

五代时，前蜀李珣著有《海药本草》六卷。他对传播阿拉伯医药和中外医学的结合做出了重要贡献。

李珣，字德润，祖籍波斯。其先祖在隋代来华，唐初改姓李。安史之乱，入蜀定居。李珣善辞章，所著《琼瑶集》已佚。《全唐诗》中存诗五十余首。在文学史上属"花间派"词人。李氏对药学颇有研究，早年游历岭南，熟识海外药物。所著《海药本草》，以载述海药为特点。然其书已佚，据现存佚文可知，全书记述药品一百二十四种，其中标注外国所产者有九十六种，如龙脑香出律国，安息香、诃梨勒产波斯，金屑出大食。其中没药、天竺桂、海桐皮等，为当时他书所未载。另又载有茅香、甘松香、密香、乳香、安息香、降真香等多种香药。

《海药本草》对诸药的形态、优劣、性味、主治、附方、服法、制药法、禁忌及畏恶等内容，皆有所记述。

此书至南宋时已经亡佚。其佚文散见于《政类本草》和《本草纲目》中，现有尚志钧辑校本。

第五节　方剂学的新发展

中医方剂学发展到隋唐时期，在继承前代方医疗经验的基础上，又有了发展创新。这一时期的医家不仅广泛搜集民间验方，而且也积极吸收外来方剂，汇编成不少大型方书，并根据疾病分类学的发展，完善了方剂分类学，使处方的配伍更为精到，在新方创制、各科方剂剂型的丰富等方面都有了新的发展。

经过魏晋南北朝时期的战乱和南北分裂，包括医学方书在内的各类书籍大都散佚不存，大多方书只散存在民间。到隋唐时期，南北统一，政治趋于稳定，官府和民间都开始搜集汇编方书。这一时期出现的大型方书，汇集了官府和民间保存下来的大量验方。如隋炀帝支持编撰的《四海类聚方》，王焘利用官方藏书编撰的《外台秘要》，孙思邈编撰的《备急千金要方》《千金翼方》等充分反映了这一时期官方和医家在汇集整理方书方面的贡献。

一、孙思邈在方剂学上的贡献

孙思邈，京兆华原人（今陕西耀县），隋末唐初著名学者、医学家，其生卒年代有二说：其一为生于隋文帝开皇元年，卒于唐高宗永淳元年（公元581～682年）；另一说为公元541～682年，孙氏是我国历史上一位克享遐龄的著名长寿者。孙氏品性高雅，博学多闻，通晓经史佛老之学，《旧唐书》称其："善谈老、庄及百家之说，兼好释典。"孙氏虽然享有盛誉，而性淡泊，不事仕进，过着隐居生活。隋文帝、唐太宗、唐高宗都曾经授以爵位，俱"固辞不受"。唐初，魏征等受诏修齐、梁、陈、周、隋五代史，恐有遗漏，曾趋访孙氏，"思邈口以传授"，绍述史事，历历如见。当时名人如宋令文、孟诜及被称为"初唐四杰"之一的诗人卢照邻等，也曾"执师资之礼"，以求学于孙氏，可见其渊博的学识和崇高的声望。

孙氏忧民之疾，终生致力于医学的研究，所谓"青衿之岁，高尚兹典；白首之年，未尝释卷"。他对学习医学有严格的要求，提出："凡欲为大医，必须谙《素问》、《甲乙》、《黄帝针经》、《明堂流注》、十二经脉、三部九候、表里孔穴、本草药对。"并对历代名家如"张仲景、王叔和、阮河南、范东阳、张苗、靳邵等诸部经方又须妙解"（《备急千金要方·大医习业》）。否则"如无目夜游，动致颠殒"。同时，还须学习《周易》，涉猎经史百家，认为只有这样才能使医道"无所滞碍，尽善尽美"。

孙氏又具谦逊的治学态度，尝谓"切脉诊候、采药合和、服饵节度、将息避慎，一事长于己者，不远千里，伏膺取决"（《备急千金要方·大医习业》）。他指出诸多浅尝辄止、骄傲自满之人，往往"读方三年，便谓天下无病可治，及治病三年，乃知天下无方可用"。他这种治学精神颇为后人称道。

孙氏甚重医德，其"大医精诚"说：

> 凡大医治病，必须安神定志，无欲无求，先发大慈恻隐之心，誓愿普救含灵之苦，若有疾厄来求救者，不得问其贵贱贫富，长幼妍媸，怨亲善友，华夷愚智，普同一等，皆如至亲之想，亦不得瞻前顾后，自虑吉凶，护惜身命，见彼苦恼，若己有之，深心凄怆，勿避崄巇，昼夜寒暑，饥渴疲劳，一心赴救，无作功夫形迹之心，如此可为苍生大医，反此则是含灵巨贼。

"大医精诚"较全面地阐述了医者所必须恪守的道德准则，历来被奉为医德之楷模。

在医疗实践中，孙氏又提出一句珍贵的格言："胆欲大而心欲小，智欲圆而行欲方。"此论亦对后世医家有重要影响。

《千金要方》所载治疗血证诸方也颇具特色，而尤在于重视消瘀。最常用的药物有犀牛角、大黄、生地黄、牡丹皮、桃仁、芍药等，芍药地黄汤即其一例。据《千金要方》所载，干地黄能"破恶血""通血脉"，生地黄则主"下血胎不落，堕坠腕折，瘀血、留血、衄鼻、吐血"诸证，芍药亦能"通顺血脉""散恶血，逐贼血"等。孙思邈又记载下不少有效的临床经验方，如"吐血百治不差，疗十十差，神验不传方"，组成只是生地黄汁和生大黄末二味，充分反映了重视消瘀的特点，该方确具良好的止血效果。

从方剂学的角度看，《千金要方》保存了唐前的大量古方，集方剂之大成，而使之得以流传后世，对方剂学的发展做出了重大的贡献。在所载六千五百余方中，如犀角地黄汤、大小续命汤、独活寄生汤、紫雪丹、枕中丹、肾沥汤等，均为传世之名方。另有一些被后人应用化裁而发展为新的名方，如治"男子五劳六绝"的"内补散"（干地黄、巴戟天、甘草、麦门冬、人参、苁蓉、石斛、五味子、桂心、茯苓、附子、菟丝子、山茱萸、远志、地麦），被宋、金时《圣济总录》和刘完素采摄更名为"地黄饮子"，移为治疗暗痱的不朽名方。又如生地黄煎等方，常用鲜汁，对清代温病家订制诸甘寒养液方影响亦不少。此外，其中许多单方、验方对某些疾病具有较高的疗效，如以瓜蒌为主的治疗消渴的制方，以海藻、昆布为主的治瘿诸方，以莨菪子为主的"治积年上气不差、垂死者方""治水气肿、鼓胀、小便不利"方，治外科疮痈的漏芦汤，等等，多为前代医家所制，复经《千金要方》采摄而流传益广。《千金方》中有不少制方组成繁杂，其药味有多至数十味，寒热补泻之药熔冶于一炉，这每使人望而生疑，以为其多抵牾，其实《千金方》组方，大都据临床实际的复杂病情而用药，灵活质朴，结构致密。如镇心丸，治"男子女子虚损、梦寐、惊悸、失精、女子赤白注下，或月水不通，风邪鬼疰，寒热往来，腹中积聚，忧恚结气诸疾"，适应既广，病情亦杂，下虚寒用石英、苁蓉、桂心以温养，上火热以石膏、牛黄以凉泄，正虚用人参、地黄、薯蓣、当归等培补，瘀滞则借卷柏、大黄、䗪虫等推荡，又遴选铁精、银屑以定惊安神，防风、乌头以驱寒，把握全面，照顾周匝，确是一张切具疗效的治病良方。前人对《千金要方》之杂，虽有微词，但更多肯定。如徐灵胎在《医学源流论·千金方外台论》中说：

> 仲景之学至唐而一变。仲景之治病，其论脏腑经络病情传变，悉本《内经》，而其所用之方皆古圣相传之经方，并非私心自造。间有加减，必有所本，其分两轻重，皆有法度，其药悉本于《神农本草》，无一味游移假借之处，非此方不能治此病，非此药不能成此方，精微深妙，不可思议，药味不过五、六品，而功用无不周，此乃天地之化机，圣人之妙用，与天地同不朽者也。《千金方》则不然，其所论病，未尝不依《内经》，而不无杂以后世臆度之说，其所用方，亦皆采择古方，不无兼取后世偏杂之法，其所用药，未必全本于《神农》，兼取杂方、单方及通治之品，故有一病而立数方，亦有一方而治数病，其药品有多至数十味者，其中对症者固多，不对症者亦不少，故治病亦有效有不效，大抵所重专在于药，而古圣制方之法不传矣，此医道之一大变也，然其用意之奇，用药之巧，亦自成一家，有不可磨灭之处。

《千金方》还收载了古代的大量针灸处方，涉及病证颇多，应用范围很广，具有很高的临床参考价值。总之，从针灸学的发展来说，《千金方》也是一部极其重要的著作。

此外，《千金方》在妇幼科、本草等方面，也不乏贡献。综上所述：可见它是一部博大精深的医学全书，既保存了唐前的不少珍贵文献资料，又全面地总结了当时的临床实践经验，是医学发展过程中的重要历史里程碑，但由于历史条件的限制，《千金方》中杂有少数迷信和不健康的内容，如房中补益论、辟谷、飞炼、禁经等，需要我们以辩证唯物主义的观点来加以分析和对待。

二、王焘《外台秘要》的方剂学贡献

王焘《外台秘要》收录唐代以前古方及唐代新撰著医方共 6000 余首，按照疾病类别进行分类编纂。大致编次顺序为：伤寒、内科、杂病、五官、外科、二阴、中恶、金疮、大风、丸散、妇科幼科、乳石、明堂、灸法、虫兽伤等。各门之前，冠以前人医学理论，后载录诸家医方。从而保存了我国唐代以前的许多医学成就，如《素女经》、仲景方论、《针灸甲乙经》、《范汪方》、《姚氏集验方》、《小品方》、《删繁方》、《深师方》、《张文仲方》、《必效方》、《近效方》、《许仁则方》等都是弥足珍贵的，正是由于《外台秘要》的存在，才使后人得以略睹其吉光片羽，否则上述不少医著今已成广陵散绝。而且，王氏引摘古籍，都明确标志出处，较之《千金要方》尤为具体，孙兆序说："王氏为儒者，医道虽未及孙思邈，然而采取诸家之方，颇得其要者……如张文仲、《集验》、《小品方》，最为名家，今多亡逸，虽载诸方中，亦不能别白，王氏编次，名题名号，使后之学者，皆知所出，此其所长也。"这确实是其书的优点，为后人研究提供了不少方便。

《外台秘要》直接引用秦汉以前医学文献有《素问》、《九卷》、《阴阳大论》、张仲景《伤寒论》等。

其中，引录《素问》者凡三处，所引《素问》卷次不同于全元起注本及王冰次注本。如"《黄帝素问》曰：风邪客于肌中，肌虚，真气致散，又被寒搏皮肤，外发腠理，淫气行之，则痒也。所以瘾疹疾皆由于此，有亦疹忽起如蚊蚋喙，烦痒，重沓垄起，搔之逐手起也"，此条在今本《素问》不载，当是古《素问》之佚文。另有间接引《素问》文两处皆云引自《千金方》，但其一仅见于《灵枢•痈疽》文字略异；另一在今本《素问》及《千金方》均无，其文云："《素问》曰：春伤于风，夏为脓血，夏多滞下也；夏伤于风，秋必洞泄，秋下水者必冷也。"由此可见，其文献价值，功不可没。

《外台秘要》引《九卷》文一处，内容为伤寒热病的九种死候，其文与今本《灵枢•热病》略有不同。

《阴阳大论》书名，首见于张仲景《伤寒杂病论•序》，可见其成书于东汉之前。《外台秘要》所引《阴阳大论》："春气温和，夏气暑热，秋气清凉，冬气冰冽，此则四时正气之序也。冬时严寒，万类深藏，君子周密，则不伤于寒，能冒之者乃名伤寒耳……是以一岁之中，长幼之病多相似者，此则时气之气也。"此段文字见于《伤寒论•伤寒例》《小品方》《诸病源候论》及《千金方》，但均称"经言"，未明出处，王焘则指明其为《阴阳大论》这部古医经的文字。

　　《外台秘要》引用张仲景《伤寒杂病论》内容，与今本《伤寒论》的编次及文字均有较大出入，部分条文为今本《伤寒论》和《金匮要略》所阙如，这有助于仲景学术内容的研究。

　　关于华佗的学术内容，在《外台秘要》中引用二处：一为华佗专论伤寒逐日浅深和诊治、鉴别方法，以及华佗所传及所用药方十二首；二为华佗的荠苨汤。此方在《小品方》及《千金方》中均有载录。同时，还有九处条文内容原出自华佗，而为《外台秘要》所间接引用。

　　此外，《外台秘要》还载引了"扁鹊疗令人目明发不落方"一首。

　　两晋时代的医学文献，在《外台秘要》中也多直接或间接引用，其内容涉及王叔和及范汪、陈廪丘、靳邵等医家方论。

　　《外台秘要》直接引录"王叔和"学术内容一处三条，包括"伤寒之病逐日深浅""表和里病、里和表病"及"两感病俱作"等，这些文字亦见于《伤寒论·伤寒例》，但文字略异。其间接引用"王叔和"者有两条，一为"疗伤寒兼疮"的论述，引自《张文仲》；另为"疗咳逆上气，胸满多唾"良效方，此方在《千金方》称"蜀椒丸"。以上两条在传世的王叔和著作中不载，因知王氏曾著临证方书，在唐代尚有流传。

　　《外台秘要》中载引葛洪《肘后备急方》的内容较多，另载"葛氏"方多条。

　　《外台秘要》还引录《范汪方》甚多，通过这些所保存的学术内容，有助于了解久佚的《范汪方》。

　　对于陈廪丘的学术，《外台秘要》载录了治伤寒发汗不出的"廪丘蒸法"，以及其与张苗进行学术交流的事迹。另有治三十年痢经验方，包括用安石榴汤的实践经验。

　　《外台秘要》所载靳邵的学术内容，为解不发诸病方，其中"疗石发身热如火烧"的黄芩汤方，亦见于《千金翼方》。

　　《外台秘要》引用的南北朝医学文献，包括《小品方》《必效方》《集验方》及《删繁方》等。其直接引用的胡洽方为《休息痢方五首》中的一条；直接引用的《刘涓子鬼遗方》凡十六处，内容包括：疗金疮在肉中不出及竹木刺不出诸方；疗痈疽、瘭疽、侵淫、痈疽发背、火烧人肉烘烂灭瘢、久痈疥、癣诸恶疮毒、面部䵟疱诸方；疗鼠瘘、诸瘘方；疗寒热瘰病、痈肿诸方。

　　陈延之《小品方》是《外台秘要》主要参考引用书之一。

　　宋、齐间僧涤善疗脚气，其所著《深师方》久佚，但通过《外台秘要》所引，能知其梗概。其内容涉及虚劳诸疾、唾脓血、妇科疾病，风邪惊恐、诸风疾鬼魅、风疹隐疹、五脏不调、外感热病、心腹痛、咳嗽上气、水肿、黑疸、脾胃冷、疟积聚噎哽诸疾、诸饮疾、跌打损伤、赤白利下、痈疽、瘿瘤及皮肤诸病、酒疸等。

　　《外台秘要》直接引陶弘景《隐居效验方》的内容，涉及蛲虫方、大便失禁并关格大小便不通方、风口噤方、脚弱寒热汤酒方、暴肿满方、冷痢方、小便难及不利方，以及痈肿方等。

　　北周姚僧垣《集验方》，也是《外台秘要》的重要参考书。《集验方》久佚，凭藉《外台秘要》引文而知其大略。从《外台秘要》所引各科病证方药的引文，可辑得十二卷之目。

《外台秘要》所引六朝谢士泰《删繁方》内容，达二百六十余条。此书有论有方，理法并重，如其中所论述的"五脏劳论""六极论"等，均具有重要学术价值。某些内容在《千金方》中已有记载，然而《外台秘要》的载录尤详。《删繁方》的卷数，《隋志》作十三卷，而据《外台秘要》所录的内容，已有十一卷之多。

《外台秘要》保存《删繁方》中有关"五脏劳"的论治内容：

> 五脏劳者，其源从脏腑起也，鼓生死之浮沉，动百病之虚实，厥阴阳，逆腠理，皆因劳瘵而生，故曰五脏劳也。
>
> 凡肝劳病者，补心气以益之，心王则感于肝矣。人逆春气则足少阳不生，而肝气内变，顺之则生，逆之则死，顺之则治，逆之则乱，反顺为逆，是谓关格，病则生矣。所以肝恐不止则伤精，精伤则面离色，目青盲而无所见，毛悴色夭死于秋。
>
> 凡心劳病者，补脾气以益之，脾王则感于心矣。人逆夏气则手太阳不长，心气内消，顺之则生，逆之则死，顺之则治，逆之则乱，反顺为逆，是谓关格，病则生矣。心主窍，窍主耳，耳枯燥而鸣，不能听远，毛悴色夭死于冬。
>
> 凡脾劳病者，补肺气以益之，肺王则感脾，是以圣人春夏养阳，秋冬养阴，以顺其根矣。肝心为阳，脾肺肾为阴，逆其根则伐其本，阴阳四时者，万物之始终也。
>
> 凡肺劳病者，补肾气以益之，肾王则感于肺矣。人逆秋气则手太阴不收，肺气焦满，顺之则生，逆之则死，顺之则治，逆之则乱，反顺为逆，是谓关格，病则生矣。
>
> 凡肾劳病者，补肝气以益之，肝王则感于肾矣。人逆冬气则足少阴不藏，肾气沉浊，顺之则生，逆之则死，顺之则治，逆之则乱，反顺为逆，是谓关格，病则生矣。（《外台秘要·卷十六》）

此论的学术价值在前已论及，不再赘述，但其史料意义，也不能忽视。虽然，《删繁方》的上述论治，《千金方》大体已载，但《外台秘要》的史料价值更高，其理由有二：①《外台秘要》指明出自《删繁方》，而《千金方》未言由来。②《外台秘要》载述完整，《千金方》间有遗缺。如果没有《外台秘要》，后人既不能完备地了解到"劳则补子"的全部内容，又误以为乃孙思邈之所发明。因此从研究唐代以前亡佚的医著及探索辑复古书的角度而言，《外台秘要》则为其主要依据，正如《四库全书总目提要》所说："其方多古来专门秘授之遗，陈振孙在南宋末，已称所引《小品》《深师》《崔氏》《许仁则》《张文仲》之类今无传者犹间见于此书，今去振孙四、五百年，古书益多散佚，惟赖焘此编以存，弥足宝贵矣。"

除了古代及魏晋六朝医学之外，《外台秘要》引用的隋、唐医学文献也有不少，主要有《诸病源候论》《经心录》《古今录验》《素女经》《千金要方》《千金翼方》《许仁则方》《崔氏纂要方》《崔氏别录灸骨蒸方图》《崔氏产书》《延年秘录》《备急》《天竺经论眼》《元侍郎希声集》《近效方》《广济方》《广利方》等，计有六十种。

其中，引《诸病源候论》有三百四十一处，凡三百五十条之多。其文字有今本《诸病源候论》或无，或与之颇有出入者，如"目者，脏腑之精华，肝之外候也。伤寒热毒壅滞，重蒸于肝，上攻于目，则令目赤肿痛；若毒气盛者，眼生翳膜"，这些内容在今本《诸病源候论》中不见。

《外台秘要》引载初唐宋使《经心录》凡二十二处三十条，其内容包括心痛、伤寒、霍乱、五膈、五噎、关格、水痢、风毒、虚劳、肾气不足、阴痿、腰痛、瘰疬、毒肿、漏液、臂肾、劳损风湿、妇人阴寒、妊娠子淋、宫淋堕胎、产后心痛、阴痛、阴痒诸方。宋氏诸方赖此以存。

甄权《古今录验方》五十卷，在《外台秘要》中所引的内容出自其中的三十卷。甄氏此书收辑古今经验之方，远溯汉魏，近至隋唐，内容全面，赅括各科。其中《素女经》中有"四季补益""妇人八瘕"内容尤详，是研究房中养生的重要文献。

孙思邈的《千金要方》和《千金翼方》是《外台秘要》引用其内容最多者。王焘距《千金方》成书仅历百年，故对研究考证现今传世本《千金方》的内容有重要学术价值。

许仁则曾著《子母秘录》（《医心方》有引录），《外台秘要》则载引《许仁则方》三十余条，包括疟疾、霍乱、呕吐、诸痢、诸风、咳嗽、脚气、痔病、淋病、便闭、疗伤寒、天行、黄疸及产后诸病方。

《外台秘要》所载引的《崔氏纂要方》内容较多，包括伤寒、时行、天行，以及内、妇、儿科诸病，其他如《崔氏灸骨蒸法图》及《崔氏产书》，当是《崔氏纂要方》的内容之一。

同时，《外台秘要》所引《延年秘录》的内容也有不少，其医方涉及临床各科诸证。据史志书目记载，《延年秘录》最多记为十二卷，而《外台秘要》所引卷数达十九卷之多。至于《外台秘要》所引的《备急》，当是王方庆《随身左右百发百中备急方》，其内容也较丰富。

关于张文仲的医方，《外台秘要》引称"文仲""张文仲"及"张文仲方"，其内容涉及内、外诸疗及服石法。

所引《救急》，其书未见于史志著录，惟《医心方》和《证类本草》有《救急方》之目。据《外台秘要》所引，该书是一部包括内、外、妇、儿、五官诸科的综合性方书。

谢道人《天竺经论眼》，在《外台秘要》中载引十多处，是唐代眼病论治的重要资料。此外，有《近效方》，亦不见史志著录，唯《证类本草》引用书目中有载，从《外台秘要》所载内容可知，此书是一部包括内、外、妇、儿、五官各科病证的经效方集。

另若唐玄宗亲颁的《开元广济方》，虽在宋代校正医书时进行过校正，但未能流传。据《外台秘要》所载，可知其五卷所包括的各种病证方剂的概况。

除上所述之外，《外台秘要》所载的历代医方书尚有不少，难以一一具述。总之，此书取材之宏富，为历代学者所称道，宋代孙兆《校正唐王焘先生〈外台秘要方〉序》赞其"上自神农、下及唐世，无不采摭"；明代程衍道称"大唐以前之方，靡有遗佚，盖集医方之大成者"（《重校唐王焘先生〈外台秘要方〉序》）；清人则赞美尤加，称其"集九代之精华，成千秋之钜制，玄关秘钥，发泄无遗"（莫枚士《研经言》）。

三、《四部医典》的方剂学贡献

《四部医典》载方四百四十三首。药物约四种，分为贵重类、宝石类、土类、木类、精华类、平地产类（指作物）、草类、动物药等八类，并述其性味和炮制法。

书中认为，药物生长与土、水、火、风、空五行密切有关，药物的性味也本于五行，如土水偏盛则味甘，火土偏盛则味酸，水土偏盛则味辛，土气偏盛则味涩。又将药物总分热性寒性两大类，寒证治以热药，热证治以寒药。

四、其他重要医方著作的方剂学贡献

隋、唐、五代，在《四海类聚方》《千金要方》《外台秘要方》等大型综合性方书之外，尚有为数众多的医家方书，无论从其内容或卷帙言之也都十分可观。

据《隋志》记载，在当时有许澄的《备急单要方》三卷，《隋书》谓："澄有学识，传父（奭）业，尤尽其妙，历尚药典御，名重于周、隋二代。"隋、唐之际，又有甄权的《古今录验方》五十卷。

同时，在新、旧《唐书·艺文志》中还载录苏游《玄感传尸方》一卷、许孝崇《箧中方》三卷、亡名氏《延年秘录》十二卷、崔知悌《纂要方》十卷、孟诜《必要方》十卷、张文仲《随身备急方》三卷、王方庆《随身左右百发百中备急方》十卷、无希声《行要备急方》一卷、吴昇《苏敬徐王唐侍中三家脚气论》二卷、玄宗《开元广济方》五卷、《天宝单行方》、刘贶《真人肘后方》三卷、徒都子《膜外气方》一卷、德宗《贞元集要广利方》五卷、陆贽《集验方》十五卷、李暄《南岭脚气论》一卷、李暄《消渴论》一卷、《脚气论》三卷、亡名氏《岭南急要方》二卷、贾耽《备急单方》一卷、刘禹锡《传信方》二卷、薛弘庆《兵部手集》三卷、薛景晦《古今集验方》十卷、崔元亮《海上集验方》十卷、韦宙《集验独行方》十二卷、姚和众《延龄至宝方》十卷、陈元《北京要术》一卷。此外，尚有周翰林医官张泳的《新集普济方》五卷和刘翰的《经用方书》三十卷，后唐王颜的《续传信方》等。然而以上医书多存其目，只能在其他书籍中偶睹其有关的学术内容。

现将甄权《古今录验方》、《许仁则方》、苏游《玄感传尸方》、崔知悌《崔氏纂要方》、《张文仲方》、《延年秘录》、《近效方》、《开元广济方》、徒都子《膜外气方》、刘禹锡《传信方》，以及蔺道人《理伤续断方》、谢道人《天竺经眼论》等有关内容略述于后，以示其学术概貌。

1. 甄权的《古今录验方》

《古今录验方》，《旧唐书·经籍志》载为五十卷。此书在唐初颇有学术影响。作者甄权（公元541~643年），许州人。年十八与弟甄立言共习医方，尽得其旨趣，而权尤精妙。武德中，甄权随安康公李德兴出镇潞州，撰有《明堂人形图》一部，缙绅摹写，传遍华裔。正观中（公元627~649年）召入内府，奉命修《明堂》，与承务郎司马德逸、太医令谢季卿、大常丞甄立言等校定《明堂图经》。此书深为孙思邈膺服，在《千金翼方》中云："所述针灸孔穴，一依甄公《明堂图》为定。"

甄权不仅精于针灸，且兼综方药，然犹自以为"年过百岁，研综经方，推究孔穴，所疑更多"（《千金翼方》卷二十六）。贞观十七年（公元643年），唐太宗亲幸其家，授朝散大夫。《古今录验方》乃其晚年所撰，并经其弟参订，因而其中并载有甄立言的处方。

《古今录验方》所裒集的古今经验方，上自汉魏，近及隋唐。凡耳闻目睹及亲身经历者，无不采撷入书。《古今录验方》原书已佚，但在《外台秘要》中载录了其不少医方，

这些医方分别出自《古今录验方》的三十卷中，内容包括外感热病、内伤杂病、妇产、小儿、外科、五官、针灸，以及服食、养性、房中等等。其中所引《素女经》"四季补益"和"妇人八瘕"的内容尤详，且为其他医籍所鲜见。

从《外台秘要》所载《古今录验方》的佚方，可知此书所辑录的古今医家不下数十家，包括张仲景、翟世平、许季山、杨孔思、樊之、僧深、姚大夫、席君懿、长孙振、史脱、许明、宫泰、徐王、王叔和、殷仲堪、胡录、陈明、胡洽、许澄、张苗等。不少医家的验方赖《古今录验方》而流传，而《古今录验方》的内容又因《外台秘要》而传存于世。

《古今录验方》有不少内容出自前人方书，但也有许多方剂为他书所未见，包括一些出于当时医家之手的效验方。现以伤寒、温病、天行疫疾、疟痢、咳喘、消渴、腰痛、心痛、虚劳病方为例，概述如下。

在疗伤寒方中，有还魂丸、解肌汤、调中汤、下气橘皮汤和黄龙汤等。还魂丸（巴豆、甘草、朱砂、芍药、麦门冬）疗伤寒诸癖结坚心下，饮食不消，咽喉不利，壮热，脾胃逆满，肠鸣，两胁里急，口苦舌燥等证，服后"吐恶水"。解肌汤（葛根、麻黄、茯苓、牡蛎）疗伤寒发热，身体疼痛。调中汤（大黄、葛根、黄芩、芍药、桔梗、茯苓、藁本、白术、甘草）疗夏秋忽有暴寒，壮热头痛，寒伤于胃则下痢，壮热且闷，脉微而数。服之"须取快下，壮热便歇，其下亦止也"。以上三方，是用吐、汗、下法于伤寒病治疗的例证。下气橘皮汤（橘皮、紫菀、麻黄、杏仁、当归、桂枝、甘草、黄芩）疗春冬伤寒、秋夏冷湿咳嗽，喉中鸣声，上气不得下，头痛等证，为麻黄汤中加入了下气清热之品。黄龙汤疗伤寒不解，寒热往来，状如温病，胸满心腹痛，此方本《伤寒论》小柴胡汤，但主治及煎服法少异。

温病、天行诸病的治疗，有知母解肌汤、黄连橘皮汤、漏芦橘皮汤，以及青木香丸和杀鬼丸等方。知母解肌汤（麻黄、知母、葛根、石膏、甘草）疗温热病头痛、骨肉烦疼、口燥心闷者，或夏月天行毒，外寒内热者，系由白虎汤加减化裁而得。黄连橘皮汤（黄连、橘皮、杏仁、枳实、麻黄、葛根、厚朴、甘草）疗冬温未即病，至春被积寒所折不得发，至夏待热，冬温毒始发出。肌中斑烂隐疹如锦文，而咳，心闷呕吐清汁，服赤口疮，下部亦生疮，已自得下痢。漏芦橘皮汤（漏芦、橘皮、甘遂、麻黄、杏仁、黄芩）所治相同，用药稍异。虽然，以上两方未必尽善，但其对于冬温温毒发斑的论述，反映了当时冬温伏邪之说在临床上的运用。此外，青木香汤（青木香、黄连、白头翁）治疗春夏忽喉咽痛肿，兼下痢之证；羚羊角豉汤（豆豉、犀牛角[①]、羚羊角、芍药、升麻、杏仁、栀子、甘草）疗喉痛肿结，毒气冲心胸。至杀鬼丸去恶毒方"将往辟温处烧之，杀鬼去恶，若大疫家可烧，并带行"，是辟温防疫的药方。

关于疟、痢的治疗，《古今录验方》也有不少佳方。如疗疟豉心丸（香豉、常山、大黄、附子）为杨孔思方。又乌梅丸（乌梅、常山、鳖甲、香豉、蜀漆、人参、苁蓉、桂心、知母）疗疟，无问温、瘴、痰疟，悉皆主之。治疗下痢的方剂更多，如白头翁汤（白头翁、干姜、甘草、当归、黄连、秦皮、石榴皮）、疗寒急下及滞下方、疗下痢鲜血方（干地黄、犀牛角、地榆）、疗热毒下血及豆汁犀角煎方（犀牛角、人参、当归、黄连、蜜）、疗下血痢地肤散方（地肤、地榆根、黄芩），以及血痢及脓血方（黄连三两，水渍煎服）等，观其遣药组方，其疗效是可信的。

---

① 犀牛角现用水牛角代。

治疗咳喘，《古今录验方》载有书墨丸、麦门冬丸、百部汤、疗咳羊肺汤，以及熏法、吸散等方。书墨丸（书墨、甘遂、葶苈子、前胡、大黄、巴豆）疗呷咳，方为万年县令席君懿送；麦门冬丸（干姜、麦门冬、昆布、海藻、细辛、海蛤、蜀椒、桂心），主气逆上气，方中多用软坚化痰之品。百部汤（百部、生姜、细辛、贝母、甘草、杏仁、紫菀、桂心、白术、麻黄、五味子）疗咳，昼夜不得眠，两眼突出。疗咳羊肺汤（款冬花、紫菀、干姜、桂心、甘草、五味子、白前、茱萸、羊肺），为太医史脱方。此外，疗咳，腹胀气上不得卧，身体水肿用长孙振熏法（蜡纸、熏黄、款冬花）；疗咳，吸散方（细辛、紫菀、天雄、石膏、款冬花、钟乳）为吸入疗法。

同时，《古今录验方》对于肺痈的病因病机论述和治疗也颇有价值，论云：

> 非时忽然暴寒，伤皮肤，中与肺合，则咳嗽上气，或胸胁又痛，咳唾有血者，是其热得非时之寒暴薄之，不得渐散，伏结深喜肺痈也。因咳服温药，咳尤剧，及壮热、吐脓血，汗出恶寒是也。

其疗肺痈经时不瘥的桔梗汤，由桔梗、白术、当归、地黄、甘草、败酱草、薏苡仁、桑白皮等组成。又疗肺痈生地黄汁汤方（生地黄汁、当归、甘草、白石英、人参、附子、白小豆、白鸡），在苇茎汤诸方外又别开蹊径。

《古今录验方》对消渴病的论治也颇有价值，其论消渴病有三，云：

> 一渴而饮水多，小便数，无脂似麸片甜者，皆是消渴病也；二吃食多，不甚渴，小便少，似有油而数者，此是消中病也；三渴饮水不能多，但腿肿，脚先瘦小，阴痿弱，数小便者，此是肾消病也，特忌房劳。若消渴者倍黄连，消中者倍瓜蒌，肾消者加芒硝六分。

所载花苁蓉丸，由花苁蓉、泽泻、巴戟天、地骨皮、磁石、人参、赤石脂、韭子、龙骨、甘草、牡丹皮、干地黄、禹余粮、桑螵蛸、瓜蒌等组成，洵为治疗肾消的佳方。

《古今录验方》治疗腰痛，有寄生汤、玄参汤、杜仲独活汤、独活续断汤等。其论谓"疗腰病，皆犹肾气虚弱，卧冷湿地，当风所得。不时瘥，久久流入脚膝，冷痹疼弱重滞，或偏枯，腰脚疼挛，脚重急痛"，方取独活续断汤（由独活、续断、杜仲、桂心、防风、川芎、牛膝、细辛、秦艽、茯苓、人参、当归、芍药、干地黄、炙甘草等组成），是肾虚腰足痹痛的良方，堪与独活寄生汤媲美。

治疗心痛，《古今录验方》也收录了不少急救方法。如桂心汤、犀角丸、牡丹丸和灸法。桂心汤（桂心、山茱萸、芍药、当归、生姜）疗心痛，懊恼悁闷，筑筑引两乳玄，或如刺，困极，其服法"昼三夜一"。疗久心痛、腹痛积年，定不过一时间还发，甄立言处以犀角丸（犀牛角、麝香、朱砂、桔梗、莽草、鬼臼、附子、桂心、甘草、芫花、巴豆、蜈蚣），方中多有毒之药。牡丹丸疗心痛、寒疝，由牡丹、桂心、乌头三味组成。此外，《古今录验方》"疗心痛，痛及已死方"：高其枕，柱其膝，欲令腹皮蹙柔，灸其脐上三寸胃管有顷。为急救真心痛的一法。

对于虚劳的治疗，也有不少效方。如调中汤（麦门冬、干枣、茯苓、甘草、桂心、芍药、当归）疗虚劳，补益气力；薯蓣丸（干薯蓣、苁蓉、牛膝、菟丝子、干地黄、赤石脂、泽泻、山茱萸、茯苓、巴戟天、五味子、石斛、远志、柏子仁、白马茎筋），疗五劳七伤。

上方或从脾肺着手,或由肾肝施治,为虚劳病的调理增添了有效方法。另有大竹叶汤疗虚劳客热,即百病之后,虚劳烦扰,不得眠卧,骨间劳热,面目青黄,口干烦躁,偃偻不自安,短气气少,食不得味,纵食不生肌肤,胸中痰热烦满愦闷,药用甘草、小麦、黄芪、人参、知母、大枣、半夏、瓜蒌根、粳米、黄芩、当归、生姜、前胡、芍药、麦门冬、龙骨、桂心、竹叶。据载,服后"不过两剂,如汤沃雪"。

上述方剂,多属甄权所采录的当时医家的临床效验方,从又一角度反映了该时代的临证医学特色。

2.《许仁则方》

许仁则,生平不详。《旧唐书·裴敬彝传》记载,在乾封(公元666～668年)初,"医人许仁则足疾不能乘马,敬彝每肩舆之,以候母焉"。是知在唐太宗、高宗时已为名医。许氏撰有《许仁则方》,《崇文总录》又载录其所撰《子母秘录》十卷,书久已亡佚。《子母秘录》佚文可见于《证类本草》,丹波康赖的《医心方》亦载录《子母秘录》文三十余条,《千金要方》宋臣校注引《子母秘录》四条。

《外台秘要》载有《许仁则方》三十七条,内容多属内科杂病。据此推之,《许仁则方》分上、下两卷。上卷包括伤寒、天行、黄疸、疟疾、霍乱、呕吐、诸痢、诸风等方;下卷包括咳嗽、脚气、痔病、淋病、便闭诸方,以及妇人产后诸病方等。

许仁则论天行病有阴阳之别,认为:天行病,方家呼为伤寒,有阳伤寒、阴伤寒两种。人身中有阴阳之气,阴阳者则寒热也。阴阳伤寒者,则毒气伤阴阳气也。本以阴为毒所伤,则不能流行,阳热独王,故天行多热者也。阳伤寒状,表里相应,心热则口干苦,肝热则眼赤晕,脾热则谷道稍涩,肾热则耳热赤,肺热则鼻干渴,胃热则呕逆,大肠热则大便秘涩,小肠热则小便赤少,皮肤热则脉洪数,身体热。反此者乃阴伤寒也。

其天行病方七首,根据发病过程中先后出现的证状而用之:病轻一二日,觉身热头痛,骨肉酸楚,背脊强,口鼻干,手足微冷,小便黄赤,先煮桃柳等三物汤浴之,又服解肌干葛等五物饮(葛根、葱白、生姜、豉心、粳米)微覆取汗;更作鸡子汤重泄其汗。如热不退,则合栀子等六味散(栀子、干葛、茵陈、升麻、大黄、芒硝)以下之;复不觉退,加呕逆食不下,口鼻喉舌干燥,宜合生芦根八味饮子(生芦根、生麦门冬、生姜、人参、知母、乌梅、白蜜、竹沥)细细服之。如体气反凉,脉反沉细,饭食反下,大小便秘塞,心上如石痛不可近视,唇急鼻张,手眼寻绎,狂言妄语,此由热极将息酷冷,饮食寝寐,惟冷是求,热结在心,无因通泄所致。或加身体黄,眼白睛色如黄柏,此是急黄。还宜半夏等十味汤(半夏、吴茱萸、桂心、白术、细辛、柴胡、牡丹皮、大黄、芒硝)救之。若热毒势退,利过不休,体力渐弱,宜合人参等五味散(人参、生犀牛角、乌梅肉、生姜、黄连)细细服之。

天行瘥后,许仁则又有劳复方五首,同样按先后而用之。许氏指出"此病复发,不要起动劳役,或因饮食稍多,或因言语过分,或缘视听不节,或为动转不常,皆成此复。若复甚者乃至不救"(《外台秘要》卷三)。其治劳复五方:首为葱白等七味饮(葱白、干葛、新豉、生姜、生麦门冬、干地黄、劳水),服之渐覆取汗;若不觉,宜合葳蕤等五味饮之(葳蕤、葱白、豉心、粳米、雄鼠屎),取汗。若天行后不了了,不堪起动,体气虚赢,每觉头痛唇口干,乍寒乍热,发作有时,宜地骨白皮等五味饮子(地骨白皮、知母、麦门冬、竹沥、白蜜、白薇）及十味丸方（白薇、知母、地骨皮、干地黄、麦门冬、甘草、蜀漆、葳蕤、橘皮、人参）。服前药后，如不耐下药，宜合乌梅等四味饮下前丸。许仁则论急黄病，认为"此病始得，与天行病不多异。五六日，但加身体黄，甚者洟、泪、汗、唾、小便如檗色、眼白晴正黄，其更重者与天行病候最重者无别"（《外台秘要》卷四）。与天行病的依次论治一样，许仁则治其他疾病也多根据证情发展先后制方处治。如疗急黄病，先合麻黄等五味汤（麻黄、干葛、石膏、生姜、茵陈）发汗以泄黄势。后合栀子等五味汤（栀子、柴胡、黄芩、茵陈、芒硝）以取利，又用西域法以秦艽牛乳二味汤服之。如服冷物致痞，宜用半夏等十味汤，并可合瓜蒂等三味散（瓜蒂、丁香、赤小豆）吹鼻并服之。

疗疟，凡经七日以后，先服鳖甲等五味散（鳖甲、常山、甘草、松萝、桂心）取快吐。吐后根本未除，合当归等六味散（当归、白术、细辛、桂心、大黄、朴硝）取利。经吐下，其病源尚在，宜合鬼箭羽等十味丸（细辛、橘皮、鬼箭羽、白术、桂心、地骨皮、蜀漆、甘草、当归、丁香）服之。

疗呕吐，病积热在胃，呕逆不下食，宜合生芦根五味饮（生芦根、生麦门冬、青竹茹、生姜汁、茯苓）服之。未全除者，宜茯苓等五味丸（茯苓、人参、麦门冬、生姜、青竹茹），蜜丸，煎芦根饮下之。若积冷在胃，呕逆不下食，宜合半夏等二味丸（半夏、小麦面）服之。病根未除者，虑毒药不可久服，合人参等七味丸（人参、白术、生姜、厚朴、细辛、橘皮、桂心）服之。

疗咳嗽，许氏分咳嗽为热嗽、冷嗽、肺气嗽和饮气嗽，热嗽者合生地黄等七味汤（生地黄、生姜、桑白皮、射干、干葛、紫苏、竹沥），后合紫菀等十味丸（紫菀、桑白皮、射干、百部根、麻黄、干葛、地骨皮、升麻、干地黄、芒硝），竹沥汤下，以善后；冷嗽，合大枣等七味汤（大枣、桂心、杏仁、吴茱萸、细辛、当归）主之，后合当归等十味丸（当归、细辛、甘草、桂心、吴茱萸、人参、蜀椒、橘皮、干姜、桑白皮）善后；肺气嗽，合白前等七味汤（白前、桑白皮、生地黄、茯苓、地骨皮、麻黄、生姜、竹沥），后服麻黄等十味丸（麻黄、白前、桑白皮、射干、白薇、百部根、干地黄、地骨皮、橘皮）以善后，并合桑白皮等十味煎（桑白皮、地骨皮、生地黄汁、生麦冬汁、生姜汁、竹沥、生葛根汁、白蜜、牛酥、大枣膏），每夜含咽。

饮气嗽，合细辛等八味汤（细辛、半夏、桂心、桑白皮、干姜、当归、芒硝、杏仁）、葶苈子十五味丸（葶苈子、细辛、五味子、干姜、当归、桂心、人参、丁香、大黄、商陆根、橘皮、桑白皮、皂荚肉、槟榔、麻黄）服之。如病不愈，渐成水病，大小便秘涩，头面身体浮肿，宜合大干枣三味丸（大枣、葶苈子、杏仁）。若病根深固者，合巴豆丸（巴豆仁、杏仁、牵牛子、葶苈子、大枣）荡涤宿病。

许氏对肺气嗽和饮气嗽的病因病机、变化及症状、预后的描述也是十分细致和正确的。他说：

> 肺气嗽者，不限老少，宿多上热，后因饮食将息伤热，则常嗽不断，积年累岁，肺气衰，便成气嗽，此嗽不早疗，遂成肺痈，若此将成，多不救矣。饮气嗽者，由所饮之物停澄在胸，水气上冲，冲入于肺，肺得此气，便成嗽。久而不除，渐成水气，若作此病，亦难疗之。

肺气嗽经久将成肺痿，其状不限四时冷热，昼夜嗽常不断，唾白如雪，细末稠黏，喘息气上，乍寒乍热，发作有时，唇口喉舌干焦，亦有时唾血者，渐觉瘦悴，小便赤，颜色青白，毛耸，此亦成蒸，又肺气嗽经久有成肺痈者，其状与前肺痿不多异，但唾悉成脓，出无多少。

又饮气嗽经久不已，渐成水病，其状亦不限四时，昼夜嗽不断，遇诸动嗽物，便致困剧，甚者乃至双眼突出，气即欲断，汗出，大小便不利，吐痰，饮涎漾沫，无复穷限，气上喘息，肩息，每旦眼肿，不得平眠。(《外台秘要方》卷九)

早在唐代初期，许仁则已能对肺气嗽、饮气嗽作如是精辟的论述，这在历代医学论述中是不多见的，故其学术价值不同于一般。

疗诸风，许氏云：

风有因饮酒过节，不能言语，手足不随，精神昏恍，得病经两日，宜合生葛根等三味汤（生葛根、生姜汁、竹沥），七日后，服附子等十味汤（附子、生姜、干姜、桂心、石膏、生犀牛角、地骨白皮、白术、独活、芎劳）。若风热未退，宜合薏苡仁等十二味饮（薏苡仁、葳蕤、生青冬、石膏、杏仁、乌梅、生姜、生犀牛角、地骨皮、人参、竹沥、白蜜）及苦参十二味丸等。在秋冬季，宜合五加皮等八味酒（五加皮、薏苡仁、大麻仁、丹参、生姜、生地黄、桂心、大豆）。

在妇科病论治方面，许仁则也颇有造诣。除《医心方》所引录的《子母秘录》文外，其产后方一十六首，见于《外台秘要》：

第一方：治产后血气不散，心腹刺痛，胀满喘急，不能食饮，药用鬼箭羽、当归、白术、生姜、细辛、桂心及生地黄。

第二方：治产后恶露下多，心闷短气，贻然无力，不能药，药用当归、艾干、生姜、干地黄、人参、地榆。

第三方：治产后恶露多少正常，冷热得调，但觉腹内切痛，药用当归、生姜、桂心、芍药。

第四方：治产后不能食，药用白术、生姜。

第五方：治产后虚弱、欲得补气力，兼腹痛，宜羊肉当归汤（羊肉、当归、生姜、黄芪）。

第六方：治产后心腹满闷、胁肋胀妨，兼咳喘，不能食饮，大便不通，心腹时痛等，药用白术、当归、桑白皮、大黄、生姜、细辛、桂心。

第七方：治产后水痢，药用神曲、人参、枳实、赤石脂、白术。

第八方：治产后血痢，药用艾叶、黄柏、芍药、甘草、阿胶、黄连、地榆。

第九方：治产后脓痢，药用附子、蜀椒、干姜、甘草、赤石脂、黄芪、白术。

第十方：治产后诸痢，用薤白、羊肉，或羊肾炒薤白食疗。

第十一方：治初产视听、言语或劳力过度头项百节皮肉疼痛，乍寒乍热，为蓐劳，药用猪肾、当归、芍药、生姜、桂心、葱白。

第十二方：治产后患风，手足不随和，言语不流利，恍惚多忘，精神不足，药用独活、当归、芍药、防风、芎劳、玄参、桂心。

第十三方：治产后体气虚，药用当归、干地黄、泽兰、防风、黄芪、续断、桂心、人参、地骨皮、芍药、干姜。

第十四方：产后服药忌食法，如白术忌桃李，细辛忌生葱，甘草忌菘菜、海藻，枸杞忌狗肉、附子，黄连忌猪肉，桂心忌生葱等。

第十五方：产后血气不通散，日后成癥结，少腹疼硬，乍寒乍热，食饮不为肌肤，心腹有时刺痛，口干唾黏，手足沉重，药用当归、芍药、人参、甘草、鬼箭羽、牛膝、牡丹皮、白术、桂心、白薇、乌梅、大黄、虻虫、水蛭、蒲黄、朴硝、赤石脂、干地黄、虎杖。

第十六方：治产后脓血痢，药用赤石脂、龙骨、黄连、阿胶、黄芪、黄柏、白术。

如上所载，可见许仁则对许多疾病均能掌握其病变的规律，并设有一整套治疗方案，如果没有丰富的学术经验总结，则是绝对办不到的。在魏晋隋唐诸医家方书中，也唯有许仁则能达到如此地步。

3. 苏游的《玄感传尸方》

在《旧唐书·经籍志》和《新唐书·艺文志》中，皆著有苏游《玄感传尸方》一卷，但无苏氏的生平记录。另《新唐书》有苏子《铁粉论》一卷；宋代《云笈七籤》辑有苏氏《三品颐视保命神丹方》三卷，自叙署"开耀二年"（公元682年）。因知苏氏为初唐时人，且乃道士之通医者。考唐《张文仲方》曾引苏游《玄感论》语；而在王焘的《外台秘要》中，更载有"苏游论"及治疗骨蒸方。《玄感传尸方》是论治传尸病的专著，对于此病的症状、病因病机、主疗之法及将息居处、饮食宜忌等均有详细叙述。其论谓男女传尸之候，心胸满闷，背膊烦疼，两目精明，四肢无力，脊膂急痛，膝胫酸疼，睡常不着，多卧少起。每旦精神尚好，日午以后即四肢微热，面好颜色，常怀嗔恚，行立脚弱，夜卧盗汗，梦与鬼交，或多惊悸，有时气急咳嗽，虽想饮食而不能多餐，或两胁虚胀，或时微痢，鼻干口燥，常多黏唾，有时唇赤，有时欲睡。渐就沉羸，其症状描述十分细微。又说，传尸之疾，本起于无端，莫问老少男女，皆有斯疾，大都此病相克而生，先内传毒气，周遍五脏，渐就羸瘦，以至于死。死后复易家人，故曰"传尸"，亦名"转注"。并据其证情，而有"殗殜""肺痿""骨蒸""伏连""劳极"等称。

《玄感传尸方》归纳了"毒气传五脏候"，认为：其源先从肾起，肾初受气，两胫酸疼，腰脊拘急，行立脚弱，两耳风声，夜卧梦泄，阴汗痿弱；肾既受已，次传于心，心初受气，夜卧心惊，或多忪悸，心悬乏气，吸吸欲尽，梦见先人，有时盗汗，口内生疮，心常烦热，惟欲眠卧，朝轻夕重，两颊口唇红赤如敷胭脂，又时手足五心皆热；心既受已，次传于肺，肺初受气，时时咳嗽，气力微弱，有时喘气，卧即更甚，鼻干口燥，不闻香臭，假令得闻，惟觉朽腐物气，有时恶心，愦愦欲吐，肌肤枯燥，或时刺痛，或似虫行，皮肤状若麸片；肺既受已，次传于肝，肝初受气，两目膜膜，面无血色，常欲颦眉，视不及远，目常干涩，又时赤痛，或复睛黄，常欲合眼，卧睡不着；肝既受已，次传于脾，脾初受起，两胁虚张，食不消化，又时渴痢，食物不化，有时肚痛，腹胀雷鸣，唇口干焦，或生疮肿，毛发干耸，无有光润，或复上气，抬肩喘息，痢赤黑汁，至此候者，将死之证。

同时，苏游还指出：童女月经不通，消瘦痿黄骨蒸，待月事通而自愈，不能误作传尸病而错疗之。又不能执一方轻用，如此主肺痿骨蒸方，以疗痃癖传尸者，则反增其病。其原因在于主肺痿方中多是冷药，冷药非痃癖之所宜，兼复更损其脾。脾惟宜温，不合取冷，如其伤冷，脾气即衰，以上所说，只是略举一隅。总之，苏氏强调治疗毒气传于五脏，当知"主疗之法"，所谓"主疗之法，先须究其根本，考其患状，诊其三部，决其轻重，量其可不，与其汤药，指期取瘥。若能如此，方可措手，先疗其根，次其末"。苏氏的《玄感传尸方》，认为此病是病人"毒气传染所致"。染病之后，内传毒气周遍五脏，从而产生诸种证状。其病机传变始于肾，终于脾，反映了对于肾、脾两脏的重视。《难经》论五脏损病，有过于脾胃则不可治之说，苏氏之论所见亦同。

至于苏游治疗传尸医方，在《外台秘要》中仅存芦根饮子一首。此方疗骨蒸肺痿，烦躁不能食，药用芦根、麦门冬、地骨皮、桑白皮、生姜、橘皮、茯苓。可惜其他方剂，皆未说明是否出自苏氏之方。

如上所述，可见苏游的《玄感传尸方》，乃是隋唐时期论治结核病的重要医学专著。

4. 崔知悌的《崔氏纂要方》

崔知悌，唐代许州鄢陵人。崔氏曾官中书侍郎、洛州司马、户部员外郎、殿中少监等职，《旧唐书·崔知悌传》称其"高宗时（公元650～683年）官至户部尚书"。著有《崔氏纂要方》十卷。《旧唐书·经籍志》所载《崔氏产图》及《外台秘要》之《崔氏别录灸骨蒸方图并序》等，皆系其方书中的部分内容。

在《崔氏纂要方》中，以灸法最具特色。其所治疾病，涉及瘰疬、骨蒸、痔疾等。《外台秘要》记载有崔氏灸疗瘰疬、闪癖方、疗癖左右相随病灸法、灸痃气法等，以及"灸骨蒸方图并序"。其序说：

> 骨蒸病者，亦名传尸，亦谓殗殜，亦称复连，亦曰无辜。丈夫以癖气为根，妇人以血气为本，无问少长，多染此疾，婴孺之流，传注更苦。其为状也，发干而耸，或聚或分，或腹中有块，或脑后近下两边有小结，多者乃至五六，或夜卧盗汗，梦与鬼交通，虽目视分明，而四肢无力，或上气食少，渐就沉羸，纵延时日，终于溘尽。余昔忝洛州司马，当三十日，灸活一十三人，前后瘥者，数过二百。至如狸骨、獭肝，徒闻曩说；金牙、铜鼻，罕见其能，未若此方扶危拯危，非止单攻骨蒸，又别疗气疗风，或瘅或劳，或邪或癖，患状既广，救愈亦多，不可具录，略陈梗概。

崔氏灸骨蒸的取穴法，分平身正立取穴和平身正坐取穴两种。崔氏谓"灸后一月许日，患者若未好瘥，便须报灸，一如前法，当即永差"，说明其疗效是很好的。

除此之外，崔氏在小儿初生方面也有不少要论，包括了小儿初生将护法、小儿初受气论、小儿变蒸论治、浴儿法、哺儿法、拣乳母法等。这些内容，《千金要方》和《外台秘要》亦有记载。但崔氏书论变蒸又说：

> 所以变蒸者，皆是荣其血脉，改其五脏，故一变毕，辄觉情态忽有异也。其变蒸之候，令身热，脉乱，汗出，目睛不明，微似欲惊，不乳哺，上唇头小白泡起如珠子，耳冷、尻亦冷，此其诊也……当变蒸之时，慎不可疗久灸刺，但和视

之……若于变蒸之中加以天行温病，或非变蒸而得天行者，其诊皆相似，唯耳及尻通热，口上无白泡耳。

以上关于变蒸的学说流传了很久，后世亦有反对此说者，认为系小儿感邪而蒸热。然而，崔氏书中早已指出了"变蒸之中加以天行温病，或非变蒸而得天行者"，显然已对变蒸与发热有所鉴别。

更不容忽视的是，崔氏在伤寒论治方面也颇有建树，如谓"若胃中有燥粪，令人错语；正热盛，亦令人错语。若秘而错语者宜服承气汤；通利而错语者，宜服下四物黄连除热汤"，并据其临床经验说："承气旧用芒硝，余以有毒，故去之。用之数年，安稳得下良。既服汤亦应外用生姜兑，使必去燥类；若服汤兼兑而并不得下者，可依本方芒硝一两。"崔氏所说的四物黄连除热汤，即黄连解毒汤。其医案记载："前军督护刘车者，得时疾三日，已汗解，因饮酒复剧，苦烦闷干呕，口燥呻吟，错语不得外。余思，作此黄连解毒汤方：黄连三两，黄芩、黄柏各二两，栀子十六枚，擘。右四味，切，以水六升，煮取二升，分二服。一服目明，再服进粥，于此渐瘥。"他还指出："余以疗凡大热盛，烦呕呻吟，错语不得眠皆佳。传语诸人，用之亦效。此直解热毒，除酷热，不必饮酒剧者。此汤疗五日中神效。"（《外台秘要》卷一）

崔氏以黄连解毒汤治伤寒热盛错语者，并指出了其与承气汤证错语的区别，无疑是对仲景法的补充。

除此之外，崔氏方疗虚羸以无比薯蓣丸方，其由薯预、苁蓉、牛膝、菟丝子、杜仲、五味子、泽泻、干地黄、巴戟天、茯神、山茱萸、赤白脂等组成。据载："服之七日令人健，四体润泽，唇口赤，手足暖，面有光泽，消食，身体安和，声音清明，是其验。"此方至后世称无比山药丸，医家多重视之。

以上记载，在《千金要方》《外台秘要》，以及《医心方》等书中，皆列为重要的学术内容。

5.《张文仲方》

张文仲，唐代洛州洛阳人。武则天初为侍御医，久视间（公元700年）终于尚药奉御。《旧唐书·张文仲传》称"自武则天、唐中宗以后，诸医咸推文仲、虔纵、慈藏三人为首"。

《旧唐书·本传》载张氏有《随身备急方》三卷，《千金要方》宋臣注称《张文仲方》，后《古今医统大全》记有《救急方》十三卷。据《外台秘要》所载，出于张文仲的医方，包括了伤寒、天行、各种杂病，以及妇产诸病等，内容十分丰富。

文仲善疗风气疾，尝奉武则天命，集当时名医共撰疗风气的《四时常服及轻重大小诸方十八首》。《外台秘要》载录张文仲疗诸风方九首，其内容原载《元侍郎希声集》。张氏认为，诸患风气，"惟脚气、头风、大风、上气此四色，常须服药不绝，自余诸患，看发即依方吃药，但春夏三四月，秋八九月，取利一行甚妙"。其方如桑枝煎，疗遍风及一切风，并有预防作用；疗风饮子，用羌活、桂心、人参、升麻、茯神、防风、生姜、犀牛角、竹沥等味；十九味丸，由防风、羌活、五加皮、芍药、人参、丹参、薏苡仁、党参、麦门冬、干地黄、大黄、青木香、松子仁、磁石、槟榔子、枳实、牛膝、茯神、桂心等组成，四时俱服；又疗一切风，及偏风发四肢，口目㖞戾，言语睿涩方，用生地黄汁、竹沥、荆沥、羌活、防风、附子等组成，认为"其汤不虚人，胜于续命汤，特宜老人用之"；另疗一切风，乃至十年、二十年不瘥者方，用牛蒡根、生地黄、牛膝、枸杞子等。此外，文仲疗瘫痪风方，由生地黄汁、淡竹沥、荆沥、防风、独活、附子组成。据载此方"可绝根，大神验"。以上治风方剂，其组成颇有深意，且又合于临床运用。

除此之外，张文仲对伤寒的论治亦多新意，如疗伤寒已四五日，头痛体痛，肉热如火，病入肠胃，宜利泻之方，药用生麦门冬、生地黄、知母、生姜、芒硝。滋阴润下，实开后世"增水行舟"之法门。又称伤寒发于三月至年末者为"晚发伤寒"，晚发方药用生地黄、栀子、升麻、柴胡、石膏。张氏在伤寒"伏气"说的基础上，进一步提出"晚发伤寒"，其所治方药亦不同于一般伤寒初起，这在温热病学术史上确是别开生面，于是后世遂有"晚发"之称。

6.《延年秘录》

《延年秘录》，《旧唐书·经籍志》载为十二卷，不著撰人。约成书于武则天（公元684~704年）时，此书在唐、宋时具有一定学术影响，且又远传日本，《医心方》载引其文，称《延年方》。

宋林亿等校正《千金要方》时，亦曾据《延年秘录》进行"考理"。王焘《外台秘要》载引《延年秘录》方较多，其内容包括临床各科病证。

《延年秘录》载录了当时的许多病证医方，从又一角度反映了唐代医学的学术面貌，而又具有一定的特色。兹举数例，以示一斑。

《延年秘录》疗天行，头痛壮热，一二日，水解散方，用麻黄、大黄、黄芩、桂心、甘草、芍药；又栀子汤，主天行一二日，头痛壮热，心中热者，药用栀子、黄芩、豉、葱白、石膏、干葛。上述两方治疗外感，都在初起之时，即在解表方中用大黄或石膏，清除里热，这与伤寒初起治法有所不同。又柴胡汤，疗天行五六日，壮热骨烦疼，兼两胁连心肋下气胀急硬，痛不能食，恐变发黄者，药用柴胡、枳实、瓜蒌、黄芩、栀子仁、茵陈、龙胆、大黄；另疗天行三日外，忽觉心上妨满坚硬，脚手心热，则变为黄，用秦艽散方，以秦艽、紫草、白鲜皮、黄芩、栀子组成，则不仅在仲景茵陈蒿散基础上有所发展，而且用药面更为宽广。

又疗气嗽煎方，用贝母、紫菀、百部根、款冬花、甘草、桂心，煎后加入生地黄汁、生麦门冬汁、生姜汁、白蜜、酥、白糖、杏仁，煎如糖，其配方、制法俱佳。

《延年秘录》疗温疟，壮热不食，知母鳖甲汤，药用知母、鳖甲、地骨皮、常山、竹叶、石膏，将截疟与清热养阴之药合于一方。疗风热头痛掣动方，用防风、黄芩、升麻、芍药、龙骨、石膏、干葛、竹沥。疗风邪气未除，发即心腹满急，头旋眼运欲倒方，药用芎䓖、独活、防风、白术、杏仁、枳实、茯神、生姜、羚羊角、黄芩。

另增损承气丸（前胡、枳实、桂心、干姜、吴茱萸、茯苓、芍药、厚朴、橘皮、大黄、杏仁）疗胸胁支满，背上时有一答热则痛，腹胀多噫，醋咽气逆，两胁满，服后以气宣下泄为度。其生地黄煎，主补虚损，填骨髓，长肌肉，去客热，药用生地黄汁、枣膏、白蜜、酒、牛酥、生姜汁、紫苏子、鹿角胶，乃是一张很好的补益方。如此等等，不一而足，说明《延年秘录》虽为辑录之方，但颇切于临床实用。

7.《近效方》

《近效方》，又名《近效极要方》。撰者不详。乃裒集当时"近效"诸方而成书。成书年约在唐中宗朝以后，公元705～713年之间。《近效方》有论有方，医方多为临床获验者，故有"吏部李郎中服之得力""韦特进用之极效""韦给事用之有效""雍州王长史长服""李谏议近效方"等注语。《近效方》成书后，其内容时有补充，据《外台秘要》载录的内容，除"近效极要论"外，尚有"新附近效"或"近效新附"等方剂。《近效方》的内容也较丰富，其中不乏名方名论。如白术附子汤（白术、附子、甘草、桂心）疗风虚头重眩，苦极不知食味，暖肌、补中、益精气；又治风湿相搏，骨节疼痛，不得屈伸，近之则痛剧，汗出短气，小便不利，恶风不欲去衣，身体微肿者。《近效方》对于消渴的论治最有学术价值。据《外台秘要》之转录，其内容有"近效祠部李郎中消渴方二首""近效极要消渴方二首""近效极要热中小便多渐瘦方四首"，以及消渴后生疮，成水病、小便如脂等方剂多首。

李郎中消渴方前有论，论曰：

> 消渴者，原其发动，此则肾虚所致。每发即小便至甜，医者多不知其疾，所以古方论亦阙而不言，今略陈其要。按《洪范》"稼穑作甘"……足明人食之后，滋味皆甜，流在膀胱。若腰肾气盛，则上蒸精气，气则下入骨髓，其次以为脂膏，其次为血肉也，上余别为小便，故小便色黄，血之余也。臊气者，五脏之气；咸润者，则下味也。腰肾既虚冷，则不能蒸于上，谷气则尽下为小便者也。故甘味不变，其色清冷，则肌肤枯槁也。犹如乳母，谷气上泄，皆为乳汁，消渴疾者，下泄为小便，此皆精气不实于内，则便羸瘦也。又肺为五脏之华盖，若下有暖气蒸即肺润，若下冷极，即阳气不能升，故肺干则热。故《周易》有否卦，乾上坤下，阳阻阴而下降，阴无阳而不升，上下不交，故成否也。譬如釜中有水，以火暖之，其釜若以板盖之，则暖气上腾，故板能润也；若无火力，水气则不上，此板终不可得润也。火力者，则为腰肾强盛也，常须暖将息，其水气即为食气，食气若得暖气，即润上而易消下，亦免干渴也。是故张仲景云宜服八味肾气丸，并不食冷物及饮冷水。今亦不复渴，比频得效，故录正方于后耳……张仲景云：足太阳者，是膀胱之经也。膀胱者，是肾之府也。而小便数，此为气盛，气盛则消谷，大便硬，衰则为消渴也。男子消渴，饮一斗水，小便亦得一斗，宜八味肾气丸主之。神方，消渴人宜常服之。

李祠部还主张在先服八味肾气丸后，服后药压之，其方由黄连、苦参、干地黄、知母、牡蛎、麦门冬、瓜蒌粉组成，以牛乳和丸服，据载"其方神效无比"。

李祠部对肾气虚消渴的论述，至宋代受到许叔微的重视，他在《普济本事方》中载述其论，从而在医学界受到了更为普遍的关注。

除此之外，李祠部有"将息禁忌论一首""叙鱼肉等一十五件""叙菜等二十二件""叙米豆等九件"，多属于养性食宜食禁内容，其中采掇了孙思邈等养生家要语，但《近效方》云："以上并是祠部方法，亦一家秘室也。"

8.《开元广济方》

《开元广济方》（简称《广济方》）是唐玄宗"御制"方书。《旧唐书·玄宗本纪》云：

"开元十一年（公元723年）九月己巳，颁上撰《广济方》于天下。"

《广济方》在唐代很有影响，在成书后23年，即天宝五年（公元746年）玄宗亲颁诏书，"就《广济方》中逐要者，于大板上传录，当村坊要路旁示"。此后，日本嵯峨天皇弘仁十二年（公元821年），敕诏将"《广济方》中治疗方法"作为针生的讲学内容。宋代嘉祐间，校正医书局亦将《广济方》与《灵枢》《太素》《针灸甲乙经》及《千金方》《外台秘要》同列为校正之书。可惜《广济方》虽经校正，却仍未能流传于后世。

《新唐书·艺文志》载，《广济方》五卷，其内容包括伤寒、天行、温病，内科杂病、外科及妇、儿诸病，涉及病种很广，且由于《广济方》为诏示天下的"治疗方法"，故所载方剂多属于临床实用的有效方。

治疗"天行热气"，《广济方》有疗恶寒壮热、食则呕逆的前胡汤（前胡、麦门冬、竹茹、橘皮、甘草、生姜、生地黄）；疗壮热咳嗽、头痛心闷的前胡汤（前胡、升麻、贝母、紫菀、石膏、麦门冬、杏仁、竹叶、甘草）；疗肺热咳嗽、喉有疮的地黄汤（生地黄、升麻、玄参、芍药、柴胡、麦门冬、贝母、竹叶、白蜜）；疗恶寒头痛壮热、大小便秘涩的柴胡散（柴胡、茵陈、青木香、黄芩、土瓜根、白鲜皮、栀子仁、大黄、芒硝）；疗天行后乍寒乍热、昏昏然、胁下及百节疼痛、咳不下食，兼口舌生疮的柴胡汤（柴胡、升麻、芍药、黄芩、甘草、石膏、生麦门冬、葱白、香豉、生姜、竹叶），以及疗天行病后劳复、食复的鼠矢汤和枳实汤等。其遣药制方，多主于辛凉甘寒，掺以苦寒之味，后世治疗温病，实亦不离此大法。

治诸黄病，《广济方》有疗瘴黄，身面眼俱黄，小便如豉汁色的茵陈散，其中除用茵陈、白鲜皮、瓜蒌、黄芩、栀子、芍药、大黄、青木香、柴胡、枳实、黄连、土瓜根、大青之外，还用柴雪八分，这是比较特殊的组方，其疗效显然会提高不少。《诸病源候论》谓"阳气伏，阴气盛，热毒加之，故但身面色黄，头痛而不发热，名为瘴黄也"，与后世所称的"寒湿阴黄"有别。

治疗霍乱、呕逆不食等证，《广济方》亦有新意，如疗霍乱吐利的扁豆汤，用扁豆叶、香薷叶、木瓜、干姜，后人治暑热霍乱多宗此法。疗虚热，呕逆不下食，食则烦闷的地黄饮子，用生地黄汁、芦根、生麦门冬、人参、白蜜、橘皮、生姜；疗烦热，呕逆不下食，食则吐出的麦门冬汤，用生麦门冬、青竹茹、茅根、甘草、生姜、人参，养阴益胃降逆。清代医家育养胃阴之法，在此早已确立。

《广济方》治疗的病证很多，不胜枚举，但另有值得注意的是在书中还载录了肾沥汤、吃力迦丸和屠苏散等名方。"疗虚劳百病"的肾沥汤，由羊肾、茯苓、五味子、肉苁蓉、牛膝、防风、黄芪、泽泻、五茄皮、地骨皮、磁石、桂心等组成，此方"春夏秋三时并可服之"。古方中，崔氏肾沥汤疗肾脏虚劳所伤（经李子豫增损）；《小品方》损增肾沥汤，疗肾气不足，消渴引饮，小便过多，腰背疼痛，并有加减肾沥汤，疗大虚内不足，小便数，嘘噏焦熇引水浆，膀胱引急，诸方用药互有出入，而皆以"肾沥"为名，因方中皆用羊肾煮水，然后去肾入诸药。

吃力迦丸，由吃力迦（即白术）、光明砂、麝香、诃黎勒皮、香附子、沉香、青木香、丁香、安息香、白檀香、荜茇、犀牛角、薰陆香、苏合香、龙脑香等合成。《广济方》疗传尸骨蒸，殗殜，肺痿，疰忤鬼气，卒心痛，霍乱吐利，时气鬼魅，瘴症，赤白暴痢，瘀血月闭，疮癣丁肿，惊痛鬼忤中人，吐乳狐狸。其不少病证名属于古称。吃力迦丸至宋代才称为苏合香丸，此方流传千百年，至今仍为临床救急的良药。《广济方》屠苏酒，疗疫气，令人不染温病及伤寒。方用大黄、白术、桔梗、蜀椒、乌头、菝葜、桂心、防风等味，咀，绛囊盛，在十二月悬沉井底，正月朔日平晓出药，置酒中煎数沸饮之。屠苏之饮，先从小起，多少自在。据云，"一人饮一家无恙，一家饮一里无恙"，形容其预防疫气的效用。屠苏酒相传为华佗之方。由于《广济方》在唐代已远传日本，故在岁朝饮屠苏酒的习惯，在日本历史上曾经蔚然成风，甚至延续到近代。

9. 徒都子的《膜外气方》

唐以前，诸家方书论水气病甚详，而未有言膜外气者。唐天宝间（公元 742～756 年），有道士徒都子者，始著《膜外气方》书，本末完具，自成一家。究其义，大概本于肺受邪气，传之于肾，肾气虚弱，脾土又衰，不能制水，使水湿散溢于肌肤之间，气攻于腹膜之外，故称之为"膜外气"。其病令人虚胀，四肢肿满，按之没指。徒都子论病本说：

> 膜外气者，或谓之水病起于他疾，不可常定。或因患症，或因积劳，或因肾藏中风，或因肺府伤冷，或因膈上气，或因冲热远行，或因酒肉中所得，始于肺，终于肾；或因咳嗽，或多涕唾；或因蓄聚，冷气壅塞不散，遂使肺藏热气攻心，五藏冷气下化为水，流入膀胱，在大肠膜外……盖人肾为命本，不可虚也。本固即叶茂，本虚即易枯，况四时衰旺，皆乘肾藏之气，肾损即五藏皆衰，是致胃闭而脾不磨，气结而小便涩。轻重之候在大小便耳，若小便不通则气壅，攻击腹内，冲出膜外，化而为水，使人手足头面浮肿。若小便微涩则微肿，极涩则极肿，大小便俱不通，三日即遍身洪肿，至重则阴亦肿。夫阴肿有二，有肿而小便自击者，有肿而小便出涩者，又有茎头连少腹脐皆肿者，此并为死候，宜速治之。若患此疾，肿亦不常定，或先手足面目浮肿，或先腰肋微肿，或先手足小肿，其候或消或甚，三五日稍愈，或三五日再发，亦以小便通涩为候，积渐变成洪肿。妇人得之，与此略同。凡患此疾，令人腹胀烦闷，胸闷气急，此由肺胀。甚即喘如牛吼，坐卧行立不得，或中夜后气攻胸心，重者一年二年方死，有一月两月死者。若将息失度，误食毒物，十日五日即甚也。愚医多以针灸出水为功，又以鲤鱼赤小豆为药，又令病人饮黄牛尿、服商陆根，反有所损，少有差者。大抵此病，尤忌针灸。华佗云，患水病未遇良医，第一不得针灸。言气在膜外，已化为水，水出即引出腹中气，水尽则死。扁鹊云：水病在膜外，常针不可及，常药不可疗……尤忌盐、生冷、醋滑。（《圣济总录》卷第八十）

徒都子治膜外气水病，不限年月深浅，洪肿大喘，制防己汤（防己、大戟、木香、赤茯苓、海蛤、犀牛角、胡椒、白术、葶苈、防风、木通、桑白皮、紫苏、陈橘皮、牵牛子、诃黎勒、郁李仁、白槟榔、大黄、麝香）。据载此方凡是气病皆治之，不独治水气而已。差后宜服顺气丸（防己、大黄、犀牛角、诃黎勒、牵牛子、赤茯苓、葶苈、芎劳、干地黄、木通、大戟、桑白皮、陈橘皮、防风、郁李仁、木香）。差后百日内，宜服五灵汤（诃黎勒、木通、赤茯苓、防己、陈橘皮）。

除以上方剂外，尚有牵牛五灵煮散、紫苏煮散、牛李子丸、泽漆丸、十水丸、白牵牛散、甘遂饼，以治膜外水气。

另有太上五蛊丸，以治蛊疾。徒都子谓："又有蛇蛊，状与水病相似，四肢如故，小便不甚涩，但腹急肿而蛊胀不下食。凡医多误作水气治之，宜仔细详审。"五蛊丸由雄黄、椒目、巴豆、莽草、真珠末、芫花、鬼臼、矾石、藜芦、獭肝、蜈蚣、附子、斑蝥等制成。炼蜜如小豆大，每食后服一丸，如未效，日增一丸，以利为度，当有虫出。由此可见，五蛊丸由毒药制成，所谓"药勿瞑眩，厥疾弗瘳"，其治疗虫蛊的疗效是显著的。

以上"杨馨所传地仙徒都子神方一十五首"，《千金方》《外台秘要》未载，《圣济总录》将其详细记载，是对唐代医学重要的拾遗补阙。

10. 刘禹锡的《传信方》

《传信方》（二卷），刘禹锡撰。刘氏字梦得，彭城（今江苏徐州）人。生于唐大历七年，卒于会昌三年（公元772～843年）。贞观九年（公元793年）举进士，一生为官，后迁太子宾客。

刘氏为唐代著名文学家，其医学著作《信传方》在《新唐书·艺文志》中有载录，后世亦多记述、引用。此书载方虽仅五十余首，但却是一部较有影响的经验方书。

《传信方》约著成于元和十年（公元815年），刘氏自序说：

> 予为连州四年，江华守河东薛景晦以所著《古今录验方》十通为赠，其志在于拯物，予故申之以书。异日，景晦复寄声相谢，且咨所以补前之阙。医拯道贵广，庸可以学浅为辞，遂于箧中得已试者五十余方，用塞长者之问。皆有所自，故以"传信"为目云。

虽然此书久佚，但在宋、明医学文献中，尚保留了较为完整的内容，大致包括内科杂病、疮病皮肤、骨折金疮、眼科口腔、虫兽所伤，以及香料、饮膳等。

《医心方》中也引录《传信方》数方，如以槐枝汤洗痔上，便以艾灸上七壮，以知为度；疗秋夏之交，露坐夜久，腹内痞痛，以大豆、生姜煎服；一切痢神效方，用黄连、黄柏、羚羊角、茯苓为散蜜丸，姜蜜汤下；疗蜘蛛咬，取羊乳久服，以愈为度，亦都有验案为证。如上所举，可见《传信方》不但"皆有所自"，而且其方剂也较为别致。

11. 蔺道人的《理伤续断方》

《理伤续断方》，又名《仙授理伤续断秘方》。卷前亡名氏序称，唐会昌间（公元841～846年）蔺道人撰。据载，道人隐于江西宜春，为人治疗骨伤，应接不暇，遂传其术于彭姓老者，并授以此方。原书四卷，存一卷。

此书总结了当时骨伤科方面的主要学术成就。重点论述了骨折和脱骱的治则治法，骨折治疗的基本方法和步骤，以及冲洗、诊断、复位、扩创、敷药、夹缚固定、内服方药等具体内容。在夹缚固定的同时，还注意适当活动，这对于患肢的恢复具有重要意义。

《理伤续断方》载方四十余首，包括汤、散、丸、丹、洗、贴等剂。其对关节脱臼的论治，有"肩甲骨出""手骨出""跨骨出""跨骨从裆内出""臀上出"等，使关节脱臼的诊断和治疗内容大为丰富。对于关节脱位的整复也颇有创新，尤其是治疗肩关节脱位的"椅背复位法"，对后世临床影响很大。

此外，书中首载"破伤风"病名，使历来所称的"伤痉""金疮中风痉""金疮中风角弓反张"等病证纳入其中，自此得到了统一，"破伤风"之名沿用至今。

在跌打损伤病机方面，重视"败血壅滞""瘀血不散"为患，指出"凡肿，是血作"，由此可引起诸多血瘀为患的证候。

对于骨折的预后，指出骨折后移位或畸形愈合，则导致肢体活动障碍，甚至废用。蔺道人还据其经验，得出骨折一个月后可自行愈合的论断，且认为"生血气"有利于接骨，故治疗时使用"生血气，通经络，壮筋骨"或"续筋接骨"的方药，遂为后人所师法。《理伤续断方》治疗危重内伤，主张先调气后补血，首创四物汤治疗伤损。又根据伤势轻重缓急，开创了攻下逐瘀、行气活血、养血活血、活血壮筋、补肾健骨等治疗法则和方药，即所谓七步治伤的法则方药，为后世伤科临床所常用。

12. 谢道人的《天竺经论眼》

《天竺经论眼》，由谢道人撰于唐武德元年至天宝元年（公元 618～742 年）间。其书在史志簿录中皆无记载，唯在《外台秘要》中，载有《天竺经论眼·序》，以及"叙眼生起""出眼疾候""眼疾品类不同候""眼将节谨慎法""眼暴肿方""目肤翳方"及"生肤息肉方"等内容。

《天竺经论眼·序》注称："龙上道人撰，俗姓谢，住齐州，于西国胡僧处授。"因而，其"叙眼生起"中，根据地、水、火、风"四大"之说，认为人身由四大所成，然而"其眼根寻无他物，直是水耳，轻膜裹水，圆满精微，皎洁明净，状如宝珠，称曰眼珠，实无别殊也。黑白分明，肝管无滞，外托三光，内因神识，故有所见"。

"出眼疾候"认为：人眼白睛重数有三，设小小犯触，无过伤损，但黑睛水膜止有一重，不可轻触，致败俄顷。人身禀四大，性各不同，是以治者证候非一，冷热风损，病生不同，伤劳虚实，其方各异，宜应察其原起，寻究本根，按法依源，以行疗救。不得谬滥措方，以干姜疗热毒之眼，以冷水疗风寒入目，非直冷热无效，盖非致患俄顷。谢氏强调眼病"有冷热之殊，虚实之异"，特别叙述了"脑流青盲"的形成及其手术治疗：

> 皆苦眼无所因起，忽然膜膜，不痛不痒，渐渐不明，经历年岁，遂致失明。令观容状，眼形不异，惟正当眼中央小珠子里，乃有其障，作青白色。虽不辨物，犹知明暗三光，知昼知夜，如此之者，名作脑流青盲。都未患时，忽觉眼前时见飞蝇黑子，逐眼上下来去，此宜用金篦决，一针之后，豁然开云而见白日。针讫宜服大黄丸，不宜大泄，此疾皆由虚热兼风所作也。

"眼疾品类不同候"论述了各种眼病，如黑盲，宜针刺服药；乌风、绿翳青盲，皆是虚风所作，当急用汤丸散煎，针灸禁慎；若眼自暗多时，"此疾之源，皆从内，肝管缺，眼孔不通所致也"，病成不复可疗。此外，又指出时病后眼生白翳，为热毒所作；天行眼痛，为风热所作等等，皆简述了其治法及预后。

"眼将节谨慎法"指出，"肝者，眼家之根本……其实五脏六腑，悉皆相连，故欲疗眼，而审其虚实，察其由起，既识病源，宜先作内疗，汤丸散煎，事事分明，既服诸药，便须依方谨慎"，包括风霜雨水、寒热、虚损、大劳、房室、饮食禁忌，悉不得犯。同时说明，若虚劳冷者，宜服补肝丸。

在谢道人治眼病诸方中，其疗眼暴肿毒，痛不可忍，欲生翳方，由决明子、石膏、升麻、栀子仁、地肤子、茺蔚子、苦竹叶、干蓝叶、芒硝、车前草汁、冬瓜子等组成；又方以秦皮、黄连、苦竹叶三味煮汤洗眼，指出"是主疗也"。由此可见，其治疗方药是很切合临床而甚有实效的。

13. 杜光庭的《玉函经》

唐代的诊法著作，曾有《甄权脉经》一卷、《李勣脉经》一卷、卫嵩《医门金宝鉴》三卷等，但其书俱佚，仅在《新唐志》《崇文总目》存其书目。其唯一流传者为《玉函经》一书。《玉函经》又名《广成先生玉函经》，唐、五代时杜光庭所著。杜氏字圣宾，晚号东瀛子，为唐大中（公元847～856年）后人。应举不第，入天台山为道士。僖宗时召见，充麟德殿文章应制。王建据蜀，赐号广成先生。

《玉函经》三卷，杜氏序称"谨依《难经》，略依诀证，乃成生死歌诀一门"。全书为七言歌诀，如"切脉定知生死路，但向止代涩中取，看取涩脉喻止代，此是死期之大概"；"脉分虚实为君说，弦数沉迟并冷热，关前阳脉数弦浮，关后阴沉迟细脉"等。内容以论"死脉"为主，兼论其他各脉主病。

钱曾《读书敏求记》曰："宋高氏为之注，东越伍捷又为之补注。其于脉理，可谓研奥义于精微者矣。"

清代顺治间，程林获宋代崔嘉彦注本，其书于是刊刻流传。然而《四库全书》本与钱曾所记者相同，"其注称高氏、伍氏所作，而不题其名。后附《持脉备要论》三十篇，亦不知谁作"。《四库全书总目提要》还认为《玉函经》"殆出伪托，其词亦不类唐末五代人"，此说供参考。

又有杜光庭《了证歌》一书，似为《玉函经》之别本。

第六节　"明堂经脉"研究及针灸、按摩学术的发展

一、"明堂经脉"研究

隋、唐时期，医家对于"明堂经脉"的研究和临床针灸学术均有很大发展。

唐太医署设置针科，培养学生并主管针灸临床，《黄帝明堂经》（简称《明堂经》）曾作为法定的教材（《唐书·百官志》及《唐六典》）。《明堂经》主要论述经脉流注、孔穴位置和针灸主治，医家多假"明堂"以作为针灸经脉孔穴的代称。在《唐书·艺文志》医书分类中，开始有了"明堂经脉类"，可见当时对其之重视。

隋、唐时医家对"明堂经脉"的研究成就，主要有甄权的《明堂人形图》、杨上善撰注的《黄帝内经明堂类成》、杨玄操的《黄帝明堂经》注和《明堂音义》、孙思邈的彩色《三人明堂图》、王焘所辑的《明堂灸法》及佚名氏的《黄帝明堂经》（上、下经）等。

（一）甄权《明堂人形图》

唐太宗贞观（公元627～649年）中，曾敕令甄权、谢季卿等修"明堂"，校定经图。甄权所撰成的《明堂人形图》一卷，《新唐书·艺文志》有载录。原书虽佚，但在《千金

要方》《千金翼方》中载其有关内容。《千金要方》卷二十九说："旧《明堂图》年代久远，传写错误，不足指南，今一依甄权等新撰为定云耳。"又《千金翼方》卷二十六说："今所述针灸孔穴，一依甄公《明堂图》为定。"由此可见，孙思邈所称的"旧明堂图"和"甄权等新撰"，乃是据《黄帝明堂经》编绘、改撰而成的。甄权的《明堂人形图》为孙思邈所直接采用，可见其学术价值之高。同时，甄权还撰有《针经钞》三卷、《针方》一卷，俱佚。

（二）杨上善《黄帝内经明堂类成》

唐高宗乾封（公元 666～668 年）后，杨上善奉敕注释《黄帝内经太素》的同时，还撰注成《黄帝明堂经》，书称《黄帝内经明堂类成》。《旧唐书·艺文志》载其书十三卷。其书久佚。日本残存其卷子本一卷。据杨氏自序称："旧制此经，分为三卷，口候交杂，窥察难明……是以十二经脉各为一卷，奇经八脉，复为一卷，合为十三卷焉，故使九野区分。"杨氏之书将十二经脉及奇经八脉分别为卷，又以腧穴按经脉循行排列。其三百五十二经穴，各述其取穴法、主治病证及施灸壮数等。

（三）杨玄操《黄帝明堂经》

注本《旧唐书·艺文志》记"《黄帝明堂经》三卷，杨玄操撰注"，此书是初唐时《黄帝明堂经》的另一注本。同时，杨氏还有《明堂音义》二卷（《日本国见在书目录》）。可惜二书俱佚，今仅在《外台秘要》及《医心方》中可见其部分佚文。《外台秘要》所载佚文包括十二经经脉流注及孔穴部位和主治等，并有《明堂音义》二条。《医心方》载引了杨玄操的取背穴法和治灸疮等内容。

（四）孙思邈《明堂三人图》

在孙思邈《千金要方》中，记载有《明堂三人图》的情况，云："将欲指取其穴，非图莫可……聊因暇隙，鸠集今古名医明堂，以述针灸经一篇，用补私阙，庶依图知穴，按经识穴，则孔穴亲疏，居然可见矣。旧明堂图年代久远，传写错误，不足指南。今一依甄权等新撰为定云耳。"孙思邈的明堂图分"仰人""背人""侧人"，俱绘以彩色，所谓"其十二经脉，五色作之；奇经八脉，以绿色为之。三人孔穴其六百五十穴，图之于后，亦觊之便令了耳。仰人二百八十二穴，背人一百九十四穴，侧人一百七十四穴。穴名共三百四十九，单穴四十八名，双穴三百一名"。孙氏的《明堂三人图》虽无真迹传世，但其文字俱载于《千金要方》中。

（五）王焘《明堂灸法》

王焘《外台秘要》中，也收辑有《明堂经》的内容。但王焘力言误针之害，凡针法针穴俱删不录，故唯立灸法为一门。其书卷三十九《明堂灸法·明堂序》说："夫《明堂》者，黄帝之正经，圣人之遗教，所指孔穴，靡不指的；又皇甫士安……撰次《甲乙》，并取三部为定。如此则《明堂》《甲乙》，是医人之秘宝，后之学者宜尊用之。"因而，王氏《明堂灸法》记述，全身经穴的原文主要出于《黄帝明堂经》一书，灸法及各穴主治文字也基本相同。唯王焘将任、督脉经穴分别列入足少阴、足太阳经；诸经穴的排列均从五腧穴起始，基本依经脉循行路线，其经过躯干者止于四肢相接处，再从颈部向下与躯干本经相接。这种腧穴排列法，与《针灸甲乙经》《千金要方》的头身分部、四肢分经不尽相同，可见王氏对经络、腧穴关系所作的整理，较以前有所进步。

（六）佚名氏《黄帝明堂经》

此书与古时的《黄帝明堂经》名同实异。书共二卷，分别称"上经""下经"。内容为唐代中期佚名氏的《针灸十二人形图》《明堂灸经》及《小儿明堂灸经》三书的合编。其中，《针灸十二人形图》一卷，载十二图，二百九十穴，为"上经"；《明堂灸经》一卷，载三十六图，八十九穴；《小儿明堂灸经》一卷，载九图，五十二穴，合称"四十五人形图"，是为"下经"。在北宋初的《太平圣惠方》中，全文收载了此书内容，此后又有多种传本。至南宋以后，由于古本《黄帝明堂经》的失传，致使《针灸资生经》《针灸聚英》等将晚出的《黄帝明堂经》误认为前者，而未辨其为同名异书。

据文献载录，隋、唐六世的针灸医书还有：《中诰孔穴图经》一卷、《经脉流注图经》、《雷氏灸经》一卷、《针灸服药禁忌》五卷、《岐伯灸经》一卷、李议忠《黄帝三部针经音义》一卷、《朱遂明堂经》一卷等。但以上文献均已亡佚。

其他存世的针灸著作尚有唐代《新集备急灸经》，此书为我国现存最早的雕印医书。载有十五种疾病的灸疗法及针灸禁忌。其书之唐咸通二年（公元 861 年）范子盈等抄本，在清光绪末被伯希和从敦煌石窟盗往法国。敦煌古医籍中的针灸类书尚有《灸法图》六卷，残存图十八幅及部分文字。此外，尚有《灸经明堂》一卷，论述一月三十日中人身禁灸部位及针灸"人神"所致危害；《人神流注》述一月三十日的"人神"流注所在。另有《亡名氏灸法》《针灸节抄》等书。

二、针灸、按摩学术发展概况

（一）针灸学术成就

在针灸临床方面，隋、唐医家的学术贡献也是颇为可观的，尤其是孙思邈颇多创举和要述，如孔穴主对、保健灸法、阿是穴法、经外奇穴、同身寸法及膏肓腧穴等，均在《千金要方》中有明确记载。其孔穴主对法，"穴名在上，病状在下。或一病有数十穴，或数病只一穴，皆临时斟酌，作法用之"。这予临床治疗提供了极大方便；保健灸法记载了当时南方的强身防病方法，谓"凡人吴蜀地游官，体上常须三两处灸之，勿令疮暂差，则瘴疠温疟毒气不能着人也，故吴蜀多行灸法"；"阿是之法，言人有病痛，即令捏其上，若里当其处，不问孔穴，即得便快成痛处，即云阿是，灸刺皆验"。阿是穴法对后世临床颇多影响，如不定穴、天应穴等，皆属此法；孙氏还发现不少经外奇穴，如寅门、当阳、始秦、转谷等有名称、部位及取穴方法者约一百二十多穴，其有部位及取穴法而无名者约七十多穴，如"小儿暴痫，灸顶上回毛中"、刺十三鬼门穴治癫狂等，都有很好的临床疗效；"同身寸"法，"取病者男左女右中指上第一节为一寸。亦有长短不定者，即取手大拇指第一节横度为一寸，以意消息"；另有"一夫"的测穴法，谓"其言一夫者，以四指为一夫"，以上"同身寸"取穴，为不同身材病人的正确取穴提供了简便的方法。

灸治法在隋、唐时已用于多种专科疾病，如《诸病源候论》记载护养小儿"灸颊以防口禁"；孙思邈十分重视膏肓腧穴的治疗效果，认为"无所不治"，后崔知悌发展了膏肓灸法，为治疗虚劳骨蒸开辟了新路。《外台秘要》明堂灸法篇整合了岐伯、皇甫谧及当代医家甄权、杨玄操等的灸法论治，其中提出一些重要法则，则灸风热之证，其壮数宜由少而多，灸寒湿之证，则宜多到少；又云四肢用灸宜少，腹背宜多，凡此等等，皆成为后世针灸者之准则。

除此之外，苏敬尚有"脚气灸方"，《外台秘要》有灸诸瘿法，《千金要方》载灸诸癫法及小儿灸法等。在当时，隔药灸法亦渐趋多样化，若隔盐灸、豆豉灸、葶苈子灸、麻花灸等，并主张用艾火和槐木火以提高疗效，这都反映了当时针灸术在临床上的蓬勃发展。

（二）按摩术的发展

按摩术在隋、唐时代得到很大发展，在当时不仅有按摩专科，且有专科教育。按摩术不只用于养生保健，且还运用于临床各科疾病治疗。

《隋书》记载，太医署置按摩博士两人。《唐六典》还记载在隋代除按摩博士外，还有按摩师、按摩生，共达二百四十人。唐太医署亦有按摩科，另增按摩士，但人员数较隋代减少。

在巢元方《诸病源候论》中，有四十五门、一百零六候病证附有"补养宣导"法，集录《养生方》《养生方导引法》等二百七十种，其治疗范围包括伤寒、时气、杂病、伤科、妇科、耳鼻喉、啮等，从而使养生家的导引之术扩大到临床多种疾病的治疗。如养生方导引法云：

端坐生腰，徐以鼻内气，以右手持鼻，闭目吐气，治伤寒头痛洗洗，当以汗出为度。

又摩手令热，令热从体上下，名曰干浴，令人胜风寒时气，寒热头痛。

若腹内有气胀，先须暖气，摩脐上下，并气海，不限遍数，多为佳。

鸡鸣，以两手相摩令热，以熨目三行，以指抑目，左右有神光，令目明不病痛。

夫腕伤……卒然致损，故血气隔绝，不能周荣，所以须善系缚，按摩导引，令其血气复也。

在唐代，按摩术在养生方面发挥着重要作用。孙思邈《千金要方》所载的"天竺国按摩法"和"老子按摩法"，是佛家所传古印度的按摩法和道家的按摩法。经其载述，使其法得到广泛和久长的流传。

第七节　医书的编撰整理与现存诸家医著

隋唐时期，医书的编撰整理与时代经籍整理的大趋势相吻合，一方面广求医籍、总集编次，另一方面分类整理、纂注义疏。在医书编撰体例的创新、病证病机学的总结发展、疾病分类体系的建构等方面都呈现出新的时代特征，为后世医学发展建立了规范。

隋、唐、五代时期的医学书籍，既知者除见于史志所载者外，尚有一些从敦煌等地出土的医书残卷。这些为数众多的医学著作，反映了当时医学发展的盛况。隋、唐、五代时期的医书大多亡佚，现尚存而有重要影响的除《黄帝内经太素》《黄帝内经素问注》《新修本草》《千金要方》《千金翼方》《外台秘要》之外，还有《黄帝内经明堂》《食疗本草》等书。

一、医书的编撰整理

（一）医经的总集编次

1. 巢元方的《诸病源候论》

隋大业六年（公元 610 年），太医博士巢元方为首的医官奉敕撰成《诸病源候论》五十卷。据《隋书·经籍志》记载，撰者尚有吴景贤氏。

《诸病源候论》是我国第一部专论诸种病候及其病因病机的专著，继《内经》《难经》《伤寒论》《金匮要略》等医经之后，进一步研讨并发展了中医学的理论体系。其对中医学的发展影响很大，在学术史上占有重要地位。

书中论述内、外、妇、儿等诸科病证的名称、病源、病机及证状，而缺少治疗方药，但在诸病候下的"养生方""养生方导引法""养生方真诰""养生经要集"及"养生禁忌"等导引内容，乃是十分珍贵的疾病防治方法。

此书撰成后，自唐至宋、金时，曾经有多种传本，其内容略有出入。据元刊本计之，全书将疾病分为六十七大类（候），一千七百三十七候。如风病诸候，凡五十九论；虚劳病诸候，凡七十五论；伤寒病诸候，凡七十七论；时气病诸候，凡四十三论；热病诸候，凡二十八论；温病诸候，凡三十四论。又如痢病诸候，凡四十论；黄病诸候，凡二十八论；痰饮病诸候，凡十六论；水肿病诸候，凡二十二论；虫毒病诸候，凡二十七论；目病诸候，凡三十八论；牙齿病诸候，凡二十一论；痈疽病诸候，凡四十五论；疮病诸候，凡六十五论；妇人杂病诸候，共一百四十一论；妇人妊娠病诸候，凡六十一论；妇人产后病诸候，凡七十一论；小儿杂病诸候，共二百五十五论……其论析之详乃前所未有。

试举例言之：

风病诸候中，提出了风癔、风痱、风腲退、风半身不随等候；又有恶风、诸癞候，充实了中风诸证及麻风病的证候。虚劳候中，记载了五劳六极七伤，以及虚劳盗汗、骨蒸诸候。腰痛病，分析有少阴肾气伤、风痹风寒着腰、肾虚役用伤肾、臀腰坠堕伤腰及寝卧湿地等因。

消渴候，其因包括服五石诸丸散后石结肾中，下焦虚热；数食甘美，多肥而内热，以及厥阴之病消渴，并载消渴病成痈肿及强中等病候。

解散病诸候，专论寒食散的解散证候。

伤寒病诸候，认为太阳受病在膀胱之经，阳明受病在胃之经，少阳受病者在胆之经，太阴受病为脾之经，少阴受病乃肾之经，厥阴者肝之经，将《素问·热论》之说与仲景《伤寒论》结合论析。

时气病诸候，参考了华佗、陈延之论说，且将时气病亦按太阳、阳明、少阳、太阴、少阴、厥阴受病论析；又将发斑、皮包疮、热利、脓血利、阴阳毒、变黄、成疟等作为时气病的重要证候。还强调伤寒、时气、温病"皆因岁时不和，温凉失节，人感乖戾之气而先病者，多相染易，故预服药及方法以防之"，指出其多因感受"乖戾之气"而致病，而气候温凉失节乃为诱因。其论述较《肘后备急方》"其年岁中有疠气兼挟鬼毒相注"的说法更为明确。

黄病诸候中，急黄候、阴黄候最引人注目。急黄候谓："脾胃有热，谷气郁蒸，因为热毒所加，故卒然发黄，心满气喘，命在顷刻，故云急黄。有得病即身体面目发黄者；有初不知是黄，死后乃身面黄者。其候，得病但发热心战者，是急黄也。"指出急黄的主要原因是"热毒"，其对急黄的症状特点记载是临床实践的记录。

诸淋候云："诸淋者，由肾虚而膀胱热故也。"书中更细分石淋、劳淋、血淋、气淋、膏淋、热淋、寒淋等诸淋形证。通过对石淋的研究，总结其症状为"小便茎里痛，尿不能卒出，痛引少腹，膀胱里急，沙石从小便出，甚者痛闷欲绝"，并认为"肾主水，水结则化为石，故肾客沙石"，其论述颇令人信服。

九虫病诸候，将虫病详细区分为伏虫、蚘虫、白虫、肉虫、肺虫、胃虫、弱虫、赤虫及蛲虫。而且认为阴痒候、齿痛候、久癣候、诸瘘、痫疮等痛证也多因"虫"而致病。尤其是所谓尸注、死注、飞尸、鬼疰、殃疰等病证，认为系由"尸虫"为害。如"人有病注死者，人至其家，染病与死者相似，遂至于死，复易旁人，故谓之死注"；"人有染疫疠之气致死，其余殃不息，流注子孙亲族，得病症状与死者相似，故名殃注"；"坐席饮啖，而有外邪恶毒之气随饮食入五脏……故谓之食注"，对各种传染途径作了具体论析。

在心腹痛病诸候中，对胸胁痛候区分为胆、肝及肾之支脉受邪，认为是少阳胆经之支脉行至胸胁里，足厥阴肝经之支脉贯膈布胸胁，足少阴肾经之支脉从肺出络心注胸，"此三经之支脉并循行胸胁，邪气乘于胸胁，故伤其经脉，邪气之与正气交击，故令胸胁相引而痛也"。

对于脚气病诸候，在前人论述基础上作了更为详细的记载，云："得此病多不即觉，或先无他疾而忽得之，或因众病后得之。初甚微，饮食嬉戏，气力如故，当熟察之。其状自膝至脚有不仁，或若痹，或淫淫如虫所缘，或脚指及膝胫洒洒尔；或脚屈弱不能行，或微肿，或酷冷，或痛冷，或缓纵不遂，或挛急；或至困能饮食者，或有不能者；或见饮食而呕吐，恶闻食臭；或有物如指，发于腨肠，径上冲心气上者，或举体转筋，或壮热头痛；或胸心冲悸，寝处不欲见明；或腹内苦痛而兼下者；或言语错乱有善忘我者；或眼浊精神昏愦者，此皆病之证也。若治之缓，便上入腹，或肿或不肿。胸胁满，气上便杀人。"如此详细的载述，得之于大量临床经历所见，实属难能可贵。

水肿病诸候，将"水肿"作为各种水病的总称，认为"水病者，由肾脾俱虚故也"，并多处强调脾虚不能制水，是导致"水泛成肿"的关键所在。

痰饮病诸候，包括痰饮候、诸痰候、诸饮候等十六论，对十三种痰病、饮病的病因病机详加论述，较之以往有很大的发展。

《诸病源候论》解散病诸候凡二十六论。其寒食散发候记载了散发的脉候、药势内发的外候，以及道弘道人所制的"解散对治方"、陈延之《小品方》的有关论述和皇甫谧的

"解散说及将服消息节度"，于后者载述尤详。其他则为解散痰癖候、除热候、浮肿候、渴候、上气候、心腹痛心㵎候、大便秘难候、大便血候、卒下利候、下利后诸病候、大小便难候、小便不通候、热淋候、发黄候、脚热腰痛候、鼻塞候、发疮候、痈肿候、烦闷候、呕逆候、目无所见目疼候、心腹胀满候、挟风劳候、饮酒发热候，分析了解散病诸候的病因病机。

蛊毒病诸候，论述了蛊毒候、射工候、水毒候、沙虱候、解诸毒候、解诸毒药候、鲩鲐鱼（河豚）中毒候、蕈菌中毒候、饮酒中毒候、饮食中毒候、诸肉中毒候等。

论妇人月经病，有月水不调、月水不利、月水来腹痛、月水不断、月水不通；带下候有带下五色、青色、黄色、赤色、白色、黑色，以及带下月水不利、带下月水不通诸候；漏下候有漏下五色，青色、黄色、赤色、白色、黑色，崩中、白崩、崩中五色、崩中漏下、崩中漏下五色诸候等；妊娠病诸候有恶阻候、养胎候、胎间水气与满体肿候、漏胞候、胎动候、僵仆胎上抢心下血候、胎死腹中候、腹痛候、心痛候、心腹痛候、腰痛候、腰腹痛候、小腹痛候、卒下血候、吐血候、尿血候、数堕胎候、子淋候、胎痿燥候、鬼胎候、痉候等；产后病诸候有血运闷候、血露不尽、恶露不尽腹痛、血上抢心痛、半产、血瘕痛、风虚肿、腹中痛、心腹痛、心痛、小腹痛、腰痛、两胁腹满痛、虚烦短气、上气、心虚虚烦、虚热、虚羸、风冷虚劳、汗出不止、汗血、虚渴、中风、中风口噤、中风痉、癫狂、崩中恶露不尽、阴下脱、大腹不通、乳无汁、乳汁溢等。

有关皮肤疾患的论述，包括十五门，三百零九候，详细阐述证候和病因病机，其广度、深度为前所未有。其中有许多痛证属首次载述。

除此之外，值得一提的是书中还介绍了创面缝合术、肠吻合术、血管结扎止血术等，反映了当时外科手术所达到的较高水平。

创口缝合术："凡始缝其创，各有纵横，鸡舌隔角，横不相当。缝亦有法，当次阴阳，上下逆顺，急缓相望，阳者附阴，阴者附阳，腠理皮脉，复令复常。"由此可见当时手术缝针的操作规范，即所谓"针缕如法"。

肠吻合手术："金疮肠断者……肠两头见者，可速续之。先以针缕如法，连续断肠，便取鸡血涂其际，勿令气泄，即推内之。"术后，"当作研米粥饮之，二十余日后稍作强糜食之，百日后乃可进食耳"。

大网膜血管结扎及坏死大网膜切除术："下不留，安定不烦，喘息如故，但疮痛者，当以生丝缕系绝其血脉，当令一宿，乃可截之。勿闭其口，膏稍导之。"反映当时手术经验是很丰富的。

如上所举，说明《诸病源候论》对各种疾病证候的病因病机的分析论述是十分细致的。这些内容，是《内经》以下历代医学理论和临床经验的重要总结，不仅保存了古代许多珍贵的医学资料，同时也体现了隋代的医学水平。

2. 杨上善的《黄帝内经太素》

杨上善奉敕类编注释的《黄帝内经太素》一书，新、旧《唐志》俱载为三十卷，《宋志》仅存三卷，《宋史》修于元，故其书散佚当在南宋、金、元间。晚清学者杨惺吾从日本携归仁和寺传抄本二十三卷，经萧延平等整理后刊行，改革开放后又从日本寻回二卷，现存二十五卷（其中仍有部分残缺）。

杨上善撰注《黄帝内经太素》，保存了唐以前医经存在的一种形式，可以借以校正今本《灵枢》《素问》。其编次及阐发亦具匠心，对后世医家影响不少，成为千古以来研究《内经》的重要参考资料。

3. 王冰的《黄帝内经素问注》

王冰鉴于当时全元起《内经训解》传本存在如"篇目重叠，前后不伦，文义悬隔""或一篇重出，而别立二名；或两论并吞，而都为一目"等诸多问题，使后人不易学习，遂根据师授之本，对全氏《内经训解》进行全面、系统的整理和研究，重新加以编次和注释。其整理方法大致为：分类别目、迁移补缺、校勘明义、删繁存要四种；同时，还将篇卷全面调整，如把《上古天真论》和《四气调神大论》从原第九卷移置首卷第一、二篇，将《生气通天论》和《金匮真言论》从原第四卷移至首卷第三、四篇，合为一卷。通过重新编次，原九卷被分成二十四卷，计八十一篇。其编次大致为养生、阴阳、五行、藏象、治法、脉法、经脉、疾病、刺法、运气、医德、杂论等类，这种分类法是较为合理的。

古本《素问》在流传中亡佚了第七卷，包括"刺法"和"本病"两篇，全元起注解时亦未见到该卷，如林亿等所说"时则有全元起者，始为之训解，阙第七一通"，因而王冰亦仅存其篇目。同时，又称于先师郭子斋堂得张公旧藏之秘本，以之续补旧卷之缺，遂将《天元纪大论》《五运行大论》《六微旨大论》《气交变大论》《五常政大论》《六元正纪大论》《至真要大论》等七篇大论补入《素问》。七篇大论主述运气，涉及运气与气候、物候、人体发病、治疗等相关问题，内容至为重要，对后世医学发展产生重大影响。尽管这样，许多学者认为七篇大论仍然不是《素问》所亡佚的第七卷原文，如林亿等曾说：

> 详《素问》第七卷亡佚已久矣。按皇甫士安，晋人也，序《甲乙经》云：亦有亡佚……王冰，唐宝应中人，上至晋皇甫谧甘露中已六百余年，而冰自谓得旧藏之卷，今窃疑之。仍观《天元纪大论》……七篇居今《素问》四卷，篇卷浩大，不与《素问》前后篇卷等，又且所载之事与《素问》余篇略不相通，窃疑此七篇乃《阴阳大论》之文，王氏取以补所亡之卷，犹《周官》亡《冬官》，以《考功记》补之类也。（《重广补注黄帝内经素问序》新校正注）

林亿怀疑七篇大论就是仲景写《伤寒杂病论》时所参考的古医经《阴阳大论》，但《小品方》《外台秘要》等所引《阴阳大论》之文却在七篇大论中未见，同时由于年代久隔，资料缺乏，这些问题就难以进一步考证了。然而，王氏辑佚补亡，使古代运气学说的重要文献因此而流传了下来，其功不可泯。

王氏的注本以全元起注本为基础，并参考了多种《素问》传本，将《素问》原文次序进行了很大的调整，对文字校订增删，并把修订增益的文字用朱书标记。由于改动较多，所以在很多地方已非《素问》早期传本的原貌。

王冰注释《素问》除以《素问》该书及《灵枢》之文进行互证外，还广泛地参考了医学、哲学、文学、天文、律志等古代书籍，并结合其丰富的医学知识，从而使《素问》奥义得以昭晰敷畅。其注文所引用的书籍包括《素问》《灵枢》《内经明堂》《神农本草经》《名医别录》《难经》《黄帝内经中诰图经》《儿素经》《针灸甲乙经》《正理伤寒论》《脉传》《素问训解》《历忌》《周易》《周易注》《尚书》《诗经》《大戴礼记》《乐纬》《礼记》《礼记注》《左传》《论语》《尔雅》《老子》《老子注》《庄子》《广成子》《遁甲经》《白虎通》《山海经》《汉书》《算书》《阴阳法》《抱朴子》《真诰》《三备经》《阴阳书》等计三十八种,五百三十六本。

(二)经方的总集编次

1.《四海类聚方》——卷帙浩瀚的医方著作

全书共二千六百卷,隋大业间(公元 605~618 年),隋炀帝敕撰,其书目在《隋书·经籍志》中已有著录。同时,在编修此书的同时,又选录出单验要方,另成《四海类聚单要方》一书,此书也有三百卷之多。《四海类聚方》卷帙之浩瀚,实为历史上医书之最。

《旧唐书·经籍志》曾将历来医书一百三十六家,三千九百六十二卷分为七大类,其中"类聚方",仅《四海类聚方》一家。

唐初,官修《新修本草》曾引述《类聚方》内容。开元九年(公元 721 年),母煦氏等将秘阁藏书编目而为《古今书录》,此时《四海类聚方》尚为完帙,但据《旧唐书》和《新唐书》记载:《四海类聚方》在开元时的秘阁所存,仅余十六卷。后王焘在弘文馆采撷医方,撰写《外台秘要》时,"凡古方纂得五、六十家,新撰者向数千百卷",显然包括《四海类聚方》在内。

然而,由于历史条件的限制,隋、唐时的印刷术尚未广泛应用,加之《四海类聚方》卷帙空前,难以流传保藏,终于随着唐代的沧桑之变而佚失了,这在学术史上,无疑是很大的损失。

2. 孙思邈的《千金要方》和《千金翼方》

《千金要方》是唐代医家孙思邈最具代表性的医学著作,在该方书中,孙氏参考了大量唐以前医学文献,旁征博引,集萃众长,并结合其本人的学术见解,撰成此书。这是一部综合性医学著作,载方约五千余首。宋代林亿等在校正其书的序中称赞说:"上极文字之初,下讫有隋之世,或经或方,无不采撷,集诸家之所秘要,去众说之未至。"全书三十卷,卷一序例,属总论性质,卷二至卷四为妇人方,卷五为少小婴孺方,卷六为七窍病,卷七风毒脚气,卷八诸风,卷九至卷十伤寒方,卷十一至卷二十为脏腑病论,包括五脏、五腑各一卷,卷二十一消渴诸病,卷二十二疔肿、痈疽,卷二十三痔漏,卷二十四解毒,卷二十五备急,卷二十六食疗,卷二十七养性,卷二十八平脉,卷二十九至卷三十针灸。

孙思邈晚年,为补充《千金要方》之不足,续撰《千金翼方》这部综合性医书。其撰年约七世纪中末期,在公元 659 年《新修本草》撰成之后。

《千金翼方》亦三十卷。卷一至四卷为本草,主要节录《新修本草图经》及《新修本草》本文部分;卷五至卷八为妇人方,卷九至卷十为伤寒,系孙氏据《伤寒论》古传本的改编;卷十一小儿方,卷十二至卷十五分别为养性、辟谷、退居、补益;卷十六至卷十七中风;卷十八至卷二十杂病,卷二十一万病,卷二十二飞炼,卷二十三至卷二十四疮痈,卷二十五色脉,卷二十六至卷二十八针灸,卷二十九至卷三十为"禁经"。

《千金翼方》著成后，王焘《外台秘要》曾引用一百二十三处，二百四十九条，显见对此书的重视程度。北宋校正医书局在校刊《千金要方》后，又将《千金翼方》校定刊行。宋以后又有各种复刊本流传。后人对此两书评价很高，如林亿等在《校正千金翼方序》中说：

> 臣闻医方之学其来远矣，上古神农播谷尝药以养其生，黄帝岐伯君臣问对，垂于不朽为万世法。中古有长桑、扁鹊，汉有阳庆、仓公、张机、华佗，晋宋如王叔和、葛稚川、皇甫谧、范汪、胡洽、深师、陶弘景之流，凡数十家皆师祖农、黄，著为经方。迨及唐世，孙思邈出，诚一代之良医也，其行事见诸史传，撰《千金方》三十卷，辨论精博，囊括众家，高出于前辈，犹虑或有所遗，又撰《千金翼方》以辅之，一家之书可谓大备矣。（《校正千金翼方序》）

明代王肯堂在其所刊《千金方》的序中说：

> 医书不经秦火，而上古禁方，流传于世者无一焉，今独张仲景方最古，其次莫如孙真人《千金方》，如是止矣。

清初张璐撰《千金方衍义》，自序说：

> 夫长沙为医门之圣，其立法诚为百世之师，继长沙而起者，惟孙真人《千金方》，可与仲景诸书，颉颃上下也。伏读三十卷中，法良意美，圣谟洋洋，其辨治之条分缕析，制方之反激逆从，非神而明之，其孰能与于斯乎。

孙氏能在医界有重大的影响，关键在于其书之博大精深。以博大而言，在《千金方》之前的现存医书中，理法具全、阂括各科的著作曾未有过，《千金方》属第一部；以精深而言，是书发挥精义处良多，在不少方面俱能开后人法门，其阐述立义，每多传之不朽。

3. 王焘的《外台秘要》

王焘撰辑的《外台秘要》，成书于天宝十一载（公元 752 年），是继孙思邈《千金方》之后的又一部综合性医学巨著，各科俱全，理法兼备，共四十卷一千一百又四门。据王氏自序，尝有机会得以浏览群书而见识广博，所谓"七登南宫，再拜东掖，便繁台阁，二十余载，久知弘文馆图籍方书等，繇是睹奥升堂，皆探其秘要"（《外台秘要·自序》）。在弘文馆里，王焘看到了大量的古代珍贵的医学资料，据说有数千卷之多，许多医著当时已很稀少，其中如释僧深、崔尚书、张文仲、孟同州、许仁则、吴升等的书都是很有临床价值的史料，王氏浸沉其间，"并味精英，钤其要妙，俾夜作昼，经之营之，捐众贤之砂砾，掇群才之翠羽，皆出入再三，伏念旬岁，上自炎昊，迄于盛唐，括囊遗缺，稽考隐秘，不愧尽心焉"。经过整整二十年焚膏继晷地工作，终于写成了这部传之不朽的医学巨著。

此书撰成后，早期传本今均不存，北宋熙宁二年（公元 1069 年）校正医书局始将此书重加校定，即其初印本。又在北宋末及南宋初均有重刊。迄今为止既知宋版本存世有多部。

4.《四部医典》——藏医学的经典之作

藏医学的经典医著《四部医典》由四部分组成，共一百五十六章，约二十四万多字。第一部《根本医典》，六章，总论人体生理病理，以及诊断、治疗；第二部《论述医典》三十一章，载述生理解剖、病证分类和治疗原则；第三部《秘诀医典》，九十二章，阐述各科疾病的诊治；第四部《后续医典》，二十七章，论述脉诊、尿诊，方药配伍、药物炮制，药物功能、给药途径，以及放血、艾灸、火灸、拔罐、外敷等疗法。

《四部医典》的成书，是藏医学者以藏医学的奠基之作《月王药珍》为基础，总结了本民族的医学经验，并受到汉医学、古印度和大食医学的学术影响。书成之后，又历经各代藏医学家的修订、补充、注释、整理，从而使之益趋完善。直至公元 12 世纪，由宇陀·萨玛元丹贡布进行全面修订，最后而成为现今所见的通行之本。

二、现存诸家医著

《巢氏诸病源候论》（五十卷）　隋代巢元方等撰。成书于隋大业元年（公元 610 年）。又名《诸病源候论》，简称《巢氏病源》。《隋书·经籍志》载：《诸病源候论》五卷，目一卷，吴景贤撰；《旧唐书·经籍志》载《诸病源候论》五十卷，吴景撰，皆不言巢氏书。《宋史·艺文志》有巢元方《巢氏诸病源候论》五十卷，无吴氏书。惟《新唐书·艺文志》中两书并载。《四库全书总目提要》"疑当时本属官书，元方与景，一为监修，一为编撰，故或题景名，或题元方名，实止一书"。该书是我国第一部疾病证候学专著。内容包括内科诸疾、五官科疾病、外科和伤科诸疾、妇产科诸疾及小儿科诸疾。计七十一类疾病，一千七百三十九种病证。皆以病为纲，以证为目，每类疾病之下，分述各种病证，再论各病证概念、病因病机和证候，部分病证之末附"养生导引法"。该书继承和发展了病因病机学理论，对后世影响很大，为历代医家所推崇。如《千金要方》《外台秘要》等多加援引；《太平圣惠方》各章节均以该书有关内容冠其首；宋代以后医著所论病源证候亦多以此为据。在宋代，课试医士将该书重要内容作为命题依据。《四库全书总目提要》评谓："《内经》以下，自张机、王叔和、葛洪数家书外，此为最古。究其要旨，亦可云论治之津梁矣。"

《黄帝内经太素》（原三十卷）　隋唐杨上善编注。约成书于唐乾封（公元 666～668 年）后，简称《太素》。北宋后原书散佚。19 世纪初，日本仁和寺发现唐代卷子钞本。清代光绪间杨惺吾将其影抄回国，其书尚缺第一、四、七、十六、十八、二十、二十一卷，残存二十三卷。1924 年，兰陵堂刊萧延平校刊本，二十三卷，附佚文。1971年，日本盛文堂医学颁部会刊印《黄帝内经太素》，在萧延平校刊本后，增入第十六卷（仁和寺新出）、二十一卷（福井家新出）及第二十二卷（据福井新出本补齐卷尾二纸）三卷，题为《缺卷复刻黄帝内经太素》。萧延平于杨上善注文后附以按语，说明其脱漏错讹等情况，以备参考。晚近通行本为 1965 年人民卫生出版社以萧氏兰陵堂本为底本，合日本丹波元坚、杉本要藏等据小岛宝素摹写本之影钞本互校出版的铅印本。

《黄帝内经素问注》（二十四卷）　唐代王冰次注。成书于宝应元年（公元 762 年）。卷第一：上古天真论、四气调神大论、生气通天论、金匮真言论；卷第二：阴阳应象大论、阴阳离合论、阴阳别论；卷第三：灵兰秘典论、六节藏象论、五藏生成、五藏别论；卷第四：异法方宜论、移精变气论、汤液醪醴论、玉版论要、诊要经终论；卷第五：脉要精微论、平人气象论；卷第六：玉机真藏论、三部九候论；卷第七：经脉别论、藏气法时论、宣明五气、血气形志；卷第八：宝命全形论、八正神明论、离合真邪论、通评虚实论，太阴阳明论、阳明脉解；卷第九：热论、刺热、评热病论、逆调论；卷第十：疟论、刺疟、气厥论、咳论；卷第十一：举痛论、腹中论、刺腰痛论；卷第十二：风论、痹论、痿论、厥论；卷第十三：病能论、奇病论、大奇论、脉解；卷第十四：刺要论、刺齐论、刺禁论、刺志论、针解、长刺节论；卷第十五：皮部论、经络论、气穴论、气府论；卷第十六：骨空论、水热穴论；卷第十七：调经论；卷第十八：缪刺论、四时刺逆从论、标本病传论；卷第十九：天元纪大论、五运行大论、六微旨大论；卷第二十：气交变大论、五常政大论、卷第二十一：六元正纪大论、刺法论、本病论；卷第二十二：至真要大论；卷第二十三：著至教论、示从容论、疏五过论、徵四失论；卷第二十四：阴阳类论、方盛衰论、解精微论。共二十四卷，八十一篇。其中卷第七十二刺法论，第七十三本病论亡在王注之前。卷第十九至卷二十二中的七篇"大论"为王冰所补入。王注《素问》的原书已不存，宋代高保衡、林亿等校正所成的《重广补注黄帝内经素问》中，"篇次皆王氏之所移也"，并保存了王冰注《素问》的全部内容，复加"新校正"校语。至于今传本《黄帝内经素问遗篇》之刺法论及本病论乃后人所附入。

《黄帝内经明堂》（十三卷，残存一卷）　唐代杨上善撰注。约成书于唐总章元年（公元668年）前后。又名《黄帝内经明堂类成》。此书原与《黄帝内经太素》配合，杨氏自序说："《太素》陈其宗旨，《明堂》表其形见。"《黄帝内经明堂》原书并不分经排列，杨氏将其编次成"十二经脉各为一卷，奇经八脉复为一卷，合为十三卷"。唐卷子本传至日本，现仅存手太阴卷。从现存之首卷知其体例按《内经》《难经》所论，先述脏腑形状、部位、功能特点、病证及经脉循行等，后列经穴名，依次介绍各穴的称号、位置、刺灸方法及其主病。杨氏之注是现存最早有关经穴的注释。清末黄以周作叙说："杨注《明堂》十三卷，《旧唐书》已著录，曰《明堂类成》，盖亦如《太素》之编《内经》，以其散文附入本章云尔。"并说："其记穴之主病，不见《甲乙》，而《甲乙》自七卷至末，详叙发病之源，而曰某穴主之者，其文悉与杨注《明堂》合。盖皇甫、杨氏皆直取《明堂》原文，无所增益其间也。"现存日本影抄唐卷子本残卷。

《备急千金要方》（三十卷）　唐代孙思邈撰著。成书于唐永徽三年（公元652年）。简称《千金要方》。自序以为"人命至重，有贵千金，一方济之，德逾于此"，故名曰"千金"。全书计二百三十二门，载方三千三百六十余首。其编次：卷一为序例，卷二至卷四为妇人方，卷五为少小婴孺方，卷六为七窍病，卷七为风毒脚气，卷八为诸风，卷九、卷十为伤寒，卷十一至卷二十为脏腑病，卷二十一为消渴、淋闭、尿血、水肿，卷二十二为疔肿、痈疽，卷二十三为痔漏，卷二十四为解毒杂治，卷二十五为备急，卷二十六为食治，卷二十七为养性，卷二十八为平脉，卷二十九、卷三十为针灸。孙氏首重医德，序例中著有"大医习业""大医精诚"两篇专论。孙氏论病首重妇婴病的防治与护理，对妇人经带胎产疾病有系统论治，并载"徐之才逐月养胎方"等；阐述了婴儿的变蒸、择乳母、初生护理，以及外感、杂病的治疗，对后世妇婴专科有很大影响。论中风有"凡此风之发也，必由热盛"的新观点，主张用荆沥方治疗。论治伤寒及温疫诊治，载有脏腑温病阴阳毒诸方，并有华佗论热入于胃胃烂发斑之说。杂病论治重视脏腑虚实寒热辨证，诸多疾病分属五脏六腑十一门，如坚癥积聚属肝，胸痹属心，痢疾属脾，吐血属胆，惊癫等列入小肠，咳嗽、痰饮属大肠。对不少疾病的诊治具有独到之见，如消渴的病机、证治阐述得全面而具体，并指出"消渴之人，愈与未愈，常须思虑有大痈"。根据淋证的症候和发病机理的不同，首次分为气淋、石淋、膏淋、热淋、劳淋、血淋而施以各法。并正确指出"霍乱之为病，皆因饮食，非关鬼神"，提出水肿病人须治意忌盐，创造用葱管导尿治疗尿闭。在伤科方面记载了下颌骨脱臼的整复手术，首创用人尿灌肠抢救跌打昏迷者，主张用烧烙法处理创口出血，并有用老子按摩法进行伤后功能锻炼等内容。书中所载"养性"内容十分丰富，载有嵇康、抱朴子等说，以及"道林养性"和按摩、调气、服食方法。同时强调食疗的重要性，指出"夫为医者当须先洞晓病源，知其所犯，以食治之，食疗不愈，然后命药"，并曰："食能排邪而安脏腑，悦神爽志，以资血气，若能用食平疴释情遣疾者，可谓良工。"另还正确地阐述了一些营养缺乏病的防治方法，如创用动物肝脏治疗夜盲症，将谷皮煎汤防治脚气病，以含碘丰富的羊、鹿甲状腺等治疗瘿瘤。该书对针灸也有丰富的论述，并强调针药并用，认为"知针知药，固是良医"。孙氏集唐以前方书之大成，使之流传后世，如犀角地黄汤、大小续命汤、独活寄生汤、苇茎汤、温胆汤、定志丸、磁珠丸、蛇床子散、半夏茯苓汤、盐汤探吐方、枕中丹等名方，仍为现代临床所常用。该书是一部博大精深的医学全书，既保存了唐代以前珍贵的医药资料，又全面总结当时的临床实践经验，是中国医药学发展过程中的一座丰碑。宋代林亿等校正该书序中赞曰："上极文字之初，下迄有隋之世，或经或方，无不采撷，集诸家之所秘要，去众说之未至。"徐大椿《医学源流论》称"其用意之奇，用药之功，亦自成一家，有不可磨灭之处"。

《（真本）千金方》（一册）　唐代孙思邈撰。成书于唐永徽三年（公元652年），为《备急千金要方》古抄本之残卷。卷首载《千金要方》序一篇，后列大医习业第一、大医精诚第二、治病略例第三、诊候第四、处方第五、用药第六、合和第七、服饵第八，均为《千金要方》卷一中的内容，而文字略有出入。卷末有日人松本辛彦撰文一篇，说明该书"料是真人真物，而未经后人恶手者也。字划古雅亦可喜。惜哉，第一卷但一册而已"。该书为校勘《千金要方》的重要版本之一，具有重要的文献价值。

《千金翼方》（三十卷）　唐代孙思邈撰著。成书于唐永淳元年（公元682年）。卷一至卷四为本草，记载二百余种药物采药时节，五百余味药物出产地域，六百八十余味药物的性味、功效、主治及炮制方法。卷五至卷八为妇人，分列求子、积聚、乳疾、杂病、面药、熏衣、产后及经带胎产诸方。卷九至卷十为伤寒，以"方证同条，比类相附"形式归类《伤寒论》内容。卷十一为小儿、五官，主要著述新生儿的护理及五官等病证方剂。卷十二至卷十四为养性、辟谷、退居等养生方法。卷十五为补益诸方。卷十六至卷十七为中风诸方。卷十八至卷二十一为杂病方。卷二十二为飞炼方。卷二十三至卷二十四为疮痈诸方。卷二十五为色脉。卷二十六至卷二十八为针灸。卷二十九至卷三十为禁经。该书为孙氏辅翼《千金要方》而作，收载医方一千九百余首，药物八百余种。该书与《千金要方》是孙氏的不朽巨著，保存了唐代以前珍贵的医学资料，对后世具有深远影响。林亿在校正《千金翼方》序中说："唐世孙思邈出，诚一代之良医也。撰《千金要方》三十卷，辨论精博，囊括众家，高出于前辈。犹虑或有所遗，又撰《千金翼方》

以辅之，一家之书可谓大备矣。"

《外台秘要》（四十卷）　唐代王焘编撰。成书于唐天宝十一载（公元 752 年）。全书分一千一百零四门（据今本核实为一千零四十八门，或有散佚），载方约六千七百四十三首。内容涉及临床各科，主要有伤寒、天行、温病、疟疾、霍乱、心腹痛、痰饮、咳嗽、消渴、积聚、骨蒸、中风、虚劳、脚气、水肿、五官、痈疽、痢疾、淋疾、杂病、金疮、麻风、妇人病、小儿病及灸法、虫兽等篇章。每篇首例《诸病源候论》有关病候，次述各家医疗方剂。王氏任职弘文馆，博览群书，研读医药文献，探索诸家医方，鉴别摘录，经数十年整理编撰成书，是继《千金要方》后又一部综合性医学巨著。书中论述和选方，均注明出处来源、书名卷节，保存了许多已佚方书的基本内容，为后人提供了不少珍贵资料，如《素女经》《范汪方》《崔氏方》《姚氏集验方》《小品方》《删繁方》《深师方》《许仁则方》《张文仲方》《古今录验》《近效方》《必效方》等均赖以窥其概貌。该书采摭古方，广博而实效，问世以后，受到历代医家重视。明代吴士奇序以为："《外台秘要》已验之良法，不下于《肘后百一》。"《四库全书总目提要》评曰："其方多古来专门秘授之遗。陈振孙于南宋末，已称所引《小品》《深师》《崔氏》《许仁则》《张文仲》之类今无传者犹间见于此书。今去振孙四、五百年，古书益多散佚，惟赖焘此编以存。"日本的《医心方》，朝鲜的《医方类聚》，都从该书引用了大量资料。《医心方》编纂体例及辑录方法与之相仿。清代名医徐大椿谓其书："纂集自汉以来诸方，汇萃成书，而历代之方于焉大备……乃医方之类书也，然唐以前之方，赖此书以存，其功亦不可泯。"

《急救仙方》（十一卷）　不著撰者。成书于后周显德六年（公元 959 年）。其书汇集唐代以前有关胎产及内外科部分疾病的经验方药。卷一至卷五，介绍妇科调经与产科妊娠、难产及妇人杂病的证治方药。卷六至卷九，简述跌打损伤与疔疮、痔疮的病因证治。卷十至卷十一，概述瘰病的病因治则。辑者以为是书"虽不能如诸方之广载博要，俾仓卒之际，穷乡下邑、贫窭之家皆得易而求之"。

《新修本草》（五十四卷）　唐代苏敬、李勣、孔志约等奉诏编修。成书于唐显庆四年（公元 659 年）。又称《唐本草》。全书原载《新修本草》二十卷、目录一卷，《新修本草图经》七卷，《新修本草图》二十五卷、目录一卷。《图经》及《本草图》早佚。《新修本草》载药八百五十种，其中录《神农本草经》三百六十种、《名医别录》一百八十二种、新增一百十四种、有名无用一百九十四种，内容残缺。原书引用《神农本草经》原文用朱字，《名医别录》引文及修订文字均用墨字；注文亦以墨字区别。凡新增药物均标"新附"，注文冠以"谨按"两字。全书详细阐述药物性味、主治病证、别名、产地、形态、辨别、采集及服用法，系统总结了唐以前药物学的成就。是书在《本草经集注》的基础上，经删补增辑而成，充实了民间和外来药物。每药按实物描绘图形，对药物品种及效用"考其同异，择其去取，有验必书，无稽必正"，共订正《本草经集注》纰缪四百余处。《新修本草》的颁行，标志着当时药物学发展已达到相当高的水平。此书颁行后又流传日本、朝鲜等国。原书至宋代已有佚缺，部分内容见载于《千金翼方》《证类本草》等书中。清光绪间傅云龙将日本残本十卷及小岛氏新辑卷三本加以影摹，刊入《纂喜庐丛书》中，近人据以影印出版；1899 年在敦煌发现部分唐人卷子写本，现存于英国大不列颠博物馆和法国巴黎博物馆。罗福颐据以影印成《西陲古方技书残卷汇编》。晚近又有尚志钧辑复本。

《食疗本草》（三卷） 唐代孟诜撰，张鼎（号悟玄子）增补。约成书于唐开元年间（公元713～741年）。书系张氏以孟诜《补养方》为基础改编增补而成。原书早佚，清光绪三十三年（公元1907年）于敦煌莫高窟发现残卷，仅存石榴、木瓜、胡桃、软枣等二十六种，且首尾两条不全。卷轴后贴有"长兴五年（934）正月一日行首陈鲁俙牒"字样，当为后唐年间抄本。1930年日本中尾万三据《本草拾遗》《医心方》《嘉祐本草》《本草图经》《证类本草》等书辑复，载药二百四十一种。1931年范凤源录取正文，书名《敦煌石室古本草》。1984年谢海洲等重辑本分三卷，收药二百六十种。据残卷所录，原书采用朱、墨两色分书。所载药物按类编排，药名下注药性（温、平、寒、冷），不注药味；次载功效、禁忌及单方等，间或有药物形态、修治、产地等论述。书中收载了不少当时本草文献未载之食药，如鳜鱼、鲈鱼、石首鱼、蕹菜、菠菜、白苣、胡荽、绿豆、荞麦等。同时又记述了动物脏器疗法和藻菌类植物的食疗作用。所录波斯石蜜、高昌榆白皮等，反映了亚洲中部地区使用食疗品的情况。十几种食疗品的论述中，还涉及食疗法的地区性。对食物禁忌及多食、久食产生的副作用亦有记述，还提出妊、产妇的饮食宜忌，以及某些影响儿童发育和不适宜小儿食用之品。其对食品卫生防护亦有相当认识。该书是一部内容丰富的古代营养学和食物疗法专著，有较高实用价值。

《石药尔雅》（二卷） 唐代梅彪撰。成书于唐元和元年（公元806年）。梅氏为炼丹家，少攻丹术，穷究经方。该书疏注唐以前道家炼丹书中所用药物、丹方之各种隐名，使习者易诵。

《何首乌录》（不分卷） 唐代李翱（字习之）撰。约成书于唐元和八年（公元813年）。一名《何首乌传》。全篇仅六百零九字，主要叙述有关何首乌发现、食用、功效、命名的典故。

《食医心镜》（不分卷） 唐代昝殷撰。约成书于唐大中年间（公元847～860年）。因避宋太祖祖父名讳，改"镜"为"鉴"。《通志·艺文略》作三卷，《宋史·艺文志》作两卷。宋后亡佚，部分佚文存于唐慎微《证类本草》（约百条）、朝鲜金礼蒙《医方类聚》（论十三条，方二百零九首）中。今本《食医心鉴》系日本多纪元辑自《医方类聚》。清光绪间罗振玉从东京携归印行。全书载食疗方一百三十八首，剂型有粥、羹、酒、索饼、茶、乳、馄饨、脍、菜肴、丸、汁、散等十余种。按中风、心腹冷痛、脚气、脾胃气弱、噎、消渴、水肿、淋病、小便数、五痢、五痔、妇人妊娠产后、小儿诸病等分类。每类病证首论病因、病机、症状、鉴别，下列食治方，并介绍其组成、制作方法及适应证。所选诸方简、便、廉、验。书中注重病证鉴别，治法亦甚恰当。如论真心痛"旦发夕死，夕发旦死"，治疗用活血祛瘀的"桃仁粥方"。又重脾胃调补，如"酿猪肚方"，用猪肚、猪脾、人参、陈皮，其配伍法甚有参考价值。该书对食疗法研究有一定贡献，曾流传日本、朝鲜，对海外亦有相当影响。

《药谱》（一卷） 后唐侯宁极撰。约成书于后唐天成年间（公元926～929年）。又名《药名谱》。全书载药一百九十种，不分门类。所载异名反映药性特征，如化米先生神曲、醒心杖远志、无声虎大黄等，为方书所罕见。

《颅囟经》（二卷） 不著撰者。约成书于五代初。《四库全书总目提要》谓"考历代史志，自唐《艺文志》以上皆无此名，至宋《艺文志》始有师巫《颅囟经》二卷，疑是唐末宋初人所为"。明代《永乐大典》引载该书，明代以后亡佚。今通行本为清代《四库全书》辑佚本。上卷论述脉法、病证与治疗，简述初生病证及惊、疳等；下卷首论火丹十五候，次论杂证十六证。全书载方四十二首、外治十四法。其所论要言不烦，切中肯綮。该书为我国现存最早的儿科专著，其方论大多为后世医家所采用。清代医家认为此皆发前人之所未言，亦多秘方，别有所传耳。《宋史·方技传》云：钱乙幼科冠绝一代，而其源实出于此书!可见其对后世儿科医学发展之深远影响。

《五行大义》（五卷）　隋代萧吉（字文体）撰。成书于隋大业十三年（公元617年）。主要论述五行释名、体性、相生、相克、律吕、八封、八风、脏腑等。重点阐发五行之理，认为五行乃造化之根源，人伦之资始，万品禀其变易，百灵困其感通。是一部具有研究价值的五行学说专著。

《元和纪用经》（一卷）　唐代王冰（号启玄子）撰。疑托名之作。《宋史·艺文志》载启玄子《元和纪用经》一卷。明代王肯堂《证治准绳》曾引用其说。清乾隆五十九年（公元1794年），程永培得唐代工部尚书许寂藏本，参之王冰《素问》原注进行补校，辑《六醴斋医书十种》。其书先论运气用药、六气用药，提出厥阴风木主气辛凉为治、少阴君火主气咸寒为治、太阳寒水主气苦热为治、阳明燥金主气苦温为治、太阴湿土主气苦热为治等。后载八十一道古今效验之方，如诃梨勒丸，治老人、小儿吐泻，心腹胀满霍乱；凉血解仓散用以凉血；地榆散治泻血肠风；黄连汤主老人、小儿泄泻，赤白带下等。均对后世较有影响。

《素问六气玄珠密语》（十七卷）　唐代王冰（号启玄子）撰。疑托名之作。《素问》王冰序曰"今有玄珠十卷"，后人更有附益而为十七卷。书共载五运元通纪篇、迎随补泻纪篇、运符天地纪篇等二十四篇，探究《素问》隐奥，以运气理论阐述阴阳五行、脏腑病机、治则治法。如谓"预知木胜泻木，肝之源也，令不克其土"；"中土运太宫，土气有余"，多见腹痛、体重、顺冤、肌萎、足萎、中满、食减、四肢不举、腹满、溏泻、肠鸣等脾病。若土气有余，肾水为患，治脾又须补肾。其论说多体现运气学说之理。可预见"天之令、运之化、地产之物、将来灾害"。

《天元玉册》　唐代王冰（号启玄子）撰，又名《天元玉策》，为后世托名之作。《医籍考》云："启玄子《天元玉册》，《读书后志》三十卷，佚。"明抄本三十卷，保留二十八卷，其中第十、十一卷"论律吕"失录，实乃二十六卷。该书将五运六气与易理相结合，是研究运气学说与《易经》关系的重要参考书。

《六妙法门》（不分卷）　隋代释智顗著。该书为佛家修养著作。将佛家的数、随、止、观、还、净等六妙门，再各为"历别对诸禅六妙门""次第相生六妙门""随便宜六妙门""随对治六妙门""相摄六妙门""通别六妙门""旋转六妙门""观心六妙门""圆观六妙门""证相六妙本"等十门，而成为六十门功法，以便因人而异，灵活运用。其中"次第相生六妙门"论述次第修证方法，是最基本的修持法。每门均有"修""证"两个程次。即于修"数"得到证后再修"随"；修"随"得到证后再修"止"；修"止"得到证后再修"观"；修"观"得到证后再修"还"；修"还"得到证后再修"净"；直到修"净"得证为了结。此法为修行者所重。

《神仙服饵丹石行药法》（不分卷）　原题隋京里先生撰。成书年未详。明代辑入《正统道藏》。书叙道家外丹的服食方法、禁忌和功效。有黄帝一物饵丹法、神仙饵丹、轻身益气之物饵丹砂、神仙三物饵丹等三十五篇。

《太清石壁记》（三卷）　原题楚泽先生编，《中国道教史》考证为隋代道士青霞子苏元朗著。成书年不详。明代辑入《正统道藏》。卷上载外丹方十八条，另载飞丹禁忌法、召魂丹法、造丹炉法等。卷中载外丹方十一条、炼丹法六条，另收有服丹法、服丹禁忌、丹经秘要口诀、造内丹法等。卷下主要收录炼钟乳法、服诸丹法、疗病状法、诸丹疗法等十五条，含有不少医药学内容。

《孙真人养生铭》（不分卷）　原题唐孙思邈撰。成书年不详。该书为五言歌诀，二十句共百字。内容包括情志调适、自我按摩和饮食疗养，并提出"寿夭休论命，修行本在人"的养生观点。铭文在明清时流传甚广，载入《类修要诀》《寿世青编》《孙真人海上方》及《珍本医书集成》等书中，今陕西省耀县药王山存铭文石刻。

《孙真人摄养论》（一卷）　唐代孙思邈撰。成书年代未详。后辑入《道藏》。简称《摄生论》，又名《孙真人摄生论》。该书就一年十二月时令变化所致之五脏强弱差异，采用相应摄养方法，以补益脏腑，防止损伤。

《摄养枕中方》（一卷）　原题唐代孙思邈撰。成书年不详。《宋史·艺文志》著录。全书八章，从衣、食、住、行、起居习惯、按摩导引及行气、意守等方面阐述养生善性之方法。言简意赅，颇切实用。

《枕中记》（一卷）　不著撰者。成书年代不详。辑入《道藏》。《通志·艺文略》著录有孙思邈《枕中记》一卷。《云笈七籤》所载孙思邈《摄养枕中方》，内容与该书大同小异，殆即孙氏之作。全书有"自慎""禁忌""导引""行气""守一"及"药饵"六篇。"自慎"篇所论十二少，十二多，为历代养生家所重。"禁忌"篇中所言"十败"、"十戒"，皆恳切之谈。"导引"篇中所载自我按摩法，实至简至易而有效者。"行气"篇谓行气可以治百病，去瘟疫。"守一"篇中谓守三丹田真一，可祛老保形。"药饵"篇载药饵之法凡数十条，皆经作者实践而有验者。

《天隐子》又名《天隐子养生书》　唐代司马承祯（字子微，法号道隐，自号白云子）撰。自序称天隐子著，《郡斋读书志》《书录解题》等皆疑天隐子为司马承祯托名。书凡八章，即神仙、易简、渐门、斋戒、安处、存想、坐忘、神解。《郡斋读书志》称："一本有三官法附于后，此本无之，殆传写佚脱焉。"书中认为"神仙即人也"，反对修炼过程中的虚妄与繁琐，主张循序渐进。其论内炼以存想服气为主。所述节食调中、摩擦畅外、存神内视、遗形忘我诸法，皆至简至易。

《养生辨疑决》（不分卷）　唐代施肩吾（号栖真子）撰。成书年不详。《通志·艺文略》著录。辑入《云笈七籤》，其节本辑入《道藏》。书中强调修道者当知本正源，保气养神，指出"若不知虚无恬淡妙用之理，徒委志于寂默之间，委作于形神之外，是谓无益之用"。又强调形神并重，以为"神由形住，形以神留，神若外迁，形亦难保"。所载"行气法"，又谓"但泯思虑，元气自然遍体""闲暇其身，澄心绝想，三关俱通"，认为世人以意行气，以意领气，皆非至道。

《黄庭内景玉经注》（三卷）　原题唐代梁丘子注。约成书于唐大中二年（公元848年）。《道藏提要》考证，梁丘子即唐代白履忠。辑入《云笈七籤》《道藏》。该书强调《黄庭经》乃学仙之要籍，宜常诵之，以调和"三魂"，制炼"七魄"，除去三尸，安和五脏六腑，"生华还返婴孩"。经凡三十六章，逐句为注，简明确切，而为后人所重。

《黄庭外景玉经注》（三卷） 原题唐代梁丘子注。约成书于唐大中二年（公元 848 年）。《道藏提要》考证，梁丘子即唐代人白履忠。其书辑入《道藏》。白氏对《黄庭外景玉经》深有研究，结合其炼功心得体会，将经文隐晦难明者作注，如释"丹田之中精气微"说："其气微妙，存之则在，忘之则无，又易失，故曰微。"乃发人所未言。注文对清静无为之旨多所发挥；对"意守""内视""存思""保精""安神""食气"等修持方法及其效益的介绍皆甚明确。

《黄庭内景五脏六腑补泻图并序》（一卷） 唐代胡愔（道号见素子）撰。成书于唐大中二年（公元 848 年）。后辑入《道藏》。简称《黄庭内景图》，又名《黄庭内景五脏六腑图》。书载脏腑图，以及各脏腑之修养法、相病法、治病法、导引法、吐纳法、忌食法、食禁法等，强调自我修持，认为若能克己励志，存神修养，即可使造物者为我所制，不假金丹玉液、琅玕大还，也可收到祛病延年之效。

《雁门公妙解录》（不分卷） 原题唐代雁门公撰。成书于唐宣宗九年（公元 855 年）。明代辑入《正统道藏》。书载辨金石及去毒诀，并记述九霄君以诀授予刘泓的过程。

《丹方鉴源》（三卷） 原题独孤滔（号紫阁山叟）撰。作于唐代。明代辑入《正统道藏》。全书二十五篇，卷上、卷中共十三篇，载述金石类药品，卷下十二篇主述本草药品，皆为炼外丹之用。

《轩辕黄帝水经药法》（不分卷） 不著撰著。成书于唐代。明代辑入《正统道藏》。书载神砂石、雄黄石、海浮石、水晶石、阳起石等三十二种水法。

《太古土兑经》（三卷） 不著撰著。成书于唐代，后辑入《道藏》。全书论述金石类药物的调和制伏理论和具体方法。

《上洞心丹经诀》（三卷） 原题太极真人嗣孙手述。成书于唐代。明代辑入《正统道藏》。卷上述宝精行气、服食大药之法，注重还精补脑、胎息及金液还丹等。卷中论述内丹、外丹作用，强调内外并举，并载神仙九转秘方和修内丹法秘诀。卷下载太上内丹歌、太上外丹经节及符箓等。

《阴真君金石五相类》（不分卷） 不著撰著。成书于唐代。明代辑入《正统道藏》。全书十二篇，以阴阳配合为理论基础，论述金石类药物的相类变化反应、隐名由来及其君臣佐使等。

《金石簿五九数诀》（不分卷） 不著撰者。成书于唐代。明代辑入《正统道藏》。全书主述朱砂、雄黄、玉石、矾石等四十五种（故名"五九数"）金石类炼丹原料的出处、形态、质地、性能和鉴别方法。

《摄生纂录》（不分卷） 王仲丘撰。成书年代不详。《新唐书·经籍志》、《通志·艺文略》均著录。其书辑入《道藏》。书分数篇，其一导引，述赤松子导引法、婆罗门导引法。其二调气，述吐纳炼气、胎食胎息与食日月精法。其三居处，载摄理、推岁德、推月德、埋沙、居家辟邪杂用法等。其四行旅，述出行宜忌等。

《至言总养生篇》（不分卷） 唐代范翛然（号禹穴居士）著。范氏作《至言总》一书。此篇辑录《黄帝中经》《黄帝内经》《老君西昇经》《雒书·保予命》《抱朴子》等书中有关气功养生的内容，以及嵇康、胡昭等养生家的名言要语，注重于养神、养性和养德。

《胎息经注》（不分卷） 原题幻真先生注。约成书于唐代。辑入《道藏》《云笈七籤》等。《胎息经》原文八句，不足百字。该书详解每句经文所含有关"胎息"之具体理法。

《金碧五相类参同契》（三卷） 原题汉阴长生注。成书年代不详。陈国符《道藏经中外丹黄白术经诀出世朝代考》谓该书当出自唐代，所题阴长生注，亦是依托之词。该书辑入《道藏》，属内丹专著。谓养生之要在于聚炁保精、存神。

《四气摄生图》（不分卷） 不著撰著。约成书于唐、宋间。又名《四季摄生图》，辑入《道藏》等。书述四季所王各脏、四季饮食禁忌与沐浴修斋、易患病证及其疗治方药等。凡心、肝、肺、肾、脾五脏均配以脏神名称及图像，兼及胆脏，并涉及六气法、按摩法、神农忌慎法等。

《崔公入药镜注解》（一卷） 五代崔希范原著，元代王道渊（号混然子）注解。后辑入《道藏》。《入药镜》三言韵语八十二句，乃修炼内丹之经典。《道藏精华录一百种·提要》谓此书"自采药物于先天，入铅汞于神室，行周天之火候，成九转之金液，由初及终，包括无余"。然词多隐晦，故王氏本性命双修之旨，循师授口诀，每四句下，加一注解。后附"青天歌注释"。

《广成先生玉函经》（三卷） 唐代杜光庭（字圣宾，号广成先生）撰，约成书于唐天祐三年（公元906年）。简称《玉函经》。其书论述脉理，编为"生死诀"，分上、中、下篇，重点阐析脉证关系及脉象的生理、病理情况。宋代崔嘉彦为之作注。

《理伤续断方》（一卷） 唐代蔺道人撰。成书于唐会昌年间（公元841～845年）。又名《仙授理伤续断秘方》。元代《永类钤方》辑录该书大部分内容；明洪武间与《仙传外科集验方》《秘传外科方》合刊印行，而为今之通行本。书共两论，首载理伤接骨口诀，论述清洗、相度、拔伸、用药、夹缚等理伤续断十四步骤；次立治则四十二条，分述各部位损伤治法、诊断、整复手法要领、夹缚器械、药材选择及用药宜忌等。其方论先述七步用药法则，后载方四十六首，其中十首为外用方，包括皮破出血诸方。该书是现存最早的一部中医骨伤科专著，其骨折整复及外固定和活动练功相结合的治疗方案等所体现的整体观念、辨证论治、内外用药和动静结合的治疗观点，以及损伤证治验方，对唐代以后骨伤科学的发展产生深远影响。

《经效产宝》（三卷） 唐代昝殷撰著。成书于唐大中初年（公元853～858年）。简称《产宝》。上卷论经闭、带下、妊娠诸病，中卷以产难为主，下卷述产后诸证。该书重点论述胎产诸疾证治。认为妊娠母病动胎，但疗母疾，其胎自安；胎有不坚而损母者，但疗胎疾则母瘥，历代医家以之作为治疗妊娠病的基本原则。其论以当归、川芎二药检验胎儿死活，首创"擦心下"（按摩子宫）并服药以治疗和预防产后出血，重视问诊和预防为主，强调分娩后问出血情况以测预后，重视母乳喂养，关于产后急诊的治疗方药等对后世临床具有指导意义。续篇包括产后十八论等，凡二十四方、四十一病证，以补《产宝》之不足。是书为我国现存最早、流传最广的第一部产科专著，宋代陈自明《妇人大全良方》、明代李时珍《本草纲目》、朝鲜金礼蒙《医方类聚》等均收载其内容，为后世中医产科学奠定了理论和实践基础。

参 考 文 献

胡道静. 2005. 中国古代的类书. 北京：中华书局.

廖育群，傅芳，郑金生. 1998. 中国科学技术史·医学卷. 北京：辞书出版社.

柳诒征. 2001. 中国文化史. 上海：上海古籍出版社.

马燕冬. 2010. 古代医学分科史考论. 中华中医药杂志，25（6）：810-815.

钱超尘. 1998. 黄帝内经太素研究. 北京：人民卫生出版社.

荣新江. 1997. 唐研究. 第 3 卷. 北京：北京大学出版社.

朱邦贤. 2012. 中医各家学说. 北京：人民卫生出版社.

第四章 两宋医学

——中医学术道统的继承发展与本草、医方的繁荣

　　唐末五代十国的割据局面，大约维持了六十余年，在公元 960 年，后周殿前都点检赵匡胤，废周恭帝而称帝，建立宋朝，建元建德，是为宋太祖。继之又陆续结束了五代十国的割据政权，使版图得到统一。但在宋的北方有辽国，西陲有西夏，其间的战争仍然不息。

　　北宋先后经历了九帝。在钦宗靖康二年（公元 1127 年），北方女真族建立的金国攻占宋都汴京，徽、钦二帝被掳，北宋遂告覆亡。于此同时，徽宗子康王赵构渡江，以临安为都，是为南宋高宗，建号"建炎"。如此偏安江左，与金对峙，亦经九帝。公元 1234 年，蒙古族灭金国，定都大都，建立元朝。于祥兴二年（元世祖忽必烈至元十六年，公元 1279 年）元兵又灭南宋。南、北宋共历经了三百十九年。

　　在北宋初期，虽然战争未已，但国家渐趋安定。政府采取轻徭薄赋的政策，促进了农业的发展和经济的繁荣，这对文化和科学技术的进步发展创造了有利条件。

　　五代十国由于多年混战，纲常紊乱、伦理不正，儒家伦理几乎泯灭，到了宋代在北宋大哲学家张载、程颐，还有南宋的朱熹等的努力下，重新构建了一个新的儒学体系——宋代理学，从而把中国哲学推向了顶峰。"格物致知"是宋代理学家治学的学术思想，北宋哲人程颐对《大学》中"格物致知"非常重视，提出："知者吾之所固有，然不致则不能得之，而致知必有道，故曰'致知在格物'。"南宋朱熹在《大学章句》中对"格物致知"的"补传"中言："所谓致知在格物者，言欲致吾之知，在即物而穷其理也。盖人心之灵莫不有知，而天下之物莫不有理。唯于理有未穷，故其知又不尽也。""格物致知"即是穷理、穷尽天下之物以获得新知的过程，并一再强调"穷理"、"至极"，认为只有将道理追究到极致才是真正的"格物致知"。

　　宋代涌现出了一大批儒学大师，从周敦颐开始，之后的张载、程颐、程颢，以及最后集大成的朱熹。他们各自均有自己的观点，形成了宋代各家异说、学派涌现的局面。宋代理学的各个学术流派之间，在学术思想上既有继承和吸收，也有争鸣与辩论，它们为宋代思想界带来了一股生机勃勃的空气。这股勃勃生气对于金元医家学术流派的形成有着明显影响。"北宋之后，新说渐兴，至金元而大盛。张刘朱李各创一说，竞排古方，犹儒家之有程朱陆王。"宋代理学的论争促进了人类在认识史上的发展，同时也对金元医家产生了很大的影响。金元医家开始在中医学的病机、治法等方面展开了探讨与论争。

　　宋代理学的治学方法和学风思潮，开启了当时医家们的创新精神和对医学理论研究的重视，这种理学思想对中医理论的直接影响即是中医辨证施治方法在宋代的彰显及相关理论的提出与实践上的运用。程朱理学探讨"格物致知""太极""性命之说"等，对明代医

学亦有着重要影响，宋明理学探讨的阴阳、太极概念被引入到医学体系并加以发挥，从而促进了明代中医基础理论的不断完善及命门学说的深入探讨如阴阳学说的深化，先后天根本论的深入讨论，以及精气神形等概念的进一步阐释，温补学派医家的论争与探讨等成为明代医学发展的重要文化背景之一。

宋代，也是我国文化、科技获得重要成就的一个历史时期，火药、指南针和活字印刷术的成熟应用，是重要的标志。我们在沈括所著的《梦溪笔谈》中，可见宋代文化、科技方面的成就，包括天文、历算、方志、音乐、医学等，无不有所建树，如置浑天仪、浮漏等天文仪器，创造新历等，并皆为后世所采用。北宋毕昇发明活字印刷术，是一次划时代的重要变革。用活字制版印刷书籍，迅速促进了文化技术的传播。当时，校正医书局对大量医学典籍的校正刊行，正是充分利用了这种技术优势。

医学的发展与朝廷的重视是分不开的。北宋历朝君王对医学之重视史无前例，不仅表现在朝廷决策人士对医药活动的倡行和参与，还反映在兴办医学教育、广征医学资料、创办校正医书局、设立官办药局等方面。开宝年间，太祖赵匡胤即命纂修《开宝本草》；太宗赵炅即位，又命王怀隐等于太平兴国七年撰集《太平圣惠方》，并亲自作序，镂板印刷，颁行天下，使诸州各置医博士掌之；北宋末，徽宗帝又主持了《圣济总录》的编纂，此书与《太平圣惠方》同为北宋初、晚期的两部医方巨著。此外，当时校正医书局的成立，对运气学说的重视，这些重要的学术活动无不在朝廷的主持下进行。

宋仁宗设置校正医书局，对历代重要医籍进行校正工作，并由儒臣和医官相结合，保证了所校医书内容和文字两方面的准确性。校正医书局对医籍的校正和刊行，使许多濒临亡佚的重要医籍得以保存；又得利于当时的印刷术和造纸术的革新，使这些古代医籍能够刊行流传至今，在中国医学发展史上，其历史作用不可低估。

宋代政府还开创性设立了熟药所、惠民局、和剂局等官办药局，建立起较为完善的药品生产经营管理制度。官办药局的设立促成了《太平惠民和剂局方》的修订成书，这部由当朝政府组织编写并颁布的医籍，初步统一了中成药的制药规范。官办药局对中药炮制方法、剂型及用法等的规范，为后代对医药发展有很大影响。

两宋在继承唐代医学教育经验的基础上，经过改革、完善，使医学教育又得到了进一步发展。宋代始将医学教育与医政管理分开，专设"翰林医官院"管理医政，又设"太医局"专管医学教育。为了提高医学教育质量和医生的地位，除在太医局开展医学教育外，还在最权威的教育机构——国子监中设置"医学"。臣僚评价曰："伏观朝廷兴建'医学'，教养士类，使习儒术者通黄素、明诊疗、而施于疾病，谓之'儒医'，甚大惠也。"客观上，由于国子监中的医学生都来源于考试合格的儒生，使医学生质量大大提高。

同时，宋代诸臣多重视医学，其情况之盛亦为历来所少见，而儒者通医已趋普遍。当时不少名臣，如掌禹锡、欧阳修、王安石、曾公亮、富弼、韩琦、夏竦、宇文虚中等皆曾整理古代医籍，许多人多著有医书。如司马光有《医问》，文彦博著《药准》，苏轼有《圣散子方》，沈括有《灵苑方》《良方》，张耒撰《治风方》，朱肱的《南阳活人书》、许叔微的《普济本事方》等，都十分著名。

相传唐陆宣公（贽）遭贬，在忠州著《集验方》。宋代杨万里论云："宣公之心，利天下而已。其用也，则医之以奏议；其不用也，则医之以方书。"宋代范文正（仲淹）早年，曾慷慨语其友说"吾读书学道，要为宰辅，得时行道，可以活天下之命；时不我与，则当读黄帝书，深究医家奥旨，是亦可以活人也"（金代刘祁跋沈明远《寓简》），在这种精神鼓励下，宋代文人治医者越来越多，其影响儒林达千载之久。

两宋时期医学发展的情况，通过其历朝医家的学术著作而得到反映。北宋时期，医方和临床各科著作的数量颇为可观，就现今所存者亦有近百。校正医书局林亿等对王冰注《素问》的重新校正刊印，王惟一等集注《难经》，以及林亿等对仲景《伤寒论》、《金匮要略》的重新编次刊行，存亡继绝，使医学传统流传不坠，为后人研究医学经典著作提供了重要保证。

当时，庞安时、韩祗和、朱肱、许叔微及郭雍诸家，都在仲景《伤寒论》基础上进行了新的阐发，开拓了治"伤寒学"之先河。

在两宋三百余年间，还出现了不少本草名著。其中，由政府主持修纂并颁布天下的本草著作有五种，包括《开宝本草》《嘉祐本草》《大观本草》《政和本草》和《绍兴本草》，其盛况是历史上任何朝代不能相比拟的。

医学理论研究的深化，还反映在诊法学、病因病机学及临床各科学术发展中。在诊法学方面，崔嘉彦《脉诀》是后世传习脉法的重要著作，施发《察病指南》中的脉象图是一个重要的发明。在病因病机学方面，陈言的《三因方》将病因归纳为三大类，成为中医病因分类的重要依据。宋代医学的脏腑虚实寒热病机发挥和相关论治，以及脾肾命门、血证和痰、饮、涩等病机及其辨证论治，是当时医家临床实践经验的总结，具有重要的学术价值。在针灸学方面，王惟一的《铜人针灸经》对针灸学术的发展产生重要促进作用，王执中的《针灸资生经》是宋代以前针灸学术的全面总结，对后世针灸学亦有重要影响。

此外，钱乙的《小儿药证直诀》，刘昉的《幼幼新书》和无名氏的《小儿卫生总微论方》，体现了宋代儿科学术的发展水平。陈自明的《妇人大全良方》《外科精要》，在妇科及外科学术史上均占有重要地位。另外，宋慈的《洗冤集录》集宋代以前法医学之大成，不仅为亚洲古代法医学之代表作，且在世界法医学史上具有卓著地位。总而言之，与隋、唐、五代时期相比，宋代的医学已进入了学术传统全面继承、理论研究趋于深化和临床医方大量积累的重要历史阶段。

宋金对峙长达一个多世纪，少数民族入主中原，打破了过去汉族一统天下的局面，从政治、经济、文化各方面进行改革，鼓励创新，学术气氛活跃，他们的文化渊源、思维方式通过国家政权表达出来，这给后世医学家们求新变革学术，总结各自成功或失败的经验提供了机会，少了几分束缚，多了几分敢于批评先辈医学家的思想自由，有了敢于争鸣，敢于批评与自己学术理论体会不同的见解，敢于公开倡导"古方今病不相能也"的纲领，敢于大张旗鼓地撰著《局方发挥》，列举前朝《局方》的错误与不足。这种良好学术风气的开拓，是刘河间率先掀起的，他同风行一时的朱肱《南阳活人书》开展了伤寒病究竟为寒为热的大争论，把这个历史纠葛不清的问题争出了一个新格局，引出了一门新学问，为金元时期医家学术争鸣起了良好的开端。

另一方面，在宋金对峙时期，双方战争不断，动乱不安，由于战乱、劳役、饥饿等因素而致疫病流行，内伤、虚劳病日益增多，不适宜于《局方》温燥之品的广泛应用。在宋代理学"格物致知"、主张穷理的思想影响下，中医诸家求新变革，对疫病、内伤、虚劳的病因病机及辨证论治展开全面、系统的研究，创立了各具特色的理论学说，展开了学术争鸣，使医学进入"新学肇兴"的金元时期，开拓了中医学发展的新局面。

第一节 医学理论的整理继承和深入研究

一、宋代医学学术发展史上的四件大事

两宋医学学术发展的影响因素是多方面的，但除了与其他朝代的共同因素之外，最具有特殊意义而值得注意的有两件大事，即医学书籍的大量刊行和运气学说的推广盛行。

（一）医学书籍的大量校正刊行

医学书籍的大量校正刊行，是宋代医学发展史上的一件大事，也是当时学术发展的一种重要保障。

北宋嘉祐二年（公元 1057 年），宋王朝采纳了韩琦校正古医书的建议，在编修院设"校正医书局"，由掌禹锡、林亿、苏颂、高保衡、孙奇等主持校正及编纂医书工作。校书局设立后，宋政府在遴选校理人材方面十分严格，皆为儒医兼通之士。如林亿《古今医统大全》载："熙宁间为光禄卿直秘阁，同高保衡校正内经，医名大著。"高保衡既是熙宁间国子博士，又为太医。由于宋政府荟萃了许多博学且通晓医道的人材，从而保证了古医籍校勘整理的质量，使校本更趋精善并沿用至今。

自《伤寒论》问世到宋以前，最早对其进行整理的是晋王叔和。后又经许多人整理编次，形成了《伤寒杂病论》《伤寒论》《金匮玉函经》等三大传本系统，但也仅限于临床验证、方剂的运用及增补部分新的方药。林亿等人在此基础上进行了全面细致的校勘整理工作，使《伤寒论》的研究体系在宋代基本形成。

《素问》作为中医学术的本源，是历代医家公认的必读之书。但由于其年代久远，文辞古奥，医理精深等客观因素，导致人们难以掌握它的精髓实质，使这部著作不能充分有校地发挥其应有的作用。嘉祐年间，林亿与高保衡、孙奇等人奉敕校注《黄帝内经素问》。他们在汉唐以来几十家有关注本基础上，以王冰注本为蓝本，以全元起注本《太素》、《针灸甲乙经》《千金方》为参校本，校注严谨、周密、细致，每一校语出，必有所依，引用了大量古医籍及《周礼》《易经》等著作，论据充分，说明透彻，从而保证了其科学性、严谨性及可靠性。

自嘉祐五年至熙宁二年（1060～1069 年），校正医书局所刊行的古医书有《补注神农本草》（印《嘉祐本草》）《（嘉祐）图经本草》《伤寒论》《金匮玉函经》《备急千金要方》《金匮要略方论》《重广补注黄帝内经素问》《脉经》《黄帝针灸甲乙经》《外台秘要》《千金翼方》等。这些书籍除大字本外，还另刻有小字本，甚便于普及流传。

以上诸多宋以前的重要医籍，都经校正医书局的整理和研究工作而流传后世，并形成了今日所见各本的内容形式，从而结束了以上医籍仅靠抄写传播的历史。校正医书局的工作，是我国历史上第一次由国家设置机构，组织人力，对以前一批重要医籍的校刊。当时他们的工作是十分认真的，以《素问》而言"正谬误者六千余字，增注义者二千余条，一言去取，必有稽考，舛文疑义，于是详明"（《素问·高保衡等序》），林亿等在《新校备急千金要方·序》中更具体地说明了他们当时的工作情况：

　　于是请内府之秘书，探《道藏》之别录，公私众本，搜访几遍，得以正其讹谬，补其遗佚，文之重复者削之，事之不伦者缉之，编次类聚，月功至，纲领虽有所立，文义犹或疑阻，是用端本以正末，如《素问》《九墟》《灵枢》《甲乙》《太素》《巢源》、诸家本草、前古脉书，《金匮玉函》《肘后备急》、谢士泰《删繁方》、刘涓子《鬼遗论》之类，事关所出，无不研核；尚有所阙，而又溯流以讨源，如《五鉴经》《千金要翼》《崔氏纂要》《延年秘录》《正元广利》《外台秘要》《兵部手集》《梦得传信》之类，凡所派别，无不考理，互相质证，反复稽参，然后遗文疑义，焕然悉明。

　　可见为校定诸书付出大量的艰辛劳动。经过这次校正的重要古医籍，基本上都流传了下来，而且内容都得以规范化了。嗣后医家之所以能较为方便地阅读和研究古医籍，都与校正医书局的工作分不开。

　　林亿等人所作的古医籍校勘整理工作，起到了统一版本和定型化的作用，日本学者冈西为人曾高度评价了校正局版本的成就，指出：这次校正古医籍，提供了范本，将对后世医学的发展产生极大的作用，是中国医学史上划时代的事业。宋代经过林亿等人对宋以前重要的古医籍认真整理研究，从而为元明清医学的大发展奠定了坚实的基础。宋代校正医书局的设立及林亿等人对古医籍的校勘整理工作对中医学的发展起到了承前启后，继往开来的历史作用。校正医书局历经十余年，虽然为期不长，但业绩辉煌而不朽，对医学事业的发展起到了重要的促进作用。

　　大约在唐代中叶以后，我国刻版印刷逐渐广泛，但刻书的种类主要为佛经、小学、历书和文集诸方面，至于刻版印刷的医书，却为凤毛麟角。据目前所掌握的资料，仅知在唐咸通二年（公元861年）前，曾有《新集备急灸经》的"京中李家于东市印"本一种。

　　然而到了宋代以后，木版印刷的书籍已大为增多，医书亦不例外。

　　北宋初期，开宝六年至皇祐三年（公元973～1051年）七十多年间，由宋皇朝刊行的重要医书已有九种之多，包括：卢多逊等撰修的《（开宝）新详定本草》，李昉等重修的《（开宝）重定本草》，王怀隐等编修的《太平圣惠方》，晁宗悫等人校刊的《黄帝内经素问》《难经集注》和《诸病源候论》，王惟一撰著的《铜人腧穴针灸图经》，丁度校定的《素问》，周应等辑纂的《简要济众方》等。这些宋刊本的原书虽亡，但尚有复刊本或佚文传世。

　　此后，在北宋末期，自元丰以后约半个世纪内，仍由太医局等陆续纂刊了多种官刊医书。如元丰间至政和八年（公元1078～1112年），所刊的医书主要有《太医局方》《黄帝针经》《太平惠民和剂局方》《大观经史证类备急本草》《政和经史证类备用本草》《圣济经》和《圣济总录》。

　　除此之外，由地方官刻和私家刊刻的医书，有五代末北宋初刊的《刘涓子鬼遗方》，初虞世《古今录验养生秘用方》，唐慎微《（大观）证类本草》，史堪《史载之方》，庞安时《伤寒总病论》，朱肱《伤寒百问》《南阳活人书》，钱乙《小儿药证直诀》，以及《外台秘要方》和《黄帝明堂灸经》等，其数较多。

　　南宋时期，国力衰微，由中央官刻的医书为数甚少，其中规模较大者为南宋医官王继先等编撰的《绍兴校正经史证类备急本草》，由秘书省在绍兴二十七年（公元1157年）刻印。此后，有太医局何大任主持刊行的无名氏《小儿卫生总微论方》、重校的王氏《脉经》

及由其所编的《太医局诸科程文格》等三种。另由太平惠民局将《太平惠民和剂局方》多次进行修订刊行。

虽然如此，在南宋时由地方官刊和私家刊刻的医书，其种类及数量之多，则是北宋时期所难比拟的。仅就地方官刻医书之主要者言之，司库刻本医书有《太平圣惠方》《中藏经》《杨氏家藏方》《本草衍义》《大观经史证类备急本草·本草衍义》合刊本、《脉经》《针灸资生经》《重校南阳活人书》等；郡斋本医书有《洪氏集验方》《伤寒要旨》《药方》《杨氏家藏方》《卫生家室产科备要》《叶氏录验方》《续添是斋百一选方》《集验方》等；书院刊本有《仁斋直指方》《小儿方论》《伤寒类证活人总括》《医学真经》等。如上所述，宋代医书的大量刊行，既促进了当时医学的发展，也反映了南宋三百年间学术发展的成就。

（二）儒医大量出现及医官的设立

"儒之门户分于宋，医之门户分于金元"，宋朝医学发展的特点之一是"儒医"的出现。宋代一改过去"巫医乐师百工之人，君子不齿"的社会风气，儒而知医成为一种时尚，以至于"无儒不通医，凡医皆能述儒"。清代徐松在其《宋会要辑稿》中言："政和七年……朝廷兴建医学，教养士类，使习儒术者通黄素，明诊疗，而施与疾病，谓之儒医。"至北宋政和七年，儒医之名正式开始流行。他们亦官亦医，或由儒转医，或弃官从医，不仅著书立说，而且参与医疗实践活动，悬壶济世。比如许叔微，在习儒同时，刻意方书，精研医学，为官后仍不忘行医，对《伤寒论》颇有研究，治病重视辨证，著有《伤寒百证歌》《伤寒发微论》《普济本事方》等，流传至今；又如朱肱，元祐三年进士，曾任奉议郎、医学博士等职，后潜心医学，以行医著书为事，撰写了《类证活人书》；又如董汲，少年时考进士落第，遂放弃举子业从事医学，成为宋崇宁大观年间的名医，著有《斑疹备急方论》《脚气治病总要》等。此外像高若讷、孙用和、孙奇、孙兆、陈高、严用和、王惟一、赵从古、寇宗奭、施发、刘彝、陈孔硕、崔与之、崔世明等人，都是当时有名的儒医。

宋太祖赵匡胤推行"以仁治天下""以德治国"的方针，高度重视医学与养生学，在这样一种背景下，文人士大夫习医风气蔚然盛行，儒而知医成为一种时尚。如沈括、苏轼、欧阳修、王安石、陆游、范仲淹、洪遵、洪迈、朱熹、司马光、蔡襄、郑樵、郭思、文彦博、刘彝、陈晔、陈尧叟等大批文人士大夫，在从文从政的公暇，广泛涉猎医学领域，积极编著方书，或者参与政府组织的修订医学典籍工作，对推动中医药学的发展做出了一定的贡献。

宋代文人士大夫普遍以知医为荣，他们纷纷编撰医著，如政治家文彦博著《节要本草图》《药准》，史学家司马光著《医问》，史学家、目录学家郑樵著《本草成书》《本草外类》，进士朱肱著《类证活人书》，翰林学士沈括著《别次伤寒》，枢密使高若纳著《伤寒纂类》，殿中丞孙兆著《伤寒脉诀》，直秘阁胡勉著《伤寒类例》等，可见当时文人士大夫编撰医著风气之普遍。

宋代文人士大夫编撰方书之风尤其盛行，有的公开家藏秘方，有的搜集民间验方，有的择其方书之精要，成绩赫然。如苏轼撰《苏学士方》，沈括撰《良方》《灵苑方》，后人将其二人所著方书合刊，称作《苏沈良方》；长寿诗人陆游，晚年蛰居山阴，一边读书耕作，一边行医乡里，著有《陆氏续集验方》；曾任翰林学士并以医名世的许叔微，著《普济本事方》；曾任资政殿学士的洪遵著有《洪氏集验方》等。此外，进士郭思著有《千金宝要》，名臣朗简著有《朗氏集验方》，词人陈晔著有《家藏经验方》，王衮著有《博济方》，陈尧叟著有《集验方》，刘信甫著有《刘氏活人事证方》，魏岘著有《魏氏家藏方》，刘彝著有《正俗方》等不胜枚举。可见当时文人士大夫编著方书风气之盛行。

宋文人士大夫编撰方书最大的特点是从实用性出发，删繁就简，重视效验，强调易用等，在理论上不作太多深入挖掘。如陈晔《家藏经验方》、洪遵《洪氏集验方》、周应《简要济众方》、王硕《易简方》等，强调其所收方是有效的，并且经过验证，可以放心使用，不必担心错方误人；强调方书的简要性、备急性，卷帙较少，便于携带，理论不艰深，易于学习，便于应用，即使文化程度不高，也可以领会。正如王硕《易简方》在序言中所说："凡仓猝之病，易疗之疾，靡不悉具。"这些名家辑录的方集，简明而实用，精巧而得体，又因名人效应，有力地促进了医方的传播与验证。一方面补充了大型方书卷帙浩博、不便检索与应用的缺陷；另一方面为国家大型方书的编纂、整理与颁行奠定了基础。以简、便、验、廉的特色而深受欢迎，其部分方书，影响至今不衰。

宋人笔记杂著中有丰富的医学史料，包括医家小传、医林箴语、医林轶事、医方药理、中医养生、针灸推拿等，方方面面散见于许多文人作品中。如苏轼《东坡志林》中记载：欧阳修患足疾，服各种方药无效，通晓导引之术的道士徐问真教欧阳修汲引气血"自踵至顶"的气功疗法，病果愈。周密《志雅堂杂钞》中记载了三十多条治溺死、治喉痈、治暴聋、治金疮刃伤、治暑天痱子等各种疾病的实用方药。

两宋时期儒医的大量出现对医学的发展起了积极的作用。他们整理编撰方书，探求中医之理，谙熟养生之道，在笔记杂著中记载丰富的医学史料等，促使了医学知识的广泛传播，推动了医学理论的发展，并因此而创造了丰富多彩的中医药文化。他们借儒学研究医理，将仁义纳入医德，"仁爱""修身""孝亲""利泽生民"等儒家思想渗透到医学的方方面面，使医学队伍素质明显提高，弘扬了"医乃仁术"的传统医道，提高了医家的人文境界。

在宋代，还把医官制度归入文职系统，规定成绩优秀的医学生可以被授予官职。宋代始将医学教育与医政管理分开，专设"翰林医官院"管理医政，又设"太医局"专管医学教育。为了提高医学教育质量和医生的地位，除在太医局开展医学教育外，还在最权威的教育机构——国子监中设置"医学"，医学如同儒学一样，是可以通过一定的考核方式而入仕。宋敏求《春明退朝录》记载："予熙宁初，判诰院知制诰，编修敕令，始修官制品序，仍分正从，……医官……从为八品，……翰林医学参军事为从九品。"洪迈《容斋随笔》记载："神宗董正治官，立医官，额止于四员。及宣和中，自和安大夫至翰林医官，凡一百十七人，直局至祗侯，凡九百七十九人。三年五月始诏大夫以二十员，郎以三十员，医效至祗侯，以三百人为额。"宋代医官的设立，大大提高了医家的社会地位。

（三）宋代官药局的出现

宋代政府还开创性设立了熟药所、惠民局、和剂局等官办药局，建立起较为完善的药品生产经营管理制度。官办药局的设立促成了《太平惠民和剂局方》的修订成书，这部由当朝政府组织编写并颁布的医籍，初步统一了中成药的制药规范。官办药局对中药炮制方法、剂型及用法等的规范，对后代医药发展有很大影响。

1. 惠民局

惠民局是宋代政府建立的"药品经营专门机构"。医药惠民局正式成立于政和四年（公元 1114 年），尚书省奏："两修合药所，五出卖药所，盖本《周官》医官，救万民之疾苦。今只以都城东壁、西壁、南壁、北壁并商税院东出卖熟药所名之，甚非元创局惠民之意。矧今局事不隶太医所，欲乞更两修合药所曰医药和剂局，五出卖药所曰医药惠民局。"宋徽宗"从之"，改卖药所为医药惠民局，修合所为医药和剂局。

南宋时期仿照北宋时期的制度，先是于绍兴六年（公元 1136 年）在杭州建立太医局熟药所，后来更名为太平惠民局。绍兴十八年（公元 1148 年）宋高宗朝旨："熟药所依在京改作太平惠民局。"这一时期的京城太平惠民局随着发展已经增加至了五部局。绍兴二十一年（公元 1151 年）宋高宗"诏诸州置惠民局，官给医书"；"诸路常平司行下会府州军，将熟药所并改作太平惠民局"，下令将地方诸路、州、府、军、县的熟药所全部更名为太平惠民局。此后至宋亡，太平惠民局未再改名。

2. 和剂局

和剂局是宋政府建立的"专门负责药材加工和成药生产的机构"。在宋徽宗时期，建立"修合药所"两所，这是独立置局的开始。政和四年（公元 1114 年），宋徽宗采纳了尚书省的建议，将两"修合所"改为"医药和剂局"。在宋高宗期间设置"行在和剂局"，直到宋孝宗年间，又改为"惠民和剂局"。

和剂局的主要职责是配方制药，供惠民局出卖或供朝廷宣赐。乾道元年（公元 1165 年），宋孝宗发布《诊视医治临安府饥民诏》："临安府见行赈济饥民，访闻其间多有疾病之人，窃虑阙药服饵，令医官局于见赈济去处，每处各差医官二员，将病患之人诊视医治。其合用药于和剂局取拨，仍日具医治过人并用过药数申尚书。"淳熙十四年（公元 1187年）正月二十七日，宋孝宗发布《俵散汤药诏》："军民多有疾病之人，可令和剂局取拨合用汤药，分下三衙并临安府，各就本处医人巡门俵散。"政府所赐臣僚夏药、瘴药和防治各类疾病的药物均由和剂局制造。

惠民局、和剂局等官办医药机构的建立，既为政府带来了巨大的经济效益，又很好地体现了政府"拯民瘼、施实惠"的惠民作用，对中医药事业的发展也起到了积极的推动作用。

宋朝政府对药品的质量非常重视，从药材的收购、检验、管理到监督药物的炮制、中成药的制作，每一个环节都有专人负责，因此由官办药局生产的药品质量有了较高的保障。因为有政府的补贴，官办药局对百姓出售的药品价格相对比较便宜，这也从一定程度上缓解了百姓买药的经济负担。如周密在《癸辛杂识别集》中记载："和剂惠民药局，当时制药有官，监造有官，监门也有官……出售则又各有监官。其药价比之时直损三之一，每岁靡户部缗钱数十万，朝廷举以偿之，祖宗初制，可谓仁矣。"由此文献中也说明无论是药品的制备过程还是流通环节都有相对完善的管理制度。

官办药局还承担诊疗疾病、免费散药的职责。惠民局既是售药机构，又是百姓疗疾的场所。由于其性质是官办机构，因此也承担了社会预防、赈灾、急救等重要职责。疾疫流行时，惠民局也会派医施散医药。在文献《宋会要辑稿》职官二七之一五中也有记载，"绍圣元年闰四月十二日，三省言京师疾疫，诏太医局熟药所即其家诊视，给散汤药"。另外，和剂局更是承担了大量的为政府赈灾、免费提供药品的职责。

官办药局的设立促成了中国第一部成药制剂手册《太平惠民和剂局方》的修订成书，其初步统一了中成药的制药规范，对医药发展有很大影响。其最初为太医局内药物部门熟药所配方时使用的指南手册，据文献记载在元丰年间（公元 1078～1085 年），太医局将该手册进行了刊印出版，称之为《太医局方》。到了大观年间（公元 1107～1110 年），由陈承、陈师文、裴宗元等人奉敕对《局方》加以校正和增刊，修订以后的书命名为《和剂局方》。此后，政和年间还校订删补一次。南宋绍兴二十一年（公元 1151 年），改名为《太平惠民和剂局方》。

中药炮制方法和中成药剂型的规范，大大促进了中成药的发展。惠民局在制药过程中在继承前人经验的基础上使炮制和制剂方法趋于定型。从《局方》起，将中药饮片的炮炙方法列为法定制药规范，使过去为了减少毒性而进行的"炮炙"，变成为制成药品的"炮制"，实现了中药炮制目的转变、炮制范围的扩大和炮制技术的迅速进步。《局方》对 187 种中药的炮制方法进行了收录记载，并且通过总结制定出了相应的炮制通则。官办药局对中药炮制方法、剂型及用法等的规范，也为后代中医临床药历的建立提供了依据。

（四）运气学说的推广盛行

1. 宋代医家对运气学说的发挥

运气学说，是推论"五运六气"的运动变化与天、地、人及其相互关系的一种学说，它在中国传统文化中具有极其特殊和重要的地位。运气学说的内容古奥精深，涉及天文、地理、气象、物候、音律、术数、医学等许多学科，大至浩渺宇宙，小至豆芥草虫，千变万化，莫不涉及。

将运气学说与医学结合研究，约在后汉时期就开始了。据载，《素问》原有九卷，到全元起注解时已亡佚第七卷。王冰注《素问》时称"于先生郭子斋堂受得先师张公秘本"，"兼旧藏之卷"，从而补足八十一篇。王冰将七篇大论补入《素问》后，运气学说的理论体系便得以传世。至真要大论等七篇大论的主要内容，就是"五运六气"学说。

王冰注《素问》成书于唐宝应元年（公元 762 年），此后直到北宋初年（公元十一世纪前半期），三百年间，运气学说并未被医界广泛采用。北宋雍熙元年（公元 984 年），日本丹波康赖撰有《医心方》三十卷，其中无运气学说的内容；王怀隐等奉敕于淳化三年（公元 992 年）编成的《太平圣惠方》，庞然百卷，一千六百七十门，各门俱备，亦独无运气一门，可资佐证。嘉祐、治平间（公元 1057～1067 年），校正医书局校正并颁行的王冰次注本《黄帝内经素问》中，"运气七篇"约占全书三分之一篇幅，运气学说的学术影响由此而越来越大。医家郝允、庞安常、沈括、杨子建等开始引用运气学说的理论来诠释疾病。郝氏著有《内经议》（佚）。《见闻后录》载邵博之言云："太医赵宗古得六元五运之法于翁（郝允），尝图以上朝廷，今行于世云。"赵宗古，《医籍考》据《宋史·艺文志》作赵从古，著《六甲天元运气钤》二卷（佚）。杨康侯撰《通神论》（佚），中间有不少关于运气学说的内容。杨氏认为岐伯语五运六气，以治疾病，后世通之者唯王冰一人而已，然犹于变迁行废，莫知其始终次序，故著此方论（指《通神论》）（赵希弁《读书后志》）。著名文人黄庭坚为《通神论》作序，称杨氏曾对他说，"五运六气，视其岁而为药石"，说明杨氏之书已根据每年的不同气运而设处治方药。元符二年（公元 1099 年），朝散郎太医学司业刘温舒又有阐述运气学说的专著《素问入式运气论奥》上于朝。其自序认为，《素问》气运为治疗之要，"若网之在纲，珠之在贯，粲然明白，笺明奥义"。赵希弁记载"温舒以《素问》气运最为治病之要，而答问纷糅，文辞古奥，读者难知，因为三十论，二十七图"（按：另有十干起运、十二支司天二诀，附五行胜复论一篇，不在以上统计之数）。刘氏书末还附"刺法论"一篇，题目"黄帝内经素问遗篇"。以后运气者多以刘氏书为蓝本。北宋末，由于宋徽宗大力提倡和推广，使运气学说进入了鼎盛阶段。崇宁二年（公元1103年），国子监设立"医学"，方脉科须考"运气大义"。同时，宋徽宗还推行"天运政治"，自政和七年（公元1117年）十月始发布次年的"运历"，所谓"运历"，即根据运气学说编制各年度的司天、中运、在泉之气和一年中各部主客运气及其交司时刻，该年及其各部气候、物候和病候特点，该年养生防病及治病的饮食药物性味所宜等的历法。曾经预载政和八年中将要流行的传染病。同时颁布"月令"，其内容为每月的运气，以及气候、物候、病候特点和防治疾病的药食性味宜忌。还包括政治、法律、祭祀、生产等方面的内容。各年的"运历"和每月的"月令"由皇帝诏令"布告中外，咸使闻知"，从而使运气学说在全国范围内推广普及，而并不局限于医界。政和年间宋徽宗敕廷臣纂修的《圣济总录》中，开首即以大量篇幅，列入六十年运气图，包括主运、客运、司天、在泉、客主加临的变化规律，对当时医家影响之大迅速波及到整个医界。稍后的《圣济经》也辟有专篇论述运气，"并令内外学校，课试于《圣济经》出题"，可见运气之学已列入儒生考试的范围。王安石变法以后，更把运气学说作为太医局考试医生的科目之一，供医学考试之用的《太医局诸科程文》中，每卷均有一道运气题。于是这一学说就大为盛行，甚至产生了"不读五运六气，遍检医方何济"之谚，运气学说也就成为医家之"显学"，为医家之必修科目，临床治疗用药悉遵循之。当时一些医家，如寇宗奭的《本草衍义》、陈言的《三因方》等，都对运气学说加以推崇，并在医疗实践中加以运用。

　　宋代医家对运气学说的发挥和临床应用，其情况是颇为突出的。从事运气学说研究而有所阐发者，首推刘温舒。刘氏于宋哲宗元符二年（公元1099年）撰成《素问入式运气论奥》三卷。晁公武《郡斋读书志》称"温舒以《素问》运气最为治病之要，而答问纷糅，文辞古奥，读者难知"，因此专门发挥运气之说，撰成《素问入式运气论奥》。他自以为"括上古运气之秘文，撮斯书阴阳之精论，若网之在纲，珠之在贯，粲然明白"。刘氏根据《素问》七篇大论，分为三十一个专题解说，还附有二十九图，主要论述五运六气及其在医学中的应用，如五运六气枢要、六十年纪运、十干起运、十二支司天、五行生死顺逆等，成为专门论述运气学说系统而晓畅的著作。

　　刘氏研究运气学说，有很深的造诣。如"十干化五运"的道理之中，甲己之年为土运，乙庚之年为金运。王冰在对《素问·天元纪大论》的解释中说"太始天地初分之时，阴阳析位之际，天分五气，地列五行……当时黄气横于甲己，白气横于乙庚"，故甲己属土，乙庚属金。刘温舒却认为此说是从每年第一月的月建寅位上产生的，他在《素问入式运气论奥·论五音建运》中说："丙者火之阳，建于甲己岁之首，正月建丙寅，丙火生土，故甲己为土运。戊者土之阳，建于乙庚岁之首，正月建戊寅，戊土生金，故乙庚为金运。"刘氏之解释，较为符合当时起运的本质，因此比王冰之释更为实际。

　　在对运气学说的阐发中，刘氏对王冰之说有更为深入的论析，如有关十二支化气的问题，具有不同特征的六气，是用配合十二支的方法来推衍分析的，王冰对此主张以正化对化理论解释。对于一正一对而施化六气之理，刘温舒解释说："六气分上下左右而行天令，十二支分节令时日而司地化。上下相召，而寒、暑（热）、燥、湿、风、火与四时之气不同者，盖相临不一而使然也。六气司于十二支者，有正对之化也。然厥阴所以司于乙亥者，何也?谓厥阴木也，木生于亥，故正化于亥，对化于乙也。虽有卯为正木之分，乃阳明燥金对化也，所以从生而顺于乙也……此天之阴阳合地之十二支，动而不息者也。"后世张景岳等亦多从其说。

虽然运气学说古奥繁复，但宋代许多医者、文人通过研究，已把其用于日常生活实际或医疗实践中。如以沈括之博学多能，举凡数理、天文、音律、建筑、治炼、医药等学科无不通晓，他对运气学说也持肯定态度。《梦溪笔谈》卷七谓"医家有五运六气之术，大则候天地之变，寒暑风雨，水旱螟蝗，率皆有法。小则人之众疾，亦随气运盛衰"，并记录一则沈氏根据运气理论预测雨期的故事：

> 熙宁中京师久旱，祈祷备至。连日重阴，人谓必雨；一日骤晴，炎日赫然。予时因事入对，上问雨期。予对曰：雨候已见，期在明日。众以谓频日晦溽，尚且不雨，如此旸燥，岂复有望。次日果大雨。

沈氏认为当时湿土用事，连日阴晦，本应天雨，但为厥阴所胜（风胜湿），因而未能降雨。后突转骤晴，这是燥气入候，制胜厥阴风木（燥胜风），于是太阳湿土不受厥阴风木之制，是为运气顺从，由是知其必雨。

沈括也考虑到地理高下与气候差异的问题，说"一邑之间，而旸雨有不同者"，并认为运气之差谬乃由医者不知变通所致。南宋王炎的"运气说"亦持此论。

运气学说在制方大法中亦占重要位置。陈言《三因方》，针对年干、年支，具体制定了治疗五运太过、不及和六气司天所致病证的方剂十六首。其中十首治五运太过、不及所致的病证。另六首治六气病证，并说明每首方剂在一年各步（六分之一年）的药物加减法。陈言的运气方剂，也自有特色，如"六甲年，太宫运，岁土太过，雨湿流行，土胜木复，民病宜用附子山萸汤。附子片（泡）、山茱萸、乌梅肉、木瓜、豆蔻、姜半夏、丁香、木香、生姜、大枣"、"六巳年，少宫运，岁土不及，风乃盛行，木胜金复，民病宜用白术厚朴汤。白术、厚朴、桂心、青皮、炙甘草、炙藿香、干姜、炮半夏"，如此等等，十分详尽。如果从气象医学的角度去研究，而舍去其主岁主运方的胶泥机械方法，则对医者的临床制方用药，是很有参考价值的。

陈言将运气学说的治疗原则具体发展到方药方面，继《元和纪用经》之后，进一步发展了运气治疗学说。

应该看到，宋代的运气学说并不是机械、胶固的。运气学说试图掌握一定的规律，但更重视其常与变。沈括《梦溪笔谈》说得很明白："医家有五运六气之术……今人不知所用而胶于定法，故其术皆不验。大凡物理，有常有变。运气所主者常也，异夫所主者皆变也。常则为本气，变则无所不至，而各有所占……随其所变、疾病应之，皆视当时所处之候，虽数里之间，但气候不同，而所应全异，岂可胶于一定?"《圣济总录·运气》同样明确指出"此（指六十年运气格局）特定期之纪，气候之常也。不能无变，变不可以常拘。推考其要，或因标本不同……或因积数之差……或因有胜有复……或因气位相胜……或因运气之郁……或因郁而必发……或因邪气反胜……夫定期之外犹有是者，则不可拘于常数也"，说明影响运气变化的因素是多种多样的，告诫人们必须知常达变，方可正确、全面地理解运气学说。

但也应看到，即使在宋代，对运气之说也有反对者，如曾对解剖学发展做出重要贡献的泗州名医杨介，就讥议以运气学说指导治病施药，他对黄庭坚说："视其岁气而为药石，虽仲景犹病诸也。"

另在南宋嘉泰年间刊行流传的托名南齐褚澄的《褚氏遗书·辨书篇》中，也曾假尹彦成之问，反对运气之说，认为："天地五行，寒暑风雨，仓卒而变，人婴所气，疾作于身，气难预期，故疾难预定；气非人为，故疾难预测。推验多舛，拯救易误，俞、扁弗议，淳、华未稽，吾未见其是也。"

至金代，医家对运气学说的研究又有了新的发展。如刘完素言气运之学，与《素问》病机十九条紧密联系，将其内容分别纳入五运六气之中，藉以分析病机，类归疾病。经过刘完素的提倡，河间、易水学派诸医家言运气者甚多，然与往时的推算流年发病，已有显著的不同。

2. 现存运气学说专著

《素问入式运气论奥》（三卷）　北宋刘温舒撰。成书于北宋元符二年（公元 1099 年），又名《运气论奥》。此书主要论述五运六气及其与疾病的关系。卷上载五运六气枢要图、六十年纪运图、十干起运诀、十二支司天诀、论五行生死顺逆、论十干、论十二支、论六化、论四时气候、论六气标本等十四篇；卷中论天地六气、论主气、论客气、论天符、论岁会等十篇；卷下论大小气运相临同化、论岁中五运、论手足经、论胜复、论六十年客气、论六病、论六脉、论治法等十一篇，并绘图二十七幅。刘氏学术思想渊源于王冰注《素问》，强调运气之变对疾病的影响，认为气运最为补泻之要，且又重视人体正气的作用，认为疾病的发生，未必尽为气运所致，而亦取决于正气之盛衰。此书对于运气的理论阐释明晰，论述深入浅出，"览者经目，顿知妙道"。刘氏此书曾上之于朝廷，对宋代盛行运气学说有推动作用。此后，刘氏运气学说对金元医家刘完素等亦颇有影响。

《运气》（二卷）　成书于北宋政和年间（公元 1111～1117 年）。系《圣济总录》第一、二卷。为运气学专著。书对六十甲子年逐一论述，先列该年气运图；又按全年、岁半之前和岁半之后，一之气、二之气、至终之气，分别详述气候特点，人体易患疾病、饮食宜忌及治疗法则。

二、《素问》《灵枢》《难经》及《神农本草经》的校注

（一）《素问》的新校正注释

《黄帝内经素问》的完整注本，最早为公元 6 世纪齐、梁间全元起氏所作本。全氏注本在北宋时犹存。

在全元起《素问》注本的基础上，唐代王冰又为《素问》作注。王冰将全书重新调整编次，且补入了"旧藏之卷"关于运气学说的七篇"大论"。

继王冰之后，唐、宋之际还曾有过一些亡名氏的注释。到了北宋初期，在天圣四年（公元 1026 年），宋朝廷曾以晁宗悫为首校正《素问》。后又在景祐二年（公元 1035 年），由丁度等再次进行了《素问》一书的校正工作。然而这两种校本俱未传世。

到了嘉祐、治平间（公元 1056～1067 年），北宋王朝的校正医书局以林亿等为首，在王冰注本的基础上重新进行了校勘工作。其书仍按王冰注本的二十四卷、八十一篇次序，改题书名为《重广补注黄帝内经素问》。林亿等"搜访中外，裒辑众本，寰寻其义，正其讹舛"，并加以校勘补注。林氏的"新校正"不仅参考多种《素问》传本和其他古文献，并逐篇标明了全氏注本的本来篇目，所校勘的内容也相当深入细致。通过整理，使原来错杂多绪的《素问》原文达到了公允的统一定型化，从此以后历代各种《素问》刊本的文字，均以《重广补注黄帝内经素问》为根据，而未作更大的改动。

对于林亿等对《素问》的校正工作，明代吕复曾作评论说：

> 唐王冰乃以《九灵》九卷，牵合《汉志》数而为之注释，复以《阴阳大论》托为其师张公所藏，以补亡逸，其用心亦勤矣。惜乎朱墨混淆，玉石相混，训诂失之于迂疏，引援或至于未切。至宋林亿、高若讷等，正其误文而增其缺意，颇于冰为有功。

（二）《灵枢》的校正和音释

唐代王冰在《素问》序中，将《黄帝内经》分为《灵枢》与《素问》两部分，其注文又认为《灵枢》即《针经》一书。在唐、宋间，《灵枢》的古传本非止一种。

北宋时期，也曾进行过《灵枢》的校定工作。嘉祐二年（公元 1057 年）的《补注本草奏》中指出，当时诏命儒臣重校的是《神农本草经》、《灵枢》、《太素》、《针灸甲乙经》、《素问》及《广济》《千金方》《外台秘要》等。然而治平四年（公元 1067 年）林亿等校正《素问》时，却有"《灵枢》今不全"之说（见《素问·调经论等六十四》"新校正"注）。后在元祐八年（公元 1093 年）哲宗因《针经》"久经兵火，亡人几尽"，遂"诏颁高丽所献《黄帝针经》于天下"。然而由于北宋时尚无《灵枢》的定本流传，所以，当时医家如王惟一、林亿、虞庶、刘温舒等引用的《灵枢》文字，其所据也不一致，亦即与南宋时史崧氏的传本（即今之通行本）颇有参差出入。

南宋时期，由于宋、金战争的南北对峙，金朝方面主要保存了北宋刊行的《针经》传本，并延续流传至元代。我们在当时的成无己、刘完素、李杲、王好古、朱丹溪、罗谦甫等著作中，都可看到其曾经引用过《针经》的内容。然而在南宋和明代以后医家的著作中，都未见引用。似乎《针经》一书也已在当时亡佚了。

在南宋绍兴二十五年（公元 1555 年）。史崧氏将家藏《灵枢》九卷、八十一篇重新校正，扩为二十四卷，并加"音释"，镂版刊行。至此，《灵枢》传本的纷杂局面方告结束。至今所见的通行本《灵枢经》即为史崧的音释本。

（三）《难经》的校勘注释

1. 北宋的《难经》校注

北宋学者研究《难经》一书，主要是对其进行校勘、注释和音释三方面的工作。

早在北宋初期，曾先后有三次校勘，出现了王九思校本、王鼎象再校本及王惟一重校本三种刊本。南宋时王应麟《玉海》记载："天圣四年（公元 1026 年）十月十二日乙酉，命集贤校理晁宗悫、王举正校定《黄帝内经素问》《难经》、巢元方《诸病源候论》，五年四月乙未，令国子监摹印颁行。"此时，王惟一正任职翰林院医官而负责《难经》的重校工作。其所撰著的《铜人腧穴针灸图经》也同样刊行。王惟一的《难经》重校本，实际上仍是吕广、杨玄操二家的合注本。其书虽曾摹印颁行，但早已失传。

北宋时注释《难经》者主要有三家，即丁德用的《难经补注》，虞庶和杨康候的《注难经》。

《难经补注》（五卷）　宋代丁德用注。成书于北宋嘉祐七年（公元1062年）。赵希弁曰："丁德用以杨玄操所演甚失大义，因改正之。经文隐奥者绘为图。"陈振孙《直斋书录解题》载其序语云："序言太医令吕广重编此经，而杨玄操复为之注。览者难明，故为补之，其间为之图。八十一难分为十三篇，而首篇为诊候最详，凡二十四难，盖脉学自扁鹊始也。"

《注难经》（五卷）　宋代虞庶注。成书于北宋治平四年（公元1067年）。赵希弁《读书后志》载："虞庶，仁寿人，寓居汉嘉。少为儒，已而弃其业，习医术。为此书，以补吕、杨所未尽。"

《注难经》（卷数不详）　宋代杨康候注。约成书于北宋元符间（公元1098～1100年）。

以上丁、虞、杨三家原书已不存，但其部分内容见载于《难经集注》一书中。

除了上述注家外，据《崇文总目》记载，还有侯自然的《难经疏》一书；《宋史·艺文志》还著录庞安时的《难经解义》一卷。同书《本传》又称庞氏著《难经辨》数万言，疑是一书。当滑寿著《难经本义》时曾说，"蕲水庞安常，有《难经解》数万言，惜乎无传"，可见此书在元、明之际已经亡佚。

为《难经》作音释者有石友谅一家。据《难经十家补注》记载，有"东京道人石友谅音释"。东京为北宋汴京，故石氏当为北宋时人。又丹波元胤《医籍考》记载《本朝现在书目》著录《八十一难音义》，未知即此书否？

2.南宋时的《难经》注本

在南宋时，主要的《难经》注本有李元立集刊的《难经十家补注》和李的《难经句解》。前书的传世通行本即《王翰林集注八十一难经》，亦即明叶盛《菉竹堂书目》载录的《难经集注》。

丹波元胤《医籍考》转引日本无名氏《难经俗解钞》的卷首语说："《难经》有十家补注，所谓十家，併越人而言之，曰：卢秦越人撰，吴太医令吕广注，济阳丁德用补注，前歙州歙县尉杨玄操演，臣宋陵阳草莱虞庶再演，青神杨康候续演，琴台王九思校正，通仙王晋象再校正，东京道人石友谅音释，翰林医官朝散大夫殿中省尚药奉御骑都尉赐紫金鱼袋王惟一重校正，建安李元立锓木于家塾。"丹波氏还指出："据此，诸家校注本固各单行，李氏鸠集其说，编十家补注。而若署名，不以朝代为次序。后人以王惟一名在最后，谓系其所集，乃别为一书，题以'王翰林集注'字。"其见解是正确可信的。

同时，丹波氏还评价《王翰林集注八十一难经》说："题曰王翰林，则非惟一之旧也。是书视之于滑氏之融会众说以折衷之，则醇疵殽混，似不全美。然吴吕广以下之说，得藉以传之。要之，医经之有注，当以此为最古也。"（引自《医籍考》卷七）。由此可见，此书的学术价值实不同于一般。

《难经句解》（四卷）　李駉（字子野，号晞范）撰注。成于南宋咸淳五年（公元1269年）。又名《难经图解》。今传世本有二，一称《新刊晞范句解八十一难经》，一称《黄帝八十一难经纂图句解》, 其内容基本相同。

《难经句解》自序谓: "予业儒未效, 惟祖医是习……如八十一难, 乃越人受桑君秘术, 尤非肤浅者所能测其秘, 随句笺解, 义不容舛。敬以十先生补注为宗祖, 言言有训, 字字有释。"可见此书是以《难经十家补注》为主要依据的。吕复曾认为, 李子野为《难经句解》而无所启发。然而李氏的"注义图序论"又云: "虽有吕广、杨玄操注释, 皆浅陋阙略, 而又用之以异端之论; 近代为之注者, 率多芜杂, 无足观焉, 是故《难经》奥旨, 而不彰, 医者莫能资其说以施世也。今余妄意古人言, 为之义解。又于终篇撮其大法, 合以《素问》, 论而图之; 杨玄操之注有害义理者, 指摘而详辨焉。然后切脉之纲要粲然可观。医者考之, 可以审是非而辟邪说矣。"可知其对前人的注论是有所辩驳的, 而且, 这是一种载有图表(包括脏腑图)的《难经》注释本。

此外, 南宋时的《难经》注本, 尚有宋庭臣的《黄帝八十一难经注释》(一卷)、周舆权(字仲立)的《难经辨正释疑》、王宗立(字诚叔)的《难经疏义》、高承备的《难经疏》、翰林学士谢复古的《难经注》及冯玠的《难经注》。以上诸书均佚。但郑所南曾说"双肾之间为下丹田, 出《神景内经》", 冯玠注"难经八难下注, 引之甚详"(《答吴山人问远游观地理书自注》)。考《宋志》, 载有《太上天宝金镜灵枢神景内篇》九卷, 这是当时道教徒所改易的一种《灵枢》传本。可见冯氏当时研究《难经》, 不仅结合《内经》之义, 而且还参入了道家的修养之说。但滑寿则批评"《难经》诸家经解, 冯氏、丁氏伤于凿"(《难经汇考》), 其评语并非无见。

(四)《神农本草经》的辑复、注疏

南宋时, 已经出现现知最早的《神农本草经》的辑复本, 并对其进行注解疏正。前者为王炎的《本草正经》, 后者为郑樵的《本草成书》。

《本草正经》(三卷) 宋代王炎辑。成书于南宋。隋、唐以前,《神农本草经》的早期传本尚多, 但在《新修本草》《蜀本草》及《开宝本草》等将其内容分别编入之后,《神农本草经》的单行本日渐失传。南宋文人王炎主张"存古者不忘其初", 遂以《嘉祐本草》为底本, "摭旧辑为三卷", 并对其内容进行了考证。此书在明代犹存, 惜今已亡佚。

《本草成书》(二十四卷) 宋代郑樵撰。成书于南宋。郑氏因"景祐以来, 诸家补注纷然无纪", 乃撰集二十余家本草及方书, 辨析其中药物的"异名同状, 同名异状", 并对《神农本草经》文进行注解疏正。此书为注疏《神农本草经》之嚆矢, 惜亡佚不存(参见后文"本草学的繁茂")。

(五)现存《内经》《难经》注本

《重广补注黄帝内经素问》(二十四卷) 唐代王冰编注, 北宋高保衡、林亿等校正补注。约成书于北宋嘉祐二年(公元 1057 年)。书系宋代校正医书局林亿等据王冰《黄帝内经素问》注本重新校正刊行。林氏等搜集数十种《素问》传本及汉唐书录古医经之存世者, 本着"贯穿错综, 磅礴会通, 或端本以寻支, 或沂流而讨源"的宗旨, "寻其义, 正其讹舛"。凡经校正补注者, 均冠以"新校正"字, 以与王注相区别; 各篇均标明全元起注本篇目次第, 以存王氏重编前原貌。补注者以古传本《甲乙经》《太素》及《素问》全氏注本等为据, 或正王氏注本之谬误, 或释其疑义, 或补其疏漏, 或以经解经, "一言去取,

必有稽考"，计正其错讹六千余字，增注释义二千余条。以宝命全形论篇"针有悬布天下者五，黔首共余食，莫知之也，一曰治神，二曰知养身"条为例，林氏先据全氏本"余食"作"饱食"、《太素》作"饮食"校正，再补出全元起和杨上善注文，然后评其注文之优劣，谓"详王氏之注，专治神养身于用针之际，其说甚狭，不若上善之说为优"。经林亿等校正补注之后，《素问》文本焕然一新，并由是而趋于定型，也可据以了解全氏注本的梗概。此后《素问》各种传本，均由宋代重广补注本演变流传。

《黄帝内经素问遗篇》 不著撰者。约成书于唐宋间。唐代王冰编次《素问》，于刺法论第七十二、本病论第七十三后注明"亡"字。宋代刘温舒《素问入式运气论奥》却附此二篇，署名《素问遗篇》。其内容主要论述运气升降、迁正退位等。新校正评此二篇云："今世有《素问》亡篇，仍托名王冰为注，辞理鄙陋，无足取者。"然其中"正气存内，邪不可干"句则为至理名言，后世广为传诵。此外尚有不少于医理可处者。

《王翰林集注黄帝八十一难经》简称《难经集注》（五卷） 北宋王惟一等校注，或以为王惟一为最后集辑者（《医籍考·医经七》）。约刊行于南宋间。该书《宋志》、陈振孙《直解书录解题》及滑伯仁《难经汇考》等均不著录，明初昌复（《九灵山房集·沧州翁传》）曾谓"《难经》十三卷，宋王惟一集五家之说，而醇疵或相杂，惟虞氏粗为可观"，或即是书。以后国内失传，清代《四库全书总目》亦未著录，现存有流传日本，于文化初由内医千田子敬（恭）重订者。其回归我国的刊本为承应元年（公元 1652 年）武村市兵卫刻本。此外国内流传较广的《佚存丛书》及《守山阁丛书》本，编者均署为明代王九思，盖未深加考究。全书按内容分为十三篇，第一篇经脉诊候二十四条；第二篇经络大数两条；第三篇奇经八脉三条；第四篇营卫三焦两条；第五篇脏腑配象六条；第六篇脏腑度数十条；第七篇虚实邪正五条；第八篇脏腑传病两条；第九篇脏腑积聚两条；第十篇五泄伤寒四条；第十一篇神圣工巧一条；第十二篇脏腑井俞十条；第十三篇用针补泻十三条，悉依杨玄操旧本编次。若以卷次言，卷一为一至十二难，卷二为十三至十九难，卷三为二十至三十九难，卷四为四十至六十三难，卷五为六十四至八十一难。附图二十三幅，每卷之末附音释。此书为现存最早的《难经》注本，汇辑了前代医家研究《难经》的成果，包括吴太医令吕广《黄帝众难经》、初唐杨玄操《难经注释》及宋代丁德用《补注难经》、虞庶《难经注》、杨康候《注解难经》等五家注，王九思、王鼎象、王惟一三家校正及石友谅之音释。从注文可见，其所据古本与今通行本内容有所不同，而杨康候注多与杨玄操相混，除虞庶注中提及杨氏可确定为玄操外，余皆难辨。又三家校均无校语，其所校内容当在正文中。以上九家并秦越人正文为南宋李元立《难经十家补注》之"十家"，故该书可能由该书演化而来。

《黄帝八十一难经纂图句解》（七卷） 南宋李駉（字子野，号晞范子）句解。成书于南宋咸淳五年（公元 1269 年）。元代刊本题署《新刊晞范句解八十一难》八卷，卷首"难经注义图序论"载图三十八幅，图解脏腑、阴阳、营卫、三焦、脉象、经络、腧穴等。卷一载一至七难，卷二载八至十五难，卷三载十六至二十三难，卷四载二十四至三十四难，卷五载三十五至四十六难，卷六载四十七至五十六难，卷七载五十七至八十一难。李氏对《难经》原文一句一解，其注释方式别具一格。虽注文内容少有启发，但《难经》之宋代注家及注本殊少，故亦不无文献价值。

三、《伤寒论》《金匮要略》的校定和两宋医家的"伤寒学"研究

（一）《伤寒论》和《金匮要略》的校定

在晋代，太医令王叔和编次仲景《伤寒论》，并在《脉经》中，对伤寒和杂病内容分别载述。

隋、唐之际，张仲景的《伤寒杂病论》已无完整传本，原书的伤寒和杂病部分已单独成书。五代时期，"十国"之一荆南国的末主高继冲，在宋太祖建隆四年（公元 963 年）降宋，任节度使。开宝中（公元 968～975 年），高氏将内府庋藏的《伤寒论》编录本进献于朝。此后不久，即在太平兴国三年（公元 987 年），宋朝廷组织医官收录各种医方，编集《太平圣惠方》一书。其内容包括各科，而在卷八至卷十八论述伤寒。其中卷八文字体例全与《伤寒论》相同，包括伤寒叙论、脉候、日数，以及六经病形证，可与不可诸篇，末为附方。其所据底本即为高继冲进献的古传本《伤寒论》。由于《太平圣惠方》成书于淳化三年（公元 992 年），故学者称《太平圣惠方》中的卷八伤寒内容为"淳化本"。

"淳化本"《伤寒论》的重要特点，在于保存了古本《伤寒论》中的一些原始资料。如宋本《伤寒论》"伤寒例"原文有"神丹安可以误发?甘遂何可以妄攻?"语，宋本及成无己的《注解伤寒论》均将神丹、甘遂误作发汗、攻下的药物，但"淳化本"中都完整地保留了神丹圆方和甘遂散方，并有相应的条文，使读者豁然明白。又如："淳化本"中有"六味青散方"的辨证与方药，并有伤寒发斑等条文，对研究仲景《伤寒论》而言，都是十分珍贵的资料。至于卷八所载的伤寒方剂，其剂型已都改为北宋官药局的煮散法，而非《伤寒论》古本的原貌等。

但由于高继冲进本《伤寒论》"文理舛错，未尝考证，历代虽藏之书府，亦缺校雠"（林亿等《伤寒论序》），因而在北宋校正医书局成立后，林亿等在治平二年（公元 1605 年），将《伤寒论》校定成十卷，二十二篇，并附加校注（称"新校正"）。这就是通称的"宋本"《伤寒论》。此书的原刊本前有"张仲景述，王叔和撰次，林亿等校正"字记。由于书中仅有白文和校注，并无解释，因而"宋本"《伤寒论》在南宋后在医界流传有限，甚至渐被《伤寒论》的其他注本，尤其是成无己的《注解伤寒论》取代了。元、明之后，"宋本"已十分罕见。正如清初周省悟在《吴医汇讲·三百九十七法考》中所说："后人未见宋刻，茫然不晓，即王安道亦未之见也。"

后至明代，赵开美氏获见宋版《伤寒论》，遂于万历二十二年（公元 1599 年）将其影刻，刊入《仲景全书》中。从而为后人保留了宋本《伤寒论》的基本面貌。

校正医书局还校刊了《金匮玉函经》，此书实与《伤寒论》同体而异名。如林亿等序文所说，"与《伤寒论》同体而别名，欲相互检阅而为表里，以防后世之亡逸"，因而与《伤寒论》同时进行了校刊。其书内容与《伤寒论》大同，但其中有"仲景曰"，以及引用释典"地水风火"、"四百四病"之说，则显属后人羼入。《金匮玉函经》在北宋元祐间（公元 1086～1094 年）第二次刊行，后至南宋时又一度刊刻。

北宋校正医书局林亿等又据王洙发现的蠹简本《金匮玉函要略方》（三卷）重新编次，名为《金匮要略方论》，简称《金匮要略》。此书在《崇文总目》及《通志》称《金匮玉函要略》。全书三卷，二十五篇，其第一至第十九、第二十三，诸篇为内科杂病和外科疾病；

第二十至第二十二篇为妇人病；第二十四至第二十五为"食禁"。至于小儿病则在第二十二篇中仅存附方一首。

经过林亿等的校刊，《金匮要略方论》的文字已成定本。此书约在治平三年（公元 1066年）刊行。原书早已亡佚。后在南宋时，曾有一种书舶本。此本虽也早佚，但尚有其仿刻本传世。

到了元代的后至元六年（公元 1340 年），邓珍氏刊有《新编金匮方论》，此书是现存《金匮要略》的最早一种刊本。

明代赵开美于万历二十七年（公元 1599 年）在校刊《仲景全书》时，又将邓珍本《金匮要略方论》重新刊刻。

（二）两宋医家"伤寒学"研究的贡献

自从《太平圣惠方》载录《伤寒论》（淳化本），校正医书局校正《伤寒论》而成为定本后，太医局在北宋熙宁九年（公元 1076 年）将之列为医学生必修课之一，遂使《伤寒论》的学术地位空前提高。宋代医家更对仲景之学极其重视，并进行深入研究，其盛况是前所未有的；有关的学术著作不下数十家，其中不少已经亡佚，但也有许多伤寒名著流传至今。

历数诸家，如考校仲景《伤寒论》的高若讷著《伤寒类要》，丁德用著《伤寒慈济集》，杨介有《四时伤寒总病论》和《伤寒论脉诀》，宋迪著《阴毒形证诀》，钱乙撰《伤寒指微论》，沈括成《别次伤寒》，孙兆有《伤寒方》和《伤寒脉诀》，以上著名医家所撰伤寒书目，悉见于医籍著录，惜均亡佚。此外，尚有不少伤寒论著，虽然多数已不可见，但尚能据有关文献略知其梗概。

《伤寒证治》（三卷，一名《伤寒治要》） 宋代王寔撰。王氏，字仲弓，博闻多识，为庞安常高弟，且与名医娄昌言、常颖士、来道方等游。叶梦得书后记："推仲景书，作《伤寒证治》发明隐奥，杂载前数人议论，相与折衷。又恐流俗不可遍晓，复取其简直明白，人读而可知者，刊为《治要》。"赵希弁曰："寔谓百病之急无论伤寒，故略举病名法及世名医之言，为十三篇，总百四十六首。"由此而可知该书的基本内容。

《伤寒片玉集》（三卷） 宋代卢昶撰。卢氏于北宋政和二年（公元 1112 年）补太医奉御，被旨校正《和剂局方》，补治法。陈自明于《管见良方》中云："政和间，朱奉议肱为《活人书》……卢氏集数篇，名《伤寒论片玉》，皆语词鄙俚，言不尽意，学之不可为法，以是识者皆不观览。"可是这是朱肱《南阳活人书》的通俗节本，故学者鄙之。

《活人书括》（三卷） 宋代李知先撰。书成于南宋乾道二年（公元 1166 年）。自序认为，自仲景《伤寒论》之后，"旨意微深，最至当者惟《活人书》而已"，故撮其机要，错综成文，即一证作一歌，或二、三首，"虽言辞鄙野，然理趣渊源，几于简而当者矣"。

《伤寒十劝》（一卷） 宋代李子建撰。李氏将治疗伤寒的心得写为"十劝"，自言"不欲成文，冀人易晓而以为深戒"。其文字甚简，流传较广。陈自明《管见良方》认为"虽未能尽圣人之万一，其中多有可取"。然而明代张介宾《景岳全书》却论"十劝"之害，盖其所见不同。

《伤寒要旨》（一名《伤寒经旨》） 宋代李柽撰。成书于南宋乾道七年（公元 1171 年）。又著《伤寒治法撮要》，乃去《南阳活人书》之繁芜，撮其精要而成书。

《伤寒解惑论》（一卷） 宋代汤尹才撰。成书于南宋乾道九年（公元 1173 年），自序谓"将伤寒或其证相近而用不同者，或汗下失度而辨证不明者，冷厥热厥之异宜，阳毒阴毒之异候，其间错综互见，未见概举者，辄修举而别白之"。

《伤寒辨疑》（一卷） 宋代何滋撰。何氏在南宋乾道间为保安大夫，诊御脉。其书撮张仲景书，凡病证之疑似，阴阳之差殊，共三十种，悉为辨之，使人释然无疑。

《伤寒集成方法》 宋代李辰拱撰。李氏为杨士瀛弟子。研精覃思，取杨氏《伤寒类书活人总括》演而伸之，编为是书。

《伤寒辨疑论》 宋代吴敏修撰。元许衡序称"是书辨析疑似，类括药证，发先贤之未发，悟后人之未悟"，对其评价较高。

《增释南阳活人书》（二十二卷） 宋代王作肃撰。南宋时人，以《南阳活人书》为本，又博取前辈诸书，凡数十家之言，参入各条之下。

《拟进活人参同余议》 宋代卢祖常撰。究朱肱《南阳活人书》之误。

上述诸家伤寒论著的概况大约有三：一为对仲景《伤寒论》撮要辨疑，类括药证，或参前人议论，发明其义；二是据朱肱《南阳活人书》撮要研究，或采入诸家之说。间有究论朱肱之误者；三为简述伤寒病论治心要。

除此之外，尚有一些更为重要的伤寒著作流传于世。在北宋时，有韩祗和的《伤寒微旨论》、庞安时的《伤寒总病论》和朱肱的《伤寒类证活人书》；南宋时，有许叔微的《伤寒发微论》《伤寒百证歌》和《伤寒九十论》，以及郭雍的《伤寒补亡论》等。他们的学术成就举足轻重，而为历来所推崇。

两宋医家在晋、唐时期《伤寒论》研究的基础上，进一步开拓了中医学术史上"伤寒学"研究的先河。

（三）各家"伤寒学"研究重要学术成就

1. 庞安时阐论寒毒伤阳和四时温证

庞安时，生活于北宋庆历二年至元符二年（公元 1042～1099 年），字安常。蕲州蕲水（今湖北省浠水县）人。庞氏以善治伤寒名闻当世，与苏轼友善，轼曾赞其"精于伤寒，妙得长沙遗旨"（《东坡杂记》）。庞氏著有《伤寒总病论》六卷，别撰《难经辨》数万言（已佚）。庞氏伤寒之学，能上溯《内经》、《难经》，发仲景未尽之意，又旁及诸家，参以己见，补充了许多方剂，故颇为后世所推崇。

古时的《阴阳大论》曾谓："冬时严寒，万类深藏，君子周密，则不伤于寒，触冒之者，乃名伤寒耳。其伤于四时之气，皆能为病，以伤寒为毒者，以其最成杀厉之气也。中而即病者，名曰伤寒；不即病者，寒毒藏于肌肤中，至春变为温病，至夏变为暑病……"晋代的陈延之《小品方》及《千金方》、《外台秘要》均载此说。庞氏则将其与《素问·四气调神大论》"冬三月，此谓闭藏，水冰地坼，无扰乎阳"等论说相结合，进一步阐明了寒毒伤阳的问题。他认为，伤寒致病，由冬令扰动阳气，寒毒侵犯所致，其受邪与否，与人体正气盛衰有重要关系。他说：

　　严寒冬令，为杀厉之气也，故君子善知摄生，当严寒之时，周密居室，而不犯寒毒。其有奔驰荷重，劳力之人，皆辛苦之徒也，当阳气闭藏，反扰动之，令郁发腠理，津液强渍，为寒所搏，肌腠反密，寒毒与荣卫相浑。当是之时，勇者气行则已，怯者则着而成病矣。其即时成病者，头痛身疼，肌肤热而恶寒，名曰伤寒；其不即时成病，则寒毒藏于肌肤之间，至春夏阳气发生，则寒毒与寒气相搏于营卫之间，其患与冬时即病候无异，因春温气而变，名曰温病也；在夏暑气而变，名曰热病也；因八节虚风而变，名曰中风也；因暑湿而变，名曰湿病也；因气运风热相搏而变，名曰风温也。其病本因冬时中寒，随时有变病之形态耳，故大医通谓之伤寒焉。(《伤寒总病论·叙论》)

于此，庞氏特别强调了寒毒侵犯人体，发病与否，取决于正气之强弱；对"温病""热病""中风""湿病""风温"等疾病，则强调是伏邪兼夹新感之邪的变病。

庞氏对伤寒的治疗，虽宗仲景法则，然善于灵活变化，往往因时因地因人而异治。如认为桂枝汤对西北居人，四时可用，但江淮之地只宜用于冬春；自春末及夏至以前，如须用麻黄、桂枝、青龙等汤，则宜加黄芩；夏至以后用桂枝汤取汗，应随证增知母、大青、石膏、升麻等药。即使在"一州之内"，他在《伤寒总病论·叙论》也指出："有山居者，为居积阴之所，盛夏冰雪，其气寒，腠理闭，难伤于邪……其有病者，多中风、中寒之疾也；有平居者，为居积阳之所，严冬生草，其气温，腠理疏，易伤于邪……其有疾者，多中湿、中暑之疾也。"可见治疗伤寒必须考虑地理、气候，以及由此而形成的体质特点。

同时，庞氏还十分注意患者的禀气强弱或宿疾有无，这对伤寒病变都有重要的影响。他在《伤寒总病论·叙论》中曰："凡人禀气各有盛衰，宿病各有寒热。因伤寒蒸起宿疾，更不在感异气而变者；假令素有寒者，多变阳虚阴盛之疾，或变阴毒也；素有热者，多变阳盛阴虚之疾，或变阳毒也。"

庞氏著作之所以称为《伤寒总病论》，因其将"伤寒"作为一个广义的概念认识。所以在其中还包括了多种外感热病的证治内容，值得注意的是他汇集了《千金要方》中对于四时温疫病的有关论述和治疗方药。如春季的"青筋牵病"，用柴胡地黄汤、石膏竹叶汤；夏季的"赤脉攒病"，用石膏地黄汤；秋季的"白气狸病"，用石膏杏仁汤、石膏葱白汤；冬季的"黑骨温病"，用苦参石膏汤、知母解肌汤；四季可发的"黄肉随病"，用玄参寒水石汤。庞氏把这些《千金要方》中散在的内容加以集中，并为有关方剂确定了名称，从而使四时温病的证治提到了相当显著的地位，这在当时是具有重要的临床现实意义的。其时，《文献通考》中张耒评说："安常又窃忧其有病证，而无方者，续著为论数卷，用心为述，追俪古人，淮南谓安常能为伤寒说话，岂不信哉!"看来，主要是指他在四时温疫病论治方面所取得的成就。

南宋建炎二年(公元 1128 年)，许叔微曾采用庞氏定名的柴胡地黄汤治疗"青筋牵病"，获得良效。许氏明确指出这是一种"时行疫病"。由此可见庞氏《伤寒总病论》对南宋医家的临床实践是起有重要指导作用的。可惜金元明初医家对四时温疫缺乏认识，即使如虞抟之博学善医，却也说"愧予年逾八旬，略未见此异证，或世有之而予未之见欤？抑见之而予未之识欤？"(《医学正传·医学或问》)，这对于当时传染病的正确治疗无疑造成了很大的损失。

《伤寒总病论》载方二百三十首，其中仲景方八十五首，增方约一百四十五首；尤其对伤寒劳复、伤寒杂证、妇人妊娠、小儿病证等方面的证治补充了不少方剂，临床上具有重要参考价值。因而，清人黄丕烈在《伤寒总病论札记》中特别指出，庞氏之书"发仲景未尽之意，而补其未备之方"。

2. 朱肱《南阳活人书》对《伤寒论》的阐发

朱肱，字翼中，号无求子。宋代乌程（今浙江吴兴）人，北宋元祐三年（公元 1088年）进士，曾授奉议郎、医学博士等职。他精研伤寒，著《南阳活人书》。此书原称《无求子伤寒百问》，成于大观元年（公元 1107 年），共二十二卷，于仲景《伤寒论》颇多阐发和补充，故为医林所推崇。

朱氏研究伤寒的特点在于以经络论三阴三阳，举表里阴阳为辨证大纲，并强调辨病和辨证，同时还补充了不少具体的治疗方法。

首先，朱氏认为《伤寒论》所说的三阴三阳病，是足三阴、三阳经络为病。他在《南阳活人书》序中指出："张长沙《伤寒论》，其言奥雅，非精于经络不能晓会。"又说："治伤寒先须识经络，不识经络，触途冥行，不知邪气之所在，往往病在太阳，反攻少阴；证在厥阴，乃和少阳，寒邪未除，真气受毙。"

朱氏之论，原本诸《素问·热论》。他主张"病家云发热恶寒，头项痛、腰脊强，则知病在太阳经也；身热目痛鼻干不得卧，则知病在阳明经也；腹满咽干，手足自温，或自利不渴，或腹满时痛，则知病在太阴经也；引饮恶寒，或口燥舌干，则知病在少阴经也；烦满囊缩，则知病在厥阴经也"（《南阳活人书》卷一），即特别强调医家当先知其所病之经脉，然后再辨其表里虚实等。有学者认为，朱氏辨六经病的内容是后世六经病证纲领说的前身。

为了进一步说明六经病与经络的关系，朱氏还根据《灵枢》经络学说进行病理阐释。如论少阴经受病说："足少阴之经，其脉起于小指之下，斜趣足心。别行者入跟中，上至股内后廉，属肾络膀胱；直行者从肾上贯肝膈，入肺中，系舌本。伤寒热气入于脏，流于少阴之经。少阴主肾，肾恶燥，故渴而引饮；又经发汗吐下已后，脏腑空虚，津液枯竭，肾有余热亦渴，故病人口燥舌干而渴，其脉尺寸俱沉者，知少阴经受病也。"凡六经之病，皆如此而论。关于六经即经络的见解，事实上并非始自朱肱。早在晋代，皇甫谧《针灸甲乙经》已明确"六经受病发伤寒热病"。隋代《诸病源候论》更详细地以经络解说伤寒病机，如说"太阳者膀胱之经也""太阳者小肠之经也……阳明者胃之经也……少阳者胆之经也……太阴者脾之经也……少阴者肾之经也……厥阴者肝之经也"。又如"伤寒百合病"则是"经络百脉一宗，悉致病也"。伤寒不愈的原因是"诸阴阳经络重受于病"所致。显然，其以三阴三阳证称作六经病证，且完全以经络受病来分析三阴三阳的病机，这比朱肱要早五百多年。这说明自汉魏晋唐，迄于宋代，把伤寒三阴三阳病证解释为经络受病，医家们殆无异词，而在朱肱，则阐论更为明确深入。然而他又以为"伤寒只传足经，不传手经"（《南阳活人书》卷四），这种观点未免失之偏颇。其次，朱氏还突出表里阴阳的辨证。他认为，"治伤寒须辨表里，表里不分，汗下差误"（《南阳活人书》卷三）。至于阴阳二证，尤宜细分"阳候多语，阴证无声；阳病则旦静，阴病则夜宁；阳虚则暮乱，阴虚则夜争。阴阳消息，证状各异。然而物极则反，寒暑之变，重阳必阴，重阴必阳，阴证似阳，阳证似阴，阴盛格阳，似是而非，若同而异"（《南阳活人书》卷四）。表里阴阳，是《伤寒论》辨证的大纲，他对于伤寒阴证似阳和阳证似阴的辨别最为重视，强调"身微热，烦躁面赤，脉沉而微，此名阴证似阳也，若医者不看脉，以虚阳上膈躁，误以为实热，反与凉药，则气消成大病矣""身冷脉细沉疾，烦躁而不饮水，此阴盛隔阳"。又说"手足逆冷，而大便秘，小便赤，或大便黑色，脉沉而滑，此名阳证似阴也"(《南阳活人书》卷四)。《南阳活人书》还把广义伤寒所属的各种外感疾病严加区别，并对发热、恶寒、恶风、头痛、喘、渴、呕吐、发狂等种种证候，加以辨析。此外，朱氏还有感于《伤寒论》"证多而药少"，故采《千金方》《外台秘要》《太平圣惠方》等书中的药方百余首，"以证合方，以方合病"，以补其不足。如治阴毒的白术散、附子散、正阳散、肉桂散、回阳丹、返阴丹、霹雳散、火焰散等，治阳毒的栀子仁汤、湿温的白虎加苍术汤，以及黑膏、葳蕤汤、栀子升麻汤、七味葱白汤、犀角地黄汤等，这些晋唐及宋代方药的采纳运用，对临床深有影响。

由于朱氏对《伤寒论》的阐释和补充有重要的贡献，因而备受医家称赏。据传当代许叔微曾有《活人指南》一书，谓"伤寒惟《活人书》最备，最易晓，最合于古典，余平日所酷爱"(《医籍考·增释南阳活人书》楼钥序)；金代刘完素虽对朱肱有所批评，但也承认朱氏的伤寒著作"其门多，其方众，其意直，其类辨"(《素问玄机原病式》序)；清代医家徐大椿《医学源流论·活人书论》也认为"宋人之书，能发明《伤寒论》，使人有所执持而易晓，大有功于仲景者，《活人书》为第一"，这些评述，在某种意义上是恰如其份的。

3. 许叔微的《伤寒百证歌》《伤寒发微论》和《伤寒九十论》

许叔微对于《伤寒论》的研究，着重于八纲辨证的发挥。许叔微，生活于北宋元丰二年至南宋绍兴二十四年（公元1079～1154年）。许氏，字知可，真州白沙（今江苏仪征）人。曾举进士，并官集贤院学士，故人称"许学士"。所著有《伤寒百证歌》《伤寒发微论》《伤寒九十论》和《类证普济本事方》。后人对他的《伤寒论》方面的成就评价很高，如俞东扶于《古今医案按·伤寒》中说："仲景《伤寒论》犹儒书之《大学》《中庸》也，文词古奥，理法精深，自晋迄今，善用其书者唯许学士叔微一人而已。"

《伤寒发微论》约成书于南宋绍兴二年（公元1132年）。载有论伤寒七十二证候，论桂枝汤用赤白芍不同，论桂枝、麻黄、青龙三证，论伤寒以真气为主，论表里虚实，论用大黄药等文，为许氏研究伤寒的心得体会，意在发微探奥。

许氏认为，仲景《伤寒论》的辨证关键在于"表里虚实"。他在《伤寒发微论·论表里虚实》中说："伤寒治法，先要明表里虚实，能明此四字，则仲景三百九十七法可坐而定也。"如在《伤寒百证歌》中，于脉证的辨析，都是以此四字为要。他指出："脉虽有阴阳，须看轻重，以分表里。"又云："伤寒先要辨表里虚实，此四者为急。仲景云：浮为在表，沉为在里，然表证有虚有实，浮而有力者表实也，无汗不恶风。浮而无力者表虚也，自汗恶风也。"至于在证情的辨证上，又有"表实、表虚，里实、里虚，表里俱实、表里俱虚"(《伤寒发微论·论表里虚实》)的区别。其所以不举"阴阳寒热"作为纲，是由于他认为在三阳和三阴经证中，均存在有寒证和热证。因而在事实上，他是将"阴阳寒热"包括在"表里虚实"之中进行辨析的。在掌握"表里虚实"的前提下，许氏又对真寒假热，真热假寒；阴证似阳，阳证似阴等详加分辨；在错综复杂的伤寒病证中，重视脉证合参，以表里虚实为纲，从而把寒热、阴阳分辨清楚，使《伤寒论》的妙义清晰地揭示了出来，使之更切合于临床实用。《伤寒论》经过许叔微这样提炼以后，更突出了张仲景辨证论治的特点。

在伤寒的治疗方药方面，许叔微也有新的补充，如治太阳里虚尺中脉迟，有黄芪建中加当归汤；治妇人热入血室，制小柴胡加地黄汤。这些方剂都是传世之名方，对后人治疗有很大的启发。

《伤寒发微论》还广泛地引用扁鹊、华佗、孙思邈诸家的学说，对所列七十二证加以印证，进一步说明了《伤寒论》在历史上所起的承先启后的作用。

《伤寒百证歌》将仲景《伤寒论》中的证候编为歌诀。其内容涉及伤寒、温病。书中强调诊治伤寒重证必诊趺阳、太溪，所谓"趺阳胃脉定死生，太溪肾脉为根蒂"，体现了重视脾、肾的学术思想。

《伤寒九十论》实是许氏临床治疗的九十例病案。对伤寒病证的辨证论治和仲景方的运用颇多新意。《四库全书总目提要》赞其功为注解家之十倍。

4. 郭雍的《伤寒补亡论》补仲景书之阙略

郭雍，字子和，洛阳人，至郭雍时隐居峡州（今湖北宜昌），父忠孝，师事程颐，雍传其父学，并通于医，号"白云先生"。南宋乾道中（公元 1165～1173 年），经湖北帅张孝祥荐于朝，旌召不就，赐号"冲晦处士"，又封"颐正先生"，时已八十有三。淳熙十四年（公元 1187 年）卒，大约活了九十二岁。

《伤寒补亡论》成于淳熙八年（公元 1181 年），原书二十五卷，第十六卷及方药五卷佚于兵灾，今存二十卷。郭氏认为仲景《伤寒论》规矩准绳明备，足为百世之师。但原书残缺已久，故其研究《伤寒论》，以本论为主，分门别类，并采《素问》《难经》《千金方》《外台秘要》《南阳活人书》等方论，以补仲景之阙略，而名其书为《伤寒补亡论》。对于宋时伤寒诸说，每折衷于朱肱、庞安时，常器之间，三家伤寒著作惟常器之不传，而在郭雍书中散见。如《伤寒论》"太阳病当恶寒发热，今自汗出，反不恶寒发热，关上脉细数者，以医吐之过也。一二日吐之者，腹中饥，口不能食；三四日吐之者，不喜糜粥，欲食冷食，朝食暮吐，以医吐之所致也，此为小逆"条，《伤寒补亡论》引常器之云"可与小半夏汤，亦与半夏干姜汤"；郭白云云"《活人书》大小半夏加茯苓汤，半夏生姜汤皆可选用"。又《伤寒论》"太阳病吐之，但太阳病当恶寒，今反不恶寒，不欲近衣，此为吐之内烦也"条，《伤寒补亡论》引常器之云："可与竹叶石膏汤。"其所论载，不仅补仲景之阙略，而且给后世以不少启发。如对太阳病吐之内烦一条，清代《医宗金鉴》亦根据常器之说，进一步说明："今因吐后，内生烦热，是为气液已伤之虚烦，非未经汗下之实烦也……惟宜用竹叶石膏汤，于益气生津中，清热宁烦可也。"

郭氏于《伤寒论》的研究，多于极平凡处见其精细。如太阳病的有汗无汗二症，一般均以表实表虚言之，少有究其所以然者，独郭氏为之分析说：

> 太阳一经何其或有汗或无汗也？曰：系于荣卫之气也。荣行脉中，卫行脉外，亦以内外和谐而后可行也。风邪之气中浅而中卫，中卫则卫强，卫强不与营相属，其慓悍之气随空隙而外出，则为汗矣，故有汗者，卫气遇毛孔而出者也。寒邪中深，则涉卫中荣，二气俱受病，无一强一弱之证，寒邪营卫相结而不行，则卫气无自而出，必用药发其汗，然后邪去而荣卫复通。故虽一经，有有汗无汗二证，亦有桂枝解表麻黄发汗之治法不同也。（《伤寒补亡论·太阳经证治上》）

郭雍此说，阐明了《伤寒论》"卫气不共荣气和谐"的理论，不仅对临床具有指导价值，且对温病学说的发展有推动作用。《四库全书总目提要》称其"阐仲景所已言，并及仲景所未言"。

郭雍对厥病的发挥亦很为突出。他说：

> 世之论厥者，皆不达其源。厥者，逆也，凡逆皆为厥。《伤寒》所论，盖手足厥逆之一证也。凡阴阳正气偏胜而厥者，一寒不复可热，一热不复可寒。伤寒之厥，非本阴阳偏胜，暂为毒气所苦而然。毒气并于阴，则阴盛而阳衰，阴经不能容，其毒必溢于阳，故为寒厥；毒气并于阳，则阳盛而阴衰，阳经不能容，其毒必溢于阴，故为热厥。其手足逆冷，或有温时，手足虽逆冷，而手足掌心必暖（《伤寒补亡论·厥阴证》）。

郭氏认为，凡逆皆为厥，却有寒热之分。伤寒之厥，乃毒气并于阴经或阳经所致，与阴阳正气偏胜而厥者不同。

更有临床价值的是，郭雍补充了热病发斑、瘾疹、麸疮、豌豆疮、麻子疮等五种发疹疾病的鉴别诊断，他说：

> 伤寒热病，发斑谓之斑，其形如丹砂小点，终不成疮，退即消尽，不复有痕（斑疹伤寒）；温毒，斑即成疮，古人谓热毒疮也，舍是又安得有热毒疮一疮？后人谓豌豆疮，以其形似也。温毒疮数种，豌豆疮即其毒之最大者（天花）；其次则水疮麻子是也（水痘）；又其次麸疮子是也。如麸不成疮，但退皮耳，以其不成疮，俗谓之麸疮（麻疹）；又与瘾疹不同，瘾疹皮肤瘙痒，搔则瘾疹隆起，相连而出，终不成疮，不结脓水，也不退皮，忽尔而出，忽尔而消，亦名风尸（荨麻疹）。

其论述较之《太平圣惠方》和《小儿药证直诀》更为完善。由此可见，郭雍治学精深严谨，其论述确有创见。汪琥认为其书"补仲景之阙略，治伤寒者不可以不知也"。

（四）现存各家伤寒论著

《金匮玉函经》（八卷）　汉代张机原著，晋代王熙撰次，北宋林亿校注。刊于北宋治平三年（公元 1066 年）。卷首有林亿等"校正金匮玉函经疏"，疏称该书"与《伤寒论》同体而别名……其文理或有与《伤寒论》不同者，然其意义皆通"。卷一为证治总例；卷二为痉湿暍篇、辨脉篇、太阳病上篇；卷三为太阳病下篇、阳明病篇、少阳病篇；卷四为太阴、少阴、厥阴病篇、厥利呕哕病篇、霍乱病篇、阴阳易差后劳复病篇；卷五为可与不可汗吐下病篇；卷六为汗吐下后病、可与不可、温、火、灸、刺、水病篇、论热病阴阳交并生死证篇，共二十九篇；卷七、八为方药炮制，载方剂一百十五首，方论"附遗"有调气饮、猪肚黄连丸、青木香丸三方。此书在元祐年间及南宋时曾再度刊刻，但元、明时代均未再见复刻本，仅少数医著引用该书。至清代康熙时，陈世杰据何焯手抄宋本校勘后再次刊印。

《伤寒微旨论》（二卷）　北宋韩祗和撰。成书于北宋元祐元年（公元 1086 年）。原书久佚，《四库全书》自《永乐大典》中辑录，又名《伤寒微旨》。书凡十五篇，间附方论。卷上载伤寒源、伤寒平脉、辨脉、阴阳盛虚、治病随证加减药、用药逆、可汗、可下等八篇；卷下载总汗下，辨汗下药力轻重、温中、小便大便、蓄血证、阴黄证、劳复证等七篇。韩氏以《内经》等有关理论释《伤寒论》，旨在发明仲景未尽之意。认为伤寒发病由内伏之阳所致，小寒之后立春以前，寒毒杀厉之气大行，中于脏腑其内伏之阳被寒毒所折，深伏于骨髓。所感寒气浅者，至春伏阳发泄则其病轻，名曰温病；感寒重者，夏至后真阴渐发，或伏阳为外邪所引，则病证多变，名曰热病。并以经络释《伤寒论》之六经，认为四时之阳邪为病伤手经，阴邪为病则伤足经，伤寒伤足经而不伤手经。并注重伤寒脉诊，认为凡治杂病以察色为先，辨脉为后；治伤寒察脉为先，辨证为后。大抵治伤寒病，见证不见脉，未可投药；见脉不见证虽少投药亦无害。其辨脉又注重脉之阴阳。在治法方面对汗、下、温三法有所阐发，认为汗法不宜过用辛温，若人饮食动作过妄则阳气多，用大热发表则必变成坏病。投发表药只要消除阴胜之气，不务汗多为法。其将太阳病分为三等，据不同节气，分别用调脉汤、葛根柴胡汤、人参桔梗汤等治疗。"可汗篇"另立解表发汗方十五首。其于下法，认为世人阳气多，用下药当以至阴药投之，非仲景承气汤莫属，反对用巴豆、水银、粉霜、砒霜、甘遂等毒药。凡阳盛阴虚者，主张用大小承气汤助阴消阳；潮热者，以调胃承气汤治之；阴阳气俱实者，宜黄芩汤治之。并指出伤寒投下药本不为取积及取实，止为疏解阳毒之气。邪毒在内，阳气盛者乃可下之，然当审时投下，不得务急为胜。对于四逆汤，认为药力太热，服之必发烦躁，故立七物理中丸、橘皮汤、厚朴汤、白术汤、橘叶汤、二苓汤、羊肉汤等为温法方剂。韩氏治伤寒增入不少方剂，补仲景之未备。又认为，治伤寒当参考时令气候，无论阴阳虚实病证，均应依立春至清明、清明至芒种、芒种至立秋等不同时期，立法施治。同时对蓄血、劳复等进行了论述，尤对阴黄证治做出贡献，提出了用茵陈茯苓汤、茵陈四逆汤、茵陈附子汤、茵陈茱萸汤等治疗阴黄的方法。其于仲景《伤寒论》颇多阐发，对当时及后世产生了很大影响。但论者的评述不一，王好古《阴证略例》曾引其论。王履《医经溯洄集》却持不同观点，谓其"纯以温暑作伤寒立论，而即病之伤寒反不言及，此已是舍本徇末，全不能窥仲景藩篱"。《四库全书总目提要》则赞称其"推阐张机之旨而能变通其间"，并认为韩氏"因张机正伤寒之法而通之于春夏伤寒，更通之于冬月伤寒，亦颇能察微知著。又如以阳黄归之汗、温太过，阴黄归之过下亡津，则于《金匮》发阳发阴之论研析精微，不特伤寒之黄切中窾要，即杂病之黄亦可以例推矣"。

《伤寒总病论》（六卷） 北宋庞安时（字安常）撰。约初刊于北宋元符三年（公元1100年）。卷首载黄庭坚序、苏轼答庞安时一帖。卷一首载叙论，论述外感病的病因病机、分类、传变、治疗及预后，其论病因病机尤重于"寒毒"；然后论六经证治。卷二论汗、吐、下、灸、火、温等治法，将《伤寒论》有关条文及方剂按治法归类论述，并充实了许多后世方剂。卷三论结胸、心下痞、阳毒、阴毒、狐惑、百合、痓湿暍、汗吐下后杂病、伤寒劳复、阴阳易等证治。卷四论暑病、时行寒疫、斑痘疮等有别于伤寒的病证。卷五论天行温病、黄疸病、小儿伤寒及辟温方剂。卷六载伤寒杂方、妊娠杂方、伤寒暑病通用刺法、伤寒热病温病死生候、天行差后禁忌等。末附音训、修治药法等。庞氏溯源于《内经》《难经》，对外感病进行了论述，并在《阴阳大论》《小品方》的基础上对"寒毒伤阳"的机理进行了阐述。认为伤寒致病由冬令寒毒侵犯，扰动阳气所致。若即时成病者为伤寒。由于足太阳为诸阳之气，寒毒折阳则足太阳首当其中，又以其贯五脏六腑之腧，故病有脏腑传变之候，往往阳经先受病，次第传阴经，乃将《内经》经络学说与伤寒六经结合阐发。其论温病分"伏气"与"天行"，并强调温病、暑病、湿病、中风等，形状各异，治法有别。又认为天行温病为四时感受"乖气"所致，大则可流毒天下，小则一方一乡，乃至一家，悉由气运郁发，与一般温病不同。其于治疗除宗仲景方法外，还善于灵活化裁，因时因地因人而异。且又旁涉诸家，广采众方，如撷取《千金要方》对四时温病的论述及方剂，总结四时温病的治疗经验，对临床实践具有重要的指导意义。全书共载方剂二百三十首，除仲景方外，新增约一百四十五首。尤对伤寒劳复证、伤寒杂证、妇人妊娠、小儿病证等补充了许多方剂。黄丕烈称该书"发仲景未尽之意，而补其未备之方"（《伤寒总病论札记》）。此书是一部论治伤寒及各种外感湿热病的名著，历来为医家所重。

《伤寒类证活人书》（二十二卷，一作二十卷） 北宋朱肱（字翼中，号大隐翁、无求子）撰著。成书于北宋大观元年（公元 1107 年）。简称《类证活人书》。初名《无求子伤寒百问》，政和年间（公元 1111～1118 年）由张葳作序，朱氏重校，更名《南阳活人书》，于政和八年（公元 1118 年）重刻；此后由王作肃采撷前贤之说，于各条之下增注，名《增释南阳活人书》；明万历年间（公元 1573～1619 年）经王肯堂、吴勉学校勘辑入《古今医统正脉全书》，题为《增注无求子类证活人书》。卷一至卷十一载经络图、脉穴图及伤寒百问，论述伤寒六经病证、脉象，并辨析相类证候；卷十二至卷十五载《伤寒论》方一百一十三首，论述其临床应用；卷十六至卷十八载杂方一百二十六首，补《伤寒论》所未备；卷十九论妇人伤寒证治；卷二十至卷二十一论小儿伤寒、疮疹证治；卷二十二载李子建"伤寒十劝"。朱氏认为《伤寒论》其言奥雅，非精于经络不能晓会，故据《内经》理论，将《伤寒论》病证与经络结合研究，指出：治伤寒先须识经络，不识经络，触途冥行，不知邪气之所在。每致病在太阳，反攻少阴；证是厥阴，乃攻少阳，寒邪未除，真气受毙。朱氏认为《伤寒论》三阳三阴即是足太阳膀胱经、足阳明胃经、足少阳胆经、足太阴脾经、足少阴肾经和足厥阴肝经，从而据经络之说阐述三阳三阴病证发生发展的病理机制。论述归纳了六经病的主要证候，补充了六经病的脉象，其说较皇甫谧《针灸甲乙经》、巢元方《诸病源候论》论述更为具体深入。朱氏强调伤寒的临床辨证，指出治伤寒须识阴阳表里之别，认为寒证属阴，热证属阳，尤当分清阴阳疑似之证。并主张脉证合参，将临床常见脉象按阴阳表里分类。强调伤寒必诊太溪以察其肾之盛衰，诊趺阳以察其胃之有无。在外感病涵义与分类方面，认为只有名定而实辨，才能因名识病，因病识证，故将伤寒与中风、热病、中暑、温病、温疟、风湿、温疫、中湿、湿温、痉病、温毒等严格区分，其论述包含了多种热性病。此外，还对发热、恶寒、自汗、头痛、咳嗽、呕吐、泻痢及妇人、小儿伤寒等进行了论述。另还采集了《千金方》《外台秘要》《太平圣惠方》等名方一百二十六首，补《伤寒论》方之不足。徐大椿《医学源流论》评曰："宋人之书，能发明《伤寒论》，使人有所执持而易晓，大有功于仲景者，《活人书》为第一。"此书在当时及对后世均有很大学术影响。唯其对于伤寒传经传足不传手的观点和寒证属阴、热证属阳的论述，曾引起了金、元医家的学术争鸣。

《伤寒辨类括要》（一卷） 北宋刘元宾（字子仪，号通真子）撰著。成书于北宋熙宁九年（公元 1076 年）。书分一百零七条目。论述伤寒辨证论治，对伤寒疑难病证及类伤寒证辨析较明，对伤寒传变、瘥后劳复等亦加详述，并论其预防。

《伤寒发微论》（二卷） 南宋许叔微（字知可）撰。约成书于南宋绍兴二年（公元 1132 年）。卷一载论伤寒七十二证候、论桂枝汤用赤白芍药不同、论伤寒慎用圆子药、论桂枝麻黄青龙用药三证、论两感伤寒、论伤寒以真气为主、论治伤寒须依次第、论仲景缓迟沉三脉等八篇；卷二载论表里虚实、论用大黄药、论中风伤寒脉、论表证未罢未可下、论伤寒须早治、论风温证、论温疟证等十四篇。诸论皆为许氏研究《伤寒论》的心得体会，意在发微探奥。书中认为伤寒治法先要明"表里虚实"，能明此四字，则仲景三百九十七法可坐而定。具体证情分为表实、表虚、里实、里虚、表里俱实、表里俱虚。指出麻黄汤类为表实而设，桂枝汤类为表虚而设，里实则有承气汤之类，里虚更有四逆理中之类。并认为六经辨证包括了"阴阳寒热"，如其所谓"阳病宜下""阴病宜温""阳微则恶寒""阴弱则发热"，将阴阳表里寒热虚实与六经辨证紧密结合。对于伤寒病的治疗，认为须依次第顾其表里，表证未罢未可下，当先解表；若不宜下而攻之则内虚邪入，变证不可胜数。并强调早治，不可拘于日数。对于太阳表证归纳为一则桂枝，二则麻黄，三则青龙，较孙思邈的论述更为具体明确。论预后注重真气，认为不问阴证阳证、阴毒阳毒，真气壮者易医，真气虚损者难治。还普论风湿、温疟，并引用《素问》有关理论详论温疟的辨证论治，不乏经验之谈。其对伤寒七十二证候的论述，具有临床指导作用。汪琥称"皆发明仲景微奥之旨，书名'发微'，称其实矣"（《伤寒论辨证广注》）。

《伤寒百证歌》（五卷）　　南宋许叔微编撰。约成书于南宋绍兴二年（公元1132年）。许氏将《伤寒论》的证候内容编为一百证，均以七言歌阐述。卷一为第一至第二十证，载伤寒脉证总论歌、伤寒病证总类歌、表证歌、里证歌等；卷二为二十一至四十证，载阴盛格阳歌、中风歌、发热歌、潮热歌等；卷三为四十一至六十证，载往来寒热歌、厥歌、结胸歌、痞证歌等；卷四为六十一至八十证，载心悸歌、吐逆歌、咳嗽歌、腹满歌等；卷五为八十一至一百证，载循衣撮空歌、口燥咽干歌、狐惑证歌、百合歌等。百证歌内容广泛，涉及伤寒、温病及杂病诸证候，并引用《素问》《灵枢》《诸病源候论》《千金翼方》《外台秘要》等有关论述进行阐述与注释。对于六经辨证，认为先要辨表里虚实，此四者具有提纲挈领的作用。从而分清表实表虚、里实里虚之不同。同时对"阴阳寒热"进行阐发，注重阴证似阳、阳证似阴、寒热真假的辨别。书中所论的伤寒的范畴，包括伤寒、中风、湿温、热病、痉、暍、时疫等七种病症，详细论述了诸病的辨证论治。许氏还十分重视伤寒脉诊的研究，认为脉虽有阴阳，须看轻重以分"表里虚实"，并强调必诊太溪趺阳，指出"趺阳胃脉定死生，太溪肾脉为根蒂"，体现了其重视脾肾的学术思想。此书及其《伤寒发微论》《伤寒九十论》，对《伤寒论》研究有较大影响。

《伤寒九十论》（一卷）　　南宋许叔微撰。约成书于南宋绍兴二年（公元1132年）。本书为许氏的临床验案，共九十则，每则医案后引证《素问》《难经》等精义论述，故曰"九十论"。医案涉及内妇外感和内伤杂病，如大青龙汤证、肾虚阳脱证、夜间不眠证、热入血室证、狐惑证、下脓血证、湿温证等，多为疑难之证。凡脉证与仲景论述相合者，悉以仲景之法论治，预决其可治不可治；凡不尽相合者，则参用仲景之法变通之，如用小柴胡汤加生地黄治热入血室证，猪苓汤及当归地黄麦冬芍药乌梅等治不眠证；或自拟方剂论治，如破阴丹治阴中伏阳证等，补充了许多有效方剂。书中还提出了因虚受邪，留而成实的发病观，对《内经》的有关论述进行了阐发。许氏在临床辨证论治方面，强调辨证精细，用药分明，指出仲景有三阴三阳，一证中又有偏胜多寡，须分辨其在何经络。若脏有热毒，虽衰年亦可下；脏有寒邪，虽壮年也可温。对于阳明腑证，有蜜兑证、可下证、急下证、当下证之分；结胸证有可下、可灸之别，深得仲景之旨。另还就药物、方剂、证候、治法等进行了阐述，其论与《伤寒百证歌》《伤寒发微论》多可互证。许氏此书将《伤寒论》理论与临床实践紧密结合，对于仲景方的临床应用具有重要指导意义。《四库全书总目提要》谓："是书一一出于实验，义法明而功效著，其足以启人之领悟，坚人之信从，视注解家其功十倍，虽卷帙不多，实医家之宝筏。"

《伤寒百问歌》（四卷）　南宋钱闻礼撰著。成书于南宋绍兴三十一年（公元 1162 年）。卷一载乾道时良医汤尹才《伤寒解惑论》并序；卷二至卷四就《伤寒论》六经证候、治法及类证鉴别等九十三题，编为七言歌诀。其疑难之处，引用前人注解，解释其义，有助于读者诵记《伤寒论》的精义和原意。

《伤寒经旨》（一卷，附药方一卷）　南宋李柽（字与几）撰。刊于南宋乾道七年（公元 1171 年）。其书以《伤寒论》所用一百零四方，每方为一门，凡用方之证均列于下。

《伤寒补亡论》（二十卷）　南宋郭雍（字子和，号白云先生）撰。成书于南宋淳熙八年（公元 1181 年），明万历二年（公元 1574 年）由刘世延作序并重刻，清道光元年（公元 1821 年）又经徐锦校勘重刊。其宋版本原为二十五卷，其中第十六卷及方药五卷佚于兵火。书首有著者自序、刘世延序、朱熹跋等。卷一载伤寒名例、叙论、治法大要、伤寒脉法及刺法、张仲景、华元化，计三十五问；卷二、卷三载仲景辨脉法与平脉法，计八十三条；卷四、卷五载六经统论、太阳经证治，计二十二问，一百八十六条；卷六、卷七载阳明、少阳、太阴、少阴、厥阴经证治，计二百一十八条；卷八至卷十二载诸汗吐下温灸刺水火可与不可，计四百二十四条；卷十三载两感证、阴阳交、三阳合病、结胸、心下痞，计七十八条；卷十四载阳毒、阴毒、发斑、发黄，计五十五条；卷十五载瘀血、圊血、便血、衄血、吐血、狐惑并病、百合病、伤寒劳复、阴阳易，计八十三条；卷十六缺；卷十七载痉湿暍叙论、痓痉、湿病、中暍、霍乱、虚烦，计九十四条；卷十八载伤寒温疫论、温病、风温、温毒、伤寒相似诸症，计二十五卷；卷十九、卷二十载妇人伤寒、娠妇伤寒、小儿伤寒、小儿疮疹、斑疮瘾疹，计一百三十六条。共六十四门，一千四百五十一条。郭氏认为仲景《伤寒论》规矩准绳明备，足为百世之师，但原书残缺已久，故以仲景本论为主，分门别类，并采撷孙思邈《千金方》、朱肱《南阳活人书》、庞安时《伤寒总病论》及常器之等诸家之说有合于仲景论者，参以己见，加以阐发补正，名《伤寒补亡论》。其对于《伤寒论》六经病宗朱肱经络说，认为系膀胱经、胃经、胆经、脾经、肾经、肝经之病证，强调临床辨证当以经络为先，证脉为次。对于"辨脉法""平脉法"，认为虽经叔和撰次，但皆仲景本文，故一字不敢妄易，仍依旧录之。又谓伤寒有五者，因四时之变气而言，冬为中风伤寒，春为温病，夏为暑病热病，秋为湿温，皆重感于四时之气故异其名，而为病皆热则一。指出伤寒、温病、暑病有即发不即发之异，又有春感不正之气而病者，亦名温病，以传经与否辨其冬感与春感。温毒乃先感冬温不正之气，后复为寒所折，肤腠闭密，郁久毒伤肌肤，故斑如锦文或烂为疮。若一乡一邦一家皆同患者为疫，亦曰天行时行，有温疫寒疫之异，所病与伤寒不同，其治亦异；至于痓、湿、暍，病似伤寒而非伤寒之疾。书中对痰证、食积、虚烦、脚气、疮毒、虫毒、溪水、瘴雾、温疟及伤寒常见证候进行了论述，对仲景有证无方之条文加以补充。其论厥证，认为凡逆皆为厥，但有寒热之分。伤寒之厥为毒气并于阴经或阳经所致，与阴阳气偏胜之厥不同。论两感证治，主张看临时寒热多少而用救表救里之法。还对外感病之斑、瘾疹、麸疮、豌豆疮、麻子疮的形态、成因、鉴别及治疗等进行了详细论述，颇有临床指导价值，且对温病学说的发展有推动作用。《四库全书总目》称其"阐仲景所已言，并及仲景所未言"。汪琥谓"补仲景之阙略，治伤寒者不可以不知"（《伤寒论辨证广注》）。可见其学术价值之重要。

《伤寒类书活人总括》（七卷）　南宋杨士瀛（字登父，号仁斋）撰。约成书于南宋景定五年（公元 1264 年）。卷一活人证治赋，论述外感风、寒、暑、湿、热诸种脉证治法，区分病证表里及脏腑受病深浅；卷二伤寒总括，论述伤寒六经病证的辨证用药；卷三伤寒证治，论述表里、汗、下、温等法的运用，以及春温、夏热、风温、湿温、风湿、中湿、中暑、温疫等病的证治；卷四至卷六分述发热、恶风、四逆、发黄、吐血等多种证候的证治；卷七论述小柴胡汤加减法、伤寒诸笃证、伤寒戒忌、产妇伤寒、小儿伤寒等。杨氏总括《伤寒论》及《伤寒类证活人书》两书内容，并参合己见而成是书。书中对温热病辨治较详，指出中暑与夏月热病证治的异同，风温与湿温的脉象区别和选方的不同，以及痉病、温疟、温疫等病的证治。除《伤寒论》方外，还因证选用桂枝石膏汤、柏子升麻汤、人参败毒散、香薷散、黑膏方、疟母煎丸等诸方。另还补充了不少临床常见的证候，选方用药亦随之加减变化。其书在每一条目之前，均将主要内容编为歌括，有提纲挈领之意。

（五）温病学说的承先启后时期

1. 秦汉时期的外感热病

两宋时期对外感热病已经有了较深入的认识，武威汉简收有"伤寒四物方"，《神农本草经》中也记载了不少治疗伤寒温病的药物。《素问》中有"热论""刺热论""寒热病"篇，也是在医疗经验逐渐丰富的基础上，形成了外感热病理论，影响极为深远。《难经》五十八难"伤寒有五"，宣告了广义伤寒学说的确立。汉末华佗将《素问·热论》汗泄两法治热病的经验，发展为汗、吐、下三法。张仲景"勤求古训，博才众方"，撰成《伤寒杂病论》，标志着伤寒辨证体系的确立。

1）确立热病的病因为"伤于寒"

先秦时期确立了热病的病因为"伤于寒"，为后世伤寒病因学说打下了基础。《素问·热论》曰"今夫热病者，皆伤寒之类也""人之伤于寒也，则为热病"。《素问》之中的"伤寒"是"伤于寒"的省称，而不同于后世作为病名的伤寒。《难经·五十八难》说："伤寒有五：有中风、有伤寒、有湿温、有热病、有温病。"其文中"伤寒有五"的伤寒，是指广义伤寒，即一切外感热病的统称，将温病列入广义伤寒范畴之内，认为温病的病因是"冬伤于寒"。

2）提出"冬伤于寒，春必病温"

《素问·生气通天论》说："冬伤于寒，春必病温。"《素问·疟论》提出："温疟者，得之冬中于风，寒气藏于骨髓之中，至春则阳气大发，邪气不能自出，因遇大暑，脑髓烁，肌肉消，腠理发泄，或有所用力，邪气与汗皆出，此病藏于肾，其气先从内出之于外也。如是者，阴虚而阳盛，阳盛则热矣，衰则气复反入，入则阳虚，阳虚则寒矣，故先热而后寒，名曰温疟。"为后世认为温病是伏邪自内外发提供了依据，是后世伏气温病学说的肇始。

3）提出外感病的"六经论治"

《素问·热论》指出："伤寒一日，巨阳受之，故头项强，腰脊痛。二日，阳明受之，阳明主肉，其脉侠鼻络于目，故身热，目痛而鼻干，不得卧也。三日，少阳受之，少阳主胆，其脉循胁络于耳，故胸胁痛而耳聋。四日，太阴受之，太阴脉布胃中，终于嗌，故腹满而嗌干。五日，少阴受之，少阴脉贯肾，络于肺，系舌本。故口燥舌干而渴。六日，厥阴受之，厥阴脉循阴器而络于肝，故烦满而囊缩。"其以六经论治外感病的学说，为张仲景《伤寒论》六经辨证奠定了基础，也对后世产生了很大影响。

2. 晋唐时期的寒温论争

晋唐时期，伤寒温病理论的发展主要体现在医家开始试图从病因与治疗上对伤寒与温热做出某种区别，比较突出的是对疫病病因及其传染性方面的认识，并提出了"伏气""戾气""时行"等新概念。在温病治疗方面，主张在治温病初起时应加入寒凉药。医家们在《伤寒论》方的基础上进行化裁，将辛温发汗剂，转化为辛凉或辛寒发汗剂，为后世温病治疗开创了思路。

1）提出"伏气""戾气""时行""新感温病"等新概念

晋唐时期继承了前期经典著作的观点，并在理论上使之进一步地发挥。王叔和提出人感寒邪"中而即病为伤寒，不即病者为温暑"，并提出时行、冬温、风温、湿温、寒疫等并非由伤寒引起的即发之病。葛洪《肘后备急方》提出"豌豆""时行发黄"等多种时行病。

另外，伤寒涵盖温病、热病的观点受到质疑，伤寒作为外感热病总病名的观点逐渐被削减。晋代葛洪认为"伤寒时行温疫源本小异"，陈延之《小品方》则进一步明确提出伤寒与温疫的不同，认为二者"考之众经，其实殊矣。所宜不同，方说宜辨"。在这一时期内，温病、热病、疫疠则逐渐形成与伤寒同等概念级别的趋势，隋代《诸病源候论》、唐代《外台秘要》都将伤寒、温病、瘟疫单独成篇，分别论述。此外，时行（时气、天行）这一概念作为感受四时不正之气，感而即发被提出来。

2）提出温病的病因病机

《肘后备急方》提出瘟疫的病因是"戾气"，《诸病源候论》又提出"乖戾之气"，此二者均为明确具有传染性的病因，为温病范畴中瘟疫的界定，以及瘟疫的预防奠定基础。另一方面，感四时不正之气而即发的时行、感天行暴寒而即发的寒疫，以及冬感非节之温而即发之冬温，也启发了新感温病的思路。

在《肘后备急方》中提出多种时行（或天行）病，如"时行发疮""时行发黄""天行下痢""天行疫疠"等等，其言："比岁有病时行。仍发疮头面及身，须臾周匝，状如火疮，皆戴白浆，随决随生，不即治，剧者多死。治得瘥后，疮瘢紫黑，弥岁方减，此恶毒之气。世人云，永徽四年，此疮从西东流，遍于海中……以建武中于南阳击虏所得，仍呼为虏疮。"

《诸病源候论》认为，伤寒之病的病因有二：其一为"自触冒寒毒之气生病者，此则染不着他人"，其二为"岁时不和，温凉失节，人感乖戾之气而发病者，此则多相染易"。其论突破了历来仅以冬日寒冷作为伤寒病因的传统，而指出某些伤寒病可能具有传染性。另外指出，温病的病因有三：其一，伏寒春发。其二，"冬复有非节之暖，名为冬温，毒与伤寒大异"。其三，"人感乖戾之气而生病，则病气转相染易"。疫疠的病因则以"乖戾之气"为主，均能传染。相比较而言，三者之间的传染性强度是递增的。伤寒为"多相染易"；温病"转相染易，乃至灭门，延及他人"；而疫疠则"病无长少，率皆相似，如有鬼厉之气"。并且指出均可预服药以防之。

3）辛凉或辛寒发汗剂的运用

温病的治疗，自葛洪开始便主张在治温病初起时应加入寒凉药。在隋唐时期，虽然将温病与时气在伤寒之外独立成篇立论，但辨证论治并未形成体系，多半是在伤寒基础上的转录或发挥。但有一个很值得注意的发展趋势，就是在温病初起之寒凉药的使用。医家们在《伤寒论》方的基础上进行化裁，将原本辛温发汗剂，转化为辛凉或辛寒发汗剂，为后世温病治疗开创了思路。

葛洪认为，伤寒也指"伏寒夏发"，因此其治疗与仲景《伤寒论》就有了较大的不同，最显著的特点，是在伤寒温病初期之解表方中，削减了辛温药，而引入了辛寒或苦寒之药。如《肘后备急方》治伤寒温病初起之麻黄解肌汤与葛根解肌汤，前者为《伤寒论》麻黄汤之化裁，以升麻、芍药、石膏、贝齿易原方中的桂枝；后者为《伤寒论》葛根汤的化裁，以大青、黄芩、石膏易原方中的生姜。改原方辛温发表之功为辛凉发表或辛寒发表之效的意思非常明显，这一治法在后世温病治疗中得到了很好的发展。

孙思邈在《备急千金要方》中非常重视寒凉药的应用，认为："夫热甚非苦酸物不解也，热在身中，既不时治，治之又不用苦酸等物，如此救火不以水也，必不可得脱免也。"在《备急千金要方》及《外台秘要》中，对于天行与温病治法丰富多彩，尤以清法较为突出，如辛凉解表、辛寒解表、表里双解、清热解毒、清热凉血、增液通下，以及清肺止咳、清肝退黄、清肠止泻、清心除烦、养阴退虚热等，这些治法的广泛应用都为后世温病学的发展奠定基础。

3. 两宋时期温病的演化

宋代温病学说发展的特点，是比较明确地将温病从伤寒的体系中解脱出来，在理论上提出了伤寒与温病分治，对温病的病因、病机及其治疗方法有较大的发展，并将《内经》以后，特别是在晋唐医家把过去散在的许多具体实践经验，逐步综合，上升成理论性的学术经验的基础上，进一步深化，对金元明清温病学说产生巨大的影响，在整个温病学说的发展过程中起着承前启后的重要作用。

1）温病从伤寒的樊篱中解脱出来

从宋代开始，随着对温病的实践经验的积累，特别是在继晋唐时期对外感热病证治的学术经验的基础上，对温病的认识进一步深化，在概念上逐步将温病从伤寒的范围中分离出来。

庞氏（庞安时）在《内经》"冬伤于寒，春必病温"的基础，进一步认为一般温病皆由"冬时触冒寒毒所致"。此外，四时感受乖气而发病者，谓之天行温病，如冬月感非时之暖而发病，名曰冬温；未及时发病，至春夏天气渐热后发病者，为温毒。由于此类外感病因感受温热之气而发，因此在治疗上也与伤寒大异，他在《伤寒总病论·上苏子瞻端明辨伤寒书》中指出："四种温病败坏之候，自王叔和后，鲜有炯然详辨者，故医家一例作伤寒行汗下，伤寒有金木水火四种，有可汗可下之理，感异气复变四种温病，温病若作伤寒，行汗下必死。"认为伤寒与温病"死生不同，形状各异，治别有法"，明确地提出了伤寒与温病的不同概念，指出虽同样外感于寒，然而，"其即时成病者，头痛身疼，肌肤热而恶寒，名曰伤寒"。然而"其及时成病者，则寒毒藏于肌肤之间，至春夏阳气发生，则寒毒与阳气相搏于营卫之间，其患与冬时即病候无异，因春温气而变，名曰温病也"。其实这也属伏气温病的范畴了。

朱肱精研伤寒，著《南阳活人书》。他在该书卷六中也明确认识到伤寒与温病必须加以分辨，指出："伤寒、伤风、热病、中暑、温病、温疟、风温、温疫、湿温、痉病、温毒之名，天下之事，名定而实辨，言顺则事成。"并认为："伤寒之名，种种不同，若识其名，纵有差失，功有浅深，效有迟速耳。不得其名，妄加治疗，往往中暑乃作热病治之，反用温药；湿温乃作风温治之，复加发汗，名实混淆，是非分乱，性命之寄，危于风烛。"因此朱肱具体地将伤寒与其他四时外感热病等病名区分开来，认为只有"名定"才能"实辨"，提出了"因名识病，因病识证"的论治观点，如"素伤于风，复伤于热，风热相薄，即发风温，主四肢不收，头疼身热，常自汗出不解，治在少阴厥阴，不可发汗""尝伤于湿，因而中暑，湿热相薄，则发湿温。若两胫逆冷，腹满，又胸多汗，头疼如锦纹，或咳，心闷，但呕清汁，此名温毒，温毒发斑者，冬时触冒疹毒，至春始发"。可见朱肱在研究伤寒中，已将其他各种温热病，在概念上也已区分，所谓"六气之邪，乘虚入络……不必皆始于太阳兼寒邪"（《类证活人书·卷五》），说明温病在病因、病机、症状等方面，都是有别于伤寒的。

此外，宋代医家郭雍在《伤寒补亡论》中认为，温病之因并非皆内伤于寒所致，他说："冬伤于寒，至春发者，谓之温病；冬不伤寒而春自感风寒温气而病者，亦谓之温病。"可见郭雍对温病的认识，包括两大类：一是冬季寒伏而发者，二是感受春季时令之邪而发病者，明确地把温病分为伏气和新感两大类，开清代温病学家论述之先河。

2）温病病因方面的寒毒、异气、伏热三说

宋代医家在区别伤寒与温病的基础上，随着对温病认识的深入和实践经验的积累，对温病的病因学说在理论上也有较大的进展。

寒毒说：在外感病中，寒邪外袭，侵入腠理，与正气交争，营卫阻滞不通，固然是导致伤寒的主要病因，庞安时认为若人体被寒邪所袭，寒毒邪气侵入营卫，若体质弱的病人，则邪气留而不去，证见头痛，身痛，肌肤发热而怕冷，此为伤寒病；若感受寒毒之邪后，并不立刻发病，寒毒与阳气搏结于营卫之间，随着时令不同，可产生不同的外感温病，如暑病、温病、风温等。当然寒毒伏匿人体内，发为四时温病，又与人体的体质禀赋、居住区域和条件，都有密切的关系，他说："凡人禀气各有盛衰，宿病各有寒热，因伤寒蒸起宿疾，更不在感异气而变者。假令素有寒者，多变阳虚阴盛之疾，或变阴毒也；素有热病，多变阳盛阴虚之疾，或变阳毒也。"强调与内因、时间、地点等因素结合起来分析寒毒成温的机理，这是难能可贵的。

庞安常的寒毒致病说，从广泛的意义上来说，是引起外感热病的病因学说，虽然同样感受寒毒，由于各种因素的不同，可以表现为冬时即发的伤寒，亦可为因春温气诱发之温病，可以表现为因夏暑气诱发而为热病，也可以表现为因暑湿诱发而为湿病。因此庞氏的寒毒之说，实际上是一种外感温热病的"伏气"之说，在温病的病因学说中，具有重要的地位，被后世医家所推崇，亦即清代"伏寒化温"之说的滥觞。

异气说：不少温病具有一定的传染性，它可以通过各种不同的途径，在一定的条件下引起不同程度的流行，这在宋以前的医学著作中曾有所记载，如《素问·刺法论》说："五疫之至，皆相染易，无问大小，病状相似。"《肘后备急方》中也有"厉气"之说，《诸病源候论》中已认识到温病是由一种特殊的致病因素"乖戾之气"感人所致。宋代医家在总结前人的病因学说的基础上，对引起流行性的急性传染性外感热病的病因学说有更进一步阐述，其中以庞安常的异气致病说最为著称。

庞安常在《伤寒总病论》一书中，专列"时行寒疫论""天行温病论"等文，专题论述了异气致病的问题，认为一些具有传染性、流行性的天行温病，其起病原因，是感受一种毒性很强的异气引起的，从而提出了异气致病说。

关于一般温病与天行温病，在《内经》《诸病源候论》等著作中已有所论及，庞氏则在前人的基础上重点从一般伏气温病与天行温病在名称、发病原因、季节等方面进行了更为深入的探讨，庞氏认为温病基本上可分为伏气温病及天行温病两类，前者是因"冬时触冒寒毒"随时而变病，如春之"温病"，夏之"热病"，以及"中风""湿病""风湿""风温"等，这种观点是与《内经》"冬伤于寒，春必病温"的机理一致的。后者是四时感受"异气"而发病者，谓之天行温病。庞氏在《天行温病论》中指出："天行之病，大则流毒天下，次则一方，次则一乡，次则偏着一家。"对于四时感受乖气（即异气）所致的"天行温病"庞氏极为重视，他认为人体若感乖候之后，伤及脏腑而成阴阳毒，根据孙思邈《千金方》所载四时五种阴阳毒（春季青筋牵、夏季赤脉攒、秋季白气狸、冬季黑骨温、四季黄肉随），庞氏在病因方面进一步加以发挥，认为皆因"感异气而变成温病也"。而感异气而成温病者，所谓异气是指有别于寻常六淫之气的特殊致病因素，具有流行性、传染性的特点，特别值得重视的是，庞氏认为这种异气的传染途径，与伤寒之邪从皮毛而入者迥别，它通过空气传布，由口鼻呼吸而入，他说："凡温疫之家，自生臭秽之气，人闻其气……邪气入上元宫，遂散百脉而成斯病也。"显然庞氏之说对后世影响极大，亦为晚明吴又可戾气说之本。

伏热说：宋代医家对于因感受外邪而不即时成病的外感病，除了由于感受寒毒的"伏寒化温"以外，另有伏热说，庞安常在《伤寒总病论·解仲景脉说》中指出："有冬时伤非节之暖，名曰冬温之毒……其冬月温暖之时，人感乖候之气，未即发病，至春或被积寒所折，毒气不得泄，至天气暄热，温毒乃发，则肌肉斑烂也。"说明这种感受非时之暖即病的冬温，伏匿后发则为温毒，从而把伏气扩展为伏寒和伏热两种，从非时之暖、伏温、伏寒三者来看，事实上已把明清温病学家在病因学说方面的研究囊括无遗，可见清代温病诸说大抵渊源于此，承袭前人，非自发明。

3）治温诸法，规模已具

在晋唐医家论治温病的临床经验基础上，宋代医家对温病的论治在解表、清热、解毒、养阴、透斑及温疫的防治方面积累了更为丰富的经验，为后世温病治疗奠定了坚实的基础。

由于宋代医家在概念上已将温病从伤寒的范畴中分离出来，因此在论治上已明确地确立了伤寒与温病分治的原则，以解表法而言，虽然在晋唐时辛凉解表之法已被当时医家所习用，如《肘后备急方》有轻清宣散之葱豉汤，唐代《延年秘录》用豆豉、干葛，并加石膏、黄芩、栀子等药物，以辛凉重剂治疗天行一、二日，头痛壮热。然而明辨伤寒与温病，将伤寒与温病加以分治，还是宋代医家庞安常首先提出的，庞氏在对热性病的治疗过程中，认识到只用伤寒之法去通治温病，实难十全，他明确提出了"伤寒与温病，死生不同，形状各异，治别有法"，在《伤寒总病论·卷四》对暑病表证的证治中明确指出："暑温表证当汗解，但不能拘泥于辛温发汗，须在辛剂中加入苦寒之品，方为对证。"《内经》所谓"风淫于内，治以辛凉"，在宋代医家的理解中，辛凉之剂指辛散药含寒凉药，藉辛以解表，寒以清热，如《圣济总录》治发热、头痛、面赤、烦闷的防风汤（防风、白术、桂枝、细辛、赤芍、黄芩、甘草、麻黄、石膏），显然是用麻、桂与芩、膏相组合，起到透表清里的作用。类似之方在《圣济总录》《太平圣惠方》等著作中所录甚多。此外，如《神巧万全方》有双解散治疗四时伤寒、时气表里两感，方由荆芥、麻黄、茵陈、石膏、大黄等组成，这类方剂即刘完素表里双解、防风通圣等辛凉解表的滥觞，而非金元诸子所首创。同时应该注意的是，宋金元时期的所谓辛凉法，与清代叶天士、吴鞠通的辛凉解表法，不能等量齐观，清代指银、翘、桑、菊为辛凉法，属其后之沿革。总之，宋代之辛凉法，承晋唐之遗风，加以变化，摆脱了伤寒辛温解表之束缚，确立温病辛凉解表的重要原则，为后世之发展提供了启迪和借鉴。

晋唐之时，医家习用寒凉之药治疗外感性热病，如《备急千金要方·伤寒杂治》中有"凡除热解毒，无时苦酢之物，故多用苦参、青葙、艾、栀子、葶苈……"的记载，其代表如《千金》苦参方（苦参、黄芩、生地），《外台秘要》亦载苦参一两，专治"天行毒病"。值得重视的是庞安常和陈言将《千金要方》所载治疗四时温病的方剂加以化裁，并为之命名，使之成为当时治疗温热病的主要方剂。如将治疗青筋牵证、赤脉攒证、黄肉随证、白气狸证、黑骨温证的药物进行归类，分别命名为柴胡地黄汤、石膏竹叶汤、石膏地黄汤、玄参寒水石汤、石膏杏仁汤、石膏葱白汤、苦参石膏汤、知母解肌汤。药物不仅重用石膏、苦参，而且如大青叶、山栀、竹叶、黄芩、茵陈、升麻、知母、羚羊角、芒硝、大黄等清热解毒之剂，以及生地、天冬、麦冬、玄参等养阴药物的大量使用，特别是庞安常所创的治疗暑病相染的大青消毒汤（大青、芒硝各二两，山栀子一两，石膏四两，豆豉半斤，湿地黄半斤），方以苦寒之大青叶为君，以清热解毒；用辛苦咸寒之芒硝为臣，以泻热导滞，使邪有出路；更佐栀子、石膏、豆豉以清除脏腑之热，并以大剂生地养阴生津，全方重在泻热解毒，可谓当时治温诸方的代表方剂。可见，或谓金元之前医家发表不远热的提法是不妥当的，也是不符合史实的。

《圣济总录》乃宋代医学巨著，其中对温热病的治疗，不仅对温病初起即投用辛凉药物，而且清营、透斑、泻热等治疗也已初具规模，方药详备。如《圣济总录·第二十二卷》中指出："论曰春温夏热，秋凉冬寒，是为四时之正气，非其时有其气，人或感之，病无少长率相似者，谓之时气。如春时应温而或寒，夏时应热而或冷，以至当秋而热，当冬而温，皆是也，其候与伤寒温病相类，但可汗下之证，比伤寒、温病疗之宜轻尔。""一岁之内，节气不和，寒暑乖候，皆为疫疠之气，感而为病，故名疫疠，其状无问长少，率皆相似，俗又名天行，其病与时气温热病相等，治随其证，以方制方。"不仅指出了时气疫疠论治特点，同时收载了不少泻热、养阴、透斑、开窍之方，继晋唐之绪余而为后世温病论治奠定了基础。如治疗时气头痛壮热之石膏汤（石膏、葛根、栀子仁、柴胡、赤芍药、甘草）；治时气壮热，头痛呕逆之前胡汤（前胡、知母、犀角、葛根、赤芍药、石膏）；治心躁烦乱、大咳喘之八味知母汤（知母、芍药、麦门冬、柴胡、泽泻、石膏、黄芩、甘草）；治邪热化胃，谵言妄语，身体壮热之犀角汤（犀角、大青、人参、远志、升麻、柴胡、黄芩、甘草）；治狂躁闷乱、欲发黄及发疮胗、热毒气盛、口干烦渴之必效散（生地黄、生地胆草、生龙胆、菠薐、龙脑、牛黄）；治疗毒气外攻皮肤、发狂燥热之犀角散（犀角、黄芩、大青、马牙消、麦门冬、山栀子、牛黄、赤茯苓、天竺黄、甘草、麝香）。清代温病学家所常用的清心开窍的主方至宝丹、紫雪丹，其源也为《太平惠民和剂局方》所载。

关于宋代的甘寒养阴法，后人较少提及，而多注目其用金石、香燥药，为后世朱丹溪诟病，事实上宋人尤善用自然汁，以清热、生津、养阴来治疗外感温病之热甚阴伤之证，对于这一点，后人每每忽视。关于取用药物的自然汁，宋人在前人学验的基础上，根据时代的医学实践，加以变化和发展，这在《太平圣惠方》《圣济总录》中都能体现出来，如《圣济总录》治时痰壮热、头痛、鼻衄不止，用生地黄饮，由生地汁、生藕汁、生姜汁、生蜜四味组成；《太平圣惠方》治热病烦热口干的生地黄煎，亦由生地汁、麦冬汁、瓜蒌汁、藕汁、白蜜组成；《圣济总录》治时气、咳嗽、喉痛的地黄煎方，亦以生地黄汁、麦冬、玄参为主，配以芍药、竹叶、贝母、升麻等，其所投自然汁剂量之大，变化之灵活，运用之普遍，可谓从来所无，其后素以清热著称的刘完素在甘寒养阴清热方面的治疗是远不能望宋人项背的。至清代，叶桂遥溯宋人学验，将生地、麦冬、元参、蔗汁、梨皮等广泛应用于临床，吴瑭则定名立方，由是甘寒养阴法遂著称于世，实皆宋人用方之绪余。

在温病的防治方面，特别是对天行温病的预防，庞安时于《伤寒总病论》中专著"避温疫方论"一篇，在《肘后备急方》《千金方》避温方剂的基础上载有辟温粉、雄黄嚏法、千敷散等方，特别是庞氏所列用雄黄涂鼻辟秽解毒之法，对外感温热病的传染途径已有相当认识，对明代缪希雍、吴又可的"邪从口鼻而入"的邪入途径之说具有相当的影响。

宋代医家在晋唐医家对温病机理及证治成就的基础上，随着对温病认识的进一步深入和实践经验的大量积累，在温病的概念上已经完全从伤寒的体系中分离出来；在病因的认识上寒毒致病说、异气致病说、伏热致病说及温毒致病说等学说理论已明确地提出；在病机方面已突破了六经传变的束缚，将四时温毒与脏腑相联系，提出了脏腑温毒的病机理论；在论治方面，已将伤寒与温病加以区分，开始突破了法不离伤寒，方必辛温的框框，确立了辛凉解表治温的原则，清热、解毒、养阴、透斑、开窍的应用已蔚然成风，为金元明清的温病学说的进一步发展起着承前启后的重要作用。

第二节　本草学的发展与繁茂

一、两宋时期本草学发展概况

重视医学事业发展的宋朝廷，十分关注本草的整理和研究。继《新修本草》与《蜀本草》之后，政府曾几次组织学者及著名医家较大规模地展开对本草的辑纂和研究，先后有《开宝新详定本草》《开宝重定本草》《嘉祐补注神农本草》《图经本草》等著问世。个人本草著作之影响较大者，有《重广补注神农本草》《经史证类备急本草》《本草衍义》等，使宋代成为本草著作繁茂的重要历史时期。

自唐显庆四年《新修本草》编定后，经过三百余年，不免文字讹传，卷帙缺残。宋开宝六年（公元 973 年），朝廷深感有必要对本草进行一次全面的整理，诏命刘翰、马志、翟煦、张素、王从蕴、吴复圭、王光祐、陈昭遇、安自良九人负责这项工作，以《新修本草》《蜀本草》为基础，参合陈藏器《本草拾遗》，刊正了一些别名，增加了不少新药，并由马志为之注解，扈蒙、卢多逊等刊定，成书二十卷，书名为《开宝新详定本草》，皇帝亲自作序，这是宋代官方第一次整理本草。

然而《开宝新详定本草》并没有颁行天下，可能因为编写时间仓促，"新定本草所释药类或有未允"，遂于开宝七年（公元 974 年），朝廷又重新诏令翰林学士李昉及刘翰、马志等对该书审核、校勘，并有所增损，定书名为《开宝重定本草》，简称《开宝本草》，新旧药共载九百八十四种，连目录为二十一卷，对过去不确当的一些药物分类，加以调整。如"笔头灰，兔毫也，而在草部，今移附兔头骨之下；半天河、地浆皆水也，亦在草部，今依附土石类之间；败鼓皮移附于兽皮；胡桐泪改从于木类……以类相似从而附之"（《开宝重定本草•序》）。在新增的一百三十四种药物中，有近百种采自前人本草著作，如蛤蚧出自《雷公炮炙论》、仙茅出自《海药本草》、郁金出自《本草拾遗》等，诸如丁香、天麻、乌药、延胡索、没药、五灵脂等，至今为临床要药。《开宝重定本草》成书后，朝廷又把它"广颁天下，传而行焉"，成为宋代的一部官方药典。

迨嘉祐二年（公元 1057 年）二月，宋朝廷又命掌禹锡、林亿、苏颂、张洞等重编本草。历时三年，于嘉祐五年（公元 1060 年）书成，命名为《嘉祐补注神农本草》，简称《嘉祐本草》。重编的原因，掌禹锡说得很清楚"窃谓前世医工，原诊用药，随效辄记，遂至增多，概见诸书，浩博难究，虽屡加删定，而去取非一，或本经已载而所述粗略，或俚俗尝用而大医未闻，响非相事详著，则遗散多矣"（《嘉祐补注神农本草•序》）。关键是在临床实践中积累了不少经验，有的可以补充以前《神农本草经》陈述的疏略，有的更是过去本草所不载而有待增入，因此在距《开宝重定本草》颁行八十余年后，朝廷决定再次整理本草。在《开宝重定本草》的基础上，这次整理大致做了两方面的工作：一是补充注释，二是增加药物。书成凡二十卷，目录一卷。新、旧药共一千零八十二种，其中新补八十二种，新定十七种。名之曰：《嘉祐补注神农本草》，在《嘉祐本草》的编纂过程中，引用了大量文献，引文所涉书籍达五十多种，远胜于《开宝重定本草》，其中的本草著作有《开宝新详定本草》《开宝重定本草》，以及《新修本草》《蜀本草》《吴氏本草》《药总诀》《药性论》《药对》《食疗本草》《本草拾遗》《四声本声》《删繁本草》《本草性事类》《南海药谱》《食性本草》《日华子诸家本草》等十六种。同时还采用了《图经本草》编著时所征集的大量资料，包括许多医家和民间的医药经验。凡补充的文献资料标曰"新补"，而自民间采到的新药则标为"新定"。不少未载于他书的新药，如胡芦巴、海带等，均由太医院诸医广泛讨论并鉴定后补入；书中的按语，则由掌禹锡等亲加。总之，其著作之精审严谨于此可见。

作为规范化的本草学虽已编定，但如何辨识药物的真伪，确定药物的产地等问题不解决，仍不能真实地发挥中药的作用。当时存在一些问题如"名类既多赝伪难别，以酰床当蘼芜，以荠苨乱人参……盖自山野之人随时采获，无复究其所从来，以此为疗，欲具中病，不亦远乎"（《图经本草序》），因此在客观上需要有本草实图与文字同时刊用，以供临床鉴别应用。唐代苏敬等人曾撰有《图经》七卷，但已亡佚不见，故宋朝廷又决定重新编撰《图经本草》，并大规模地在全国范围内展开药物调查，诏令天下各郡县将本地所产药物标本及其结实采集等情况，绘图上报中央，再由苏颂与掌禹锡等人"裒集众说，类聚诠次"，于嘉祐六年（公元 1061 年）编成《图经本草》二十卷。这是继唐代《图经》之后对药物进行辨识、甄别的重要著作，使本草与药物形态结合了起来，在绘图之外，还载有许多关于药物知识的文字，对后世药物图谱绘制有一定影响。《图经本草》载药七百八十种，在六百三十五种药名下绘图九百三十三幅，并详细记载了药物产地、形态、性味、功效，以及不少临床使用经验。据苏颂在该书序言中所说，当时"天下所上绘事上千名，其解说物类，皆据世医所闻见，事有详略，言多鄙俚，向非专一整比、缘饰以文，则前后不伦、披寻难晓"。有鉴于此，遂对丰富而复杂的原始材料严格循名责实。书中引用的文献多达二百余种。

《嘉祐本草》与《图经本草》两书相辅相成，体现了当时的本草学研究达到了一个新的高度。又过了三十年左右，在元祐年间（公元 1086～1092 年），阆中名医陈承考虑到《嘉祐本草》和《图经本草》两书必须有机地结合在一起，才能真正发挥作用，遂将其合而为一，"又附以古今论说，与己所见闻，列为二十三卷，名曰《重广补注神农本草》，并图经书著其说，图见其形，一启帙而两得之"（《重广补注神农本草·林希序》）。这对两书的传播起有推波助澜的作用。

宋代本草学自《开宝本草》到《嘉祐本草》《图经本草》已是博采兼备，成绩斐然，而唐慎微的《经史证类备急本草》出，则使本草学的成就推向了又一个新高峰。

唐慎微（生活在元祐、大观前后）字审元，蜀州晋原人，貌陋言讷，秉性明敏，世代为医，深研经方，一时知名。相传他治病百不失一，不计贵贱，有召必往，虽寒暑雨雪亦不避，得到人们的赞扬和尊重。元祐间被李端伯召至成都，定居行医。唐慎微将《嘉祐补注神农本草》及《图经本草》合为一书，同时把经史百家佛书道藏中有关物品的知识，以及陈藏器《本草拾遗》、孟诜《食疗本草》中的遗漏药物，悉行补入，又将民间许多单方验方亦采集一起，书成三十一卷，目录一卷，载药一千五百余种，六十余万字，书名《经史证类备急本草》，它较全面地反映了北宋时期的药物成就，以个人著作而言，确是难能可贵的。

集贤院学士孙觌命所属官员校正而成于大观二年（公元 1108 年）的《大观经史证类备急本草》成为官定的本草范本。

政和六年（公元 1116 年）重加修订，名之为《政和新修经史证类备用本草》。南宋时，由于北方沦陷，南方不传《政和本草》而只传《大观本草》。然而《大观本草》舛误较多。故在绍兴二十七年（公元 1157 年）医官王继先受命校定而为《绍兴校定经史证类备急本草》，绍兴诸臣在校勘时"考名方三百余首，证舛错八千余字"，新增"绍兴校定"千余条。这是南宋唯一的也是宋代的最后一部药典性本草著作。全书三十二卷，"释言"一卷，共载有一千七百四十八种，新添炉甘石、锡蔺脂、胡萝卜、豌豆、香菜、银杏等六种药物。其书延绵数百年而影响不衰，正如李时珍所说："宋徽宗大观二年，蜀医唐慎微取《嘉祐补注本草》及《图经本草》合为一书，复拾《唐本草》，《陈藏器本草》，《孟诜食疗本草》旧本所遗者五百余种……使诸家本草及各药单方，垂之千古不致沦没者，皆其功也。"

此外，政和六年（公元 1116 年），寇宗奭有鉴于《嘉祐本草》和《图经本草》的排列及释义的疏误，又编撰了《本草衍义》二十卷。他阐述写《本草衍义·自序》书目时说："疾病所可凭者医也，医可据者方也，方可恃者药也。苟知病之虚实，方之可否，若不能达药性之良毒，辨方宜之早晚，真伪相乱，新陈相错，则曷由去道人陈宿之蛊……此书之意，于是乎作。"此书主要是辨识数百味常用药物的真伪，并阐述其对药理的认识。寇氏认为当时书载的一些常用药物仍存有不少问题，有的论理未尽，有的文简脱误，有的因避讳而更名，出现了许多紊乱，于是他经过十余年的搜求访缉，兼取诸家之一说，一一参考事实，然后著成此书，对后世有一定影响，李时珍赞《本草衍义》曰："参考事实，核其情理，援引辨证，发明良多，东垣、丹溪诸公，亦尊信之。"

南宋的个人本草著作还有郑樵的《本草成书》、刘信甫的《新编类要图注本草》、陈衍的《宝庆本草折衷》等。

郑樵，南宋人，生活在南宋绍兴年间，字渔仲，兴化军莆田人，负才傲物，对经史、天文、地理、医学均有研究，居夹漈山，谢绝人事，旋又游名山大川，搜奇访古，知识十分渊博。后为宋高宗赵构所赏识，授右迪功郎、礼兵部架阁等职。郑樵撰《本草成书》共二十四卷，他感到北宋以来本草著作"纷然无纪"，注家虽多，未能划一，于是"集二十家本草，及诸方书所补治之功，及诸物名之所言，异名同状，同名异状之实，乃一一纂附，其经文为之注释。凡草经诸儒异录，备于一家书，故曰成书"（《本草成书·自序》）。凭借他广博的知识，把各种典籍中有关药物治病的经验集中了起来，原《神农本草经》载药三百六十五种，陶弘景据《名医别录》又扩充了三百六十五种，郑樵则又增加了三百六十五种，另又纂三百八十八种，"留之不足取，去之犹可惜"的药物，入于"外类"。郑氏颇着重于《神农本草经》原文的注解疏证，其工作实为明清以降注疏《神农本草经》之嚆矢。

刘信甫，南宋嘉定时人，生平无考，精于医，著有《活人事证方》《新编类要图注本草》等。刘氏所著本草共四十二卷，主要是在《经史证类备急本草》《本草衍义》的基础上，又精绘药图，使人易于辨识，并加以增损和考订。此书是北宋苏颂的《图经本草》之后的又一重要图谱著作。刘氏在该书的题词中说："本草之书，最为备急，世不可阙，旧有《神农图经证类》，极皆漫灭，大则浩博而难阅，小则疏略而不备，图相雕刻而不真，舛误者多，今将是书鼎新刊行，方以类聚，物以群分，附入《衍义》，草木鱼虫，图相真楷，药物畏恶，炮炙制度，标列纲领，瞭然在目，易于检阅。"

除了上述大型的本草著作外，还有其他一些综合性的本草书，其内容新颖，见解精辟，风格独特。比较重要的除以上所说《本草衍义》外，还有《宝庆本草折衷》。

《宝庆本草折衷》为南宋陈衍所撰。陈氏因当时本草书"异同杂糅，泛切混淆"，因而"笃志诠评"，芟繁纂要，在宝庆三年（公元 1227 年）写作《本草精华》一书。后又经二十年实践和反复修订，在淳祐八年（公元 1248 年）定稿，易名《宝庆本草折衷》。此书原二十卷，载药七百八十九种，所引南宋医药学家有艾原甫、张松、陈日行、王梦龙、许洪、刘信甫、吴斑、陈晔、徐兆、李知先、许叔微、陈言等。因而是南宋时期具有较高学术价值的一部本草著作。

在宋代的方书中，往往也有本草内容载入，如《太平圣惠方》卷二"药论"，内容包括论处方法、论合和论服饵、论用药等，还有畏恶相反等，反药、诸疾通用药、服诸药忌、五脏用药等记载。其中"五脏用药"实为后世药物归经学说之滥觞。北宋末的《圣济总录》卷二"叙例"，同样对药物的修制、煎煮等构成论述。又如许洪补入《太平惠氏和剂局方》的"炮炙三品药石类例"，总结了宋代常用的炮炙方法，对一百八十八种药物的炮炙法进行了具体论载。更值得一提的是在南宋之末，还出现了《彩画本草》和《皇宋五彩本草图释注文》，可惜这些彩色药图已经亡佚难考。现存南宋的彩绘本草图谱有明代的抄绘本《履巉岩本草》，书乃嘉定十三年（公元 1220 年）王介绘制。王氏认为"产类万殊，风土异化""真伪相杂，卒难辨析"，于是在临安慈云岭访药采药，绘制了二百零六种药物图，并有文字说明。其中新增了曼陀罗、虎耳草等二十多种。这既是一部当时杭州地区的本草著作，也是现存最古的彩绘药物图谱。

还值得一提的是宋代对于《神农本草经》的研究情况。在南宋时，出现了现知最早的

《神农本草经》辑本——《本草正经》。自唐代以后，《神农本草经》单行本渐渐失传。南宋王炎本着"存古者不忘其初也"的宗旨，据《嘉祐本草》"撷旧辑为三卷"，并对《神农本草经》的内容进行了考证。王氏的《本草正经》在明代尚存，但今已失传。

以上所述，乃是两宋时期本草学术研究的大致情况。表明当时的药物研究已发展到一个新的阶段。

二、"舶来药"与"海上丝绸之路"

宋代，海上丝绸之路成为当时世界上最重要的商路，海上丝绸之路也是宋代对外交往的最主要通道。两宋时期大力发展海上贸易，在沿海港口城市设立市舶司，对外采取一系列优惠措施、对内设立一套激励机制招徕外商，在广州、泉州等外商聚集地设立蕃坊。宋代南至广州，北到吴淞口，沿海众多港口商旅云集，东西方海外交通十分兴盛，宋朝拥有当时世界最先进的航海设备，天文学成就颇高，指南针也被广泛运用于航海。宋代中国海船已能经常远航到红海口的亚丁乃至到东非，往来国家众多，其中大食成为宋朝海外贸易最频繁的国家。伴随着海上丝绸之路经济贸易的繁荣，东西方之间的文化交流也日益频繁，极大丰富了中医药的对外交流。

宋代是我国外来药物进贡最频繁、贸易药物品种数量最多，单品种数量最大的鼎盛时期。据《宋会要辑稿》记载，从宋太祖建隆元年（公元 960 年）至淳熙五年（公元 1178 年）的 218 年间，明确记载阿拉伯各国使节或海商舶来中国进贡药材达九十多次。品种有楝香（滴乳香）、白龙脑、舶上偏桃、千年枣、蔷薇水、象牙、乳香、腽肭脐、珍珠、降香、琥珀、犀角、无名异等。宋政府通过市舶司由阿拉伯人运往非洲等地的中药材达六十多种，如朱砂、人参、牛黄、茯苓、附子、胡椒等，其中牛黄最被重视。

宋代继隋唐之后，中国对外医学文化交流不断加深，尤其是我国与东南亚各国及阿拉伯诸国的往来更加频繁，随之外来药物特别是西方香料药的输入逐渐增多。这些国家使节还常常以大量药物作为礼品，或遣使送来诸多的名贵药材，如犀角、象牙、玳瑁及香料药物等。加之海上贸易的日趋发达，进口药物更是源源不断输入，这些药物品种达三百种之多，其中又以香料药物居多，如乳香、沉香、胡椒、丁香、茴香、安息香、檀香、金颜香、苏合香油、降真香、龙涎香、熏陆香、豆蔻、槟榔、阿魏、荜澄茄、荜茇、良姜、缩砂、桂皮、苏木、没药等，不仅品种多样，而且其数量亦大得惊人，有时一次就达成千上万斤之多。这些药物的输入无疑对中医药的发展有相当的影响。这些香药确有其独到之长处，如有理气和胃、健脾燥湿、芳香开窍、活血化瘀等功效，因此用以治疗脾胃虚寒、脾胃不和、湿困中焦、气滞血瘀、经络痹阻、中风阴闭等证确实卓有疗效。香药的输入逐渐增多，使临床的应用亦随之增加，并且不断普及。在宋代的许多方书、本草书中，记载着大量的有关资料，在众多的方剂中也配有这类香料药，如《太平惠民和剂局方》中的丁沉香丸，由丁香、沉香、木香、丁香皮、白豆蔻组成；生气汤是丁香皮、胡椒、丁香、檀香、干姜、甘草相伍，均以香燥药为主，另有苏合香丸、安息香丸等亦是如此。又如《圣济总录》中的五香汤方，五味全是香药组方，即熏陆香、麝香、木香、鸡舌香和沉香。《全生指迷方》中也有五香散方，其主要药物是木香、丁香、沉香、乳香和麝香。香料药在方剂中的普遍出现，是宋代医方的一种特色，然而因之而产生了滥用的流弊。元代医家朱丹溪针对《太平惠民和剂局方》的方剂中有许多是香燥药组成，因此在其《局方发挥》中对此大加抨击，尤其提醒和告诫人们，对香燥药不能"多服、常服、久服"，因这些辛香刚燥之剂，有耗津、劫液、伤阴、助火之弊，过用则极易造成人体阴液匮乏。应该看到在丹溪之前，宋代的一些有识之士也早就看到了这一问题，如张锐在《鸡峰普济方》中指出，临床所见五脏焦枯，血气干涸之病证，常为燥热药用之不当所致。南宋杨士瀛对滥用麝香、龙脑等香药亦有微词异议，说："每见发热发搐，辄用脑、麝，……视之为常，惟其不当用而轻用，或当用而过用之……或当用而不可无之，亦须酌量勿过剂。"说明在当时，医家对辛香药物的使用已有了新的认识。

朱丹溪的《局方发挥》批评《太平惠民和剂局方》多用辛燥之药，然而综览宋人医方，却实际上大量地运用甘寒养阴之品，尤其多用新鲜药汁，这是晋唐遗法的进一步发展。如在北宋初年的《太平圣惠方》治肺壅热极，肺胀喘，吐血不止，方用生藕汁、生地黄汁、刺蓟根汁、牛蒡根汁、生姜汁、生蜜。另有枸杞子煎方，由枸杞子汁、地黄汁、麦门冬汁和其他药物组成。在《圣济总录》中有生藕汁饮方，由生藕汁、生地黄汁组成。张锐的《鸡峰普济方》亦载录生地黄煎方，用以治疗热病，心胸烦热，口干之症，方由生地黄汁、生瓜蒌根汁、生麦门冬汁、生藕汁，以及蜜和酥组成。在严用和的《济生方》中有大苏饮（大苏汁、生地黄汁），治疗吐血或呕血，这些由药汁配伍的方剂，多用以治疗发热、烦热、烦渴、燥热，或吐血、衄血、呕血等证。在《全生指迷方》等医书中，还往往将药汁与其他药相合成方，如以黄连末与新栝楼根汁相伍治疗胃中燥热；还有用绿豆汁治消渴，并常将黄精汁、百部汁、梨汁、薄荷汁、生姜汁与他药相配。这些植物药大多具有清热生津、凉血止血之功，不经过煎煮烧制，而直接榨取新鲜药汁，取其自然之性，使药物更易发挥其功效。这种取自然药汁之法在宋代已较为广泛应用于临床，比之后世处方中甘寒养液药物的运用，实有过之而无不及。由此可见，如果认为宋代的方药偏于辛温香燥，这无疑是一种简单的论断。

三、现存的重要本草著作

《经史证类备急本草》（三十一卷，目录一卷）　北宋唐慎微（一作唐谨微，字审元）撰。约成书于北宋元丰五年（公元 1082 年），简称《证类本草》。成书后未曾刊印。北宋大观二年（公元 1108 年）仁和县尉管句学事艾晟奉集贤学士孙觌之命校正，并作增补，更名《经史证类大观本草》（简称《大观本草》）刊行于世。补订本基本保持《证类本草》编写体例和收载药数，而在各药条下增入药论、附方等内容。该书在宋《嘉祐本草》基础上予以扩充、调整，并并入《本草图经》。前两卷为序例，卷一增"雷公炮炙论序"，卷二诸病通用药部分增补若干药名与病名；后二十九卷载药一千七百四十四种，分玉石、草、木、人、兽、禽、虫鱼、果、米谷、菜等部，以及有名未用、《神农本草经》和《图经》外药等。每药首列药图，次为《嘉祐本草》文，再次为《图经》文，增补内容，主要有"雷公曰"、附方等。书中资料丰富，除引录《嘉祐本草》《本草图经》全部内容外，又搜罗了本草、方书、经史、笔记、地志、诗赋、佛书、道藏等二百四十三种书籍中有关药物资料，保存了大量现已散佚的文献内容，增添《嘉祐本草》未收药物四百七十余种，其中包括历代本草所载而被遗漏者及该书增添的八种。在阐述药名、药性、功能、主治、形态、采收等内容以外，进一步阐明药物归经理论；补入二百八十多种药物的炮制方法；收载附方三千余首、方论一千余条，另绘药图。是书体例严谨，分类系统，层次分明，先后有序，清晰地展现了历代本草发展脉络。该书原为个人编撰，后经修订，成为地方官刊《大观本草》，继又以朝廷名义编订成《政和本草》、《绍兴本草》刊行，之后又派生出《重修政和本草》《新编证类图注本草》，不仅影响及于元、明两代，而且流传至日本、朝鲜，在《本草纲目》问世之前近五百年间一直为研究本草学之范本，占有极为重要的承前启后的历史地位。《本草纲目》给予高度评价："使诸家本草及各药单方垂之千古，不致沦没，皆其功也。"

《彰明附子记》　北宋杨天惠（字佑父）撰。约成书于北宋元符年间（公元1098～1100年）。杨氏任彰明县令，曾亲自考察该县附子产区，进行调查，著成该书。书中介绍附子的引种、耕作方法、生态环境、品种、品质、功能和炮制。为我国较早的单味药物专著。李时珍称"读之可不辨而明"。

《大观经史证类备急本草》（三十一卷，目录一卷）　北宋艾晟据《经史证类备急本草》补订。初刊于北宋大观二年（公元1108年）。简称《大观本草》，重刻本标为《经史证类大观本草》，或作《经史证类大全本草》，简称《大全本草》。基本保持原书编写体例及收载药数，仅在各药条下增入药论、附方等内容。如摘取陈承《重广补注神农本草并图经》药论四十四条，冠以"别说"，入于各药之后；增补自家注说与单方，附于引文之末。

《本草衍义》（二十卷）　北宋寇宗奭撰。成书于北宋政和六年（公元1116年）。《郡斋读书后志》以《本草广义》著录；柯逢时影印该书跋称：当名广义，迨庆元（公元1195～1200年）时避宁宗讳，乃改"广"为"衍"。成书后，曾送太医院"看详"，宣和元年（公元1119年）其侄寇约校勘后镂板印行（今已佚），在金地与南宋均有流传；南宋时，许洪等编《新编类要图注本草》将其与《大观本草》合编；金人张存惠又将内容逐条散入《政和本草》相应药物项下；明代以降，张存惠刻本翻印者甚众。此书一至三卷为序例，分别叙述本草源、该书起源、药物性能、修治及临床验案；四至二十卷收药四百六十七种，附三十二种，不标部别，每卷一类，排列顺序与《证类本草》大致相同，唯米谷类药物置于最后，且不收"有名未用药"。各药不分设项目，以类似笔记形式阐述，内容广泛，涉及产地、形态、采收、鉴别、炮制、制剂、性味、功效、主治、用法、禁忌等，每药各有侧重，多为此前本草未备之言。在医学理论方面，提出治病要先明八要（虚、实、冷、热、邪、正、内、外），继乃望、闻、问、切。认为疾病所可凭者，医也；医可据者，方也；方可恃者，药也。这一理论可视为四诊八纲、理法方药的较早归纳。在药性理论方面，指出凡称气者是香臭之气，其寒、热、温、凉是药之性，这一改气味为性味的主张获得后世普遍认可。在辨别药物性能方面，指出苍术气味辛烈，白术微辛苦而不烈，平胃散之类，苍术最为要药；葶苈子行水走泄为用，《药性论》不当言酸，对后人应用有所启迪。在用量方面，强调应结合年龄、体质、疾病新久斟酌用量。在辨识药物方面，指出真伪优劣，如称常山形如鸡骨者佳。在炮制方面，记录了用升华法精制砒霜、用结晶法精制芒硝等。此外，主张正确运用人工冶炼之化学药品，极力反对方士长生不老之妄说，并在水银、丹砂、石硫黄等药下列举服食后严重不良后果。该书的科学成就及其对医药的重大贡献，使之在本草史上占有较为重要地位。元代医家朱丹溪即在此书基础上加以发挥，著成《本草衍义补遗》。《本草纲目》引用该书很多内容，称其"参考事实，核其情理，援引辨证，发明良多"。日本冈西为人认为其在开拓、解释药效这一新领域中，独著先鞭。

《新编证类图注本草》（四十二卷，序例五卷，目录一卷）　原题北宋寇宗奭撰，许洪校正，目次之首又列刘信甫校正。成书年代不详。又名《新编类要图注本草》《类编图经集注衍义本草》、《类要图注本草》、《图经衍义本草》。此书内容实为《大观本草》《本草衍义》两书合编的删节本。其中药物和药图数有删减，正文亦有删节，所删药物，尤以"陈藏器"条删除最多。日本丹波元胤《医籍考》将该书与张存惠《重修政和本草》相较后，认为皆是"《证类本草》中附以寇氏《衍义》者……然存惠之书于《政和》原文无所节略，信甫之书则颇加芟汰，二书体裁自异"。

《绍兴校定经史证类备急本草》（三十一卷，目录一卷）　南宋王继先等据《大观本草》校定。成书于南宋绍兴二十九年（公元 1159 年）。简称《绍兴本草》《绍兴校定本草》。明代《永乐大典》曾引用该书，现存《绍兴本草》十七条（药）；《本草品汇精要》亦引七条（药），此后其书在国内失传。日、美等国藏有抄本，日本多达二十六种，但多属节抄，各抄本在药物品种、数量及药图形式、数量等方面互有差异。此书为《大观本草》删补本，药图本于旧绘，文字删节较多，注文则远多于《政和本草》。我国现有日本神谷克帧抄本十九卷，载图八百零一幅，文字六万余，药物按《本草纲目》编排顺序重组，正文中有三百五十一种药物出现"绍兴校定"注文，新增炉甘石、锡蔺脂、豌豆、胡萝卜、香菜、银杏六药，标以"绍兴新添"，分别阐明性味、功能、主治、采制、产地等。虽然，陈振孙《直斋书录解题》称该书"每药为数语，辨说浅俚，无高论"，《本草纲目》亦从之，然而其书对《大观本草》所载药性寒热补泻作了校定，且纠正了附方和某些药物的论述错误，并归纳了一些常用药的功用主治，阐述当时用药实际情况，不仅对临床具有指导作用，而且体现了其独自的学术见解，实是一部代表南宋初期药学水平的重要文献。

《（增广）和剂局方用药总论》（三卷）　南宋许洪编，陈师文等校正。成书于南宋嘉定元年（公元 1208 年）。卷上论处方、合和、服饵、用药、畏恶相反、服药食忌、炮炙，卷中论中风、伤寒、瘴疟、伤寒十劝，卷下论诸气、痰饮咳嗽、诸虚、积热、泻痢、痈疽、妇人及小儿诸疾。

《履巉岩本草》（三卷）　南宋王介（字圣与，号默庵）编绘。成书于南宋嘉定十三年（公元 1220 年）。著者认为产类万殊，风土异化，药物有"甲名乙用，彼是此非"，而医者又不能"中历而目周"，况"真伪相杂，卒难辨析"，遂调查临安慈云岭附近可供药用之植物，编绘成书。据考证，该书系杭州地区的一本地方本草。载药二百零六种，实存二百零二种。不分类，一药一图，先图后文。药图是该书主要特色，取材于山野实物。所收药物虽不多，但新增曼陀罗、虎耳草等二十余种药物，多前所未述。王氏之图绘精美逼真。文字部分主要载药物性味、有毒无毒、功效主治、妊娠禁忌、单方及别名等。该书为现存最早的彩色药谱，对本草药用植物考证有很高价值。

《宝庆本草折衷》（二十卷）　南宋陈衍（字万卿，号丹丘隐者，人称陈隐君或冰翁）撰。初稿成于南宋宝庆三年（公元 1227 年），题名《本草精华》；定稿于淳祐八年（公元 1248 年），易为现名。约在宋末刊行，元代曾在浙江一带流传。现残存十四卷，不足原书四分之三。卷一至卷三相当于总论。前两卷总题为"序例萃英"，分列专题，阐述本草发展及要籍介绍、业医之道（医德）、得养之理、辨药之论、制剂之法、服食禀受之土、女人之科、解药食忌之方、名同实异之分等；此后又列"逢原记略"专篇，论述二十四项用药大法。卷三列"名医传赞"和"释例外论"两篇，前者记载十一位医家，后者介绍该书凡例和资料来源。卷四至卷二十，载药七百八十九种（实存五百二十三种），分玉石、草、木、人、兽、禽、虫鱼、果、米谷、菜部及外草、木蔓等类；各药正文节录前人本草载述，后附"续说"，为作者见解及增补资料，今存二百零九条。卷二十末附"群贤著述年辰"，为宋代十二部本草著作解题。该书在正文和续说中，补充了大量药物资料和南宋诸名医的用药经验，所引证的医书本草，有不少已经佚散，故具有较高文献价值。此外，书中还反映了陈氏个人辨药、用药的丰富经验。

《本心斋蔬食谱》简称《蔬食谱》，（一卷）　南宋陈达叟编。成书于南宋景炎元年（公元 1276 年）。书载啜菽、羹菜、贻来（小麦）、玉延（山药）、琼珠（圆眼干荔）、玉版（笋）、雪藕、炊栗、煨芋、采杞、甘荠、绿（豆）粉、紫芝等二十种蔬食品。每品下记述加工方法及附十六字赞词。

第三节　医方著作的大量辑著

在宋代，不论官方或临床医家，都十分重视整理、总结治病经验，潜心编著医方，使方书得到了进一步的发展。官方制定编写的方书，其收罗广博，内容丰富，卷帙浩瀚，而医家个人撰著的则大抵简要朴质，往往是亲身治验的记录。

一、宋初的《神医普救方》和《太平圣惠方》

早在北宋初，贾黄中受诏于崇文院编录医书。雍熙三年（公元 986 年）十月，与宗讷、刘锡、吴淑、吕文仲、杜镐、舒雅等撰成《神医普救方》一千卷，目录十卷。这是宋代医方书中规模最大的著作。如此浩瀚的卷目，在历史上仅次于隋朝的《四海类聚方》（二千六百卷）。然而此书亦未能流传，殊为可惜。

宋太宗赵炅，素留心医术，得要方千余首。太平兴国三年（公元 978 年）诏医官院征集经验方，医家竞进家传方书，合计有万余首之多。太宗遂命王怀隐、王祐等校正编类，集为《太平圣惠方》百卷，凡一千六百七十门，计一万六千八百三十四方，每门之前据隋代巢元方《诸病源候论》有关论述冠其首，并对疾病和治疗进行分析。淳化三年（公元 992 年）书成后，先赠宰相李昉、参政黄中沆、枢臣仲舒准，后颁行天下。赵炅亲为之序云："朕昔自潜邸，求集名方，异术玄针，皆得其要，兼收得妙方千余首，无非亲验，并有准绳，贵在救民，去除疾苦。并遍于翰林医官院，各取经乎家传应效药方，合万余道，令尚药奉御王怀隐等四人，校勘编类，凡诸论证，并该其中，品药功效，悉载其内。凡候疾之深浅，先辨虚实，次察表里，然可依方用药，则无不愈也。"

《太平圣惠方》的内容包括诊法、用药、脏腑证治、伤寒、时气、热病、风病、劳疥、五官诸病、解诸毒、头发诸病、内科杂病、外科诸病、妇产诸病、小儿诸病、服食丹药、食治补益和针灸。书当收辑了许多古佚医书，惜均未证明出处。

《太平圣惠方》由朝廷召集全国名医编纂而成。历时约十四年（公元 978～992 年），卷帙浩繁，内容丰富。该书在隋代《诸病源候论》、唐代《千金方》及《外台秘要》等著作的基础上有了很大的提高，从而进一步上升到规范化医学全书的高度。

然而《太平圣惠方》的编写始自太平兴国三年（公元 978 年），距五代十国末（公元 961 年）仅十余年。从《太平圣惠方》的内容来看，虽然不少资料出自《千金方》、《外台秘要》，但又补充了大量新鲜的内容。这些新增的内容，虽然也可能包括宋初十多年中的医学成就，但绝大部分应该是中晚唐及五代十国医学成就的积累和总结。而且这是毫无疑义的。当然，《太平圣惠方》也是集中反映宋初医学学术水平的代表作品。虽然，它所记载的主要是各种病症的种种方剂，但对于论证品药，以及候疾辨证方面也颇多论述和阐发，故绝不能仅以一般方剂著作视之。

《太平圣惠方》在淳化三年撰成后刊印颁行于国内。绍圣三年（公元 1096 年）国子监又刻作了小字本行世（见《脉经》牒文），但以上两种版本均佚。南宋绍兴十七年（公元 1147 年），福建路运转司再次刊行，但后世也极罕见。事实上，《太平圣惠方》颁行于州部，却并未起到应有的作用，这正如南宋时蔡襄所说："《太平圣惠方》诏颁州郡，传于吏民，然州郡承之，大率严管钥、谨曝凉而已，吏民莫得与其利焉。"因而，在北宋庆历六年（公元 1046 年），何希彭选辑为《圣惠选方》六十卷。

何氏所选方有六千零九十六首，较之《圣惠方》精简得多。

此外，又有无名氏的《圣惠经用方》一卷，显为著者临床经用者。

二、《圣济总录》和《太平惠民和剂局方》等著作

迨北宋末年，宋徽宗又组织了大量人力，编写成又一本辉煌医学巨著——《圣济总录》。书凡二百卷，约二百万言，载方近二万，但实也是一本理法俱全的综合性医著。《圣济总录》成书于政和间（公元 1111～1118 年），后遭靖康之难，镂版虽成，未及颁布，故宇内不传，南宋未见。及金世宗大定（公元 1161～1189 年）中得以再刻，三刻于元大德（公元 1297～1308 年）。

宋徽宗崇尚医学，笃信运气，并期藉此书以颂扬其德，流传后世。但另一方面，医界也确实存在着不少流弊，主要是庸医不精研医学理论，但凭症给药，颇多误治。因此，在客观上须要用正确的医学理论和切当的治疗方剂来纠正这些谬误。这正如宋徽宗在此书序中所说："悯大道之郁滞，流俗之积习，斯民之沈痼，庸医之妄作，学非精博，识非悟解，行五之数，六气之化，莫索其隐，莫拟其远，曰寒曰热，寒热之相搏，差之毫厘，失以千里，而有余者益之，不足者损之，率意用法，草石杂进，夭枉者半，不胜叹哉！"

《圣济总录》的内容包括运气、用药及治法、风痹寒喝、疟等外感诸病，脏腑诸病，内科杂病，五官及咽喉诸病，外科诸病，妇人妊产诸病、小儿诸病、乳石、补益及食治、针灸、符禁和神仙服饵。

《圣济总录》的特点之一是重视理论，强调以理论指导临床实践。元大德四年（公元 1300 年）该书三版时，焦养直在序中有这样评价："逐病分门，门各有方，据经立论，论皆有统，盖将使读之者观论以求病，因方以命药，则世无不识之病，病无妄投之药。唯法有逆从，治有先后，在乎智者择其所当，从其所宜而已。究而言之，实医经之会要，学者之指南，生民之司命也。"由此可见，如果认为宋代医学重方药而轻理论，则是犹须商榷的。当然宋前医著阐述理论的形式与金元后不同，前者往往全面论述，让学者自己去领略其中要妙，而后者则每每专题发挥，使读者易于接受，然其两者各有利弊。前者之利在于全，其弊在于难得其隐旨；后者之利在于明，其弊在于易蹈门户之见。

《圣济总录》的特点之二是治方精奇，寓意深奥，如清代休宁程林在《圣济总录纂要·凡例》中所说，"是书方法深奥，博学究心者才能领会，如虚劳紫雪方有追摄义，霍乱青金

散有劫夺义，热痢黄连汤有反佐义，用之皆取效如神。至若调七伤，平五志，攻六气，理三因，方中有参、附而用硝、黄者，有桂、附而用芩、连者，必须熟读古人方经，庶几领会方法之妙也"。其方之所以能不同凡响，结构巧妙，用药不拘乃是关键，这与继承了晋唐方书的遗意是分不开的。程氏又说："是书成于北宋，其时四大家（刘完素、张从正、李杲、朱震亨）无一切活套应时方法，医家遇沉疴痼疾，疑难奇异等证，用时方而不奏效，良工亦束手者，是书有神方也。"他一面推崇《圣济总录》，一面对金元四子不无微词。总之，《圣济总录》无后世套方痕迹，全在医者明理择方，而收佳效。

如果说，《太平圣惠方》代表了北宋的医学学术水平，那么《圣济总录》则代表了北宋末的学术发展水平。比较这两部"国家级"医学巨著的具体内容，不难看出在北宋建隆元年至靖康二年（公元960～1127年）这168年间，其医学发展的成就是十分可观的。

在宋代还出现了官药局的著作。这些著作属于"御药院""太医局"的一种成药处方书籍。

北宋太宗朝将内府供奉皇族的用药机构"尚药局"改称为"御药院"。当时曾撰《御药院方》一书。其作者及卷数均不详。唯有十余条佚文见于《证类本草》中。

《太平惠民和剂局方》，简称《局方》。是太医局编撰的一部熟药处方配本。此书在宋代曾多次修订，书名也几经改易。

熙宁九年（公元1076年），太医局始设熟药所于京师。元丰中，太医局进一步征集全国验方，制药出售，并编成《太医局方》十卷刊行。

崇宁二年（公元1103年），京师熟药所扩建为七个药局，其中包括"修和药所"（即"和剂局"）二局，卖药所（即"惠民局"）五局。

大观初（公元1107～1108年），尚书库部郎中陈师文鉴于《太医局方》刊行后"未经考订，不无舛讹"，影响制药及疗效。因而组织医家进行修订改编，共撰为五卷，目录一卷，改名为《校正和剂局方》。书中各种成药方分二十一门，共二百九十七方。陈师文在校刊此书时，还附刊《图经本草药性总论》三卷。其书节录《嘉祐本草》中四百二十三味药物。配合《局方》，以供参考。另还附刊《炮制总论》一卷。

南宋时期，《局方》一书又有多次修订和补充。

绍兴十八年（公元1148年），太医局熟药所改名"太平惠民局"。绍兴二十一年，南宋各州均有惠民局设立。同时，国子监将《局方》修订刊行，改名《太平惠民和剂局方》。此书初为五卷，但分别在各门中新增若干成药处方，标明"绍兴续添"。

此后，有"吴直阁"者，再次选用名家医方，增入《局方》中，其新添诸方标明"诸家名方"。

嘉定元年（公元1208年），太医助教许洪又将各地医局的经验药方补入各门，题曰"续添诸局经验方"。同时，许洪还另撰《和剂指南总论》三卷，其内容为药物总论，包括炮炙及用药法等。

宝庆间（公元1225～1227年），太医院又作增修，在各门内记以"宝庆新增方"。

淳祐间（公元1241～1252年），又有"淳祐新添方"，同时将原书各门合并为十四门。

南宋末年，又有医家（佚名）成《增注太平惠民和剂局方》十卷，新增"笺解"。

至此，《局方》的修订方告结束。此后的刊本多以此为据而成为定本。

《局方》对当时社会产生了巨大的影响，与其说它是一部重要医书，不如称它为国家颁布的医方典更妥当。它简明扼要，切合实用，被社会所一致公认，书中载有不少良方，如三拗汤、逍遥散、华盖散、至宝丹、紫雪丹、苏合香丸、四君子汤、四物汤等，成为后世临床普遍采用的有效名方，后之许多医方以之为本。对中医方剂学的发展影响尤大。

元代朱震亨曾专门撰《局方发挥》批驳辨正，谓其方多数辛燥，劫伤阴血，非阴虚所宜。究其实，则乃后人离开了辨证论治的前题，不察阴阳寒热，滥用《局方》中燥烈之剂，其责任不在《局方》，而咎在后人之不明，正如后世张海鹏在《局方》的跋中所说："要之，此书虽有朱丹溪辩驳，然当时精集群方，几经名医之论定，献于朝，行于世，所谓得十全之效，无纤芥之疑者，苟非实有足以惠民，岂竟为纸上空谈以误世哉?"这个评价是颇为客观的。

宋代以后，《局方》有不少刊本，在国内外产生很大影响。14~15 世纪前后，相当于日本的仓至室町时代，《局方》在日本曾经风靡一时，对其医学的影响也是很大的。

三、丰富多彩的各家方书

在两宋时期，更多的则是医家、学者辑集的各种方书，这些方书丰富多彩，可惜存世者少，亡佚者多，究其原因，必与当时刊印量不多，且又屡经刀兵水火的缘故。

据文献记载，在私家方书中，曾有一些经朝廷或地方官颁示推广，对当时医药学的普及起有一定的作用。如《集验方》《庆历善救方》和《赣州正俗方》等，均属这类著作。

《集验方》（一卷） 宋代陈尧叟撰。陈氏曾任工部员外郎、广南西路转转运使。岭南风俗，病者祷神不服药，因而将所著《集验方》刻石于桂林驿。北宋天禧二年（公元 1018年），真宗出《集验方》以示辅臣，并作序纪其事。命有司刊版，赐广南官，并分给天下。

《庆历善救方》（一卷） 庆历八年（公元 1048 年），仁宗因南方病毒者乏方药，为颁《庆历善救方》。书载福州狱医林士元治蛊毒方，并令国医类集附益他方而成。

《简要济众方》（五卷） 宋代周应撰。北宋皇祐间，仁宗令太医简括《太平圣惠方》的重要方剂。于皇祐三年（公元 1051 年）颁下诸道，命州县长吏按方剂救民疾。此书所载方剂，唐慎微、刘完素等均曾引用。《局方》平胃散出于是书。其他方剂，也多可资应用。

《赣州正俗方》（二卷） 宋代刘彝（字执中）撰。刘氏为两浙转运判官，知虔州。以虔俗信巫，不事医药，因而撰《赣州正俗方》以教之。并斥淫巫三千七百家，使以医易业，其俗遂变。

然而以上三书，俱未能流传于世。除此之外，其他方书有葛怀敏《神效备急单方》（一卷）、阎孝忠《重广保生信效方》（一卷）、谭永德《殊圣方》、宋道方《全生集》、郑樵《鹤顶方》（二十四卷）、何偁《经验药方》（二卷）、李朝正《备急总效方》（四十卷）、李观民《集效方》（一卷）、亡名氏《校正注方易简方论》（一卷）、卢祖常《续易简方论》（五卷）、施发《续易简论》（六卷）、徐若虚《易简归一》、夏德懋《卫生十全方》（十三卷）、亡名氏《中兴备急方》（二卷）、陈㧑《手集备急经效方》（一卷）、余纲《选奇方》（十卷）、胡元质《总效方》（十卷）、王执中《既效方》、张松《究原方》（五卷）、释文宥《必效方》（三卷）、黎民寿《简易方论》（十一卷）等。

上述方书也多亡佚，但另可在有关文献中，约略知道其他一些佚书的情况。

《箧中方》（一卷） 宋代钱惟演撰。载苏合香丸等方，其注云：此药本出禁中，祥符中，尝赐近臣。

《药准》（一卷） 宋代文彦博撰。采仲景、《外台秘要》《千金方》及诸家经验方若干，并加注，以备处治。文氏认为依本草立方，则用之有准，故称其书为《药准》。

《神巧万全方》（十二卷） 宋代刘元宾撰。其书方药采诸《太平圣惠方》者十居七八，多可施用。其论述亦原本古人，间加己见。至如其举伤寒各治，辨中风诸证，最为赅备，颇有发明。但世久失传，元、明诸家亦少有征引者。日本丹波元坚尝在《医方类聚》中录出，虽未复旧观，然大要略具。

《灵苑方》（二十卷） 宋代沈括撰。赵希弁谓"本朝士人如高若讷、林亿、孙奇、庞安常，皆以善医名世，而存中尤善方书。此中所载，多可用"。

《医准》（一卷） 宋代杜禾撰。书记平生治人用药之验，如记郝质子妇产四日，瘛疭戴眼，弓背反张，壬以为痉病，予《千金方》所载大豆紫汤、独活汤而愈。

《治风方》（一卷） 宋代张丰撰。张氏从苏轼学，为官，坐元祐党落职。所著《治风方》凡三十方。

《古今录验养生必用方》（三卷，一作十六卷） 宋初虞世撰。其序谓："古人医经行于世者多矣，所以别著书者，古方分剂，与今铢两不侔，用者颇难。此方其证易详，其法易用，苟寻文为治，虽不习之人亦可无求于医也。"初氏名士，以医名天下公卿争邀之。所集《古今录验养生必用方》中尝戒人不可妄服金虎碧霞丹吐剂。

《主对集》（一卷） 宋代庞安时撰。庞氏尝著《验方书》（一卷）、《庞氏家传秘宝方》（五卷），俱佚。又"观草木之性，与五脏之宜，秩其职任，官其寒热，班其奇偶，以疗百病，著《主对集》一卷"（《宋史·本传》）。

《通神论》（十四卷） 宋代杨康候撰。杨氏尝撰《护命方》（五卷），已佚，又以岐伯语五运六气以治痰病，后世通之者唯王冰而已。然犹于变迁行度，莫知其始终次序，故著此方论。此书阐发五运六气，叙病裁药，错入针艾之方。

《鹤顶方》（二十四卷） 宋代郑樵撰。郑氏《夹漈遗稿·上皇帝书》曰："以方书之所得者，作《鹤顶方》，作《食鉴》，作《採治录》，作《畏恶录》。"

《编类本草单方》（三十五卷） 宋代王俣撰。王氏官工部侍郎。尝取本草诸药条下单方，以门类编之，凡四千三百有六方。其书始于服饵，终于妇人、小儿、杂疗法俱备，条分类别，一阅可见。

《大衍方》（十二卷） 宋代孙绍远撰。书载当预备之药四十九种，故名"大衍"，所在易得者不著，而将诸方附于后。

《陆氏续集验方》（二卷） 宋代陆游撰。唐陆贽尝著《陆氏集验方》。陆游游宦四方，所获医方亦以百计，择其尤可传者，称《陆氏续集验方》。书载于淳熙七年（公元1180年）。

《叶氏录验方》（三卷） 宋代叶大廉撰。《叶氏录验方》原为大廉先世所传。大廉复从方书中传写甚富。乃录其已验之方，略分门类。李景和跋谓"如治伤寒神授解肌汤、补心七宝丹等药，皆有奇效……居民间值时气，辄施解肌汤为剂，动以数十斤许，服者无不立愈"。

《家藏集要方》（二卷） 宋代方导撰。方氏以数十年家藏名方之得效者，与一二良医是正，分门编类，以备检阅。书成于庆元三年（公元1197年）。

《金匮歌》 宋代王朝弼撰。王氏取诸医书，研精探索，辨证察脉，造神入妙。因自撰为方剂，括为歌诗。文天祥为之作序。

所幸除以上亡佚方书之外，两宋时期的大型方书《太平圣惠方》和《圣济总录》，以及不少名家著名方书也能流传至今。

在北宋时期，有王衮的《博济方》，史堪的《史载之方》，孙尚的《传家秘室脉证口诀并方》，董汲的《旅舍备要方》《脚气治法总要》，苏轼的《圣散子方》，郭思的《千金宝要》，王贶的《全生指迷方》，以及沈括的《良方》和《苏沈良方》。在南宋，则有张永的《卫生家宝》、许叔微的《普济本事方》、张锐的《鸡峰普济方》、洪遵的《洪氏集验方》、陈言的《三因极一病证方论》、杨倓的《杨氏家藏方》、朱端章的《卫生家宝方》、叶大廉的《叶氏录验方》、吴彦夔的《传信适用方》、王硕的《易简方》、王璆的《百一选方》、郭坦的《十便良方》、温大明的《海上仙方》、刘信甫的《活人事证方》、魏岘的《魏氏家藏方》、许国桢的《御药院方》、施发的《继易简方论》、严用和的《严氏济生方》及滕伯祥的《走马急疳真方》等。这些为数较多的各家方书，无不各具特色，不仅议论各有见地，且其所载医方也相当丰富多彩，其中所蕴含的十分精辟的各家学说，对中医学术的发展起到了十分重要的推动作用。

四、围绕《易简方》的学术争鸣

在南宋时期，有不少方书是针对王硕《易简方》而著作的。实际上这是对王氏方书或褒或贬的一场学术争鸣。这一学术事件，在历史上也是比较特殊的。

《易简方》（一卷） 宋代王硕辑著。王氏字德肤，学医于陈言，后奉承相葛公之命著成此书，因之其名大振。

由于历来方论多不胜举，如《太平圣惠方》等更是卷帙浩繁，载方难数，致令一般用方者有无所适从之感，故方书的删繁就简已成迫切需要。于是不少医者多从易从简，王氏的《易简方》更是如此。他认为："自古方论不可胜记，用之者难免惑于治法之众多，故莫若从事于简要，故取常用之方，凡一剂而可以外候兼用者，详著其义于篇，庶几一见而知。纵病有相类，而证或不同，亦可均以治疗。"因之，就选取陈言《三因方》及其他名医要方三十首，各有增损，备㕮咀生料三十品，及市肆常售丸药十种，以供治疗仓卒之病、易疗之疾。至于复杂难医的各种病证则不在其内。其做法迎合了客观需要，而引起了社会的很大反响。刘辰翁《须溪记钞·济庵记》记述当时的情况说："自《易简方》行，而四大方废，下至《三因》《百一》诸藏方废，至《局方》亦废。亦犹《中庸》《大学》显，而诸传义废，至《诗》《书》《易》《春秋》俱废。故《易简方》者，近世名医之薮也；四书者吾儒之《易简方》也。"刘氏将其比作儒家的"四书"。医家的方薮，可见其曾广泛流传，盛极一时。

在王氏《易简方》盛行之后，又陆续出现了《校正易简方论》《续修易简方论》《续易简方论》《易简归一》，以及《易简绳愆》等书，以及诸家方书的著作，实是围绕着《易简方》的一场学术争议。其中补阙增修者有之；辨论完善者有之，而纠剔攻驳者更有之，在其中不乏中肯的议论。

《校正注方易简方论》（一卷） 无名氏校注。该书将王氏《易简方》重加校正，并补阙漏者二十余段，如降气汤、论症气之类；又在所举《局方》药后，补注其方于下，计有小续命汤等三十余方。至于市肆药丸不曾备载治疗修合之法，则并该载其法，略无差阙，总之，此书较《易简方》更为完备。

《增修易简方论》（又称《增损易简方》《增品易简方》）　宋代孙志宁撰。此书也是对王氏《易简方》的一种补充完善。

《续易简方论》（又名《易简方纠缪》）（五卷）　宋代卢祖常撰。其自后序称："习《易简》简要为师，借法而求食也，重命君子欲服《易简》简要之药，敢请以《纠缪》参之。"故此书虽称"续论"，实为"纠谬"。卢氏不仅攻击《易简方》，且对孙志宁的《增修易简方论》也深为不满。卢氏曾说："窃见孙志宁《增修易简》，已自是拈起王硕，淬砺旧剑；及增撰《简要》，又复是推过李子建，掘凿新坑。倘见而不与匣与剑，平其坑，则戕陷人无尽期矣。"可见卢氏贬王的态度十分激烈，而对孙氏亦大为不满。因之，丹波元胤《医籍考》说："是书于王氏并志宁二家逐仲纠剔，不遗余力，毒詈之甚，非为续述者。"

《续易简方论》（六卷）　宋代施发（字政卿）撰。此书与卢氏书同名。其题词曰："王德肤作《易简方》，大概多选于《三因》，而附以他方增损之。今世士大夫孰不爱重，皆以为治病捷要，无逾此书。但其间有失点勘，未免大醇而小疵。予与德肤，早岁有半面之好，非敢求多之也，特以人命所关，不容缄默，于是表而出之。予岂好辨哉？"另后序又说："医家著书，立言以贻世，而脉理精微，难以遽解，要当明示其虚实冷热之证，使人易于适从可也。王氏此方名曰'易简'，士大夫往往以便于观览，故多用之，然其于虚实冷热之证无所区别，谓之为简，无乃太简乎？此予续论之作，所以不能自己也！"

《易简归一》　宋代徐若虚撰。徐氏取王硕、孙志宁、卢祖常、施发四《易简》方论，归而为一，使其论述更为缜密，其方剂亦更加赅备。吴澄在《易简归一》序中认为，王氏"《易简》三十方，盖特为穷乡僻原，医学不便之地，一时救急而设，非可通于久远而语于能医者流也，是以不免于容易苟简，其所以来施、卢之攻也宜。且加疟痢之证病源不一，治法自殊。世有执无痰不成疟，无积不成痢之说，而概用一药者，或验于甲而不验于乙的，人但咎其药之不灵，而孰知由其辨之不明哉……德肤局以四兽、断下二药，岂可不笑也耶？德肤以来，增补其书者凡三，曰孙、曰施、曰卢。豫章徐若虚若以进士贡儒，而工于医，又取四《易简》而五之，名曰《易简归一》，其论益微密，其方益赅备。"吴氏的论述是比较中肯的。

名医杨士瀛肯定了《易简方》的作用，并为王硕而作不平之鸣，说："《易简方论》前后活人不知有几。近世之士类以《春秋》之法绳之，曰《易简绳愆》，曰《增广易简》，曰《续易简》，借古义之盛名以自伸其臆说。吁！王氏何负于人哉？余谓：《易简方论》，后学指南，四时治要，议论似之，自有人心权度存焉耳。况王氏晚年，剂量更定者不一，日月薄蚀，何损于明？若夫索瘢洗垢，矫而过焉，或者公论之所不予也。"

从王氏《易简方论》引起的各家争论，并因之而著书立说，反映出在南宋时期的学术氛围也是比较活跃的，但与金、元医家的学术争鸣相比，则是不可同日而语了。

五、宋代医方的学术成就

汉代张仲景《伤寒杂病论》被称之为医方之祖，共载方三百十四首（除重复），嗣后唐代孙思邈《备急千金要方》与《千金翼方》两书共有六千余方（包括重复），王焘的《外台秘要》计收四千五百余方，孙、王之收则在方剂学发展史上具有重要影响，亦为宋代方剂学发展的基础。综观宋代大量方书，其所搜集的方剂可谓集医方之大成，像《太平圣惠方》载录一万六千八百余首方剂，《圣济总录》则更胜一筹，达二万余首，其量数倍于《千金方》《外台秘要》，规模为历代之最。

宋代医方影响力量大的还数那些疗效卓著的传世名方，尤其是在《太平惠民和剂局方》中比比皆是，后世医家大加赞赏，极力推崇，并广泛用于临床而衍化之。

宋代的方剂有许多独到之处，如制方遣药力主精专，组方注重君臣佐使，配伍强调精奇，讲究协同、调和与兼顾等。

1. 名方传世，影响深远

宋代名方是经过医家长期实践，不断积累，千锤百炼才得以创立的。这些方剂在当时就颇具影响，并深得后世医家称许而广为传播，乃至当今《方剂学》内，仍有大量方剂出自宋代，其中大多为人所熟稔。如解表剂中有三拗汤、华盖散、香苏散、人参败毒散、升麻葛根汤；泻下剂中有半硫丸、控涎丹、疏凿饮子；和解剂中有逍遥散；清热剂中有凉膈散、导赤散、清心莲子饮、泻青丸、戊己丸、泻白散、泻黄散；祛暑剂中有香薷散；温里剂中有附子理中丸、治中汤、参附汤；表里双解剂中有五积散；补益剂中则有四君子汤、异功散、参苓白术散、七味白术散、四物汤、归脾汤、妙香散、十全大补汤、人参养营汤、六味地黄丸；固涩剂中有牡蛎散、真人养脏汤、二神丸、五味子散、桑螵蛸散、震灵丹；安神剂中有真珠丸；开窍剂中有至宝丹、苏合香丸；理气剂中有苏子降气汤；理血剂中有艾附暖宫丸、失笑散、四生丸、槐花散；祛湿剂中有平胃散、不换金正气散、藿香正气散、八正散、五淋散、白术散、三痹汤、蠲痹汤；祛痰剂中有二陈汤、导痰汤、温胆汤、指迷茯苓丸；治风剂中有川芎茶调散、牵正散、小活络丹；治燥剂中有琼玉膏；驱虫剂中有化虫丸、肥儿丸；治痈剂中有仙方活命饮及牛黄醒消丸等，都是具有代表性的良方。其中的四君子汤、四物汤、归脾汤、失笑散、逍遥散、二陈汤、平胃散、川芎茶调散、藿香正气散、六味地黄丸等都是临床最常用的基本方和有效方。尤其是四君子汤、四物汤等基础方，在宋代当时就有许多加减变化而广泛应用，如加减四君子汤（《局方》）、生附四君子汤（《仁斋小儿方论》）、中和汤（《鸡峰普济方》）、加剂四君子汤（《仁斋直指方论》）等，后世医家又加减变化为六君子汤、香砂六君子汤、保元汤等。同样对于四物汤，宋代医家亦加减变化而用于临床，如在《济生方》中有加减四物汤、六合汤；《全生指迷方》中有四物加桂汤，《鸡峰普济方》中的人参丸、七补丸，亦是四物汤加减而成。此后《医宗金鉴》中的桃红四物汤、圣愈汤、《医学心悟》中的益母胜金丹，也是四物汤加味而成者。元代名医朱震亨治杂病的要领为气、血、痰，其所常用的代表方皆为宋代名方，正如《明医杂著·医论》所评述："丹溪先生治病不出乎气、血、痰，故用药之要有三：气用四君子汤，血用四物汤，痰用二陈汤。"宋代医方的影响之大，于此可见一斑。

2. 制方遣药，精专有法

宋代方剂在组方遣药上的特点是有"杂"也有专，"杂"则寒热、攻补、调和与兼顾；专则精专、简明而实用。像二陈汤、四物汤、失笑散、戊己丸、青蛾丸等都是药味精简、配伍得宜的代表方。在宋代方书中这类方剂比比皆是，说明当时医家在处方时正在力图创立一种用药精专的新格局。诚如许洪在《指南总论》中所指出的："凡合和汤药，务在精专。"

宋代方剂中有许多独味药之妙方，而这些药物大多是治某病之主药，常有直捣病所之良效。如琥珀散（琥珀）治尿血、混元胎丹（胎盘）以壮气，大、小羊肾汤（羊肾）补肾壮腰，青蒿煎（青蒿）以截疟，天门冬散（天门冬）治消渴，黑龙散（附子）治伤寒阴盛格阳，这些独味药方简捷明了，便于实用。有些是二三味药组方，协同相须，使疗效进一步增强。如二神散（海金砂、滑石）治诸淋急痛；二物汤（大槟榔、良姜）治脾痛；二生汤（附子、半夏）治痰饮；失笑散（五灵脂、蒲黄）治一切心腹诸痛，使"病忽去而不觉失笑"；柿蒂汤（柿蒂、丁香）治膈逆；修善散（当归、赤小豆）治肠风下血；戊己丸（黄连、吴茱萸、白芍药）治胃痛吐酸。这些方剂药味虽仅二三，但用药精简而效力专致，更具有相得益彰之妙，因此在临床上多有良好功效。

3. 君臣佐使，主次分明

《太平圣惠方》有曰："凡药有君臣佐使，以相宜摄合和，宜用一君、二臣、三佐、五使，又可一君、三臣、九佐使也。"虽然这里主要指的是上品君药、中品臣药、下品佐使药，然而君臣佐使之本意体现的是主次分别。在宋代方剂中尤其是那些名方，其配伍更讲求主次分明，因此被称之为方剂配伍的典范。以二陈汤为例，半夏、橘红、茯苓、甘草四味组成，其半夏燥湿化痰为君，辅以橘红理气燥湿醒脾为臣，佐以茯苓健脾渗湿，使以甘草调和诸药并且和中，共奏燥湿化痰、理气和中之功效，是既能益脾治本，又有利气治标的名方，被视为临床最常用的基础方之一。失笑散虽为两味药组成，仍有君臣主次之别，方中蒲黄祛瘀为君药，配以五灵脂活血化瘀、通利血脉，成为治疗血滞诸痛的要方。又如逍遥散，为疏肝解郁调经之良方，其中以柴胡疏肝解郁为君，当归、白芍药养血柔肝为臣，辅以茯苓、甘草，使脾强而防肝气之乘侮，再加以少许薄荷为佐，助柴胡以条达疏畅，炙甘草调和诸药为使，诸药职司分明、主次易辨，协力共奏疏肝解郁、养血健脾之功。再如著名的四君子汤，正如清代医家汪昂在其《医方集解》中分析所说："人参甘温，大补元气为君，白术苦温，燥脾补气为臣。茯苓甘淡渗湿泻热为佐，甘草甘平，和中益土为使也。"以上例举说明宋代医家对方剂的配伍十分讲究君臣佐使，强调主次分明，因此更得后世医家的称颂，而常被视为方中楷模，并以此为基础而加减变化广泛应用于临床，这对推动方剂学的发展起了重要作用。

4. 相辅相反，调和兼顾

《太平圣惠方》强调"制方有据，与病相符"，宋代的许多方剂体现了这一宗旨。在组方配伍时多重视药病相合，为此或相辅相成，或相反相成，或阴阳调和，或协调兼顾，反映了宋代方剂的许多特色和长处。

1）相辅相成

许多宋代方剂多具有相辅相成的配伍特点，如桂枝乌头汤，方中桂心与乌头能温经散寒而止痛，再与芍药、甘草相配缓急止痛，则进一步增强了止痛的功效。又如水陆二仙丹，由金樱子与芡实相合，涩精止遗功效更为明显。再如三仁丸，由郁李仁、杏仁和薏苡仁三药相辅相成，同治二便不利之喘急证。

2）相反相成

由于病情复杂，取相反相成的配伍方式可以起到攻不伤正，补不碍邪的作用，又能避免各种偏颇之失，如滑与涩相反相成而配伍，在《太平惠民和剂局方》中有清心莲子饮，方中用石莲子之固涩，同时又有车前子之甘寒滑利，使固涩与滑利相互牵制以度为和。在《鸡峰普济方》中有菟丝子丸一方，其中既有桑螵蛸之涩精，又有泽泻之通利，治精液不收之膏淋，正好药病相符。是书另有神功散一方，其中麻仁、大黄二味通下润便，同时又以诃子之收敛，不致通利太过，两者相反相成，共同达到疏解秘滞之目的。再如寒热相反相成的配伍，在茱连丸中有吴茱萸之温中，黄连之苦寒，寒温溶于一方；在温脾汤中以附子之温热，配伍大黄之苦寒，两药作用迥然不同，但治阴寒内盛、冷积内停之证则甚为合拍。亦有攻与补融汇一方之中者，如温脾汤中有人参之大补元气，与大黄攻下积滞配伍，则可避免攻下伤正之弊。

3）阴阳调和

宋代方剂中阴阳调和、刚柔相济之方屡见不鲜。如《全生指迷方》黄芪散，有黄芪和阿胶二味，治吐血不止，阿胶止血又补血，而黄芪补气以摄血，益气又助补血，两药相合而益彰。如《博济方》中的神效喝起散，由鳖甲、柴胡、秦艽、牡丹皮、附子组成，鳖甲为滋阴之要药，而附子则气质雄烈而刚峻，为温阳之品，一阴一阳互为调和，以免偏颇。

4）协调兼顾

在宋代方剂中以协调兼顾的方剂更为多见。乃是复杂病情之所需，如补气与理气兼而备之；上、中、下三焦同时兼顾攻、补、和三者兼备溶为一方；阴阳气血补泻调和为一体。如《鸡峰普济方》的补泄丸，既有附子之温补，又有大黄之寒泄，且有萆薢之利和山茱萸之秘，同时还有诃子之收敛，并另有芎芍之上行与牛膝之下行，其补与泄、温与寒、滑与涩、通与敛，诸多相反相成之法汇于一方之中，是兼顾了各种复杂的病情。

如上诸方面配伍特点反映了宋代方剂学的制方成就，同时对后世医家产生了很大影响，进而更加推动和促进了方剂学的发展。

5. 剂型丰富，应用广泛

宋代方书所载数以万计的方剂，其剂型丰富多彩，一应俱全，其中又数《圣济总录》最为详备，常用的不仅有汤剂、丸剂（蜜丸、水丸、糊丸等）、散剂、膏剂和丹剂，还有酒剂、茶剂、锭剂、灸剂、条剂、线剂、浸洗剂、熏剂等等，几乎概括了中医方剂剂型的全部内容。而那些常用的丸、散、汤、膏、丹剂等除用于内服者外，还广泛地应用于外治，如《圣济总录》白杨皮汤是"热漱冷吐"的漱口方；吴茱萸丸治牙痛，置"于痛处咬"；透关散"弹入两鼻中"；柴苏膏消瘿，"涂瘿上"，而万金丹亦是熏"鼻窍中"的外用丹剂。此外还有更多的外用方剂为临床各科所用，例如，《儿小药证直诀》治疗小儿走马疳，用兰香散敷齿及牙龈上；治小儿夜啼，将花火膏涂母乳令儿吮之；还有将麝香、薄荷叶、蝎尾、蜈蚣末、牛黄末、青黛末调和成膏而敷贴于小儿囟门上的外治方。在宋代方书中还载录许多不拘一格的外治方，如沐头方、枕头方、涂发方、点眼方、洗眼方、熨眼方、灌鼻方、塞鼻方、滴耳方、灌耳方、涂唇方、揩齿方、搽龈方、熨贴方、浴体方、敷脐方、摩膏方，以及药线敷贴方等等，充分展示了当时临床治疗方剂的发展水平。

6. 食疗方的发展和应用

中医食疗方法源远流长，宋代医家受唐代孙思邈《千金要方》中食治篇论述的影响最大。《太平圣惠方·食治论》转引了孙氏"若能用食平疴，可谓上工"之言；在《圣济总录》中亦推崇孙氏之论："食有成败，百姓日用而不知，苟明此道，则安府藏，资血气，悦颜爽志，平疴去疾，夫忌浅浅耶?孙思邈谓医者先晓病源，知其所犯，以食治之，食疗不愈，然后命药；又以药性刚烈，犹兵之猛暴，信斯言也。"在前贤食疗方法的基础上，为改变"百姓日用而不知"的状况，宋代医家进一步强调食疗的作用，方书所载的食疗方不断增多，应用范围也逐渐扩大。如《圣济总录》"食治门"共有三卷，涉及病证二十九种，包括诸风、虚劳、吐血、消渴、水病、脚气、腰痛、心腹痛、脾胃、反胃呕吐、久新咳嗽、泄痢、妇人血气、妊娠诸病、产后诸病、小儿诸病、发背痈疽、五痔、耳病、目病、五淋、小便数、蛔虫等有关内、外、妇、儿、眼、耳等多科病证，所载三百多首食疗方，其中不乏良方妙剂。如治耳聋耳鸣的羊肾羹方，由羊肾、生山萸、葱白、生姜组成，补肾以治其本；治产后小便不利淋涩的滑石粥方（滑石、瞿麦、粳米），重于利水通淋；又有治疗水肿的鲤鱼冬瓜羹方（鲤鱼、冬瓜、葱白），在日常饮食中行水消肿；还有治产妇蓐中好食热面酒肉而成渴燥之症，用生藕汁饮方（生藕汁、生地黄汁），起到滋阴生津、止渴解烦之功。这种简效的食疗良方，在其他方书中也有许多，如《太平圣惠方》中有治疗中风的菖蒲羹方（菖蒲、猪肾、粳米、葱白），具有益气通阳、化浊开窍的作用；青头鸭羹方（青头鸭、豆豉、冬瓜、萝卜）有补虚而利水道之效。其他如羊肾馄饨方、鲤鱼粥、羊肾骨羹方等都是食疗佳方。再如《杨氏家藏方》中的蜜饯双仁方（杏仁、桃仁加蜂蜜），有补肺止咳平喘之效，《全生指迷方》以鲫鱼汤调牡蛎散（牡蛎一味）治气喘，通利与收敛相伍，别具匠心。他如《济生方》的猪腰子粥，《鸡峰普济方》的桃仁粥方，均是常用而有效的食疗良方。宋代食疗方以其简便良效而实用著称，在中医食疗学的发展历史中具有相当的影响。

六、现存的两宋方书

《太平圣惠方》，简称《圣惠方》（一百卷）　北宋王怀隐等编。成书于北宋淳化三年（公元 992 年）。宋太宗赵光义平素留心医学，收得要方千余首。太平兴国三年（公元 978 年）诏翰林医官院征集各家应效药方万余首，令尚药奉御王怀隐、王祐、郑彦、陈昭遇校勘编类而成。是书先赐宰相李昉、参政黄中沆、枢臣仲舒准，后颁行天下。全书分一千六百七十门，载方一万六千八百三十四首。卷一叙为医、诊断、脉法；卷二至卷七论处方合和、用药反忌及脏腑证治诸方；卷八至卷十八为伤寒、热病论治；卷十九至卷九十三按临证各科分列病证治方，主要有中风、虚劳、骨蒸、诸痛、脚气、咳嗽、痰饮、霍乱、积聚、消渴、水病、黄病、诸虫、诸淋、痢疾、五痔、痈疽、瘰疬、伤折、金疮，以及妇人、小儿、五官等病证；卷九十四至卷九十八专列神仙（养生）方、丹药、酒药、食及补益方；卷九十九至卷一百为针灸及人形经穴图。每门之首总论病源、证候及治法，内容多取自《诸病源候论》，故理论观点较为统一。继则按证更方，内容丰富，条理清楚。每方有主治证候，药物组成，制剂用法等内容。《圣惠方》强调治病必辨明阴阳、虚实、寒热、表里，务使方随证设，药随方施；并论述病因病机证候与方剂药物的关系，体现了理法方药较完整的辨证论治体系。方中所用药物品种繁多，且有前代所罕用或不用者，故宋人蔡襄曾说《圣惠方》多"异域瑰奇"之品。在经络、俞穴及针灸治法等方面，也都"采撷前经，研复至理"。此书是继唐代《千金方》《外台秘要》之后由宋政府刊行的一部大型方书，详尽地载录了北宋之前方书及当时流传的大量医方，且系之以理论，不仅对中医方剂学的发展有重大影响，并在医学理论方面也有颇多论述和阐发。该书由于卷帙庞大，于庆历六年（公元 1046 年）由何希彭选其精要，辑成《圣惠选方》，作为教材应用了数百年之久。至今对研究整理中国医药学具有重大的历史意义和实用价值。

《圣济总录》（二百卷）　北宋赵佶编。成书于北宋政和年间（公元 1111～1117 年）。

又名《政和圣济总录》。书成不久，因遭靖康之变，赵佶被金人所掳，此书只在北方流传，而南宋医家不易见到。金世宗大定年间（公元1161～1189年）再刻刊行；元大德四年（公元1300年）重较再刻，名《大德重校圣济总录》，均由当时政府主持其事，并作为官定本颁行。书凡二百卷。分为六十余门，载方近二万首。成书之际，正值宋徽宗推行"天运政治"，故书首数卷专论"运气学说"，与叙例、治法等合为总论部分。之后自"诸风"至"神仙服饵"止，共分六十六门，每门之下又分若干病证，每种病证先论病因病机，次列方药治疗。综观全书所载病证，涉及内、外、妇、儿、五官、针灸诸科，并涉及杂治、养生等。内容极其丰富，既具理论，又多方药。在理论方面，除引据《内经》等医学经典外，还结合各家论说，加以阐述。其方药除选自"内府"所藏方书之外，多采录民间经验良方及医家所献医方。该书撰写之时，医界存在着不少流弊，亟需从医学理论上全面指导。故非常重视医理的全面阐发，强调理论指导临床的重要性。焦养直《大德重校圣济总录》序称其书"逐病分门，门各有方，据经立论，论皆有统。盖将使读者观论以求病，因方以命药。究而言之，实医经之会要，学者之指南，生民之司命也"。清代医家程林在《圣济总录纂要》凡例中说："是书方法深奥，博学究心者才能领会。必须熟读古人方论，庶几领会方法之妙也。"又说："医家遇沉疴痼疾，疑难奇异等证，用时方而不凑效，良工亦束手者，是书有神方也。"该书堪称北宋时期的医学全书，至今仍是一部具有研究价值的历史医学文献，也是临床各科的重要参考书。

《太平惠民和剂局方》简称《和剂局方》（十卷） 北宋太医局编。首次颁行于北宋元丰三年（公元1080年）。书分十四门，七百八十八方，附《指南总论》三卷。内容包括治诸风（附脚气），治伤寒（附中暑），治一切气（附脾胃、积聚），治痰饮（附咳嗽），治诸虚（附骨蒸）、痼冷（附消渴），治积热、泻痢（附秘涩），治目疾、咽喉口齿，治杂病、疮肿伤折，治妇人诸疾（附产图），治小儿诸疾（附诸汤、诸香），涉及内、外、妇、儿、伤、五官科等病症。每门所列医方，详其主治、配伍、药物炮制及制剂用法等。该书为宋代官府颁行的我国第一部成药典，撷取了张仲景、孙思邈、钱乙、朱肱等名家良方，荟萃宋以前历代方剂之精华。名方出于书中者甚多，如二陈汤、平胃散、四君子汤、四物汤、十全大补汤、参苓白术散、紫雪丹、至宝丹、苏合香丸、牛黄清心丸、藿香正气散、香苏散、香薷散、逍遥散、参苏饮、人参败毒散、失笑散、八正散、川芎茶调散、附子理中丸、戊己丸、三拗汤、半硫丸、无比山药丸、人参养荣汤、真人养脏汤、苏子降气汤、香连丸、肥儿丸、来复丹、青娥丸等，皆为选药精良、配伍得宜、切于实用而卓有疗效的著名方剂。在宋、元时颇具影响，而有"官府守之以为法，医门传之以为业，病者持之以立命，世人习之以成俗"的景况。《和剂局方》中又多芳香温燥行气之品。《四库全书》曰："南宋医院以此书为祖本，多用燥烈香窜之药，易见功效。"元代朱丹溪《局方发挥》对滥用香燥之方提出异议，以为有辛香散气、积热伤阴三弊。其书对后世方剂影响颇大，方书引载甚多。

《博济方》（五卷） 北宋王衮编。初刊于北宋庆历七年（公元1047年）。王氏潜心医学，留意方书，积二十年经验，汇辑医方七千余首，择其精要者五百余首，编成是书，以"博施济众"。原书久佚。清乾隆间撰修《四库全书》，从《永乐大典》中辑出三百五十余方，仅及原书十分之七，然因此得以流传。其书按病证分为二十九门。卷一为伤寒、风证、劳证、血证；卷二为三焦证、五脏证、诸气、诸积；卷三为五官、痰饮、霍乱、脚气等；卷四为胎产、经气杂证；卷五为疮科、丹药及修制药法等。每门之首，间或论证，继列治疗之方。选方以丸、散、膏、丹药方为主。用药以矿物、动物药较多，如返明丹、辰砂膏、攘涎丸、三圣丸、神宝丹等，所用多为矿物药，这在宋代方书中颇具代表性。书中之草还丹、神效龙脑丸、赚气散、溧牙散等医方，颇具研究参考价值。《四库全书总目提要》评曰："其中方药，多他书所未备。今虽不尽可施用，而当时实著有奇效，足为医家触类旁通之助。"

《史载之方》（二卷） 北宋史堪（字载之）撰。成书于北宋元丰八年（公元1085年）。又名《史氏指南方》。书载病证三十一门。卷上首论四时外感脉证，继则按证列方，主要有大府泄、小府秘、身热、头痛、黄疸、胀满等辨证和治疗；卷下载诊胃脉、为医总论、涎论、痢论等篇。全书载方百余首，并随证论脉，按方施药，对证象、病源分析透深。在伤寒篇中提出诊治"四失"，颇有见地。其对痰涎的论述尤具独识。史氏治病立方强调"保其真，去其邪"，在调和脾胃、补益肝肾、补气养血方中，多以祛风药佐之，谓"调脾和胃须用止风邪药""大抵用脾药须要止风邪药相并""产后血气微弱……极以补肾补肝药，补益其血气，而祛风邪药助之"。如暖脾药方削术豆蔻散中用藁本、独活、藿香；暖肾脏方革薢胜金丹中有川芎、藁本、细辛、独活，反映了保真去邪的学术特点。这种用药风格在《千金方》中见，但史堪则进一步在理论上阐明之。

《传家秘宝脉证口诀并方》（三卷） 北宋孙尚（字用和）编。孙氏在宋仁宗时任尚药奉御太医令，善用张仲景法治伤寒，名闻天下。其子孙奇、孙兆，皆登进士第，为朝官，善医。孙氏此书约成于北宋元丰八年（公元1085年）。今存残本，有治风脉证病候并方、治气脉证病候并方、补益诸方、治妇人诸方、治劳诸方、治小儿诸方、杂病诸方等内容，载方约二百余首。

《旅舍备要方》 北宋董汲（字及之）撰。成书于北宋元祐八年（公元1093年）。董氏有感于客途猝病，医药难得，因集经效之方百余首，编撰成书，以备旅途应急之用。原书早佚，现行本由《永乐大典》辑集而成。全书按病证分为十四门，载方五十首，内容涉及内、外、妇、儿、五官诸科。每门之下首论病源辨证，继列治方，简便实用。对某些古方，扩大了其应用范围，如五苓散用治中暑、霍乱、五淋、转胞、瘴气、瘟疟、水土不服、中酒、黄疸等，为通行利水之剂。对蛐蜒入耳、口舌生疮、中药毒、虫毒等治法，简便易行。

《脚气治法总要》（二卷） 北宋董汲撰。约著书于北宋元丰、元祐间（公元1078～1093年）年。上卷十二篇，大旨谓脚气必由风淫，兼有冷热，皆原本肾虚。凡古有是说者，无不究极融会，诸如藏府之论、针艾之法、脉证之辨、饮食之宜、四时之要、导引之术，以至淋渫蒸熨、备急要方，及其经试验者，悉录而集之。卷下载方四十六首，得脚气证治秘要。

《圣散子方》 北宋苏轼（字子瞻，号东坡居士）、郭五常等辑录。成书于北宋元符三年（公元1100年）。清代钱曾《读书敏求记》云："此方不过三十二味……东坡得之于眉山人巢谷……因制序以传不朽。郭五常得之于都宪袁公，即为梓行于郧阳，附录华佗危病十方及经验三方。谁得之者复刊，为续录。"是书载圣散子方一首，附录方三十六首（神医华佗先生危病十方、方二十三首、经验三方）、续录二十七方，共计六十四首，涉及时疫、内外、妇产、儿、五官、急救等诸科病证治法。

《苏沈内翰良方》，简称《苏沈良方》，一名《内翰良方》（十卷）　北宋沈括（字存中）、苏轼原撰，编者不详。约成书于北宋末。是书乃在沈存中方《良方》中合以苏轼医药杂说而成，但二家之说互相掺杂，已难细分。书目见于《宋史·艺文志》。为北宋末时人所集。原书十五卷。元、明以后传本渐寡。清代《四库全书》据《永乐大典》所载掇拾编次，厘为八卷。同时程永培又出藏本梓行。鲍廷博以为"殿本辑自《永乐大典》，大概详沈而略苏；程刻较完，而承讹袭谬，无从是正"，故证以殿本，尽刊其误。现流传较广者为十卷本。其书体裁近乎医药随笔，论述范围较广，记述各种单验方一百余首，并载有本草、灸法、养生、炼丹及医案等内容。药议一卷，于形状性味，真伪同异辨别尤精，为研究药物的考据资料。书中对"秋石"（尿甾体性激素）制备法的记载，有阳炼、阴炼两种。其中阳炼法（成功地应用了皂苷沉淀甾体这一特异反应）是药学史上的发明创造。关于疾病治疗，有内科、外科、眼科、妇科、小儿科等简要治法。所载方剂，多附验案以说明疗效。所载灸法，详论主治病症及取穴方法，切实可行。

《千金宝要》（六卷）　北宋郭思编。成书于北宋宣和六年（公元 1124 年）。序称"按唐孙真人先生《千金方》中纂要者也"，北宋宣和年间刻石于华州公署。明隆庆六年（公元 1572 年）复刻石耀州真人祠。现行本为宣和时择要本，龙宫仙方在其内。全书六卷，按病证，分十七门，共载方三千余首，处方简明，用药多为易得之品，切于实用。卷末附养生之道和千金须知，附载耆婆万病丸、仙人玉壶丸。

《济世全生指迷方》，简称《全生指迷方》（四卷）　北宋王贶（字子亨）撰。成书于北宋宣和七年（公元 1125 年）。原本久佚，清代《四库全书》自《永乐大典》掇拾有关内容，厘为四卷。卷一载脉论，述脉法，凡三部九候、五脏六腑、诊诸病证脉之常变，皆详加剖析，论理精切。卷二至卷四，分二十一种病证论述，说明病象，论其病源，便于辨证索方。每证之下，列方遣药，又论述脉证病源，别其疑似，定其指归，乃至制药煎服，无不悉备。全书载方一百八十余首，采自古方及当时名医著作。书中名方指迷茯苓丸，为后世所常用。其所选方剂多精巧者，如地黄煎源自《千金方》，由生地黄汁和大黄组成，刚柔相济；石菖蒲散，以菖蒲、麝香相合，通关开窍相辅相成；又如延胡散，延胡索和当归二味相得益彰；补肾散杜仲、桂和牡丹皮，寒热相配，补中寓通。可见这些方剂和配伍十分精巧而得体，简明而实用。《四库全书总目提要》评曰："贶此书，于每证之前，非惟具其病状，且一一论其病源，使读者有所据依，易于运用。其脉论及辨脉法诸条，皆明白晓畅，凡三部九候之形，病证变化之象，及脉与病相应不相应之故，无不辨其疑似，辨析微茫，亦可为诊家之枢要。"

《卫生家宝》（五卷）　南宋张永撰。成书于南宋建炎元年（公元 1127 年）。是书原有汤方六卷，产科方八卷，小儿方二卷、汤方三卷，今缺第一卷、第六卷及汤方二卷，无妇人小儿二科，故仅存五卷。卷一为汤方一百二十首，如木香汤、六君子汤等。卷二至卷五涉及诸气疾、积聚、翻胃、肠风下血、咳嗽、诸淋、眼疾、耳疾等三十二种病症的理、法、方、药，载方二百三十九首。

《类证普济本事方》，简称《本事方》（十卷）　南宋许叔微（字知可）撰。约成书于南宋绍兴十二年（公元 1142 年）。该书《宋志》作十二卷，今传世者十卷，载方三百六十六首，按病症分类，计二十六门。卷一为中风肝胆筋骨诸风；卷二为心小肠脾胃病、肺肾经病、补益虚劳方、头痛头晕方；卷三为风寒湿痹历节走注、风痰停饮痰癖咳嗽、积聚噎膈、疝气精漏；卷四为翻胃呕吐霍乱、泄泻痢疾、咽喉头目、肿满水气蛊胀、肾脏风足膝腰腿脚气；卷五为肠风痔漏、衄血吐血咯血、眼面五官；卷六为诸嗽虚汗消渴、金疮痈疽打扑及破伤风；卷七为诸虫飞尸鬼疰、腹胁疼痛和杂病；卷八、卷九为伤寒时疫；卷十为妇人、小儿。书为许氏晚年著作，自序称"漫集已试之方，及所得新意，录以传远，题为普济本事方"。乃取孟棨《本事诗》之例，以记临床事实。许氏有"邪之所凑，其气必虚，留而不去，其病则实"的名论，发展了《内经》的病机理论。并强调临床治病"必先涤所蓄之邪，然后补之"。其重视祛邪已病的治疗特点，对后世祛邪学说颇有影响。其治伤寒，尊崇仲景而深加阐发，指出"大抵调治伤寒，先要明表里虚实，能明此四字，则仲景三百九十七法，可坐而定也"；根据当时气候和发病情况，强调"伤寒热病，药性须凉，不可大温"，认为"麻黄汤性热，夏月服之，有发黄斑出之失"，须加知母、石膏、黄芩同用，又用小柴胡加地黄汤治妇人热入血室等。其诊治伤寒重证，重于脾肾，认为"趺阳胃脉定死生""太溪肾脉为根蒂"。所载杂病方药亦多良效，如论治梦遗，"下元虚惫，精不禁者，服茴香丸；年壮气盛，久节淫欲，经络壅滞者，服清心丸；有情欲动中，经所谓所愿不得，名曰白淫，宜良方茯苓散"。临证亦着意从脾肾，七珍散"开胃养气进食"，人参丸"充肌肤，进饮食"，补脾汤治"脾胃虚弱，气血不和"，白术散"和气调中进食"，曲术丸治"脾元久虚，不进饮食，停饮胁痛"，温脾汤"温脾阳，通冷积"，实脾散"温脾阳，利水湿"等，调补脾胃，曲尽病情，法度井然。并又重视肾气真元，指出"全不进食，服补脾药皆不验……此病不可全作脾虚，盖因肾气怯弱，真元衰劣，自是不能消化饮食，譬如鼎釜之中置诸米谷，下无火力，虽终日米不熟，其何能化？"其论消渴病机，宗唐人李祠部之说，认为"腰肾气盛，是为真火，上蒸脾胃，变化饮食，分流水谷，从二阴出。精气入骨髓，合营卫行血脉，营养一身"，又说"若下有暖气，蒸则肺润，若下冷极，则阳气不能升，故肺乾则渴"，强调了用肾气丸暖补肾气的作用。对饮食不进，泄泻不止，水饮久停，浮肿不退者，不可全作脾虚论治，当责之于脾肾阳衰，用温肾暖脾方药，如二神丸、五味子散等。书载补肾之法，反对遽投硫黄、钟乳、炼丹之类，提倡"古人制方益肾，皆滋润之药"，并创导"补肾药中，必兼补脾之药"，方如增损肾沥汤、地黄丸、香茸丸、青盐丸、五味子丸等。所列方剂，常附验案。如用真珠丸治肝虚惊悸、苏合香丸治气中、玉真丸治头痛、干姜丸治寒积泄泻、破阴丹治伤寒阴中伏阳、交加散治瘀积、苦杖根治诸淋、紫金丹治哮喘等，均具相当疗效，而为后人所重，故叶桂赞其书为"枕中秘"。书末治药制度总例，记载一百多种药物的炮制方法，强调"必土产之道地，炮制之精良"。全书有方有证，有理有法；方以病汇，因方辨证，见解精辟，条理明晰。阎孝忠跋称"是书一方一论，切病证，而用之蠲疴起死，有非常之功"。

　　《**本事方续集**》（十卷）　南宋许叔微撰。约成书于南宋绍兴十二年（公元1142年）。许氏晚年撰辑生平治验方，并记载诊疗事实，以为《类证普济本事方》的续集，又名《续本事方》。全书十卷，分二十余门，计三百二十余方。许氏治病，于法悉宗仲景，于方不离古人轨范。制方药味简略，方义深奥，书中用奇方猛剂，金石犷悍药者不在少数。且用丸散为主，以示重剂缓投之意。近贤张锡纯评曰："宋名医许叔微先生曾著《本事方》十卷，久为医界所宝贵。至其续集十卷……其书所载诸方，多离奇新异，令人乍视之，不得其解。及深思之，则确有精义，是诚所谓海上仙方，而不可以寻常方术视之者也。"

　　《**鸡峰普济方**》（三十卷）　南宋张锐（字子刚）撰。成书于南宋绍兴三年（公元1133

年）。张氏有感于"近世医者用药治病多出新意，不用古方"，认为"古人方意有今人所不到者甚多"，其治疗有"意外不测之效"，于是从昔人方书中求之，审择荟萃，撰成是书。全书三十卷，现存二十六卷。内容包括各科病证、治法、处方、用药、炮制法等；并载证治效方，丹药制法，以及常用备急良方，共载效验良主三千余首。每列一方，详述病状，方简而法备。其所载方剂，具有卓效而沿用至今者比比，如参苓白术散、香苏散、常山饮等，收载均在《太平惠民和剂局方·绍兴续添方》之前。单味之方尤能直捣病所。该书综合宋以前医疗经验，有方有论，揆之于经，参以己见。其论剖析病源透彻，发前人所未发。该书是宋代重要方书之一。

《琐碎录医家类》（三卷）　南宋温革撰，陈晔续撰。成书于南宋贞元三十年（公元1160年）。

《夏子益奇疾方》　南宋夏德撰。成书年代未详。是书首列奇疾二十九症，方颇奇特，次列李楼怪症方十二首，如恶肉毒疮、火焰丹毒、痈疽不敛等。后载怪症奇方三十七首，它如膈气哽塞、宋徽宗食冰脾疾，其方治皆具参考价值。

《洪氏集验方》（五卷）　南宋洪遵（字景严，号文安）撰。成书于南宋乾道六年（公元1170年）。此书蒐集前人医方和经用效验方共一百六十七首，分载于伤寒、中风、痢疟、霍乱、虚损、疮疽、痔漏、癣疥、妇产、小儿及口、眼、喉诸病门中。诸方间有论证，或附己之实践，或徵目睹之事例。既无浮泛之辞，亦无哗众之弊，其效可信，切合临床应用。

《孙真人海上仙方》　原题唐代孙思邈撰，南宋陈振孙《直斋书录解题》作南宋乾道间（公元1165～1173年）钱竽所撰。又有《海上方》《龙宫秘藏海上方》等名。书载一百二十一种病证的单方、验方，涉及内、外、妇、儿、五官诸科。每方皆以七言歌诀概括之，简明扼要，便于诵习。附孙真人"枕上记""养生铭"。其对防治疾病及养生延寿有一定参考价值。

《三因极一病证方论》，简称《三因方》（十八卷）　南宋陈言（字无择）撰。成书于南宋淳熙元年（公元1174年）。书名原题《三因极一病源论粹》。全书类分一百八十门，共载方剂一千零五十余首。卷一专论脉诊；卷二详述三因论，以及风、寒、暑、湿四气病治法；卷三痹证、脚气治法；卷四伤风证治；卷五伤寒证治；卷六疫病、疟疾证治；卷七至卷十三内科杂病证治；卷十四至卷十六外科、皮肤科、五官科证治；卷十七至卷十八为妇人、小儿科证治。在分论各科病证之前，首叙医学总论，其中病因一项，全面地论述了三因学说。把复杂的病因分为内因、外因和不内外因。内因为喜、怒、忧、思、悲、恐、惊七情所伤，内发自脏腑，外形于肢体；外因为风、寒、暑、湿、燥、火六淫和瘟疫、时气，先自经络而入，内合于脏腑；不内外因包括饮食饥饱、呼叫、伤气、虎狼虫毒、金疮踒折等，三种病因既可单独致病，又能相兼为病。同时，在三因致病过程中，还可以产生瘀血、痰饮等新的致病因素。中医的三因致病学说源于《内经》，奠基于《金匮要略》，迨至该书而发展确立为病因学说，成为整个中医理论体系的组成部分。陈氏强调"分别三因，归于一治"，所载医方有不少未见于以前医学文献。书中总结前人诊察味觉的辨证经验，指出舌觉变化有苦、淡、咸、酸、涩、甜六种，颇有特点。全书条理分明，辨析严谨，文字简要，有证有论，有法有方。《四库全书总目提要》评其："理致简赅，非他家鄙俚冗杂之比。"

《杨氏家藏方》（二十卷）　南宋杨倓（字子靖）撰。刊于南宋淳熙五年（公元1178

年）。杨氏将家藏医方分类编次，并增入其他验方，博收约取，汇粹精要，经数年悉心编撰成书。《直斋书录解题》《文献通考》《宋史·艺文志》等均有著录，后渐散佚。杨守敬于清光绪十六年（公元 1890 年），发现流散在日本古医籍中的《杨氏家藏方》，后录于《日本访书志》，并使之重归我国。全书二十卷，按病证分为诸风、伤寒、中暑、疟疾、积热、风湿、脚气、秘涩、一切气、积聚、心腹痛、脾胃、泄泻、痢疾、痰饮、咳嗽、补益、痼冷、虚劳、消渴、水气、小肠疝气、眼目、咽喉、口齿、疮肿、肠风痔漏、伤折、妇人、小儿等四十九门。共载方一千一百十一首（现存一千一百零九首）。很多方剂，是当时医疗实践之总结，如自序所谓"皆先和武恭王及余经用，与耳目所闻尝验者也""集天下良医之所长，以待仓卒之用"。其用药尤有独到之处。书中恒用辛温香燥药治疗脾胃病，并多用虫类药治疗中风，如牵正散用白附子、白僵蚕、全蝎等，为后世沿用之名方；神仙秘宝丹用白花蛇、乌蛇、蜈蚣、白僵蚕、附子、牛黄、麝香、全蝎等，有祛风通络之效。其他外治方药，如贴脐法治疗口内生疮；蟾酥塞痛处治风蚜痛；天南星末姜汁调敷治口眼歪斜；蜈蚣、麝香、草乌头研末吸鼻治小儿急慢惊风等，多为后人所采用。书中收录的不少临证效方，对后世方的发展颇有影响，明代朱橚等编撰的《普济方》，引录此书方剂达四百余首。日本文化改元（公元 1804 年）时期，水户小川稽医馆以该书作为教材，可见其对日本汉方医药也有重要影响。

《卫生家宝方》（六卷） 南宋朱端章撰，徐安国增补。成书于南宋淳熙十一年（公元 1184 年）。朱氏任职南康郡守期间，问民疾苦，辨四时寒暑燥湿之气，处方治药，全活者众，乃将先世传授及手录验方撰成数编，经僚属徐安国，"删去繁重，采摄秘要，与类相从"，增补而成是书。卷首"药件修制总例"一篇，详述三百六十余味药物的修治炮制法度。全书按病证分为四十三门，载方八百七十余首。涉及内、外、妇、儿、伤折诸科病证，治方著有功效、主治、组成、用法等内容。其中多为实用之良方。

《叶氏录验方》（三卷） 南宋叶大廉撰。成书于南宋淳熙十三年（公元 1186 年）。其书汇集叶氏先世所传及平时常用效验方。分诸风、伤寒、气、补益、痼冷、积热、痰饮咳嗽、泄痢、妇人、小儿、杂病、眼目、咽喉口齿、疮肿伤折、汤方、香谱、备急方凡十七门，录灵宝丹、万金丹、万金散、梦仙备成丹、透骨散、心安丹等五百八十方。其方多为丸散。其中如伤寒神捷解肌汤，补心气七宝丹等，皆有佳效。此书在南宋时影响颇大，"江淮间人，多信用之"。

《传信适用方》（四卷） 南宋吴彦夔（字拙庵）撰。成书于南宋淳熙七年（公元 1180 年）。原书四卷，现行本为二卷。上卷载诸风、中暑、心痛、瘴疟、痰嗽、吐逆、泄痢、眼目耳鼻、口齿咽喉、脚气等病症治疗方剂一百四十余首；下卷载痈疽疮疖、伤折金疮、破伤风、杂病、妇人众疾、小儿众疾、汤火虫蛇所伤、骨鲠、竹刺、解毒等治疗方剂二百四十余首。每方设有主治、药物及剂量、用法等内容，详方而简证，便于查阅应用。

《易简方》 南宋王硕（字德肤）撰。成书于南宋绍熙二年（公元 1191 年）。首载咬咀生料三十品性治，次述市肆常货丸子药十种纲目，再论三十首常用方剂的辨证治法、药物组成、加减应用，并附加减方一百余首。王氏有感于历来方书载方繁富，卷帙浩瀚，每令用者无所适从，于是删繁就简，取《三因方》《局方》等要验方药而撰成是书，以为随时应用之备。自序谓："凡仓猝之病，易疗之疾，靡不悉具，惟虚损癫痫劳瘵癥瘕渴利等患既难亟愈，不复更录。"其书盛行于世，医家对该书颇有微词。杨士瀛则认为"《易简方论》前后活人，不知其几，余谓《易简方论》，后学指南，……若夫索瘢洗垢，矫而过焉，或者公论之所不予也"。

《是斋百一选方》，简称《百一选方》（二十卷） 南宋王璆（字孟玉，号是斋）撰。约成书于南宋庆元二年（公元 1196 年）。王氏蓄良方甚富，皆其耳目所闻见，已试而必验者，裒集十九年之久，撰成是书。"百一"者，言其选择之精。后经刘承父校正重刊，内容有所增补，更名为《新刊续添是斋百一选方》。日本宽政十一年（公元 1799 年），医家千田恭（子敬）据元刻本和丹波元坚所藏《类聚方》参互订质，并授剞劂，流传至今。该书卷帙之数记载不一，陈氏《书录解题》云凡三十卷，《宋史·艺文志》作二十八卷，现行本为二十卷。全书载方计一千零四十六首，按其剂型和主治病证分为三十一门，遍涉内、外、妇、儿、五官诸科，凡汗、吐、下、和、温、清、消、补诸法兼备，条列井然有序。所载医方皆详出处、治证及组成，对药物修制、药剂和合、服用方法及禁忌症等亦有详细说明，大部分方剂附有验案，对于临床选方极为有益。日本东都医官千田恭子敬跋文评称："论症详悉，列方精简，而授受之姓氏与奇验之事，实了然在目。拯笃患于垂危、济小恙于霎时者，不一而足，实医家不可缺之书也。"

《十便良方》（四十卷） 南宋郭坦（字履道）撰。成书于南宋庆元二年（公元 1196 年）。郭氏从古今名医方论中，摘出切近当时气候的良方，撰编成书。内容包括六十四味常用药物的性味、功效及主治，并强调药物的鉴别与炮炙，以及治外感方、治脾胃病方、补益虚损方，治痰饮、积热、眼目、大小肠方，妇人、小儿方、疮疡折伤方及杂方。全书共载方二千一百余首，"储药简而治疾搏"，并经当时名医验证，简便而有效。

《温隐居助道方服药须知》（一卷） 南宋温大明（字隐居）辑于南宋嘉定九年（公元 1216 年）。集温氏五世家传名方、行医四十余年所用效验丸散方、古今名医诸方及历学请问四方名士所获海上良方，凡七十七首。今其书见载于明胡文焕《温隐居海上仙方》前集。

《活人事证方》（二十卷） 南宋刘信甫（桃溪居士）撰著。成书于南宋嘉定九年（公元 1216 年）。全书分诸风、诸气、伤寒、虚损等二十门。每门一卷，卷首简述病因病机并例举病例，然后列方，共载方五百余首。目录一册，首载总目，继列分目。分目以歌诀形式，每句一方及其主证。后记药性相反歌、六陈歌、十八反歌等，并载草木部、金石部、禽兽部共一百二十四种中药的性味主治。

《魏氏家藏方》（十卷） 南宋魏岘撰。成书于南宋宝庆三年（公元 1227 年）。自序称集其祖、父所录方及亲试有效者，得方凡千五十有一，厘为四十一门，一十卷，集成一书。其中中风门方四十五首，一切气、痰饮、心气等七门，列方一百五十三首；补益、自汗、虚劳等四门，列方一百三十余首；脾胃、翻胃、泻痢、肺肾等十门，列方三百一十余首；腰痛、脚气二门，列方七十九首；消渴、吐血、鼻衄等十二门，列方一百六十余首；妇人门、小儿诸疾等五门，列方二百余首。所录剂型以丹丸散剂为主，每方由主治、药物配伍、制法等内容组成，对丸丹制作方法论述较详。

《御药院方》（十一卷） 原撰者佚名，元许国桢等增订。初刊于南宋淳祐二年（公元 1242 年），元至元四年（公元 1267 年）增订重刊。为御药院之成方配本。宋本早佚，许氏等的增补本虽承其旧绪，但与宋本已不尽相同（考唐慎微《经史证类备急本草》，在矾石、代赭石、甘草、芎劳、半夏、槟榔等十余种药物方，录有宋代《御药院方》的佚文，与今本之文几乎无一相同）。全书共十一卷，分为治风、治伤寒、治一切气、治痰饮、补虚损、治积热、治痢疾、治杂病、治咽喉口齿、治眼目、治疮肿折伤、治妇人诸疾、治小儿诸疾等十四门，集录宋、金、元宫廷成方一千余首，剂型以丸、散、膏、丹之成药为主，多数方剂不见于其他方书。其书可窥见宋元宫廷用药之一斑。

《续易简方论》（六卷）　南宋施发（字政卿，号桂堂）撰。成书于南宋淳祐三年（公元 1243 年）。施氏有感于王硕《易简方》"其间有失点勘，未免大醇而小疵"，又认为"其于虚实冷热之证无所区别，谓之为简，无及太简乎！"于是对其所载之方逐一予以评述较点，尤其在辨证和治法方面详加阐发，对其不足者补之，不清者明之，偏误者纠之。但《澹寮方》评说："施之辨脉犹未详，攻王之辞亦有强而夺理处。"

《严氏济生方》，简称《济生方》（十卷）　南宋严用和（字子礼）撰。成书于南宋宝祐元年（公元 1253 年）。严氏积三十余年临床实践之经验，"采古人可用之方，裒所学已试之效，疏其论治，犁为条类，名曰济生方。"其书论治凡八十，制方凡四百，总为十卷，但原著在国内早已散佚。清乾隆间，编修《四库全书》，从明代《永乐大典》中撷辑，补阙订讹，编为八卷载有医论五十六篇，医方二百四十余首。卷一首论制方，次论补益、虚损、五劳六极、劳瘵。卷二为咳嗽、喘、吐血、翻胃、呕吐、噎膈、哕等肺胃病症。卷三为风、暑、霍乱、湿、痹、疝、疸、蛊、脚气诸篇。卷四为水肿、积聚、癖、痰饮、健忘、消渴、遗浊、泄泻、下痢等内伤杂病。卷五为目、耳、鼻、口、齿等五官疾病。卷六、卷七为带下、崩漏、血瘕、求子、妊娠、产后等妇人疾病。卷八为疔疮、肺痈、痔、瘘、疥、癣、瘿瘤、瘰疬、金疮等外疡疾病。每篇之后，先论病源病理，次列处方；每方之后，详述适应病症、组成药物、炮制用法及加减变化。严氏论治，强调辨证施治，灵活应变，不泥于古方，指出"概念世变有古今之殊，风土有燥湿之异，故人禀赋有厚薄之不齐，若概执古方，以疗今之病，往往柄凿之不相入者"。书中不少内容取诸前人方书，如《伤寒论》《金匮要略》《和剂局方》《本事方》《三因方》等，但并不墨守成规，而是结合临床实践，加以发挥，制订新方。如金匮肾气丸，结合临床肾虚腰重、脚肿、小便不利等情，加入牛膝、车前子，制成加味肾气丸，后人名为济生肾气丸。又在《本事方》治脾虚浮肿的实脾散中，加入厚朴、白术、木香、茯苓其效更著。又如治口疮的赴筵散，取《三因方》赴筵散中的一味黄柏，加入细辛，实有良效。严氏重视脏腑辨证，讲究脉因证治，在温补脾肾时更注重于肾，在补真丸方后说："凡不进饮食，以脾胃之药治之多不效者……此皆真火衰虚，不能蒸蕴脾土而然。古人云补肾不如补脾，余谓补脾不如补肾。肾气若壮，丹田火经上蒸脾土，脾土温和，中焦自治，膈开能食矣。"此论对后世命门学说的发展深有影响。严氏治病颇重调气，认为"人之气道贵乎顺，顺则津液流通"。其治痰饮主张"顺气为先，分导次之"，如所用五套丸，于化痰药中配合理气之品。又论治中风指出"若内因七情而得之者，法当调气，不当治风；外因六淫而得之者，亦先当调气，然后依所感之气随证治之，此良法也"。治疗水肿，不用峻剂攻逐，如鸭头丸治阳水，仅取葶苈之缓下，配猪苓、防己之淡渗。治痢疾，反对早用固涩断下；治咳嗽，力戒早投乌梅、罂粟壳，以免闭门留寇。此外如四磨汤、辛黄散、疏凿饮子、橘皮竹茹汤等，皆为传世之名方。全书立论精当，辨证简明，制方不泛不繁，既继承而又有创新，是一部实用价值较高的方书。《四库全书总目提要》评曰："书中议论平正，条分缕析，往往深中肯綮。如论补益云：药惟乎补，柔而不僭，专而不杂，间有药用群队，必使刚柔相济，佐使合宜。又云：用药在乎稳重。论咳嗽云：今人治嗽，喜用伤脾之剂，服之未见其效，谷气先有所损。论吐衄云：寒凉之剂，不宜过进，诸方备列，参而用之。盖其用药，主于小心畏慎，虽不善学之，亦可以模棱贻误，然用药谨严，固可与张从正、刘完素诸家互相调剂云。"

《岭南卫生方》（三卷） 南宋释继洪纂修。成书于南宋景定五年（公元 1264 年）。全书三卷，前二卷辑入李璆瘴疟论、张致远瘴疟论、王指迷方瘴疟论、汪南容治冷热瘴疟脉证方论、章杰岭表十说，以及继洪卫生补遗回头瘴说、治瘴用药七说、治瘴续说，附蛇虺螫伤诸方及集验治蛊毒诸方。卷三为明以后人增附，收入娄安道八证标类及《东垣药性赋》，后附日人山田简之募原偶记。其书为岭南一方之书，对该地的气候特点、发病情况、治法用药等均有精辟论述，以瘴疟、脚气、蛊毒等论治尤为详尽。书中提出瘴疟与伤寒不同，岭南"草木水泉，皆禀恶气，人生其间，元气不固，感而为病，是为之瘴"，并主张因地制宜，予以治疗。全书载方九十余首，序言说："岭南雾露炎蒸，为瘴为疠，与虫蛇草木之毒，缓急所需，立俟良愈。"

《类编朱氏集验医方》（十五卷） 南宋朱佐（字君辅）编。刊于南宋咸淳元年（公元 1265 年）。朱氏汇集有效医方与临证经验方，分类编纂而成是书。按医方治证，分为诸风、伤寒、诸气、脾胃、痰饮、积聚、黄疸、虚损、头痛、妇人、小儿、痈疽、补损、中毒等门，卷末附拾遗及养生杂论。全书共载方剂近千首。每门首论病源、辨证、治法及用方遣药，继则分列治方，每方设主治证候、组成药物、制剂用法等内容。其收采摄议论，详尽曲当，所载多不传之秘笈，又皆从当时善本中录出。《医方类聚》多引其方。

《严氏济生续方》（八卷） 南宋严用和（字子礼）撰著。约成书于南宋咸淳三年（公元 1267 年）。书附补遗一卷。内容包括风、痫、头、眼、鼻、耳、口齿、舌、咽喉、翻胃、喘嗽、心痛、胁痛、腰痛吐血、呕血、唾血、便血、秘结、泻泄、淋疾、遗精、白浊、脚气、积；补遗为补益崩漏之方。录方约一百首。先详叙各病之证治，然后对症用方。

《（新编）备急管见大全良方》（十卷。卷首附"诊脉要诀"一卷） 南宋陈自明（字良甫，一作良父）撰。成书于南宋咸淳七年（公元 1271 年）。又名《管见大全良方》《管见良方》。系"就《局方》撮要"编成，每卷一门，共分为诸风、伤寒、瘴疫、脾胃、诸虚不足、积热、妇人诸疾、妇人产后、小儿诸疾十门。诸门并附痰饮、咳嗽、脚气、暑湿、疟疾、疮疹、霍乱、一切气、泄痢、痔漏、淋闭、痼冷、骨蒸、咽喉口齿、眼目、疮肿伤折、诸毒五绝、求子等证，按证汇方，记载方证二百五十余则。书中妇科、产科部分，颇类《妇人大全良方》。

《急救仙方》（六卷） 不著撰者，约成书于南宋祥兴元年（公元 1278 年）。原书已佚，今见于《四库全书》等丛书中。内容包括背疮治法、疔疮治法、眼科方药、痔科方药、杂症，附小儿方药。全书载方一百五十六首，还介绍霹雳火法、松针法治疗疔疮等急措要法。

《走马急疳真方》（一卷） 南宋滕伯祥（号乐善老人）著。又名《走马疳治疗奇方》《走马疳真方》。成书于南宋德祐元年（公元 1275 年）。该书是我国现存最早的一部疳症专著。主论走马牙疳，兼论多种疳症，并分述其病因病机、临床表现及预后、护理等，并重点介绍各种疳症的治疗秘法和秘方。秘法有内治、外敷、针刺和手术等；载录甘露饮、消疳丸等十七方，后均有歌诀。因其多为秘方，故药名多用别名。皆出于《胡氏图经本草》《陶氏本草》等书。书后附有中药别名歌诀，可资查考。

第四节　诊法学的进步

诊法学在宋代，以脉诊的进步最为显著。当时有不少脉书及以脉学为主的诊法专著，如萧世基的《脉粹》，崔嘉彦的《脉诀》，刘元宾的《脉要新括》《脉书训解》，许叔微的《仲景三十六种脉法图》，庄绰的《脉法要略》，刘开的《脉诀》《脉诀理玄秘要》，王元标的《紫虚脉诀启微》，蔡元定的《脉经》，施发的《察病指南》，杨士瀛的《医脉真经》，黎民寿的《决脉精要》等。这些脉学著作不但有论述、有图像，而且有新见，有争鸣，从而推动了宋代诊治学的进一步发展。

一、施发创制脉象图

南宋施发的《察病指南》，论述了望、闻、问、切四诊之术，而以切诊为主。此书的主要特点在于施氏创造性地绘制了三十三种脉象图，脉象图包括"七表"（浮、芤、滑、实、弦、紧、洪），八里（微、沉、缓、涩、迟、伏、濡、弱），九道（长、促、短、虚、结、牢、动、细、代、数、大等十一种），以及"七死脉"（弹石、解索、雀啄、屋漏、虾游、鱼翔、釜沸）。

脉象图是施氏依切脉时指下的感觉凭想象描绘的。这些形象化的图示反映了各种脉象的基本特征，较诸文字描述更为直观。尽管脉象图的绘制有不足之处，但无疑是一种很有意义的重要尝试，为脉象的规范化做出了重要贡献（图 4-1）。

图中圆形，表示脉的搏动范围，即诊脉的区域和深度。

圆中形象，是对各种脉象指感的描绘。

崔嘉彦《脉诀》自序说："大抵持脉之道，非言可传，非图可扰，在乎心会而已矣。"施发的脉象图，将"言传""图状"及"心会"结合在一起，对在临床上体会和鉴别各种脉象很有裨助。这种以图像表示脉象的尝试，是脉学研究史上的可贵科学探索。

二、对伪托王叔和《脉诀》的攻驳

自从校正医书局林亿等典校古医经方书，其中校刊王叔和《脉经》一部后，在宋代又有托名王叔和撰的《脉诀》流行于世。然而当熙宁初林亿校正医书时，尚未提及《脉诀》之事，后在《脉经》陈孔硕序中，就谈到了《脉诀》的流传情况，说："《脉诀》出而《脉经》隐……今之俗医，问以王氏书，则皆诵《脉诀》以对……对史载之之工，尚引诀而罪经，余又何怪焉！"陈氏序文作于南宋嘉定二年（公元 1209 年）之后，而史载之（堪）为北宋医家，政和间（公元 1111～1117 年）进士，距陈氏又将近百年。由此可见伪托王叔和的《脉诀》其传世已很久远。

在宋代，已有不少学者提出《脉诀》为后人伪作，如赵希弁《郭长阳医书跋》云："题曰王叔和，皆歌诀鄙浅之言，后人依托者，然最行于世。朱子曰：俗问所得《脉诀》五七言韵语者，词最鄙浅，非叔和该书明甚……世之高医，以其雁也，遂要弃而羞言之。"陈言《三因极一病证方论》也说："六朝有富阳生者，剽窃作歌诀，刘元宾从而解之，遂使雪曲应稀，巴歌和众，经文溺于覆，正道翳于辞，良可叹息。"此后，谢缙翁在《脉经》序中，也引述了陈言之论。

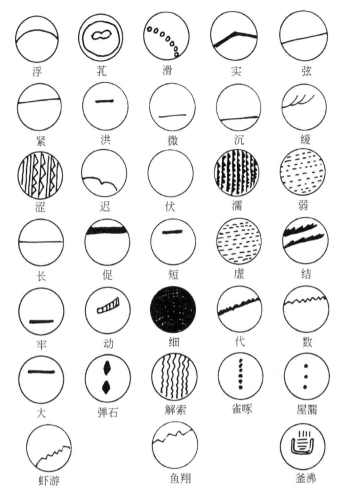

图 4-1 施发《察病指南》之脉象图

关于高阳生是何代人，后世学者见解不一。如李时珍《濒湖脉诀》引王世相《医开》，认为"五代"高阳生著《脉诀》。日本丹波元胤认为，"知为宋以前人，而此书隋唐志并不著于录，且其辞理鄙俗，决非成于六朝时者，其称五代高阳生近是，然亦未见何据"。

熙宁九年（公元 1076 年），刘元宾著《脉要新据》；元祐五年（公元 1090 年），又成《补注王叔和脉诀》三卷。刘氏虽疑《脉诀》非叔和之作，但仍为之注释。其注大多本诸《难经》、《素问》及《诸病源候论》，或略加修改，目的"欲浅于医者识究其源"。

此外，又有无名氏的《王叔和脉诀发蒙》、李駉的《集解脉诀》，大概都是伪托叔和《脉诀》的注解本。对于刘元宾等的《脉诀》注本，无论是宋代的陈言、蔡元定，还是后世的戴起宗、吕复、王世相等也多持否定的态度。

《脉诀》一书，在宋代已屡为诸家所攻驳，但多泛言大略，而未能一一核正其失，且《脉诀》浅俚易诵，故俗医仍相传习。因而元代的戴起宗作《脉诀刊误》，对原书讹妄，抉摘无遗，颇有功于医学。此外，《医史·沧洲翁传》曾载吕复之论说："《脉诀》一卷……谬立七表八里九道之目，以惑后学。通真子刘元宾为之注，且作歌括附其后，辞既鄙俚，意亦滋晦。"王世祖也认为："五代高阳生著《脉诀》，假叔和之名，语多牴牾，辞语鄙俚。又被俗学妄注，世医家传户诵，茫然无所下手，不过藉此求食而已，于诊视何益哉?"（《濒湖脉学》引《医开》）。当时诸家的不满之辞于此可见一斑。

三、现存的宋代脉学著作

《脉粹》 北宋萧世基（字处厚）撰。成书于北宋治平三年（公元 1066 年）。萧氏尝阅《内经》及历代书诀，虑其隐晦难晓，因缀辑众善，类成一编。据宋李撰序称：崇宁间，丞相韩忠以此书授董汲，汲得之屡试辑效。南渡后，散失不全，王进甫获善本，重加校正刊行，并将"叔和脉赋"附于卷后，题署《诊脉捷要》。书载二十七论，包括五藏六腑脉法、分脉本部、诊脉法、喘息诀、分配脏腑阴阳并病状法、三关秘诀、七表八里脉状歌、四季五脏脉、五脏脉形图、四季平脉、辨七表八里、辨杂病可温利发汗及血气多少、手足十二经脉法、辨脉形状相类歌诀、辨七表相承为病法、辨荣卫经脉与漏刻相应法、辨三虚三实法、辨妊娠分别男女状产法、定生死远近脉法、三不治法、定七诊脉为病法、分脉（诸脉主病）、审杂病吉凶脉法、小儿脉法、看小儿形候诀、听声验病诀、察色并死入神诀等。

《脉要新括》（二卷） 北宋刘元宾（号通真子）撰。成书于北宋熙宁九年（公元 1076 年）。又名《补注脉要秘括》。刘氏因俗传叔和《脉诀》词语鄙俗，文理不通，疑非王叔和之作，尝欲削其不类者，补以己之所为，以合《内经》《难经》本旨，但因循未果。后乃吟成百篇，下为之注脚，辞语虽俚，理则赅博，学者读之能纲举而目张。又尝著《脉书训解》三卷。未见。

《仲景三十六种脉识图》 南宋许叔微撰。许氏精于伤寒之学。其《伤寒发微论》中云："予尝撰《仲景三十六种脉法图》，故知治伤寒当以仲景脉法为本。"又其《伤寒百证歌》注中说："大抵仲景脉法，论伤寒与杂病脉法异，故予尝撰《仲景三十六种脉法》。"许叔微以脉法绘图，富有新意，惜其书失传。

《脉诀》（一卷） 南宋崔嘉彦（字希范，号紫虚道人）撰。成书于南宋淳熙十六年（公元 1189 年）。陶宗仪《辍耕录》称："宋淳熙中，崔嘉彦以《难经》于六难专言浮沉，九难专言迟数，故用为宗，以统七表八里而总万病，即此书也。"宋以来诸家书目不著录。焦竑《国史经籍志》始载之，《东垣十书》取以冠首。《幼幼新书》附录脉书五种，首编列崔氏原书，题曰"紫虚真人《脉诀秘旨》"。此书概要论述脉理，诊病方法，三部九候与脏腑配属关系，二十七脉常见病脉体系，诸病主脉及脉象诊断意义，妇、儿脉法，四时与五脏的平脉、病脉、死脉。认为脉理浩繁，非言可传，非图可伏，其枢要但以浮、沉、迟、数四者为宗：风气冷热主病，如浮而有力者为风，浮而无力者为虚；沉而有力者为积，沉而无力者为气；迟而有力者为痛，迟而无力者为冷；数而有力者为热，数而无力者为疮。更有三部九候合五脏六腑等方法，亦附以简单的治疗方法。认为以七表八里九道作为分论诸脉的纲领，无多大实用意义。钱曾曰："紫虚《脉诀》一卷，句如蒙术，盖欲初学医者易知耳。"尽管崔氏《脉诀》在脉学理论和方法上缺乏重要建树，但较为成功地将复杂的脉学理论，简明晓畅地进行了概括和表示，颇利于学习和掌握，因而就被后世视为传习脉法的重要著作。而且又反复为其他脉学著作所借鉴，如明代李言闻的《四言举要》、李延昰的《脉诀汇辩》，以及莫熺的《脉学入门四言举要》等，无不以其为蓝本。

《刘三点脉诀》 南宋刘开（字立之，号复真先生）撰。约成书于南宋淳祐元年（公元 1241 年）。又名《复真刘三点先生脉诀》。刘开为崔紫虚弟子。自序谓"将先师崔君紫虚面命心传，撮其枢要"，然亦有新意。刘氏"以浮沉迟数为宗，风气冷热为主"，如浮而有力为风，无力为虚；沉而有力为积，无力为气；数而有力为热，无力为疮。更有三部何部得之，如寸部属上焦，头面心胸之痛；关部属中焦，肚腹之病；尺部属下焦，腰脚之病。更看五脏中何脏得之，六腑亦然。其将脉法总括为浮、沉、迟、数四大类，按寸、关、尺三部分述四脉主病意义，颇为简明扼要，在脉学理论上有一定的创新。

《察病指南》（三卷）　南宋施发（字政卿，号桂堂）著。成书于南宋淳祐元年（公元1241年）。该书是以脉学为主的诊法学专著。上卷阐述脉的三部诊法及其与脏腑的配属关系，诊脉方法，五脏六腑和四季的平脉、病脉，辨三因及定生死脉诀等二十七则；中卷为辨七表八里九道、七死脉及诊七表相承脉法等；下卷主要论述各种证的生死脉法，包括伤寒、温病、热病、水病、消渴、泄泻、下痢、肠癖、咳嗽等二十一类病证的生死脉象变化，妇人小儿之病的主死脉候十一则。施氏取《灵枢》《素问》《太素》《针灸甲乙经》《难经》诸家方书、脉书参考互观，并将临床上有价值的脉象，分门纂类，汇为一集。全书语言简练，并附歌诀。所绘脉象图三十三种。其对脉象的分类，沿用高阳生七表八里九道之说，有较大局限性。

《医脉真经》（一卷）　南宋杨士瀛（字登父，号仁斋）撰。约成书于南宋景定五年（公元1264年）前。一名《医学真经》。系《仁斋直指医书四种》之一。卷首载察脉总括、脉诀，次述"七表、八里、九道"及杂证诸脉机理及脉象，附"五脏脉候虚实冷热引经用药证治之图"，后论五脏病虚实证、论崇脉、绝脉。此书以《脉诀》为本，参合宋以前诸家脉学之言，订误撷精，简明而多新见，为时人所重。末另附"药象门"一卷为新增。

第五节　临床各科的学术进展

一、内科学杂病病机研究和临床辨证论治的进步

（一）病因病机理论的深入研究

宋代医学在病因病机理论方面，有很大发展，尤其在脏腑虚实寒热病机、三焦、脾肾与命门、气血和痰涩等问题上，均有重要阐论。

1. 脏腑虚实寒热病机理论

继晋《脉经》、唐代《千金要方》之后，宋代医籍，特别是《太平圣惠方》《圣济总录》和《济生方》等，对脏腑虚实寒热病机的研究更为深入。《太平圣惠方》认为，"肝虚则生寒……肝脏虚损，气血不荣，内伤寒冷"，导致一系列肝气不足的证候；"肝实则生热，热则阳气盛……为血有余"而产生"肝气实"的证候。"心虚则生寒，寒则阴气盛，阴盛则血脉虚少"，而产生心虚证候；"心实则生热，热则阳气盛，阳盛则卫先不行，荣气不通，遂令热毒稽留"，而产生心实热证候。"脾受水谷之精气，化气血以荣养身形，灌溉脏腑"，若虚则生寒，寒则阴气盛，而见脾虚之候；"若其气不荣，则不能与胃行其精液，周养身形"，致有一系列脾气不足之候；"脾实则生热，热则阳气盛"而生脾实之候；"若肺气虚则生寒，寒则阴气盛……虚寒乏气"，而见"肺虚"之候，"若其气不足"，则见

"肺气不足之候"。从以上内容来看，《太平圣惠方》所论的病机理论，显然比唐代《千金要方》的认识要深刻得多。

迨北宋末，《圣济总录》上承《太平圣惠方》之学，而又集北宋医学之大成。在脏腑病机方面，增加了不少新的认识。如认为肝气盛则血有余，为肝实之证；肝气虚则为血不足，为肝虚之证，这是《太平圣惠方》理论的延续；但在此之外，又进一步论述了肝与脾、肾、心、肺及三焦之间的病机关系，如"肾气亏损，不能生肝，肝乏生气，遂多虚冷""肝气壅实，热刑于脾""肝脏壅实，风热客搏经络，动于心肺""肝脏壅热，三焦不利""肝气久虚，三焦气不顺上攻"，凡此论述，都是晋唐医籍中所未见载的新论。此外，《圣济总录》对《内经》所说的"肝胀"、《金匮要略》所称的"肝著"病机等，也有更为详细深入的阐述，认为肝胀者因"肝受邪，则令气血不通，故令胁下胀满，引少腹而痛"；肝著乃"风寒客于肝经，不能散精，气血凝留，故著于胸上"。

至于心脏病机，《圣济总录》阐述了心与脾、肺的病机关系，如谓"心气不足，脾乏生气""心气实热，火气炎盛，销烁金精，肺受心邪，因而生疾"。此外，《圣济总录》论心虚热，有"心烦热之病，手少阴经有余所致也。其不足，则亦能令人虚烦，《圣惠方》止及实热。大抵心属火而恶热，其受病则易以生热，热则血气壅滞，故为烦躁、寝卧不得安宁，口舌生疮，心痛颊赤之类；虚则热气内攻，心神不宁，亦为之烦躁也"之说，显然是补充了前人之不足。虽然，在《小儿药证直诀》中曾有"目淡红，心虚热"的记载，但只是提出了"心虚热"这一病机概念，其内容远不如《圣济总录》更为详实。对于肺脏病机，《圣济总录》认为，"肺气虚弱，中风寒咳嗽""肺脏有热，风邪乘之，风热相搏，毒气重发皮肤之间"而生瘾疹痒痛，并认为若将养过温，或多嗜五辛，热气内搏，肺经壅热，则令人咽干舌燥，胸膈烦热，咳嗽壅闷，鼻内生疮，是为"肺壅热之候"，这属于从内外因所致肺脏病的角度展开讨论的。

肾脏病机有虚、实、寒、热。《圣济总录》论肾虚证，有"肾气虚弱，则足少阴阴经不利""肾藏虚损，精气衰竭""肾藏虚损，阳气亏乏""肾气亏损，不能生肝"等病机论述；论肾实证有"足少阴肾之经，其气实为有余……或为邪湿所加""肾藏实热传入膀胱""肾藏壅盛上攻头目"等病机论述。此外，认为肾寒证由"肾藏虚弱，阳气不足，为寒气所中，元藏不和而成"，肾脏风冷气"由肾气不足，内生阴寒，风邪冷气，客于肾经"所致。

在论述脾胃病机时，《圣济总录》还从"脾胃气虚，冷气乘之，则水谷不化，清浊不分，移寒于大肠，大肠得冷，则不能固涩，故为泄痢"的角度，专门阐明了脾脏虚冷泄痢的病机。其中还存在"移寒于大肠"这一重要病理环节，而这一环节往往易被人们忽略。

此外，在"磨脾丸方论"中，有两段比较复杂的病机论说，谓"三焦气不升降，脾藏衰弱，胃气虚满，不思饮食，旧谷未消，新谷又入，脾胃气弱，不能磨化，谷气减耗，肌肉瘦瘁，面目萎黄，寒湿结瘀，饮气下流，渍伤肝肾，足胫虚浮，怠惰嗜卧，四肢不收"，从三焦之气不能正常，脾胃气弱不能磨化，发展到寒湿瘀滞，水饮渍伤肝肾，这种论述同样十分精彩。

另有关于"胃寒肠热""胃热肠寒"的病理解释，认为"《黄帝针经》曰病有腹胀而泄者，为胃寒肠热。胃受寒则气收不行而为胀满；肠间客热，则水谷不聚而为泄注，病本在浊寒之气在上，清热之气在下，故胀而且泄。《黄帝针经》曰肠胃相通，疾病相连，人因饮食不节，寒温失宜，致肠胃受邪，有冷有热，疾证俱见者，则善饥、小腹痛胀，为胃热肠寒之病。胃热则消谷，故善饥；肠寒则血凝脉急，故小腹痛，又寒则气聚，故病而且泄"。这一病机解说，是非常合理而令人信服的。

对于脾肺关系的病机论述亦很重要。《圣济总录·肺藏门》说："脾气亏乏，不能生肺，而肺气不足，多感风邪。"这与后世李杲的"脾胃一虚，肺气先绝"的病机学说实同出一辙。

由此观之，《圣济总录》论脏腑虚实寒热的大纲颇同《太平圣惠方》，而在许多脏腑病证的具体机理方面又有了不少新的阐发，表明当时的病机理论研究已经越来越深入。

2. 三焦、脾肾及命门论述

宋代医学总结的三焦病机，也是值得关注的。除了三焦病气不升降，水道不利外，还有三焦病不得大小便、三焦咳、三焦胀、三焦有水气、三焦俱虚、三焦虚寒、上焦热结、中焦虚寒、中焦热结、下焦虚寒、下焦热结等引起各种病证的病机内容。其中，"热结上焦，致风气上行，痰厥头痛""下焦虚寒，肾虚脾弱""下焦肠胃伏热，妇人胎热产难""下焦热结，气逆，呕吐不禁"等病机论述，都是很有新意的。

宋代医家对脾肾、"坎火"及命门等的论述，较之唐代的"腰肾之气"之说有了很大进步。在南北宋之交，许叔微《类证普济本事方》在《外台》所引《近效》李祠部论消渴的理论基础上，对脾胃虚弱全不进食，而用补脾药无效者，责诸"肾气祛弱，真元衰劣，犹如下无火力，不能腐熟釜中水谷"。其后，严用和《济生方》又提出"补脾不如补肾"之说。严氏在论补真元时说："大抵不进饮食，以脾胃之药治之多不效者，亦有谓焉。人之有生，不善摄养，房劳过度，真阳衰虚，坎火不温，不能上蒸脾土，冲和失布，中州不运，是致饮食不进，胸膈痞塞，或不食而胀满，或已食而不消，大腑溏泄，此皆真火衰虚，不能蒸蕴脾土而然。丹田火经上蒸脾土，脾土温和，中焦自治，膈开能食矣。"他的病机论述又比许叔微清晰得多，而且还说明当时所谓的"腰肾气""肾气""真元""真阳""坎火""真火"及"丹田火"等，实异名而近义。这是因为宋代道家养生说的盛行，从而导致了"真元""真阳""坎火""丹田火"等与医家"肾气"概念的交叉相混，而命门学说却因之亦有了新的发展。

南宋淳熙间（公元1174～1189年），紫虚真人崔嘉彦的《玉函经》注文，就反映了这一点。崔氏注杜光庭《玉函经》说："夫命门者，元精之所禀，有真气存焉，是为坎一之火……盖先天之元气藏于肾，后天之谷气统于脾，元气亏则藏府失所养，谷气竭则百骸无所本。"其说涉及了命门、元精、真气、坎火，以及先天元气、后天谷气等概念；所言"先天之元气藏于肾，后天之谷气统于脾"的理论，更属精辟之论。这些论述为明代医家的脾肾、命门病机学说打下了重要基础。

3. 气血病机的进一步探索

宋代的气血理论受巢元方《诸病源候论》影响很大，而其突出之处大致如下：重视血证与心、肝、脾的关系；强调气伤及血；重视瘀血论治。对于血证的病机，宋代医家认为与心、肝、脾诸脏关系最为密切。如《圣济总录·呕血》主张"心主血，肝藏血，二藏俱伤，则血不循经"；齐仲甫《女科百问》亦认为"血之流行，起自于心，聚之于脾，藏之于肝，此三经者，皆心血之所系之处也。若三经守节，则血濡养而安和；尚一脏有伤，则血散溢而为咎""心主行血，脾主裹血，肝主藏血。因产蓐过伤，或因喜怒攻损，是致荣血亏耗"，这种理论遂为后人所宗。

《圣济总录·衄血》论血证病机，还强调其与气机的关系，认为"血之行留，气为之本，如海水潮汐，阴阳之气使然也"，而"气滞血涩""气乱而血妄行""血不循经，随气上逆""气逆迫血妄行"等病机论述，在《圣济总录》中记述较多。

另若张锐的《鸡峰普济方》亦认为"诸气皆属于阳，诸血皆属于阴……阳气侵阴，阴气被伤，血失常运""肺主气而血随气，伤则血无所主"，同样说明气病及血之理。类似的观点在宋人医籍中屡见不鲜。

在气血病机中，更值得重视的是关于气虚而导致血瘀的学说，在宋代已有较为明确的论述。如《女科百问》对气弱血滞、气虚血瘀的病机研究认为，"脉流走，遇气弱，则经络、肉分之间血多留滞"；"心主身之血脉，因产伤耗血，心气则虚，败血停积，上干于心"，还认为"荣血暴竭，气无所主"，而致喘促病危，乃即后人所说的气随血脱之证。齐氏的论述虽因妇产科病证而发，但这种病机理论实具有广泛的病理意义。在其同时，《圣济总录》论伤寒蓄血，其观点为"毒热内瘀，则变为瘀血"，与前人"宿瘀"之说不同，这是很有临床价值的热毒致瘀学说，值得学者重视。

杨氏《仁斋直指方论》总结前人有关之说，将瘀血分三焦辨证，以为"血上逆则忘，血下蓄则狂。上焦瘀血，小便必难；下焦瘀血，小便必自利。血之所在，当以此推"。

南宋时，杨仁斋特别注重血病的论治，《仁斋直指方论·血滞》谓"人皆知百病生于气，又孰知血为百病之胎乎？""凡病经多日，疗治不痊，须当为之调血"。又说："血之外证，痰呕、烦渴，昏愦遗忘，常喜汤水漱口，不问男女老少，血之一字，请加意焉！用药川芎、蓬术、桃仁、灵脂、生地黄、北大黄为要，呕甚者多加生姜，以此先利其宿瘀。"这些论述，是很有学术价值的。

4. 痰饮和痰涎的病机研究

宋代，医家不仅对痰饮的病因病机进行了更为深刻的研究，而且还对"涎"的论述颇多创见。

陈无择《三因极一病证方论》从内因、外因、不内外因诸方面加以论述，认为"人之有痰饮病者，由荣卫不清，气血败浊，凝结而成也。内则七情侵冒，藏气不行，郁而生涎，涎结为饮，为因所内也；外有六淫侵冒，玄府不通，当汗不泄，蓄而为饮，为外所因；或饮食过伤，嗜欲无度，叫呼疲极，运动失宜，津液不行，聚为痰饮，属不内外因。三因所成，症状非一，或为喘，或为咳，为呕，为泄，晕眩躁烦，忪悸，寒热疼痛，肋满挛僻，癃闭痞隔，如疯如颠，未有不由痰饮之所致也"，并详述了外因生涎的情况："外所因证候难明，风燥寒凝，暑烁湿滞，皆能闭诸络，郁而生涎，不待饮水流入四肢而致支溢疼痛也，当以理推，无胶轨辙。"陈无择分析了三因侵犯，荣卫不清，气血败浊，凝结成痰涎、痰饮为病的病机理论，并说明了其症状的复杂性。

同时，王硕《易简方》亦指出"喜怒哀乐不中节，起居食饮失其常"为痰饮之因，且认为其病机在于"荣卫否阻，气血败浊，为痰为涎为饮"，其说与陈无择同。然而王氏又以为痰、涎、饮分别与肺、脾、胃关系最密切，他说："痰则伏于包络，随气上浮，客于肺经，因嗽而发；涎则伏于脾元，随气上溢，口角流出；唯饮则生于胃腑，为呕为吐，宜详甄别也。"其论虽然比较局限，亦别具一说。

杨士瀛在其《仁斋直指方论》中，强调痰系津液所成，认为"夫痰者，津液之异名……

血气和平，关络条畅，则痰散而无；气脉闭塞，脘窍凝滞，则痰聚而有"，并说明了"风搏寒凝，暑烦湿滞，以致诸热蒸郁，啖食生冷煎，腥膻咸齑，动风发气"等，皆是致痰原因。与王硕相似，杨氏还认为"涎者脾之涎也，脾胃一和，痰涎自散"，说明涎液的产生由于脾胃不和所致。初虞世则以为乃"遍身之脂脉津液"所化。

由于《诸病源候论》的影响，宋代医家论述痰饮的病机多注意到脾胃不调和三焦气涩。《仁斋直指方论》说："人惟脾土有亏，故半日所饮浆水不能传化，或停于心下，或聚于胁下，或溢于膀胱，往往因此而致病矣。"《和剂局方（淳祐方）》亦认为"脾胃气弱，痰饮不散""脾胃不和，中脘气滞，宿寒留饮，停积不消"，这些多反映了对脾胃气弱之重视。而在《圣济总录》中，更阐明了三焦失调产生痰饮的机理，以为人藉水饮以滋养，水凭气脉以宣流。三焦调适，气脉平匀，则能宣通水液，行入于经，化而为血，溉灌周身；三焦气涩，脉道闭塞，则水饮停滞，不得宣行，聚为痰饮。并指出，痰饮病"悉由三焦不调，气道否涩而生病焉。是以气行即水行，气滞即水滞，故知饮之为病，在人最多"。同时《圣济总录》还专论了冷痰、热痰，冷痰由阳虚脾弱，聚饮成痰；热痰由气道壅塞，津液不通，热气与痰水相搏聚成。此外，还有"膈气痰结""肺藏痰毒壅滞"等论述，都有重要的临床价值。

此后，严用和《济生方》和朱佐《朱氏集验方》均强调"气道贵乎顺"。严氏说："人之气道贵乎顺，顺则津液流通，决无痰饮之患；调摄失宜，气道闭塞，水饮停于胸腑，结而成痰。"朱氏亦指出"气滞则痰滞，气行则痰行"，有关"气道贵顺"的说法与严氏相同。

在宋人痰饮理论中还有一个很突出的问题，即对于"涎"的认识，前已谈到杨士瀛、王硕等均曾有所论述，然而对此阐发最深者当推《史载之方》。史载之认为，痰涎的留积，因气机不顺所致，所谓"痰涎非自积也，其所以积者，不顺之气留之也"。他还以为，涎有六种，即风涎、热涎、冷涎、病涎、虚涎、毒涎。

1）风涎

"因人之风气之盛，上运于涎，不能下入于胃。风气一蒸，痰涎并起而上，堵塞胸中，即使人闷倒无知……此盖人之肌肉厚，腠理深，风不得泄于外，风热内攻，大府秘热，毒气上攻，遂生斯疾，此名之曰风涎。"这里所说的"风气一蒸，痰涎并起"或在它处所说的"风气炎盛，胶涎并起"，实是指气逆挟痰涎上壅而言。

2）热涎

"有恣性之丈夫，多食荤腻，好食咸酸，以色为心，恣贪补药，忽因酗酒房室，劳伤其精，丹元髓海因以空髓，而藏府骨槽虚热转盛，其涎所积，隔在中焦，因其肾藏之虚寒，邪气与热涎相交，发为疼痛，重则不移时而倾人性命。医者治之，不过曰此肝肾之气，是不知热涎乃病之根本。"史氏认为膏粱酒色之人，虽系肾虚精伤，但其发病，往往仍以热涎为根本。

3）冷涎

"脾气不足，复因肝气所乘，伏而不动，停水滞谷，久而不化；肝心长怀郁怒，则其气滞涩而不行，此冷涎之所以积也。然肝主风性之不定，忽时而作；肝中主怒，怒则气逆，此冷涎所以随气而上，而生人之大病也。"说明脾虚肝郁，气滞涎凝，若气逆则冷涎随之而上。

4）病涎

"其人必好食坚硬之物，伤损脾气；忽因郁怒，伤损心肝正气；忽因寒邪热毒之伤；忽因大病之后，余毒客在藏府，其气结涩凝滞，不能宣畅，是以痰涎因而聚积，涎与滞气相交，往往发为疼痛，此名之为病涎也。"主要指病后痰涎、滞气交结。

5）虚涎

"其人必由受气之虚，忽因大病之后，生冷所伤；忽因疾病之间淫欲不节，致令藏府之气空虚羸乏，而骨槽间虚热上蒸，上气镇长有余，下气但常不足，阴阳之气不相交际，不顺之气隔在中焦，是以虚涎因而积裹，风热一攻，即其涎并上。"说明虚人气膈中焦，痰涎积裹，是为虚涎。

6）毒涎

"人之患阳毒伤寒，肝心脾肺受其疫毒之气，因其毒涎相积聚在中。候其证，即使人大府秘热，小便赤涩，面色黯赤，浑身发热，昏昏如醉，狂言妄语，不知人事，如此之候，悉皆是涎……此乃疫毒之涎盈溢心胸。"对疫毒之涎的论述，发前人所未发。

无独有偶，在《圣济总录》中还可见到宋人对"痰毒"的认识，说："肺藏痰毒壅滞之病，其证目眩头旋，胸膈痞满，常多痰睡，不思饮食，鼻闻腥臭。盖肺主气，居于膈上，为四脏之盖，邪热壅滞，熏散胸膈，与津液相搏，故郁结成痰也。"另外还有"肺藏壅热，客热痰毒"的论述，都是很有临床价值的。

（二）各种病证论治成就举隅

1. 脏腑虚实寒热病证论治

在脏腑虚实寒热病机理论的指导下，宋代医家在相关的辨证论治方面也有了重要发展。兹举《太平圣惠方》和《圣济总录》为例。

《太平圣惠方》以五卷的篇幅首论脏腑病辨治，可见其重视程度。虽然对脏腑虚实寒热的辨证论治源于《脉经》《千金方》，但内容更为充实。如以肝胆言之，有肝实热、肝虚寒、胆实热、胆虚寒等证治。《太平圣惠方》治肝实热的泻肝前胡散较《千金方》的泻肝前胡汤增加了羚羊角、大黄、赤茯苓，其清热泻肝之功更强；《太平圣惠方》的泻肝防风散，较之《千金方》的防风煮散增加了犀角、大黄、赤茯苓，而且在其他方中，羚羊角、犀角、大黄、赤苓等多属常用之药。肝虚寒的治疗，《太平圣惠方》多承《千金方》意，但《太平圣惠方》常加入鳖甲、羚羊角、犀角等动物类药，以及麝香、木香、冰片、沉香等芳香行气之品，尤其重视补益脾肾，用参、术、茯苓、黄芪，以及山茱萸、熟地黄、石斛、五味子等。胆实热的治疗《千金方》仅泻热半夏千里流水汤方，而《太平圣惠方》则有泻热麦门冬散、胡黄连圆、羚羊角散等五方。《太平圣惠方》还指出，胆热既可令人惊悸、失眠，也可致昼夜神昏多睡，其原因主要由于脏腑积热，胸膈多痰所致。胆虚寒的论治也较《千金方》更为详细，认为"大病之后，脏腑尚虚，荣卫未和，生于冷热。邪客于阴，阴气虚，卫气独行于阳，不入于阴，故令不得睡也"，而"心有忧患、伏气于胆"，也是胆虚不眠的因素之一，其治疗选用茯神散，药取茯神、柏子仁、枣仁、黄芪、人参、熟地黄、远志、五味子等，重在补养气血，安神，定志。

《圣济总录》对于脏腑虚实寒热诸证，载有更多方剂，现略举数方以示一斑：

治肝元虚冷，多因少力，口无滋味，耳鸣眼暗，面色青黄的黄芪汤方，用黄芪、防风、石斛、当归、白芷、藿香、沉香、白蒺藜、桑寄生、炮附子、芎、白术、五味子、桂、羌活、木香等。

治胆热，精神不安，卧起不定，口中常苦的胡黄连丸方，由胡黄连、青羊角、熊胆、蛇黄、青黛、黄牛胆等组成。

治心脏积热，口舌生疮，善怒，言语不快，舌强，小便赤痛，通心汤方用麦冬、栀子、黄芩、当归、荆芥、芍药、大黄、升麻、木通。

治小肠虚寒撮痛，并妇人血刺心痛的断了弦散方，用五灵脂、蒲黄，此方即后人常用的失笑散。

治脾实热，头痛胸满，腹胁壅滞，不思饮食，泻脾赤茯苓汤方，药用赤苓、旋覆花、大黄、石膏、桑白皮、芍药、枳壳、前胡、甘草、生姜、大枣。

治胃气实热，唇焦口干，引饮不止，赤芍药汤方，药用赤芍药、生干地黄、大黄、甘草。

治肺气虚寒，咳逆下利少气，人参茯苓丸方，药用人参、茯苓、黄芪、白术、甘草、当归、芎、桂、干姜、陈皮。

治大肠虚寒，痢下白脓，肠内虚鸣相逐，黄连汤方，药用黄连、石榴皮、赤石脂、白茯苓、干姜、桔梗。

治肾藏实热，小腹胀，足下热痛，耳聋，胯离解，梦伏水中，泻肾大黄汤方，药用大黄、赤茯苓、黄芩、泽泻、菖蒲、甘草、玄参、五加皮、羚羊角、磁石、生干地黄。

治膀胱虚冷小便频数，五味子丸方，药用五味子、磁石、杜仲、附子、木香、青橘皮、茴香子、龙骨。

以上治疗脏腑虚实寒热的方剂，不仅组方用药精妙，确有实效，而且其所治诸证也往往是后世所易于忽略的。其中如肝元虚冷、肺气虚寒、肾实热等证治最值得重视。

2. 中风论治

《太平圣惠方》将中风属诸于肝。除了继承外风之说外，还探讨了热、痰、瘀、虚等致病因素。在治疗方中，热则多用犀角、羚羊角、牛黄、石膏、黄芩、大黄、朴硝等；痰则多用南星、半夏、荆沥、竹沥等，瘀则常用桃仁、血竭、乳香、蛴螬等，虚者用参、芪、术、地、薯蓣、鹿角胶、枣仁等。值得注意的是，以天麻作为治风要药，以及乌蛇、白花蛇、干蝎、蜈蚣等虫蚁药的用药经验。同时，常用药物自然汁以治疗中风病，如生地黄饮子、荆沥饮子、消梨饮子等，常用的有生地黄汁、竹沥、荆沥、生姜汁、葛根汁、白蜜、梨汁、薄荷汁等，显然继承了《千金方》之法，但其用药配方又有所发展。

另在《圣济总录》中，治偏风，手足不收，口目㖞戾，言语謇涩，及热痹的生地黄汤方，用生地黄汁、竹沥、荆沥，另用羌活、防风、附子等入药制剂。治喑痱，肾气虚厥，语声不出，足废不用，用地黄饮方。此方即刘完素治喑痱的地黄饮子，实即来自于《千金》内补散。

3. 消渴病论治

《太平圣惠方》继承前人的有关论述，对消渴病病因病机有了进一步系统和完整的认识。一方面据证状而分三消，即消渴、消中、消肾。认为其病因多由误服药石、嗜食肥甘、伤于色欲，致使津液耗渴；其相关病机为"热毒积聚于心肺，腥并伤于胃腑，脾胃受热"，或"脾胃中热""心脾实热""心肺热""脾脏积热""脾肾气虚""肾虚心热，三焦不和"及"肾气消损"等。

《太平圣惠方》继承唐代医家"消渴"论治经验，明确提出"三痟"说：

> 夫三痟者，一名痟渴，二名痟中，三名痟肾，此盖由少年服乳石热药，耽嗜酒肉荤腥，熟面炙，荒淫色恣，不能将理，致使津液耗竭。元气衰虚，热毒积聚于心肺，腥膻并伤于胃腑，脾中受热，水脏干枯，四体尫羸，精神恍惚，口苦舌干，日加燥渴。一则饮水多而小便少者，消渴也；二则吃食多而饮水少，小便少而赤黄者，痟中也；三则饮水随饮便下，小便味甘而白浊，腰腿消瘦者，痟肾也。斯皆五脏精液枯竭，经络血涩，荣卫不行，热气留滞，遂成斯疾也。

治痟渴诸方中，如麦门冬散（麦门冬、茅根、瓜蒌根、芦根、石膏、甘草）、赤茯苓煎（赤苓、白蜜、淡竹沥、生地黄汁）、黄连散（黄连、生地黄汁、生瓜蒌汁、牛乳）等，多以甘寒生津清热为大法。

痟中诸方，如茅茛散（茅茛、人参、茯神、葛根、石膏、黄芩、瓜蒌根、知母、甘草）、地骨皮散（地骨皮、瓜蒌根、石膏、黄连、甘草）等，以清脾胃中热、生津液为主。

治肾痟诸方，如熟干地黄圆（熟干地黄、鸡肶胵、黄芪、白茯苓、麦门冬、龙骨、桑螵蛸、牡蛎、人参、牛膝、枸杞子）；治小便滑数，口干心烦，皮肤干燥，腿膝消细，渐至无力，如鹿茸圆（鹿茸、人参、泽泻、赤石脂、石斛、熟干地黄、麦门冬、白茯苓、萆薢、白芍药、甘草、黄芪、桑螵蛸、子苓、龙骨、桂心、牡蛎）等，显然重在益肾。这类方剂俱以仲景肾气丸为祖方，而又综合晋、唐医家治消渴的经验，据证化裁而成。

此外，如《圣济总录》治消渴，小便数少，虚极羸瘦的黄芪丸，用黄芪、鹿茸、牡蛎、土瓜根、黄连、茯苓、人参组方，在益气温摄中兼以清化，其制亦妙。

宋代医家对消渴引起的痈疽和水肿证十分重视，如《太平圣惠方》所载的玄参散、蓝叶散、秦艽圆、白茅根饮子等方，较诸以前更为充实，其所载诸方大致多重在清热解毒，如犀角、羚羊角、升麻、玄参等俱为当时所常用，并据不同情况，或配合大黄、芒硝以通脏下泄，或重视扶养正气，参入黄芪、麦门冬等味。对于兼有风湿、湿热者，则又加入防风、牛蒡、秦艽、乌蛇等祛风邪、除湿毒。其治消渴后水病，又有紫苏散、赤茯苓散、人参散等不少新方。

4. 痰热论治

《诸病源候论》有"热痰"之论而无方；《千金方》无痰热之论，而有松萝汤"治胸中痰积热"。至《太平圣惠方》则对痰热的论治有了重要发展。其方如治心肺壅热，胸膈烦闷、痰逆，不能下食，用茅根散；治心胸痰热，头目旋痛，饮食不下，用旋覆花散；治痰热，心膈烦满，头痛目旋运，不纳饮食，用枳壳圆，其方大致以橘皮、半夏、枇杷叶、前胡、枳壳等化痰下气之品，结合黄芩、石膏、大黄、或犀牛角、羚羊角等清热降火，或用麦门冬润肺生津，兼以防风、牛蒡等清散风热，在理法方药诸方面，为后人开启了论治痰热的法门。

5. 胸痹、心痛论治

《太平圣惠方》继承了《金匮要略》通阳化痰开结的治疗胸痹大法，但进一步认识到瘀血致痹的病机，从而在处方中加强了活血散瘀、破血通络的药物，在组方中常用当归、赤芍药、地黄、芎劳、桃仁、三棱、莪术等品。应该说，这是病机认识和治疗方法上的一个重要进展。

《圣济总录》治厥心痛的麝香汤方，用麝香、木香、桃仁、吴茱萸、槟榔行气活血止痛，为厥心痛用药提示了大法。

6. 黄病论治

《太平圣惠方》论黄病，多宗《诸病源候论》理论，尤其重视"热毒"之气。如论"急黄"说：

> 夫急黄者，由脾胃有热，谷气郁蒸，因为热毒所加，故卒然发黄，心满先喘，命在须臾。

> 夫阴黄者，为阳气伏，阴热盛，热毒加之，故身面尽黄，但头痛而不发热，名为阴黄也。

> 夫内黄者，由热毒之气在于脾胃，与谷气相搏，热蒸在内，不得宣散，先心腹满气急，然后身面悉黄。

值得注意的是，当时的"阴黄"概念与后世寒湿致黄的"阴黄"截然不同。其治疗则较为全面地继承了前代医家经验，并经过晚唐五代时期的长期临床积累而有新的发展。如对久病患者重视益气养阴，又在清解湿热方中注意疏理气机；对急黄重症，则加强了清热解毒之力。如鳖甲散治劳黄，用鳖甲、柴胡、茵陈、地骨皮、赤芍药、黄芪、麦门冬、栀子仁等；治心热劳黄，口干舌涩，皮肉面目俱黄，上气喘急，用黑豆、生地黄汁、麦门冬汁、白蜜、生藕汁、瓜蒌根汁。在茵陈散中，除茵陈、白鲜皮、瓜蒌根、黄芩、赤芍药、栀子仁、黄连、土瓜根、大青、大黄、朴硝等外，还用木香、柴胡、枳壳等疏肝理气。对于暴热黄如橘，用栀子仁、瓜蒌、苦参、龙胆、大黄。治急黄则承《诸病源候论》"热毒"之论，加强了清热解毒药，如治急黄烦躁，渴欲饮水，面目如金色的龙胆散，用龙胆、木通、土瓜根、石膏、犀角屑、栀子仁、川大黄、茅根、川朴消等；治肝黄，面色青黄，筋脉拘急，口干心燥，小便不利，言语謇涩的犀角散，用犀角屑、羚羊角屑、栀子仁、黄芩、川升麻、柴胡、龙胆草、甘草。这种使用大剂清解热毒的治黄方剂，在当时使用较多，但到了金、元之后却反而遗缺，这是不能望其项背的。另有治疗谷疸唇口先黄，腹胀气急，用郁金、牛胆、麝香三味，其利胆之功非同一般。同样，《圣济总录》治急黄热毒攻发的犀角汤，用犀角、茵陈、栀子、升麻、黄芩、大黄、朴硝、甘草，则用药更为简捷。以上方药，切实有效，俱为临床经验的重要积累。

另外，《太平圣惠方》还载述了"三十六种黄证候"及其治疗，认为"诸黄者，其黄皆因伤寒为本，五脏互有所伤，热气相侵"所致；"五脏热极，闭塞不通，疗不及时，甚殒人命"。所谓"伤寒为本"，即指外感"热毒"之邪而言。三十六黄中，除肝黄、心黄、脾黄、肺黄、肾黄外，还有胆黄、脑黄、胃黄、黑黄、劳黄、阴黄、血黄、疟黄等候。黄证候主要表现为面色青，四肢拘急，口舌干燥，言语謇涩，面目不利，爪甲青色；若背上浮肿，腹肋胀满者难治。治肝黄犀角散用犀牛角、栀子仁、黄芩、羚羊角、川升麻、柴胡、龙胆草、甘草等。这些方药，在《千金方》《外台秘要》方基础上又有了新的发展。

7. 淋证论治

《太平圣惠方》论治淋证，不局限于利水通淋，而无论石淋、血淋、膏淋、劳淋、热淋、冷淋，皆酌情结合活血化瘀，如王不留行散中用蒲黄、赤芍药、当归、桂心；神效琥珀散中用琥珀、川大黄等。

8. 咳嗽论治

《千金方》所载治咳嗽方，如苏子煎等，较多地使用了甘寒润肺化痰的药物，其中也使用了一些自然汁。《太平圣惠方》有关诸方则更为普遍地扩展使用了此法，用以治疗久咳嗽、卒咳嗽、暴热咳嗽、咳嗽喘急、咳嗽上气、咳嗽失声、咳嗽痰唾稠黏、咳嗽唾脓血等证。如治咳嗽痰唾稠黏、上气促急，心胸烦满，不能饮食的天门冬煎方，用天门冬、紫菀、桔梗、贝母、赤茯苓、桑白皮、木通、生地黄汁、生麦门冬汁、生姜汁、藕汁、酥、白蜜等。这些有效方剂，为无痰、少痰、燥痰、热痰的治疗用药提供有效经验。另对于咳嗽"肺气上壅""咳嗽上气、喉中呀呷、大小肠不利"的病证，在用桑白皮、葶苈等外，多用大黄、郁李仁、紫菀等通腑之品。

在《圣济总录》中，治肺痿咳嗽的蛤蚧散方，用蛤蚧、人参、白茯苓、知母、贝母、桑白皮、杏仁、甘草等味，又为肺痿增添了新法。

9. 腰痛论治

《千金方》治腰痛，有独活寄生汤、杜仲酒等代表方，多重于肾虚风寒湿邪。《太平圣惠方》对补肾之法更为重视，且组方用药益加复杂，其方如鹿角圆、钟乳圆等。同时，《太平圣惠方》明确还提出"肾气衰冷，阳惫腰痛"之论。值得注意的是在《太平圣惠方》治腰痛方中搜风通络、活血化瘀，以及攻下药的运用，如天雄圆治肾脏气衰虚腰痛，或当风湿冷所中，腿膝冷痹缓弱，除补肾强腰之外，运用了天麻、白花蛇、地龙、蜘蟟、蝉蜕，以及乳香、没药、干漆等；在久腰痛威灵仙散中，有牵牛子逐水；郁李仁散中郁李仁与朴硝等同用；"腰痛及膀胱""膀胱气实"分别用巴豆、甘遂入猪、羊肾中制药服用。后张子和即继承此法，以甘遂末入猪肾中烧制，治"腰痛岁余不愈"。后世又称此方为"煨肾散"。由此即可见《太平圣惠方》的学术影响。

10. 头痛论治

《太平圣惠方》总结头痛的发病机理，以诸阳经皆上行于头为依据，认为血气虚，风邪伤于阳经，则令头痛；又手三阳之脉受风寒，伏留不去，其脉逆壅而冲于头，名厥头痛。又有风热痰厥头痛。此外为真头痛。其论偏头痛，指出"因新沐之后，露卧当风，或读学用心，辛劳细视，经路虚损，风邪入于肝，而引目系急，故令偏头痛也"，其治疗除滋养肝肾、疏风清热、熄风化痰等外，又采用细辛、干蝎、地龙、白僵蚕等，为后世提供了有效方法。除此之外，《圣济总录》治久积肥气，寒热痎疟的青蒿汤方，以青蒿自然汁、生姜汁、童子小便、常山、鳖甲、乌梅肉、甘草、柴胡等组方，较《肘后备急方》的单味青蒿汁更为完善。治赤白痢、脐腹疼痛，肠滑后重的妙攻散方，用煨大黄与炒黑荳蔻子同用，清邪定痛，其用药法在古方中也不多见。

以上所举，在两宋内科杂病范畴中虽属一鳞半爪，但足以说明无论在病机研究、辨证论治和遣药制方方面，都有了十分重要的发展和提高，对后世医学的影响不容忽视。

二、外科学学术发展

（一）外科学学术发展概况

宋代外科学术的发展，有一个渐进的过程。在北宋嘉祐五年（公元 1060 年），太医局始设"疮肿"科，或将其与"折伤"相兼一科。宋神宗熙宁九年（公元 1076 年），太医局设"三科以教之"，其所谓三科，包括方脉科、针科和疡科。元丰间（公元 1078～1085 年），又将"疮肿"与"折疡"合并。宋徽宗崇宁二年（公元 1103 年），更"设三科，通十三事"，其中之"疡科"，包括了疮肿、伤折和金疮等。外科教育制度的不断完善，对学术水平的提高具有重要的作用。

然而，应该看到，当时社会上的外科状况是颇令学者忧心的。外科医学家陈自明曾记述其情况说：

> 今乡井多是下甲人专攻此科……医者少有精妙能究方论者；间读其书，又不能探颐索隐。及至临床之际，仓卒之间，无非对病阅方，遍试诸药。况能疗痈疽，持补割，理折伤，攻牙疗痔，多是庸俗不通文理之人，一见文繁，即便厌弃。病家又执方论以诘难之，遂使医者龉鼠技穷，中心惶惑……又有确执一二药方，而全无变通者；又有当先用而后下者，当后下而先用者；又有得一二方子，以为秘传，惟恐人知之……又有自知众人尝用已效之方，而改易其名，而为秘方，或妄增药味，以惑众听，而返无效者亦多矣。此等之徒，皆含灵之巨贼，何足相向……此世之通病，代不能革。（《外科精要·序》）

陈氏为南宋时人，他在序文中所写的，虽是当时民间外科界的通病，但并不能代表两宋医家的外科学术水平。

在两宋时期，曾有不少医学家不仅致力于外科验方的应用和搜集，更进一步在外科病的辨证论治理论方面加以深入研究；与前代相比，不仅在外科学术著作的数量上有所增加，而且内容也更为丰富，学术水平亦随之而有了很大提高，甚至还出现了一些在外科学史上具有举足轻重意义的名家专著。

在《太平圣惠方》和《圣济总录》这两部巨著中，记录着丰富的外科学内容，分别反映了北宋时期的外科学术发展水平。另据《宋史·艺文志》《直斋书录解题》等载录，宋代的外科类专著还有二十种左右，如邢元朴《痈疽论》，徐梦符《外科灸法论粹新书》、王蘧《经效痈疽方》、胡权《治痈疽脓毒方》、史源《治背疽方》、定斋居士《五痔方》、宋霖《丹毒备急方》、东轩居士《卫济宝书》、李迅《集验背疽方》、伍起予《外科新书》、张允蹈《外科积要方》、李世英《痈疽辨疑论》、陈自明《外科精要》等。

除《卫济宝书》《集验背疽方》和《外科精要》外，其他书籍大多亡佚。但据文献考证，还可略知一些外科著作的概况。如王蘧的《经效痈疽方》撰于北宋绍圣三年（公元 1096 年），记载了徐州张生以艾灸治愈背疽的方法；史源《治背疮方》也载述了国医常器之及范氏、高氏等分别运用艾炷、银杏炷治疗背疮的经验，如其自序所谓"惟详具灸效及以名医所论，长者所教，体常治疗，将养避忌之法，尽告来者"。南宋时，伍起予的《外科新书》（一卷），著于开禧三年（公元 1207 年），其书载录于《宋志》。邹应龙序称："大抵痈疽发于背者……非嘗涂末傅之能愈。初觉便从头上作艾灸，宣泄蕴毒，使毒气殴夺，而无内蚀之患……灼艾之外，则又有奇方焉，起予平昔屡用屡效，实不敢私，以广其传。"（引自《外科精要》）

此外，尚有李世英的《痈疽辨疑论》（二卷），著于南宋理宗淳祐二年（公元1242年）。李氏字少颖，世攻外科，历医五十余载，为淳祐间太医。他认为痈疽有阴阳缓急之异，医者当"先别阴阳，随证施治，庶不致阴阳错谬"。因将家传积世秘效之方书，参考古今诸家之论，并"亲承前辈诸老先生指证之教"，编为是书，以辨痈疽阴阳之疑惑。端明殿学士金紫光禄大夫史弥忠序称：痈疽一证，无热治之方，以致后学无所考据。况世有患者，其病多发于阴，如忧虑郁结，色欲过度，阳气衰弱，荣卫不调，所发痈疽多属阴证。并记述李世英治其弟多年消渴后患痈，用附子等药，使"疮溃而脓如涌泉"，转为"善证"而收全功。李氏用热药治疗外科阴证，是相当重要的证治经验总结。

在外科专著之外，其他一些方书中也载有不少外科学术内容。如严用和《济生方》虽是一部综合性方书，但其中也反映了比较重要的外科学术成就；其所载医案，用追毒丹治愈少腹下漏疮直达背脊腰下和胁间漏疮，这是现代医学脊柱结核形成窦道瘘管和胁骨结核的成功证治案例记载。又如，在《魏氏家藏方》中的枯痔散法，较之宋初《太平圣惠方》的枯痔法又有了很大提高。

（二）《太平圣惠方》和《圣济总录》的外科学术成就

《太平圣惠方·痈疽论》阐述了痈疽的病因病机和诊治原则。其论认为："夫疗痈疽，须以汤液疏其内，针灸疏其外。然则痈疽有虚有实，虚则补之，实则泻之。有实热者易疗，虚寒邪热多者难愈。肿起坚硬脓稠者为实，肿下软慢脓稀者为虚。"尤其反对概用针灸和手术，而主张综合治疗，并注意调摄和灵活应变，强调："夫疗痈疽，一概施之以针灸，用之铍割，为毒则剧，保效诚难……今之所疗则不然矣，何者？调脏腑致其疏通，和营卫使无壅滞，审痈疽浅深之本。辨气血聚散之源。内则补虚而泻实，调浮而和沉；外则以汤水淋注以消毒，敷贴药以肿。深者使筋骨保全，浅者令肤肉不坏。至于将摄条例，并有诠次。然而病有变证，疾有盛衰，用之于心，非愚能尽！"

《太平圣惠方》论痈疽主要区别内外，认为"阴阳蕴结，腑脏为之积聚；气血凝涩，荣卫为之壅滞……痈疽之生，有内有外，内则生于胸腹腑脏之中，外则生于肤肉筋骨之表。凡此二毒发无定处，而有常名"。

痈疽外发，"肿高而软者发于血脉，肿下而坚者发于筋骨，肉皮色不变者发于骨髓"。

至于内痈内疽，其疾隐而不见。然五脏六腑有俞募，虽结固于中，而自形于外，当"外察其部，则内审其源"。

根据临床证状结合五脏六腑俞募的证候，可以审定痈疽的浅深，病从何脏腑而发。如"中府隐隐而痛者，肺疽也；上肉微起者，肺痈也。巨阙隐隐而痛者，心疽；心上肉微起者，心痈也。期门隐隐而痛者，肝疽也；上肉微起者，肝痈也。章门隐隐而痛者，脾疽也；上肉微起者，脾痈也。京门隐隐而痛者，肾疽也，上肉微起者，肾痈也。中管（脘）隐隐而痛者，胃疽也；上肉微起者，胃痈也……"凡此等等，并审其病因，验其虚实，然后施治。

《太平圣惠方》载"辨痈疽证好恶法"，总结了痈疽的"五善七恶之证"，云：

烦躁时嗽，腹痛渴甚，或泄利无度，或小便如淋，一恶也；脓血大泄，肿焮尤盛，脓色败臭，痛不可近，二恶也；喘粗短气，恍惚嗜睡，三恶也；目视不正，黑睛紧小，白睛青赤，瞳子上视者，四恶也；肩项不便，四肢沉重，五恶也；不能下食，服药而呕，食不知味，六恶也；声嘶色脱，唇鼻青赤，面目四肢浮肿，七恶也。

其所谓五善：

动息自宁，食欲知味；便利调匀；脓溃肿消，色鲜不臭；神采精明，语声清朗；体气和平。

五善七恶之证，对于内痈内疽的预后诊断最为重要。所谓"五善见三则差；七恶见四必危"。

《太平圣惠方》痈疽之论虽撰于宋初，但"五善七恶"等内容实是长期临床实践经验的总结。因而，其说备受外科医学家的重视，不仅宋代的《圣济总录》和陈自明《外科精要》及明清时代的不少外科学著作均予载录，而且被后世外科医家长期广泛地运用于临床，并获得验证。

对于痈疽的具体治疗，《太平圣惠方》还载录了治痈诸方、治痈肿贴熁诸方等。如治发痈肿，热毒疼痛，心神烦闷，生地黄散方，用生地、玄参、生甘草、赤芍药、黄芪、木通、黄芩、当归、地骨皮、赤茯苓、川升麻、川大黄、竹叶等，用药是十分纯正精良的，其治痈肿初起，"肿处若似有头，即当上贴温热膏药，引出其热毒……四畔赤肿处，捣生寒药贴之，折伏其热势"。还特别强调指出"生药势气力精全，性味雄易……况痈者壅也，要疏通，若初时便令以黏膏贴熁，岂得尽于郁结不成脓乎？"（《治痈疽贴熁诸方》）。这种疗法及其治疗思想是颇有深意的。

对于痈肿患者的各种主要证状，如痈有脓、烦渴、虚热、内虚、溃后、大小便不通及疮口不合等，《太平圣惠方》皆分别进行论治，并载集多方。如治痈肿已作脓，大黄散方，由大黄、当归、细辛、木通、芍药、黄连、赤芍药、黄芪、白及等为散，用鸡子白和后补贴；治痈肿热盛口干，烦渴或时干呕，葛根汤方用葛根、甘草、黄芪、升麻、瓜蒌根、麦门冬、赤芍药、黄芩、栀子仁、生地黄，为散煎饮；治痈穴后，脓水过多，致内虚体热，人参散方，用人参、白术、麦门冬、地骨皮、熟干地黄、黄芪、茯苓、甘草等，说明当时治疗痈肿不为局部症状所限而更重视于整体治疗，不囿于外治之法，而尤精于内治之方。《太平圣惠方》对于内痈的论治，最详于较为常见的肺痈和肠痈。此外，对于疽证、发背、发脑诸证，以及瘰疬结核，均有十分丰富的论治内容。其中专治发背、发脑诸证的方剂有百余首之多。亦可见当时这些外科病证发病的普遍和医家的重视。

《圣济总录·痈疽门》继承了《太平圣惠方》的基本论述。但又增入了乳痈、胃脘痈的医论，以及各种病证的大量方剂。如治胃腑实热，留结为痈的犀角汤方，用犀角、栀子仁、赤芍药、赤茯苓、黄芩、射干、大黄；治热气留聚胃脘，内结成痈的麦门冬汤方，由麦门冬、犀角、姜蘖、莽芨、赤芍药、石膏、甘草、红雪及竹沥等组成，其治疗方法颇堪师法。对于痈疽诸证的论治原理，《圣济总录》的论述十分精要。如在《圣济总录·痈疽门》中，立"诸痈疽托里法"和"痈疽等疮内消法"，虽然在《太平圣惠方》中有"托里""内

消"之说,但将此两法设专章论述,这在《圣济总录》中可谓首例。其论"内消法"说:

> 治病必先求其本,而后治其标。痈疽诸疮,虽发于外,而本乎中热之所出。始觉经络壅滞,气血闷郁,有疮疡之证,则热气初作,荣卫未碍,肌肉未肿,肿而未腐之时,特可疏涤风热,通导而去之;逮其毒气已结,则不可论内消法,恐热毒不出,反以内攻,适所以伤之。先后迟速之用,不可不审。

又论"托里"云:

> 痈疽诸疮,气血虚微,肌寒肉冷,脓汁清稀,毒气不出,疮久不合,或聚肿不赤,结硬无脓,外证不见者,并宜托里。邪气外散,脓汁早成,毒有所泄,而不内攻也。

《圣济总录》所载托里方中,有"托里生肌""托里排脓""托里止痛""托里内补""托里除虚热"等方剂,说明当时对托里法的运用已是十分娴熟。其用药如治疮疖痈肿,内消漏芦散方,用漏芦、白蔹、黄芩、麻黄、白薇、枳实、升麻、芍药、大黄、甘草;治一切疮,内托散方,用甘草、人参、甘菊花、玄参、绿豆汤调服,充分体现出以上两种重要的外科治则。"内消"和"托里"治则,对后世外科治疗起有极其重要的指导意义。又如,对于痈疽大小便不通的论治病机分析也十分精彩,并提出了通闭导毒的治法,其论说:"痈疽之人,经络壅阂,气血结聚,荣卫津液因以亏燥,邪热内鼓,流注于大小肠,气不疏通,故大小便俱不通。治法宜通其闭塞,导去邪毒,使势无深入穿通脏腑,兹治之要也。"所载治发背诸痈肿,丹石药毒,头痛壮热,大小便不利,玄参丸方,用玄参、升麻、栀子仁、黄芩、黄芪、大黄、吴蓝、犀牛角、木通、连翘、朴硝、蜜丸;治表里俱热,三焦不通,发背疽疮,及痈疖,大小便不利,山栀子汤亦用栀子仁、大黄、黄芩、知母、甘草、芒硝等组成,亦皆属通闭导毒之法。

(三)现存的外科学专著

《卫济宝书》(二卷) 南宋魏泰(号东轩居士)撰。成书于南宋乾道六年(公元1170年)。其书亡佚,清代《四库全书》据《永乐大典》辑佚。原序称:家藏痈疽方论二十二篇,图证悉具,并具述方论之所由来,而复言凭文注解,片言只字皆不妄发。故知是书本以经验旧方裒辑成帙,惟中间注语为东轩居士所增入。清代辑佚本"因其旧文,掇拾排比,析为上下二卷"。上卷载论治、痈疽五发两篇。论治篇设问答以论析证形脉候,辨五善七恶,判预后吉凶。对"疮证"的诊断,分"疮色缓""疮色急""疮色吉""疮色凶"四类,乃依据疮证之局部征象,结合患者之全身症状以研究预后;痈疽五发篇分论癌、瘭、疽、瘤、痈,附图以说明,并分别阐述内消、溃破、排脓、败毒、托里、内补诸法,以及外治疮溃、敷贴长肉、针刺、灸治等法。据陈振孙《直斋书录解题》记载,当时有亡名氏的《五发方论》一卷,为吴晦父所录,今其书已佚,但"五发"之名同于魏氏之书。魏氏书在历代医家描述各种恶性肿瘤的基础上,进行总结,并为之定名,说:"癌疾初发者,即无头绪,只是肉热痛,过一七或二七,忽然紫赤微肿,渐不疼痛,迤逦软熟赤色,只是不破。"书中还绘有"癌原图",以助识别。另有"验透胸膜法",对诊断胸膜穿透与否,具有较高临床价值。下卷第一篇专言治法,列举治疗大法与方药,分别载述正药指授、仙翁指授、老翁神杖、玉女飞花、黄真君妙贴、托里、败毒、内消、内补、轻肌、活血、生肌、长肉等丸、散、膏、丹等五十种内服外敷方剂的应用及随证加减法；第二篇为乳痈证治；第三篇为软疖证治。是书为论治痈疽证的专书，《四库全书总目提要》称其书"剖晰精微，深中奥妙，实非有所师授者不能。其后胪列诸方，附以图说，于药物之修制、针灸之利害，扶摘无遗，多后来医流所未见"。

《集验背疽方》（一卷）　南宋李迅（字嗣立）撰。成书于南宋庆元二年（公元 1196年）。原书已佚，今传《四库全书》本自明代《永乐大典》中辑出。李迅官大理评事，其上世以儒术名家而寓意于医，尤精于背疽之治。李氏乃取平昔所用经验之方，从而编次，明辨其证候，详论其颠末。与夫用药之先后，修合之精粗，病者之调摄、饮食居所之戒忌，靡所不载（《李迅序》）。据陈振孙《直斋书录解题》载，"原书凡五十二条，其论议详尽曲当"。《四库全书》辑佚本载论十五篇，论述背疽病因，提出天行、瘦弱气滞、怒气、肾气虚、饮酒食炙煿丹药等五源论。药治纲要，详于补托和审内证用药。论述痈疽内服用药有扶正、托毒、活血、行气、解毒、散结、排脓等法。集验方三十三首，中如五香连翘汤、内补十宣散、加料十全汤、加减八味丸、立效散之类，皆足称良剂。其忍冬丸与治乳痈发背神方，皆只金银花一味，用药易而收功多。其麦饭石膏及神异膏二方，为《永乐大典》所偶佚，《四库本》本据《苏沈良方》及危亦林《世医得效方》补入。其书于集方之前皆有论说，凡诊候之虚实，治疗之节度，无不斟酌轻重，辨析毫芒，使读者瞭如指掌，故足称疡科中之善本。

《外科精要》（三卷）　南宋陈自明（字良甫，一作良父）。成书于南宋景定四年（公元 1263 年）。陈氏有鉴于痈疽之疾甚苦，而医者少有精妙能究方论者，因而上承《素问》、《千金方》旨，近采宋代名医李迅、伍起予、曾孚先、陈无择诸家论述，结合个人心得，自立要领，删繁去复，编成是书。全书共分疗痈疽首宜点灸用药要诀、曾孚先痈疽备论、陈无择痈疽灸法、骑竹马取穴灸法等五十四篇，论述外科痈疽证治。陈氏主张，治疗痈疽宜先服效验之药，再外施针灸，以泄毒气，待其势稍定，详察痈疽之虚实、寒热、轻重，对症用药。书中共收载内托散、五香连翘汤、沉香汤、漏芦汤等八十余方。书后"补遗"，收痈疽点烙法、用蜞针法，以及痈疽疔毒经效杂方等三十余方。其书对中医外科学的发展有重要的影响。元代朱震亨因之而撰《外科精要发挥》（佚），明代熊宗立著《外科精要附遗》（三卷），尤其重要的是薛己有《校注外科精要》（三卷）。薛氏认为陈氏书之治法，因多合外内之道，如作渴、泄泻、灸法等论，诚有以发《内经》之微旨，殆亘古今，所未尝道及者，但其所设方药有宜于昔而不宜于今者。乃对原书既备而未译悉者，断以己意而折衷之，仍其旧名，厘为四卷。其"补遗"一卷，则出自薛氏之见。

三、妇产科学学术的发展

（一）妇产科学学术发展概要

在宋代临床医学领域，妇产科学的成就很为显著。当时，在太医局中设有产科和产科教授，可见其对妇产科之重视，这对宋代妇产科的学术发展具有重要的推动作用。

宋初的《太平圣惠方》和北宋末的《圣济总录》中，著录有许多妇产科的理论和医方，其内容丰富，值得探究。显然，这些方论分别反映了宋初及北宋时期的妇产科学术水平。

与此同时，还涌现了不少著名的妇产科医学家，妇产科专著也随之相继问世，通过这些著作内容，反映出宋代的妇产科学有突出的进步，无论在基本理论和诊治技术方面，已愈臻完备。至此，妇产科正式成为一门独立的临床医学学科。

在北宋时期，对产科学有重要贡献的医家有杨子建、李师圣、郭稽中等人。元符元年（公元 1098 年），杨康侯（字子建，号退修）著有《十产论》，对正产、伤产、催生、冻产、热产，以及异常胎位引起的各种难产（如横产、倒产、偏产、坐产、碍产、盘肠产等）有较为详细的论述。并创用矫正胎位的种种手法。大观中（公元 1107~1110 年），李师圣收产论二十一论，议论精确，然有论而无方；郭稽中为医学教授，尤长于治产，遂以家藏诸方附于产论之后，而为完帙，名《妇人产育保庆集》，之后，婆医杜荍又附益之，使内容更为详备，其书名《附益产育保庆集》（一卷）。陈振孙《直斋书录解题》载录，今其书亡佚。

此后，又有赵璧撰成《校增产乳备要》。赵氏于《医籍考》序中云："余友人得《产乳备要》，乃旴江傅君教授尝刊于澧阳郡庠。因以家藏旧本稍加校正，增以杨子建七说，并产论，同为一集。"但此书亦亡佚。

南宋嘉定元年（公元 1208 年），郑汝明著《胎产真经》（二卷）。郑氏实将唐时贤《胎前十八论》和孙思邈等诸家之说，以及宋杨康侯《十产论》、李师圣产论二十一论等合而为书。

淳熙十一年（公元 1184 年），朱端章以所藏诸家产科经验方编成《卫生家宝产科方》（八卷）。

同时，尚有无名氏的《产宝诸方》（一卷）。陈振孙《书录解题》说此书"集诸家方，而以十二月产图冠之"。其书自从明代以来，诸家书目罕有载录。唯《永乐大典》所载尚得七十余方及"十二月产图"一卷。别有序论及序文各一，文皆残阙。《产宝诸方》于保产之法颇为赅备，但其次序已乱，因而《四库全书》曾加厘订，以类分排：首调经养血，次安胎，次胎中诸病，次催生，次产后，次杂病，仍为一卷。其所引各方，多为后人所承用。如人参饮子与朱震亨达生散同以大腹皮为君，人参为辅，其命意无异，知震亨实本此而增损之；又后人治产后血风，用荆芥一味，即此书之青金散，由此可证古今传授之由。由此可见，《产宝诸方》对后世妇产科的学术影响是不小的。

宋代最著名的妇产科医家是陈自明，著有《妇人大全良方》，是中医学术史上第一部比较完善的综合性妇产科专著。此书系统总结了宋以前的妇产科成就，以及陈氏数十年的临证经验和家传验方；在明代，经薛已校注刊行，使之更切实用而流传愈广。王肯堂著《女科证治准绳》乃以此为主要蓝本，可见陈自明此书对妇产科学术发展产生了甚为深远的影响。

此外，著名的还有南宋时陈先的《妇科秘兰全书》，薛轩的《坤元是保》，以及传薛氏之学的玉峰（今昆山）郑氏医学世家的各种妇产科著作。薛氏的妇科学术一脉相承，流传有序，其情况是比较突出的。

（二）《太平圣惠方》中的妇产科学学术成就

《太平圣惠方》的第六十九至八十一卷，记载着妇产科的内容。除了中风、偏枯、角弓反张、口噤等病证外，其中比较突出的是关于"血风"诸病证，如血风心神惊悸、血风烦闷、血风走疰、血风身体骨节疼痛、血风劳气、血风攻脾胃等，主要由于妇人血气虚弱，风邪搏于血分而导致各种病证。后在《圣济总录》集中诸证于"血风门"中。

同时有治妇人"血分"诸方。"血分"病早见于《金匮要略》，而在《太平圣惠方》中则更深入地阐析了其病机，并记载了不少药方。如"妇人血分病者，是经血先断，而后成水也……妇人经脉通流，则水血消化；若风寒搏于经脉，血结不通，令血水而蓄积，故成水肿病也"的论述，可以看到其承《金匮要略》之论的绪余，而赤芍药散则以赤芍药、桃仁、当归等理气逐水之品同用。

论治妇人劳症，除"血风劳气"之外，还有骨蒸劳、冷劳、热劳等。血风劳因气血虚损，经候不调，外伤风邪，以致经络否涩，腹中坚痛，四肢酸疼，月水或断或来，面色萎黄羸疲，或时寒热。治疗方十余首，如熟干地黄散方，用熟干地黄、白芍药、柴胡、鳖甲、当归、苍术、姜黄、琥珀、羌活、芎䓖、木香、厚朴、桂心、陈皮、牛膝、生姜等组成；牛膝散方，用牛膝、当归、芎䓖、牡丹、赤芍药、蒲黄、桃仁、桂心、柴胡、琥珀、鳖甲、秦艽、羚羊角、川大黄、荆芥、生姜等味，以养血、疏风、化瘀为主。

治疗骨蒸劳的人参散、黄连散、青蒿散、柴胡散、獭肝圆等，其用药上承唐人之法，亦为后人所宗。

对于冷劳、热劳的病机论述，谓"冷劳者，由气血不足，表里俱虚，脏腑久挟宿冷"所致，而热劳则"由心肺壅热，伤于气血，气血不调，脏腑壅滞，热毒积蓄在内，不得宣通之所致"，其证一属虚寒，一为虚热，治各不同。

《太平圣惠方》又有"治妇人八瘕诸方"。其论黄瘕、青瘕、躁瘕、血瘕、胎瘕、狐瘕、蛇瘕、鳖瘕，在理论上多宗《诸病源候论》，大抵由月经、产后受邪而得病，甚至影响生育。

另对于妇人腹中瘀血的论治，也很重视，认为"由月经否涩不通，或产后余秽未尽，因而乘风取凉，为风冷所乘，血得冷则结成瘀也。血瘀在内，则时时体热面黄，瘀久不消，则变成积聚癥瘕"。其方如地龙散，用地龙、蜥蜴、芎䓖、桂心、干姜、苏木、木香、蒲黄、赤芍药、牡丹、水蛭、桃仁等组成；当归圆由当归、鳖甲、琥珀、牡丹、桃仁、川大黄、䔲蒿子、牛膝、赤芍药、芎、虻虫、水蛭等组成，其活血化瘀之功甚著。

《太平圣惠方》在妇女经、带、胎、产方面，亦有丰富内容，其所载方剂，多属切实有效者。论治月经病，包括脉不通、不调、不利、不断，以及经行腹痛等等。

"治妇人脉不通诸方"，将月水不通的原因，归纳为下列方面，即：风冷邪气客于胞内，伤损冲任之脉，血结在内，故令月水不通；胃气虚不能消化水谷，使津液不生、血气不成；醉以入房，内气竭绝，伤于肝，使月水衰少不来；先经脱血，使血枯津液耗减，月水不来；少年时有所堕坠，致月水不来。若月水不通，久则血结变为血癥；血水相并，壅涩不通，脾胃虚弱，变为水肿。

同时，还专设"治室女月水不通诸方"，将其原因，主要质诸"劳伤血气壅结"。所载地骨皮散方，由地骨皮、柴胡、琥珀、赤芍药、土瓜根、木通、黄芩、青蒿子、当归、川大黄、牡丹、甘草、生姜等组成；琥珀圆则用琥珀、虻虫、水蛭、川大黄、桃仁、肉桂等组成，药专而力宏。

对于妇人赤白带下的论治，认为冲任之脉起于胞内，若阴阳过度则伤胞络，致风邪乘虚而入于胞，损冲任之经，伤其血，致令胞络之间秽液与血相兼带而下，冷则多白，热则多赤。其治赤带不止，体瘦心烦的生干地黄散，用生干地黄、茜根、黄芩、当归、地榆、甘草、竹茹等味；治白带不止，面色萎黄绕脐冷痛的鹿角胶散，药用鹿角胶、白龙骨、桂心、当归、附子、白术等；又治赤白带下不止的鹿茸圆，由鹿茸、桑耳、鹿角胶、干姜、牛角䚡、赤石脂、艾叶、白龙骨、附子等制丸，用黄芪汤送下；至于因"胞中有积滞"的赤白带久下，用川大黄散，方由川大黄、川朴硝、当归、桂心、虻虫、桃仁组成。以上方例，说明其寒、热、虚、实，治法俱备。

对于漏下、崩中的论治，《太平圣惠方》也各有专篇。认为劳伤冲任，气虚不能制其经脉，故血非时而下，淋沥不断，谓之漏下，如日久五脏皆虚损，则漏下五色；若劳动过度，致脏腑俱伤，而冲任之气虚，不能约制其经血，故忽然暴下，谓之崩中，如五脏皆虚者，五色随崩俱下。妇人"白崩"较为多见，其病因病机乃劳伤胞络，气极则肺虚冷。虚冷劳极，白色与胞络之间秽液相挟，崩伤而下。至如崩而内有瘀血，故时淋沥不断，名曰崩中漏下，治疗此病的蔷薇根皮散方下注称"妇人崩中漏下，赤白青黑，腐臭不可近，令人面黑，皮骨相连，月经失度，往来无常，小腹弦急，或时肺间疼（腹内疼）痛，不欲饮食"，所描述的实属不治之症。对于妊娠诸病，《太平圣惠方》最为重视对中风、子痫的治疗。如治妊娠中风，语涩头痛，心神烦闷，胎动不安的乌金煎，用黑豆、独活、羚羊角屑、防风、茯神、牡荆子、生干地黄、牛蒡根、桑椹、桑寄生、薄荷、荆芥、白蜜、竹沥等组方；治妊娠中风痉（亦名子痫），身体强直，或时反张，口噤失音的天麻散，用天麻、天南星、犀角屑、独活、肠风、阿胶、芎䓖、枣仁、麻黄、白附子、羚羊角屑、龙脑、竹沥等组方；又用荆沥饮子治妊娠中风痉、口噤，药用荆沥、竹沥与梨汁和匀溉服，较之《千金方》所载又有发展。

其次，《太平圣惠方》对于妊娠伤寒、时气和热病疟疾等的治疗十分重视。指出妊娠伤寒，多致"胎气不安"甚则"伤胎"；若四时忽有非节之气，"妊身遇之，重者损胎"；遇暑热病"多致堕胎"。从妊娠二三月至十月，备列各种治疗方剂，如治妊娠二三月，伤寒壮热，呕逆头疼，不思饮食，胎气不安的人参散方，用人参、石膏、前胡、子芩、麦门冬、葛根、竹茹等；升麻散治妊娠伤寒，百节疼痛，壮热心躁，指出"若不早疗，即胎落不安"，方用川升麻、柴胡、葛根、知母、石膏、大青、栀子仁、甘草。又如，秦艽散治妊娠时气不得汗、口干，多饮冷水、狂语逆食，药用秦艽、柴胡、石膏、赤茯苓、人参、前胡、甘草、犀角屑、葛根、升麻、黄芩、竹茹等；麦门冬散治妊娠时气，不得汗，口干饮冷，热气上冲，喘急闷乱，药用麦门冬、石膏、知母、茅根、葛根、川升麻、甘草、赤芍药、麻黄、川大黄、子芩、人参、赤茯苓、远志、淡竹茹等。治妊娠热病，热入腹，大小便秘涩，烦热的大黄饮子，用川大黄、知母、石膏、栀子仁、前胡、黄芩、赤茯苓、甘草、生地黄等。以上方剂师法仲景而用药更为新颖，方中每将犀角、升麻、石膏、知母、生地黄、大黄等配合运用，即使对于妊娠妇人，亦多大胆救活。

《太平圣惠方》论妊娠阻病，描述了典型证状：心中愦闷，头重眼眩，四肢沉重，懒堕不欲执作，恶闻食气，欲啖酸咸，多睡少起等。并指出其病因病机，除血气不足、当风取冷、心下有痰水挟之之外，主要原因还在于"娠血既已闭，水渍于脏，气不不宣，故心烦愦，气逆则呕吐；血既不通，经络否涩，则四肢沉重，挟风则头眩，故有胎而病恶阻"，这一论述是十分正确的。所载半夏散、麦门冬散、人参散、白术散等方药，皆为后世所效法。

致胎动不安的原因，除劳役气乏，触冒冷热，饮食不适，居处失宜等外，指出若因母病而致胎动者治其母则胎安；若胎不牢固而致母病者，治胎则母病瘥。对于伤动甚而致胎堕者，认为当注意舌诊，候其母唇舌青者，儿死母活；口中青，沫出者，母子俱死；唇口赤，舌青者，母死儿活。这是对《诸病源候论》有关理论的继承，在临床上颇有诊断价值，故为历来妇产科所重视。

对于妊娠胎漏的病因，认为主要由于"冲任气虚，则胞内泄，不能制其经血"；治胎不长养，指出应"去其疾病，益其气血，以扶养胎"。论胎间水气，认为寒气所伤、脾胃虚弱，多致胎中有水。胎中挟水气，则水血相搏而胎伤。亦有脾胃气弱，水气流溢而身肿满，如水渍于胎，亦令胎坏。

《太平圣惠方》治疗胎动、漏胎、胎不长养、心腹痛及水气子满的许多方药，多渊源于古法而更切于临床实用。

《太平圣惠方》中还有妊娠逐月经脉养胎将息慎护法、逐月养胎主病诸方，以及妊娠惊胎、堕胎后下不止、数堕胎、胞衣不出和产难诸方。其逐月养胎方继承了徐之才之法。值得注意的是在治产难方中，有八张处方中用腊月兔脑髓，说明在当时用兔脑催生的运用是比较普遍的。

对于产后各种病证的论治，《太平圣惠方》记载的内容十分丰富，包括产后中风、口噤、角弓反张，脏虚心神、惊悸、中风恍惚、筋脉四肢挛急、产后伤寒、寒热、咳嗽、呕逆、霍乱头痛、虚喘、汗不止、咳嗽、积聚癥块、血瘕、烦闷、烦渴、风虚浮肿、腰痛、崩中、月水不通、小便淋涩、秘涩、赤白痢、小便数、产后血运、血运闷绝、恶血冲心、恶血膜内疞刺疼痛、血邪攻心狂语，恶露不下，恶露不绝、蓐劳、虚羸、风虚劳损、乳汁不下妬乳、吹乳、产后儿枕腹痛、产后心痛、心腹痛、少腹痛、两肋胀满等。每种病证皆根据具体症状设有治疗药方。其中，对产后虚喘、血运、恶血冲心、蓐劳、儿枕腹痛等论治更引人注目。

产后虚喘，由脏腑不足，气血虚伤，败血冲心，上搏于肺所致。所用五味子散等方由五味子、人参、麦门冬、当归、黄芪、芍药、白茯苓、熟干地黄、牡蛎等组成，在临床上具有重要意义。产后血运，若产后去血过多，则血虚气极；下血少而气逆，则血随气上逼心，二者皆令人运闷，心烦满急，甚至逆绝致死，"败血奔逆，攻冲心肝"是关键。产后恶血冲心，多因气虚夹寒，寒搏于血，凝滞不消，气逆则血随气上，抢击于心所致。方如刘寄奴散，用刘寄奴、麝香、当归、芍药、桂心、牛膝、益母草、羌活、生干地黄、延胡索等。又方用虻虫、水蛭、麒麟竭、麝香、当归、桂心，用生姜汁、童子小便调下，则化瘀之力更强。

《太平圣惠方》对产后儿枕腹痛的成因症状及治疗方药有很完整的记载："夫儿枕者，每由胎中宿有血块，因产时其血则破散，与儿俱下则无患也，若产妇脏腑风冷，使血凝滞，在于小腹，不能流通，则令结聚疼痛，名曰儿枕也。"所治方如麒麟竭散，用麒麟竭、当归、桂心、荷叶、川大黄、红蓝花汤调下。

《太平圣惠方》对于产后蓐劳的病因病机、症状及治疗、方药亦有详细记载，后世对于蓐劳的论治每每受其学术影响。

如上所述，足见《太平圣惠方》在妇产科方面的学术理论和方药内容，是十分完备和丰富多彩的。虽然，孙思邈的《千金要方》曾集其以前妇产科病论治之大成，然而宋初《太平圣惠方》的妇产科学别具划时代的意义。

（三）《圣济总录》中的妇产科学学术成就

《圣济总录》卷第一百五十至卷一百六十六为妇产科内容，包括了妇人血风门、妇人血气门、妊娠门、产难门和产后门。

"血风门"汇总《太平圣惠方》中的有关病证，包括了血风劳气、血风走漏、血风身体骨节疼痛、风虚劳冷中风、中风角弓反张、中风偏枯和风邪惊悸等。实际上属于妇人外感一类的疾病。由于当时认为"中风"由"真气内弱，风邪袭虚"所致；"心气虚怯，风邪乘之"也可引起惊悸之证，故而也将这些病证归属于一门。所谓"血风劳气"，由于经水不调，或产蓐感于风邪，日久不瘥，以致寒热休作有时，饮食减少，肌肤疲瘁，若遇经水当至，即头目眩，胸背拘急，四肢疲痛，身体烦热，足肿面浮，或经水不通，载列治疗方二十余首。其中，牡丹皮汤方由牡丹皮、芍药、牛膝、生地黄、柴胡、附子、当归、苦药、细辛、干姜、白芷、吴茱萸、人参、陈橘皮、虎杖、延胡索、山茱萸等组成，其用药颇为对症。若妇人血虚，风邪乘之，病"血风走注"，其证肢体筋脉肌肉走注疼痛，皮肤瘙痒瘾疹，或时有寒热。在所治近三十方中，治血风血气、烦躁口干咳嗽、四肢无力、多卧少起、肌骨蒸热的逍遥饮，实同《局方》逍遥散，唯方中不用薄荷，而芍药则专用赤芍药。

在"妇人血气门中"，包括了月水不利，月水不调，月水不通，月水不断，月水来腹痛；室女月水不通，室女月水不调，室女月来腹痛，以及带下、漏下、经血暴下、经水暴下兼带下，妇人血积气痛，妇人瘀血、妇人血分、妇人水分、妇人血枯、妇人无子等。书中将未婚与已婚妇女的月经病详细地加以区别论治，反映了当时在这方面的学术水平。现略举数例，以示一斑：论月水不利，主要归咎于"风冷伤于经络"、血气涩而不利，以及"心气抑滞，血气郁结，不能宣流"二者。

月水不调，或多或少，或清或浊，或先期而来，或后期而至，"盖由失于调养，而冲任虚损，天癸之气乖于常度"。其治疗方三十余首，根据不同症状而设。如赤芍药汤，治妇人月候不调，或多或少，或先或后，腰脚疼痛，手心烦热，不思饮食，用赤芍药、牡丹皮、丹参、生干地黄、牛膝、土瓜根、当归、桂、黄芩、桃仁、生姜、朴硝等组成；治月经不调的干地黄汤由熟干地黄、黄芩、当归、柏叶、艾叶、伏龙肝、生姜、蒲黄等组成。另治经候不调，或所下过多，腹痛腰重的黄连汤方，药用黄连、地榆、桑耳、赤石脂、黄芪、白芷、厚朴、黄芩、生姜等，其中用芩、连清热，显然与一般"风冷"的治疗不同。

对于月水不通的病因，《圣济总录》论析甚详，认为"月水不通者，所致不一，有气不化血，微不通；有先期太过，后期不通；有大病后热燥不通；有寒凝结滞不通；有积聚气结不通；有心气抑滞不通。凡此所受不同，治之亦异"，进而指出，如"血气稽留，则涩而不行，其为病或寒或热，脐腹坚病，肌肉消瘦，久则为劳瘵之证"。所载治疗方四十首。各有适应之证，如治虚热气燥及劳热病后月水不通的前胡汤方，用前胡、牡丹皮、甘草、射干、瓜蒌根、玄参、桃仁、芍药、黄芩、白茯苓、枳实、大黄、旋覆花组成；治月候久不行，心忪体热，面颊色赤，不美饮食，脐下刺痛，腰胯重疼的地黄煎丸方，由地黄汁、生姜汁、青蒿汁、麒麟竭、没药、延胡索、凌霄花、红蓝花等煎制成；治经候日久不通，面上皯生，黑如噀墨，每思盐等食之，此疑入脏，用琥珀汤方，以琥珀末、木通、桃仁、虻虫、水蛭、芍药、大黄、芒硝等组成。

妇人月水不断，"血海不调，因虚冷成积，月水不绝及赤白带下，面色萎黄，茯苓散方"，用茯苓、木香、杜仲、石菖蒲、熟干地黄、柏子仁、秦艽、菟丝子、青橘皮、诃黎勒皮、赤石脂、当归、五茄皮、牛角鰓炭、乌贼骨、艾叶炭等；气血虚损，月水不断，绵绵不已，地黄汤方，由生地黄、黄芩、当归、地榆、柏叶、艾叶、伏龙肝、蒲黄、生姜等组成。

治室女思虑太过，心气不足，气结不得宣利，月水不应时，或久不通，或血隔成劳，渐有寒热，肌肉不生，不思谷味，强调"凡此病不可服破血有性之药，宜通心气、行荣卫、滑经络"。

治妇人带下，若挟热者，多下赤脓，黄连散方（黄连、灶突中煤）；治妇人带下不止，白薇丸（白薇、赤芍药、乌贼骨）与治赤白带下不止的鹿角胶丸（鹿角胶、桑耳、干姜、牛角鰓、鹿茸、赤石脂、白龙骨、炮附子），前二方清热束带，后一方温补固涩，病证与治法截然不同。

《圣济总录》论治妇人漏下，认为"盖由血虚气衰，不能制约；又有瘀血在内，因冷热不调，致使血败"。蒲黄阿胶汤方用蒲黄、鹿茸、当归、阿胶、乌贼骨、生地黄汁组成；干漆散用干漆、大黄、细辛、桂、甘草；黄连散用黄连、黄芩、生干地黄、䗪虫、桂、大黄，分别治疗寒瘀及瘀热漏下。

另治妇人血瘀不消的大黄汤，用大黄、桃仁、桂、生干地黄、郁李仁；治妇人经络否涩，腹内有瘀血，疼痛不可忍的琥珀散方，由琥珀、没药、生地黄汁组成，皆寓有《千金方》遗意。

《圣济总录·妊娠门》的"妊娠统论"，重点论述了妊娠饮食物之五气五味与所生儿各种先天疾病的关系，指出"妊妇所以择食者，盖假五气五味生成五脏，气味各随所喜而归之"，且认为生儿"形质不完者，皆孕妇择食之时不得其气味"，故视斜觑短，偏瞽双盲，手挛足跛、腰伛背偻，为"肝形之不备"；言迟语吃、呀哑或聩，神气昏塞，此"心形之不备"；胸背凸凹，舌短唇缺，此"脾形之不备"；毫毛疏薄、发鬓秃落，或毫毛通白，皮肤遍赤，为"肺形之不备"；毛发焦黄，形体黑小，五硬五软，数岁不能行，为"肾形之不备"。以上将许多先天性疾患归咎于孕妇饮食气味的宜与不宜，虽然未必确如其说，但还是反映了古代医家努力探索的精神，具有一定的启发意义。"妊娠门"中还专设"妊娠惊胎"，认为"胎处胞内，随母听闻，才觉受气，便宜将慎。若妊娠月满，或欲逼生，形体完具，精神已成，母忽惊动，遂为惊胎，则转移不常，宜速治之，不尔则精气并居，令子发癫"。早在《内经》就有孕妇受惊致儿患癫疾的论述，在此则进一步阐述了其机理。所制阿胶汤，用阿胶、桑寄生、大腹皮、麦门冬、黄芪、防风、丹参、羚羊角、柏子仁、砂仁、人参、白术等组成，以治妊娠惊胎，转动不定之疾。

论治妊娠胎动，提出"因母病则先治其母，胎自安矣；或因胎病，则先治其胎，母自安矣"的治疗原则，并指出间有误食毒物，或起后不慎、气疾为梗、寒热更作、胎漏血下等因，又宜随其所因以调护之。

论治妊娠胎不长养，主于脾胃不足，谓"妊娠将理无方，脾胃不足，饮食减退，不能行荣卫、化精微、养冲任，故令胎藏内弱，子气不足，生化稍亏……若使脾胃和而能饮食，水谷化而运气血，则何虑胎气不长也"。其白术散、黄芪汤等"安胎和气思食"，以治胎不长养。

又治妊娠半产，根据不同情况而设方，如生地黄汤治半产后，气血不和，恶滞不尽，腹中疠痛；蒲黄汤治半产后气短烦乱，腹胁疠痛，余血不尽；人参汤治半产后下血过多，心惊体颤，头目运转，或寒或热；羚羊角散治半产后心烦闷乱；延胡索汤治半产后。气血不快，恶露断续；芒消散治半产后恶露不尽，气攻疼痛，血下成块，结筑脐腹等，均为临床有效之方。

《圣济总录》又有"产难门"。在治妊娠难产方和催生丹中，继承了《太平圣惠方》之法，都用兔脑为药。可见当时用兔脑作为催生剂仍较普通。另有苎麻根饮（苎麻根、橘皮、甘草、人参、生干地黄、乌梅），在入月后常服，以预防晚嫁难产，并引《产乳论》云："三十后嫁者，谓之晚嫁也；少嫁则筋骨软弱，易产；晚嫁则筋骨坚强，所以难产。"这一认识是十分正确的。

《圣济总录·产后门》中，首载"产后统论"，主要论述产后的调养宜忌。所论产后病包括产后血运、语言妄乱、恶露不下、恶露不断、血气攻腹疼痛、血块攻筑疼痛、中风、口噤、偏枯、角弓反张，以及伤寒、霍乱其他各种杂证。如论治产后血运，分虚实两途，指出"治法虚弱者宜调气而益血；气逆者宜调气而下血，则思过半矣"。举当归汤治产后恶血少，气逆，头目旋运，眼花心闷，头重不举，用当归、芎劳、桃仁、大黄、桂、芍药、牡丹皮、姜、枣等；陈橘皮汤治产后恶血下多，气虚，头目旋运，沉沉默默，不省人事，调气益血，用陈橘皮、白术、人参、甘草、黄芪、酸石榴皮、熟干地黄、姜、枣等味。至于产后虚羸，有乌鸡汤、芍药汤、当归汤、人参汤、羊肉黄芪汤等；产后汗出不止，有牡蛎散、黄芪汤、麻黄根汤等；产后乳汁不下，有钟乳汤、漏芦汤、木通汤、猪蹄汤等，后人用药，大多不出于此。《圣济总录》中关于妇产科的疾病论治，不仅继承前朝，而且更能比较全面地萃集北宋时期的学术精华。其中，所载妇产科病证的种类很多，各种病证的方药及其适应证更为繁富，而且还有不少理论颇具学术价值。因此，以上所举虽仅一斑，但大致可以由此而得知《圣济总录》妇产科学术成就的梗概了。

（四）现存的妇产科专著

《产育宝庆方》（二卷） 北宋李师圣、郭稽中编撰。李氏曾得国医博士《产论》二十一篇，专载产育之论，但有论无方。北宋大观三年（公元 1109 年）郭氏将验方附于诸论之末，编为该书，使之有论有方。又名《妇人产育保庆集》《产育保庆集》。原书已不存，《四库全书》据《永乐大典》辑佚。该书上卷二十一论，以问答形式论述产后诸病的病因及证治而无方药。下卷以附方为主，包括产乳、产后诸病、妊娠调养法等。此书为产科临床很有影响的参考著作。

《妇科秘兰全书》（一卷） 南宋陈先撰。成书于南宋绍兴三年（公元 1133 年）。首论妊娠生理，陈氏凭脉象观察胎儿生长发育情况，以及双生、顺生、逆生等；次论胎前，分述胚胎、始膏、始胎等，指出十月怀胎由诸经濡养，唯手少阴真心、手太阳小肠两经不养胎，并描述各月胎形；再论妊娠各月之疾，述其病机、方药和禁忌，认为唯前三月可针灸治疗；后述产前病五十九篇，产后诸疾七十一篇，载方一百五十六首，末附临产脉解。

《坤元是保》（二卷，附录一卷） 南宋薛轩（字仲昂，一说姓李）著。题成书于南宋乾道元年（公元 1165 年）。为《济阴要语》之别本。后由郑春敷增补刊行，并编续集一卷，说明该书传袭情况，并补充带下、崩漏诸疾。因薛氏一说姓李，故书经郑氏传刊后，又名《李医郑氏家传万金方秘书》。上卷先简述妇科诸脉，如经候脉、带下脉、崩漏脉、虚劳脉、胎脉、产脉、产后脉、杂症脉等，或附简图，继而论述了妇科病三因（外因、内因、不内外因）、奇经及妇人月经、胎、产、杂诸病。下卷载列一百零八首方剂，方名均按"绛都春"词韵依次编目，根据临床使用情况分为常用之方与备用之方，其组方简明，服法详备，很有特色。该书为妇科家传秘方，对妇科疾病的治疗有较高参考价值。

《女科济阴要语万金方》（二卷）　南宋郑春敷撰。成书于南宋乾道元年（公元 1165 年）。书成未梓，仅家藏秘传。据卷首"薛郑世医记"，《万金方》乃薛氏家传，因薛郑联姻，故传于郑氏。郑氏又撰《济阴要语》以成此书。上卷载经水、胎前、产后、杂病四篇医论，详述病症、病因、治则，末载"万金方目录""守恒万金方议"。下卷首录万金方一百四十九首，末附录妇科痘症治括、妇科治括医说两篇。郑氏治疗经、胎、产主张调经贵乎抑气，胎前诸病以安胎为主，产后以大补气血为主。《女科济阴要语万金方》中凡有字号者为常用方，无字号者为备用方。方中有守恒按语近三十条，评方之得失，补其疏漏，颇有见地。

《卫生家宝产科备要》（八卷）　南宋朱端章编。成书于南宋淳熙十一年（公元 1184 年）。又名《卫生家宝产科方》。书乃汇集宋以前有关产科专家论著，结合朱氏临床经验编辑而成。卷一产图，记述产前、产后的将护之法。卷二记载孙真人养胎论和徐之才逐月养胎方。卷三论初妊娠，主要论述恶阻、胎动不安等妊娠病的治疗、调护，以及产后疾病的治疗。卷四载李师圣、郭稽中《产育宝庆方》临月将息及新生儿疾病的治疗。卷五产科难方及妊娠禁忌药物。卷六记载虞氏《备产济用方》、许学士产科方等。卷七载述胎孕、产前、产后诸方的运用等。卷八形初保育，论述新生儿的保育等。此书广集《诸病源候论》《千金要方》《外台秘要》《圣惠方》《产育宝庆集》《备产济用方》《万宝小儿集验方》《小儿药证直诀》等名家论著，是我国宋以前有关产科医学的经验总结。

《女科百问》（三卷）　南宋齐仲甫撰。约成书于南宋嘉定十三年（公元 1220 年）。书以问答体例，对妇科诸疾作扼要论述。上卷五十问，解答妇女生理、病理、经候、带下诸疾的证治；下卷五十问，论述妊娠、胎产及产后病证之证治。全书以问为目，以答为论，论后附方，见解精辟，是一部综合性妇科书籍，对后世有较大影响。齐氏又将胎前产后诸病杂证，撰为《产宝杂录》（一卷），与《女科百问》合称《产宝百问》。

《妇人大全良方》，简称《妇人良方》（二十四卷）　南宋陈自明（字良甫，一作良父）撰著。成书于南宋嘉熙元年（公元 1237 年）。明熊宗立补遗，更名《妇人良方补遗大全》；薛己重为校注增订，改称《校注妇人良方》。全书计二百六十余论，一千三百八十三方。卷一调经门，分述月经诸病证治，强调妇人以血为本，经血失调与冲任及肝脾伤损相关；卷二至卷八众疾门，详论骨蒸劳瘵、癥瘕积聚及中风、中寒、中气、下痢等妇人杂病证治；卷九为嗣门，强调妇人无子，症涉男女，尤当辨析劳伤血气、月经闭涩、崩漏之三因，以各从其治；卷十、卷十一胎教门，认为胎孕与十二经脉密切相关，教养尤须谨守宜忌；卷十二至卷十五妊娠门，列妊娠恶阻、胎动不安诸病诊治纲要，指出胎动因母病所致者但治其母，因胎动而母病者当安其胎；卷十六坐月门，介绍将护孕妇诸法；卷十七产难门，阐述顺产、难产及其处置方法，具体剖析了难产的六种原因；卷十八至卷二十三产后门，对产后护理及胞衣不下、产后血晕等急症处理原则与防治方法进行了深入的探讨；卷二十四拾遗方。陈氏因宋以前妇科医籍纲领未备、散漫无统，故博采前贤有关之论，结合其多年临床经验及家传秘方，整理编纂而成是书。其所载录的诸家论说有：产宝方序论、王子亭方论、养生必用论病、产宝方论、博济方论、寇宗奭论、通用方论、陈无择求子论、褚尚书求男论、千金翼求子方论、温隐居求嗣保生篇、杨子建十产论、郭稽中产难方论等。书中不仅重点论述了妇人经、带、胎、产的生理、病理及其诊治方法，而且还具体介绍了各种妇科杂病的诊疗经验，提出许多对后世妇产科学发展有重要影响的见解，如认为月经淋漓不断，既有"劳损气血而伤冲任"之咎，亦可因"经行而合阴阳"所致，主张"但调养元气而病邪自愈"；带下之疾与脏腑经络相系，认为古人虽有十二种带下之说，终不若据其色泽性状从青、黄、白、赤、黑五色带下辨治为妥。又如书中首列"乳岩"病名，并对其早期症状与晚期临床特征做了详实的描述。《四库全书总目提要》评论："自明采撷诸家，提纲挈领，于妇科证治详悉无疑。"此书是我国较早一部全面而系统的妇产科专著，在妇产科学术发展上起到承前启后的重要作用，不仅熊宗立、薛己等名家对其作过深入研究，明代王肯堂《女科准绳》、武之望《济阴纲目》等妇产科著作也都以此为蓝本。

《女科万金方》（一卷）　南宋薛辛（字将仕，号古愚）撰。约成书于南宋咸淳元年（公元 1265 年）。又名《薛氏万金方》。书载诊脉切要、诊脉沉迟数涩诀、薛氏家传妇科歌诀，说明诊脉在妇科病证治疗中的重要性。此后分别介绍调经、种子、胎前、产后及妇科杂证的论治方药。在"胎前门"中提出女子胎孕百病以安胎为主，其余次治的观点。各门均以歌诀论辨证，以问答述治法，以类方论方药，切合实用。

《薛氏济阴万金书》（三卷）　南宋薛辛（字将仕，号古愚）撰，明代郑敷政等编。约成书于南宋咸淳元年（公元 1265 年）。卷首载孕元、胎孕生成论、分别男女脉法、十二随经养胎、男女本源等；卷二为经候、经候不调，经闭；卷三为调经十五论、逐月养胎法、妊娠二十七症方和良方药禁。在"良方药禁"中提出产后体虚、恶露上攻，禁用黑神散、夺命丹之类，对临床有指导意义。

《家传产后歌诀治验录》（不分卷）　南宋薛辛（字将仕，号古愚）撰。约成书于南宋祥兴二年（公元 1279 年）。书系后人据薛氏《产后歌诀》整理而成。书中首载产后歌诀，次列产科总论，后录产科病列七十余则。

《产宝杂录》（不分卷）　南宋齐仲甫（号讷斋）撰。约成书于南宋祥兴二年（公元 1279 年）。齐氏尝集众方，纂成《女科百问》，又将其胎前产后诸病杂证撰为此书（两书合为《产宝百问》）。全书论述妊娠分别男女脉法、十二经随月养胎法、胎教、妊娠诸杂病方论、产前预备药物、产前将护法、临产将护法、易产法、产后将护法等胎产、产后常识。

《妇科胎产问答要旨》（二卷）　南宋薛辛（字将仕，号古愚）著录。约成书于南宋咸淳、祥兴年间（公元 1265～1279 年）。又名《女科产后问答要旨》。是书以问答形式阐述产后病六十九例、胎前病六十三例，并附一百余首方剂以及药食养胎宜忌等。

四、儿科学成就

两宋时期，儿科学术取得了突出成就，其主要表现为儿科医家及重要专著大量涌现，儿科学基础理论获得明显发展，儿科诊断技术有了很大进步，对儿科疾病的认识也有了很大提高。这一时期的著名儿科学家和著作较多，主要有董汲的《小儿斑疹备急方论》、钱乙的《小儿药证直诀》、阎孝忠的《阎氏小儿方论》、张涣的《小儿医方妙选》、刘昉的《幼幼新书》、无名氏的《小儿卫生总微论方》、陈文中的《小儿病源方论》和杨士瀛的《婴儿指要》等等。此外，在《太平圣惠方》和《圣济总录》中，也有丰富的儿科学术内容。

（一）钱乙和陈文中的儿科学术

在宋代儿科医家中，以钱乙和陈文中的学术影响为最大。直至明代，尚有"宋钱仲阳著《小儿直诀》、太医陈文中作《痘疹方论》，世称活幼之筌蹄，全婴之执范"的说法。

钱乙（公元 1032～1113 年），字仲阳，山东郓州东平（今山东东平县）人，曾任太医院丞，专业儿科四十余年，积有丰富的临床经验。故后世有"钱乙幼科冠绝一代"之称。现存《小儿药证直诀》一书，是经其弟子阎孝忠编纂整理而成。该书系统地论述了小儿生理、病理的特点：生理上"血气未实""五脏六腑，成而未全，全而未壮"；病理上"脏腑柔弱，易虚易实，易寒易热"，治疗上主张力戒"痛击""大下"和蛮补，要以"柔润"为原则。强调补泻要同时调理以善其后。这是钱乙学术思想中非常突出的一个方面。

在儿科诊断方面，钱乙提出了简要的小儿脉法和"面上证""目内证"。

脉法大体分为六种，脉乱不治，气不和弦急，伤食沉缓，虚惊促急，风浮，冷沉细。这种扼要的诊法，使繁杂的脉法更切合于儿科临床。

面上证左腮为肝，右腮为肺，额上为心，鼻为脾，颏为肾。如上述其一部位出现赤色，赤者热象，则知为某脏热证。

目内证赤者心热，淡红者心虚热，青者肝热，浅淡者虚，黄者脾热，无精光者肾虚。即根据目色、光彩诊断五脏虚实寒热。

这两种特殊的诊断方法，是继承了《素问·刺热论》《素问·脉要精微论》《灵枢·大惑论》等理论，并结合五脏证治而提出的。这些诊断方法都是相当宝贵的经验，至今对儿科临床仍有一定的参考价值。

同时，钱乙在前人脏腑辨证的基础上，首先把五脏辨证的方法运用于儿科临床，并作出了一定的发挥。如：

> 心主惊。实则叫哭发热，饮水而搐；虚则卧而悸动不安。
> 肝主风。实则目直大叫、呵欠、项急、顿闷；虚则咬牙多欠气；热则外生气；湿则内生气。
> 脾主困。实则困睡，身热饮水；虚则吐泻生风。
> 肺主喘。实则闷乱喘促。有饮水者，有不饮水者；虚则哽气长出气。
> 肾主虚。无实也。（惟疮疹肾实则变黑陷）肾病的证状，无精光畏明，体骨重。

他针对五脏虚实，立补泻主治诸方。心热，导赤散主之；心虚热，生犀散主之；肝热，泻青丸主之；脾热，泻黄散主之；肾虚，地黄丸主之；脾虚，益黄散主之；肺盛，泻白散主之；肺虚，阿胶散主之等等。诸方多为钱乙化裁古方而创制，广为后世医家所用。

在五脏出现相胜情况时，钱氏善于运用五脏生克乘侮的理论来治疗小儿疾病。他还指出，如"一脏虚一脏实"，则治当遵"补母而泻本脏"的原则。如肝病胜肺，表现为"肝病秋见"，应当"补脾肺治肝，益脾者，母令子实故也，补脾益黄散，治肝泻青丸主之"（《小儿药证直诀·肝病胜肺》）。这些方法在治疗中得到充分运用。

另外，对于痘疹（天花）、水痘、麻疹等发疹性儿科传染病，此时已能进一步鉴别，并详载其证候及治法。总之，他对后世医家的理论与实践，起有重要的指导作用。如《医学纲目》称他的五脏相胜、病随时令是扩充了《素问·藏气法时论》之旨。张洁古根据脏腑虚实寒热的辨证方法，结合自己的经验，创立了脏腑标本寒热虚实用药式。钱氏化裁张仲景肾气丸而成的地黄丸，对历代医家很有启发。如朱丹溪的滋阴大补丸，由钱氏的六味丸和还少丹加减而成。李东垣的益阴肾气丸，王海藏之用都气丸、泻肾丸都是地黄丸的类方。嗣后，明代的薛己承用此方，为补真阴之圣药，赵养葵极力推崇本方，作为补养命门真水之专剂。故有人认为钱氏开辟了后世滋阴大法。可见他的学术思想影响已遍及内外妇幼各科。明代宋濂说"世以婴孺医目之，何其知乙之浅哉"（转引自清代汲古阁书院藏版《小儿药证直诀序》）。虽然，如前所说，世称钱乙的《小儿药证直诀》和陈文中的《小儿痘疹方论》为"活幼之鉴蹄，全婴之执范"，然而由于陈氏所用的方药偏于温热，故其临床实用价值实不如钱乙。尽管《小儿病源方论》郑金序说，其"于小儿疮痘，尤造其妙……赖以全活者，不可枚举矣"，但朱丹溪认为"陈氏立方之时，必有挟寒而豆疮者，其用燥热补之，固其宜也"（《格致余论》），可见对于实热证是不适用的，所以在元至正年间，丹溪家乡豆疮流行，"卒投陈氏方，童幼死者百余人"（同上）。因此，对于两家的学说，朱氏曾作评论，于《格致余论》中说："近因《局方》之教久行，《素问》之学不讲，抱疾救医者皆喜温而恶寒，喜补而恶解利。忽得陈氏方论，皆燥热补剂，其辞赅，其文简，欢然用之，翕然信之……陈氏诚一偏论，虽然，亦可谓善求病情者，其意大率归重于太阴一经……观其用丁香、官桂，所以治肺之寒也；用附、术、半夏，所以治脾之湿也……若钱氏方固未尝废细辛、丁香、白术、黄芪等，率有监制、辅佐之药，不专务于温补耳。然其用寒凉者多。"丹溪的评论是颇中肯綮的。

（二）小儿指纹诊法和痧、痘、惊、疳证治

除钱乙提出小儿脉法和"面上证""目内证"等外，在小儿病诊断方面，许叔微《普济本事方》记载了指纹诊法，认为小儿虎口色泽变化与疾病的关系，"紫风红伤寒，青惊白色疳，黑时因中恶，黄即困脾端"。刘昉《幼幼新书》则进一步提出虎口三关指纹法，在风关病轻、气关病重，命关病危。至南宋时的《小儿卫生总微方论》又对十种不同指纹的形状及所主证候作了具体描述。三关指纹诊法，迄今仍为儿科诊断所常用。

宋代医家对痧、痘、惊、疳等小儿主要病证有着比较深刻的认识。如钱乙确认麻疹病属"天行之病"，并对其初期症状有典型的描述："面燥腮赤，日胞亦赤，呵欠顿闷，乍惊乍热，咳嗽喷嚏，手足稍冷，夜卧惊悸，多睡，并疱疹证。"另外如《圣济总录》《小儿痘疹方论》亦认为麻疹属"时疫""时气"所致，从而在病因与发病学方面明确了麻疹的性质和特点。

宋代的《小儿斑疹备急方论》《小儿痘疹方论》和《小儿痘疹论》等，都是专论发疹性疾病的专著。这些医著不仅对痘疹的论治十分详细，而且还注重与水痘的鉴别。

在宋以前，对小儿抽搐类疾病统称"惊痫"，而《太平圣惠方》则首先提出了"惊风"的名称，并将其分为急惊风和慢惊风两类，云："小儿急惊风者，由气血不和，夙有实热，为风邪所乘，干于心络之所致也……其候遍身壮热，痰涎壅滞，四肢拘急，筋脉抽搐，项背强直，牙关紧急是也。"慢惊风则因"乳哺不调，脏腑壅滞"所致，其证"乍静乍发，心神不安，呕吐痰涎，身体壮热，筋脉不利，睡卧多惊，进退不安，荏苒经时"。钱乙则认为，除大惊之外，发热是急惊风的主要原因之一，慢惊风则多因吐泻之后脾胃虚损引起。对于急惊风的治疗，《太平圣惠方》有清热、豁痰、熄风等治则；钱乙等医家又有镇惊截

风、止搐、解毒等法。治疗慢惊风则以温补镇惊为总则。至于《幼幼新书》则采用蔓陀罗作为镇惊新药，具有良好的临床疗效。

小儿疳证的病因病机《太平圣惠方》认为是脏腑受病，气血不荣，不能滋养肌肤所致。钱乙进一步指出"诸疳皆脾胃亡津液之所为"，多因大病、吐泻之后脾胃虚弱所致。这种病因病机认识，较之以前所主要强调的"虫动侵食"有了很大的提高。

（三）现存的儿科学专著

《董氏小儿斑疹备急方论》（一卷） 北宋董汲（字及之）撰。约成书于北宋元祐八年（公元 1093 年）。又称《小儿斑疹论》。撰序，附刊于《小儿药证直诀》之后。书分总论和药方两部分。总论简述小儿斑疹证治与病机，阐明斑疹乃小儿重症，其发病与胎中积热及将养温厚、胃热有关。认为府热为疹，为热浅；脏热为疱，为热深。其证候以热象为主，治宜清凉，一般初起可予升麻散解之，出疹后，疹毒势盛，可用大黄、青黛等凉药下之，再予白虎汤。又指出，疹疱未出亦可下、已出不可下、疹齐即宜利大小便等变法，如其已出未快者可予紫草散、救生散、玳瑁散之类，其重者以牛李膏散之，或毒攻咽喉者可少予紫雪及如圣汤等，均为董氏亲验之效方。董氏还重视护理与饮食，如云"忌见杂人，不可缺胡荽，少与葡萄"等。其书所载药方十七首，多与钱氏《小儿药证直诀》附方及阎氏《小儿方论》相同，牛李膏一方系董氏幼年患疮疹亲自得诸钱乙。此书叙述扼要，对斑疹临床见证、各种转归与治疗方药，论述系统，是较早的一本痧痘专著。

《小儿药证直诀》（三卷） 北宋钱乙（字仲阳）撰，阎孝忠（一作季忠）编。约成书于北宋宣和元年（公元 1119 年）。卷上为脉证治法、论述小儿脉法、变蒸、五脏所主、五脏病、急慢惊风、疮疹、伤风、吐泻、黄疸、咳喘、疳积、虫癖、腹胀、肿病、汗证、初生疾病、杂证等八十一种；卷中论治验病案二十三例；卷下诸方一百二十首。一本末附钱仲阳传，阎氏《小儿方论》《董氏小儿斑疹备急方论》。钱氏脉法以浮沉分表里，缓急辨寒热，细乱促弦定虚实。钱氏所论"小儿之脏腑柔弱""小儿易虚易实"，病变又"易寒易热"等，阎氏归纳为"脏腑柔弱、易虚易实、易寒易热"，高度概括了小儿的生理病理特点。书中所载面上证和目内证，辨五脏之虚实、正邪之盛衰，纲领性地介绍五脏所主和五脏病，创立了以望诊为主的儿科辨证方法。其书重在儿科痧、痘、惊、疳的辨证论治，在痧痘方面有"肝脏水疱、肺脏脓疱、心脏斑、脾脏疹"的记载，虽未确切鉴别，但已指出这是一组传染病。其论惊风认为小儿急惊风本因热生于心，慢惊风则因病或吐泻后脾胃虚损，二者阴阳异证，宜辨而治之，急惊风当凉泻，慢惊风合温补，区别了急、慢惊风的病因病机与辨证治疗。对疳证论述更详，指出疳证病位在脾胃，病机为"亡津液"，其初病者为"肥热疳"，久病者为"瘦冷疳"，并阐明五脏疳之异同及辨证要点。书中记载病案二十三则，包括惊搐、疮疹、吐泻、虚热、汗证、虫证及癖证，记录完整，案理清晰。载方一百二十首，多属脏腑辨证用方，如脾实用泻黄散、脾虚用益黄散；心实用泻心汤、心虚用安神丸；肺实用泻白散、肺虚用阿胶散；肝实用泻青丸；肾虚用地黄丸。钱氏尤重视脾胃之治，立方甚多，有健脾和胃之白术散、异功散，燥湿和脾之益黄散，助脾养胃之藿香散，温中和胃之调中丸、温中丸，温中通泻之消积丸，清泻里热之大黄丸，清化湿热之泻黄散，调和脾胃之桔连丸、豆蔻香连丸等，为后世临床所任用。此书是较早而切实用的儿科专著，《四库全书总目提要》谓："小儿自乙始别为专门，而是书亦为幼科之鼻祖。"

《阎氏小儿方论》（一卷）　北宋阎孝忠（一名季忠，字资钦）撰。成书于北宋宣和元年（公元1119年）。又名《阎氏附方》。附载于《小儿药证直诀》。书前列治法，如论小儿急慢惊风、吐泻、惊风痰热、疮疹、脾胃虚弱等；后载药方，列升麻葛根汤、惺惺散、消毒散、金液丹等四十三方；末附"钱仲阳传"。阎氏对钱氏方诀推崇备至，因复研究诸法，阐述惊、疳等证治，多钱氏书所未悉者。阎氏治小儿吐泻，主张用理中圆、附子理中圆、金液丹等温补，可补《小儿药证直诀》之未备。

《幼幼新书》（四十卷）　南宋刘昉（字方明）撰。成书于南宋绍兴二十年（公元1150年）。全书载列求端探本、方书叙例、病源形色、形初保育、初生有病、禀受诸疾、惊风急慢、五痫异治、热风暑寒、伤寒变动、咳嗽诸病、斑疹麻痘、癥癖积聚、五疳辨治、泄泻羸肿、诸血淋痔、眼目耳鼻、口唇喉齿等四十目，五百四十七门。载方一万四千二百七十五首，拾遗方三十五首。末附草药一百九十七味。选辑医籍七十一家。刘氏既承古训，又发己见，将疳分风、惊、食、气、急五种；提出小儿用药剂量须依体质、病况而定。其所辑录的药物有本草未载者，并将方书分前代、近代及士大夫家藏。此书整理汇集宋以前儿科学术成就，所辑文献多属罕见或佚书，内容浩博，是当时最完备的儿科专著。

《小儿卫生总微论方》（二十卷）　不著撰者。约成书于南宋绍兴二十六年（公元1156年）。卷一首载"医工论"，次述"禀受论""初生论""四气论""洗浴论""断脐论"，以及初生不乳、脐风撮口、胎中病等；卷二论婴儿调护喂养和小儿色泽、指纹诊断及五脏主病等；卷三论变蒸、脉理及身热证治；卷四至卷十六论治惊痫、中风、伤寒、疮疹、吐泻、诸利、脱肛、五疳、诸虫、水肿、咳嗽、黄疸、夜啼、汗证、疟病、骨蒸、五淋等病证；卷十七至卷二十治颓疝、阴肿生疮、肠痈、疣子、扑坠损伤，以及耳病、目病、鼻中病、唇口病、牙齿病、舌病、咽喉病、恶核瘰疬、疥癣、恶疮、冻疮、漆疮、赤游、鳞体等。全书共载证论一百零八条，方剂一千四百余首。书中对病因病机、证候归类、治则方药等论述详而有绪，自初生至成童临床各科无不详述，可谓集南宋以前儿科医学之大成。此书在儿科学术上颇多独特见解与发明。如主张应处处顾及小儿气血未充、脏腑未坚生理特点，强调按五脏盛怯进行调治，认为母气胎育有盛衰虚实，故子生后有刚柔勇怯，怯弱者可用方药补养。临证主张心气怯者用巨胜丹，肝气怯者用麝茸丹、羚羊角丸，脾气怯者用丁香散、香瓜丸，肺气怯者用龙胆汤，肾气怯者用玉乳丹等。其论述变蒸，认为是长神智、坚骨脉之生理现象。在脉诊方面提出一指定三关及一息八至为平脉，九至为病脉。在"胎中病论"中载有小儿先天性畸形，如双瞽、只眇、骈拇、六指、体残、肢废、独肾、缺唇、侏儒等，并说千载之后，必有治今人不治之病。此书首次明确指出小儿脐风撮口与成人破伤风同类，并倡用烙脐饼烧灸脐带、封脐散封裹脐部以预防，为婴儿开辟了新的给药途径。《四库全书总目提要》谓："是书详载各证悉近时医书所未备，其议论亦笃实明晰，无明以来诸医家党同伐异，自立门户之习，诚保婴之要书。"

《小儿痘疮八十一论方》（不分卷）　南宋胡石壁撰，吕鼎调编次。成书年未详。又名《痘疮八十一论》。其书多辑前贤之书，尤宗陈文中治痘偏于温补之法。后附《江湖经验方》（辑者佚名）及陈文中《小儿痘疹一宗方诀》（一卷）。

《闻人氏痘疹论》（三卷）　南宋闻人规（字伯圆）撰。成书于南宋绍定五年（公元1232年）。全书设问答凡八十一篇，讨论痘疹发病，不同时期见证、兼证、轻重传变，以及治则方药等。后附痘疹备用药方百余首。闻人氏主张结合时节气候，辨别脏腑阴阳虚实，提倡因势疏导，不偏执寒凉或温热，反对妄用汗、利、下等攻逐法。

《陈氏小儿病源方论》（四卷） 南宋陈文中（字文秀）撰。成书于南宋宝祐二年（公元1254年）。全书载医论四十三篇，望诊图六幅，歌诀三首，方药十六则。卷一为"养子真诀"和"小儿变蒸候"。卷二为"形证门"和"面部形图"，论述三关指纹及面部形色，并附有望诊图，按图以论证。卷三"惊风门"分论各证，并附方药。卷四为"惊风引证"及"痘疮引证"，列举惊风及小儿痘疮治验病案十八例。是书对惊风进行分类和病源分析，指出痫有阴、阳二科，惊有急、慢之分，风痰、寒痰皆可作搐。治疗有温、凉之别，以疏鬲丸、牛黄丸、芎蝎散、补脾益真汤、不惊丸等随证施治。陈氏对三岁以下小儿采用虎口诊脉，以"气、风、命"三关定吉凶，并根据青、赤、黄、白、黑面部形色诊断病证。陈氏于小儿痘疹，尤造其妙，善用附、桂、丁香等燥热温补之剂，以治痘疹阴盛阳虚而出迟或倒塌者，成为痘疹温补学派之创始，对我国痘疹治疗的发展起了推动作用。

《陈氏小儿痘疹方论》（一卷） 南宋陈文中（字文秀）撰。成书于南宋宝祐二年（公元1254年）。又名《小儿痘疹方论》《婴儿摄养痘疮疹方》。其书首论痘疹病源，次论痘疹诊治，最后类集痘疹已效名方，并载祖传秘方共九十六首。主张根据痘疹光泽、起发、满肥、红活及易靥、难靥等采用托里、疏通、和营卫三法。用药注重固护正气，祛邪外出，反对妄投宣利寒凉之剂损伤脾胃。对于由阴盛阳虚而迟出或倒塌之痘疹，创用附、桂、丁香等燥热温补之剂。

《仁斋直指小儿方论》（五卷） 南宋杨士瀛（字登文，号仁斋）撰。成书于南宋景定五年（公元1264年）。又名《仁斋小儿方论》《婴儿指要》，系《仁斋直指医书四种》之一种。明朱崇正重校复刻本，将明魏直《博爱心鉴》之"痘疹"补入，书分初生、变蒸、惊、中风、疳、热、伤寒、痰嗽、脾胃、丹毒、杂证、疮疹等十二门。载医论一百一十余篇，附图、歌、诀、证共五十四则。该书阐述详备，颇多创见，如治胎毒，不用水银、朱砂等；治痘疹，忌泻下药，倡温热之品，且甚重调护。认为小儿病证唯惊、疳、泻、痢四者难治。论惊风，别具特色而精当。提出治搐先予截风，治风先予利惊，治惊先予豁痰，治痰先予解热。若四证俱有，又当兼施并理，一或有遗，必生他证。其研究精深，为后世儿科医家所宗。

五、眼科学的发展

宋代元丰间（公元1078~1085年），医学九科中的"眼科"和口齿咽喉分别单独成科，这是眼科和口齿咽喉治疗经验不断丰富和理论水平日益提高的结果。

眼科学术的进步是十分突出的，其标志是五轮八廓学说的正式形成和内外障眼病七十二证理论的产生。同时，针拨内障、钩割针镰等眼科手术方法，较之唐代又有了更大的进步。

此外，在宋代的许多大、小方书中，载有不少有效的五官科方剂，同样具有十分重要的临床价值。

（一）"五轮八廓"学说

在宋代不少医书中，记载着眼与脏腑关系的论述。北宋初的《太平圣惠方·眼论》说："肝脏病者应于风轮……心脏病者应于血轮……脾脏病者应于肉轮……肺脏病者应于气轮……肾脏病者应于水轮。"并论述了各种病证的主要症状和治法。

相传是宋元医家汇辑前人眼科论述而成的《秘传眼科龙木论》中，有"龙木总论"一篇，其中之"五轮歌"，与《葆光道人眼科龙木集》中的"五轮歌"，内容均与《太平圣惠方》基本相同。

南宋末，《仁斋直指方论》明确"眼属五脏，首尾赤皆属心，满眼白睛属肺，其乌睛圆大属肝，其上下肉胞属脾，两中间黑瞳一点如漆者，肾实主之"。后世眼科诸家多宗其说，五轮学说的内容于是基本定型。

同时，又有"八廓"之说，这在南宋陈言《三因极一病证方论》中首先提出，而在《葆光道人眼科龙木论》中载有"八廓歌"，其中有"关泉""养代"等八廓之名，分别与小肠、三焦等腑脏关连。《仁斋直指方论》同样有此内容。五轮、八廓之说，将眼睛各部与各脏腑相联属，这对眼病的定位辨证论治，起有积极的意义和实用价值。

（二）眼科内外障及七十二证论治

眼内障、眼外障和眼病七十二证，是宋代眼科学中出现的两大类病证概念。

《太平圣惠方》"眼内障论"主要论述了几种内障眼病。《秘传眼科龙木论·七十二证方证》，以内、外障归纳所有眼病，创立了眼科内障外障学说，其说将发于瞳神的病证归于内障，发于胞睑、两眦、白睛、黑睛的病证归之于外障。如此执简驭繁，对后世眼科学影响深远。

眼病七十二证，亦见于《秘传眼科龙木论》。七十二证中包括内障二十三证，外障四十九证。内障证以圆翳内障（老年性）、惊振内障（外伤性）、胎患内障（先天性）和绿风内障（青光眼）等为主。特别是有关白内障的病证，按病变形态、位置、病因、病程等分别立论，共一十四种，基本概括了各种眼珠改变，其学术影响同样十分深远。外障证中的花翳白障（角膜溃疡）、蟹睛（虹膜脱出）、混睛（角膜实质炎）和倒睫、暴风客热（急性结膜炎）、睑生风粟（沙眼）等，都在《秘传眼科龙木论》中首先记载，并沿用迄今。

《圣济总录》论述各种眼病，大都采取《秘传眼科龙木论》的学说，其谓"世之专治者甚多，载在方册，不可概举，大抵以龙木为师法"。

《太平圣惠方》对针拨内障和钩刺针镰法有详细记述，如针拨内障的进针部位为外眦、鼻侧，另对进针手法、针下感觉、针后进入瞳神的方面等操作过程和术后护理都有具体介绍。《圣济总录》也详载钩割针镰法，并指出："凡目生息肉、肿核、黄膜之类，皆以藏府风热毒气，重发于肝，血气结滞所成也。治宜先钩割镰，洗去恶毒，次以汤散汤涤，膏剂点傅之。"

在有关著作中，还载录有不少眼科要方，如《太平圣惠方》的琥珀散、驻景丸，《秘传眼科龙木论》的天门冬饮子、知母饮子、坠翳丸、补肝散，《圣济总录》的点眼蕤仁膏、羚羊角散，《太平惠民和剂局方》的秘传羊肝丸、蝉花散、洗肝散、流金饮，《济生方》的养肝丸等，均为历代医家所习用而成为传世之名方。

《圣济总录》还特别重视"内障眼针后用药"，说："论内障者，每重于医疗，必俟之岁月，其瞖成熟，乃用针拨，或一之而愈，或再三而愈，若披云雾者见青天白日之快。方且封闭绵密，以待安宁。而又服药以攻其内，所以扫除荡涤，绝其根本，复其自然而已……《龙木论》内障二十有三，可以针者，一十有二，皆言针后用某汤某丸……今姑以针后用药先后次第，列之于左。"《圣济总录》所载录的针后方，包括羚羊角饮、防风汤、还睛丸、补肝汤、石决明丸、七宝丸、四胆丸、芦荟丸、通明丸、决明车前散等方治，可见其治法之周详。

《龙树菩萨眼论》首次详细地介绍了白内障"金针拨障术"。对术前准备、手术时机、患者姿势、手术方法、术后处理都较具体地做了叙述。"金针拨障术"盛行于唐代，这一手术方法从印度传来。《龙树菩萨眼论》中亦有"此是龙树菩萨授法，尽需敬信"一句，本书对翼状衡肉主张用"钩割去之"，并观察到术后有复发现象，提出用"火针熨烙"以防复发，对倒睫眼提出拔除倒睫，外敷、内服中药的治法，对霰粒肿指出从结膜面挑破，并认识到"外针作眼，又恐风人"，即由皮肤面挑破可留下瘢痕及易于感染。这些见解在科学性上与现代医学相比并不逊色，显示出中医眼科治疗学在一千多年前已达到较高的水平。

六、针灸学学术发展的重要成就

（一）王惟一、王执中和窦材等医家的学术成就

宋代，是针灸学术发展史上的一个重要时期，在北宋时期，王惟一绘著《铜人腧穴针灸图经》，并创铸针灸铜人。南宋时，王执中又著《针灸资生经》，集宋以前针灸学术之大成。其时以灸法著称者，则有庄绰、窦材、闻人耆年等人。同时许叔微精于伤寒、杂病论，但也十分重视灸法。

天圣四年（公元 1026 年），王惟一著成《铜人腧穴针灸图经》。夏竦序云："殿中省尚药奉御王惟一，素授禁方，尤工厉石。竭心奉诏，精意参神，定偃侧于人形，正分寸于腧募，增古今之救验，刊日相之破漏，总会诸说，勒成三篇……复令创铸铜人为式，内分腑脏，旁注豀谷，井荣所会，孔穴所安，窍而达中，刻题于侧，使观者灿然而有第，疑者涣然而冰释。"后周密《齐东野语》记载章叔恭试针铜人的情况说："尝获试铜人全像，以精铜为之，府藏无一不具，其外腧穴，则错金书窠名于旁。凡背面二器，相合则浑然全身。盖旧部用此以试医者。其法外涂黄蜡，中实以汞，俾医工以分析寸，案穴试针，中穴则针入而汞出，稍差则针不可入矣，亦奇巧之器也。"

《铜人腧穴针灸图经》刊行以后，王氏还将其书刻于石碑，立于大相国寺仁济殿四壁，并另刻《穴腧都数》一卷。

图经、铜人的创作，对针灸学经穴理论的规范化做出了重要贡献。

南宋时，王执中的《针灸资生经》是又一部重要的针灸学术著作。书中既集前代针灸家的学术成就，而又多新意。王氏注重经穴考证，对孔穴的部位、取穴法、针剂深度、刺灸禁忌，以及经外奇穴等，均据古籍详加比较剖析，并提出己见，对经穴的规范化也做出了贡献。在治疗方面，王氏强调，医者不但应知用药，并须知针知灸。其取穴特点，每先寻求有反应的腧穴，然后施针，这是孙思邈取"阿是穴法"的临床具体运用。

在宋代医家中，对灸法最有研究而积有丰富学术经验者，当推窦材、许叔微、庄绰和闻人耆年。

当然在前所论及的王惟一、王执中辈，以及《太平圣惠方》《圣济总录》等医籍中，也有关于灸治的论述。如王执中有心俞禁灸说的考证，并对灸痨法、四花穴法、灸痔法、

灸肠风法等积有丰富学术经验。

窦材所著《扁鹊心书》，在灸法理论方面颇有发挥。同时还以灸关元、气海、命关、中脘等作为保健强身之法。窦氏以阳气作为生死之根本所在，故其诊病特重阳气的盛衰，治疗亦主张保护阳气而尤重于脾肾之阳。"须识扶阳""温补脾肾""灼艾第一"等说，具有独到见解。

许叔微在伤寒论治方面继承并发展了张仲景之学，认为伤寒阴证阳微，以及"阴毒"的治疗，最宜用灸。他善以灸法温补肾阳，以去阴毒。如《普济本事方·阴毒沉困候》云："于脐中灼艾，如半枣大，三百壮以来，手足不和暖者，不可治也。"他如隔巴豆灸、隔黄连灸诸法，为许氏所创用。由此可见，他在灸法方面也是十分专精的。此外，许氏用诗歌韵文体记述针灸理论，开创了针灸歌赋之先例。

庄绰著《灸膏肓穴法》，汇集了孙思邈、石用之、陈了翁诸家学验，加以自己的体会，发展了灸膏肓穴法治痨的理论。

此外，闻人耆年的《备急灸法》更有特色，他将灸法的运用推及肠痈、突发心痛、小便不通、溺水、自缢和难产等急证抢救方面，使灸法应用于急症，确立了灸法重要的临床地位。在此，还须指出的是，由于宋代太医局废除了按摩科，因而严重影响了按摩术的发展，致使在这一领域中缺乏可观的学术成就。

（二）现存的针灸学术专著

在两宋时期，具有学术价值的针灸著述，除《太平圣惠方》《圣济总录》等书所载内容之外，尚有多种有关专著存世，兹并举于后。

《太平圣惠方》卷九十九和卷一百为针灸内容。卷九十九为"针经"，系"采撷前经，研覆至理"总览精英而著成。其中具列一十二人形，共计二百九十穴，并详病源、论治法、述宜忌。卷一百为"明堂"，主要论灸法，其序称"针灸有劫病之功"，故"采其精粹，去彼繁芜，皆目者见有凭，手经奇效，书病源以知主疗，图人形贵免参差，并集小儿明堂，编录于次"。其中载有淋洗灸疮法、灸法宜忌，并具列四十五人形，各明其穴位及主治。另因小儿灸法散在诸经，诸说不同，穴点差讹，遂按诸家明堂精选小儿应验七十余穴，并累验有效者编录于后。后人将《太平圣惠方》的"针经"部分单独辑刊，称《铜人针灸经》。

《圣济总录》卷一百九十一至卷一百九十四为"针灸门"。载有"骨度统论""骨空穴法""经脉统论""奇经八脉""九针统论""刺节统论""灸刺统论"和"灸刺禁忌论"，以及治五脏中风及风疾、风狂、风癫、痹热病、寒热、疟疾、霍乱、转筋、心腹、胸痹、胀满、消渴、黄疸、咳嗽、诸气、唾血呕血、吐血、癥瘕、脚气、水肿、呕吐、哕、水饮不消、骨蒸、目疾、耳疾、鼻疾、口齿、失欠、泄痢、脱肛、癫疝、腰痛、虚劳失精、虚劳小便白浊、诸淋遗溺、小便黄赤不利、胞转、中恶、鬼魅诸邪病、卒魇、卒中、瘿气、瘰疬痔瘘、痔疾、痈疽疮肿、癣、妇人诸疾、小儿诸疾，以及误伤禁穴救针诸法。《圣济总录》重视骨度、骨空，根据古医经所载的骨度之数和骨空之论，记载了三百六十五骨节的名称与部位。其"骨度统论"强调指出："凡用针，当先明骨节，骨节既定，然后分别经络所在度以身寸，以明孔穴，为施刺灸。""骨空穴法"又说："凡欲用针，须明骨空所在，及机关之节。"这对于明确经穴的定位具有实际的意义。同时，在"经脉统论"中，对经穴的排列次序、经络与腧穴的关系均有所调整，不仅将三百五十四穴全归属于十四经脉，并按《灵枢·经脉》的理论，按经脉走向重新排序。"奇经八脉"对所属穴位也做了说明。这为经穴的系统化和规范化奠定了重要基础，因而对后世针灸学术的发展具有重要影响。

《黄帝明堂灸经》（三卷）　不著撰者。约著成于北宋太平兴国三年（公元 978 年）。此书内容即《太平圣惠方》第一百卷"明堂"，后刊刻单行本，更名为《黄帝明堂灸经》。卷上载定穴、点灸、用火、灸疮护理及各种禁忌，后分部介绍用穴及正面人形二十图；卷中列背面人形九图、侧面人形七图；卷下专载小儿灸法、正面人形六图、背面人形三图。全书共四十五图。除选取常用经穴外，兼及部分奇穴，也有只有取法而无穴名者。元至大四年（公元 1311 年）窦桂芳将其与《灸膏肓腧穴法》《子午流注针经》和《针经指南》合刊为《针灸四书》。

《铜人针灸经》（七卷）　不著撰者。约著成于北宋淳化元年（公元 990 年）。内容即《太平圣惠方》第九十九卷所载《针经》，后人辑为此书。卷一论三阳三阴经脉起止、腧穴流注、虚实补泻迎随之法、下针分寸、九针之名，卷二、三载正人形经穴，卷四载背人形经穴，卷五、六载左右人形经穴，卷七载针灸宜忌、量穴法、灸艾杂说等。

《铜人腧穴针灸图经》，简称《铜人经》（三卷）　北宋王惟一（一作惟德）奉旨编修。成书于北宋天圣四年（公元 1026 年）。原名《新铸铜人腧穴针灸图经》，又称《明堂铜人》等。当时将原文刻石，与所铸铜人并存。宋刻本已佚，今存金大定二十六年（公元 1186 年）。

《新刊补注铜人腧穴针灸图经》（五卷）　补注者佚名，或即书中《针灸避忌太乙之图序》"平水闲邪聩叟"所编注。清宣统称之为"宋时官书，金时刻本"。书中首载夏竦序文。卷一载肺、小肠、大肠、肝、胆、肾经的经脉原文及所属穴位；卷二载心、心包、膀胱、胃、三焦、脾、督脉和任脉的经脉原文及所属穴位，十二经并有主要经穴图；卷三载针灸避忌之法，有"闲邪聩叟"所述"叶蛰宫图"，后载头面部穴的主治；卷四载肩背、颈胸、腹胁各部穴的主治；卷五载十二经四肢部穴的主治。五卷本增十二经脉原文补注和"叶蛰宫图"，此补注为《太素》之后的较早注释经脉者；"叶蛰宫图"是《灵枢·九宫八风》内容的推演。书中记载腧穴六百五十七个，其中青灵、厥阴俞、膏肓俞、灵台、阳关等属新增穴位。穴位的排列兼采《针灸甲乙经》及《千金方》之长，既按寸上经脉循行，亦按十二经次序排列（四肢部分），其余则分偃、伏、侧、正四方面叙述。另若头、面、肩及颈、腋、肋侧，则按部位论述。王氏精于医药针术，奉诏编修该书时，系统总结历代医家针灸经验，对手足三阴三阳经脉、督任二脉之循行及诸俞穴逐一考证纰缪，详述俞穴位置、主治、刺灸方法等，补充了穴位的治疗内容，扩大了主治范围。并绘人体经穴仰伏之图，铸就铜人模型，于天圣七年由朝廷颁行各州，使针灸经穴有了统一的规范，对针灸学的发展做出了重要贡献。

《灸膏肓腧穴法》，简称《膏肓灸法》（一卷）　南宋庄绰（字季裕）编集。成书于南宋建炎二年（公元 1128 年）。元至大四年（公元 1311 年）窦桂芳将其刊入《针灸四书》中。此书首录《千金方》和《铜人经》关于膏肓腧穴的记载，后载量同身寸法、正坐伸臂法、揣椎骨定穴法、定穴相去远近法、勾股按穴取平法、参验求穴法、坐点坐灸法、石用之等取穴别法和灸讫补养法。跋文记叙作者因患疟疾不愈，灸治膏肓俞得效的经过。书中并绘身指屈伸、坐、立之图像于各篇之后，图文并重，为膏肓灸法、单穴治病的专书。

《扁鹊心书》(三卷) 南宋窦材集。原题“古神医卢人扁鹊传，宋太医真定窦材重集”。前有南宋绍兴十六年（公元 1146 年）窦材自序，其成书当在此前后。原刊本佚，清代胡珏参注百余条，乾隆三十年（公元 1765 年）王琦增写后记，重校刊行。卷上载“当明经络”“须识扶阳”“住世之法”“大病宜灸”及“黄帝灸法”“扁鹊灸法”等，后附窦氏灸法五十条；卷中载伤寒等证治法六十九条；卷下载“阴茎出脓”等证治法五十三条，后列“周身各穴”，包括巨阙至风府二十六穴。书后附“神方”一卷，有金液丹等九十四方，另附金线重楼治证、风气灵膏、汗斑神效方等。窦氏认为“医之治病用灸，如做饭需薪”，主张大病须灸至数百壮，选用于关元、中脘等穴外，特重食窦穴，称之为“命关”（其位置“对中脘、两乳三角取之”，即以乳头为标志，前下方平中脘，后方成三角处定为“命关”穴)，以治各种“脾病”。此书以倡用灸法和以丹药“扶阳气”为其特色。王琦后记中特指出：“窦材生于宋之中叶，而书中有河间、丹溪遗讹后世之语；又钟乳粉方……制法见时珍《本草（纲目)》，何缘举元明人之书而及之?其为后人增益无疑，兼知是编非窦氏原本矣。”

《子午经》(一卷) 旧题扁鹊撰，疑为宋人编集。撰年未详。宋代晁公武《郡斋读书志》卷二载“《子午经》一卷。右题云扁鹊撰。论针砭之要，成歌咏。后人依托者”，则其成书当不晚于南宋淳熙七年（公元 1180 年)。元代陶宗仪《说郛》收录此书，所载内容有主词、主命、行年人神日辰忌、干支人神忌日、十二时忌，多属人神禁忌之说，与晁氏所说不尽相合，似载录不全。

《西方子明堂灸经》(八卷) 不著撰者。初刊年代不详。元刊本题名《新编西方子明堂灸经》。书中“大敦”穴作“大训”，是避宋光宗赵惇（音敦）名讳，知为宋人所编，成书时间不晚于光宗（公元 1190～1194 年）时期。一名《明堂灸经》。“西方子”出自书中引文。全书内容多引自《千金要方》《外台秘要》《太平圣惠方》及《铜人经》。卷一至卷三载身前各经穴（正人)，卷四至卷六载身后各经穴（伏人)，卷七、卷八载身侧各经穴（侧人)。载图十九幅，并分述各穴的位置和灸治病症。其中列经穴三百五十六，比《铜人》多气海俞、关元俞、督俞，而无青灵穴。《四库全书总目提要》谓“《铜人》惟有正、背、左右人形，此则兼及侧伏，较为详密。考《唐志》有《黄帝十二经明堂偃侧人图》十二卷，兹或其遗法欤?”

《针灸资生经》，简称《资生经》(七卷) 南宋王执中（字叔权）编。成书年不详，南宋嘉定十三年（公元 1220 年）徐正卿重刊。卷一载腧穴，分头、面、肩、背、颈、胸、腋下、胁（分部分行）及四肢（分阴阳经）排列，附图四十六幅；内容以《铜人》为主，参考《明堂》《千金方》等书，附入神聪、明堂、眉冲、前关、督俞、气海俞、关元俞、胁堂、青灵、风市等腧穴，为《铜人》所未载。有按语七十五条，说明其异同关系。卷二论述针灸基本知识，如“针灸须药”“针忌”“孔穴相去”“定发际”“同身寸”等。论中指出：“但知针而不知灸，灸而不针，或惟知用药而不知针灸者，皆犯孙真人所戒也。”卷三至卷七载列一百九十多种病证的针灸用穴，多引自诸书，并附王氏经验及其见解一百六十多条。作为南宋针灸学的代表作，本书在针灸学术史上首次全面总结了南宋以前针灸理论和临床经验，其中不少文献如《陆氏集验方》《至道单方》《耆域方》等原书多已失传；所引《明堂》上、下经，内容见《太平圣惠方》，与古代《明堂孔穴》并不相同。明代《针灸聚英》《针灸大成》，清代《针灸集成》等重要针灸著作皆取材于该书，可见其影响之深远。徐氏重刊序称："今东嘉王叔权又取三百六十穴，背面颠末，行分类别，以穴对病，凡百氏之说切于理、自己之见得于心者悉疏于下。针灸之书，至是始略备；古圣贤活人之意，至是始无遗憾。"

《备急灸法》（一卷） 南宋闻人耆年述。成书于南宋宝庆二年（公元1226年）。又名《备急灸方》。因张涣《鸡峰普济方》后有《备急单方》一卷，念"仓卒救人者，惟灼艾为第一"，遂"将已试之方，编述成集"。书载诸发、肠痈、丁疮、附骨疽、皮肤中毒风、卒发心痛、转胞、小便不通、霍乱、转筋、风牙疼及蛇伤、犬咬等二十二种证治，后有屈指量腧穴法、朱点腧穴法、骑竹马灸法及方药。附载《竹阁经验备急药方》。附有插图多幅，为早期普及灸法之佳作。

针灸学术理论的系统整理和临床经验的广泛总结，使宋代针灸学术的发展进入一个新的阶段，针灸理论与临床运用的紧密结合，不仅奠定了针灸在医学中的重要地位，而且为后世针灸学术的发展铺设了坚实的基础。宋代针灸学术和临床成就是针灸学发展过程中的重要里程碑。

第六节 解剖学和法医学的成就

一、人体解剖学方面的探索

在中国古代解剖学史上，北宋是一个重要时期。虽然，当时的医生不可能对一般病死者进行尸体解剖，但有可能对被刑法处死者进行解剖。据史料记载，此时期曾有两次解剖活动，并绘制了《欧希范五脏图》和《存真图》这两部人体解剖图谱。

在庆历年间（公元1041～1048年）广西欧希范等被朝廷诱杀，"且使皆剖腹，刳其肾肠，因使医与画人一一探索，绘以为图"（郑景璧《剧谈录》），称为《欧希范五脏图》。当时负责此事的宜州推官吴简称述其事，谓"凡二日，剖欧希范等五十有六腹，皆详视之"（僧幻云《史记标注》引《存真图》），可见解剖的尸体之多和工作之细。该图业已亡佚，但从范慎的《东斋纪事》、沈括的《梦溪笔谈》和叶梦得的《岩下放言》等同时代著作中尚可见其内容与始末。根据吴简的记载：解剖所得，见"喉中有窍三，一食、一水、一气，互令人吹之，各不相戾。肺之下，则有心、肝、胆、脾；胃之下，有小肠；小肠下，有大肠。小肠皆莹洁无物，大肠则为滓秽。大肠之旁，则有膀胱。若心，有大者、小者、方者、长者、斜者、直者、有窍者、无窍者，了无相类。唯希范之心则红而碎，如所绘焉。肝则有独片者，有二片者，有三片者。肾则有二，一在肝之右，微下；一在脾之左，微上。脾则在心之左。至若蒙干，多病嗽，则肺焦胆黑；欧诠少得目疾，肝有白点。此又别内外之应。其中黄漫者脂也"（僧幻云《史记标注》引《存真图》）。以上关于人体内脏位置及病理的论述，除"喉中有三窍"已为沈括驳正外，其余记载基本正确。其所说的"黄漫者脂也"，是解剖者所看到的大网膜。至于咳嗽者肺胆俱黑，目疾者肝有白点等，则系试图证明疾病与内脏关系的病理解剖萌芽。

到了崇宁年间（公元1102～1106年），著名医生杨介，字吉老，泗州人。据泗州处死者的尸体解剖图进行整理、校对，著成《存真图》，又名《存真环中图》（一卷）。据杨介自序云"崇宁中，泗州刑贼于市，郡守李夷行遗医并图工往，亲抉膜摘膏，曲折图之，尽得纤悉。介取以校之，其自喉咽而下，心、肺、肝、脾、胆、胃之系属，小肠、大肠、腰肾、膀胱之营垒，其中经络联附，水谷泌别，精血运输，源委流达，悉如古书，无少异者"（僧幻云《史记标注》引《存真图》）。这部《存真图》，虽然没有流传下来，但其图谱部分，保存于元代重刊的《玄门脉诀内照图》中。图谱由下列各系统分图组成：

有胸腹腔内脏的正面图和背面图，还有"肺侧图"绘出了胸部内脏的右侧面全形图。"心气图"绘出了右侧胸、腹腔的主要血管关系。"气海膈膜图"绘出了横膈膜的位置及其穿过的血管、食管等形态。"脾胃包系图"绘出了消化系统的全部。"分水阑门图"绘出了泌尿系统。"命门、大小肠膀胱之系图"绘出了生殖系统。以上各图都有很详细的说明，而其中所绘的解剖位置与形态，可以说基本上都是正确的（《医学史与保健组织》1957，2：127～128之附图八幅及附图说明）。其中说"肝为将军之官，其治在左，然以今之脏象校，则肝在右胁，右肾之前并胃，而胃与小肠之右外"，揭出了肝脏在右，其后遂为滑寿等所宗。后沈括在《梦溪笔谈·药论》及《良方·论脏腑》中曾对其进行纠正说："言人有水喉、食喉、气喉，亦谬也。世传《欧希范真五脏图》，亦画三喉，盖当时验之不审……人但在咽有喉二者而已。咽则纳饮食，喉则通气。"沈氏的认识相当正确，不仅纠正了"三喉"论之谬误，同时给后世具体研究宋代解剖学发展概况留下了有益的线索。

《存真图》的绘制，较《欧希范五脏图》有很大进步，不仅纠正了一些错误，而且如"心气图"所绘的心脏与肺、脾、肝、肾等脏器的血管联系，乃是一则重要的发现。当然，此图也存在不足之处。

后世的医书，如朱肱的《内外二景图》、明代高武的《针灸聚英》、杨继洲的《针灸大成》等，都曾引用《存真图》的材料，说明此书对医学实践起到一定的作用。这在世界医学史上也是比较早的解剖成就。然而由于封建社会制度的束缚，解剖学始终未能继续发展，后世惟明何一阳《医学统宗》记载：曾"以医随师南征，历剖贼腹，考验藏府"，其所载与现代解剖甚近，其中对生殖器与泌尿器的解剖部位与形态亦有记述。清代的王清任虽重视解剖，但也只能局限于尸体观察和动物解剖，当然其科学探索精神还是不可低估的。

自此以后，医籍中所描述的脏腑图形和文字说明，基本上都取之于《存真图》的内容。如南宋时朱肱的《内外二景图》，元代孙焕重刊的《玄门脉诀内照图》，明代施沛的《脏腑指掌图》，高武的《针灸聚英》，杨继洲的《针灸大成》，钱雷的《人镜经》，王圻的《三方图会》《身体图会》，以及龚居中的《万寿丹书》等，无不以杨介《存真图》为范本，而再无医家亲临观察解剖之事。

如上所述，说明北宋时期对刑犯的尸体解剖还是允许的，因此获得了人体解剖方面的重要成就。然而在此以后，由于诸方面社会因素的桎梏，尤其是理学日兴，致使中医的解剖之学始终未能得到应有发展。

宋时医家还对某些脏腑组织器官的名实问题进行了思考、探索。

关于三焦的形质问题，《内经》《难经》中均着重强调三焦的生理功能，对其有形与否，却无定论。晋唐医家多根据《内经》《难经》之说推导演绎，然亦未越其范畴。

宋人则开始循名责实，多持"有名具形"的观点。如北宋苏辙《龙川略志》卷二记载，单骧以医名于世，治平（公元1064～1067年）中与苏辙相遇，骧议论道："古人论五脏六腑，其说有谬者，而相承不察……古说左肾其府膀胱，右肾命门其府三焦，丈夫以藏精，女子以系包。以理言之，三焦当如膀胱，有形质可见，而王叔和言三焦有脏无形，不亦大谬乎?盖三焦有形如膀胱，如可以藏，有所系，若其无形，尚何以藏系哉!且其所以谓之三焦者何也?三焦分布人体中，有上中下之异，方人心湛寂，欲念不起，则精气散在三焦，荣华百骸；及其欲念一起，心火炽然，翕撮三焦精气入命门之府，输写而去，故号此府为三焦耳。世承叔和之谬而不悟，可为长叹息也。"单氏肯定三焦之形质，并对三焦精气与命门的生理持有自己的观点，故甚为苏辙重视。

后苏辙在齐州，遇举子徐遁，遁曾学医，故前往观尸体脏腑，"见右肾下有脂膜如手大者，正与膀胱相对，有二白脉自其中出，夹脊而上贯脑"，而以为"脂膜如手大者，为三焦也"。徐氏指肾下脂膜为三焦，其言虽然穿凿附会，但在客观上引起了一些医家的关注，他们根据徐遁对脏腑观察所得，明确提出三焦有形之说，如陈言在淳熙元年（公元1174年）著的《三因极一病证方论·三焦精腑辨正》中说："三焦者，有脂膜如手大，正与膀胱相对，有二白脉自中出夹脊而上贯于脑，所以《经》云：丈夫藏精，女子系胞。以理推之，三焦当如上说，有形可见为是。扁鹊乃云'三焦有位无形'，而王叔和辈遽云'无状空有名'，俾后辈承谬不已，且名以名实，无实奚名?果其无形，尚何以藏精系胞为哉?"总之，陈言以三焦有形立论，但认为三焦"藏精、系胞"，乃是他的失误。后来，明代医家对三焦的有形无形继续进行探讨。如孙一奎《医旨绪余》认为三焦"外有经而内无形"；虞抟《医学正传》认为"三焦者，指腔子而言"；张景岳也认为三焦为"腔腹周围上下全体状若大囊者"。凡此脏腑学说中关于三焦形质有无的争议，实以宋代医家之论为发端。

由上所述，可见宋代医家对人体解剖知识的刻意求索及对体内脏器生理功能、组织形态的研究剖析，为当时脏腑学说的发展提供了形态学上的基础，表明当时对脏腑的研究方法除了"视其对应，以知内脏"的抽象思维方法和"援物比类"的推理思维方法以外，还致力于解剖实体。即使在他们的研究中不无误解之处，但其不断求索的精神是必须加以肯定的。至于其所获的成绩，无疑为脏腑学说的深入发挥提供了一些重要依据。

二、法医学的创立

法医学的历史，在我国甚为悠久，早在《礼记·月令》中就有瞻伤、视折、审断等记载，是为法医学的萌芽。公元1975年，在湖北云梦县睡虎地秦墓出土了大量竹简，其中有法医学的珍贵资料，如因斗殴伤致流产，有对胎儿及母体的验证。西汉时也有这方面的零散记载，如《薛宣传》中有"积瘀"的名称，据应劭注："以杖手击人，剥其皮肤肿起青黑而无创瘢者，律谓之积瘀。"南北朝徐之才著有《明冤实录》，可说是我国最早一部法医学著作，可惜亡佚。五代时，和凝父子于公元951年撰《疑狱集》一书，为现存较早的法医著作。宋代法医学显著发展，出现了更多的相关著作，如《内恕录》，以及南宋郑克的《折狱龟鉴》，桂万棠的《棠阴比事》《检验格目》《检验正背人形图》等。然而成就最大并且影响国内外的重要法医学著作，当首推宋慈的《洗冤集录》。

宋慈（公元1186～1249年），字惠文，南宋福建建阳人，勤奋好学，刘克庄誉他可与"辛弃疾相颉颃"。中进士后历任"提点刑狱"等官职，他根据历代法医知识，总结其执法经验，并请教于医师，在淳祐七年（公元1247年）写成《洗冤集录》四卷。其自序说："狱事莫重于大辟，大辟莫重于初情，初情莫重于检验。"《洗冤集录》的内容包括四方面：一为检验总论，验伤及保辜总论，其中有验伤、辨伤、验尸、辨尸、验骨、辨血等；

二为各种殴杀、缢溺的检验和辨识；三为疑难杂说、尸伤杂说，其中有关于中毒、服毒等的检验；四为急救和治疗中毒、服毒等。

宋慈强调，法医必须带领仵作迅速前往"即时亲验"。验尸时，"切勿厌恶尸气，高坐远离，香烟熏隔，任听仵作喝报"。其检验程序，又分初检、复检，更详细规定各种验尸格式和方法，"先看顶心发际、耳窍、鼻孔、喉内、粪门、产户，凡可纳物去处，恐防暗插钉签之类"，甚至连光线明暗都要考虑在内，足见其检验之认真细致。

《洗冤集录》中所指出的各种检验方法，对断定冤案、假案是颇有参考价值的。如"辨真伪"说："生前殴打而死者，伤痕有紫赤血晕，若死后有将青竹篾火烧烙成伤痕，诈称打死者，其痕焦黑色，浅平不硬；有将榉树皮罨成痕者，其痕内烂损黑色，四围青色，聚成一片，而无虚肿，按亦不硬；又有用火罐拔成假伤，形似拳手，但周围一圈焦赤，内肉黄色，虽浮高亦不坚硬。"另如，区别伤斑和尸斑说："凡死人项后、背上、两肋、后腰、腿内、两臂上、两腿后、两曲肘、两脚肚上下有微赤色，验是本人身死后，一向仰卧停泊，血脉坠下，致有此微赤色，即不是别致他故身死。"

该书《中毒篇》认为，凡可以致人于死，不单独是砒、鸩之类剧毒物，即如人参、附子服食太多，也可致出血，皮肤开裂而死。对于服毒症状的描写是口眼常开，面呈紫黯或青色、紫黑色，手足指（趾）甲青黯，口眼鼻耳均可有出血。以上所举，说明宋慈在当时历史条件下，能总结并撰写出如此科学的法医检验专著是很不容易的。

由于该书内容丰富，说理简明，分析透彻，切合实用，因而数百年来，皆奉为听讼决狱的圭臬，后世流传的法医著作多以是书为蓝本。在《洗冤集录》后，元代有《平冤录》与《无冤录》；明代王肯堂有《洗冤录笺释》；清康熙间的《校正洗冤录》又增补了不少内容，此外还有乾隆时的《洗冤录表》；嘉庆时补辑的《洗冤录集注》等，都是在宋氏法医学术的基础上发展而来的。

《洗冤集录》不仅是我国的第一部法医学专著，而且也是世界历史上最早的法医学专书。日本、朝鲜各国，在十九世纪末叶，仍沿用以宋氏著作为蓝本的《无冤录》为审案之助；流传到国外，引起了许多国家法医界的高度重视，被译成朝、日、英、德、俄、荷兰等多种文学，流行于国际间。

三、现存的法医学著作

《棠阴比事》（一卷） 南宋桂万荣撰。成书于南宋开禧三年（公元1207年），初刊于嘉定四年（公元1211年）。桂氏"取和鲁公父子《疑狱集》，参以开封郑公《折狱龟鉴》，比事属辞，联成七十二韵，号曰棠阴比事"。其书取名"棠阴"，采自周召公棠阴树下听讼决狱的故事。每一韵列有两件类似事例相属，是为"比事属辞"。七十二韵，包括一百四十四事，较《折狱龟鉴》篇幅减少，内容却无大异。刊行后曾传入朝鲜、日本等国，颇具影响。

《洗冤集录》（五卷） 南宋宋慈（字惠父）撰著。成书于南宋淳祐七年（公元1247年）。宋氏历任主簿、知县、通判和经略安抚史等职，其间多次主管刑狱，经验丰富。"每念狱情有失，多起于发端之差，定验之误"，遂参阅《内恕录》有关内容，增以己见，总为一编。全书共五十三条。卷一为检尸法令、检复总说和疑难杂说（上）；卷二为疑难杂说（下）和检尸的顺序、方法；卷三为验骨、论沿身骨脉及要害处、自缢、被打勒死假作自缢死及溺死；卷四、卷五为各种死因的鉴别，以及辟秽方、救死方等。此书问世后，"官司检验奉为金科玉律""入官佐幕无不肄习"。凡"士君子学古入官，听讼决狱，皆奉《洗冤集录》为圭臬"。后世法医著作大多以此为蓝本。

第七节　养生学的发展

一、两宋时期养生学学术发展

（一）养生学学术发展概况

魏晋以后，不少学者都笃好养生，把儒、道、释的哲理和修心健身结合起来。如葛洪、陶弘景、孙思邈等都把儒、释、道揉合一起，引进到养生医学中来，从而扩展了汉前养生的规模，丰富了养生的内容，开辟了一个新的境界。宋代养生学就是立足在这样一个坚实的基础上发展起来的。

两宋帝王大都究心医学，笃好养生。如宋太宗赵炅（公元 976～997 年在位），曾命丞相李昉、医官王怀隐等人分别编纂了《太平御览》和《太平圣惠方》，两书搜集记载了不少养生资料。又如宋真宗赵恒（公元 998～1022 年在位）时，太医官赵自化写了《四时养颐录》，真宗改名《调膳摄生图》，从而推动了药膳的发展。同时宋真宗还亲自选出《四时摄生论》（唐代郑景岫编）和《集验方》（宋代陈尧叟著）两本养生治病的著作，颁行天下，促进了养生实践的深入开展。在前代奠定的良好基础上，宋徽宗赵佶（公元 1101～1125 年在位）执政前后，养生医学的研究发展到高潮时期。

这一阶段，道教养生家基本完成了由"外丹"向"内丹"过渡的研究，以张伯端为首的内丹南宗学派创立，建立了完善的内丹理论体系。著作郎张君房率道士十一人，于大中祥符五年（公元 1012 年）奉命修校道书，至天禧三年（公元 1019 年）编成《大宋天宫保藏》，接着又撷取其中精要，包括服食、炼气、内外丹、方术等万余条，辑成《云笈七籤》一百二十二卷。另有《修真十书》《道枢》等都先后问世。同时周敦颐、程颢、程颐等儒家，对易学研究取得进展，逐步建立了理学思想体系，其"主静"的思想对儒家养生有重要指导意义。此时运气学说的研究也取得进展，刘温舒于元符二年（公元 1099 年）写成《素问入式运气论奥》，专论五运六气及其在医学上的运用，成为阐述《内经》运气学说较成系统的专著，推动了运气学说的发展。

刘氏曾说："善摄生者，何尝不消息盈虚，以道御神也。无失天信，无逆气宜，抑其有余而不异于胜，助其不及而不赞其复，是以喜怒悲忧恐有所一而莫能乱。精神魂魄意有所养而莫能伤。春风秋雨冬凉夏暑，虽天道之屡变，如凶荒札瘥，不能成其患。"可见掌握运气学说对养生的重要意义。两宋时期，出现了一些主张四时摄生与季节导引的养生家。他们多以《素问·四气调神论》和运气学说等为依据，结合养生经验，阐述或推衍养生之旨。其主要著作有周守忠的《养生月览》、姜蜕的《养生月录》、马永卿的《懒真子》、姚称的《摄生月令》等，尤其是陈希夷的"二十四节气坐功法"，载有一年二十四节气的各种功法锻炼，分治二十四类病证。这种功法被后世养生著作广泛采用，流传甚广。

　　不少文人学士也都热衷于养生研究和实践，如著名文学家苏东坡对气功颇有体会，留下了不少养生论述。后在南宋初期，有人把东坡的养生杂说附在沈括的《良方》中，辑成《苏沈良方》，其影响很大。如书中记载的"观鼻端白"对静功炼气颇有作用。南宋陆游、朱熹等人都有"观鼻端白"入静的体验，使其影响历久不衰。曾为宋泰州兴化县令的陈直承继《内经》《千金方》之旨，写成《养老奉亲书》。该书是我国现在最早的老年病防治学（养老医学）专著，对中国老年保健医学和预防医学的发展有重要的指导意义，在宋元明清乃至当今的中医养生学中都占有重要地位。医家寇宗奭在政和六年（公元 1116 年）写成《本草衍义》，在书中序例部分对摄养卫生之道做了精辟的论述，强调"人之生，须假保养，无犯和气，以资生命"，并提出"善服药，不若善保养；不善保养，不若善服药"预防为主的养生观点，以及"摄养之道、莫若守中，守中则无过与不及之害"的原则，对当时中医养生学有一定的影响。在这种朝野重视医学的社会环境下，到了北宋后期，爱好道学、精通艺事翰墨及医学理论的宋徽宗赵佶，更博采众家之长，用《内经》和道家的养生理论"探天人之颐，原性命之理，明荣卫之清浊，究七八之盛衰，辨逆顺，鉴盈虚"而写成了《圣济经》十卷。此书的重点在于从医学理论上探讨养生的原则和注意事项，能综合各家优点，而不执一偏，对养生医学的贡献颇大。诚如徽宗自序所说"使上士闻之意契而道存，中士考之自华而摭实，可以养生，可以立命，可以跻一世之民于仁寿之域"。该书于政和八年（公元 1118 年）刻版印刷，颁行到天下学校，并选博士与《内经》《道德经》并讲。可见其在当时儒者学士中产生了重大影响。乃至金元时代，刘完素在《素问病机气宜保命集》"原道论"中，还引用《圣济经》卷八"存神驭气章"有关内容。不仅如此，为了进一步阐明《圣济经》奥旨，宋徽宗还命医官曹孝忠等八人专门成立"编类圣济经所"，广泛征集天下医术医方，纂成了大型医学方书《政和圣济经总录》，后世简称《圣济总录》。两书紧密关联，互相补充。《圣济录》为本为经，集理论大成；《圣济总录》为标为传，集各种医方术之大成。虽然《圣济总录》成书后不久，即遭靖康之变而被掠至金朝，到大定年间（公元 1161～1189 年）始刊于世。然二书在养生医学史上所起的不可磨灭的作用，实不容置疑。

　　时至南宋，像北宋后期朝野并重养生的热潮逐渐低落下来。但这一时期，名儒朱熹（公元 1130～1200 年）发展了二程的"理气学说"，完善了理学的思想体系。他强调了一切事物都离不开理与气，提出"居静"与"持敬"说，主张为学修性要动静相济，以静为本。从而使理学成了正统的儒家哲学，并进一步渗透入医学领域中来，其主静的养生思想更是深入人心。其他许多养生家们又侧重于对前人养生文献进行编辑整理。如周守忠写了《养生类纂》和《养生月令》；赵希鹄著《调燮类编》等书，都广泛搜集了前人著作中有关养生的经验论述，并进一步具体联系日常生活的各个方面，诸如对行立坐卧、衣着宝玩、情志喜怒、四时饮食和起居处境等提出了养生要求，并重点在饮食药饵方面进行了归纳总结，对后世养生学发展有深远影响。

　　两宋时期重要的养生文献还有蒲虔贯的《保生要录》，篇中对肢体活动、饮食居处、衣服药石等发表了独特的见解，其中导引小劳术对后人养生意义深远；愚谷老人《延寿第一绅言》论述了节欲保精对养生长寿的重要性；姜蜕《养生月录》记载四种不同组方的茯苓丸，主治四季因养生不当所致的不同疾病；姚称的《摄生月录》记载所制定的十二月饮食宜忌等；林洪的《山家清供》、陈达叟的《本心斋食谱》对食养食疗方面有重要贡献。

综上所述，宋代的养生学在晋唐繁衍、扩展的基础上，由于朝野的重视、理学的渗透、运气说兴起和科学技术的发展，在理论上不断总结，以及实践经验的大量积累，使养生医学在历史的发展中进入一个空前繁荣的历史时期。兹扼要从养生理论和养生著作分述宋代养生学的成就。

（二）理学家的养生思想

理学，是宋儒所创的新学派，其治学以阐述义理、研索性命为主题。宋儒多认为人性能体现天理，故"性"与"理"，其义亦相通；命即生命。理学的先驱是北宋周敦颐、二程昆仲等，南宋的朱熹则集其大成，建立了较完整的理学体系。

周敦颐，字茂叔，生活于北宋天禧元年至熙宁六年（公元 1017～1073 年）。道州营道（今湖南道县）人。后人称为濂溪先生。他的著作有《太极图说》《通书》等，后人合编为《周子全书》。他在哲学上继承了《易传》和道家思想，提出"无极而太极"的宇宙生成学说。在伦理道德方面提出"中正仁义而主静、立人极"。建立"诚"即人极，主张"无欲故静"。他的学术思想对二程影响颇深，从而成为宋明理学的理论基础。

程颢，字伯淳，号明道，生活于北宋天圣十年至元丰八年（公元 1032～1085 年），程颐，字正叔，号伊川。生活于北宋明道二年至大观元年（公元 1033～1107 年）。程氏昆仲为河南洛阳人，均受业于周敦颐，世称"二程"。二程发挥了周敦颐"主静""诚"的思想，如程颢倡"诚敬"与"定"；程颐则主"敬""敬则自虚静"等。他们认为"才说静，便入释氏，不宜用静坐，只用敬字"。但实际上，二者无异。程颢有《明道文集》《经说》《粹言》《遗书》等；程颐有《伊川文集》《经说》《易传》《遗书》等留传于世，后人把二人的著作编集成《二程全书》。

朱熹，字元晦、仲晦，号晦庵。生活于南宋建炎四年至庆元六年（公元 1130～1200 年）。徽州婺源（今江西）人。师事于程颐的三传弟子李侗，直接继承了二程的理学。发展了二程理气关系学说。世称程朱学派。朱熹进一步发挥了程颐的"敬"字修养工夫，提出"居静"与"持敬"之说，又主张动静相济，以静为本。如说"人之心性，敬则常存，不敬则不存"（《语类》），"然敬字工夫，贯动静而必以静为本"（《答张敬夫》）。理学至朱熹而臻大成，故近人对他评价很高"朱子崛起南宋，不仅能集北宋以来理学之大成，并亦可谓其乃集孔子以下学术思想之大成"（《朱子新学案·提纲》）。

程朱理学核心思想强调主静，对医界产生了深刻的影响，在养生医学方面成了精神领域中的主导思想，并以此来解释物类的起源和生命的延续，完整地奠定了中医学生命观之基础。其中周氏《太极图说》乃其集中之反映。

《太极图说》是周敦颐的主要哲学著作之一，阐明了"无极而太极""太极本无极"的宇宙生成观，成为阐发理学主静的重要著作。

《太极图说》中的"太极图"为陈抟所作。

据宋儒朱震《汉上易解》说："陈抟以'先天图'传种放，放传穆修，修传李之才，之才传邵雍……穆修以'太极图'传周敦颐。"由此可知"太极图"传自陈抟。陈抟是五代末宋代初的著名道士（约公元 871～989 年），字图南，号扶摇子，晚年深得太宗礼遇，被赐号"希夷先生"。陈抟熟读经史百家之言，对《周易》深有研究，并据"河图""洛书""八卦"等，以及前人对《周易》的发挥，而制"无极图""先天图"等，以指导道士炼丹。周敦颐借用陈抟的"无极图",易名为"太极图",并著《太极图说》以说明宇宙生成,以及万物变化与发展的规律。明儒黄宗炎《太极图辨》说:"周子颠倒其序,更易其名,附以大易,以为儒者之秘传。盖方士之诀,在逆而成丹,故从下而上;周子之意以顺而生人,故从上而下。"可见陈抟之图本是道家修炼内丹的说理工具;周氏之图则成为理学宇宙观的思想体系。周氏写《太极图说》加以阐述,后经朱熹加注,其理更加昭著了。

"太极"之名,首见于《周易·系辞上》"是故易有太极,是生两仪,两仪生四象,四象生八卦";"无极"则见于《老子·道经》"为天下式,常德不忒,复归于无极"。"无极"和"太极"都是古人探索天地万物根源,包括生命源头的一种假设。朱熹注:上天之载,无声无臭(解"无极"),而实造化之枢纽,品汇之根柢也(解"太极")(见《太极图说》注)。亦即《内经》所谓"太虚廖廓,肇基化元"之境界,古人认为这是一个客观存在着的自然规律,如朱熹语"盖太极者,本然之妙也(自然之理)"(《太极图说》)。由太极无极的这个源头,逐渐衍生出宇宙万物来,这是一个根本的规律,即理学所称之"理"。

以无极、太极言,又是有区别的,根据朱熹的解释,是太极从无极来。无极尚在"无声无臭"的氤氲状态。无具体物象可言,就在这无极的境界中孕育着万物之根柢的太极。故《太极图说》"无极而太极"有着明确的先后次序,然后再有太极衍生二仪,所谓"太极动而生阳,动极而静;静而生阴,静极复动。一动一静、互为其根、分阴分阳、两仪立焉"。阴阳二仪则是构成了宇宙万物的基本要素,《老子·道化》所谓"道生一,一生二……万物负阴而抱阳",盖皆此义。由阴阳不断变化,而后万物派生。即"阳变阴合而生水火木金土,五气顺布,四时行焉。五行一阴阳也,阴阳一太极也,太极本无极也。五行之生也,各一其性。无极之真,二五之精,妙合而凝。乾道成男,坤道成女,二气交感,化生万物,万物生生而变化无穷焉"。由太极而阴阳、由阴阳而衍繁为万物,这个生命源头观,是理学家在《易经》《老子》等学说的影响下,经过反复涵泳,沉潜研索而推导出来的,简言之,即万物源一,根于无极。如果了解了这个万物之根源,掌握了这个规律,则生死疑窦亦迎刃而解。故朱熹说"能原其始而知所以生(无极而太极),则反其终而知所以死矣(太极本无极)"(《太极图说》)。

就人生的规律而言,亦即太极之理,如朱子说"盖合而言之,万物统体一太极也;分而言之,一物各具一太极也"(朱熹注《太极图说》)。周氏《太极图说》提出人类立身的准则:"圣人定之以中正仁义而主静,立人极焉。故圣人与天地合其德,日月合其明,四时合其序,鬼神合其吉凶。""中正仁义"本属道德概念的范畴,"而主静"则是达到这个高度道德标准的根本途径所在。如能主静,就能契合于自然规律,而臻养生之最高境界。朱熹说:"主静二字,以理而言,圣人无欲则心自静,不是圣人专意要去静。"而多欲令人精气弛坏,是早衰的重要原因,显然不合养生之道。其实,朱子称的无欲是有一个道德标准主导着的,反映在他对人心、道心问题上的论证。他在《沈僩录戊午朱子六十九后所闻》中说:"人自有人心、道心,一个生于血气,一个生于义理。饥寒痛痒,此人心也;恻隐羞恶、是非辞让,此道心也。虽上智亦同,一则危殆而难安,一则微妙而难觉(即古人所谓'人心惟危,道心惟微')。必使道心常为一身之主,而人心每听命焉,乃善也。"私欲服从于天理、人心听命于道心,即周氏"中正仁义而主静"的道理。这与《老子》"至虚极，守静笃……夫物芸芸，各复归其根，归根曰静，是谓复命"，以及《庄子》"圣人之静也，非曰静也善，故静也；万物无足以挠心者，故静也……夫虚静恬淡，寂寞无为者，天地之平而德之至"如出一辙。可见理学吸收了老、庄清静无为、无欲故静思想，从中开拓出养生至理来。这个养生至理与生命起源观融为一体，其要点是太极（形而上之道）→阴阳（形而下之器）→化生万物（各具太极阴阳之理）→主静、立人极（无欲，听命于道心）。这是程朱理学把老子"至虚极、守静笃""归根曰静，是谓复命"的哲理具体地演绎为养性的模式了。

如何才能静，达到立人极？《太极图说》认为"君子修之吉，小人悖之凶"。周氏在《通书》中阐述了修养的原则与方法：一方面做到专一无欲，说："圣可学乎：曰可。曰有要乎？曰有。请闻焉。曰一为要，一者，无欲也。"另一方面做到慎动。如《通书》所言"君子乾乾不息于诚，然必惩忿窒欲，迁善改过而后至……吉凶悔吝生乎动。噫！吉一而已，动可不慎乎！"

朱熹受当时流行的禅宗坐禅和顿悟修行法的影响，提倡静坐，并身体力行之，云："学者半日静坐，半日读书，如此之年，无不进者。"其一生严于静坐修炼，尝作《调息箴》，于《宋元学案》中谓："予作《调息箴》，亦是养心一法……箴曰：鼻端有白，我其观之，随时随处，容与猗猗。静吸而嘘，如春沼鱼；动已而吸，如百虫蛰。氤氲开阖，其妙无穷。"后人将之视为很有价值的气功文献。

程朱理学关于主静的论述，确立了后世医家养生主静的思想。明代袁了凡于《静坐要诀》中说："静坐之诀，原出于禅门，吾儒无有也。自程子（颐）见人静坐，即叹其苦学。朱子又欲以静坐补'小学'收放心一段功夫，而儒者始知所以事矣。"元代朱震亨，其师许谦，得朱熹四传之学，震亨倡言护精养阴，其主导思想即是"主之以静""人心听命于道心"。明代万全《养生四要》的核心思想是"人之性常静""心常清静则神安，神安则精神皆安，以此养生则寿，殁世不殆"。李梴在《医学入门·保养说》中也强调"以理求静""正思虑以养神"。清代曹廷栋在《老老恒言·燕居》中强调"养静为摄生首务"等等，无不滥觞于程朱理学，影响极为深远。即使是张景岳，亦把《太极图说》奉为圭臬，在《类经》中以之发挥为万物源流之模式。

（三）道家的养生学派

"内丹"名称出现在南北朝时期，后隋朝苏元朗在《旨道篇》中指出："行气导引，称为内丹。"《圣济总录》引《谷神论》说："含津炼气，吐故纳新，上入泥丸，下注丹田，谓之内丹；阳龙阴虎，木液金精，二气交会，烹炼而成谓之外丹。"其说更为具体。唐代，由于方士们以丹砂等作原料，而炼服外丹术的一再失败，内丹术遂进一步被重视，至宋代开始大盛起来。张伯端的内丹名著《悟真篇》就是在这个时期问世的。

内丹派以被尊为"万古丹经王"的东汉魏伯阳《周易参同契》为理论依据，引用了该书的不少术语，形成了一套独特的锻炼功法，即以精、气、神为锻炼对象，"炼精化气，炼气化神，炼神还虚"的"三关"修炼功法。后人所谓的"小周天""大周天"等，也就是在"三关"修炼功法中蜕化出来的。

进入北宋后，道士张伯端开创了内丹学派（道教南宗炼丹派），完成了外丹术向内丹术的过渡，并将内丹术纯化为一种静功方法，使内丹术系统理法至此大备。张伯端，字平叔，后改名用成（诚），号紫阳。于熙宁八年（公元 1075 年）写成《悟真篇》，成为内丹学派的经典著作。他的《玉清金笥青华秘文金宝内炼丹法》和《金丹四百字》，合称为《悟真外篇》也有很大影响。继承其道统的著名人物有石泰（字得之，号吉林）、薛道光（名式，号紫贤）、陈楠（字南木，号紫虚）、白玉蟾（字如晦，号海琼子）等，共张氏五人号称"南宗五祖"，成为南宗炼养派的开山鼻祖。张氏力斥金丹之说，认为"人人本有长生药……何须寻草学烧茅"，主张学成内丹术，以求长生不老。由于《悟真篇》多用隐语，后人注释甚多，约不下数十家。《四库全书总目提要》谓"是书专明金丹之要，与魏伯阳《参同契》道家并推为正宗"，因此，无论在道教史和养生学史上都有较大影响。其中，白玉蟾的《海琼传道集》总结内丹修炼的十九个环节，包括所谓"采药、结丹、烹炼、固济、武火、文火、沐浴、丹砂、过关、分胎、温养、防危、工夫、交媾、大还、圣胎、九转、换鼎、太极"。至此南宗内丹法已经构成道教内丹术的完整体系，其原则和方法为后世内丹修炼者所奉行。

与南宗炼养派同时，以王重阳为首的道教另一大气功派别——全真炼养派在北方崛起，形成内丹学派南北呼应的局面。王重阳（公元 1112～1170 年），原名中孚，字允卿，后改为嚞，字知明，号重阳子。其徒有马钰、谭处端、刘处玄、王处一、丘处机、郝大通、孙不二，后称"全真七子"。因该派活动在北方，又多为北方人，故称为"北宗"。南宗和北宗都以修炼内丹为终极目的，成为宋金元两个最大的内丹学派。通常讲，南北宗都重视"性命双修"，但南宗炼养派的修炼方法是先命后性，并留下了大量的内丹著作，在学术史上影响较大，活跃在北宋到南宋。北宗则先性后命，留下的著作相对少些，活跃在金或由金及元。

宋代的内丹术系统较前代有了长足的进步，已经纯化为静功内炼系统。采用三丹田为鼎炉作意守部位，以精气神为内炼三宝（又称"药物"）进行修炼。对精气神的关系，张伯端在《玉清金笥青华秘文金宝内炼丹法》（以下简称为《青华秘文》）中做了简要明了的阐述，他提出"心为君论""神为主论""气为用论""精从气说""意为媒说"等观点，简化了繁杂的内丹理论，并发展了养生学精气神学说。

内丹术的核心是以精为基础的，气是动力，神是主宰。以神驭气，以神炼精，使精气神凝聚不散而结内丹。修炼内丹一般可分筑基，炼精化气，炼气化神，炼神还虚四个步骤。筑基是基本功，重在填亏补虚，守住丹田，使精全气全神全，基础既固，方可炼精化气。后者在筑基的基础上，进一步炼养精气神，以神为用（俗为火候），合炼精气，使之化为精气相结合的"气"，再进而炼气化神，炼神还虚，最后从有入无，重返先天虚空（无极），与天地同寿。内丹术得药成丹的主要途径是取坎填离，交通心肾，水火既济。水火既济就是指炼功过程中出现的沿任督脉循经感传的气功效应。如翁葆光《悟真篇直指详说》："外积阴阳之火，内生金液之质，不假施功，自然运转。从尾闾历历然有声，直透双关，逆上泥丸峰顶，降下口中，状如雀卵，馨香甘美。此乃金液还丹也，徐徐咽下丹田。结成圣胎，养就婴儿。"

内丹学派在道教所谓"得道成仙，后天返先天"的炼养思想指导下，十分重视性与命的关系问题，主张"性命双修"，先命后性。这里所谓的"性"指的是人性、精神、意识；"命"指人的生命及形体结构的生理活动。"修命"着重于生理效果的修炼；"修性"则包括心性、道德、精神、人格的修养。张伯端在《青华秘文》中，区分隶属于本元之性的精气神和气质之性的精气神。如"神为主论"说："夫神者，有元神焉，有欲神焉。元神者乃先天以来一点灵风也；欲神者气质之性也；元神者先天之性也。形而后有气质之性，善反之则天地之性存焉。"所谓后天返先天，就是将降生以后逐渐增长的遇物生情、情动欲牵的气质之性渐渐划除，让先天之性纯熟，则先天胜后天，后天返先天，人也就能长久了。在精气神的密切关系中，张伯端强调"心为君论"和"神为主论"。他认为就"心"而论，"性在乎是，命在乎是"，又说："其所以为妙用者，但神得其令，气服其窍，精从其召。"因此主张静神，把内丹术纯化为静功内炼术。《华青秘文》强调"心唯静则不外驰，心唯静则和，心唯静则清。一言以蔽之曰静，精气神始得而用矣"，这显然突出了内丹术修炼过程中心神的主导地位，所谓"心静则神全，神全则性现"。

尽管内丹学派带有浓厚的宗教色彩，但其实践活动，客观上推动了养生气功尤其是静功的发展。内丹理论中精气神的关系学说，水火既济、心肾交通的理论，以及对经络感传现象的体验和精气神先天后天的讨论，无疑对养生医学的发展起到促动作用。

以上可见，宋代养生家们以历代养生理论为基础，结合同时代有关养生研究的各方面成就，从而使养生理论趋向系统化。理学家们对生命源静观的阐述，使理学主静思想在养生界得到普遍的响应；运气学说与养生医学的结合，更加促使养生家对养慎防病思想的重视；内丹术理论的进步，进一步强调了精气神在养生活动中的重要性。尽管如此，宋代的养生家们并非片面主静或单纯重视养神，而是发展了动静结合、形神共养的思想。

（四）各种养生论著

宋代在养生理论与方法上取得不少进步，出现了不少对后世有较大影响的著作。由于宋代帝王信奉道教。在开国之时，宋太祖与道士陈抟的关系就已十分密切，至宋徽宗时，信道尤笃。虽然在靖康之变以后，这种情况依然持续于南宋。正因为这样，宋代的养生学术与道家的关系也就显得更为密切。在现存的许多养生著作中，实际上有不少道家之作，其中绝大多数辑著于《云笈七籤》和《道藏》；《太平圣惠方》和《圣济总录》的养生内容也多属道家养生之术。

当然，还有一些是士大夫的养生之作，也可以视为儒家的养生学。

在宋代的养生著作中，最有学术价值和影响的是陈直的《养老寿亲书》。儒家提倡孝道，以事亲为人子之责。《养老寿亲书》的写作正符合儒者的普遍心愿，且其所述不仅渊源于历代养生学说，而且多为老年心身调摄，老年病的防治，包括食疗药治等方面，不仅理法完善而又切近于日常生活，因而其影响之深远自不必说。

其他比较重要的有蒲虔贯的《保生要录》，此书论述养神气，调肢体，以及论起居、衣服、饮食、药食等，尤重"小劳之术"，作为"崇贵之人"的养生之道。

《陈希夷坐功图》，将坐功二十四势与一年二十四节气相配，颇具特色，传为道士陈抟所撰。此书的影响也很大。

至于周守忠的《养生类纂》则将南宋之前的养生内容分类纂集，具有比较重要的养生文献价值。

此外，如《士大夫食时五观》《朱子静坐说》《山家清供》《养生月录》《调燮类编》及《混俗颐生论》等，都反映了士大夫的生活及其养生思想。

在道家经典《云笈七籤》和《道藏》中辑录的各种养生著作，除了摄神、养形、顺时令、调五味等养生内容外，还有不少修炼丹药之术，在历史上曾起有相当的负面作用，但毕竟不属于医家所为。

《太平圣惠方·神仙方》，是其书的养生部分。据载"神仙方"的内容，乃"纂集诸方，邀考前经，旁微故典"而成，其目的为"驻童颜而坚上寿"。书中载录的方剂，有不少为道家养生服食方法。如神仙饵云母法、神仙服雄黄法外，诸凡地黄、天门冬、杏仁、松脂、松实、松叶、茯苓、柏叶、楮实、胡麻、枸杞、术、蒺藜子、槐子、鹿角、桂、菊花、菟丝子、桃胶、蔓菁子、百花、仙茅、大麻子、芍药、商陆根、巨胜、漆、灵芝、乳香、蜂房、蔷薇、泽泻、蓬蘽等，均在服饵之列。同时还有耐寒暑法、绝谷法、去三尸九虫法，以及神仙诸名方，都是相传道家养生之士所常用，其中不少药确有却老延年之助。

至于《太平圣惠方》的"丹药"卷，为古时道士煅炼的玉芝丹、紫粉、灵宝丹、白金丹、青金丹、紫精丹、碧朱丹等四十多种丹药，多由黑铅、水银、硫黄、硝石、朱砂、硼砂等金石毒物煅炼而成。《丹药序》之"今则《仙经》究妙，丹灶分功，安期可与于讨论，俞跗未穷其指的"，说明其非医家之所为。但"事存按据"，保存了古代相当一段历史时期中的现实情况，实非养生之正学。

除《神仙方》外，《太平圣惠方》还有"药酒""食治"和"补益"等内容，亦与养生保健有关。药酒包括地黄酒方、黄精酒方、天门冬酒方、枸杞酒方、石斛酒方、薯蓣酒方、菊茋酒方、菖蒲酒方、松叶酒方、术酒方、乌麻子方、五加皮酒方、桃仁酒方、柴苏子酒方、丹参酒方、鼠粘子酒方、葡萄酒方等。另还有地黄煎方、枸杞煎方、天门冬煎方、鹿角煎方等各种煎方和制红雪、紫雪、碧雪、黄雪等各种方法。紫雪法等早载于《千金方》中，而《太平圣惠方》将各种制雪法集中在一起。

食治方所治疗疾病，包括中风、风邪癫痫、风热烦闷、三消、水肿、咳嗽、烦热、霍乱、五噎、心腹痛、痢疾、五痔、五淋、小便数多，以及妊娠、产后、小儿、养老、眼痛、耳鸣耳聋、骨蒸劳、五劳七伤、虚损羸瘦、补益虚损、脚气、腰脚疼痛等。

补益方，实际包括补虚和除病两方面，《补益方序》说："今析纂诸方，补其众疾，莫不品药之性，去病之源，续筋骨之衰盈，治血脉之枯朽。"如朱砂圆、丹砂圆、含化丹砂方、钟乳圆、雄黄圆、硫黄圆、云母圆、磁石圆、白石英圆、硇砂凡等属于金石药物；真珠母、牡蛎圆、肉苁蓉圆、天雄圆、覆盆子圆、枸杞子圆、石斛圆、卷柏圆、韭子圆、补骨脂圆、草薢丸、薯蓣圆、楮实丸、膃肭脐圆、松脂圆、荜茇丸、泽泻圆、巴戟圆、黄茋圆、雀附圆、鹿茸圆、麋茸圆、麋角圆、麋骨圆、地黄圆等，大都用草木或血肉有情之品。更有厚朴圆、菻季子圆、十香圆、七香圆、椒仁圆、沉香圆、大黄圆、牵牛子圆、槟榔圆、乌头圆、阿魏圆等属于除邪祛病之方。尤其是后者，将祛邪之方辑入于"补益方"中，实是邪去正安之义，是具有深意的。

《圣济总录·神仙服饵门》，是《圣济总录》中的养生部分，故云："若夫飞丹炼石，导引按蹻，与夫服气辟谷，皆神仙之术所不废者，今具列云。"其所具列的内容，包括"神仙草木药"，即道家服饵的松、柏、茯苓、胡麻、黄精等方；"神仙辟谷"，记载休粮辟谷方和饮水法；"神仙去尸虫"，道士主张务去三尸虫，然后服药，以求延年，记载有各种灭虫方药；"神仙导引"认为"修真之士以导引为先"，强调了其重要性，载录了《混元经》《元道经》《太上三关经》《内景经》《消魂经》《谷神经》及紫微夫人等各种导引法；"神仙服气"，记载各种行气法。另掇丹药数方，载于篇末。由于宋徽宗笃信道教，故书中所载内容尽属道家养生之士的方术。

《保生要录》 宋代蒲虔贯著。约成书于宋初。全书包括养神气、调肢体、论起居、论衣服、论饮食、论居处、论药食六门。书本进呈御览之作，所论固养神气、导引按摩、四时卧起、干浴漱咽、寒温调摄、饮食资养、居处药食等调摄保生之术，皆简易可行，便于"崇贵之人"日常养生之用。蒲氏认为养生者形须小劳，无致大疲。而前人所传导引术拘忌太多，名目亦繁，不易实行，特编创"小劳之术"。

《二十四气坐功导引治病图》 北宋陈抟（字图南，自号扶摇子）撰。成书于北宋端拱二年（公元 989 年）。又名《案节坐功图》《陈希夷坐功图》《元人导引图》《景钞瓶园旧茂本导引图》。是书主论顺时养生之坐功导引法。将坐功分为二十四势，与全年二十四节气相匹配，每一节气锻炼一势，其功法以相应节令命名。每种功法首载运气及相应脏腑、经络、次列行功方法，末附应用范围所治病证。如"立春正月节坐功图；运主厥阴初气，时配手少阳三焦相火。坐功宜每日子、丑时，叠手按髀，转气拗颈，左右耸引各三五度，叩齿吐纳漱咽三次。治病：凡气积滞、顶痛、耳后痛、肩腰痛、背痛、肘臂痛，诸痛悉治"。书中所载功法与中医基础理论结合密切，易于理解，便于学习，对后世影响颇大。

《养老奉亲书》（一卷） 北宋陈直撰。成书于北宋元丰八年（公元 1085 年）前。又名《奉亲养老书》《寿亲养老书》。书之上部十六篇，列老人食治方一百六十条；下部十五篇、四十六条，述老人形证脉候、医药扶持、性气好嗜、宴处起居、戒忌保护、四时摄养、食治诸疾方、简妙备急方等。其内容源于《内经》《阴符经》《千金要方》《食医心镜》《食疗本草》《太平圣惠方》等书，但结合陈氏之心得发明，于老年病机、摄养保健和食疗药治诸方面多有阐发。对老年病治疗尤重食疗，全书列方二百三十二首，其中食疗方达一百六十二首，其用法多样，组成简便，且少弊端，皆陈氏习用经验者。所陈摄养方法亦详尽具体，切实可行。唯少导引保健之法，未免缺撼。全书理法基本完备，堪称世界现存最早之老年保健医学专著。对后世影响深远，若宋之《养生类纂》、明之《遵生八笺》，无不承其余绪。元大德间，邹铉以该书为一卷，并增补三卷于后，更名《寿亲养老新书》。

《士大夫食时五观》 北宋黄庭坚著。明代周履靖辑入《夷门广牍》。该书告诫士大夫辈当言行一致，以合修身养性之道。所谓食时五观，即指在食时当作五种观想，以资鉴戒。内容是：计功多少，量彼来处；忖己德行，全缺应供；防心离过贪；食是良药，为疗形苦；为成道业，故受此食。篇末强调"食而作观"乃"教之本也"。

《朱子静坐说》 南宋朱熹撰。作于南宋。全书收集各种静坐之说约九十余条，涉及静坐理论、方法、注意点和常见问题。

《养生类纂》（二卷） 南宋周守忠（一名守中，字榕庵、松庵）编。成书于南宋嘉定十五年（公元 1222 年）。周氏将一百三十余种古籍中的养生内容做了系统整理。分养生总叙仅天文、地理、人事、毛兽、鳞介、米谷、果实、菜蔬、草木、服饵等部，涉及养生理论，以及导引、适时、起居、食疗、服药等具体方法。资料丰富，繁简得宜，条理清晰，便于实用，实乃集南宋前养生之大成者，不少亡佚的养生古籍赖此而窥其一斑。

《养生月览》（二卷） 南宋周守忠编。成书于南宋嘉定十五年（公元 1222 年）。《经籍访古志》记载，此书之事修堂藏本有嘉定十五年周守忠自序。周氏收集《四时纂要》《月令图经》《琐碎录》《云笈七籤》《千金月令》《梅师方》《四时养生录》《墨子秘录》等唐宋及其前著作约六十种，集录有关养生的论述五百零七条，以月令为序，编辑成书。内容包括饮食、饮酒、服药、沐浴、起居、衣着、房中、睡眠、辟邪等。

《山家清供》（二卷）　南宋林洪撰。成书于南宋景炎元年（公元 1276 年）。全书收载膳食方一百零四首，种类有粥、饭、糕、饼、面、馄饨、粉、羹、浆、菜、脯、茶、酒等，烹饪方法有煎、煮、烹、炸、烤、蒸、涮、渍、腌、拌等。每种食品皆有出处，并介绍原料、制作方法及服法。另附新丰酒法，介绍酿酒方法。此书对研究当时食疗成就有一定参考价值。

《养生月录》　南宋姜蜕撰著。成书于南宋景炎元年（公元 1276 年）。

《调燮类编》（四卷）　南宋赵希鹄撰。成书于南宋景炎元年（公元 1276 年）。卷一载总纲、乾栋、坤维、时令、宫室五篇；卷二载身体、器用、衣服、宝玩、文苑、秘方六篇；卷三载粒食、清饮、蔬供、荤馔、果品五篇；卷四载花竹、草木、鸟兽、虫鱼、杂著五篇，内容多涉日常生活，有益于养生调燮。

《混俗颐生录》（二卷）　宋代刘词（号茅山处士）编著。成书年不详。《宋史·艺文志》有著录。书分饮食、饮酒、春时、夏时、秋时、冬时、患劳、患风、户内、禁忌十章。于饮食之调理选择、四时之摄护补泻、风劳之将康复、房室之节宣禁忌，皆有论及。所录均刘氏"历试有验"者，多有可取之处。其中不少养生论述，为后世养生著作所用。元代邱处机《摄生消息论》即此书四时消息四章增演而成。

《摄生月令》（一卷）　宋代姚称撰。成书年不详。《宋史·艺文志》著录；辑入《云笈七籤》。姚氏主张"用食延生，神气清，顺时省味"。篇中旁征博引，论述十二月五味之宜忌，如云："仲夏，是月也万物以成，天地化生……是月肝藏以病，神气不行，火气渐壮，水力衰弱，宜补肾助肺，调理胃气，以助其时。"其饮食，根据"补其不足，制其有余"的原则，达到"以平为期"的养生目的。

《将摄保命篇》　不著撰者。成书年代不详。宋代《云笈七籤》著录。提倡道德修养，多行方便，普济众生。并强调人当蓄精以自育，达到"还精补脑"之目的；当"习静观，以防遏欲性之炽隆"。另还论述"存思法"对治病、强身的作用。

《服气长生辟谷法》　不著撰者。成书年代不详。宋代《云笈七籤》载录。书载服气疗病、太清存神炼气五时七候诀、神气养形说、食气法、食气绝谷法等五节。引用《元阳经》《服气经》《六字诀》及彭祖、刘安等论述。指出服气"当少饮食，多则逆气，百脉闭，百脉闭则气不行，气不行则生病"，乃是经验之谈。并论"五时""七候"，即由动入静的五个阶段和得道后逐渐出现的七种境界。

《修真秘录》　宋代符度仁编。成书年代不详。《通志·艺文略》著录。书分"食宜""月宜"两篇，记载按四季及十二月所宜食物之问答。所列食物百余种，旨在"顺时令、和五味、益五藏、治百病"。

《灵剑子导引子午记》（一卷）　原题许旌阳述。成书年代不详。附于《道藏·灵剑子》。
《道藏提要》　考证系宋人依托之作。书中有经有注，说法不尽相同，知非出自一人之手。经文主阳时炼阳，阴时炼阴，故称"引导子午记"。篇末附"引导诀"，与宋代盛行的"武八段"相似。其书虽涉及外功按摩导引，但重点谈胎息服气、内视存想等内丹修炼。注中所云"得道之人，先成内丹，后炼外药，内外相应，即致神仙"，是其精华所在。

《道枢》（四十二卷）　宋代曾慥（字伯瑞，号至游子）撰集。辑入《道藏》。曾氏为北宋末南宋初人，曾任尚书郎，直至文阁。后隐居修养，收集彭祖、赤松子、宁先生、老子、庄子、魏伯阳、葛洪、陶弘景、孙思邈、刘海蟾、张伯端、高象先等历代养生家的理论和方法，融入自己的经验和观点而成是书。书有专论一百零八篇，包括理论性叙述三十九篇，静功理法四十七篇，动功方法五篇，静功与动功结合者六篇，评论功气方法得失者二篇，专论服气辟谷一篇，外丹术九篇。不仅内容广泛，且在深度方面亦达到相当境界。《道枢》将南宋以前的道家静功理论与方法几乎网罗无遗，不少佚书赖以保存。另外还记载了"八段锦"及其他一些功法套路，流传后世，影响深远。

《真诰篇》 宋代曾慥编著。成书年代不详。辑入《道藏》。乃掇《太素丹经》《精景按摩经》《大智慧经》《消魔经》《正一经》等古籍养生之精要而成。书中强调"按摩导引，服气餐霞"，为修性复命之基础，尤当"以导引去痰为先务"。其论对后世影响深远。

《上清经真丹秘诀》 不著撰者。作于南宋。书载消冰丸、内灸丸、沃雪丸、十泻丸、通利丸、治众气丸、荡邪丸、通胃丸、扫痰丸、万病丸等"真丹"十号，治气症、冷症、积症、结症、瘕症、疝症、血症等病，并对丹药的配制、服用等做了介绍。

《太上保真养生论》（一卷） 不著撰者。成书年代不详。《宋史·艺文志》著录。辑入《道藏》。其书谓生命逝不可复，务当志心学习，以保全真。并以为"太乙玄真在头，号泥丸君，总众神，统百灵，以御邪气，陶其万类，以定真元。是知修真，静守恬和，可保长生"。全书文字不多，然皆养生要语。明代白云霁《道藏目录详注》评是书为"颐真养生给绝伦，心静神安为首之佳作"。

《灵剑子》 原题旌阳许真君述。成书年代不详。《道藏提要》认为此书或为宋代净名宗道士托名其祖师许逊作。全书包括"学问""服气""道海喻""暗铭注""松沙记""道诫""导引势"等篇，附《灵剑子导引子午记》一卷。认为修行者若能济贫拔难，行善积德，切断情欲，纯洁心灵，则神自调，气自足。尔后再行胎息、服气、导引、按摩等术以修性命，自可成功。若不知此，则虽许身辛勤，终无所得。书以释家、儒家之理糅合于道家炼养术中，是其特点。

二、宋代养生对后世的影响

（一）对金元医家及道家养生的影响

金元时期对于养生学的研究，以医学家和道家养生家为主。

在医家之中，刘完素、张从正、李杲、朱震亨诸家，不仅在医疗方面各擅胜场，而且在养生方面的学术思想也是十分精湛而值得重视的。道家则以邱处机、李鹏飞等影响较大。邹铉增补的《寿亲养老新书》、忽思慧的《饮膳正要》和王珪的《泰定养生主论》，则是最为著名的养生学专著。

1. 刘完素、张从正、李东垣、朱震亨等医家的养生学说

刘完素最重顺从四时以养神，认为"顺四时，不逆阴阳之道"则能形与神俱；"失四时之气，所以伤其神"，其危害是不言而喻的。刘氏对于养生补养之法，宗《内经》之旨，主张用谷畜菜果进行食养，而不徒恃药石。他在《病气气宜保命集》中说："有生之大，形精为本……气味合而服之，以补精益气，所以为全身之术，故五谷、五畜、五菜、五果，甘苦酸辛咸，此为补养之要也。"又认为"虽药攻病，如国之用兵，盖出于不得已也……是以膏粱理疾，药石蠲疾。五谷五畜，能补善养也"。

　　张从正的养生思想，主要基于"《内经》一书惟以血气流通为贵"和"贵流不贵滞，贵平不贵强"的认识。因而他反对滥用补法，以为不仅峻补、温补、寒补、筋力、房室之补诸法咸在所忌，即使是"平补"之法也宜慎。其《儒门事亲》有"推原补法利害非轻说"，称"近论补者，与《内经》相违"。张氏提出了"养生当论食补"的方法论，强调食养补虚。他认为，各种药物，包括补药，无不具有一定毒性，久服之后可积蓄为"药邪"，所谓"凡药之毒也，非止大毒、小毒谓之毒，虽甘草、人参不可不谓之毒，久服必有偏胜，气增而久，夭之由也"。对此，清人魏玉璜在《续名医类案》中评说："子和之持论如此，岂放手攻泻而不顾元气者哉?第其用补，专重饮食调摄，而不恃药饵，故万全无弊。"

　　李杲的《脾胃论》中，也蕴含着重要的养生思想，以及保护脾胃的养生方法。

　　最值得注意的是书中的"远欲"和"省言箴"两文。前者指出养生必当远欲，淡泊名利，若以身徇物，得不偿失。后者主张省言惜气，实与其重视元气的一贯思想完全符合。

　　同时，《脾胃论·脾胃将理法》提出了一系列护养脾胃的方法，如谓"方怒不可食，不可太饱太饥"；饮食欲相接而温和；宜谷食而肉食少；勿困中饮食；食后少动作；大热能食而渴喜寒饮，当从权以饮之，不可耽嗜；饥而睡不安，则宜少食；食饱而睡不安，则宜少行坐；凡气短者皆宜食滋味汤饮，令胃调和；脾胃虚弱，当进"美食"。凡此等等，说明李杲的脾胃学说中，也包含有重要的养生学内容。

　　朱震亨的养生学术思想，集中反映在《格致余论》中。其中的"阳有余阴不足论""饮食箴""色欲箴""慈幼论""茹谈论""房中补益论"和"养老论"等篇章，无不蕴含着他的养生学说。

　　"阳有余阴不足论"以天人相应的观点，论述了人身"气常有余血常不足"，指出"人身之阴气，其消长视月之盈缺"，并认为在人的生长壮老过程中，身中之阴气"难成易亏"，而必赖哺乳、水谷以养之，年四十以后，"阴气自半而起居衰矣"。加以"人之情欲无涯"，若有感触，心火易动，从而引起肝肾相火妄动，阴精走泄。这就使原本"难成而易亏"的阴气更易亏损。因而朱氏据儒家"收心养心"之旨，谆谆要求人们节制情欲，保全天和。"阳有余阴不足论"既反映了其人体阴阳观，又从而提出了许多相应的摄生要求。

　　"饮食箴"和"色欲箴"序指出："男女之欲，所关甚大；饮食之欲，于身尤切，世之论胥陷溺于其中者盖不少矣。"

　　"饮食箴"云："为口伤身，滔滔皆是，人有此身，饥渴洊兴，乃作饮食，以遂其生。睠彼昧者，因纵口味，五味之过，疾病蜂起，病之生也，其机甚微，馋涎所牵，忽而不思；病之成也，饮食俱废，忧贻父母，医祷百计。山野贫贱，淡薄是谙，动作不衰，此身亦安。"提出了饕餮肥甘的危害，以及节制饮食的重要。

　　"色欲箴"则劝人节欲保精，以期阴阳平衡，如说："睠彼昧者，徇情纵欲，惟恐不及，济以燥毒。气阳血阴，人身之神，阴平阳秘，我体长春。血气几何?而不自惜。我之所生，翻为我贼。女之耽兮，其欲实多……既丧厥德，此身亦瘁。远彼帷薄，放心乃收，饮食甘美，身安病瘳。"其中，还强调不可恣服燥毒壮阳之药，以危伤精劫阴之害。

　　"慈幼论"认为"十六岁以前……阴长不足，肠胃尚脆，养生之道，不可不谨。若稠粘干硬酸咸甜辣……但是发热难化之物，皆宜禁绝"。且主张"童子不衣裘帛"，以为"盖下体主阴，得寒凉阴易长，得温暖则阴暗消，是以下体不与布绢夹厚温暖之服，恐妨阴气"。

"茹淡论"宗《内经》"精不足者补之以味"、"阴之所生本在五味"之论，进一步说明饮食之味有出于天然者，有出于人为的。天赋之品"若谷、菽、菜、果自然冲和之味，有食人补阴之功"，而烹饪调味偏厚，则有"致疾伐命之毒"。因之，他劝人"安于冲和之味"，以利于补阴养身。

朱震亨认为许多老年疾病的产生，多由于"阳有余阴不足"，因而"养老论"反对老年人滥服温补之剂，并认为即便好酒肥肉、烧炙煨炒、辛辣甜滑之品，亦在所忌。同时主张在壮年时就应注意，节食甘肥之品，指出"强壮恣饕比及五十，疾已蜂起，气耗血竭，筋柔骨痿，肠胃壅阏，涎沫充溢"。其论述甚为精警，观点十分正确。

此外，丹溪又在"大病不守禁忌论"中论说："夫胃气者，清纯冲和之气，人之所以赖以为生者也。若谋虑神劳，嗜欲无节，思想不遂，饮食失宜，药饵违法，皆能致伤。既伤之后，须用调补，恬不知怪，而一仍恣意犯禁，旧染之证与日俱积，吾见医将日不暇给，而伤败之胃气无复完全之望。"强调了保养胃气的重要性，而对于既病者为尤切。

如上所述，可见朱震亨的养生学说实也自幼至老，贯穿于人生全过程，其核心思想乃在于保养阴精。

2. 王珪的《泰定养生主论》

在金元时期最负盛名的养生学专著，是元代中叶王珪的《泰定养生主论》。

王氏，字均章，号中阳老人，人称王隐君。年未四十，即弃官隐居常熟之虞山。他精究医学，心慕丹术，娴于养生，享年九十余岁。所著《泰定养生主论》十六卷。其书名的含义有三：其一，此书始写于元泰定元年（公元 1324 年）；其二，《庄子》亦有"养生主论"，并有"宇泰定者发乎天光"语；其三，王氏认为"养生有主，则不惑于二三说也"（《泰定养生主论·自序》）。

在书中，王氏强调养生防病必须于先天、后天均加着意，如自序所说："首以原心为发明之始，次序婚合、孕育、婴幼、童壮、衰老宣摄避忌，以御未然之病。"

其"婚合"论强调，"合男女必当其年"，认为早婚者往往"育而不寿"。同时指出，如病男、羸女婚配，则"不惟有无后之忧，而恐有子夏之戚"；若疾病初愈而即婚，"不惟有劳瘵之病，而又恐遗累世之患"。其所谓累世之患，乃指侏儒、痴呆、畸形等疾患。

王氏再三叮咛须节制房事，尤其妇女孕后，"当异寝，始终无犯，则胎壮而母安"。孕期起居饮食不失其常，则"易产而少病"；过度饮酒则为孕妇之大忌，"醴醪过多，则令子胎毒恶疾，风热抽搐"。

对于婴幼期的养生体健，王氏提出"养生十法"，如婴儿腰背暖，则无风寒咳嗽、呕吐、胸满等疾；肚暖，则可免肠鸣腹痛、呕吐、泄泻等疾；足暖，则寒气不伤脾胃；头凉，可免颅囟肿起、头缝开解、头疮目疾；心胸凉，可免口干舌燥、腮红面赤、喘呼惊掣之疾。同时应避免小儿见非常之物、惊吓之事，主张"吃热、吃软、吃少，频揉肚，忍三分寒"，并论述了乳母的饮食、服药与乳儿健康的重要影响关系。

王氏尤重老年养生，《泰定养生主论·论衰老》认为，人至老境，"荣卫告衰，七窍反常，啼号无泪，笑如雨流，鼻不嚏而涕，耳无声而蝉鸣，或寐则涎溢，溲不利而自遗，便不通而或泄"，致使"真阴妄行，脉络疏涩"。为了延缓衰老，防治老年疾病，主张经常导引、按摩、叩齿、咽津，尤其谆谆告诫："名利不苟求，喜怒不妄发，声色不因循，滋味不耽嗜，神虑不思邪，无益之书莫读，不急之务莫劳。"认为如能做到这些，则对于寿臻遐龄是十分有益的。

《泰定养生主论》中载有不少养生方，如治老年脾弱的麻豆散，治健忘益智的孔子枕中方，精益提神体力的北平太守八味散等等，多出于《千金要方》和《外台秘要》诸书，也是历代医家用之而有验的方药。

此外，在书中还"备述痰证一条，以为方书补阙拾遗之式"，其内容别开生面。王氏用神秘沉香丸（即礞石滚痰丸）治疗痰病获效甚多。

《泰定养生主论》从婚合、孕期就开始讲究养生，而将养生措施贯穿于人生之生、长、壮、老的全过程中，并将优生优育与养生密切联系，其学术思想是非常卓越的。

3. 传世的元代养生专著

《摄生消息论》（不分卷） 原题元代丘处机（字通密，号长春子）编著。成书年代不详。书中介绍四季养生之法，内容包括四时气应、五脏盛衰、起居饮食、温凉适时、房室宜忌、吐纳补泻、药物针灸、自我按摩等。屠本峻谓："四时调摄养生治病大旨，近乎此矣。"考其内容，出自《素问·四气调神大论》、唐代胡愔《黄庭内景五脏六腑补泻图》、宋代刘词《混俗颐生录》及陈直《养老奉亲书》等，而由作者整理成书。该书以其符合医理、简单易行、切合实用而流传甚广。此书首见于清代曹溶所刊《学海类编》。《四库全书总目提要》认为"其真出处机与否，无可验证。然曹溶《学海类编》所收伪本居十之九，不能不连类疑之耳"。

《青天歌注释》（一卷） 元代丘处机原作，王道渊（号混然子）注。成书年不详。后辑入《道藏》。王氏认为丘氏所作《青天歌》"实修真之捷径，入道之阶梯"。惟歌中隐言譬语极多，读者实难领悟，故本乎性命学说，以通晓易明之笔，逐句注释，并于序中阐明，其前十二句乃"明修性之本体"，中十二句为"复命之功夫"，末后八句乃形容"性命混融、脱胎神化之妙境"。从而使《青天歌》性命双修之旨大白。

《三元延寿参赞书》（五卷） 元代李鹏飞（字澄心）撰。成书于元至元二十八年（公元1291年）。一名《三元参赞延寿书》。初刊于元代，后辑入《道藏》等书。书之首卷载欲不可绝、欲不可早、欲不可纵、欲不可强、欲有所忌、欲有所避及嗣续有方、妊娠所忌、婴儿所忌诸项，强调"精气不耗"，以求"无元之寿"。卷二从喜乐、忿怒、悲哀、思虑、忧愁、惊恐、憎爱、视听、疑惑、谈笑、津唾、起居、行立、坐卧、沐浴、洗面、栉发、大小便、衣着、天时避忌、四时调摄、旦暮避忌、杂忌等方面，说明须摄养有常，以求"地元之寿"。卷三从五味、饮食，以及果实、米谷、菜蔬、飞禽、走兽、鱼类、虫类等一百五十余种食物之宜忌，说明须饮食有度，以求"人元之寿"。卷四载"神仙救世却老还童真诀"及滋补、导引等项。卷五为"神仙警世""阴德延寿论""函三为一图诀"。全书对养生理法陈述甚详，大多采自前人，间参己见。自序称书中所述"皆日用而不可缺者"，然多道家之言，故《四库全书总目提要》谓之为"道家者流"。

《寿亲养老新书》（四卷） 宋代陈直原著，元代邹铉（字冰壑，号敬直老人）增补。成书于元大德九年（公元1305年）。是书乃邹氏将陈直原著《养老奉亲书》作为第一卷，续增历代事亲养老嘉言善行七十二事为第二卷。复辑录"太上玉轴六字气诀"，以及食后将息法、养性、用具茶汤、晨朝补养药糜、种植诸法为第三卷。撰保养、服药、贮药、温阁、集方及妇人小儿食治方等为第四卷。邹氏续增部分，仍遵陈氏原作宗旨，其中不少新方，可补陈氏原书之不足。《四库全书总目提要》谓其"征引方药，类多奇秘、于高年颐养之法不无小补"。

《饮膳正要》（三卷） 元代忽思慧撰。成书于元天历三年（公元 1330 年）。卷一载"三皇圣记""养生避忌""妊娠食忌""乳母食忌""饮酒避忌"，另"聚珍异膳"章，选录累朝所进，以山珍异品制作、有益寿延年之效的膳食九十四种，介绍诸品功用、原料及调剂方法。卷二载各种饮膳方，内容大致有六个方面：其一，诸般汤煎五十六种，附图，主要介绍其制法，或述其主治、服法。其二，诸水三种，介绍主治、性味、用法及产地。其三，神仙补饵二十四方，取自《抱朴子》《食医心鉴》《食疗方》《神仙传》《列仙传》《孙真人枕中方》《东华真人煮石经》《药经》《日华子》等古籍，记叙延年益寿各方药制法。其四，四时所宜、五味偏走。其五，食疗诸病，记述六十一种食疗食物的功用、组成、调制方法及服法。其六，服药食忌、食物利害、食物相反、食物中毒、禽兽变异，皆各有附图。卷三分米谷、兽品、禽品、鱼品、果品、菜品、料物、酒等类，阐述二百二十八种食物的性味、良毒、主治病证、过食危害及烹调方法，膳品计有羹、粉、汤、面、粥、饼、浆、膏、煎、茶等剂型，附图百余幅。此书是元代重要的营养学和饮食养生专著，对研究我国古代营养学和饮食卫生学等，具有较高价值。书中载录宫廷饮膳实用配方，并增入不少域外食品，带有北方少数民族饮膳特色。书中对蒙古族的卫生习惯、食物名称、医药状况、饮膳术语等史料保存较多，为研究我国北方少数民族医药状况和生活习俗提供了丰富的文献资料。

《泰定养生主论》（十六卷） 元代王珪（字均章，号中阳老人，别号洞虚子）撰。成书于元（后）至元四年（公元 1338 年）。卷一养生主论，论婚合，论孕育。卷二论婴幼，论童壮，论衰老。卷三《素问》节要叙用，论病家，论医家。卷四五讹，公论。卷五论运气，论标本。卷六论阴阳，论虚实，论脉，论病。卷七论证，论治，病机司属六气本标证治通例。卷八类方叙略，婚合门包括方药十五首，孕育门方药十七首。卷九婴幼门，包括小儿变蒸、小儿唇口形状、乳哺法、养子十法、保养婴幼法、痘疮不用服药例、痘疮各法等四十二篇。卷十童壮门，载方十四首，并"治童壮下元不固遗精""治童壮女血气太过三法"。卷十一衰老门载方三十二首，并有治肝虚明目方、治血淋磣痛等。卷十二伤寒，包括六经证形定例、六经类证治法、三阳合病证、三阳合病下利、少阳证七法、厥阴证六法、阳毒证三法，并附方药。卷十三五运时行民病证治、六气时行民病证治。卷十四痰证，对诸痰饮夹火为患论述尤详，制有滚痰丸等著名方剂。卷十五杂治法。卷十六历用得效名方二十二首，附古今明训、自省及原术。《四库全书总目提要》曰："其书论婚孕老幼、阴阳气运、节宣之宜，并摘录服证方剂，以资调摄。取庄子'泰定者，发乎天光'及'养生主'之语名之。"

《山居四要》（四卷，附一卷） 元代汪汝懋（字以敬，号遁斋，别号桐江野客）编著。成书于元至正二十年（公元 1360 年）。汪氏将杨珤（字元臣，自号山居道人）所著《摄生要览》《卫生要览》《养生要览》《治生要览》四书汇编增补，而成此书。卷一"摄生之要"，载录起居格言、营宅避忌、人事防闲、莅官警戒。卷二"养生之要"，言服药忌食、饮食杂忌、孕妇忌食、解饮食毒、饮食之宜。卷三"卫生之要"，集民间治病单方验方及兽医方。卷四"治生之要"，述农家月令、"文房必用"、"行厨备用"，并附"省心法言"，其中有"药补不如食补"等养生格言。末附"不换金正气散"等十三方。此书为方便居家日用而作，故所述起居饮食之节、疾病药饵之宜皆简便实用。

《馔史》 不著撰者。约成书于元代。该书篇幅不长，主要摘录各类书中有关食馔内容，其中有不少奢侈饮食品。

《周易参同契分章注》 元代陈致虚（字观吾，号上阳子）编注。成书于元至正二十七年（公元 1367 年）。东汉魏伯阳撰《周易参同契》，借乾、坤、坎、离，以及水、火、龙、虎、铅、汞等法象，以明炼丹修仙之术。大旨是参同"大易""黄老""炉火"三家理法而会归于一，能"妙契大道"，故为名。该书系陈氏对魏伯阳《周易参同契》、徐景休《周易参同契笺注》及淳于叔《参同契三相类》之注释本。先列原文，后附己意。注释浅显易懂，且较切实，为学习研究《周易参同契》之较好注本。

《悟真篇三注》（五卷） 元代张士弘编集。初刊于元代，后辑入《道藏》。书载薛道光《悟真篇记》、陆子野《注悟真篇序》、上阳子《注悟真篇序》和张士弘《悟真篇筌蹄》。据元人戴起宗考证，该书薛道光注文实为南宋翁葆光所注，《悟真篇记》乃陆思诚所撰。

（二）对明代养生学发展的影响

明代的医学家对养生保健十分重视，如王文禄的著作名为《医先》，即认为养生在医药之先。

在众多的养生著作中，胡文焕的《寿养丛书》辑集了大量前人的养生著作，并撰《素问心得》《养生导引法》《类修要诀》《养生食忌》等书，共有三十四种之多；高濂的《遵生八笺》亦可谓集当时养生学之大成，其影响颇为深远。

除养生专著之外，在其他医药著作中，也有不少篇章论及养生保健，在此未遑例举。

静养心神，是明代养生家所十分强调的，如朱权《臞仙神隐》直称"疗人之心"；又如《遵生八笺》的第一笺即是《清修妙论》，最重调养心神，以祛病延年。

导引养生术也是与静养相结合的一种运动之术。在当时的《古仙导引按摩法》《修龄要旨》《卫生真诀》《修真秘要》《锦身机要》《华佗内照图》《类修要诀》《保生心鉴》及《赤凤髓》等著作中，都详细论述了各种养生导引之术。其中罗洪先《卫生真诀》所载的"五禽图"，是现存图籍中对华佗导引法记述最详者。另有《修真捷径》，将导引术结合穴位按摩，其效更著。

《易筋经》成书于明末，记载了以按摩术结合器具拍打的健身方法；易筋经十二势具有强身壮力的作用。

同时，明末清初的陈王廷所创造的，后又经杨露禅等发展的太极拳，则成为流传于后世的大众健身术。

在气功学术方面，龚廷贤《寿世保元》的"延年良箴""衰老论""保生杂志""摄养""六字气诀"等篇章中，无不涉及气功内容。其"吸呼静功妙诀"，以禅家调息法为依据，删繁就简，使之更为实用可行。袁黄的《摄生三要》包括聚精、养生和存神三个重要方面，对气功的理论和方法均有阐述。明代的许多养生家每多将静、动、食、药结合起来，这在他们的著作中往往有所体现。如龚廷贤"延年良箴"提出四时顺摄、晨昏护持；悲哀喜怒，勿令过情等十一类摄养事宜。沈仕的《摄生要录》在强调精神、摄养的基础上，同时详述视听、谈笑、津液、起居、行立、坐卧、洗沐、栉发、二便、衣食、旦暮等项，注意全面摄养。万全将"寡欲、慎动、法时、却疾"视为"养生四要"。此外，龚居中《五福万寿丹书》和《红炉点雪》也强调动静结合，综合调理，并认为尽处、调摄、保形、节欲、按摩和功药，是老年人安养延龄之六要。高濂的《遵生八笺》包括"清修妙论""四时调摄""起居安乐""延年却病""饮馔服食"和"灵丹秘药"诸方面，实是主张动、静、食、药综合调理的养生方法。

明代的养生类著作，除少量为医家之作外，大多系文人或道家养生者所著。如瞿佑、沈仕、周臣、洪楩、周履靖、高濂、袁英、胡文焕、陈继儒、王象晋等，皆为知名的学者文士；冷谦、伍守阳、程羽文等为道家人物。医者有万全等诸家，而在医家及文人的著作中，也往往参入道家之说。

就明代的养生学情况而言，大致在养生思想方面则一如既往而无新的进展，只是各种方法、措施，此以往更为细致。

《臞仙神隐》（四卷） 明代朱权（号臞仙、涵虚子、玄洲道人）编。成书于明永乐二十二年（公元 1424 年）。万历间辑入《格致丛书》。书中内容包括隐居处所、日常生活、吟诗作赋、扫花赏月、琴棋书画、虫鸟花草、家具杂用、饮食调养、果物收藏、酒醋酿制、灭鼠除蝇等，并述占卜农时、播种接木、治药修馔、伐木采收、牧养牲畜、疾病调治等。

《四时宜忌》 明代瞿佑（字宗吉）撰。成书于明洪熙元年（公元 1425 年）。辑入《学海类编》等。全书引《山海经》《灵枢》《素问》《千金方》《四时纂要》《道藏》等典籍之文，说明十二月之宜忌。内容包括祭祀、占卜、农耕、旅行、疾病、养生、饮食等，并抄辑本草、方书中有关药物采收及服用之宜忌。

《保生心鉴》（不分卷） 明代铁峰居士撰。成书于明正统元年（公元 1436 年）。此书以《圣贤保修通鉴》为蓝本，并参以《礼记·月令》《运气论奥》《十四经发挥》等书增辑而成。主要介绍"太清二十四气水火聚散图"导引法。该法以一年二十四节气为纲，配以二十四节导引动作。每一节气皆详注五运六气、所配经络脏腑、相应导引功式及其主治病症。功法多取坐姿，故又称坐功。导引法皆配图谱。其后《三才图会》《尊生要旨》均录此功法，前者称"二十四气坐功法"，后者称"陈希夷坐功"。书中并载"修真要诀""太上养生要诀"，以及五运六气内容。附《臞仙活人心法》之"八段锦导引法"。

《修龄要旨》（不分卷） 原题明代冷谦（字启敬，号龙阳子）编。首见于《学海类编》，内容多出于明中后期，而冷谦乃明初人，恐系托名。全书辑入养生诗文九篇，包括"四时调摄"（述四季养生之要及十二月养生法）、"起居调摄"（介绍一日之中的调摄事宜）、"延年六字总诀"（与《类修要诀》"去病延年六字法"相似）、"四季却病歌"（以六字气诀配四季、五脏）、"长生一十六字诀"（即"十六锭金"，为男子练精之法，《类修要诀》名之为"李真人长生一十六字妙诀"）、"十六段锦法"（内容与《摄生要义》"导引十六节"相似）、"八段锦法"（源自《臞仙活人心法》）、"导引歌诀"（为十六句歌诀，并有注解）、"却病八则"（系八种导引按摩法）。所载皆明季流行之养生功法。《道藏精华录》"提要"称是书"凡言吐纳导引诸法，皆至简至易，又至显明。无分在官在俗在士在商，均可不妨其业务，于二六时中，略得空闲，行住坐卧，意一到处，便可行之。直是修养之捷诀，延龄之要旨也"。

《摄生要录》（一卷） 明代沈仕（字懋学，一字子登，号青门山人）辑。成书年不详。辑入《说郛》。书载喜乐、忿怒、悲哀、思虑、忧愁、惊恐、憎爱、视听、疑惑、谈笑、津唾、起居、行立、坐卧、洗沐、栉发、大小府、衣、食、四时、旦暮等。多从元代李鹏飞《三元延寿参赞书》选录而得。

明正统十年（公元 1445 年）所辑集的《道藏》中，包括了道家修炼之术的书籍。其种类颇多，但大体可分两部分，一为炼丹术，如《太清金液神丹经》《灵宝众真丹诀》《太清修丹秘诀》《灵砂大丹秘诀》《金华玉液大丹》《铅汞甲庚至宝集成》《红铅入黑铅诀》《太极真人杂丹药方》《九转灵砂大丹圣玄经》等；另一为摄生养性之术，如《太清调气经》《太上老君养生诀》《彭祖摄生养性论》《显道篇》及《长生诠经》等。对于外丹黄白之术，本不属医家养生之道，故在此不必详述；至于摄生养性之术则与医家之旨互通。虽然，许多内容在明以前早已出现，但在正统间将其辑入《道藏》，因而保存了许多古代的养生资料，其功固不可没。

《太清调气经》（不分卷）　不著撰者。成书年代不详。初见于明正统十年（公元 1445 年）所辑《正统道藏》。太清调气法，是通过吐纳以引动内气运行而增强生理机能的一种静功锻炼方法。其法与《云笈七签》所载"项子食气法"相似，要求清静安和自然，行吐纳以畅通内气。但不拘时间，不需握固，有便即可锻炼。

《太上老君养生诀》（不分卷）　不著撰者。成书年代不详。明正统十年（公元 1445 年）辑入《正统道藏》。书分五禽、服气吐纳六气、养生真诀及服气诀四节。记载虎、鹿、熊、猿、鸟"五禽戏"的锻炼法，以及治疗五脏、三焦疾病的呬、呵、呼、嘘、吹、嘻"六字气诀"，以及饮食起居、修性养性等要诀。另载与服气吐纳相配合的导引、按摩法。

《彭祖摄生养性论》（不分卷）　著者托名彭祖。成书年代不详。又名《摄生养性论》，明正统十年（公元 1445 年）辑入《道藏》。认为摄生之要在于养性。若人能柔弱畏威，则神强而长生；如鼓怒骋志，则气强而易灭。又谓凡所作为，有时有节，不可过极。故善养生者不远唾，不骤行，耳不极听，目不久视，坐不至疲，卧不及极，一切皆使得中有节，以顺和平之道。无患过极之伤，则能长生。

《显道篇》（一卷）　托名老子著。成书年代不详。明正统十年（公元 1445 年）辑入《道藏》。书中倡言辟谷食气。并谓："行此法者，当先安处静室，存神三田，空腹正卧，漱津咽液，行六气，除六病，然后开始休粮。"另载有"蓄精、养气、安神，可能驻形延年""虚无淡泊，自为真人"等养生名言。

《长生诠经》（不分卷）　不著撰者。成书年代不详，明正统十年（公元 1445 年）辑入《道藏》。书中集录《清净经》《阴符经》《洞古经》《大通经》《定观经》《胎息经》《胎息铭》《太上日用经》《心印经》《水火真经》《文始经》《洞灵经》《玉枢经》《冲虚经》《南华经》《三茅真经》《卫生经》《洞神真经》《元道真经》《玄关秘论》《摄生要旨》《玄关记》《内养真诠》《修真秘录》《冬至小参文》《冬至词》《玄牝歌》《修真口诀》《导引法》等二十九部有关养生古籍，以及张天师、吕纯阳、马丹阳、郝太古、孙思邈、司马承祯、王重阳、施肩吾、张紫阳、白玉蟾、石杏林、陈虚白、李道纯、陈泥丸等四十名道家养生家之名言至语而成，内容颇为广泛精辟。

《怡情小录》（不分卷）　明代沈仕撰，清代马大年录。成书年代不详。初见于《学海类编》。所录皆出自《癸辛志》《齐斋十供》《阴神记》等书，以及江文通、陶隐居、司图空、邵康节、徐勉、曾南丰等人之养生诗赋、清言逸语。包括唾味、睡诀、道侣、四休、五事、六馆、守志、卜筑、居闲、老境从容、居常待终、对酌圹中等十六题。

《安老怀幼书》（四卷）　宋代陈直、元代邹铉、明代娄子贞原撰，明代刘宇（字志大）编。包括《安老书》三卷及《怀幼书》一卷。《安老书》原系陈直所撰，名《养老奉亲书》，始刻于宋咸淳间。元代邹铉续编，继刻于元大德间，改名《寿亲养老新书》。明弘治三年（公元1490年）再刻，改名《安老书》；弘治十一年（公元1498年）刘宇将其与娄子贞《怀幼书》同辑成《安老怀幼书》。书载老人饮食调治，四时摄养，起居忌宜，药物扶持等，二百一十五条，以及训子之道，列举《颜氏家训》《文公家礼》等教导子辈孝敬父母翁姑之礼。并载老莱子、黄香等孝子奉亲敬老的典型事例，说明和睦家庭父慈子孝对老人养老防病中的重要作用。另载食养、食疗方及用药制方，言近旨远，各臻其理。

《修真秘要》（不分卷） 题明代王蔡撰。成书于明正德元年（公元1506年）。书载仙人抚琴、吕祖破气、犀牛捉月、神仙靠拐、童子拜观音等功式四十八种。每式述其练法、动作、时间，及其功用，后附图解。

《养生四要》（五卷） 明代万全（字密斋）著。约成书于明嘉靖二十八年（公元1549年）。一名《万氏家传养生四要》。认为养生之法有四：寡欲、慎动、法时、却疾。"寡欲"，认为"寡欲乃延龄广嗣之第一紧要者"。主张节欲养生，并辅以药物调理，反对御女采战之术。"慎动"，尊儒家慎独主静之说，包括形体和情志两方面。书中对静坐的收心、调息、活子时、进阳火、退阴符皆有独到见解。"法时"，论四季养生，以及一日之中的四时调摄法。"却疾"，论述却疾与养生之关系。另为养生总论，认为养生之道在于不思声色，不思胜负，不思得失，不思荣辱，心无烦恼，形无劳倦，而兼之以导引，助之以服饵。全书论述养生之道，皆以医理贯穿，证之以实例，辅之以验方，而无空泛之说。

《厚生训纂》（六卷） 明代周臣（字在山）编著。成书于明嘉靖二十八年（公元1549年）。周氏为嘉靖间进士，知衢州府，以病不能视事，乃取《颜氏家训》《三元延寿》《养生杂纂》《便民图纂》等书，择卫生保健、养生医药知识，执要取简，列育婴、饮食、起居、御情、养老等篇，编为是书。

《医先》（一卷） 明代王文禄（字世廉，号沂阳生）撰。成书于明嘉靖二十九年（公元1550年）。书名取"先未病而医之"之意，大旨宗《内经》而取法于褚澄、李杲。全书扼要阐述养生防病的理论及方法。王氏认为养生与儒家的养德并无二致，主张寡欲以养神，补脾以养气。

《参同契疏略》（不分卷） 汉魏伯阳原著。明代王文禄（字世廉，号沂阳生）注疏。成书年不详。辑入《百陵学山》。全书将《参同契》自序及正文分为三十八段，作概括注疏，使初学者对《参同契》的中心思想及要点有初步认识。

《万寿仙书》（四卷） 明代罗洪先（字达夫，号念庵）撰。曹若水（字无极）增辑。约成书于明嘉靖间（公元1522～1566年）。曹氏增辑名《万育仙书》《增演万育仙书》。书载养生按摩密诀十七篇、八段锦坐功图诀、四时坐功却病图、诸仙导引图五十七帧，附图说；延年要论三十六篇。全书集各派功法之精粹，图文并茂，并附有结合导引治疗之方药。

《仙传四十九方》（不分卷） 明代罗洪先（字达夫，号念庵）著。成书于明嘉靖四十四年（公元1565年）。明崇祯十七年（公元1644年）朱神仙重新编纂，更名为《卫生真诀》。是书首载古人养生导引各种功法、次列古今修养家修真养生之医药良方及导引按摩法，附五禽功法图形及练法。书中所载方药多经罗氏试效有验，且均系常用易得者。

《胎息经疏》（不分卷） 明代王文禄（字世廉，号沂阳生）撰。约成书于明嘉靖间（公元1522～1566年）。书中阐发《胎息经》"固守虚无"之旨，指出修真实乃专气抱神，神住气往，无视无听，不识不知，固守以养，如此日久勤行，以致一团纯阳，自然返老还童。

《食治养老方》（不分卷）　明代洪楩（字方泉）编。约成书于明嘉靖间（公元1522～1566年）。洪氏广收《食医心境》《食疗本草》《诠食要法》乃至《太平圣惠方》食治诸法等内容编成该书。全书分食治养老益气方、食治眼目方、食治耳聋耳鸣方等十七类，共一百五十八。末附"简妙老人备急方"。

《陈虚白规中指南》（二卷）　明代洪楩（字方泉）编。成书于明嘉靖四十五年（公元1566年）。全书主论内丹功法。上卷详述止念、采药、识炉鼎、入药起火、坎离交垢、乾坤交垢、攒族火候、阴阳脱胎、忘神合虚等练内丹功法之各个环节；下卷为内丹三要，对玄牝、药物、火候等论述颇详，可为研究内丹术之参考。

《太上玉轴气诀》　明代洪楩（字方泉）编。成书于明嘉靖四十五年（公元1566年）。该书解释太上六字气诀功法的练习时间、方位、姿势、主病及各种呼吸吐纳与脏腑之关系，并述四时养生、饮食调摄、修身养性等养生宜忌，对于年老之人养生、调摄、用药特点，以及治疗老年病的各种方药论述尤详。

《逸游事宜》（一卷）　明代洪楩（号字泉）编著。成书年代未详。卷首"游山约"，介绍外出游览的注意事项、需携物品等。其后载述多种食品的制法饮食方法，分为置茶法类、治汤水法类、治汤类、治粥法类、治糕法类、治散法类、治饼法类、治丸法类、治豆豉法类、移连豆豉类、治酒法类、造酱法类、糖腌法、造米醋法等。每法类下详细介绍诸种食品的制作方法，其中不少食品加入药物，后有安息香方等制造熏香的方法。

《霞外杂俎》（不分卷）　铁脚道人原著。明代敖英（号东谷居士）抄录，洪楩校订。成书年代未详。其书专论修身养性，以意念为药，调摄情志。并将修身养性之法概括为九字经，另提出警身纂要十五条、摄生纂要二十八条，作为养生的重要内容。

《太一金华宗旨》（不分卷）　原题唐吕洞宾传，实为明代蒋庭编著。成书于嘉靖年间，又名《静坐秘籍》。全书分天心、元神识神、回光守中、回光调息、回光差谬、回光证验、回光活法、逍遥诀、百日立基、性光、识光、坎离交、周天、劝世歌等十四章。论述偏重于性功。

《推蓬寤语》（九卷）　明代李豫亨（字元荐）原撰。成书于明隆庆四年（公元1570年）。内有测微、原教、本术、还真、订疑、毗政等篇。公元1918年王寿芝从原教、本术二篇中将有关养生与医药内容节录成"原养生之教"、"本医药之术"二篇。书中辑录明以前有关卫生养性之格言逸事三十八条，医家要言二十条。李氏原书今不可见，现存王氏节录本，见《三三医书》。

《养生类要》（二卷）　明代吴正伦（字子叙，号春岩子）编。成书于明万历二年（公元1574年）。全书择要论述练功、丹石、男女、饮食、四时调摄等养生方法及注意事项。内容包括养生歌诀、丹酒配制、男女起居、广嗣育子、四时调摄、慈幼育婴、却老延年等。并记载多种疾病调养之法。

《赤凤髓》（三卷）　明代周履靖（字逸之，号梅墟、梅癫道人）编辑，吴惟贞续增。成书于明万历六年（公元1578年），辑入《夷门广牍》。卷一收载太上玉轴六字气诀、幻真先生服内元气诀、李真人长生一十六字妙诀、胎息秘要歌诀、去病延年六字法、五禽戏图、八段锦导引诀。卷二载四十六式导引图说，各式皆有名称、图势及其练法说明。卷三为华山十二睡功总诀图说。

《逍遥子导引诀》（不分卷）　原题逍遥子著。成书年代不详。明万历六年（公元1578

年）周履靖辑入《夷门广牍》。歌诀十六句，八十字，每句下述导引理法。

《遵生八笺》（十九卷）　明代高濂（字深甫，号瑞南道人）编著。刊于明万历十九年（公元 1591 年）。全书分八目。清修妙论笺，论"养德""养生"并重，采录儒、释、道修身养性格言二百五十余则，四时调摄笺，详列吐纳、导引、方药等四时摄养方法，其中对四时五脏摄养陈述尤详，并录治病方剂四十余种及"肘后玉经八方"；起居安乐笺，分恬适自足、居室安处、晨昏怡养、溪山逸游、三才避忌、宾朋交接诸项，旨在"节嗜欲，慎起居，远祸患，得安乐"；延年却病笺，载述吐纳、存想等法，兼论戒色欲、修身心、择饮食等养生之道。饮馔服食笺，详述茶饮、汤粥、蔬菜、鲊脯等食品四百余种，附录保健药品二十余种及服饵方剂四十余种，燕闲清赏笺，论述鉴赏清玩，各种名香及花卉栽培法；灵秘丹药笺，载录秘传奇方及经验效方各三十余种，并载痰火、眼目、风痹、噎膈、泻痢、痔漏、痈疽单方百余种。尘外遐举笺，载历代隐逸一百人事迹。全书内容丰富，是一部研究养生学的重要文献。虽然难免杂有一些妄诞及讹误，但无损其价值。《四库全书总目提要》称："书中所载专以供闲适消遣之用，表目编类亦到涉纤仄，不出明季小品积习……其讹误亦复不少。特钞撮既富，亦时有助于检核，其详论古器，汇集单方，亦时有可采，以视剿袭清言、强作雅态者固较胜焉。"评论较为中肯。

《摄生三要》（不分卷）　明代袁黄（字坤仪、了凡）原撰。成书于万历十九年（公元 1591 年）。书系后人从袁氏《祈嗣真诠》中摘出单行。原书十篇，所摘"聚精""养气""存神"三篇为其精要所在。"聚精"篇谓养生者务实其精，而聚精之道有五：一曰寡欲，二曰节劳，三曰息怒，四曰戒酒，五曰慎味。所录掩脐兜肾静坐法，为唐代功法。"养气"篇认为养气须从调息着手，所载胎息法，亦系晋唐旧法。"存神"篇论道家各种存想法的利弊，认为随守一窍，皆可收心，苟失其宜，必有患祸。主张以空洞无涯为元窍，以知而不守为法则，以一念不起为功夫。篇中于禅门止观之法亦有论及。

《摄生要语》（不分卷）　明代邓调元编。成书于明万历十九年（公元 1591 年）。全书收集摄生名言要语二十余条。内容涉及饮食、气候、房室、劳作、七情、语言行为、卫生习惯等方面。

《仙灵卫生歌》　明代高濂编。成书于明万历十九年（公元 1591 年）。为《水边林下》之一。此书汇辑先贤修身养性、养生戒欲之歌赋四首，包括文逸曹仙姑歌、孙真人卫生歌、真西山卫生歌及神仙可惜歌。

《灵秘丹全书》（不分卷）　明代钟惺（字伯敬）编撰。成书于明万历十九年（公元 1591 年）。全书载述龙虎石炼小还丹、乳炼秋石等方的组成、功效和炼制法；何首乌、茯苓、芡实、熟地、人参、川椒、小茴香等药物的炮制，以及内、外、妇、儿科及解毒、养生的经验方。

《寿养丛书》　明代胡文焕（字德甫，号全庵、洞玄子、抱琴居士、西湖醉鱼）编。成书于明万历二十年（公元 1592 年）。内容包括医经、经方中天人合一、五运六气、藏象病机、疾病防治，以及饮食起居、养生禁忌、四季保养、房中节宣、七情调摄、吐纳行气、老年保健、妇女美容等，对导引功法的介绍尤为详尽。其书博采儒、释、道之说而突出医家特色，兼顾寿养理论而重视实施方法，洵为集宋元明时期养生保健著作之大成者，不少孤本、善本由此得到保存与流传。书中辑录明映旭斋刻本养生著作十六种，其中《摄生集览》《类修要诀》《养生导引法》《养生食忌》和《食物本草》为胡氏自编。其他有：宋代周守忠《养生类纂》《养生月览》，陈直《寿亲养老书》；元代李鹏飞《三元参赞延寿书》；明代王廷相《摄生要义》，周臣《厚生训纂》，汪汝懋《山居四要》，铁峰居士《保生心鉴》，王蔡《修真秘要》，混沌子《锦身机要附指原篇》，宁原《食鉴本草》等。

　　《摄生要义》（不分卷）　明代王相廷（字子衡，号浚川，别号河滨丈人）编著。成书年不详。为王氏晚年取前贤养生要旨，证以自身心得而成。书凡十遍。"存想篇"取法于《黄庭经》，述道家存想之术，说明存想皆为假设景象，以意引气，必真有此物。"调气篇"介绍仰卧位吐纳法，附苏东坡养生诀。"按摩篇"包括自我按摩法及全身性保健按摩法"大度关"，次第分明，手法丰富。"导引篇"将晋、唐导引诸法精编为十六条，即后世流传的十六段锦法。"形景篇"介绍与摄生有关的脏腑内景，对五脏六腑的形状和功能述之甚详。"饮食篇"为食物养生专论。"居处篇"认为善养生者应择地而居，故于居处宜忌亦有论及。"房中篇"言阴阳节宣之道。"四时篇"遵《素问·四气调神大论》之旨，介绍四季养生法。"杂忌篇"论述养生禁忌之理。部分内容出于寇宗奭《本草衍义》（总论）。

　　《摄生集览》（不分卷）　明代胡文焕编著。成书于明万历二十年（公元1592年）。书乃胡氏取宋寇宗奭《本草衍义》之总论编入《寿养丛书》，并题此名。文中提出"养神""惜气""堤疾"养生三原则，以及"善服药者不若善保养，不善保养者不若善服药"等观点。

　　《类修要诀》（二卷，续附一卷）　明代胡文焕编。成书于明万历二十年（公元1592年），辑入《寿养丛书》。其书载集明以前著名的养生歌诀，包括"孙真人卫生歌""陶真人卫生歌""抱一子逍遥歌""逍遥子导引诀""金丹四百字""百字碑""金谷歌""青天歌""大道歌""胎息铭""神仙起居法"等，内容涉及日常起居、四季调摄、行气胎息、饮食补养、自我按摩、阴阳双修等。书中"心丹歌"为胡氏自撰，认为人心即是真丹，不必舍却心丹而外求丹饵，并反对无病服药及采补之术。

　　《养生导引法》（不分卷）　原书不著撰人，题明代胡文焕校。疑即胡氏编刊。成书于明万历二十年（公元1592年）。为导引疗法专著。乃以巢元方《诸病源候论》所载养生方导引法为基础，参酌《太清导引养生经》等道家典籍，分设中风、风痹、心腹痛、霍乱、呕吐、气、痰饮、痨瘵、胁痛、腹痛、脚气、积聚、脾胃、补益、消渴、胀满、眼目、喉舌、口齿、鼻、耳、遗泄、淋、二便不通、疝气、诸痔、老人二十七门，每门均载多种对症导引防治法。其中补益门还载有导引行气法、虾蟆行气法、入火法、入水法、龟鳖行气法、雁行气法、龙行气法、宁先生导引法、彭祖谷仙导引法、王子乔导引法、五禽戏法、服气吐纳诀。老人门收录《修真书》六字气诀和《通玄集》金液还丹法等。

　　《尊生要旨》（不分卷）　明代蒋学成（字定宇）编，许乐善（字修子）补定。约成书于明万历二十年（公元1592年）后。是书据王廷相《摄生要义》增辑而成。包括存想、调气、按摩、导引、形景、饮食、居处、房中、四时杂忌、洞玄诸篇。蒋氏增补"调气篇"之"去病延年六字法""孙真人四季养生歌""墨子闭气行气法""苏氏养生诀"；"按摩篇"的"吕公煮海诀""真人起居法"；"形景篇"之"内境四图"；"杂忌篇"之"养生所忌"。尤以"导引篇"增辑内容最有价值，如"八段锦图说""通任督脉导引图说""升降阴阳图说""收功图说""随病祛治导引图说"等。所补图谱，皆工笔精绘，为他书所少见。

　　《锦身机要》（三卷）　原题混沌子撰，明代鲁至刚注。成书年代不详，明万历二十年

（公元 1592 年）辑入《寿养丛书》。鲁序称此法由汉钟离权传于唐邓希贤，邓授于混沌子，而复请鲁至刚为序。疑为鲁氏自撰。书各撰三十六式导引术，各撰绝句、注文，以及三十六图式，上卷十二式曰：踏地龙、摆尾龙、摩顶龙、旋风龙、交足龙、撞关龙、闭息龙、登天龙、升腾龙、取水龙、降丹龙、拍火龙，乃男子强身导引功法。有站、坐、屈体、仰卧等姿势，并包括自我按摩、闭息、运气升降等内容。中卷十五式曰：跃山虎、出洞虎、飞虹虎、舒经虎、悬梁虎、鼎峙虎、独立虎、翻身虎、反躬虎、纳泉虎、桃花虎、安神虎等，图谱亦为男形。导引动作有跳跃、爬行、劈叉、悬吊、独立、倒立等。下卷十二式曰：虎吹龙笛、龙鼓虎琴、龙虎交加、龙虎传授、献龙招虎、地龙天虎、虎动龙迎、龙居虎窟、龙向虎信、虎跃龙潭、虎至龙乡、三虎朝龙。图谱均为男女双形，或以龙虎双体暗喻。诗文隐蓄，尽涉男女双修。

《唐宋卫生歌》（不分卷）　明代周履靖（字逸之，号梅墟、梅癫道人）编辑。刊于明万历二十五年（公元 1597 年）。其书汇集唐代孙思邈《卫生歌》、宋代真德秀《续卫生歌》而成。《卫生歌》论养生长寿之道，重在"戒性"，以护神气。《续卫生歌》亦名《去病歌》，集诸家养生之要，介绍运动水土、叩齿咽津及"六字诀"等祛病延年之术。

《炼形内旨》（一卷）　不著撰者。成书年代不详。明代周履靖辑入《夷门广牍》，明万历二十五年（公元 1597 年）刊行。此书强调元神为生命之主。又本诸《黄庭经》，对"百节皆有神"作了发挥。惟其"祭法""咒语"，乃非常法。

《益龄草》（一卷）　明代周履靖编著。《夷门广牍》之一。刊于明万历二十五年（公元 1597 年）。书中辑录养生言论和方法，如养心法、养肝法、养脾法、养肺法、养肾法、养三焦法、养目运睛法、养目按摩法、养目汤沃法、洗眼法、饮食法、寝息法、沐浴法等，皆简易而有效。所述六久、六宜、三戒、七禁、十二事、十二多、十五伤亦言之成理。

《养生醍醐》（不分卷）　明代李贽（字卓吾）编。成书于明万历三十年（公元 1602 年）。全书集历代养生言论八十一篇。内容涉及饮食、房室、七情、四时调摄等。认为养生贵在养心神，神得养则五脏六腑皆安。

《达生录》（二卷）　明代褚胤昌（字百斯）著。刊于明万历三十二年（公元 1604 年）。书宗陶弘景、孙思邈等摄养思想，从饮食、起居、嗜好等方面详论宜忌、好恶，并录载陶氏、孙氏卫生歌及警语训言。

《养生肤语》（不分卷）　明代陈继儒（字仲醇，号眉公）著。约成书于明万历年间（公元 1573～1620 年）。辑入《学海类编》等。为陈氏见闻随笔，深得养生秘旨。谓气功治病当分虚实寒热，"虚病宜存想收敛，固秘心志，内守之功夫以补之；实病宜按摩导引，吸努掏摄，外发之工夫以散天；热病宜吐故纳新，口出鼻入以凉之；冷病宜存气闭息，用意生火以温之"。实发前人所未言。《道藏精华录一百种·提要》谓此书"言极简显，理至玄深，为养生家最要之书"。

《食色绅言》（二卷）　明代龙遵叙（号皆春居士）辑。成书于明万历四十三年（公元 1615 年）。书载"饮食绅言"，引老子、陶弘景、苏东坡、尹真人等论述饮食养生五十余则；"男女绅言"，列朱熹、黄庭坚、李东垣等戒色论述四十余则。

《真仙上乘导引术》（二卷）　不著撰者。成书于明万历四十七年（公元 1619 年）。上卷"渔庄录"亡佚，下卷"导引术"由黄竹斋于公元 1958 年据明万历年间抄本抄绘而存，名曰《修真捷径导引术》。全书图文并茂，载导引功法十八种，详述各功法之具体演练及作用，图绘精绝，文字简练，易学易记。

《静坐要诀》（不分卷） 明代袁黄（字坤仪、了凡）著。约成书于明万历年间（公元1573～1620年）。袁氏得云谷、妙峰法师传授，结合自身练功体验，以佛教天台宗坐禅法为主，系统论述静坐理论。全书六篇。首篇"辨志"，提出静坐须有正确目的，若为安乐名利或聪明过人而静坐，则属"邪修"。次篇"豫行"，述持戒和日常行住坐卧之随时调心法。第三篇"修证"，详述天台宗的坐禅方法，与修习止观坐禅法要大体一致，主张坐姿不拘全跏半跏，随便而坐即可。入静的诱导方法为"调息观脐"将静坐中体验到的各种自我感觉归结为"十六触"和"八触"。第四篇"调息"，论述"六妙门""十六特胜"和"通明观"三种调息法由浅入深，步步推进，皆为天台宗禅修正法。第五篇"遣欲"，介绍"白骨观"等观想法。末篇"广爱"，兼取佛儒之说。

《天仙正理》（二卷，附录一卷） 明代伍守阳（号冲虚子）著。成书于明天启二年（公元1622年）。又名《天仙正理直论》。书载"本序""道原浅说""天仙正理直论"三篇，内容包括先天后天二括、药、鼎器、火候、炼己、筑基、炼药、伏气、胎息等。清康熙间谢嗣芳称此书"论注约六万余言，统二宗之纲目，具两藏之钥匙。初不少置一言，令人不明而抱恨；亦不多置一字，令人歧想而怀疑。继往圣以辟邪说，开来学以正人心，乃仙佛二宗之必不可无，而圣真之必不可不参究者"。嘉庆时武定全序亦赞扬该书说："是书自下学以至了却，直指详言，尽泄天机。"

《清修颐养妙论延年祛病笺诀》（不分卷） 明代沈应旸（字绎斋）编著。成书于明天启三年（公元1623年）。书载"清修颐养妙论"，主论三教法门修身正心、养德养心之道，多为转引先贤修身养性理论，间有沈氏见解；"延年祛病笺诀"，论述戒欲、顺时摄生、修养身心、调节饮食、导引却病等具体方法。

《五福万寿丹书》（六卷） 明代龚居中撰，郑之侨增补。刊于明天启四年（公元1624年）。明崇祯三年（公元1630年）修订重刊，更名《万寿丹书》，删"玄修篇""清乐篇"，增入"脏腑篇"。是书之"安养篇"，详载饮食、居处调摄，示人以守神保形却病养生之法；"延龄篇"，详论颓龄之源及延龄之道，转引各家导引功法近五十种，图文并茂，详载各种功法及配合服用之方药，并载二十二种调息治病法；"服食篇"论饮食宜忌，并载补益方药及日常饮食的作制、煎煮、服食法；"福采补"，详论房事之宜忌、利弊、防止纵欲损寿；"玄修篇"，内容多取陈虚白《规中指南》，并附以己见，主论道家内丹功法，详述炼丹功程序及内丹三要；"清乐篇"，叙述怡情风月山水之趣，超凡脱俗以求长寿之道。是书内容全面系统，为研究养生学的重要参考文献。

《清寤斋心赏编》（不分卷） 明代王象晋（字康侯、荩臣，号好生居士）编著。刊于明崇祯六年（公元1633年）。书凡六章，一曰"葆生要览"，收集前贤养生逸事、格言及方法；二曰"淑身懿训"，辑录持身处世之警语；三曰"佚老成说"，为老年养生专篇，介绍老年人顺性、卫护、饮食、医治诸法，录有三叟长寿歌、摩肾俞、擦涌泉法等；四曰"涉世善术"，为治家、训子、立朝、居官之格言；五曰"书室清供"，述文房四宝、蒲团、滚凳等书房用具；六曰"林泉乐事"，提倡随时取适、遇物陶情之怡情养性法。

《养生秘要活人心诀》（四卷） 明代洪基（字九有）撰。成书于明崇祯十三年（公元1640年）。书中载述导引法、去病延年六字法、四季养生歌及养生常识，并载方剂一百零五首，涉及养生、内、外、妇、男、儿、伤、五官各科。

《二六功课》 明代程羽文（号石室道人）撰。成书于明崇祯十七年（公元 1644 年）。是书主论按时导引按摩养生法。将一日时间分为十段，详述每一段时间应行导引、吐纳或按摩之方法，并论其对养生保健之作用。

（三）对清代养生医学发展的影响

清代的养生学内容缺乏新意。在理论方面一承道典、佛家之说，而少有深入的探索；在养生实践方面也多属明代养生家的绪余，大都为比较琐碎的日常修养之法。

当时较为著名的养生著作，有尤乘的《寿世青编》，汪昂的《勿药元诠》，方开的《却病延年法》，曹庭栋的《寿世全编》等。

《心医集》（六卷） 祝登元（字茹穹，号茹穹子）撰。成书于清顺治七至十三年（公元 1650～1656 年）间。书分"静功""纪验"两部分。载"静功妙药醒语""静功妙药八懿""静功妙药前珍"，并详述"静功妙药九种"：其一"闭息"；其二"导引"；其三"八段锦"；其四"八段锦诗"；其五"十六字法"；其六默念静、忘、空"三字坐功法"；其七"六字气诀"；其八"十二字"意念周天法；其九"七返九还"，属道家内丹功法。后附袁了凡静功诀。"纪验"系祝氏临证医案，指导患者静坐自疗，并用药物治疗静坐偏差。

《寿世青编》（二卷，附一卷） 清代尤乘（字生洲，号无求子）编者。成书于清康熙六年（公元 1667 年）。尤氏以辑录前贤养生之论为主，内容包括疗心防病、调养七情、寡欲固精、饮食宜忌、居处睡眠、调息运气、小周天法、导引动功、二六功课、四季摄生等。认为治有病不如治于无病，疗身不如疗心，故以"勿药须知""疗心法言"列于全书之首。书中"十二段动功"和"小周天法"为后世不少养生著作所引用，在民间流传甚广。同时论述服药却病，包括煎药之法、药物炮制、服药忌食、饮食禁忌。并有老人妇女治法不同、古方草药不可乱用之论。所附"病后调理服食法"，分风、寒、暑、湿、燥、火、气、血、痰、阴虚、阳虚、诸虚十二门。

《勿药元诠》 清代汪昂（字讱庵）编著。成书于清康熙二十一年（公元 1682 年）。系汪氏从明代《类修要诀》、《修龄要指》和《寿世青编》等养生著述辑录汇编而成，附于《医方集解》卷末，大旨本《内经》"治未病"之意，认为人能知养生修持而防疾却病，胜于求医服药。书中"调息"和"小周天"，全文录自《寿世青编》；"一秤金诀"即明代流行之"十六锭金"，又称"十六字诀"；"金丹秘诀"亦见《寿世青编》之"固精法"；"道经六字诀"即所谓"六字气诀"吐纳法。其余起居、饮食、房室之宜忌，均属医家言。所录功法皆为浅近易行者，清代以来颇为流行，并远传日本。

《长生秘诀》 清代石成金（字天基，号惺庵愚人）著。成书于清康熙三十六年（公元 1697 年）。石氏集历代前贤养生名言及自身养生经验而成此书。全书分为六部分。心思部，内容包括常存良善思、和悦想、安乐想、康健想，主论精神修养；色欲部，强调欲不可禁戒，但不可不加节制，尤详论寒暑、雷雨、恼怒、醉饱、衰志、疾病之时当戒房事；饮食部，主论饮食、饮茶、饮酒之宜忌，详论饮食宜早、宜少、宜缓、宜淡、宜暖、宜软等饮食六宜；起居部，详论四时、每日、每夜、行旅、起居、行立坐卧、衣着、居处等调摄法。后为卫生必读歌及"清福要旨"，论述良辰美景、赏心乐事之"养生四美"。是书所载养生之道多为笔者亲身体验，对学习研究养生学颇有参考价值。

《食宪鸿秘》（二卷） 清代朱彝尊（字锡鬯，号竹病老人）撰。刊于清雍正九年（公元1731年）。朱氏首述"饮食宜忌"，提出"五味淡泊令人神爽气清少病"等见解，次将饮食分为饮之属、饭之属、粉之属、煮粥、饵之属、馅料、酱之属、蔬之属、伏姜九类。其中之"餐芳谱"，分果之属、鱼之属、蟹禽之属、卵之属、肉之属、香之属七类。具体介绍各种饮食烹调法、饮食宜忌和食疗功用。

《却病延年法》 清代方开编著。成书于清雍正十三年（公元1735年）。方氏曾抄录整理《摩腹运气图考》，后白颜伟复绘图列说付梓，名《延年九转法》。书列九图，示九种导引之势，并谓阴阳失和，宜导引法治之。摩腹之法以动化静，以静运动，有启发生机之功，故能通和上下，分理内外，祛外感诸邪，消内生百病，有却病延年之用。后世习之者颇众。其书辑入《颐生集》。潘霨、王祖源编绘的《卫生要术》《内功图说》中更名为《却病延年法》。

《修真秘旨》 清代杨凤庭（字瑞虞，号西山）著。成书于清乾隆二十四年（公元1759年）。内容包括"修真秘旨"与"三丰闻道"，前者主论形神并重、形神兼练的养生之道，详述精、气、神三者之调摄法，如炼精之生精、藏精、运精三法；练气之调气、伏气、接气三法；炼神之宁神、见神、浴神三法。并辑录明代张三丰修炼内丹歌诀十八首。后为"脏腑相通"，简述脏腑之生理病理及相互关系。

《寿世传真》（八卷） 清代徐文弼（字勷右、鸣峰、苕山，号超庐居士）编著。成书于清乾隆三十六年（公元1771年）。徐氏在书中提出修养诸宜：其一"修养宜行外功"，详解自我按摩导引之法。其中，"分行外功诀"为头面、手足、腰背的分部练功法；"合行外功诀"为套路性功性，有"十二段锦""八段锦"及面部美容按摩和六字诀等，均以图谱配合歌诀。其二"修养宜行内功"，介绍道家黄河逆流周天功法。其三"修养宜保精保气保神"，集前贤论精、气、神之语录、格言与歌诀。其四"修养宜知要知忌知伤"，详列养生"十要""十忌"和"十八伤"。其五"修养宜四时调理"，述四季日常养生法。其六"修养宜饮食调理"，为饮食养生之法。其七"修养宜提防疾病"，据藏象、病机而主张"养生以保脾胃为主"。其八"修养宜护持药物"，泛论老人药饵护持养生法，详解十五首延年益寿方剂。全书所载养生诸法，动静兼备，四时皆宜。王世芳校定序谓"日用饮食间尽人可行""随时随处尽可用功"。

《老老恒言》（五卷） 清代曹庭栋（字楷人，号六圃，别号慈山居士）撰。成书于清乾隆三十八年（公元1773年）。一名《养生随笔》。前四卷论述老年日常养生诸法，分安寝、晨兴、盥洗、饮食、食物、散步、昼卧、夜坐、燕居、省心、见客、出门、防疾、慎药、消遣、导引、书室、书几、坐榻、杖、衣、帽、带、袜、鞋、杂器、卧房、床、帐、枕、席、被、褥、便器等三十四项，内容涉及老年养生保健之各方面；卷五粥谱，系后撰附入，有择米、火候、食候等论述，并分上、中、下三品，载粥方百种。书中引证书目遍及经史子集，计三百余种，且多曹氏经验之谈，如"操""纵"两法以安寐、冬夜伸足卧以暖身等，颇具独到之处。又认为养生当以静为主，兼须小劳，并编为老人导引之法。全书内容多切实可行，自然合理，绝无神仙丹药、奇方异术。

《卫生要术》 清代潘霨（字伟如，号韦华园居士）编著。成书于清咸丰八年（公元1858年）。又名《易筋经八段锦合刻》。内载十二段锦、分行外功诀、内功、神仙起居法、易筋经十二势，并附图解。

《**女丹合编**》（十七卷） 清代贺龙骧（字井研）编。成书于清光绪三十一年（公元1905年）。贺氏旁搜道典，凡言女丹者辄摘抄之，汇集成帙。其书主论女子修炼内丹功法，首辨男女丹功之异同，继述女子生理特点、练丹之要、女丹十则、入门规戒等练功之要；末附女丹诗集二篇，总结女丹奥旨。此书专论女子养生，在养生类医籍中较有特色。

从以上各种著作的内容分析，足见当时养生学术发展的趋势，正处于一种裹足不前的状态，甚至已渐流入衰落的阶段。

参 考 文 献

曹东义. 2004. 中医外感热病学史. 北京：中国古籍出版社.

范昕，赵桂新. 1999. 宋代校正医书局的产生、成就及影响. 中医药学报，（2）：8-9.

刘清明. 2016. 宋代官办药局的设立及功能评价. 环球中医药，（8）：976-977.

路明静，崔利锐. 2012. 《圣济总录》编次特点及其影响因素探析. 世界中西医结合杂志，（10）：831-833.

陶御风，朱邦贤. 1988. 历代笔记医事别录. 天津：天津科学技术出版社.

薛芳芸. 2011. 宋代"儒而知医"社会现象探析. 医学与哲学（人文社会医学版），（4）：77-78.

严世芸. 1993. 宋代医家学术思想研究. 上海：上海中医学院出版社.

严世芸. 1998. 中医学术史. 上海：上海中医学院出版社.

严世芸. 2003. 中医各家学说. 北京：中国中医药出版社.

余桂杨. 1992. 《龙树菩萨眼论》初探. 中国中医眼科杂志，（4）：38-42.

张岱年. 1994. 中国传统文化概论. 北京：北京师范大学出版社.

张志斌. 2008. 晋唐时期的温病理论创新研究. 北京中医药大学学报，（12）：815-818.

第五章　金　元　医　学

——新学肇兴　学术争鸣与临床医学的发展

公元10至13世纪，在元朝建立之前，辽、夏、金、元与北宋及南宋之间，如犬牙交错，先后对峙，战争不断。

宋太祖开国之年，即建隆元年（公元960年），正当契丹族所建辽国穆宗耶律璟应历十年。辽国国势一度强盛，其疆域曾东至日本海，西连阿尔泰山，北达胪朐河（今克鲁伦河），南抵白沟（今河北省白沟河）。

北宋仁宗景祐五年（公元1038年），党项族定都兴庆府（今宁夏银川市）建立西夏政权。其疆域东据黄河，西界玉门，南临萧关，北控大漠。西夏前期与北宋、辽对峙，后期与金、南宋成鼎足之势。历190年，被元灭亡。

宋徽宗赵佶政和五年、辽天祚帝耶律延禧天庆五年（公元1115年），聚居在今黑龙江、松花江流域，受辽统治的女真族建立了金国，时在金太祖完颜阿骨打收国元年。金太宗完颜晟天会元年（公元1123年），金人南下灭北辽，宋钦宗靖康二年（公元1127年），金亡北宋。在金建国之后，经历十世，历年百余载，至金哀宗天兴三年而终，约当南宋理宗端平元年。

南宋宁宗开禧二年（公元1206年），蒙古族铁木真统一各部，建立了蒙古国，确立分封制，尊称为成吉思汗。此后，成吉思汗与其后继者不断征伐，横跨欧亚大陆。公元1260年，相当于南宋理宗景定元年，成吉思汗孙忽必烈继位，是为元始祖。公元1271年，元至元八年，改蒙古国为"大元"。翌年，迁都大都（今北京）。后在至元十六年（公元1279年）灭南宋，从而结束了长达三四百年的藩镇割据和各民族政权并存纷争的分裂局面，统一了中国。

元代由盛而衰，在至正二十八年（公元1368年）覆亡，历时约90年。

与先前的五代十国一样，辽、夏、金、元战乱频仍，朝代更迭，是又一次民族大融合的时期。由于辽、夏雄据北方而未能入主中原，受中州汉人文化的影响甚少；至于金、元两朝，则自北而南长驱直入，其政权直接建立在北宋和南宋统治的土地上，不仅在政治上逐渐接受了汉人的统治经验，且在文化方面也广泛继承了汉人的传统。

医学是文化的一个重要组成部分。金、元两朝的医事制度和医学教育制度决定了医学发展的方向。就医事制度而言，金朝廷因袭宋制而有所改革。如合并了宋制翰林医官院和太医局，始设太医院，以掌管医学教育，从而提高了中央医事机构的管理职能；元代的太医院为独立的最高医事机构，掌管医学管理及规章制度，同时又有尚药局、御药院等药政机构的设置。

在医学教育方面，金代医分十科，元代医分十三科。十三科包括大方脉、杂医科、小方脉、风科、产科、眼科、口齿科、咽喉科、正骨科、金疮肿科、针灸科、祝由科、禁科。元代政府对地方医学教育也很重视，元世祖忽必烈嗣位不久，在中统二年（公元 1261 年），重建了久已废弛的各路医学教育，依照儒学，在各路、府、州、县设立医学，置教授、学正等，培养医学人才；至元九年（公元 1272 年），又设立"医学提举司"，专门负责医学教育管理。

按照规定，各科医学生必读《素问》、《难经》、《神农本草经》，加习《伤寒论》和《千金翼方》，并且要求必须按不同专业学习《圣济总录》中的有关医学内容。毫无疑义，这一学习制度，保障了经典著作和唐、宋医方的学术传承，也为金、元医学的创新发展奠定了基础。

在金、元时期二百数十年内，有很长时间处于战乱之中，虽然也有过比较安定繁荣的时期，但许多著名医学家如刘完素、张元素、李杲、朱震亨，以及罗天益、窦默等人却大多生活在战争不息或世乱方滋的年代里。刘氏生于北宋徽宗大观间，在早年即经历了沧桑巨变而沦入于金。张元素略晚于刘氏，生于"靖康之变"之后，南北战事依然不息。张从正历经"天下多故之时，荧惑失常，师旅数兴，饥馑相继"，"政令烦乱，徭役纷冗，朝戈暮战，略无少暇……瘴疬杀人，莫知其数"（《儒门事亲》）。李杲处于"金元扰攘之际，人生斯世，疲于奔命"（《医旨绪余·刘张李朱滑六名师小传》）。李杲弟子王好古曾随军诊病；罗天益亦先后从军，并几次至六盘山为丞相、长官治病。朱震亨生活在元代的江南，虽然曾经承平之时，但在其晚年，各地民军起义，朱元璋、张士诚等攻城取地，朱氏逝世后十年，元朝即告覆亡。

然而就在这些金戈铁马、烽火弥漫的年代里，却产生了以上诸多名垂青史的医学大家，他们崭新的学术思想和巨大贡献，推动了医学的革新和发展，在医学史上写下了辉煌篇章。除此而外，尚有许多医家生活在不同年代和地区，如成无己、张璧、曾世荣、齐德之、倪维德、危亦林、葛可久、滑寿等，在各自的学术领域中研精探微，推陈出新，取得了不少重要成就，从而使金、元医学更加丰富多彩。

第一节 社会文化因素对金元医学的影响

金元时代，是新学迭出、百家争鸣的时代，产生了著名的金元四大家，即寒凉派的刘河间、补土派的李东垣、攻邪派的张子和、滋阴派的朱丹溪。作为开创金元医学新局面的杰出人物和一代名医，各以自己的学术主张独树一帜。金元医家学术流派的形成有着各自不同的文化渊源，金元时期整个社会文化大背景的改变，宋代新儒学的兴起，以及医家个人不同的文化思想基础，这些都成为孕育不同医学流派的文化土壤。儒学与医学相互渗透，儒医成为社会医疗的中坚力量。儒、医、道、佛又常相互渗透，不可截然分离。伊斯兰教于唐代传入中国，经金元时期统治者的提倡，伴随大量穆斯林（伊兰教信徒）涌入，带来了富有异域色彩的回回医药，成为金元时期社会医疗保障的重要力量。

一、宽松的社会文化背景孕育了医学新说

少数民族统治的金元时期，打破了过去汉族一统天下、较为僵化的政治局面，从政治、

经济、文化各方面进行改革，鼓励创新，推荐贤能，学术气氛活跃，这个时期就文化而言，是一个比较宽松开明的时代，所以刘完素、张元素等才敢于创新立说。少数民族入主中原，他们的文化渊源、思维方式、统治艺术通过国家政权表达出来，必然会对中国社会造成直接或间接的影响；另一方面，少数民族入主中原，这本身就是对中原传统文化的强烈冲击，人们开始怀疑被奉为千古不变的正统政治哲学。于是以叶适为代表的永嘉事功学派、以陈亮为代表的永康学派、邓牧的异端思想及与北方游牧民族实用主义相结合的实用主义儒学，都在新的历史条件下，对传统的政治哲学持批判的态度，以一种较为客观的角度去重释治世之道。

金元思想家们变革的精神与务实的风尚，通过儒学影响到整个社会，医界应时而动。这给医学家们求新变革学术，总结各自成功或失败的经验提供了机会，少了几分束缚，多了几分敢于批评先辈医学家的思想自由，虽然尚难说是解放思想，但确实有了敢于争鸣，敢于批评与自己学术理论体会不同的见解，敢于公开倡导"古方今病不相能也"的纲领，敢于大张旗鼓地撰著《局方发挥》，列举前朝《局方》的错误与不足。

这种良好学术风气的开拓，是刘河间率先掀起的，他同风行一时的朱肱《南阳活人书》开展了伤寒病究竟为寒为热的大争论，把这个历史纠葛不清的问题争出了一个新格局，引出了一门新学问，为金元时期医家学术争鸣起了良好的开端。

刘完素批判时人"倚约旧方"，批判《局方》用药之偏，指出"天以常火，人以常动，动则属阳，静则属阴，内外皆扰，故不可峻用辛温大热之剂"，而主寒凉药。张从正则对麻知己说："公慎勿滞仲景纸上语"，不迷信先贤，他说："余非敢掩人之善，意在救人耳。"张元素治病不用古方，并说："时运不齐，古今异轨，古方新病，不相能也。"朱丹溪认为操古方以治今病，其势不能尽合，并发扬其师许谦"读仲景书，用仲景之法，然未尝用仲景之方，乃为得仲景之心"的治学精神于医界。就这样，在一大批极其富于创新与实用意识医家的努力下，医界酝酿着一场空前的变革。此外，少数民族统治时期，汉人很难通过传统的"学而优则仕"进入官场，且绝大多数的文人都有大汉民族情结，不愿意为官。"不为良相，即为良医"，因此，大批儒士潜入医门，以医为业，将毕生精力投入到医学的理论研究与临床研究中，为医学的发展输入了知识广博的优秀人才。他们的道德修养、知识结构、思维方式及"格物致知"的研究精神等都有别于大多数墨守成规的家传者，这无疑为医学的发展与创新提供了有利条件，使得此时期医学发展出现了新的局面，促进了医学流派的形成。

二、理学对金元医学的影响

自从汉武帝采纳董仲舒的建议"罢黜百家，独尊儒术"以来，儒学成为中华民族的国学，汉儒将儒学与封建王权相结合，使儒学由一家一派的学术主张转变为全社会的文化倾向。儒学成为了文化的主流，历经千年不变。南宋以至金元，理学走向全面统治地位，儒、释、道三教合流所形成的中国文化主体思潮形成。宋代理学的出现，代表了一个新时代的诞生。宋代理学的治学方法和学风思潮，开启了当时医家们的创新精神和对医学理论研究的重视。

（一）理学治学方法的影响

宋初在太祖赵匡胤"佑文"政策下，学术氛围宽松，大破汉唐传注，又从舍传求经到疑经改经，从述而不作到以作代述，由是蕴发了创新活力。刘敞作《七经小传》首开疑经之风，继后欧阳修著《易童子问》，首次提出《系辞》非孔子所作，对河图、洛书持否定态度，著《毛诗本义》，对《诗经》之毛注郑笺提出批评；又有司马光质难《孟子》，王安石讥《春秋》，郑樵疑《诗序》，吴才老、朱熹疑《古文尚书》，朱熹还批驳《孟子》井田说，质疑《诗序》和《左传》，把疑经之风推向极致。疑经改经研经之风也浸及医学，邵雍、程颢、司马光皆否认《素问》为黄帝之书，邵雍、程颢说是战国时书，司马光说成书于周汉之际。北宋刘温舒居然作《素问遗篇》，篇论和注文均出于他一人之手。刘完素在阐述病机 19 条时，自造经文，增立"诸涩枯涸，干劲皲揭，皆属于燥"一条，以完善五运主病和六气主病的病机。宋代理学家打破了传统经学的沉闷局面，他们从"舍传求经"发展到"以作代述"，在阐发儒家经典的同时，他们结合自己的思考和观察，提出了独立的见解和学说，最终形成了自成体系的宋代理学。宋代思想家这种"舍传求经"、"以作代述"的治学方法对金元医家产生了极大影响。最集中地表现在对《内经》的研究上，金元以前对于《内经》的研究多以校订注疏、分类整理为主，如齐梁间的全元起，隋朝的杨上善，唐朝的王冰，北宋的林亿等。这恰与宋以前的儒学家对待儒家经典的"述而不作"的情形相似。而金元医家则突破了这种"述而不作"的状况，他们的治学方法是从《内经》入手，结合自己的临证实践经验，用新的思想阐发《内经》的传统理论，提出独立的学术见解，开创了医学发展的新局面。

（二）理学流派和学术论争与金元医家学术争鸣

宋代涌现出了一大批儒学大师，从周敦颐开始，之后的张载、程颐、程颢，以及最后集大成的朱熹。他们各自均有自己的观点，形成了宋代各家异说、学派涌现的局面，其中著名的学派有以周敦颐为代表的"濂学"，以张载为代表的"关学"，以二程为代表的"洛学"，以朱熹为代表的"闽学"，以陈亮为代表的"永康学派"和以叶适为代表的"永嘉学派"，等等。除了战国时期的诸子百家外，中国古代的思想界还从未在学术流派的建立上形成如此蔚为壮观的局面。宋代理学的各个学术流派之间，在学术思想上既有继承和吸收，也有争鸣与辩论，它们为宋代思想界带来了一股生机勃勃的空气。这股勃勃生气对于金元医家学术流派的形成有着明显影响。"北宋之后，新说渐兴，至金元而大盛。张刘朱李各创一说，竞排古方，犹儒家之有程朱陆王。"在宋代理学思潮发展过程中，各学派之间由于观点不同，曾有过多次直接和间接的论争，如陆九渊和朱熹关于"道问学"、"尊德性"和"太极、无极"等问题的争辩，以及陈亮与朱熹关于"道体"、"义利"、"王霸"等问题的论争等。宋代理学的论争促进了人类在认识史上的发展，同时也对金元医家产生了很大的影响。金元医家开始在中医学的病机病理、治法治剂等方面展开了探讨与论争。如刘完素提出了"六气皆从火化"，论述了火热之邪为病的广泛性，治以寒凉；而李东垣则提出"内伤脾胃，百病由生"，以脾胃的盛衰变化来概括内伤诸病的病机病理，多以温补治剂调理脾胃，升举清阳，这些都是有别于前代的新认识。

（三）金元名家的医学文化观

医家个人的不同文化思想基础对学术思想的形成有较大影响，主要是在治学方法或思维方式这个层面上对业医者个人有渗透作用，金元成就较大的医家大都具备精深的儒学修养。而除此之外，医学家本身的个性化特征也很明显，如刘河间持道家思想，张元素和李东垣的王道思想、张从正浓厚的个性化色彩，而朱丹溪更是援理学入医的典型代表。

刘河间自号通玄处士，与王冰、孙思邈一脉相承，由此可以看出他所受到的道家思想的影响。"如论气，阐发了老子的橐之论。原道，论阴阳，渊源于形神合一的精神。论水火，又应用上善若水的理论。"甚至养生、摄生等等，都从老子之学。这是刘氏学说的一大特色。张元素、李东垣二人就思想而言，是颇为一致的，他二人均自幼习儒术。张元素"八岁试童子举，二十七试经义进士"，李杲"受《论语》、《孟子》于王内翰从之，受《春秋》于冯内翰叔献"，均是正统的儒家思想。他二人都曾企盼当官，但张元素因犯庙讳落第，李东垣家中豪富，曾给他捐官，但社会环境的改变，最终迫使他同张元素一样，都以医为终生职业。他们的具体经历不同，但思想历程很相似，所以李东垣学于张元素，能完全继承张的医学理论，且青出于蓝而胜于蓝，成为易水学派的代表。张子和家世业医，自幼即读医经，他一生好读书，喜吟诗，爱饮酒，性格豪放不羁，是医中奇杰。张子和将其著作定名为《儒门事亲》，就是中国传统文化背景下儒家家国一体观在业医者思想中所打下的烙印，由此可以看出他深受儒家思想的影响。张氏崇尚经典，阐发精义，善于学习，敢于实践，识练日久，自成家法。他深入民间，疗法最多；继承仲景、河间之学，用之亦最精。他用汗、吐、下三法攻邪已病，疗效如神，的确是历史上别开生面的良医。他特立独行，剑走偏锋，汗、吐、下三法的创立与张氏本人的性格有很大关系。

以上四位名医均生活在金代北方地区，由于历史的原因，当时南宋与金国对峙，地域分割，使医学流传受到一定的束缚，形成了一种新的格局，即《宣明论方》行于北，张李之学盛行于中州，《局方》行于南。百余年后，随着政治形势的急转直下，北方医学的影响迅速南移，如河间之学，再传而为罗知悌，由知悌传诸丹溪。朱丹溪是金元四大家中最后一位，是金元医学的集大成者，更是儒医的杰出代表。

丹溪生于书香门第，家世业儒。"翁自幼好学，日记千言，稍长，从乡先生治经，为举子业，后闻许文懿公得朱子四传之学，讲道八华山，复往拜焉。益闻道德性命之说，宏深粹密，遂为专门。"他是虔诚的理学信徒，黄宗羲等人的《宋元学案》列丹溪于"北山四先生学案"，反映了他与许派传人的密切关系。理学在他的思想深处是根深蒂固的，他受理学的影响很深。

丹溪抱着"以医为吾儒格物致知一事"的目的研究医学，注重通过医学研究推进"心知"，提高自身的"认知"水平。这既不同于"上以疗君亲之疾，下以救贫贱之厄"的纯粹实用目的，也有异于"不为良相，即为良医"的以实现自我价值为中心的从医动机，更与"沦迹为医"的隐逸风度不相干。因此，丹溪也就更注重从实践，从具体的"物"中去寻求规律，去体味"知"与"道"，具有更严谨的理论态度，研究起点也就更高一些。

丹溪"乃以三家之论，去其短而用其长，又复参之以太极之理，《易》、《礼记》、《通书》、《正蒙》诸书之义，贯穿《内经》之言，以寻其指归。而谓《内经》之言火，盖与太极动而生阳，五性感动之说有合；其言阴道虚，则又与《礼记》之养阴之意同。因作《相火》及《阳有余阴不足》二论以发挥之"。丹溪所参的太极之理，来自周敦颐的《太极图说》，《相火论》中以太极之理解释君相二火的生成和性质，他从太极之理阐发医理，是进行了一番颇具匠心的改造的。丹溪将其所著之书定名为《格物致知》，即格物致知于医学之道，而格物致知的认识论是朱熹理学的中心内容之一。这样，他就成为把理学引入医学的一个先驱人物。而医学掺入义理性命之说，就从他开始，而且影响很大，医学风气为之一变，成为一位名副其实的儒医。

三、民族文化对金元医学的影响

金元时期不仅是中医学创新的时期，也是中医与其他民族医药进行广泛交流融会的重要历史时期，元朝的统一，结束了辽、宋、金、西夏的分裂局面，使国内各民族之间交流加强，促进了多民族国家的繁荣，横跨欧亚的征战，客观上加强了中国与欧亚各国各民族的交流，医药文化的交流也是其中的重要部分，医药方面采取的兼收并蓄方略促使汉、蒙、藏、回、维等国内各民族及与朝鲜、日本、东南亚诸国、印度、阿拉伯诸国的医药交流。但是元朝统治者制订的种族歧视政策，导致人民贫困，阶级矛盾日益激化，在一定程度上阻碍了中医学的发展。

（一）医学科别的变化与正骨金镞科的设立

金代的医学分为十科，其中有承宋制而来的疮肿兼书禁两科。《元史·刑法二·职制下志·第51》载"诸医人于十三科内不能精通一科者不得行医"，可知元代医学已分化为十三科，且"正骨金镞"与"疮肿"，"祝由节禁"分立而成为独立的学科。元与宋辽、金、西夏之间长期反复征战，并在以武力征服欧亚诸国的战争中也多有伤亡。对于长于骑射而积累有一定正骨和治疗金疮经验的蒙古族而言，是战争的需要促进了战伤外科的发展，正骨金镞科的独立设置显得必要而可行。

（二）少数民族医药机构的设置

《元史·志第38·百官四》记载："广惠司秩正三品，掌修制御用回回药物及和剂以疗诸宿卫及在京孤寒者。"大都上都回回药物院二，秩从五品，掌回回药事。至元二十九年（公元1292年）始置。至治二年（公元1322年）拨隶广惠司，定置达鲁花赤一员，大使二员，副使一员。于是元代设有3个阿拉伯医药机关，担任部队及平民的医疗，阿拉伯医药机构的设立，为促进中医学与其他民族医药的交流与融会奠定了基础。

（三）汉族医学与其他民族医学融合

《饮膳正要》为元代忽思慧撰。忽思慧（一译和斯辉），生卒年月不详，蒙古族（一说为元代回回人），为13～14世纪间人，元仁宗延佑二年（公元1315年）赵国公常普兰奚任徽政院使，掌管侍奉皇太后诸事。忽思慧可能是在这一年被选任饮膳太医，入侍元仁宗之母兴圣太后答己。在这期间，他与常普兰奚在食疗研究方面密切合作。后来他供职中宫，以膳医身份侍奉文宗皇后卜答失里。忽思慧长期担任宫廷饮膳太医，负责宫廷中的饮食调理、养生疗病诸事，加上他重视食疗与食补的研究与实践，因此得以有条件将元文宗以前历朝宫廷的食疗经验加以及时总结整理。正如《中国医学通史·古代卷》所评论的那样，本书"是以继承发扬前代食疗学成就为经，以广泛吸取汉族、蒙古族、回族、藏族、维吾尔族等各民族各具特色的饮食经验为纬，交织反映了当时国内各民族饮食医药文化的史实，收载了很多回族药物与方剂，以及一些来自东南亚、南亚，朝鲜等地的药物，并载有一些古代印度饮食方"。无疑，《饮膳正要》是元代一部由多民族医药成就充实发展的，以汉族医学为主体的中医学代表作之一。

伊斯兰教源于沙特阿拉伯麦加，公元 610 年，由穆罕默德（570 年～632 年）创立，为信奉安拉的宗教。该教于唐代传入中国，金元统治者提倡该教，故有大量穆斯林（伊斯兰教信徒）涌入，同时也带来了富有异域色彩的回回医药，并成为金元时期社会医疗保障的重要力量。元政府设立西域医药司、广惠司、回回药物院、回回药局等机构，引进和发展回回医药。元代陶宗仪笔记体著作《南村辍耕录》所记载的元代曲目中，有"眼药孤"、"眼药里"、"香药车"、"风流药院"等涉医曲名。"香药车"是回回人售卖香料及药物的流动货车，四处游走，兜售香料、香药、各种露剂及膏剂，常执铜铃招揽生意，如串雅之流，人称"贾胡"（胡商）。"风流药院"即回回药物院，是元代太医院下辖的掌管伊斯兰医药的部门，人员很多是来自阿拉伯、波斯等国的医药人士。这些医药杂剧应可以反映当时社会背景下回回医药参与社会医疗的状况，只可惜具体内容没有流传下来。记载金元时期回回医疗的文献，流传后世的并不多，元末出现的《回回药方》，为汉语著作，但混有大量阿拉伯文、波斯文及其译音。书中有中药，也有外来药物，以香燥之品居多。全书不涉及阴阳学说及中医学辨证体系，而是有着十分浓郁的伊斯兰医学特点，书中还涉及古希腊及古印度等传统医学。元代郡侯萨德弥所撰《瑞竹堂验方》，亦反映回回医药成果，其中的经验方多用香药海方，丰富了中药学内容。金元时期进入中国的回回药主要有两种途径，一为各国贡品，但更多的是贸易往来，尤其是元代，海外贸易频繁，大量异域商人涌入，有些商人长期在中国居住或为官，带来了异域医药文化。元代回回医官阿老丁，原为西域巨商，来华后以资财奉献，并从军，曾出任太医辽都事，参与危亦林《世医得效方》审定，签署付印过程。据考证，其为元末明初著名诗人丁鹤年（公元 1335 年～1424 年）的曾祖。丁鹤年生长于中国，幼时习儒，就读于南湖书院，好诗文，亦知医，与滑寿等名医为友，互有切磋，晚年主要生活在杭州、武昌等地。以此可知，回回中有一部分定居中国，最终融入中华民族，而传入中国的回回医药也成为中国医学的组成部分。元代，回回医药对社会医疗有较大影响。比如香药的使用无论是在宫廷还是民间均十分盛行。《元史·百官志》记载，至大元年（公元 1308 年），元廷专设御香局，官秩从五品，掌修御用诸香，可见香药的品种及用量均具有一定规模。而在民间，售卖香品、香药的流动货车更是穿行于大街小巷，贴近市井家庭，香品、香药及香露走进厅室厨房及家庭药柜。同时，讲述回回医故事的曲目丰富了人们的业余生活，并渗透到日常生活的方方面面。

四、原始宗教巫祝医疗盛行于民间

金元时期，巫祝成为民间医疗选择之一，且十分盛行。马可·波罗在其游记中描述，云南一些地区，没有真正懂医学知识的人，当地人生病时，就请巫师做法治病。虽有些言过其实，但也反映了当时巫祝的流行。金元医学分科有祝由书禁科，以符咒禳病为主，与巫术相近，故常巫祝并称。念法符咒，驱鬼捉妖，其中包括暗示疗法、心理疗法、精神疗法、催眠疗法、音乐疗法等，在特定环境下，若措施得当，也有一定的医疗作用。巫祝参与医疗活动，形式多种，如跨火盆、喊魂等。跨火之俗源于人们对烈性疫病的认识，《说文解字》曰："《释名》：疫，役也。言有鬼行役也。"疫病也称鬼疫、撞鬼，病情暴发时，患者病状相同，犹如撞鬼。因原因在鬼，故医药无效，死亡率高。民间认为，鬼畏火，于家门前置火盆，可驱鬼避害，如果鬼已附身，跨越火盆后，鬼会因惧怕火焰而逃离，从而达到保障健康的目的。后世在婚丧嫁娶时也有跨火盆习俗，总以祈福避祸为目的。喊魂疗法源于人们对人类灵魂与疾病关系的认识。人们相信，生病或死亡是因为灵魂离开人体，故请神灵沟通者通过喊魂追回离开的灵魂，使其附体，形与魂聚，则可使病体康复。比如北方各族的原始宗教萨满教，信奉灵魂不死，相信灵魂被魔鬼所掳，与身体相分离，不得返身，是致病的主要原因。族群中有人患病，多求助于萨满（男巫师）、巫妪（女巫）。他们沟通神鬼、鸣铃击鼓、绕帐歌舞、执剑疾呼，从神鬼处带回被束缚的灵魂，以疗疾去病，护卫族人。萨满治病以暗示疗法、心理疗法为主，也涉及物理疗法及药物的使用，如火灸、刺血、冰敷及单方单药等。但总体来看，金元时期的萨满治病，其治疗手段及药物的使用主要是为巫祝仪式服务的，医疗作用实在有限。金元名医也常基于这些民间习俗、信仰，因势利导，借此进行暗示疗法、心理治疗。张子和等人医案中不乏佐证。《儒门事亲·疮疖瘤肿五十一》载有以咒禁治疮疖的方法，咒语为："龙鬼流兮诸毒肿，痈疮脓血甚被痛，忘心称念大悲呪，三唾毒肿随手消。"并介绍大体念法："一气念咒三遍，望日月灯火取气一口，吹在疮肿丹瘤之上，右手在疮上虚收虚撮次，左手不动，每一气念三遍，虚收虚撮三次，百无禁忌。如用之时心正是。此法得于祖韩氏，相传一百余年，用之救人，百发百中。若不食荤酒之人，其法更灵。"充满迷信色彩，但其中的"不食荤酒"，又合医理。饮食清淡，有利于疮疖的治疗与康复。此种医、巫混用，亦医亦巫的疗法在金元医疗中并不鲜见。

第二节 "新学肇兴"的时代

"人禀天地之气生，四时之法成"，自然界的气候变化对疾病，尤其是对伤寒与温病这些"外感病"的发生与流行具有很大的影响。气象学家研究显示，中国古代的气候并非一成不变，而是在寒与暖的交替转换中不断变化。中国历史上出现了四个最寒冷的时期，分别是在公元前 100 年、公元 400 年、公元 1200 年和公元 1700 年。除了《伤寒杂病论》产生的东汉与第二个寒冷时期稍有距离外，温病脱离伤寒的金元时期与温病理论繁荣的清初正好分别处于第三与第四个寒冷时期，这正是外感热病学术发展遭遇重大变革、学术思想空前繁荣的时期，深入研究发现这不仅仅是气候变化与理论发展的巧合。

金元时期，朝代更迭较快，战争不断，社会处于连年动荡之中。公元 1115 年女真族在北方建立金国，并开始向南侵犯。公元 1125 年灭辽，占据秦岭以北地区。公元 1127 年攻陷汴梁，占领黄河流域，定都北京，迫使宋廷迁至临安（今杭州）。从此，以江淮为界，江北为金统治，江南仍为宋朝统治，即南宋。在南宋、金对峙一百余年中，战争仍不断进行。与此同时，北方又有蒙古族兴起，公元 1206 年建立蒙古汗国，公元 1234 年灭金，公元 1271 年改国号为"大元"。并在与南宋对峙四十多年后，于公元 1279 年灭南宋，建立元朝，也定都于北京。但是，将中国统一的元朝也仅仅存在了 89 年，至公元 1368 年为明所灭。

由此可见，从金国建立（公元 1115 年）到元朝灭亡（公元 1368 年）的 250 余年间，战争成为了当时主宰政治与日常生活的主旋律。而史实显示，战争的频发往往与瘟疫的发生相伴而行。据统计，宋金元时期有记载的瘟疫发生次数为 106 次，其中，仅元代 89 年间（公元 1279～1368）就发生疫病 33 次。公元 1138～1149 年间河东（山西永济）曾发生大疫，紧接着天德年间（公元 1149～1152 年）河北又发生大疫，其中以广平尤甚。而至泰和二年（公元 1202 年）四月，近于山西边界的河南济源又发生大疫，并在之后六至七年（公元 1206～1207 年）间疫情连续不断。《金史》中记载，贞祐元年（公元 1213 年）"元兵围汴，加以大疫，汴城之民，死者百余万"。并详细记载了死亡的人数："汴京大疫，凡五十日，诸门出死者九十余万人，贫不能葬者不在是数"。李杲在《内外伤辨惑论》中也记载了天兴元年（公元 1232 年）古都开封的一次疫灾："解围之后，都人之不受病者，万无一二。……每日各门所送，多者二千，少者不下一千，似此者几三月。"

同时，瘟疫的种类也在不断变化与增多，大头瘟、疙瘩瘟等新的疫病也不断出现。其中，金正隆年间（公元 1156～1160 年）杨氏《拯济方》中记载了时疫疙瘩的流行史最为具体。元人施元端《效方》引其说曰：时疫肬瘩肿毒病者，古方书论不见其说，古人无此病，故方无此说。唯正隆杨公集《拯济方》内言："自天眷皇统间生于岭北，次于太原，后于燕蓟山野村坊，颇催此患，至今不绝，互相传染，多至死亡，有不保其家者。"文中所说时疫肬瘩"古无此病，故方无此说"的说法，也与元砚坚作《东垣老人传》中记载济源流行"大头天行"病时，"医工遍阅方书，无与对供者"互相印证，说明新的瘟疫出现。

伴随着新疾病的出现，金元时期的医学发展，跨进了全面更新的重要历史时期。

刘完素的火热理论，张元素、李杲的脏腑辨证和脾胃学说，张从正的祛邪理论与汗吐下三法，以及朱震亨的泻火养阴理论，无不自成体系，辉映先后，因此后人赞誉这一时期是中医学术上"新学肇兴"的时代，而有"儒之门户分于宋，医之门户分于金元"（《四库全书总目提要》）的说法。

金元医学"新学肇兴"的原因，大致与医学实践经验的大量积累、《内经》经典医学理论指导、哲学思想的渗透影响、社会动荡等因素导致火热病骤增、人们体质普遍衰弱，以及医家勇于革新、敢于针对医界时弊进行批判等有关。

自仲景学说问世后，魏、晋、唐、宋医家积累了丰富的治疗经验，使临床医学得以不断充实发展，这是金元诸家阐发新论的重要基础，如刘完素擅用的凉膈散、双解散、天水散、防风通圣散等寒凉之剂，大抵源诸唐宋方书；又如张从正所用的催吐方，采自《伤寒论》、《千金方》、《本事方》、《万金方》、《圣济总录》等，离开了这些实践活动与经验的积累，很难设想能在理论上有所创新。

金元诸家新说的主题多围绕着《内经》的某一内容而展开。如刘完素的火热理论皆据《内经》运气学说加以阐发和演绎；张子和的祛邪理论本诸《灵枢·九针十二原》；李杲的脾胃论亦要发挥《内经》之旨；朱震亨养阴学说滥觞于《内经》有关阴气的理论。他们都曾苦心深究《内经》数年乃至数十年之久，结合临床，而后有所创新。

金元医家学说都不同程度地受到当时哲学思想的影响。如刘完素的代表作《素问玄机原病式》，即是医理与哲理的有机结合，他曾强调"易教体乎五行八卦，儒教存乎三纲五常，医教要乎五运六气，其门三，其道一"，主张"相须以用而无相失"。其著名的"主火论"，强调火多因"动"所致，显然是接受了宋儒周敦颐《太极图说》"太极动而生阳"的理论。又如朱震亨著名的"相火论"、"阳有余阴不足论"，与理学的影响密切相关。朱氏将《易传》"吉凶晦吝皆生乎动"延伸于医学，认为相火妄动则导致阴精耗泄，又在周氏《太极图说》"圣人定之以中正仁义而主静"的影响下，提出"主之以静"的摄养方法，以避免相火的妄动。再如东垣《脾胃论·省言箴》"安于淡薄，少思寡欲，省语以养气，不妄作劳以养形，虚心以维神"等告诫，则是道家清静无为思想渗透的结果。

刘、张、李、朱四家之说，都与火热病机密切相关，河间主在阐发实火，子和主在邪火，东垣主在阴火，丹溪主在相火。火热病在金元时骤增，是由当时社会因素决定的。社会动乱，战火连绵，疫病流行，疾病多从火化，刘、张、李三家主要生活在此时。朱丹溪则生活在元代后期的江南地区，与前三家所处的时代和地域大为不同，其地湿热相火为病最多，阴虚火旺的矛盾更为突出，从而促使丹溪致力于对养阴降火的研究。

除以上各因素之外，金元医家还有一个共同特点，即勇于直面当时医界时弊而进行学术批判。由北宋而到金元，随着时代的推移，病种也发生了变化，外感热病、内伤热中证等显著增多，然而不少医生依然墨守成规，习惯甚至于滥用《太平惠民和剂局方》中的温补药和香燥药，这无异是以薪益火，给病人带来了严重的危害，形成了后世所说的"温燥时弊"。刘、张等对这种现象的抨击不遗余力，认为"但依近世方论，用辛热之药……旧病转加，热证渐起，以至于死，终无所悟"（《素问玄机原病式·序》），"惟庸工误人最深，如鲧湮洪水，不知五行之道"（《儒门事亲·汗下吐三法该尽治病诠》）。他们的主火论和攻邪论都是在这种批判中逐渐形成的。同时，朱震亨更侧重于对滥用《局方》的鞭挞，《局方发挥》一书专此而发。

另外，宋、金、元朝代的兴替，为学术争鸣创造了条件。其时南宋医学基本上还是沿袭北宋旧制，变革不明显，但刘、张、李新说都是在中国北方金、元管辖的地区兴起的，他们不再受北宋旧制的束缚，思想上获得一定程度的解放，其学术创新的自由度也自然更大。刘完素所谓"五运六气有所更，世态居民有所变"、张洁古所谓"运气不齐，古今异轨，古方新病，不相能也"，正是其革新的呼声，以致终于形成了所谓"南局北宣"的局面，即河间《宣明论方》流行于北方，而《局方》依然继续于南方。元代的朱震亨，就更为旗帜鲜明地针对"自宋迄今，官府守之以为法"的《局方》流弊进行了学术批评，写下了《局方发挥》这一医学"檄方"，促使金元医学为之一变。

一、刘河间的学术思想

刘完素（公元 1120～1200 年），字守真，号通玄处士，金河间（今河北省河间县）人，人称"刘河间"，为一代名医。著有《素问玄机原病式》（简称《原病式》）、《医方精要宣明论》、《素问病机气宜保命集》、《三消论》、《内经运气要旨论》等。关于《素问病机气宜保命集》一书，李时珍《本草纲目》序例称该书为《活法机要》，认为是张洁古的著作，实则，很可能是后人将两家遗书编辑而成。完素与元素生当同时，两人又时有交往，据《金史》记载，完素病伤寒，元素往候，并替他诊脉处方，并得到完素的信任和赞誉。张元素的医学思想，在一定程度上受着刘完素的影响，如"运气不齐，古今异轨"、自制新方，以及对热性病的处理，大都取法于河间。不过完素重视火，而元素注重气；治疗上完素重在选方，元素着眼选药。

完素深研《内经》，《素问病机气宜保命集》称之为"廿有五，志在《内经》，日夜不辍"。他的学术思想得力于《内经》五运六气、病机十九条和亢害承制诸论，以及《伤寒论》和王冰、钱乙学说，并参以"水静火动"、"水善火恶"、"既济未济"等哲学理论。

河间生活的时代，北金南宋对峙了百年左右。北方统治者连年用兵，加以天灾不断，热病流行，带来了深重的灾难。在金章宗完颜璟明昌元年（公元 1190 年）以后的十年中，有历史记载的大旱有六次之多（公元 1191 年 5 月；同年秋；公元 1192 年；公元 1196 年正月至 5 月；公元 1197 年 1 月至 4 月；公元 1198 年 5 月）。又据记载，在 11 世纪中叶及 12 世纪初叶，在河北的河间、寿乐、交河一带，疫病、热病流行，死亡六千五百人左右。比完素稍晚的张从正，在《儒门事亲》中也曾记载"余亲见……是岁，瘴疠杀人，十死八九，皆火之死"，"徭役纷亢，朝戈暮战，略无少暇，内火与外火俱动"（《症非脾寒及鬼神辨》）。总之，天灾人祸，热病流行，是刘河间学术思想产生的临床实践基础。

然而在当时，《太平惠民和剂局方》仍有相当影响，时医治外感热病或内伤热证大都喜用辛温之剂。完素针对这种医界时弊，在《保命集·伤寒论》中指出："天以常火，人以常动，动则属阳，静则属阴，内外皆扰，故不可峻用辛温大热之剂。"强调对热病的治疗，"善用药者，须知寒凉之味"（《保命集·伤寒论》）。对于时医忽视理论研究，不重辨证施治，而概以《局方》统治疾病的现实，河间曾在《原病式·序》中批判曰："世人所习，皆近代方论而已，但究其末，而不求其本。"

刘完素医学理论研究的成果，主要在病机理论方面。首先他把脏腑生理、病理与运气密切联系，提出了脏腑本气及本气兴衰病变，并论述了六气致病皆从火化的机理，同时还别开生面，阐论了玄府气液宣通和亢害承制等问题。

传承刘完素之学的有穆大黄、马宗素、荆山浮屠，浮屠传之罗知悌，罗知悌传之朱丹溪，丹溪传之赵道震、赵以德、虞诚斋、戴元礼、王履、刘叔渊等人，而以朱丹溪最著。私淑完素之学的有张从正、葛雍、镏洪等，以张从正的影响最大。

（一）将病气"归于五运六气之化"

运气学说，是古代医家探讨气象运动规律的一门科学，即一般所称的五运六气。这是古人在阴阳五行学说的影响下，通过对自然界气象变化的长期观察，运用古代天文、历算等学科知识，总结出了自然界六十年一甲子气候变化特点，及其在一定程度上自然界的变化对人类生命活动的影响。运气学说，首先由王冰在注释《黄帝内经素问》中，补入了"天元纪"、"五运行"、"六微旨"、"气交变"、"五常政"、"六元正纪"、"至真要"七篇大论，使之得以流传下来。这一学说，自北宋以后，颇为盛行，正如谢利恒氏在《中国医学源流论》中所说："北宋有刘温舒者，始撰《素问入式运气论奥》三卷，而以《内经·素问》遗篇附刊其后，是为言运气者之始，沈括之徒深信之。又有寇宗奭者，撰《本草衍义》二十卷，始论及运气，此前所未有也。"北宋以后，金元时期诸医家研究医学也往往运用运气学说，如张元素著《医学启源》，则将其运用以阐发制方遣药的理论，王安道在《医经溯洄集》一书中立"亢害承制"之论，亦是从五运六气角度阐发亢害承制之理，均足以证明运气学说不仅盛行于宋，而且影响至金元及其以后。正是由于当时运气学说的盛行，因此在社会上对这一学说持有不同的认识观点，以至于有些人不能掌握其基本精神，甚至用其来推断社会的盛衰兴亡，论述人之命运等。

宋代自刘温舒《素问入式运气论奥》进献于朝廷之后，运气学说十分盛行。宋徽宗赵佶主持撰著的《圣济录》曾专论五运六气，寇宗奭的《本草衍义》、陈言的《三因极一病证方论》等著作也相当重视运气之变发病的治疗。王安石变法后，更把运气学说作为太医局考试科目之一，因此，有"不读五运六气，检遍方书何济"的说法。

河间生活的年代，对运气有三种认识，一为"运气无征，而为惑人妄说"，否定五运六气；二为"运气大道玄机，若非生而知之，则莫得学之者"，说明运气学说深奥莫测，难以学习；三为研究方法机械，固定某年某月主某气而生某病，创立六十年运气主病方。河间指谪了以上三者之非，并重视研究运气学说，以解决医疗上的实际问题。他认为"医教要乎五运六气，不知运气而求医者，无失者鲜矣"（《原病式·自序》），既肯定了运气学说，又反对机械地预算某年发为某病。

完素认为"识病之法，以其病气归于五运六气之化，明可见矣……以此推之，则识病六气阴阳虚实，几于备矣"（《原病式·自序》）。他综合《内经》人与自然密切相关的理论，运用"比物立象"的方法，解释《素问·至真要大论》病机中的五脏诸病，如"诸风掉眩，皆属肝木；诸痛痒疮，皆属心火；诸湿肿满，皆属脾土；诸气郁、病痿，皆属肺金；诸寒收引，皆属肾水"，并将其归纳为"五运主病"。对于六气致病，则总结《素问》有关论述，在病机十九条之外，增入了"诸涩枯涸，干劲皱揭，皆属于燥"一条，并将风、寒、暑、湿、燥、火诸病归结为"六气为病"。这样，他创造性地以五运主病、六气为病作为疾病分类的纲领，不但有其系统性，便于临证掌握，而且通过病机的提示，对诊断和治疗也有很大启发。可谓纲举目张，有条不紊。

河间在《内经》"天人相应"的理论指导下，认为人体是一小天地，在其内部同样也存在着类似天地间五运六气的兴衰变化，他指出人体"全备五行之理，递相济养是谓和平，交互兴衰，变乱失常，灾害由生"（《儒门事亲·三消论》），"寒、暑、燥、湿、风、火之气，应于十二经络脏腑也"（《原病式·火类》）。他不仅在《原病式》一书中，把五脏之病归于五运，并独具灼见地将人体脏腑的虚实与六气的变化相联系，提出了脏腑六气病机说，对中医学病机理论的阐发做出了重要的贡献。

刘氏根据《内经》的有关理论，参照王冰之说，指出脏腑的本气是：肺气清、肝气温、心气热、脾气湿、肾气寒。王氏的学说认为，肺气清凉、肝气温和、心气暑热、肾气寒溯，而脾气则寒热温凉之性兼有之，然而河间却主张"脾气湿"，这样就更切于"太阴湿土"的实际，故不能不说这是一个重要的阐发。河间认为，如果脏腑一有虚实，则其相应的本气亦随之而变，本气虚表现为相反之属性，本气实表现为过甚的属性。如肺本清，虚则温；肝本温，虚则清；心本热，虚则寒；脾本湿，虚则燥，肾本寒，虚则热。值得注意的是，他所说的温、清、寒、热、燥、湿之六气，不是外感六淫之邪气，而是指与脏腑虚实密切相关的人体内生六气，它的变化是脏腑生理、病理变化的结果。然而，刘氏更重视自然界气候与脏腑本气之间的相互关系，因此，他在《原病式·热类》中又指出："一身之气，皆随四时五运六气兴衰而无相反矣。"

人体内生六气的变化，决定了脏腑病变的证候反映，刘氏在分析脾胃病理变化时指出："脾胃土湿也，湿气自甚，则为积饮、痞满或为肿满，以药燥去其湿，是谓泻其脾胃之本也；或病燥热太甚，而脾胃干涸，或消渴者，土湿之气衰也。"说明润湿之气为脾土本气，实则湿邪甚；虚则津液枯，从而产生上述诸证。在治疗上，对脾土本气过甚者，应以温燥之药除其湿，以泻其脾土过甚之气；对脾土本气虚衰者，应以寒药补阴润燥，以补脾土虚衰之气。总之，认为治脾土之病，应以"补泻脾胃之本，燥其湿则为泻，润其燥则为补"为原则（《原病式·湿类》）。

脏腑本气的兴衰，除引起本脏的病变之外，同时也可以因脏腑六气之间的相干，影响他脏产生病变。河间指出"脏腑不必本气兴衰而能为病，六气互相干而病也"（《三消论》）。如他对中风一证的病机分析时曾说："中风偏枯者，由心火暴甚，而水衰不能制之，则火能克金，金不能克木，则肝木自甚而甚于火热，则卒暴僵仆。"河间脏腑六气病机学说，主要说明每一脏腑各有其特殊性，这为后世医家研究人体生理与病理变化奠定了重要的认识基础。

（二）提出"六气皆从火化"

在河间时代，热性病流行，医者多用辛温之法，轻者虽然偶中，重者则难于收效而多变证。他通过长期医疗实践，在《原病式·热类》中指出："依近世方论用辛热之药，病之微者虽或误中，能令郁结开通，气液宣行，流湿润燥，热散气和而愈；其或势甚而郁结不能开通者，旧病转加，热证渐起，以至于死。"为此，他根据热性病的多发情况，从理论上进一步探讨，认为"五运"中，其他各一，惟火有二（即君火、相火）；"六气"之中，其他各一，火亦有二（热为君火之气、火为相火之气），于是得出了火热之气多于其他各气的观点。在研究火热与其他各气的关系时，他受《素问》运气学说"气化"理论中的"同化"、"兼化"概念启发，得出风寒燥湿之气均可与火热之气"同化"或"兼化"而致病，从而把《内经》病机十九条火热病证的范围加以扩大，由原来的十五种推衍为五十六种；其他病变也由原来的六种，推衍为二十五种，而这二十五种中属于风、湿、燥的十五种，他又认为大都属于热。这样，在病变的总数中，除十种属寒以外，其他约百分之八十的病变都属于火热，这为他的"主火"学说提供了充分的理论依据。刘氏学说的具体论点主要有"六气皆从火化"、"五志过极皆为热甚"及有关伤寒病机方面的"六经传受皆为热证"。凡此，对后世的热病论治具有较大影响。

"六气皆从火化"，河间认为在六气之中，火热与风、寒、燥、湿往往相兼为病。同时，风、寒、燥、湿六气的后期转归多属于火热。对此情况，河间是借"同化"、"兼化"的概念来阐明的：

（1）火热与风的同化：风木能生火，故风能化同于火热；风火皆属阳，其性相同，故多兼化。

（2）火热与湿的同化：湿邪久郁不得宣化，在一定条件下，可以化为火热，谓"积湿成热"；火热与湿，性虽各异，但湿热亦多相兼化。

（3）火热与燥的同化：燥则液干，水乏则热炽，"燥万物者莫熯乎火"，故燥易化而为火热；"水流湿，火就燥"，燥火同为阳邪，故多兼化为病。

（4）火热与寒的同化：寒热虽性属殊异，但如寒邪闭郁，阳气不能宣散，往往转化为内热之症；寒热之邪亦可相兼为病。

综上所述，火热常可与其他各气"同化"、"兼化"。但必须指出，刘氏的"同化"、"兼化"概念十分广泛，不仅仅包括上述内容，如火热亦能转化为其他诸气。以风热言，刘氏明确指出"风本生于热，以热为本，以风为标，凡言风者热也"（《保命集·中风论》）。以湿热言，认为"湿病本不自生，因于火热沸郁，水液不能宣通，即停滞而生水湿也"（《宣明论·水湿门》）。以燥热言，河间说"热能耗液"（《宣明论·消渴论》）而成燥。因此，后人所称河间的"六气皆从火化"，其内容当然是火热病能兼诸气，诸气为病又都能同化转归火热，同时火热又能衍生诸气。

（三）"五志过极皆为热甚"

在内伤杂病方面，河间十分重视情志过亢所致的热证，认为"五脏之志者，怒、喜、悲、思、恐也。若志过度则劳，劳则伤本脏，凡五志所伤皆热也"（《原病式·热类》）。情志过极则热的机理是动躁过极所致，所谓"情之所伤，则皆属火热，所谓阳动阴静，故劳则躁不宁，静则清平"（《原病式·热类》）。完素在《原病式》中将惊、躁扰、狂越、妄谵、郁等证均列为火热之变。如中风病亦主于火热，认为是"将息失宜而心火暴甚，肾水虚衰不能制之，则阴虚阳实而热气怫郁，心神昏冒，筋骨不用，而猝倒无所知"（《保命集·中风论》）。在论述"五志过极皆为热甚"的同时，刘氏联系了心火和肾水之间的关系，认为以水火言之，水静火动，静则平，动则乱；润万物者莫润于水，燥万物者莫熯于火。以心肾而言，心属火，肾属水，诸所动乱劳伤，以为阳火之化。一水不能制五志之火，所以心火易旺，肾水易衰，治疗时重视"养肾水，胜心火"。河间从情志角度探讨内伤火热病证，这是很有创见的。

（四）阐发"亢害承制"

《内经》有"亢害承制"之论，《素问·六微旨大论》曰："亢则害，承乃制。制则生化，外列盛衰；害则败乱，生化大病。"说明在自然界和物类生存的过程中，普遍存在着生化和制约的现象，从而保证诸事物及其相互之间的相对平衡；如果某一方面发展过亢或不及，使这种平衡关系遭到破坏，就会产生一系列的变乱，《内经》称之为"亢害承制"，并认为人体的整个生命过程中也同样存在着这种情况。近代学者竺可桢也指出："大自然中各种因素的相互制约、互相为用是有一定规律的，违背这一规律，就会使大自然走下坡路，我们必须掌握大自然的规律，适应这一规律改造自然。"由于这种互相制约、相互为用的运动规律而达到"生态平衡"，所以"承制"之说也可理解为自然调节机制，包括人体的自我调节。

刘河间对运气中的亢害承制理论有精深的研究和独到的见解，并以此来解释人体病理变化中本质与现象的内在联系。他认为脏腑六气亢盛到一定程度时，可出现一种特殊的病理现象。所谓"五行之理，微则当其本化"，甚则呈露"胜己之化"的假象。他在《保命集·序》中说："木极似金，金极似火，火极似水，水极似土，土极似木，故《经》曰：亢则害，承乃制，谓己亢过极，则反似胜己之化也。"例如，"诸痉刚强，亢则害，承乃制，故湿过极则反兼风化制之。然兼化者假象，而实非风也"（《原病式·湿类》）；譬如恶寒战栗是寒病的本质，但热气过甚，反而出现寒战振栗等假寒症状，这就是"火极反兼水化制之"的现象。河间告诫人们，对于这种"胜己之化"所致的虚假病理现象，不可"认似作是，以阳为阴"，在治疗上应当泻其过亢之气，以治其本，不能被假象迷惑而误治其兼化。他明确指出"不明标本，但随兼化之虚妄为治，反助其病而害于生命多矣"（《保命集·病机论》）。完素的这些阐发，不仅对病理变化的论证和对病候疑似真假做了深刻的分析，而且对正确诊断与治疗很有启示。

（五）创立"玄府气液宣通"说

刘河间在研究病机的时候，以《素问》"玄府"之说和升降出入理论为基础，创立了具有卓识的"玄府气液宣通"说。《素问·水热穴论》谓"所谓玄府者，汗空也"，而完素认为"玄府"不仅仅专指汗空而言，且不惟独具于人，他认为"玄府者，无物不有，人之脏腑、皮毛、肌肉、筋膜、骨骼、爪牙，至于世之万物皆有之，乃气出入升降之道路门户也"，又说是"气液出行之腠道纹理"（《三消论》）。可见刘氏对"玄府"的认识已超越《内经》所述的汗空概念，即将人体各种组织的腠理统称为"玄府"，并明确地指出了"玄府"为气液运行的通道。同时，他还认为"玄府气液宣通"与"神机出入"有密切关系，如果"气血宣行"，则"其中神自清利而应机能为用"，若"玄府"郁结，则"气血不能宣通，神无所用而不遂其机"（《原病式·热类》）。因此，人体脏腑器官的各种生理、病理现象，都与"玄府"气液宣通与否，以及神机的作用密切关连。这是河间对人体生理、病理的独特见解。

河间认为导致"玄府"闭塞的原因，主要是由于热气怫郁。在《原病式》中，说"热甚则腠理闭塞而郁结也"，并例举阳热怫郁之证有二十多种，如郁结、痞塞、肿满、泻痢、带下、淋闭、遗尿、结核、喉闭、耳聋、目盲、中风及热厥等。除热气怫郁以外，因寒冷而腠理闭塞，也可影响气液宣通而致病。他还认为"寒伤皮毛则腠理闭密，阳气怫郁不能通畅而为热也"，但这在河间学说中是相对次要的。

对于"玄府"闭塞，气液不通的治疗，河间重在开发郁结。他认为"所谓结者，怫郁而气液不能宣通也"，故用药当"以辛散结"，"令郁结开通气液宣行"。但由于河间所论重在热气怫郁，因此，他所主用的方药，是辛苦寒药，而并非辛甘温药。

"玄府气液宣通"之说，是河间病机学说的一个组成部分，其要旨在于研究与论述人体精气在幽微难见的"玄府"中运行的情况。这一思想虽然受到当时条件的限制，未能进一步深化，但明代医家楼英盛赞完素此说，并作了新的补充，认为"玄府"闭塞，固然足至气液不通，但气血虚弱也使"玄府无以出入升降"（《医学纲目·肝胆部》），楼氏之说可谓有功于河间。刘完素的这一精湛学说，充实了中医学的病机理论，且具有相当重要的临床价值。

如上所述，河间关于"六气皆从火化"、"五志过极皆为热甚"、"亢害承制"、"玄府气液宣通"及伤寒"六经传受皆为热证"等论点，始终围绕着火热病论说，因此，后人对河间学说遂有"主火派"之称。

虽然，河间十分重视火热病证的治疗，以善用寒凉著称，但在临证中又非常重视辨证，合理用药。他指出"大凡治病必求所在……中外脏腑经络皆然。病气热则除其热，寒则退其寒，六气同法，泻实补虚，除邪养正，平则守常，医之道也"（《原病式·火类》），由此可见其学术思想之纯正。

河间学说对纠正时医轻视理论，忽视辨证，以及滥用《局方》的不良倾向起有重要的作用。他的《宣明论》方流行于北部，而在南宋仍然以使用《局方》为主，因而造成了所谓"南局北宣"的情况，这也可见其影响力之巨大。

刘完素对火热病机的研究，包括外感和内伤，他在学术史上的重大贡献是促进了中医学病机学说的发展，亦唤起了人们对于热性病论治的重视。值得注意的是，刘河间能理论结合实践，独创新说，开金元时期各家争鸣的先河，活跃了当时医界的气氛，为金元时期各家学说的别树一帜创造了条件，后人说"张洁古、刘守真、张子和、李明之四人者作，医道于是乎中兴"（《华笑杂笔》引《王祎忠文集》）。

在当时，亲炙河间之学的有穆大黄、马宗素、荆山浮屠。浮屠传罗知悌，知悌再传朱震亨。私淑完素之学的有张从正、葛雍、镏洪及麻九畴、常德、李子范等，这便是后代所称的"河间学派"。嗣后，张从正的攻邪学说和丹溪学派均发展了河间学术，另辟蹊径，自成一派。

还应注意的是，早在元代，由于刘河间和张洁古的学术影响，在医学界产生了不同的流派，其用药各有偏主，元代学者许衡《鲁斋集·论梁宽甫病证书》说："近世诸医，有主易州张氏者，有主河间刘氏者。张氏用药，依准四时阴阳而增损之，正《内经》四气调神之义，医而不知，此妄行也。刘氏用药，务在推陈致新，不使少有怫郁，正造化新新不停之义，医而不知，此无术也！然而主张氏者或未尽张氏之妙，则眩瞑之剂终不敢投，至失几后时而不救者多矣；主刘氏者或未悉刘氏之蕴，则劫效目前，阴损正气，贻祸于后日者多矣。能用二家之长而无二家之弊，则治庶几乎。"从中可见，当时人往往偏主一家之法，因而产生了一些弊端，故许氏主张合二家长而无弊。这种情况，在学术发展史上几乎代有出现。

此外，客观评价刘完素的学术思想时，应当注意到，其虽然阐发火热论，但并非唯寒凉攻邪论者。其重视火热病机，并不忽略其他邪气为病，故其论治疾病仍以辨证论治为原则。至于虚寒病证，刘氏亦常用温补祛寒之剂，若地黄饮子的创立即是明证。此外，在《宣明论方》一书的"补养门"中，就有双芝丸、内固丹、大补丸、水中金丹、丁香附子散等，方中所用诸如附子、沉香、肉苁蓉、菟丝子、茴香、巴戟等，均属温燥之品。可见，称刘完素为"寒凉派"的代表医家，仅仅说明其对火热病证有独到的认识和治疗经验，而不能依此得出刘氏治病仅用寒凉的不恰当结论。

二、张元素的学术思想

张元素，字洁古，金代易州（今河北省易水县）人。与刘完素同时而年辈略晚，其生卒不详。据《金史》记载："元素八岁试童子举，二十七岁试经义进士，犯庙讳不第，乃去学医。"业医之后，因与完素治病，获得佳效，而名动医林。

洁古精究《内经》，师法仲景，曾谓"仲景药为万世法，号群方之祖，治杂病若神。后之医家宗《内经》法，学仲景心，可以为师矣"（《内外伤辨惑论·临病制方》）。他还汲取王叔和、孙思邈、钱仲阳及《中藏经》之说，并受到河间学说的一定影响。

张氏平生著作甚丰，相传有《医方》三十卷、《药注难经》、《洁古家珍》、《洁古本草》、《医学启源》、《珍珠囊》、《脏腑标本虚实寒热用药式》、《产育保生方》、《补阙钱氏方》等，但多已早佚，现仅存《医学启源》、《珍珠囊》、《脏腑标本虚实寒热用药式》三书。在《病机气宜保命集》中，也载有洁古医学的不少内容。

元素以前人学说为基础，在脏腑辨证、制方遣药等方面，总结有自己系统的理论。他重视改革，提出"运气不齐，古今异轨，古方新病，不相能也"（《金史·本传》），这种思想主导着他的医学研究和临床实践，开创了金元时代的"易州张氏之学"。继承其学者有其子张璧及其弟子李杲、王好古和罗天益诸家，他们都能弘扬师说，各有创见，后人以"易水学派"称之。

（一）脏腑辨证论

中医学脏腑辨证之说，滥觞于《灵枢》的"邪气脏腑病形"、"经脉"、"本藏"等篇。

在张仲景《金匮要略》中也多采用脏腑辨证。此后，《中藏经》以脏腑虚实寒热辨证，渐成体系。唐代孙思邈《千金要方》亦列脏腑虚实病证，宋代钱乙《小儿药证直诀》同样以寒热虚实分析五脏病变，然而《中藏》失之于略，《千金》失之于泛。张元素则根据《内经》要旨，并撷取前人精华，结合自己数十年临床经验，构成了他的脏腑辨证说，其内容较之以前诸说更为全面，并有所提高。

张氏以《内经》中散在的关于脏腑的相关论述为理论依据，博采前贤之论结合实际经验从理、法、方、药四方面详加论述，建立较完备的脏腑辨证论治体系。张氏借助于五行学说为人体划分了以五脏为中心的五大功能体系，阐明五脏与六腑、经脉、五运六气的配属关系，表明各自的生理功能特点和属性，为后面进一步论述病证、病机、治则、方药作了理论上的铺垫，几乎所有内容都是在这个框架内阐述的。

在阐述各脏腑疾病的病因、病机时，引述《内经》病机十九条等五运六气为病与脏腑关系的原文。继则引刘完素《原病式》之说用五行生克制化解释五运之病并阐释六淫为病与脏腑的关系，进而概括了各脏腑病因病机特点。刘完素的"气化"、亢害承制理论强调了六气为病相互转化，丰富了中医病理学说，很多证候如"湿证""火证""风证"和"寒邪化火""热极生风"等病理转变的概念就是由此逐渐形成的。其亢害承制理论还以五行生克制化说解释五脏为病时互相制约影响的关系，完备了自《内经》至《中藏经》以来在这方面的认识。由此，"生克制化"说被广泛地运用于五脏病变，"水不涵木"、"木火刑金"、"肝木克土"等病机概念也逐渐形成。

对于脏腑的病变，元素以脏腑生理特点为基础，根据脏腑本气及经络循行部位，结合寒热虚实进行辨证。他把脏腑病分为"本病""标病"，并且还有虚、实、寒、热、"是动病"、"所生病"等区别。

对脏腑病的治疗，从补虚、泻实、温寒、清热等方面提出代表性药物和方剂。例如，肝苦急、急食甘以缓之，甘草。肝欲散者，急食辛以散之，川芎。补以细辛之辛，泻以白芍药之酸。肝虚，以陈皮、生姜之类补之。经曰：虚则补其母。水能生木，水乃肝之母也，若以补肾，熟地、黄柏是也。如无它证，惟不足，钱氏地黄丸补之。实则芍药泻之，如无它证，钱氏泻青丸主之，实则泻其子，心乃肝之子，以甘草泻之。

这些治则，基本上取法于《素问·藏气法时论》，并结合其医疗实践具体列举各种代表性方药。这样既有理论，也有经验，不繁不简，自成体系，不仅在当时具有重要的指导意义，即于现在临床，仍是极有参考价值的。

《脏腑标本虚实寒热用药式》亦称《脏腑虚实标本用药式》，乃根据脏腑的本病和标病，识其寒热虚实而分别用药。对各种脏腑病的治疗，除"实者泻其子，虚则补其母"的原则和用药外，还有其他各种具体用法。如以脾胃为例：

1. 胃

泻实：泻湿热，大黄、芒硝；消饮食，巴豆、神曲、楂肉、阿魏、硇砂、郁金、山棱、轻粉。

补虚：化湿热，苍术、白术、半夏、茯苓、橘皮、生姜；散寒湿，干姜、附子、草果、官桂、丁香、肉果、人参、黄芪。

清本热（降火）：石膏、地黄、犀角、黄连。

解标热（解肌）：升麻、葛根、豆豉。

2. 脾

泻实：泻子，诃子、防风、桑皮、葶苈；涌吐，豆豉、栀子、萝卜子、常山、瓜蒂、郁金、虀汁、藜芦、苦参、赤小豆、盐汤、苦茶；泻下，大黄、芒硝、礞石、大戟、续随子、芫花、甘遂。

补土：补母，桂心、茯苓；补气，人参、黄芪、升麻、葛根、甘草、陈皮、藿香、葳蕤、砂仁、木香、扁豆；补血，白术、苍术、白芍药、胶饴、大枣、干姜、木瓜、乌梅、蜂蜜。

除本湿：燥中宫，白术、苍术、橘皮、半夏、吴茱萸、南星、草豆蔻、白芥子；洁净府，木通、赤茯苓、猪苓、藿香。

渗标湿：开鬼门，葛根、苍术、麻黄、独活。洁古的用药式，不但能执简驭繁地掌握药物效用，并可举一反三，应变无穷，开拓临床处方用药的思路，从而给后人以不少便利。如明代李时珍也十分重视其说，并将之采录于《本草纲目》中。

（二）遣药制方法

张元素对药物性能亦有深入研究，其注重药物的气味厚薄、升降浮沉的异同及其辨证关系，制定了药类法象，并结合五行之说，将常用药品分为风升生、热浮长、湿化成、燥降收、寒沉藏五类。其中"风升生"所指风药并非一般所认为的仅具有发散解表功效的药物，意指药物气温，其性上行，又味薄则通，犹如春气之上升，提升阳气，祛除风邪一类的药物。而在张元素总结的与太阳经有关的药物中，如"除上焦风邪之仙药"的防风，"手足太阳经风药"的羌活，"去太阳之风"的威灵仙，"治太阳头痛，……散风邪之药"的蔓荆子，恰好都在《证类本草》中"疗风通用"项下，进一步印证了古代医家借助本草学中"诸病通用药"建立药物归经逻辑论证体系，并明确将其作为总结中药归经的又一途径。

张元素把常用诸药分为五类，即：

风升生：如防风、羌活、升麻、柴胡、葛根、川芎、蔓荆子、天麻之类。

热浮长：如黑附子、干姜、肉桂、桂枝、丁香、吴茱萸之类。

湿化成：如黄芪、人参、甘草、当归、熟地黄之类。

燥降收：如泽泻、茯苓、滑石、车前子、桑白皮、枳壳之类。

寒沉藏：如大黄、黄柏、黄芩、黄连、石膏之类。从气味厚薄论升降浮沉，并结合五行之性作药物分类，这是张氏之创见，后来李杲等均依此用药。

张元素论药物的补泻作用，除了在《用药式》中的补气、补血概念外，还据《素问·藏气法时论》提出了随其脏腑的苦欲特性为补泻，即"所欲为补，所苦为泻"。他认为，凡药之五味，随五脏所入而为补泻，亦不过因其性而调之。同时，他还将钱乙的地黄丸、泻青丸及安神丸、泻心汤、导赤散、益黄散、泻黄散、泻白散、阿胶散等方选为五脏补泻的典型方剂。足见他重视药物性味与五脏之间的密切关系。其所论述，可为后世师法。

张氏重视脏腑辨证，并将脏腑与经络密切结合，故在临证遣药时，在前人之说的基础上发明了药物归经说，使药物专入其经而疗效更著。此外，张氏还认为制方宜注意"引经报使"，若药有向导，则其力可专。

洁古制方遣药，不仅阐发《素问》气味之理，而且还每参以五运六气之说，他根据《素问·至真要大论》六气之邪内淫而病的治疗原则制方。列为：

风制法：风淫于内，治以辛凉，佐以苦辛，以甘缓之，以辛散之。

暑制法：热淫于内，治以咸寒，佐以甘苦，以酸收之，以苦发之。

湿制法：湿淫于内，治以苦热，佐以咸淡，以苦燥之，以淡泄之。

燥制法：燥淫于内，治以苦温，佐以甘辛，以辛润之，以苦泻之。

寒制法：寒淫于内，治以甘热，佐以苦辛，以辛散之，以苦坚之。并列举当归拈痛汤、天麻半夏汤等进行了详细分析，启示后学。

他还认为，四季气候不同，用药应有所侧重，如《珍珠囊·四时用药法》说："春，防风、升麻；夏，黄芩、知母、白芍；秋，泽泻、茯苓；冬，桂、桂枝。"四时用药之法对李杲用药很有影响。

洁古在"古方新病，甚不相宜"的指导思想下，根据上述制方原则，曾创制了不少新方，如九味羌活汤、枳实丸、门冬饮子、天麻丸等，广泛流传于后世。

尽管张元素的许多发挥难免有主观臆测、牵强附会之处，如他的归经学说在后世亦多异议，他对药物性能的一些新说也有不切实用之处，但从总的精神来看，张氏的学说与这一时期医学基本理论的新发展是相适应的，而且许多内容还是以长期的临床实践为基础的。

（三）重视扶养脾胃

洁古论治脏腑病，尤为重视脾胃。他以前人学说为基础，进行精辟论述。首先，他认为"脾者土也……消磨五谷，寄在胸中，养于四旁"，"胃者，脾之腑也……人之根本。胃气壮则五脏六腑皆壮也"（《医学启源·五脏六腑除心包络十一经脉证法》），并指出"五脏更相平也，一脏不平，所胜平之，此之谓也。故云：安谷则昌，绝谷则亡，水去则荣散，谷消则卫亡，荣散卫亡，神无所居。又仲景云：水入于经，其血乃成，谷入于胃，脉道乃行。故血不可不养，卫不可不温，血温气和，营卫乃行"（《医学启源·用药备旨》）。说明了脾胃在五脏中的地位及温养脾胃的重要意义。

凡脾土虚弱，洁古用药分补母、补气、补血。补母如桂心、茯苓之类；补气如人参、黄芪、甘草、陈皮、升麻、葛根等品；补血如白芍药、白术、大枣、木瓜、蜂蜜、胶饴、乌梅之属。这不仅是东垣治疗脾胃内伤病立方用药所本，而且对后人论治脾胃阴阳诸不足证有很大启发。

张元素的治疗思想注重内因，曾认为"养正积自除"（《内外伤辨惑论》）。所以，对于胃气虚弱而饮食不消者，告诫"不可用峻利食药"（《内外伤辨惑论》）。他所指的峻利食药，实际上是指攻积峻药，故说："峻利药必有情性，病去之后，脾胃安得不损乎？脾胃既损，是真气元气败坏，促人之寿。"此外，治老幼虚弱脾胃不足，饮食不消之证，他变仲景积术汤为枳实丸，"先补其虚，而后化其所伤"。枳实丸以补养胃气为主，使胃气强实而不致内伤，体现了洁古重视扶养脾胃的学术思想，这对李东垣、罗天益的治疗思想和用药方法均有重要影响。

张元素与河间生当同时，又有过往，医学思想也互相交流。张元素的学术观点在一定程度上受河间的影响。如元素认为"运气不齐，古今异轨"而自制新方，以及对热性病的处理，亦大都取法河间。尤其是《医学启源》卷中的一部分，全属《原病式》之节录，足证他明显地接受了河间的学术思想。同时，洁古的"脏腑病机学说"还受河间学说一定的影响。因为河间的"六气病机学说"虽则论述了四时六气，但更重要的是发明了脏腑内在六气的病机问题。所以"六气病机学说"实质上也包括了脏腑病机问题。

同时，张洁古对运气也很有研究，他还采纳了完素著作中的"天地六位藏象"说，这更足以证实河间脏腑六气病机学说对元素的影响。此外，洁古特别重视去"脏腑之火"，并列举各脏腑去火专药。于此，显见河间与易水之间的学术关系既有区别又有联系，惟河间注重选方，而洁古重在用药。

综上所述，张元素在脏腑辨证、创制药物升降浮沉，以及归经、制方等方面取得了很大的成就，这对中医学术的发展有着重要和深远的影响。他所提出的"养正积自除"的治疗思想，在临床上有很大指导意义；其扶养脾胃的方法，为后世脾胃学说的圭臬。在金元时代，张元素的学术足堪与河间媲美，李时珍称其"大扬医理，《灵》《素》之下，一人而已"，也说明张元素对于中医学术的发展有着重大的贡献。

三、张从正的学术思想

张从正（约公元 1156～1228 年），字子和，号戴人，金代睢州考城（今河南兰考县）人。张氏学宗《内经》、《难经》、《伤寒论》，私淑刘完素，对发病机理持有精辟的见解，治病善奇中，擅用汗、吐、下三法，对祛邪学说的发展做出卓越贡献。据记载，张氏曾召至太医院，因不惯于"马前唱诺"、"迎送长吏"而辞职归里。《儒门事亲》一书，由张氏与麻知几、常仲明等合作写成，反映了其极其精湛的医学思想和治病经验。传张从正之学者，有麻九畴、常德、李子范等。

（一）张从正的祛邪学说

从医学发展情况来看，自唐宋以还，医界治病逐渐侧重于药物补虚，不少医者常常片面理解《内经》"邪之所凑，其气必虚"义而嗜补成风，有的甚至专以补药来讨好病人，作为渔利的手段。张从正在《儒门事亲·汗吐下三法该尽治病诠》中一针见血地指出了这种现象："夫补者人所喜，攻者人所恶，医者与其逆病人之心而不见用，不若顺病人之心而获利也。"

张从正目睹时弊，精心研究《内经》、《伤寒论》等著作，结合自己长时期医疗实践中的心得体会，提出一整套侧重于攻邪的独特的理法方药，后人奉为"攻邪学说"之圭臬，对纠偏补弊起有积极作用。

在病因方面，他重视邪气，指出"病之一物，非人身素有之，或自外而入，或由内而生，皆邪气也。邪气加诸身，速攻之可也，速去之可也"（《儒门事亲·汗吐下三法该尽治病诠》），强调邪气是致病的根本原因，而迅速清除邪气则是治病的首要任务。这个观点与《内经》"邪之所凑，其气必虚"说并不矛盾。张氏认为，绝大多数疾病以邪气为主要矛盾，此时一味投补，无异资粮助寇，"鲦浬洪水"，非徒无益，适足致害，故主张"先论攻邪，邪去而元气自复也"（《儒门事亲·汗吐下三法该尽治病诠》），这一观点切中时弊。

（二）发展汗、吐、下三法

汗法，为八法之一，是通过开泄腠理，调和营卫，发汗祛邪，以解除表邪的治法。《内经》对汗法的形成奠定了理论基础，《素问·阴阳别论》将汗法的病机概括为阳加于阴谓之汗。《素问·阴阳应象大论》曰："其有邪者，渍形以为汗。其在皮者，汗而发之。"张仲景继承《内经》的理论，提出了脉浮者，病在表，可发汗。张仲景将汗法主要用于六经之首太阳经病及水气病等杂病，将汗法在辨证论治的基础上形成了理法方药的辨证体系。张子和在继承《内经》及仲景汗法基础上，进一步发展了此法。张子和在《儒门事亲·凡在表者皆可汗式》中曰："风寒暑湿之气，人之皮肤之间而未深，欲速去之，莫如发汗。张子和丰富了汗法的内容，他提出"世俗唯温热为汗药，岂知寒凉亦能汗"。此外，他认为"灸、蒸、熏、洗、爽、烙、针刺、泛射、导引、按摩，凡解表者，皆汗法也"。

　　吐法是通过药物或其他方法催吐，使停留在咽喉、胸膈、胃脘等上焦部位的痰涎、宿食从口中排出的一种治法。《素问·阴阳应象大论》曰"其高者，因而越之"，首次提出吐法的应用原则，《素问·至真要大论》曰"酸苦涌泄为阴，咸味涌泄为阴"，为吐法临床用药奠定了理论基础。张仲景继承发扬了《内经》理论，首次立下吐方瓜蒂散，并提出可吐、可不吐的标准及吐法的宜忌，并用吐法治疗宿食痰提在上焦或有上越之势的杂病。唐宋以来，《千金方》《普济本事方》等记载了水导丸、酒疸丸、藜芦丸、稀涎散等吐方的应用，丰富了吐法。张子和有感于"今人不得此法，遂废而不行"，借鉴古人的经验，结合自己的临床实践，对吐法的理法方药、应用、宜忌等进行了进一步深入系统的研究，亦不局限于药物催吐，他如"引涎、漉涕、嚏气、追泪，凡上行者皆吐法也"。张子和推崇吐法，认为涌吐一门，方药虽简，而法不可废，然而张子和《儒门事亲》中又曰："夫吐者，人之所畏。且顺而下之尚犹不乐，次递而上之，不悦者多矣。"故吐法的发展也受到一定的约束。

　　下法，指应用具有泻下作用的方药，荡涤肠胃以祛除里邪的治疗方法，是临床治疗的重要手段。《素问·阴阳应象大论》曰："其下者，引而竭之，中满者，泻之于内。"为下法奠定了理论基础。汉末，张仲景首次将下法理论与实践相结合，对下法的适用、禁忌及理法方药做了系统的论述。《伤寒论》中下法应用于阳明腑实证，《金匮要略》中用下法治疗的杂病有腹满寒疝、宿食病、脾约、水气、痰饮、下利等。金元时期，倡导火热论的医家刘完素将下法应用于温热病的治疗。同时期的张子和秉古承新，提出"催生下乳、磨积逐水、破经泄气，凡下行者皆下法也"，并认为下法的机理为"下者，推陈致新也"。

　　张从正擅用汗、吐、下三法来清除病邪，《金史·本传》云："古传有汗、吐、下三法……世传黄帝、岐伯所为书也。从正用之最精，号子和汗、下、吐法。"张氏将三法娴熟地应用于临床，常常出奇制胜，治愈顽疾。如用涌吐之剂和麻黄，治愈飧泄米谷不消（《儒门事亲·风形·飧泄》）；用舟车丸、浚川散通下，然后食粥"温养调胃"，又以活血当归丸、人参柴胡散、五苓散、木香白术散等，治愈虚劳寝汗，面色青黄，膝下冷痛、腹中躁热之证（《儒门事亲·热形·虚劳》）。

　　张氏认为此证虽似"虚劳"，实属"肺痹"，由心火郁郁，肠腑积滞引起，故径投峻猛的攻逐之剂，邪泄火降，收到佳效。从正善用攻法来达到除病复元的目的，这是他与当时庸医治病的重要分歧点。对《内经》"二阳之病发心脾，有不得隐曲，女子不月"的理解，一般都认为须疏肝调养，而从正则据王冰的观点而加以发挥，认为病本在二阳胃肠，而阳明以通为顺，故亦用攻邪之法治之。他辩证地认为用以治疗"大积、大聚、大秘、大涸、大坚"的攻下之药，乃是真正的补药，所谓"不补之中，有真补存焉"。其名言如"陈荦去而肠胃洁，癥痕尽而营卫昌"、"损有余乃所以补其不足"等，无不都包含着朴素的辩证法思想。从正这些精湛的学验，颇得有识之士的赞赏，《金史·本传》也有正确的评价，谓："精于医，贯穿《素》、《难》之学，其法宗刘守真，用药多寒凉，然起疾救死多取效。"但由于张氏的学术每与世俗之见相左，故在当时也招来不少非议和诟病。更由于医者多自诩"王道"，世人仍多喜补而畏攻，致使从正之学在后世亦未能大盛，得其精髓而能收效于临床者为数甚少。贤明如朱震亨在读从正书后亦说"攻击宜详审，正气须保护"，他善用倒仓法，并将东垣补中益气汤等服后探吐，寓攻补之法于一，实把从正学术的棱角，在潜移默化中磨去不少。

（三）提倡食疗补虚

张从正不仅长于攻邪，且善于补虚，但与一般的以药物滋补大相径庭。他说，"余尝用补法，必视病人之可补者，然后补之"，并谓"养生当论食补，治病当论药攻"，强调用食物补虚。由于各种药物（包括补药）无不具有一定的毒性，久服之后毒气积聚而成为"药邪"，严重地影响着人体的健康，所谓"凡药有毒也，非止大毒、小毒谓之毒，虽甘草、人参不可不谓之毒，久服必有偏胜，气增而久，夭之由也"（《儒门事亲·推原补法病害非轻说》）。张氏据《内经》之旨，以谷、肉、果、菜之味补益精气，他许多宝贵的食补经验，为清名医魏玉璜所竭力推崇，"子和之持论如此，岂放手攻泻而不顾元气者哉？第其用补，专重饮食调摄而不持药饵，故万全无弊，而亦无可举之功，其书具在，惟好学深思之士能通其意耳"（《续名医类案》）。魏氏之评可谓得从正学术之三昧者。据此，则知后人有评从正学术长于攻邪，绌于补虚，显然是不全面的。

（四）推崇情志疗法

情志由《内经》五志演化而来，至宋代发展为七情，是对喜怒忧思悲恐惊一类心理活动的概括。《素问·阴阳应象大论》所指："心在志为喜；喜伤心"；"肝在志为怒；怒伤肝"；"肺在志为忧；忧伤肺"；"脾在志为思；思伤脾"；"肾在志为恐；恐伤肾"。《内经》认为：不同的情志为五脏所主，情志伤人是通过影响相应的内脏而导致不同的病理过程。七情的变化基于"五脏化五气"的功能之上，七情分属五脏但统领于心。由于心在情志活动中起到主导作用，所以《内经》认为许多情志致病的病理反映出来也是首先影响于心，再由心波及它脏。如《灵枢·口问》所说："心者，五脏六腑之主也……故悲哀愁忧则心动，心动则五脏六腑皆摇。"

通过实践，张从正对《素问·阴阳应象大论》有关于情志伤脏和相互制约的论述进行了阐发，云：悲可以治怒，以怆恻苦楚之言感之；喜可以治悲，以谑浪亵狎之言娱之；恐可以治喜，以迫遽死亡之言怖之；怒可以治思，以污辱斯罔之言触之；思可以治恐，以虑彼志此之言夺之。凡此五者，必诡诈谲怪，无所不至，然后可以动人耳目，易人视听，若胸中无材器之人，亦不能用此五法也（《儒门事亲·九气感疾更相为治术》）。

张从正善于巧妙地利用情志制约、转移、适应的方法，治疗一些由情志过极所造成的疾病，其法被称之为"以情易情"。例如，项关令之妻，病食不欲食，常好叫呼怒骂，欲杀左右，恶言不辍，众医皆处药，几半载尚尔，其夫命戴人视之，戴人曰：此难以药治。乃使二娼各涂丹粉，作伶人状，其妇大笑。次日又令作角骶，又大笑。其旁常以两个能食之妇，夸其食美，其妇亦索其食，而为一尝之。不数日，怒减食增，不药而瘥，后得一子。夫医贵有才，若无才，何足应变无穷？（《儒门事亲·内伤形·病怒不食》）。此外尚有不少验案，多为运用情志疗法的典范。

在《儒门事亲》一书中，张氏对刘完素学术的推崇和继承是显而易见的。如《儒门事亲·攻里发表寒热殊途笺》谓"今之用药者，只知用热药解表，不察里之已病，故前所言热证皆作矣。故刘河间自制通圣散加益元散，名为双解。千古之下，得仲景之旨者，刘河间一人而已"；《儒门事亲·九气感疾更相为治衍》谓"今代刘河间治五志，独得言外之意，谓五志所发皆从心造，故凡见喜、怒、悲、惊、里之证，皆以平心火为主"；《儒门事亲·三消之说当从火断》谓"肾本恶燥，又益之以火，可乎？今代刘河间自制神芎丸……将离入坎，真得《黄庭》之秘旨也"，又谓"昔有消渴者，日饮数升，先生以生姜自然汁一盆……《内经》'辛以润之'之旨"。此外，张氏宗河间"六气为病"说，分疾病为"六门"；论中风"火胜则制金，金衰则木茂，木茂则风生"的病机论述也据刘氏之说；论六气之变和寒气、热气为病，其内容直接继承河间；张氏治风，以河间防风通圣散为首选方；又将双解散，演为吐法，是对河间辛凉解表法的灵活运用；《儒门事亲·论火热二门》"女子不月，血滞之病也；男子肾虚，精不足也，凡治此证，降心火，益肾水，此之谓也"，又是河间"降心火，益肾水"法的具体运用。由上所举，不难看出，刘、张之学的渊源关系是十分密切的。

四、李东垣学说及其传人

李杲（公元 1180～1251 年），字明之，晚号东垣老人，宋金时真定（今河北省石家庄市正定县）人。李氏家境富厚，"赀雄乡里"，后因母病，遍延诸医，杂药乱投，误治身死，因而激励他立志学医，遂以千金为贽，受业于易州张元素，非但尽得其传，而尤多阐发。《元史》记载：东垣"品性高審，少所降屈"，还"恐山野间卒无医者，何以诊候"，故反复钻研辨证，使"穷乡僻壤"的布衣都能得到治疗。李氏对《内经》《难经》等典籍深有研究，并接受其师"运气不齐，古今异轨，古方今病，不相能也"的观点，结合丰富的临床经验，"自为家法"，创立"脾胃内伤学说"，所著《脾胃论》《内外伤辨惑论》和《兰室秘藏》等，是中医学宝库中的重要文献。李东垣师从于张元素，传其学者有罗天益、王好古。

（一）李氏"脾胃中心论"

"脾胃内伤学说"的产生，有其一定的社会背景。首先，东垣生活于宋金对峙、金元混战，民族矛盾和阶级矛盾激化的年代中，《医旨绪余·刘张张李朱滑六名师小传》指出："金元扰攘之际，人生斯世，疲于奔命，未免劳倦伤脾，忧思伤脾，饥饱伤脾。"

其次，南宋偏安，《局方》盛行于南方，到了金、元时期仍较广泛地在使用。东垣针对《局方》辛香燥烈，以火制火的时弊，于《兰室秘藏·脾胃虚损论》中批评说："若内伤脾胃，辛热之物，酒肉之类，自觉不快，觅药于医，医者亦不问所伤，付之集香丸、小丁香丸（《局方》方剂），巴豆大热药之类下之，大便大则物去，遗留食之热性，药之热性重伤元气……传变诸疾不可胜数，使人真气自此衰矣。"

再次，李杲身历流离痛苦，病脾胃久伤，气短、精神不足，都是脾胃内伤的证状。同时，当时的医者多抱残守缺，执古不化，用治疗伤寒法治内伤诸证，以致重损胃气，耽误病情。鉴于上述各种情况，李杲遂致力于脾胃内伤病的研究。他在《内外伤辨惑论·自序》中论："使天下之人不致夭折……精力衰耗，书成而死，不愈于无益而生乎!"充分反映了李杲为创立新学而作的努力。

李杲强调"人以胃气为本"，认为作为"后天之本"、"气血生化之源"的脾胃，其与元气的充沛、脏腑的健旺有着密切关系。所谓"真气又名元气，乃先身生之精气也，非胃气不能滋"（《脾胃论·脾胃虚则九窍不通论》）；"夫元气、谷气、卫气、上升之气，此数者，皆饮食入胃上行，胃气之异名，其实一也"（《内外伤辨惑论·辨阴证阳证》）；"脾胃为血气阴阳之根蒂"（《兰室秘藏·升阳除湿汤》）。正因为有如此重要的作用，故"脾胃之气既伤，而元气亦不能充，而诸病之所由生也"（《脾胃论·脾胃虚实传变论》）。"内伤脾胃，百病由生"，这是其脾胃内伤学说的基本观点。

在人体精气升降运动中，李杲认为脾胃是升降的枢纽，他在《脾胃论·天地阴阳生杀之理在升降浮沉之间》说："盖胃为水谷之海，饮食入胃，而精气先输脾归肺，上行春夏之令，以滋养周身，乃清气为天者也；升已而下输膀胱，行秋冬之令，为传化糟粕，转味而出，乃浊阴为地者也。"若脾胃损伤下泄而久不能升，或久升而不降，皆能致病。

脾胃内伤的致病因素，李氏将其归纳为饮食失节、劳役过度和七情所伤。脾胃虚损，则表现为气虚、血亏、寒热偏胜及阴阳失调等多种病证。李杲在《内经》"壮火之气衰……壮火食气"的论述基础上，认识到"火与元气不两立，一胜则一负"，所谓"火与元气不两立"，亦即"阴火"与精气两者的对立。李杲认为脾胃内伤也可见发热证，这种发热称为"内伤热中证"。而"热中证"的产生乃因"阴火"所致。由于脾胃内伤热中证患者的情况不一，据其具体差异，"阴火"的产生也有复杂的病理情况。它包括阳气不升，伏而化火；脾虚不运，生湿蕴热；津伤血弱，内燥化火；心君不宁，化而为火等病理机制。可见，脾胃内伤热中证虽以气虚发热为主，但概括了诸如血虚发热、阴虚发热，以及湿热之火、血中伏火等所致多种内伤火热病证，凡此等等，在李杲看来无不皆是阴火为害。然而，"阴火"产生的内伤热中证，并非内伤病证的最后转归，在一定条件下，也可以转属虚寒之证。李杲称其病变为"始传热中，末伤寒中"（《脾胃论·饮食劳倦所伤始病热中论》）。由于阴火病机复杂，又加脏腑之间生克变化的相互影响，内伤热中证的具体表现亦甚为错杂，每因人、因病、因脏腑经络之别而表现各异。但脾胃气虚和火热内生两者，实为整个内伤热中证证状分析之总纲。

对于脾胃内伤证的治疗，李杲认为"内伤脾胃，乃伤其气；外感风寒，乃伤其形。伤其外为有余，有余者泻之；伤其内为不足，不足者补之"（《脾胃论·饮食劳倦所伤始为热中论》），故用药不同于一般火热，而是以甘温之剂补益脾胃。正如《兰室秘藏·劳倦所伤论》所说："当病之时，宜静坐以养其气，以甘寒泻其热火，以酸味收其散气，以甘温补其中气。"《经》言"劳者温之，损者温之是也"。这是他治疗内伤病的基本法则，亦即著名的"甘温除热"法。益气升阳是李杲的用药特色，其所制的补中益气汤、调中益气汤等为后人树立了典范。他还善于结合时令处方遣药，如制清暑益气汤治疗暑热之邪乘脾胃而发病，立补脾胃泻阴火升阳汤治疗湿热较甚的病证；在痈疽、眼目、口鼻及妇人等其他各科的治疗中，也同样讲究补益脾胃，升发元气，降戢阴火。这是李杲用药的主要特点，后世医家无不受其影响。

（二）疫病史视域下的"脾胃论"

理解古代医家及古方，离不开当时的历史背景。综合李东垣生活年代的政治、经济、文化和疾病流行的背景，有助于加深对李氏"脾胃学说"及具体方治的认识。

金元时期是个动乱的年代。当时二三百年间，疫病流行十分频繁。据《金史》记载，壬辰（1232年）汴京（开封）大疫："五月辛卯，大寒如冬，汴京大疫，凡五十日，诸门出死者九十万人。贫不能葬者，不在是数。"李东垣亦曰："壬辰首乱以来，民中燥热者多，发热，痰结，咳嗽。医不识时变，复投半夏、南星，以益其燥热，遂至咳血，痰涎逆涌，咯吐不已，肌肉干枯而死者多矣。"对这场突如其来的疫病，东垣否定了风寒外伤，发汗攻下皆无效，遂认定为误治。

李东垣在《内外伤辨惑论》的首篇"辨阴证阳证"中提到："阴阳之证，不可不详也……""举世医者，皆以饮食失节，劳役所伤，中气不足，当补之证，认作外感风寒。有余客邪之病，重泻其表，使荣卫之气外绝，其死只在旬日之间。所谓差之毫厘，谬以千里，可不详辨乎……计受病之人，饮食失节，劳役所伤。因而饮食内伤者极多，外伤者间而有之。世俗不知，往往将元气不足之证，便作外伤风寒表实之证，而反泻心肺，是重绝其表也，安得不死乎？"误治的原因很明确，东垣认为是错把内伤当外感，所以犯了虚虚之诫。

李东垣提出疗疾须重视脾胃的理论完全正确，但外感疫病中，脾胃虚弱仅为致病条件，疫毒才为主因。但是，李氏提倡的补中益气汤毕竟还是针对热病的治法方药。按照常规，急性热病初期不能以补法为治，现在竟然投用补中益气，此应深思。李氏治病用药一分为二，对身体虚弱不胜药力者可资参考，同时也为慢性衰弱性病证的治疗提供了有效的治法方药。

《脾胃论》是李杲的代表之作，明代著名医学家李时珍、王肯堂、张景岳等，均给予很高评价，并赞扬东垣善用补法，称为"医中之王道"。又有谓"东垣用药如韩信将兵，多多益善"，这是说他的某些方中药味虽多，但君臣佐使，配伍谨严。

（三）东垣传人

王好古，字进之，号海藏。先后师事张元素和李杲。王氏尝任赵州教授，兼提举管内医学。精于医术，汲取张、李二家之长，并有所发挥。医学著述甚富，今存《医垒元戎》十二卷，以十二经为纲，首述伤寒，附以杂证。以仲景学说为宗，参以元素、东垣之说，主张"随脉察病，逐脉定方"。《此事难知》二卷，裒辑东垣之说居多，于伤寒尤详。《汤液本草》议药二百四十二种，汇集金元药理学说的主要成就。《癍疹论》一卷、《伊尹汤液广为大法》四卷亦存世。此外，还有《阴证略例》一卷，甚有特色，此书对内感阴证的病因病机、诊断治疗等都有详细论述，并搜采前人有关阴证的记载加以论证。王氏认为肾气虚寒固为形成阴证的重要方面，而饮食冷物、误服凉药、吸入雾湿之气则多导致"内感阴证"。至于内感阴证的发病，虽"先三阴而无定"，却皆有"元阳中脱"的病机，但"元阳中脱"又有"阳从内消"和"阳从外走"之别。在治疗上，王氏总结了仲景和朱肱等治疗三阴虚寒证和阴毒证的有关方药，并提出自己的观点和方法，强调用"调中"之法为主，并告诫"药当从温，不可遽热"，并创制黄芪汤、调中丸、海藏己寒丸等新方（参见伤寒部分）。

罗天益，字谦甫，真定（今河北保定市）人，约生活于金兴定四年至元至元二十七年（公元1220～1290年）前后，著有《内经类编》《卫生宝鉴》。罗氏继承东垣学说，在《卫生宝鉴》中论述了脾胃伤须分饮食，劳倦伤当辨寒热，以及分辨三焦气血，而用除寒泻热。并著"药误永鉴"二十五篇，以自己的临诊体会，论述了无病服药易伤其正、用药无据玩忽人命、滥用苦寒损伤脾胃、古方名实当须辨等问题，以免后人误蹈其辙。在书中，罗氏还提出"气短而微者，真气损也，怠惰嗜卧者，脾气衰也"（《卫生宝鉴·戒妄下》），明确区分真气虚和脾气衰。对内伤热中证的治疗，阐发李杲之旨，认为"泻热补气，非甘寒不可，若以苦寒以泻其火，使脾土愈虚"（《卫生宝鉴·虚中有热治验》），指出泻火以甘寒为主，可以不损伤脾胃。观罗氏治脾胃病，既承袭师旨，又斟酌古方，参以己见。在用药上特别重视甘温补益元气，善用辛香以调畅气机，又兼甘酸诸法，施之各随所宜。曾有人论其用药，认为不施攻法而多补，以为迂缓难用。这种说法未能深究罗氏之全貌，《卫生宝鉴·韩公达序》曰："观各方中，所用麻黄、葛根，汗剂也；瓜蒂、赤豆，吐剂也；大黄、芒硝、牵牛、巴豆，下剂也。三攻之法，未尝不用，特其攻补随宜，施之先后，各有攸当。"这一评论是比较全面的。淮南蒋用文曾称"李氏之学得罗氏而益明"（《卫生宝鉴·蒋用文序》），可见罗氏师承之余，对东垣学说颇多阐发。

五、丹溪学说及其传人

朱震亨，字彦修，生活于元至元十八年至正十八年（公元1281～1358年），婺州义乌（今属浙江）人。家居赤岸"丹溪"，称"丹溪翁"。

《丹溪翁传》载：翁自幼好学，稍长从乡先生治经，为举子业，才思敏捷，长老咸器之。生平甘居淡泊，《宋太史濂·朱公石表辞》称其"居室垣墉，敦尚俭朴，服御惟大布宽衣，仅取蔽体，藜羹粝饭，安心如八珍，或在豪家大姓，当以肆筵设席，水陆之羞，交错于前，先后正襟默坐，未尝下箸，其清修苦节，能为人之所不能"。

丹溪"三十岁时因母之患脾疼，众工束手，由于有志于医，遂取《素问》读之，三年似有所得，又二年母氏之疾，以药而安"（《格致余论·序》）。三十六岁时，往东阳八华山拜谒许谦。谦承朱熹四传之学，丹溪受业于谦，学习理学。这对其医学思想产生了深刻影响。

后许谦卧病不起，希望丹溪"游艺于医"，丹溪慨然曰"士苟精一艺，以推及物之仁，虽不仕于时，犹仕也。乃悉焚弃向所习举子业，一于医致力焉"（《丹溪翁传》）。于是四十岁重新钻研《内经》，日夜不辍，历时四年。又决心负笈寻师，其行踪渡浙江，走吴中（江苏吴县），出宛陵（安徽宣城），抵南徐（江苏丹徒），达建业（今南京）。皆无所遇，乃回武陵（今杭州），得受医学于罗知悌。知悌字子敬，世称太无先生，精于医，得刘完素之再传（刘传荆山浮屠，再传知悌），旁通张从正、李杲两家之说，素负盛名。丹溪在《格致余论·序》中自述："得罗太无讳知悌者为师，因见河间、戴人、东垣、海藏诸书，始悟湿热相火为病甚多；又知医之为书，非《素问》无以立论，非《本草》无以立方……夫假说问答，仲景之书也详于外感；明著性味，东垣之书也详于内伤，医之书至是始备，医之道至是始明，由是不能不致疑于《局方》也。"

丹溪从许谦学习理学，为他的学说打下了深厚的思想基础。理学主张清心寡欲，节制声色嗜好，提倡"致知在格物"，这些思想都贯穿在《格致余论》诸论中。其他如"太极动而生阳，静而生阴"、"吉凶悔吝皆生乎动"、"人心听命于道心"、"主之以静"，以及"动而中节"等理学思想，在丹溪学说中时有体现。丹溪将理学思想广泛结合到医学之中，实开风气之先。

丹溪学说的形成，亦与当时的医学背景密切相关。自北宋陈师文、裴宗元编辑《太平惠民和剂局方》之后，它凭借是官方药局所定，而且诸方制成丸、散、膏、丹等现成中药，具有方便病人的优点，因此得以盛行于天下。正如丹溪在《局方发挥》所述："自宋迄今，官府守之以为法，医门传之以为业，病者持之以为命，世人习之以为俗。"其影响之大，于此可见一斑。震亨初习医时，曾对《太平惠民和剂局方》"昼夜是习"，既而悟知"操古方以治今病，其势不能尽合"（《丹溪翁传》）。丹溪又曾从学术方面分析《太平惠民和剂局方》流行的原因，云："《局方》流行，自宋迄今，罔间南北，翕然成俗，岂无故哉？徐而思之：湿热相火，自王太仆注文已成湮，至张、李诸老始有发明。人之一身，阴不足而阳有余，虽谆谆然见于《素问》，而诸老犹未表章，是宜《局方》之盛行也。"因而，他"不揣芜陋，陈于编册，并述《金匮》之治法，以证《局方》之未备，间以己意，附之于后"，著成《格致余论》和《局方发挥》。

《局方发挥》详述《太平惠民和剂局方》的不足之处，主要是"据证检方"、"别无病源议论"、"有方无论，无以识病"，如只知"集前人已效之方，应今人无限之病，何异刻舟求剑、按图索骥"（《局方发挥》）。指出没有明确的医学理论来指导实际治疗，势必造成临床应用的盲目性和片面性。况且《太平惠民和剂局方》多辛香刚燥之剂，在所谓"多服、常服、久服"之后，每易造成阴液匮乏，所以流传愈广，其弊愈烈。对此，俞弁《续医说》评曰："丹溪但辨其用药误耳，非方之罪也。"可见丹溪批评《太平惠民和剂局方》，主要针对当时医者只习有方之书、不求深研医理的陋习弊端。《四库全书总目提要》说"震亨《局方发挥》出，而医学始一变"，这显然是他批判弊害、宣扬新说所起的作用。

丹溪学术思想的形成，还与元代前期的社会生活相关连。在经过频繁的战祸，宋、金、元朝代的更迭，人民饱尝兵燹离乱之苦，渴望安定生活，故元初统治者采用了一些休养生息的措施，使经济生产有所恢复和发展，尤其在较为富庶的江南鱼米之乡，暂时呈现出一派歌舞升平的景象，许多人因此而膏粱厚味，或沉湎酒色，更有甚者服食药石以助阳补火，从而导致相火炽盛和阴精被劫。于是"阴亏火盛"成为医界面临着的一个突出问题，丹溪的养阴理论由此应运而生。正如孙一奎所言："丹溪生当承平，见人多酗酒纵欲，精竭火炽，复用刚剂，以至于毙，因为此救时之说。"

丹溪著作有《局方发挥》、《格致余论》、《金匮钩玄》、《丹溪手镜》、《伤寒辨疑》等，以《局方发挥》、《格致余论》为代表作。后人整理丹溪学术经验的著作有《丹溪心法》、《丹溪心法附余》、《脉因证治》等。此外，据《菉竹堂书目》，载有《朱氏丹溪本草》、《丹溪医论》、《朱氏传方》等，未见传世。《述古堂书目》有《丹溪随身略用经验方》、《丹溪集》等，亦佚。

金元四大家刘完素、张从正、李杲、朱丹溪都重视火热病机，但各立一论，用药不同。丹溪根据南方特点，因时、因地、因人禀赋，创"相火论"及"阳有余，阴不足"论等医学理论，立阴虚火旺之说，而重于养阴。他谆谆告诫人们"节饮食""戒色欲"，时时防止相火妄动，处处注意保护阴精，成了后世医家公认的养阴学派代表人物。弟子戴元礼、王履、赵良仁等，均为一代名医。虞抟、王纶、汪机等私淑其学。

（一）相火论

相火的称谓，早见诸《内经》，《素问·天元纪大论》《素问·六微旨大论》等均有论及，然在《内经》相火属运气概念，指时令节序的六气变化，如所谓君火之位，王冰注"自春分后六十日有奇……君火之位也……天度至此，暄淑大行，居热之分，不行炎暑"（《素问·六微旨大论》王注）。说明春分后六十日，为君火主位的时期，气候日趋暖和，但不当出现反常的酷热。所谓相火之位，指"夏至日前后各三十日也，少阳之分，火之位也，天度至此，炎热大行"。君、相同属于火，但君火主温在前，相火主热随后，两者顺序不可倒置，如果相火提早出现在君火之位，则"为僭逆，大热早行，疫厉乃生"。

《素问·天元纪大论》又有"君火以明，相火以位"之说，王冰解释："君火之政，守位而奉天之命，以宣行火令尔，以名奉天故曰君火以名，守位禀命，故云相火以位。"意指君火主宣行火令，相火则守位禀命，在正常的情况下相火必须顺随君火之后，发挥自己的作用，有类于宰相听命君令行事。

后世医家逐渐把相火理论从自然界的运气概念引申到人体脏腑之气中来，医家们把相火与脏腑联系了起来。北宋钱乙《小儿药证直诀》有"肝有相火"之说，宋金时代，相火说已颇盛，论述趋夥，医家们大抵把三焦、肝、胆、肾、包络、命门等脏腑结合了相火，如刘完素在《素问玄机原病式》称手太阳三焦是相火；张洁古《医学启源》称三焦相火手少阳。李杲于《兰室秘藏》称少阳相火，张从正于《儒门事亲》称胆为相火对化、胆与三焦寻火治。刘完素于《素问玄机原病式》称心为君火、肾为相火。李杲于《脾胃论》称相火下焦包络之火，元气之贼；刘完素《素问玄机原病式》称手厥阴相火包络。刘完素又认为《仙经》谓肾为相火，其肾实，即《难经》所说右肾命门，故称右肾命门与包络三焦俱是相火。后张元素、李杲、王海藏都有命门相火之称。此外，张元素在《医学启源》中有黄柏泻膀胱龙火之说，实指膀胱相火言。

上述诸脏腑所具相火，并非孤立，大致以王冰少阳相火说为本，又以经络为联系，如三焦与胆为手足少阳经，故同属相火；手厥阴心包络与三焦合为表里，亦寄相火；足厥阴肝又与胆合为表里，亦为相火之脏；右肾命门乃手厥阴心包络之脏，亦具相火，膀胱相合于肾，故相火内寓。可见，相火涉及脏腑虽多，可以三焦概括之，《难经》又认为命门为三焦之原，这样就把相火归结到了三焦和命门。

诸家论相火，主言生理之火，惟李杲指相火为元气之贼，张从正亦阐述过相火之害，但相火性质到底如何?属生理之火抑病理之火，仍未能明确解释，这是丹溪之前论述相火之不足处。

丹溪在发挥《内经》"少火"、"壮火"理论，河间"凡病多主火化"的"主火论"，以及东垣"相火为元气之贼"和"阴火"说的基础上，对相火为病的病因病机作了进一步阐述。

丹溪谓"天主生物，故恒于动；人有此生，亦恒于动。其所以恒于动，皆相火之为也"（《格致余论·相火论》），强调相火对维持生命的重要意义，在《格致余论·相火论》中说："天非此火不能生物，人非此火不能有生。"在"吉凶悔吝皆生乎动"（《格致余论·房中补益论》）这一哲学思想启迪下，丹溪认识到相火动得其正，有助于生生不息；动失其常，则为"元气之贼"。他还认为人身相火寄于肝肾两部，肝肾精血为其物质基础，即所谓"肝肾之阴，悉具相火"。除肝肾之外，相火还与心包络、三焦、胆及膀胱等脏腑有关，故凡人体脏腑、经络、气血等正常功能活动及生命的延续，无不体现了相火的重要作用。因此，他在《格致余论·相火论》中说："彼五火之动皆中节，相火惟有裨补造化，以为生生不息之运用耳。"丹溪称此为相火之常。

如果相火动失其常，则为元气之贼。丹溪认为"人之疾病也生于动，其动之极也病而死矣"（《格致余论·房中补益论》），说明相火之动失常，就必然导致病变，给人体带来了严重的危害。引起相火妄动的原因有情志过极、色欲无度、饮食厚味等多方面，如在《格致余论·相火论》中说："大劳则火起于筋，醉饱则火起于胃，房劳则火起于肾，大怒则火起于肝。"由于相火妄动，变化莫测，无时不有，以致"煎熬真阴，阴虚则病，阴绝则死"，其病变化较多，危害甚大。

关于相火为"元气之贼"的说法，出于东垣《脾胃论·饮食劳倦所伤始为热中论》。不过，东垣所云相火为元气之贼，一胜则一负，指的是"气虚发热"之"阴火"，而丹溪则认为相火妄动则使真阴耗伤，两人各有所偏主。显然，丹溪继承了东垣的相火为"元气之贼"的观点，而有新的创见。"相火为元气之贼"这一论点，在明代曾遭致张景岳的反对。实际上，相火则一，常变迥异。丹溪言"人非此火，不能有生"，乃称其常，"相火为元气之贼"乃言其变。丹溪称常称变，都名相火；景岳则称其常为相火，而言其变则为邪火，严格区分了两者之不同。

（二）阳有余阴不足论

"阳有余阴不足"是丹溪的主要学术思想，是他对人体阴阳的基本观点，与"相火论"密切相关。丹溪运用"天人相应"理论，分析天地、日月、阴阳的状况。观察人身生命发生发展过程中的生理现象，从而得出这一结论。他领悟到人体"阴气难成易亏"的情况，认为人的视、听、言、动等生命活动，都需要阴气的供给，但"阴气之成，止供得三十年视听言动，已先亏矣"（《格致余论·阳有余阴不足论》），再加上"人之情欲无涯"，使本来就易动的相火"翕然而起"，势必进一步耗伤阴精。丹溪所谓的"阳有余阴不足"之说，既阐明了人体的基本生理和病理意义，更认识到早衰的重要原因，因此把滋阴降火作为重要的治疗方法，并把养阴抑阳作为贯穿于人生从小壮到衰老全过程中的主要摄生原则。如幼年时不宜过于饱暖，以护阴气；青年当晚婚，以待阴气成长；婚后当节制房事，摄护阴精。同时还要求怡养寡欲以聚存阴精，提倡茹淡节食，反对饕餮厚味，主张通过脾胃以养阴气。丹溪重视对阴气精血的保护，其对却疾延年具有重要的意义，对老年医学及养生医学也很有启示。

后在明末，张景岳又有"阳常不足，阴本无余"的观点。事实上丹溪之"阳常有余"与景岳"阳常不足"是两个不同的概念，丹溪之"阳有余"指妄动的相火，景岳之"阳不足"指人体的真阳。丹溪从阴阳相对关系上，论述相火妄动，耗伤阴精；景岳从阴阳互根关系上，论述阳气亏乏与真阴不足互为因果。

（三）阴升阳降论

在探索人体生理、病理时，丹溪以"阴阳比和"为出发点，阐明了阴升阳降的问题。

认为五脏之中，心肺属阳，肝肾属阴，"心肺之阳降，肝肾之阴升"（《格致余论·鼓胀论》），正如天地之气相交，而为康泰。根据《内经》有关论述，他还认识到人体阴阳升降的关键在于脾，脾土居中，"具坤静之德，而有乾健之运，故能使心肺之阳降，肝肾之阴升"（《格致余论·鼓胀论》）。所谓"坤静"与"乾健"，分别指脾之体、用而言，亦即脾阴和脾阳。脾土居中，兼具"坤静"之体、"乾健"之用，故能斡旋升降，保证其他脏腑阴阳升降运动的进行。丹溪重视胃气的"清纯冲和"，曾说："胃气者，清纯冲和之气，人之所赖以为生也。"因此，他特别强调"因纵口味，五味之过，疾病蜂起"（《格致余论·饮食箴》）。不仅饮食厚味能生火，常服温补及乌附之类更伤阴气。正因为如此，他认为惟有谷菽菜果甘淡之食"有食人补阴之功"。自然冲和之味与脾胃本气相合，能补脾胃清纯冲和之气，所谓"胃为水谷之海，多血多气，清和则能受；脾为消化之气，清和则能运"。丹溪重视饮食自然冲和之品，不仅保护了脾胃的健运之职，且发挥了其补阴之功。

在治疗方面，丹溪极其注重"脾土之阴"而助其转输。对于阴虚阳盛则主以"补阴抑阳"，特别强调了养阴补血的作用，指出"补养阴血，阳自相附，阴阳比和，何升之有"（《局方发挥》），即采用升补阴血而使阳降，达到"阴阳比和"。但其论治阳气不升之证，则也采用了东垣的升阳益气之法。

（四）火证及气血痰郁论治心法

丹溪不仅在医学理论上创立新说，而且在临床诊治方面也有着极为丰富的经验。方广的《丹溪心法附余》说："求其可以为万世法者，张长沙外感，李东垣内伤，刘河间热证，朱丹溪杂病，数者而已。然而丹溪实又贯通乎诸君子，尤号集医道之大成者也。"丹溪对杂病的论治心法足为后人师法。兹举其对于火证及气、血、痰、郁诸证的论治心法为例。

丹溪所论火证，主要是内火，所谓"诸火病自内作"（《局方发挥》），实多指相火为病。对火症的治疗，丹溪大体分为实火、虚火和郁火，认为"实火可泻"，"虚火可补"，"火郁可发"，他在河间火证论治基础上将虚火与实火分别论治，并且还发挥了东垣的治疗郁火之法。对于虚火的治疗，丹溪认为"阴虚火动难治"，但对于阴虚而火旺者，其治法补阴必兼泻火，而泻火亦即所以补阴，故说"泻火有补阴之功"。凡阴精虚而相火旺者用大补阴丸；阴血虚而相火旺者用四物汤加知、柏。朱氏的滋阴降火法，发展了河间的清热泻火，同时又从东垣甘温除热法外，增添了滋阴降火的内容。

丹溪十分重视人身之气，强调"人以气为主……五脏六腑之所以相养相生者，亦此气也，气也者独非人身之根本乎"（《丹溪心法·破滞气》）。对气病的治疗颇有心得，如气虚脾胃衰弱，不进饮食者，主以四君、六君；脾胃气虚，饮食不进，呕吐泄泻，或病后胃气虚怯者，主以参苓白术散；气血两虚者，主用八珍汤。若七情相干，气结为病，其证或如梅核，总属气机阻滞为病，用七气汤。气机不降，三焦气壅，心腹闷痞，腹胁膨胀者，逆者抑之，以木香流气饮。痰涎壅盛，气逆于上，上盛下虚，肢体浮肿，用苏子降气汤。

至于血证的治疗，治法众多，或以温散、或主攻涤、或用补摄、或导火下行，皆按证论治，不拘一格。但丹溪多从阴虚火旺立论，而善用四物汤加清热药。丹溪认为"四物汤加炒柏，是降火补阴之妙剂"。在此，其所谓补阴，乃是指阴血而言。因此，明代医家王纶在《明医杂著·医论》中指出丹溪治"血用四物汤"。

丹溪对痰证亦深有研究，认为"百病中多有兼痰者"，指出"痰之为物，随气少降，无处不到"，所以可以导致多种病证。论治痰证，主张当分标本，认为"治痰法，实脾土，燥脾湿是治其本"（《丹溪心法·痰·附录》），并主张"善治痰者，不治痰而治气"，气顺则痰饮化而津液行（《丹溪心法·痰》）。他以二陈汤为治痰基本方，认为"二陈汤，一身之痰都治管，欲上行加引上药，欲下行加引下药"。在具体用药上，则又针对痰的不同性质、病证的不同部位，并结合体质情况进行选择。

《丹溪心法·六郁》有"气血冲和万病不生。一有佛郁，诸病生焉，故人身诸病多生于郁"之说，谓郁证有"六郁"之分，即气郁、湿郁、热郁、痰郁、血郁、食郁；六者既可单独为病，也每多相因致病，但总以气郁为主要关键，所以治郁重在调气，郁久则兼以清火。他所创制的越鞠丸虽曰统治诸郁，仍以治气郁与火郁为重点。此法为后世所宗，至今为临床所沿用。

清代程钟龄曾归纳丹溪的治验，在《医学心悟》中曰："杂证主治四字者，气、血、痰、郁也。丹溪治法，气用四君子汤，血用四物汤，痰用二陈汤，郁用越鞠丸，参差互用，各尽其妙。"

此外，丹溪论病遣方颇多独到之见，对后人启发很大。如论中风，提出了痰热生风的病机理论，治法主张分血虚、气虚、夹水、夹湿，有痰则"治痰为先，次养血行血"（《丹溪心法·中风》）。对痛风的致病机理，认为主要因内有血热而受风、寒、湿邪，使气凝血滞，经络不通。治疗上强调辨其风寒、风热、风湿、血虚等而分别施治，其著名方剂有二妙散及上中下通用痛风方。对于噎膈的成因，认为主要是气火郁结，煎熬津液，阴血枯燥，痰瘀凝结，主张禁用燥热，采取养血润燥、化瘀和胃之法，其著名方剂如韭汁牛乳饮。疝气一证，前人多以寒论，丹溪则认为是湿热内郁，寒气外束所致。因此，着重于散寒邪、疏气滞，兼以泻火通瘀，其著名方剂为疝气方。对于痿证的治疗又创制了虎潜丸，并指出断不可作风治，大抵只宜补养。

丹溪在临床实践方面，是一位出类拔萃的集大成者。他撷取众长，熔于一炉，擅长于杂病的治疗。他的许多治疗经验，被后人奉为圭臬，对中医临床学的发展做出了重要贡献。其"相火论"颇为完整地剖析了相火之概念，从生理、病理方面探索相火之本质，系统地阐述相火之生理及病理之危害，纠正了历史上许多医家偏执一隅之不足，其理论之完整详备，历来未见第二人，然后人评说其相火，专着眼于相火妄动，忽略相火主动说，不免以偏概全。"阳有余阴不足论"对纠正当时医界辛燥时弊，提醒世人重视护养阴精，振聋发聩，起有划时代之重大作用，它充实了祖国医学之理论体系。夫丹溪出，医风为之一变，给后世医坛以深远影响，著名医家如戴元礼、王履、赵良等皆列其门墙，承其衣钵，后世名家如虞抟、王纶、汪机等亦私淑其学，大抵皆以"阳有余阴不足"为中心，弘扬师说，使养阴学说日益扩大，盛极一时，甚至远播扶桑，对日本汉方医学的发展也产生了重大影响。日本医界于 16 世纪初即有专尊丹溪的学派出现，当时日本医僧月湖久住杭州，其弟子田代三喜来华学医 12 年，大力提倡李、朱学术，有"丹溪学社"等组织出现，奉丹溪为"医中之圣"，可见丹溪学术在中外文化交流史上也占有一定地位。

丹溪在医学理论的专题阐述方面以重视养阴著称于世，后人翕然从之，或视之为养阴学派之开山，究其实，但为养生而发，非其学术之总体，在临床治疗方面，丹溪乃出类拔萃之医学集大成者，他撷取众长，熔于一炉，擅长杂病论治，故后世有"杂病宗丹溪"之说，非拘于养阴一端也，其杂病治验，迄被奉为不刊之论，对中医临床学发展做出了重要贡献。

丹溪养阴理论及其苦寒泻火学验盛行之后，不少医家离开实际临床，动辄治以知柏之类，致伤人真阳，败坏脾土，事物走向另一极端，盖苦寒时弊之由生焉，温补学说遂兴，薛己开其端，献可、景岳继其后，于是寒温之争纷纭不息，由于学术争鸣，又深化了理论研究，促进医学发展，凡此皆丹溪学说对后世医学之余波。

（五）丹溪传人

丹溪弟子，可以考知的有赵道震、赵良仁、戴思恭、王履等；私淑其学的有虞抟、徐彦纯、汪机、王纶等人，他们多学承丹溪而各有发挥。其中多数弟子俱已入明，而成为明代的医学大家。惟王履主要生活在元代，属当时一位著名学者。

王履，字安道，号畸叟，别号抱独老人，元末江苏昆山人。少年学医于朱震亨，尽得其传。《古今医统》称其"学究天人，文章冠世，极深医源，直穷奥妙"。著有《医经溯洄集》《百病钩玄》《医韵统》等，现惟《医经溯洄集》行世。

王履治学，虽本于丹溪"一断于经"之旨，但并不为经所囿，总以征诸实践而为"断经"的根据，因此着重对医经的研究。如阐论"亢害承制"，分析四气所伤，发挥阴阳虚实补泻，讨论伤寒与温暑证治的不同，首创真中、类中说，以能对前人之说敢于发表己见而持实事求是态度著称。《四库全书总目提要》称"观其历数诸家，俱不免有微辞……然其会通研究，洞见本源，于医道中实能贯彻源流，非漫为大言以夸世也"，可谓是持平之论。

丹溪之学对明代医学影响甚大，许多著名医家皆推崇其学术，故亦有学者以"丹溪学派"称之。同时，丹溪学说远传日本，对日本医学的发展也产生了重要作用。日本医界在16世纪初就有专尊李杲和朱震亨的学派出现。当时的日本医僧月湖久住杭州，其弟子田代喜三在华学医十二年，大力提倡李、朱学术，有"丹溪学社"等组织出现，奉震亨为"医中之圣"，可见丹溪学术在中外文化科技交流史上也占有一定的地位。

金元诸家在学术发展史中，无论在生理、病理、病证、治疗各方面均写下了辉煌而不可磨灭的一页，刘完素之论治热病，张从正之擅用祛邪，李杲创甘温诸剂以治阴火证，朱震亨的养阴学说并倡言滋阴降火，俱各领风骚而开诸流派之先河，后人推崇其学术为"寒凉派""攻邪派""补土派""滋阴派"之圭臬，影响所及，历今未衰，故《四库全书总目提要》有"医之门户分于金元"之说。

四家之说，直接影响着明代医学的发展，其中尤以李、朱两人尤为突出，如明代王纶、汪机诸名家，皆承其余绪。同时，河间、丹溪学说在历史上也产生过一些争鸣，如朱氏倡"阳有余阴不足论"，张介宾继其后，而发"阳常不足，阴本无余"论，清代更有吴鞠通"阴常有余，阳常不足论"反其道而言之，虽然各有所指，但均使阴阳学说在临床实际应用中更趋丰富和充实。至于薛己、孙一奎、赵献可、张介宾等所阐发的温补学说，则更是在批判刘、朱学说中崛起的。

当然，金元医家所阐发的新论，仅仅只是其学术中的一个重要方面，他们的学术总体实要丰富得多。明、清时期，不少有识医家曾告诫后人不可执守某家，即使晚清的唐容川还曾于《血证论·本草补救论》中说过："世之读丹溪书者，见其多用凉药，于是废黜热药，贻误不少，而丹溪不任咎也。盖丹溪之书，实未尝废热药。"事实上朱丹溪是一个集医学之大成者，思路开阔，方法众多，其治疗从未被滋阴降火所局限，他创制的许多名方，被后人遵奉为临床之规范。此外，如从正擅长食补，亦非一味论攻；李杲治火，亦假苦寒，非滥用甘温之剂，这是我们所必须全面认识的。

历史上也有对金元医家新学持贬斥态度的，其中以明代张景岳《景岳全书》中的"辨河间"、"辨丹溪"等论，以及清代徐灵胎《医学源流论·四大家论》中的评论最为激烈。徐氏说："医道之晦久矣，明人有四大家之说……谓为千古医宗，此真无知妄谈也……河间、东垣乃一偏之学，丹溪不过斟酌诸家之言，而调停去取，以开学者便易之门，此乃世俗之所谓名医也……刘则专崇《内经》，而实不能得其精义；朱则平易浅近，未睹本原；至于东垣执专理脾胃之说，纯用升提香燥，意见偏而方法乱，贻误后人。"这是站在复古尊经的立场上来诋病新学的，难免意气用事而失之偏颇。但是，后人不善学四家之说而产生的弊端亦被徐氏击中要害：其一是"偏"，刘、张、朱、李之学本有所专，而后人偏主之，遂成门户私见之学，而贻害无穷；其二为"平易"，后人因之而不深究《灵枢》、《素问》，置晋、唐及两宋方书于不顾，大开后学方便之门户，这些在历史上也是确实存在的。

六、金元各家传世医论名著

《医方精要宣明论》，简称《宣明论方》（原书三卷）　金代刘完素撰著。约成书于金大定十二年（公元 1172 年）。元刊本题署《校正素问宣明论方》十卷；明代以降诸本更名为《黄帝素问宣明论方》，改刊十五卷。刘氏恐后学于《内经》运气要妙之说、对病临证处方之法难以精贯施用，遂推演运气造化自然之理，集合伤寒、杂病脉证方论之文，分门别类，撰为是书。全书据病证分为十八门。诸证门，取《内经》所述煎厥、薄厥、飧泄、胀、风消、心掣、诸痹、心疝等六十一证，在综合其原文的基础上逐证补充相关病因、病机、诊断、治则，并拟定各证主治方药，计载方六十九首；后分列风、热、伤寒、积聚、水湿、痰饮、劳、燥、泄痢、妇人、补养、诸痛、痔瘘、疟疾、眼目、小儿、杂病凡十七门，载方二百九十二首。各病证门首列总论，据《内经》之旨，参以诸家之说，阐发五运六气怫郁化火、玄府闭塞气液不通等病机理论。后列方论，偏重于寒凉清泄、降火益阴治法。其论伤寒时病，以为初病固有六气之分，终则皆化火热，于仲景方外另出防风通圣、天水、凉膈、双解、三一承气、黄连解毒、桂苓甘露诸方。并以为两感伤寒之微者，以防风通圣诸方清凉宣泄、表里同治即可，甚者宜以解毒汤加承气按法攻下，不必拘古人"三下热不退即死"之说。另以大金花丸、神芎丸主治内外一切热证，三花神佑丸主治湿热积变诸疾，人参白术汤等专治阳实阴虚、风热燥郁诸消渴证，地黄饮子专治肾虚瘖痱，反映了刘氏精湛的学术见解及证治经验。刘氏书以发明火热病机、力倡寒凉治法著称，然全书三百六十一方并非专主寒凉。书中的证治理论，对张从正、李杲、朱震亨及后世医家皆有深刻影响。《四库全书总目提要》认为，该书"于轩岐奥旨实多阐发，而多用凉剂。偏主其说者不无流弊，在善用者消息之耳"。另疑书中有元、明以后方窜入，但所注崔宣武、刘庭瑞、贾同知等方，确系完素传人所补入。

《素问玄机原病式》，简称《原病式》（一卷）　金代刘完素著。刊刻于金大定二十二年（公元 1182 年）。刘氏自序称，既撰《运气要旨论》、《医方精要宣明论》二帙，"复虑世俗多出妄说，有违古圣之意"，遂采摭《素问·至真要大论》病机十九条演为二百七十七言，撰就此书。刘氏认为人之病气归于五运六气，而归纳为"五运主病"和"六气为病"

两部凡十一类，以为"明病阴阳虚实，无越此法"。其在各部类之下逐条分证注疏。以天地运气造化自然之理，举揭病机气宜盛衰胜复之机，并总述其识病别证主治之法。刘氏将生理、病理之变化与运气学说紧密结合，创立了颇具特色的脏腑六气生理病机学说，并据其临床实践发为"六气皆从火化"、"五志过极皆为热甚"及"玄府闭塞"诸论，将病机十九条中火热病证由十五种扩展为五十余种，另增"诸涩枯涸，干劲皲揭，皆属于燥"之燥气病机以补其缺。脏腑六气病机理论阐释了风、寒、暑、湿、燥、火六气外淫的发病机理，并结合《内经》"亢害承制"等论，进一步阐发了脏腑本气兴衰变动而内生六气，及其兴衰胜克而致病的机制。在揭示外感、内伤诸病一般发病规律的同时，还剖析了六气"亢过极则反兼胜己之化"所产生的"火极似水"、"木极似金"等疾病本质与证候相反的特殊病理现象，并介绍了鉴别其阴阳虚实、标本真假之辨证纲要。刘氏还列举中风、吐酸、泻痢、白带、湿热水肿、聋、目昧、转筋、阳厥、身热恶寒、寒战、淋、遗尿、鼻窒、呕吐、紫血等病证，纠正了"举世皆误"概作寒病治疗的错误，确立其以辛苦寒为大法，并参酌内外伤之辨证，重点阐述其寒凉清泄、开发郁结及补肾水泻心火等别具一格的治疗方法。该书不仅纠正时医轻视医学理论、不讲究辨证和滥用《局方》等陋习，而且对开启金元时期学术争鸣之新局面产生巨大影响，亦为中医病机理论的深化、临床诊断与治疗的发展，以及明清温病学的崛起做出了重要的贡献。刘氏此书虽围绕火热病机论说，但仍强调"凡治病必求所在……病气热则除其热，寒则退其寒，六气同法，泻实补虚，除邪养正，平则守常，医之道也"。明代张介宾等曾将后人偏执其说，不辨虚实，悉以实火言病，一味寒凉攻击之罪概归咎于河间之《原病式》，显然有失公允。《四库全书总目提要》谓"其作是书，亦因地因时，各明一义，补前人所未及耳"。

《素问病机气宜保命集》，简称《保命集》（三卷）　金代刘完素著。成书于金大定二十六年（公元 1186 年），天兴末（公元 1234 年）杨威得其遗稿，精校数年，于宪宗元年（公元 1251 年）付梓。后板毁于兵燹，明宁献王朱权重刊于宣德六年（公元 1431 年），传为今之通行本。书系刘氏晚年学术经验之系统总结，但其中间有张洁古的学术内容，故李时珍曾以为是张氏所撰，后人亦多沿其说。书之卷上载原道、原脉、摄生、阴阳、察色、伤寒、病机、气宜、本草等医论九篇，全面阐述其原病诊察之法、保命全形之方，并在宣扬古圣法则之基础上发明脏腑六气病机理论；卷之中、下列举各科常见病证方论，包括中风、伤寒、热病、虚损等杂病十五篇，疮疡、痔疾等外科病症四篇，五官、妇人胎产、小儿斑疹及药略各一篇。诸篇均先剖辨病源，据证立法，随法出方，或间附针灸之法，详述其方药加减治例。全书共载刘氏自拟方及诸家经验方二百五十余首。该书立论宗旨与《宣明论方》、《原病式》一以贯之，互为表里，反映其学术见解更加精纯、临证方技尤为老到。其论道生，强调"修短寿夭，皆自人为"，主张顺应自然，抱元守一，使水火相济而土金相养，则神气相合而形精不弊。其论脏腑病机及其证治规范，本于《内经》亢害承制、标本气化诸说，将外感、内伤诸病"皆归于五行六气胜复盛衰之道"。在详述各脏腑本气属性及其太过不及、胜复承制诸病机的同时，列举本气兴衰变动所致的虚实病证的辨治方法，剖析"木极似金，金极似火，火极似水，水极似土，土极似木"诸证标本兼化之别，提示"己亢过极则反似胜己之化"的病机特征，强调当从其本以泻亢极之气，而不可随兼化之虚象妄为遣治。刘氏以为"五运六气有所更，世态居民有所变；天有常火，人以常动"，发明六气皆从火化、热气怫郁玄府闭塞诸说，倡立寒凉清泄、开通郁结及泻心火益肾水诸法，其论辨之透彻，较前撰诸书尤能曲尽其蕴。书中论伤寒时病之治，以六经标本气化为规矩，变仲景辛温发表、先表后里之例为辛凉宣泄、表里双解诸法。在杂病论治方面尤多卓见佳方：如论泻痢之治，侧重于风湿热毒，提出"行血则便脓自愈，调气则后重自除"的卓见，立芍药汤等法以调气行血、推陈致新；论心痛有"久痛无寒而暴痛非热"之说；论治妇人病则有四物汤气宜增损诸例等，体现了其独到的临证体验，为后世医家之典范。杨威有"虽轩岐复生，不废此书"之赞，《四库全书总目提要》亦称其"于医理精蕴，阐发极为深至"。

《三消论》（一卷） 金代刘完素著。约成书于金大定、承安年间（公元 1180～1200 年）。书成未刊，麻九畴（字知几）访得刘氏后裔，获其遗书，附刊于《儒门事亲》中。刘氏承《内经》之旨，阐论"热气怫郁，玄府闭塞"，并论消渴病机证治。书中指出："若饮水多而小便多者，名曰消渴；若饮食多而不甚饥，小便数而渐瘦者，名曰消中；若渴而饮水不绝，腿消瘦而小便有脂液者，名曰肾消，其燥热一也，但有微甚耳。"强调消渴诸证皆由湿寒之阴气极衰，燥热之阳气太甚所致，所谓热气怫郁，玄府闭塞，气液不得宣平，津液血脉、荣卫清气不能升降出入所致。证治则主张补肾水阴寒之虚，泻心火阳热之实，除肠胃燥热之甚，济人身津液之衰，使道路散而不结，津液生而不枯，血气利而不涩；强调"消渴之人，其药与食皆宜淡剂"，以淡剂为五味之本，极能润燥，缓其急结，令气通行而致津液。书末载有治疗消渴的神白散、猪肚丸、葛根丸、胡粉散、三黄丸、人参白术散、人参散等七方，体现出刘氏偏重于寒凉宣通的证治特色。此外，书中对"肺本清，虚则温；心本热，虚则寒；肝本温，虚则清；脾本湿，虚则燥；肾本寒，虚则热"等脏腑六气病机说，以及六气标本病传、五味补泻治法等亦有阐发，对研究河间学说及其临证运用经验均有重要参考价值。现存《儒门事亲》及《周氏医学全书》等多种刻本。

《注释素问玄机原病式》（二卷） 元代薛时平注。成书于元至元八年（公元 1271 年）。薛氏取刘完素《素问玄机原病式》原书，据《内经》之旨及前贤所论，结合其临证体验撰注，以阐发刘氏病机理论。其注简明易懂，对疑难字附以注音。

《医学启源》（三卷） 金代张元素撰。初刊于金大定二十六年（公元 1186 年）。上卷载天地六位脏象图、手足阴阳、五脏六腑十一经脉证法、三才治法、三感之病、四因之病、五郁之病、六气主治要法、主治心法九门。中卷为内经主治备要、六气方治两门。下卷载用药备旨。书中论述脏腑、经脉、病因及主治之法，以《内经》为宗旨，撷取《脉经》、《中藏经》分析脏腑寒热虚实及钱乙五脏虚实辨证之内容，条析脏腑病机，并结合临床经验，附以脏腑诸病主治用药心法，形成脏腑寒热虚实病机辨证学说。其论五运六气之为病、六气方治、药物性味与运用，借鉴刘完素《素问玄机原病式》的论述，结合《素问》药物气味厚薄、寒热升降及五味、五脏苦欲之理，参以己见而加阐发。张氏将五运六气理论运用于制方遣药，论方则分风、暑、湿、火、燥、寒六气制法；言药则分风升生、热浮长、湿化成、燥降收、寒沉藏五类。又以药物气味与病机辨证为基础，以五行相生相克为法则，确定制方原则；其论药则取各药药性之长，结合脏腑经络而各归其经，自成一家之说。张氏此书，在前人脏腑辨证基础上，补以方药，以冀更为完善，且运用《素问》关于药物气味厚薄、升降浮沉及五脏苦欲理论，对药物进行归类，以便于制方，首创药物归经之说，对药物和方剂学的发展颇有影响。

《洁古家珍》（一卷） 金代张元素著。撰年不详。原本佚，其辑本赖元代杜思敬《济生拔粹》而得以流传。书中载述风、破伤风、厉风、伤寒、咳嗽、吐、热、疟、眼、衄血、消渴、疮疡等证治方法，附方一百二十余首。张氏学宗《内经》，师法仲景而淹贯孙思邈、钱仲阳、刘河间诸家之说，强调"古方今病不相能"，故其诸病方论师古而不泥，简明切要，自成家法。如"风论"中之小续命汤，主治八风五痹痿厥诸疾，概依四时阴阳而增损、唯从六经见证而加减者，取法乎轩岐、仲景之旨而匠心独运；自拟九味羌活汤，脱胎于河间"解利伤寒"之羌活汤（《保命集》），亦遥承仲景大青龙汤法而有所变易；小儿四时用药多宗钱氏之方；疮疡主治则从河间寒凉之法，显现其善取众家之长，勇于创新的精神。该书于辨证用药方面亦反映了张氏注重脾胃、讲究辨证用药的特点。如论脾湿为痰，有风、热、寒、湿之别；其治"咳而无痰者，以辛甘润其肺；咳而嗽者，治痰为先"；凡湿痰、寒痰、气痰之治，皆用半夏、南星，而湿者加白术，气者加橘皮，寒者加官桂，一味之差，主治迥异。张氏辨证论脏腑、遣方据药性的学术观点及其临证经验，对后世医学的发展有深远影响。李时珍称誉其"大扬医理，《灵》、《素》之下，一人而已"。

　　《儒门事亲》　金代张从正著。约成书于金正大年间（公元 1224～1232 年）。原书三卷。金刊十二卷本另载有张氏友人麻九畴（字知几）及常德（字仲明）等撰述子和学术诸书，包括《直言治病百法》二卷、《十形三疗》（附"杂记"）三卷、《撮要图》（附"扁鹊华佗察声色定死生诀要"等）一卷、《三法六门》一卷、《世传神效名方》一卷、《治法杂论》（附"刘河间先生三消论"）一卷。明嘉靖刻本将金刊本《十形三疗》所附之"杂记"及《撮要图》所附之"扁鹊华佗察声色定死生诀要"等，另列入《治法心要》，分为十五卷。又明刻《古今医统正脉全书》仿邵氏本而少《治法心要》，另将《三消论》单列一卷，亦为十五卷，即今之通行本。该书取"惟儒者能明其理，而事亲者当知医"，以命名其书。今本前三卷传为张氏手稿，载有"七方十剂绳墨订"、"攻里发表寒热殊途笺"、"汗吐下三法该尽治病诠"、"推原补法利害非轻说"、"五积六聚治同郁断"、"九气感疾更相为治衍"、"补论"等医论三十篇，旨在发明"治病重在驱邪、邪去正自安"之学术思想。卷四、卷五为《治病百法》，分述内外妇儿各科一百种疾病治法。卷六至卷八为《十形三疗》，取张氏主治二百余例验案、一百三十九种病证，类分为风、暑、火、热、湿、燥、寒、内伤、外伤、内积、外积诸形，以为其"汗、吐、下三法该尽百病"学术观念之佐证。卷九《杂记九门》，多属门人随师诊余笔录之医案医话。卷十《撮要图》，概述五运六气、五郁之病、十二经是动所生病、五泄治法及六门病证方药等内容。卷十一《治法杂论》，阐述六淫致病及内伤、外伤诸病治法大要。卷十二《三法六门》，载历代名方及张氏验方一百七十一首，按吐剂、汗剂、下剂及风、暑、湿、火、燥门、兼治内外、独治内外、调治等类编，以备学者检阅；卷十三载《刘河间先生三消论》及证治方八首。卷十四载杂论十三篇，略述扁鹊华佗色脉诊及断百病生死诀、病因病机、药性、十二经水火分治等。卷十五收载世传神效名方二百六十余首，皆据病证主治类编。张氏鉴于医界渐滋补养之风，遂融贯轩岐、仲景之学，法宗河间之说，结合临症所见，发为攻邪之论。张氏认为正气不能自病，必因邪客而病，强调治病以祛邪为首务，邪去正自安，不可畏攻而养病；邪气加诸身者，有在上、在中、在下及深浅之异，故分立汗、吐、下三法以祛其邪，所谓损有余即补不足者，是其立论之宗旨。书中据河间脏腑六气病机说，将诸病分为风、寒、暑、湿、燥、火六门，统以三法遣治，复载验案，以证其说，并展现其汗、吐、下三法实兼众法之精湛学验。如以引涎、漉涎、嚏气、追泪等凡能上行者皆属吐法，灸、蒸、熏、渫、洗、熨、烙、针刺、砭、射、导引、按摩等能解表者皆属汗法，催生、下乳、磨积、破经、泄气等下行者皆属下法，每多权变而出奇制胜。张氏指出，三法"中病即止，不必尽剂"，其余邪以"食养尽之"，强调"未尝以此三法遂弃众法"，主张当攻则攻，可补则补，"各相其病之气宜而用之"。在养生补虚方面，坚持邪未去不可言补的基本原则，更为注重"阴阳两停"之平补法、"精血不足，当补之以食"的食养法，体现其"治病当论药攻"、"养生当论食补"的攻补观。情志病方面，不仅从理论上发展了《内经》的情志相胜说，而且于临床实践中创造性地应用以情易情、行为转移、意志开导等各种治疗方法。该书问世后，以其独特的学术见解和侧重于攻邪的理法为世人所瞩目，《金史·本传》称汗吐下三法，"从正用之最精"，起疾救死多效，至于庸医习其方而往往杀人者，此"所以失其传之过也"；清代王士雄誉其情志疗法谓"亘古以来善治病者，莫如戴人，不仅以汗吐下三法见长也"；魏玉璜称"子和之持论如此，岂放手攻泻而不顾元气者哉？第其用补，专重饮食调摄而不持药饵，故万全无弊"，可见学者对其评价之高，亦显见其学术影响之深远。

《内外伤辨惑论》（三卷）　金代李杲撰著。成书于金正大八年（公元1231年）。卷上载辨阴阳证、辨脉、辨寒热、辨新感八风之邪、辨手心手背、辨口鼻、辨气少气盛等医论十三篇，阐明外感内伤病证有各自的传变规律，其形证色脉亦各具特征。卷中载饮食劳倦、暑伤元气医论二篇，以及补中益气汤、清暑益气汤、升阳散火汤、升阳益胃汤等方剂二十四首。卷下载辨内伤饮食所宜所禁、饮食自倍胃肠乃伤分而治之等医论四篇，以及枳术丸、木香化滞丸、除湿益气丸、三棱消积丸等方二十三首。此书系李氏早期之作，发明脾胃内伤学说，对疾病之发生发展概分两途：一为外感风寒暑湿诸邪，以伤其形，初为伤寒，传为热中，其治当泻不当补；一为劳役饮食内伤脾胃，初为热中，末传寒中，其治当补不当泻。主张病气有余，以寒凉酸苦之剂泻之；病气不足，以辛甘温热补之，而为外感内伤证治虚实之分。所载诸方，皆李氏秉承《内经》《难经》经旨，结合临床体验之经验总结，其甘温扶脾、升举清阳之补中益气汤，开"甘温除热"之先河。《四库全书总目提要》称"是编发明内伤之证有类外感，辨别阴阳寒热、有余不足，而大旨总以脾胃为主，故特制补中益气汤专治饮食劳倦、虚人感冒，法取补土生金，升清降浊，得阴阳生化之旨，其阐发医理，至为深微"。

《脾胃论》（三卷）　金代李杲撰著。成书于南宋淳祐九年（公元1249年）。李氏既著《内外伤辨惑论》，恐世俗不悟，复为此书。全书载医论三十六篇，方论六十三篇。卷上包括脾胃虚实传变论、脾胃盛衰论等医论八篇，补脾胃泻阴火升阳汤等方论四篇，阐明脾胃对整体机能的重要性及脾胃盛衰对机体的病理影响，倡立"升阳""泻火"治疗法则。卷中包括饮食劳倦始为热中论，以及补中益气汤、黄芪人参汤、清暑益气汤等补脾胃方，介绍诸方的主治应用、配伍及加减法。卷下载医论十二篇，着重阐述脾胃虚损与其他脏腑、九窍的关系，饮食内伤脾胃诸方和治验。作为李氏创立脾胃学说的代表作，发展了《内经》、《难经》的理论，提出"人以胃气为本"的论点。认为元气为人生之本，脾胃为元气之源，强调脾胃在精气升降中的重要作用，并深入阐述"内伤脾胃，百病由生"的学术观点。认为脾胃内伤的病机主要是气火失调，同时也阐发了内伤发热的机理，为甘温除热法确立理论依据。书中所列益气升阳为主、苦寒降火为辅的一系列升阳降火方剂，对后世深有影响，至今仍为临床习用。历代医家如王肯堂、张介宾等无不予以很高评价。《四库全书总目提要》曰："其说以土为万物之母，故独重脾胃，引经立论，精凿不磨。"

《医学发明》（一卷） 金代李杲撰。约成书于元宪宗元年（公元1251年）。书成未梓，即授门人罗天益传习。元至元十六年（公元1279年）由罗氏刊行。是书之明抄本九卷，通行本为一卷。全书分医论、方论两部分，载方八十三首。李氏探究《内经》《难经》《本经》理论，阐发脏腑、经络、病机等学说，溯本求源，详加论述，并结合医疗实践，阐发新义，制方用药。如对《内经》"浊气在上，则生胀"，用木香顺气汤治疗；"诸腹胀大，皆属于热"，用中满分消丸治疗，均出此书，对研究李氏学术思想和证治经验有很大参考价值。

《兰室秘藏》（三卷） 金代李杲著述，后经门人罗天益（字谦甫）整理，初刊于元至元十三年（公元1276年）。李氏取《素问》"藏灵兰之室"义命名，以示所论弥足珍贵。全书凡二十一门，分述内、外、妇、儿、五官等各科病证方药。每门下首列方论，述其证治大要，次列诸方，间附验案。卷上载饮食劳倦、中满腹胀、心腹痞、胃脘痛、消渴及眼耳鼻六门；卷中分头痛、口齿咽喉、呕吐、衄血吐血、腰痛及妇人六门；卷下列大便燥结、小便淋闭、痔漏、阴痿阴汗、泻痢、疮疡、杂病、自汗及小儿九门，载方二百八十四首，医案十六则。本书与《内外伤辨惑论》、《脾胃论》互为羽翼，作为李氏学术代表作，不仅反映了其对临床各科疾病的基本认识和诊治经验，而且始终贯穿了"脾胃内伤，百病由生"的学术思想，体现了诸病皆从脾胃调治的证治特色。如中满腹胀、心腹痞、胃脘痛等证，其淳淳于脾胃者自不待言，即便妇人诸疾、小儿惊风及目赤内障之类病证，亦强调须从"土为万物之母，脾胃乃生化之源"的角度去剖析其与肝、心、肺、肾诸脏生克乘侮关系，才能分辨其形气之有余不足，把握补泻升降之机。所谓先他病后及脾胃，或先病脾胃后生他证者，均当从脾胃调治，是该书最为鲜明的特点。在各科病证辨证规范及其诊断治疗方面亦多有发明。如中满腹胀一类病证，李氏在《内经》及后世医家有关论述之基础上，侧重于临床所见"大抵寒胀多而热胀少"，倡说"中满脏寒"论，别出脾虚胃寒及寒湿、气滞、积聚中满诸治法；消渴虽有三消之分，李氏则认为燥热气胜、血中伏火而导致耗伤气津者居多，另立甘寒补气除热为主，参酌苦寒坚阴、辛甘和血润燥及苦平辛香升发诸法，以为证治制方大法；头痛有外感、内伤之别，而将伤寒、寒湿、湿热、痰厥、气虚、血虚等头痛与六经相结合，首创头痛分经辨证及据经用药规范。至于妇人之经带胎产、小儿之惊风疳积、五官之赤眼内障等，亦多从脾胃先亏、气火失调立论，其脉证方论颇多深切著明之独到见解。书中所载诸方，除少数古方之外，均为李氏创制效方；诸多复方大方，看似庞杂，实皆以顾护脾胃为宗旨，随四时用药法则、从病证变化加减化裁而出。所谓以法制方、方中有法、药随法出、君臣佐使相制相用而条理井然者，"惟杲此书载所自制诸方"堪当，"读是书者，能喻法外之意则善矣"（《四库全书总目提要》）。

《卫生宝鉴》（二十四卷） 元代罗天益撰。约成书于元至元十八年（公元1281年）。罗氏先后师从洁古、东垣而尽得真传。为弘扬其说，遂本《内经》之旨，兼采众家之长，并结合临证治验，撰为是书。全书共分四编。卷一至卷三，为"药误永鉴"，载春服宣药辨、无病服药辨、汗多亡阳、下多亡阴等医论二十五篇，例举世俗之偏见及时医误治诸案，正差谬而明理法，以为前车之鉴。卷四至卷二十，为"名方类集"，首列饮食自倍、劳倦所伤诸论，以阐发东垣脾胃内伤学说；次据病症分门类纂诸方，载有泻热、除寒、中风、头痛、咽喉口齿、疮肿、妇人、小儿等十七病症门，共辑选罗氏自拟方及古方所历验者七百七十余首，有论有方，间附验案，以发明遗蕴。卷二十一"药类法象"，辑有咀药类、药性要旨、用药升降浮沉补泻法、脏气法时补泻法等医论十一篇，以传述洁古、东垣药学理论。卷二十二至卷二十四，为"医验纪述"，载罗氏治验诸案及医论等十八则，以启示后学并证其功效之实。全书立论处方，既承袭师门诸法，又斟酌于历代名方，并参究经旨、结合己验而予以阐发。如论脾胃之伤，从饮伤、食伤为辨，分别其寒热轻重，再述温清攻补之法；其论劳倦所伤，辨治其虚中之有寒、有热，前者"非甘辛大温之剂则不能温养其气"，后者"泻热补气，非甘寒不可"，若妄投苦寒，必损脾胃，且有"变阳为阴"之虞。其论寒热诸疾，概从三焦及气分、血分剖辨病机、类集证治名方，对后世三焦及卫气营血辨证不无启迪。书中五十余例验案，不仅阐述了"上气不足，推而扬之"、"高巅之上，射而取之"、"治湿不利小便，非其治也"等精辟见解，且亦充分体现其甘温益气、甘寒泻火、苦寒泻湿热、苦甘寒清血热及辛香调畅气机等临证用药特色。后人赞其辨证用药酷类其师，而灵活权变尤胜一筹。蒋用文序称"李氏之学，得罗氏而益明"。

《**医垒元戎**》（十二卷）　元代王好古撰。成书于元至元二十八年（公元 1291 年），后因原稿佚失，经追忆重辑刊于元贞三年（公元 1297 年）。延祐二年（公元 1315 年），杜思敬集辑《济生拔粹》，将该书节为一卷附刊。王氏鉴于自仲景而后，伤寒、杂病分为两科，医工愈学愈陋、愈专而愈粗，遂祖述仲景，参以易水、东垣发明伤寒、杂病证治要义，以期学者融会贯通，故撰为是书。书以十二经为纲厘分卷次，卷首总叙伤寒之源、内伤之论及汗吐下三法之忌，并据六经分述伤寒杂病证治方略。诸经病治，以伤寒居前，杂病缀后，有论有例、有法有方，体现了王氏论伤寒师法仲景，辨杂病从乎元素、东垣，并概从六经辨脉论治的学术见解。王氏认为，伤寒、杂病虽各有表里内外先后之治，然表则汗、里则下、中则和乃不易之法，而诸剂之寒热温凉亦在其中；汗吐下三法及温中补虚诸法既各有其攻守之道，尤应"随病察脉，逐脉定方"而不囿成见；特别重视切脉察病，"随经用药"。王氏将伤寒杂病合而为论，扩大了六经辨证的应用范畴。书中载方一千零三十五首，既采撷前贤用药心法，亦化裁古方而自出机杼。如取韩祇和"温中篇"而推衍变通，别启阴证伤寒治法；举《局方》四物汤加减化裁，立为妇人伤寒及杂病证治规范。其治痰病、水鼓之调胃白术泽泻散、化五饮滞着之五饮汤、拯虚劳咳嗽而气血不足之大五补丸等海藏自拟方，均属脱胎于古法而有所得者。

《**此事难知**》（二卷）　元代王好古撰著。刊于元至大元年（公元 1308 年）。延祐二年（公元 1315 年）杜思敬辑入《济生拔萃》。卷上载医之可法、经脉终始、伤寒之源、冬伤于寒春必温病、辨阴阳二证、辨内外伤、太阳证等三十五篇。卷下载前后虚实图、治病必求其本、喘论、三法五治论、阴阳例、诸经头痛、问三焦有几等五十七篇。王氏编集其师李杲之医论，包括脏腑、经络、气血、营卫、诊法、病因病机、天人相关、治法等。其中认为，络脉有十六，当增胃之大络；三焦既有名又有状，并对其生理功能、病理变化进行了论述；阐述察面部形色、诊手心手背等诊法，强调诊脉以定吉凶。其论治则认为初治之道法当猛峻，中治之道法当宽猛相济，末治之道法当宽缓，提出了和、取、从、折、属五治法。另还指出治杂病先调其气，次疗诸疾，无损胃气是其要。对《伤寒论》的阐发认为，伤寒之源因房室劳伤与辛苦之人腠理开泄，少阴不藏，肾水涸竭而得之。又称伤寒之传经传足而不传手，传手者当作别论，且又提出传本、巡经传、越经传、表传里、误下传、巡经得度传等太阳六传。论伤寒诸方，认为桂枝汤既能发汗又能闭汗，其功在调和营卫。五苓散为太阳里之下药，治邪入太阳之本。大承气汤主大实、燥屎、痞、大满，小承气汤治实而微满，调胃承气汤治实而不满，可分别治疗太阳阳明、少阳阳明、正阳阳明证。大柴胡汤治有表复有里。对于汗下二法，认为汗多亡阳、下多亡阴，指出汗无太早之嫌，下无太晚之厌。且强调治病求本，无问伤寒蓄血、结胸、发黄等病证及一切杂证，各当于六经中求责之。另对杂症亦多阐发，如认为伤暑有动静之分，潮热有阳分、阴分之别，呕吐哕有太阳、阳明、少阳之异，腹痛有三阴之分等。并载述九味羌活汤等名方。汪琥称其"为不执仲景方论，独能探微索奥而自成一家之言者"（《伤寒论辩证广注》），《四库全书总目提要》谓其"于伤寒证治尤详"。

《活法机要》（一卷）　旧署元代朱震亨撰。一般认为系由朱氏门人集纂，或谓李杲所撰。元延祐二年（公元 1315 年）杜思敬辑入《济生拔粹》。书中所载泄泻、厉风、破伤风、头风、雷头风、胎产、大头风、疟、热、眼、消渴、肿胀、疮疡、瘰疬、咳嗽、虚损、吐、心痛、疝十九种病症方论，十之八九辑自《素问病机气宜保命集》，仅疮疡、瘰疬等门附方稍有出入。其学验与东垣、丹溪旨趣相去甚远，故该书当属《保命集》之节要别本，或由河间学派传人所集辑。

《罗太无先生口授三法》（一卷）　旧题元代朱震亨传述。约成书于元泰定四年（公元 1327 年）。卷首载录孔行素"至正直记"，略述朱震亨师从罗知悌（字子敬，号太无）生平行状；后附"彤伯志"，言称该书"乃徐子晋世文康所赐"，以志其由来。全书载述中风、伤寒等内科疾病及妇人胎产诸疾证治五十七门、七十六症。各病症皆据证、因、脉、药依次论述，大约学宗河间而兼采众家之长，每多阐发己验而立新说者，丹溪之学由是获睹端绪。如其论中风，以河间心火盛而肾水虚立论，再从"外风之中，实因内气之虚"溯源，发明热郁生痰、痰热相因动风之说，强调"初中时不论在表、在里，必先以攻痰祛风为主；待其苏醒，然后分其经络、审其气血治之；不可因其内气之虚，骤用补剂"，或攻或补，宜下宜汗，宜补血以养筋，宜养血以通气，法随证出，方据法立，井然有序，简明切要。此书不仅对研究丹溪学派之学术渊源颇有参考价值，且对临床证治亦不无启迪和借鉴作用。

《格致余论》　元代朱震亨撰。成书于元至正七年（公元 1347 年）。书载医论四十三篇，对医学理论、临床各科，以及摄生养老等均有独到的阐发。其论包括"饮食色欲箴序""阳有余阴不足论""治病必求其本论""养老论""慈幼论""茹淡论""倒仓论""相火论""房中补益论""张子和攻击注论"等。其中"阳有余阴不足论"、"相火论"两篇集中反映了朱氏基本医学观点，对人体阴阳及相火理论展开了深入的阐发。如分析人体阴阳盈虚，认为阴气难成易亏，指出在正常生理状态下人体亦"阳常有余，阴常不足"，由于情志过极、色欲无度、饮食厚味等原因，引起相火妄动、阴精耗损，则"阳常有余，阴常不足"进一步加剧而导致疾病的产生。其论相火，认为有动、静两方面，相火之动是人体生命延续的基本动力，所谓"天主生物，故恒于动，人有此生亦恒于动，其所以恒于动，皆相火之为也"；动必须中节，才有助生命活动，"彼五火之动皆中节，相火惟有裨补造化，以为生生不息之运用耳"；动而过度，是为妄动，则"煎熬真阴，阴虚则病，阴绝则死……故曰元气之贼也"。朱氏论相火妄动，贼害元气的观点，与李东垣并无二致。在摄生养老方面，认为人体阴气不足，精血俱耗是导致疾病与衰老的原因，主张去欲主静、茹淡饮食、戒色欲、养心收心、不使相火妄动，把养阴抑阳作为贯穿终身的主要摄生原则。书中反映了医儒结合的特征，正如自序所说"古人以医为吾儒格物致知之一事"，故名篇曰"格致余论"。

《局方发挥》（一卷）　元代朱震亨撰。成书于元至正七年（公元 1347 年）。该书为纠《太平惠民和剂局方》之偏而立论，针对香燥方药等问题，以问答形式展开讨论。共论述三十一条。每条均先设"或问"，提出问题，而后阐发作者见解，分析利害，阐明医理。如反对以方俟证，强调治病求本，指出《太平惠民和剂局方》一书虽集前人已效之方，但若不明病源、病理之变化，不知方药变通之体，以不变之方应万变之病，犹如刻舟求剑，按图索骥，如《太平惠民和剂局方》泄痢不分，概以钟乳健脾丸、朝真丸、赤石脂散等热涩为治，终致失误。书中辨论火之为病，力纠辛香习俗，认为《太平惠民和剂局方》偏重辛香，肇习用辛香之端，诸如安息香丸、丁沉丸辈以火济火，实实虚虚，使气机升降受阻，"将求无病，反足以生病"，提出"香辛升气，渐至于散，积湿成热，渐至郁火"的观点，阐明"气有余便是火"之机理，发明"火有余亦能滞气"之见，提出"气病"治疗原则，均堪师法。他如议积热痼冷，指出脾肾未必宜温，认为《太平惠民和剂局方》治脾肾咸以温补者四十余方，如养脾丸、嘉禾散、人参丁香散等悉以香燥温热，"窃恐脾肾有病，未必皆寒"；又认为"窠囊"的形成与滥用辛香燥药物，损害脾胃有关，而《太平惠民和剂局方》泛以燥热为聚，"丹药之法，偏助狂火，阴血愈耗，其升愈甚，又挟瘀血，遂成窠囊"，其论对后世颇具影响。

《金匮钩玄》（三卷）　元代朱震亨述，门人戴思恭（字原礼，号复庵）辑补。约成书于元至正十八年（公元 1358 年）。明代《薛氏医案》（二十四种）辑录该书，并更名《平治会萃》。本书系朱氏课徒口述之笔录，后经戴氏整理补述而成，反映了丹溪学术与治验及戴氏学术之精粹。其前二卷论内科杂病，兼及喉症、外科，载有中风、六郁、伤寒、内伤等九十八种病证。卷三介绍妇人经带胎产十九症、小儿吐泻黄疸、急慢惊风等二十一症主治方法。书末附"火岂君相五志俱有论""气属阳动作火论""血属阴难成易亏论""滞下辨论""三消之疾燥热胜阴""泄泻从湿治有多法"六篇医论，均属戴氏为阐扬师门心法而补述者。书中诸病，大抵先论病源病机，详举脉证，再示以朱氏方治及加减化裁之法，言简而意赅。戴氏补注每多引伸发挥，如论六郁，戴氏发挥谓"郁者，结聚而不得发（越）也，当升者不得升、当降者不得降、当变化者不得变化也。此为传化失常，六郁之病见矣"；其后分列气、湿、痰、血、热、食"六郁"脉证，再述六郁用药法度，末举通治六郁之"越鞠丸"方。其论治痰饮，有湿痰、老痰、痰热、寒痰、痰火、痰食相积、痰夹瘀血及脾虚生痰、内伤夹痰、肠胃间痰、胁下痰、膈上痰等脉证之辨，而于治疗上结合温化、软坚、清火、消导、降气、补虚诸法，列举临证活用燥痰、劫痰、润痰、消痰、导痰、健脾化痰等方法治疗痰病的经验，使痰病证治理法更为完备。其论温疫时病有宜补、宜降、宜散之说，探吐有散火、提气之用。戴氏专论阐发"火之为病无脏不有"、"气动化火"、"阴血难成易亏"等，充分体现出丹溪学派以"补阴为宗，实开直补真水之先；其以郁治病，亦妙阐《内经》之旨，开诸家无穷之悟"（《四库全书总目提要》）的学术特色及对后世医学发展的影响。

《丹溪手镜》（三卷）　元代朱震亨撰。书系朱氏晚年之作，明代吴尚默得于其后裔，校正刊刻本于明天启元年（公元 1621 年）。上卷首载评脉、审视、五脏、汗吐下温水火刺灸八法、五脏虚实、五脏绝死、脉（附图）、周身经穴等八篇，继述伤寒、时行疫疬等六十七证。中卷首列伤寒方论、发明五味阴阳寒热及伤寒汤丸药性、杂病分阴阳气血三论，后分恶寒、发热等四十九证。下卷载咳逆痰嗽、积聚、消渴等三十二证。末附脏腑病及各部所属药性、音释二篇。全书载述内科杂病证治，兼及妇人、小儿、五官诸症，计有医论十三篇、病症一百四十八种，较为系统、全面地体现了朱氏"阳常有余，阴常不足"的学术思想，以及善从气血痰郁诊治杂病的证治特色。是书论治诸病，大要以五脏虚实为辨其脉因症治之异，理法方药一以贯之，是朱氏毕生学验之总结，与其他著作互为表里，可资临证参考借鉴。陈乾阳评称"其文简质而旨奥衍，其洞人之脏腑阴阳而为之剂，往往于单辞片语辄能奇中，然大要渊源于黄帝语，非《素问》弗道也"。

《济生拔粹》：元代杜思敬（自号宝善老人）辑。刊于元至大元年（公元 1308 年）。辑录杜氏及金元时期的名医名著十九种：《针经节要》、《杂类名方》杜思敬节抄；《元岐子论经络迎随补泻法》、《云岐子七表八里九道脉诀论并治法》、《云岐子保命集论类要》张璧撰；《窦太师流注指要赋》窦杰撰；《针经摘英集》不著撰者；《洁古老人珍珠囊》、《洁古家珍》张元素撰；《医学发明》、《脾胃论》、《兰室秘藏》李杲撰；《海藏老人此事难知》、《医垒元戎》、《阴症略例》王好古撰；《田氏保婴集》不著撰者；《活法机要》朱震亨撰；《卫生宝鉴》罗天益撰。此书是一部成书年代较早，且很有学术影响的医学丛书。杜氏节录的《医垒元戎》诸书，门分类析，有论有方，详不至冗，简不至略。其中《杂类名方》等书原书已佚，幸赖此书而得传。

第三节　《内经》《难经》研究

一、研究《内经》，发挥新说

在北宋林亿、高保衡等校正《黄帝内经素问》之后，宋代医家未遑对其进行全面的探讨，而多偏重于对书中所载运气学说内容的整理研究，并将其进一步联系到临床运用。如前所述，刘温舒有《素问入式运气论奥》，《圣济总录》首载"运气"，陈言的《三因方》等皆曾参照运气变化而设方。这种学术动势，对金、元医家继续有所影响。

然而，旧的政治制度的解体势必对固有文化产生相当冲击，并引起一些新思想的活跃。于是，人们不再循规蹈矩地遵照原来的模式亦步亦趋，这在医学方面也无例外，对《内经》的研究亦有了一个新的面貌。其大致情况，或对《内经》的部分理论作专题研究，根据有关理论，联系实际加以发挥，从而形成一种系统的创新学说。

刘完素《素问玄机原病式·序》曾说，《内经》的玄机奥妙非轻易可得，"虽有贤哲，而不得自然之理，亦岂能尽善而无失乎"？同时指出，当时所流行的关于运气的"歌颂铃图"每多"矜己惑人，莫能彰验"，而多为妄撰之作。因而，他著成《内经运气要旨论》十万余言，即《图解素问要旨论》，所论皆本诸《素问》七篇大论，阐发了运气学说的概念、原理、推演方法、变化规律及其与疾病发生发展的关系等，并采用图表，以便掌握。在此前提下，刘氏进一步结合临床，"以病气归于五运六气之化"，《素问》五运六气理论及病机学说，通过"比物立象"，推演归纳，建立了"五运主病"、"六气为病"这一套认识病证特性的分类模式，并从"火热论"角度予以系统阐发，并从而发挥了"亢害承制"之理。刘氏的这一专题研究，不仅使运气学说的临床运用有了新的发展，而且促使了各种学术理论研究的深化。这种开拓性研究，对其后金、元其他医家的创新思想产生了持续性的重要影响。刘氏的《素问玄机原病式》根据《素问》玄机推原疾病，是研究医经而具有新思想的杰作，也是金元新医学发展的肇始。他的另一名著《医方精要宣明论》，多为对病处方之法，首诸证门，自煎厥、薄厥、飧泄、胀，以及诸痹、心疝，凡六十一证，皆采自《内经》诸篇，每证各有主治之方，一宗仲景，而于轩岐奥旨，尤多阐发。另据熊均《医学源流论》，刘氏还有《素问药注》，其书虽佚，但从书名推测，当是据《素问》之论联系药理和临床用药的著作。至于《素问病机气宜保命集》一书，且不论其作者是谁，而显然以《素问》"谨候气宜，无失病机"为其主旨。

几乎与刘完素同时，张元素把握《内经》要旨，并撷取前人学说，结合自己数十年学验，在脏腑辨证、制方遣药等方面，总结为系统的理论。他重视胃气，开创了金、元时代的"易州张氏"学派。其《脏腑虚实标本用药式》，以及《医学启源》中的"内经主治备要""主治心法""五脏补泻法""脏气法时补泻法""五行制方生克法""用药升降浮沉补泻法"等，都是对《内经》之旨的发挥和运用。

之后，张从正又以攻邪著称。《金史·本传》称他"贯穿《素》《难》之学"。其祛邪理论亦源于《内经》，故而有"刺与污虽久，犹可拔而雪；结与闭虽久，犹可解而决"之说，作为其重要指导思想。张氏领悟到"《内经》一书，惟以血气流通为贵"，从而有"陈莝去而肠胃洁，癥瘕尽而荣卫昌"的精警之句。其汗、吐、下三法和刺血疗法，以及"食养"和情志制胜之法，无不是研究《内经》要旨之所得。

元代李杲的脾胃学说，同样以《内经》、《难经》理论作为其坚实基础。仅就其《脾胃论》中的"脾胃虚实传变论"而言，其中列举了《素问》"五藏别论""阴阳应象大论""通评虚实论""经脉别论""平人气象论""调经论""生气通天论""五常政大论""六气藏象论"，以及《灵枢》中有关脾胃元气的重要内容，作为其理论依据，同时结合当时人们多饮食不节、形体劳役和情志不节的普遍情况，建立了脾胃内伤学说。

朱震亨的《阳有余阴不足论》和《相火论》，是其代表性的学术著作。《素问》"年至四十，阴气自半，而起居衰矣"、"男子六十四岁而精绝，女子四十九岁而经断"，以及"道阳实，阴实虚"和病机十九条中关于脏腑之火的论述，实是其养阴学说的理论依据。

此外，李杲弟子罗谦甫曾著《内经类编》。据刘马因序所载罗氏之言云："先师尝教予曰，夫古虽有方，而方则有所自出也……子为我分经病证而类之，则庶知方之所自出矣。予自承命，凡三脱稿，而先师二毁之，研磨订定，三年而后成。"于此可见，《内经类编》实是据《内经》之论"分经病证"而类方的临床方论著作。

如上所述，说明金、元时期的不少临床医学家多不屑于《内经》章句的注释，而但求其理论的精神实质的真正所在，并联系临床实际，加以发挥，由此而建立其各具特色的学说。应该说，这是金、元时期医学经典研究特点和主流。

当然，这并不是说在当时绝无《内经》理论的研究。除以上所说刘完素的《内经运气要旨论》外，尚李浩著有《素问钩玄》。据《滕县志》记载，浩喜医方术，元初常往来东平间，为人治病决死生，其验如神。所著有《素问钩玄》、《仲景或问》、《诸药论》，甚精。窦文正默，幼从其子无学，荐之元世祖……可见李氏的医学亦非一般，可惜其书失传。

另有元代李季安的《内经指要》。吴澄序曰："若《素问》，若《灵枢》，若《难经》《伤寒论》，所谓医家六经者，融液贯彻。取《素问》一经，提纲类别，较然著明，一览可了，名曰《内经指要》……俾观者有径可寻，有门可入，人人能读《内经》而得其奥，而得其源。"此书也已亡佚，但可知学者对于《内经》学术内容的分类研究在早李氏已经开始，比之滑寿的《读素问钞》也要早得多。

此后，朱震亨著有《素问纠略》一卷（见徐春圃《古今医统》）。至于滑氏的《读素问钞》，乃取《素问》原编，删去繁芜，撮其枢要而成。其所编次，各以类从，秩然有序。在此以后，明代汪机著《续素问钞》、徐春圃编《内经要旨》、张介宾撰《类经》一书，无不受其学术影响。

《读素问钞》（三卷）　元代滑寿编注。约成书于元（后）至元、至正年间（公元 1335～1367 年）。其初刊本未见，传本见明汪机《读素问钞》。滑氏以为医源于岐黄，不读其书则无以知病源，遂取《素问》原编，删繁撮要，各以类从，撰为是书。卷上为藏象、经度、脉候、病能；卷中摄生、论治、色诊、针刺；卷下阴阳、标本、运气、汇萃，凡十二类。附补遗一篇。滑氏将《素问》节要类编，并加注疏，确能"撮其枢要"以便后学。明代汪机以为"非深于岐黄之学不能也"。后徐春圃编《内经要旨》、张介宾撰《类经》等均深受其影响，而汪机之续注、丁瓒之补正则皆以此书为蓝本撰就。

二、研究《难经》诸家

金、元时期，医家研究《难经》而有专著者，有纪天锡、张元素、袁坤厚、谢缙孙、陈瑞孙和滑寿等人。除滑氏的《难经本义》之外，其余诸家之书均已亡佚，但从有关文献尚可了解其一二。

纪天锡（字齐卿），《金史》有传，传称纪氏"泰安人。早弃进士，业学医，精于其技，遂以医名世。《集注难经》五卷，大定十五年（公元 1175 年）其书，授医学博士"。纪氏的《集注难经》久佚，但考僧幻云的《史记附标》，载有纪天锡《进难经表》，《进难经表》中说："济世之道莫大于医，识病之识在于经典。今有《八十一难经》为医之祖……然其文义阃奥，后学难知。虽近代以来，有吕广、杨玄操、高承德、丁德用、王宗正之徒，或作注解，或有疏义，奈何文理差迭，违经背义，滥觞其说，遗而不解者实多矣。臣天锡念此为医之患，遂乃精加访求，首尾十余年间，方始识其理趣云。"由此可知，《集注难经》绝非草率之作。元末明初，吕复读此书后于《九灵山房集·沧洲翁传》中说："纪齐卿注《难经》稍密，乃附辨杨玄操、吕广、王宗正三子之非。"

张洁古《药注难经》，见于滑寿《难经本义·难经汇考》。滑氏获读此书，评议说："洁古氏《难经药注》，疑其草稿，姑立章指义例，未及成书也。今所见者，往往言论于经不相涉，且无文理。洁古平日著述极醇正，此绝不相似，不知何遂乃板行，反为先生之累，岂好事者为之，而托为先先之名邪？"可见此书的著作尚属草草，故滑氏有此疑问。吕复在当时也曾见到此书，也说"张洁古《难经注》后附药，殊非经意"（《九灵山房集·沧洲翁传》）。似乎，洁古此书，虽非如吕氏所说的那么"经意"，但其著书之意乃在于藉《难经》之意而指导临床用药，实与刘完素的《素问药注》有同样出发点。

王少卿的《难经重玄》（佚），是继洁古《药注难经》之后的著作。因其演绎洁古之说，故书名"重玄"，但吕复在读后认为，其说"亦未足以发人之蕴"（《九灵山房集·沧洲翁传》），对其评价一般。

　　袁坤厚（字淳甫），元古益人，成都医学官，著《难经本旨》（佚）。滑寿《难经本义·难经彚考》认为其书"佳处甚多，然其因袭处，未免蹈前人之非，且失之冗尔"。明代孙一奎《医旨绪余》曾载引袁淳甫《难经本旨》中论三焦的一段论说，十分精彩，其论说："所谓三焦者，于膈膜脂膏之内，五脏六腑之隙，水谷流行之关，其气融洽其间，熏蒸膈膜，发达皮肤分肉，运行四旁，曰上中下，各随部分所属而名之，实元气之别使也。是故虽无其形，倚内外之形而得名；虽无其实，合内外之实而为位者也。"袁氏的论述与孙一奎观点相合，说明了三焦相火为原气之别使，有"裨助生生不息之功"。足见滑寿称袁氏之书"佳处甚多"，是很有见地的。

　　除此之外，尚有谢缙孙的《难经说》和陈瑞孙的《难经辨疑》。

　　谢缙孙，字坚白，庐陵人。元元统间（公元1333～1334年）医候郎，辽阳路官医提举。滑寿评其书"其说殊有理致源委"。

　　陈瑞孙，字廷芝，元庆元人。温州路医学正。与其子宅之同著《难经》。

　　元末，滑寿（字伯仁，号撄宁生）著《难经本义》（二卷）。其书首列"难经彚考"一篇，论书之名义源流；次列"阙疑总类"一篇，记脱文误字；又次"图说"一篇，皆不入卷数。《四库全书总目提要》称"《难经》八十一篇，历代医家多有注释。寿所采摭凡十一家，今惟寿书传于世……其注则融合诸家之说，而以己意折衷之，辨论精确，考证亦极详审"，又说"寿本儒者，能通解古书文义，故其所注，视他家所得为多云"，评价甚高，历来医家亦多视之为研究《难经》的佳作。

　　《黄帝八十一药注难经》（三卷）　金代张元素注。约成书于金大定二十六年（公元1186年）。系《黄帝八十一难经》之注本，部分章节尚载有方药、针灸等治疗方法。现仅存抄本（残存一难至七十四难）。

　　《难经本义》（二卷）　元代滑寿（字伯仁，号撄宁生）校注。成书于元至正二十一年（公元1361年）。滑氏鉴于《难经》阙文错简，而历代注家或失之于繁，或失之于简，醇疵互见，是非攻击，遂对其校勘注释，以求其本义。书前首载"汇考"、"图说"，有图十三幅。八十一难文后，附"阙误总类"一篇。校勘脱文错简十九条。其注文考《内经》以探其源，从张机、王叔和等以绎其绪。凡诸说之善者，旁搜博致而以己意折衷之。书中引录吕广、杨玄操、丁德用、虞庶、周舆权、王诚叔、冯玠、袁坤厚、谢缙孙、陈瑞孙等二十余家注，其中不少医书已佚，赖该书以见梗概。滑氏之说颇为精辟，如辨脉之太过不及、阴阳相乘、关格覆溢之轻重缓急，寒热病内伤外感等，均有新意。滑氏还主张读书须要融活，不可滞泥。如"肝独有两叶"文下注称"越人偶有见于此而立为论说，不必然，不必不然"，对学者不无启示。书中撮要钩玄，辨疑正误，极为精审，颇得越人旨趣，成为《难经》校注之范本。张山雷评判诸家《难经》注释本，认为"大都望文敷衍，少精警。就以彼善于此，当以滑氏之《本义》、徐氏之《经释》，较为条整，而余子碌碌，殊不足观"（《难经汇注笺正·自序》）。

第四节　注解《伤寒论》以及"伤寒"病临床研究

　　在宋本《伤寒论》问世，以及宋代医家庞安常，朱肱、许叔微和郭雍等人参以诸家之说，更结合临床进行深入研究之后，金、元医家后继其学，获得了新的成就。宋金时的成无己为注解《伤寒论》的第一家。刘完素重在外感热病研究，提出"六经传受皆为热证"，当时如张子和、葛雍、常德、马宗素和镏洪辈多宗其说。此后，张璧有《伤寒保命集》，发仲景未发之义。李杲尝著《伤寒会要》和《伤寒治法举要》，而其弟子王好古则撰《阴证略例》发明伤寒内感阴证。同时，朱震亨曾著《伤寒摘疑》（又作《伤寒辨疑》）。此外，还有吴恕撰有《伤寒活人指掌图》，戴起宗著《活人书辩》。杜本增定的敖氏《伤寒金镜录》则更以伤寒舌诊著称。

一、成无己开《伤寒论》注解之先河

自《伤寒论》问世以后，对其进行注解者，当推成无己为第一家。清代汪琥在《伤寒论辨证广注·凡例》中说："成无己注解《伤寒论》，犹王太仆之注《内经》，所难者惟创始耳。"成氏系宋、金时聊摄（山东阳谷）人，约生于嘉祐、治平间（公元1056～1067年），卒于1156年后，年九十余。成氏家世儒医，才识明敏，记闻赅博，著《注解伤寒论》十卷，《伤寒明理论》三卷，《论方》一卷（后并入《明理论》中）。严器之序称，无己撰定伤寒义，皆前贤所未言，后学所未识，而悉达其奥者。南宋开禧时，张孝祥亦甚赞无己之书。张氏先于绍兴间得《伤寒论注》十卷于医士王光庭家，后于襄阳访得《明理论》四卷，因为刊板于郴山，可见在当时固已深重其书了。

成氏所采用的《伤寒论》，即为林亿等所校正者。他对《伤寒论》研究的具体贡献，在于以经释论，辨证明理，详析方制。由于《伤寒论·自序》曾有"撰用《素问》《九卷》《八十一难》"之说，因此，成氏的注解就进行溯本穷源，引证《内经》、《难经》之论，以释《伤寒论》文义。

例如，解《伤寒论》"若发汗已，身灼热者，名曰风温……若被下者，小便不利，直视失溲"（《伤寒论·太阳篇上》）条，认为"若被下者，则伤脏气太阳膀胱经也。《内经》曰：'膀胱不利为癃，不约为遗溺。'癃者，小便不利也。太阳之脉起目内眦，《内经》曰：'瞳子高者，太阳不足；戴眼者，太阳已绝。'小便不利，直视失溲，为下后竭津液，损脏气"。成氏所引《内经》之语，前者见《素问·宣明五气》，后者见《素问·三部九候论》。

又如释"伤寒表不解，心下有水气"，《伤寒论·太阳篇中》的小青龙汤条，成氏认为"伤寒表不解，心下有水饮，则水寒相搏，肺寒气逆，故干呕发热而咳。《针经》曰：'形寒饮冷则伤肺，以其两寒相感，中外皆伤，故气逆而上行。'此之谓也"。文中提到的《针经》之说，即《灵枢·邪气藏府病形》中所论。成注"气逆上行"句，纠正了今本《灵枢》"气道上行"之误。

再如以《难经》释"伤寒下利，日十余行，脉反实者死"（《伤寒论·厥阴篇》），成氏认为"下利者，里虚也，脉当微弱。反实者，病胜脏也，故死。《难经》曰：'脉不应病，病不应脉，是为死病。'"其中"脉不应病"诸语出《难经·十八难》。其据经释论，大抵如此。

此外，成氏释战栗有内外之诊，烦躁有阴阳之别；四逆与厥有寒热浅深不同等，均有切合临床实际的重要发挥。如论四逆与厥认为：

　　四逆者，四肢逆而不温者是也……当太阳，阳明受邪之时，则一身手足尽热……邪气在半表半里，则手足不热而自温也。至于邪传少阴，为里证已深，虽未至厥，而手足又加之不温，是四逆也。若至厥阴，则手足厥冷矣。经曰：少阴病四逆，其人或咳或悸，或小便不利，或腹中痛，或泄利下重者，四逆散主之，方用柴胡、枳实、芍药、甘草，四者皆是寒冷之物，而专主四逆之疾，是知四逆非虚寒之证也。又有四逆诸汤，亦治四逆手足寒，方用干姜、附子热药者，厥有旨哉！若手足自热而至温，从四逆而至厥者，传经之邪也，四逆散主之；若始得之手足便厥而不温者，是阴经受邪，阳气不足，可用四逆汤温之……四逆与厥，相近而非也。(《伤寒明理论·四逆》)

　　"厥者冷也，甚于四逆也"(《伤寒明理论·厥》)。成氏的论析，颇得仲景之旨，使学者能因论而明理，识证以辨病。

　　《药方论》论析了《伤寒论》方的制方分类。成氏在陈藏器"药有宣、通、补、泄、轻、重、涩、滑、燥、湿"的基础上，明确提出了"十剂"的概念，而且宗《内经》、《本草》之说，提出了"七方"之名，即"制方之用，大、小、缓、急、奇、偶、复七方是也。是以制方之体，欲成七方之用者，必本于气味生成，而制方成焉"(《伤寒明理论·药方论序》)。他认为处方之制，无逾于此，而"惟张仲景方一部，最为众方之祖"(同上)。成氏以伤寒常用二十方为例加以说明，如解桂枝汤方云：

　　桂味辛热，用以为君……宣道诸药，为之先骋，是犹辛甘发散为阳之意，盖发散风邪必以辛为主……芍药味苦酸微寒，甘草味甘平，二物用以为臣佐者，《内经》所谓"风淫所胜，平以辛，佐以苦，以甘缓之，以酸收之"……生姜味辛温，大枣味甘温，二物为使者，《内经》所谓"风淫于内，以甘缓之，以辛散之"……姜、枣味辛甘，故能发散，而此又不特专于发散之用，以脾并为胃行其津液，姜、枣之用，专行脾之津液而和荣卫者也。(《伤寒明理论·药方论·桂枝汤方》)

　　以上所引，一见于《素问·阴阳应象大论》，再见于《素问·至真要大论》。

　　历代医家对成无己的《伤寒论》研究颇多称诵。严器之称它"分析异同，彰明隐奥……实前贤所未言，后学所共识，是得仲景之深意也"(《注解伤寒论》严序)。《医林列传》说："成无己博极研精，深造自得，本《难》《素》《灵枢》诸书，以发明其奥；因仲景方论，以辨析其理，表里虚实，阴阳死生之说，究药病轻重去取加减之意，真得长沙公之旨趣。"王肯堂也称"解释仲景书者，惟成无己最为详明"。

　　当然，成氏的研究并非毫无缺点，如随文顺释，自相矛盾之处，时或有之；对于阴寒证的病机和辨证施治认识不够，即如王履所言"然即入阴经之寒证，又不及朱奉议能识，况即病立法之本旨乎？宜其莫能知也。惟其莫知，故于三阴诸寒证，止随文解义而已，未尝明其何由不为热而为寒也"(《医经溯洄集》)。然而即使如此，后世诸医家对《伤寒论》的注解发明，实大半由成氏之注而得启悟。所以《伤寒准绳》对成无己的评价是"白璧微瑕，固无损于连城也"。受成氏书的启发，明代陶华"因观成无己《明理论》止五十证，辨究详明，惜其未备，于是乃集所见所闻，比类附例，斟酌而损益之，遂成一书，名曰《明理续论》"(《伤寒明理续论》自序)。另巴应奎著《伤寒明理补论》，闵芝庆撰《伤寒明理论删补》，而清人汪琥又著《增补成氏明理论》，可见其学术影响之久远。

二、刘完素论"六经传受皆为热证"

刘完素毕生重视《内经》理论的研究，旁及易学及前代诸医家学说。认为医学的"法之与术，悉出《内经》之玄机"（《素问病机气宜保命集·序》）。后世流传的《伤寒标本心法类萃》虽未必出自刘氏之手，但实亦河间绪论，而在葛雍的《伤寒直格》、常德的《伤寒心镜》、马宗素的《伤寒医鉴》和镏洪的《伤寒心要》中，也反映了刘氏伤寒研究心得及其学术思想。

马宗素传河间之学最为真切，其《伤寒医鉴》载述了刘完素研究伤寒所得出的重要观点，即"六经传受皆是热证"。他说：

> 守真曰：人之伤寒则为热病，古今一同，通谓之伤寒……六经传受，由浅至深，皆是热证，非阴寒之证，古圣训阴阳为表里，惟仲景深得其意，厥后朱肱编《活人书》，特失仲景本意，将阴阳二字，释作寒热，此差之毫厘，失之千里矣。

认为伤寒三阴三阳是热传表里之别，非谓寒热之异，这是刘氏在伤寒学上的基本思想，实是继承了《素问·热论》的旨意。联系刘完素在《素问玄机原病式》中关于"阳厥"、"阴厥"的论述，则其意更明：

> 或热甚而成阳厥者，不可反以为寒也。然阴厥者原病脉候皆为阴证，身凉不渴，脉迟细而微；其阳厥者原病脉证皆为阳证，热极而反厥，时复反温，虽厥，而亦烦渴谵妄，身热而脉数也。若阳厥极深，而至于身冷，反见阴脉，微欲绝者，止为热极而欲死也，俗皆妄谓变为阴病……

当然，刘氏也看到热病误治的阳虚变证，他说："或病热而寒攻过极，阳气损虚，阴气暴甚，而反为寒者，虽亦有之，因用药过度而致之，非自然寒热之反变也。"由此可见，刘完素的"六经传受皆为热证"说，是其临床诊治外感温热所得的经验之论。

"六经传受皆为热证"的认识，决定了河间治疗外感热病的具体方法，即他善用寒凉之剂，自制新方，曾说"余自制双解、通圣之剂，不遵仲景法桂枝、麻黄之药，非余自衒……故善用药者，须知寒凉之味"（《素问病机气宜保命集·伤寒论》），从而突破了辛温发表、先表后里的成规。其方法是分别表证、表里同病和里证以治。如表证主张以辛凉或甘寒之剂解表，认为"表热服石膏、知母、甘草、滑石、葱豉之类寒药，汗出而解"（《素问玄机原病式·火类》）；若不解者，宜凉膈散、白虎汤等治之。表里同病，表证兼内热者，用表里双解法，如防风通圣散、双解散、或天水散、凉膈散同用。里证用下法，如热邪影响到血分，就不单用承气汤，而与黄连解毒汤配合使用；若下后湿热犹甚，可以黄连解毒汤，或用凉膈散清余热。由于刘氏对外感热病的治疗能在前人方法上有所发挥，故在其影响下，镏洪亦以为治热之法，惟有表里二途，在表用双解散、连续宣散，在里以三一承气汤合解毒汤退热，在半表表里以小柴胡合凉膈散和解之。常德亦力言寒凉发表攻里的长处。由此，热病用河间之法者逐渐风行，因而后人有"外感宗仲景，热病用河间"（《明医杂著·医论》）之说。

三、王好古发明伤寒内感阴证

王好古，字进之，号海藏。元代赵州（今河北赵县）人，生于公元 1200 年，卒年不详。早年师事张元素，后从学于李杲。著有《阴症略例》《癜论萃英》《汤液本草》《此事难知》《医垒元戎》等书。

王氏对伤寒的研究，在内感阴证方面有独到的建树。他认为"伤寒古今为一大病，阴证一节，害人为尤速"（《阴证略例·跋》），因而掇取前贤有关阴证论述的精要，集为大成，并进行了新的阐发。他所说的伤寒内感阴证，是指饮食冷物，误服凉药及口鼻吸入雾露寒湿之气而造成的病证。伤寒内感阴证的明确提出，补充了除风寒侵袭肌表而导致的阴证之外的阴寒病证，扩充了阴证范围。

王好古对内感阴证的病机，认为其邪从口鼻而入，致使"三阴经受寒湿"，而太阴经往往首当其冲。内感阴证的发病，或先见太阴证，或先见少阴证，或先见厥阴证，但均具有"元阳中脱"的病机，这一病机又有"阳从内消"和"阳从外走"的不同，前者表现一派虚寒证，后者出现内真寒而外假热之证。王氏对伤寒阴证谵语、发斑、出血等假热证的辨别最为重视。

伤寒阴证的治疗，王氏继承了仲景、朱肱、韩祗和、许叔微诸家的用药法，但可贵的是他制方遣药又能自出机杼，以其所创的新方与古方配合，运用自如。其具体治法如内伤饮冷兼外感寒邪者用神术汤；中雾露三邪者用神术加藁本汤、神术加木香汤。若内伤冷物兼外感风邪用白术汤。治疗"元阳中脱"者，则强调以"调中"为主，认为"药当从温，不可遽热"，制有黄芪汤、调中丸、海藏己寒丸等方。

王好古的伤寒内感阴证理论，实质上是将伤寒学说与脾胃内伤学说做了进一步的有机联系，也是对仲景和易水学说的重要发挥。因而，王氏的学说在伤寒学术发展史上有其重要的地位。

金代医学研究伤寒者，还有张元素之子张璧，并撰有《伤寒保命集》。汪琥说："凡仲景六经篇证，皆参以己意，阐扬发明……是皆发仲景未发之义，而深探伤寒之奥旨者也。"李杲曾著《伤寒会要》（佚）、《伤寒治法举要》。元好问《伤寒会要·序》记载："伤寒则著'会要'三十余万言，其说曰：伤寒家有经禁、时禁、病禁，此三禁者，学医者人知之，然亦所以用之为何如耳！《会要》推明仲景、朱奉议，张元素以来备矣，见证得药，见药识证，以类相从，指掌皆在仓猝之际，虽使粗工用之，荡然如载司南以适四方，而无问津之惑。"据此，则《伤寒会要》的大概情况可见。而《伤寒治法举要》共举治法三十二条，其法治外感羌活冲和汤，挟内伤补中益气汤；如外感风寒、内伤元气，是内外两感之证，宜用涸涸补中汤（即补中益气汤加藁本、羌活、防风、白术）。又一法，先以冲和汤发散，后以参、芪、甘草三味补中汤济之。此外则有三黄补中汤、归须补中汤等补中十二方，以及葛根二圣汤、芎黄汤等七方。李杲所制的新方，虽补仲景之未备，但多偏于温补，故仅为伤寒之夹内伤者设，不足以视作治疗伤寒的常法。

朱震亨的《伤寒摘疑》，书止一卷，始议脉，终议证与汤，其论一十九条。汪琥谓其"阐扬仲景之义，大有益于后学者"。惜该书已佚未见。

儒医教授戴起宗著《活人书辩》，对朱肱的《伤寒百问》逐一加以辩正。凡认为有悖于《伤寒论》之旨者，摘抉靡遗只字必纠。其于伤寒之书亦为有功，但此书久佚不传。

在元代诸家中，值得重视的还有杜本（公元 1276～1350 年）的《伤寒金镜录》。杜本，字原父，号清碧先生，为元代学士。相传有《敖氏金镜录》专以舌色诊断伤寒，有舌法十二首。杜氏则以此为基础，又增补了二十四舌图及有关方剂。张仲景《伤寒论》但有白苔、苔滑之说，而此书则更有纯红、纯黄、黑刺、裂等分别。又于仲景诸方之外，更选用透顶清凉散、凉膈散、天水散、黄连解毒汤、玄参升麻汤、化斑汤等治疗伤寒、温热的有效方剂。《伤寒金镜录》的著述，对外感热病的临床舌诊具有十分重要的指导意义，直至明代王肯堂著《伤寒准绳》时，还是采用了该书诸多内容。

除此之外，元末王履所著的《伤寒立法考》，见载于《医经溯洄集》中。王氏尝谓仲景《伤寒论》为诸家祖，后世虽多立论，率不出其藩篱。且《素问》云久伤于寒为病热，言常而不言变，仲景推寒热之故，王履乃备常与变，作《伤寒立方考》。又谓伤寒阳明篇无目痛，少阳篇言胸胁满而不言痛，太阴篇无嗌干，厥阴篇无囊缩，凡此必有脱简，乃以三百九十七法去其重复者，仅二百三十八条。其说对伤寒研究也有一定的贡献。

在此，值得一提的是在元泰定间，程德斋著《伤寒钤法》。此书在当时曾有一定影响，但王履直指其非，说"近批点伤寒论者何不考其非，乃一宗其所钤字号，而不敢少易乎？"此后，明代的万全、徐春甫等，皆批评程氏"计日以传经，归号以主治"的谬误。

如上所述，说明金、元时代医家对于伤寒的学术研究已经广泛展开，无论在理论或临床诊治方面，都越来越深入，这为明清医家的伤寒、温病学研究创造了更好的条件。

四、现存的伤寒学专著

《伤寒论注解》（十卷） 金代成无己注解。约成于金皇统四年（公元 1144 年）。元代刻本名《注解伤寒论》。因其首卷载运气图说、运气图解内容，故《国史经籍志》别名《图解伤寒论》。《四库全书总目提要》又称《伤寒论注》。是书根据《灵枢》《素问》《难经》《金匮要略》《脉经》《正理论》等书从阴阳、五行、经络、脏腑、气血、药物性味等方面，对《伤寒论》所述证候、病机、方药等作了全面注解和分析比较，又在每卷之末附以"释音"，成氏对仲景三百九十七法逐条阐注，分析异同，彰显隐奥，条陈脉理，区别阴阳，辨明证治，剖析治疗方药之辨，莫不允当。成氏注解虽有随文顺释、牵牯附会处，但瑕不掩瑜，不仅开注释《伤寒论》的先河，也是历代《伤寒论》注本之典范。后世医家多甚推重，明代王肯堂认为"解释仲景书者，惟成无己最为详明"（《伤寒论准绳》）；清代汪琥《伤寒论辩证广注》又称："成无己注解《伤寒论》，犹王太仆之注《内经》，所难者惟创始耳。后之人于其注之可疑者虽多所发明，大半由其注而启悟。"

《伤寒明理论》（四卷） 金代成无己撰。约成书于金正隆元年（公元 1156 年）。书首有《伤寒明理药方论》序，在前人论述的基础上明确提出了"宣、通、补、泻、轻、重、涩、滑、燥、湿"十剂的有关方剂分类理论；又据《内经》、《本草经》等，论述"大、小、缓、急、奇、偶、复"七方的有关制方理论，以及"君臣佐使"的组方原则，对有关方剂的理论进行了颇有价值的阐发。卷一至卷三从"发热"始，至"劳复"止，从症状诊断角度对《伤寒论》中五十种临床常见的主要证候进行了论述，如论潮热唯属阳明，自汗有表里虚实之别，无汗有表里、水饮、阳虚、危证之辨，头眩当辨眩、运、冒，呕吐须分寒热虚实，心悸有气虚、饮停之异，战栗形相类而实非一，四逆与厥有程度及性质之不同，劳复有外伤与内伤之迥异等，并对兼证、类证分析比较。其论探本溯源，既推求经旨、融会各家，又结合临床实践，使后学读书知理，识证别病。卷四"药方论"，选择桂枝汤、白虎汤等方剂二十首，阐述其制方之方法、配伍之机制、方剂之功效、应用之适应证。每方所用药物均注明君臣佐使，并每引《内经》《难经》《神农本草经》等有关论述，使其融会贯通，以明仲景组方之理，使临床有准绳可依。此书为成氏研究《伤寒论》的又一名著。其中，对《伤寒论》证候与方剂的研究颇多创见卓识，而为医家所推崇，历来是学习研究《伤寒论》的重要参考书。《四库全书总目提要》称其"阐发尤明"，汪琥也认为此书"深得伤寒之旨趣"，虽有失之偏颇之处，"然不可因其一节之短，掩其全部之长"（《伤寒论辩证广注》）。

　　《伤寒类证》（三卷）　金代宋云公撰。刊于金大定三年（公元 1163 年）。明万历间赵开美辑入《仲景全书》。卷首载宋氏"伤寒类证序"及"伤寒活人略例"等。卷上列呕吐、头痛、头汗等十五门，卷中列厥、喘、咳等二十五门，卷下列躁烦、发狂、心中懊等十门，共五十门，三百八十四法。宋氏将《伤寒论》的主要证候及兼证用表格列述，每证指明其伴有症状或脉象，并有治病方剂，在伤寒类证研究方面有其特色。

　　《伤寒直格》（三卷）　金代刘完素撰，元代葛雍（字仲穆，号华盖山樵）编集。约成书于金大定二十六年（公元 1186 年）。又名《刘河间伤寒直格方论》。上卷载十干、十二支、脏腑经络配合、阴阳脏腑经络配合、阴阳脏腑经络病证、内外八邪、九气、五邪、五运太过不及、六气有余不足及脉候诸篇，通论医理；中卷为伤寒总评、伤寒六经传受、外感初起证治如伤寒表证、伤风表证、俱中风寒证，以及可下证、结胸、痞、懊等，反映了刘氏对伤寒的见解；下卷集仲景桂枝汤、白虎汤等，以及刘氏益元散、凉膈散等方剂三十四首。末附泛论一章，论战汗、受汗、汗后及伤寒传染等。刘氏据《素问·热论》，认为人之伤于寒则为热病，故伤寒即热病；伤寒六经之传变皆为热证。且谓《内经》言热病者言一身为病之热气，仲景言伤寒者言外伤之寒邪。风、寒、暑、湿之邪所伤，主疗不同，其寒邪为害至大，故通谓之伤寒，而不言热病。春之温病，夏之热病，秋之湿病，冬之伤寒，是随四时天气之异而名，以明四时病之微甚。其发病或阳热变动，或又感邪而成热病，或随气运兴衰变动，因传染而成，非伏其寒气而反变寒为热。又认为伤寒三阴三阳是热传表里之别，非谓寒热之异。反对朱肱《南阳活人书》将阴阳释为寒热，指出邪热在表在腑为阳，邪热在里在脏为阴，并结合运气学说进行阐发。在外感病的证治方面对表里治则进行了论述，将外感初起证候分为"伤寒表证""伤风表证""俱中风寒"等类型。治病用药不囿于辛温发表，主张用寒凉药。自拟益元散治伤寒表证；凉膈散治伤寒表不解，半入于里，下证未全，或复未愈者等；对两感热证甚者，主用黄连解毒汤加大承气汤下之，并将仲景三承气汤合为三一承气汤通治三承气汤证。汪琥认为"是书之作，实为大变仲景之法"。

　　《伤寒标本心法类萃》（二卷）　金代刘完素撰。约成书于金大定二十六年（公元 1186 年）。上卷述伤风、伤寒、中暑、中湿、传染、血证、潮热、吐泻、发黄、发斑、发厥诸病证四十六种，多属于温热病，其中"传染"论述伤寒与疫疠的证治区别。其治疗用药除仲景之法外，并有凉膈散、黄连解毒汤、益元散、通圣散、双解散等验方新方。下卷载书中所用方六十四首，其中二十七首为仲景方。书末附伤寒用药加减赋。此书在明代万历间辑入《古今医统正脉全书》和《刘河间医学六书》。汪琥评称："其言实超出乎朱奉议（肱）之上，然亦大变仲景之法者也。"

《伤寒心镜》 金代常德编集。成书于金兴定元年（公元 1217 年）。又名《张子和心镜别集》、《伤寒心镜别集》。书凡七篇，凡一千五百余言。首论河间双解散及子和增减之法，次论发表、攻里、攻里发表、循衣撮空、传经及"亢则害，承乃制"等，论中时有独到见解。清代汪琥称其"深通河间之书"。后人将其刊入《刘河间伤寒六书》后。

《伤寒医鉴》（一卷） 金代马宗素撰。约成书于金天兴三年（公元 1234 年）。一名《刘河间伤寒医鉴》。书中论述伤寒医鉴、脉证、六经传受、汗下、阳厥、发黄、呕吐、霍乱、小儿疮疹等共十二篇。每篇先引《南阳活人书》，继以刘河间之说以辩其非，后援《素问》之论以为论证。其旨大都以伤寒为热病，合于《素问·热论》之义。

《伤寒心要》（一卷） 金代镏洪（号瑞泉野叟）编。约成书于金天兴三年（公元 1234 年）。又名《河间伤寒心要》。书分两部分，首为"伤寒心要论"，所述伤寒病证以温热为主，所用方药，第一双解散，第二用小柴胡、凉膈、天水合服，第三凉膈合小柴胡，第四大柴胡合黄连解毒汤，第五大柴胡合三一承气汤，共三十方。卷末新增病后四方，以及"伤寒心要余论"，简述五脏六腑应五运六气及风火兼化。《四库全书总目提要》谓是书"大旨敷演刘完素之说"。

《阴证略例》（一卷） 元代王好古（字进之，号海藏老人）撰。成书于南宋端平三年（公元 1236 年）。元延祐二年（公元 1315 年）由杜思敬辑录入《济生拔萃》。首载麻革信之序及自序。后载"岐伯阴阳脉例""洁古老人内伤三阴例""海藏老人内伤三阴例""仲景证例""活人阴证例""海藏老人阴证例总论""论雾露饮冷同为浊邪"等四十二篇，书末附海藏治验八则。王氏认为伤寒古今为一大病，阴证一节，害人尤速。而研读《伤寒论》者往往详于三阳证而略于三阴证，故撷取《内经》及仲景、王叔和、韩祗和、成无己、许叔微、张洁古等有关阴证的论述，并以此为依据，参以己见，对阴证进行了阐发。王氏对仲景三阴证治颇有研究，在洁古学术思想启发下论述了"内伤三阴"，指出其临床表现有太阴、少阴、厥阴的不同，并在此基础上提出了"伤寒内感阴证"的学说。认为阴证的发病原因，一为饮食冷物，或凉药内伤；一为内感雾露雨湿之邪所致。若内已伏阴，外又感寒，可内外俱病。阴证的主要病机为"元阳中脱"，包括阳从内消、阳从外走，而可见谵语、下血、自汗、渴、咳逆、发热、大便秘、小便不通等。阴证治疗，伤在太阴用理中丸、理中汤，伤在少阴用通脉四逆、四逆汤，伤在厥阴用当归四逆汤、吴茱萸汤。并采返阴丹、回阳丹、霹雳散、火焰散、正阳散、附子散、肉桂散等治疗各种阴证，创神术汤、白术散、黄芪汤、调中丸等新方，丰富了阴证的治疗方法，发展了伤寒学说和李东垣的脾胃论，并对临床颇具指导价值。

《伤寒钤法》 元代程德斋撰。成书于元泰定年间（公元 1324～1328 年）。书以五运六气解释伤寒六经病证的受病时日及治法，未免牵强拘泥，而为后世诸医所不取。

《伤寒纪玄妙用集》（十卷） 元代尚从善编著。约成书于元至顺二年（公元 1331 年）。附"张仲景药性论治"一卷。卷一为伤寒类说、辨脉法、平脉法、伤寒例；卷二载六经论治、六经禁忌、太阳证八变；卷三论恶寒恶风背恶寒、论发热潮热寒热、论自汗无汗头汗手汗足汗、论头痛项强脉证并治，载方十二首；卷四论胸胁满心下满腹满少腹满、论结胸、论烦热虚烦烦躁、论懊憹脉证并治，载方二十首；卷五论衄血蓄血热入血室、论咽干咽痛、论咳喘、论心悸脉证并治，载方十七首；卷六论呕吐、论哕、论烦渴、论振摇战栗、论厥逆脉证并治，载方二十首；卷七论谵语、论大便自利、论大便硬、论大便难、论小便不利脉证并治，载方十七首；卷八论发黄、论发狂、论霍乱、论阴阳易、论劳复脉证并治，载方二十一首；卷九论痓、论湿、论暍、辨不可发汗、辨可发汗脉证并治，载方二十二首；卷十为辨不可吐、辨可吐、辨不可下、辨可下、辨可温、辨可刺、辨可灸、辨不可灸脉证并治；十卷论辨载方一百四十四首，仲景方一百十二首。后附仲景药性九十品。

《伤寒活人指掌图》（三卷）　元代吴恕（字如心，号蒙斋）撰。成书于元（后）至元四年（公元 1338 年）。吴氏撷取《伤寒论》及《南阳活人书》、《活人书括》之要旨，兼采诸家有关伤寒学术经验之精华，并绘制图表以纵横治证，下附其说，兼及伤寒变异诸证。书中以韵语阐解伤寒传变之缓急，载述伤寒二十种脉象，次列八十九图，内容包括司天在泉图、五运图、六气图，以及发热、寒热往来、呕吐、痓、结胸等证。全书以文字阐论与图表、注释相合，书末附"酌准料例"，考证汉制与元制衡量之异。又撰"增补药目"、"制药例"以评述伤寒用药炮制。并载方二百三十九首。

《伤寒图歌活人指掌》（五卷）　元代吴恕纂著。成书于元（后）至元四年（公元 1338 年）。吴氏重订李知先《活人书括》，融会《伤寒论》《南阳活人书》等著作，并增辑图表而成此书。书中有图注、歌赋，且备载诸方法。卷一载活人指掌赋、司天在泉图、五运之图、六气之图、一十六经伤寒歌、类伤寒四证、三阳合病、并病、狐惑歌等；卷二为伤寒问答四十六证歌；卷三载表里证、阴盛阳虚阳盛阴虚、厥证、腹痛、瘥后昏沉、伤寒别名、杂证所属、死证、释音等；卷四、卷五载药评、诸承气汤、大柴胡汤、炮制煎煮法酌准料例、药方加减例、伤寒补遗经验良方、妇人妊娠伤寒方论、小儿伤寒方论等。该书为吴氏《伤寒活人指掌图》之别本，后经门人熊均辑入四时伤寒杂证通用方及妇人、小儿伤寒方，续编为十卷本，改名为《类编伤寒活人书括指掌图论》。

《云岐子保命集论类要》（二卷）　元代张璧（号云岐子）撰。成书年代不详。元延祐二年（公元 1315 年）杜思敬辑入《济生拔萃》。又名《伤寒保命集》。卷上载辨脉三部九候、辨伤寒温病及刺伤寒结胸痓气、刺伤寒三阳头痛、刺三阴腹痛，并着重论述桂枝、麻黄、柴胡、承气等方证；卷下载论劳伤并治，辨水证、渴饮水证、小便不利证、发黄证等，并论述妇人伤寒、调经胎产杂症，末载小儿十二证，方十二首。汪琥谓："凡仲景六经篇证，皆参以己意，阐扬发明……是皆发仲景未发之义，而深探伤寒之奥旨者也。"对其评价颇高。

《敖氏伤寒金镜录》（一卷）　元代敖氏（佚名）原撰，杜本（字原父、伯原，号清碧先生）增定。成书于元至正元年（公元 1341 年）。又名《伤寒舌诊》。敖氏舌镜有舌法十二首，杜氏增定为三十六首。后由明代薛己加以润色，名《伤寒金镜录》流传于世。该书编集白苔舌（白苔光红）、将瘟舌（纯红）、中焙舌（纯红苔黑）、生斑舌（纯红舌有小黑点）、红星舌（淡红中有大红星）、黑尖舌（淡红舌尖青黑）、黑圈舌（淡红舌而中有红晕沿皆纯黑）、人裂舌（红舌有裂纹）、虫碎舌（纯红色有深红点）、里黑舌（红色内有干硬黑色）、厥阴舌（红舌有黑纹）、死现舌（黑色）、黑心舌（舌弦白心黑）、黄苔舌（尖白根黄）等三十六种舌象图。舌苔分白、黄、灰、黑四色和滑润、燥干刺裂等；舌质分淡红、红色、纯红等，论述了舌苔舌质的主病及其治疗方药。书中舌诊内容主要适用于伤寒辨证，如谓"人得病初在表，则舌自红而无白苔等色，表邪入于半表半里之间，其舌色变为白苔而滑见矣"，"病传于里未罢，则舌必见黄苔，乃邪已入于胃，宜忌下之"，"医之不依次误用汤丸，失于迟下，其苔必黑，变证蜂起，此为难治"等。作为现存第一部舌诊专著，对后世医家颇有影响。卢复称其为辨识伤寒之捷法；汪琥谓"仲景论俱云白胎、滑胎，而此则更有纯红、纯黄、黑、刺裂之别，复于仲景大小柴胡、白虎汤、茵陈蒿汤、栀子豉汤、五苓散、三承气汤等之外，更用透顶清凉饮、凉膈散、天水散、黄连解毒汤、玄参升麻化斑汤，此皆治伤寒、温热之神法也"；薛立斋谓其与仲景钤法相协，依此用药多效，所以补仲景之所未及。

《伤寒点点金书》 不著撰者。旧题陈师文校正，石卜尼同校。成书年代未详。据《敖氏伤寒金镜录》明代薛己序称：敖君"当时尝著《点点金》及《金镜录》二书，皆秘而不传"，该书似当为敖氏所著，约成书于元至正元年（公元 1341 年）。全书五部分。其一运气，将运气病证治列成图格，俾学者因病考脉，因脉知证，验证施治。其二验证舌法，题"清碧学士杜先生撰视舌法著"，论伤寒三十六舌，皆绘彩图，并说明其形象、主病、治法，与《敖氏伤寒金镜录》大同小异。其三六经脉治图格，以图表标示表里阴阳及六经脉象、证治。其四伤寒用药说，以边防设将，喻伤寒用药之或当和解、或当攻击。其五《伤寒点点金》用药目集，列表说明汗、下、吐、调、温五法当用方剂和加减法，以及伤寒、伤风、热病、中暑、温病、温疟、结胸、痞证、脏结、咳嗽、咽痛、郑声、坏证等五十余病证用方。

第五节 诊法学成就

一、金元医家的诊法学研究

金元医家对于诊法的研究，有不少颇有价值的成就，其突出之处主要反映在脉诊和舌诊方面。有关的记载，或在于专著，或在于一些其他有关著作中。

（一）脉学研究

金代张元素，曾有《洁古注叔和脉诀》十卷。苍岩山人序云："洁古父子世传医学，熟究方书，洞察脉理，随脉辨证，随证注药，兼集诸家之善，以释后学之疑。"可见此书是一部据《脉诀》而详论脉理，随脉辨证，并附方药；既集各家之长，又有张氏父子脉学观点的，据脉而辨证施治的著作。可惜传至元代，原书即佚。所幸在当时的《济生拔粹》中，收有题名张璧的《云岐子七表八里九道脉诀论并治法》一书，乃《洁古注叔和脉诀》的一种别本，使原书梗概略存。

同时，张璧尚著《脉谈》行世，然其书亦亡。元代，李杲传易水之学。在其所著《内外伤辨惑论》中，有"辨脉"一篇，结合证候脉象，进行辨证分析，并较为系统地论析了内外伤脉象证候的各种变化。另有《脉诀指掌病式图说》一卷。此书收在《医统正脉》中，题曰"丹溪先生朱震亨彦修父著"。但其"六气全图说"称："予目击壬辰首乱已来，民中燥热者多发热痰结咳嗽，重以医者不识时变，复投半夏、南星以益其燥热……予于《内外伤辩》言之备矣。"据此，则此书当为李杲所撰述。

在元代脉学著作中，还有戴起宗的《脉诀刊误集解》二卷。戴氏字同父，任儒学教授文学，谓医为性命之学，遂潜心以究《内经》之秘，撰五运六气之旨，刊《脉诀》之误。

其书对托名王叔和撰的《脉诀》辨论其误,很有影响。戴氏的题词说:"六朝高阳生剽窃晋太医令五叔和《脉经》,撮其切要,撰为《脉诀》,蔡西山(元定)刻之详矣。世相因人相授,咸曰王叔和脉诀,既不能正其名,又安能辨其文之非,讹承惑固,是以罔党。今刊其误,题曰'脉诀',不以王叔和加其首者,先正其名也,窃取灵、素《内经》、秦越人、张仲景、华佗、王叔和,及历代名医之书以证,又述诸家所解集长短。"徐春甫认为戴氏之书"辟邪说,正本源,诚有功于医者也"。《四库全书总目提要》评论云:"其书(指《脉诀》)自宋以来屡为诸家所攻驳,然泛言大略,未及一一核正其失。且浅俚易诵,故俗医仍相传习。启宗是书,乃考证旧文,句句为辩,原书讹妄,殆抉摘无遗,于脉学殊为有裨。"明代嘉靖时,汪机获朱枫林节抄书,复加补缺正讹,又取诸家脉学要语类为一卷,及所撰"矫世惑脉论"一卷,并附于后,以扩充戴氏刊误未尽之旨。

除之此外,还有张道中的《玄白子西原正派脉诀》一卷,其自序称在大德辛丑五年(公元1301年)得崔紫虚、刘复真《四言脉诀》,乃扩其意,作图及歌括而成是书。原书未见,明抄本名《脉诀秘旨》,又名《紫虚崔真人脉诀秘旨》,今存。此外尚有《玄白子相类脉诀》及《玄白子诊脉八段锦》各一卷。

另一部亡佚的《诊脉指要》为姚宜仲所著。据元代学者吴澄所作序文述,可知姚氏三世业医,其书"增补断病提纲",殆与钱闻礼《伤寒百问歌》同功;"诊脉"一编,"父经子诀者也";书中还详论二十四脉体象,合促、结、代,凡二十七脉,并有"脉位"、"脉偶"二种论述。

至于朱震亨《丹溪脉诀》、《丹溪脉法》,虽载录于后世书目,但均亡佚未见。

在危亦林《世医得效方》中,对釜沸、虾游、鱼翔、弹石、解索、屋漏、雀啄、偃刀、转豆、麻促等十怪脉,阐述甚详,这对危重疾病的诊断具有重要临床意义。

元末,滑寿著的《诊家枢要》一卷,为是金元时期最为突出的脉学专著。该书集元以前诸家脉学理论为一体,结合己见,详述脉诊体系及辨脉法。滑氏论述了二十九种脉象及其主病,并阐述了妇人、小儿脉法。其对小儿的指纹诊法,较诸前人更有进步。

嗣后,又有曹怀静者,研精医典,尤笃嗜《诊家枢要》,凡有所见辄次其语,以补滑氏之缺,书成,名曰《诊家补遗》,可惜未见此书。

(二)舌诊研究成果

金元时期医家关于舌诊的研究,虽不似脉诊之多,但却有《伤寒金镜录》这部现存最早的舌诊专著问世。

有关舌诊,金代成无己《伤寒明理论》有"舌上苔"篇,对伤寒舌象专门论述,内容颇富。李杲在《脾胃论》中,又论析了脾胃内伤病出现"舌干"证的各种情况,如饮食不节,劳役所伤,可见舌干咽干;肝木妄行则舌干胁痛;阳气不伸,可见舌干口苦而无味,凡此经验,丰富了察舌辨证的理论。

《伤寒金镜录》的撰著,是这一时期舌诊学术研究所取得的突出成就。元至正元年(公元1341年),杜本在相传"敖氏舌法十二首"的基础上,复作二十四舌图,并列方治,遂成《伤寒金镜录》一书。杜氏曾以南人处士徵授翰林待制奉训大夫,兼国史院编修官诏修三史,以病归。杜氏兼通医学,拜罗太无为师,得其秘授,医道益精,尤善于脉学。其书之自序说:"如舌本者,乃心之窍;心属火,象离明。人得病初在表,则舌自红,而无白胎等色。邪入于半表半里之间，舌色变为白胎而滑见矣，切不可不明表证。知邪传于里而未罢，则舌必见黄胎，乃邪已入于胃，急宜下之，胎黄自去而疾安矣。至此，医之不依次序，误用汤丸，失于迟下，其胎必黑，变证蜂起，此为难治。若见舌胎如漆黑之光者，十无一生，此心火自炎，与邪热二火相乘，热极则有兼化水象，故色从黑而应水化也。若乃藏府皆受，邪毒日深，为证必作热证，必宜下之，泻去胃中之热，否则其热散入藏府之中，鲜有不死者。譬如火之自炎，初则红，过则薪为黑色炭矣。此亢则害，承乃制。"说明了伤寒表邪入里，舌苔由白而黄，自黄而黑的变化过程，并宗刘完素热极则兼化水象的理论，说明黑苔的形成。

明代薛己曾刻《伤寒金镜录》于太医官舍，皆以五彩绘图，恐其久而色渝，因致谬误，乃分注其色于上。

清代汪琥评论杜氏此书说："仲景论但云白胎滑苔，而此则更有纯红、纯黄、黑刺裂之别。"

二、现存的脉学专著

《脉诀指掌图》（一卷） 金代李杲撰。原题朱震亨，误。成书于宋淳祐八年（公元 1248 年）。又名《脉诀指掌病式图说》。书载指掌图说明脉象及其主病，对三部九候、五运六气、十二经脉、常脉病脉及其治法等均予解说。

《云岐子七表八里九道脉诀论并治法》（一卷） 元代张璧（号云岐子）撰。约成书于元初，杜思敬辑入《济生拔粹》。简称《云岐子脉法》。该书据《内经》《脉经》《伤寒杂病论》脉学理论，结合后世有关论述，以及张氏家传脉学，以七言歌诀体裁分述七表、八里、九道脉脉理、主病及相应方治。间有张氏与其父张元素及王好古的按语，多有新见。

《脉诀秘旨》 元代张道中（号玄白子）撰。成书于元大德五年（公元 1301 年）。又名《紫虚崔真人脉诀秘旨》。张氏得崔紫虚、刘复真《四言脉诀》，乃"扩其意为之图"，系《脉诀》早期图注和阐释性著作。书中列述四总脉、寸口上焦脉、关上中焦脉、尺中下焦脉、五脏见浮沉迟数脉主病、七表八里总归之脉、六绝脉、五脏六腑所出、玄白子脉象纪纲图、玄白子脉诊八段锦等。又"脉微旨"，详绘左右脉脏腑分配、三部九候、六脉应象、男女之脉、阴阳相生、阳覆阴溢、阴盛阳虚、阳盛阴虚、阴阳相乘、左右人迎气口、前后大小脉，以及伤风、伤寒、中暑、中湿之脉，左右推移法，阴阳绝，内实外虚之脉，浮、芤、滑、实、弦、紧、洪、微、沉、缓、涩、迟、伏、濡、弱诸脉图；刘氏所撰"玄白相类脉诀"，详辨相类脉象；还有七表八里、三阴三阳、六经脉证、五脏脉证、四季脉、五脏脉、妇人脉诀等。书末附录"原阳赵真人所传小儿辨证诗括脉图"。张氏此书是为时较早的图注脉诀著作。

《诊家枢要》（一卷） 元代滑寿撰。约成书于元至正十九年（公元 1359 年）。此书专论脉诊，载有"脉象大旨""左右手配脏腑部位""五脏平脉""四时平脉""呼吸沉浮定五脏脉""因指下轻重以定五脏""三部所主""诊脉之道""脉阴阳类成""妇人脉法""小儿脉法"诸篇。滑氏论述了脉理、平脉、诊脉法则、三部九候之脏腑分属，诸种病脉，小儿指纹诊要等。并叙述浮、沉、迟、数、虚、实、洪、微、弦、缓、滑、涩、长、短、大、小、紧、弱、动、伏、促、结、芤、革、濡、牢、疾、细、代、散三十种病脉的体象和主病，以浮、沉、迟、数、滑、涩作为辨脉提纲。对脉的体象描写，多采用"对举法"，将两种相反脉象对照互为参较。滑氏专精脉学，临床经验丰富，论脉颇多独到见解，重视寸、关、尺三部候脉。对"革脉"体象描写为"沉伏实大"，与一般有异。还认为女子常脉有"尺脉常盛"者，另有"心包络候于右尺、大小肠候于寸部"等说，皆足资参考。清光绪间，经周学海校注本增附，"诸脉要辨"，出于程文囿《医述》；"持脉总论"，出李中梓《士材三书》。

第六节　本草专著和药学新说

一、金元本草著作及存世诸书

据文献载录，金元时期医家研究本草的学术著作较多。

在金代，张存惠等校补《政和本草》，而成《重修政和经史证类备用本草》一书。同时，医家张元素曾撰有《珍珠囊》和《洁古本草》，对临床本草学的发展有重要贡献，其影响甚大，惜《洁古本草》已佚。

元初，许国祯等曾撰《至元增修本草》。《医籍考》引王圻云："《至元增修本草》，世祖至元二十一年，命翰林承旨撒里蛮、翰林集贤学士许国祯集诸路医学教授增修。"此书是元代的惟一官修本草著作。可惜久已亡佚。无从得知其内容，推测其书，当是据宋代《政和本草》增修而成书者。

此外，李杲继洁古之学，著有《用药法象》。此书在《东垣试效方》中存其梗概，而王好古《汤液本草》亦曾征引其部分内容。至于后世所传《珍珠囊指掌补遗药性赋》题李杲所撰，乃属后人伪托，李时珍《本草纲目》及《四库全书总目提要》辨之甚详。与此同时，王好古撰成《汤液本草》，吴瑞著有《日用本草》，尚从善又有《本草元命苞》一书。而朱震亨则有《丹溪本草》和《本草衍义补遗》二书之作，惜前书亦已不存。到了元末，徐彦纯和滑寿各自撰有《本草发挥》一书，而滑氏之书亦亡。以上乃是金元时期本草学术著作的概况。

金元时期的本草专著，其存世者约有金代张存惠等校补的《重修政和经史证类备用本草》、张元素的《洁古珍珠囊》，以及元代王好古的《汤液本草》、吴瑞的《日用本草》、尚从善的《本草元命苞》、朱震亨的《本草衍义补遗》和徐彦纯的《本草发挥》等书。

《重修政和经史证类备用本草》（三十卷）　金代张存惠（字魏卿）等据《政和本草》校补。成书于金大定二十九年（公元 1189 年，即宋淳熙十六年）。简称《重修政和本草》。该书是在当时流行于中州（金国）《政和本草》庞氏刻本基础上校补而成。卷前增引《证类本草》所出经史方书二百四十七种，麻革重修《证类本草》序；药目之下补入该药异名；将《本草衍义》内容散入各药正文之中；卷末增引宇文虚中"书《证类本草》后"及刘祁跋等。另考证《神农本草经》、《本草别录》所载药物的分合，更换失真药图，纠正误植之字等。该书对《政和本草》精心校订，保存了大量宋以前本草资料，使后人能从此窥得该书原貌。此书以《政和本草》内容为主，但又补入《本草衍义》内容，合两书而为一体，后人认为该书即是《政和本草》，有欠精当。

《洁古珍珠囊》（一卷）　金代张元素（字洁古）撰。约成书于金天兴三年（公元 1234

年）。简称《珍珠囊》，又名《洁古老人珍珠囊》。原书已佚，辑入《济生拔萃》。该书载药一百十三种，所载药名、性味、阴阳属性、引经、主治、药物配伍之相反相使等，阐述简略。如论防风云：味甘纯阳，太阳经本经，身去上风，梢去下风，与干姜、藜芦、白蔹、芫花相反。又罗列君、臣、佐、使诸药名，如苦寒以为君，黄芩、黄连、黄柏、知母、生地黄；甘寒以为佐，黄芪、人参、甘草；大辛以解结为臣，连翘、当归、藁本。另还详列手足十二经通经使药：足太阳膀胱经，羌活、蒿本；足少阳胆经，柴胡；足阳明胃经，升麻、葛根、白芷；足太阴脾经，芍药；足少阴肾经，独活、肉桂；足厥阴肝经，柴胡；手阳明大肠经，白芷；手太阴肺经，白芷、升麻、葛根；手少阴心经，独活；手厥阴心包络经，柴胡。其后，对诸证宜用之药、四季宜药、疮毒用药法及加减等亦有简述。该书将归经学说首次系统化、具体化，开拓了临床用药思路，具有较高实用价值。论述引经理论、疮家用药规律、药物相反等，亦皆有独特内容。后世医家对该书甚为推重，如王好古《汤液本草》摘引了部分条文，明清诸本草，亦常引述该书内容。李时珍尤为推崇，赞张氏为"《灵》、《素》之下，一人而已"。

《汤液本草》（三卷）　元代王好古撰。成书于元至大元年（公元 1308 年）。上卷载"五脏苦欲补泻药味""脏腑泻火药"；次为李东垣《药类法象》《用药心法》；其后为王氏论述，载五宜、五伤、五走、服药可慎、论药所生、天地生物有厚薄堪用不堪用、气味生成流布及七方、十剂等内容。中、下二卷载药二百四十二种，分草、木、果、菜、米谷、玉石、禽、兽、虫九部，各药阐明气味、厚薄、阴阳、有毒无毒、归经、性能、主治等，并相述历代本草文献而以张元素、李东垣学说为主。书中注明"象云"者，出自《药类法象》；"心云"者，出自《用药心法》；"珍云"者，取自《珍珠囊》；"海藏云"、"液云"则为王氏论述，主要阐述药物治病机理、用药要点及炮制等内容，对张元素、李东垣药学理论加以阐述发挥，反映了金元时期药物学理论发展成就。《四库全书总目提要》认为："好古此书所列，皆从名医试验而来，虽为数无多而条例分明，简而有要，亦可云适乎实用之书矣。"

《日用本草》（八卷）　元代吴瑞（字元瑞、瑞卿）撰。成书于元天历年间（公元 1328～1329 年）。书成后曾制版刊行。明嘉靖四年（公元 1525 年），其七世孙世显因旧版残阙殆半，予以修复校补重刊，定名《家传日用本草》。明万历四十八年（公元 1620 年）钱允治又将其厘为三卷，题名《吴太医日用本草》，收之于所刻《李东垣食物本草》中；稍晚，又于泰昌元年（公元 1620 年）题现名而单独刊行。原书载食物五百四十余种，分为八门。钱刻《吴太医日用本草》仅一百六十八种，分米谷、瓜菜、果品、飞禽、走兽、鳞甲、五味七类。每种食物阐述性味、出产、功能、主治等，后列附方，取自《产宝》《广利》《食疗本草》《千金方》等数十种古代医药文献。原著所收食品较《食疗本草》有大幅度增加，不少文献资料赖以留存传世。《本草纲目》曾摘引其内容，对后世有一定影响。

《本草元命苞》（九卷）　元代尚从善（字仲良）撰。成书于元至顺二年（公元 1331 年）。系参考《大观本草》分部，撷拾切于日用药物编成。收药四百六十八种，分为草、木、人、兽、禽、虫、果、米、菜九部，每部又分上、中、下三品。每药分别载录君臣佐使、归经、性味、功能、主治、产地、药材性状、炮制、采收季节等。

《本草衍义补遗》（一卷）　元代朱震亨撰。成书于元至正七年（公元 1347 年），系对宋代寇宗奭《本草衍义》补订而成。全书载药一百八十九种，其五行归属、气味归经、产地炮制、功能主治、禁忌鉴别等，详略不一。补遗内容不仅纠正舛误，补充诸药功用、主治、鉴别、禁忌等内容，并新增败龟版、御米壳等三十六种药物。朱氏论药注重阴阳五行属性，并以此推演药理；书中增补用药经验，如大叶香薷浓煎制膏为丸，治水胀病；茄根治脚疮等，多为其临证心得。李时珍谓："此书盖因寇氏《衍义》之义而推衍之……多所发明。"

《本草发挥》（四卷） 元代徐彦纯（字用诚）编。成书于元至正二十八年（公元 1368年）。卷一至卷三载药二百七十种，分金石、草、木、人、兽、禽、虫鱼、果、米谷、菜十部，各药下先据《神农本草经》简介性味、功能及主治，后选录成无己、张洁古、李东垣、王海藏、朱丹溪等诸家之说，以阐明其义；卷四为总论，列述药性理论及医论三十六条。书中集金元各家之说，在取舍之间反映了作者的识见。此书对研究金元时期本草学理论发展颇有参考价值。

二、药物归经和升降浮沉学说

金、元医家在宋代大型综合性本草著作基础上，根据临床用药需要，对药性理论进行了新的总结和探讨。其突出的学术成就是药物归经学说的确立和药物升降浮沉学说的形成。

药物对脏腑、经路的相对选择性作用，早在《内经》《神农本草经》和《淮南子》中已露端倪。宋代医学家寇宗奭、钱乙和沈括的著作中，亦有零散的记述。到了金元时期，药物归经学说逐渐确立，成为药性理论的一个重要内容。

张元素综合分析了药物气味对脏腑、经络的作用，总结出归经规律，认为"凡药之五味，随五脏所入而为补泻，亦不过因其性而调之"。如同为泻火药，而黄连降心火，黄芩泻肺火，白芍清肝火，知母泻肾火，木通泻小肠火，黄芩又泻大肠火，石膏泻胃火，各有所长而各归其经。张氏还指出，由于炮制方法的不同，药物的归经也随之而变化，其主治疾病也有所不同。同时，还认为制方必须掌握"引经报使"，有些药物不仅作用于某经，且能引导他药进入该经。如太阳小肠、膀胱经病，在上用羌活，在下用黄柏；阳明胃、大肠经病，在上用升麻、白芷，在下用石膏；少阳胆、三焦经病，在上用柴胡，在下用青皮，如此等等，张元素所创立的药物归经理论体系已是较为完整的。此后，李杲、王好古又继承师学，进一步加以补充完善，如李氏《用药法象》"随证治病药品"，列举了各种对症的常用药物，如"头痛，须用川芎，如不愈，各加引经药……如调气用木香、如补气须用人参"等等。王氏的《汤液本草》列举了各脏腑的"苦欲"药味，并总结脏腑泻火之药，又载录了李杲的报使、诸经向导等内容，从而更加丰富了药物归经理论。对于许多药物，还专列"归经"一项，并用归经理论分析药物功能。

药物升降浮沉学说可溯源于《素问·阴阳应象大论》。张元素秉承其说，据药物气味的阴阳厚薄，阐述升降浮沉。他还举茯苓、麻黄为例，说明气薄者未必尽升，味薄者不必皆降。张氏所创制的"药类法象"，将众多药物分属于"风升生""热浮长""湿化成""燥降收""寒沉藏"。此外，张元素还注意到药物的升降浮沉之性，与其质地、种类有一定的关系，并可随炮制或配伍改变其趋向，从而适用于临床各种复杂性病症的治疗。

李杲论药物的升降浮沉与春升、夏长、秋收、冬藏相联系，认为凡气味辛甘温热之药及味薄者性主升浮，气味酸苦咸寒及淡味渗泄之品主沉降，并提出用不同的炮制方法来改变药物的升降趋势，如用寒性药物治头面之疾，须酒炒；病在咽之下、脐之上者须酒浇；病在下则生用。另还提出了"生升熟降"之说。

王好古又认为，药物之味薄者性升，气薄者性降；气厚者性浮，味厚者性沉。

金元医家的药物归经和升降浮沉理论，在本草学发展史上写下了新的篇章，后世医家多从其说，对于临床上合理用药和提高疗效起有重要的作用。

第七节　金元医方著作及传世诸书

一、各种医方著作

除各家医论著作之外，金元时期还有不少医方书传世。流传至今者有《东垣试效方》《澹寮集验秘方》《御药院方》《杂类名方》《医方大成》《瑞竹堂经验方》《如宜方》《永类钤方》《世医得效方》《回回药方》，以及《十药神书》《上清紫庭追劳仙方》等名著。

根据文献记载，该时期还曾出现过其他一些名医方书，这些方书虽多散佚，但在金元医学发展历程中也曾起有一定作用，不仅在当时多由名人作序，备受重视，而且其内容曾为李时珍等所引录。甚至，其书还远传国外，为朝鲜、日本医家所珍视、载录。可见其学术贡献是不可磨灭的。这些方书，包括赵大中等所撰《风科集验名方》，罗天益《经验方》，《施圆端效方》，元好问《集验方》，王东野《集验方》，陈子靖《医方大成》，张道中《古今通变仁寿方》，徐文中《加减十三方》，亡名氏《加减十八方》，潘阳坡《加减方》，罗知悌《心印绀珠》，吕复《四时燮理方》，滑寿《樱宁生要方》等，兹举其要述之。

《风科集验名方》乃北京名医赵大中奉编修，值金乱遁于吴山，有覃怀赵子中传习之，而湮没其本。后由赵素（字才卿，号虚白处士）获得原本，但失其序引，遂"编辑诸风未备者，补缀完美"（《大元诸路覆实官安庆光华序》）。元贞二年（公元 1296 年），官医提举刘君卿请左斗元校雠此书。左氏"乃研精披究，取《素问》、《灵枢》、《难经》、《中藏》、《巢源》、《千金》、《外台》、《圣惠》、《医说》等书，及《南北经验名方》，并说文字书，逐一参订，讹者正之，脱者补之，复者削之，舛者窜之，略者增之，疑者缺乏，又取经史子集，古今圣贤、名医治风药品，治理制度、被风食忌列于前，庶成全书"。其门类由七十七增至一百六十五道，计二百四十二类；方剂原六百三十二首，续添一千三百四十七首，计一千九百七十九方，厘为二十八卷。每类取名医议论、病证源流，或脉法、针法、灸法备载篇首，使学者能察脉以验病，遵方而用药。其书完成于元大德二年（公元 1298 年）。

罗天益《经验方》，明熊均《医学源流》著录。

亡名氏《经验秘方》（八卷）和《经验良方》（十五卷）皆为元代医家所著，辑录于朝鲜《医方类聚》中。日本丹波元坚曾录出之。

《施圆端效方》（三卷），亦是《医方类聚》辑录本，丹波元坚也缮录成编。

元好问《集验方》载元氏手录亲验元方数十首。其书亦已亡佚。

孙允贤《医方集成》：原书已佚。王元福序称，孙氏集诸方取切要者，各以类编。各类首又取《三因方》及严用和等诸家之说，合而为编。俾观者得其说而求其方。后熊彦明增入《济生拔萃》《宣明论方》《瑞竹堂方》，以及孙子和、徐同知诸方，而成《类编南北经验医方大成》。

王东野《集验方》（五卷）：王氏在大德初为吉安路永新州医提领，后迁本路副提领。元至大四年（公元 1311 年）赴调东师，后又命为太医。曾倡议请立"广惠局"，以济民病。所著《集验方》收辑在朝鲜《医方类聚》中，丹波元坚录出，以还原目。

陈子靖《医方大成》（佚）：元学者吴澄作序，称陈氏务学精勤，用力于医，尤专类古今诸家之方而去取之。所取率皆尝试有效者，备而不繁，要而不略，实医方元至善。

张道中《古今通变仁寿方》（佚）：吴澄序称，淮南张道中学脉法于刘开弟子朱永明；伤寒一科，专学于李（按指李杲，史称杲长于伤寒，尝著《伤寒会要》一书，元好问序之，今其书已失传），祖李氏意，集诸家所用药，分门类证，而成是书。观其中中风、伤寒二部，药皆精审，视《济生方》更加详备。

《仁存孙氏治病秘方》（十卷）：明代熊均《医学源流》载引《仁存孙氏治法方》，李时珍《本草纲目》曾载引《孙氏仁存堂经验方》。日本丹波元胤获元板《仁存孙氏治病秘方》，认为"是虽零残，然希世之异编"，后经钞补，虽未至完，然各病门类于是始具。

《心印绀珠》（一卷）：罗知悌（字子敬，世称太无先生）撰。罗氏为南宋理宗朝寺人，学精于医，得金刘完素之再传，而贯穿于张从正、李杲二家之说。元泰定乙丑（公元 1325 年），朱震亨闻罗氏之言遂往拜之，随其诊治。罗氏在《格致余论》中尝言："用古方治今病，正如拆旧屋凑新屋，其材木非一，不再经匠氏之乎，其可用乎?"《心印绀珠》集六散、三丸、十六汤，以总持诸病。其书犹存抄本。

由上可见，金、元时期的医方著作，远较目前所存者多。

二、现存的医方书

《东垣试效方》（九卷）　金代李杲撰。成书于元至元三年（公元 1266 年）。系李氏临证之经验效方，经其弟子罗天益辑录整理而成。卷首有真定路府学教授砚坚述"东垣老人传"，以及王博文、砚坚序各一。下设二十四门：卷一药象、饮食劳倦、躁热发热门；卷二心下痞、中满腹胀、五积、心胃及腹中诸痛门；卷三呕吐、衄血吐血、消渴、疮疡门；卷四妇人、小儿门；卷五头痛、眼、鼻不闻香臭门；卷六牙齿、腰痛门；卷七大便结燥、痔漏、泻痢肠癖门；卷八小便淋闭、阴痿阴汗及臊臭门；卷九杂方门。每门均载证候病源治法方药。全书列论二十九篇，方剂二百四十余首，并著东垣治病验案二十余则。其论引经举典，说理透彻，辨证至微，如药象、五积诸门，躁热发热、鼻不闻香臭诸论，为李氏他书所不载。其方配伍精当，切于实用，如普济消毒饮、益气聪明汤等名方悉载书中。李氏验案流传较少，所载小便不通、时毒、阴盛格阳、阳盛拒阴诸案，皆弥为珍贵。书载其对八十五味常用药物之心得，简要而多创见。书中所涉病种较广，但反映了脾胃学派的特色。有关疮疡、眼目等论治，以清泄发表、通阳和血、消散软坚、内托外消等法灵活应用，可见其治法之精纯。是书对研究李氏学术思想和证治经验有很大参考价值。

《御药院方》（十一卷）　原撰者名佚，元代许国桢等增订，成书于元至元四年（公元 1267 年）。御药院始设于宋代，金、元承袭之，为宫廷药局机构，"掌按验秘方和剂药品，以供奉禁中之用"。此书为御药院的成方配本。许国桢，《元史》有传，谓其博通经史，尤精医术。元世祖即位，授荣禄大夫，提点太医院院事，后迁礼部尚书、拜集贤院学士。许氏暨二三僚友，"取御药院壬寅年所刊方书版，正其讹，补其缺，求其遗亡而附益之"。其内容与宋本颇有出入，全书分治风、治伤寒、治一切气、治痰饮、补虚损、治积热、治痢疾、治杂病、治咽喉口齿、治眼目、治疮肿折伤、治妇人诸疾，治小儿诸疾等十四门，集录宋、金、元宫廷成方一千余首，多为丸散膏丹。许多方剂不见载于其他方书，藉此可见元代宫廷用方之一斑。

《伊尹汤液仲景广为大法》（四卷） 元代王好古撰。成书于元至元三十一年（公元1294年）。王氏认为殷伊尹用本草为汤液，汉仲景广汤液为大法，而成《伤寒杂病论》十卷。但后人惟知有仲景，而不知有伊尹；由是寻方检论者多，而从源注本者少。故纂此一书，先之以轩岐之七方十剂，次立以炎帝之四气七情，总之以仲景之经络标本，补之以和、扁之虚实部分，因脉定证，因证制方。钱曾《读书敏求记》称："伊尹汤液，散见诸书，医家未其全，仲景独能广而行之。古赵王好古复纂成此书，又为仲景之功臣矣。"

《澹寮集验秘方》（十五卷） 元代释继洪（字澹寮）编。成书于元至元二十年（公元1283年）。澹寮早岁南游，又撰《岭南卫生方》。复以平生所取杂方，编次门类，而成是书。

《杂类名方》 元代杜思敬编。约成书于元延祐二年（公元1315年）。全书载方七十二首，方下著有主治病症、组成药物、制剂用法等，内容涉及内、外、妇、儿等各科。文字简洁，选方实用，对临床有参考价值。

《永类钤方》（二十二卷） 元代李迺季（字天池，号栖碧）、李仲南（号碧山）撰。初刊于元延祐三年（公元1316年）。书由李氏兄弟先后集成，由同时医家孙允贤校定。初刊名《锡类钤方》，元至顺二年（公元1331年）改为现名。李氏认为"伤寒之法可以推而治杂病，而杂病之方未尝不出于仲景百十三方。故是编以伤寒、杂病通为一门，贯串彼此，互为发明"。卷一载脉图、诊法及治法；卷二至卷七列伤寒头痛、杂病头痛，伤寒吐痢、杂病霍乱吐痢等方；卷八至卷十四广集著名方书诸方，主要有《南阳活人书》《太平惠民和剂局方》《太平圣惠方》《济生方》《三因方》《澹寮方》《易简方》《简易方》《普济本事方》《杨氏家藏方》《百一选方》《仁斋直指方论》《御药院方》《瑞竹堂经验方》等；卷十五至十九为济阴总要证治、胎前诸证治、产后证治。卷二十为全婴总要。卷二十一为卷二十二为伤折风损。此书是元代著名医书方论类编，收集医论、治法、方剂甚广，对后世医药学的发展颇有影响，《本草纲目》曾撷取其不少内容。所载痔漏挂线疗法，至今仍依此使用，并经改进，疗效甚佳。对肱骨外科颈骨折的整复方法，与现代治法完全相同，领先于国外六百多年。对前臂骨折的夹板固定，亦有精彩记述。另还创制了缝合针曲针，由内向外逐层进行创口缝合。综观全书，搜罗甚富，其中留存失传方法甚多，迄今仍有临床意义。

《医方大成论》 元代孙允贤原撰于元至治元年（公元1321年），熊彦明增补于元至正三年（公元1343年）。孙氏有感于"良方非一书所能尽载，而诸书又非常人所能尽蓄"，于是每阅诸方，必取其常用而功著者，各以类编。各类之首取《三因方》及严用和等医家之说，合而为编，以成是书。原名《医方集成》，后熊彦明选《宣明论方》《济生拔萃》等方而附益之，易名《医方大成论》，又称《类编南北经验医方大成》《南北经验医方大成》《南北经验大成》。全书按病证类分七十二门，内容涉及外感、杂病、疮疡、五官、妇人、小儿、急救诸科。其对病源、辨证、治法的论述较为详尽，对治方只题方名，不著组成，或以单方治之。意在使"观者得其说而求其方"，使"医者虽行万里，不必挟他医书，而治疴之要了然尽目"。

《瑞竹堂经验方》（十五卷） 元代沙图穆苏（原作萨理弥实，字谦斋）撰。成书于元泰定元年（公元1323年）。著者任职江西建昌太守时，致力于考订名家方书，博采经验良方，积集前人应用而有实效者，以及医家、病家试用屡效的单方、验方，分门别类，编撰成书。原书早佚，清乾隆年间编修《四库全书》，自《永乐大典》中辑录有关内容，厘为五卷，二十四门，共载医方一百八十余首，已亡阙十之五六。1980年浙江中医研究所等据日本宽政缮生药室本和国内有关版本，与《医方类聚》、《普济方》、《本草纲目》附方中所载《瑞竹堂经验方》相互校对，补其脱漏，删其重复，正其佚名，合辑得三百四十四方，按各方主治分入十五门中，恢复原书卷帙之数，书名为《重订瑞竹堂经验方》。书中调补一门，不轻用金石药物，处方最为醇正，如女科之八珍散，其用尤广，明代薛己医案已详述之。至于疮科之返魂丹与后世之梅花点舌丹、夺命丹相类；内托千金散治疴毒亦见殊功，是皆可资临床之用。惟幼科之褐丸子，与《苏沈良言》之褐丸相类，此则用牵牛、三棱、莪术诸品较《良方》用药为峻利。《四库全书总目提要》以为金元方剂往往如此，由北人气禀壮实之故。所以医者在于随宜消息，不可以成法效之。

《如宜方》（二卷） 元代艾元英撰。成书于元至治三年（公元1323年）前。《四库全书总目》云"其书首列药石炮制总论，不过数十味，未免简略"，"第一卷述证，自中风至杂病凡三十类"。现存咽喉、诸气、腰痛、心恙、补益、消渴、痈疽、肿病、脚气、失血、大便、小便、疮疥、妇人、小儿、杂病，凡十六门。书名"如宜"，乃谓"如某证宜用某汤"之意。如云"肾虚弱，风湿凝滞，挛痹腰痛，宜独活寄生汤"，全卷皆然。所述提纲挈领，辨证明晰扼要。卷二载方三百余首，每方皆记其药物、剂量及用法等。

《世医得效方》（十九卷） 元代危亦林（字达斋）编。成书于元（后）至元三年（公元1337年）。危氏南丰人，官本州医学教授，其因世代业医，遍及诸科，尤擅长骨伤科。因有感于古医方浩繁，难以检索应用，乃取平时所用古方之验而无失者，并与其高祖父以来得之师授者，"依按古方，参以家传"，历时十年，仿医学十三科目，编成是书。一曰大方脉科，分子目九十一；二曰小方脉科，分子目七十一；三曰风科，分子目十；四曰产科兼妇人杂病科，分子目三十三；五曰眼科，分子目十二，六曰口齿兼咽喉科，分子目六；七曰正骨兼金镞科，分子目二十九；八曰疮肿科，分子目二十四，其针灸一科有目无书，有关内容皆散在各科中。卷末附"孙真人养生法"节文。每门之下首论病源证候，然后分症列方，或附针灸之法。全书载方三千三百余首，保存了治水肿秘传八方、治痈疽秘传十方等许多濒于失传的验方。危氏所著治法、方剂对骨伤科学有很大贡献，如书中详细论述了骨折、脱位的整复治疗，术前创用麻醉法；首创悬吊复位法，治疗脊柱骨折，比西方公元1927年始用此法早了六百年。对其他各科的诊治也颇多阐发，如口内灌漱"破毒方"治疗双蛾风；喉内吹入"雄黄散"治疗缠喉风；口内含化"开喉关"以润喉开闭；对喉风的治疗又主张针药兼施。还记载较大的腹中手术处理方法，如"肠及肚皮破者，用花蕊石散敷线上，轻用手从上缝之，莫待粪出，用清油捻活，放入肚内"，并强调缝合必须"从里重缝肚皮，不可缝外重皮"。对古方亦多能融会贯通，灵活运用，如认为小柴胡汤治半表半里证，而于解血热、清恶血也可获效。凡此，均反映了危氏丰富的临床经验和善于化裁古方的创新思想。全书编次有法，科目无遗，议论详明，证治精审，是元代重要的方书之一。

《回回药方》（原三十六卷） 不著撰者。约成书于元代至正二十七年（公元 1367 年）。该书基本用汉文书写，但夹有大量古阿拉伯文之药物名称，未见有中医阴阳五行、脏腑、经络等学术内容。原书散佚，据今存残书四卷，所存药方目录，有众风、咳嗽、胸膈、肠风肚腹、泻痢、呕吐、吐泻、痞证、秘涩、劳瘵等门。残卷卷十二论述瘫痪、风湿筋搐、胸膈风、暗风、风魔胡想、风癫紫白癜等病证治经验，卷三十为内科杂病证治，卷三十四为金疮门、折伤门。金疮门主要载录治刀箭伤药方。折伤门则对各类骨折与关节脱位的证治详加介绍，手法丰富，颇具特色。此书在学术上基本以阿拉伯医学观点为依据，其中也杂有一些中医学的医方与术语，表明当时与中国医学的初步汇合。

第八节 临床各科的学术发展

一、内科杂病论治的发展

金、元时期在内科杂病方面的成就，前在介绍刘、张、李、朱诸家中已曾论及，但其对临床医学甚有贡献而为后世奉以为法者，实远不止此。

（一）中风论治

中风为内科之大病。金、元诸家无不对此备为关注，他们对此各具卓识。如刘完素在《素问玄机原病式·火类》中提出："中风瘫痪者，非谓肝木之风实甚而卒中也，亦非外中于风尔，由乎将息失宜而心火暴甚，肾水虚衰不能制之，则阴虚阳实而热气怫郁，心神昏冒，筋骨不用，而卒倒无所知也。多因喜怒思悲恐之五志有所过极而卒中，由五志过极皆为热甚故也。"刘氏认为中风病乃由内而生，而非外来风邪。其病机为阳盛阴衰，心火暴甚，肾水虚衰；其病因多由五志过极。这一论述，是对中风病机理论的重要发展。在治疗方面，刘氏根据病情的轻重，将中风分为中脏、中腑、中血分而论之。他认为，"中腑者，多著四肢，中脏者，多滞九窍，虽中腑者多兼中脏之证"。中腑者其治多易，中脏者其治多难。中腑者，先以加减续命汤，随证发其表。中脏者，则大便多秘涩，宜以三化汤通其滞。若阳热"郁结不通，而强以攻之，则阴气暴绝而死矣。故诸方之中，至宝丹，最为妙药"。刘完素在病机上突出"内风"，但在治疗上并没有完全排除发散之法。

另对瘖痱的论治，刘氏在《素问·脉解》"内夺而厥，则为瘖痱，此肾虚也"论述的基础上，进一步阐说："内夺而厥，舌瘖不能言；二足履不为用，肾脉虚弱；其气厥不至，舌不仁。"对于瘖痱的治疗，刘氏采用了《圣济总录》的地黄饮。此方疗效甚佳，因而广为后世医家所运用，于是人称其为"河间地黄饮子"。

此外，《病机气宜体命集》又制大秦艽汤养血以荣筋，治疗中风血弱不能养筋，手足不能运动，舌强不能言语。其治法与地黄饮子不同，另对中风先兆的记载，亦为临床观察所得之经验。

李东垣论中风，认为有中风者，卒然昏愦，不省人事，痰涎壅盛，语言謇涩，六脉沉伏，此非外来风邪，乃本气自病也。凡人年逾四旬，气衰之际，或忧喜忿怒伤其气者，多有此证。壮岁之时无有也；若肥盛者亦间有之，形盛气衰故也。观东垣之论，本气虚衰。而情志过极为其诱发因素，则与刘河间认识相同。

朱丹溪论中风，认为外中风邪极少，而对刘河间将息失宜、水不制火之论甚为称赞，并由此而提出痰热生风的病机理论，认为"东南之人多是湿土生痰，痰生热，热生风也"（《丹溪心法·中风》）；治法分血虚、气虚、夹火、夹湿，认为"有痰先治痰，次养血行血"（《丹溪心法·中风》），倡用竹沥、姜汁开痰养血，乃是遥承《千金方》所载之法。

到了元末，王履在《医经溯洄集》中著有"中风辨"，专论三家之说，指出："近代刘河间、李东垣、朱彦修三子者出，所论始与昔人异矣……河间主乎火，东垣主乎气，彦修主乎湿，反以风为虚象，而大异于昔人矣……以余观之，昔人、三子之论皆不可偏废，但三子以相类中风之病视为中风而立论，故使后人狐疑而不能决，殊不知因于风者真中风也，因于火、因于气、因于湿者，类中风而非中风也。"王氏之说不仅首创了真中、类中之说，而且将诸家学说融会贯通，使中风理论逐渐趋于完善，这对明、清医学理论有重要影响。如王纶认为：中风之得病，必有所感触，或因六淫七情遂成此病，此血与痰为本，而外邪为标；喻昌则结合金元三家之说，认为"人之一身，每多兼三者而有之，昌不曰阳虚邪害空窍为本，而风从外入者必挟身中素有之邪，或火或气，或痰而为标耶？"此后，缪希雍亦宗河间、丹溪，认为中风证是将息失宜，水不制火，湿热相火，中痰、中气所致，故将其称为"内虚暗风"，而张介宾更有"非风"之论。

金、元诸家不仅在中风问题上聚论争鸣，且还对其他内科病证的论治各展所长。

（二）三消论治

刘河间的《三消论》指出，当时治消渴者多认为是"上实热而下虚冷"，故用热药养肾。河间则主于肾水虚衰不能胜心火，肠胃燥热怫郁，不能开腠理、致津液所致，故治疗上主张"用寒药养阴退阳"，提出"补肾水阴寒之虚，泻心火阳热之实，除肠胃燥热之甚，济人身津液之衰，使道路散而不结，津液生而不枯，血气利而不涩"。《病机气宜体命集·消渴论》继承前人之论，分消渴为上消、中消、肾消，但指出其治则为其燥在上，治宜流湿润燥；知热在中，法宜下之；病在下焦，治法宜养血以肃清，分其清浊而自愈。

洁古分而治之，能食而渴者白虎加人参汤，不能食而渴者钱氏白术散倍葛根治之。

李杲《兰室秘藏·消渴论》以白虎人参汤治上消，调胃承气汤、三黄丸等治中消、六味地黄丸治下消。

《儒门事亲》有"三消之说当以从火断"之论，则直接继承了刘河间学说。

（三）虚损论治

对于虚损的论治，《保命集》认为"虚损之疾，寒热因虚而感也，感寒则损阳，阳虚则阴盛，损自上而下，治之以辛甘淡，过于胃不可治也"；"感热则损阴，阴虚则阳盛，故损自下而上，治之宜苦酸咸，过于脾则不可治也"。其论上宗《难经》五脏虚损上损、下损之说，用四君子汤治肺损，八物汤治心肺虚损，十全散治心肺损及胃；又以金刚丸治肾损，牛膝丸治肝肾损，煨肾丸治肝肾损及脾。另治阳盛阴虚，脾肾不足，则用黑地黄丸加五味子；治阳虚阴盛，心肺不足，宜八味丸。如上所述，所谓寒热因虚而感，"感寒则损阳"、"感热则损阴"的认识，联系清代吴澄《不居集》所论的"外损"，可知在学术上实一脉相承。同时明代薛己、赵养葵等用六味八味补水养火，亦是《保命集》治虚方法的继续。

（四）痢疾、泄泻论治

《保命集·泻论》认为泻痢寒少热多，大抵以风湿热论。以大黄汤下之，是为重剂；黄芩芍药汤为下之轻剂。所载芍药汤，相传为张洁古之方，其论云"行血则便脓愈，调气则后重愈"，垂范千古。同时，还指出有一种天行泄泻，云"有自太阴脾经受湿而为水泄，虚滑微满，身重，不知谷味，久则防变为脓血……此皆脾土受湿，天行为也，虽圣智不能逃。口食味，鼻食气，从鼻而入，留职于脾，而为水泻"。以上对于泄泻的论述，确亦别开生面。此外，治"厥阴经动，下痢不止"用麻黄汤、小续命汤汗之，所谓"有表邪缩于内，当散表邪而愈"。此后张从正治表邪入里用汗法，《丹溪心法》用人参败毒散治痢，喻昌治痢疾亦用"逆流挽舟"之法，实是《保命集》为其先驱。

（五）其他疾病论治

对于其他各种病证，金元医家亦多论治心得，如《保命集·肿胀论》指出，有燥热在肺和热在下焦引起的肿胀，其治法不同于一般："燥热于肺为肿者，乃绝水之源也，当清肺除燥，水自生矣，于栀豉汤中加黄芩；如热在下焦，阴消使气不得化者当益阴，则阳气自化也，黄柏、黄连也。"

同书"心痛论"又提出了热厥心痛和寒厥心痛的辨证施治，云："有热厥心痛者，身热足寒，痛甚则烦躁而吐，额自汗出，知为热也，其脉洪大，服金铃子散。病止，服枳术丸去其余邪"；"有寒厥心痛者，手足逆而通身冷汗出，便利溺清，或大便利而不渴，气微力弱，急以术附汤温寒厥。暴痛，非久痛也，朝发暮死，当急救之。是知久痛无寒，而暴痛非热"。其所举的金铃子散至今为临床著名的效方；关于热厥、寒厥心痛的辨证，更是临床历验之所得。

（六）李杲、朱丹溪和葛可久的杂病论治举要

在李杲的《东垣试效方》中，记载了李氏的治病方药及不少验案。这些方药，历来备受医家所重视，并为临床所常用，兹举例如下：如饮食劳倦门，有调中益气汤、葛花解醒汤、木香槟榔丸、枳实导滞丸等；躁热发热门，有朱砂安神丸、当归补血汤、火郁汤等；心下痞门，有枳实消痞丸等；中满腹胀门有中满分消丸、半夏厚朴汤等；消渴门有生津甘露饮子等；头痛门有半夏天麻白术汤、清空膏、选奇汤等；大便燥结门有润肠丸、当归润燥汤等。在杂方门中，记载了普济消毒饮，以及用此方治疗大头天行的治验。另在小便淋闭门，载滋肾丸治不渴而小便闭，热在下焦血分；清肺饮子治渴而小便不利，邪热在上焦气分，并记述了热在下焦小便不通的治验。

上述名方验案，反映了李杲在内科杂病方面的贡献是十分重要的。

朱丹溪在杂病论治方面的精湛学验，既学有所本，又多自出机杼，后人多奉为圭臬而有"杂病宗丹溪"之说。丹溪对于气、血、痰、郁的论治，最为主要，如清代程钟龄《医学心悟》所说："杂病主治四字者，气、血、痰、郁也。"对于中风的论治，主于痰热生风（正如前述）。此外，丹溪治噎膈反胃，主于阴血枯槁，津涸内热，善用"润养津

血，降火散结"之药；治噎秘方，善用童便、牛羊乳、韭汁、竹沥、蔗汁等；治反胃方亦用韭汁、牛乳、生姜汁养血润燥、化瘀散结，常被后世临床采用。丹溪特别强调痿证断不可作风治而用风药，具体辨证则有湿热、湿痰、血虚、气虚、瘀血诸证，其自制方虎潜丸最为著名。其论治痛风证，丹溪认为大抵由于血虚于内、风寒湿邪客于外，致血凝气滞，经络不通，治疗以辛剂宣通为主。其具体辨证有痰、风热、风湿和血虚等区别。因血虚者在芎、归类药中加以桃仁、红花活血之品，其自制上中下痛风通用方为后世医家所习用。此外，其用黄牛肉熬汁，服后有吐利作用的"倒仓法"有推陈致新、扶虚补损之功。明代韩愗的霞天膏及清代的霞天曲，均在其启发下制成。如上所举，仅是丹溪杂病论治之一隅。

在金元医家中，葛可久的《十药神书》是一部专治肺痨证的专著。

《十药神书》（一卷）　元代葛乾孙（字可久）编撰。约成书于元至正八年（公元1348年）。《明外史·本传》记载，葛氏治疾"辄有奇效，名与金华朱丹溪弣"。其自序称，谓先师授予奇方一册，用之极验，遂将其日用决效之法，编次一新，以广其传。葛氏此书颇受明、清医家重视，刻本甚多。如宁献王朱权曾命人刊印，"博施化域"；清康熙周扬俊加注，附刊于《金匮玉函经二注》，并谓"予读此十方，俱出人意表，其间次序缓急，可为千百世法，即不必十方并用，要无能出其范围者矣"，于诸方下另加按语，剖解方义，点揭肯綮。此书系肺痨证治要方专著，载方十首，方后详述组成、药量、服法和辨证加减用药。凡呕血、咳血者先服十灰散止血；如不止者加花蕊石散止之，功能化瘀为黄水；血止后用独参汤补之，有"阴阳血脱可回生"之功；次以保和汤治久嗽肺痿，肺燥阴虚者用太平丸、润肺膏润肺扶痿，痰涎壅盛者用沉香消化丸祛痰；体虚骨蒸，用保真汤、补髓丹治之；而一切病久怯极虚惫、咳嗽吐痰咯血发热者用白凤膏治之。葛氏宗《难经》损其脾者调其饮食之旨，主张药以治病，食以养人，用山药、莲肉、京枣、霜柿等日常果蔬，以及猪髓、羊髓、团鱼、乌鸡、黑嘴白鸭等日用之荤腥以悦充脾胃，而为虚劳筹善后之计，叶天士临床多用葛氏诸方；陈念祖谓得叶氏家藏秘本，并重为订注，且谓诸方以奇取胜，"然奇而不离于正"。

如上所述，足见金元医家在内科杂病方面的学术成就是非常突出的，其对明、清时期的临床医学影响深远。

二、妇产科学术的发展

金元时代。刘、张、李、朱诸家对妇产科疾病的辨证论治和诊疗方法，最能反映当时的妇产科学术发展水平。据文献《医学源流》记载，张元素曾著《产育保生方》，惜其书已佚；又有朱震亨《产宝百问》，盖为托名之作。但在存世的各家医著中，尚有不少关于妇产科的学术内容，如《素问病机气宜保命集》中有"妇人胎产论"；《儒门事亲》将"下法"的具体运用范畴扩大到催生、通乳、行经；《兰室秘藏》专列"妇人门"；《格致余论》载有妇人经、带、胎、产病证的不少论治方法。金、元医学各以其独特的学术见解和临证经验，丰富了妇产科的内容，促进了学术的发展。

（一）月经病

张从正论治经闭，根据《素问》之论而有所发挥，谓"夫二阳者，阳明也，胃之经也。心受之则血不流，脾受之则味不化，故男子少精，女子不月，皆由使内太过，故隐蔽委曲之事各不能为也，惟深知涌泄之法者能治之"（《儒门事亲·推原补法利害非轻说》），用吐下之剂治疗经闭，为张氏所独擅。李杲《兰室秘藏》载"经闭不行有三论"和"经漏不止有三论"，其论妇人经闭原因有三，即脾胃久虚、气血俱衰血海干枯和劳心心火上炎。李氏论治月经病，重视调气行血，曾说："凡治杂病，先调其气，次疗诸疾，无损胃气，是其要也。若血受病，亦先调气，谓气不调则血不行……故妇人病经，先柴胡以行经之表，次四物以行经之里，见气而后血也。"李氏论治经漏不止，主于脾胃受损，湿热下迫；或心气不足，火旺于血脉；或为肾水阴虚，不能镇守包络相火等原因所致。创制调经除湿汤、凉血地黄汤等传世各方。另制升阳举经汤，治经水不止，气血俱脱。

对于月经病，《诸病源候论》皆曰风冷乘之，后人沿袭其说，朱丹溪《格致余论·经水或紫或黑论》指责了"但见紫黑者、作痛者、成块者率指为风冷，而行温热之剂"的偏见，认为"经水者……气热则热，气寒则寒，气升则升，气降则降，气凝则凝，气滞则滞，气清则清，气浊则浊。往往见成块者，气之凝也；将行而痛者，气之滞者；事后作痛者，气血俱虚……紫者气之热也，黑者热之甚也"；其调经之剂亦以四物汤为主加味，如《丹溪心法·妇人》所载，月经先期是气血俱热，宜生地、当归、芍药、柴胡、香附、黄芩等清气凉血，过期而至是气血虚，用四物加黄芪、升麻等补气养血；经水临行腰腹疼痛是气滞血瘀，宜四物汤加桃仁、红花、延胡索、香附等；血枯经闭用四物汤加桃、红。另若肥胖经闭不孕，则用导痰汤加黄连、川芎。以上治法，垂范于后世。

（二）带下病

刘完素论带下，明确提出湿热致病，纠正了巢元方《诸病源候论》以来，医者多概以白带为寒的一偏之说。刘氏指出"下部任脉湿热甚者，津液涌溢而为带下"，"大法头目昏眩，口苦舌干，咽嗌不利，小便赤涩，大便秘滞，脉实而数者，皆热证也"（《原病式·热类》），主张用辛苦寒药治之，使郁结开通，湿去燥除，热散气和而愈。此后，张从正、李杲也多重视湿热致病，但张氏善于用吐下及分利之法导泄湿热，治法以攻邪治实为主；李杲则多主于益脾胃、升阳气、降阴火，除湿热，以扶正治虚为本。朱丹溪专论带下，指出瘦人带下多热而阴虚，用炒黄柏、椿根皮、川芎、海石、青黛为丸，肥人白带多湿痰，用二陈丸加升提为主，揭示了体质与带下的关系。

（三）胎前病证

张从正论治孕妇损胎，积有可贵的经验。《儒门事亲·十形三疗》记载孕妇"燥病"，大便燥结，小便淋涩，临圊努力，为之胎坠，或"孕妇脓血下迫，极努损胎"，用食疗法调治而效。朱丹溪指出了当时妇人求子，往往误用秦桂丸辛热之剂，指出"妇人之无子者，率由血少不足以摄精也，必须补其阴血，使无亏，久乃可"（《格致余论·秦桂丸论》）。同时据《格致余论·妊妇转胞论》及《丹溪心法》记载，治妊娠转胞不得小便，用四物汤加参、术、半夏、陈皮等饮后探吐，或以补中益气汤饮后探吐，乃是张从正吐法和李东垣升补法的灵活结合运用。曾治孕妇七月，小便不通案，"乃气血虚不能乘载其胎，故胎在膀胱下口，所以溺不能出"。急用手法"托起其胎"，使溺出如注，胀急顿解，后用参、芪、升麻等大剂升补而愈，则是"急则治标"，外治和内服并举典型案例，颇有创意。

堕胎的原因，丹溪多责诸"气血虚损，不足荣养，其胎自堕，或劳怒伤情，内火便秘，亦能堕胎"（《格致余论·胎自堕论》），产前安胎，丹溪主以健脾清热。《丹溪心法·产前》云："妇人有孕，则碍脾运化，运化迟而生湿，湿而生热，古人用白术、黄芩为安胎之圣药，盖白术补脾燥湿，黄芩清热故也。"这是他对仲景《金匮要略》当归散临证体会，对后人甚有影响。

其论难产，认为往往见于郁闷安佚之人、富贵奉养之家。奉养之人其气必实，当用瘦胎饮等，耗其气使和平，则易产；若形肥气虚久坐之妇，胞胎不能自运，当补其母，则儿健而易产，如柴苏饮加补气之药。

（四）产后病证

李东垣在《兰室秘藏》中说：妇人分娩及半产漏下，昏冒不省，瞑目无所知觉；认为系因阴血暴亡，有形血去，则心神无所养之故，治与"举之升之，以助其阳"，体现了李氏的论治特色。朱丹溪治产后病，主张补虚为主，如其在《丹溪心法》中说："产后无得气虚，当以大补气血为先，虽有杂症，以末治之。"又说："产后一切病多是血虚，皆不可发表……产后水肿，必用大补气血为主，少佐苍术、茯苓，使水自利。产后大发热，此非有余之热，乃阴虚生内热耳，故以补阴药大剂服之。"其"干姜与补阴药同用"的用药经验，甚为临床所重视。

朱氏治疗产后气血虚而子宫脱坠，用升麻、当归、黄芪及四物和人参大剂久服。《格致余论·难产胞损淋漓论》，记载产时损破尿脬，致病小便淋漓，用参、芪、归、芎、桃仁、陈皮等"峻补"，令气血骤长而愈。这一宝贵经验，与治产后宫坠异曲同工。朱氏产后大补气血的调治原则，对产科具有较大影响。

如上所述，说明金、元时期的妇产科学术专著虽少，但这方面的学术成就是比较突出的，其对明、清妇产科医学的影响不能等闲视之。

三、儿科学术的发展

（一）金元时期儿科学概况

金元时期，在医学十三科中，小儿科称"小方脉"。当时最著名的儿科学家及其医著，有曾世荣的《活幼心书》和《活幼口议》，而刘完素、张子和、李杲、朱震亨等著名医家，在儿科学术方面均积累了丰富的临床经验，并各有所发挥，从而使金元时期小儿病的论治有了明显的进步。

首先，金元医家对育儿方法提出了重要的改进意见与告诫，如张从正《儒门事亲》有"过爱反害小儿说"，曾世荣亦曾作"小儿常安"歌（见《活幼口议》卷上）等，以为告诫。

继宋代儿科学家钱乙之后，金元医家亦多重视小儿的生理和病理特点，并提出各种与此相适应的治疗法则。据文献记载，刘完素曾撰《保童秘要》二卷，其书虽已佚未见，但在《宣明论方》中有"儿科论"，认为小儿发病"热多寒少"，主用辛凉苦寒、泻热养阴以治小儿热病。张从正以攻邪著称，但他强调"凡治小儿之法，不可用极寒极热之药，及峻补峻泻之剂"（《儒门事亲》），突显顾护小儿脾胃的重要性。李杲更能将脾胃学说与儿科证治密切结合。朱震亨《丹溪心法·小儿说》则指出"乳下小儿常多温热、食积、痰热为病"，且易于化热伤阴，主张注意滋养阴液。

对于小儿瘄疹、斑疹、惊、疳的证治，金元医家取得了较大成就。

张从正《儒门事亲》认为"斑疹伤寒"由"蕴蓄浊恶热毒之气"所致，遵《素问》"诸病痒疮皆属于心"的病机论，采用"辛凉之剂"治疗。

李东垣称麻疹为"小红斑"，指出其早期症状为"呵欠，喷嚏，睡中发惊，或耳尖冷，眼湿"。

王好古著《癍论萃英》，对癍疹的治疗与疮疔的鉴别有独到见解。他把麻疹称"疱疹"，初期用升麻葛根汤疏表透疹，如疹出不透，外用黄柏膏搽面，胡荽酒喷肢体，并据病情变化而遣方用药，其所积累的丰富经验，对后世临床很有参考价值。

元末，滑寿通过长期临床观察发现小儿麻疹发病前，多"舌生白珠，累累如粟，甚则上颚牙龈满口遍生"（《麻疹全书》），是为描述麻疹黏膜斑的第一人。较李杲的麻疹早期症状表现描述更为细致，在麻疹与其他疾病的早期鉴别诊断方面具有重要意义。

至于麻疹的治疗，张从正提出初期以清热解毒、辛凉清解为主；发疹期宜清热透疹；皮疹收没时宜滋阴清肺，并特别指出在病程中"须防疱疹发喘"。

金元医家对惊风的证治，也各有独到之处。张从正善用攻邪法治疗惊风，如以瓜蒂、赤小豆、猪胆汁等制剂，治愈痰邪为患的惊风证。李杲《兰室秘藏》的"治惊论"，主张以黄连安神丸"镇心"治外物惊；以寒水石安神丸治"心气动致惊"。李氏还认为钱乙益黄散中丁香辛热助火，故创制新益黄散，由参、芪、甘草、芍药、陈皮、黄连等组方，实是其脾胃学说在儿科病治疗中的又一体现。曾世荣治惊风抽搐经验丰富，善于审证识因，用药灵活，如用五苓散治愈因土虚木贼所致的惊搐，认为"此剂内用茯苓，可以安此心之神；用泽泻导小便，小肠利而心气通；木得桂而枯，是能抑肝之气，而风自止，所以能疗惊风"（《活幼心书·吴刚中序》），其论、其治验对后人颇有启迪。

论治疳积，张从正对小儿身瘦疳热的辨证施治，以及对服疳、牙疳诸疳证均有详细论述，所采用的甘露散、益黄散、四味肥儿丸、五疳消毒丸等，多为后世所沿用。同时，李杲《兰室秘藏》所载的厚肠丸、中满分消丸、消痞丸等方剂，以及《原机启微》治疗疳证的茯苓渗湿汤、升麻龙胆草饮子等，丰富了疳积诸证的治疗方法。

除此之外，金元医家对痫证、喘咳、夜啼、吐泻等小儿常见病症的病因病机和诊断治疗，同样积累了丰富的学术经验，为后世儿科的继续发展打下了更为扎实的基础。

（二）现存的儿科专著

《癍论萃英》（一卷） 元代王好古撰。元延祐二年（公元 1315 年）杜思敬辑入《济生拔萃》。全书载疮疹标本、洁古老人癍论、海藏老人癍论、未显癍证所用之药、已显癍证所用之药、疮疹轻重六篇。书名论癍，实叙疮疹、癍疹。论小儿疮疹，赞同钱乙之说，认为疮疹初欲发病之时，常先有乍凉乍热等五脏证。疮疹已发未发，均主张用升麻汤、消毒散疏邪清透；疮疹发后，首倡胡荽酒喷洒体表及黄柏膏涂面外治法。疮疹伤食，宜详其所伤何物，不可遽用巴豆之类泻下，并主张以诊脉为凭，辨别疮疹所属何经。书载内治方二十四首，外治方二首。王氏论癍疹，先辨疮、癍之别。提出"外者外治，内者内治，中外皆和，其癍自出"，并告诫癍疹首尾不可下。首者上焦，尾者下焦。其言首不可下者，是因癍未显于表，脉证有表无里，下者邪气不得伸越；言尾不可下者，是因癍毒已显于外，内无根蒂，大便不实，无里证，下之则癍气逆陷。故治癍宜安里，以和为佳。如用解毒防风汤和之，即使有大便实秘，亦当归丸微利，或用枣变百祥丸从小到多，以利为度。对未显癍疹之际，制方十七首；对已显癍疹，所见出不快、出太多、咽不利、烦者、肺不张等几种症情，制方六十首。是书语简意赅，对癍疹治疗及与疮疹辨别有独特见解，所立治癍方剂，颇切临床实用。

《活幼心书》（三卷）　元代曾世荣（字德显，号育溪，别号省翁）撰。成书于元至元三十一年（公元 1294 年）。曾氏序称：宋翰林侍御太医戴克臣，徽宗时名倾朝野，而刘茂先得其妙；其五世孙直甫又深得之。但自南宋开禧（公元 1205～1207 年）以来，其书散漫，戴、刘二家之心传，几不复见。曾氏早岁师事直甫，因就其遗书，精加编次，删繁补缺，上探前哲遗意，下探克臣、茂先之用心，复旁求当代明医之论，著成此书。书之上卷论"观形气""五色主病""诊脉明证"及胎寒、脏寒、胎热、弄舌、舒舌、脐风、脐突、夜啼、急惊、天钓、急惊后如疟、慢惊、搐证、诸风毒等六十七种小儿病症；中卷列风毒、伤积、热证、伤寒、咳嗽、诸吐、诸泻、赤白痢、肿证、疳证、走马疳等四十三种病证，并附"不内外因""小儿常安""拾遗方论"等；下卷载小儿病方，包括汤、散、丸、膏、丹、饮等共二百二十五方。曾氏诊小儿病，认为不能以肥瘦定虚实，体肥可气怯，形瘦也可气壮，主张以面部望诊与脉诊为主。提出一息六至为平脉，七至八至为数脉；周岁以前不诊脉，二三岁以前采用一指按关部，四五岁以后三指按三部，以明标本。临证治病，主张当攻则攻，当补则补，反对不辨虚实，一味纯补，外邪发散则元气自复，即为攻中有补之理。对育儿保健，认为与其病后求良药，不如病前能自防。在治法上，除内服汤丸外，尚列不少外治法，如走马疳用温盐水灌嗽，脱肛用萆麻膏贴囟门，瘰病用槲皮散外洗，五淋用姜豉饼贴于脐上等。治疗肿病，强调忌食味咸之物，轻者三月，重者半年，须脾胃平复，肿消气实后，才能食以少许盐类。对附子、大黄的应用，不同意前人隆暑戒用附子、盛寒戒用大黄，主张必先辨明标本、虚实，并举夏日泄泻用附子及腊月患惊风抽搐用大黄取效两案为证。对小儿惊风搐掣，反对滥投金石脑麝蜈蝎等剂，指出搐惊，亦有因气郁所致者，宜用宽气饮治之；又认为五苓散中茯苓安心神，泽泻利小便，小肠利而心气通，木得桂则枯，足以抑肝熄风。该书博采元代以前儿科诸家精华，参以临床经验，内容丰富全面，并具许多独到之处，如将五苓散灵活运用于治疗惊风痰搐和疮疹等病，实补前人所未逮。

《田氏保婴集》（一卷）　不著撰者。约成书于元延祐二年（公元 1315 年）。辑入《济生拔萃》。该书首列胎黄、胎惊、呕吐、不便等初生儿病，次论小儿四时病、五脏病及其他杂病，卷末载灸治小儿急慢惊风、脐风撮口、痫症、癖气、食积、疳瘦等法。认为胎黄因母受湿热传于胎儿，乳母宜服生地黄汤。书中对肝热、肺热、心热、脾热、肾虚等五脏病证治，辨小儿病证十八条等多援引《小儿药证直诀》。对小儿呕吐、重舌、木舌、鹅口疮等二十二种杂病，诊治简明而易行。载方四十四首，如防风苍术汤、苦瓠散、牛黄夺命散、朱沉煎等。全书内容精简，浅析易懂，对研究钱乙学术思想和临床经验颇有参考价值。

《活幼口议》（二十卷）　元代曾世荣（字德显，号育溪，别号省翁）撰。成书于元至顺三年（公元 1332 年）。前有总论，列撮要、辨疑、补遗、正讹。卷一至卷三列"议明至理"二十五篇，如议原本、议通变、议难易、议参详、议专业、议审究、议同异、议根本、议虚实、议脉气、议投药等。卷四、卷五议初生牙儿证候二十六篇，如议呵欠、伸舒、喷嚏、脐突、夜啼、口生疮、身体热、血眼、卵肿等等。卷六、卷七论小儿脉、指纹、面部气色等。卷八论疑难病证共十八种。卷九列议胎中受病诸证十五篇，如鬼胎、胎气、胎病、胎病作热、胎病蕴热等。卷十至卷二十论伤寒、惊风、痢疾、泄泻、肿胀、喘急、疳热、疮疹、眼患等，以及小儿常见病证及其治方，包括诸病杂方二十首。曾氏辨析惊风、痫、痘疹等证，提示不当为假象所惑。如阴痫脉浮数洪弦，为阴中之阳而非真阳；慢惊脉数呼吸大为证绝，而非阳回，均为经验之论。议明至理涉及禀赋、医理、辨证、诊断、调养、食忌等，可谓儿科之总纲。他如对男十五、女十三通婚时俗提出异议，认为男破阳太早则伤其精气，妇破阴太早则损其经脉，生儿常可出现伛偻、侏儒等。在诊断上，指出半岁以上看指纹，周岁以上看指纹与诊脉，变蒸之后以诊脉为凭，并将看面色、察指纹、诊脉合称"三部"，作为小儿诊断主要方法。其指纹诊载列流珠形、环珠形、长珠形、来蛇形等十三种，视纹形变化以诊所属病证；面部气色与五脏相配，以五行相生、相克为测脏腑病证之依据，并分定面部五脏部位，附图以示。又载十八种儿科疑难证辨治，并有相应治则方药，辨证论治，简明且亦灵活多变，颇切儿科临床实际。是书为曾氏继《活幼心法》之后的又一儿科著作，其审证用药多独到之处，对于小儿生理病理、色脉证治、平素乳保鞠养，以及前人方法等无不议之甚详。

《麻疹全书》（四卷）　元代滑寿（字伯仁，晚号撄宁生）撰。成书于元至正二十四年（公元 1364 年）。卷一总论痘麻之别。卷二叙麻疹顺逆、兼证。卷三、卷四列先贤成方及治麻效方共三百五十一首，精选常用药物二百零五味。认为痘、麻为小儿险证，痘禀于阴而成于阳，麻禀于阳而成于阴。麻本先天真阳中一点浊毒，借阴气而后生，各地遂有温证、糠疮、瘤子等异名。当时痘书林立，唯麻疹鲜有专书，滑氏此书对麻疹病证、病源、医方、药性、调理一并详议，较系统阐述麻疹病因辨治。反对时医概以西河柳透发，提倡按不同病程和体质施治，故为后世医家所推崇。

《秘传痘疹玉髓》（四卷）　元代黄石峰编。约成书于元至正二十七年（公元 1367 年）。黄氏采录三十余家医论，并将痘疹病因、证候及治法等编为七言韵语，间加评论而成是书。卷一述痘原、痘释、热因、热候等。卷二述张寅宾十问、钱陈论、李云阳用药十八辨等。卷三述痘药囊赋、玉函金锁赋、玄玄赋。卷四述药性总要、用药指南等。书中之黄石峰评论，语多精辟。

四、针灸学术发展的重要成就

（一）针灸学发展概况

辽、金、元代，出现的针灸学家及其论著，在针灸学术发展史上占有极其重要的地位。在辽代耶律阿保机称帝时，吐谷浑人直鲁古精针灸，著有《针灸书》传于世。

金代，李庆嗣著有《针经》一卷。同时，何若愚曾撰《流注指微论》三卷，"探经络之赜，原针灸之理，明营卫之清浊，别孔穴之部分"。然未广传于世后，何氏自取书中之义，成《流注指微赋》一卷，以便记诵。今《指微论》不传，惟此赋载在《永乐大典》中，得存其貌。该书记述了何氏创立的"子午流注纳甲法"，其开穴规律是经生经、穴生穴，按五行相生（所谓"养子"）次序逐一推算。这种选穴法的学术影响直至于今。此外，何氏还按"河图"生成数关系定出针刺浅深的标准，虽然易于掌握，但因失于胶柱鼓瑟，故其影响不大。

贞元初（公元 1153 年），阎明广获何氏《流注指微赋》，遂加注疏，并续作"流注经络井荥图歌诀"等附后，刊成《子午流注针经》三卷。

此外，张洁古及其子张璧（号云岐子）亦精针灸。"洁古云岐针法"和"云岐子论经络迎随补法"为元代杜思敬《济生拔萃》所辑集。

元代的针灸学术更有发展。据文献记载，当时窦默获针道于李源、丘长生，复传其术于王开。开子国瑞、孙廷玉等皆克世其业，王开撰《针灸全书》一卷（未见），王国瑞著《扁鹊神应针灸玉龙经》。

窦默，字子声，初名杰，字汉卿。广平肥水人。金末遭兵乱，家破，遇医者李源，使业医。后仕元世祖，官至昭文馆大学士。卒时年八十余，追封魏国公，谥文正。

窦默据李源"授穴之所秘者四十有二，辄裁八韵，赋就一篇，而成《流注指要赋》"（《后序》）。另有《针经指南》一卷，首《标幽赋》，次《定八穴指法》及《叶蛰宫图》。晚年注《铜人针经密语》一卷，未成而殁，经其徒王开父子增注而成《增注针经密语》一卷。

《针经指南》阐明了针刺与经络脏腑气血的关系，突出了手法补泻的治疗作用，并详述动、摇、进、退、搓、盘、弹、循、扪、摄、按、爪、切等具体操作法，这些手法为后世针灸家所遵循。其《标幽赋》所说"空心恐怯，直立侧而多晕；背目沉掐，坐卧平而没昏"，描述了晕针的原因和防治法，以及他所指出的医者手下"觉针沉紧"是气至之象等，均对临床具有指导意义。此外，他所提出的"流注八穴"法及二百十三种适应证，使子午流注的临床应用有所扩展。此后，其传人王开之子国瑞又创用了"飞腾八法"，这种新的按时取穴法，是对子午流注法的补充。子午流注法和飞腾八法，是比较重要的针灸学术内容，此后代有学者进行研究和应用。

同时，著名的针灸著作还有元翰林学士忽泰必烈所著的《金兰循经取穴图解》一卷，其子光济为之诠次。此图长尺有四，折而装潢，为他书未有。首绘脏腑前后二图，中述手足三阴三阳走属，继取十四经络流注，各为注释。其书传之北方，自大德七年（公元 1303 年）锓梓于吴门后，流传始广。

此外，窦桂芳辑撰《针灸四书》。另还取《千金方》"针灸禁忌人神"及《素问·离合真邪论》内容，成《针灸杂说》。然而，明代高武认为此书"未能曲尽针灸之妙"。

元末，最为著名的是滑寿的《十四经发挥》。滑氏传针法于东平高洞阳，得其开阖流注方圆补泻之道，以《内经》骨空诸论，及《灵枢·本输》所述，经脉，辞旨简严，读者未易即解，于是，训其字义，释其名物，疏其本旨，正其句读，厘为三卷。滑氏将十二正经与任、督二脉的经穴按经脉循行分布加以整理，归纳为十四经。在研究过程中，还纠正了《圣济总录》中足少阳经、足阳明经在头面部，以及足太阳经在腰背部一些穴位的排列次序和循行走向的缺点。吕复序称："《十四经发挥》专疏手足三阴三阳及任督也，观其图章训释，纲举目张，足以为学者出入向方，实医门之司南也。"

（二）金元四大家在针灸学术方面的贡献

刘、张、李、朱等医学家的学术贡献各有特色，其涉及领域也较广，在针灸方面也多有建树。

刘完素重视经络辨证，且善用针灸法。如用刺十指间出血以泻热，名为"八关大刺"；其论治中风区别六经分证，太阳经无汗恶寒，针太阳、至阴出血，并刺昆仑、阳跷；有汗恶风，针风府。阳明经有汗身热不恶风，针陷谷去阳明之贼，刺厉兑泻阳明之实。太阴经无汗身凉，刺隐白穴去太阴之贼。少阴经有汗无热，刺太溪。少阳经肢节挛痛，灸绝骨以引其热。厥阴经麻木不仁，针大敦以通其径。其治疮疡亦根据病变部位所属经脉，以定取用穴位。值得重视的是，刘氏还在灸法作用方面，提出了灸治中风"以引其热"，灸治疮疡"引邪气出"，以及灸治心痛"引热下行"等机理论说，对人们颇有启发。

张从正娴熟汗、吐、下祛邪三法，并认为"血出与之发汗，名虽异而实同"，强调"目疾头风出血最急"。张氏临症多用针放血，认为刺络泄血除热攻邪最捷。他根据《内经》十二经血气多少的理论，提出"血出者，宜太阳、阳明，盖此二经血多故也；少阳一经不宜出血，血少故也"。《儒门事亲》记载张氏用刺血法治疗目疾、头风、风搐、背疮，以及胶瘤、湿癣等病证，其放血量大、放血处多亦为其特点。张从正的学术经验对临床颇具指导意义，对后世医家亦有较大影响，如明代薛己据其喉痹刺血的经验，治愈不少喉痛证；杨继洲《针灸大成》据而专论了刺络泄血的急救问题。

李东垣论治脾胃内伤。常通过经络学说分析病机，并结合针灸方法进行治疗。如"补外踝下留之"，以充实脾胃之气；"以胃合三里穴中，推而扬之，以伸元气"（《脾胃论·三焦元气衰旺》），可见他并不仅赖药物以治病。东垣弟子谦甫，曾在元世祖驾下遇见窦默，讲论医学，"因视见《流注指要赋》及补泻法，用之多效"（《卫生宝鉴》）。罗氏发展了东垣灸法，以中脘、气海、足三里组成补脾胃的主方，治疗脾胃虚寒证。罗氏还善用灸法治疗中风，如治太尉史公中风口噤，灸地仓、颊车，并服药而愈。如此验案甚多。

朱震亨临症亦重视经脉受病，并运用灸法。朱氏认为，虽然同一证候，但每可涉及数条经脉同时受病，特别是有表里关系，或循行部位相近者，最易受到影响。这种见证，称为"合生见证"，据统计，所谓"合生见证"约有头项痛、面赤、耳聋、胸满、黄疸等三十余种。

朱氏据《灵枢·背俞》之旨，认为灸法亦分补泻，指出"火以畅达，拔引热毒此从治之意"，说明了灸法治疗热证的机理。其治疗阴虚火炎，所谓"火起于九泉之下"，用附子末调敷涌泉穴，乃是"引火归原"之治，则在一定程度上扩大了灸法之意。

（三）现存的针灸学著作

《子午流注针经》（三卷） 金代何若愚撰，阎明广编注。成书于金贞元元年（公元 1153 年）。何氏曾撰《流注指微论》三卷，书成未梓，复约取其精义而为《流注指微赋》。贞元初，阎氏获睹此赋，加以注疏，另续作"流注经络井荥图歌诀"等附于赋后，刊为是编。元至大四年（公元 1311 年），窦桂芳辑入《针灸四书》。卷上载赋文、注解，以及"流注经络井荥六十六穴图"和解说；卷下"井荥歌诀六十首"，列载各经按时开穴法。此书强调经脉气血的流注开合，随日时干支而变化，为现存较早阐述子午流注理论的专著。

《针经指南》（一卷） 元代窦默（又名杰，字子声，一名汉卿）撰。成书于元元贞元年（公元 1295 年），元至大四年（公元 1311 年），窦桂芳（号静斋）刊入《针灸四书》。在明、清藏书目中列举的《窦太师针法》、《太师针灸》或《窦汉卿针经》，内容同此书。

窦氏晚年入仕元朝，后加封太师，谥文正公（针灸多写作"窦文真公"）。现存《针灸四书》刊本残缺。书载"针经标幽赋""流注通玄指要赋""针经直说""气血问答""流注八穴""真言补泻手法"及"杂忌法"（叶蛰宫说）等，附录窦桂芳编集的《针灸杂说》，载人神禁忌及经穴流注内容。其中"流注八穴"和"补泻手法"为历代针灸书所转载，注释"标幽赋"者有多家；"流注指要赋"辑入《济生拔萃》，与《云岐子论经络迎随补泻法》合为一卷。其中"流注八穴"又为此后之《针灸玉龙经》《针灸大全》等演绎为"飞腾八法"和"灵龟八法"；明代《金针赋》等又阐述"补泻手法"，所谓"发明窦太师针道之书"，可见其学术影响深远。

《针灸四书》　元代窦桂芳（号静斋）编集。刊于元至大四年（公元 1311 年）。其书包括《黄帝明堂灸经》《灸膏肓腧穴法》《子午流注针经》和《针经指南》四种。是为时较早的著名针灸学丛书。

《针经节要》（一卷）　元代杜思敬（号宝善老人）辑。成书于元延祐二年（公元 1315 年）。系《济生拔萃》之一。其内容节自《新刊补注铜人腧穴针灸经》（即金大定刊《铜人腧穴针灸图经》五卷补注本），首列十二经气血多少；次以"傍通十二经络流注孔穴之图"，表列各经五输穴，"十二经是动所生之病"引自《铜人》，而与《灵枢》稍有出入。后载"十二经穴证治"则录自《铜人》有关五输穴的主治证。至于各经排列次序，也与《铜人》一致。

《针经摘英集》（一卷）　元代杜思敬录辑。成书于元延祐二年（公元 1315 年）。系《济生拔萃》之一。该书所称"针经"非专指一书，为金元各家针灸之书。首载"九针式"，绘九针图，并述其形状、用途，是现存较早的九针图，但其形式和名称与《灵枢》有出入。如将镵针画成瘿刀形，"大针"改为"燔针"，解释作"一名焠针"，此说一直影响至明清时代。书中之"用针呼吸法"谓"呼不过三，吸不过五。呼外捻针，回经气；吸内捻针，行经气"，对明代刺法影响很大。此书采摘内容，包括《卫生宝鉴》《素问病机气宜保命集》诸书，集中反映了金元医家的针灸治疗经验。

《云岐子论经络迎随补泻法》（一卷）　元代杜思敬辑。成书于元延祐二年（公元 1315 年）。系《济生拔萃》之一。该书总目录题作《洁古云岐针法窦太师先生流注赋》。系将张洁古、张璧父子及窦汉卿两家著作辑成一卷。前言引《难经》"能知迎随，可令调之"语，后述"经络取原法"，按动脉而取原穴："王海藏拔原例"，为张元素学生王好古取用原穴法，以肝为例说明用原穴可补可泻；"经络腧穴配合法"，介绍各经五输穴的阴阳配合；后分别论述"辨伤寒热甚五十九刺""刺热病汗不出""刺伤寒结胸痞气""刺伤寒三阳头痛法""刺伤寒三阴腹痛法""灸少阴原救脉法""辨伤寒药附针灸法""伤寒刺期门"及"洁古刺诸痛法"。其后为"窦太师《流注指要赋》"，赋后之"离合真邪说"及"诸穴治证"是对所用穴的注解。因张洁古针灸著作已佚，故杜氏所辑者颇为后人重视；《流注指要赋》原载录于《卫生宝鉴》，但未专列"诸穴治证"，杜氏将赋中原夹注作了补充，汇列于赋后，很有参考价值。

《扁鹊神应针灸玉龙经》，简称《针灸玉龙经》（一卷）　元代王国瑞（字瑞庵）撰。成书于元天历二年（公元 1329 年）。是书首载"一百二十穴玉龙歌"，按病症分编用穴歌诀八十三首；次为"穴法歌"，说明"穴法相应"的配伍应用，是对歌诀的补充；次载"注解标幽赋"，乃后人天星十二穴所本；次列人神尻神歌诀、六十六穴治证及流注，其中阴经以络穴作原穴，另有"盘石金直刺秘传"，为各证的经验用穴，"针灸歌"之"又歌"为改编窦汉卿赋文而成；最后为"灸法杂抄切要"及"飞腾八法"。该书以"玉龙歌"最为著名，明代针灸书多转载，并改编成"玉龙赋"。《四库全书总目提要》评此书"其中名目颇涉鄙俚，文义亦多浅近，而剖析简要，循览易明，非精于其技者亦不能言之切当若是也"。该书对后世针灸有很大影响。

《十四经发挥》（三卷） 元代滑寿（字伯仁，号撄宁生）著。成书书于元至正元年（公元 1341 年）。滑氏有鉴于当时针灸之道湮而不彰，经络之学晦而不明，故将《内经》之十二经及任督二脉逐加考订，疏其本旨，释其名物，训其字义，正其句读，撰为是编。卷上载手足阴阳流注篇，附仰伏人尺寸图，其正文与忽泰必列之《金兰循经取穴图解》同。卷中载十四经脉气所发篇，列各经穴图、歌诀、经脉原义注释，其正文与《金兰循经》同。卷下载奇经八脉篇，是滑氏收集《素问》《难经》《针灸甲乙经》《圣济总录》中有关内容参合成篇。滑氏以《金兰循经取穴图解》为基础，对十四经循行作较为详细的注释和发挥，考证其阴阳往复与气穴之会合，在诸经之前多有图解，后附经穴歌诀，条理清晰，便于披会。该书将经脉与俞穴结合阐述，着重发挥督、任二脉蕴义，以与十二经相提并论，故称"十四经"，其对后世针灸学的发展产生重大影响。此书问世后即远传日本、朝鲜，并视为"习医之根本"而为"世所传诵"。

《痈疽神秘灸经》 元代胡元庆著。成书于元至正十四年（公元 1354 年）。又名《痈疽灸经》、《痈疽神妙灸经》。方中分列十四经，论痈疽的发病和灸法，分经绘图，多引证《十四经发挥》。于经穴之外，载有少数奇穴及"骑竹马取穴法"等，故称云"秘法"。明嘉靖间，薛己校补后刊入《薛氏医案》。

五、外科学和伤骨科学术成就

金、元医家在疮疡外科和伤骨科论治方面，其成就是十分卓著的。虽然在这一时期，其有关的医家和著作为数不多，但李杲的痈疽论治、齐德之的外科，以及李仲南、危亦林在伤骨科方面的研究均有十分突出的学术贡献。

（一）李杲、齐德之对外科学的贡献

李杲以论治脾胃内伤病著称，然对于外科学术亦有很深造诣，治疗经验丰富，正如《元史·本传》所说："其学于伤寒、痈疽、眼目病为尤长。"

李氏之所以"尤长"于痈疽之治，其关键在于他善于以脾胃学说指导外科病的辨证论治，这正是他与其他外科医家的不同之处，因而李杲在后世虽不以外科显名，也无这方面的专著传世，但其有关学术影响实很重要和深远。

在李杲的《兰室秘藏》中，载有圣愈汤治疗恶疮亡血之证，又以黄芪肉桂柴胡酒煎汤治疗阴疽坚硬漫肿之证。另在《东垣试效方》中，著有"疮疡门"，既论述疮疡本末、疮疡治验，并载有黄连消毒散、内托黄芪酒煎汤、内托黄芪柴胡汤、白芷升麻汤、内托羌活汤、内托升麻汤，以及救苦化坚汤、散肿溃坚汤、升麻调经汤、连翘散坚汤、柴胡连翘汤、消肿汤等方剂。大抵治痈肿重于"内托"，治瘰疬、马刀重在"散坚"，而在许多方剂中，运用了黄芪、当归、甘草、柴胡、升麻等汤，体现了李氏素重脾胃之气的用药特色。

此后，朱震亨对外科亦有研究。宋濂《丹溪朱公石表》记述朱震亨尝著有《外科精要

发挥》，惜其书未传。丹溪之书以"发挥"称著，还有《局方发挥》一书，故《外科精要发挥》，当是对宋代陈自明《外科精要》的阐发和评议。

元齐德之，生平始末未详。为医学博士，充御药院外科太医。齐氏在元至元元年（公元 1335 年）撰《外科精义》二卷。对疮疡的论治研究颇深，认为治疗疮疡病应先求本，酌量其阴阳虚实，强弱深浅，分别论治，颇为后世医家所重。齐氏提出"疮肿二十六脉名状"，如"浮脉之诊，浮而数者，热也。浮数之脉应发热，其不发热而反恶寒者，疮疽之谓也"；还阐发了疮疡的辨证，如辨疮疽肿虚实、辨疮肿浅深、辨脓法、辨疮疽疖肿证候、辨疮疽善恶等。该书对外科疾病的病因、病机和诊断方面都有不少新观点。在病因方面，强调外科病是机体阴阳不和、局部气血凝滞所造成；在诊断上，重视全身症状，并以此作为辨证论治的根据；在治疗上，灵活应用温罨、排脓、提脓拔毒和止痛等多种方法，以施于肺痈、痔疮、创伤、火伤等病，较为全面地总结了宋元时期外科领域中的新成就。《四库全书总目提要》评称："后之疡医惟恃攻毒之方，治其外而不治内，治其末而不治本，故所失恒多，德之此书，务审病之所以然，而量其阴阳强弱以施疗，故于疡科之中最为善本。"

（二）金元时期的伤骨科学术成就

金元时期的骨科学术也有显著的进步。由于临床战伤外科的急需，元代增设了正骨兼金镞专科，也反映了当时伤骨科发展已有较高水平。尤其是《永类钤方》与《世医得效方》，对伤骨科具有重要贡献。

《永类钤方》（二十二卷） 李仲南撰于元至顺二年（公元 1331 年），末卷"风损伤折"，即伤骨科专篇。（后）至元三年（公元 1337 年），危亦林（字达斋）撰成《世医得效方》（二十卷），其中对整骨金镞设有专篇论述。两书载有丰富的治疗经验，如前臂骨折用四块小夹块固定治疗的方法，较《仙授理伤续断秘方》有了新的发展，而与今人所用大体相同。对"手腕失落""手盘出臼"的整复方法，"用衣服向下承住，用手拽伸，搏按，一伸一折，摇动二、三次"，然后"使手捻住，贴药夹缚"固定。这种方法与现在所用者也颇为相同。对膑骨骨折后关节内形成血肿，其治疗"须用针刀去血"，以免碎骨在有血肿的关节囊内浮动。贴药后用"竹箍箍住"，这是后世"抱膝器"的前身。对颈椎骨折脱位，《永类钤方》已用"攀巾踢罂法"，提出用手巾一条，绳一茎，系在房上，垂下。以手巾兜缚颏下，系于脑后，杀缚，接绳头，令患者端坐于大酒坛上，然后用脚踢去，进行牵引复位。这种治法，是伤科史上的创举。较近代英国医生达维斯（Davis）于公元 1927 年提出的悬吊复位法早六百余年。清代《医宗金鉴》外科的"攀索送砖法"，仅将其法稍事改变。当时的外科手术还创制了缝合针，名"曲针"，引丝线或桑白皮线，由内向外逐层缝合，堪称为伤科史上的重要发明。

危亦林在施行金创和正骨手术时，先行麻醉，使用了蔓陀罗、乌头等中药，并配合以乳香、没药、川椒作为止痛。他特别强调用药剂量要根据患者的年龄、体质、病情来决定，这些要求与现代医学麻醉原则基本相同。日本著名外科医生华冈青州曾于公元 1805 年使用蔓陀罗作手术麻醉剂，而轰动国际麻醉界，被誉为世界麻醉史上的先例，其实比危氏晚了四百五十年。

《外科精义》（二卷） 元代齐德之著。成书于元（后）至元元年（公元 1335 年）。自序称"辄取《黄帝素问》《难经》《灵枢》《甲乙》，及叔和、仲景、扁鹊、华佗、《千金》、

《外台》、《圣惠》、《总录》，古今名医诸家方论之中诊候疮肿之说，简编类次，贯成篇帙"。上卷外科医论，有疮肿诊候入式之法、气血色脉之变、明辨脉形、辨疮肿虚实浅深、辨脓、辨疮肿证候逆从、将护忌慎等三十五篇，总论疮肿的病机、诊断和治疗原则，对其预后、护理亦有较全面的论述。下卷方论，载有内服、外敷、淋洗、溻浴、薄贴、熏熨等一百四十余方。齐氏认为疮肿虽发于局部，而与全身"阴阳不和，气血凝滞"密切相关，并注重脉诊，结合临床专论疮疡脉候，对二十六脉作分析阐述。治疗倡导内消与托里法，外治有砭镰、贴、溻渍、针烙、灸疗、追蚀等多种疗法。书中还专论护理。其书论证精微，选方切用，为疡科医籍之名著。

《接骨入骱全书》（一卷）　元代王承业、顾东甫撰。约成书于元（后）至元元年（1335）。据云系王氏得自日本国人所传。该书首载跌打损伤总论，阐述伤全体、伤心、伤肺、伤肝、伤肾、伤两肋等损伤症治。次为验症吉凶入门之法，述致命大穴损伤症状、验症吉凶及预后。再述接骨上骱奇妙手法、失枕、刀斧磕伤、碎骨补骨等。最后收载九十二首伤科方。是书为伤科早期著作中论述骨折、脱位、刀斧、失枕、火器伤较详者。"接骨上骱奇妙手法"详细分述下颌、肩、肘、腕、指、髋、膝、踝诸关节脱位之复位手法及各部骨折治疗。其下颌脱位与肾虚有关之说，颇具卓识。所述下颌、髋关节脱位复位法，膝盖骨骨折用竹篾圈固定法均为后世医家所沿用。王氏重视膝关节损伤后功能恢复，并指出骨未愈而骤屈，可致复折之变，故强调固定后忌下床，以及在膝下垫软物逐渐增高的护理法。其验症吉凶用看眼、看指甲、看阳物、看脚爪、看脚底的"五看法"被《少林寺真传伤科秘方》等书采用。此外，重视麻醉，对创伤处理在麻醉下清创缝合；还记述缺唇、腹破肠出等治疗，并指出护风防水为要，预防破伤风和感染。处方用药层次分明，灵活多变。

六、眼科学学术成就

（一）张从正、李杲和倪维德等对眼科学的贡献

在金、元时期的眼科学术方面，最具有特色和影响而令人瞩目者，有张从正的出血疗法，李杲的"理脾胃、养血安神"法，以及倪维德的《原机启微》和《银海精微》这两部眼科学专著。仅以上诸家之作，已为金、元眼科学术开创了一个崭新的局面，而在整个眼科学术史上更具有举足轻重的学术地位。

张从正善用汗、吐、下三法治病，又精于出血疗法。其治疗目疾也用此法，以为"目疾头风出血最急"。如血热壅滞，往往导致头目病变，所谓"目不因火则不病"、太过则目壅塞，而发病。其治目暴赤肿病，用针刺神庭、上星、前顶、百会等诸穴，使出血而愈。《儒门事亲·目疾头风出血最急说》谓"目之翳者可使立退，痛者可使立已，昧者可使立明，肿者可使立消"，可见其获效甚捷。

张氏是根据经络气血之多少而选择穴位的。他认为："目之内眦，太阳经之所起，血多气少；目之锐眦，少阳经也，血少气多；目之上网，太阳经也，亦血多气少；目之下网，阳明经也，血气俱多。然阳明经起于目两旁，交鼻之中，与太阳、少阳俱会于目。惟足厥阴肝经连目系而已。"又说："血太过者，太阳、阳明之实也；血不及者，厥阴之虚也。"目疾刺血，"宜太阳、阳明，盖此两经血多故也；少阳一经不宜刺血，血少故也。刺太阳、阳明出血，则目愈明；刺少阳出血则目愈昏"。

张氏根据《内经》"虚者补之"原则，指出凡肝肾不足，气血衰少，致罹头目疾患者，俱禁出血，如"雀目不能夜视，及内障，暴怒太忧之所致也，皆肝主目，血少，禁出血，止宜补肝养肾"（《目疾头风出血最急说》）。

以上所述，是《内经》刺血疗法在眼科临床上的发挥运用，足见张从正对眼科病的论治是颇具学术特色的。

李杲认为，"胃气一虚，耳目口鼻俱为之病"。其论治眼病多从脾胃着手。李氏《兰室秘藏》载有"诸脉者皆属于目论"和"内障眼论"。论中指出，"夫十二经脉、三百六十五络，其血气皆上走于面而走空窍，其清阳气上散于目而为精，其气走于耳而为听。内心事烦冗、饮食失节、劳役过度，致脾胃虚弱，心火大盛，则百脉沸腾，血脉逆行，邪害空窍……"，"脾虚则五脏之精气皆失所司，不能归明于目矣"。又在《兰室秘藏·诸脉者皆属于目论》中说："心者君火也，主人之神，宜静而安，相火化行其令。相火者，包络也，主百脉，皆荣于目。既劳役运动，势必妄行；又因邪气所并，而损血脉，故诸病生焉。凡医者不理脾胃及养血安神，治标不治本，是不明正理也。"在此，李杲论述了心事烦冗，饮食失节，劳役过度，以致脾胃虚弱，精气失司，相火妄动，血脉逆行，邪害空窍所致的眼病，以及"理脾胃、养血安神"的治本大法。

在《内障眼论》中，李氏以圆明内障升麻汤治脾胃元气衰弱，心火及三焦俱盛所致的内障眼；以熟干地黄丸治血弱阴虚，心火旺盛，瞳子散大之证；又以补阳汤与泻阴火丸兼服，治疗阳气不足、阴火内盛的眼病。同时，还载拨云汤治疗命火相火煎熬，足太阳寒水之气逆行所致的寒水翳和寒膜遮睛证。在圆明内障升麻汤、熟干地黄丸诸方中，充分体现了东垣"理脾胃、养血安神"及兼泻阴火的用药特色。

在《东垣试效方·眼门》中，还载有冲和养胃汤治内障，助阳活血汤治眼发后遗证，神效黄芪汤治两目紧缩羞明或视物无力等证，益气聪明汤治内障耳鸣、目视昏暗等证……

除此之外，鼻病和齿牙病的论治方药，也属于李杲"脾胃内伤，九窍不通"的证治范畴。

李杲论治眼病的学术思想，对元代著名眼科学家倪维德已有重要影响。倪氏曾校订《兰室秘藏》。李杲关于脾胃内伤引起眼病的理论，以及许多有效方剂，皆为倪氏所重视采用。因而，益使李氏的眼科学术广为后世所遵用。

元末，倪维德著《原机启微》。其特点是强调眼目各部病证按病因分为"风热不制之病""阳衰不能抗阴""阴弱不能配阳"等十八类，涉及六淫、六情、气血、阴阳、经络等多种病因病机变化。通过分析，倪氏认为相同的病因病机可致多种眼病，而不同的眼病可有相同的病因病机。倪氏更多地着眼于整体，而不局限于眼病的局部症状，这在当时的眼科学术上确是独树一帜，别开生面，而为后人所推崇。

《银海精微》托名孙思邈。虽然此书出现于明代，但据考成书年当在元末。

《银海精微》的重要学术成就，首先在于对眼睛"五轮"的名称、部位和脏腑所属三者的关系进行了论述。眼科"五轮"学说在宋初《太平圣惠方》中已有记载，后在葆光道人《眼科龙木论》中亦载有"五轮歌"。由于《银海精微》的论述，使这一理论趋于定型，而为后世眼科所宗。《银海精微》将"五轮"学说结合眼病八十症，用以分析病机，指导治疗。此外，还依据《世医得效方》眼部"八廓"之说，将眼部"八廓"与脏腑连属，并加以运用。

在眼科病检查诊断方面，《银海精微》还记载了看眼法、察翳法、审瞳人法等，这是以前眼科诸书所未记载的检查方法。其对各种眼科病证，必先通过辨证，确定其病因病位和寒热虚实，然后择方用药。这是当时各种眼科著作中最详于辨证论治的代表之作。

《银海精微》对各种眼病症状的描述也远较以前详细准确。如对瞳神干缺外障的症状描述为瞳神形如锯齿；偏缺参差，久则渐渐细小。如失于医治，久久瞳多锁紧，如小针眼大，内结有云翳。

此外，此书还重视有关各种眼病的鉴别诊断，如对病后生翳与天行赤眼等的鉴别，对胞内胶凝、胞内生疮、睑生风粟及两睑粘睛等一些相似症状的比较等，都是颇为详细的。

至于治疗方面，《银海精微》对活血、利水、退翳药物的运用都有创新之处，对后世临床用药有较大影响。是书据藏象学说，倡"五轮八廓"之说，体现了整体观和辨证论治的特点，历代眼科医家无不遵从其法。

（二）现存的眼科专著

《原机启微》（二卷）　元代倪维德（字仲贤，号敕山老人）撰。成书于明洪武三年（公元1370年）。原本未见。明代薛己据长洲王庭莅抄本校补刊印，流传至今。上卷论眼病之原，从阴阳、气血、经络、七情、劳役、六淫等方面剖析眼病病因，并分阳衰不能抗阴、阴弱不能配阳、气为怒伤散而不聚、血为邪胜凝而不行、奇经客邪、七情五贼、劳役饥饱、淫热反克、伤寒愈后等十八类眼病。下卷论眼病制方之宜，详述君臣佐使为置方之源，逆从反正为治病之法。书载眼病方四十六首，其中内服三十九方，外用七方，并视病情配合以外洗、搐鼻、点药及刀针刺割等手术疗法。薛己校订时增补先哲经验及应用方剂，合为一卷。倪氏学术以《内经》为宗，亦受金元医家的影响，如内治方药，承李东垣"内伤脾胃，百病由生"的论点，将李氏冲和养胃汤、益气聪明汤、助阳活血汤等方集辑为编，并作方解。该书师古而又多创见，是理论较为系统而又切合临床的眼科专著，为后世医家所推崇，明代傅仁宇《审视瑶函》、清代黄庭镜《目经大成》和顾养吾《银海指南》皆载录此书的有关内容。

《银海精微》（二卷）　约成书于元末。明万历刊本称"未知何人所撰"，此后刊本题孙思邈著，显属托名。其书之上卷载"五轮八廓总说"，并作图歌，后论六十四种眼病；下卷继述眼病十六种，并载"五脏要论""审证应验口诀""审证秘论""眼科用药次第法"等。全书共八十种眼病，各附图像，明示病位、形式及治疗方药。书中之"金针眼科经验方诗括"载方五十九首，又列眼科常用药物一百三十五种，均述其归经和功效。此书诊断眼病，先审瞳人（仁），次看风轮，再察气轮，后辨肉轮、二眦。其治瞳神开大者，用药以酸收之；焦小者，以辛散之，后世医学多宗其说。除内治法外，并采用了针刺、夹、洗、烙等手术外治法。《四库全书总目提要》评说："其辨析诸证，颇为明晰。其法补法兼治，寒温互用，亦无偏主一格之弊。"

参 考 文 献

李玉清，齐冬梅. 2015. 滑寿医学全书. 北京：中国中医药出版社.

盛增秀. 2015. 王好古医学全书. 北京：中国中医药出版社.

宋乃光. 2006. 刘完素医学全书. 北京：中国中医药出版社.

田思胜. 2015. 朱丹溪医学全书. 北京：中国中医药出版社.

徐江雁，徐振国. 2015. 张子和医学全书. 北京：中国中医药出版社.

许敬生. 2015. 罗天益医学全书. 北京：中国中医药出版社.

许敬生. 2015. 危亦林医学全书. 北京：中国中医药出版社.

袁艳丽，和中浚. 2007. 金元医家学术流派产生的社会文化因素. 南京中医药大学学报（社会科学版），(3)：
143-146.

张国骏. 2015. 成无己医学全书. 北京：中国中医药出版社.

张年顺. 2015. 李东垣医学全书. 北京：中国中医药出版社.

张亚男. 2012. 浅论《内经》中的情志疗法. 社会心理科学，(5)：122-124

张稚鲲. 2015. 金元社会医疗的贡献力量及宗教文化特色. 西北民族大学学报（哲学社会科学版），(6)：
95-100.

赵洪钧. 1989. 近代中西医论争史. 合肥：安徽科学技术出版社.

郑洪新. 2015. 张元素医学全书. 北京：中国中医药出版社.

第六章　明 代 医 学

——明理格物、类推心悟对医学全面发展影响的时代

公元 1368 年，朱元璋率军攻占大都（北京），推翻了元朝的统治，建立了明朝。由于明朝政府采取了一系列有效措施，使农业、手工业、商业逐渐得到发展，对外经济文化交流十分活跃，自然科学也颇有成就，《农政全书》《天工开物》《本草纲目》三大科学著作的问世，标志着当时科学技术的发展水平。明朝中后期出现了资本主义的萌芽，但由于封建专制统治日益腐朽，土地兼并达到了前所未有的程度，统治阶级内部矛盾也日益加剧，出现了宦官专政和诸王叛乱的局面，使明王朝陷入了不可自拔的境地。在以李自成、张献忠为首的农民大起义浪潮的冲击下，彻底摧毁了明王朝的统治。公元 1644 年，清兵入关，消灭了流亡的南朝政权。

在明代经济文化发展的同时，医药学也得到了相应的发展，其总的趋势是在《内经》《难经》《伤寒论》《金匮要略》《神农本草经》等经典医著的基础上，继承了唐宋元医家的学术理论和经验，并通过临床实践，进一步加以综合与总结，形成了比较完整和系统的理论体系。《医学纲目》《证治准绳》《景岳全书》等综合性的丛书、类书的大量出现，以及《本草纲目》的问世，体现了这一历史时期医学发展的面貌与特点。

金元四家学说，至明代各有授受，虽然自朱丹溪始，对刘河间、张子和、李东垣三家之说，已能兼收并蓄，趋向于折衷，但由于学术上的偏颇，明代时医往往囿于寒凉之法，遂成寒凉时弊。为补弊纠偏，导致了温补学派的崛起。通过寒温之争，促使脏腑理论的研究逐步深入，尤其对肾与命门的研究益加深化，并与生命的发生、发展相联系，以图揭示生命现象的本质。

宋代理学和儒家的治学方法对明代医学有着明显的影响。由于统治者在政治上提倡程、朱理学，因此理学思想盛行于明代，许多医家接受其说，并利用它进行医学研究。如宋代哲学家邵雍根据《易传》，阐发了先天、后天之说，传之于明代，于是在医学上出现了肾为先天之本和脾为后天之本等说。此外，宋代周敦颐所著的《太极图说》及朱熹所作的《太极图说解》成为程、朱理学的理论基础，认为"太极"是产生宇宙万物的本原。明代医家孙一奎、赵献可、张景岳等则将人体命门喻为太极，认为命门是人体阴阳消长之枢纽，为生命形成的本原。这反映了理学思想的直接渗透，促进了医学理论的发展。同时，明儒的尊经思想及治学方法，使医家对《内经》《伤寒论》《金匮要略》等经典著作的研究也极为重视，出现了吕复、马莳、吴崑、方有执、张介宾、李中梓等各家著作，他们的选辑、诠注和撰述，不仅各具特色，而且也多发挥。

外感热病学的发展是明代医学的突出成就之一，尤其令人注目的是对于邪入途径及病原理论方面的突破：缪希雍提出的"凡邪气之入，必从口鼻"的观点；吴又可提出的传染

病病源学说——戾气学说，在当时医学界是震聋发聩的。

对本草学的总结与研究，明代医家也有卓越的贡献。李时珍的《本草纲目》及缪希雍的《本草经疏》，都是在《神农本草经》《新修本草》《证类本草》的基础上加以归纳与总结。而特别是《本草纲目》集历代本草学之大成，为我国药物学之巨著。此书刊行后即流传海外，在世界科学史上占有重要的地位。

在医学理论的不断丰富与临床医学日益发展的同时，中医诊断学也有明显的进展，主要表现在望诊、问诊及脉诊内容的不断充实。此外辨证纲领的逐步完善，又为八纲的辨证确立提供了基础。

明代医家对于内伤杂病的论治也是很有建树的。诸如虚劳、中风、血证等多种病证，无论在理论上或方药方面均日趋完善；妇科、针灸和外科也取得新的成就。总之，明代在我国医学学术发展史上，是医学理论和临床实践更趋于系统和全面的时期。

第一节　明理以尽术，明代医家的学术特征

明代以后，理学在社会文化意识领域已经取得了稳定的主流地位，所以，明代是理学思想盛行的时代。理学，居有支配地位，深入到社会文化生活的各个领域，经 400 年的积淀酝酿，此时自然地与医学研究浸融在一起了。

宋代，周敦颐作《太极图说》，200 余字，言简义赅，提出了宇宙发生演变的纲领；邵雍作《先天图》，有先天八卦图和后天八卦图，用象数的数量关系推演世界的发展及其周期过程。这两篇文章朱熹十分重视，作《太极图说注》，并将《先天图》置于其著作《周易本义》卷首，由于朱熹的推崇，周敦颐的宇宙纲领，引起了广泛的讨论，周敦颐引用道家"太极"之概念作为世界本原，但他没有讲这个"本原"是什么，因此，"什么是太极"也就成为宋代理学家的一个学术焦点，并且也成为理学家构筑各自理论体系的出发点，而"先天""后天"也成为理学的一个基本概念和思想元素。

在上述背景下，以阴阳五行为基本框架对人的生理病理进行的医学探索方向到了明代有了一个重大的转折，医学理论研究的重心转向对生命本原的探索，人之"太极"在哪里？人的生命之源是什么？人体阴阳的根源在哪里？脏腑气血生化周流背后的规律是什么？等等。在探索中，医学家把理学中的"太极""先天后天""有形无形""万物有对"等哲学概念作为一种思想元素直接而广泛地应用到医学理论的构建中，并且，宋代理学以义理或图像阐释《易》理的学术风格也被一并引入医学理论阐释的构架中，形成了鲜明的特征。

理学思想的直接渗透，促进了医学理论的发展，"命门"学说，"先天之本在肾，后天之本在脾"等医学理论被建立完善起来了，经过明代的发展，医学对生命的认识达到了一个新的境界，医学理论在繁荣发展中有了一个新面貌。

谢观先生在《中国医学源流论》中评价说："唐以前之医家，所重者术而已，虽亦言理，理实非所重也。宋以后之医家，乃以术为不可，而必求其理。"《二程遗书》"医者不谙理，则处方论药不尽其性"，理学主张"格物穷理"，探求"天下之物……所以然之故与所当然之则"，因之，他们试图从所见所闻而进一步悉心世界的本原，从"形而下"的事

物进一步关心"形而上"的问题。这显然影响了医家的学术趣味。

以理学观点渗入医学研究，是明代医家的重要特征，以理学为宗的论调比比皆是，医者亦多如是说，缪希雍："昔称太医，今曰儒医。太医者，读书穷理，本之身心，验之事物，战战兢兢，求中于道。"

李梴："盖医出于儒，非读书明理，终是庸俗昏昧，不能疏通变化。"

孙一奎："明理如丹溪《格致余论》。"

陈实功："先知儒理，然后知医理。"

龚廷贤："儒医世宝，道理贵明，群书当考。"

张介宾："医者理也，理透心明斯至也……故欲希扁鹊之神，必须明理，必须求经。经理明而后博采各家，广资意见，其有不通神入圣者，未之有也。"

总之，医家须 "明理以尽术" 已为不易之理。明理，须有恰当的方法，理学格物之法，大体有二，一是由博而约，一是类推心悟。

一、纲目分类，由"博"而"约"的格物之法

张载在《横源易说·说卦》中云："穷理亦当有渐，见物多，穷理多，从此就约，尽人之性，尽物之性。"朱熹则曰："博文是多闻多见多读。"又曰："博文约礼，圣门之要法，博文所以验诸事，约礼所以体诸身。如此用功则博者可以择中而居之不偏，约者可以应物而动皆有则。如此则内外交相助，而博不至于泛滥无归，约不行流遁失中矣。"博，是广博，约是条理、秩序。由博而约，就是纵观博览，使认识由浅入深，由近及远，由粗到精，达到对整体的把握而豁然贯通。朱熹曰："穷理之学，诚不可以顿进。然必穷之以渐，俟其积累之多，而廓然贯通，乃为识大体耳。""约"是一个积累的渐进过程，其间贯穿着"大胆怀疑，小心求证"的理性精神。"博""约"思想指导最典型的具体的研究方法就是"纲目分类"。史学家钱穆说朱熹的史学著作《通鉴纲目》等，"荟萃群言，归之条贯，叙次明白，多而不杂，要亦是为史籍著作中一规范。后人继此有作，导源之功，亦何可忽耶？"。

在理学影响下，医家以"纲目分类"体例著述者，比比皆是。比如较早应用此法的楼英《医学纲目》，以后有武之望《济阳纲目》《幼慈纲目》，罗天益《内经类编》，滑寿《读素问钞》，危亦林《世医得效方》，李时珍《本草纲目》，张介宾《类经》，李中梓《内经知要》，汪昂《素问灵枢类纂纲注》，沈又彭《医经读》，吴瑭《温病条辨》，沈金鳌《伤寒论纲目》，王乾谮《伤寒纲目》等。元代危亦林在《世医得效方》对他的纲目分类进行解释说"方浩若沧海，卒有所索，目不能周"为"便于观览"，于是"首论脉病证治，次由大方脉，杂医科以发端，至疡疡科而终编。分门析类，一开卷间，纲举而目张，由博以见约"。由"博"而"约"，发展起来，亦是医学研究的一个基本通则，《医学集成》曰："医之为道，非精不能明其理，非博不能致其约。"由博而约的过程，其实就是综合归纳，使知识条理化的过程，在"约"的过程中与考据学及其他求证方法相结合，以证据得出合理的结论，此法在医学研究中的广泛应用，对医学经验的积累整理、医理的传承及发扬都起到了极大的促进作用。

李时珍的《本草纲目》被称为"性理之精微，格物之通典"，是应用"由博而约"之法成就卓然的经典之作。李时珍在《本草纲目·凡例》中云："虽曰医家药品，其考释性

理，实吾儒格物之学，可裨《尔雅》、《诗疏》之缺。"《蕲州志》卷十一记载李时珍"益刻意读书，十年不出户阈，上自经典，下及子史百家，罔不该洽，与日岩晤言相证，深契濂洛之旨"（"日岩"是指明代理学家顾日岩，"濂洛"是理学濂、洛、关、闽学派之简称，此代指理学），李时珍深受理学影响，十分重视格物致知，云"医者重在格物也""格物无穷也，可不究夫物理？""岂可纵欲而不知格物乎？"等等。李时珍的认识是从"接物"开始，他认为"太初之时，天地氤氲""木乃植物，……肇由气化，爰受形质""星陨为石……皆精气凝结而然"，世界是以气为本的，物质性的。而"羽毛鳞介倮之形，胎卵风湿化生之异，蠢动含灵，各具性气""果之土产常异，性味良毒，物理万殊若此，学者其可不致乎？"，因此，李时珍的认识从"接物"开始，反对前人往往在修定本草时"未深加体察，唯据纸上猜度，是浅学立异误世"，走了唯物认识论的道路，在接受理学"格物穷理"思想同时，基本摆脱了理学唯心认识论的束缚。在研究中，李时珍深谙理学"博""约"之道，在《本草纲目》写作中提出了"剪繁去复，绳谬补遗，析族区类，振纲分目"的科学纲领，使《本草纲目》"博而不繁，详而有要"。

二、"类推心悟"是理学认识论的另一个重要特点

"但有物必有则，一物须有一理"，程颐说："语其大，至天地之高厚，语其小，至一物之所以然，学者皆当理会。"然而，若仅靠"积习"，要一件一件"格"出事事物物之理，方穷天下之理，显然不可能，因此穷一理而推诸理是一条出路，朱熹云："但事有日生者，须推类以通之，则生者不费而闻者有深益耳。"这种办法，就是根据两类事物之间的某种共同点，加以推理和论证而获得新知识。理学的类推，主要不是依靠逻辑演绎，而是依靠经验直觉的"体悟""心悟"之"心法"，追求由顿悟而豁然贯通的境界。朱熹云："必使学者即凡天下之物，莫不因其已知之理而益穷之，以求至乎其极。至于用力之久，而一旦豁然贯通焉，则众物之表里精粗无不到，而吾心之体大用无不明矣。""心法"对医学研究影响很深。

张介宾在《传忠录》中云："夫兵系兴亡，医司性命，执中心学，孰先乎此。"又说："万事不能外乎理……理归心。夫医者一心也，病者万象也，……有是象则有是理，有是理则有是用。孰非吾道格致之学，所当默识心通哉！余尝闻滑伯仁云：至微者理也，至著者象也，体用一源，显微无间，得其理则象可得而推矣。"张介宾在"象"与"理"之间，以"心"为通达之道，不过，他对程朱"理在事先"的观点作了些改造，"有是象则有是理"，体现了他唯物论的一面。清代程国彭在《医学心悟》中也说："以学必会通，乃可以言悟，悟不先之以学，则无师而所悟亦非，学不要之以悟，则固执而学亦浅，而其原总，操之一心。学者，心学之也，心学之而心悟之。"在研究中，粗略统计，明、清代名称"心传""心悟"或"心法"之类的医著不下一二十种，如高鼓峰《四明心法》、程国彭《医学心悟》、吴谦《四诊心法要决》、聂尚恒《活幼心法》、殷仲春《痧疹心法》、尤在泾《金匮要略心典》、高秉均《疡科心得集》、寇平《全幼心鉴》、程之田《医法心传》、刘仁一《医学传心录》、汪蕴谷《杂症会心录》等等。

第二节 承继金元医学之绪余

明代医学上承金元，受河间、丹溪和洁古、东垣等学术思想的影响最深。

一、金元医家学术的继承

金元时期，亲炙河间之学的有穆大黄、马宗素、荆山浮屠；私淑者有葛雍、镏洪等。此外，还有刘荣甫一支，将其术传至明代，如朱㧑在明人李汤卿所撰的《心印绀珠经》序中所说："盖刘守真先生金朝人也，初传得刘君荣甫，再传刘君吉甫，三传得阳坡潘君，东平王火（青字王太医）实吉甫之门人也。"而荆山浮屠又将河间及子和、东垣之学传予丹溪。元末，宋濂为朱丹溪《格致余论》题辞曾说："金之以善医名，凡三焉，曰刘守真氏，曰张子和氏，曰李明之氏，虽其人年之有先后，术之有攻补，至于惟阴阳五行、升降生成之理，则皆以《黄帝内经》为宗，而莫之有异也。张一再传，其后无所闻；李虽多门弟子，又在中州，人有罕知之者，独刘之学授之荆山浮屠师，师来江南，始传太无罗知悌于杭。太无，宋宝祐中人，受幸穆陵，得给事禁中，性倨甚，无有能承其学者，又独至乌伤朱君，始能传之。"戴良又说罗氏"得金刘完素之再传，而旁通张从正、李杲二家之说"。（《九灵山房集·丹溪翁传》）而朱丹溪在《格致余论》自序中也称"得罗太无知悌者为之师，因见河间、戴人、东垣、海藏诸书"。说明朱丹溪实集刘、张、李诸家学术之大成，而丹溪学术又传予赵道震、赵以德、刘叔渊、戴元礼、王履等人，他们都是明代的著名医学家。

二、丹溪传人的学术成就

赵道震，字处仁，金华人。《定远县志》略谓："凡轩岐以下诸书，靡不精究。受学丹溪，所造益深。洪武己巳，徙籍定远，活人颇多，未尝言利。永乐丙戌，上命行人召修大典运气书，震董其事，归而课子医业，暇则歌《楚辞》以自适，卒年八十四，所著有《伤寒类证》传于世。"惜其著作未见传本。

赵良仁，字以德，本吴人。"张氏（士诚）踞吴，良仁挈家去浙"（《苏州府志》），从丹溪朱彦修学医，治疗多有奇效，名动浙东西。所著《医学宗旨》《金匮方论衍义》《丹溪药要》等书。《医学宗旨》《丹溪药要》未见，《金匮方论衍义》未有梓本，且抄本流传甚少，又多遗编缺注，故由清康熙时周扬俊补注，名《金匮玉函经二注》，遂有传本。赵氏《金匮方论衍义》多以《内经》理论注释仲景条文，并屡与《伤寒论》本文或注文互参。周扬俊于《金匮要略》诸家注中独推赵氏，认为"独赵以德先生《衍义》理明学搏，意周虑审，本轩岐诸论相为映照，合体用应变互为参酌，庶几大道之明也"。

戴思恭，字原礼，明婺州浦江人，生于公元 1324 年，卒于公元 1405 年。随父士尧学医于丹溪，尽得其术。洪武间，征为御医，晚岁任太医院使。著有《证治要诀》《推求师意》等，并校补《金匮钩玄》。《证治要诀》分诸中、诸气、诸血等十二门，门下列病，以论述内科杂病证治为主。另著《证治类方》，按各门分类处方。此书推衍丹溪之未言，调剂丹溪之所偏胜。明代胡濙序其书称："味其论断，出新意于法度之中；推测病源，著奇见于理趣之极。"然其叙述各病证的病机、治法，则未免尚嫌泛泛。《推求师意》为阐发丹溪未尽之意而作。原无刊本，嘉靖间为汪机所获。戴氏对丹溪学术颇多阐发。承丹溪"阳常有余，阴常不足""气常有余，血常不足"之论，阐述气血盛衰，指出"气属阳，动作火""血属阴，难成易亏"。其说认为气属阳，主动，动而中节，则周流全身，循环不已，外而护卫体表，内则温养脏腑。然而气的周流实赖肺之敷布，故曰肺主气而司治节。但若气动太过，则乖戾失常，使清者变浊，行者留止，甚至反其顺降之势，致生冲逆之象，病如气喘、躁扰、惊骇、狂越、痫痉、疮疡之类随之而起。凡此气行失常，总归于气机的火化，所谓"捍卫冲和不息之谓气，扰乱妄动变常之谓火"（《金匮钩玄·气属阳动作火论》）。由此，戴氏在临证时，对火热的病理变化极为重视。他还强调："血属阴，主静，静而有守，则和调于五脏，洒陈于六腑，约束于血脉之中。而营血之所以能遍于周身，亦必有赖于心为之主，肝为之藏，脾为之裹，肺为之布，肾为之施泄。故目得血而能视，耳得血而能听，手得血而能摄，掌得血而能握，足得血而能步，脏得血而能液，腑得血而能气。"而人在气交中，多动而少静，故阳气易于滋长，阴血最易耗伤，所谓"阳道常饶，阴道常乏；阳常有余，阴常不足"。阴血既乏，复受阳扰，则诸病由此而生。此外，戴氏对痰证、郁证的论治也宗丹溪而推求尽致。后世医家多视为准绳。

传丹溪之学者还有刘叔渊。叔渊，字橘泉，明初吴陵人。《医经小学》杨士奇序称："叔渊，彦修之子弟，授受有自云。"叔渊之学在刘纯著作中可见。

刘纯，字宗厚，叔渊之子。《医经小学》自序："昔丹溪先生以医鸣江左，家君亲从之游，领其心授。纯生晚学陋，承亲之训有年矣。"莫士安在《玉机微义》序中谓："其学则私淑丹溪朱彦修，其法则有本乎汉长沙及近代刘河间、李东垣之秘旨。"故刘纯实丹溪再传弟子。所著有《医经小学》《杂病治例》，并续增徐彦纯《医学折衷》，其内容由十七类扩充至三十三类，改名为《玉机微义》，共五十卷。纯序称"先生（徐）究探古今作者原意，撮金刘守真、元李明之、朱彦修诸氏论集，本于经旨而折衷其要"。可见徐彦纯对刘、李、朱的学术本自深有研究，其书得刘纯续增则更多发挥。

明代医家之私淑丹溪、东垣者，除徐彦纯外，尚有汪机、王纶、虞抟诸人。

徐彦纯（？~1384 年），元末明初医家。字用诚，会稽（今浙江绍兴）人。早岁客居吴中，教授儒学。精于医，私淑丹溪之学，撰《医学折衷》，本《内经》之旨，采撮河间、东垣及丹溪诸家，折衷其要。

汪机，字省之，生活于公元 1466~1539 年，安徽祁门人。汪氏之学多宗丹溪，旁参东垣有所发挥。著有《医学原理》《外科理例》《痘疹理辨》《针灸问对》《运气易览》《医读》《石山医案》等。汪氏沿承丹溪的"阳常有余，阴常不足"论，并重气血的研究。他指出丹溪并非专主阴虚论治，而是"遇有病气虚则补气，血虚则补血"，而且对血虚病证，也主张益气生血，如在《石山医案·营卫论》中说："产后的属阴虚，丹溪则曰：'右脉不足，补气药多于补血药；左脉不足，补血药多于补气药。'丹溪固不专主于血矣，何世人昧此，多以阴常不足之说横于胸中，凡百诸病，一切主于阴虚，而于甘温助阳之药，一毫不敢轻用，岂理也哉！"这样，他在养阴问题上纠正了后人对丹溪学说的偏狭之见，并表明了自己重视阳气的观点。汪氏认为营阴与卫阳是相对而言的，营中有营气和营血，故"补阳者，补营之阳；补阴者，补营之阴"，何况"参芪味甘，甘能生血，非阴阳而何"，因而又认为丹溪、东垣之学有共同之处，"丹溪以补阴为主，固为补营，东垣以补气为主，亦补营也"（《汪石山医案·营卫论》）。汪氏医案集中还有《病用参芪论》，其临证用药，常以补气为要着，正是由于他贯穿了两家之说，而以着重于补益营气名擅一时。

王纶，字汝言，号节斋，生活于明成化至正德间（公元 1465～1521 年），浙江慈溪人。早年学医，后虽入仕途，但仍不断研究医学，终于成为一代名医。其主要医著有《明医杂著》《本草集要》等。王氏治学，主张"专主《内经》而博观乎四子"（《明医杂著·医论》），认为仲景、河间、东垣、丹溪"四子之书，初无优劣，但各发明一义耳"。并根据各家之长，提出"外感法仲景，内伤法东垣，热病用河间，杂病用丹溪，一以贯之，斯医道之大全矣"（《明医杂著·医论》）。王氏对丹溪杂病心法，深有体会，认为"丹溪先生治病，不出乎气、血、痰，故用药之要有三：气用四君子汤，血用四物汤，痰用二陈汤。久病属郁，主治郁之方，曰越鞠丸"，并强调"四法者，治疗用药之大要也"（《明医杂著·医论》）。此外，他在《枳术丸论》一文中，对洁古、东垣调理脾胃之法极为推崇，并有所发挥，他说："洁古制枳术之丸，东垣发脾胃之论，使人常以调理脾胃为主，后人称为医中王道，厥有旨哉。"重视丹溪气、血、痰、郁之说，而适用于临证；在戴思恭后，则推王纶。故丹溪杂病之学传至戴、王二氏，可叹观止，惟王氏补阴之说未免有偏，故尝为世所诟病。

虞抟，字天民，号恒德老人，浙江义乌人。生活于公元 1438～1517 年。其曾叔祖虞诚斋曾游于丹溪门下，世代为医，以丹溪为宗。其所著医书有《苍生司命》《方脉发微》及《医学正传》。《医学正传》序谓："愚承祖父之家学，私淑丹溪之遗风，其于《素》《难》，靡不苦志钻研。"《医学正传》所论的内容，伤寒一宗仲景，内伤一宗东垣，杂病悉取"丹溪要语"，所著诸方冠于其首，次以刘、张、李三家之方，选其精粹者，继之于后，其对于丹溪"阳常有余，阴常不足论"的发挥，亦独具心得。

除了上述医家继承前贤并有著述之外，明代还出现了大量关于丹溪的医籍。这些医籍的刊行，正如程充《丹溪心法》自序所说，"志欲广布海内，使家传人诵"，可见当时对丹溪医学之推崇。

兹将丹溪传人及私淑者的有关医学著作介绍于后。

《玉机微义》（五十卷） 明代徐彦纯（字用诚）撰，刘纯（字宗厚）续增。徐氏原撰于明洪武元年（公元 1368 年），题名《医学折衷》。其书博采明以前名医方论，据病证门分类聚，分述内科及损伤十七类病证主治方例。刘氏因其门类未备，遂仿其体例，续增内科及妇人、小儿病证三十三门，并对徐氏所撰亦有所补述，合为五十门，易名《玉机微义》，成书于洪武二十九年（公元 1396 年）。所征引之医论方例均撷取于《内经》以下历代名医论集，对唐、宋、金、元诸家之说博取约收，蔚为大观。作者复附按语于后，或出入古今以疏通源流，或引譬明验而评判得失，或举证病机以剖析疑似，或圈点方药而发明底蕴。其议论之纯正，选方之有据，条理之粲然，既无泥古之失，又无违古之讥，诚非庸常撮钞之辈所可及。其学术渊源，如尤珍序所说："所私淑者为丹溪朱先生，故编中所纂述原本于经旨，参究于刘、张、李诸大家，而一以丹溪先生之说为权衡，研极窥要，发挥简明，以此梓惠后学。"此书刊行后不久即流传朝鲜、日本等国。朝鲜金礼蒙等汇辑《医方类聚》时，在其各病证门下整篇引录该书内容。

《证治要诀》（十二卷） 明代戴思恭（字原礼，一作元礼，号复庵）撰。成书年未详。刊刻于明正统八年（公元 1443 年）。其书类分诸中、诸伤、诸气、诸血、诸痛、诸嗽、寒热、大小腑、虚损、拾遗、疮毒、妇人凡十二门。各门下分列诸病症，均论其病源，析其证治，约载述内、外、妇、五官诸科病证百余种。戴氏论病遣治，宗丹溪之说而会通各家，据已验以推求尽致。后世医家有"味其诊断,出新意于法度之中;推测病源,著奇见于理趣之极"的评价,并视之为证治之准绳(胡滢序)。戴氏主治方剂,载于《证治要诀类方》中。

《推求师意》(二卷) 明代戴思恭(字原礼,一作元礼,号复庵)撰。成书于明正统八年(公元 1443 年)。初无传本,嘉靖年间思恭汪机编录,题为现名。全书载杂病、小儿、妇人三门,实涉及内、外、喉、妇、儿各科病证五十余种。对各证的病因病理、脉象与治法均有详细阐述。书中学术观点均本于朱震亨,戴氏复加以推求发挥。如发明丹溪治郁之旨,认为郁病关键在中焦,苍术、香附一升一降,不仅散中焦之郁,亦解诸郁。治郁之法有表里之异,有兼风、寒、湿、热之别。戴氏较为完整地继承了朱震亨的学术思想,对内伤、中风、痰饮等证,详加阐发,持论公允,并未墨守寒凉之法。《四库全书》评价道:"震亨以补阴为主,世言直补真水者实由此开端,书中议论大率皆本此意。然俗医不善学震亨者往往矫枉过直,反致寒凉杀人。此书独能委曲圆融,俾学者得其意而不滋流弊,亦可谓有功震亨者矣!"

《丹溪心法》(五卷) 元代朱震亨(字彦修,世称丹溪先生)述,明代戴思恭(字原礼,一作元礼,号复庵)等辑纂。该书为朱氏门人据其所述集纂,由杨楚玉编为三卷,初刊于明景泰年间(公元 1450~1456 年);后经王季瓛附方,重梓于明成化初;程充(字用光)鉴于其传本多有遗阙重出、添附他说之讹,遂取丹溪曾孙朱贤家藏旧本,参阅诸书校订,厘为五卷,题名《新刊丹溪心法》,刊于明成化十八年(公元 1482 年),流传为今之通行本。卷首载十二经见证、不治已病治未病、亢则害承乃制、审察病机无失气宜、能合色脉可以万全、治病必求于本等医论六篇,而后各卷分别以内科杂病为主,兼及外、妇、儿等科病症主治百余篇。书末附有明代宋濂"故丹溪先生朱公石表辞"、戴九灵"丹溪翁传"。各病症篇均先援引丹溪原论,继之以辨证、主治方法,并设"附录"以阐释其病名、病因病机、诊治要点及用药经验。该书为丹溪学术之临证经验集。书中论杂病病机,有"人身诸病多生于郁"之论,发明气、湿、热、痰、血、食"六郁"致病说,认为其既可单独发病,亦可相因为病,而多以气机失和为先;郁久每可化热生火,遂有耗血伤阴、聚痰凝瘀等病理机转。在杂病证治方面充分显示朱氏"气用四君子汤,血用四物汤,痰用二陈汤,郁用越鞠丸,参差互用,各尽其妙"(清代程钟龄《医学心悟》)之通治心法。而且还精辟剖析各种病证的病机特征提出主治心法。如论痰证,以"痰之为物,随气升降,无处不到"为说,阐发其"百病中多有兼痰者"之名言至理,更在确立"实脾土、燥脾湿是治其本"之法的同时,强调"善治痰者,不治痰而治气",以期气顺津行而痰自化。论中风,倡"痰热生风",有"治痰为先,次养血行血"之治。噎膈之病,由气火灼阴、痰瘀互结所致,立养血润燥、化瘀和胃诸法。疝气之疾,系湿热内郁、寒气外束而起,从散寒疏气、清泄通瘀论治。痿证从补养调治,以虎潜丸垂法。吞酸属肝胃湿热,合左金二陈遣治。其论火热病治,在河间"主火论"、东垣"相火为元气之贼"等论述基础上,侧重阐发其"诸火病自内作"、"气有余便是火"等发病观念,以揭示相火妄动、耗伤阴精之病机,提出实火可泻、郁火可发、虚火可补等证治法则,强调补阴火自降、泻火有补阴之功,创立大补阴丸、知柏四物等滋阴降火治法,充实了火热病机证治理法。书中"别阴阳于疑似,辨标本于隐微,审察血气虚实,探究真邪强弱,一循活法,无泥专方"(程序),后人奉为圭臬,并有"杂病宗丹溪"之誉。

《丹溪先生医书纂要》，简称《丹溪纂要》（二卷）　明代卢和（字廉夫）辑纂。成书于明成化二十年（公元 1484 年）。嘉靖重校本改名《丹溪心要》；另有明坊刻本，署名《丹溪要删》。卢氏鉴于丹溪门人集纂诸书，或略而未备，或传久致讹，且或杂以他说己意，遂访求其遗，集辑《格致余论》《金匮钩玄》《丹溪衣钵》《丹溪心法》等书之粹语良方，存正削伪，裁取其精要，类编成此书。书以病症分门，其列伤寒、中风等内科杂病及妇人、小儿各科病证七十八门。各病证门首列丹溪论述，并摘取《格致余论》《局方发挥》中之要语，少加润色，以全面反映其学术见解。次述证治心法，凡合乎丹溪学验者存录，"附会谬说、窜入杂方"一概删去，古方之切于施治者附录备用。其书虽无卢氏治学心得及临证发挥附载，然其集辑丹溪学验颇为精要，纲目分明，条理清晰，论述简要，方治详备，并附医案。对研习丹溪学术思想和临证经验很有参考价值。

《丹溪摘玄》（二十卷）　不著撰者。约成书于明万历年间（公元 1573～1620 年）。为丹溪传人辑其医论、医方而成。载书病证九十一门，以内科杂病论治为主，并有部分肛肠、五官疾病。其医论、医方多见于《丹溪心法》《丹溪心法附余》诸书。

《明医杂著》（六卷）　明代王纶（字汝言，号节斋）撰。成书于明弘治十五年（公元 1502 年）。今传通行本为薛己（字新甫，号立斋）补注本。书系王氏医学杂论专著，载录其医论、各科证治心得及风症、小儿病和附方。医论侧重于分析东垣、丹溪等名家治法与方论，以阐扬其学术；附方辑选仲景、河间、东垣、丹溪等名家效方一百九十余首。薛氏在其基础上另加注按，附以治验，以发其"引而未发之意"，另附滑寿《诊家枢要》，以补此书独缺诊法之憾。王氏学宗丹溪，却主张治学"宜专主《内经》而博观乎四子（仲景、河间、东垣、丹溪）"，以领悟诸家"各发明一义"之所在。于临证论治，则主张"外感法仲景，内伤法东垣，热病用河间，杂病用丹溪"，认为斯能得医道之大全。其对丹溪气、血、痰、郁说尤为推崇，提出气病四君、血病四物、痰病二陈、郁证越鞠，为治病用药之大要；久病生郁，郁久致病，故各病主治宜参以开郁之法。其论发热证治，提出外感、内伤辨治纲要，明确凡伤风、伤寒、寒疫之治用仲景法，温病、温疫用河间法，气虚内伤发热从东垣法，阴虚从丹溪法。还认识到温疫热病由"天地之疠气"所致，具有"多发于春夏之间、沿门阖境相同"的特征，"当随时令、参气运而施治，宜用刘河间辛凉甘苦寒之药以清热解毒"。王氏于"枳术丸论"中承洁古、东垣之绪余，发明胃燥、脾阴虚及高年脾虚血燥诸说；"补阴丸论"阐发丹溪阳常有余、阴常不足之说，特立补阴丸方，以为自少至老不可或缺之药。这些学术观点与临证见解，对后世内科杂病辨治及温病学、脾阴（胃阴）虚证治理论的确立产生了重要影响。

《医学原理》（十三卷）　明代汪机（字省之，号石山居士）编著。约成书于明正德年间（公元 1506～1521 年）。汪氏此书首论经络穴法，载有十二经脉、奇经八脉图论、穴法歌诀等；后分述各科病症主治，包括六淫、气血、内伤、虚损、温疫等内科诸病及五官、口齿、外科、妇人、小儿诸病证门，书中所论病机、药性，悉本《内经》《本草》；治方脉法，皆据前贤名论粹集，条理清晰，简明扼要，俾学者观病机即知病源始终，本脉法即知病症生死，读方旨即知立方主意，对临床证治颇有参考价值。

《医学正传》（八卷）　明代虞抟（字天民，号恒德老人）撰。成书于明正德十年（公元 1515 年）。虞氏承家学而私淑丹溪，阅历既久，觉其说亦有未备，复鉴于世医每蹈偏门而致人夭枉，遂宗医经之旨，粹集名家可法之语，参以己验，撰为是编，俾后学知所适从而导之以规范。其书首载"医学或问"凡五十一条，并探讨医学源流、亢害承制、病机、四诊等理论，并评析庞安常、李东垣、朱丹溪等名家证治经验，阐发其阴阳气血、命门相火等学术见解；而后据病症分门，详述内、外、妇、儿、五官各科证治方法，其列病症七十一门，选载各家名方九百余首。在各病症门下，设"论"和"脉法""方法"。其"论"以《内经》要旨为纲，继以历代名医心法，间附其临证所见，以昭示病源、剖辨病机而述其总要；"脉法"采撷《脉经》，其缺略者据后世名医著述补录，以切合临床辨治；"方法"则博取众长，除伤寒宗仲景、内伤从东垣、小儿本钱乙之外，其余病症悉以"丹溪要语"及方治为主，并辑选河间、子和、东垣诸家精粹之方，并附虞氏祖传方及其历验之医案方论，以备参考。虞氏学宗丹溪"阳常有余，阴常不足"诸说，更从阴阳互根、气血互用角度加以发挥，认为"气虚者，气中之阴虚也""血虚者，血中之阴虚也"，以参芪为补则有"阳生阴长之理"，惟真阴虚而劳极者忌用。其论三焦命门相火，一反《难经》左肾右命门之说，首倡"两肾总号命门"，相火寓乎其中，静而阖则涵养真水，动而开则鼓舞龙雷，对后世气血病机及命门动气学说产生重要影响。书中强调学者不可固执古方以治今病，主张融会贯通各家之长而不蹈于偏，以及虞氏世传家法治验等，对学术研究有相当参考价值。

《苍生司命》（八卷）　明代虞抟编撰。约成书于明正德十年（公元 1515 年）前。其书首载经论总抄、四言举要、内景图解、风寒感冒及药性诸篇，总论脏象、脉理、药性及六经分证等；后分元、亨、利、贞四集，详述中风、中暑、内伤饮食、七情等各科证治凡六十八种，每证先列病候，次载诸方，有论有方，纲目清晰，简明扼要，易学实用。大约宗丹溪之说，参引前贤名论，揉合己验而成。

《丹溪心法附余》（二十四卷）　明代方广（字约之，号古庵）编著。成书于明嘉靖十五年（公元 1536 年）。方氏认为《丹溪心法》程充校定本之附录繁杂，与其正法多有矛盾，且详于法而略于方，遂删去附录，另辑取群书切合病情之方，附于各病证门后，集为是编。书中增列丹溪本草衍义补遗、丹溪十二经见证、丹溪论、河间风热湿燥寒论、诊家枢要及十二脉歌等内容，阐明药性、脉理、病机、治法、经络、运气之理。后依原书诸病之旧目，分为二十一门，列内、外、妇、儿、五官等科病百余症。各门首列丹溪正法正方，后继以诸贤论、脉理、诸方等，俾法不离方，方不离法。凡其增补者均注明"新增"二字；病证欠发明或药方有疑难处者，则附以己意会通，以"广案"二字别之。此书本于《丹溪心法》而又集诸家之长，以发明或论证其说，对研究朱氏学说及其证治经验颇有参考价值。

《丹溪治法心要》（八卷）　原撰者未详，明代高宾（字叔宗）校正。约校刊于明嘉靖二十二年（公元 1543 年）。高氏序称《丹溪心法》"言心而不曰要"，《丹溪医要》"言要不曰心"，此书则"曰心又曰要"。书中载述丹溪主治各科病症心法一百五十六种。包括内科杂病、目眼、口齿、痈疡、妇人病证、小儿病及杂方条，末附医案拾遗。其论病因病机、辨证治则均要言不繁，法出丹溪绪论，而以气、血、痰、郁为宗，并体现"阳有余、阴不足"之学术思想。其选方用药，则先立一主方，而后视病因、病证之异而详加减化裁之法，以求丹溪之心而妙丹溪之用。

《脉症治方》（四卷）　明代吴正伦（字子叙，号春岩子）撰。成书于明嘉靖四十三年（公元 1564 年）。吴氏以六气及气、血、痰、郁四因，类分外感、内伤病证约三十证，皆先论其脉，后采《内经》、金元四家及前贤要论，详其证治，并附方九十首。书后载"春岩医案"四十二则。

三、东垣学说的研究和发挥

明代医家除继承丹溪一派学说之外，还有上承易水学派而对洁古、东垣之学颇有研究发挥者，其中佼佼者有薛己、孙一奎、周之幹、赵献可、张介宾、李中梓诸家。他们不仅对东垣学说推崇备至，而且还在王冰、钱乙、许叔微等学术思想启发下，在宋、明理学思想影响下，对脾肾理论、命门学说、阴阳学说，以及温补治法等作出了新的建树，甚至成为明代医学的重要内容。薛、孙、周、赵、张、李诸家的学术贡献，在其著作中可见。

《内科摘要》（二卷）　明代薛己（字新甫，号立斋）撰著。成书于明嘉靖八年（公元1529年），初刻于万历十九年（公元1591年）。该书又称《薛氏医录》，或署《薛氏内科撮要》，为薛氏诊治内科杂病的经验实录，内容较为广泛。卷上载元气亏损、内伤外感等症，脾肾虚寒、阳气脱陷等症，肾虚火不归原等医论十一篇，论述风、痹、痿、厥、眩晕、麻木、虚劳等内伤疾患，末附"各症方药"，选录四物汤、四君子汤、附子理中汤、当归补血汤、归脾汤等方十八首。卷下载脾肾亏损、头眩痰气等症，脾肾亏损、小便不利、肚腹臌胀等症，脾肾亏损、暑湿所伤等症，脾肺肾亏损、遗精、吐血、便血等症等医论十篇，阐述痰饮、鼓胀、痞满、暑湿、淋涩、遗尿、遗精、失血、便秘等证治，附列麻黄汤、麻黄附子细辛汤、小柴胡汤、升阳益胃汤、清暑益气汤等古方九十一首。其书从医话体例，叙述证治经历，或内伤酷似外感，或虚损而貌似实证，薛氏以其慧见卓识，剖判疑似，颇中肯綮。《四库全书总目提要》称其"治病务求本原，用八味丸、六味丸直补真阳真阴，以滋化源，实自己发之。其治病多用古方，而出入加减，具有至理，多在一二味之间见神妙变化之巧"。

《汇集薛氏内科医案》（四卷）　明代薛己（字新甫，号立斋）原著，黄承昊（字履素，号臣斋）辑评。成书于明崇祯十二年（公元1639年）。该书又名《医宗摘要》。黄氏以薛氏《内科摘要》为基础，摘取《明医杂著》之薛注，分附其中，并加评注而成。其书所载医论，包括论阴阳气血、论饮食劳倦、论发热、论处方、论寒热水火、论针灸诸篇，后载元气虚损中风昏晕等症、饮食劳倦亏损元气等症、脾胃亏损心腹作痛等症、脾肾虚寒阳气脱陷等症；同时论命门火衰不能生土等症、肾虚火不归经发热等症、脾胃亏损吞酸嗳腐等症、脾胃亏损停食泄泻等症、脾胃亏损停食痢疾等症、脾胃亏损疟疾寒热等症、脾肺亏损咳嗽痰喘等症；另载脾胃亏损头眩痰气等症、脾肾亏损血燥结核等症、脾肾亏损小便不利肚腹膨胀等症、脾胃亏损暑湿所伤等症、肝脾肾亏损目耳鼻等症、脾肺肾亏损小便自遗淋涩等症、脾肺肾亏损虚劳怯弱等症、脾肺肾亏损遗精白浊吐血等症、脾肺肾亏损大便秘结等症，后附论岭南诸病。其"附方"，载列书中引用方一百三十余首。薛氏注重脾胃肾命，善用甘温补土培元。此书汇辑薛氏临症治验诸案，黄氏评其诊治要点，对研究薛氏学术思想颇有裨益。

《医旨绪余》（二卷）　明代孙一奎（字文垣，号东宿、生生子）撰。成书于明万历元年（公元1573年）。书载医论七十篇。主要论述太极阴阳五行之理、脏腑气血、三焦包络、命门相火、经络俞穴、诊断及内伤杂病等问题。所论多宗《内经》之旨，并受理学思想影响。其对医家学说能撷取诸长。尝谓"仲景不徒以伤寒擅长，守真不独以治火要誉，戴人不当以攻击蒙讥，东垣不专以内伤树绩，阳有余阴不足之谈不可以疵丹溪，而撄宁生之长技，亦将与诸公并称不朽矣"，其论执中公允。孙氏对命门动气和相火等的论述，对后世颇有影响。认为"命门者，两肾中间动气，人之生命所司"；三焦"外有经而内无形"；火有正火、邪火，正火是主生化之元气，而邪火虽有内外之分，皆属戕害元气之邪。对丹溪"肝肾之阴悉具相火"之论持不同见解。尤其重视宗气，指出"人与天地生生不息者，皆一气之流行尔。是气也具于身中，名曰宗气""三焦上中下皆此气而为之统宗也"。孙氏在临证施治方面也多卓识。孙烨赞其书"简册虽约，而其远宗之正，近取之周，考核之精，谦冲之度，一集而四善具焉"。

《慎斋遗书》（十卷） 明代周之幹（一作子幹，号慎斋）述，门人整理。约成书于明万历元年（公元1573年）。书成未刊，清乾隆三十九年（公元1774年）由王琦（字载韩，号琢崖，晚号胥山老人）补正，刊行流传。此书系周氏晚年治学心得及其临证经验之汇编，其论说皆宗医经要旨，旁及元素、东垣诸家之说，并会通其师薛己之心法，又结合其数十年临床经验而加以阐发。其前五卷载有阴阳脏腑、亢害承制、气运经络、望色切脉、二十六字元机、用药权衡、炮制心法、古经解、古方解等医论，辑录古今名方九十首。后五卷分述寒热、内伤、虚损等内科杂病，以及妇人、小儿、五官、外科九十余种症治心得，间附验方、验案。周氏反复强调"凡病不起于先天，即起于后天，是先后天皆为人身万化之本矣。然其真本，又惟在元阳一气"，并据以阐发"人身以阳气为主，用药以扶阳为先"的学术主张。又从"天生地成"之理阐发肾与脾有先后天生成之意，主张"百病皆由胃气不到而不能纳肾，以致先后天生成之气不能相和所致"，创立以脾肾为中心的脏腑病机理论，并深入剖析脏不藏精、脏气偏亢、脾胃之气不及各脏、诸脏之气不纳于肾等病机演变规律，指导辨证治疗。其论治诸病，皆从阴阳升降、五行制化、气运胜复等角度考究病源，推衍病机，确立治法，并将其临证体验纳为理、固、润、涩、通、寒、清、扬、逆、从、求、责、缓、峻、探、兼、候、夺、寒、热、补、泻、提、越、应、验等"二十六字元机"，体现了周氏精究医理，注重辨证，擅长于内伤虚损调理的证治特色。周氏诸案，多以保元、归脾、补中益气、六味、八味等方取效。其用药虽偏重温补，然亦不废攻夺，每能因势利导，相济而行，颇为后人推崇。《本草钩玄》有"自明以来，江南言医者类宗周慎斋"之誉，可见其学术影响之大。

《周慎斋三书》（三卷） 明代周之幹（一作子幹，号慎斋）撰，门人查万合（号了吾）编。约成书于明万历元年（公元1573年）。又名《慎斋三书》。此书包括《口授记录》《内伤杂语》《医案》各一卷，系其门人据口述笔录整理而成。主要载述周氏有关病机、脉诊、辨治等方面医论及其验案，对内伤脾胃治法及补中益气汤等方药应用论述颇详。

《正阳篇选录》（不分卷） 明代查万合（字了吾）撰。约成书于明崇祯十六年（公元1643年）。此书首论脉法，次论五脏阴阳气机，后述诸证治法凡五十三例。书中强调补中气、升清阳的重要作用。查氏对"阳气"之意有所阐发，认为"清阳升而邪火退，则阴自长"，又说"阳气达于目而目病愈，阳气达于肺而咳嗽愈，余可类推"。其所言阳气，即中气、肾间动气、先天一气等之总称，认为内伤病久，调理得法，阳气活动，即能转愈。

《医贯》（六卷） 明代赵献可（字养葵，号医巫闾子）撰。成书于明万历四十五年（公元1617年）。其书"玄元肤论"，论太极阴阳之理，认为"命门为一身之太极"，为主宰十二官的"真君真主"，强调命门之火为十二官功能之动力。同时，其也重视阴精，对阴阳水火辨析颇详，认为"阴阳互为其根"，指出阴虚有二，即"阴中之水虚"和"阴中之火衰"。治疗水虚、火衰，分别用"补水配火"和"水中补火"之法，用六味、八味丸方。书中之"主客辨疑"篇，为中风、伤寒、温病、郁病论治；"绛雪丹书"，论血证诊治；"先天要论"主要阐述八味丸，以及痰、咳、吐血、喘、消渴、泻利、梦遗的论治；"后天要论"论述补中益气汤，以及伤食、疟痢等证治。其对于郁证的论治，有"一法代五法"之说，认为用逍遥散合左金丸或六味丸，治其木郁，则诸郁可解。吕晚村学宗赵氏，认为"所言穷穷原返本之论，补偏救弊，功用甚大，然以之治败证则神效，治初病则多疏。主张太过，立言不能无偏，遂欲执一说而尽废诸法，亦不可行"。其评论是"一分为二"的。《四库全书总目提要》认为"其援引《内经》断章取义，以意为解，多所附会，持论每曲说武断，辗转以申己见"。徐大椿则专著《医贯砭》一书批评不遗余力。

《景岳全书》（六十四卷） 明代张介宾（字会卿，号景岳、通一子）撰著。约成书于明崇祯九年（公元 1636 年）。稿传其外孙林日蔚，后由鲁廉庵捐资，初刊于清康熙三十九年（公元 1700 年）。全书包括"传忠录""脉神章""伤寒典""杂证谟""妇人规""小儿则""痘疹诠""外科钤""本草正""新方八略""新方八阵""古方八阵"等内容，对中医基础理论及临床各科证治均有深入阐述，宏论要理，自成家法。在基础理论方面，对阴阳、命门及相火等学说颇具卓识。如强调道产阴阳，原同一气、阴阳者一分为二也，精辟阐述阴阳的辩证关系；倡导水火互根、精气互生及精气之阴阳不可离、寒热之阴阳不可混诸说；重视先天元阴、元阳（元精、元气）的生理作用，认为命门寓元阴、元阳，得先天之气，为精血之海、元气之根、水火之宅，五脏之阴气非此不能滋，五脏之阳气非此不能发；论君、相之火，谓总言大体则相火当在命门，析言职守则脏腑各有君相。在辨证论治方面，立阴阳为"二纲"，表里虚实寒热为"六变"，作为辨证施治的纲领。于问诊、辨脉尤多阐发，列"十问"为问诊之要领；辨脉则谓二十四脉之主病、兼病虽异，总以明察虚实为要。张氏论病，颇多卓见。如伤寒侧重发挥虚邪治法，主张以壮水制阳、精化为气之法治阴虚伤寒，以温补阴分、托散表邪之法治阳虚伤寒，力纠"伤寒无补法"之偏；论类中风，提出"非风"之名，主张培补真阴以救其本；论虚损，则有"虚邪之至，害必归阴，五脏之伤，穷必及肾"之论，主以甘平之剂专补真阴，然后察其可乘，或暂用清润，或渐加温润；治久痢脾肾俱虚，用胃关煎等壮脾胃之母，别创治痢新法；论治肿胀，有"其本在肾，其标在肺，其制在脾"之说，发展了《内经》之论；脾胃病治，推崇东垣，进一步阐述能调五脏即所以治脾胃，能治脾胃，即所以安五脏。张氏治病，重视"治形"，指明凡欲治病者必以形体为主，欲治形者必以精血为先，填补精血以益真阴。如求汗于血、生气于精、引火归原、纳气归肾等法，皆体现了张氏"治形"思想；外感、头痛、喉痹、痰喘、呕吐、泄泻、鼓胀等诸多病证，都主张通过滋补精血，扶养元气，以蠲除病邪。张氏治形以甘温濡润的熟地黄为主药，认为其善补精血，更能扶养脾胃，具有"厚肠胃"的作用，凡临床杂病而命门不足者，皆可用之，开拓了临证一大法门。书中所载新方均为张氏自拟，如左归丸、右归丸、大补元煎、补阴益气煎、贞元饮、金水六君煎、理阴煎、胃关煎等传世名方，皆不离熟地黄，反映了其用药特点。鉴于明代时医习用寒凉之弊，全书十分强调人身阳气的重要。特重虚证、寒证的辨治，大倡温、补之法，借以纠正"痛无补法"、"肝无补法"、"痢无止法"及"见血无寒"等偏见。书中虽有"但无实证，便当兼补"、"但无热证可据，便当兼温"之论，但亦另列气滞者不宜补，火炽者不宜温等禁例。其"辨河间"、"辨丹溪"等虽语辞偏激，但于医理颇多阐发。《四库全书总目提要》评论：后人因河间、丹溪之论而拘守成方，不能审求虚实，寒凉攻伐，动辄贻害。是以救其偏，则谓人之生气以阳为主，难得而易失。因此专以温补为宗，于医术不为无功。至于沿袭其说者，不察证候标本，不究气血盛衰，概补概温，则矫枉过直，其失与寒凉攻伐相等。

《医宗必读》（十卷） 明代李中梓（字士材，号念莪、尽凡居士）撰著。成书于明崇祯十年（公元 1637 年）。首卷载医论、图说，医论十四篇，详述医学源流，重点论述"肾为先天之本""脾为后天之本"及"水火阴阳论"等；图说据《内经》列述人体骨度部位、脏腑内景诸图及经络理论。次载新著四言脉诀、脉法心参及色诊三篇，提纲挈领阐述脉学诊法。次载本草征要，论述常用药物三百五十余种，系选录《本草纲目》有关内容为主，亦旁采诸家，参以己见。此后为伤寒六经辨治，以及以内科杂病为主的三十五种病证的证治方药，皆以《内经》理论为纲，采择各家名论，间杂己意，并以医案举例验证。其立论中肯，辨析精详，内容简明，选方实用。作为李氏代表作之一，书中继承易水学派诸家学术思想，结合临床实践与理论研究，持论公允。其大意认为：人身先天之本在肾、后天之本在脾。治先天当分水火，水不足而火狂，用六味丸，即"壮水之主以制阳光"；火不足而水盛，用八味丸，即"益火之源以消阴翳"。又认为造化万物的根本在于水火阴阳的升降，"人身之水火，即阴阳也、即气血也。无阳则阴无以生，无阴则阳无以化"，在阴阳互根，阴阳互生中，则以阳为主，故提出"气血俱要，而补气在补血之先；阴阳并需，而养阳在滋阴之上"。论述辨证施治之大纲，强调"阴阳、寒热、脏腑、气血、表里、标本先后、虚实缓急七者而已"。至于疑似之症，大实有羸状，至虚有盛候，阴证似乎阳，阳证似乎阴，若辨识不清，易造成虚虚实实之误，必须辨明虚实、寒热之疑似。足见其阐述医理有独到之见，辨证施治精实周全。后人评述全书看似"平淡无奇，轻为浅诣"，"然其条理自清，渊源自正，无偏驳诡诞之说搀杂其间"。清代陈念祖亦谓："虽曰浅率，都是守常，初学者所不废也。平心而论，其融贯古人，条分缕析，以立说浅乃使人易晓，似不得其率尔，较之繁称博引、驰骋浮谈者，其得失为何如？"其后《张氏医通》《医宗金鉴》《类证治载》等均引用其内容，足见影响之大。

《颐生微论》（四卷） 明代李中梓撰。刊于明万历间（公元 1573～1620 年）。明崇祯十五年（公元 1642 年），又据旧本自订，称《删补颐生微论》。书凡二十四篇，门类甚多。内容包括三奇论、医宗论、脏腑论、别症论等，每论后均作简要阐述。又药性论，正录一百二十品，附录二十品，皆为常用精良之药。另有医方论、医案论等。

《病机沙篆》（二卷） 明代李中梓撰。清代尤乘（字生洲，号无求子）增补，易名为《增补病机沙篆》，刊于清康熙六年（公元 1667 年）。系《士材三书》之一。此书论述中风、中寒、虚劳、咳嗽等内科病证及部分妇科病证的辨证施治，共四十四门。诸病论治引述《内经》及各家名论，参合己验解释发挥。对每病的含义、病因、病机、症状、分类、鉴别、治则、治法、急救和预防等论述切合于临床。李氏论医重视脾肾，讲究溯病求源，剖判病机，如论虚劳证治，掌握先后天之根本，则治有准绳；至若痢疾、痿证、赤白浊等病论证治中，亦见其重于脾肾的学术经验。尤氏评述"明乎虚实强弱、标本先后，以施治疗之方，则《沙篆》备矣"。

四、折中诸家之说

明代医家除宗丹溪、东垣而有明显的学术倾向之外，尚多折中诸家而发挥己见者。在兹略举数家著作，以资说明。

《医方集宜》（十卷） 明代丁凤（字文瑞，号竹溪子）编撰。成书于明嘉靖三十三年（公元 1554 年）。丁氏据其祖丁毅（字德刚）等遗编，参酌历代名医方论，益以己验，衰集成编。书载"六气十二经见证"，总括风、寒、暑、湿、燥、火及十二经之常见病症；后列中风、中寒、中暑、中湿等病证八门；分伤寒、瘟疫等时病五门；又论内伤、疟、痢、泄泻等内科杂病证治，凡三十九门；眼耳鼻口齿咽喉六门；妇人门，述崩漏、带下、胎前、产后诸证；小儿门、痘疹门，分列脐风、变蒸、急慢惊风及痘疹等二十八种病症；外科门，详述痈疽肿疡、瘰疬流注、痔漏痔疬等近二十种病证主治方法。各病证门以病源、形证、脉法、治法、治方及治验依次类编，共收录主治方二千余首。其论病源，以《内经》所论为宗旨，再采先贤群经定论而节要之；其论形证，则以外现形证征诸内病，大多取法仲景、会通金元各家之长而折衷之；其论脉法，考定各病应有及夹病之脉象为说，以便学者有所凭据；其举治法，但属古之成法方论广搜博采，以备临证斟酌借鉴；其列诸方，大约取古今名方为主，间附丁氏验方；其所附治验，均为丁氏历年经验方法及祖传家法，而为经典先贤所未及者。是书详考诸病渊源及辨证要略，以类集名医方论及己验家法，病因脉证，内外相系，见微知著，各有所据，理法方药悉备，内外妇儿赅全，对研习临证主治方法颇有参考价值。

《医经大旨》（八卷） 明代贺岳辑。成书于明嘉靖三十五年（公元 1556 年）。全书分病证及医论两部分。其论病证，皆以《内经》要旨为纲，再引仲景、东垣、丹溪诸家医论阐发之，末附诸贤治法及医案以佐证，使理法方药面面俱到。

《医家赤帜益辨全书》（十二卷） 明代吴文炳（字绍轩，又字光甫、沛泉）撰。约成书于明万历七年（公元 1579 年）。吴氏撷取张仲景、刘河间、李东垣、朱丹溪四家真诠，旁采古今名医方论，辑为该书，包括脉学、运气、经络、针灸、本草、伤寒、温暑、杂病、妇科、小儿、外科等内容。

《医林绳墨》（八卷） 方隅集撰。初刊于明万历十二年（公元 1584 年）。全书凡八十三证。卷一论风、寒、暑、湿、湿热、燥、火、疟、痢诸病证。卷二至卷六论述内科杂病。卷七论耳、目、口鼻、咽喉、舌及积聚、癥瘕、痞块、秘结、恶寒发热诸病证。卷八分述妇人经、带、胎产及部分外科病证，另及痛风、历节风等。该书原系方谷撰写之医学讲稿，由其子方隅整理编辑。其医论多宗《内经》《脉经》《伤寒论》《金匮要略》之旨，以及刘河间、张子和、李东垣、朱丹溪等著名医家学说，并参酌己见加以阐发，论理既不拘于成说，也不泥古非今。各科病证均首列医论，推论病源，剖析机理，后继以随证处方，据方措药，并详其药性、配伍和加减变化；各证之后，另立"活法主意"一项，概括阐明本证诊治要点及其宜忌。凡前人立论之所未及，或所立之方未及著论，或方论不齐，难以应用者，均为之申明补配，从而体现方氏医学注重理法方药一以贯之，也为习医者临证指明了登堂入室的方向，因而为后世医家所重。

《万病回春》（八卷） 明代龚廷贤撰。成书于明万历十五年（公元 1587 年）。自序谓"祖轩岐，宗仓越，法刘、张、朱、李及历代名家，茹其英华，参以己意，详审精密，集成此书"。书中之"万金统一论"，总论天地人、阴阳五行、脏腑功能、主病脉证等，并载药性歌、诸病主药、脏腑经脉。其后，分述内、外、妇、儿、五官诸科病证一百八十余种，各详其病因病机、治法方药，附以医案及"医家十要"等。龚氏辨证论治，说明恰当，又善于化裁古方，学验俱丰，本书作为其代表作之一，很有参考价值。

如上所述，可见明代医学与金元医学是一脉相承的，尤其是易水、丹溪学术思想对明代医学家的影响更为重要，且又广泛深远。

第三节　医学教育和经典医籍研究

明代将户籍分为民、军、医、儒、灶、僧、道、匠等，规定各户必须子承父业。故凡一入医户，子孙多世代业医。除世医承业以培养医生外，官方医学教育占有重要的地位。明代太医院的医学教育，按所分十三科分科教学。选用教材有《素问》《难经》《脉经》及各科有关的重要方书。为了便于研读，医家还编著了一些入门读本，如现尚存世的太医院本有《医门初学万金一统要诀》《太医院增补医方捷径》《珍珠囊药性赋医方捷径》《太医院补遗医学正传》及《医方药性》等。

一、入门医著的编撰

《医门初学万金一统要诀》（十卷）　明太医院原本，罗必炜参订。约成书于明嘉靖年间（公元 1522～1566 年）。书以四言提要阐明病机及诊病治病之大法。后为青囊药性赋直解，并概论伤寒暑湿疫疬诸疾、内科杂病及女科、儿科诸疾，另载药性赋及用药法则歌诀。此书将初学万金一统要诀及察脉、诊病、药性要义等冠于每卷之首，以《内经》诸篇为宗，并博采众说，尤于脉学、药性之论述更为精详，使初学者开宗明义，明确学医之原。

《太医院增补医方捷径》（一卷）　明太医院原本，罗必炜校正。初刻于明嘉靖年间（公元 1522～1566 年）。此书辑录《医门初学万金一统要诀》卷六至卷七部分内容，汇集诊脉至捷诸歌、伤寒证治歌诀，以及风、寒、暑、湿、疟、痢证治歌诀和治方。每一病证以证治歌诀总括于前，治方用药分列于后，强调辨证论治，为初学医者入门必读之本。

《珍珠囊药性赋医方捷径》（不分卷）　明代罗必炜编。约成书于明嘉靖年间（公元1522～1566 年）。此书首载"药性赋"，阐明寒、热、温、平等药性理论及药物分类，并以歌括形式述其性味、功用、主治，同时根据不同功效汇集同类药物，附十八反、十九畏歌诀及用药法则、经验方等；次为"医方捷径"，分列伤寒、湿、风、痢、咳嗽等内科病证和妇人、小儿病证，均采用歌括形式概述其病因、辨证、方药等，并附"诊脉至捷"，论述诊脉之要诀。

《太医院补遗医学正传》（十六卷）　明代龚信（字瑞芝）著，余应奎补遗。撰年未详，刊于明万历十七年（公元 1589 年）。书载病机要诀，后论述内科杂病及外、妇产、小儿、五官等科病证。各证均列总论、脉法、治则、方药，并附有丹溪治验。书中博采《内经》要旨及历代医家经验之所长，间附己意，论述详尽，切合实用。

《医方药性》　明太医院原本，罗必炜参订。约成书于明末。本书为《太医院增补青囊药性赋直解》与《太医院增补医方捷径》各二卷之合编本，系学医入门书。前书包括药性赋、诸品药性主治指掌、用药法象、药性升降浮沉法、诸脏五欲、诸脏五苦、五气凑五脏例、五行五气五味走五脏主禁例、五脏补泻主治例、诸药泻诸经之火邪、诸药相反、四时用药法、用药丸散、用药身根梢法、用药心法、本草药味、诸药主病、初学万金一统要诀等。后书包括伤寒六经传变歌、六经正病、诸证、诸方，以及风类、肿痛、伤寒、湿类、痢类、咳嗽、霍乱、水肿、宿食、妇人等类疾病用方，多编为七言歌诀。又收载诊脉至捷歌、妊娠脉歌、小儿脉歌、玉函经歌诀注解、脉诀摘要等。

此外，不少世医也将自己的学验撰就简易医学读物，作为教授门生弟子之用。如刘纯的《医经小学》、李梴的《医学入门》、皇甫中的《明医指掌》、汪机的《医读》、程武的《程氏医彀》、翟良的《医学启蒙汇编》及孙志宏的《简明医彀》等。这些医学著作不仅传播、普及了医学知识，而且也为明代医者学术水平的进一步提高起到了奠基作用。

《医经小学》（六卷） 明代刘纯（字宗厚）著。成书于明洪武二十一年（公元 1388 年）。书分本草、脉诀、经络、病机、治法、运气六门。刘氏认为"学必本于经，病必明于论，治必究于法"，故法宗《内经》《难经》，集辑仲景、叔和、完素、洁古、东垣、丹溪等诸家之切要者，以韵语为文，缀为是集。书中所述内容广博，条理清晰，明切简备，易学易记，是一部内容丰富的医学入门书。

《医学入门》（八卷，卷首一卷） 明代李梴（字号健斋）编。成书于明万历三年（公元 1575 年），崇祯九年（公元 1636 年）补刻。李氏有感于医籍浩繁，漫而无统，学者无门径可寻，乃以刘纯所著《医经小学》为蓝本，广采《灵枢》《素问》及《本草纲目》之精义，分类编辑而成。卷首载有正背面孔穴图各一幅，以及井荥输经合歌、历代医家传略、运气等内容。卷一记述经脉、脏腑、诊断、针法、灸法等，问诊篇设问五十六项，丝毫不漏。卷二载述药物，列本草引、本草分类二项，以歌赋阐明药物性味、功效、适应证，宜读易记。卷三为治痰治食门，包括米谷、菜、果、兽、禽、虫六部。卷四分外感、内伤，外感遵仲景、河间之说；内伤宗东垣立论。卷五为朱丹溪杂病纂要，包括杂病提纲及分类。卷六为妇人小儿门。卷七为杂病用药赋。卷八载习医规及急救诸方。书中阐述针灸之学，列举一百多个临床常用穴位，尤对五输穴、八脉交会穴作重点论述；李氏创立的多元阴阳迎随补泻法，发展了传统的补泻理论，特别是杂病穴法歌，流传甚广，影响较大。李氏在医学理论方面多宗朱丹溪的"阳常有余，阴常不足"论，认为人到中年肾气自衰，易致虚损。其治疗则惟求阴平阳秘，认为如多服兴阳之剂，则潮热不胜；滋降之药或可暂得清爽，久则中气愈虚。是书之编写以歌赋为正文，旁注为补充说明，在汇集各家学说的同时，又阐明独到见解；既是医学入门之作，又是一部医学全书，为初学者开辟了习医门径。

《明医指掌》（二卷） 明代皇甫中（字云洲）撰。撰年未详。原名《明医指掌图》，后经王肯堂等补订，传为今本。皇甫氏三世业医，承其家学，因参《内经》，博采众方而加以变通，并仿元代吴恕《伤寒活人指掌图》体例，撰为是书。卷一载病机赋、经络总抄、药性歌等；卷二至卷七为内科杂病；卷八为五官、外科证治；卷九妇人诸疾；卷十为小儿病症。全书以歌赋与论说相结合，各病症均首冠歌赋，次以笺说，继之脉法，然后据证类分，处方命药。其论说探源析流，辞明义显；其内容博而不繁，切合临证。

《医读》（七卷） 明代汪机撰。约成书于明正德十四年（公元 1519 年）。清代程应旄据之补辑，刊于清康熙八年（公元 1669 年）。书分为药性、脉候、病机、方括等篇，均以四言为句，缀以韵语，以为学医入门之式。其书载内、外、妇、儿、五官各科病症九十四种，列医方二百九十二首，析本草一百五十一味，皆据《内经》以来诸家正论为编，网罗虽多，旨归则一，以为"极力于源头径路上求其清、求其正"者（程序），是一本有参考价值的医学普及读物。

《程氏医彀》（四卷）　明代程武（字若小）撰，刊于明万历七年（公元 1579 年）。又名《医彀集古》。其书首载经络图说及经穴说；后论原始、胎之图说、小儿变蒸，又论运气、经络、五脏所属、脉法、诊家枢要、方论等；并载四季诸证治例、论男女、气血、阴阳、饮食、病机、标本、问诊十九条，以及治病杂论十九条，五脏苦欲药性十九条，用药升降浮沉补泻法，以及为审证察病指南、立方本旨、养病杂论、论大医习业、大医精诚等。

《医学启蒙汇编》（六卷）　明代翟良（字玉华）撰。成书于明崇祯元年（公元 1628 年）。其书上溯《素问》《难经》诸经，下迄《指掌》《医贯》等集，旁搜博采，内容丰富。首卷为医略；卷二载病证歌括、诸证注释，"探讨于经络汇编、脉诀说统，寻究其理，明其经络，洞晰阴阳，直穷病源、病机，及明则用药无忒"；卷三方药括；卷四、五为诸证要方歌括；卷六载神农本草经名例、药性歌括，强调知其主方之旨，药性之能，气味厚薄配合调剂了然，则投症无差。是初学者医学入门之书。

《简明医彀》（八卷）　明代孙志宏（字克容，号台石）编。成书于明崇祯二年（公元 1629 年）。其书首载"要言一十六则"，概述养生、察病、辨证、制方法则、补泻药及汗吐下三法之运用、药物炮制、煎服大法等，多为经验之谈；后论述六淫致病的病机和病证、七情九气致病及其病证，并专论虚损，又论诸痛及五官、口齿病证；另载婴科、女科及外科。述症简要，方治详备。每症后设主方，并附成方及简效方。所列主方，多系参考历代文献并结合己见制订，虽无方名，但立方缜密，遣药灵活，颇能切中病机，具有"备而不冗，约而不漏，义类浅显，人人可解，若射必有彀"的特点。

二、《内经》研究诸家

明代太医院将《素问》《难经》等经典著作列为教学用书，促使医学家们更重视医学典籍的整理与研究，并视作提高学术水平的基础性工作。更重要的是，通过这种研究将古今学说上下贯通，把理论与实践相互结合，从而使明代的医学研究水平达到一个新的高度。

明成祖朱棣登位后，年号永乐（公元 1403～1424 年）。其第三子赵简王，名高燧，在《素问》王冰注本中补入《刺法论》和《本病论》两篇。《明史》亦记载"世传《素问》王冰注本，中有缺篇，简王得全本补之"，名为《赵简王补刊素问遗篇》。对于遗篇的真伪，学者认识不一。马莳认为，"《刺法》《本病》二篇，正本所遗，别有《素问遗篇》，即此……但不知始自何代，将此二篇，窃出私传，不入官本"。他还说："后世不知司天、在泉，天之右旋，地之左旋，及治五郁者，以其不知此二篇升降之义也；不能治疫疠者，以其不知二篇退位迁正、刚柔失守之义也。"可见马氏对这两篇遗文是充分认可并十分重视的。然而，日本丹波元简却持不同观点，以为遗篇"乃王冰已后人所托而作，经注一律，出于一人之手，辞理浅薄，不足取。而马氏称之，亦何不思之甚也！"但即便如此，《刺法论》和《本病论》毕竟在理论上进一步阐扬了经旨，也使后人可以一睹其面目。因而，赵简王的补辑之功是不可抹煞的。

在此之后，明代医学家还有不少有重要影响的著作。如成化间（公元 1465～1487 年），熊均著《黄帝内经素问灵枢运气音释补遗》，赵植吾编撰《校正注释音文黄帝内经素问灵枢集注》；正德间（公元 1506～1521 年），汪机续注《读素问钞》，孙应宿成《内经类抄》；嘉靖间（公元 1522～1566 年），丁瓒撰《素问补钞》，徐春甫作《内经要旨》；隆庆间（公元 1567～1572 年），阴秉旸撰《内经类考》；万历间（公元 1573～1620 年），马莳撰《黄帝内经素问注证发微》和《黄帝内经灵枢注证发微》，吴崑作《黄帝内经素问吴注》；天启间（公元 1621～1627 年），张介宾著《类经》《类经图翼》和《类经附翼》；崇祯间（公元1628～1644 年），王九达编撰《黄帝内经素问灵枢合类》。

《黄帝内经素问灵枢运气音释补遗》（一卷）　明代熊均（字宗立、道轩，号勿听子）纂集。成书于明成化元年（公元 1465 年）。熊氏对《素问》《灵枢》及《素问入式运气论奥》三书七百余疑难字词，分别予以反切注音和简释。附录于《京本校正注释音文黄帝内经素问灵枢集注》中。

《京本校正注释音文黄帝内经素问灵枢集注》（十五卷）　明代赵值吾编正。该书包括《素问》十二卷、《灵枢》二卷和《素问遗篇》一卷；附宋代刘温舒《素问入式运气论奥》三卷、熊均所撰《素问运气图括定局立成》及《黄帝内经素问灵枢运气音释补遗》。编纂年代当在明成化年间（公元 1465～1487 年）或稍后。其中《素问》概从王冰注本，《灵枢》则从史崧整理本。

《读素问钞》（三卷。一作九卷、十二卷）　元代滑寿原编，明代汪机（字省之，号石山居士）续注。成书于明正德十四年（公元 1519 年）。汪氏对滑寿《读素问钞》颇为推崇，云："予读滑伯仁所集《素问钞》，善其删去繁芜，撮其枢要。且所编次，各以类从，秩然有序，非深于岐黄之学者不能也。但王氏所注多略不取，于经文最难晓处仅附其一二焉……爰取王氏注参补其间，间有窃附己意者。"（自序）是书又称《续素问钞》。其中，凡续补王冰之注者，均以"续"字弁之于首简；间附出己见者，则以"愚谓"别之；滑氏原本所辑及其自注者如旧，俾旧注与续补者各有分辨，学者知有所择。汪氏学宗丹溪，故其续注时引丹溪之语，如《素问·生气通天论》"湿热不攘，大筋软短，小筋弛长，软短为拘，弛长为痿"句，汪氏谓"丹溪云……失而不治，湿郁为热，热留不去。大筋软短者，热伤血不能养筋，故为拘挛；小筋弛长者，湿伤筋不能束骨，故为痿弱"，使经旨显明而切合临床。

《内经类钞》（一册）　明代孙应奎（字文宿，号东谷）类编。成书于明嘉靖二十年（公元 1541 年）。孙氏为明正德十六年（公元 1521 年）进士，累官至户部尚书。"类钞"一书亦将《灵枢》《素问》相关内容分类而纂之。

《素问补钞》（十二卷）　元代滑寿原编，明代丁瓒（字点白）补正。成书于明嘉靖八年（公元 1529 年）。又名《素问钞补正》。丁氏因医者多不习《素问》，所据滑寿《读素问钞》本传抄多讹，遂据旧本重为补正，兼采王冰之注，酌参己见，而成是编。其书体例仍依滑氏之本，类分藏象、经度等十二门；末附"五运六气主客图"及《诊家枢要》，以便习者明气运而晓脉理。

《内经要旨》（二卷）　明代徐春甫（字汝元）撰。成书于明嘉靖三十六年（公元 1557 年）。徐氏为汪宦门人，于医家书无所不读，著有《古今医镜》《医学捷径》，授太医院官。其《内经要旨》一书，因滑伯仁之钞目，而益以诸贤之钩玄，提注详明，辨释条达。自序以为："虽不足以窥其阃奥，而宏纲大旨，似有得其门而入者。"

《黄帝内经始生考》（三卷）　明代阴秉旸（字子寅，号卫涯居士）撰。约成书于明隆庆元年（公元 1567 年）。一名《内经类考》。阴氏谓原病有式，针灸有道，医疗有方，诊视有诀，运气则全书，药性则本草，独始生之说所未闻及，因诠次《内经》，条疏图列，收四时、敛万化以成章。其书对《内经》原文以类相从，并加诠释。内容包括天人相应，五方、五色、五脏、五味及三部九候等；并述化生，论形体、脏腑、五官、经脉及脾胃水谷、营卫运行等。钱曾《读书敏求记》谓阴氏的著作"用心良苦"。

《黄帝内经素问注证发微》（九卷）　明代马莳（字仲化，号玄台）撰注。成书于明万历十四年（公元 1586 年）。王冰次注《素问》，厘订为二十四卷。马氏从《汉书·艺文志》说，复其旧观，为九卷八十一篇，每篇首解篇名，次分若干章节，然后分节注证，而不同于以前注家之随句注解。马氏认为，凡《素问》引"经曰者"，俱出于《灵枢》，故《灵枢》为先而《素问》后出。其注《素问》亦每引《灵枢》以为证，如注"天癸"，引《灵枢·决气》"两神相搏，合而成形，常先身生，是谓精"句，认为天癸源于先天之精，非指月事。其诠释篇名，亦要言不烦，切中肯綮。如《四气调神大论》之篇名解，谓篇内以春夏秋冬四时异气而有养生长收藏之道，圣人春夏养阳，秋冬养阴，皆调神之要道，故名篇。马氏长于针灸经脉，故对经脉俞穴证治之注证颇为详尽，为他注所不及。其他注疏亦多体承经旨，如《阴阳应象大论》之"壮火""少火"，前人多以阳气之亢盛或和平解，独马注谓药物之"气味太厚者，火之壮也""气吐之温者，火之少也"，能承述上文气味厚薄阴阳之经旨。

《黄帝内经灵枢注证发微》（九卷）　明代马莳（字仲化，号玄台）撰注。约成书于明万历十四年（公元 1586 年）。唐代王冰分《灵枢》为十二卷，宋代史崧分为二十四卷；马氏据《汉书·艺文志》载《灵枢》九卷而复其旧，将八十一篇分为九卷，每篇又分若干节，然后分节注证。《灵枢》文辞古奥，医理幽深。马氏认为《灵枢》"大体浑全，细目毕具，犹儒书之有《大学》，三纲八目，总言互发，真医家之指南"，故不能仅视其为用针之书，若弃而不习，使医无入门，术难精诣，遂悉心研究，而开撰注研究《灵枢》之先河。其注证与《素问》相比照，凡义理相同者，则引为佐证；若后世医籍有讹，则以经旨正之；若涉及病证治疗，则指明病在何经，用针补泻，以引申发挥。如对《九针十二原》"神乎神，客在门"的诠释，历来模糊。马氏认为，"神"者指人之正气，"客在门者，邪客于各经之门户也，若未能先睹何经之疾，则恶知其病源所在？"使经义豁然。又如对癫狂证治，能结合临床经验，补以取穴配穴及补泻手法，具体实用，令读者有法可循。后世学者认为此书的注文优于其《素问》之注，且作为《灵枢》的全注本，属马氏首创，其功甚宏。即使如清代汪昂曾指责其"舛谬颇多"，然亦不否认"《灵枢》以前无注，其文字古奥，名数繁多，观者蹙额颦眉，医家率废而不读。至明始有马玄台之注，其疏经络穴道，颇为详明，可谓有功后学"。

《黄帝内经素问吴注》（二十四卷）　明代吴崑（字山甫，号鹤皋）注。成书于明万历二十二年（公元 1594 年）。吴氏鉴于《素问》虽有王冰之注、林亿之校，但疑误讹漏颇多，遂因而撰注。该书以王冰二十四卷本为底本，将《素问》现存七十九篇（不含《刺法论》《本病论》）原文逐篇分段注释。吴氏多处纠正王注纰缪，使经旨益明。如《玉机真藏论》"冬脉如营，何如而营？"，王冰释"营"为"营动"，不甚明了，吴注以"营兵之守"喻"脉之沉石"，其义昭然。又以为《腹中论》之"伏梁"与《难经》所云不同，彼为心之积，此为聚脓血，属阳毒，诚属灼见。吴注的另一特点是阐释经意，切近临床实际，如《四气调神大论》"云雾不精，则上应白露不下"，吴注谓人身膻中之气犹如云雾，膻中气化则通调水道，下输膀胱，若气化失职，不能通调下输，则失降下之令，犹如白雾不降。又如对《灵兰秘典论》中"三焦者，决渎之官"，吴氏谓"决，开也；渎，水道也"，"上焦不治，水溢高原；中焦不治，水停中脘；下焦不治，水蓄膀胱，故三焦气治，则为开决沟渎之官，水道无泛滥停蓄之患"，其注形象，曲尽隐奥，对临床颇有指导价值。然而吴氏之失在于擅改经文，甚或改《刺志论》为《虚实要论》，易《经络论》为《经络色诊论》。因而，汪昂既赞其书"补前注所未备"，复批评其"多改经文，亦觉嫌于轻擅"。

《类经》（三十二卷）　明代张介宾（字会卿，号景岳、通一子）撰注。刊于明天启四年（公元 1624 年）。本书是明代类编《内经》的最佳著作。《类经·自序》谓"类之者，以《灵枢》启《素问》之微，《素问》发《灵枢》之秘，相为表里，通其义也，两经既合，乃分为十二类"，包括摄生类、阴阳类、藏象类、脉色类、经络类、标本类、气味类、论治类、疾病类、针刺类、运气类、会通类，共 390 条，汇分为三十二卷。本书不仅阐发了他对经文的许多重要观点，而且还引证并保存了大量有关资料。如对《阴阳应象大论》中"阴阳者，天地之道也"的注释，反映了"一分为二"的哲学思想。他在《类经·阴阳类》中说："道者，阴阳之理也；阴阳者，一分为二也。"又如注"精归化……化生精"时说，"精者，坎水也。天一生水，为五行之最先，故物之初生，其行皆水，由精以化气，由气以化神，是水为万化之原，故精归于化""万物化生，必从精始，故化生精。前言精归化者，言未化之前，由精为化也；此言化生化精者，言既化之后，由化生精也"（《类经·阴阳类》），反映了"水为万化之原"的认识。对"气归精""精化为气"的注释说"精化为气，谓元气由精而化也，《珠玉集》曰'水是三才之祖，精为元之根'，其义即此。然上文既云气归精，是水生精也；而此又曰精化气，是精生气也。二者似乎相反，而不知此正精气互根之妙"（《类经·阴阳类》）。再如，对"年四十而阴气自半也"一句的按语进一步强调了阴精为阳气之根本。他在《类经·阴阳类》中说："真阴之义，即天一也，即坎水也，丹家谓之元精。《道书》曰：'涕唾精津汗血液，七般灵物总属阴。'又曰：'四大一身皆属阴，不知何物是阳精。'此阳精二字，专指神气为言，谓神必由精而生也。又《锺吕集》曰：'真气为阳，真水为阴。阳藏水中，阴藏气中。气主于升，气中有真水；水主于降，水中有真气。真水乃真阴也；真气，乃真阳也。'凡此之说，皆深得阴阳之精义……故《本神篇》曰：'五藏主藏精者也，不可伤，伤则失守而阴虚，阴虚则无气，无气则死矣。'由之观之，可见真阴者，即真阳之本也。"在《类经》注中，张氏的精辟论述，不胜枚举，其中有不少真知灼见，能发人所未发。本书还附以张氏专论多篇，如《气味类》附《草根树皮说》；《论治类》附《病有真假辨》《祝由鬼神》二说；"疾病类"附《虚损治法》《中风治法》《传经说》《伤寒治法》《乳子脉辨》《疟疾治法》等。这些论说，都是联系《内经》之旨所作的重要发挥，也比较典型地体现出其医学思想。《四库全书总目提要》对《类经》评价说："虽不免割裂古书，而条理井然，易于寻览，其注亦颇有发明……介宾此编，虽不以病分类，与晃例稍异，然大旨要不甚相远，即以补其佚亡，亦无不可矣。"《浙江通志》则以为张介宾"殚心内经，著有类经，综核百家，剖析疑义，凡数十万言，历四十年而成，西京叶秉敬谓之海内奇书"。本书在明末清初已很盛行，所以黄宗羲《南雷文定》有"二十年来，医家之书盛行于世者，张景岳《类经》"的记载。至今，凡研读《内经》者，仍以张氏《类经》为最基本的参考书籍。

《类经图翼》（十一卷）　明代张介宾著。初刊于明天启四年（公元 1624 年）。张氏虽有《类经》之作，但对其中言而不能尽意者，认为有另详以图、再加翼说之必要，因有是作。全书内容分三部分：其一，讨论运气，图文互解，对阴阳、五行、六气等理论作进一步阐述；其二，阐述经络，对脏腑、骨度部位、十二经脉起止、经穴病证主治配穴及有关针灸技术操作等问题，作了比较系统和深入的讨论，并作图解，以求明白；其三，为"针灸要览"，内收十四经针灸要穴歌、诸证灸法要穴等内容。张氏此书对《类经》中的某些专题加以深入阐发。论阴阳与五行的关系谓，"五行即阴阳之质，阴阳即五行之气，气非质不立，质非气不行，行也者，所以行阴阳之气也"。论"亢害承制"谓"盖造化之几，不可无生，亦不可无制。无生则发育无由，无制则亢而为害"。此外，还对运气学说作了深入浅出的发挥与图解，使学者易于入门。其对经络理论的阐释则汇集前人记载，并结合临床经验加以图释，令人一目了然。

《类经附翼》（四卷）　明代张介宾著。初刊于明天启四年（公元 1624 年）。张氏既撰《类经》，复取其义深邃而不能赅、图象显而意未达者，再作专论发挥，以羽翼其说。书中之"医易"，强调"医易相通，理无二致"；"律原"，专论音律与医学之内在联系；"求正录"所载"三焦包络命门辨""大宝论""真阴论"等医论，是其阴阳一体、精气互生学术思想之代表作；"针灸诸赋"则汇辑"玉龙赋""标幽赋"等前人针灸歌赋十余种，以备览用。张氏于书中不仅深入探讨了与医学相关的有关问题，而且还阐发其对后世医学发展产生深远影响的学术见解。如倡导"命门与肾本同一气"之说，认为两肾皆属命门，其内寓先天元阴元阳，亦赖后天阴精阳气之滋养而壮盛，藏精化气、兼具水火而为人身"立命之门户"。发明"阳非有余，阴亦不足"之说，剖辨"阴以阳为主，阳为阴之根"，两者互济互用，不能独存，再从形气、寒热、水火诸辩，论证"人之大宝只此一息真阳"，并从真阴之象、真阴之脏、真阴之用、真阴之病、真阴之治五方面，举证"阳以阴为基"，强调"治水治火，皆从肾气，此正重在命门"。故其论阴阳虚损病机，概以"水亏其源""火衰其本"为纲，并宗王冰"壮水之主""益火之源"大法，创制左归、右归诸方论治，以为阴阳相济、精气互生理论之佐证。清代王旭高赞其"于精气两虚之证、补阴补阳之理，则此老一生颇有创获"（《王旭高医书六种》），揭了其学验精粹之所在。

《黄帝内经素问灵枢经合类》（九卷）　明代王九达（字日逵）编注。成书于明崇祯元年（公元 1628 年）。该书仿张介宾《类经》之类编体例。将《内经》原文分隶于摄生、脏象、经度、运气、脉候、色诊、病能、论治、针刺等九类。其注释均出自己意，以结合临床阐发经旨见长，尤其对痹、痿、厥、痓、咳等病证的注述，不乏精当见解。但其注不甚注重训诂校勘，对明显错讹之经文往往随文敷衍，其分类亦不及介宾恰当。

《内经知要》（二卷）　明代李中梓（字士材，号念莪）辑注。刊于明崇祯十五年（公元 1642 年）。李氏合《素问》《灵枢》两书，进行简要分类，辑成此书。该书分道生、阴阳、色诊、脉诊、藏象、经络、治则、病能八类，足以概括中医学的基础理论。清代薛雪称赞这本普及性的著作说"《内经知要》比余向日所辑《医经原旨》尤觉近人，以其仅得上下两卷，至简至要，方便时师之不及功于鸡声灯影者，亦可以稍有准则于其胸中也"。（《内经知要·薛序》）清乾隆间，此书经薛氏重校加按而广为流传。

在存世的《灵枢》《素问》研究著作之外，明代还有不少医家的学术研究成果未能流传到今日。但虽然如此，我们也应对其概况有所了解。

元末明初，医学家吕复（字元膺，晚号沧洲翁）曾撰《内经或问》《灵枢经脉笺》，以及《运气图说》《运气常变释》，这是他对《内经》研究的学术成果。吕氏博学多才，除精于医理外，于经史诸子及天文、地理、兵刑、食货、卜筮、释老诸书无不研读，故其见识不同凡响。可惜诸书均佚，遂致后人无从获益。

嘉靖四年（公元 1525 年），高士（字克学、志斋）撰《灵枢经摘注》（十卷）。高氏好学，有文名。为国子监博士、刑部郎中。因多病，穷研医典，旁搜博证，贯穿融洽。凡营气、脉络、骨度、经筋之类皆了然于胸，因择《灵枢》之精华为之训诂，凡错于他篇者引类而归之，混于《素问》者表彰而出之，著为此书。另有《素问捷径》三卷，未见传世。

又有《内经注辨》，蔡师勒撰，其著作年不详。蔡氏初学道术，有志于医，研习岐黄二十余年，遂不满于《素问》王冰之注，时有所得，而为之辨。此书久佚，亦未流传。

除此之外，还有不少研究《内经》的著作，如袁仁的《内经疑义》，杨慎的《素问纠略》，郑晓的《素问摘语》，万全的《素问浅解》，徐渭、周篁各著《素问注》，翁应祥著《内经直指》，许兆祯作《素问评林》，宋贤有《岐黄要旨》，胡文焕作《素问心得》和《灵枢经心得》各二卷，李维麟撰《内经摘粹补注》，胡尚礼著《素问辑要》，赵献可又有《内经钞》和《素问注》，可惜这些书目仅见载于志、传、文集，而原书久已不存。然而，这也反映了明代医家、学者研究《内经》的盛况和学术成就。

三、对《难经》的研究

对于《难经》一书，明人研究较少，有影响的作者当推熊均、王九思、张世贤、王文洁、聂尚恒及童养学等。其中，熊氏的著作较为浅俗；王氏能汇集诸家；张氏的图注，少有发明；但王、聂、童氏无不据之而述作。至于王文洁，则能将《灵枢》《素问》与《难经》之义相互参照，颇为有益。

《勿听子俗解八十一难》（六卷） 明代熊均（字宗立，一字道轩，号勿听子，又号赘峰）注。成书于明正统三年（公元 1438 年）。卷首"新编俗解八十一难经图"，载图二十八幅。以下载八十一难。该书原为初学者作，故名"俗解"。徐春甫著《古今医统》，对此书批评甚厉，曾说："熊宗立难经俗解，相传愈失其义，如五十九难云：颠狂之脉，阴阳俱盛。俗解分阴分阳，与本文畔，诸如此类甚多，寝使后学晦旨。是故国朝医政，坏于《难经》《脉诀》二书之伪也。"

《图注八十一难经》（八卷） 明代张世贤（字天成，号静斋）撰注。成书于明正德五年（公元 1510 年）。明万历年间易名《图注八十一难经辨真》。张氏为宁波名医，以为《难经》注家虽多，但往往互有抵触，真妄错杂；图注之法，虽宋代丁德用及滑寿曾有尝试，然尚不完备。故折衷群书，参以己意，每节为之注，每难附以图。该书注文简明浅显，发明较少；以图释文，与注文互相补充。如三十六难"肾与命门之图"、四十一难"肝有两叶之图"、四十二难"脏腑形状之图"、四十五难"八会之图"、五十三难"七传间传之图"等，与注文多能相得益彰。《四库全书总目提要》认为："惟其中文义显然，不必待图始解者，亦强足其数，稍为冗赘。其注亦循文敷衍，未造深微。"其评语比较中肯。

《图注八十一难经评林捷经统宗》（六卷） 明代王文洁（字冰鉴，号无为子）图注。刊于明万历二十七年（公元 1599 年）。又名《王氏秘传图注八十一难评林捷经统宗》。该书所载八十一难，经文之下均有注文，并附图解。其图注本张世贤之《图注八十一难经》而增益之。此之眉批，除对疑难字义训释外，多系汇集《内经》相关原文进行比较勘照，由《难经》而释《内经》所蕴之奥，由《灵枢》《素问》而证《难经》所发之义，故其释文畅述经旨，易于理解，如五十七难云：小肠泄者溲而便血脓，小腹痛。注云："此言小肠泄证也，小肠为心腑，心主血，故热邪在小肠，其溲也必有血，大便则兼作脓血。且小肠近小腹中，故小腹所以作痛焉。"如此述前继后，相得益彰，示学者以探本溯源之法。

《八十一难经图解》（二卷）　明代聂尚恒（字久吾，又字惟贞）编。系《聂尚恒先生医学汇函》之一。约成书于明万历四十年（公元 1612 年）。该书于八十一难之下有注有图，其图解与张世贤《图注八十一难经》相仿，注解多随文敷衍，少有新意。

《图注八十一难经定本》（一卷）　明代童养学（字壮吾）图注。约成书于明万历年间（公元 1573～1620 年）。书分上下两栏，上栏为图解，下栏为《难经》文本及注释，各难均有图、有注，主要录自明张世贤《图注八十一难经》。

除了上述诸书之外，在明初，尚有吕复的《难经附说》，吕氏尝曰"《难经》余尝辑诸注家之长，先训诂而后辞意，窃附鄙说其间，以便后学，未敢以为是也"（《医籍通考》）。同时，又有马莳的《难经正义》（九卷），载承于《医藏目录》。可惜今均未见。

四、《神农本草经》的辑佚和辑注

《神农本草经》原书及其早期的各种传本虽然失传已久，但较多佚文则被《本草经集注》《新修本草》《开宝本草》《嘉祐本草》《证类本草》《本草品汇精要》《本草纲目》等书辗转传抄、刊刻而保存下来。

南宋以后，由于《嘉祐本草》之前的本草多已失传，因而《证类本草》成了保存《神农本草经》佚文最早亦且最全的一种。稍后撰就的《本草品汇精要》和《本草纲目》，其所载《神农本草经》的内容实也转引自《证类本草》，其疏误、割裂在所难免。因而，《证类本草》乃是最为近古的、且最能保持《神农本草经》原貌的一部本草著作。

由于《本草品汇精要》成书后曾一度藏而未传于世，因此，元、明以后学者在辑复《神农本草经》时，多以《证类本草》和《本草纲目》为据，并旁参其他古籍中的《神农本草经》佚文，加以整复、注释。

南宋时，王炎辑成《本草正经》三卷，惜仅存书目和自序（见《双溪文集》）。

所以，现今存世的《神农本草经》的最早辑佚本，当数明代卢复所辑的《神农本草》（一作《神农本经》）了。

《神农本草经》的辑注本多在辑佚的基础上附加注释而成，但也有选录或增补的情况。辑注本多见于明代以后。明代的辑注本有万历间滕弘所撰的《神农本经会通》十卷。滕氏为明官吏，尝谓《神农本草经》能泽益于世，遂于公余辑其要略，致仕后反复易稿，历十二年而编成是书。

《神农本经》（三卷）　明代卢复（字不远）辑。成书于明万历四十四年（公元 1616 年）。卢氏历十四年而成此书。为现存最早的《神农本草经》辑本。书中药目悉据《本草纲目》所载，佚文则据《证类本草》辑出。

《神农本经会通》（十卷）　明代滕弘（号可斋）撰。约成书于明万历四十五年（公元 1617 年）。载药九百五十八种，其中《神农本草经》的药物仅占小部分，且所辑《本草经》文多杂以《本草别录》之文。其他药物则取《证类本草》及金元医家诸说。据其六世孙滕万里统计，该书引古今医籍一百十四种，医家五十二人。书分草、木、果、谷、菜、玉石、人、兽、禽、虫鱼十部。每药首列"君臣佐使"之位、配伍宜忌、气味阴阳厚薄、归经、升降浮沉等，再详论功效主治，并附方剂。

五、伤寒学研究的继续深入

元末明初，吕复、王日休、赵道震，以及刘纯、黄仲理诸家，均研究伤寒之学。

（一）历朝伤寒研究概况

吕复（字元膺，晚号沧洲翁），撰著《长沙论伤寒十释》，其书已佚。吕氏曾曰"近人徐止善作《伤寒补亡》，恐与先哲之意不合。余因窃举大要，以补成氏之未备。知医君子，或有所取也"。（《医籍通考》）

王日休，撰《伤寒补遗》。原书于清代中期即秘而不传，今亦未见存世。

张璐《伤寒缵论》《伤寒绪论》中每节取吕复及王氏之语。

赵道震（字处仁），金华人。精于医，凡轩岐以下诸书靡不精究。后又学医于朱震亨，所造益深。洪武二十二年（公元1389年）迁居安徽，永乐四年（公元1406年）参与并督修《永乐大典》中的运气学说部分。其《伤寒类证》一书已佚。

以上吕、王、赵三家的伤寒书均佚，但刘纯之书尚存，至于黄仲理的著作内容则犹可见于《证治准绳》诸书。

《伤寒治例》（一卷） 明代刘纯（字宗厚）撰。成书于明洪武二十九年（公元1396年）。是书以伤寒现证九十五种为纲，自发热始，至循衣摸床，计八十七证；后有温疟等病证八种。每证皆推其病源，论其治法。如发热病，其"治"有解表、发汗、解肌、和营卫之类；其"例"则有随经、随病、随时、变例、禁例、针例，其法于仲景原论外，还采纳后贤方治，甚为详审精密。肖易庵序称："治伤寒者循此而行，如射而中、猎而获，可以起死回生。"汪琥以为其言不诬。

《伤寒类证》（十卷） 明代黄仲理著。约成书于明洪武二十六年（公元1393年）。黄氏涵濡仲景医书凡二十余年，乃以成无己《注解伤寒论》为本，予以条析类证，分门为卷。此书以其脉法精纯、有证有论有方者为"内篇"，以精粗相驳者为"外篇"，又以有论无方无证者为"杂篇"；复以平昔所闻师友讨论之言，及古书能发明仲景之旨者，立为"伤寒辨惑入式"，附于类证之右，以论见证，首尾相顾，以号见条，言不重复。

明弘治年间，陆彦功将《伤寒类证》改编，附会众说，并补遗经验药方，厘为十二卷，名《伤寒论类证便览》。王肯堂在《证治准绳》伤寒卷中，也多采黄氏之说。

明永乐、宣德间（公元1403～1435年），盛寅、许宏皆有伤寒论著。

盛寅（字启东），为戴原礼弟子王宾的学生，永乐中授太医院御医，后掌太医院事。盛氏所著《六经证辩》今佚，但在张璐《伤寒缵论》和《伤寒绪论》中也多取其论。

《金镜内台方义》（十二卷） 明代许宏（字宗道）撰著。成书于明永乐二十年（公元1422年）。许氏称杂病方为"外台方"，伤寒方为"内台方"。书中将《伤寒论》一百一十三方归纳为汤、散、丸三类：汤方一百零一首，散方七首，丸方五首；后附内台用药性品制、用药加减法、论分两诸篇。每方列举君臣佐使之配伍，附以议论，阐发制方之义，列举应用之证，以及禁戒与药后诸变。于疑难之处，更设问答，反复解释其义。其阐述条理清晰，发明甚多，是研究《伤寒论》方的重要参考书。

《类编伤寒活人书括指掌图论》（十卷） 宋代李知先（字元象）编著，元代吴恕（字蒙斋）纂著，明代熊均续编于正统初年（约公元1436年）。卷首及卷一至卷九为李知先、吴恕原著，卷十为熊氏续编，载伤寒补遗经验良方，如香苏散、参苏散、十神汤等三十四方；妊娠妇人伤寒方论，如四物、葱白等汤二十方；妇人产后伤寒方如五积散、阳旦汤等二十七方。

《伤寒六书》（六卷） 明代陶华（字尚文，号节庵，节庵道人）著。成书于明正统十年（公元1445年）。又名《陶氏伤寒全书》。全书包括《伤寒家秘的本》《伤寒明理续论》《伤寒琐言》《伤寒杀车槌法》《伤寒一提金启蒙》《伤寒证脉药截江网》六种，为陶氏研究《伤寒论》《南阳活人书》《伤寒明理论》等书后，据前人之说参合己见而成。其对《伤寒论》六经病证的辨证论治，从证候归类、病证专论、六经传变、阴阳表里虚实等方面加以阐述，对诊脉法、用药法亦有专论。治法多宗仲景，并汲取后世温热病证治方法，其受朱肱《南阳活人书》影响较大。诸书内容有重复处，或辨证条理不够清楚。徐春甫、汪琥及王肯堂等对此书颇有微词。

《伤寒家秘的本》 《伤寒六书》之一。载述伤寒总论、脉诊指法、治法、用药及发热、头痛、恶寒、恶风、咳喘、呕吐、下利等证候的辨证论治，共九十八则。其论述除宗仲景《伤寒论》外，还有风温、湿温、温毒、发斑的简要阐述。治法方药多为仲景《伤寒论》及《金匮要略》所载，少数病证用犀角地黄汤、三黄石膏汤、逍遥散等方治疗。

《伤寒明理续论》 《伤寒六书》之一。载有伤寒三阴三阳脉证论、阴阳虚实用药寒温辨、六经用药格法、三阴三阳脉证，以及发热、头痛、项强、无汗、结胸、痞等伤寒证候，共八十六则。乃陶氏据成无己《伤寒明理论》，并集其所见所闻，此类附例，斟酌损益而成。

《伤寒琐言》 《伤寒六书》之一。载有辨张仲景《伤寒论》、治伤寒用药大略、伤寒言证不言病、伤寒用浮中沉三脉法、结胸解、伤寒变温热病论等十八篇，载方十二首。为陶氏研究《伤寒论》，并据《南阳活人书》及赵嗣真之说，参合己见所作的随笔记录。其论有所发挥，亦有提出质疑处。

《伤寒杀车槌法》 《伤寒六书》之一。书载劫病法、制药法、解药法、煎药法及秘方三十七首。为陶氏临证经验记录，自谓此乃"肺腑不传之妙"。劫病法中记载伤寒发狂、腹中痛、吐血、中风痰厥、中寒卒倒等急重病证治法，制药、解药法叙述了附子、大黄、麻黄等药的炮制法和用药后产生副作用的解救法等，有临床参考价值。所载柴葛解肌汤等方系陶氏所创，亦有在仲景方或后世验方基础上加减而成者。

《伤寒一提金启蒙》 《伤寒六书》之一。首叙"一提金启蒙"，次论六经病见证法、辨证法、诊脉法、用药法，后载"一提金脉要""提金贯珠数"。其书对六经病的辨证论治阐述简要，提纲挈领，为《伤寒论》启蒙读物。

《伤寒证脉药截江网》 《伤寒六书》之一。书中叙述伤寒、伤寒标本论治、伤寒用药法则、伤寒传变、见证识病，以及妇人、妊妇、产后伤寒的不同治法，共十六则。所论有据仲景之说，亦有陶氏发明。

《伤寒全生集》（四卷） 不著撰者，朱映璧订正。旧称陶华撰。日本丹波元胤《医籍考》认为"出于不知何人，盖托名节庵，改《伤寒琐言》序附之"。卷一列总论、六经标本、六经见证治例、伤寒治疗宜忌等五十一篇。卷二至卷四辨伤寒候，如辨发热、恶风、潮热、寒热往来等计一百二十二篇，对诸种证候有较详分析。治疗除仲景方外，还采纳后世验方，并随症加减变化。其书在明清之际颇有影响，褒贬不一。《四库全书总目提要》

谓"其论证或用仲景说，或不用仲景说。方亦杂采古今，意为加减，既不以六经为次，前后错杂重复"。汪琥评云："方论错杂，前后雷同，其书反不如《蕴要》之明备。至今东南之医皆习之，用以治疾，大半多死，而犹不悟其书之谬。"

《伤寒类证便览》（十二卷）　明代陆彦功编著。成书于明弘治十二年（公元1499年）。陆氏据仲景《伤寒论》原文，合王叔和撰次内容，暨成无己注解及明洪武间黄仲理所著《伤寒论类证》编集而成。卷首有六经病证运气图十三幅及辨六经传变等，正文内容包括辨仲景脉法、论六经病治法，并以证候分门，分别阐述仲景六经病证治之旨。另载治疗宜忌、仲景方论，并增入后世经验方三百三十余首。

《伤寒蕴要全书》（四卷）　明代吴绶撰。成书于明弘治十八年（公元1505年）。吴氏尝为太医院院判，认为近代虽有伤寒书迭出者，殊不知失其本义，诸如伤寒六经传变之际，火极而似水，水极而似火之证，往往不识，疑似参差，犹豫进退。于是"搜辑仲景伤寒大要之法而为之主，傍取诸书，钩其玄者附益之"。其内容记载伤寒或问、五运起例诀、六气起例诀、察色目鼻唇耳舌脉法要略、六经传变、药性主治等二十五篇，并附五运五天南北政图、六气司天在泉图、十二年客气图、察色面图、持脉之图、六经传变图等。同时又载伤寒提纲之要、伤寒温热病说及辨伤寒中风中寒、辨温病发热、辨喘咳心下悸腹满腹痛诸例。另辨三阳经发热标本不同、辨伤寒表证发热、恶寒、潮热、口渴、蓄血、心下痞气等。此外，还辨阴阳二证、除中、热厥、脏厥、蛔厥、不眠、咽痛、水肿、妇人伤寒、小儿伤寒等，并论述伤寒药方，末有用针之法。全书以仲景辨证论治大法为主，采辑后世医家之论及验方附益之，注重证候的鉴别，并探讨五运六气，画图立说。汪琥评论云："大抵此书虽胜于陶氏六书。止以便俗学，寻例检方，初不知仲景论为伤寒根本，舍本逐末，求之多歧。"则其优、缺点显见。

《潜溪续编伤寒蕴要》（六卷）　明代彭用光编著。约成书于明嘉靖四十年（公元1561年）。是书续《伤寒蕴要全书》，增补六经正病、六经传变人形图、伤寒十劝、金镜舌图、辟瘟法、简易便民伤寒救急秘方、五运六气图、察色要略、脉法要略、《内经》脉要、仲景脉要及审证、煎药服药法，并论述伤寒证治，温病发热、热病、时气、寒疫、冬温、温毒等与伤寒的鉴别及不同治疗。另还载述伤寒火攻、水攻治疗法。

《伤寒撮要》（六卷）　明代缪存济（字慕松）撰。成书于明隆庆元年（公元1567年）。缪氏参考陶华伤寒著作要语，删其繁文，补其缺略，理正逆从，取纲领望闻问切六字，下纂注识病捷法，加"不传之秘"，而成此书。隆庆时徐时行序称"其书简约而不涉于繁琐，其辞浅易而不入于艰深，其纲与目深悉而不至于遗缺，诚医家之捷径、用药之法案。殆簇医之大成，超乎歌括指掌图之上，而余皆之下矣"。

《（重校）东垣先生正脉》（十二卷）　明代王执中（字三阳）编撰。成书于明万历八年（公元1580年）。又名《东垣伤寒正脉》。书载正脉指南，张仲景《伤寒论》，东垣先生《此事难知》，陶节庵《伤寒六书》，活人大全方及拾遗。王氏采集《素问》及张仲景、李东垣、陶节庵、彭用光诸家之著作，凡前人未尽发者，则别著论述，不仅阐发伤寒论之旨，并增辑了许多方剂。

《伤寒论条辨》（八卷）　明代方有执（字中行）编撰。成书于明万历十七年（公元1589年）。卷首阳病阴病图及图说。其后太阳病上篇，列风伤卫证，共六十六条，二十方；太阳病中篇，列寒伤营证，共五十七条，三十二方；太阳病下篇，列营卫俱中伤风寒证，共三十八条，十八方。阳明病七十七条，十方；少阳病九条，无方。太阴病九条，二方；少阴病四十六条，十五方；厥阴病五十四条，六方。温病风湿杂病，共二十条，三方；霍乱病九条，三方；阴阳易差后劳复病共七条，四方。痉湿暍病、脉法上下篇。此外载述可汗不可汗、可吐不可吐、可下不可下病、汗吐下后脉证及刘复真"脉诀要捷"、严三点捷法、神圣功巧括，末附"伤寒例"、本草钞、或问、痉书等。方氏认为《伤寒论》虽经王叔和整理，但蠹残殊甚，已失旧貌，而注家依文顺释，更使仲景之学日渐茅塞，因而重考文字，整移条文，名之曰"条辨"，以冀还其原貌。方氏的编次，删削"伤寒例"，合并"平脉法""辨脉法"，移易了汗吐下、可与不可诸篇及有关温病杂病的条文。尤其是对太阳病篇进行重大修订，以"风伤卫""寒伤营""营卫俱中伤风寒"分为上中下三篇。还提出伤寒以"六经"为纲、"六经"以太阳为纲，不囿于朱肱的经络说，而把"六经"看为"六部"。书中之"本草钞"对《伤寒论》方所用之九十余种药物进行论述发挥；"或问"中提出的"表里三层说"及"痉书"对痉与惊风的论述，亦有独特见解。汪琥称方氏此书"其条辨仲景六经篇文，可谓详且尽矣"。喻昌赞其"卓识超越前人"，并谓"大得尊经之旨，然未免失之过激"（《尚论篇》），并采掇方氏之说，参以己意，另作《尚论篇》行于世。

《伤寒准绳》（八卷）　明代王肯堂（字宇泰，号损庵、念西居士）辑，成书于明万历三十二年（公元 1604 年）。《六科证治准绳》之一。卷首列"入门辨证诀"，载录李东垣《内外伤辨惑论》有关内容，对冬温、温病、寒疫、热病、湿温、风温、霍乱等类伤寒进行了论述。其后为伤寒总例，论四时伤寒及伤寒之传变、治法、预后等。王氏对《医学纲目》的有关编次十分称道，其自序说："惟楼氏《纲目》，列六经正病于前，而次合病、并病、汗吐下后诸坏病于后，又次之以四时感异气而变者，与妇婴终焉。而每条之中备列仲景法，然后以后贤续法附之，既概括百家，又不相淆杂，义例之善，无出其右。"因而，王氏亦仿《医学纲目》体例，先载太阳病篇及阳明病、太阴病、少阴病、厥阴病篇，以及合病、并病、汗下吐后病、杂病篇等，后为劳复、食复、瘥后诸病、阴阳易、妇人小儿伤寒等，并载脉法药性篇。王氏的注释推崇成无己之说，并撷取赵嗣真、张兼善、黄仲理、朱肱、庞安时、许叔微、韩祗和、孙兆、张元素、张璧、李杲、朱丹溪、王海藏、王履、罗天益、戴元礼、楼英、吴绶、陶华等学说，并采集许多后世方剂。其内容十分精详。汪琥认为"伤寒之书，至此可为详且尽矣"。

《集注伤寒论》（十卷）　明代赵开美（又名琦美，字仲朗，号元度）集注。约成书于明万历间。赵氏常熟虞山人，历官刑部朗中，授奉政大夫。明万历二十三年（公元 1595 年）虞山疫疠流行，家人多染疾。之后遂刊刻成无己注本《伤寒论》，后又刊刻《金匮要略》、宋本《伤寒论》及《伤寒类证》，合为《仲景全书》。又辑《集注伤寒论》。其凡例说："诸家善发仲景之义者，无过南阳，此外如叔微、潜善、洁古、安常、东垣、丹溪，近代如三阳、宇泰诸君子，单词片语，虽不尽长少辙迹，实深得长沙精义，急为采入，以补六经未发诣也。"《集注伤寒论》所采，除成无己注解之外，凡二十二家，其详博可知。

《张卿子伤寒论》（七卷）　明代张遂辰（字卿子，号相期、西农老人）注。成书于明天启四年（公元 1624 年）。张氏认为成氏《注解伤寒论》引经析义，尤称详洽，诸家莫能胜之，故悉依旧本，不敢去取。是书本诸成注，参以庞安常、许叔微、张洁古、李东垣、朱丹溪、王安道诸家之论，并合以己见而成。其立言平正，选论颇精。

《伤寒秘要》（二卷）　明代陈长卿（字宁澜）著。约成书于明崇祯四年（公元 1631

年）。原名《伤寒五法》。书载伤寒约论、六经病证，并列述发热、潮热、寒热、恶风、恶寒、自汗、盗汗、头痛等六十六种有关伤寒的证候、病证。以为辨证须先明表里，审证合脉，参酌成法以治之。其方剂卷集仲景方及其他伤寒验方，如杜仲酒、夺命独参汤、香薷饮等共一百二十二首。陈氏据其治疗伤寒经验，归纳治法为发表、解肌、和解、攻里、救里，提纲挈领，以统仲景三百九十七法，颇有独到之处。曾认为其书可补薛己八法之不足。

《伤寒活人指掌补注辨疑》（三卷） 明代童养学（字壮吾）纂辑。成书于明崇祯四年（公元 1631 年）。童氏认为元吴恕《伤寒活人指掌图》论证用药多有错乱，因而为之补注辨疑。书中论述六经传变之正伤寒；六经病之变证及结胸、发黄、狐惑、吐血、奔豚等杂病的八十一种证候。所载方剂，除仲景方外还增入后世验方，共一百一十四方。

《伤寒六书纂要辨疑》（四卷） 明代童养学纂辑。刊于明崇祯五年（公元 1632 年）。童氏以陶华《伤寒六书》为基础，删繁就简，补其阙略，重为诠次。内容包括论仲景脉法、六经病主要见证、伤寒两感论、伤寒寒热论、伤寒标本论等三十四篇，并对《伤寒论》及《金匮要略》中八十一种症状，分别论其辨治。其论治法，载方剂四十四首，多系后世经验用方，对临证治疗选方有参考价值。

《伤寒集验》（六卷） 明代陈文治（字国章，号岳溪）编著。刊于明崇祯六年（公元 1633 年）。其书论述六经病的主证主脉、变证及其治疗，共一百三十三篇，其论尤重证候的变化及治疗，并增入后世医家的临证经验及用方，共四百九十四首。另载后人劫病法和仲景制药煎药法。

《伤寒典》（二卷） 明代张介宾（字会卿，号景岳）撰。约成书于明崇祯九年（公元 1636 年），为《景岳全书》内容之一。其书之上卷，从"经义"始至"病宜速治"共三十二论，对伤寒的含义、六经病证、传变、诊法、辨证、治法等问题进行了论述；下卷从"温病暑病"始至"伤寒治例"共二十六论，对"发黄""风湿"等临床常见病证进行了阐述。并附方剂一百三十九首。张氏并不对《伤寒论》原文逐条注释，而是重于探讨，其论说别开蹊径，自成一家。张氏为伤寒正名，认为伤寒包括感而即病之正伤寒、发于春夏之温病暑病，以及时行之病，并从经络立论，对六经病证进行阐述。在诊法方面，强调诊脉以知病之缓急先后。还注重舌诊，指出舌之变化反映了病邪内传、由浅入深的过程。论伤寒传变，认为寒邪中人本无定体，不可以日数、次序辨传经。又认为"两感"非太阳、少阴独有，阳明太阴、少阳厥阴均可出现。在辨证方面，强调阴阳"两纲"，表里寒热虚实"六要"，指出伤寒纲领惟阴阳为最，凡治伤寒须先辨阴证阳证，次辨表里寒热虚实，将八纲辨证与六经辨证紧密结合加以阐发。在治疗方面主张不必拘于日数。针对虚人伤寒及"伤寒无补法"的偏见，提出"虚邪治法"，制订大温中饮、补阴益气煎等方，以纠时弊，而为医家所推崇，论治温病暑病则主张从凉散。其于常见病证的辨证论治，既宗经旨又结合临床实践进行阐发，如治发斑强调察表里，论发狂如狂、谵语郑声当辨虚实，辨厥证分阳厥阴厥，论头汗有邪热上壅与阳气内脱之别，治伤寒下利有寒热之异，劳力感寒宜培补以祛邪，动气一证救真阴以培根本。并概括伤寒逆证的种种表现，采取后世医家治外感之方。新增方剂约九十六首。此书全面反映了张氏研究《伤寒论》的学术思想，是学习研究外感病的主要参考书。

《伤寒补天石》（二卷，续编二卷） 明代戈维城（字存橘）著。成书于清顺治元年（公元 1644 年）。戈氏在正编上卷中著文五十一篇，主要论述伤寒辨证，包括辨阴阳、辨表里、辨风寒、辨内伤与外感，以及夹食、夹痰、夹血、大头、黄耳、赤膈、妊娠、温病等多种伤寒证的辨证论治，其中黄耳伤寒、赤膈伤寒等较少记载，值得重视。下卷四十六篇，主要论述时行疫证、六经传变、六经病证、瘥后病证等。续编阐述伤寒恶风、恶寒、发热、烦躁等八十二证的辨证论治。戈氏的论述颇有发明，其治法多选历代验方，对临床具有参考价值。其对黄耳伤寒、赤膈伤寒等论治，受到汪琥的关注，曾说："其中有黄耳伤寒、赤膈伤寒，此自仲景以后，如《活人书》《明理论》所未言及。"唐大烈《吴医汇讲》评称曰："变通其法而云今昔异宜者，如陶节庵、高鼓峰辈，虽亦代有传书，而莫如戈存橘之《补天石》为最，举凡四时感症，无论正伤寒、类伤寒，分条辨治，各极其妙，可谓博而详，详而约矣。"

《仲景伤寒论疏钞金錍》（十五卷） 明代卢之颐（字繇生、晋公、子繇、芦中人）撰。撰年不详。又名《伤寒全錍疏钞》。其书所载仲景《伤寒论》，原文前冠以"论"，注文分"疏"与"钞"。"疏"述原文之大意，"钞"以问答形式阐发仲景旨意。注释多宗《素问》《灵枢》，参以己意，颇有参考价值。

《尚论篇》（八卷） 明末清初喻昌（字嘉言，晚号西昌老人）编撰。初刻于清顺治五年（公元1648年）。本名《尚论张仲景伤寒论重编三百九十七法》，简称《尚论篇》。书载"尚论张仲景伤寒论大意"等篇，认为王叔和整理编次附以己意，林亿、成无己两家过于尊信叔和，先传后经，将叔和之语混编于书中。称赞方有执削去序例，大得尊经之旨，推崇方氏太阳病篇以风寒之伤营卫分属，并论春温、温疫等病证。其太阳篇，以风伤卫、寒伤营、风寒两伤营卫分上中下篇，明确提出桂枝汤、麻黄汤、大青龙汤为鼎足大纲三法；《尚论后篇》论温证，并辨两感温证，且载合论、真中、小儿、会讲、问答诸篇，又论三阳三阴诸证方剂。喻氏认为，仲景以冬伤于寒、春伤于温、夏秋伤于暑热为四季主病之大纲，尤以冬月伤寒为大纲。举三百九十七法，分列于大纲之下。至于伤寒六经，又以太阳一经为大纲，而太阳经又以风伤卫、寒伤营、风寒两伤营卫为纲。因而在方有执论述的基础上明确提出了"三纲鼎立"之说，并以此阐发太阳病的病机与治法，拓宽了研究《伤寒论》的思路，促进了仲景学说研究的发展。其后，张璐、吴仪洛、周扬俊、沈明宗等均宗其法；其编次及注释较方氏为妥，后世誉为善本。对温病的阐发，提出了"冬伤于寒""冬不藏精""既冬伤于寒，又冬不藏精"的温病三纲说，与太阳病三纲学说相提并论。并分析了三种温病的病因病机、临床表现及治疗。对温疫病的论述也颇有见地，其对温疫病病机、辨证、治疗从三焦立论的观点，对后世温病学家具有一定的启迪作用。《四库全书总目提要》称"盖诸家之注，至昌而始变其例矣……每经文各冠以大意，纲举目张，颇有条理，故医家称善本"。虽然某些论述于理欠妥，但仍不失为学习研究《伤寒论》的重要参考书。

《伤寒括要》（二卷，附方二卷） 明代李中梓（字士材、念莪，号尽凡居士）撰。刊于清顺治六年（公元1649年）。李氏曾作《伤寒授珠》十卷，后毁于兵燹。是书由《伤寒授珠》删繁去复、简邃选玄而成。名取"括要"，谓"括义详而征词简也"。卷上伤寒总论起，至肉苛证止，示人以分六经、辨阴阳、审表里、察虚实之大要；卷下百合狐惑目赤黑阴毒阳毒总论起，至中暑中暍止，末后附仲景一百一十三方，以方例证，探究制方精义，简述临证应用，并附杂方五十六首及"问因察症正名总论"。全书取各家之长，发仲景之奥旨而补其未备。凡前人注释不足处，"必本诸经文，要诸至理，详为条辨"，其立论平正，阐述简明，序目清晰，切于实用。

（二）伤寒学研究的新见和争鸣

在明代医家中，如方有执的表里三层说，缪希雍的伤寒时地议及其善用的清热养阴之法，以及张介宾、王肯堂对"伤寒无补法"之论的纠正，都是值得重视的。

1. 方有执的六经以太阳为纲和表里三层说

方有执，字中行，明代歙县人，生于公元 1523 年，卒年不详。方氏笃志于《伤寒论》的研究，认为"古今治伤寒者未有能出其外者也，其书为诸方之祖"，著《伤寒论条辨》，提出"六经辨太阳为纲"及"表里三层"之说。

方氏认为，伤寒应以六经为纲，六经则以太阳为纲。他在《伤寒论条辨·或问》中说："经为纲，变为目，六经皆然也。"认为"风寒本天之二气，于人身为外物，故其中伤于人，必自外而内，人之中伤之，必皮肤先受起，以病方在皮肤，皮肤属太阳，故曰太阳病，盖举大纲而言始"（《伤寒论条辨》）；复将太阳分为"卫中风""营伤寒""营卫俱伤风寒"三纲："太阳一经，风寒所始，营卫二道，各自中伤，风则中卫，故以卫中风而病者为上篇"；"太阳统摄之荣卫，乃风寒始入之两途，寒则伤荣，故以荣伤于寒病者为中篇"；"中风者，单只卫中于风而病也。伤寒者，单只荣伤于寒而病也。若风寒俱有中伤，则荣卫皆受俱病，故以荣卫俱中伤风寒而病者为下篇"。方氏此论，即后世所谓"三纲鼎立"说，此说虽有王叔和、孙思邈、成无己启之于前，而方有执则加以深化。他在《伤寒论条辨》中改订太阳篇时，按孙思邈所列桂枝汤、麻黄汤、大青龙汤三方分证，将凡属桂枝汤证及其辨证一类的条文，共六十六条，二十方，分别列于"卫中风篇"，凡属麻黄汤证及原文有"伤寒"二字列于条首的条文，共五十七条，十八方，分别列于"寒伤营篇"，凡属大青龙汤证及原文有"脉浮紧""伤寒脉浮"诸条，共三十八条，三方，分别列于"荣卫俱中伤风寒篇"。他对《伤寒论》所进行的这种分类与归纳，对后世学习与研究伤寒，颇具影响。然而，历代医家对其说毁誉不一，至如喻嘉言则进而阐发其说，并赞之谓"其于太阳三篇，改叔和之旧，以风寒之伤营卫者分属，卓识超越前人"（《尚论篇·尚论张仲景伤寒论大意》）。

此外，方氏认为风寒之中伤人体，通身四面上下皆当之，但其入侵有渐，故将人的体表分为三重，倡"伤寒表里三层"之说。他在《伤寒论条辨·或问》中提出："第一，薄外皮肤为一重，太阳所主之部位也；第二，肌肉一重，阳明之部位也；第三，躯壳里、脏腑外匡空一重，少阳之部位也。如此一重一重，逐渐而进，三阳主表之谓也。及其进里，里面内脏亦为第三重，逐层亦是如此而渐上，三阴主里是也。"并以为各经分辖部属处所，病邪侵入不由经道，而由各部位超直而径进。他对伤寒六经传变之传足不传手说持否定态度，认为"手经之阳明，居人身之半，足经之阳明，亦居人之半，若谓传一半不传一半，则是一身之中，当有病一半，不病一半之人也"（《伤寒论条辨·或问》），其言颇中肯綮。

方有执对《伤寒论》的研究，在理论上，以六经辨证，太阳为纲及表里三层之说为其特点，对考订错简做出了贡献。经其整理编次，《伤寒论》的分类比较明确，这对后人的学习研究有一定的启发，方有执是历代研究《伤寒论》诸家中的代表性人物之一。

2. 辨"伤寒无补法"

宋代李子建，因父死于伤寒，乃取仲景所著，深绎熟玩；八年之后，著《伤寒十劝》，旨在一旦有病，招医未至，或无医者，若以此十劝，不致有误。《伤寒十劝》的内容极简，而流传却很广泛。其中有"伤寒当直攻毒气，不可补益"等劝语，医者、病家往往执此为法，以致习以成弊，到了明代，其风尤甚。

楼全善、王肯堂、张介宾等医家，针对此说极力纠误。楼氏《医学纲目》因而集王海藏、朱丹溪等治伤寒的补养兼发散之法，使人遵之，不犯虚虚实实之戒。楼氏强调："盖凡外伤风寒者，皆先因动作烦劳不已而内伤体虚，然后外邪得入。故一家之中有病者、有不病者，有体虚则邪入，而病体不虚则邪无隙可入，而不病也，是故伤寒为病，属内伤者十居八九。后学无知，举世皆谓伤寒无补法，但见发热，不分虚实，一例汗下，而致夭横者滔滔皆是，此实医门之罪人也。"

王肯堂也有感于此，说："余见世医泥于'伤寒无补法'，多犯虚虚实实之戒。"因而在《伤寒准绳》中，备载《医学纲目》之文，又增汪机、薛己案例，以为虚人感寒的治法。他在《伤寒准绳·凡例》中指出："《内经》云'风雨寒暑不得虚，邪不能独伤人'。至于丹溪，又云'伤寒属内伤者十居八九，当以补元气为主'。由是言之，后人治伤寒者既皆识仲景之法不尽，又不知其病本于内伤虚劳而思补养，但用汗下致死者，其杀人何异刀剑。兴言至此，切骨痛心，今虽以后贤补养之法附载于篇，而书不尽言，言不尽意，尤望临病之工重人命……宁过于谨护元气，无孟浪汗下，而后无庶几乎少失也！"

张介宾对于《伤寒十劝》的批评，更是不遗余力。他在《景岳全书·伤寒典》中，有"三阳证辨""再论阴证阳证及李子建伤寒十劝之害""论虚邪治法""补中亦能散表""寒中亦能散表""伤寒三表法""伤寒无补法辨"等论，均系针砭此说而发。及其晚年，在所著的《质疑录》中，又将"论伤寒无补法辨"作为其首篇。张氏在"伤寒无补法辨"中说："有最庸最拙，为万世之害者，莫如李子建之伤寒十劝，今世谬传，实基于此。"在逐一批驳"十劝"之害时指出："一劝云'伤寒头痛及身热，便是阳证，不可服热药'。若此一说，乃悉以阳经之表病，认为内热之阳证，治以寒凉，必杀人矣……二劝曰'伤寒必须直攻毒气，不可补益'。若据此说，则凡是伤寒皆实证，而必无虚证矣……三劝曰'伤寒不思饮食，不可服温脾胃药'。据此一说，则凡见伤寒不食者，皆是实热证，而何以仲景有曰'阳明病不能食，攻其热必哕，所以然者，胃中虚冷故也'……今观彼十劝之中，凡禁用温补者居其八九，而绝无一言戒及寒凉，果何意哉？因致末学认为圣经，遂悉以阴证作阳证，悉以虚证作实证，但知凉泻之一长，尽忘虚实之大害矣。"

以上诸家，对世传伤寒无补法之论，观点完全一致，其目的无非为力挽医界时弊，正如《质疑录》所说："矧今人患挟虚伤寒者，十尝六七，传诵'伤寒无补法'者，十之八九，虚而不补，且复攻之，不可胜纪。故力辨之，欲以救时弊，非好补也。"

3. 张介宾的虚邪论治法

《景岳全书·伤寒典》有"论虚邪治法"一篇，比较集中地反映了张介宾论治虚人伤寒的方法。张氏认为凡临证者，如见到脉弱无神，耳聋手颤，神倦气怯，畏寒喜暗，言语轻微，颜色青白等各种形证不足之候，便当思其元气。若形气本虚而过散其表，必致亡阳；藏气本虚而误攻其内，必致亡阴。即使元气虚而邪方盛者，亦不可攻，必当详察阴阳，峻补中气。如平居偶感阴寒，邪未深入，但见发热身痛，脉数不洪，内无火证，素禀不足者，即当用理阴煎加柴胡，或加麻黄。张氏认为此是常用第一方。此外诸证如虚在阳分，则当以四柴胡饮、补中益气汤等温中发散；若虚在阴分而液涸水亏，不能作汗，则当用补阴益气煎、三柴胡饮，或三阴煎、左归饮之类，为壮水制阳、精化为气的治法。若阴盛格阳，真寒假热者，则当以大补元煎、右归饮等引火归原。若阴盛阳衰之证，身虽发热，而畏寒不已，或呕恶，或泄泻，或背凉如冰，或手足厥冷，为阳虚之极，必用大温中饮或理阴煎。张氏曾在《景岳全书·新方八阵·散阵》论大温中饮时指出："尝见伤寒之治，惟仲景能知温散，如麻黄、桂枝等汤是也。亦知补气而散，如小柴胡之属是也。至若阳根于阴，汗化于液，从补血而散，而云腾致雨之妙，则仲景犹所未及，故予制此方，乃邪从营解第一义。"可见张氏对其自己所创的治疗虚邪的方法是非常自信的。据其记述，临床效果颇佳，如其在《景岳全书·伤寒典·论虚邪治法》中说："余常藉此而存活者，五十年来若千人矣。"

张氏论治伤寒虚证，主要针对阳虚伤寒和阴虚伤寒，其在"补中亦能散表"论中，有所论述，他说："夫补者所以补中，何以亦能散表？盖阳虚者即气虚也，气虚于中，安能达表！非补其气，肌能解乎？凡脉之微弱无力，或两寸短小而多寒者，即其证也，此阳虚伤寒也；阴虚者即血虚也，血虚于里，安能化液！非补其精，汗能生乎？凡脉之浮芤不实，或两尺无根而多热者，即其证也，此阴虚伤寒者。"

此外，张介宾在论述"补中亦能散表"的同时，又阐述了"寒中亦能散表"，他说："清火何以亦能散表？盖阳亢阴衰者，即水亏火盛也，水涸于经，安能作汗！譬之干锅赤裂，润自何来？但加以水，则郁蒸沛然，而气化四达。夫汗自水生，亦有是也。如前论言补阳补阴者，宜助精气也；此论言以水济火者，宜用寒凉也。"由此可见，张氏论虚邪治法，亦并非偏于温补，对于寒凉之法同样十分重视。清代尤在泾对张景岳的虚邪治法评价很高，他在《医学读书记·通一子杂论辨》中说："气虚于中，不能达表，非补其气，肌能解乎？……此公于发表一法，独能得其精奥，故其言之尽而无敝，确有可守如此。"

4. 关于陶华《伤寒六书》的学术争鸣

陶华的《伤寒六书》对明清之际的临床医学曾经很有影响。陶华，字尚文，号节庵道人，余杭人。《伤寒六书》包括《伤寒琐言》一卷、《伤寒家秘的本》一卷、《伤寒杀车捶法》一卷、《伤寒证脉药截江网》一卷、《伤寒一提金》一卷、《伤寒明理续论》一卷。陶华说："今将以秘验三十七方，就注三十七，槌法二十条，煎法二十条，劫病并制药解法，名杀车槌也。"柴葛解肌汤是其所制医治三阳合病之方，后人多习用之。明末，医者对陶华学说有两种不同观点，一种是推崇备至，如杨恒山著《伤寒宗陶全生金镜录》，皇甫中《伤寒指掌》于诸家议论，独推陶华。吴学损在《痘疹四合全书·凡例》中，甚至称"伤寒科旨宗仲景，其次莫若陶节庵，后世名人，辨论虽善，终无便于后学"。此外，童养学著《伤寒六书纂要辨疑》，虽则"纂之辨之，去其繁芜，补其阙略，剖其正讹"（自序），但基本宗陶之说。另一种观点认为，陶华此书，不仅未能发挥仲景之学，而且贻误后人。如徐春甫在《古今医统大全》中说："《伤寒六书》不能发仲景之旨。"王肯堂认为"陶氏之书，不过剿南阳唾余，尚未望见易水门墙，而辄诋伤寒为非全书，聋来学，盖仲景之罪人也"（《医籍考·方论》）。清人汪琥也以为陶氏之书"命名鄙俚，辞句重复，辨证不明，方药杂乱，以至俗学传习，流祸至今未已"（《医籍考·方论》）。清代时医习以陶氏法治疗温病，亦曾被叶桂所抨击"惜乎专以陶书六经看病，仍是与风寒先表后里之药，致邪之在上，漫延结锢……非初受六经，不须再辨其谬"（《临证指南医案·暑》）。《四库全书总目提要》谓"节庵六书，至今为伤寒家所诟病"，正是反映了当时的学术争鸣情况。

5. 缪希雍的"伤寒时地议"

缪希雍认为伤寒疗法虽应以仲景《伤寒论》为宗，但更应考虑病人所处的时代、气候、地理环境、体质禀赋等差异，而灵活施治，主张对仲景的立法造论"师其意，变而通之"，特别是选方用药更应灵活权变。他在《先醒斋医学广笔记》中，专著"伤寒时地议并六经治法"一文，指出："夫伤寒者，大病也。时者，圣人所不能违者也，以关乎死生之大病，而药不从时，顾不殆哉！仲景医门之圣也，其立法造论，后之明师如华佗、孙思邈辈，莫不宗之。汉末去古未远，风气犹厚，形多壮伟，气尚敦庞，其药大都为感邪即病而设，况南北地殊，厚薄不侔，故其意可师也，其法不可改也。循至今时千余年，风气浇矣，人物脆矣，况在荆杨交广梁益之地，与北土全别，故其药则有时而可改，非违仲景也，实师其意，变而通之，以从时也。如是则法不终穷矣，故作斯议，条列其方，稍为损益，以从时地，俾后之医师，知所适从，庶几患斯疾者，可免于枉尔！"缪氏这些议论，对后人研究伤寒和临床诊治，都有相当重要的启迪，学者对其评价颇高，如《药治通义》说："缪氏之论，特得窾要。"

六、《金匮要略》研注的开始

宋、金、元时期，《金匮要略》尚无注本刊行。元末明初赵良仁始有《金匮方论衍义》之作，是已知现存最早的一种全注本。

《金匮方论衍义》（三卷）　赵良仁（字以德，号云居）撰著。约成书于明初，未刊。清康熙初，周扬俊获见之，以为其书"理明学博，意周虑审"，对仲景杂病多有发明；惜是书残缺，乃刻意搜求，经二十余年未获全帙，遂别撰补注之文，合而刊之，名《金匮玉函经二注》，刊行于清康熙二十六年（公元 1687 年），亦为赵氏《金匮方论衍义》首次刻板传世。书中对仲景杂病的概念、病因病机、理法方药等多有阐释。释文主要引自《内经》《难经》及仲景《伤寒论》，后人称其"以经解经"。赵氏对肝脏体用补泻之论，对百合病的概念与病因病机的认识，以及对阴阳毒治疗方药的论述，均有独到的见解。

之后又有胡引年的《金匮要略方注》。清代程林在《医籍考》中曰："《金匮要略》，明初有赵以德注，嗣后有胡引年注，方论讹解甚多。"今胡氏之书久佚，然料想程氏作《金匮要略直解》之时，尚能见到此书。

据传，卢之颐尚有《摩索金匮》九卷，也已亡佚。杭世骏《道古堂集·名医卢之颐传》说："卢之颐著《金匮要略摸象》，未成，父促之成。既成火之，曰：十年后方许汝著书。父殁后，述先人之志，成《摩索金匮》九卷。右目偏盲，摩索者，言暗中得之也。"明代医家对仲景《金匮要略》的研究大抵仅此而已。自清代以来，始出现了为数较多的《金匮要略》全注本。

第四节　寒凉时弊和温补学说的产生

一、寒温之辨

金元时期，刘河间的"主火论"，朱丹溪的"相火论"和"阳有余、阴不足论"相继问世，日益盛行于南北，对纠正时医滥用温燥辛热的时弊起了积极作用，使当时医学之风为之一变。然而自此开始，后世不善学者，往往不察证候之标本，不究寒热虚实，忽视了因时、因地、因人而异的辨证施治特点，而拘于诸病皆属于"火"及"阴虚火动"之说，墨守一隅，动辄寒凉攻伐，贻害于人，甚至逐渐形成了滥用苦寒之剂的医界新时弊。生活于明成化、正德间的王纶对丹溪的学说有所阐发，他在《明医杂著·补阴丸论》中认为："人之一身，阴常不足，阳常有余，况节欲者少，过欲者多，精血既亏，相火必旺，火旺则阴愈消，而劳瘵咳嗽、咯血、吐血等证作矣。"同时还指出："火旺致病十居八九，火衰成疾者百无二三……故补阴之药，自少至老，不可缺也。"王氏在丹溪大补阴丸基础上，自制补阴丸方，作为滋阴降火之剂，并经常与葛可久诸方同用，以作劳瘵"收功保后"之治。该方与丹溪方相比，知柏、龟板之量略减，熟地黄稍增，加入天门冬、白芍药、五味子，并益以锁阳、甘杞、干姜等味。如兼气虚者加参芪；命门火衰加附桂、沉香，以使阴与阳齐，则水能制火而水升火降。应该说，补阴丸是阴阳兼顾的。然而问题出在人们忽略了此点，而仅仅着眼于王纶强调的"精血既亏，相火必旺"，并主张终身服用偏颇之说。医者从之，凡治阴虚而用黄柏、知母日渐成风，如李时珍在《本草纲目》卷三十五所指出的"近时虚损及纵欲求嗣之人，用补阴药往往以此二味为君，日日服饵，降令太过，脾胃受伤，真阳暗损，精气不暖，致生他病"，甚至出现"宁受寒凉而死，不愿温补而生"（《景岳全书·辨丹溪》）十分错误的倾向，使临床医学从一个极端走向了另一个极端，陷入了极其片面、狭隘的境地。对于这种不求辨证，乱用寒凉的时弊，当时引起了不少医家的反对，他们在理论上及临床实践方面致力于补弊纠偏。如薛己针对此时弊指出"世以脾虚误认肾虚，辄用黄柏、知母之类，反伤胃中生气，害人多矣"（《内科摘要·饮食劳倦亏损元气等症》）。故在治疗上重视甘温以生发脾胃之阳气，并注重肾与命火不足的辨证施治。孙一奎也抨击时医"凡遇发热咳嗽见红之症，不察病因，不询兼症，则曰此正王公（纶）阴虚火动忌用参芪之病也，当以滋阴降火治之"（《医旨绪余·王节斋〈本草集要〉参芪论》），指出了对于内伤发热、虚损、血证等滥用苦寒、畏投甘温的谬误。孙氏在理论上提出的命门动气说认为，命门非相火，而三焦、包络属相火，也是为了纠正时医滥用寒凉而损伤命门阳气的弊端。赵献可在寒凉之弊盛行的当时，对医者多用知、柏以治阴虚发热，以及误用苦寒直折以治阳虚火衰的假阳症提出责疑，并认为"火不可水灭，药不可寒攻"（《医贯·血证论》），他在"血证论"中指出："刘河间先生特以五运六气暑火立论，故专用寒凉以治火，而后人宗之……自丹溪先生出，而立阴虚火动之论，亦发前人所未发，可惜大补阴丸、补阴二丸中，俱以黄柏、知母为君，而寒凉之弊又盛行矣。"

李中梓分析了"今天下喜用寒凉，畏投温热"（《医宗必读·药性合四时论》）的现状，认为造成这种情况的原因有二：一者守丹溪阳常有余之说，二者拘河间有热无寒之论，以致俗医对火热不辨虚实。他说"虚则不免于热，医者但见有热，便以寒凉之剂投之，是病方肃杀，而医复肃杀之矣，其能久乎?此无他，未察于虚实之故耳"（《医宗必读·药性合四时论》）。

在对寒凉时弊的批判中，以张景岳之论辩最为激烈，景岳目睹当时盛行寒凉之风，从理论上加以抨击，把后世医者滥用寒凉之流弊归咎于刘河间、朱丹溪，其在《景岳全书·误谬论》中指出："自金元以来，为当世之所宗范者，无如河间、丹溪矣，而且执偏见，左说盛行，遂致医道失中者，迄今四百余年矣。"他的"大宝论""辩河间""辩丹溪""阴不足论"及"君火相火论"等专论，向当时寒凉时弊提出了挑战。如在《景岳全书·辩河间》一文中指出：

　　刘河间《原病式》所列病机，原出自《内经·至真要大论》，盖本论详言五运六气盛衰胜复之理，而以病机一十九条总于篇末，且曰：有者求之，无者求之，盛者泻之，虚者补之，令其调达而致和平。是可见所言病机亦不过挈运气之大纲，而此中有无之求、虚实之异，最当深察，总惟以和平为贵也。故《五常政大论》又详言五运三气之辨，则火之平气曰升明，火之太过曰赫曦，火之不及曰伏明。此虚实火之辨，则有如冰炭之异。而《内经》不偏不倚之道，固已详明若是。奈河间不能察本经全旨，遂单采十九条中一百七十六字……不辨虚实，不察盛衰，悉以实火言病，著为《原病式》以迄于今。夫实火为病固可畏，而虚火之病尤为可畏。实火固宜寒凉，去之本不难也；虚火最忌寒凉，妄用之无不致死。矧今人之虚火者多，实火者少，岂皆属有余之病，顾可慨言为火乎？历观唐宋以前，原未尝偏僻若此，继自《原病式》出，而丹溪得之定城，遂目为至宝，因续著《局方发挥》及阳常有余等论。即如东垣之明，亦因之而曰："火与元气不两立。"此后如王节斋、戴元礼辈，则祖述相传，遍及海内。凡今之医流则无非刘、朱之徒，动辄言火，莫可解救，多致伐人生气，败人元阳，杀人于冥冥之中而莫之觉也，诚可悲矣！即间有一二特达，明知其非而惜人阳气，则必有引河间之说而群吠之者矣。何从辩哉！矧病机为后学之指南，既入其门，则如梦不醒，更可畏也。医道之坏，莫此为甚。此误谬之源，不可不察。

在"辩丹溪"中指出：

　　尝见朱丹溪"阳常有余，阴常不足论"，谓人生之气常余，血常不足，而专以抑火为言，且妄引《内经》阳道实，阴道虚，及至阴虚天气绝，至阳盛地气不足等文，强以为证，此诚大倍经旨，大伐生机之谬谈也。何也？盖人得天地之气以有生，而有生之气即阳气也，无阳则无生矣。故凡自生而长，自长而壮，无非阳气之主，而精血皆其化生也。是以阳盛则精血盛，生气盛也；阳衰则精血衰，生气衰也。故《经》曰：中焦受气取汁，变化而赤，是谓血。是岂非血生于气乎？丹溪但知精血皆属阴，故曰阴常不足，又安能阳气之有余。由此虑之，何不曰难成易亏之阳气，而反曰难成易亏之阴气，是何异但知有母而不知有父者乎，故其所立补阴等方，谓其能补阴也。然知柏止堪降火，安能补阴？若任用之则戕伐生气，而阴以愈亡，以此补阴谬亦甚矣。及察其引证经文，则何其谬诞？若《经》曰：阳者天气也，主外；阴者地气也，主内，故阳道实，阴道虚。此《太阴阳明论》言脾之与胃生病有异，以阳明主表，太阴主里。凡犯贼风虚邪者阳受之，阳受之则入六府，而外邪在表，邪必有余，故曰阳道实也。饮食不节，起居不时者，阴受之，阴受之则入五脏，而内伤脏气，脏必受亏，故曰阴道虚也。此本经以阳主外，阴主内而言，阳病多实，阴病多虚有如此，岂以天地和平之阴阳而谓其阳常有余，阴常不足乎，勉强引证，此一谬也。又《经》曰：至阴虚，天气绝。至阳盛，地气不足。此方盛衰论言阴阳否膈之为病，谓阴虚于下则不升，下不升则上亦不降，是至阴虚天气绝也。阳亢于上则不降，上不降则下亦不升，是至阳盛地气不足也。此本以上下不交者为言，亦非阳常有余，阴常不足之谓也，且下二句犹或似之，而上二句云，至阴虚天气绝，则何以为解，此更谬也。以丹溪之通博而胡为妄引，若此抑为偏执所围，而忘其矫强乎。

张景岳认为金元以来滥用寒凉之弊的危害，主要是克伐人体之真阳，因此在理论上突出了阳气对人体生命活动的重要性。然而在治疗用药方面，则强调当在补其真阴的基础上，温养阳气，以使"阴阳互济"，从而进一步发展和完善了温补之法。

在明代医学发展过程中，这场寒温之辩是不可避免的，诸家温补学说的兴起，客观上形成了所谓"温补学派"，其中以薛己、孙一奎、赵养葵、张介宾、李中梓等医家为代表。他们的温补学说，不仅在理论方面丰富了中医学的学术内容，并且在治疗上创立了不少重要的方法。

诚然，在这场旷日持久的寒温之争中，为了纠正时弊，一些医家曾以偏激之词提出批判，如赵献可说"丹溪之书不息，岐黄之道不著"。(《医贯·血症论》)尤其是张景岳更将时医之弊，尽皆归罪于河间、丹溪，说"使刘朱之言不息，则轩岐之泽不彰，是诚斯道之大魔，亦生民之厄运也"(《真阴论》)。应该看到，河间、丹溪之说毕竟为纠正当时医界时弊做出了重要的贡献；同时也应该看到，明代出现的"寒凉时弊"，其过不在河间、丹溪，而在于时医的学而不善。在这场辩论中，孙一奎的态度是比较公允的，如他在《医旨绪余》中说："有谓刘守真长于治火，斯言亦未知守真所长也……其所谓《原病式》，历揭《素问》病机十九条，而属火者五；又另见人心好动，诸动属火。夫五行具于人身者各一，惟火有君有相，由此病机属火者多也。《原病式》特为病机而发，故不暇视及其余，若所著《保命集》三卷，治杂证则皆绝妙矣。然则谓守真长于治火者，其真未知守真所长者也。"又认为丹溪虽倡"阳有余，阴不足之论，其用意固有所在也，盖以人当承平，酗酒纵欲，以竭其精，精竭则火炽，复以刚剂，认为温补，故不旋踵而血溢内热，骨立而毙，与灯膏竭而复加炷者何异。此阳有余、阴不足之论所由著也。后学不察，概守其说，一遇虚怯，开手便以滋阴降火为剂，及末期，率声哑泄泻以死，则曰丹溪之论具在，不知此不善学丹溪之罪，而于丹溪何尤？"时至今日这种历史现象仍值得引起后学者注意。

二、赵献可的水火不足论治

赵献可，字养葵，号医巫闾子，鄞县人，生活于明万历、崇祯间（公元 1573～1644年）。赵氏好学，淹贯经史，尤善于《易》而精于医。他的学说主要阐发薛己之旨，立意于先天水火而尤重命门之火。赵氏反对恣用知、柏，极为维护阳气。黄宗羲说他"与介宾同时，未尝相见，而议论往往有合者"（《张景岳传》）。

赵献可针对寒凉时弊，为纠乱投苦寒、戕伤真阴真阳之偏，以阴阳互根为基础，从理论上与实践上阐发先天水火不足之说，而于水火之间，偏重于补火。他在《医贯·内经十二官论》中指出："何世之养身者，不知保养节欲，而日夜戕贼此火。既病矣，治病者不知温养此火，而日用寒凉，以直灭此火，焉望其有生气耶！"他在《医贯·阴阳论》中进一步指出："先天水火，原属同宫，火以水为主，水以火为原。故取之阴者，火中求水，其精不竭；取之阳者，水中寻火，其明不熄。"又说："火为阳气之根，水为阴血之根，盖观天地间，日为火之精，故气随之，月为水之精，故潮随之，然此阴阳水火，又同出一根，朝朝禀行，夜夜复命，因流而不息，相隔而不离，惟其同出一根而不相离也，故阴阳又名互为其根，阳根于阴，阴根于阳。无阳则阴无以生，无阴则阳无以化，从阳而引阴，从阴而引阳，各求其属而穷其根也。"在阴阳互根的思想指导下，他在《医贯·内经十二官论》中总结出治疗先天水火不足的法则：

命门君主之火，乃水中之火，相依而永不相离也，火之有余，缘真水不足，毫不敢去火，只补水以配火，壮水之主以镇阳光；火之不足，因见水之有余也，亦不必泻水，就于水中补火，益火之源以消阴翳。所谓源与主者，皆属先天无形之妙……须育无形之火，配无形之水，直探其君主之穴宅而求，是为同气相求，斯易以入也。(《医贯·内经十二官论》)

以上赵氏对先天水火不足的论治，从阴阳互根的原理，指出了火中求水、水中寻火的治疗原则，对明代医家论治命门水火产生较大的影响。

赵献可所用的壮水、益水之剂，是以六味、八味补益真阴。六味丸补无形之水，为壮水之主以制阳光之剂，主治肾虚不能制火的阴虚火动之证；八味丸中既用六味壮水补阴，又以桂、附于水中补火，使水火得养而肾气自复，为益火之源以消阴翳之剂。在治疗阴虚火动，而运用六味丸时，赵氏反对杂加其他寒凉之剂，特别是苦寒之黄柏、知母，以免克伐无形之火，戕害脾胃之生气。

在临证中，赵献可将先天水火不足的论治原则不只限于阴虚发热，而且还广泛运用于内伤杂病，如血证、痰证、消渴、小便不通、遗精、中风、气虚中满、妇人经水不调等证，贯穿了他重视肾命先天水火的学术思想。

1. 血证

赵氏认为论治血证当以真阴真阳为要，因为血属于水，随火而行。他在《医贯·血证论》中说："肾中之真水干，则真火炎，血亦随火而沸腾矣；肾中之真火衰，则真水盛，血亦无附而泛上矣。惟水之奠其位，而气血各顺布。"其治法仍以阴阳互根为原则，"真阳虚者，从阴引阳；真阴虚则从阳引阴"(《医贯·血证论》)，如真阴失守，命门火衰，火不归元，水盛而逼其浮游之火于上，上焦咳嗽气喘，恶热面红，呕吐痰涎出血，此系假阳之证，须用八味丸热药冷服，以引火归元。赵氏在《医贯·血证论》中指出："用桂、附二味纯阳之火，加于六味纯阴水中，使肾中温暖……龙雷之火自然归就于原宅，不用寒凉而火自降，不必止血而自止。若阴中水干而火炎者，去桂附而纯用六味，以补水配火，血亦自安，亦不必去火，总之保火为主。"因此，阴中火虚，或阴中水亏，都可出现血证，赵氏主张不用寒凉，不必去火，也是为了针对时医治疗血证滥用苦寒降火而言。他用六味丸治阴虚血证，而不以知、柏苦寒降火，又以八味丸治阳虚血证，体现了重视"保火"的学术思想。

2. 痰证

赵氏对痰证论治，亦以调治肾中水火为原则。他在《医贯·先天要论·痰论》中谈到："盖痰者病名也，原非人身之所有，非水泛为痰，即水沸为痰，但当分有火无火之异耳。肾虚不能制水，则水不归源泛而为痰，是无火者也，故用八味丸以补肾水。阴虚火动，则水沸腾动于肾者，犹龙火之出于海，龙兴而水附；动于肝者，犹雷火之出于地，疾风暴雨，水随波涌而为痰，是有火者也，故用六味丸以配火，此不治痰之标，而治痰之本者也。"至于无火之痰及有火之痰的辨别，他认为："无火者纯是清水，有火者有重浊白沫为别。"对肾虚患者，赵氏先用六味或八味，以壮水之主，益火之源，再用四君、六君补脾以制水；脾虚者，既用理中以制其水，又以六味、八味以益其母。这种脾肾兼治，先后天兼顾的治本之法，不同于一般清热化痰之治。

3. 消渴

对于消渴病的论治，赵氏也从水火不足的角度加以阐述。他在《医贯·先天要论》中指出："人之火得其平，气血得其养，何消之有?其间摄养失宜，水火偏胜，津液枯槁，以致龙雷之火上炎，熬煎既久，肠胃令消，五脏干燥，令人四肢瘦削，精神倦怠，故治消之法，无分上、中、下，先治肾为急。"主用六味或加减八味丸，随证而服。对于下消无水，以六味滋少阴肾水，若命门火衰，则加附子、肉桂以壮少火，如釜底添薪，气上熏蒸，脾肺受润泽之气而渴痊愈。其用八味丸治疗消渴，原与仲景之法一脉相承。赵氏根据东垣之说，认为渴而小便不利，属上焦气分；不渴而小便不利，属下焦血分。下焦者，肾与膀胱，为阴中之阴，如阴分受热，闭塞其下，则非渗利所宜，须用滋肾丸可治疗。赵氏认为"如真阴虚者，惟六味地黄以补肾水，滋肾丸又所当禁。黄柏、知母恐其苦寒泄水，又忌淡味渗泄之药。有真阴虚者，须用八味丸"（《医贯·先天要论·小便不通并不禁论》）。

4. 中风

赵氏认为论治中风当以真阴虚为本，其所谓真阴虚，包括"阴中之火虚"和"阴中之水虚"，阴中火虚者，以河间地黄饮子为主；阴中水虚者，则以六味地黄丸为主。若"果是水虚，则辛热之药与参芪之品，俱不可加"（《医贯·主客辨疑·中风论》）。对于痰涎壅盛者，他在《医贯·主客辨疑·中风论》中指出："痰者水也，其原出于肾，张仲景曰，气虚痰泛，以肾气丸补而逐之。观此，凡治中风者，既以前法治其根本，则痰者不治而自去矣。"

上述所举异病同治之例，都贯穿着赵献可重视先天水火的学术思想。正如他所强调的"医家不悟先天太极之真体，不穷无形水火之妙用，而不能用六味、八味之神剂者，其于医理尚欠大半"（《医贯·先天要论·水火论》）。赵氏承薛己之说，以命门真水、真火为主，以后如高鼓峰、吕用晦、董废翁等，皆传其术，虽然后世对他以六味、八味通各病，以其偏颇，曾有非议，但他对当时的学术影响是客观存在的。

清代徐灵胎曾作《医贯砭》，对赵氏之说攻击不遗余力。其序认为："若赵养葵《医贯》之盛行于世，则非赵氏之力所能如此也。晚村吕氏，负一时之盛名，当世信其术而并信其医。"《四库全书总目提要》对此评述说："赵献可作《医贯》，发明薛己医案之说，以命门真火真水为主，以八味丸、六味丸二方通治各病，大椿以其偏驳作此书辟之……明太医院使薛己，始用二方，为补阴要药，每加减以治诸病，其于调补虚损，未尝无效。献可传其作论……理虽相贯，事有不行。大椿攻击其书，不为无理，惟词气过激，肆言辱詈，一字一句，索垢求瘢，亦未免有伤雅道。且献可说不能多验，今其书已不甚行，亦不必如是之诟争也。"从中可见，在清代乾、嘉之时，《医贯》已不甚行。然而程云鹏却采取《医贯》精华，又补入各家杂病治法，著为《医贯别裁》。程氏在《慈幼伐序》中说："赵氏撮李、薛之要，最为直截，而措引不纯，主张太过，懒漫者挟为秘本，将欲废弃一切，遗害匪小。余为汰去支辞，补入诸家杂证方论，顿觉改观。"

三、张介宾论"阳非有余，阴亦不足"

张介宾，字会卿，号景岳，别号通一子，明代山阴会稽县（今浙江绍兴）人，生于明世宗嘉靖四十二年（公元 1563 年），卒于明毅宗崇祯十三年（公元 1640 年）。景岳博闻多识，精于易理，认为"医易相通，理无二致"，而能将哲理与医理沟通。他的学术理论以阴阳理论与命门学说为核心。在临证中重视治形，填补精血，其阴阳相济、精气互生的方法，给后世医家以很大启迪。

在明代寒凉时弊盛行的情况下，景岳对河间、丹溪之说展开了评议与批判，言词虽多偏散，但对补弊纠偏具有一定的现实意义。景岳认为真阴为阳气之根本。但在当时的情况下，则重视维护阳气，强调了温补的意义。然而他所主张的温补阳气，是建立在填补真阴的基础上的。景岳的《大宝论》《真阴论》《阳不足再辨》《命门余义》等论，是其理论的重要组成部分，提出了"阳常不足，阴本无余"的著名论点，并分别论述了真阴与真阳的重要性，反映了张氏对人体阴阳的基本观点。

在《大宝论》中，景岳提出了"阴以阳为主"的观点，并且通过形气之辨、寒热之辨、水火之辨加以论证，说明"阳非有余，不可不顾"之义。他说：

> 夫阴以阳为主，所关于造化之原，而为性命之本者，惟斯而已，何以见之？如举其最要者，有三义焉：一曰形气之辨，二曰寒热之辨，三曰水火之辨。夫形气者，阳化气，阴成形，是形本属阴，而凡通体之温者，阳气也，一生之活者，阳气也。五官五脏之神明不测者，阳气也。及其既死，则身冷如冰，灵觉尽灭，形固存而气则去，此以阳脱在前，而阴留在后，是形气阴阳之辨也，非阴多于阳乎？二曰寒热者，热为阳，寒为阴；春夏之暖为阳，秋冬之冷为阴。当长夏之暑，万国之炉，其时也，凡草本昆虫，咸苦煎炙，然愈热则愈繁，不热则不盛，及乎一夕风霜，即僵枯遍野，是热能生物，而过热者惟病，寒无生意，而过寒则伐尽。然而热无伤而寒可畏，此寒热阴阳之辨也，非寒强于热乎？三曰水火者，水为阴，火为阳，造化之权，全在水火……夫天一者，天之一也，一即阳也，无一则止于六耳。故水之生物，赖此一也；水之化气者，亦赖此一了……可见水之所以生，水之所以行，孰非阳气所主，此水中有阳耳。人是小乾坤，得阳则生，失阳则死，阳衰者，即亡阳之渐也。

因此，景岳称阳气为人身之大宝，他说："天之大宝只此一丸红日，人之大宝只此一息真阳。"

张景岳在强调阳气的同时，并不忽视阴精，他在"阴阳互根""体用一原"的思想指导下，更明确地指出了人体阳气与真阴两者之间的密切关系，即"阴以阳为主，阳为阴之根"，进一步揭示了阴阳之间的关系是质与气的关系。在人体生长发育过程中，真阳主"生发"，真阴主"成立"，两者互根互用，不可独存，所谓"阴不可以无阳，非气无以生形也；阳不可以无阴，非形无以载气也"（《真阴论》）。

为了阐明真阴对人体的重要性，张景岳从真阴之象，真阴之脏，真阴之用，真阴之病及真阴之治等方面加以论证。他在《真阴论》中说：

> 所谓真阴之象者……犹器具也，所贵乎器具者，所以保物也，无器具则物必毁矣……观形质之坏与不坏，即真阴之伤与不伤，此真阴之象；所谓真阴之脏者……肾有精室，是曰命门，为天一所居，即真阴之腑，精藏于此，精即阴中之水也；气化于此，气即阴中之火也；所谓真阴之用者，凡水火之功，缺一不可。命门之火，谓之元气，命门之水，谓之元精……此命门之水火，即十二脏之化源，故心赖之，则君主以明；肺赖之，则治节以行；脾胃赖之，济仓廪之富；肝胆赖之，资谋虑之本；膀胱赖之，则三焦气化；大小肠赖之，则传导自分。此虽云肾

脏之伎巧，而实皆真阴之用。

　　所谓真阴之病，凡阴气本无有余，阴病惟皆不足，即如阴胜于下者，原非阴盛，以命门之火衰也。阳胜于标者，原非阳胜，以命门之水亏也。水亏其源，则阴虚之病迭出；火衰其本，则阳虚之证迭主……无火无水，皆在命门，总曰"阴虚之病"；所谓真阴之治者，凡乱有所由志，病有所由生，故治病必当求本，盖五脏之本，本在命门；神气之本，本在元精，此即真阴之谓也……故治水治火，皆从肾气，此正重在命门，而阳以阴为基也，欲治真阴，而舍命门，非其治也。

　　总之，张景岳在对人体阴阳状况进行深入观察研究的基础上，提出了"阳常不足，阴本无余"的论点，从理论上阐述阳气与真阴对人体生命活动的重要意义及其两者之间的紧密关系。

　　张景岳的"阳常不足，阴本无余"论，与朱丹溪的"阳常有余，阴常不足"论相比较，两者论述的角度是不同的。张景岳在"阴阳互根"的关系基础上，论述了阳气亏乏与真阴不足的因果问题，而朱丹溪则主要是在阴阳相对的关系基础上，论述了相火妄动与精血耗伤的问题。他们对阴气难成易亏的认识有共同之处，所不同的是朱丹溪论阳气亢而为害，张景岳论阳气衰而致病，而这两者，都与真阴不足有密切的因果关系。可见张景岳的阴阳理论，补充了丹溪学说之未备，为中医阴阳学说的发展做出了贡献。

　　至于阴阳精气不足的具体治疗，景岳采用了"阴阳相济"的方法，他在《类经·疾病类》中说："其有气因精而虚者，自当补精以化气；精因气而虚者，自当补气以生精。又如阳失阴而离者，非补阴何以收散亡之气；水失火而败者，非补火何以苏随寂之阴，此又阴阳相济之妙用也。故善补阳者，必于阴中求阳，则阳得阴助而生化无穷；善补阴者，必于阳中求阴，则阴得阳升而泉源不竭。"此外，景岳还说"善治精者，能使精中生气；善治气者，能使气中生精"（《景岳全书·阳不足再辨》），其义实同。这种"阴中求阳"，补精以化气；"阳中求阴"，益气以生精的治法，为后世治疗阴阳虚损疾病，树立了典范。清代王旭高在《王旭高医书六种·医方证治汇编歌诀》中说："于精气两虚之证，补阴补阳之理，则此老一生，颇有创获。"

　　景岳的名方左归丸、右归丸和左归饮、右归饮等方，都是依照以上治则创制的。左归丸治真阴肾水亏损，除以熟地黄、龟板等滋阴外，还用鹿角胶等温补填精，使阴得阳升；右归丸治元阳不足，除附、桂、鹿角等温补之外，又以熟地黄为主药，大补精血，使阳得阴助，以上两方纯用补益而不兼渗泄，与六味、八味不同。

　　尤有特色的是，景岳回阳益气也用补阴之品，如六味回阳饮治命门火衰，阴中无阳之证。方由人参、附子、炮干姜及熟地黄、当归、甘草组成，后三味即景岳新方中的贞元饮，是阴中求阳、精中生气的治法。上述制方遣药之法，是与其"阳常不足，阴本无余"的理论相一致的，同时也反映了景岳温养阳气、填补真阴的温补法特点。

　　先后天阴阳水火论的提出，在明代学术发展中，具有显著的地位。在纠正当时医界用药偏执苦寒、戕伐人体真阳的寒凉时弊盛行的情况下，这些学说的兴起和发展是当时医学发展的必然产物。为纠正时弊之需要，一些医家强调脾胃与肾命阳气的重要性，深入对命门进行了研究，论治重视先后天水火，善用甘温之剂，对后世医学产生了极大的影响。特别是张景岳的学术思想，被誉有"医门之柱石"（《医门棒喝》）之称。其后如高鼓峰、吕东庄、张石顽等医家承其余绪，多宗其说。明代"温补学说"的兴起与盛行，使阴阳理论、脏腑理论，特别是命门学说的研究更趋于深入。后世一些医家，对温补学说之立论及针对刘、朱的偏激之词也有非议，如姚球在《论景岳全书》中有所指责与批判，但这正像寒凉时弊不应归咎于刘河间、朱丹溪一样，对于后世医者治病概用温补，矫枉过正之处，也不能轻易归咎于景岳。对于医家立论的功过，必须结合当时医界现状，才能做出客观的历史评价。

第五节　四诊内容的充实和辨证论治纲领的逐步完善

在医学理论日趋深入发展的同时，明代的临床医学实践亦得以迅速进步，特别是四诊与辨证纲领内容的日益充实和完善，是明代医学发展中的一个不可忽视的方面。

一、四诊内容的不断充实

宋、金元时期，由于医学理论及实践的发展，在诊断方面，特别是脉诊与望诊方面取得了相当的成就，如高阳生所著的《脉诀》和崔嘉彦的《崔氏脉诀》，将《脉经》的主要内容结合临床实践，编为歌诀，便于临床的应用，对普及脉诊的应用有一定影响。许叔微所著的《仲景三十六种脉法图》、施发的《察病指南》、滑寿的《诊家枢要》等都是诊法专著。元代，敖氏所著的《伤寒金镜录》，后经杜碧清的增补为《敖氏伤寒金镜录》，是我国现存最早的舌诊专著。明代医家在金元时期有关诊断著作的基础上，对四诊进行了重要的总结，特别是对四诊中的望诊、问诊及脉诊方面的研究更为突出。

（一）对望诊的重视与研究

明代医家对望诊的研究更为细致。如喻嘉言在《医门法律·望色诊》中说："人之五官百骸，赅而存者，神居之耳。色者，神之旗也。神旺则色旺，神衰则色衰，神藏则色藏，神露则色露……察色之妙全在察神。血以养气，气以养神，病则交病。失睡之人，神有饥色；丧亡之子，神有呆气；气索自神，失所养耳。"通过望诊诊察失眠、丧亡，真所谓"望而知之谓之神"。

李中梓在《医宗必读·色诊》中，则更是选择历代有关色诊之大要，详加阐发。如诊五色的临床意义，认为：

> 青色见于太阴、太阳及鱼尾正面口角，如大青蓝叶怪恶之状者，肝气绝，主死；若如翠羽、柏皮者，只是肝邪，有惊病、风病、目病之属。红色见于口唇及三阴三阳，上下如马肝色死，血之状者心气绝，主死；若如橘红马尾色者，只是心病，有怔忡、惊悸、夜卧不宁。白色见于鼻准及正面，如枯骨及擦残汗粉者，为肺绝，丙丁日死；若如腻粉梅花白锦者，只是肺邪咳嗽之病。黄色见于鼻，干燥若土偶之形，为脾气绝，主死；若有桂花杂以黑晕，只是脾病，饮食不快，四肢倦怠。黑色见于耳，或轮廓内外，命门县壁若污水烟煤之状，为肾气绝，主死；若如蜘蛛眼、鸟羽之泽者，只是肾虚火旺之病。凡望病人目睛不了了，鼻中呼不

出吸不入，气短促而冷者，阴病也；目睛了了，鼻中呼吸出入能往来，口鼻息长而皆热者，阳病也。

王肯堂对望病人形态十分重视，他在《证治准绳》中指出：

> 凡病人身轻，自能转侧者易治；若身体沉重，不能转侧者，则难治也。盖阴证则身重，必足冷倦卧，恶寒，常好向壁卧，闭目不欲向明，懒见人也。又阴毒身如被杖之疼，身重如山，而不能转侧也。又中湿、风湿，皆主身重疼痛，不可转侧，要当辨之。大抵阳证身轻而手足和暖，开目而欲见人，为可治。若头重视深，此天柱骨倒，而元气败也。凡伤寒传变，循衣摸床，两手撮空，此神去而魄乱也。凡病人皮肤润泽者生，而枯燥者死。经曰：脉浮而洪，身汗如油，喘而不休，形体不仁，乍静乍乱，此为命绝也。

对舌诊的研究，以申斗垣的《伤寒观舌心法》为最著，申氏在元代《敖氏伤寒金镜录》的基础上，对舌诊的理论及临床做了广泛的阐述。他将前人三十六种舌苔演为一百三十五种，集历代舌诊之大成。其后序云："余忘之餐寝，存之心神，累之纸笔，续积多年，今已成册，总计一百三十五舌，图绘其形，即分其经，观其舌，知所苦，明其运气。知其死生，用之汤液，救其危殆，一一悉皆载焉。"申氏的研究起了承前启后的重要作用，如清代的《伤寒舌鉴》《舌鉴辨证》等著作均受其重要影响。

（二）问诊内容的归纳与总结

《素问》有"疏五过""征四失"两论，对问诊反复言之，后世医家亦甚重视。如孙思邈、朱肱皆主张未诊先问。明代医家对问诊的记述甚多，如李梴曾列五十余问，未免嫌繁。喻嘉言在崇祯时所刊的《寓意草·与门人定仪病式》中，认为对病人的问诊应包括：病始于何日，目前昼夜孰重，寒热孰多，饮食喜恶多寡，二便滑涩有无，初服何药，次服何药，某药稍效，某药不效及形志苦乐若何等内容。其后在《医门法律》中还专论"问病"，其中论说：

> 医，仁术也，仁人君子必笃于情，笃于情则亲人犹己，问其所苦，自无不利之处。古人"闭户塞牖，系之病者，数问其情，以从其情，以从其意"。诚以得其欢心，则问者不觉烦，病者不觉厌，庶可详求本末，而治无误也。如"尝贵后贱，病名脱营；尝富后贫，病多失精"，以及形志苦乐，病同治异，饮食起居，过时失节，忧愁恐惧，荡志离魂，所喜所恶，气味偏殊，所宜所忌，禀性迥异，不问何以相体裁衣耶？所以"入国问俗，入家问讳，上堂问礼，临病人问所便"。便者，问其居处动静，阴阳寒热性情之宜，如问其为病热，则便于用寒；问其病寒，则便于用热之类，所谓顺而施之也。人多偏执己见，逆之则拂其意，顺之则加其病，莫如之何。然苟投诚致问，明告以如此则善，如彼则败，谁甘死亡，而不降心以人耶？至于受病情形，百端难尽，如初病口大渴，久病口中和，若不问而概以常法治之，岂不伤人乎？如未病素脾约，才病忽便利，若不问而计日以施治，宁不伤人乎？如未病见有锢疾，已病重添新患，若不问而概守成法治之，宁不伤人乎？如疑难证，着意对问，不得其情，他事闲言，反成真面，若不细问而

急遽妄投，宁不伤人乎？"

喻氏一本《内经》问病之旨，务求问者不烦，病者不厌，而以详求本末为目的，其所论述足以举一反三，颇有启迪。

张景岳则把问诊内容归纳为"十问"，认为问诊是"诊病之要领，临证之首务"，《景岳全书·十问篇》说：

> 一问寒热二问汗，三问头身四问便，五问饮食六问胸，七聋八渴俱当辨，九因脉色察阴阳，十从气味章神见，见定虽然事不难，也须明哲毋招怨。

景岳对十问歌内容的具体表述为"问寒热者问内外之寒热，欲以辨其在表在里也"；"问汗者亦以察表察里也……汗证之有阴阳表里，不可不察也"；"二便为一身之门户，无论内伤外感，皆当察此以辨其寒热虚实"；"问饮食者，一可察胃口之清浊，二可察脏腑之阴阳……凡诸病得食稍安必是虚证，得食更甚者，或虚或实皆有之"；"胸即膻中，上连心，下通脏腑，胸腹之病极多，难以尽悉，而临证必当问者，为欲辨其有邪无邪及宜补宜泻也"；"耳虽少阳之经而实为肾脏之官，又为宗脉之所聚，问之非惟可辨虚实，亦且可知死生"；"问渴与不渴，可以察里证之寒热，而虚实之辨亦从以见"；"脉色者血色之影也，形正则影正，形斜则影斜，病生于内则脉色必见于外，故凡察病者，须先明脉色，但脉色之道非数言可尽，欲得其要，则在乎阴阳虚实四者而已"；"气味有阴阳，阴者降，阳者升；阴者静，阳者动；阴者柔，阳气刚；阴者怯，阳者勇；阴主精，阳主气，其于善恶喜恶皆有妙用不可不察"。

总之，"明此十问，则六变（表、里、寒、热、虚、实）具存，万病形情俱在吾目中矣"。可见，张景岳的十问歌是对问诊内容的重要总结。其后，清代石寿棠《医原·问诊求病论》中有关问诊内容，也多宗其说。

此外，喻嘉言在《医门法律》中，也探求《内经》及仲景之旨，并结合临证经验，对闻诊做了发挥，如闻声、辨息二论，同样颇有卓识。

（三）脉学发展的新阶段

明代诊断学的成就，在脉学方面尤为突出，不少医家在前人研究的基础上，结合自己的临床经验，进行了阐发。有关脉学的专著大量出现，如李言闻删补改订崔嘉彦的《四言举要》、李时珍的《濒湖脉学》、李中梓的《诊家正眼》、吴崑的《脉语》、翟良的《脉诀汇编说统》、邹志夔的《脉理正义》及张景岳在《景岳全书》中的"脉神章"等。这些脉学著作大致反映了明代脉学研究的特点。

1. 脉象的由繁返约

撷取历代脉学著作中切合于临床实用的脉象种类，使之由繁返约，在脉形方面也逐步趋于统一，并多以歌诀的形式分述，便于记忆，适于临床实用。如李时珍的《濒湖脉学》，在李言闻《四诊发明》的基础上成书，李时珍说："先考月池翁著《四诊发明》八卷，皆精诣奥室，浅学未能窥造，时珍因撷粹撷华，撰此书以便习读，为脉指南。"其内容实撷取诸家脉学之精华，对二十七种脉象的主病及同类异脉的鉴别，以简明的语言作形象比喻，编成歌诀。每种脉分为体状诗、相类诗及主病诗。如浮脉：

体状诗：浮脉惟从肉上行，如循榆荚似毛轻，三春得令知无恙，久病逢之即可惊。

相类诗：浮如木在水中浮，浮大中空乃是芤，拍拍而浮是洪脉，来时虽盛去悠悠；浮脉轻平似捻葱，虚来迟大豁然空，浮而柔细方为濡，散似杨花无定踪。

主病诗：浮脉为阳表病居，迟风数热紧寒拘，浮而有力多风热，无力而浮是血虚；寸浮头痛眩生风，或有风痰聚在胸，关上土衰兼木肝，尺中溲便不流通。

其他二十六种脉也分别编成歌诀，不仅便于诵习，同时也比较全面地论述了脉学的各种问题。李中梓的《诊家正眼》也是采用这一形式，将历来各种脉象归为二十八种，并编成四言歌诀，加以归纳与总结。

2. 脉学理论研究的深入

对脉学理论的研究在全面总结的基础上更趋深入、最有代表性的莫如《景岳全书》中的"脉神章"，对前人的脉义进行了系统的整理。他以极为翔实的资料总结了《内经》《难经》、仲景及历代诸家的脉义，在此基础上又从脉神、部位、正脉、四诊、胃气、从舍、逆顺等方面，对脉学的理论广加阐发。如论脉神时指出：

脉者血气之神，邪正之鉴也，有诸中必形诸外，故血气盛者脉必盛，血气衰者脉必衰，无病者脉必正，有病者脉必乖。夫人之疾病，无过表里寒热虚实，只此六字业已尽之，然六者之中，又惟虚实为最要。凡以表证、里证、寒证、热证，无不皆有虚实，既能知表里寒热而复能以虚实二字决之，则千病万病可以一贯矣。且治病之法无逾攻补，用攻用补无逾虚实，欲察虚实无逾脉息，虽脉有二十四名，主病各异，然一脉能兼诸病，一病亦能兼诸脉，其中隐微，大有玄秘，正以诸脉中亦皆有虚实之变耳。言脉至此，有神存矣。倘不知要而泛焉求迹，则毫厘千里必多迷误。

在《独论》中又说：

善为脉者贵在察神，不在察形，察形者形千万，不得其要，察神者惟一精，独见其真也。独之为义，有部位之独也，有藏气之独也，有脉体之独也。部位之独者，谓诸部无恙，惟此稍乖，乖处藏奸，此其独也；藏气之独者，不得以部位为拘也，如诸见洪者皆是心脉，诸见弦者皆是肝脉，肺之浮，脾之缓，肾之石，五藏之中各有五脉，五脉见独乖者病，乖而强者即本藏之有余，乖而弱者即本藏之不足，此藏气之独也；脉体之独者，如经所云独小者病，独大者病，独疾者病，独迟者病，独热者病，独寒者病，独陷下者病，此脉之体也。

景岳的论述，指出了脉之部位、藏气及脉体为诊脉之三独，说明了诊脉的要旨。此外张景岳还将历来繁多之脉象归为正脉十六脉（即浮、沉、迟、数、洪、微、滑、涩、弦、芤、紧、缓、结、伏、虚、实），对这十六种脉象进行了详细的分析和临床鉴别。

明清时期医家对脉学的研究和总结为后世脉诊的进一步发展创造了条件，如李延昰的《脉诀汇辨》在结合李中梓的二十八脉法基础上予以辨证，进一步阐发脉理心得。黄宫绣的《脉理求真》也参照李中梓的《诊家正眼》及汪昂的十二经脉歌，结合临床叙述脉理。

吴姓的《脉诀笔蹄》也基本上取材于李时珍的《濒湖脉学》。

3. 对《脉诀》的批评、纠谬

《脉诀》一书，原题王叔和所作，实是后世高阳生所伪托。由于其书便于记诵，医者传习颇久，即如北宋萧世基《脉粹》、崔嘉彦《脉诀》、南宋刘开《脉诀》、施发《察病指南》、杨士瀛《医脉真经》，以及张璧、张道中诸家也无不受其影响。元代，戴启宗著《脉诀刊误》，始据《内经》之旨，集越人、仲景、华佗、叔和等说，以辨其谬误。然而，《脉诀》在明代的影响依然不息。熊均在正统十四年（公元 1449 年）辑所谓《王叔和脉诀》；其后，如周文采的《诊脉捷法》、张世贤的《图法脉诀辨真》，乃至明末沈际飞重订的《天元脉影归指图说》和童养学的《增补王叔和脉诀图注定本》，犹以《脉诀》为据，可见其影响之深远。

然而应该看到明代的许多有识之士，在朱丹溪和王裳对《脉诀》之误有所觉察及戴启宗《脉诀刊误》的启发下，多先后纷然，批评《脉诀》之误。如吴景隆《脉证传授心法·自序》云："丹溪先生深契《内经》之者，知《脉诀》为高阳生谬言，故敢出冷生气等语，而不使乱叔和之《脉经》，医道至此，始晦而复明焉。"许北祯《诊翼》自序云："彼诀乃高阳生援经剽窃，而不合经义者多。观其所立七表八里，即内外阴阳已大戾厥旨，他何论焉？自兹已还，作者鳞次而出，无不拾其牙后，以证己唾者。独王裳著《阐微论》，始议《脉诀》论表不及里，其空谷足音！"同时，孙光裕的《太初脉辨》自序也说："知此书非晋太医令王叔和之真诠，乃六朝高阳生之误诀也。余虽不敏，窃欲僭订其讹。"

更值得注意的是，李时珍也认为："宋有俗子，杜撰《脉诀》，鄙陋纰缪。"并于《濒湖脉学·题词》中指出："戴同父尝刊其误。"由是，遂撮举其父李言闻《四诊发明》，著为《濒湖脉学》，以正《脉诀》之误。与此同时，刘浴德为正高阳生《脉诀》讹误还专著《脉诀正讹》一书。

由此可见，针对《脉诀》的批评和纠谬，是明代医家对于脉学研究的焦点所在。

4. 历朝脉学专著

根据医籍书目所载，明代的诊法学著作很多，其中比较主要的也不下数十种。同时在一些类书、全书、方书、本草及临床各科著作中，也常兼及脉学。兹将历朝存世的诊法等专著列举于后，以示其学术发展的概况。

《脉药玄微》（一册）　明代盛寅（字启东）著。成书于明永乐十六年（公元 1418 年）。书分上下篇。上篇总论诊脉及治病要点，强调诊脉必须以举、按、寻等法诊候脉之浮、沉、迟、数、滑、虚、实，根据病人形证与脉象是否相符、病情之顺逆、病史之长短，以及表里虚实决定治疗方法；下篇列述三十一种脉象，据之列出不同方药，以四言韵语加以总述发明。全书对诊脉及主治方法论述详明，便于记诵。

《医门揽要》（二卷）　明代兰茂（字廷秀，号止庵、和光道人、洞天风月子、玄壶子）撰。成书于明正统二年（公元 1437 年）。上卷论脉，下卷论方证，多本《金匮要略》而治法特详。书中所举各证，与云南气候环境相符。

《王叔和脉诀》（一卷）　原题晋王熙（字叔和）撰，明代熊均（字宗立、道轩，号勿听子）辑。约刊于明正统十四年（公元 1449 年）。简称《脉诀》。内容包括脉赋（三部五藏七诊九候脉、昼夜脉、男女脉、四时六变脉及生死病脉等），诊脉入式歌（寸口六脉与五脏六腑病位的关系），心脉见于三部、心脉歌；肝脉见于三部、肝脉歌；肾脉见于三部、肾脉歌；肺脉见于三部、肺脉歌；脾脉见于三部、脾脉歌，七表八里脉总论，左右手诊脉歌（左手寸口心脉歌、左手中指肝脉歌、左手尺部肾脉歌、右手寸口肺脉歌、右手中指脾脉歌、右手尺部命门脉歌等），诊杂病生死候歌，诊暴病歌，形证相反歌，诊四时病五行相克脉，诊四时虚实歌，伤寒歌，诊杂病生死歌，诊妇人有妊歌，产难生死脉证歌，小儿生死脉歌等。自宋以降，此书屡为诸家所攻驳，然泛言大略，浅显易诵，故后世亦广为传习。

《脉证传授心法》（一卷）　明代吴景隆撰。成书于明弘治五年（公元 1492 年）。吴氏认为好事者撰为《脉诀》，托叔和之名。传之于世，致使后人置《脉经》于高阁；又况歌诀多以己意附会，而不本于《素问》《难经》《脉经》。朱丹溪深契《内经》之旨，知《脉诀》为高阳生谬言。但后世业医者仍不遵丹溪之言。虽有通真子、杨仁斋、滑伯仁等相继而作，各出所长，以发明之，但未有能合而为一者。于是，吴氏乃会集各家之说，取其长者，融会为一，著为此书，不仅便于后学记诵，亦以补前人之未备。

《医萃》（不分卷）　明代萧昂（字申立，号正斋道人）撰。成书于明弘治十四年（公元 1501 年）。萧氏于色脉隐微者，著之歌括，以阐发前贤秘旨。书中载有保命颐生崇道铭、色脉铭、脉理业微篇、十六脉篇、平脉篇、病脉篇、气血篇、五脏平脉病脉篇、妇人脉篇、小儿脉篇、形色脉病篇、诸死脉篇等二十二篇，详论诊脉原理、三部诊病、常见脉象及主病、兼见脉象、平脉、病脉、妇人小儿病象等。

《诊脉捷法》（不分卷）　明代周文采（号韫之先生）纂辑。约成书于明弘治年间（公元 1488～1505 年）。书载脉学大要、七表脉体主病、八里脉体主病、九道脉形体主病、怪脉七种形体主病、怪脉总歌、五脏动止脉、诊诸病生死脉法、诊妇人脉候、诊小儿脉候、左右手诊脉歌、诊急病歌、形症相似歌、诊四时病五行相克脉等。附有脉形简图多幅。

《图注脉诀辨真》（四卷，附方一卷）　明代张世贤（字天成，号静斋）注。成书于明正德五年（公元 1510 年）。又名《图注脉诀》《图注王叔和脉诀辨真》《王叔和脉诀》。卷一以图表注释《脉诀》的"脉赋""诊脉入式歌"等；卷二以五脏图介绍脏腑生理功能，并以"脉之图""脉见于三部图"注释五脏的病脉，以及三部病脉的变化特征；卷三图注七表、八里、九道脉及其出现在寸、关、尺三部的意义；卷四图注各种疾病与脉象的辨证关系等。

《四言举要》（一卷）　宋代崔嘉彦（字希范，号紫虚道人）原著，明代李言闻（字子郁）删补。成书于明正德十年（公元 1515 年）。全书论脉皆以四言歌括撰就。首论脉象形成，认为"脉乃血脉，气血之先"，始于肾，生于胃；后论脉诊部位、平息、脏腑定位、男女左右、四时脉象、三部九候；最后载述妇儿脉、奇经八脉、真脏脉。全书着重论述浮、沉、迟、数四脉，认为"脉理浩繁，总括于四，既得提纲，引申触类""浮脉法天，沉脉法地，迟脉属阴，数脉为阳""浮脉主表，沉脉主里，迟脉主脏，数脉主腑"。在此基础上，再述相兼脉象及临床病证的脉象，如咳、喘、霍乱、癫狂、痛证等。

《脉诀刊误集解》（二卷，附录二卷）　元代戴启宗（字同文）撰，明代朱升节抄，汪机（字省之，号石山居士）补订。刊于明嘉靖二年（公元 1523 年）。又名《脉诀刊误》。上卷论寸关尺三部九候及七表、八里、九道脉象主病；下卷载内、妇、儿科诸证和治疗。《脉诀》是高阳生托名王叔和所撰，由于便于记诵，传习颇久，但惜语意不明，论理有偏。故戴氏据《内经》之旨，广集秦越人、张仲景、华佗、王叔和等历代名医之说以证之，在

《脉诀》的歌括后,又辨其谬误,以正本说。汪氏复以诸家脉书要语类为一卷,并所撰"济世感脉论"一卷,附录于后,以广未尽之旨。特别是"附录"对《脉诀》的每一脉体、诊法和主病均做评解,诊法尤为简明扼要,便于掌握。徐春甫认为戴氏"潜心以究《内经》之秘,撰五运六气之旨,刊《脉诀》之误,避邪说,正本源,诚有助医者也"。

《脉荟》(二卷)　明代程伊(字宗衡,号月溪)。成书于明嘉靖二十六年(公元1547年)。书载二十九脉、三部脉、五脏脉、九候脉及脉候钞,介绍诊脉法、脉诊测预后、妊娠脉、新病久病脉等内容。

《濒湖脉学》(一卷)　明代李时珍(字东璧,号濒湖山人)撰。约成书于明嘉靖四十三年(公元1564年)。并附刊于《本草纲目》。李氏鉴于高阳生《脉诀》可商之处颇多,遂撷取诸家脉学精华,撰成此书。该书首述浮、沉、迟、数、滑、涩、虚、实、长、短、洪、微、紧、缓、芤、弦、革、牢、濡、弱、散、细、伏、动、促、结、代共二十七种脉象,每脉先以简明清晰的文字和生动恰当的比喻描述脉象,并编成七言诗,名之为"体状诗";再叙同类异脉的鉴别,名之为"相类诗",后介绍与脉象相应的病证,名之为"主病诗"。书末附有其父李言闻删补改订崔嘉彦的《四言举要》,主要论述脉象机理、诊脉法、辨脉提纲、病脉体状、脉象主病、常见病证的主脉、妇儿脉法、奇经八脉诊法和诸种"真脏脉"。全书论脉颇为精辟,易学易用,为脉学门径书,流传甚广。

《脉诀考证》(不分卷)　明代李时珍(字东璧,号濒湖山人)撰。成书于明嘉靖四十三年(公元1564年)。李氏认为《脉经》乃宋人伪托。在"七表八里九道之非"一节中指出,病脉可分为二十七脉,而不止于七表八里九道二十四脉。在"脏腑部位"中提出,两手六脉皆肺之经脉,亦可候五脏六腑之气。文中所论,除对《脉经》中部分内容提出异议外,亦可解决脉学中某些存疑问题。

《识病捷法》(十卷)　明代缪存济(字慕松)编。成书于明隆庆元年(公元1567年)。缪氏搜集历代医家诊治要法凡二百三十七家,会通其要,分部分门,以类相从,删其重复,查考病名、补其阙略,编成此书。全书以杂病为主,按病证分为七十八门,兼及金疮科、女科。每门病证,概述病因,条列其生脉、死脉、不治症、辨验寒热虚实表里之法及治法诸项,列举病名及其治法,详附所用诸方。如泄泻,列生脉微、小、缓三条;死脉大、浮、洪、紧四条;不治症如洞泄兼脉急、泻痢前后、滑泻等六条;辨验寒泻热泻法,如寒泻脉沉细、热泻脉疾数等各五条;治法二十二条,病名包括风泻、寒泻、暑泻、火泻、水泻、洞泻、濡泻、滑泻、溏泻等二十三条;用方十八首。缪氏于诸病之脉、因、证、治条分缕析,洵为识病施治之捷法。书末附"炮制药品便览"。全书共载病名一千八百十一条,不治症二百二十六条。

《脉经直指》(七卷)　明代方谷撰。约成书于明万历二年(公元1574年)。方氏认为"医之最难最验者莫甚于脉",考《内经》之旨,立七诊而不能尽备其源;学叔和分表里九道,又难入于隐微之地,使后之学者迷惑者多。为使后学"言谈有论,治病有法,切脉有验",故撰此书。书中分列脉经直指论、脉经火论、脉经热论、脉经虚论等篇,并结合自己临证经验,介绍诊脉得于心、应于指、推其详、考其证的运用体会,使先贤七表八里九道之奥义融会贯通。后详列诸病,每病均先脉后因,次辨证,次治法,条理颇清。

《太素张神仙脉诀玄微纲领宗统》(七卷)　明代张太素(号青城山人)撰,刘伯祥注,王文洁(字冰鉴,号无为子)编校。简称《太素脉诀宗统》。成书于明万历三年(公元1575

年）。该书由《太素脉诀》推绎衍化而来。以脉定人生死、吉凶、祸福、贫富、贵贱、筹天、性格、官位等，不一而足。其荒诞、穿凿之甚，较《太素脉诀》有过之而无不及。

《脉翼》（二卷） 明代许兆桢（字培元）撰。约成书于明万历十二年（公元 1584 年）。书坊别本改称《脉镜》。许氏承祖父世业，遂取《素问》《难经》《脉经》及滑伯仁、蔡西山、戴启宗诸书，挈其要领，复增以望色、闻声之法及三部十二经诸病宜忌，与独以寸口决脏腑生死之候等。上卷有"论病先观形色然后切脉问诊论""论脉""脉贵有神""五脏平脉""四时平脉"等六论；下卷分"脉法枢要""相类脉辨""死绝脉""诸病宜忌脉"等六论。许氏自序云："章寻句摘，非体也；揣摩臆度，非明也，敢云发所未发，为诊家羽翼哉？"

《脉语》（二卷） 明代吴崑（字山甫，号鹤皋、参黄子）撰。约成书于明万历十二年（公元 1584 年）。又名《脉学精华》。书分"下学篇""上达篇"，前者载"列取脉入式""寸关尺义""五脏病脉""诸病宜忌脉"等十三篇；后者包括"脉位法天论""三部九候""胃气为本""脉案格式"等五十一篇。此书详述脉学原理、诊脉方法及其临床意义，举病脉三十二种、怪脉二十三种，并略论病案的书写格式。

《四海同春》（二卷） 明代朱栋隆（字子吉，号春海）著。成书于明万历二十年（公元 1592 年）。书载医论二十七篇，除部分藏象、经络等内容外，多属脉学专论，包括"拟王叔和注内经二十四脉形状""二十四脉统候""辨二十四脉相类"等，阐发《素问》《难经》的脉学精义，叙述其临证体验。朱氏论脉，宗《内经》而又自成一家。《难经》论脉以"菽"数多少分等，朱氏则将二十四脉体状拟为菽豆之形，使脉象形象化而易于体会。同时还以浮、沉、迟、数、虚、实六脉为二十四脉之纲领。从寸、关、尺三部候脏腑病推广，以腹背劳腧穴诊候脏腑病变。更详于脉诊五次落指法，以纠俗医诊脉轻浮疏忽的恶习。对于《素问》《难经》中所载的浮沉、上下、逆从、独大、独小、覆溢、关格、人迎、寸口等意，朱氏复据其临证心得而解说演绎之。是书阐论脉法，发皇古义，另辟蹊径，结合临证，不务空谈，既裨于脉学研究，也有助于临床诊断。

《太素心要》（二卷） 明代胡文焕校。成书于明万历二十年（公元 1592 年）。其上卷载"太素心要诀""诊候诀""诊脉歌""五行脉歌"，以及四时脉、脏腑配七十二时脉和老、少、妇人之常脉；下卷有"太素脉前分吉凶赋""太素微论"，以及脏腑脉、男女贵脉和十五种脉象的主病治疗。其书对诊断学有较大价值，但太素脉凭脉以测贵贱之说应予鉴别。

《周慎斋先生脉法》（二卷） 明代周子干原撰。清康熙时陈嘉璠注。成书于康熙三十三年（公元 1694 年）。简称《脉法解》。书载周氏所述脉法凡七十八条。不举病证，但论脉象及相应的病机、方治。陈氏注文阐述殊详。《四库全书总目提要续编》评云："案诸种虽皆小品，然语出心得，较之采摭陈言，取盈卷帙者转为胜之。"其学术价值可见。

《端本堂考正脉镜》（二卷） 明代王肯堂撰。成书于明万历三十年（公元 1602 年）。又名《考正脉镜》。王氏扶《脉经》之精要，阐析《内经》《难经》脉学之蕴旨，更参以诸家论述，著为此书。书中载述四时之脉、三部阴阳脉候、七诊、人迎气口、《内经》分配脏腑定位、奇经八脉、冲阳太溪、诊脉决生死、诸病宜忌脉等，并论望诊、闻诊、问诊，又分述二十八脉体象、主病，引用《脉法微旨》论述。全书折衷诸家，言简意赅。

《四诊法》（一卷） 明代张三锡（字叔承，号嗣泉、嗣全）撰，王肯堂（字宇泰，号损庵、念西居士）校。成书于明万历三十七年（公元 1609 年）。此书为《医学六要》之一。张氏认为"诊法不明，安知病情"，故将自《素问》《灵枢》而下历代诊法诸书择要诠注，而成是书。内容包括脉法，望头面五官，望色，形诊，辨死症，辨诈病，问诊，辨舌等。书中对脉法论述最为详尽，涉及寸口脏腑分属、三部九候、二十八脉之脉形、妇人脉、五脏平脉、四时平脉、脉贵有神、脉要、相类脉象等，强调色脉合参，形病相应。书末附有崔嘉彦《四言举要》。

《太素脉秘诀》（二卷）　明代张太素（号青城山人）撰，刘伯祥注。成书并刊于明万历四十年（公元 1612 年）。卷首有明代医家龚廷贤所撰"家传太素脉秘诀序"。全书大抵以阴阳五行、五运六气附会河图、八卦，论释诸脉主病、诸病之脉，方药节度及生死预后，亦不乏精到见解。然又有以诸脉定人官品、及第、进退、贵贱、德行、寿夭、智愚等内容，穿凿附会，荒诞不经，对后世脉学产生消极影响。明代医家汪机曾有"矫世惑脉论"的批评。

《脉便》（二卷）　明代张懋辰（字孔受）著。成书年代不详。张氏考证参阅前贤医书和论著二十三种，著为此书。卷一介绍诊脉方法、分候脏腑相应部位及二十七种脉象，主要分述二十七脉的形状、主病和类似脉的鉴别，其中歌诀部分大多摘录自《濒湖脉学》；卷二论述奇经八脉的循行路线及其主病等内容，主要对前贤关于奇经八脉的论述资料进行了汇集综述。

《诊翼》（不分卷）　明代许兆桢（字培元）撰。成书于明万历年间（公元 1573～1619年）。对四诊有关内容进行介绍。

《天元脉影归指图说》（二卷）　晋代王熙（字叔和）编，明代沈际飞重订。约成书于明天启四年（公元 1624 年）。该书上卷"七表脉总要歌"，论述浮、芤、滑、实、弦、紧、洪七种脉的体状和主证；"八里脉歌"论述微、沉、缓、涩、迟、伏、濡、弱八种脉的体状和主症；"九道脉歌"论述长、短、促、结、代、牢、动、细九种脉的体状和主症；"奇经八脉歌"则论述阴维脉、阳维脉、阴跷脉、阳跷脉、冲脉、任脉、督脉、带脉的循行部位、体状及临床意义。下卷"十六怪脉"，详论虾游脉、鱼翔脉、偃刀脉、复莲、羹上肥、釜口脉、雀啄脉、屋漏脉、弹石脉、解索脉、藤蔓脉、土丸脉、翻败脉、太极脉、解股脉、脱尸脉共十六种脉的体状、主症；"听之如神篇"略论闻诊之要；"见色如原篇""面部色候""观形察色脉候""观四季基本生死候"详论五色善恶、凶吉、顺逆和五色主病等望诊内容。书后附"左右手图"和《脉经》后序。所附脉象示意图，形象地描述了各脉的主要特点。沈氏跋文说："凡习医徒，若不晓其指下察其形质，安能断定吉凶。虽使披诵医书，至于白首，终无识者。余撰此图于天元诀内，搜方辨五行之方色，布六脉之要，文繁者歌之于图，难明者资之于影。谨撮其要，于以示后来者尔。"

《脉神章》（三卷）　明代张介宾（字会卿，号景岳、通一子）撰。约成书于明天启四年（公元 1624 年）。载于《景岳全书》。上卷阐述《内经》脉义，主要从部位、脉度、三部九候、七诊、六经脉体、四时脉体、胃气、六变、人外上下、脉色、人迎气口、脉从病反、搏坚软散、寸口诸脉、诸脉证、病治易难、真脏脉、关格、孕妇、乳子脉等方面加以阐述；中卷分析脉神、脉位，并论浮、沉、迟、数、洪、微、滑、涩、弦、芤、紧、缓、结、伏、虚、实十六种脉象，兼析脉之常变、逆顺等情况；下卷列述《难经》、张仲景、滑寿等诸家脉义，以资参考。脉贵有神，是张氏最为重视的。

《增补王叔和脉诀图注定本》（一卷） 明代童养学（字壮吾）编注。成书于明代崇祯四年（公元1631年），童氏以《王叔和脉诀》为据，另加图注。首叙诊家指掌，包括诊家要语，持脉手法，脉贵有神，取脉有权（轻以取腑，重以取脏）；次述脉语辨疑，提出大小肠在二寸间，三焦脉在左右；并论及伤寒脉大法，男女异脉，脉知得病之期，真脏脉见决死期，从症不从脉，从脉不从症等；后专论妇人要脉，小儿面部脉诀，叙小儿面部脏腑经络之关系，并有图注、小儿脉法歌、小儿手掌图。另述七表八里九道脉方，列方三十八首，辨脉论方。如寸浮，有汗，脉浮缓，桂枝汤，关浮调中汤，尺洪泽泻汤等，对以脉论方，有一定参考价值。

《脉理正义》（六卷） 明代邹志夔（字鸣韶，号丹源子）撰。约成书于明代崇祯八年（公元1635年）。邹氏集《脉经》以下凡数十家，取《诊家枢要》《四言举要》及《脉诀刊误》，以证《脉诀》之舛讹，而成此书。卷前列辨脉十篇，卷一曰明诊，揭脉之纲领；卷二曰序脉，布脉之条目；卷三、卷四曰关证，详其使用；卷五曰萃经，蒐其故典；卷六曰外诊，佐诊之不逮。

《先天脉镜》（不分卷） 明代孙文胤（字对薇，号在公，自称尊生主人）撰。刊于明崇祯十年（公元1637年）。孙氏"得之异人秘授，亲自诊验，与轩岐、叔和有所不同"，遂另集一卷，附刊于《丹台玉案》卷首。书中论述诊脉要点，如诊脉以观胃气为主，诊脉时须澄心静虑，脉之六部各具五行阴阳等。其中之诊脉捷要歌，简述脉象主病及当用药物。另载有照脉玄窍歌、照脉口诀、十八脉形歌等。

《脉要精微》（二卷） 明代施沛（字沛然，号笠泽居士）撰。约成书于明崇祯十二年（公元1639年）。简称《脉微》。书采摘《脉经》之精要，卷前有《脉经》《脉诀》辨误，后有丹溪评脉，卷上列脏腑、经脉、三部诊候之类，论述中先列《灵枢》之论，再附诸家之说及施氏见解；卷下则以浮、沉、迟、数脉为纲，论述诸脉脉象证治。附《紫虚脉诀经》。

《脉法颔珠》（二卷） 明代秦昌遇（字景明，号广埜山道人）撰著。成书于明崇祯十四年（公元1641年）。上卷记载手足六经歌诀、左右手图说、取脉式、取脉法等内容，详述了二十六脉的脉象及主病，又对毛脉、石脉、散叶脉等二十一种脉象进行了描述；下卷首论观形、问声、发问等与脉的关系，继论反关脉、小儿脉、运气脉、凭脉诊病等六十余则。该书对脉诊论述比较全面，临床有一定的指导价值。

《诊家正眼》（二卷） 明代李中梓撰。约成书于明崇祯十五年（公元1642年）。由李氏门人尤乘增补，并于清康熙六年（公元1667年）将该书与《本草通玄》《病机沙篆》合刊为《士材三书》。上卷统论脉学，并简述望、闻、问三种诊则，如脉诊方法、注意事项、寸关尺三部分配脏腑，以及脉诊因人、因时、因地制宜等；并论述了四时五脏之平脉、病脉、真脏脉、怪脉及其区别，强调脉贵有胃、有神、有根，危重病尤重在诊察先后天根本之有无；对奇经八脉病变与脉诊的关系，妇人和小儿脉法，望、闻、问三诊与脉诊的关系也进行了阐述。下卷分述二十八种脉象，先列体象、主病、兼脉，并加按语，对诸家学说进行评述，尤其对高阳生《脉诀》着重辨误批驳。后附"脉法总论"，认为脉象虽多，然可以表里、阴阳、气血、虚实概括之。李氏以《内经》《难经》为依据，援引王叔和、李东垣、李时珍等诸家论说，结合自己实践注释发挥、补缺正谬。李氏对脉学造诣至深，却不偏执一端，强调望、闻、问、切"四诊合参"，痛斥时医凭脉测病的弊端，亦见其治学精神之一斑。

《学古诊则》（四卷） 明代卢之颐（字子繇、繇生，号晋公、芦中人）原撰，约成书于明末。原书残缺讹误甚多，清代王琦辑《医林指月》时，将此书考订、加注，刊行于清康熙末（约公元 1722 年）。书载医论四十则，主要以阐发《内经》宗旨为主，参以秦越人、张仲景之说，依据卢氏经验，重点发挥脉诊与经络原理，对经络学说阐发尤详。

二、辨证纲领的完善和确立

阴阳、表里、寒热、虚实是中医辨证论治的纲领，它是在四诊的基础上，按疾病的部位、病邪的性质及人体正气的强弱以分析疾病特性的辨证方法，是辨证论治的基础理论。关于八纲的内容，虽然历代医家各有所述，但八纲辨证纲领，直至明代才得到了进一步的完善和确立。

《素问·阴阳应象大论》有"善诊者，察色按脉，先别阴阳"之说，并将阴阳作为诊病之大纲。以寒热辨疾病之性质，如《素问·阴阳应象大论》之"阳胜则热，阴胜则寒"，《素问·调经论》之"阳虚则外寒，阴虚则内热"；以虚实辨邪正之盛衰，如《素问·通评虚实论》谓"邪气盛则实，精气夺则虚"；以表里辨疾病的部位及病邪的深浅，如《素问·调经论》谓"五藏者，故得六腑与为表里，经络支节，各生虚实，其病所居，随而调之"，然而所述尚未形成完整的系统认识。其后张仲景《伤寒杂病论》问世，奠定了六经辨证及脏腑辨证的基础，以三阴三阳分治伤寒，其中对疾病性质及部位的辨别已包括了寒热、表里、虚实的含义。晋唐时期，如《千金方》《外台秘要》等著作，对疾病的性质与部位的辨别，多以病名、症状及脏腑之虚实为依据来进行治疗，其论脉虽有"阳阴表里虚实"之说，但对八纲的内容缺乏经典的阐述。直至宋代，随着对《伤寒论》的整理、研究的深入，在外感病方面，对八纲的辨证原则的认识日趋深入，对疾病的各种症状辨证，进一步与病变的性质与部位加以联系。

朱肱研究《伤寒论》以表里阴阳为大纲，临证重视表里、阴阳的辨证。如辨表里，他说："治伤寒须辨表里，表里不分，汗下差误。古人所云：'桂枝下咽，阳盛即毙，承气入胃，阴盛以亡。'"他指出伤寒有表证，有里证，有半表半里证，有表里两证俱见，或无表里证，更有表热里寒、表寒里热等证。其治法在表宜汗，在里宜下，半表半里宜和解，表里俱见，随证渗泄。特别对同一症状的表里辨证有较为深刻的阐述，如"均是发热，身热不渴为表有热，小柴胡加桂主之；厥而脉滑为里有热，白虎加人参主之。均是水气、干呕微利，发热而咳，为表有水，小青龙加芫花主之；身体凉，表证罢，咳而胁下痛，为里有水，十枣汤主之"（《类证活人书》卷三），全面分析疾病的症状作为辨表里的依据。如辨阴阳，朱肱认为"治伤寒须识阴阳二证"，"阳证多话，阴证无声；阳病则旦静，阴病则夜宁；阳虚则暮乱，阴虚则夜争。阴阳消息，症状各异。然而物极则反，寒暑之变，重阳必阴，重阴必阳；阴证似阳，阳证似阴，阴盛隔阳，似是而非，若同而异，明当消息，以法治之"（《类证活人书》卷四）。同时，朱氏不仅重视一般阴阳证的辨别，而且善于辨析阴阳疑似之证，如"身微热，烦躁面赤，脉沉而微，此名阴证似阳也，若医者不看脉，以虚阳上膈躁，误以为实热，反与凉药，则气消成大病矣""手足逆冷，而大便秘，小便赤，或大便黑色，脉沉而滑，此名阳证似阴也""身冷脉细沉疾，烦躁而不饮水，此阴盛隔阳"。此外，朱肱还十分重视以脉诊辨别阴阳表里，他说："若不识脉，则表里不分，虚实不辨。"可见朱肱虽以阴阳表里为论治伤寒之大纲，其间也已包括虚实之辨，对八纲辨证做了发挥。

许叔微论治伤寒，则以表里虚实为大法。他认为"伤寒治法，先要明表里虚实，能明此四字，则仲景三百九十七法可坐而定也"（《伤寒发微论·论表里虚实》）。在繁复的伤寒辨证中，许氏以"表里虚实"四字作为提纲挈领的辨证施治方法。如在《伤寒百证歌》中，对脉证的辨析，都是据此展开的，其谓"脉虽有阴阳，须看轻重，以分表里""伤寒先要辨表里虚实，此四者为急。仲景云：浮为在表，沉为在里。然表证有虚有实，浮而有力者表实也，无汗不恶风，浮而无力者表虚也，自汗恶风也"。对症状的辨析，又有"表实、表虚、里实、里虚，有表里俱实，有表里俱虚"（《伤寒发微论·论表里虚实》）的区别。在《伤寒百证歌》中论表证谓"脉浮而缓表中虚，有汗恶风腠理疏，浮而涩表邪实，恶寒无汗体焚如"；论里证则"脉沉而有力者里实也，故腹满，大便不通；沉而无力者里虚也，或泄利或阴证之类"。针对表里虚实，其治疗原则是"虚则温之，实则泻之。如麻黄汤为表实而设，桂枝汤为表虚而设也，里实承气之类，里虚四逆、理中之类"。在掌握了"表里虚实"四字为论治伤寒大法的基础上，许氏又对伤寒过程中出现的真寒假热、真热假寒，似里而实表、似表而实里，阴证似阳、阳证似阴等变证详加辨别。如《伤寒百证歌》谓"病人身热欲得衣，寒在骨髓热在肌，病人身寒衣褛退，寒在皮肌热在髓""烦躁面赤身微热，脉至沉微阴作孽，阴证似阳医者疑，但以脉凭斯要诀，身热里寒阴躁盛，面戴阳兮下虚证""小便赤色大便秘，其脉沉滑阳证是，四肢逆冷伏热深，阳证似阴当审谛"等，颇为详尽而明晰。许氏在错综复杂的病情中，重视脉诊合参，以表里虚实为纲，再分辨病情的阴阳寒热，把辨别表里虚实与阴阳寒热加以联系，实质上已具有八纲的雏型。

张子和在论病施治中，也十分重视表里虚实的辨证，他在《儒门事亲·汗下法赅尽治病诠》中说："人身不过表里，气血不过虚实，表实者里必虚，里实者表必虚，经实者络必虚，络实者经必虚，病之常也。"

可见在明代以前，医家对"八纲"虽各有论述，但内容散在，并未作为一种辨证的纲领而加以提升。明代医家在医学理论及临床医学不断丰富与发展的基础上，对疾病性质与部位的认识更趋深入，为辨证纲领的完善提供了可能，从而，明确地将辨证的原则总结为八纲。

缪仲淳在《神农本草经疏·阴阳藏府虚实论治》中，提出了杂病证治中的阳虚、阳实、阴虚、阴实、表虚、里虚等证的辨证要点，如"阳虚，即真气虚，其证恶寒，或发热，自汗，多亡阳"；"阳实，即表邪热盛，其证头痛寒热，遍身骨痛，无汗"；"阴虚，即精血虚，其证为咳嗽多痰，吐血，咯血，嗽血，鼻衄，齿衄，发热，寒热，潮热，骨乏力，不眠，气急，腰背痛"；"表虚，其证自汗，恶风，洒淅寒热，善就温暖，脉浮无力"；"里虚，其证洞泄，或完谷不化，心腹痛，按之即止，或腹胀，或伤寒下后痞满"。

孙一奎在《赤水玄珠·凡例》中认为，辨证以寒热、虚实、表里、气血为要，他说："是书专以明证为主……凡证不拘大小轻重，俱有寒热虚实，表里气血八个字，苟能于此八个字认得真确，岂必无古方可循！"楼英在《医学纲目》中也提出了类似八纲的辨证要点，他说："故诊者必先分别气血、表里、上下、脏腑之分野，以知受病之所在，次察病虚实、寒热之邪以治之，务在阴阳不偏倾，脏腑不胜负，补泻随宜，适其所病。"

16世纪，医家张三锡较早完整而系统地提出八纲辨证纲领的内容。他在《医学六要》中说："锡家世业医，致志三十余年，仅得古人治病大法有八，曰阴曰阳，曰表曰里，曰寒曰热，曰虚曰实，而气血痰火尽赅于中。"张氏虽未提出"八纲"两字，但对"八纲"

的内容已作了全面的概括与总结。

张景岳在《景岳全书》中也提出了以阴阳为纲、表里寒热虚实为变的"二纲六变"之说。他在《景岳全书·阴阳篇》中指出：

> 凡诊病施治，必须先审阴阳，乃医道之纲领，阴阳无缪，治焉有差，医道虽繁而可以一言蔽之者曰阴阳而已，故证有阴阳，脉有阴阳，药有阴阳。以证而言则表为阳，里为阴；热为阳、寒为阴；上为阳、下为阴；气为阳、血为阴；动为阳，静为阴；多言者为阳，无声者为阴；喜明者为阳、欲暗者为阴；阳微者不能呼，阴微者不能吸；阳病者不能俯、阴病者不能仰。以脉而言，则浮大滑数之类皆阳也；沉微细涩之类皆阴也。以药而言，则升散者为阳，敛降者为阴，辛热者为阳，苦寒者为阴，行气分者为阳，行血分者为阴，性动而走者为阳，性静而守者为阴，此皆医中之大法。

在《景岳全书·六变辨》中指出：

> 六变者表里、寒热、虚实也，是即医中之关键，明此六者，万病皆诸指掌矣。以表言之，则风、寒、暑、湿、火、燥感于外者是也。以里言之，则七情、劳欲、饮食伤于内者是也。寒者阴之类也，或为内寒，或为外寒，寒者多虚。热者阳之类也，或为内热，或为外热，热者多实。虚者正气不足也，内出之病多不足；实者邪气有余也，外入之病多有余。

张景岳以阴阳为总纲，以二纲统六变。至此，"八纲"作为辨证纲领方始完善。其后明末清初医家吴谦等在《医宗金鉴》中对疾病的论治也强调"证详表里、阴阳、虚实、寒热"，以八纲为辨证的纲领。

在清代，以八纲作为确定病变部位及性质的方法被广泛用作治病纲要。程钟龄在《医学心悟》中有"寒热、虚实、表里、阴阳辨"一文，强调"病有总要，寒热、虚实、表里、阴阳八字而已，病情既不外此，则辨证之法，亦不出此""病之阴阳，统上六字而言，所包者广"，进一步阐发了张景岳以二纲统六变的辨证纲领之旨。

以阴阳、表里、寒热、虚实作为辨证纲领的逐步完善和最后确立，使中医基本理论与临床实践的密切结合达到了一个新的高度，并形成了完善的辨证论治的理论体系；八纲辨证纲领的确立，使中医的辨证论治特点得到了充分的体现。

第六节 藏象辨证论治研究的深入

明代，随着理学思想的不断渗透，"太极""本原""先天后天"等思想元素逐渐参与到医学理论的构筑中来。薛己从求"化原之本"角度传承了李东垣重视脾胃的思想，同时，亦重视肾中水火，讨论脾肾关系，提出"命门火衰不能生土"。虽然，薛己的命火论比较简单，但他对以后李中梓的学术思想及赵献可等命门学说形成有承上启下的作用。

李中梓把邵雍的先后天概念引入对脾肾关系的讨论："人身之本，有先天后天之辩，先天之本在肾，肾应北方之水，水为天一之源，后天之本在脾，脾为中宫之土，土为万物之母，……水生木而后肝成，木成火而后心成，火生土而后脾成，土成金而后肺成，五脏既成，六腑随之，四肢乃具，百骸乃全。"李氏借助理学家以先天后天解《易》的思想，结合临床实践，提出"先天之本在肾，后天之本在脾"，对脾肾关系做了精辟的总结。自此以后，孙一奎、赵献可、张介宾等医家进一步把理学的"太极""先天后天"等思想引入命门的研究，使命门的研究出现了一个新的格局，不仅在理论上形成了更加系统的学说，并促进了临床医疗的发展。

在各种人身"太极论"中，最有价值的无疑是"命门太极"说。"命门"一词最早见于《灵枢·根结》"太阳根于至阴，结于命门"，《难经》提出"肾有两者，非皆肾也，其左为肾，右者为命门"，认为命门的功能是"精神之所舍，原气之所系，男子以藏精，女子以系胞""命门者……其气与肾通"。而"肾间动气"是"五脏六腑之本，十二经之根，呼吸之门，三焦之原，一名守邪之神"。以后医家围绕着命门的功能、位置，展开了讨论，并形成了不同的说法和观点，其间，虽有命门相火之论，但大体上仍不出《难经》之说而无新的发挥。

明代医家对基础理论的研究，与临床实践紧密结合。他们的学说为藏象辨证论治补充了不少新的内容，比较突出的有关脾肾、肝肾和脾阴的探索，命门学说，三焦理论，以及对于奇经八脉的研究等。

一、脾肾、肝肾和脾阴的研究

（一）脾肾关系认识的日趋完善

自宋以来，在脏腑理论的研究中，对脾肾两脏的重要生理功能更为医家所广泛重视，对脾肾关系的研究也日益深入，这为明代脾肾理论的进一步发展创造了条件。如南北宋之交的医家许叔微，在其《类证普济本事方》中提出，对于脾胃虚弱，全不进食，而用补脾药无效者，当责诸"肾气怯弱，真元衰劣"，犹如不无火力，不能腐熟釜中米谷。对这种脾肾虚弱者，许叔微主张用二神丸治疗。其后，南宋医家严用和在《济生方》中又提出"补脾不如补肾"之说，对后世极有影响。严氏在论述补真丸时说："大抵不进饮食，以脾胃之药治之多不效者，亦有谓焉。人之有生，不善摄养，房劳过度，真阳衰虚，坎火不温，不能上蒸脾土，冲和失布，中州不运，是致饮食不进，胸膈痞塞，或不食而胀满，或已食而不消，大腑溏泄，此皆真火衰虚，不能蒸蕴脾土而然。丹田火经上蒸脾土，脾土温和，中焦自治，膈开能食矣。"与"补肾不如补脾"（张杲引孙兆语）说相反，严氏提出的"补脾不如补肾"，补充了前人关于脾肾关系的论述。同时许叔微治肾在于维护精气，治脾在于安谷生精。他在《类证普济本事方·伤寒时疫》中，提出了"趺阳胃脉定死生，太溪肾脉为根蒂"之说，充分反映了其重视脾肾的学术观点。此后，明代李时珍十分注意"补脾不若补肾"之说，然而却误以为此说出自许叔微，他于《本草纲目》卷十四中说："许叔微学士《本事方》云：孙真人言补肾不若补脾。予曰补脾不若补肾。肾气虚弱则阳气衰劣，不能熏蒸脾胃，脾胃气寒，令人胸膈痞塞，不进饮食，迟于运化，或腹胁虚胀，或呕吐痰涎，或肠鸣泄泻，譬如鼎釜中之物，无火力虽终日不熟，何能消化？"而后张介宾及《东医宝鉴》也认为"补脾不若补肾"之说出自许氏，这可能是引证致误，故在《类证普济本事方》中无实据可证。但李时珍的记载，也反映了他对肾气衰弱、脾胃虚寒治法的重视。

明代医家对脾、肾及其关系的研究更趋深入，如薛己重脾胃之治，且有"益火生土"之法；李中梓以脾肾为先后天之根本；绮石以脾为百骸之母，肾为生命之源。他们的学说相继而发，丰富和发展了中医学的脏腑理论。

1. 脾肾并重及"益火生土"说

明代医家首重脾肾研究者，当推薛己。薛己，字新甫，号立斋，明代吴郡（江苏苏州）人，约生活于公元 1486～1558 年。幼承家学，得父薛铠之传，早年以外科闻名，后通擅各科，在学术上能旁通诸家，重视甘温生发脾胃之阳气，临证注重脾与肾命之辨证，治疗用药以温补著称，对后世温养理虚，颇多启发。薛氏的脾胃学说上承东垣之学，其临证凡属脾胃虚弱者，统以补中益气汤为主，或出入于四君、六君之间。在其同时，他还遥承王冰、钱乙之学，重视肾中水火，以及脾肾的关系。如他在阐论阴虚火旺咳嗽咯血时说：

> 肾经阴精不化，阳无所化，虚火妄动，以致前症者，宜用六味地黄丸补之，使阴旺则阳化；若肾经阳气燥热，阳无以生，虚火内动而致前症者，宜用八味地黄丸补之，使阳旺则阴生。若脾肺虚不能生肾，阴阳俱虚而致前症者，宜用补中益气汤、六味地黄丸培补元气，以滋肾水。若因阳络伤，血随气泛行，而患诸之者，宜用四君子加当归，纯补脾气，以摄血归经。太仆先生云："大寒而热，热之不热，是无火也；大热而盛，寒之不寒，是无水也。"又曰："倏忽往来，时发时止，是无水也；昼现夜伏，夜见昼止，不时而动，是无火也。"当求其属而主之，无火者，当益火之源，以消阴翳；无水者，宜壮水之主，以镇阳光，不可泥用沉寒之剂。（《明医杂著·注》）

因之，《四库全书总目提要》说："薛己治疗务求本原，用八味丸、六味丸真补真阳真阴，以滋化源，实自己发之。"在薛氏医案中，六味、八味是其习用之剂，尤其常见的是以补中益气与地黄丸合用，反映了其脾肾并重的医学思想，这较之李东垣的独重脾胃，更有新的发展。

在论述脾肾亏损证时，薛氏认为脾肾之病存在互为因果的关系，如脾土久虚可导致肾亏，亦可因肾亏而火不生土，导致脾胃虚衰。因而，对于脾土本虚为主者，主张"补肾不如补脾"之说。他在《明医杂著·补中益气汤注》中指出："愚谓人之一身，以脾胃为主……脾胃一虚，四脏俱无生气，故东垣先生著脾胃、内外伤等论，谆谆然皆以因脾胃为本，故'补肾不如补脾'正此谓也。"至于脾肾虚寒之证，则认为多系"命门火衰不能生土"（《内科摘要》），主张采用益火生土之法，常以八味丸、四神丸治之，谓"此命门火衰，不能生土而脾病，当补火以生土"，并强调"此非脾胃病，乃命门火衰不能生土，虚寒使之然也，若专主脾胃误矣"（《内科摘要》），主张"脾病也当益火，则土自实而脾安矣"（《明医杂著·枳术丸注》）。对于一般脾肾虚损之症，又多取法脾肾同治、火土兼顾。在薛氏医案中有不少是朝服补中益气汤、十全大补汤以培补中土，夕进八味丸或四神丸以调治肾火者。薛氏脾肾并重的观点及其对脾肾关系的分析十分精辟，他的脾肾同治之法，为后世所取法，而对李中梓、赵献可、张介宾等的学术思想均有重要的影响。对此，《折肱漫录》曾谓："治病必以胃为本，东垣、立斋之书，养生家当奉为蓍蔡者也。至于脾土补之不应，则求端于其母，而补命门之真火以生之。立斋之论尤精。"这一学术评论是十分中肯的。《吴医汇讲》

也以为"张景岳、李士材辈著述颇行，实皆立斋之余韵也"。

2. 先后天根本论

自宋代哲学家邵雍阐发先天、后天哲理之后，医家对人体也重视先后天问题。明代医家李中梓总结历代医家的脾肾之说，提出了"肾为先天本，脾为后天本"的精辟理论，并进一步强调了在临证中调治脾肾的重要性。

李中梓，字士材，号念莪，江苏华亭人，生于公元1588年，卒于公元1655年，为当时著名医家。李氏在《医宗必读·肾为先天本脾为后天本论》中，首先肯定脾肾为人身之本，并还分述了脾肾两脏对先、后天的重要关系。首先，他受《内经》"治病必求其本"的思想启发，认为"善为医者，必责于本"（《医宗必读·肾为先天本脾为后天本论》），人身之本如木之根、水之源，唯有澄其源而流自清，灌其根而枝乃茂，故养生及治病都须寻求其根本。在此基础上，他指出人身的根本有二，一是先天，二是后天，即在于肾和脾，所谓"人身之本，有先天后天之辨，先天之本在肾……后天之本在脾"。

李氏认为肾在生命形成及胚胎发育过程中是极为重要的，这是因为"肾应北方之水，为天一之源""肾所以为先天之本，盖未有此身，先有两肾，故肾为脏腑之本，十二脉之根，呼吸之本，三焦之源，而人资之以为始者也，故曰先天之本在肾"（《医宗必读·肾为先天本脾为后天本论》）。他还进一步解说肾先于其他脏腑而存在的问题，认为"盖婴形未成，先结胞胎，其象中空，一茎透起，形如莲蕊，一茎即两肾也，而命寓焉"（《医宗必读·肾为先天本脾为后天本论》），形象地比喻了肾脏在生命形成过程中的地位。继而，李氏还以五行之理论述了与其他脏腑的相生关系，说："水生木而后肝成，木生火而后心成，火生土而后脾成，土生金而后肺成，五脏相成，六腑随之。"由此李氏又联系《难经》之旨，将肾喻之为脏腑、十二脉、呼吸、三焦之本源。李氏的五脏相生论未免囿于五行模式，出于臆说，但也是其立肾为先天之本论根据之一。

同时，李氏又秉承前人有关脾胃之说，强调了脾为后天根本的问题，他在《医宗必读·肾为先天本脾为后天本论》说："盖婴儿既生，一日不食则饥，七日不物则肠胃涸绝而死。经云：'安谷则昌，绝谷则亡'，犹兵家之饷道也，饷道一绝，万众立散，胃气一败，百药难施，一有此身，必资谷气，谷入于胃，洒陈于六腑而气至，和调于五脏而血生，而人资之以为生者也。"因此，李氏认为脾的生理功能是人体活动的基础，为后天之根本。

李中梓对"补肾不如补脾"和"补脾不如补肾"之说，还做了更为深刻的论述，认为脾肾两脏彼此具有相赞之功。若脾土安，则肺金自强，而肺金实肾水之源，同时土不凌水则能输精而益肾，使肾愈安，这就是所谓脾和能益肾，脾安可致肾安。又认为肾兼水火之性，肾安则肾水不致夹肝木上泛而凌脾土，同时火能益土，运化精微，俾脾愈安，即肾安可致脾安。由此，李中梓主张脾肾并重，使两脏安和则一身皆治。他称脾肾两脏为人体之根本，从理论上高度概括了其对于生命的重要作用。因而对脏腑理论的发展，做出了重要的贡献。

3. 脾为百骸之母，肾为生命之根论

明末医家绮石以善治虚劳著称，他在《理虚元鉴》一书中，对虚损论治提出"理虚三本"之法，虽以清金保肺为要，但同样重视调治脾肾，指出"治虚有三本，脾肾是也"。（《理虚元鉴·治虚有三本》）其论脾肾的生理功能时认为"脾为百骸之母"，"人之一身，心上肾下，肺右肝左，惟脾胃独居于中"，"中央旗帜一建，而五方失位之师，各就其列……其节制将令之不可违"(《理虚元鉴·治虚药讹一十八辨》)。同时，脾为水谷之海，"其饶益如太仓不可竭"，故营卫气血，四肢百骸皆赖之成。对于肾，绮石认为"肾为性命之根"(《理虚元鉴·治虚有三本》)，为水火之脏，如坎卦一阳陷于二阴之间，他说："二阴者，真水也。一阳者，真火也。肾中真水，次第而上生肝木，肝木又上生心火；肾中真火，次第而上生脾土，脾土又上生肺金。故人生之本，从下而起……以为五脏六腑之根。"绮石将阳虚之证统于脾，他认为阳虚证包括"夺精""夺火""夺气"三者，而"夺精、夺火主于肾，夺气主于脾"(《理虚元鉴·阳虚三夺统于脾》)。虽然如此，在治疗上却又把三者悉统于脾，而用补脾益气之法，其理由在于此时之挽救脾气重于肾精命火。他于《理虚元鉴·阳虚三夺统于脾》中说："盖阳虚之证，虽有夺精、夺气、夺火之别，而以中气不守为最险，故阳虚之治虽有填精、益气、补火之分别，而以急救中气为最先。有形之精血不能速生，无形之真气所宜急固，此盖气之所以切于填精也；回衰甚之火者有相激之危，继清纯之气者有冲和之美，此益气之所以妙于益火也。夫气之熏于精与火也如此，而脾气又为诸火之原，安得不以脾为统哉？"可见绮石对于脾肾之说，虽承李中梓先后根本论之绪余，但对脾肾的生理功能及在虚损论治中调治脾气的重要性又有新的发挥。

（二）乙癸同源，肝肾同治

在肝肾关系问题，李中梓对"乙癸同源，肝肾同治"加以阐发，说理甚精。李氏在《医宗必读·乙癸同源论》中说：

> 古称"乙癸同源，肾肝同治"，其说维何？盖火分君相，君火者，居乎上而主静；相火者，处乎下而主动。君火惟一，心主是也；相火有二，乃肾与肝。肾应北方壬癸，于卦为坎，于象为龙，龙潜海底，龙起而火随之。肝应东方甲乙，于卦为震，于象为雷，雷藏泽中，雷起而火随之。泽也海也，莫非水也，莫非下也，故曰乙癸同源。东方之木无虚不可补，补肾即所以补肝；北方之水无实不可泻，泻肝即所以泻肾……但使龙归海底，必无迅发之雷；但使雷藏泽中，必无飞腾之龙，故曰肾肝同治。余于是而申其说焉。东方者……在人为怒，怒则气上，而居七情之升；在天为风，风则气鼓，而为百病之长。怒而补之，将逆而有壅绝之忧；风而补之，将满而有胀闷之患矣。北方者……在人为恐，恐则金下，而居七情之降；在天为寒，寒则气惨，而为万象之衰。恐而泻之，将怯而有颠狂之虞；寒而泻之，将空而有调竭之害矣。然木既无虚，又言补肝者，肝气不可犯，肝血当自养化。血不足者濡之，水之属也，壮水之主，木赖以荣。水既无实，又言泻肾者，肾阴不可亏，而肾气不可亢也。气有余者伐之，木之属也，伐木之干，水赖以安。夫一补一泻，气血攸分；即泻即补，水木同腑。总之，相火易上，身中所苦，泻木所以降气，补水所以制火。气即火，火即气，同物而异名也，故知"气有余便是火者"愈知"乙癸同源"之说矣。

李氏的论说，显然是朱丹溪《相火论》"肝肾之阴，悉具相火"和"气有余便是火"之说的进一步发挥，说明在生理上相火寄于下焦肝肾，而肝肾为精血所藏之所；在疾病治疗上，补肾即补肝，泻肝即泻肾。凡忿怒伤气，气逆风动，慎不可补；凡恐惧伤肾，癫狂有寒，则不可泻。所谓补肝，为濡养肝血，壮水之主；所谓泻肾，为不致肾气过亢。总之，泻木所以降气，补水所以制火，是治疗之大要。这比《难经》东方实，西方虚，泻南方，补北方的治则更进一步。李氏的"乙癸同源论"遂为传世之名论。

（三）脾阴学说的确立

中医学以脏腑分阴阳，则五脏属阴，六腑属阳，若以脾胃而言，则胃为阳土，脾为阴土。然而所谓阴阳者，实一分为二之义，因此五脏本身又各具阴阳的属性，脾土也有脾阴、脾阳之分。然而有关"脾阴"的称谓，直至金元之际才逐渐出现在诸家著作中，明代以后则对脾阴的研究日益深入，无论在病因、症状及治疗等方面均有阐发，并成为脏腑理论研究的一个重要内容。

在金元之前医家的有关论述中，虽未见"脾阴"之称谓，但已含有脾阴义。如《素问·平人气象论》称"藏真濡于脾"，即寓有脏腑真元与脾阴之间相互依存的意思。《伤寒论》中之脾约证，是由于脾阴亏损，不行其津液于肠，从而出现大便难，故仲景名之曰"脾约"。因而清代程应旄注称："脾约者，脾阴外渗，无液以滋，脾家先自干槁，何能以余阴荫及肠胃，所以胃火盛而肠枯，大便坚而粪粒小也。麻仁丸宽肠润燥，以软其坚，欲使脾阴从内转耳。"可见有关脾阴的认识，可追溯甚远。

此后，朱丹溪又有脾具坤静之德，而有乾健之运，脾土之阴受伤，则转输之官失职的论述，也隐含脾阴之义。

明代一些医家致力于"脾阴"的研究，出自临床实际的需要，他们认为古方理解多偏补阳，而不及于阴。自从《太平惠民和剂局方》出后，宋代时医治疗脾胃病大率主用辛香燥剂，故金元李东垣曾指出：若内伤脾胃，觅药于医，不问所伤，付之集香丸，以致传变诸疾，不可胜数，使人真气从此虚衰。针对上述弊端，东垣调治脾胃气虚，制益气升阳甘温之法，但其法毕竟主于补益脾胃阳气，用药仍偏于辛甘升发。后世医家将东垣之法奉为治脾之圭臬，不善辨证，沿袭成风，因而明代医家王纶指出：近世论治脾胃者不分阴阳气血，而率皆理胃，所用之药又皆辛温燥热助火消阴之剂，遂致胃火益旺，脾阴愈伤，清纯中和之气，变为燥热，胃脘干枯，大肠燥结，脾藏渐绝。指出不加辨证地滥用辛温燥热之剂，可以导致胃火亢盛，脾阴亏损。明代医家认为造成脾阴不足的原因还包括情志所伤，即劳心思虑也有损脾阴，如秦昌遇称："意外思虑，失饱伤饥，脾土真阴受困。"杨继洲则认为外感热病，邪热也可损及脾阴。至清代俞东扶又有"心火乘脾，脾阴大亏"之说，还有龙雷之火亦可导致脾阴受伤。总之，对于引起脾阴不足的种种原因，包括七情内伤、六淫外侵、饮食不节、药物所伤等，明代医家已有比较全面的阐述。

关于脾阴不足的具体症状，明代诸医家通过各自的临床实践，认识也渐趋全面。如与薛己同时期的周慎斋，认为尿血有脾阴不足所致者。明末缪仲淳病案记载中有不少关于脾阴不足的症状，如"若脾虚，渐成腹胀，夜剧昼静，病属于阴，当补脾阴"。又如治一妇人产后腿疼，不能行走，久之饮食不进，困惫之极。缪氏认为"此脾阴不足之候，脾主四肢，阴不足故病下体"。他将腿痛和腹胀，以肢体部位及昼轻夜剧来认识脾阴之不足。但纵观《先醒斋医学广笔记》，缪氏所云脾阴虚者，多有脾虚而内热津少的主证。对于这一情况，清代王旭高也有同样认识，他在医案中曾说："阴虚未复，夜寐未安，热退不清，仍宜养阴，自云腹中微微撑痛，此属中虚，治当补益脾阴。"总之，脾虚而又见阴亏内热者为脾阴不足之关键。

明代医家还研究了脾阴不足的脉象表现。周慎斋认为肝脉弦长，脾脉短，是为脾阴不足，同时又认为脉象倏忽变易也为其特征："脉或大，或小，或数，或弦，或涩，变易不常，知其脾阴虚而脉失信也。脉者血之府，脾统血，血枯故变易不常耳。"近代张锡纯又作了补充，认为数脉亦为脾阴受伤的见证，谓："盖以脾脉原主和缓，脉数者必是脾阴受伤。"

脾阴不足的治疗，明代诸家亦多有灼见。王纶主用芍药、甘草，酸甘化阴，胃火旺者，则加黄连，有泻火存阴之义。周慎斋则主用山药和参苓白术散。缪仲淳又以甘寒育养脾阴，力避苦寒、温燥之品。他强调阴虚火旺之证，当滋养阴血，扶持脾土，俾阴血渐生，虚火下降。此类方药清润柔灵，药如沙参、生地黄、石斛、天门冬、麦门冬、白芍药、甘草、蔗汁、梨汁等，系承《千金方》之遗风。若兼肝火盛者，缪氏又益以五味子、木瓜、酸枣仁等以酸甘制肝敛阳。

后至清代，在缪氏甘寒育养脾阴的基础上，吴澄集前所成并提出芳香甘平之法。吴氏认为虚劳日久，诸药不效，而所赖以无恐者胃气也。人之一身以胃气为主，胃气旺则五脏受荫，水精四布，机运流通，饮食渐增，津液渐旺，以致育血生精而复其真阴之不足，古人多以参、苓、术、草补中宫，而虚劳脾薄胃弱，力不能胜，即平淡如四君子皆不能用，所以新定补脾阴一法，以补前人未尽之余蕴。指出阴虚劳怯之人，中土困惫，以致连培补中宫之剂，也有燥滞难运之忧。他的用药原则是"芳香甘平之品，培补中宫而不燥其津液"，以舒展脾气，护养阴液，其制方如理脾正方（人参、燕窝、山药、扁豆、茯苓、橘红、甘草、莲肉）、中和理阴汤（人参、河车、白芍药、山药、扁豆、莲肉、陈仓米）。

由此可见，自明代缪仲淳制甘寒补养脾阴之法后，清代医家又提出芳香甘平之法，两法虽都能补益脾阴，但各自侧重不同，甘寒法养阴液、益阴血而助脾运；芳香甘平法培中宫、资化源而复阴。前者宜于脾阴不足而阴亏显著者，后者宜于脾阴而脾气虚乏者。两者相继提出，实为后世论治脾阴之大法。

上述对于脾阴理论的研究，明代诸医家从生理、病理及论治等不同方面加以广泛的阐发，不仅丰富与发展了脏腑学说的内容，而且为临床治疗提出了新的有效方法，清代胃阴学说的产生实受其重要影响。如华岫云在叶桂《临证指南医案》按中指出："脾阴一虚则胃家饮食游溢之精气，全输于脾，不能称留津液以自润，则胃过于燥而有火矣……此乃脾阴之虚而致胃家之燥也。"足见清代胃阴学说的兴起与明代医家的脾阴理论是存在密切联系的。

二、命门学说的发展和完善

"命门"是藏象学说的组成部分。由于"命门"与人体的生命活动存在着至为密切的关系，故有生命门户之称，它在脏腑中居于极为重要的地位。

关于命门的记载，始见于《内经》。《灵枢·根结》说："太阳根于至阴，结于命门。命门者，目也。"这是因为足太阳膀胱经终于睛明穴，睛明为至命之处，故谓之命门。后在道家的《太上黄庭外景经》中又有"上有黄庭下关元，后有幽阙前命门"之说。指出了命门上下前后的位置。

《难经》对命门有较详的论述。如《难经·三十六难》在论述命门的部位及其生理功能时认为："肾两者，非皆肾也，其左者为肾，右者为命门。命门者，诸精神之所舍，原气之所系也，故男子以藏精，女子以系胞。"《难经·三十九难》也提出了"命门者，精神之所舍也，男子以藏精，女子以系胞，其气与肾通"的观点，阐述了命门与精、气、神以及人体生殖功能的关系。宋以后医家将命门与相火联系，如金元时期刘完素、张元素、李杲等均有"命门相火"之说。但对命门、相火、三焦、包络等概念未加区分。迨至明代，对命门理论的研究逐步深入完善，这对临床治疗具有重要意义。有关医家还从各自不同的角度，试图通过对命门的研究，以认识生命的奥秘，揭示生命现象的本质。

（一）左肾右命门与肾间命门说

《难经》所创导的"左肾右命门"之说，对后世具有相当的影响。明代以前医家多宗其说，如王叔和《脉经》引《脉法赞》"肝心出左，脾肺出右，肾与命门俱出尺部"的诊脉部位，显然以左肾右命门说为根据。

命门学说发展到明代。赞同《难经》左肾右命门之说的医家仍不乏其人，其中以薛己及李梴为代表，他们对命门的部位及功能做了进一步的阐发，肯定了《难经》命门居于右肾，男子以藏精，女子以系胞的观点。

薛己认为肾与命门若以脉分辨，应与之相应，亦有左右之别，他在《明医杂著·劳瘵注》中说："若左尺脉虚弱而细数者，是左肾之真阴不足也，用六味丸；右尺脉迟轻，或沉细而数欲绝者，是命门之相火不足也，用八味丸。"可见薛己对命门部位的认识也并未超越《难经》左肾右命门说的范围。

李梴亦宗左肾右命门之说，而对命门的部位及功能更有发挥，他在《医学入门·脏腑赋》中描述为"命门下寄肾右，而丝系曲透膀胱之间，上为心包，而膈膜横连脂漫之处。配左肾以藏真精，男女阴阳攸分，相君火以系元气，疾病死生是赖""命门即右肾，言寄者，以其非正脏也。有系曲下行，接两肾之系，下尾闾，附广肠之右，通二阴之间，前与膀胱下口溲溺之处相并而出，乃是精气所泄之道也。若女子则户胞亦广肠之右、膀胱下口相并而受胎。命门为配成之官，左肾收血化精运入，藏诸命门，男以此而藏精，女以此而系胞"。

对于左肾右命门之说，明代医家还有更多人持不同观点，如虞抟在《医学正传·医学或问》中认为"不可独指右肾为命门"，认为"两肾固为真元之根本，性命之所关，虽为水脏而实有相火寓乎其中，像水中之龙火，因其动而发也。愚意当以两肾总司为命门，其命门穴正象门中之枨，司开阖之象也。惟其静而阖，涵养乎一阴之真水；动而升，鼓舞乎龙雷之相火"。自虞抟阐发此说之后，李时珍、孙一奎、赵献可、张景岳又都纷纷提出命门在两肾之间之说。李时珍说："命门指所居之府，而名为藏精系胞之物……其体非脂非肉，白膜裹之，在七节之旁，两肾之间。"张景岳在《质疑录·论右肾为命门》一文中，也对右肾命门说提出质疑，说："夫右肾既藏男子之精，则左肾将藏何物？女子之胞，何偏系于右？此其说之不能无疑。但当曰左肾主真阴，右肾主真阳，而命门则为阳气之根，随三焦相火以同见于右尺则可，若谓左肾则主于肾，而右肾偏为命门，此千古讹传之弊，而不得不亟正之者也。"由于明代诸家的纠误，清人也多废置了右肾命门之说，如医家程知节在《医经理解·手心主心包络命门辨》中，指出："肾居下，地道也，其刚阳亦应在右，则谓左肾主肾之真阴，右肾主肾之真阳则可，谓左为肾右为命门则不可也。夫命门既以藏精系胞，精何为独藏于右，胞何为独系于右，试以女子验之，未闻其子宫偏于右也。"

由此可见，左肾右命门说，虽源于《难经》，但到了明代，许多医家并不赞同其说，他们另立新论，而对明代医学理论和临床实践的发展产生了重要的影响。

（二）命门有形说

对于命门的形质问题，李时珍在《本草纲目》（卷三十）中提出了命门有形之说，他说："三焦者，元气之别使；命门者，三焦之本原，盖一以体名，一以用名。其体非脂非肉，白膜裹之，在七节之旁，两肾之间，二系著脊，下通二肾，上通心肺，贯属于脑，为生命之原，相火之主，精气之府。人物皆有之，生人生物皆由此出。"李氏的论说虽源于《内经》《难经》，明确指出了命门为有形之体，为生命形成之本原，它不仅通肾与心肺，还系脊、贯脑，提出命门为"精气之府"，并认为人与物皆有命门，论述别开生面，为后世对命门实质的研究，提供了启示。

（三）肾间动气说

肾间动气说为孙一奎所倡论。孙一奎，字文垣，号东宿，别号生生子。安徽休宁人。生活于明嘉靖、万历年间（公元1522～1619年），为汪石山再传弟子，名噪当时。著有《赤水玄珠》三十卷，《医旨绪余》二卷及医案五卷。孙氏对《难经》"左肾右命门"之说，虽然提出异议，认为命门"不在右肾而在肾俞之中可见也"（《医旨绪余·命门图说》），但又认为《难经》的命门说，实已寓有原气之意。在此基础上他结合了《易经》中论述万物的产生是太极和阴阳二气动静变化结果的哲学思想，提出了命门是存在于两肾间的具有生生不息之机的"肾间动气"。

孙一奎在《医旨绪余》中认为："盖人以气化而成形者，即阴阳而言之。夫二五之精，妙合而凝，男女未判，而先生此两肾，如豆子果实，出土时两瓣分开，而中间所生之根蒂，内含一点真气，以为生生不息之机，命曰动气，又曰原气，禀于有生之初，从无而有，此原气者，即太极之本体也。"在此，孙氏将两肾间的原气即命门动气视作人身之太极，而"原气"与"动气"为太极之体用，所谓"化原气者，即太极之本体也，名动气者，盖动则生，亦阳之动也。两肾静物也，静则化，亦阴之静也，此太极之体所以立也"（《医旨绪余·命门图说》）。在此基础上，做出了"命门乃两肾中间动气，非水非火，乃造化之枢纽，阴阳之根蒂，即先天之太极，五行由此而出，脏腑以继而成"的结论（《医旨绪余·命门图说》）。孙一奎还特别强调命门动气为人体生生不息之根，与呼吸功能的关系最为重要，所谓"赖此动气为生生不息之根，有是动则生，无是动则呼吸绝而物化矣"（《赤水玄珠·肾无痘辨》），"呼吸者，即先天太极之动静，人之一身之原气也。有生之初，就有此气，默运于中，流运不息，然后脏腑得所司而行焉"（《医旨绪余·原呼吸》），可见孙一奎所述命门为肾间动气，有其广泛的生理意义，而对人之呼吸来说尤为至要。

关于命门的属性，孙一奎认为属"坎中之阳"，乃一阳陷于二阴之中，可称为阳气而不可谓之"火"。他在《医旨绪余·右肾水火辨》中说："坎中之阳，即两肾中间动气，五脏六腑之本，十二经脉之根，谓之阳则可，谓之火则不可，故谓坎中之阳，亦非火也。二阴，即二肾也，肾既皆阴，则作一水一火并看者，亦非也。"孙氏所论，实说明命门阳气涵育于二肾之阴精，肾命的关系是不可分割的。

（四）命门君火说

赵献可是命门君火说的创论者。他对命门学说做了广泛的研究，从命门对人体生命活动的重要意义加以深入探讨，提出了命门为人体"真君、真主"的理论，他认为命门在人体中有位无形，存在于有形的两肾之中，对人身先天、后天皆有极为重要的主宰作用。

赵献可首先根据《内经》"七节之旁中有小心"之说，认为命门的部位在自下数上之七椎，并指出两肾左属阴水，右属阳水，中间是命门所居之宫，所谓"命门无形之火，在两肾有形之中"（《医贯·内经十二官论》）。如一阳陷于两阴之中。赵氏的命门学说，精辟地论述了命门与人体脏腑之间的重要生理关系。《内经》有"心者君主之官……主不明则十二官危"（《素问·灵兰秘典论》）之说，由此赵献可认为心既为十二官之一，可见"人身别有一主，非心也"（《医贯·内经十二官论》），是命门居于十二官之上，明确提出命门为君主之官，为十二官的"真君真主"，强调了命门对人体脏腑的主宰作用，认为"命门为十二经之主，肾无此则无以作强，而技巧不出矣；膀胱无此则三焦之气不化，而水道不行矣；脾胃无此则不能蒸腐水谷，而五味不出矣；肝胆无此则将军无决断，而谋虑不出矣；大小肠无此则变化不行，而二便闭矣；心无此则神明昏，而万象不能应矣，正所谓主不明则十二官危也"（《医贯·内经十二官论》）。为了强调命门之火对人体的重要生理作用，赵氏将命门譬喻为走马灯火，人体各脏腑器官的活动，犹如走马灯中的拜者、舞者、飞者、走者，无一不具。他强调"其中间惟是一火耳，火旺则动速，火微则动缓，火熄则寂然不动"（《医贯·内经十二官论》），形象地描述了人体各脏腑的功能活动都必须以命门之火为原动力，强调了命门对生命的重要意义。

赵献可还分析了命门对先天、后天的作用，认为无论在人身的先天或后天，命门均居主宰地位，即命门为主宰先天之体，具流行后天之用。其意是说人身先天无形之水火，皆源出两肾之间，先天无形之火，即三焦相火，出于命门右旁之小窍；先天无形之水即真阴，出于命门左旁之小窍。无形之火即元气，无形之水即元精，两者皆受命门之元神主宰。可见所谓命门"主宰先天之体"，其实质体现了生命形成过程中精、气、神三者之间的关系。同时，赵氏还认为后天无形的相火和真水也都是在命门的作用下周行于全身。三焦相火是命门的臣使之官，它禀命而周流不息地运行于五脏六腑之间，而真水则随相火而潜行于全身。这样相火禀命于命门，而真水又随相火而流行，遂将全身阴阳水火之总司，归于两肾间之命火，高度概括了命门对人身先、后天的重要生理作用。

以上关于命门"真君真主"之说，不仅否定了《难经》"左肾右命门"的观点，更重要的是试图把命门的研究与人体生命现象的本质结合起来，将命门的探索引向深入，对医学界产生了较大的影响。

（五）命门为"真阴之藏"说

命门为"真阴之藏"的学说，由张介宾（字会卿，号景岳，又号通一子）所创。他在前人命门学说的基础上，将命门的研究与阴阳、五行、精气理论紧密地结合起来，对命门的位置、生理、病理等进行了更深入的探索，使命门学说更趋完善。

张氏认为命门的位置"居两肾之中"而无所偏依，为先天、后天"立命之门户"（《类经附翼·三焦、包络、命门辨》）。命门与肾有一而二、二而一的关系，所谓"命门总主乎肾""两肾皆属于命门""命门与肾本同一气"(《类经附翼·三焦、包络、命门辨》),但他又牵强地认为命门即女子之子宫,男子精关,究其出发点,是为说明它对"先天立命"的重要性,即《难经》所说的男子藏精,女子以系胞。他还认为人身先天之元阴、元阳禀受于父母,生命才始,先天之元阴元阳藏于命门,合称"真阴",它虽禀受于先天,但又必须依赖后天的阴精、阳气以滋养壮盛。《内经》有五脏六腑之精归于肾之说,但景岳进一步指出肾又藏精于命门,而为人身之真阴,凡后天之精气,皆由此而化生。即如其所谓"五液皆归于精,而五精皆统乎肾。肾有精室,是曰命门,为天一所居,即真阴之海,精藏于此,精即阴中之水也;气化于此,气即阴中之火也"(《类经附翼·求正录·真阴论》)。由此,景岳遂将命门称作"真阴之藏"。

张景岳还根据阴阳一体的思想,将命门譬喻为人身之太极,认为它兼具水火之性,命门所藏的元精为"阴中之水",元精所生化的元气为"阴中之火"。他在《类经附翼·求正录·真阴论》中说:"命门居两肾中,即人身之太极,由太极以生两仪,而水火具焉,消长系焉。"就其重要性而言,"命门之水火,即十二脏之化源,故心赖之则君主以明;肺赖之则治节以行;脾胃赖之济仓廪之富;肝胆赖之资谋虑之本;膀胱赖之则三焦气化;大小肠赖之则传导自分"(《类经附翼·求正录·真阴论》)。前人虽谓十二脏的正常生理功能皆出于肾之技巧,但就本质而言,实为命门的"真阴之用"。正因为张景岳将命门视作人身阴阳"消长之枢纽",认为命门藏精化气,兼具水火,故又称命门为"水火之府,为阴阳之宅,为精气之海,为死生之窦"(《类经附翼·三焦、包络、命门辨》),亦为"精血之海""元气之根"(《景岳全书·传忠录·命门余义》),充分肯定了命门对生命形成及其后天生命活动极为重要的意义。

张景岳命门学说的特点在于其在阴阳互根、精气互生的基础上,精辟而全面地论述了命门兼具水火的生理特性,将命门学说的研究与阴阳精气论紧密联系在一起,历来论命门者无出其右,对后世医学的影响是十分深远的。

综上所说,可见对于命门问题的研究,到了明代已经进入比较深入和全面的阶段。

在明代各医家的命门学说中,可以明显地看到,他们都在不同程度上受到道家学说和理学的影响,特别是道家释"坎"卦的"一阳陷于二阴中"之说和周敦颐《太极图说》的影响。如赵献可在《医贯·内经十二官论》中说:"易有太极,周子惧人不明,而制太极图……夫人受天地之中生,亦原有太极之形,在人身之中,非按形考索,不得穷其奥也。"孙一奎也视两肾间动气为人身之太极,造化之枢纽,认为五行由此而生,五脏继此而成,试图以此探索生命现象的本源。张介宾同样将命门喻之为人身之太极,由太极生两仪,而命门水火方具,因此为人体阴阳消长之枢纽,为生命形成之肇始。"坎"卦说及《太极图说》与命门学说的结合,与明代提倡程朱理学分不开,也体现了我国古代哲学对医学理论的渗透和影响。

至于,在"一阳陷于二阴中"说的启示下,孙氏称命门为"肾间动气",赵氏认为系两肾间的君火,张氏号为"肾之精室",说明诸家论述命门,始终立足于肾藏阴精,这与一般对"命门相火"的片面认识显然有所不同。他们之所以这样立说,一方面为了谕人避免滥用苦寒泻火,保护命门阳气,另一方面又提示温补命门不可温热辛燥,以免灼伤肾脏阴精。这正如李时珍在《本草纲目》卷三十所说:"夫命门气与肾通,藏精血而恶燥,若肾命不燥,精气内充,则饮食自健,肌肤光泽,肠腑润而血脉通。"于此,也足见明代命门学说的临床意义。

三、三焦形质论的形成

《内经》论三焦，主要是说明三焦散布阳气、通调水液的生理功能及其与人体上、中、下三部位的关系，对三焦形质的存在与否，则无明显的定论。

《难经》在《内经》论三焦功能与部位的基础上，进一步明确指出了三焦为有名而无形之府，立"三焦无形"之说。《难经·三十一难》曰："三焦者，何禀何主，何始何终，其治常在何许，可晓以否？然，三焦者，水谷之道路，气之所终始也。上焦者，在心下，下膈，在胃上口，主内不出，其治在膻中，玉堂下一寸六分，直两乳间陷者是。中焦者，在胃中脘，不上不下，主腐熟水谷，其治在脐旁。下焦者，当膀胱上口，主分别清浊，主出而不内，以传道也，其治在脐下一寸，故曰名三焦，其府在气街。"《难经·三十八难》曰："府有六者，谓三焦也，有原气之别焉，主持诸气，有名而无形。"

其后传为华佗所著的《中藏经》提出三焦为人体三元之气的观点，曰："三焦者，人之三元之气也，号曰中清之府，总领五脏六腑，营卫经络，内外左右上下之气也。"也认为三焦无形。

唐代孙思邈《千金要方》中对三焦形质的记载并不一致：如《千金要方·三焦脉论第四》认为，三焦者，一名三关，上焦、中焦、下焦"合而为一，有名无形，主五藏六府往还神道，周身贯体，可闻不可见，和利精气，决通水道，息气肠胃之间，不可不知也"；但同时又根据《内经》之说指出"三焦形相厚薄大小，并同膀胱之形"（《千金要方·三焦脉论第四》）。由此可见，对于三焦功能的认识，大致比较统一，但对三焦形质的问题，尚需探讨。于是，引起了后世医家的争议。

宋代陈言在《三因方》中，根据《龙川志》所载举子徐遁的认识，始明确提出了三焦有形之说。他认为三焦之形，"有脂膜如手大，正与膀胱相对，有二白脉自中出一夹脊而上，贯于脑"，认为三焦系肾下之脂膜。元代王好古曾记载李东垣的三焦论，认为"三焦有二"，其一"有名无形"，另一"却是有形状"。他于《此事难知·问三焦有几》中说："三焦，有名无形，主持诸气，以象三才之用，故呼吸升降，水谷往来，皆恃此以通达。"并认为："上中下三焦通为一气，卫于身也，为外护，既已头至心，心至脐，脐至足为状也，却是有形状，何以然？上焦者主内而不出，中焦者主腐熟水谷，下焦者主出而不纳，故经曰：上焦如雾，中焦如沤，下焦如渎也。"

元代的袁坤厚对三焦也有研究，其《难经本旨》说："所谓三焦者，于膈膜脂膏之内，五藏六府之隙，水谷流化之关，其气融合于其间，熏蒸膈膜，发达皮肤分肉，运行四旁，曰上中下，各随部分所属而名之，实原气之别使也。是故虽无其形，倚内外之形而得名；虽无其实，合内外之实而为位者也。"指出三焦虽无形，但指膈膜之内脏腑之间的空腔部位。

明代医家对三焦研究的重点和争论的焦点，仍然集中在对三焦形质问题上，主张三焦无形的医家以孙一奎为代表，主张三焦有形的医家以虞抟、张景岳为代表。三焦有形说的逐渐形成，对清代医家很有影响。

在孙一奎之前，明代医家马莳在所著《难经正义》中认为三焦有二，一为上中下三焦，一为手少阳三焦，在《医旨绪余·难经正义三焦评》中说："手少阳三焦，焦作膲，是有形之物也；上中下之三焦，焦字从火，谓能腐熟水谷变化也。"并认为《三因方》所举右肾下脂膜即是有形的手少阳三焦。推其本意，是主张以上中下三焦为无形，手少阳三焦为有形，其说允持两端。

孙一奎对袁坤厚的论说十分赞赏，对三焦为膈膜之内、脏腑之间的无形外腑并无异议。因此，首先批评了所谓肾下脂膜为三焦之体之说。他认为人之脏腑有厚薄，两肾脂膜或有偏长及下垂者，本属正常现象，故脂膜说不足为信。他又认为《内经》虽有少阳之络，三焦、少阳之脉等说，似言三焦有形，但这仅指其经脉而言，不可认为是三焦之本脏。他在《医旨绪余·难经正义三焦评》中对于《内经》"肾合三焦膀胱，三焦膀胱者，腠理毫毛其应"的理解是"三焦既为膀胱之用，原气之使，故以膀胱合而应之……三焦属肾与膀胱，故附膀胱而言，非为三焦有物如是也"。他认为三焦"以其无形，故称外腑……若独指其经脉起止、俞穴主病等，便谓是有形之府，不思奇经中如冲任督等脉，皆有起止，亦皆主病，冲为血海，任主胞胎，亦可指任脉如有形府例看否耶？有形之说，不必辨而其谬自明矣"。

总之，孙一奎以三焦为上、中、下三部之合称，提出了"外有经而内无形"（《赤水玄珠·难经正义三焦辨》）的观点。对于三焦的功能，孙氏认为"三焦、包络为相火"（《医旨绪余·丹溪相火议》），"营卫生于三焦而营于中，卫于外，大气抟于胸中以行呼吸，使脏腑司其职，而四肢百骸奠安者，孰非相火斡旋之功哉？"（《医旨绪余·问十二支土多，十二支火多议》），说明三焦为相火，是原气之别使，有裨于生生不息之功。

此外，虞抟也主张三焦有形，认为它是脏腑之外，包括肓膜在内的体腔，其《医学正传·医学或问》说："三焦者，指腔子而言，包函乎肠胃之总司也。胸中肓膜之上曰上焦，肓膜之下、脐之上曰中焦，脐之下曰下焦，总名曰三焦，其体有脂膜在腔子之内，包罗乎五脏六腑之外也。"

虞抟倡脂膜腔子说以后，张景岳也认为三焦是"藏府之外，躯体之内，包罗诸藏，一腔之大府也"（《类经》）。他在《类经附翼·三焦包络命门辨》中进一步发挥其说："夫三焦者，五脏六腑之总司，包络者，少阴君主之护卫也。而《二十五难》曰：'心主与三焦为表里，俱有名而无形'，若谓表里则是，谓无形则非。夫名从形立，若果有名无形，则《内经》之言为凿空矣……夫既曰无形矣，何以有水道之出？又何以有厚、薄、缓、急、直、结之分？又何以有曰纵曰横之理？又何以如雾、如沤、如渎？及谓气、谓血之别……今夫人之一身，外自皮毛，内自脏腑，无巨无名，无细无目，其于腹腔周围上下全体，状若大囊者，果何物耶？且其著内一层，形色最赤，象如六合，总护诸阳，是非三焦而何？"

可见，虞抟与张景岳的三焦有形之说，其所言的形状更为明确。如虞抟以脂膜腔子为三焦之形，景岳则以腹腔周围上下状若大囊为三焦之形。尽管如此，但两说都明确指出了三焦具有实质，肯定其为形质之腑。这是三焦理论研究的进一步深化，形成了三焦的形质学说。

明代以后，清代医家对三焦的研究延续不断，虽有新说，但或失之局限，或失之牵强，因而其影响不大。如17世纪的罗美，认为《内经》所述三焦经气的循行，与胃经的循行基本上相一致，创胃部三焦之说，他在《内经博议·太冲三焦论》中论说："三焦者，特胃部上下匡廓；三焦之地，皆阳明胃之地；三焦之所主，即阳明之所施。其气为腐熟水谷之用，与胃居太阴之前，实相火所居所游之地也。故焦者，以熟物为义……是以名为三焦者，特为两阳明之胃，与相火之所职言之耳。"显然对三焦的认识是不够全面的。

清末民初医家唐宗海，在三焦腔子膜说的影响下，结合当时的西医知识，提出了油脂三焦之说，强调了三焦通利水道的作用，他在《医经精义·脏腑之官》中说："焦，古作膲，即人身之膜膈，所以行水也……西医所谓连网，即是膈膜及俗所谓网油，并同身之膜皆是也。网油连著膀胱，水因得从网油中渗入膀胱，即古所名三焦者，决渎之官，水道出焉是矣。三焦之根，出于肾中，两肾之间有油膜一条，贯于脊骨，名曰命门，是为焦原。从此系发生板油，连胸前之膈，以上循胸中，入心包络，连肺系上咽，其外出，为手背胸前之腠理，是为上焦。从板油连及鸡冠油，著于小肠，其外出，为腰腹之腠理，是为中焦。从板油连及网油，后连大肠，前连膀胱，中为胞室，其外出为肾经少腹之腠理，是为下焦。人饮之水，由三焦而下膀胱，则决渎通快，如三焦不利，则水道闭，外为肿胀矣。"又在《医经精义·脏腑所合》中说："肾主水，而行水之腑，实为三焦，三焦即人身膜油，连肠胃及膀胱。食入于胃，由肠而下，饮水入胃，则胃之四面而均有微管将水吸出，散走膜膈，此膜即三焦也。水由上焦历肝膈，透肾系，入下焦油膜，以达膀胱，故三焦者，中渎之腑，水道出焉。属膀胱者，谓三焦与膀胱相联属也。"

唐宗海对三焦的形质虽然提出新说，但对其功能仅仅局限于强调水道之一端，并且牵强地以西医解剖学的方法加以比较，错误地认为饮水入里后，散走膈膜，达于连网油膜，再下入膀胱，不仅片面地理解了三焦的生理功能，同时也不符合人体正常生理状况。故陆渊雷曾于《金匮今释·脏腑经络先后病脉证篇》中说："信如所言，则三焦乃胸膜、肋膜、腹膜矣。按诸膜所以衬贴躯壳脏腑，绝无决渎行水用，其为病不过发矣，亦与古书所言三焦病不合，可知三焦决非油网。"

对三焦理论的研究，从其主持诸气，总司人体气化，运化水谷及流通水道的功能来说，虽在明代以前已被医家所认识，但对其形质的研究至明代方趋深化，通过诸医家的探索，发展了中医学脏腑理论的内容，并为临床实践提供了启示。

由此可见，在脏腑理论的发展过程中，明代医学研究的重点主要是在对脾、肾、命门和三焦的探索，特别是对肾与命门的深入研究，把医学理论的发展逐步引向对生命本质的探讨。

四、对奇经八脉的研究

《内经》对奇经的循行分布，所属穴位及其病证已有论述，但属散载。至《难经》起，始有"奇经八脉"的重点论述。历代文献中的奇经八脉图，一般都以《难经》为根据。元代著名医家滑寿所著《十四经发挥》，对奇经八脉颇有阐发。

滑寿的《十四经发挥》是以元代《金兰循经取穴图解》为基础，将奇经中任、督二脉，与十二经并论，重点阐述十四经的循行路线、穴位，并论气血流注与奇经循行的关系，为论述经络学说之专著。元代以前的经络学说，多以十二正经为主，至滑氏始认为督脉为阳脉之纲，任脉为阴脉之海，将其并列于十二正经而称之十四经，这是滑寿对经络学说的创见。自此，任督二脉对人身的重要作用，亦为医家所重视。针灸得盛于元代，亦与滑寿对经络学的研究与贡献有关。

明代医家在汇集前人诸论的基础上更有发挥，其中以李时珍的《奇经八脉考》最为著名。《奇经八脉考》计十七篇，内容简要，对八脉分布路线进行了系统的整理，阐述了奇经为病的基本病理变化及其与十二经的密切关系，提出奇经病变的辨证施治要点。《四库全书总目提要》指出："《奇经八脉考》一卷，明李时珍撰。其书诏人身经脉有正有奇。手三阴三阳、足三阴三阳为十二正经，阴维阳维、阴跷阳跷、冲任督带为八奇经。正经人所共知，奇经医所易忽，故将评其病源治法，并参考诸家之论，荟萃成编。其原委精详，经纬贯彻，洵辨脉者所不可废。又创为气口九道脉图，畅发《内经》之旨，而详其脉法，尤能阐前人未泄之秘。"

李时珍对八脉的论述十分精当，他在《奇经八脉考》中指出："奇经八脉者：阴维也，阳维也，阴跷也，阳跷也；冲也，任也，督也，带也。阳维起于诸阳之会，由外踝而上，行于卫分；阴维起于诸阴之交，由内踝而上，行于营分，所以为一身之纲维也。阳跷起于跟中，循外踝上行于身之左右；阴跷起于跟，循内踝上行于身之左右，所以使机关之跷捷也。督脉起于会阴，循背而行于身之后，为阳脉总督，故曰阳脉之海。任脉起于会阴，循脉而行于身之前，为阴脉之承任，故曰阴脉之海。冲脉起于会阴，夹脐而行，直冲于上，为诸脉之冲要，故曰十二经脉之海。带脉则横围于腰，状如束带，所以总约诸脉者也。是故阳维主一身之表，阴维主一身之里，以乾坤言也；阳跷主一身左右之阳，阴跷主一身左右之阴，以东西言也；督主身后之阳，任冲主身前之阴，以南北言也；带脉横连诸脉，以六合言也，是故医而知乎八脉，则十二经、十五络之大旨得矣。仙而知乎八脉，则虎龙升降、玄牝幽微之窍妙得矣。"指出治病与养生皆须明了奇经八脉之理。

对奇经病证的治疗，李时珍提出了"因病药之"的治疗原则，认为应结合奇经八脉的循行路线，按阴阳虚实具体辨证而定相应的治疗方法。

如上所述，经过李时珍对奇经八脉的整理研究之后，中医学在奇经论治方面有了新的提高，且更切合临床实际。自明以后，奇经八脉病证的论治逐渐普遍，在内科、妇科等专著及各家医案中，有关的记载颇多。直至叶天士、吴鞠通等，其对奇经疾病的辨证论治及其新的阐发，无不受到明代医家相关学说的影响。

第七节　本草学研究的辉煌成就及临证实用医方著作

明代，是我国本草学发展史上的一个重要时期。

由于历代本草著作繁多，药物品种日增，而金元时期的药物著作又多趋于简约一途，因此，明代医家在前人药物研究的基础上进行了深入的整理、考订和总结工作，更重要的是通过实践而获得了许多新的成就。

应该看到，在明代前期，虽有官修的《本草品汇精要》等书，但就总体而言，本草学的发展比较缓慢，然而到了明代中后期，不仅研究者较多，著述甚夥，而且在研究的深度和广度方面都十分可观。尤其在明万历、天启年间（公元1573～1627年），出现了李时珍的《本草纲目》和缪希雍的《神农本草经疏》这两部重要著作。《本草纲目》的问世，标志着中医本草学的发展取得了极其辉煌的成就。

《本草品汇精要》（四十二卷）　太医院院判刘文泰等奉诏纂修。成书于明弘治十八年（公元1505年）。此书是距《绍兴本草》三百余年之后的第一部官修本草。弘治十六年，明孝宗因"本草旧本繁简不同"，故命太医院"删繁补缺，纂辑成书，以便观览"（《明实录》）。成书后，孝宗病殂，刘文泰获罪，加之该书之彩图印刷难以解决，因而这部本草藏诸内府。《明史·艺文志》载有《孝宗类证本草》，学者疑即此书。像所有官修本草一样，《本草品汇精要》是集体智慧之作，其体例及内容都有独到之处。然而遗憾的是，此书对前代的本草成就总结不够全面，所引文献也不够详细正确。之所以有此缺陷，实与当时刘文泰力主"方技之书须义理渊微；治病之由贵乎功能易晓"，排斥翰林院词臣参与编修一事有关。本书将《证类本草》删繁去复，略作补辑而就。书中共载药物一千八百十五种（称新增药物四十八种，实为二十二种），分玉石、草、木、人、兽、禽、虫鱼、果、米谷、菜十部。各药条文按名、苗、地、时、收、用、质、色、味、性、气、臭、主、行、助、反、制、治、合治、禁、代、忌、解、赝等二十四项分述，涉及药物性味、功用、主治、鉴定、炮制、配伍、药理等各个方面。绘有一千三百五十八幅重彩药图，其中三百六十六幅系新增图，甚为精美，堪称彩绘本草之精品。由于其书稿藏于内府，未获刊行。后至清康熙三十九年（公元 1700 年），发现于秘府，才诏武英殿监造赫世亨等摹造一部，复命太医院吏目王道纯、医生汪兆元校本原本，录为校正本一部，并仿原本格式体例，增《本草纲目》等中所载有关药物四百九十种，编成补遗本十卷，附入《脉诀四言举要》，题名《本草品汇精要续集》。

一、《本草纲目》和《神农本草经疏》的撰著

《本草纲目》（五十二卷）　　明代李时珍（字东璧，晚号濒湖山人）撰著。成书于明万历六年（公元 1578 年）。李时珍乃湖北蕲州人，生于公元 1518 年（明武宗正德十三年），卒于公元 1593 年（明神宗万历二十一年）。其父李言闻，字子郁，号月池，也是当时名医，著有《四诊发明》《痘疹证治》等书。李时珍早年因乡试不售而攻医，初由楚恭王聘为奉祠正，并掌良医所事，后荐于朝廷，授太医院判，著有《濒湖医案》《濒湖脉学》《奇经八脉考》，还有《五藏图论》《三焦客难》《命门考》等著作已佚。李时珍是一位注重实践，具有革新思想的杰出医药家，他经过长期的临床实践和理论研究，感到自《证类本草》以来，几百年来续有增添，宋金元以后的药物理论也有很大发展，认为历代本草著述分类杂乱，文中讹差遗漏之处很多，尤其是汉晋以来，对一些具有毒性的金石药物的记述，杂有服食长生等邪说。因此决心对本草学进行一次全面的研究。他"岁历三十稔，书考八百余家，稿凡三易，复者芟之，阙者缉之，讹者绳之"（《本草纲目·原序》），著成二百万言的药物巨著——《本草纲目》。顾景星《白茅堂集·李时珍传》说，此书"搜集百氏，采访四方，始于嘉靖壬子（公元 1552 年），终于万历戊寅（公元 1578 年），凡二十八年而成书"。又经其子李建元"力肆校雠，历岁七旬，功始成就"（李建元《进本草纲目疏》）。后在万历二十四年（公元 1596 年）进献于朝，遂印刊行天下。本书载药一千八百九十二种，其中整理《证类本草》一千四百七十九种，取金元明代诸家所载药物三十九种，新增三百七十四种。全书共五十二卷，第一、二卷为序例，包括历代诸家本草、七方、十剂、气味阴阳、五味偏胜、标本阴阳、升降浮沉、五运六淫用药式、五味补泻、脏腑标本用药、引经报使等药物理论，以及李东垣随证用药凡例、张子和汗吐下三法、陈藏器诸虚用药凡例等，对药物理论进行了系统整理。第三、四卷为百病主治药，列举临床各科一百多种病证的治疗用药，"分病原列之，以便施用，虽繁不紊"（《本草纲目·凡例》）。第五至五十二卷为药物各论，按水、火、土、金石、草、谷、菜、果、本、器服、虫、鳞、介、禽、兽及人

的次序通列十六部，计六十类。在每种药物下，分列校正、释名、集解、正误、修治、气味、主治、发明、附录、附方等项，并引证历代诸家之说，加以评论，辨疑正误。李氏在书中还专门"附方著用"，认为有药而无方是"有体无用"（《本草纲目·凡例》）。其中采录旧本附方二千九百三十二首，增入八千一百六十一首，共一万一千零九十六首。并在全书之前附有总目一卷，图谱三卷，共一千一百二十二幅。因此该书规模之浩大，体例之谨严，资料之丰富，均超过历代任何本草著作。全书以药物的自然属性和生态条件作为分类标准，将药物分十六部为"纲"，分六十类为"目"，如水部"今集水之关于药食者，凡四十三种，分为二类，曰天、曰地"。火部"其纲凡三，其目凡十有二。所谓三者，天火也，地火也，人火也。所谓十有二者，天之火四，地之火五，人之火三也"。金石部"乃集其可以济国却病者一百六十一种为金石部，分为四类，曰金、曰玉、曰石、曰卤"。草部"凡得草属之可供医药者六百一十一种，分为十类，曰山、曰芳、曰隰、曰毒、曰蔓、曰水、曰石、曰苔、曰杂、曰有名未用"。谷部"集草实之可粒食者为谷部，凡七十三种，多为四类，曰麻麦稻，曰稷粟，曰菽豆，曰造酿"。果部"集草木之实，号为果蓏者为果部，凡一百二十七种，分为六类，曰五果，曰山，曰夷，曰味，曰蓏、曰水"。木部"凡一百八十种，分为六类，曰香，曰乔，曰灌，曰苞，曰杂"。李时珍这种分类方法综合了16世纪以前动物学、植物学、矿物学和冶金学等多学科的知识，是当时最完备的药物分类方法。

《本草纲目》收集了历代诸家本草四十一种，对其作者及主要内容作了介绍，反映了我国明以前本草学的发展历史。在采录历代医家药物理论的同时，并参以己见。如对药物的升降浮沉，李氏在《本草纲目·升降浮沉》中指出："酸咸无升，甘辛无降，寒无浮，热无沉，其性然也。而升者引之以咸寒，则沉而直达下焦；沉者引之以酒，则浮而上至巅顶。此非窥天地之奥而达造化之权者，不能至此。一物之中，有根升梢降，生升熟降，是升降在物亦在人也。"指出了药物的升降除了由其性味、部位而定以外，药物的炮制对其也有不同影响。李氏的有关学说，丰富了药物理论的内容。

李时珍在《本草纲目》中新增的有效药物三百七十四种，有不少是外来药品，如曼陀罗、番红花、番木鳖、阿芙蓉、樟脑、大风子等，丰富了中药药物品种的内容。同时李氏还对药物形态做了细致的观察与描绘，其特征的描写十分正确。如《本草纲目·草部》有关青蒿的记载："青蒿二月生苗，茎粗如指而肥软，茎叶色并深青。其叶微似茵陈，而面背俱青，其根白硬。七八月开细黄花颇香，结实大如麻子，中有细子。"药物形态的逼真描写，有利于其不同品种的鉴别。

《本草纲目》对以前本草中一些封建迷信及不合理记载进行抨击，并给予纠正。如《本草纲目·金石部》在金浆条下，谓："淮南三十六水法，亦化为浆服饵。葛洪《抱朴子》言，饵黄金不亚于金液……或以雄黄、雌黄含饵，皆能地仙。又言丹砂化为圣金，服之升仙。《别录》，陈藏器亦言久服神仙，其说盖自秦皇、汉武时方士传流而来。岂知血肉之躯，水谷为赖，可能堪此金石重坠之物久在肠胃乎？求生而丧生，可谓愚也矣。"在生银条下说："抱朴子言银化水服，可成地仙者，亦方士谬言也，不足信。"在水银条下说："《本经》言其久服神仙；甄权言其还丹元母；抱朴子以为长生之药。六朝以下贪生者服食，致成废笃而丧厥躯，不知若干人矣。方士固不足道，本草其可言哉。"《本草纲目·石部》对误服金石，以求长生延年，提出了尖锐的批判。李氏还对前本草中所记载的不实之事，进行考察，并做出了科学的结论，如锁阳条下说："按陶九成《辍耕录》云，锁阳生鞑靼田地，野马与蛟龙遗精入地，久之发起如笋……时珍疑此自有种类。"否定了无稽之说。又对于以前本草中记载的不少错误之处进行了正误，如天麻条下，指出："藏器曰：天麻生平泽，似马鞭草，节节生紫花，花中有子，如青葙子，子性寒，作饮去热气，茎叶捣敷痈肿……时珍曰：陈氏所说乃一种天麻草，是益母草之类也，《嘉祐本草》误引入天麻下耳。"如对兰草，认为"近世所谓兰花，非古之兰草也……盖因不识兰草、蕙草，遂以兰花强生分别也"。总之，李时珍认为关于前人所载的药物，"夷考其间，纰瑕不少，有当析而混者，如葳蕤、女萎二物而并入一条；有当并而析者，如南星、虎掌一物而为二种。生姜、薯蓣，菜也，而列草品；槟榔、龙眼，果也，而列木部……黑豆、赤菽，大小同条；硝石、芒硝水火混注。以兰花为兰草，卷丹为百合，此寇氏《衍义》舛谬；谓黄精即钩吻，旋花即山姜，乃陶氏《别录》之差讹。酸浆、苦耽，草菜重出，掌氏之不审。天花、瓜蒌两处图形，苏氏之欠明。五倍子，构虫窠也，而认为木实。大苹草，田字草也，而指为浮萍。似兹之类，不可枚陈"(《进本草纲目疏》)。李氏的正误对本草学的发展具有十分重要的意义。虽然，其中不免有一些缺点，如同名异物或同物异名的药物尚有混淆，但仅仅是大醇小疵。《本草纲目》是当时最完备的一部药物代表作。故清代医家汪昂在《本草备要·自序》中说："古今著本草者，无虑数百家，其中精且详者，莫如李氏纲目，考究渊博，指示周明，所以嘉惠斯人之心，良云切至。"

　　《本草纲目》的问世，是明代药物成就的重要标志，它总结了中国历代医药家在药物学方面的实践经验和药物理论，丰富了中国药物学的内容，对中医学的发展具有卓越的贡献。《四库全书总目提要》说："业医者，无不家有一编。《明史·方技传》极称之，盖集本草之大成者，无过于此矣。"同样，此书在世界医药学发展史上，也享有重要的地位，17世纪末，《本草纲目》即译成拉丁文传入欧洲，以后又先后被译成日、英、德、朝鲜等多国文字，传播于世界，产生了举世瞩目的影响。

　　《神农本草经疏》(三十卷)　　明代缪希雍(字仲醇、仲淳，号慕台)撰。刊于明天启五年(公元1625年)。《苏州府志》载："缪希雍，字仲淳，常熟人，精医术，医经方书，靡不讨论，尤精本草之学，谓古三坟之书，未经秦火者，独此而已。《神农本草经》朱书，譬之六经也；名医增删别录，朱墨错亘，誓之注疏也。本经以经之，别录以纬之，作《本草经疏》、《本草单方》等书，抉摘岐轩未发之秘。"缪氏在《证类本草》中选出四百九十种药品，而以《神农本草经》药物为主，深入研究，分别用注疏的形式加以发挥，引证历代文献甚为广博，历数十年而成书。卷一为药物及治疗医论，卷二为临床辨证及各种治疗门，卷三至卷二十九按石玉、草、木、人、兽禽、虫、鱼、果、米谷、菜依次编排，卷三十为补遗药品27种。缪氏在各药条下，首先引用《神农本草经》《名医别录》及诸家本草，介绍其药味、功效、主治及炮制等。其下设"疏"，阐明药性、功效、主治的原理；又有"主治参互"，阐述配伍应用，列举验示单方；"简误"部分则论述该药品种、适应证及误用等问题。缪氏所著的《本草经疏》是一部以注疏形式进行药物理论研究的重要著作，其中不少内容根据前人之言推阐而加以纠正，因而后之尊经崇古者有"经疏出而本草亡"的评议。然而《四库全书总目提要》指出："其书分本草为十部……皆以神农本经为主而发明之，附以名家主治、药味禁忌，次序悉依宋大观《证类本草》。部分混杂者，为之移正，首为序例二卷，论三十余首，备列七方十剂，及古人用药之要。自序云据经以疏义，缘义以致用，参互以尽其长，简误以防其失，是也。考王懋竑《白田杂著》……云：'缪仲淳以医名于近世，而其为经疏，议论甚多纰缪'，前辈云：'经疏出而本草亡，非过论也'，是则已甚之词矣。"可见其学术贡献与影响是被《四库全书》所充分肯定的。

在药物性味的研究方面，缪氏认为"夫物之生也，必禀乎天，其成也，必资乎地。天布令主发生，寒热温凉四时之气行焉，阳也；地凝质主成物，酸苦辛咸甘淡五行之味滋焉，阴也"，并主张"物有味必有气，有气斯有性，自然道也"（《本草经疏·原本药性气味生成指归》），对药物性味的形成，以及味、气、性三者间的关系做了阐述。

对于五脏苦欲补泻的理论，缪氏也颇有发挥。他认为五脏苦欲补泻为用药的第一要义，他在《本草经疏·五脏苦欲补泻论》中指出："五脏之内各有其神，神各有性，性复各殊……故知苦欲者，犹言好恶也，违其性故苦，遂其性故欲。欲者是本脏之神之所好也，即补也；苦者是本脏之神之所恶也，即泻也。补泻系乎苦欲，苦欲因乎脏性。"将苦欲补泻与五脏的特性和功能相联系，揭示了五脏补泻的用药实质。如阐述肝脏苦欲补泻之理，说："肝为将军之官，言不受制者也，急则有摧折之意焉，故苦而恶之。缓之是使遂其性也；甘可以缓，甘草之属是矣。扶苏条达木之象也，升发开展魂之用也，故其性欲散，辛以散之，解其束缚也，是散即补也；辛可以散，川芎之属是矣。急者敛也，肝性之所苦也，违其性而苦之，肝斯虚矣；补之以辛，是明以散为补也，细辛、生姜、陈皮之属是矣。"缪仲淳在张洁古的脏腑苦欲及虚实用药法的基础上，深入探讨脏腑虚实的补泻机制，对药物性味与五脏关系，做了精深的论述，这是他对药物理论的又一重要贡献。

在《本草经疏》中，缪氏还根据自己的临证经验，对气血病证的治疗用药作了归纳，总结了"治气三法"和"治血三法"的用药要旨。治气三法为：

①补气，气虚宜补之：如人参、黄芪、羊肉、小麦、糯米之属是也。②降气调气：降气者即下气也，虚则气升，故法宜降，其药之轻者，如紫苏子、橘皮、麦门冬、枇杷叶、芦根汁、甘蔗。其重者，如番降香、郁金、槟榔之属；调者和也，逆则宜和，和则调也，其药如木香、沉水香、白豆蔻、缩砂、蜜香附、橘皮、乌药之属。③破气：破者损也，实则宜破，如少壮人暴怒气壅之类，然也可暂不可久，其药如枳实、青皮、枳壳、牵牛之属。盖气血之病，不出三端。

治血三法为：

血虚宜补之，虚则发热，内热法宜甘寒、甘平、酸寒、酸温，以益荣血，其药为熟地黄、白芍药、牛膝、炙甘草、酸枣仁、龙眼肉、鹿角胶、肉苁蓉、甘枸杞子、甘菊花、人乳之属；血热宜清之凉之，法宜酸寒、苦寒、咸寒、辛凉以除实热，其药如童便、牡丹皮、赤芍药、生地黄、黄芩、犀牛角、地榆、大小蓟、茜草、黄连、山栀、大黄、青黛、天门冬、玄参、荆芥之属；血瘀宜通之，治宜辛温、辛热、辛平、辛寒、甘温，以入血通行，佐以咸寒，乃可软坚，其药为当归、红花、桃仁、苏木、五灵脂、蒲黄、姜黄、郁金、京三棱、延胡索、花蕊石、没药、䗪虫、干漆、自然铜、韭汁、童便、牡蛎、芒硝之属。

缪氏所总结的"治气三法"及"治血三法"，从临证的角度，对气血病证的治疗方法进行了归纳。

此外，缪氏根据药物的功效，按补气、温补、大热、破气、闭气、降气、破血、升提发散、辛温辛热发散、吐、下、降泄、利水、敛摄、固涩、消导、开窍、香燥、辛燥、辛热、湿润、滞腻、滑利、祛湿、苦寒伤胃、补命门相火、补肾水、苦寒、酸寒、咸寒等作用，将二百八十多种药物进行归类，并按阴阳表里虚实及脏腑虚实辨证，将外感、杂病、妇科、儿科、外科等临证所见的二百多种病证的用药宜忌做了总结。缪氏这种结合临床实用，将药物按作用和病证进行归纳的方法，是他研究本草的一大成就。

《本草经疏》的另一重大成就，在于缪氏将四百九十种药物广泛引证并结合自己的临床经验，分别做了注疏和简误。如对石膏疏云：

> 石膏禀金水之正，得天地至清至寒之气，故其味辛甘，其气大寒而无毒。阴之中阳，可升可降，入足阳明，手太阴少阴经气分。辛能解肌，甘能缓热，大寒而兼辛甘，则能除大热。故《本经》主中风寒热，热则生风故也。邪火上冲，则心下有逆气及惊喘；邪热甚则口干舌焦不能息；邪热结于腹中则腹中坚痛；邪热不散则神昏谵语，同乎邪鬼，肌解热散汗出则诸证自退矣。惟产乳金疮，非其用也。《别录》除时气，头痛身热，三焦大热，皮肤热，肠中膈气。解肌发汗，止消渴烦逆、腹胀气、喘息、咽热者，以诸病皆由足阳明胃经邪热炽盛所致，惟喘息、咽热略兼手太阴病。此药能散阳明之邪热，降手太阴之痰热，故悉主之也。甄权亦用以治伤寒头痛如裂，壮热如火。日华子用以治天行热狂，头风旋揩齿。东垣用以除胃热，肺热，散阳邪，缓脾益气者，邪热去则脾得缓而元气回也。洁古又谓止阳明经头痛，发热，恶寒，日晡潮热，大渴引饮，中暑及牙痛者，无非邪在阳明所生病也，理阳明则蔑不济矣。足阳明主肌肉，手太阴主皮毛，故又为发斑、发疹之要品，起死回生，功能金液，若用之勘少，则难责其功。（《本草经疏·玉石部中品》）

在简误中还指出：

> 石膏本解实热，祛暑气，散邪热，止渴除烦之要药，温热二病多兼阳明，若头痛遍身痛而不渴不引饮者，邪在太阳也，未传阳明不当明。七八日来邪已结里，有燥粪，往来寒热，宜下者勿用。暑气兼湿作泄，脾胃弱甚者勿用。疟邪不在阳明则不渴也不宜用。产后寒热，由于血虚或恶露未尽，骨蒸劳热，由于阴精不足而不由于外感，金疮，下乳更非其职。（《本草经疏·玉石部中品》）

缪氏对本草的注疏不仅"备列古人用药之要"（《四库全书总目提要》），更重要的是结合临床从理论上加以发挥，达到了既"疏义"又"致用"的目的。该书的不足之处是，未暇详地道、明制治、辨真赝，解释偶有附会，常品特多芟黜，不免为千虑之一失。

《本草经疏》是明代继《本草纲目》之后的又一药物巨著。此书在清初即称"善本"，汪昂对其评价颇高，于《本草备要·自序》中说："《经疏》发明主治之理，制方参互之义，又著简误，以充其失，可谓尽善。"周学海新刻《本草经疏》序称："缪氏之书本于《神农》，参以《别录》以后诸家，取之不可谓不广，择之不可谓不慎，其为疏也字梳句栉，贯串透彻……持论允而条理明，后来注本草者盖莫能逾其范围矣。"对其评价甚高。后人也曾将缪氏在本草方面的贡献与李时珍相并列，如近代任应秋在其主编的《中医各家学说》中认为："从讨论药理言，此实空前巨著。若与李氏的《纲目》相较，彼以品种的齐备，部类的系属，采治的鉴定，功用的综合性，此则以述功录验，明所以然，条分缕析，发其隐微胜。从历史条件而言，《经疏》出后，我国的本草学，可以说发展到一个新的阶段。"这两部本草巨著的问世，标志着明代对本草的研究进入了一个集前代本草大成的时候，而对后世的药物研究及临床医学的发展均产生重大的影响。

二、颇具特色的各家本草著作

除李时珍的《本草纲目》和缪希雍的《本草经疏》以外，还有各类本草著作，其内容丰富多彩，且又各有建言，反映了明代历朝医学家对本草学研究的学术进展。兹举各家重要的本草著作如下。

正统年间，兰茂的《滇南本草》是我国现存内容最为丰富的古代地方本草；弘治时，王纶的《本草集要》内容精要，对明代医家的遣药制方有普遍影响，甚至对李时珍著《本草纲目》也有一定助益。嘉靖时，陈嘉谟著《本草蒙鉴》，不仅颇有发明，并利于研习；隆庆时，方谷的《本草纂要》颇多经验之言；万历间，皇甫嵩的《本草发明》重于发挥药物主治及其配伍；同时李中立的《本草原始》是一部出色的药材学专著；后至天启间，有倪朱谟的《本草汇言》，论者将其与李氏《纲目》及缪氏《经疏》相提并论。同时有了张介宾的《本草正》，尤多独得之见；而缪希雍又有《炮炙大法》，是学术影响较大的药物炮制专著。明末，贾所学著《药品化义》，其对药物的区别发明别开生面，学者誉称为指南，对临证处方颇有裨益。此后，卢之颐的《本草乘雅半偈》考核赅洽，甄别严谨，《四库全书总目提要》称其"于本草究为有功"。

《滇南本草》（三卷）　明代兰茂（字廷秀，号止庵、和光道人）等撰。约成书于明正统年间（公元1436～1449年）。或谓书系兰茂原著，后人增补而成。此书版本较多，内容、文字均有增补可稽者有范洪、管瑄、杨慎诸本，而以昆明务本堂刻本载药最多，内容最全。全书载药四百五十九种。卷上一百五十一种，附图，并阐述性味、形态、功能、主治及用法。卷中一百三十四种，不分类，无图，或注有别名、产地、制法、禁忌。各药下述除性味、功效、主治外，多有附方、评述、补注、附案及专题论述等。卷下载药一百七十四种，体例与卷中相似，后附良方五则，单方一百二十五则，通治门药物方剂十六则。此书是我国现存内容最为丰富的古代地方本草，地方特点显著，所载多为民族药及其用药经验，是研究云南地区民族药物的珍贵资料。

《本草集要》（八卷）　明代王纶（字汝言，号节斋）编。成书于明弘治九年（公元1496年）。此书集取《证类本草》及张洁古、李东垣、朱丹溪诸书，参互考订，删繁节要，编撰而成。总论辑录《本经》序例、陶弘景等论汤药丸散分两修治、制方用药之法等。其后载药五百四十五种，分草、木、菜、果、谷、石、兽、禽、虫鱼及人部。每药之下简述君臣、性味、阴阳、良毒、归经、反畏，后列功效主治，并录单方，节取前人论述；末为王氏按语，讨论药理、配伍应用等，扼要归纳用药要点。另载"药性分类"，列治气、治寒、治血、治热、治痰、治湿、治风、治燥、治疮、治毒及妇人、小儿诸门。各门又分细类，如治气门分补气清气温凉药、温气快气辛热药、行气散气降气药、破气消积气药四类，各类药物均简述药性。此书在药物分类方面，将金石草木排列于前，虫鱼禽兽列之于后，终以人部，这对《本草纲目》的编撰有一定影响，并被收载其中，然而李时珍认为对其总的评价是"别无增益，斤斤泥古者也"。

《本草蒙筌》（十二卷，卷首一卷）　明代陈嘉谟（字廷采，号月朋）撰。初刊于明嘉靖四年（公元 1525 年）。是书首载历代名医图十四幅，附有简传及图赞，取自熊宗立《医学源流》；总论论述出产择地土、收采按时月、藏留防耗坏、贸易辨真假、咀片分根梢、制造资水火、治疗用气味、药剂别君臣、四气、五味、七情、七方、十剂、五用、修合条例、服饵先后、各经主治引使、用药法象等十八题。全书载药七百四十三种，分草、木、谷、菜、果、石、兽、禽、虫鱼、人十部，各药内容大致分为正文、按语，依次述性味、阴阳、升降、良毒、反忌、归经、形态、炮制、功效、用药配伍等，采用骈文体裁，易于诵读。附图五百五十九幅，其中药材图三十余幅。按语标以"谟按"两字，阐述医药理论和辨证用药经验，内容广泛，每出新见。如注重药物鉴别，称"白前似牛膝，粗长坚脆易断；白薇似牛膝，短小柔软能弯"；重视药物产地，认为蕲州艾、齐州半夏、甘肃枸杞、怀庆山药与地黄、茅山苍术、华阴细辛等为"地胜药灵"；强调炮制适中，指出"凡药制造，贵在适中，不及则功效难求，太过则气味反失"，讲究药物储存方法，介绍"人参须知细辛，冰片必同灯草，麝香宜蛇皮裹，硼砂共绿豆收"等经验。此书是一部颇有实用价值的本草著作。李时珍评述本书"创成对语，以便记诵；间附己意于后，颇有发明；便于初学，名曰《蒙筌》，诚称其实"。清代汪昂也认为"《蒙荃》附类，颇著精义"（《本草备要·自序》）。

《本草纂要》（九卷）　明代方谷（字龙潭）撰。成书于明隆庆元年（公元 1567 年）。书载《明经法制论》、《用药权宜论》两篇，论述药性理论及用药心法；附《药性赋》一篇。载药一百七十五种，分草、木、果、谷、菜、人、金石、兽、虫鱼等九部。各药下简述药性功效，间附药论及单方。方氏论药不蹈陈言，其中对药物配伍及同类药比较论述尤详。如论天花粉云：乃治渴之神剂，从补药而治虚渴，从凉药而治火渴，从气药而治郁渴，从血药而治烦渴，但用治有不同耳。并将其与其他生津止渴药如人参、知母、五味子、麦门冬、茯苓（"利水活津"）、乌梅等，作了功效和适应证方面的比较。凡有应用心得者，多载其"秘用之法"，如论黄芪云："吾尝秘用之法：平补而用参芪，必兼苦寒，使气不能以自盛致生胸闷之症也；大补而用参芪，必兼消导，使补不能以太速致生气急之患也；如邪盛而用参芪，必先治其邪而少用补剂，使邪不能以胜正气；虚而用参芪，必当调其气而大加补剂，使气得以受补也。"询为经验之言。

《本草发明》（六卷）　明代皇甫嵩（号灵石山人）编撰。成书于明万历六年（公元 1578 年）。皇甫氏在《本草发明·自序》中认为："本草一经，药品性味具备，补注训义亦详……第诸家辑集，各附见闻，其中治病之说，类多繁衍。每一品药，该疗诸病，多者十数证，少者三四证，漫无专治监治之法，俾用药者莫知取裁，是以近世方家，务求简便，乃舍本经，专读药性赋等歌括……深此为虑，于是究心于医，搜辑方书，推本内经，爰及诸本草、东垣汤液、丹溪药性等书，参阅考订，求其旨要，著为《本草发明》六卷，卷分上下部。其间如某药专治某病，某药监某药，以某药为君，某药佐之为引用，分专治、监治之法，各有攸宜。"书中总论专论药性；各论载药六百余种，包括常用药和稀用品。每类又分草、木、果、菜等部。每药分专治、监治两大法，简述药物气味、有毒无毒、归经、阴阳属性，间附简便方药，着重发挥药物主治与配伍要点。

《本草原始》（十二卷）　明代李中立（字正宇）撰。初刊于明万历四十年（公元 1612 年）。后多次重刻，内容、顺序、附图时有出入。全书载药四百五十二种，分草、木、谷、菜、果、石、兽、禽、虫鱼、人十部。每药简述产地、形态、性味、主治，附以修治及附方等；又绘药图三百七十九幅，附注。或一药数图，列举不同品种、产地的药材形状。书中内容多取自《本草纲目》，而药图与图注颇具特色。药图绘制，有利鉴定。图注文字汲取药工辨药经验，说明药材鉴别特征与真伪优劣，以及药材规格和作伪情况。在炮制方面也增添了新内容和理论总结，是一部出色的药材学专著。

《本草汇言》（二十卷）　明代倪朱谟（字纯宇）撰。初刊于明天启四年（公元 1624 年）。倪氏汇集《神农本草经》《名医别录》《新修本草》《本草蒙筌》《本草纲目》等四十二种文献资料，同时还"周游省直，于都邑市廛、幽岩隐谷之间，编访耆宿，登堂请益，采其昔所未详、今所屡验者，一一核载"（《本草汇言·凡例》）。据载曾请益一百四十八人，其中"师资姓氏"十二人，"同社姓氏"一百三十六人，并绘制药图。全书载药六百零七种，附药一百六十四种，分为草、木、服器、金、石、谷、果、菜、虫、禽、兽、鳞、介、人等十四部。每药下记述性味阴阳、升降浮沉、归经气血等；并注产地、形态，集录诸家论药之言，后附方剂。另有总论，阐述气味阴阳、升降浮沉、君臣佐使、七方十剂、气味补泻、引经报使等，内容多采自《本草纲目》序例。药图共五百三十余幅，其中药材图约一百八十余幅；间有一药数图者，如黄芩分条黄芩、片黄芩、枯黄芩等。倪氏采访当时众多医家对药物的认识和用药经验，摘引明代未刊或虽刊已佚文献中大量医方资料，并删繁去冗、去粗取精，是该书的价值所在。书中记述倪氏对银柴胡、北柴胡、软柴胡的辨析，考察温州、处州山农人工种植茯苓情况，以及访问晋、蜀龙骨产区所见等内容，反映作者重视对药物品种的考证。学者称该书与李濒湖之《本草纲目》、陈嘉谟之《本草蒙筌》、缪仲淳之《本草经疏》，角立并峙，并羽翼前人而启迪来者。《浙江通志》认为："世谓李之《本草纲目》得其详，此得其要，可并垺云。"

《本草正》（二卷）　明代张介宾撰。成书于明天启四年（公元 1624 年）。载于《景岳全书》。全书载药三百种，分山草、隰草、芳草、蔓草、毒草、水石草、竹木、谷、果、菜、金石、禽兽、虫鱼、人等十四部。各药先述性味、厚薄、阴阳、升降、归经，间或介绍形态、产地、采集加工、禁忌，嗣后详述功用、药效机理、临床应用、注意事项等。对个别药物单独立论，如附子有"辨制法""辨毒"。张氏论药清晰精当，如总论"人参、附子、熟地、大黄，实乃药中四维……人参、熟地者治世之良相也；附子、大黄者乱世之良将也"；论人参则谓"阳气虚竭者，此能回之于无何有之乡；阴血崩溃者，此能障之于已决裂之后。惟其气壮而不辛，所以能固气；惟其味甘而纯正，所以能补血……然其性温，故积温也能成熟，虽东垣云人参、黄芪为退火之圣药；丹溪云虚火可补，参术之类是也。此亦言皆虚火也，而'虚火'二字最有关系，若内真寒而外假热者，是为真正虚火，非放胆用之必不可也。然有一等元阴亏乏而邪火烁于表里，神魂躁动，内外枯热，真正阴虚一证，谁谓其非虚火，若过用人参果能助热。若王节斋云阳旺则阴愈消，及《节要》云阴虚火动者勿用，又曰肺热还伤肺等说，固有此理，亦不可谓其尽非……是以阴虚而火不盛者自当用参为君；若阴虚而火稍盛者，但可用参为佐；若阴虚而火大盛者，则诚有暂忌人参，而惟用纯甘壮水之剂，庶可收功一证，不可不知也。予非不善用人参者，亦非畏用而不知人参之能补阴者。盖以天下之理原有对待，谓之曰阴虚必当忌参亦不可。要亦得其中和，用其当而已矣"；论地黄说："夫地黄产于中州沃土之乡，得土气之最厚者也。其色黄，土之色也。其味甘，土之味也。得土之气，而曰非太阴、阳阴之药，吾弗信也。惟是生者性凉，脾胃喜暖，故脾阳不足者所当慎用。至若熟则性平，禀至阴之德，气味纯静，故能补五藏之真阴，而又于多血之藏为最要，得非脾胃经药耶……故凡诸经之阳气虚者，非人参不可；诸经之阴血虚者，非熟地不可。人参有健运之功，熟地禀静顺之德，此熟地之与人参，一阴一阳，相为表里；一形一气，互主生成，性味中正无逾于此，诚有不可假借而更代者矣。凡诸真阴亏损者，有为发热，为头疼，为焦渴，为喉痹，为嗽痰，为喘气，或脾胃寒逆为呕吐；或虚火载血于口鼻；或水泛于皮肤；或阴虚而泄利；或阳浮而狂躁；或阴脱而仆地。阴虚之神散者，非熟地之守不足以聚之；阴虚而火升者，非熟地之重，不足以降之；阴虚而躁动者，非熟地之静不足以镇之；阴虚而刚急者，非熟地之甘不足以缓之；阴虚而水邪泛滥者，舍熟地何以自制；阴虚而真气散失者，舍熟地何以归源；阴虚而精血俱损，脂膏残薄者，舍熟地何以厚肠胃。且犹有最玄最妙者，则熟地兼散剂方能发汗何也？以汗化于血，而无阴不作汗也。熟地兼温剂始能回阳何也？以阳生于下，而无复不成乾也。然而阳性速，故人参少用，亦可成功；阴性缓，熟地非多，难以奏效。而今人有畏其滞腻者，则仲景何以用八味丸而医肾泄；有谓阳能生阴，阴不能生阳者，则阴阳之理，原自互根，彼此相须，缺一不可，无阳则阴无以生，无阴则阳无以化。故《内经》曰：精化为气，得非阴亦生阳乎？熟谓阳之能生而阴之不能长也？又若制用之法，有用姜汁拌炒者，则必有中寒兼呕而后可；有用砂仁制者，则必有胀满不行而后可；有用酒拌炒者，则必有经络壅滞而后可，使无此数者，而必欲强用制法，是不知用熟地者正欲用其静重之妙，而反为散动以乱其性，何异画蛇添足。"等等。张氏对这些常用药的论述，发人所未发，是其临床实践经验的总结。

此外，张介宾对于药物归经，并不拘泥，认为"非谓太阳经药必须麻黄也，设以麻黄治阳明、少阳之证，亦寒无不散，第恐性力太过，必反伤其气。岂谓某经某药必不可移易，亦不过分其轻重耳。故如阳明之升麻、干葛，未有不走太阳、少阴者。少阳之柴胡，亦未有不入太阳、阳明药"（《新方八略·散略》）。又如对于一般所说的黄连清心、黄芩清肺、龙胆草清肝、黄柏清肾诸说，则强调"大凡寒凉之物皆能泻火，岂有凉此而不凉彼者？但当分其轻清、重浊、性力微甚，用得其宜则善矣"（《新方八略·寒略》）。于此可见，张氏在本草学研究方面的成就，主要在于对四气五味、药物归经、走守动静等理论阐发，对中药学理论的发展具有一定贡献。

《药品化义》（十三卷） 明代贾所学（字九如）撰。成书于明末。清刊本亦名《辨药指南》。卷首载药论四篇，"本草论"简述历代本草著作情况；"君臣佐使论"综述历代医家对君臣佐使含义的认识；"药有真伪论"指出贪利商贾使用假药情况，内容与陈嘉谟《本草蒙筌》类同；"药论"阐述药物性能与炮制、产地、品种的关系。书中之"药母订例"将药性归纳为体（燥、润、轻、重、滑、腻、干）、色（青、红、黄、白、黑、紫、苍）、气（羶、臊、香、腥、臭、雄、和）、味（酸、苦、甘、辛、咸、淡、涩）、形（阴、阳、木、火、土、金、水）、性（寒、热、温、凉、清、浊、平）、能（升、降、浮、沉、定、走、破）、力（宣、通、补、泻、渗、敛、散）八法。所载药物一百六十三种，分气、血、肝、心、脾、肺、肾、痰、火、燥、风、湿、寒等十三类。贾氏论药条理清晰，围绕常用功效主治说理，少有虚言。又注重类同药物作用的比较，便于临床选择应用。朱家宝序称"以八法辨五药，而分隶十三门，明辨以晰……使夫读是编者，通其条贯"。李延昰序亦曰："贾君九如所著《药品化义》，其为区别发明，诚一世之指南……凡善读此书者，当处方之际，直令垒壁一新，岂独为九如重开生面也乎!"

《炮炙大法》(不分卷) 明代缪希雍(字仲醇、仲淳，号慕台)撰。成书于明天启二年(公元1622年)。系在其《先醒斋医学广笔记》所载九十种药物炮制内容基础上扩充而成。由缪氏口授，弟子庄继光录校。首列"雷公炮制十七法"，次载药物四百二十六种，分水、火、土、金、石、草、木、果、米谷、菜、人、兽、禽、虫鱼十四类。各药列有出处、采集季节、良劣鉴定、炮制原料、操作程序、贮藏法等项，并简介药物炮制前后的性质改变及药物佐使畏恶等内容。书中有一百七十二种药物引用《雷公炮炙论》内容，对不切实用者予以删削，其余药物则记述后世制法，并参以缪氏用药经验；所附"用药凡例"九节，叙丸散汤膏制法、煎服药法及宜忌等，颇多新见，是对后世影响较大的炮制专著。

《本草乘雅半偈》(十卷) 明代卢之颐(字子繇、繇生，号晋公、芦中人)撰。成书于明末清初。卢氏在其父卢复《本草纲目博议》基础上，历时十八年增补而成《本草乘雅》。《本草乘雅》对药物分覈、参、衍、断四项进行解说，后因兵乱书稿散佚，经追忆重修，仅复覈、参两项，为原稿之半，故以"半偈"称之。《四库全书总目提要》著录十卷，杭世骏《名医卢之颐传略》谓十二卷。载药三百六十五种，其中采用《神农本草经》二百二十二种，《名医别录》及各家本草一百四十三种。各药述其气味良毒、功效主治，并记叙别名、释名、产地、形态、采收、贮存、炮制、畏恶等内容，包括作者实地考察后的见解；同时阐明对该药功效、形态及药性理论的见解。其中常引卢复《本草纲目博议》及缪仲淳、王绍隆、李时珍诸家之论。卢氏阐述医理、药理，常参以儒学、佛说，其论药物适应证能结合经旨，每多经验之谈。《四库全书总目提要》谓其"考据该治，辨论亦颇明晰。于诸家药品，甄录颇严，虽辞稍枝蔓，而于本草究为有功"。

《本草约言》(四卷) 明代薛己(字新甫，号立斋)撰。约成书于明正德十五年(公元1520年)。薛氏就历代诸家本草中，辑其日月不可缺者，分为"药性本草"和"食物本草"两种，且"以类志约"。其自序云："则斯帙也，其径捷，其功逸，其神不劳，寓目之余，条分缕指，无不备具。所谓开卷一读，生气满堂者，其在斯乎？因命曰约言。""药性本草"载药二百八十七种，分草、木、果、菜、米谷、金石、人、禽兽、虫鱼九部。各药不分项目，先列味、气、阴阳、升降、归经、功效、主治，次引前人药论，或加按语。主要讨论药性、用药法及药物炮制。

《古庵药鉴》(不分卷) 明代方广(字约之，号古庵)撰。成书于明嘉靖十五年(公元1536年)。书分治风、治热、治湿、治燥、治寒、治疮六门。每门首以提要，下分小类及主治各经药。如风门分行气开表药、祛风化痰药、清热润燥药及主治各经药等；主治各经药则与归经相联系，每经一药。

《十二经络脏腑病情药性》(不分卷) 明代彭用光撰。刊于明嘉靖二十三年(公元1544年)。为《体仁汇编》之一。书中论述脏腑经络、脏腑功能、药物归经，《神农本草经》补泻温凉药及方剂之功用等，并结合脏腑经络病证，介绍药物具体运用。

《太乙仙制本草药性大全》(八卷) 明代王文洁(字冰鉴，号无为子)撰。约成书于明万历初年(公元1573年)。载药七百六十八种，分为草、果、米、谷、菜、人、金玉、石、水、兽、禽、虫、鱼等部，附图七百七十四幅。全书分上下栏，上栏《本草精义》，有药图、药名、别名、植物形态、产地、生长环境、品种、鉴别、采收季节、炮制、七情、归经等内容。下栏《仙制药性》，记载君臣佐使、性味、阴阳归纳、升降浮沉、良毒等。

其中有药性"赋"主治及"补注","补注"收集单验方,并补作者见解。书中之所谓"太乙",乃指"太乙仙人雷公",内容为炮制方法,多取自《雷公炮炙论》。此书多取金元医家药性理论,并阐发作者对药物品种、配伍用法等见解,是一部突出药物炮制内容的综合性本草著作。

《药准》(二卷) 明代许兆桢(字培元)撰。成书于明万历二十八年(公元1600年)。一名《药径》或《医准》。为《医四书》之一。书中载录药性赋、用药须辨君臣佐使逆从反正论、用药须知病论、煎熬服法等内容,并将药物归为治风、治湿、治燥、治气、治血、治痰等类。并载药二百余种,分木、草、谷、果、菜、人、禽、虫兽、石、水等部,各药简述性味、炮制、用法,着重介绍功效、主治、宜忌等内容。

《本草选》(六卷) 明代张三锡(字叔承,号嗣泉、嗣全)编。成书于明万历三十七年(公元1609年)。为张氏《医学六要》之一,曾经王肯堂校正。收载药物五百八十二种(附药一十九种),分山草、水草、毒草、芳草、隰草、石草、苔草、香木、乔木、灌木、寓木、苞木、菜、果、虫、鳞、介、禽、兽、水、火、土、金、石、卤石、服器、人等二十七部。各药阐述出产、集解、修治、气味、归经、主治、发明等。内容多出于《本草纲目》,皆以实用为旨,故有称该书为《本草纲目》节录本者。

《芷园臆草题药》(一卷) 明代卢复(字不远)著。成书于明万历四十七年(公元1619年),其子卢之颐订刻刊行。其书载药四十四味,主要记载药物性味、功效、应用。卢氏以此类取象法分析推测药理药用,如认为决明子叶昼开夜合,故治眼疾等。另载药物炮制、归经和鉴别等内容。

《雷公炮制药性解》(六卷) 明代李中梓撰,钱允治订补。初刻于明天启二年(公元1622年)。钱氏在李氏《药性解》基础上增补"雷公云"一百三十五条,"扁鹊云"一条,自主一条而成此书。其中载药三百二十三种,分金石、果、谷、草、木、菜、人禽、兽、虫鱼九部。各药简述性味、归经、功能、主治等内容,并加"按",注解药性及用药要点。书中多引金元本草论述,突出药物归经,总结药物功能、主治;其论七情配伍,有一百三十二条,内容较诸《证类本草》《本草纲目》有所不同,颇具参考价值。

《本草征要》(二卷) 明代李中梓撰。成书于明崇祯十年(公元1637年)。见《医宗必读》。载药三百四十九种,分草、木、果、谷、菜、金石、人兽、虫鱼等十类。诸药述其性味归经、主治功效,并加按语,述其用法要点及药理要义,间有炮炙、品质等内容。论述甚为精要。

《分部本草妙用》(十卷) 明代顾逢伯(字君升,号友七散人)编撰。成书于明崇祯三年(公元1630年)。此书论药,分别为肝、心、脾、肺、肾部,以及兼经部,杂药部,另载谷、菜、果、兽、禽、鳞、水、火、土诸部。五脏及兼经部下又分温补、寒补、温泻、寒泻、性平五种。载药五百六十余种,并载有医方,系选取"原于理而确当,试之病而果灵者"。

在明代的本草类著作中,还有一部分歌赋作品。这些作品,或在前人著作基础上加以增补而成,如熊均的《图经节要补增本草歌括》、李言闻的《医方药性赋》等。

《图经节要补增本草歌括》(八卷) 元代胡仕可(字可丹)编,明代熊均(字宗立、道轩,号勿听子)增补。约成书于明正统年间(公元1436~1449年)。简称《补增本草歌括》,又名《图经本草歌括》。是熊氏在胡氏《本草歌括》基础上补增而成此书。书载药物三百十三种，原编二百三十七种，增补七十六种。每药附一图，均取自《证类本草》。并注明产地、形态、别名、药用部位、炮制、性味、采集季节等。另作歌括简述药物功效、主治。

此外，还有一些药性歌赋新作，伴以解说。如刘全备的《注解药性赋》、李梴的《医学入门·本草》、杜文燮的《药鉴》，以及《青囊药性赋直解》等。

《注解药性赋》（不分卷） 明代刘全备（字克用）撰。约成书于明成化二十年（公元1484年）至明正德四年（公元1509年）。书载"论四时六气用药权正之活法""药性赋"。注解详述药物剂量、用法、炮制、制剂、药性内容及附方、治验、典故等。养生抗老方剂三十余首。

《本草》（二卷） 明代李梴（字健斋）著。刊于明万历三年（公元1575年）。为《医学入门》内容之一。其书载本草引、本草总括，并分治风、治热、治湿、治燥、治寒、治疮、食治七门，共载药七百五十四味。其中，治热门下又有主治各经热药、主治骨肉分痨瘵发热药；食治门下又分米谷、菜、果、兽、禽、兽、虫鱼六部。附食治方一百二十五首，分风、寒、暑、湿、燥、火、内伤脾胃、气、血、痰、热、阴虚、阳虚、诸虚十四类。李氏晚年有感于医籍浩繁，学又苦无门径可寻，遂以刘纯所著《医经小学》为蓝本，汇集《捷径》《释药》《食医心镜》《食疗本草》《养生杂纂》等类编成书。书为歌赋体，注文补充说明，是颇有影响的本草学入门著作。

《药鉴》（二卷） 明代杜文燮（字汝和，号理所）撰。成书于明万历二十六年（公元1598年）。首载寒热温平四赋，论药二百四十四种；次载用药分根梢、解药毒法、用药之法、引经药性、十八反药性、十九畏药性、五郁主病、六气主病、病机赋、脉病机要、运气诀要、论升麻柴胡等条。其后载药一百三十七种，采用歌诀形式，阐述药物气味、阴阳、升降、归经、炮制、功能、配伍及临床应用。论药简要易诵，于药物配伍颇多阐发。

《珍珠囊指掌补遗药性赋》（四卷） 题金代李杲撰，明代钱允治撰注。成书于明天启二年（公元1622年）。简称《珍珠囊补遗药性赋》《药性赋珍珠囊》。此书系钱氏将《东垣药性赋》加注而成。清代刊行的《雷公药性赋》（卷首题《珍珠囊指掌补遗药性赋》），内容与钱本无大异。其书卷一列药性总赋，载药二百四十八种，分为寒性（六十六种）、热性（六十种）、温性（五十四种）、平性（六十八种）四赋，阐述药物的主要功能和主治，并列用药发明、用药法、药性升沉补泻法、五脏所欲、五脏所苦、五气凑五脏例、五行五色五味五走五脏主禁例、手足三阳表里引经主治例、诸药泻诸经之火邪、诸药相反例、十八反歌、十九畏歌、六陈歌、五脏补泻主治例、用药凡例等十五节。卷二主治指掌逐段锦，载九十种药物，各以韵语数句概括其药性、主治，后附用药须知、用药法象、四时用药法、用药丸散、药本五味歌、炮制药歌、妊娠服药禁歌等七节。卷三、卷四为药性赋，载药四百零八种，共二百五十六首药赋，后附以注解。此书通俗易记，深入浅出，药性理论也有特色，明清间翻刻流传广泛，是药性启蒙的较好读物。

除了上述各种本草论著，之外还有朱橚的《救荒本草》及《野菜博录》《野菜谱》等书，这些也是明代本草学的一个组成部分。同时，还有各种关于食养、食治的本草著作，不仅继承了历代食疗本草的精粹，而且在学术上也有新的发展。

《野菜博录》（三卷） 明代鲍山（字元则，号在斋）撰。成书于明天启二年（公元1622年）。收载野菜四百三十五种。书载草类、野菜、木类。各品绘图记用，分别性味，兼载其调制食用法，颇多实际经验。

《救荒本草》（二卷） 明代朱橚撰。初刊于明永乐四年（公元 1406 年）。洪武时，旱涝多荒，民多饥馑，出于实际需要，而产生了周定王朱橚的《救荒本草》。朱氏搜集草木根苗花实之可资备荒者四百四十种，图其形状，著其产地，凡苗叶花子，性味食法，无不详述。《明史·本传》记载："周定王橚，太祖第五子，以国土夷旷，庶草蕃芜。考核其可佐饥馑者四百余种，绘图疏之，名《救荒本草》。"书中收载可食植物四百十四种（录自旧本草者一百三十八种，新增二百七十六种；由于版本不同，药数或有差异），分草、木、米谷、菜、果五部。每物一图，文图对照。释文简述别名、产地、植物形态、性味、有毒无毒、食用部位及方法。对不少野生植物的形态、产地记叙颇为详细，展示了当时我国某些经济植物的分布概况。书中记载有毒食物采食法。所绘药图均系实物写生，且出自专门画工之手。作为一部备荒专著，是我国药学史上的一个创举。崇祯十二年（公元 1639 年）徐光启将其收入《农政全书》，后随该书传入日本。

《野菜谱》（一卷） 明代王磐（字鸿渐，号西楼）撰。约成书于明正德年间（公元 1506～1521 年）。又名《王西楼野菜谱》。当时江淮连年天灾，王氏恐饥民误食野菜伤生而编是书。书成后流传较广，《农政全书》等俱载录。全书收载野菜六十种，每种各列一图一诗，有助辨认。诗后阐明采集时间、食用方法、间附性味、效用等。

《食物本草》（二卷） 明代薛己（字新甫，号立斋）撰。约成书于明正德十五年（公元 1520 年）。为《本草约言》卷三、卷四部分。据龙伯坚《现存本草录》考证，该书内容与卢和《食物本草》、汪颖《食物本草》同。尚志钧等《历代中药文献精华》认为本书当是薛己所撰。载食物药品三百八十五种，分水、谷、菜、果、禽、兽、鱼、味八部。每药阐明性味、功效，并引用前人论述，尤以丹溪之言为多。偶记物品形态和产地。文字简练，流传颇广。

《食物本草》（二卷） 旧题卢和（字廉夫）辑。约成书于明正德十六年（公元 1521 年）。李时珍谓卢氏尝取本草之系于食品者编为是书，但近人考证认为，该书是以薛己撰本略作改动而成。内容与薛己《本草约言》卷三、卷四略同。

《食物本草》（二卷） 旧题汪颖辑。约成书于明正德年间（公元 1506～1521 年）。内容与薛己《本草约言》卷三、卷四略同。李时珍称，汪氏于正德时得卢和《食物本草》稿，厘为二卷。后在万历四十八年（公元 1620 年）由钱允治校订重刻，厘为七卷，并附入吴端《日用本草》，题《李东垣食物本草》。此书在薛氏撰本基础上增入附录一卷，内容为食物宜禁、解毒及孙真人逐月调养事宜等。

《食品集》（二卷，附录二卷） 明代吴禄（字子学，号宾竹）编。成书于明嘉靖十六年（公元 1537 年）。收载食物三百四十二种，分谷、果、菜、兽、禽、虫鱼、水七部。每种食物介绍其性味、有毒无毒、服食利弊、功能主治、单验方，并记载烹制方法、名医论述、食品别名等。

《食鉴本草》（二卷） 明代宁原（一作宁源）撰。约成书于明嘉靖年间（公元 1522～1566 年）。万历二十年（公元 1592 年）由胡文焕校订刊行。书载二百五十五种药物，分为兽、禽、虫、果、米谷、瓜菜六部。每种食物记述性味、品种、主治、附方等，间有解说。书后附"养生食忌""养生导引"等。此书中收辑文献有《鲁般方》《野人手录》《野人闲录》《子母秘录》《姚和众方》《神仙秘要》《食忌》《闻见录》《月令记》《东坡记》《村翁记》《奇效方》《奇选方》《崔之亮方》《胜金方》《伤寒一揽》《兵部手集》《外科集要》《产乳》

等书。其中不少佚书内容赖此保存。

《上医本草》（四卷） 明代赵南星（字梦白，号侪鹤居士）辑。刊于明泰昌元年（公元 1620 年）。赵氏辑取李时珍《本草纲目》所载水、谷、造酿、果、菜、禽、兽、鳞、介等部中食养药物二百二十八种及药酒方十三首，简述其性味、功用、主治，并附以单方。所收多系日常食品，较为实用。

《续易牙遗意》（不分卷） 明代周履靖（字逸之，号梅墟、梅癫道人）编。约成书于明万历年间（公元 1573～1620 年）。为《夷门广牍》之一。此书为食品制作专著，介绍荔枝汤、乌梅汤等五十四种食品的制作方法和各种蔬菜的储存方法。所作水果、蔬菜多具食养作用。后附黄庭坚《食时五观》。

《食物本草》（二十二卷） 题金代李杲（字明之，号东垣老人）编，明代李时珍参订。刊于明天启元年（公元 1621 年）。又名《食物本草纲目》。据考定，此书实为托名之作。卷首列有《辟谷诸方》、《救荒野谱》（王西楼编）六十种、《救荒野谱补遗》（姚可成补辑）六十种，各配图谱及诗句。书末辑入"摄生诸要"及"治蛊论方"四十五条。书中共载食物药品一千六百四十四种，分为水、谷、菜、果、鳞、介、禽、兽、味、草、木、火、金、玉石、土十五部。诸部又分若干类。如水部分天水、地水、名水、毒水、名泉等。书中水部条目最多，约有七百四十条，其中又以水泉为多，计六百五十条。每种食物，皆遵《大观本草》体例，记述产地、加工、制药、功效等。后载诸家注释，兼录名人叙记题咏，并摘引历代经史子集、稗官史书、方志舆地类著作中有关记载，与以往诸种《食物本草》偏重调理、补养、食饵的状况有异。书中还收辑大量可供食用、救荒、治病却疾之野菜、野草。全书搜罗宏富，阐述详尽，对后世食疗养生及古代农学、植物学、动物学研究，均有参考价值。

《养生要括》（不分卷） 明代孟笨（字福兆，号伯山）编。刊于明崇祯七年（公元 1634 年）。一名《食物本草》。首列《素问》、刘完素、李杲等有关药性理论之论述；次载《本草纲目》中与饮食有关药物二百五十种，分水、火、土、谷、菜、果、鳞、介八部。每部前录李时珍论述，诸药简述性味、主治，亦多取李氏之言，并述己见。此外还阐述饮食宜忌。

三、丰富多彩的临证实用的医方著作

随着临床各科学术经验的不断积累和本草学的发展，明代医家在裒辑和研制医方方面做了大量工作，各种医方著作陆续问世。值得注意的是其中不仅有大型方书的出版，而且医家越来越重视方剂与理、法及药物的综合研究。历观明代不同历史时期的医方著作，可以了解当时方剂学术发展的概况。

《（简选）袖珍方书》（八卷） 明代王永辅编。成书于明洪武二年（公元 1369 年）。又名《惠济方》《简选袖珍良方》。书载中风、痿、腰痛等三十九门类，以内科病证为主，其次为外科、妇科、老人科、小儿科病证。附补遗。各类病证先论病因病机，分类、主症，然后辨证定方，或引诸家之论述。载方一千一百余首，颇有参考价值。

《诸证总录奇方》（二十六卷） 明代胡任（字孤峰、又字延风）撰。成书于明洪武十七年（公元 1384 年）。全书记载七十余门类病证。现存卷一至卷十一。卷一为总序，内有历代名医赞，介绍自伏羲至元代朱丹溪等著名医学家的学术成就和历史地位，以及煎药用

器、用药法则等内容。此后有调饮食论、四诊总论、药物总论、病证总论、总论伤寒、伤寒治法治则、六经证治、温疫、霍乱、泻泄、咽喉及五官科病等。每病证下载述医论，包括金元医家的论述。然后辨证列方，方后注明适应证、用量、煎服法等。载录病证三十余种，载方六百一十余首。虽属残书，但对研究明代以前医学很有参考价值。

《袖珍方大全》（四卷） 明代李恒（字伯常）编。成书于明洪武二十四年（公元 1391年）。又名《袖珍方》。全书载述内、外、妇、儿、折伤、五官及急救诸科病证六十多门，方剂二千七百余首。每门首列病因病机，后为方剂，于主治、药物组成等均有简要论述。

《普济方》（四百二十六卷） 明代周定王朱橚与教授滕硕、长史刘醇等编纂。李时珍《本草纲目》称为周宪王，未免舛误。约成书于明永乐四年（公元 1406 年）。该书原一百六十八卷，《四库全书》改编为四百二十六卷。卷一至卷五为方脉，卷六至卷十二为运气，卷十三至卷四十三为脏腑，卷四十四至卷八十六为身形，内分头、面、耳鼻、口、舌、牙齿、眼目等九门，卷八十七至卷二百七十一为诸疾；内分伤寒、时气、热病等重要疾病及杂治、食治、乳石等共三十九门，卷二百七十二至卷三百一十五为诸疮肿，内分疮肿、痈疽、瘰疬、瘿瘤、折伤、膏药等。各种病证首叙医论，次列治法，所载外科治法极为丰富。卷三百一十六至卷三百五十七为妇人，内分妇人诸疾、妊娠诸疾、产后诸疾及产难四门。卷三百五十八至卷四百零八为婴孩，首载儿科诊断法，次为新生儿护理法和常见病，其中对痘疹、惊风等病的疗法较为详备。卷四百零九至卷四百二十六为针灸，首为总论，并载历代著名针灸书的"序例""歌赋"，且概述取穴、补泻等法及经络腧穴和各种症候的针灸疗法。全书共计一千九百六十论，二千一百七十五类，七百七十八法，二百三十九图，载方六万一千七百三十九首。此书集 15 世纪以前方书之大成，总结明以前医疗经验，不仅博引历代医书，并兼采传记、杂说及道藏佛书等有关记载，不但在方剂史上有重要贡献，且保存了不少宋、元名医著作，对临床治疗具有很大的参考价值。《四库全书总目提要》曰："是书于一证之下备列诸方，使学者依类推求，于异同出入之间得以窥见古人之用意，因而折衷参伍，不至为成法所拘。"且认为其书"采摭繁富，编次详祈，自古经方无更赅备于是者。其书蒐罗务广，颇不免重复牴牾，医家病其杂糅，罕能卒业，又卷帙浩博，久无刊板，好事家转相传写，舛谬滋多，故行于世者颇罕，善本尤稀。然宋元以来名医著述今散佚十之七八。橚当明之初造，旧籍多存。今以《永乐大典》所载诸秘方勘验是书，往往多相出入，是古之专门秘术，实藉此以有传。后人能参考其异同，而推求其正变，博收约取，应用不穷，是亦仰山而铸铜、煮海而为盐矣，又乌可以繁芜病哉？"

《卫生易简方》（十二卷） 明代胡濙（字源洁、洁庵）编。成书于明永乐八年（公元 1410 年）。书分为诸风、诸寒、头风、痰饮、虚劳、消渴、癫痫、骨鲠、痈疽、折伤、犬兽伤、经候不调、五痔五软等一百四十三类病证，载方三千八百五十五首，并附服药忌例二十二条及兽医单方四十七首。作者于宦游近二十年中，网罗南北之奇良，搜辑古今之秘要，将各地民间单方验方汇编成此书。其选用之药率多易得，价贱而效，为民间所乐用，具有一定的临床实用价值。

《慈意方慈义方》（不分卷） 明代释景隆编集。成书于明正统四年（公元 1439 年）。又名《慈惠方》。书分慈意方、慈义方两部分，汇录各科医方。慈意方收二百十八方，慈义方收一百二十四方，以验方居多。亦收少量古方，如五苓散、真武汤、二陈汤、五积散等，并详述加减用法，以广其用。

《慈济方》（不分卷）　明代释景隆编。成书于明正统四年（公元1439年）。全书涉及病症三十余种，收方二百三十余首。病证记载有详有略：详者每以概述在先，次为辨证、治则、治法、预后；略者于病名之下逐列数方。其方虽简，但均详于炮制、制剂、用法、用量等内容。卷末"病端说"以佛性灵光之说强调得病之内因所在。又载有"制度药法""药有相反""服药忌食"诸篇记载于后。

《名方类证医书大全》（二十四卷）　明代熊均（字宗立、道轩，号勿听子）编。成书于明正统十一年（公元1446年）。又名《医方大全》。熊氏在元代孙允贤《南北经验医方大成》基础上增补内容，复加分类辑成此书。全书分诸风、诸寒、诸暑、诸湿、伤寒、诸疟、诸痢等六十八门，又详为分类，按类辑录医方，共二千三百余首，多为历代名方，且颇便检索。

《急救易方》（一卷）　明代赵叔文（字季敷）编。成书于明正统十四年（公元1449年）。赵氏有感于穷乡僻壤医药难求，集录急救之中之效验者，编成该书，以期对证检方，执方寻药。书载五绝死、痰喘、腹胀满、刀斧伤、生下气绝、胎死腹中等三百三十二病，列方七百余首，所治疾病涉及内、外、妇、儿诸科。附录载心痛、疯狗咬、狐臭等病，列方七首。书中多为急救方剂，且多为单方，药物易得，简便有效，有一定参考价值。

《济急仙方》（不分卷）　明代邵以正编。成书于明天顺三年（公元1459年）。

《奇效良方》（六十九卷）　明代董宿编著，方贤、杨文翰补订。刊于明成化七年（公元1471年）。明正统年间，太医院使董宿编辑诸家名方，称《试效神圣保命方》，共十卷，但未及完成而病逝。后太医院使方贤与御医杨文翰考求医药文献，重加订正。凡原著方论之轻重失宜、先后不伦、繁而失要者，悉予勘正；又收采经验之方，类编荟萃，而成此书。又名《太医院经验奇效良方大全》。书分六十四门。分别为风寒暑湿燥火门、内伤杂病门、疮疡门、针灸门、正骨兼金镞门、五官科门、妇人门、小儿门、疮疹门、腋臭门、诸虫门、中恶门、诸毒门。载方达七千余首。是书以《内经》《脉经》理论为依据，汇集宋代至明初医方精华，综合内、外、妇、儿、杂病医疗经验。刊行之后，流传很广。

《群书抄书》（不分卷）　明代丘濬（字仲深）辑。成书于明成化十年（公元1474年）。作者汇辑经、史、文集、笔记诸书中所载医方成书。计采摭《周礼》注疏、《北史》、《欧阳公文集》、《程氏遗书》、《酉阳杂俎》、《仇池笔记》等三十余书，辑录治痈五毒方、涂肿法等一百余方。每方并酌加按语。

《济世内外经验全方》（不分卷）　明代刘伦（字宗序）撰。成书于明成化二十三年（公元1487年）。弘治、正德间（公元1488～1521年），有《医方集论》《医方选要》《本草单方》《救急易方》等医方集。

《医方集论》（不分卷）　明代俞朝言编。成书于明弘治六年（公元1493年）。作者鉴于《袖珍方》一书文论杂出，难以检阅，因择其论，自为一帙，名曰《医方集论》。全书载有关风、寒、暑、湿、伤寒、疟、痢、呕吐、泄泻、霍乱、秘结、咳嗽，乃至调经众疾、胎前众疾、痘疹等内、外、妇、儿、五官各科五十四种病证的医论。

《医方选要》（十卷）　明代周文采编。成书于明弘治八年（公元1495年）。周氏为明宪宗子兴献王侍医。奉命选择古代方书与平日见闻及常用有效方剂，删繁就简，分门别类，编成是书。书中所载属内科方论。包括诸风、诸寒等五门，方一百零五首；伤寒、疟疾等五门，方一百二十四首；脾胃、积聚、五疸、心腹痛等二十六门，方五百七十余首；眼目、口鼻等五门，方一百一十九首；咽喉、口齿等二门，方一百零五首；小儿、折伤等三门，方一百一十八首。每门首论疾病的病因病机、治疗总则及主要症状，选方精要，切于实用。

《本草单方》（八卷） 明代王鏊（字济之）编。成书于明弘治九年（公元 1496 年）。王氏认为"药忌群队，信单方之为神"，乃取《大观本草》诸药方，对病检方，并以李东垣、朱丹溪之医论冠诸篇目，俾读者知晓病因，随病用药，而成该书。内科列中风、风痹、痢、水肿等五十七门；五官病列喉痹、失音、口舌等三十四门；外科列甲疽、仆坠折伤等十九门；并载妇、儿、疡科等。录方三千余首。

《救急易方》（二卷） 明代张一之（字约斋）撰。成书于明弘治十一年（公元 1498 年）。此书汇录各科二百五十二种病证验方。载录急症、内科杂病、外科疮肿及跌仆伤损等一百四十八证；继为妇人、小儿门，一百零四症。每症数方，重视急症用方。后附新增察脉神诀，新增四脉总歌，三部浮、沉、迟、数脉歌，诊杂病生死候歌，诊暴死歌。

《因应便方》（二卷） 明代潘之洋（字半水）编。成书于明嘉靖元年（公元 1522 年）。此书内容包括顺时宜、看人气色歌、卫生却病、灵剑子坐功、内科杂病方等。同时论述时辰、节气对人体、病证及中草药生长的影响。并载内、妇、儿科方剂，神授秘诀歌，以及参三七的各种用法和三十二种急症急救验方。

《良方类编》（不分卷） 明代杨瑞汇集。成书于明嘉靖十年（公元 1531 年）。包括方书三种：《新刊经验秘方》，张子麟辑于正德九年（公元 1514 年），载何首乌丸、不老丹等成方二十八首；《方外奇方》，未著辑录人，载三子养亲汤、太极丸等成方四十二首；《经验药方》，李文敏辑于正德五年（公元 1510 年），载打老儿丸、搜风顺气丸等十三方；后附效方六首。

《扶寿精方》（不分卷） 明代吴旻（字近山）辑。成书于明嘉靖十三年（公元 1534 年）。汇辑杂病，伤寒，外、妇、儿、五官各科见闻验方，分为诸虚、药酒、痰、眼目等二十九门，录方近三百首。选方精要，间有他书所未见者。所载丸散膏酒尤有特色。后经王来贤续编，更名《（新刻续补）扶寿精方》，厘为三卷，为今之通行本。

《万氏积善堂集验方》（三卷） 明代万表（字民望，号鹿园）撰。成书于明嘉靖十五年（公元 1536 年）。所载"万氏方广嗣要语附方"，主要论述男女服药、调元、调经、安胎、便产、交会宜忌日等内容，附方四十八首，方后有妊娠五恶、小儿五宜等；"万氏积善堂滋补诸方"，多为补益之剂，计五十首；"万氏积善堂集验方"，多为杂病验方，共六十首。

《加减灵秘十八方》（一卷） 明代胡嗣廉撰。成书于明嘉靖十七年（公元 1538 年）。载有防风通圣散、平胃散、理中汤、小柴胡汤、二陈汤、五苓散、四君子汤、四物汤等名方十八首。附补中益气汤等四方。胡氏针对时医习用《太平惠民和剂局方》而不知加减应用之弊，以此十八方为例，详细介绍其加减应用法。

《（程氏）释方》（四卷） 明代程伊（字宗衡，号月溪）撰。成书于明嘉靖二十六年（公元 1547 年）。载录张仲景《金匮要略》下迄明代的部分医方。包括中风、伤寒等外感时疾病证五门，载方一百七十余首；泄泻、虚损等四十一门，载方六百四十余首。内容以内、外、五官科为主。并著方歌。

《试效要方并论》（二册） 明代彭用光辑。成书于明嘉靖二十八年（公元 1549 年）。首载"养真论""居家论"等五篇医论，次述小儿痘疹、腹痛、疝气、中风、厥证、虚损等病证，涉及内、外、儿、妇、五官、口齿等科，载方二百余首。

《摄生众妙方》（十一卷）　明代张时彻（字维静，号东沙、芝园主人）编。成书于明嘉靖二十九年（公元 1550 年）。书中所载医方通治诸病、危病、补养、诸风、伤风感冒、霍乱、积滞、淋浊、诸疮、眼目、妇人、小儿、子嗣等四十七门，共八百余首。详其主治、药物炮制、药剂修制及服药方法。"方简而药易得"，尤其适用于荒僻乡村。

《医方集宜》（十卷）　明代丁凤（字文瑞，号竹溪）编撰。成书于明嘉靖三十三年（公元 1554 年）。书系丁氏据其祖丁毅（字德刚）等先人遗编，再参酌历代名医方论，益以己验衷辑成编。首载"六气十二经见证"一篇，总括风、寒、暑、湿、燥、火及十二经常见病证；后载中风、中寒、中暑、中湿等病证八门，伤寒、瘟疫等时病五门，内伤、疟、痢、泄泻等内科杂病证治三十九门，眼、耳、鼻、口、齿、咽喉六门，妇人门述崩漏、带下、胎前、产后诸证，小儿门、痘疹门分列脐风、变蒸、急慢惊风及痘疹等二十八种病症，外科门详述痈疽肿疡、瘰疬流注、痔漏疳疥等近二十种病症主治方法。各病证门依病源、形证、脉法、治法、治方及治验依等次序类编，共载主治方二千余首。其论病源宗《内经》之旨，并采先贤之论而节要之；其论形证，则以外现形证征诸内病，大多取法仲景，会通金元各家之长而折中之；其论脉法，考定各病应有及夹病之脉象为说，以便学者有所凭据；其举治法，但属古之成法方论广搜博采，以备临证斟酌借鉴；其列诸方，大约取古今名方为主，间附丁氏验方；其所附治验，均为丁氏历年经验方法及祖传家法，而为经典先贤所未及者。是书详考诸病渊源及辨证要略，以类集名医方论及己验家法，病因脉证，内外相系，见微知著，名有所据，理法方药悉备，内外妇儿赅全，对研习临证主治方法颇有参考价值。

《医方约说》（二卷）　明代鲍叔鼎撰。成书于明嘉靖三十六年（公元 1557 年）。鲍氏认为"方书自张、刘、朱、戴、王之后，作者纷纭，执见论证，漫无归一"，因而"穷先哲论治，会融玄纱，钩摘精要，编次成帙"，名为"约说"。书分中风、伤寒、哮、妇人、小儿、疮疡等凡七十八门类。每一病证，先录河间、子和、东垣、丹溪等各家论证之精要，然后出方用药，再述变证及用药法。

《简易普济良方》（六卷）　明代彭用光编。成书于明嘉靖四十年（公元 1561 年）。此书分门别类汇集各科医方。附录《痈疽神妙灸经》。彭氏颇为重视养生、食疗，书中并载诸物宜食、忌食诸药，以及五味、诸米、诸酒、救荒、修真、养亲等门。

《救急神方》（不分卷）　明代龚廷贤著。成书不详。共载单验方一百二十九首，便于日常应急取用。

《神彀金丹》（不分卷）　明代龚廷贤撰。成书于明万历九年（公元 1581 年）。

《种杏仙方》（四卷）　明代龚廷贤编。成书于明万历九年（公元 1581 年）。此书按病症分为九十九门，分类汇辑内、外、妇、儿诸科急救用方。后附日用杂方、经验秘方、作金铃法、造酒法、春雪歌等。每门皆有歌括，概述病源、治法。书中收方皆为单验方，药物简便易求，或取日用所食之物。凡奇罕价高，或猛烈峻攻之品，概不收录。

《医方便览》（四卷）　明代殷之屏撰著。成书于明万历十年（公元 1582 年）。书载运气要略歌、运气论、经络要略、君臣佐使论、病机赋等，并载内科四十四症证治；虫症、疝气、脱肛、脚气及头面五官、咽喉诸疾二十六症证治；外科、妇人、老人、小儿诸病三十余症证治。

《医方考》（六卷） 明代吴崑（字山甫，号鹤皋、参黄子）撰。成书于明万历十二年（公元 1584 年）。吴氏鉴于时医"什九既昧于经论，又多不谙方旨药性，因而选辑医方，按证排列。复'揆之于经，酌以心见，订之于证，发其微义'"，撰成是书。全书按病证分为中风、伤寒、泄泻、痢疾、痰饮、哮喘、虚损劳瘵、血证、呕吐、五疸、消渴、水肿、淋涩、积聚、癥瘕、痿痹、惊悸怔忡、痛风、喉闭、七疝、脚气、眼疾、耳疾、口齿舌疾、痔漏、疹疮、妇人、暴死等七十二门。选择历代常用方剂七百余首。除去重复及单味药外，实有五百六十余首。每门之首，简述病源、证候特点及治法用药，继而分列治方。每方"考其方药，参其见证，考其名义，考其事迹，考其变通，考其得失，考其所以然之故"。使读者易于领会，便于掌握。此书是古代方论中较有影响的著作，对后学很有启发和参考价值。清代汪昂之《医方集解》、吴仪洛之《成方切用》等，实多宗其方法。汪氏《医方集解·凡例》纪其流行实况云："吴鹤皋之《医方考》，分病列方，词旨明爽，海内盛行。"

《仁术便览》（四卷） 明代张浩（字清泉）编。成书于明万历十三年（公元 1585 年）。书按病分为九十四门，包括内、外、妇、儿、五官各科病证。每门之首多冠以简论，然后列方。方共一千四百余首，以唐、宋、明医方为主，多为临床常用。末附二百余种常用药炮制方法及临床应用、禁忌，对研究中药炮制提供了重要资料。

《医便》（五卷） 明代王三才编。成书于明万历十五年（公元 1587 年）。书载饮食论、男女论，论述养生要旨，言简意赅。并按四时及妇、幼、外、伤诸病证科目分类选方，以为对证之治。有执简御繁、切合临床实践之优点，是编博取兼蓄，搜辑历代名方、验方共二百二十六首，尤其推崇丹溪诸名方。于老年养生，非常重视食疗，其所载之诸酒、粥方，亦有参考价值。

《师古斋汇聚简便单方》（七卷） 明代吴勉学（字肖愚）编。成书于明万历十九年（公元 1591 年）。已佚卷三、四、五，仅存目录。现存卷一、二、六、七，共四卷。按病证或部位分门别类，每一门类先概论病因病机，后述各种病证方治。卷一至卷五所记以内、外、五官科病证为主，卷六为妇科卷，卷七为儿科卷，共记一百一十六类病证。载方一千三百余首。对研究明代以前方剂有参考价值。

《鲁府禁方》（四卷） 明代龚廷贤编。成书于明万历二十二年（公元 1594 年）。系龚氏在明鲁王府任职时，据所采撷或试用的效验方精选而成。由鲁王府刊行，故以为名。书载伤寒、时病、瘟疫及内、外、妇、儿、五官等各科病证，共一百一十六类，医方六百三十余首。附"人有百病""医有百药""延年廿箴""劝世百箴"四篇医论。作者对四物汤极为推崇，列载四物汤加减方四十首，对研讨古方演变有参考价值。

《众妙仙方》（四卷） 明代冯时可（字敏卿，号元成）编。成书于明万历二十三年（公元 1595 年）。是书按病因、病证、治法等分类，共五十七门，其中以病证分类者居多。所载诸方涉及临床各科，每方详其主治、组成、剂量、制法、服法、禁忌等。

《类方准绳》（八卷） 明代王肯堂（字宇泰，号损庵、念西居士）撰。成书于明万历三十年（公元 1602 年）。亦名《杂病证治类方》。全书辑集杂病诸证方剂二千九百二十五首，可谓集明以前杂病用方之大成。参考医著有《伤寒论》《金匮要略》《千金方》《太平惠民和剂局方》等多达四十余种；涉及医家有张洁古、李东垣、朱丹溪、刘河间、王海藏、罗知悌等数十家，不仅搜罗甚广，并深得诸家用方之旨。是书辨证设方，每证下首列名方，如卒中暴厥首列《太平惠民和剂局方》之苏合香丸，伤暑首列《伤寒论》白虎加人参汤，气滞列刘河间的正气天香散，治郁用朱丹溪的越鞠丸等。对较为复杂的病证，又载引各家有关病因病机、治则、用药的论述，示人以法度，避免执一之弊。此书是临床治疗学方剂的一部方面巨著，所辑诸方多为临床所常用，又能不偏不倚、归于平正，故为医家所重。

《万氏家抄方》（六卷）　明代万表（字民望，号鹿园）编，万邦孚（字汝永，号瑞岩）补辑。成书于明万历三十年（公元1602年）。万表之书原为五卷。因年久版坏，其孙邦孚将其重刊，并以续得经验诸方增门补辑，又集脉诀、药性及小儿痘疹等附后。共载方一千六百四十余首。其书分中风、厥、癫疹、消渴、虚损、吐血、痈疽、瘰疬、妇人经病、崩漏、带下及小儿诸病等九十类病证。每类病证均有主治方剂，并简述其病候。另载脉诀、症候歌及药性等内容。内容丰富，是一本很有临床实效的参考书。

《壶隐子日用方》（三卷）　明代刘浴德（字肖斋、子新，号壶隐子）撰。成书于明万历三十一年（公元1603年）。每卷按病证分门列方，多为历代名方，内容涉及临床各科。每方有功效、主治、组成等内容，并有歌诀。

《松篁岗刘氏保寿堂活人经验方》（四卷）　明代刘松石撰。成书于明万历三十七年（公元1609年）。书载内科、妇科、儿科、五官科、杂症方，共一百三十余首。每方先论述功效，次为组成、主治、煎服法等内容，主治论述较详。所录方以古方为主，效果较确切。

《（增补）医方捷径》（三卷）　明代王宗显撰。成书于明万历四十七（公元1619年）。上卷以外感病证为主，包括伤寒六经传变歌、伤寒五脏受病歌、伤寒证治总略歌，以及风类、伤暑、湿类、疟类、痢类等病证；中卷论述咳嗽、霍乱、妇科、小儿科病证；下卷记述药性歌、六阵药歌、十九畏、十八反歌、妊娠禁忌歌、集类方歌等内容。全书载方三百七十余首。

《箓竹堂集验方》（六卷）　明代姚思仁（善长，号罗浮山人）著。成书于明万历四十七年（公元1619年）。此书所载之方皆出内府秘籍，且多经姚氏本人临床验证。全书分为固精、种子、妇人、小儿、诸风、痰火、须发、眼目、咽喉、安神、蛊胀、疟疾、痢疾、瘰疬、杨梅疮、乳痈、肿毒、臁疮、痔漏、腋气、黄疸等三十门，共载方五百六十余首。方中列有主治、配伍、药物炮制、药剂修制方法及服药宜忌等，并简述其治疗效果。

《芷园臆草勘方》（一卷）　明代卢复（字不远）撰。成书于明天启二年（公元1622年）。其书对桂枝汤、四君子汤、清暑益气汤、五苓散、肾气丸等方适应证的病因、病机、鉴别要点等进行了论述。共载方二十余首。

《古方八阵》（九卷）　明代张介宾（字会卿，号景岳、通一子）撰。成书于明天启四年（公元1624年）。张氏以"补、和、攻、散、寒、热、固、因"八阵分类古方，载于《景岳全书》。谓补阵之用，在于"存亡之机，机在根本，元气既亏，不补何以复，故方有补阵"，如四君子汤之类，方一百六十五首。谓和阵之用，在于"病有在虚实气血之间，补之不可，攻之不可，欲得其平，须从缓治，故方有和阵"，如二陈汤之类，方三百七十八首。谓攻阵之用，在于"邪固疾深，势如强寇，速宜伐之，不可缓也，故方有攻阵"，如大承气汤之类，方一百十三首。谓散阵之用，在于"邪在肌表，当逐于外，拒之不早，病必日深，故方有散阵"，如麻黄汤之类，方一百十四首。谓寒阵之用，在于"阳亢伤阴，阴竭则死，或去其火，或壮其水，故有寒阵"，如黄连解毒汤之类，方一百六十四首。谓热阵之用，在于"阴极亏阳，阳尽则毙，或祛其寒，或助其火，故方有热阵"，如理中汤之类，方一百九十三首。谓固阵之用，在于"元气既伤，虚而且滑，漏泄日甚，不尽不已，故方有固阵"，如牡蛎散之类，方六十六首。谓因阵之用，在于"病有相同，因证用方，亦有不必秘易者，故方有因阵"，并按身体部位分"眼目方""耳病方""面鼻方""口舌方""齿牙方""咽喉方""诸毒方"等，如石斛夜光丸、苍耳子散、东垣清胃散之类，方三百零三首。八阵之外有未尽者，则另附妇人、儿科、痘疹、外科等古方。八阵各方上冠出处，下注组成、用量、煎服法、辨证加减等内容。八阵分类方法，开创了方剂学按功能分类之先河。所录古方，内容广博，多为传世名方。记载体例，层次清楚，切合实际，对研究明以前古方，具有重要学术价值。

《新方八阵》（二卷） 明代张介宾（字会卿，号景岳、通一子）撰。成书于明天启四年（公元 1624 年）。载于《景岳全书》。由目录、八略引、八阵方剂各论三部分内容构成。张氏选古方之得宜者列为八阵，犹有未尽，因复制新方八阵。其中"有心得焉，有经验焉，有补古人之未备焉"。张氏所制新方一百八十六首亦按"补、和、攻、散、寒、热、固、因"八阵分类。其"八略引"论诸方旨意。补略之谓"补方之制，补其虚也"，如大补元煎"救本培元"，列为补阵第一方，有左归丸、右归丸、左归饮、右归饮、玉女煎、理阴煎等，共二十九首。和略之谓"和方之制，和其不和者也"，如金水六君煎之类，方二十首。攻略之谓"攻方之制，攻其实也"，如百顺丸之类，方六首。散略之谓"散方之制，散表证也"，如麻桂饮之类，方十七首。寒略之谓"寒方之制，为清火也"，如化肝煎之类，方二十首。热略之谓"热方之制，为除寒也"，如四味回阳饮之类，方二十五首。固略之谓"固方之制，固其泄也"，如固阴煎之类，方十首。因略之谓"因方之制，因其可因也"，如通瘀煎之类，方五十九首。张氏又根据八略分列八阵。每阵"各方之下，多附加减，及分两之数，具有出入"。此书为景岳另辟蹊径之作，所载各方皆属自创，集其一生用药之长及处方之体会，以启后者。与《古方八阵》相合，对研究景岳学术思想与临证用药，具有较高学术价值和实用价值。

《普门医品》（四十八卷） 明代王化贞（字肖乾）撰。刊于明崇祯元年（公元 1628年）。王氏主要采录《本草纲目》所附历代各家医籍之单验方，不足者旁撷诸名家之方以益之；其有病而《本草纲目》无方者，则补以名医所录及诸验方。此书详列病证，分类汇编。按病证分为中风、破伤风、伤寒、瘟疫等一百五十六门。每门冠以总论，皆引证经义，参以诸家论述，而不载诊法。后至清代郎廷模增补《医品补遗》四卷，分延寿、种子、调经、育婴等二十三门。全书共汇辑验方四千六百余首，主治二百五十余种各科病证，《四库全书总目提要》谓其书虽为不知医者提供检方之便，"然望闻问切，犹或审证未真，用药多舛。况舍脉而论方，则虚实寒热之相似者，其误必多"。

《悬袖便方》（四卷） 明代张延登（字济美）辑。刊于明崇祯二年（公元 1629 年）。此书分类汇辑张氏效验方及其三十余年间所获数十位医家之经验方。方皆简便易行，谓可悬诸袖后，随时取用。书分风、寒、暑、湿、气、失血、虚损等二十三门，门下析为一百零二证，录验方九百余首。涉及内、外、妇、儿诸科及老年保健用。

《（订补）简易备验方》（十六卷） 明代胡正心（字无所）、胡正言（字曰从）编。成书于明崇祯四年（公元 1631 年）。又名《万病验方》。胡氏据《乡行简易急验方》，结合临证经验集而成书。全书论及内、外、妇、儿、五官及急救诸科病证八十六种，载方三千余首。

《本草单方》（十九卷） 明代缪希雍撰。成书于明崇祯六年（公元 1633 年）。包括内科、五官科、妇科、儿科、外科及杂治方。全书载录来源于《千金方》《太平惠民和剂局方》《肘后备急方》《丹溪心法》等书的方剂五百余首，涉及临床各科疾病百余种。均属缪氏认为疗效肯定、应用方便、价廉药简之剂。

《痘后方》（不分卷） 明代喻政（字正之）编著。成书于明崇祯七年（公元 1634 年）。是书不分门类而普通病症大略粗具，灵验成方亦皆选入。前有佛点头、四季正脉、收药法、制药解、煎汤药解、为丸法、服药法及明火候法度口诀，共录方三百首。

《胞与堂丸散谱》（四卷） 明代洪基（字九有）参订。成书于明崇祯十一年（公元 1638 年）。洪氏集二十年临床经验，选历代丸散剂中之最效、最切用者八十余方，以传后世。方名之下，列主治、药物组成、饮食禁忌、丹散制法、服用方法等内容，并有方论。

《祖剂》（四卷） 明代施沛（字沛然，号笠泽居士）撰。成书于明崇祯十三年（公元 1640 年）。书载主方七十五首，附方七百六十八首。为方书中采用类方体例的代表作。此书"首冠《素》《灵》二方，次载伊尹《汤液》一方以为宗，而后悉以仲景之方为祖，其《局方》二陈、四物、四君子等汤，以类附焉"。而如李东垣补中益气汤、朱丹溪越鞠丸等，诚发前人所未发，故亦作为同类方剂之祖。如是探源溯流，俾读者了解古今方剂承前启后的梗概，为研究方剂学发展史提供了较有价值的史料。惟其归类准则不一，或以同一方剂加减而相附，或以方剂名称相近而相属，或以方中主药相同而相归，或以方剂功效相似而相类。

《保安堂三补简便验方》（四卷） 明代王象晋（字康侯、荩臣，号好生居士）辑。刊于明崇祯十七年（公元 1644 年）。王氏辑刻验方，初梓于明万历四十二年（公元 1615 年），再刊于崇祯二年（公元 1629 年），均无存。此为增补三刻，故名"三补"。书有春、夏、秋、冬四集，分延寿、调经、种子、保胎、产后、育婴、癍疹、伤寒、中风等三十门，汇辑内、外、妇、儿各科简便验方一千余首。其选方精审，务求实效。卷首用药须知，述运气主病、四时发病、病有五损、古今病名、药性用药随时、用药随证、禁忌、立方、制药、分两、煎药、服药等项，颇切于用。

第八节　疾病学的不断拓展

一、外感温疫病论治

（一）温疫病新说

1. 倡论"邪从口鼻而入"

对于外感病邪入侵人体途径的认识，自《内经》及《伤寒论》以来，多认为是由皮肤腠理而入，循经络由表及里，传至脏腑。如《灵枢·百病始生》曰："虚邪中人也，始于皮肤，皮肤缓则腠理开，开则邪从毛发入，入则抵深。"巢元方在《诸病源候论》中也认为："夫伤寒者，起自风寒，入于腠理。"对外邪入侵途径的认识从未逾越《内经》自皮肤腠理而入的樊篱。但到了宋代以后，医家对于病邪从口鼻而入的问题，认识逐步清晰。如钱乙曾谓：粪秽之屦，无使近于婴儿，若闻其气，则令儿急惊风。杨士瀛《仁斋直指方论》也曾认为"暑气自口鼻而入，凝之于牙颊，达之于心胞络"。金代刘完素在《保命集·泻论》中也指出水泻之病与口鼻受邪有关，他说："口食味、鼻食气，从鼻而入，留积于脾为水泻。"在《伤寒直格》中又阐发"伤寒传染论"，认为伤寒传染之由，"因闻大汗秽毒，以致神狂气乱，邪热暴甚于内，作发于外，而为病也"。后王好古论伤寒两感邪入之道，以为"太阳者府也，自背俞而入，人之所共知；少阴者藏也，自鼻息而入，人所不知也，鼻气通于天，故寒邪无形之气从鼻而入，肾为水也，水流湿，故肾受之"（《此事难知》），明确地提出了伤寒之邪随鼻息入侵的问题。

明代医家缪希雍，十分重视对外感热病的发病学研究，他根据当时外感热病发病率很高、病情发展迅速、传变多端的特点，认为外感热病包括发于冬季的伤寒、发于春季的温病、发于夏季的暑热，以及发于非时不正之气的温疫，特别是对外感病的邪入途径，更明确地提出了伤寒、温疫邪气之入，必从口鼻的观点。他在《神农本草经疏》和《先醒斋医学广笔记·春温夏热大法》中说："伤寒、温疫，三阳证中，往往多带阳明者，以手阳明经属大肠，与肺为表里，同开窍于鼻，足阳明经属胃，与脾为表里，同开窍于口。凡邪气之入，必从口鼻，故兼阳明者独多。"缪氏这一外感热病邪自口鼻而入观点的提出，进一步冲击了邪从皮肤腠理入侵的认识，为后世医家研究温病、温疫的病因病机开拓了新的境界。

继缪希雍之后，吴又可在《温疫论·原病》中，对温疫之邪的入侵途径也提出了同样的观点。他主张"疫者感天地之疠气""此气之来，无论老少强弱，触之者即病，邪自口鼻而入"。同时在《温疫论·瘟疫初起》中又指出："凡人口鼻之气，通乎天气，本气充满，邪不易入，本气适逢亏欠，呼吸之间，外邪因而乘之。"缪希雍与吴又可对外感热病邪入途径提出了相同的观点，但以前有人认为这一观点的提出是吴又可首创，其实《先醒斋医学广笔记》成书于 1622 年，而《温疫论》成书于 1642 年，况且，宋金医家早已倡导于先，因此认为吴又可首创此说，实为不妥。

自缪氏、吴氏强调邪从口鼻而入以后，清代温病家论温热、瘟疫之邪的入侵，多从其说。如叶桂说："吸入温邪，鼻通肺络，逆传心包络中……既入胞络，气血交阻。"于《临证指南医案·温热》中又说："温邪中自口鼻，始而入肺为咳喘，继传膻中则呛血。"薛生白论湿热病也认为"湿热之邪，从表伤者，十之一二，由口鼻入者，十之八九""至其所以必属阳明者，以阳明为水谷之海，鼻食气，口食味，悉为阳明，邪从口鼻而入，则阳明必由之路"（《湿热病篇·自注》）。

2. 崭新的病原学说——杂气论

关于疫疠的病因，汉代以来认为由"疫气""疠气"所致，如曹植说疫气，有"建安二十二年，疠气流行"之说（《曹集诠评》）。隋代《诸病源候论》论疫疠病候，认为"其病与时气温热相类，皆由一岁之内，节气不和，寒暑乖候，或有暴风疾雨，雾露不散，则民多疾疫，病无少长，率皆相似，如有鬼厉之气，故云疫疠病"。感乖戾之气而生病的记载，出于唐代王冰以后的《素问遗篇》；该篇还认为这与五运六气变化异常有一定的关系，故有金疫、木疫、水疫、火疫、土疫"五疫"及"五疠"之称，显然古人已经意识到疫疠的致病原因不同于一般的六淫之气，故又有"五疫之至，皆相染易，无问大小，病状相似……正气存内，邪不可干，避其毒气"（《素问·刺法论》）的说法，特别强调了疫毒之气是其致病因素。虽然当时人们对疫疠的病原已有一定的论述，但对疠气的本质还没有足够的认识，致使后人往往对疫疠流行，仅仅归咎于气候乖常；尽管疫病的流行与气候的变异具有一定的关系，但尚不足以在本质上揭示疫病的病原。

明末医家吴有性的《杂气论》，首先对此提出新说。吴有性，字又可，姑苏洞庭人，生活在16世纪80年代至17世纪60年代。当时明王朝处在行将倾覆之际，满族军事势力在关外崛起，农民起义不断发生，饥荒战乱，疫病流行。吴氏曾于《温疫论·原序》中记载："崇祯辛巳，疫气流行，山东、浙省、南北两直，感者尤多，至五六月益甚，或至阖门传染。"《吴县志》也曾记载："一巷百余家，无一家仅免；一门数十口，无一口仅存者。"吴有性正是生活在这样一个疫病流行的时期。在吴氏之前人们对疫病的传染性及流行性虽有一定的认识，但当时的认识还远远不能与发病的实际相适应，特别是在治疗方面，一般医者被"伤寒"所局限，"误以伤寒之法治之"。吴氏深感"守古法不合今病"，认为当时很多疫病患者的死亡，"不死于病，乃死于医"，因此，他在前人学说的基础上，结合自己丰富的临床经验，对疫病进行了深入的研究。他从当时的医疗实际出发，"静心穷理，格其所盛之气，所入之门，所受之处，及其传变之体，平日所用历验方法"写成了《温疫论》这部重要著作。《温疫论》是我国医学文献中论述急性传染病的一部划时代著作，在这部著作中，吴氏提出了具有创见的"杂气论"。吴有性认为，疫病的流行并非四时不正之气，即"非时之气"所引起，亦非伏气所致；天地间除风、寒、暑、湿、燥、火六气为邪以外，还存在着另一类致病因素——杂气。他在《温疫论·杂气论》中指出："杂气为病，更多于六气。"如历来以为大麻风系"风"邪所致；痈疽、丹毒、发斑、痘疹为"火邪所致"；霍乱、疟痢多由"暑"邪所致，其实皆由杂气致病。至于时行疫疠同样如此。并认为："大约病遍于一方，延门阖户，众人相同，皆时行之气，即杂气为病也。"这些杂气，其性乖戾，因此又称为"戾气"或"疠气"。虽然戾气为病有甚于他气，但仍为杂气之一。他在《温疫论·杂气论》中说："疫气者亦杂气中之一，但有甚于他气，故为病颇重，因名之疠气。"

吴氏在长期的临床实践中，认识到疫病有多种多样，各种疫病的特点与症状各不相同，其根本原因是感染了不同的杂气，并全面地阐发了杂气所具备的物质性、致病性、偏中性、专发性及传染性等特性。

物质性：吴氏认为存在于天地间的杂气，种种不一，虽然"无形可求，无象可见，既无声复无臭""其来无时，其着无方"，但是它并不是空虚无物的，而是存在于天地间的一种物质。吴氏在《温疫论·论气所伤不同》中指出："夫物者气之化也，气者物之变也，气即是物，物即是气。"由于受到当时自然科学条件的限制，吴氏虽然没有看见杂气的实体，但是他精辟地论述了气与物的关系，明确地指出了杂气的物质性，认识到杂气是一种用肉眼观察不到的微小物质，这在当时的历史条件下，能有这种客观的认识是十分可贵的。

致病性：吴氏还认为天地间的杂气，种种不一，然也有优劣之分，他在《温疫论·杂气论》中指出："万物各有善恶不等，是知杂气之毒亦然。"某些杂气之所以致病，是由于"杂气之毒"所致，即"感疫病者，乃天地之毒气"（《温疫论·应补诸证》）。从现代微生物学的观点来看，有些微生物对人体有益，有些微生物可以致病，这是已经被证实的问题。吴有性在当时不仅指出了杂气之毒可以导致疫病，同时还认识到杂气对人体也有善恶之分，这种对杂气性质的深刻认识，如没有长期悉心观察和丰富的实际临床经验是不可能达到的。

偏中性：杂气虽然可以致病，但一种杂气是否对人和动物都具有致病作用？吴氏通过长期的实践观察，认为杂气致病有其一定的偏中性，他在《温疫论·论所伤气不同》中指出："至于无形之气，偏中动物者，如牛瘟、羊瘟、鸡瘟、鸭瘟，岂当人疫而已哉？然牛病而羊不病，鸡病而鸭不病，人病而禽兽不病，究其所伤不同，因其气各异也。"吴有性从杂气对人畜感受各异的客观事实中，得出戾气具有偏中的特性，指出了不同杂气有其不同的感受对象。

专发性：吴有性还认为感受一种杂气只能专发一种疫病，并且具有只侵犯某些脏腑经络的特性。所谓"有是气则有是病"（《温疫论·论所伤不同》）、"一气自成一病"（《温疫论·知一》）、"盖当时，适有某气专入某脏腑经络，专发为某病，故众人之病相同"（《温疫论·杂气论》）。各种杂气侵犯人体的不同部位，因而各自专发某种疫病，如大头瘟的证候是头面焮肿；虾蟆瘟的证候是寒热喉痛，颈大咽哑；瓜瓢瘟的证候是胸高、呕血；疙瘩瘟的证候是众人同时发生瘰核。近代微生物证明，当病原体侵入人体后，往往有选择地侵犯某些脏器组织而产生特定的病变，这就是所谓的病原体的特异性定位。吴氏在当时能发现杂气的这一致病特点，在传染病学的发展史上是有其重要影响的。

传染性：是杂气最重要的特性。吴氏用流行病学的观点深入地论述了杂气这一特性。首先，他认为杂气伤人，由"传染受之"，但"邪之所着，有天受，有传染，所感虽殊，其病则一"（《温疫论·原病》），正确地说明了杂气有空气传播和接触传染两种情况。他还在《温疫论·论气盛衰》中指出了传染性的强弱和流行规模，与杂气的盛衰有密切关系："其年疫气盛行，所患者重，最能传，即童辈缘治其为疫。至于微疫，似觉无有，盖毒气所钟有厚薄也。"对于一些四时散发性的斑疹、发颐等证，因其证候与大流行时纤悉相同，他认为"此即当年之杂气，但目今所钟不厚，所患者希少耳"（《温疫论·杂气论》），明确提出了杂气毒力的强弱是决定流行规模的关键。此外，吴氏在论述杂气传染性的同时，还进一步指出了人体正气盛衰与人们的易感性也存在着密切的关系，强调"本气充满，邪不易入""正气稍衰，触之即病"（《温疫论·原病》），从邪正两个方面论述了传染源与易感性两者的相互关系，科学地反映了他对疫病传染性与流行性的深刻认识。

3. 邪伏膜原说

感受外邪，发病有先有后。《内经》所说的"冬伤于寒，春必病温"，有异于感受寒邪而即时发病者。《阴阳论》说："中而即病者，名曰伤寒；不即病者，寒毒藏于肌肤中，至春变为温病。"这是明清之际所谓"新感"与"伏邪"说之先声。《伤寒论·平脉法》将这类寒毒藏于肌肤之中的疾病，称为"伏气之病"，认为如少阴病下利、咽痛，即属此病。宋代成无己又认为，这是伏于少阴经中，他在《注解伤寒论》中说："冬时感寒，伏藏于经中，不即发，谓之伏气。"于是又有邪伏少阴之说。

吴又可在强调疫邪自口鼻而入的同时，反对前人寒毒藏于肌肤之说，并提出了"温疫之邪伏于膜原"的论点。由于吴氏临床所见的温疫病，初起既非太阳表证，又非阳明里证，而出现先憎寒后发热，其脉不浮不沉而数，似表非表，似里非里的症状，所以认为这种半表半里之邪伏于募原。他在《温疫论·原病》中说："邪从口鼻而入，则其所客，内不在脏腑，外不在经络，舍于夹脊之内，去表不远，附近于胃，乃表里之分界，是为半表半里，即《针经》所谓横连膜原是也。"吴氏的募原之说继承了《内经》的理论，《素问·疟论》在论述间日疟的病机时说："邪气内薄于五藏，横连募原。"因疫邪内不在脏腑，外不在经络，而认为疫邪居于半表半里之"膜原"，这是吴氏在当时自然科学条件限制下，根据症状，对疫邪潜伏部位所作的一种假设。后世温病家多宗其说，如叶天士论温热说"口鼻吸入热秽，肺先受邪，气痹不主宣通，其邪热由中及于膜原，散布营卫，遂为寒热。既为邪踞，自然痞闷不饥……留连不已，热蒸形消，所谓病伤渐至于损而后已"（《临证指南医案·温热》）；又论湿热病说"时令湿热之气，触自口鼻，由膜原以走中道，遂致清肃不行，不饥不食"（《临证指南医案·湿》）。同样，薛生白论说："湿热证，寒热如疟，湿热阻遏膜原""以膜原为阳明之半表半里，湿热阻遏，则营卫气争，虽如疟，不得与疟同治，故仿又可达原饮之例"（《湿热病篇》）。可见吴又可的邪伏膜原说对其后温病学说的学术影响是很大的。

4. 各家论治特点

对于瘟疫、伤寒及温病，明代诸家如吴又可、缪希雍、张介宾、喻嘉言等，在治疗方法上各有创见，吴氏主用达原饮、三消饮开达膜原，攻逐里邪；缪氏主用白虎汤、竹叶石膏汤清解阳明，益以生津；张氏对伤寒虚证，创补阴益气煎、大温中饮等方，补中散邪；喻氏将温病按冬伤于寒、冬不藏精及冬伤于寒兼不藏精三类分治。他们的论治方法，反映了各自的学术见解和不同的临床实践经验，使伤寒、瘟疫和温热病的治法更加丰富。

1）吴又可的达邪通里法

吴又可对温疫的治疗，凡疫邪阻遏膜原，先恶寒，后但热不寒，继之以昼夜发热，日晡更甚，头痛身痛，脉不浮不沉而数，舌上白苔如积粉者，主以达原饮，开达膜原之邪。若疫邪外传，留于气分，解以战汗；留于血分，解以发斑，分别用白虎汤、托里举斑汤治疗。若疫邪表里分传，阳明表证里证兼见，舌苔变黄，治用三消饮通里透表。至于入里之邪，多传于胃，吴氏主张早用下法，认为应当趁气血未乱、肌肉未消、津液未耗之时用之，愈后也易平复。他认为承气本为逐邪而设，非专为结粪而设。他曾总结温疫有三十多种证可用下法，认为临证应用时应"勿拘于下不嫌迟"及"勿拘于结粪症"之说。在具体药物方面，吴氏特别重视大黄的使用，认为"三承气功效俱在大黄""大黄本非破气药，以其润而最降，故能逐邪拔毒"（《温疫论·妄投破气药论》）。他对大黄的使用剂量也颇具心得，最大剂量每次达一两五钱。至于疫病后期，特别是攻下之后，吴氏重视养阴增液，提出温疫初解宜养阴，不宜温补的调治原则，这对后世温病的论治颇有影响。

吴氏对疫病的论治，并不满足于一般的汗、吐、下等祛邪的方法，虽然"客邪贵于早逐"是他治疫的原则，但在具体治疗上，特别强调寻求针对性的药物，试图以一种药物制一种戾气。如他认为，"因邪而发热，但能治其邪，不治其热，而热自已"（《温疫论·标本》），并提出"以物制气，一病只须一药之到，而病自已"（《温疫论·论气所伤不同》）。预期一种戾气有一种专药制服，在探索治疫病的有效针对性药物方面，这种治疗思想是很有临床意义的。

吴又可在我国医学学术发展史上是一位具有创新精神的卓越医家，他以毕生的精力，潜心于急性传染病的研究，在继承、总结前人学术成就的基础上，敢于实践，敢于创新，突破了六淫致病的病因理论的束缚，提出了新的急性传染病的病原学说，并全面阐述了他对于疫病诊治的学术见解。在吴氏的影响下，明清时期研究温疫的各种专著相继问世，形成了对温疫病论治的独特体系。

2）缪希雍的清解阳明法

缪希雍对外感热病，积有丰富的临床经验。他认为伤寒六经以热证为多，并多见阳明证，不仅三阳经如此，即以三阴经而论，也多系三阳证失治，以致"邪热传入里，虽云阴分，病属于热"（《先醒斋医学广笔记·三阴治法总要》）。至于寒邪直中阴经，或元气素虚之人，患伤寒而出现虚寒之证，固宜以参、附、桂、姜大剂以接其阳，但毕竟比较少见。

对于伤寒热邪，缪氏主张迅速驱逐，认为"邪在三阳，法宜速逐，迟则胃烂发斑"，而尤重于阳明这一环节。若阳明证而无燥热里热，则用白虎汤、竹叶石膏汤。他曾治一临产孕妇患阳明伤寒，一昼夜用石膏十五两五钱而愈。若阳明邪结于里，则用三承气汤攻下。如三阴热证，燥屎内结或协热下利，也同样用清热攻逐之法。缪氏治疗四时热病，重视阳明，善用清法，而石膏为其主药。同时十分注意保护津液，对发汗及攻下比较谨慎。其用药主于甘寒，慎用苦寒，忌用温燥。

对于缪氏治阳明热证善用石膏之法，后人有不同的看法，如王懋竑在《白田杂著·用石膏辨》篇末附记中，批评缪氏过用石膏，其实这是对缪氏使用石膏的经验缺乏深入的研究。清康熙年间，《顾松园医镜》有"辨治温热病宜用白虎汤论"，根据缪氏之说，认为："伤寒时疫诸病，兼阳明证者独多，故一见潮热、自汗、喜凉、恶热、烦躁、饮冷、谵语、发厥、斑疹、脉洪大者，急宜白虎汤加竹叶、麦冬，解热生津止渴，热势甚者，大剂芩、连，诸症自平。"并说："本草载石膏，起死回生，功同金液，少则难效……用石膏以其甘寒，不比苦寒之伤胃气。"说明缪仲淳治疗外感热病的清热生津法，原本于仲景，而对后人用药有很大启发。

（二）明代温疫病论著

在明代前期，医家论治温病的内容仍多参于伤寒著作中，但到了后期，渐多专门的论著出现，其中最为著名且具有重要学术影响的当数张鹤腾《伤暑全书》和吴有性《温疫论》二书。此外，缪希雍关于伤寒、温疫感邪途径的论述也十分重要。

《伤暑全书》（二卷）　明代张鹤腾（字元汉、凤逵）撰著。约成书于明天启三年（公元1623年）。后佚，复由清代叶霖（字子雨，号石林旧隐）于旧书肆中购得，予以增订并加评论。其书首辨春夏秋冬温暑凉寒四证病原，次论天时、地气，辨寒暑证各异，再论暑证、暑厥、暑风、暑疡、暑瘵、绞肠痧、时疫、寒疫、脉理及五运六气。并载治暑主方三十首，分丸散方类、备用方类、增补方类。所载"古今名医品汇"采集张仲景、孙思邈、朱肱、刘完素等十三家温暑学说；"名医类案"选辑罗谦甫、滑伯仁、孙兆、朱丹溪等十三家治暑病案，共二十三案。张氏于书中阐明暑证的阳热性和季节性，尝谓夏至后炎火时流，蒸郁烁人，得病似伤寒者，皆是暑火所感而成，故暑者专感于夏之炎热，其危害较伤寒更甚。由于古之寒病多而暑病少，今者寒暑并重而暑尤为剧，伤寒至七八日方危，暑病则有危在二三日间者，甚至朝发暮殂，暮发朝殂，尤有暑风、干霍乱之类顷刻忽作，拯救不及者，故暑之杀厉之气较寒尤甚。寒病止一途，察脉命候，执古方以疗之易为功；暑病多歧，中热中暍，中外中内，甚者为厥、为风、为癫痫，即发则为泄泻、霍乱、干霍乱，积久后发则为疟痢、疮疡，故暑邪为病之危害远远超出寒邪。张氏对暑病脉象亦有独特见识，认为伤寒病脉浮洪有力者易治，芤细无力者难治，无脉者不治。而暑热为病有三四部无脉者，此为被暑热所逼而藏伏使然，非绝无之比，于病无妨，攻之亦易，用辛寒药多能暑热清而脉起，脉起则病愈。书中撷取前贤论暑精华，且多有己见。如洁古谓静而得之为中暑，动而得之为中热，中暑者阴证，中热者阳证。张氏认为暑热一气也，感暑而病热，原不可分为二气。暑证属火，多发扬激烈之状，总谓之阳，似无所谓阴者。阴证阳证，尚不可分，况以暑与热分之，益不达矣。又如，刘完素认为，中暑之证身热头前，背寒面垢，自汗烦躁，无问表里，通宜白虎汤；感冒发热烦渴，五苓散、桂苓桂露饮或三一承气汤尤妙；半表半里者，小柴胡汤、凉膈散、天水散。张氏认为暑证应无分表里，可一味清内，得寒凉而解，苦酸热而收，不必用下。此书问世后，影响较深，周扬俊之《温热暑疫全书》中暑病的内容，大多采辑张氏论述，谓其申明理蕴，精确不磨。叶霖评价谓暑证之阶，舍此奚复他求。

《温疫论》（二卷）　明代吴有性（字又可）撰著。约成书于明崇祯十五年（公元1642年）。全书内容包括杂气论、论气盛衰、论气所伤不同、标本、温疫初起、急证急攻、注意逐邪勿拘结粪、补泻兼施、疫有九传、解后宜养阴忌投参术等。吴氏继承《素问·刺法论》关于"五疫之至，皆相染易，无问大小，病状相似"的理论，提出"杂气"病原学说。杂气与六淫不同，其种类繁多，其中的"戾气"致病具有偏中性、专发性及传染性、流行性等特点。吴氏强调疫邪从口鼻而入，创"邪伏膜原"之说，认为疫邪初客，病位内不在脏腑，外不在经络，而在半表半里之"膜原"。伏邪难以一时透尽，病情反复，变证叠出，故有九种传变。把疫邪致病分为半表半里证、表证和里证。其半表半里证治以疏利膜原，达原饮主之；表证治以辛凉解散，白虎汤主之；里证在上之邪宜吐以瓜蒂散，在下之邪宜下之以三承气汤。吴氏主张"客邪贵乎早逐"总结了温疫三十余种可下之证；特别重视对大黄的运用，认为"三承气功效俱在大黄"，功能"逐邪拔毒"而效捷。《温疫论》对温病学及疫病证治有重要影响。其书流行海内外，现存版本八十余种，仅日本刊本就有八种之多。

明以前，人痘接种术的传说见于各种记载。清《御纂医宗金鉴》谓"古有种痘一法，起自江右，达于京畿。究其所源，云自宋真宗时，峨嵋山有神人出，为丞相王旦之子种痘而愈，遂传于世"。在其前，朱纯嘏的《痘疹定论·种痘法》也有较详的资料，但"真宗"误作"仁宗"。另公元1884年，董玉山的《牛痘新书》又说"自唐开元间，江南赵氏，始传鼻苗种痘之法"，然语焉不详，且无确证。由此可见，根据上述资料，人痘接种术究竟始于何时何氏，至今难以定论。

不过，值得注意的是尚有种痘法起于明代的多种说法。如俞茂鲲《痘科全镜赋集解》（公元1727年）谓："闻种痘法起于明朝隆庆年间，宁国府太平县，姓氏失考，得之异人丹家之传，由此蔓延天下，至今种花者，宁国人居多，近日溧阳人窃而为之者亦不少。当日异传之家，至今尚留菌种……"

此外，张琰《种痘新书·自序》（公元1741年）又云："余祖承聂久吾先生之教，种痘箕裘，已经数代。全读父书，遍临痘症，几及万人，用数十年艰苦之思，日忧勤于种痘之法……爰将生平学力，悉笔于书，公之于世。"聂尚恒生于隆庆六年（公元1572年），其《痘疹慈航》虽未涉及种痘，但其曾经传习该术是完全可能的。

至于人痘接种术具体方法，可见于张璐的《张氏医通》，其中的"种痘说"云："原其种痘之苗，别无他药，惟是盗取，痘儿标粒之之浆，收入棉内，纳入鼻孔……如痘浆不得盗，痘痂亦可发苗；痘痂无可窃，则以新生痘儿所服之衣，与他儿服之，亦能出痘。"其所记述，包括了痘浆法、痘痂法和痘衣法三种。当种痘术的发明之初，已经如此掌握。后至清代中期以后，则又更为成熟和完善了。

　　根据以上记述，可见人痘种痘术的发明，应当在明代隆庆间（公元 1567～1572 年），这是对痘疹预防的新的突破，具有重要学术价值。

　　但尽管如此，当时的种痘术毕竟是原始的，且未能得到推广普及，因而全国各地历年感染痘疹者依然为数甚众，而被视为大患。因之，医家对痘疹的理论和临床研究是极其重视的。

　　在明代历朝，关于痘疹论治的医学专著不下五十种，医家们无不对痘疹的证治作了许多有益的探索，例如，万全研究痘疹的发病过程，认为经历了生热、见形、发超、成实、收靥和落痂六个阶段，并分别处方用药。万氏治痘不偏执于一法，而主张兼取钱乙的凉解和陈文中的温补之长，"温补凉泻，各随其宜"，然以清热解毒为常，温补扶正为变。

　　如上所述，可见明代医家对痘疹的研究比前人更为深入，也更有裨于临床之治。

　　《疮疹集》（三卷）　不著撰者。成书于明天顺元年（公元 1457 年）。此书集《太平圣惠方》、钱氏《小儿药证直诀》、《仁斋直指方论》小儿方、陈氏《小儿痘疹方论》、省翁《活幼口议》等二十家疮疹论，载诸家治疮疹方，包括预防、救陷、消毒等，并列催干、灭瘢、通治之剂及疹痘禁忌，附当时经验方。

　　《小儿痘疹证论》（一册）　明代邵以正编。约成书于明天顺三年（公元 1459 年）。系《青囊杂纂》之一。书载钱仲阳、陈文中疮疹证治；张洁古、李东垣、王海藏癍疹证治；朱彦修论陈氏用热药太过；阎孝忠集钱氏方；东垣方、海藏方、陈氏方等，阐明各家治疮疹、癍疹经验，载方六十八首。载辨证歌括，论述小儿急惊、慢惊、变蒸等证治。附秘传经验方二百余首。

　　《痘疹方论》　明代蔡维藩撰。成书于明正德十三年（公元 1518 年）。书载痘疹受病之源、诸热证、虚寒不足、实热有余、变坏归肾、斑烂、痛痒分虚实、寒热用药之不同等医论三十九篇。详述痘疹之病因病机、辨证施治、鉴别诊断及预防，主张审时度势，辨证用药，勿执定一方。论述间举验案，方药详备。

　　《痘治理辨》（一卷）　明代汪机（字省之，号石山居士）撰。成书于明正德十四年（公元 1519 年）。书引各家之说论辨痘疹，后载方一百五十余首。汪氏认为小儿痘疹皆淫毒所蒸。证候虽与伤寒相似，治法不同。伤寒从表入里，痘疹从里出表，并告诫治痘首尾不可汗下，列发表、疏利、温里、调解诸法。全书载方一百五十三首，如生地黄汁、生油剂、三痘饮子、茜根汁、葛根散、桦皮汤、夺命散、抱龙丸、紫草饮子、发灰饮、化毒汤、如圣汤、人参竹叶汤、青黛散、甘橘汤、败草散等，均详述其组成、用法及功效。另若麻痘疮疹及其兼症如咽喉肿痛生疮、疮疹烂湿不干、咳嗽痰盛、壮热惊悸等防治，无不载备。

　　《痘疹全书博爱心鉴》（二卷）　明代魏直（字桂岩、廷豹）撰。成书于明嘉靖四年（公元 1525 年）。又名《博爱心鉴》。该书载列气血交会、保元济会、顺逆险三法、气血偏胜受伤等图十余幅，治痘方十六首，尤以保元汤论述为详。另论痘因症治，载治痘常用药物二十余味，以人参、黄芪、甘草为正品，官桂、川芎、当归、茯苓、白术等为加品。魏氏详述痘疹气血营卫盛衰与顺逆险兼变证治。主张在痘始出前开和解之门；既出之后，塞走泄之路；痂落以后，清凉渐进；毒去已尽，补益宜疏。以固护气血为治痘要法。

　　《痘疹撮要》（四卷）　明代薛己（字新甫，号立斋）撰。约成书于明嘉靖八年（公元 1529 年）。系《薛氏医案》之一。此书内容包括痘疹受病之由，痘疹正状，痘疮轻重，不治五症，腹长气促根窠不赤之症等症治。不靥闷乱哽气腹胀之症，两目生翳痕黯凹凸之症，靥后发热咽痛不利之症等症治。述痘稠密，痘吐泻，自汗、痒塌，倒靥等症治。述小便不利，痘便血或黑屎，痘衄血吐血等症治。全书症治清晰，方药齐备。

《痘疹心法》（二十三卷）　明代万全（字密斋）编。成书于明嘉靖二十八年（公元 1549年）。又名《万氏家传痘疹心法》，系《万密斋医学全书》之一。书载痘疹医论及辨证治则。列治痘疹药一百三十味，歌括二百三十三首，经验方一百四十七首。是书论治痘疹，不持偏见，温补凉泻，因证制宜，图文并茂，易于记诵。清代陈复正谓痘疹之书惟以万氏可以济急。

《片玉痘疹》（十三卷）　明代万全（字密斋）撰。成书于明嘉靖二十八年（公元 1549年）。又名《万氏秘传片玉痘疹》。书载痘疹碎金赋、痘疹西江月、痘疹始终验方、痘疮始终歌方、痘疹总论方略，以及发热、见形、起发、成实、收靥、落痂等证治歌括、麻疹骨髓赋、麻疹西江月。万氏详析痘疹证因，温补凉泻，因证制宜，其治痘以清热解毒为常法，温补扶正为变法；治疹以辛凉宣肺为常法，辛温扶正为变法。

《新刊秘传小儿痘疹释难》（一册）　明代陈嘉文撰。成书于明万历元年（公元 1573年）。书载痘疹胎受之由、痘疹辨疑赋、用药法象等四十篇，述痘疹证因辨治。后附麻疹之成因、真假与治法，麻疹轻重不治之症要诀，升麻、柴胡、葛根等九十味治痘合用药性与七十八首治痘方。是书有论有方，辨解疑难。

《博集稀痘方论》（二卷）　明代郭子章（字相奎，号青螺）撰。成书于明万历五年（公元 1577 年）。郭氏乃隆庆五年（公元 1571 年）进士，谓婴孩之痘，须于病未成而治之；防之不豫，待其发而后为之，则未必全。乃泛览方书，博谘医工，得稀痘方论即加手录，久而成帙。书列未生、初生、避地、避忌方、禁忌法等方论八篇。详述痘疹防治方法，博集前贤方论，并参以己见。

《汪氏痘书》（不分卷）　明代汪若源撰。成书于明万历五年（公元 1577 年）。内容包括辨痘疮发热、见点分轻重、辨阴阳表里虚实、内外症轻重等。汪氏认为但见红点便应戒用升麻葛根汤，恐发得表虚。至于陈文中的木香异功散、魏直的保元汤也不能一概施治，而应权衡斟酌，随机应变，庶无一偏之患。其对于痘疹诸症，逐日附方，详明证治，使人可法可从。日本文化三年（公元 1806 年），小播玄二以此书为基础，汇集诸书，间参己见，著成《痘疹大成集览》。其对于日本医学的影响于此可见。

《痘疹金镜录》（四卷）　明代翁仲仁（字嘉德）撰。成书于明万历七年（公元 1579年）。又名《幼科痘疹》。书载儿科病症便蒙捷法歌、寒门总歌括等，并有论痘始终总要，因痘期总治法等三十五篇，验形察色、痘疹惊搐等三十四篇。另载治痘汤散歌及参芪饮、十神解毒汤、益元透肌散等治痘方七十余首。简要实用，选方平稳。

《痘科保赤大成》（四卷）　明代周济仁（字阳春，号本石山人）、许氏（佚名）合编。约成书于明万历十八年（公元 1590 年）。该书以歌诀形式论述痘疹起因、转归及症治。

《痘疹传心录》（十六卷）　明代朱惠明（字济川）撰。成书于明万历二十二年（公元 1594 年）。其书总论痘疹，述吐利不食、咳嗽、夹斑、夹疹等凡三十证。并载看痘、治法提纲，治痘三法，以及看痘总提图目说、发热、见点、起胀、养浆、收靥口诀、痘后禁忌等。另载药性口诀、主治和古今方，方载一百四十八首。同时提出为医不执方、南北异法。

《痘疹不求人》（一卷）　明代朱栋隆（字子吉）撰。成书于明万历二十三年（公元 1595年）。其书列总论、预防、计日、通解、托里、快斑、化毒、余毒、疹证、孕痘等十门，立方五十二首。介绍朱氏稀痘丸、快斑丸、解毒丸等三种蜡丸，以应急需。

《痘疹括》（一册）　明代张嵋阳撰。成书于明万历二十四年（公元 1596 年）。全书列痘疹病因、辨症、用药、总论等二十一条，阐发治痘切要之旨。采集痘疹书四十余家，立论敷方条分缕析，用药平和。

《仙传痘疹奇书》（三卷）　明代高我冈（字如山）撰，高尧臣（字幼冈）编。成书于明万历二十六年（公元 1598 年）。又名《痘疹真传奇书》。书载气血论、五行痘辨、寒战咬牙辨、渴辨、伏陷倒陷辨、升麻葛根汤可用不可用辨、不食辨、惊搐说、身热不退说等以晰痘疹症候。并有认痘疹诀及各种痘疹图。

《痘疹诸家方论》（二卷）　明代万邦孚撰。成书于明万历二十八年（公元 1600 年）。其书论述看小儿外候辨病因证治、小儿护养，并载小儿吐泻惊疳杂病诸方，认为小儿大喜后乳食变惊痫、大哭后乳食多成吐泻。

《痘疹心印》（二卷）　明代孙一奎（字文垣，号东宿、生生子）撰。成书于明万历三十年（公元 1602 年）。书载原痘论、肾无痘辨、首尾不可汗下辨、审证等十余篇，后为夹癍、夹疹、夹痧、惊搐等二十余种病证证治，以及各种痘形及异痘诊治，治痘方一百九十七首。同时还简述麻疹证治。是书内容广博，论证精详，处方用药灵活实用。

《疹科真传》（一卷）　明代孔弘擢传，吕坤（字叔简，号心吾）编。成书于明万历三十二年（公元 1604 年）。其书首撰原疹赋、斑疹论，附论十二则。次为治疹论，分总论、正治、疹后等篇及诗歌二十首，后为麻疹诗二十六首，附以余邪治例、麻疹拾遗谕。最后载方七十首。是书认为痘、疹不可混淆同治，痘先动五脏，疹先动六腑。痘喜温，疹喜凉；痘慎末，疹慎初。

《痘疹慈航》（二卷）　明代聂尚恒（字久吾）撰。成书于明万历三十四年（公元 1606 年）。书载总论、精炮制用药及治法、治痘方论痘兼诸杂证方论、夹斑，附或问五则，医案七则，古今治痘要方十四首。另载疹及惊风症十余条。是书强调治痘以气血为主，培元为先，解毒为后。

《痘疹真诀》（二卷）　明代陈文治（字国章）编。成书于明万历三十五年（公元 1607 年）。其书述痘科辨证、鉴别及证治，载痘疹方二百四十九首，附得效方五十首。

《痘疹诠古方》（一册）　明代张介宾（字会卿，号景岳，别号通一子）撰。成书于明万历三十八年（公元 1610 年）。附载于《景岳全书·痘疹诠》。全书共载治痘疹方一百七十四首。大多辑录李东垣、陈言、魏直、陈自明、万全等治痘验方，并有薛立斋及景岳本人的按语方论。

《痘科秘传》（四卷）　明代陶华（字尚文，号节庵、节庵道人）撰。约成书于明万历四十一年（公元 1613 年）。书载总论、天时、调摄法、禁忌、痘科玄机赋及择苗、种苗法。并有秘传返灵丹、补脾快斑汤、四物快斑汤等治痘方及杂方。

《痘症要诀》（二卷）　明代吴东园（字子扬）原撰。成书于明万历四十一年（公元 1613 年）。梁治麟刻入《保产痘疹合编》。是书总论原痘、辨证、治法、用药、调养禁忌等；并述痘疹及兼证辨治，载治痘方一百零六首。吴氏论痘推崇丹溪分寒热虚实以治之说，认为不必深戒汗、下二法，痘症之初属实热者亦宜用之。

《痘经》（三卷）　明代江旭奇（字舜升）编。成书于明崇祯四年（公元 1631 年）。又名《痘经大全》。书载痘、预防、痘疹证治及辨治验方。江氏集前贤论痘四十七家，方书三十三部。认为痘疹辨治分表里二端，升、补、吐、汗、下五法。

《摘星楼治痘全书》（十八卷） 明代朱一麟（字应我，号摘星楼主人）撰。成书于明万历四十七年（公元 1619 年）。其书分列古今名家概论、痘疹论治、痘内杂症诸家论治、朱氏治痘验案、治痘辨难、游戏篇、补遗篇，载古方四百五十余首，药性辨百余味。后附火攻穴法一篇，搜罗甚为广博。

《痘疹奇衡》（二卷） 明代唐云龙撰。成书于明天启六年（公元 1626 年）。其书之"明宗篇"述痘之病源、阴阳气血盈虚之理；"应变篇"列痘有顺、逆、险三症；"胃气篇"述救痘者必救阴，救阴者必扶胃；并列正面、始出、圆混、顺逆险三法诸图，以及痘疹、麻疹方法。此外还论述大人痘疹论治、痘疹杂治、附方及制药法。书末"青囊明辨"，分述辨发热轻重、报点部位、起胀动静、脓灌三关、收焦缓急、结靥脱甲、辨灰斑、死证不治例十八条。

《痘疹诠》（三卷） 明代张介宾（字景岳，又字会卿）撰。成书于明崇祯元年（公元 1628 年）（见《景岳全书》）。书中论痘疮病源、形色、日期、部位、吉凶、脉法、气血、虚实、寒热，以及痘疮证治、禁忌、饮食等。并载痘疹二十五种兼证及痘药正品、痘家药忌等，共收方二百八十九首。张氏认为痘为天行疫疠之证，知其形脉，方能洞察内外；辨明本源，治方神应。是书搜采先哲之精论，发其未发，剖其疑似，融以毕生积验，集而成帙。

《痘科类编释意》（三卷） 明代翟良（字玉华）撰。成书于明崇祯元年（公元 1628 年）。明崇祯间，翟氏举得于痘科众书而行而有验者，统会其说，参以己意，使寒热补泻，随证变通，因时制宜，著成《痘科类编》一书。后又作补充删润，更名《痘科类编释意》。书载原痘论、部位论、形色论、痘不以稀密分轻重说、痘不拘日期说，并论治痘总法、各期症治、痘科杂症四十五种。方载古今诸方一百五十首，备用方三首，俱注解释意，以明其旨。书末附药物一百五十五味，分气药、血药、解毒药三类。是书论治痘科，博采群书，参以己意，寒热补泻，随症变通，乃阐发古人之奥以启后人。

《新刊太医院校正小儿痘疹医镜》（二卷） 明代龚居中（字应园，号如虚子，又号寿世主人）编。成书于明崇祯三年（公元 1630 年）。一名《秘传痘疹医镜》。其书载痘疹总要、头面部位图、论验形察色总要、论舌法总要、论用药应期变通之法及痘疹各期证治等。并载治痘方一百三十余首，附歌诀及药物近百味。龚氏认为痘有千态万状，唯气虚、血热、毒壅三症；治有千方万法，唯发表、和中、解毒三法，反对妄表妄下。

《程氏家传经验痧麻痘疹秘要妙集》（五卷） 明代程嘉祥撰。成书于明崇祯七年（公元 1634 年）。其书概述痘之辨治，论之顺逆、童女孕妇痘证及麻疹、水痘等证治，并论痘之夹杂证治法和痘之善恶、险痘方法。载古方及程氏家传秘方五百余首。并录医案。此书汇集家传秘方与临证心得要验，条理清晰，颇易理解。

《痘疹幼幼心书》（十七卷） 明代吕献策（字匡时）撰。成书于明崇祯八年（公元 1635 年）。吕氏少事举子业，究心岐黄书。鉴于医家以儿科为最难事，乃聚麻痘书数种，参考研寻，历十余年纂成是书。全书述痘疹常用药物之药性主治及修制法，痘疹之诊断、杂症主治法、痘疹预防，痘疹各期、痘后余毒、妇女痘疹证治，末附古今经验诸方一百五十一首、补遗诸方一百二十六首。

《痘科切要》（一卷） 明代吴元溟（字澄甫）撰。成书于明崇祯十年（公元 1637 年）。

吴氏晚年编辑其父著述，复加己验之见而成是书。主张痘于五六日前宜疏散、解毒，药用清凉；五六日后宜托里、助浆，药用温补，其切要在凉补转换之间勿违时刻，反对妄表妄下。

《痘疹折衷》（二卷）　明代秦昌遇（字景明、号广垫道人）撰。成书于明崇祯十四年（公元 1641 年）。书载痘疹预防论，痘疹与伤寒、伤食初相似而实不同论，三朝证治四十八条，痘后调护及十五味用药宜忌，以及水泡等二十四种兼证病因诊治，并附升麻葛根汤等四十首古今经验方。

《蔡氏小儿痘疹袖珍方论》（一册）　明代蔡维藩撰。成书于明崇祯十七年（公元 1644年）。是书首论腹胀、喘急、狂叫、便血、咽喉疼痛声哑等十八种病症辨治，继论痘疹所属经络、诊治等。后附合用药方并君臣佐使之法，载方六十四首。

《仁端录痘疹玄珠》（五卷）　明代徐谦（字仲光，号澄观）撰。成书于明崇祯十七年（公元 1644 年）。此书总论痘证，列明辨痘、传经次序、治痘要略等；阐述痘证诊断，列看痘法、靥期总论、发热辨等；详述痘证兼证，列痘时杂证六十五种，并载治痘方二百九十三种。同时还论麻疹治法。列方七十二种。书中论治痘诸法，分别五脏所主及经络传变，按痘疹形色望诊，判断吉凶顺逆。认为治痘之要精于发。根据不同病情，有以汗发者，有以下发者，有以补发者，有以或凉或热发者。并提出痘疹忌温补，忌多用辛热，忌悍燥，忌骤用寒凉，忌生冷风寒，忌荤腥辛辣，忌食咸酸等诊家七忌。全书介绍痘疹常用药物一百五十余味，附以药性宜忌之旨，选方近四百首，内容甚为丰富。《四库全书提要》认为自元、明以来，治痘攻补异道，寒温殊用，是书独审证施疗，无所偏主，推原本始，备载治验，颇能持攻补两家之平。

《痘科键》（二卷）　明代朱巽（字嘘万）撰。约成书于明崇祯十七年（公元 1644 年）。其收载总论及辨痘疹部位、治虚弱二法论，并有因期施治篇、金镜赋、药性便览等，附方五十余首。

《袁氏痘疹全书》（五卷）　明代袁颢撰。成书于明崇祯十七年（公元 1644 年）。其书论五运六气，经络及治痘法并载方七十三首。是书认为治痘应结合四时之气，春时要疏畅，夏时要和解，秋时要发散，冬时要暖活。

《痘疹集验》（一卷）　明代陈时彻（字三山著）。成书于明崇祯十七年（公元 1644 年）。书载痘疹原形、痘脉、经络、解毒、部位、气血、虚实、形色、老嫩、陷伏、痈毒、痘疔、眼目、阴症、逆症诸篇。将痘疹病程分为五期，每期各分顺证、阴证、逆证三种。附方七十五首。

《疹科纂要》　明代马之琪撰。约成书于明崇祯十七年（公元 1644 年）。全书载麻疹通论、麻疹证治大略、麻疹潮热证治、疫病发瘢夹瘢、水痘证治等十七篇。阐述麻疹病因证治及饮食宜忌。收治麻疹方八十余首。以清肺火降痰为治疹要法，主张先宜发散，次清利，次清热，次补血，忌用人参、白术、半夏等一切燥悍之药，赢者麻疹愈后宜补虚养血调理脾胃。

（三）清代温疫辨证论治

继明代医家论治疫病的著述之后，在清代的康熙、雍正间，有不少论治疫病的医书出现，如林森的《瘀疫论》和郭志邃的《痧胀玉衡》，专论以吐泻、腹痛为主证的"痧症"，认为痧症多因于暑热之邪，但又多为"戾气""痧毒"所致，其病称"疫痧"或"痧疫"，明确其属于传染病范畴。在当时类似的著作尚有不少。同时，又有马印麟的《温疫发源》和《温疫辨论》、周扬俊的《温热暑疫全书》、戴天章的《广瘟疫论》，以及萧霆的《温疫全书痧疹一得》等专论疫病的医籍。这些医家不仅论治一般温热病，而且对疫病的病因病机和诊断、治疗进行了进一步研究，他们在受到吴又可、喻昌等疫病学说学术影响的同时，还结合自己的临床经验，对疫病的诊治做出了不少新的补充。

《痧疫论》（三卷）　清代林森（字药樵）撰。成书于清康熙十三年（公元 1674 年）。是书明确痧症有属于疫病者。

《痧胀玉衡》（四卷）　清代郭志邃（字右陶）撰。成书于清康熙十四年（公元 1675 年）。书载"痧胀长蒙论""痧胀要语""痧胀脉法"诸论，以及各痧证症状、治疗验案与备用要方等，并专述"痧胀看法"及"痧胀兼证及变证"。郭氏认为痧证因感受天地间戾气所致，但需分析明辨：先吐泻而心腹绞痛者，从秽气而发居多；先心腹绞痛后吐泻者，以暑气痧发居多；心胸闷，痰涎胶结，以暑伏热痧发居多；偏身肿胀、疼痛难忍、四肢不举、舌强不言者，以寒气冰伏，郁为火毒者居多。痧证可分为暗痧、闷痧、痧痛、落弓痧、噤口痧、角弓痧、盘肠痧等。痧毒系自口鼻而入，或病于肌肤，或发于血肉，或病于肠胃经络及脾肝肾三阴。痧证治法略有三法：痧在肌肤，刮之而愈；痧在血肉者，放之而愈；痧之深重者，塞肠胃、壅经络，则非药莫能回生。书中详载刮痧、放痧诸法及痧药七十余种，可称为痧症全书。王庭序云："右陶治痧之法于是书乎圣，而世人将读是书以治痧。"后世治痧症者多宗其术。

《温热暑疫全书》（四卷）　清代周扬俊（字禹载）撰著。约成书于清康熙十八年（公元 1679 年）。其书内容分温病方论，热病方论，暑病方论和疫病方论。周氏强调温热暑疫为病的严重性，"凡病伤寒最重，温热尤烈。伤寒仅在一时，温热暑疫，多发三季，为时既久，病者益多"。温病方论和热病方论对其病变机理、证候和治法进行详细论述，将《伤寒论》中温病、风温及太阳少阳合病、三阳合病、甘草汤证、桔梗汤证、黄连阿胶汤证、白虎汤证、白虎加人参汤证，均归属于伏气温病；指出温病因春郁而升发，木旺水亏，火气燔灼，伏即自内而发，故用药应寒而远热，黄芩汤为治温本药；交夏至后，炎暑司令，相火用事，人有发热身疼，不恶寒但大热、大渴者为热病，以白虎汤为热病暑病之主治，主张阳毒温病除内服犀角、黑参、黄连解毒汤外，并以冷水渍胸法治之。书中总结温热病死证死脉十七条，对预后判断很有参考价值。暑病方论指出，"暑为夏火之令，伤人之气，脉虚身热，逐令人大渴、齿燥，汗出而喘，与伏发无异，并治以白虎汤"，耗损者必加人参。若强力作劳，内伤重者，清暑益气庶几近之，苟用香薷量重，虑其虚矣。"疫病方论"论疫邪中人，认为乃三焦相混，不同意喻嘉言所谓"清邪中于上焦、浊邪中于下焦"之说，认为天下秽恶之气，至疫则为毒极，人犯之者三焦混淆，内外无间，不分表里，直行中道。而施治之法，应以寒凉解毒。周氏书论春温、风温、冬温、温疟、夏热、湿温、静暑、伏暑、暑风、暑厥、霍乱、干霍乱、疙瘩瘟、绞肠瘟、软脚瘟等三十二种疾病，载方一百十九首，是温病学中进行全面系统论述较早的专著之一。

《温疫发源》　清代马印麟（字长公，号好生主人）撰。刊于清雍正三年（公元 1725 年）。马氏据《类经》五运六气要旨，阐发温疫时症根源。认为主客之气正化则民无病；若主客之气不和，阴阳不得升降，五行相制，天时寒热温凉不应主气而民多疫疠之热症。

列五运六气详注，天时民病详解等，对五运六气变化与疫疠发生的关系详加阐述研究。

《温疫辨论》（一卷） 清代马印麟撰。刊于清康熙四十九年（公元 1710 年）。该书对瘟疫的病因、病机、病证及治疗方药进行了全面论述，其学术思想与吴有性之《温疫论》一脉相承。

《广瘟疫论》（四卷） 清代戴天章（字麟郊，号北山）撰著。约成书于清康熙六十一年（公元 1722 年）。戴氏崇尚吴有性学说，意在辨瘟疫之异于伤寒，而尤慎辨于见证之始，故书中首论五辨，即辨气、辨色、辨舌、辨神、辨脉。次设瘟疫的症状辨证，与吴有性持同样观点，称疫邪见证千变万化，然总不出表里二者。提出温病的主要治则为汗、下、清、和、补五法。此外，尚有"五兼"，即兼寒、兼风、兼暑、兼疟、兼痢；治疗上以治温邪为重，他邪为轻，略兼治他邪而病即解；"十夹"即夹痰水、夹食、夹郁、夹血、夹脾虚、夹肾虚、夹亡血、夹疝、夹心胃痛、夹哮喘，治夹痰水、食积、血瘀、气郁等实邪为先，治温邪为后；治夹脾虚、肾虚、亡血诸虚证，以逐邪为主，养正为辅；治夹疝、哮、心胃病诸旧病，则但治疫邪，旧病自已。全书对病发于里的温热疾患之辨证诊断确有其独到之处，论治原则颇有新见，于温病临床有可贵的实用价值。清乾隆十五年（公元 1750 年）郑奠一改名为《瘟疫明辨》刊行；清同治五年（公元 1866 年）陆懋修另行删补，更名为《广温热论》；清末何廉臣予以增补，名《重订广温热论》。

《瘟疫全书痧疹一得》（二卷） 清代萧霆（字健恒）撰。成书于清雍正七年（公元 1729 年）。萧氏根据临证经验所得，将疫痧分为表症、里症、半表半里症，并根据病因将痧疹分为疫毒痧疹和冬温痧疹两大类。其书专论疫毒痧疹和冬瘟痧疹。尤其强调两类痧疹临诊相似，而冬温痧疹疑似症颇多，故尤宜详审。萧氏先列前人疫毒痧论原文，再详述所感之气、所入之门、所容之地及其证治用药原则，并列举各种症状的辨证论治等，内容较为完整。

乾、嘉年间，医家论治瘟疫的著作续出，其中之最著者为杨璿的《寒温条辨》、刘奎的《松峰说疫》和余霖的《疫疹一得》。

《疫疠溯源》（一卷） 清代王敬义（字协中）编。成书于清乾隆二十六年（公元 1761 年）。王氏追溯"疫疠"之源，认为疫疠非吴又可所述之天地间别有一种杂气、恶气、乱气，而是五运六气之变所以成疫疠。其书编录了《元珠密语补遗》之"刺法论""本病篇"，另录《灵枢·九宫八风》及《温疫论》上篇，以探究之。其说虽有偏颇，但启示了运气之变与疫气流行的一定关系。

《治疫全书》（六卷） 清代熊立品（字圣臣，号松园老人）编。成书于清乾隆四十一年（公元 1776 年）。其书载有吴又可《醒医六书》、喻嘉言论春温各条，还选录了刘松峰《温疫论类编》及郭志邃《痧胀玉衡》等有关疫病证治内容。

《伤寒温疫条辨》（六卷） 清代杨璿（字玉衡，号栗山老人）撰著。约成书于清乾隆四十九年（公元 1784 年）。亦名《寒温条辨》。其书载述温病与伤寒根源辨、温病非时行之气辨、行邪伏邪辨、温病与伤寒治法辨、发表为第一关节辨和治温十五方等。内容包括：一辨病因，认为伤寒得风寒暑湿燥火之常气，温病得杂气，杂气系天地间另一种烟瘴毒雾、湿热熏蒸之不正之气，升降流行于上下之间，人在气交中，无可逃避，有强烈的传染性和流行的特点。二辨病机，与伤寒自气分传入血分，温病之杂气由口鼻而入，直行中道，流布三焦，散漫不收，浮于上，则阳分受伤，沉于下，则阴分受伤，气滞血凝，而为病变之重心。三辨证候，认为伤寒与温病始异终同，皆主胃实，故用白虎、承气等方清热导滞，后一节治法，亦无大异。四辨脉象，伤寒温病初病脉象有别，并且以脉象变化来决定治疗，于沉脉之体会更深。如伤寒阳虚，多沉而微细，用四逆汤温之；温病里热阳郁，必沉而有力。于病始发，可见脉沉涩而小急，为伏热之毒滞于少阴，不能发泄阳分，身大热而四肢不热，此名厥，火邪闭脉而伏，故急需咸寒大苦之味大清大泻之。五辨治法，伤寒以发表为先，温病以清里为主，此乃寒温异治，又认为温病皆毒火为患，急以逐秽为第一义，并宗喻嘉言上焦，升而逐之，兼以解毒；中焦疏而逐之，兼以解毒；下焦决而逐之，兼以解毒之法。杨氏在此思想指导下，创立了治温十五方，其中清法八方，即神解散、清化汤、芳香饮、大清凉饮、小清凉饮、大复苏饮、小复苏饮、增损三黄石膏汤；泻法六方，即增损大柴胡汤、增损双解散、加味凉膈散、加味六一顺气汤、增损普济消毒饮、解毒承气汤，而升降散乃为其基本方。其方辛宣透散、寒凉清泄、升降并施，共奏宣泻三焦邪热、行气解散、升清降浊之效，为后世医家所习用而取效甚捷。近代名医蒲辅周赞此书与《温病条辨》有相同之学术价值。

《松峰说疫》（六卷） 清代刘奎（字文甫，号松峰）撰。初刊于清乾隆五十一年（公元 1786 年）。刘氏之书首为"述古"，载录《内经》《伤寒论》有关瘟疫的论说；后为"论治"，继而说葡萄瘟等诸种杂疫、载述诸方，并论运气天时对瘟疫发生和流行的影响。刘氏学术深受吴又可影响，但所论治的疫病范围则更广。刘嗣宗评说："《说疫》一书……其三才融觉而包括殆尽，古今毕举而搜罗无遗，真足解千百年之疑团，开瘟疫门之堂路。"虽其推奖过甚，但足见当时人对此书的重视。

《疫疹一得》（二卷） 清代余霖（字师愚）著。约成书于清乾隆五十九年（公元 1794 年）。其书阐析历代医家有关论述，分析疫疹病因、顺逆和表现的形色、脉象，以及治疗主方，并举不治之证，以及余氏的治疫经验。余氏重视岁运与疫病的关系，认为"火者疫之根也"，明确从热毒着眼立法处方。书中列五十二症，指出均系热毒入胃，散布十二经，戕害百骸所致。尤对斑疹的辨析最为详细。强调清热解毒是治疫疹的基本法则。其所载的清瘟败毒饮重用石膏，获得显著疗效。其书对火热疫疹的系统论治，与吴又可《温疫论》相得益彰，是温病学的一部重要名著。

嘉、道之后，直至清末，医家之于瘟疫论治多宗前人学术，但由于疫病流行的险酷实际需要，人们对霍乱和鼠疫病的研究最为重视。王士雄的《霍乱论》和郑肖岩的《鼠疫约编》等，是有关著作中最负盛名而影响最大者。

《瘟毒病论》（一卷） 清代邵登瀛（字步青）撰。成书于清嘉庆二十年（公元 1815 年）。书中对温毒、疫病证治进行分析。

《伤寒瘟疫抉要》（五卷） 清代蔡贻绩（字乃庵）辑。刊于清嘉庆十七年（公元 1812 年）。书分伤寒、温疫两大门，其脉证方治俱详于各门病证之下，治温疫方详加注释，注解多遵吴又可之说。另将寒疫、温疫脉证各列提纲，编成歌括，易于掌握。

《杂疫证治》 清代刘一明辑。刊于清嘉庆二十五年（公元 1820 年）。刘氏概述葡萄瘟、捻颈瘟、虾蟆瘟、软脚瘟、绞肠瘟等七十二种杂疫证治，所载治法多为民间疗法。据光绪时的潜斋居士序称："咸丰戊午、己未间，关中大疫，依其方治疗，多奇验。"

《重订医门普度温疫论》（二卷） 明代吴有性（字又可）原撰，清代孔以立（字毓礼）、龚绍林评注，重订于清道光十二年（公元 1832 年）。该书取吴氏原著，由孔氏、龚氏逐条评注而成，并辑录疫病篇、林起龙论疫、仿喻嘉言先生法律、刘宏璧先生集补瘟方、前贤疫证治案、朱煜治案等。评注多能结合临证实际，而龚氏之评说尤能矫正孔氏所论之偏。

《霍乱论》（二卷） 清代王士雄（字孟英、梦隐，号潜斋、随息居士、海昌野云氏、半痴山人）撰著。初刊于清道光十九年（公元 1839 年），清同治二年（公元 1863 年）重订，更名为《随息居重订霍乱论》。书分病情篇、治法篇、医案篇和药方篇。王氏提出霍乱有寒热之分，寒霍乱是由于"坐卧风凉，起居任意，冰瓜水果，恣食为常"，阴阳之气乱于肠胃而成；热霍乱则是感受一种"臭毒"疫邪，暑秽蒸淫，饮水恶浊所致，其病从排泄物、转筋、口渴、舌象、脉象等方面进行辨证。治法强调从祛除病邪、恢复脾胃升降功能着眼，以"展化宣通"为原则，舒展气机、宣化湿浊，则邪气消弭，清升浊降，逆自平而乱乃定。对热霍乱立燃照汤宣土郁而分阴阳、连朴饮祛暑秽而行食滞，寒霍乱用理中汤、五苓散或正气散之类。霍乱的救治，除选载取嚏、刮法、淬法、刺法、熨法、拓洗、敛气等急救方法外，还介绍急救内服方药七十余方，如寒霍乱选用三圣丹、蟾酥丸、紫金丹、速效丹；热霍乱选用紫雪丹、玉枢丹、行军散、飞龙夺命丹。又认为仲景栀子豉汤擅于清宣，故治热霍乱"独推以为主剂"，其所创的燃照汤、连朴饮、黄芩定乱汤均本此。该书是论述霍乱病证因脉治的专著，也是我国专论霍乱之第一书。不仅在证治方面提出了详尽的理法方药，而且强调要保护水源清洁，倡导"节饮食、慎口腹"的预防观点。

《温疫析疑》（四卷） 清代唐载庭（字毓厚）辑撰。刊于清光绪四年（公元 1878 年）。书分"论证门""伏气门""岁气门""时疫门""疫毒方""妇科方"，以及"运气门"和"选方门"。唐氏从理、法、方、药、症等各个方面进行论述，并附医案。其将温疫辨析为伏气、岁气、时疫、疫毒四门，剖辨阴阳轻重不同之理，认为温疫之证"不拘先后之六经，只分气血两途"，是其一得之见。

《疫证治例》（五卷） 清代朱兰台（字增籍）撰。成书于清光绪十八年（公元 1892 年）。朱氏推崇张仲景六经辨证，例方治疗也多遵从六经分证，辨疫证为太阳疫、阳明疫、少阳疫、太阴疫、少阴疫、厥阴疫，并首创芦根方及易达原。书载例方五十七首，附备急方及脉案。

《鼠疫约编》 清代郑奋扬（字肖岩）编纂。晚清时，吴宣崇（字学存）著《治鼠疫法》，后由罗汝兰（字芝园）于清光绪二十一年（公元 1895 年）改编增辑，定名《鼠疫汇编》。郑氏又据之编纂增订成此书。其书内容有探源、避疫、病情、提纲、治法、医案、验方等。认为鼠疫由"地气"爆发，热气熏蒸，鼠先受之，人触其气，流行成疫。其病机主要由于"热毒迫血成瘀"，主张按上、中、下三焦辨证，治疗以王清任解毒活血汤加减。

《救疫全生篇》（二卷） 清代梁玉池著。刊于清光绪二十五年（公元 1899 年）。书论瘟疫证治，载有辨气、辨色、辨舌、辨神、辨脉、辨疫与风寒异气、辨瘟疫兼证、表证、里证、不表不里证，共一百零五证的症状、病机、治法、方药等。附方八十二首，新增各种验方十首。其论说多宗戴章氏。

《时疫辨》（四卷） 清代林庆铨编，区德林参订。刊于清光绪二十六年（公元 1900 年）。该书为疫证专书。载疫证初起治疗六方，论鼠疫治疗变法分治，集鼠核、虾蟆瘟、大头瘟等疫证治法，论白喉瘟治法、附录叶天士癍疹瘰治法。林氏认为鼠疫初起治疗原则为"先用轻剂"，可选用吴鞠通治瘟疫三方（即桑菊饮、银翘散、增减李东垣普济消毒饮）；如属寒疫可用杏苏散、葱豉汤、桂枝汤等方；如不见效，则择通解五毒饮、紫雪丹等方。解毒活血汤乃"治核之准方"。区德林疫论，体现了其治疫思想，补充和完善了鼠疫的治疗。认为"鼠疫宜与痧症互证""刮痧之法甚捷",并介绍用针刺、敷药等治鼠核的辅助方法。

《瘟疫霍乱答问》（一卷） 清代陆虯（字葆善、蛰庐）撰。成书于清光绪二十八年（公元 1902 年）。末附利济瘟疫录验方。书以问答形式，设五十四问。内容分析霍乱有寒有热。若瘟疫霍乱则悉属热，而寒者不过虚人百中之一。陆氏宗王士雄之说，力辟辛热之非，间或论及西医疫虫、预防之说。所制利济十八方，皆系陆氏经验积累，以资临床之研用。

《伤暑论》（六卷） 清代徐鹤（字子石）撰。成书于清光绪三十二年（公元 1906 年）。该书命名"伤暑"，实为温热证治专书。全书仿《温病条辨》上、中、下三篇之式，凡先哲名言必标明出处，未标者属作者己意。卷首设原病篇，载《内经》及吴鞠通、王孟英各温病名家之言；卷一辨论篇，后附药汇论二十四门，其中包括祛风、散寒、清暑、凉血等；卷二上焦篇；卷三中焦篇；卷四下焦篇；卷五寒湿篇；卷六正误篇。全书阐述了"以暑为温热之纲，处处论暑，即处处论温热"这一主要思想，主张四时温病热病皆以伤暑统一之。"辨温即热之证据""辨暑与火治法相同之证"等论，说明暑与温热同辙。对狭义暑病亦独有心得，阐述了伤暑、中暑、冒暑之区别；认为暑中心包当用鲜石斛、羚羊角等甘寒咸寒之品，而白虎汤治疗伤胃在肺胃，只能清腑热而不能清脏热。徐氏恐寒湿与暑热相混，故特分立一卷，以详其证治迥然有别。该书为研究温热病证治颇有价值的参考书之一，丁甘仁称其"见解有远胜于古人者"。

《鼠疫抉微》 清代余德埙（字伯陶）撰。成书于清宣统二年（公元 1910 年）。余氏在郑肖岩《鼠疫约编》的基础上，参以己见，略加增损，而成是书。书载鼠疫的病情、治法、药方和医案。余氏认为，"治鼠疫之法，重在活血，而解肌之药不妨从略"，其增损之处主要体现在治法篇中，主治方以加减活血解毒汤方为基础，并详细介绍临证据病情轻重，体质强弱、阴阳偏胜等加减变通之法。

《鼠疫良方汇编》（一卷） 清代郁闻尧（字奎章）等编。成书于清宣统二年（公元 1910 年）。此书以《鼠疫良方初编》为基础增补而成。沈仲礼《鼠疫良方初编》集梁达樵《辨症求真》、郑肖岩《鼠疫约编》的内容，郁氏增加了"杀鼠疫毒菌烟尿油说"等。其中《鼠疫约编》将鼠疫病以三焦温病分而治之；《辨症求真》强调辨疫验疫不可以镜检是否有虫、临证是否有核为准。鼠疫乃感受秽浊污毒之气所致，治当以芳香辟秽解热毒为主。其代表方辟秽驱毒饮以西牛黄、人中黄、菖蒲、野郁金为主；见鼠核或发斑者，加红花、桃仁、熊胆。郁氏还记载内服旱烟管内烟尿油的治疗方法，认为此能散热毒、杀虫毒。

《疫证集说》（四卷，附补遗一卷） 清代余德埙（字伯陶）编。成书于清宣统三年（公元 1911 年）。卷一疫证集说，荟萃古今论疫诸书论说计百十余部，其中包括历代史书中有关疫病流行的记载；卷二至卷四采集论疫治方，以年代先后次序排列；附补遗一卷，补充二十六条论说，方九首。此书是余氏"专为治疫纂辑"。由于疫证瞬息千变，治疫之书，繁杂无章，临证时难以寻释，"合诸家疫书为大成"，为其纂辑宗旨和特点。

必须说明的是，清代医家在论治白喉、疫喉痧（猩红热）方面也有相当成就，如乾隆时郑宏纲著、郑瀚补撰的《重楼玉钥》，嘉庆时陈耕道的《疫痧草》，同治时张绍修的《时疫白喉捷要》等，都是重要的论著，这些医家在当时为时疫白喉和疫喉痧的防治做出了重要贡献。虽然，白喉和喉痧在清代属于喉科一门，该书在论其学术发展时仍按旧例，但因这些疾病属于疫病范畴，故在此也略书一笔。

二、杂病论治的发展

明代医学理论的全面和系统化，进一步促进了临床医学的蓬勃发展。这一时期临床各科名医辈出，对疾病的认识，在总结前贤的基础上更为深化，治疗方法愈加丰富，其中以杂病论治的成就最为突出。

（一）杂病辨证论治成就举要

明代医家论治临床各科杂病颇有特色，兹举中风、血证、虚劳等临床常见病证的辨证论治为例，以见其新的发挥与总结。

1. 中风

中风病机学说，自汉唐以来虽多论及"内虚"，但仍以"外风"说为主。如《灵枢·刺节真邪》说："虚邪客于半身，其入深，内居营卫，营卫稍衰，则真气去，邪气独留，发为偏枯。"《金匮要略》认为是由脉络空虚，风从虚入，并以邪中浅深，病情轻重分为中经、中络、中腑、中脏。治疗多以疏风祛邪、扶助正气为主。孙思邈虽提出火热论，但未被普遍重视。

宋元以降，才开始提出"内风"之说。如刘河间认为"中风偏枯者，由心火暴甚，而水衰不能制之，则火能克金，金不能克木，则肝木自甚而甚于火热，则卒暴僵仆"（《素问玄机原病式·热类》），阐述了中风的火热病机学说；李东垣认为中风非外来风邪，乃本气自病，提出了中风的正气自虚之说；朱丹溪认为中风是由于"湿土生痰，痰生热，热生风"（《丹溪心法·中风》）所致，提出了"湿痰热生风之说"。王履从中风病因学出发，首创"真中""类中"，认为"及近刘河间、李东垣、朱彦修三子者出，所论始与昔人异矣……刘河间主乎火，东垣主乎气，反以风为虚象……以余观之，昔人三子之论，皆不可偏废，但三子以相类中风之说视为中风而立论，故使后人狐疑而不能决，殊不知因于风者，真中风也，因于火、因于气、因于湿者，类中风而非中风也"（《医经溯洄集·中风辨》）。王履的中风之说，不仅将不同学说融汇于一，同时首创"真中风"与"类中风"，将内风与外风作了本质上的区别，对明清的中风理论有很大影响。

明代医家的中风理论，以缪希雍的内虚暗风说和张介宾的非风说最为重要。

1）内虚暗风说

缪希雍对中风病机的阐发颇有创见，他接受前人中风有内外之论，并在刘河间的火热之说及朱丹溪湿、痰、热说的基础上，提出了"内虚暗风"说。他认为由于天地之风气有异，人之所禀亦不同，东南之处，"其地绝无刚猛之风，而多湿热之气"（《先醒斋医学广笔记·中风》），因此真中风者极少，虽也常有猝然僵仆等类似中风之证，但非真中于风。东南之人"质多柔脆，往往多热、多痰，真阴既亏，内热弥甚，煎熬津液，凝结为痰，壅塞气道，不得通利，热极生风，亦致猝然僵仆类中风证，或不省人事，或言语謇涩，或口眼歪斜，或半身不遂，其将发也，必先显内热之候，或口干舌苦，或大便闭涩，小便短赤，此其验也。刘河间所谓此证全是将息失宜，水不制火。丹溪所谓湿热相火，中痰中气是也。此即内虚暗风，确系阴阳两虚，而阴虚者为多，与外来风邪迥别"（《先醒斋医学广笔记·中风》）。治疗方面，缪氏认为："法当清热、顺气、开痰以救其标，次当治本，阴虚则益血，阳虚则补气，气血两虚则气血兼补，久以持之。"并指出"治痰先清火，清火先养阴，最忌燥剂，尤不可误用治真中风之风燥药，否则祸福反掌"（《先醒斋医学广笔记·中风》）。用药主张初期清热，次则或养其阴，或补其阳，以治其本。

缪氏"内虚暗风"之说，对后世医家颇有影响，如叶桂论"阳化内风"，实受其启迪。缪氏治疗中风一派甘寒之品，对于阴虚内热之人诚可为持，不可因其平淡而忽之。

2）非风说

张景岳认为类中风证与外风无涉，遂创"非风"之说，别有见地。他说"非风一证，即时人所谓中风证也，此证多见卒倒，卒倒多由昏愦，本皆内伤积损颓败而然，原非外感风寒所致，而古今相传，咸以中风名之，其误甚矣，故余欲易去中风二字而拟名类风"（《景岳全书·杂证谟·非风》）。

张景岳认为非风主要由真阴亏损，元气虚脱所致，他说："凡病此者，多以素不能慎，或七情内伤，或酒色过度，先伤五藏之真阴，此病之本也。再或内外劳伤复有所触，以损一时之元气，或以年力衰迈，气血将离，则积损为颓，此发病之因也。盖其阴亏于前，而阳损于后，阴陷于下，阳乏于上，以致阴阳相失，精气不交，所以忽尔昏愦，卒然仆倒，此非阳气暴脱之候乎。"又说："非风眩运掉摇惑乱者，总由气虚于上而然。"因此在治疗上他认为"凡非风证未有不因表里俱虚而病者也，外病者病在经，内病者病在脏，治此之法，只当培补元气为主"（《景岳全书·杂证谟·非风》）。

张景岳的非风之说，颇为清代王清任所推崇，王氏在《医林改错·半身不遂论》中说："独张景岳有高人之见，论半身不遂大体属气虚，易中风之名，著非风之论。"王氏对中风病机以气虚血瘀立论，并创补气活血之补阳还五汤治疗半身不遂之证。

2. 血证

对于血证的形成，自《灵枢·百病始生》提出"卒然多饮食则肠满，起居不节，用力过度，则络脉伤。阳络伤则血外溢，血外溢则衄血；阴络伤则血内溢，血内溢则后血"等说以后，历代诸家各多阐发，认为血证之故有虚、有瘀、有热、有寒。如唐代许仁则有"堕打损内"和"积热兼劳"之说，严用和在《济生方·吐衄》中认为："夫血之妄行也，未有不因热之所发，盖血得热则淖溢，血气俱热，血随气上，乃吐衄也。"杨士瀛在《仁斋直指方论》中认为气虚夹寒，营气虚散，血亦错行。朱丹溪以阳亢于上，阴虚于下，火载血上，错经妄行为血证之根由。

明代医家对血证论治做了较为全面的论析。如缪仲淳的"治血三法"和"吐血三要法"，张景岳的血证用药法，以及程履新的血证八法。

缪氏在《本草经疏·续序例》中立"补血、清血凉血、通血"三法，即"血虚宜补之"，"血热宜清之、凉之""血瘀宜通之"。缪氏治血三法在前人的基础上，比较全面地归纳总结了血证论治的大要：对血虚之治，不仅善用甘寒、甘平之剂，同时也用酸寒、酸温之剂以生阴血；对血热的诊治，善用凉血清热之剂以清营血之热；对血瘀的治疗，虽然寒热温凉兼用，但主以辛散，以活血通经。缪氏血证治疗三法的总结，对后世血证论治以很大影响，如清代唐容川在《血证论》中提出的通治血证四法（止血、消瘀、宁血、补血），其中补血、宁血、消瘀三法，与缪氏的三法是十分一致的。

明代时医治疗吐血往往偏于二端，一则专用苦寒泻火，一则专以人参益气。缪氏提出吐血三要法：①"宜行血，不宜止血"。缪氏指出："血不行经络者，气逆上壅也。行血则血循经络，不止自止，止之则血凝，血凝则发热、恶食，病日痼矣。"②"宜补肝，不宜伐肝"。缪氏认为肝为将军之官主藏血。吐血者，肝失其职。养肝则肝气平而血有所归，伐之则肝虚不能藏血，血愈不止，故当补养肝体，俾肝气平而疏达，则血宁自可止。③"宜降气，不宜降火"。缪氏宗丹溪"气有余便是火"之说，认为气降即火降，火降则气不升，血随气行，无溢出之患，而降火必用寒凉，反伤胃气，胃气伤则脾不能统血，而血愈不能归经（《先醒斋医学广笔记·吐血》）。缪氏的吐血三要法，被后世奉为圭臬。

张景岳总结前人之论，将出血之因归为气火二端，他在《景岳全书·杂证谟·血证》中指出：

> 血本阴精，不宜动也，动则为病；血主营气，不宜损也，而损则病。盖动者多由于火，火盛则逼血妄行；损者多由于气，气伤则血无以存。故有七情而动火者，有七情而伤气者，有以劳倦色欲而动火者，有以劳倦色欲而伤阴者，或外邪不解而热郁于经，或纵饮不节而火动于胃，或中气虚寒则不能收摄而注陷于下，或阴虚格阳则火不归源而泛溢于上，是动血之因也。"因而认为"治血证须知其要，而血动之由，惟火惟气耳。故察火者但察有火无火；察气者但察其气虚气实，知此四者而得其所以，则治血之法无余矣。

在治疗上，凡火盛而逼血妄行者，以清火为先；凡气逆而错经妄行者，以顺气为先；若火不盛、气不逆而血不止者，宜纯甘至阴之品培养之。在设方用药上，则集历代医家治血证之大要，加以全面总结。如血虚之治，以熟地黄、当归、枸杞子、鹿角胶、炙甘草为主，山药、山茱萸、杜仲、枣仁、菟丝子、五味子为佐。其他如血虚有微热者凉补之，气虚者补其气，气实者行之降之。血证因虚而滞者补而活血；因寒滞不化及火不归元者温之；血有乱动不宁者，以清之和之；血有大热者，寒之泻之；畜而结者，破之逐之；血有陷者，升之举之；血有滑者，涩之止之；血有涩者，利之滑之；血有病因于风湿者，散之燥之。其所举药物十分详细，切于应用。

明末医家程履新所著《易简方论》，将血证之治分为八法，即降气、破瘀、温中、温散、补气、补益、阻遏、升阳。认为"血循气行，气升则升、气降则降，火气上升，逼于火则血因之上溢；湿气下行，滞于湿则血因之而下渗。故治上溢无如降气，若瘀则破之，寒则温之，而阻遏之方则兼用之；治下无如升阳，若虚则补之，热则清之，而阻遏之方则多用之。总以甘温收功，调理脾胃以建末功，此大法也"。

除此以外，赵献可论"血脱益气"的治法，则有"有形之血不能速生，无形之气所当急固"的名论。凡此等等，可见明代医家对血证的论治已经达到了颇为完善的地步。

3. 虚劳

明代医家对虚劳的治疗往往偏执于滋阴降火，习用知、柏为君的补阴方药，导致脾胃受伤，真阳暗损。如李中梓在《医宗必读·虚劳》中所说："近世治痨，专以四物、二冬、黄柏、知母，不知皆行秋冬之令，非所以生万物者也。且血药常滞，必妨痰而减食，血药常润，必滑肠而泄泻，况黄柏苦寒，尤能减食，知母甘寒，尤能滑肠，二味俱泻肾经虚火。丹溪有言曰：实火可泻，虚火可补，痨症之火，虚乎实乎?泻之可乎？"这种流弊，促使明代医家对虚损疾病的论治做出了较多的研究。如在治疗大法上，孙一奎认为"治虚损之症，吃紧处工夫，只在保护脾胃为上，如和解、攻里二法，义之所当用者，虽老弱久病亦所不避，乃拨乱反正之意。惟要用舍得宜，有先攻而后补者，有先补而后攻者，有攻补并列者，当攻则攻，当补则补"(《赤水玄珠·虚怯虚损劳瘵门》)。如但从姑息，惟调补是务，则病邪不除，病必加剧。孙氏的论述是临床实践的经验体会，指出了时医不顾脾胃，偏主补益的错误。

鉴于明代时医习用苦寒之剂滋阴降火，缪仲淳、张景岳等医家开始别求他法。缪氏治阴虚内热，主张甘寒。张景岳则认为阴虚内热者，虽当用甘凉之剂，但多服也有损脾胃，故主张"不得已易以甘平，倘甘平未效，则唯有甘温一法，尚可望其成功"(《景岳全书·火证》)。在一般情况下，张氏"必以甘平之剂专补真阴……然后察其可乘，或暂一清解，或渐加温润"(《景岳全书·命门余义》)，可见其治虚主以甘平，但又相机施用寒温之剂，也是其治虚之经验谈。

对于虚劳的有关脏腑，古有心、肝、脾、肺、肾五脏之说。孙思邈认为以心肾为主，故后人亦有"虚损皆出于心肾"(《治病活法秘方》)之说。但明代李中梓则认为其要在脾肾。他在《病机沙篆》中说："古称五劳、七伤、六极、二十三蒸，证状繁多，令人眩惑，但能明先天后天二种根本之治，无不痊安……夫人之虚非气即血，五藏六府，莫能外焉。而血之源头，则在乎肾，盖水为万物之母，而人资以为生者也。气之源头则在乎脾，盖土为万物之母，而人资以为生者也。故二藏安和，则百脉受调，二藏虚伤，则千疴竟起。"其治疗主张"补肾之中，不脱扶脾；扶脾之中，不忘养肾"(《颐生微论》)。

明代龚居中又重点阐述了阴虚火动的虚损病证，这是元代葛可久《十药神书》所述劳证多由"火乘金"论的进一步发展。龚氏在《红炉点雪》中认为"痨瘵之证，谓曰阴虚火动者，盖以一劳而括尽病之标本……阴虚正谓致火致瘵之本"。其治疗，认为凡火郁内实者不可用参、芪，当君以四物，佐以二冬、二母、沙参、玄参等药，以滋阴抑阳。龚氏同样注意到恣用苦寒之害。值得注意的是，龚氏还指出"颈项结核，或腹胁疹癖"是痨证将成的征兆。

明代有关虚劳的著名论著，尚有胡慎柔的《慎柔五书》和汪绮石的《理虚元鉴》。

《慎柔五书》原本李杲脾胃学说，但因胡氏之学，传自其师周慎斋，故其培养脾胃主以甘淡为法，不像东垣用药偏于辛燥。《慎柔五书》中说："损病六脉俱数，声哑，口中生疮，昼夜发热无间，经云：数则脾气虚，此真阴虚也。用四君子加黄芪、山药、莲肉、白芍、五味子、麦冬，去头煎不服，服第二、三煎，此养脾虚之法也。服十余日发热退，口疮渐好，方用丸剂，如参苓白术散，亦去头煎晒干为末，陈米锅焦打糊为丸，如绿豆大，每服三钱，或上午一钱，白滚汤下，盖煎去头煎，则燥气皆去，遂成甘淡之味，淡养胃气，微甘养脾阴，此师相授之语，无轻忽焉。"其治法可见一斑。

绮石之学远宗《内经》《难经》，兼采诸家，而尤能斟酌于东垣、丹溪与薛己之间，曾谓"斯三先生者，皆振古之高人，然皆主于一偏"(《理虚元鉴·治虚有三本》)。故若执东垣法，未免以燥剂补土，有拂于清肃之肺金；若执丹溪法，未免苦寒降火，有碍于中州之土化；执立斋补火之说而用左、右归丸，施之郁火郁热，无异抱薪救火。因此，他贯通其学而有所创新，在治虚方面做出一定贡献。绮石提出"理虚三本"，本于肺、脾、肾，治法为清肺、调脾、补肾，其施治次序应"先以清金为主，金气少肃，则以调脾为主，金土咸调，则以补肾要其终"(《理虚元鉴·治虚药讹一十八辨》)。同时，又将虚劳的阴虚、阳虚两类病证分别统之于肺、脾两脏，即所谓"治虚二统"，认为"凡阳虚为本者，其治之有统，统于脾也；阴虚为本者，其治之有统，统于肺也"(《理虚元鉴·治虚二统》)。绮石将补肾之法分寄于肺、脾之中，所以"二统"实包括了"三本"之治，也借以避免执用辛热、苦寒补益肾、命的弊端，而"一以中和为治"。他在《理虚元鉴·治虚有三本》中说："余惟执两端以用中，合三部以平调。一曰清金保肺，无犯中州之土；一曰培土调中，不损至高之气；一曰金行清化，不觉水自长流，乃合金水于一致也。三脏既治，何虑水火乘时，乃统五脏以同归也。"其所谓"金行清化，水自长流"，即通过治肺以益肾。其中"清金保肺"和"金行清化"是绮石治虚的突出方法。由于虚劳"主脾、主肾，先贤颇有发明，而清金保肺一着，尚未有透达其精微者"（《理虚元鉴·治虚有三本》），故在治劳三本中，绮石独详于肺，补充了前人所未备。

4. 郁证、中满、泄泻、癃闭

明代医家对郁证、中满、泄泻、癃闭等的论治也有新的阐发和总结。

（1）郁证：赵献可认为伤风、伤寒、伤湿外感之证，以及血证、喘咳、呕吐、黄疸等内伤杂病，均可作郁看，强调"凡郁皆肝病"，五脏之郁多因木郁导致。其治疗宗薛己之法，用逍遥散、左金丸、六味地黄丸，使肝胆气舒，诸证自解。其论治颇有独到之处。

（2）中满：孙一奎认为气虚中满，由下焦元气虚寒，不能转运，清气不升，浊气不降所致。凡中满肿胀，小水不利，上气喘急，阴囊两腿皆肿，或面有浮气等，孙氏制壮原汤温补下元，使阳气上腾，浊阴自降，谷食化，小便利而肿胀可消。壮原汤为脾肾同治之剂，补充了气虚中满的治疗方法。

（3）泄泻：李中梓结合前人经验，总结了治泻九法，即淡渗、升提、清凉、疏利、甘缓、酸收、燥脾、温肾、固涩。对后世颇有影响。如《张氏医通》《类证治裁》《会约医镜》等书论治泄泻，多沿用其说。

（4）癃闭：李中梓又总结癃闭治法七种，包括清金润肺、燥脾健胃、滋肾涤热、淡渗分利、疏理气机、苦寒清热、温补脾肾。他对癃闭病机阐发明晰，所举药物亦颇精当，为后世提供了较为全面的治疗方法。

以上约略所举，固难以概括明代医学杂病论治成就的全貌，但亦说明随着医学理论的发展，明代的临床医学达到了一个新的阶段，不仅金元诸家的学术经验逐步得以融会贯通，而且又开创了不少新的学说和治疗方法，为清代医学的进一步发展创造了有利的条件。

（二）历朝医家的杂病研究著述

明代医家的著作汗牛充栋，学说纷披。除了前曾论及的医家学术成就和其他各科的专著之外，另有一部分以内科杂证为主，并兼涉妇、儿等科的著作，或专论内科杂病，以及关于专病论治的著作，也值得进一步关注。

试举明代历朝有关这方面的名家之著作，其数量也不在少数，如程玠的《松厓医径》，王玺的《医林类证集要》，李汤卿的《心印绀珠经》，楼英的《医学纲目》，万全的《保命歌括》，许兆祯的《医四书》，龚信的《古今医鉴》，龚廷贤的《万病回春》《寿世保元》《济世全书》，以及聂尚恒的《医学汇函》、孙文胤的《丹台玉案》、秦昌遇的《症因脉治》和萧京的《轩岐救正论》等。这些医著内容丰富，医家学验各有千秋。其中尤以《医学纲目》《古今医鉴》等最为著名，学术影响很大，王肯堂的《杂病准绳》则专论内科杂病。在杂病之中，又以虚劳、痨瘵的证治最为当时人所重，有关著作有邵以正的《上清紫庭追痨仙方》，梁学孟的《痰火颛门》，张昶的《痨瘵问对》，龚居中的《痰火点雪》，胡慎柔的《慎柔五书》和汪绮石的《理虚元鉴》。至如沈野的《暴证知要》和无名氏的《金笥玄玄》，则分别为论治急暴之疾和各种虫症的专著。凡此等等，无不具有一定的学术价值。

《松厓医径》（二卷，一作四卷）　明代程玠（字文玉，号松，或作松崖）撰。约成书于明成化、弘治间（公元 1465～1505 年）。书载杂病准伤寒治法、六经分属病证及治病合用药方，将脉证之要括而为图，以五脏及命门六图为纲，各腑附之。后列医方一百六十五首。并载内科杂病及外科、妇人、小儿四十四种病症，证治方法，载方二百二十余首。程氏强调"治病之要，不过切脉、辨证、处治三者而已；三者之中，又以切脉为先"，故以各脏脉证为纲分部论述，俱从浮、中、沉三候类归，浮沉之中又分迟、数、平，迟数之中再分虚、实、冷、热。以脉统证，系之以方药，将病症主治括为图说，是其特点。程氏认为古人古方虽为一病而设，亦可数处兼用。并宗前贤"肝肾同归于一治"之说，阐发"心肺亦当同归于一治"，以及"善治四脏者，未有不治乎脾"诸论，程氏对杂病证治之辨析和秘传诸方，每多切实用，可资借鉴。

《医林类证集要》（十卷）　明代王玺撰。成书于明成化十六年（公元 1480 年）。又名《医林类证》。书分内、外、妇、儿科及老人、五官六门。内科载中风、厉风、风痹、风痫、历节风、惊悸、怔忡、卒厥、痉痿、头痛、脑风、伤风、中寒、中暑、中燥、心痛、霍乱等病证七十种，方一千五百七十六首；外科病证十一种，方二百一十八首；妇科病证五十种，方二百五十首；小儿病证六十七种，方二百八十七首；老人门阐发老人阳盛阴虚，不能与壮年人同治之理，载方三十二首；五官载眼目、喉方、口唇、齿、鼻、耳等病证，载方三百六十四首。全书共载方二千七百二十七首，除仲景方之外，凡历代方书亦多采撷辑集。所附养生、导引之说，多取自《巢氏病源》《道藏》。王氏以《内经》《神农本草经》为宗，旁及诸家精义，取舍精当，要言不繁，使病源、脉证、治则、方药浑然一体，网罗无遗。如卒厥分阳、阴、痰、尸、蛔、气、血诸厥，揭示辨证审因要领，遣方用药关键，且多为历练有得之语，与泛泛奢谈者不同。

《心印绀珠经》（二卷）　明代李汤卿撰。约成书于明初，刊于明嘉靖二十一年（公元 1542 年）。该书以《素问》及张仲景为宗，兼取刘河间、张子和、李东垣三家之说，阐述医理与临证方法。全书包括原道统、推运气、明形气、评脉法、察病机、理伤寒、演治法、辨药性、十八剂等九篇。《四库全书总目提要》评曰："融会诸家之说，议论颇为纯正。"

《医学纲目》（四十卷）　明代楼英（一名公爽，字全善）撰。刊于明嘉靖四十四年（公元 1565 年）。自序称："英爰自髫年，潜心斯道，上自内经，下至历代，圣贤书传，及诸家名方，昼读夜思，废食忘寝者三十余载，始悟千变万化之病态，皆不出乎阴阳五行……是不揣芜陋，掇拾经传方书，一以阴阳藏府分析法，而类聚之。分病为门，门各定阴阳藏府之部于卷目也，大纲著矣；析法为标，标各撮阴阳藏府之要于其条上，而众目彰矣。病有同其门者，立枝门以附之；法有同其标者，立细标以次之。凡经有衍文错简脱简者，一以理考而释正之；传失经旨，众论矛盾者，各以经推而辨明之，庶几诸家之同异得失得以曲畅旁通，精粗相因，巨细毕举，同病异法，如指诸掌。"该书分十部：一为阴阳脏腑部，阐明虚实寒热，诊脉察病，方药疗法，以及刺灸、调摄、宜禁等，属总论性质；二为肝胆部，载中风、癫痫、痉厥、惊悸等病；三为心小肠部，载心痛、胸痛、烦躁、谵语等病；四为脾胃部，载内伤、饮食、诸痰、诸痞等病；五为肺大肠部，载咳嗽、喘急、善悲等病；

六为肾膀胱部，载耳鸣、骨病、牙痛等病；七为伤寒部，载六经诸证、阳毒、阴毒等；八为妇人部；十为运气部。每部之中，于病证、治法、方药又各有区别。治法皆以正门为主，支门为辅。凡门分上下者，包括《内经》原法，后贤续法。俾诸家之同异得失，得以曲畅旁通，了如指掌。此书的特点是纲举目张，次序井然，这是楼氏苦心孤诣，高度概括之所得。此外在《医学纲目》中，楼氏参以本人的论述，并载有其医案，是研究其学术思想的重要资料。近人曹炳章赞其书"实为医学类书中之最有法度者"。这一评价是颇为中肯的。

《保命歌括》（三十五卷） 明代万全（字密斋）撰著。约成书于明隆庆间（公元1567～1572年），亦名《万氏家传保命歌括》，系《万密斋医学全书》之一。为万氏内科临证经验集。书载内科诸病证治，共三十四门。其后为"摄生辑略"，载"摄生却病延年主论"，并载补肾地黄丸、鹿角胶丸、建脾辟谷方、神仙醒酒方等养生服饵七方。"医案略"，录万氏治验案二十二例，其于诊治经过、病机剖辨及方药配伍意义等叙述尤详。诸病证门歌括之下附以按释，或广征博引以阐发经旨，或融会贯通而坦陈己见，以切合临床实际、不拘于一家之说为其立论选方之宗旨。如论火病，先考《素问》《难经》阴阳水火之义，剖判君、相异同而叙真火之主，次举邪火生于妄动之害，申明"静以制动"摄生保命之旨，再据河间、东垣、丹溪、仲阳、宗厚诸家心法，析分火病虚实脉证之候，条陈相应主治大法及对治方药，可谓理法方药一以贯之，温补凉泻随症制宜。该书条分缕析，井然有序，简明切要，于内科临证颇有参考价值。

《医四书》（不分卷） 明代许兆桢（字培元）撰，成书于明万历年间（公元1573～1620年），包括《诊翼》《药准》《方纪》《医镜》四种。其中《诊翼》介绍脉诊常法及审脉论证；《药准》论述用药君臣佐使、因时用药、煎熬服法及药性论等；《方纪》主要论病机、述五脏虚实补泻，补虚泻实诸方，寒热温平缓急各主方，各经引用药，配伍宜忌反畏，并附脏腑图说，奇经八脉等内容；《医镜》分述内科杂证及伤寒、外科、妇科、幼科证治。全书索隐钩深，巨细毕罗，上宗《素问》《难经》《脉诀》等经典，引用滑伯仁、蔡西山、戴启宗诸家论说颇多，并增入许氏临证体验，颇具临床指导意义。

《古今医鉴》（八卷） 明代龚信（字瑞芝）辑撰，龚廷贤（字子才，号云林，别号悟真子）续编。约成书于明万历四年（公元1576年）。后经王肯堂订补。其书首论脉诀、病机、药性、运气，而后分述内、外、妇、儿、五官等各科病症凡一百四十一门。各病症门先总论其要，再分若干脉证；每证皆按脉、证、治、方分项阐述，间附以验案。龚氏上考诸古，下质诸今，凡论辨之精确、脉方之神妙者悉采而集纂，结合其临床经验互为参订，以绍医学之正传，示后学以成法。其论各科病证主治，概以表里、虚实、寒热、邪正为纲，并有邪分内外而治，同时强调临证者"最要变通，不宜固执"。全书"考古证今，察脉治病，如执鉴以照物"（刘自强序），复经王氏订补发明，"便后学知合宜之用"，于临床证治颇有参考价值。

《云林神彀》（四卷） 明代龚廷贤（字子才，号云林，别号悟真子）著。成书于明万历十九年（公元1591年）。各科病症一百四十六门，以内科证治为主，兼及外、妇、儿、目等各科。各病症门首列韵语，概括病因证治，后附病治效方歌诀，切合实用，便于记诵。其中部分医方为内府秘方，有一定研究价值。

《杂证准绳》（八卷） 明代王肯堂（字宇泰，号损庵、念西居士）撰。成书于明万历三十年（公元1602年），系《六科证治准绳》之一。全书分诸中、诸伤、寒热、诸气、呕逆、诸血、诸痛、痿痹、诸风、神志、杂门、大小腑、七窍等十三门，载水胀总论、呕吐膈气总论、癫狂痫总论、烦躁总论、惊悸恐总论等医论八篇，内科病证一百二十二种，目、耳、鼻、咽喉、口齿等病证八十六种。每证之下，先引《内经》《金匮要略》及金元诸家之说，并附以己论。《四库全书总目提要》评价此书："采摭繁富，而参验脉证，辨别异同，条理分明，具有端委。故博而不杂，详而有要。于寒温攻补，无所偏主，视缪希雍之余派，虚寒不问但读石膏之功；张介宾之末流，诊候未施，先定人参之见者，亦为能得其平。"说明其内容是比较全面而平正的。

《百病问对辨疑》（五卷）　明代张昶（字甲弘、海澄）撰。约成书于明万历年间（公元1573～1620年）。其书论辨各病证治，对病因病机及主证、变证、兼证及治法用药论述颇详。如"痰证问对辨疑"中，对痰为何物，因何而受，何以别水湿，其流注形状若何，痰之别症、兼症、变症，各类痰证之病状如何，如何诊治，用何方药等均一一辨析，对临证多有启发。

《杏苑生春》（八卷）　明代芮经、纪梦德编。成书于明万历三十八年（公元1610年）。书载医理医论，包括阴阳五行、病因病机、腑腑经穴、脉证诊治、制方之法等；临证各科，列举内、外、妇、儿、眼耳鼻喉等诸科常见病一百零五种病证之理法方药。全书以病名为纲，以理法方药为目，详略有别，略者仅存纲目，详者辨证分型，逐条胪列。又述制方大法，用药加减，煎服宜忌。论脉证之表象，脏腑之虚实，邪正之进退，皆以经旨前贤为宗，深入浅出，无晦涩难通之虑，深得太医官龚廷贤称赞，并为之校正付梓。王肯堂亦称道，"兹观经一书，识先天之数，动观人事之由，存心会解，执病求原，彰彰可考"，又谓"提其纲，挈其领、删繁赞简，辑而成编，逐成为医家定钵"。

《寿世保元》（十卷）　明代龚廷贤（字子才，号云林，别号悟真子）撰。成书于明万历四十三年（公元1615年）。此书首述基础理论、外感、内伤等病的辨证论治，妇人诸疾，儿科诸疾，疮疡外伤，民间单验方等。龚氏强调医理之本本于《内经》。其论脉诊，立"内因脉""外因脉""不内不外因脉""脉辨生死"等。对脏腑、脾胃、血气、经络、运气、药性等亦颇多阐发。临证各科论治较为详尽，每证均先采前贤要说，合以己验，总述其病形和治法，然后附方并加减之例，间缀以摄养和实验医案。龚氏论病尤重视脉象，在诸多病证前皆列主脉、坏脉，并从脉辨证。其施治验案，每多从脉弃症之法。龚氏用药重视脾、肾和阴阳气血的平和，注重养生和老年医学，颇有特色。全书内容丰富，条理清晰，时以歌诀形式阐述，易于诵记。

《医学汇函》（十三卷，卷首一卷）　明代聂尚恒（字久吾、惟贞）撰。成书于明万历四十四年（公元1616年）。卷首列先天图、后天图、天地人物相应图、明堂仰图、明堂伏图、明堂脏腑图，次述释方、音字、医学姓氏、历代医林人物简介，以及导引、运气等。后载王叔和脉诀、扁鹊八十一难经，并分述中风、伤寒、痰饮等一百三十余种疾病的证治，涉及内、外、妇、儿、皮肤、五官诸科。每证按脉证、病证、治证、治法、治方等项叙述。书中之本草类，首述本草温、凉、寒、热、酸、苦、辛、甘、咸、淡之性味，升、降、浮、沉之药性，分经报使之归经，君臣佐使之配伍，以及七方十剂、炮制、畏恶、禁避等；次按治风、热、温、燥、寒、疮及食治诸门，载药八百二十余种，每种均述其性味、功效、归经及形状鉴别。书后附食治方一百二十余首。聂氏究心医术，博览方书，采辑前贤医家之著，"摄其精以去其粗，辨其真以删其疑"，间附己见编成此书。

《新刊医林状元济世全书》，简称《济世全书》（八卷）　明代龚廷贤（字才子，号云林，别号悟真子）撰。约成书于明万历四十四年（公元 1616 年）。龚氏晚年，在其所撰《古今医鉴》《万病回春》《种杏仙方》《云林神彀》《鲁府禁方》《寿世保元》六书基础上，择简切精当者分门别类，以为是书。首载宋许学士伤寒脉法总论歌、诊脉口诀、论绝脉、太过不及脉等；又"杂论"，包括气常有余血不足、治病先调气、诸病先观胃气等。另载汗、中风、伤寒、伤风、中寒、温疫、瘴气、蛊毒、伤暑、湿症、积热、痼冷等一百五十九门，论述内、外、妇、儿、各科诸病证之病因、证候、治则、方药。另载救荒、膏药、通治、杂方。内容条分缕析，较之龚氏前撰六书更为简明扼要。

《云林医圣普渡慈航》（七卷）　明代龚廷贤（字才子，号云林，又号悟真子）撰著。成书于明崇祯元年（公元 1628 年）。书系龚氏晚年之作，反映其折中各家之说及晚年证治经验。首载太医精诚论、不知易不足以言太医、养真论、脉论、诊脉切要歌、病源证治、药性、运气、亢制论等医论，后述中风、中寒两门证治，并论述内、外、妇、儿、五官等各科病证一百三十余门证治。各病证门皆以脉、病、治、方为目，或出预防之法。全书论病辨证不偏执一说，但以临证为据，逐条分述；其选方用药，切于实用，并说明其适应证及效验。

《丹台玉案》（六卷）　明代孙文胤（字对薇，又字薇甫，号在公）撰。成书于明崇祯十年（公元 1637 年）。此书首述先天脉镜、调摄养生、各脏腑图形及补泻温凉、八风虚实；后为内科诸证之理法方药；妇科经、带、胎、产诸证，以及儿科及外科病证。孙氏深研脉理，发微索隐。认为举脉分六部，各具五行，表里阴阳，脏腑经络，互根互生，相依相倚，则邪气可按。孙氏强调诊脾脉的重要性，以为"凡各脏腑有病，内则病气干于脾之脏，外有脉气见于脾之部"，唯以"看脾为之关钥"，再体认十八脉状，以为论治依据。故其论病，必详其脉，再继以方药，并附加减之法。书中涉及内、外、妇、儿诸科凡七十三门，载录病证近一百六十余种，内服方六百七十余首，外治方约百余首。外治之法，凡点吹擦搽、熏洗渍熨、酒醋水火、催吐蜜导、针灸拔罐、打坐静功、博收约取，多切实用。

《症因脉治》（四卷）　明代秦昌遇（字景明，号广埜山道人）撰。成书于明崇祯十四年（公元 1641 年），后由其孙之桢（字皇士）整理编次，初刊于清康熙四十五年（公元 1706 年）。卷首载医论六篇，论述《医宗必读》《医贯》证因差误，治法不合；《内经》《金匮要略》中风卒中、阴虚阳虚、膈气呕吐、噎膈呕吐、水肿腹胀证因各别，治法不同等。其后依次列叙中风、头痛、胸痛、胃脘痛、咳嗽、噎膈、疟疾等证治计四十三篇。秦氏鉴于医者每多凭脉而寻求其病因症治，以致后学者殊费揣摩，故提倡以症为主，辨明病症，再分析病因，切其脉象，将三者综合归纳，以确定治法方药，从而避免歧误。同时还认为，医书每将外感、内伤诸症混杂，未分条例，易使学者虚实不分，证治不符，故书中每一病证必首分外感和内伤两大类，然后述其症因脉治。秦氏还强调望闻问切四诊悉备，且首重望、闻、问，而独后于切；辨证详察寒热虚实；治法则有"从脉"和"从证"并附方药加减运用。此书条理清晰，通俗易懂，理法方药，考虑周详，辨证论治，切合临床，间为医者之津梁。

《轩岐救正论》（六卷）　明代萧京（字万舆）撰。成书于明崇祯十七年（公元 1644 年）。萧氏鉴于时医"昧《灵》《素》之大义，守一家之偏法"，脉诊则执迷于高阳生之《脉诀》，用药则乐趋于王宗显之《医方捷径》，胶柱鼓瑟。乃探《灵枢》《素问》奥义，著作此书，以匡正时弊，书中之"医论"，包括图说命门水火、五气，论述膀胱生理、健脾补肾、治血贵静、广嗣方、诸痿论、察胃气、利痢病脉之殊、治病求本、诸家劳瘵治法之谬、医贵广识等，凡十五则。"四诊正法"，论脉宗法《内经》、张仲景、王叔和、崔紫虚、滑寿、李时珍诸家，兼及望色、闻声、问证。"药性微蕴"，详辨百余种药物性味功用；并广引各家文献，阐明药性，辨别同类药品之各自特点。"治验医案"，分伤寒、杂病两门，载验案六十余则。"医鉴"评述明医、儒医、院医、德医、世医、流医、僧医、名医、时医、奸医、淫医、女医、疡医等十三种医家之品行贞邪，学识贤愚。"病鉴"内容有试医、荐医、半识、察弊、慎择、专任、早治、谨始、讳疾、速效误人、执方之误、无病服药、药随病施、草药、针灸、辨别伪药、制药等，认为病家借鉴，为医家立箴。最后论述医患两家宜取宜弃，列述两家之正法大要，颇有借鉴意义。

《上清紫庭追痨仙方》（不分卷）　明代邵以正（号通妙真人）辑。系《青囊杂纂》之一。约成书于洪武间（公元 1368～1398 年）。此书专论痨瘵诸证。先述六代痨虫的传变、在诸脏之症状，并分脏治之，治法有内服、外用之分，共载方三十四首。后附医案。

《痰火颛门》（四卷）　明代梁学孟（字仁甫，别号玄诣山人）编。成书于明万历三十五年（公元 1607 年）。明代陆世科氏刻此书时，谓其论不专痰火，就火一证而贯穿十二经之病，通其法则足以瘳天下厥疾，遂更名为《国医宗旨》。梁氏鉴于历来诸方书悉备，独痰火一门阙然，而人身之病约之亦无非气、血、痰三者而已，气之有余是为火，血之不足亦为火，而十二经诸病火居大半，庸医失察，误者十常八九，故为之著书立说。卷一总论痰火宜忌、调摄要点、病因病机、脉理运气、药性证治等计四十九篇。其学宗《内经》大旨，撷取东垣、丹溪诸家精要，深入剖析痰火成因，着意发挥十二经痰火病状，反复申明"淡味养阴"之理，列举调理脾胃诸法，强调痰火病治以理脾为关键。卷之二、三论述诸气、失血、咳嗽、发热骨蒸、传尸、自汗盗汗、惊悸怔忡、梦遗、赤白浊、五淋、咽喉痛、泄泻诸证，博采众方，参合己验，错综会通，以明痰火病脉证治疗。卷四辑录梁氏三十余篇医论，致力于阐发脉诀、岁时气运、亢害承制、病机十九条、六经传变、五脏虚实补泻、病治逆从反佐、杂诊用药节略等有关医理，并附历代名医治验及其临证效案，以备学者揣摩。梁氏以为痰火为病，不拘一经，弗泥一脏，崇尚调摄脾胃，安神扶正，冶东垣、丹溪之学于一炉，另辟痰火病治蹊径，卓然自成一家。清代张璐《张氏医通》等书多宗其学。

《痨瘵问对》（不分卷）　明代张昶（字甲弘，又字海澄）撰。约成书于明万历年间（公元 1573～1620 年）。系《百病问对辨疑》之附录。张氏为宋代名医张锐后裔，幼从伯父张维屏受业。万历六年（公元 1578 年）春染时疾，伏枕十旬余日，精神消耗而变为虚损痨瘵，喘咳痰血，热蒸遗泄，服饵千剂，历尽沉疴，至万历九年始能下床。凡医书有虚损补益者无不览习，潜心日久，颇有心得，遂设问对以辨其疑。后附"传尸痨瘵"。

《痰火点雪》（四卷）　明代龚居中（字应园，号如虚子、寿世主人）著。约成书于明崇祯三年（公元 1630 年）。清光绪二十五年（公元 1899 年），杭州衢樽书局据全书所论痨病咯血之临床特征，以及邓志谟序"红炉飞片雪"之意，更名《红炉点雪》刊行于世。龚氏校辑《内经》以降诸家虚损论治精要，结合其临证心得，撰就此书。其书首列痰火证论、证治、辨惑、玄解、绪言诸篇，以正痰火之名，知其病因标本，究其脉证虚实，详其辨治规矩；并论述痰火咳嗽、痰火失血，以及诸如自汗盗汗、梦遗滑精、火病结核、骨蒸潮热、失音咽病、传尸鬼疰等主证兼证，并因证设方，附以治验，欲学者如法施治，知所变通。

同时载有六味丸、大造丸方论及痰火杂症补遗，并着重介绍了痰火脉候、死症、脏腑补泻及虚实标本用药式等，示人以察病方法、方药规矩。此外还专述痰火灸法、忌戒及却病调摄诸法，俾患者逐款循行。龚氏认为"痰火者，痨瘵之晦名，病之最酷者也"。其成因在于劳伤精气血液，遂致阳盛阴亏，火炎痰聚，所谓以肺肾阴亏，心肝火积，烁肺而虚，积虚成瘵者也；以标本而论，则火为痰之本，痰为火之标，而阴虚则又为致火、致痰之本。故全书以"水亏火炽金伤"立论，并确立"益水清金降火"为痰火证治之基本大法，再结合患者脏腑先后受病及标本虚实传变机理，循从以脉验证、因证立治、由治定方的辨证思路，斟酌滋肾、清肺、平肝、降火、益土、养血、调气、消痰、化瘀诸法遣治。书中所附主治、兼治诸方，每多龚氏临证效方，即使古人良方，若非其所经验存案者一概不录；诸方之加减化裁，皆据脏腑用药气味补泻虚实标本为准绳，宗从亢害承制、补母泻子之法相出入，充分显示出龚氏临证遣方务求实效的用药特点。书中还介绍了"却病延年一十六句之术""动功六字延寿诀""静坐功夫"等痰火调摄方法，是其"未病之先，有养生却疾之术；既病之后，有调护攻治之法"学术主张之体现。

《慎柔五书》（五卷）　明代胡慎柔（法名住想）著述，门人石震（字瑞章）等编订。约成书于明崇祯九年（公元1636年）。胡氏有感于历代不辨虚损、痨瘵之异，遂纂集其师查了吾、周慎斋之学验，结合临证体会，专门阐发其证治要义而撰为是编。书载"师训"，乃其师关于虚损和痨瘵的遗论；"虚劳历例"，系胡氏阅历之心得与临证体验之总结。其后专论虚损脉法、病由、辨证、治法、方药等，并载损病主治汤方十三首；同时为痨瘵证治专论，详述其诊脉法及骨蒸劳、血风劳等各类痨证的病因病机与治法，附劳病主治方二十二首。另载胡氏医案五十余则。胡氏指出虚劳有虚损、痨瘵之分，其证治迥异。损病者自上而下，传至脾、至肾不治；瘵病自下而上，传至脾、至肺者不治，以劳法治损，多转泄泻；以损法治劳，必致喘促。其论治虚损痨瘵概以脾胃为中心，认为先天固有损者，非后天损之则无以致病；后天既损之者，先天又何能无损？故治先天者，其治亦在后天，显见其学术渊源出入于东垣、立斋之间，而化裁了吾、慎斋之门。其培补脾胃，主以甘淡为法，有"淡养胃气，微甘养脾阴，师师相授之语，毋轻忽焉"之训，则较诸东垣偏于辛燥者亦为之一变。清代周学海评价"此书格律谨严，可为老人、虚人调养指南"，同时又指出"诸案恪守立斋家法，理路正大；第药力太薄，法少变化，不足治大病、启后学"，洵为中肯之语。

《理虚元鉴》（二卷）　明代汪绮石撰著。约成书于明末。清雍正三年（公元1725年）柯怀祖购得该书，乾隆三十六年（公元1771年）刊印于世。书系虚劳证治专著。汪氏学术上宗《素问》《灵枢》，兼采诸家之长。认为虚劳病因有六：即先天之因、后天之因、痘疹及病后之因、外感之因、境遇之因、医药之因。虚劳病机，则从阴虚与阳虚两方面进行分析，阴虚者多由精血不足，水不济火，以致阴虚火亢，相火上炎，伤其肺金所致；阳虚之症有夺精、夺火、夺气之不同，故有"阴虚之症统于肺""阳虚三夺统于脾"之说。其治疗斟酌于东垣、丹溪、立斋之间，并发前人所未发。其治阴虚，主清金；治阳虚，主建中。强调肺、脾、肾为"治劳之三本，宜先切究"，又以肺、脾两脏尤为重要。认为补肾水者不如补肺以滋其源；补命火者不如补脾以建其中。治脾调中，惟宜甘温，不宜火热，其自创归养心脾、归养心肾、养心固本、养心固肾气等汤丸，皆以甘温益气见长。尤主张用清金保肺之法，或清润，或疏降，务使肺脏复其清肃之功。其所创清金百部、清金甘橘、清金养荣、百部清金诸方，皆以清润之功见长。除虚痨证候辨治及立法、制方、选药方面有独特的见解和经验外，于虚劳病的治疗预防亦有所发挥，认为"虚劳当治其未成"，提出六节、八防、二护、三候、二守、三禁等预防要点。

《暴证知要》（二卷） 明代沈野（字从先）编，顾自植（字公立）校订。成书年代未详。沈氏辑录了明代以前文献中有关急症的证治资料，并附以评论和临证经验，范围涉及内、外、妇、儿、五官科等。其所谓"暴证"大都属于急症范围。如内科有中风、中寒、中暑、霍乱、绞肠痧、厥、痉、痫、急心痛等病证；外科有跌仆损伤、痈疽、疔、中毒、冻死、溺死、自缢等；妇科有妇人胎漏、子痫、子淋、妊娠遗尿不禁、经血崩下等；儿科有解颅、脱囊、脐风撮口、月内多啼、脐中出血、急慢惊风、痘、痧、疹等病证。其书所载理论、方药、验案悉具，分门别类，条理清晰，治法丰富，是当时颇有临床价值的急证专著。

《金笥玄玄》 不著撰者。成书年代不详。明万历二十五年（公元 1597 年）周履靖校刻并辑入《夷门广牍》。书中列论各种虫症的症状，描述诸虫形貌（附图），并载治疗方药。是论治虫症的专门著述。

三、妇科学术的发展

妇人科为明代医学十三科之一。医学家对妇产科的理论及临床研究，使其学术水平有了显著提高。

（一）妇科学术成就概要

在明初，徐守贞著《胎产》，所集胎产、杂病方多简便易得，以免"冗、僻、贵"的弊端。此后，王纶的《胎产医案》对胎孕、产后病的论治颇精。薛己曾校注陈自明的《妇人良方》，所著《女科撮要》详论经、带、胎、产病的证治，各有治验方药，其学术影响颇大。另如万全的《万氏女科》，采纳前贤妇产科证治理论，并著述家传经验，结合临床心得而撰成，其内容简要，方药精当，颇多创意。王肯堂的《女科证治准绳》资料丰富，王氏以薛己《校注妇人良方》为蓝本，系统总结明以前妇产科学术成就，并反映了当代的发展水平。赵献可的《邯郸遗稿》，在学术上尊崇薛己，注重脾肾之治。《济阴纲目》为武之望据《女科证治准绳》改编而成的，其对疾病的分类条理清晰，选方实用有效，流行甚广。清康熙时，汪淇曾作笺释，其内容对学者颇有启迪。明末，张介宾《景岳全书》中的"妇人规"，其立论、治法均有独到之处。以上各家的妇科论著，其内容体现了各家学说各有所长，而如茅友芝的《安亭茅氏世传女科》、支秉中的《支氏女科枢要》、四明宋林皋的《宋氏女科秘书》等著作，更加明显地反映了当时的不同妇科学术流派，其传习者各承家学。

至于种子广嗣类医籍，在明代妇产科医籍中也颇为突出，如俞桥的《广嗣要语》、刘锡的《胤嗣录》、万全的《广嗣纪要》、姚言的《螽斯集》、陈文治的《文嗣全诀》、胡文焕的《广嗣须知》、岳甫嘉的《医学正印·种子编》，以及张介宾的《宜麟策》等，都在治疗男女不孕及优生、优育方面进行了重点研究，并积累了不少论治经验。

此外，陈文昭、王肯堂曾对宋元时代的重要妇产科学术成就进行了深入研究。王氏所订正的《产宝百问》，题为朱震亨所撰；陈氏的《陈素庵妇科补解》是对其远祖宋代陈沂学术经验的深入研究和阐释。

兹将明代历朝较为主要的存世妇产科医著列举于下，以示其时学术发展的梗概。

（二）历朝妇产科学术论著

《胎产》（一卷） 明代徐守贞撰。徐氏约生活于 14 世纪。善治妇产科疾患，因世之胎产诸方多犯"冗、僻、贵"，以致仓猝难备，穷乡难得，贫家难求，遂编为此书，末附以杂病。要之不犯"冗、僻、贵"，而胎产危急之证，大略已具。此书收载于《青囊杂纂》《急救仙方》中。

《仙传济阴方》 无名氏传。明代刘渊然刊于明洪武三十年（公元 1397 年）。后由邵以正编入《青囊杂纂》。此书介绍异香四神散治难产方、乳香汤等十二方的适应证、组成及用法等。认为妇人生来以血为本，及病之因，未有不先因气所触作，然后血气相搏结成大病，故香附、乌药乃妇人仙药。常用导血调气之法，使阳不至强，阴不至弱。书并载述调经、胎漏、腹痛、产后血不止、玉户女疮等四十种证候的用药、方剂歌括，简便实用，便于记诵。

《安亭茅氏世传女科》（一卷） 明代茅友芝撰。约成书于明弘治二年（公元 1489 年）。此书以胎产证治为主，介绍胎前十八症、产后二十一症、胎前产后加减四物汤、调经加减八物汤，以及伤寒二十一症，调经、胎前、产后等六十症。其辨证精明，治则方药丝丝入扣。妊娠伤寒二十一症的证治方药，均以四物汤加减之。又论回生丹、济阴丹、益母丸等方治疗妇人胎前产后诸病，二黄散治妇人女子经脉不通等，皆为茅氏世传之法。

《节斋公胎产医案》（一卷） 明代王纶（字汝言，号节斋）撰。成书于明弘治五年（公元 1492 年）。其书首论全孕方的临床应用范围、方药及临证加减；并对产后用生化方的机理论述颇详；复述产后三十二病证的病因机理、误治变证及其辨证施治，附方七十二首。

《便产须知》（二卷） 明代颜汉撰，高懋斋校正。初刊于明弘治十三年（公元 1500 年）。书载嗣续论、交会旺相日、交会禁忌、夫妇方药及经胎产诸疾、临产须知、催生等四十篇。并论逆产横产针刺灸法、碍产、坐产、盘肠产、卧产、经日不产、死胎、胞衣不下、子宫不收等。除叙述病状、病理、诊断、治疗外，均附方药。

《女科撮要》（二卷） 明代薛己撰。成书于明嘉靖八年（公元 1529 年）。系《薛氏医案》之一种。上卷为经候不调、经漏不止、经闭不行、带下诸疾及乳痈、阴疮等十五类疾病证治和方药，下卷论保胎、小产等十五类胎产病证治方法。每类疾病均附薛氏治验及方药。全书论述条理清晰、施治恰当，体现了薛氏治妇科病证的学术思想。

《闺门宝鉴》（不分卷） 明代李荥（字岚溪，号樵阳子）撰。约成书于明嘉靖十九年（公元 1540 年）。后与明代魏直所撰《博爱心鉴》合刊，称《二难宝鉴》。其书论述胎产病证的病因、病理及其治法，载有胎前产后病证二十二种，多以通畅回生丹、济阴补宫丹为主方，据证加减治疗。

《广嗣要语》（不分卷） 明代俞桥（字子木，号溯回道人）撰。成书于明嘉靖二十四年（公元 1544 年）。俞氏积以平日所闻之说，质诸古今名家论议，著为是书。书载调理精血、直指真源、男女服药三论、阴阳虚实图及合用方法三十五道。首先论男女生理特点、受孕机理、男女用药不同规律并用阴阳虚实图阐明其机理和治则。对于调理元气法、调经及妊娠病治则论述较详，并载方四十六首。后附验案、小儿始生诸法。

《胤嗣录》（不分卷）　明代刘垿（字伯圭）辑。成书于嘉靖二十六年（公元 1547 年）。书中辑录秦桂丸、千金保生丸、牡丹丸、多男方、种子方、万金换丸、保真丸、宝子丹、九天玄女传治桃花女秘方、无子丹等十首种子广嗣方。刘氏认为不生子息者，有精之清者不生，寒者亦不生，妇人子宫久冷者亦可不生，故选方多从温补着眼。

《万氏女科》（三卷）　明代万全（字密斋）著。成书于明嘉靖二十八年（公元 1549 年）。又名《万氏妇人科》《万氏家传妇人秘科》。为《万密斋医学全书》之一。万氏据前贤妇产科证治理论及家传经验，结合其临床心得撰就此书。内容包括立科大概、调经章、崩漏章、赤白带下及种子章，并论胎前诸病，论述产后诸病，共载妇产科常见病九十四种。附保产良方、产后方及儿科开口良方、免麻痘方、稀豆神验方等。万氏重点论述了月经、胎产诸病，所论各病均先病因，次病机，后治法。认为妇女疾病的发生与脏腑气血密切相关，提出妇科病的辨证应从肝、脾、肾立论，用药以培补气血、调理脾胃为主。月经病侧重从脾虚、冲任损伤脂痰凝塞论治，提出"调经专以理气、补心脾为主"的治疗原则。认为妇人崩中之病，皆因中气虚弱，不能收敛其血，加以积热在里，迫血妄行，故致经血暴崩。提出治崩三法：初止血，次清热，后补其虚。认为妊娠期有房事、饮食、七情、起居、禁忌和医药之"六戒"，强调胎前专以清气补脾为主，产后专以大补气血行滞为主的观点。其精辟论述，对后世妇产科临床证治有指导意义，尤其妊娠期六戒对优生学的研究有较大的参考价值。

《万氏妇科汇要》（四卷）　明代万全（字密斋）撰。成书于明嘉靖二十八年（公元 1549 年）。卷一首论妇人多"气有余而血不足"，强调"调经专以理气补脾心为主，胎前专以清热补脾为主；产后专以大补气血行滞为主"；次列济阴通玄赋、通经章，详论月经病、赤白带下诸病证治。卷二胎产章，专论妊娠病的辨证论治，并介绍寿胎丸以利生产，附难产、催生主治方法。卷三产后章，论述产后常见病及其兼证的诊断、辨证论治，并介绍子死腹中及难产用回生丹急救法。卷四为调经种玉汤及产前、小产、产难、产后等诸证治法，并附小儿免麻痘方、稀痘神验方。全书对妇人调经、胎、产诸病论述条理清晰，所载方药多行之有效。

《广嗣纪要》（五卷）　明代万全（字密斋）撰。约成书于嘉靖二十八年（公元 1549 年）。系《万密斋医学全书》之一。又名《万氏家传广嗣纪要》。书载修德篇、寡欲篇、择配篇、调元篇和协期篇，主要论述不孕证治。万氏认为，除药物调补元气，以却其疾治疗外，还须重视起居摄生，静心寡欲，选择"的候"行房。同时载述妊娠杂病、胎产证治，以及育婴方论、儿科医案等。其书论述简明扼要，方药切合临床，对后世有较大影响。

《产鉴》（三卷）　明代王化贞（字肖乾）著。约成书于明嘉靖三十七年（公元 1558 年）。首论胎前须知、子痫及咳嗽、伤寒等二十二种产前病证治方药；并论临产须知十三则，以及横产、偏产、产后调理、血不下、腰疼等二十四种产病证治方药。另还论述头痛、中风、痉疾、泻痢、血崩等二十一种产后病证治方药。王氏此书遍采名家诸书，议论精当，条理分明，可供妇产科临床参考。

《产宝百问》（五卷）　旧题元代朱震亨（字彦修，号丹溪先生）编辑，明代王肯堂（字宇泰，号损庵、念西居士）订正。刊行于明嘉靖三十八年（公元 1559 年）。是书设问百端，叙述妇人杂证、经、带、胎、产诸疾之证治。篇首为总论九篇，内容包括坐产论、妊娠分别男女脉法论、十二经脉随月养胎论、男女七八之数论、子嗣论等；次为妇人疾病百问，每卷二十问，卷一月经病证治，卷二妇人杂证，卷三杂证、带下及妊娠病，卷四妊娠和产时病，卷五述产后病。书中选方约二百四十四首，每证有一方或数方。

《陈素庵妇科补解》（五卷） 宋代陈沂（字素庵）著述，明代陈文昭补解。成书年代未详。陈氏于南宋建炎年间（公元 1127～1130 年）家居钱塘，尝治高宗妃吴氏危疾，官至翰林金紫良医。明嘉靖年间（公元 1522～1566 年）裔孙陈谏辑其所传方论验案，集为《素庵医要》十五卷（今佚）；十九世孙文昭取其"妇科门"为之补解，传为今本。又名《陈氏秘兰全书妇科补解》。此书之"调经门"，载天癸调经总论、经水不调、调经、通经、经水乍多乍少、经水后期、经水先期、经来腹痛等四十五病证，附方五十三首。"安胎门"，举安胎、妊娠痘疹、妊娠伤寒、妊娠蓄血四病及按月安胎十方论解、胎前六合汤等论，附方三十二首。"胎前杂症门"，分恶阻、痰逆、胎动不安、滑胎等七十八病证，附方九十四首。"临产门"，列临月催生、胞浆先来、呕吐、冷汗、交骨不开等十一病证，附方十二首。"产后众疾门"，述胞衣不下、血晕、气喘、呃、中风、痉等六十五病证，附方八十九首。是书继承《素问》《诸病源候论》等理论，并有所创新。陈氏重视调经，认为妇人诸疾多由经水不调所致，调经可以孕子，亦可却疾，故以调经为首。凡月经不调，因火盛而致者不宜过用寒凉；因风冷寒湿而致者不宜过用大辛热药，皆应中病即止。陈氏还认为，按月安胎虽是先世秘传，但用药还应辨证，不能泥执；妊娠咳嗽不可服党参、黄芪、白术、熟地黄、五味子以闭风邪，亦不可过用麻黄、羌活、半夏诸药以伤胎气，主张用家传安胎保肺膏（白芍药、生地黄、熟地黄、天门冬、麦门冬、百合、贝母、茯苓、山药、黄芩、杜仲、川续断、阿胶、龟胶、款冬花、梨汁等）为宜；妊娠期当以养血安胎为本，推崇六合汤诸方出入为治。其治胎前杂病，在辨证论治基础上多用家传秘方。另还提出了"催生者，使气血调和而易产"的观点，采用滑润开宫之药，制定催生如意散、兔脑催生丹二方，颇有效验。其书既有案例分析，又有理论探讨，是一本理论结合实际的妇产科临床专著，反映了陈氏数世业医的独到经验。

《螽斯集》（不分卷） 明代姚言（字体信）撰。刊于明万历九年（公元 1581 年）。此书论载积阴德、固元气、豫调摄、薄滋味、择鼎器、炼药饵、时交感、择天时诸篇。认为人应多行善事以积阴德，寡欲以固元气，调摄气血强壮精神，薄滋味以辅养元气，同时应择配偶，炼服大造丸等种子方，受胎则当择吉日。

《文嗣全诀》（十二卷） 明代陈文治（字国章，号岳溪）编。成书于明万历十九年（公元 1591 年）。书载种子、胎产、儿科杂症及痘疹。陈氏博采诸家之说，参以己见而成是书，对嗣育、胎产及儿科诸病证治论述条分缕析，颇切临床实用。其对不孕症治疗，强调凡调补得妊者，妊后必须再予药物安胎，即使临盆难产，也可有挽救之法。务在达到服药必妊，有妊必成，有生必长的完满结果。

《广嗣须知》（不分卷） 明代胡文焕（字德甫，号全庵、洞玄子、抱琴居士、西湖醉渔）编。成书于明万历二十年（公元 1592 年）。胡氏以《广嗣要语》为基础，加以发挥，撰就此书。主张从积阴德、固元气、豫调摄、薄滋味、择鼎器、炼药饵、时交感、择天时、合造化九方面加以注意和调摄，适时服用补药，并附选方十首。其书内容与姚言《螽斯集》略同。

《女科证治准绳》（五卷） 明代王肯堂撰。成书于明万历三十年（公元 1602 年）。简称《女科准绳》，系《六科证治准绳》之一。王氏根据薛己校注的陈自明《妇人大全良方》

写成。王氏编著此书时，"务存陈氏之旧，而删其偏驳者，然亦存十之六七而已，至薛氏之说，则尽收之，取其以养正为主，且简而易守，虽子女学习无难也"（《女科准绳·自序》）。此外，还益以张元素师弟之方论。其书首列治法通论，次为通治妇人诸疾、调经门等。论述经候总论、闭经、血崩、赤白带下、白浊白淫诸疾的证治；杂证门，分述虚劳、客热、二便异常、喘咳、吐衄、积聚癥瘕、前阴诸疾等妇人杂病证治；胎前门，专述妊娠诸疾之证治；产后门，详列产后诸疾之证治。各病证门均先立论，后述证治方药，其方论辑选，多偏于温补，体现了王氏崇奉东垣学术的特点。全书立论平正，切合临床实用。

《胤产全书》（四卷） 明代俞新宇授，王肯堂（字宇泰，号损庵、念西居士）参订。成书于明万历三十年（公元 1602 年）。卷一载求子、调经等医论五篇及有关处方；卷二列养胎、安胎等医论，孕胎期杂证之遗方治法；卷三为催生、临产、小产诸证；卷四则系妇人杂病。全书共载方五百余首，医论数十篇。

《宋氏女科秘书》（不分卷） 明代宋林皋（字养吾）撰。约成书于明万历四十年（公元 1612 年）。又名《四明宋林皋先生女科秘书》。其书载述月经病、带下病、胎前产后诸病、妇科杂病及乳房病辨证方药，总计论赋四篇、证候一十三门、医方二百二十六首。书中病机赋详细论述经、带、胎、产诸病病机，认为天癸即月水，不孕与月经不调有关，求子之法莫先调经，在治疗上重视调经种子之法。

《保产万全书》（一卷） 明代陈治道（字贤本，号玉台）撰。刊于明万历四十一年（公元 1613 年）。陈氏据胎产古本，参以耳闻目睹，集为此书。其书载难产七因、预免难产、受胎保护、临床斟酌、产后当知、养子要诀，各述其详；并述将产救生手法、横生、倒生、觅盐生产法，以及死胎、怪胎的处理和碍产、偏产、产后三症的治法，简便实用。

《胎产护生篇》（一卷） 明代李长科（字小有）撰。李氏得四明卜氏所传《产要》一书，又复旁搜遍采，共成此编。载保妊自受胎始，保婴于出胎数日止。其他见妇、幼科专书，在此不载。

《邯郸遗稿》（四卷） 明代赵献可（字养葵，号医巫闾子）撰。成书于明万历四十五年（公元 1617 年）。其书内容包括调经总论，论多种经候，附四十三方；血崩，附一十一方；带下，附九方；淋浊，附十方；妊娠，附八十方；产后，附六十八方。赵氏注重肾水命火，认为妇女调经"以滋补水为主，不须补血""滋水更当养火"。其论妊娠，主张"肾中无水胎不安，用六味地黄丸壮水；肾中无火，用八味地黄丸益火"。认为经、带、胎、产妇科杂病之形成与气血失调、中气虚弱、肝脾肾三脏功能失调有关，其中尤以命门水火的盛衰更起决定作用。治法主张滋水、养火、补益中气，常用六味地黄丸、八味地黄丸、六君子汤、逍遥散等方调治。对医者习用黄芩、白术安胎提出异议，认为妊娠之后"胎茎系于脾，犹钟之系于梁也"，若栋柱不固，栋梁必挠，所以安胎先固两肾，使肾中和暖，脾有生气，自然胎安。书中诸论，反映出赵氏学术上尊崇薛己，注重脾肾的学术特色。

《产鉴》（三卷） 明代王化贞（字肖乾）撰著。成书于明万历四十六年（公元 1618 年）。其书之上卷，论胎产须知，分述子烦、子痫、子肿、子淋等二十七种产前病的证治方药。治疗妊娠和产前证注重养血活血。中卷论胎产须知十三项，以及束胎、催生、逆产、交骨不开、胞衣不下等二十四种生产异常的处理和临产证治方药，如预防难产用束胎催生，治胎位异常有手法助产等。下卷论产后诸疾，分述产后头痛、身痛、中风、汗出不止、大小便闭、子宫不收、乳汁不通等二十一种产后病证治方药，注重益气血，扶助正气。此书为产科专著，王氏广泛辑选《内经》《金匮金略》《千金方》《经效产宝》《妇人大全良方》等有关产科论述，尤对陈自明《妇人大全良方》及薛己之论更为重视，在病因分析及方药治疗中亦多以之为依据。不仅内容丰富，说理精辟，而且方药简当，切合临床。

《济阴纲目》（五卷） 明代武之望（字叔卿）辑著。成书于明泰昌元年（公元 1620 年）。清康熙四年（公元 1665 年）汪淇（字澹漪右子）笺释，重订为十四卷，为今之通行本。此书以经、带、胎、产、乳诸疾汇为一帙，分门别类，纲系以目。全书分调经、经闭、血崩、赤白带下、虚劳、积聚癥瘕、求子、浮肿、前阴诸疾、胎前、临产、产后、乳病十三门。诸病除常法之外，还结合己验予以权变，如热入血室，既载小柴胡、刺期门治法，又兼取许学士、薛立斋等医家的变法。其遣方用药，既取经方，又选时方及单方、秘方，如治疗乳痈用消毒饮、连翘饮子、内托升麻汤，并以蒲公英捣烂敷患处、生地黄捣汁外涂等。

《女医杂言》（一卷） 明代谈允贤撰。成书于明万历四十八年（公元 1620 年）。谈氏将祖传医术参以临床心得，对女科常见病证和治疗进行了叙述。

《（新刊）胎产方书》（二卷） 明代郑五全（字毓恒）撰。成书于明天启六年（公元 1626 年）。其书论胎前诸病，介绍调经、带下、保胎及妊娠诸疾计三十八种病证的病因病机与治则；述产后疾病，介绍交骨不开、子死腹中、胎衣不下及产后腹痛计五十六种产后疾病证治方药。书中以方列证，或以证附方，或引经论证，或方下附有医案。约载方四百余首，阐述详细，内容丰富。

《女科百效全书》（四卷） 明代龚居中（字应园，号如虚子、寿世主人）编。成书于明崇祯三年（公元 1630 年）。其书对妇科经、带、胎、产的临床证治有较详细的论述。

《绣阁宝生书》（不分卷） 明代钱养庶（号小休居士）编。成书于明崇祯四年（公元 1631 年）。此书原系湖北蕲春陈氏所著保产之书，经钱氏增订，更为此名。书中分难产七因、受胎保护、临产斟酌、产后当知四篇。认为产前安逸、奉养太过，以及淫欲、忧疑、神气怯弱、仓皇、虚乏俱是难产的主要原因。且强调受胎后不得登高、食辛辣、暴怒；临产、产后应"忍痛""静养"。附录《保产经验良方》及翁汝进《保赤须知》，并记述胎前产后验方、新生儿常见病六经辨证。

《妙一斋医学正印种子编》（二卷） 明代岳甫嘉（字仲仁，号妙一居士）著。成书于明崇祯八年（公元 1635 年）。历来种子诸书多从女子立论，岳氏此书分设男女科各一卷论说。上卷男科，列述先天灵气、交合至理、交合有时、养精有道、缩精有诀、胎始从乾、父精母血、脉息和平、服药节宣、服药要领诸医论，并列医案八则，方五十余首。下卷女科，汇辑调经、固胎、护产诸病证方论，并载家传调经养血四物汤、调经种玉汤等一百五十余方。岳氏以为男子当葆其精、寡其欲、节其劳、惩其怒、戒其醉、慎其味，乃为求嗣之道，治则多从心肾立法遣方。女子宜先调其经，以阴配阳，因子及母。其医案治不育，先施柴葛解肌、黄连解毒、三子散诸方，继以补中之法，终从水火交济而获验，所谓"方非种子，而用以成种子之功者"，堪称有识之见。

《产家要诀》（不分卷） 明代金梦石辑。约成书于明末。金氏为张介宾之师。其书叙述妇人产前、产时、产后宜忌、病证治法方药，如列有产前十忌、临产十忌、产后十忌，还有经痛、热入血室、恶阻等病证。书中引用《郑氏女科秘传万金方》等书名，内容多系摘抄、整理之作。

《妇人规》（二卷） 明代张介宾（字会卿，号景岳、通一子）撰著。成书于明天启四年（公元 1624 年）。系《景岳全书》之一。张氏鉴于妇人之病惟经水胎产有异于男子，故综合前贤论说，上承经旨，合诸己验，以为"妇人证治之规"。全书首列总论，言其著述原委及论治妇人之难易，后分列经脉、胎孕、产育、产后、带浊、乳病、子嗣、癥瘕、前阴九十类证治，共载七十二篇医论、五百三十余方。每类之下，先征引经旨及诸家精义，据其临证体验予以评述，以点揭其病源流，发明证治要则，然后析分诸证，详其辨证之尖、效验诸方。如论经脉诸病，首述月经生理及其与脏腑经脉之关系，再论月经不调诸因及其调治大法，然后分述血热经早、血热经迟、血寒经迟、肾虚经迟、经期腹痛、崩淋经漏、杀血心痛、血枯经闭诸病证治，并附以诸方。张氏认为，月经之本重在冲脉、胃气及心脾生化之源；及其失调，则"五脏相关"。故初起者多由心肺、肝、脾内外诸因，及其甚者，四脏相移，必归诸脾肾，所谓"阳邪之至，害必归阴；五脏之伤，穷必及肾"。书中指出，"形气、脉气俱有余，方可用清用利；然虚者极多，实者极少，故调经之要贵在补脾胃以资血之源，养肾气以安血之室"；又认为崩漏有五脏阴虚、阳搏之辨，强调"五脏五气无不相涉"。所载保阴煎、五福饮、寿脾煎、固阴煎、秘元煎、决津煎等自拟诸方，无不体现出张氏审脏气、察阴阳，"无火者求其脏而培之补之，有火者察其经而清之养之"的证治特色。他如论胎气必有所因，倡言"去其所病即为安胎之法"；认为辨产后当分虚实，概言"大补为先"亦失之偏颇；其治癥瘕攻补分途，力主调气为先，更崇养正，以俟消磨。凡此论治，自出机杼，而成一家之说。

《宜麟策》（二卷） 明代张介宾（字会卿，号景岳、通一子）撰著。成书于明天启四年（公元 1624 年）。系《景岳全书》之一。张氏从天时、地利、人事、饮食、药食及胎教等方面阐述求嗣优生原理。主张欲求子嗣，务要应顺天时，择地利，知效会之机，辅以药储调养；女子需调其经，重在葆血育阴；男子当益其精，有病不得尽诿之妇人。并强调种子之方因人而异，惟阴阳平和、情志舒畅方能合而有孕。后人在其基础上，又增补了蓄德、培元、布种、胎教四方面内容。

《兰阁秘方》（二卷） 原题古愚公撰。约成书于明崇祯十六年（公元 1643 年）。上书载胎孕总论、妊娠诸病；产后总论、临产及产后诸证，后附调护新生儿篇。该书为胎产专著，凡产前、临产、产后及新生儿之调护；各病证之症状、病机、方药，皆多切合实用。

四、儿科学术的发展

明代的儿科医学是在继承前人的基础上，结合当时的临床论治而不断发展，渐趋成熟的。

（一）儿科学术成就概述

无论是在辨证论治方面，还是在儿科痧、痘、惊、疳等疾病的论治方面，明代医家均取得了不少成就。小儿指纹诊法，发明于唐代，而为后世医家所遵循应用。到了明代，薛铠、薛己父子合著的《保婴撮要》，对这一独特的诊法做了进一步研究，将小儿指纹概括为流球形、环珠形、长珠形、束蛇形、玄蛇形、弓反里形、弓反外形、枪形、鱼骨形、水字形、针形、透关射指形、透关射甲形十三种，绘图以明之，并结合其主证和治疗加以论述。薛氏的指纹诊虽有繁琐之嫌而曾为清代夏鼎所批评，但实为其临床经验的总结。

明代的医家多更重于四诊合诊，而诊小儿疾患则尤其注意察形望色。除一般望诊内容外，颅囟望诊（结合切诊）是一种重要的诊察术，如万全《活幼指南赋》载"气乏则囟门成坑""弄舌脾热，解颅肾惫"。其他如《全幼心鉴》《医说》《婴童类萃》《片玉心书》等医著中，无不记载有这种儿科望诊的重要方法。

宋代钱乙《小儿药证直诀》的五脏虚实辨证，在临床上有重要指导意义。薛己继承其说，并吸收金、元医家的论说，进行总结归纳，并加以提高。薛氏在五脏辨证方面，尤重视脾、肾与其他脏腑的关系，如说"凡脾之得病，必先察其肝、心二脏之虚实而治之。盖肝者脾之贼，心者脾之母也"；万全则根据钱乙"五脏所主"说，提出肝常有余，脾常不足，心常有余，肺常不足，以及肾常虚的观点，这对探讨小儿生理、病理特点具有相当重要的意义。

对于小儿"变蒸"，晋、唐时医家多认为是婴儿发育时的一种生理现象。然而明代张介宾对此提出异议，认为："凡属违和，则不因外感，必以内伤，初未闻有无因而病者，岂真变蒸发热之谓邪？"显然，张氏认为所谓"变蒸"是一种病理现象。后在清代，陈复正的《幼幼集成》也赞同了张介宾之见，这对后人的认识有重要影响。

钱乙论小儿的生理、病机变化特点，谓"脏腑柔弱，易虚易实，易寒易热"。万全继承其说，认为小儿气血未定，易寒易热，肠胃软脆，易饥易饱，故其治疗原则主张"攻补兼用，不可偏补偏攻""调理但取其平，补泻无过其刻"，并尤重于保护胃气，指出"如五脏有病，或补或泄，慎勿犯胃气"。事实上，持同样观点的医家颇众。

明代的医家还注意到乳母的健康情况对婴儿的影响，如《保婴撮要》所说："保婴之法，未病则调治乳母，既病则审治婴儿，亦必兼治其母为善。"与此同时，薛氏还认为，治疗婴儿病可通过母乳的乳汁给药，即所谓"药从乳传"。

虽然，小儿受到情欲的损伤甚少，但万全并不忽视小儿的心理治疗，其《幼科发挥》所载的"思则伤脾，乃昏睡不乳"的验案值得重视。

在儿科病治疗方法上，明代出现了推拿专业。当时的太医院医学十三科中设有按摩科，但当按摩术用于儿科疾病后，遂改称"推拿"。在推拿术比较普遍运用的同时，还出现了推拿专著，如在杨继洲的《针灸大成》中载有《陈氏小儿按摩经》，还有龚廷贤的《小儿推拿秘旨》和周于蕃的《小儿推拿秘诀》等，从而形成了独特的小儿推拿理论体系。

外治法在儿科的应用，颇为明代医家万全、龚廷贤、李时珍等所重视，李氏《本草纲目》所载的小儿科治方多达二百余首。此后，清代小儿科的外治法是在此基础上发展起来的。

（二）历朝儿科学研究成就

痧、痘、惊、疳，历来被认为是儿科的主要疾病。明代医家对于这些疾病的证治水平较之前代有了不少进步。

龚信的《古今医鉴》较早记载了"麻疹"之名，详述了其症状、并发症、治法及预后情况，并将其与痘症做了鉴别，"凡发热一日，遍身出痘，稠密如蚕种，根虽红润，然顶白平软不碍指，中有清水者，此由热毒熏蒸皮肤而生痱疮，亦名疹子。俗称麻子""然痘疹初出，与麻疹痱疮略似。若根窠红、顶圆突，坚实碍手者，痘也；若根或不红，顶虚软，略有清水，摸过不碍指者，麻疹痱疮也"。龚廷贤在《万病回春》中继承其父龚信的论述，并进一步归纳了麻疹的常候和逆候、凶候，如其常候为"初起，呵欠，发热，恶寒，咳嗽，喷嚏，流涕，头眩"，三日后出疹，"出而又没，没而不出，一周时许"；指出其逆候、凶候为"黑陷及面目、胸腹稠密，咽喉攒缠者逆，发不出而喘者即死"。

其后，王肯堂曾补订《古今医鉴》，他在《幼科证治准绳》中对麻疹与其他发热性疾病进行了鉴别，认为"痘症与麻疹，或热之初多似伤寒，惟麻疹则咳嗽、喷嚏，鼻流清涕，眼睑肿，眼泪汪汪，面浮腮赤，或呕恶，或泄利，或手掐眉目鼻面，此为异耳"。

对于麻疹的治疗，龚信《古今医鉴》认为："麻疹始终可表，宜照发热门内煎败毒散表之，表退肌肤之热，则麻子自没矣。"王肯堂则认为："疹之只怕不能得出，若出尽则使毒解，故治疹子者，发热之时当察时令寒暄，以药发之。"又说："疹子欲出未出之时，宜早发散，以解其毒，则无余灾。"

更值得重视的是明末医家缪希雍对麻疹的论治更为详细而有效。缪氏《先醒斋医学广笔记·麻疹论并治法》认为："痧疹者，手太阴肺、足阳明胃二经之火热发而为病者也。小儿居多，大人亦时有之，殆时气瘟疫之类钦！其证类多咳嗽，多嚏，眼中如泪，多泄泻多痰、多热多渴，多烦闷，甚则躁乱、咽痛、唇焦、神昏，是其候也。治法当以清凉发散为主。"其用药以辛散清凉之品升发之益以甘寒，或佐以苦寒。惟忌酸收，尤禁温补。痧疹多见喘嗽、泄泻等证，缪氏认为"不宜依证施治，惟当治本"，治肺胃之邪热则诸症自退。如初发疹时必咳嗽，宜清热透毒；多喘者，热邪壅于肺，慎勿用定喘药，惟应大剂竹叶石膏汤加西河柳两许，玄参、薄荷各三钱；多泄泻者慎勿止泻，疹家不必忌泻，泻则阳明之邪热得解；痧后泄泻及便脓血，大忌止涩，惟宜升散；痧后元气不复，脾胃虚弱，慎勿轻用参术。缪氏对病疹的病因病机、证候、转归及善后，均做了详细正确的论述，完善了痧疹的治疗方法，从而对清代，乃至近代的麻疹论治具有相当的影响。

至于痘疹的论治，在明代历朝曾出现不少专著。而且其发病也不限于小儿，因而有关这方面的内容，前在介绍温疫病论治时已作论述。在此不赘。

对于"惊风"的证治，明代医家总结了"四证""八候"。《古今医鉴》称惊、风、痰、热为惊风四证。《幼科证治准绳》进一步阐说："风生于肝，痰生于脾，惊出于心，热出于肝，而心亦热。"同时认为，搐、搦、掣、颤、反、引、窜、视"八候"，为惊风的主症。此外，万全还分析了急、慢惊风的不同病因，重视瘫痪、失语等后遗症的处置。

万氏《幼科发挥》所载治疗惊风的家传之法，对临床颇有指导意义。称惊风热甚之时，腮红面赤，两目如怒，直视不转，宜当归龙荟丸，以泻肝胆之火；吐泻不止，欲发慢惊风，手足冷，睡露睛，口鼻气冷，宜参苓白术散补脾，琥珀抱龙丸去枳壳、枳实，加黄芪以平肝。

王肯堂在慢惊风的论说中，又分立"慢脾风"一证，其主症为面青额汗，舌短头低，眼合不开，睡中摇头吐舌，频呕腥臭，噤口咬牙，手足微搐而不收，或身冷，或身温而四肢冷，脉沉微，治以生胃回阳法。

以上论述，使医者对"惊风"出现的种种证候，更能执简驭繁，正确辨治。

小儿疳的证治，宋代《圣济总录》记载有二十四种之多，钱乙又有五脏疳的论治。明代医家在此基础上，结合临床，将其简括。如王大伦《婴童类萃》谓："疳之为候，头皮光急，发毛焦稀，腮缩鼻干，口燥唇裂，两眼昏烂，揉鼻掐眉，肌肉消烁，便泻酸臭，尿白如泔，腹鸣肚痛，或发潮热，或生癥癖，或咬指甲，或贪冷水，或食炭米泥土茶布、咸酸果品，如此等症皆疳之候也。"万全《片玉心书》又说："疳证虽有五脏之不同，其实皆脾胃之病也。"在治疗上，万氏认为"凡治疳证，不必细分五疳，但虚则补之，热则清之，冷则温之；吐则治吐，痢则治痢，积则治积，虫则治虫"，而以健脾益胃，消积杀虫为大法。凡此等等，皆甚有裨于临床，而为后世所沿袭。

明代的儿科学著作，具体反映了在儿科理论和临床实践方面的显著进展。在当时，有不少著名医家多重视儿科学术研究，如寇平、钱大用、娄子贞、彭用光、刘锡、李辉、王銮、薛铠、薛己、鲁伯嗣、万全、万宁、管橓、孟继孔、王肯堂、聂尚恒、王大伦、张介宾、程云鹏、朱惠明、乔埰、秦昌遇等，均精于儿科证治，且有许多著作传世；邵以正、蔡维藩、汪机、魏直、郭子章、汪若源、翁仲仁、周济仁、朱栋隆、高我冈、万邦孚、孙一奎、陈文治、陶华、吴东园、朱一麟、唐云龙、翟良、龚居中、程嘉祥、吕献策、吴元溟、徐谦、朱巽、陈时彻诸家，尤精于痘疹证治；而龚廷贤、周于蕃等更娴于小儿推拿。这些医家，通过理论研究和临床实践，为后人留下了大量的著作。兹将存世的儿科方论，以及痘疹和小儿推拿著作，按年代远近略述如后，以利于读者了解明代儿科学术发展的匡略。

《袖珍小儿方》（六卷） 不著撰者。约成书于明建文四年（公元 1402 年）。书论儿科诊法，以及初生疾患、惊风、天钓、内钓、惊痫、诸疳、伤寒、痉、咳、喘、发热等儿科病证二十一门，列方三百零五首。认为二十岁以下其病为疳，二十岁以上其病为痨，皆气血虚惫，脾胃受伤致之，同出而异名，所见独到。

《补要袖珍小儿方论》（十卷） 明代庄应祺撰。成书于明永乐三年（公元 1405 年）。书载方论六十一篇，诊法图七幅，灸法图十六幅，歌诀十三首，方剂七百余则。对望诊、切诊阐述颇详，且备形图歌诀。对新生儿接生、断脐、封脐、洗浴、哺乳、消乳、剃头、护养等均有论述。书中所载方剂系统全面，且每方均明示其主治，可为医家所遵循习用，尤对伤寒、疳症、痘疹等载述更为详备，方皆经验，论亦明切。

《袖珍小儿方》（十卷） 明代徐用宣编。成书于明永乐年间（公元 1403～1424 年）。明天顺年间（公元 1457～1464 年）刊刻行世，后多次刊印。其书首载纹形图、形色图及命门部位图，并依次具载婴幼儿从初诞到痘疹各种常见病证，其中尤以惊、疳、痘、外感及杂证为详。每病论述证候阴阳，辨别顺逆，列出治法方药。另载小儿针灸身形图九幅，标明主穴部位、取穴法和主治病证等。书中记述方剂六百二十四首，方论或歌或议，利用临证备查检索。针灸取穴精少，图示方便。

《类证注释钱氏小儿方诀》（十卷） 宋代钱乙（字仲阳）撰，阎孝忠编。明熊均（字宗立、道轩、勿听子）注。成书于明成化元年（公元 1465 年）。书载小儿脉法、五脏所主和病证等八篇医论。并论述变蒸、发搐、急慢惊、痫症、伤寒、疮疹、吐泻等三十一篇。载钱氏医案二十三例。集方一百七十首。外编系阎孝忠附方并说，补仲阳论之未悉。是书极崇钱氏小儿直诀，谓为活幼筌蹄、全婴规范。

《全幼心鉴》（四卷） 明代寇平（字衡美）编。成书于明成化四年（公元 1468 年）。寇氏在书中论医德、药物炮制、服法及儿科证治，图解面部形色与五脏病证关系。并列小儿证治近百种，其内容包括初生儿断脐法、浴法、将护法；儿科病灸法，如小儿明堂灸法、点灸法、下火法、贴灸疮法、正人形图、背人形图等。是书提倡小儿宜防病于未然，重视望诊，以闻声知病委，观色知病表里。或括以歌赋，言简意赅，便于诵习，是最初最为完备的著名儿科全书。

《秘传活幼全书》（八卷）　明代钱大用撰。成书于明弘治八年（公元 1495 年）。书载歌赋，述小儿诊法、养儿五要五戒、五脏病病因、疳证与吐泻、伤寒之病因等。另还论述初生儿疾病证治和小儿各科常见病证治。附"辨识修制药物法度"。载方二百五十余首，并录针灸疗法。

《怀幼书》（一卷）　明代娄子贞撰。明弘治十一年（公元 1498 年），刘宇将其辑入《安老怀幼书》。是书为小儿调养之专著。备列小儿诸病常用方三百余首。每证之下列有方论。

《原幼心法》（三卷）　明代彭用光撰。约成书于明弘治十八年（公元 1505 年）。书载原小儿论、初生门、变蒸门、惊风门等。并论治各种杂证及伤寒、痘疹，二十余门证治。附录"幼科捷径"。彭氏认为童弁之子，必当备切其脉，审其表里虚实，以吐、汗、下治之；若不实不虚，则但保其冲和，而诸病自痊。

《活幼便览》（一卷）　明代刘锡（字迁爵）撰。成书于明正德五年（公元 1510 年）。刘氏有感于"在孕则胎教无素，致使受邪于胚胎之时；养育则专事姑息，又使过伤于萌芽之际"，因而选择《活幼口议》、《全幼心鉴》、钱乙、陈文中诸书，取其养育切要者，参以家传祖训，以及独得之心法，编为一书。其书载医论一百二十五条。前三十条阐明保胎固本之理及随时爱养之法，包括保胎、形有天地、下胎毒、裹脐、着衣、晒衣、择乳、剃头、保育、护养、养子日用、强施乳食令儿病、断乳、食忌等。后九十五条各究受病之源，随附经验急救之方。内容有小儿无患、相小儿寿夭、脉脂、入门等歌赋，以及戒毁同道、虎口三关指掌图、面部五色图、血气论、指纹脉主病等。同时还论述了口噤不开、脐风撮口、急慢惊风之证因、龟背、齿迟、语迟、行迟、疳、盗汗、咳嗽、吐泻、积聚、痢、疟及痘疮受病之源、痘疹之辨、痘疮余毒热等。载方一百三十余首。刘氏强调重视胎教，勿使受邪于胚胎之时，并主张防微杜渐，使形体自充而无恶疾卒死之患。《四库全书总目提要》称该书所引前人之说凡十余家，颇有罕见之书。世业儿科，颇多家传秘教，所言多由经验，参互祖训，切合实用。

《夏氏小儿良方》（不分卷）　明代李辉（号石洞逸叟）撰。约成书于明正德七年（公元 1512 年）。其书辑录幼科常见病方药一百七十五首。包括夏氏小儿验方、丁氏传验良方。前者以证归类，叙述吐泻、惊疳、积热、撮口、脐风等病证治方，以及药物组成剂量、煎服方法。后者按方详述功效、主治病证、药物组成与剂量服法等。书中方药包括丸、散、膏、丹、饼、汤等，多数至今仍应用于临床。方后歌诀，概括五脏病脉证虚实、辨色听声、面部望诊、三关指纹等小儿诊病法。

《幼科类萃》（二十八卷）　明代王銮（字文融号容湖）撰。约成书于明正德十六年（公元 1521 年）。书载小儿受胎禀赋厚薄不同、护养论等医论九篇，小儿脉证总论，论五脏虚实所主等诊断类文十四篇，临证类共载初生门、惊风门等二十六门，涉及内、外、口齿、五官等诸科。每门先论脉法，再述病因及诊治。王氏参考经典医籍、历代医家名言，以及《全幼心鉴》《全婴方论》《幼幼新书》等儿科专书。其中汤氏《婴孩妙诀论》《博济婴孩宝书》及《脉诀启蒙》等书久佚，王氏在书中保留了其部分内容。此书类集我国明以前众多儿科精华，是一部既有古籍文献价值，又有丰富学术内容的儿科专著。

《保婴粹要》（一卷）　明代薛己（字新甫，立斋）撰。成书于明嘉靖八年（公元 1529 年）。书载寒热瘰疬病篇、惊搐瘰疬病篇、流注病篇、鹤膝风、丹毒、伤食、五脏疳疮、口疮、疮疡、痘毒等，卷末附方并注。简述近二十种小儿内、外科疾病证治和治验。薛氏辨证注重脾肾及其与各脏腑间关系，用药温和。篇后治验，有治愈者，亦有延误失治而死者，客观如实，给后人以借鉴和启示。此书内容丰富，治法详尽，为薛己重视先后天、脾肾兼补学术观点在儿科疾病方面的体现。

《婴童百问》（十卷） 明代鲁伯嗣撰。成书于明嘉靖十八年（公元 1539 年）。全书每卷十问，总一百问。列初生养护、诊法、五脏病证、伤寒、吐泻、痢、蛔、疟及外科病证等，究其病源，详其证治，共载方五百余首。鲁氏将惊痫分阴阳二证及惊、风、食三因，主张阳证不用温，阴证不用寒；风痫先散风，惊痫先治惊，食痫先消积，后以定痫。医方多选自《千金方》《小儿药证直诀》《仁斋小儿方论》等，详备而实用。

《片玉心书》（五卷） 明代万全（字密斋）撰。成书于明嘉靖二十八年（公元 1549 年）。又名《万氏秘传片玉心书》。书载"活幼指南赋""慈幼徹心赋"，并述小儿治法、变蒸、胎疾、五脏部位、指纹诊法与脉法等，次载夜啼、惊风、吐泻、疟疾、咳嗽、伤风、浮肿及杂症等；又著小儿诊断专篇，包括指纹、头面部望诊、小儿脉法等，并附观形察色及治法"西江月"二篇；此外还论胎毒、变蒸、惊风、呕吐、泄泻、痢疾、疟疾、发热、哮喘等儿科常见病证，共三十二门，附抱龙丸、凉惊丸、养脾丸等秘传十三方。是书精辟概括养护、诊治及用药禁忌，语简而意深。万氏指出观察小儿气色，应注意面部各部位与内脏关系，如左颊属肝，右颊属肺，天庭属心火，地角为肾水，鼻属脾土，舌为心苗，目为肝液等。提出婴儿易虚易实，调理宜取其平，补泻无过其剂，忌用巴豆、牵牛之类泻剂，慎用或少用金石、辛热及苦寒药物；治病要注意缓急，病邪尚未留滞之际，攻之宜速，若已成沉疴则应治之以缓；处方用药要中病即止，救本为先等。其论述小儿指纹颇多经验心得，列"水镜诀""指掌形图""辨虎口指脉纹诀"，特别重视指纹三关部位与色泽变化，图文并著。对小儿常见病证，详析病因辨治，并附祖传经验、单方、验方及各种有效外治法。此书继承万氏世医经验，择其精华，颇多临床心得与卓见。

《育婴家秘》（四卷） 明代万全（字密斋）撰。成书于明嘉靖二十八年（公元 1549 年）。又名《育婴秘诀》《万氏家传育婴秘诀发微赋》。系《万密斋医学全书》之一。其书首载幼科发微赋一篇，叙病因、诊断及诊治要点。后载预养培元、胎养保真、蓐养防变、鞠养慎疾等育婴四法，以及小儿诊法和五脏证治。另有胎疾、脐风、变蒸、痫、惊风等证治，并论治四时感冒及内伤杂症等三十余种。附医案问答，论疟病病因治法。万氏重点论述保胎、胎养、养育之法，注重小儿平素乳食调养。其治痫用琥珀抱龙丸，治疳用肥儿丸，治胎禀不足用补肾地黄丸，为万氏家传三法。尤其对小儿疳积的症状描述形象入微，简明而切合实际。万氏在钱乙脏腑虚实辨证基础上，提出肝常有余、脾常不足、心常有余、肺常不足、肾常虚观点，对探讨小儿生理病理特点具有指导意义。

《保婴金镜录》（一卷） 明代薛己撰。成书于明嘉靖二十九年（公元 1550 年）。后辑入《薛氏医案》《家居医录》。书中记载望面色、虎口三关脉诊主症及十三指形主症，附验案四十四列，薛氏述望额、脸、鼻、颏、印堂、目、人中等十二部，以及指纹、三关等颜色变化与疾病关系。详细而实用。所论用方经验，载钱氏泻黄丸等六十一方，均为历代儿科常用。

《幼科发挥》（四卷） 明代万全（字密斋）撰。成书于明万历七年（公元 1579 年）。系《万密斋医学全书》之一。万氏为发明其所撰万氏家传小儿科《育婴家秘》之遗意，撰为此书。书按肝、心、脾、肺、肾五脏论述小儿各种病证，分析病因病机，举主方七十五首，并附治验病案，其处方用药多为万氏家传。万氏认为病以望诊最要，重视面部五色主病，并按三关纹形变化辨病性质与轻重。治疗以五脏为纲，如肝经实证用泻青丸、当归龙荟丸，虚证用地黄丸；心经实证用导赤散、泻心汤，虚证用安神丸；脾经实证用泻黄散、三黄丸，虚证用益黄散、异功散；肺经实证用泻白散、葶苈丸，虚证用阿胶散、生脉散合甘橘汤；肾经无实证，虚证用地黄丸。又在钱乙"脏腑虚实辨证"基础上，提出"肝常有余；脾常不足"之说，其所谓有余不足，皆指"本脏之气"而言小儿少阳生长之气逐渐壮实，故肝常有余，小儿肠胃脆薄，谷气未充，则致脾常不足。而非一般虚实而言，更非"邪气盛而实，精气夺则虚"之病态。论急慢惊风也有独特见解，认为必须详审病因，并根据不同症因，分辨急惊风"变证"与"类证"，慢惊风则有"后余证"。"变证"是指急惊风后，因痰邪或血虚，以致转化成痫证、瘫证；"类证"则与急惊风是似而实非，如痉病似痫、客忤似痫、中恶似痫、虫病似痫、马脾风似痫等。此书整理发挥万氏家传儿科丰富经验，论述小儿生理病理特点颇有发明，至今仍为儿科医家所推崇和遵循。

《钱氏小儿药证直诀》（三卷）　宋代钱乙（字仲阳）撰，阎孝忠（又名季忠，字资钦）编；明代薛己（字新甫，号立斋）注。约成书于明嘉靖三十年（公元1551年）。辑入《薛氏医案》。薛己之父薛铠曾说："钱氏之法可以日用，钱氏之方可以持省也。"薛己服膺此言有年，遂将施治之验，补注于钱乙原文之下。大概以为"非特以钱氏峻攻为不可用也，视古既远，元气亦殊，不欲直施之于今耳"（《钱氏小儿药证直诀·自序》）。此书之目次编排与钱乙原著不同，原文之后，均附按语与治验。如对大黄丸治风热便秘饮水，认为此乃内疏峻剂，属脏内实热方可用；对人参羌活散治伤寒时气头疼发热，认为若无元气虚者宜用清肺散等。阐发透彻，明白易解。

《保婴撮要》（二十卷）　明代薛铠（字良武）撰，薛己（字新甫，号立斋）增补。约成书于明嘉靖三十四年（公元1555年）。薛铠著前十卷，后由其子薛己整理、增补后十卷及验案，后辑入《薛氏医案》。前十卷论述小儿初诞、护养、噤风、脉法、变蒸、五脏证治及内科病证，后十余卷为外科痘疹。全书论述病证共二百余种，附方七百多首，每种病证首论病因病机、治则，次论病证、验案、治法，后附各种方药。书中每有独特之见，指出可以婴儿"声音之所悲号，形气之所宣扬，意欲之所指向"作辅助诊断；且尤重望诊，对面上证、虎口三关均有专论。重视小儿护养，强调母安子安、母病子病，提出乳母预慎七情六淫、厚味饕餮，未病则调治乳母，既病则审视婴儿，亦必兼治其母为善。还认识到初生婴脐风是由断脐不洁感染所致，发明烧灼断脐法以预防。其于内科诸证多宗仲阳、洁古之说，发挥五脏论治。如认为"急惊者，风木旺也，风木属肝，盛则必传克于脾，欲治其肝，当先实脾，后治风木"，并阐明此症属肝胆经血虚，风火相搏而善行数变者为多，若不养肝血、不补脾气、纯用祛风化痰之药，则脾益虚、血益损、邪气延绵，必传慢惊；慢惊多由脾胃虚，火邪乘其土位，火旺实其木，木旺则克土，治法当于心经中以甘温补土之源，更于脾土中泻火，以甘寒酸凉补金，使脾土中金旺火衰，风木自虚。亦有因土虚不能生金，金不能平木，木来侮土而致成慢惊者。对外科诸证论述颇详，附有治验。痘疹用药较多温补。并对瘛症（疹子）、水痘等作简明鉴别。《四库全书总目提要》指出：该书于幼科证治最为详悉。其论乳下婴儿有疾必调治其母，母病子病，母安子安；且云小儿苦于服药，亦每令母饮之，药从乳传，其效自捷，皆发前人所未发。

《万氏医贯》（三卷）　明代万宁（字咸邦）撰。成书于明隆庆元年（公元1567年）。

书分天、地、人三部。天部总论小儿病大半胎毒，小半伤食及外感风寒，论治胎疾、脐风、惊痉痫及诸疮、痈毒、诸汗等证。地部述吐泻、痢疾、疳症、喘嗽等，并附验案。人部选方三百余。其书方论皆详，颇切实际。

《保赤全书》（二卷） 明代管橓辑录，李时中增补。成书于明万历十三年（公元 1585年）。书之上卷论痘证形状、易出部位、脉象和治痘原则、调养禁忌等。下卷载妇女及孕妇出痘特点、麻疹与水痘症治、治痘诸方、用药法象及治痘合用药性。载治痘方三百余首。万历时医家聂尚恒指出：此书载痘疹方论颇为详备，但"博而不精，未谙妙理，所论气血虚实寒热等，理多混杂，未能融通。所论其证该用其方多卤莽，又多乖舛而不得其宜，在明者得之，犹可备参考，若昧者执而用之，鲜不误事"。

《幼幼集》（四卷） 明代孟继孔（字春沂）撰。成书于明万历二十一年（公元 1593年）。所载治痘详说，"述出痘根源，大痘水痘瘢疹区别，痘症证治，痘疮部位形色及汗下宜禁，并载治痘方药五十余首"。"孟氏杂症良方"，述幼科杂症，察指纹三关、持脉，并录脉象纲领图、十二经络气血歌、十二经所属歌、引经药歌、四时用药法、初生论，并载脐风、撮口、舌、吐、惊、伤风、热疳、泄泻、痢、肿胀、瘰疬疮等病证方药。另有"钱氏经验良方"，系孟氏所校，此外录幼科常用方四十余首。

《幼科证治准绳》（九卷） 明代王肯堂（字宇泰，号损庵、念西居士）撰。成书于明万历三十五年（公元 1607 年）。系《六科证治准绳》之一。首载初生门，列证治通论（包括五脏证治、察色、听声、脉法、死证、襁褓、乳哺、护法），以及初生、生下胎疾诸证四十六种；肝脏部，有惊搐、惊悸、痫、中风及眼目咽喉证二十二种；心脏部，有发热、语迟、汗、失血、舌、疮疡诸证十三种，以及痘、疹诸证八十四种；脾脏部，有不食、吐、泻、痢、腹胀、水肿诸证十一种，以及疳、积、黄疸诸证十三种；肺脏部有咳、喘、龟胸、龟背、肛门诸证九种；肾脏部有解颅、行迟、齿迟、发迟、五软、五硬、中恶诸证二十种。全书重视五脏论治，多宗钱乙、张洁古、万密斋等之论，将五脏论治法则运用又推进一步。该书集明以前儿科诸家学说之大成，保存了大量儿科医学文献资料。《妇科证治准绳》采录丰富、本末俱详，分门别目，条理井然，博而不杂、详而有要，其因证论治，尤能不偏不倚而归于平正，故为历代医家所重。

《活幼心法》（九卷） 明代聂尚恒（字久吾）撰。成书于明万历四十四年（公元 1616年）。聂氏此书论痘症、痧症、杂症，并载治痘要方与论脉。全书载医论十余条，治疹医案十一则，治痘方十二首。提倡治痘之法逐毒在前，解毒在后。认为痘疮必借血气运出于皮肤，治以补益气血为主。若见痘出不快，色白顶陷等逆症，当速用温补扶胃气助气血，如参、芪、归、术、丁香、木香、附、桂等，并力斥寒凉之害，告诫痘已出及结痂前，忌一切凉心之药。该书为痘疹专书，内容颇丰，持论精详，辨证确切，自发热至收功逐层明示。

《婴童类萃》（三卷） 明代王大伦（字怡冈）撰。成书于明天启二年（公元 1622 年）。此书论述三十余种儿科病证，于惊风尤详，主张急惊用药以凉，慢惊用药宜温，并列惊风二十四图，每图有七言歌括，简述病因证治并附灸诸惊穴。提出小儿调摄五法：背暖、肚暖、足暖、头凉、心胸凉。书中图文并茂，方论悉备。

《小儿则》（二卷） 明代张介宾（字会卿、景岳，号通一子）撰。成书于明天启四年（公元 1624 年）。系《景岳全书》内容之一，在清代曾有单行本。书载总论、初诞法、护养法、初生儿看病法、药饵之误、小儿诊治大法等，并论撮口脐风、惊、搐、夜啼、发热等病证，列方八十六首；论吐泻、五疳、腹胀、癫痫及变蒸等，列方一百零七首。另有小儿则古方一卷，载方一百七十一首，张氏有"小儿病易治论"，以为古人所言难者乃证难辨耳。小儿之"脏气清灵，随拨随应，但能确得其本而撮取之，则一药可愈"。并认为小儿乃柔嫩之体，悉当加意培补，方是保赤之主。力戒寒凉克伐之药，主张中病即止。其对"变蒸"之说力排众议，认为小儿长养之机如月如苗，一息不容有间，岂有此先彼后。此书篇幅不多，但论点清晰，要言不繁，对常见病证能引古通今，阐发己见。

《慈幼新书》（十二卷）　明代程云鹏（字凤雏）撰。成书于明崇祯元年（公元 1628 年）。又名《慈幼筏》。程氏从师蒋慎斋，与佛道论经，并行医撰书。是书大至胎产、痘疹、惊痫、寒热，细至耳目喉齿，以及疮疖疥癣，广博精微，无一不备。除论述病候治法外，并附医案，录疮、疖、疥、癣、痈肿方剂八十余首，治痘药物一百二十余味。其中论述痘症尤为精湛，主张固护正气，认为气血充足方能送毒出解。

《慈幼心传》（二卷）　明代朱惠明撰。约成书于明万历二十二年（公元 1594 年）。书载慈幼心传说、婴儿护养调摄、望闻问切总论、五脏生克主治，以及六十余种小儿杂病，涉及内、外、五官、皮肤、伤诸科。朱氏认为吐、泻、惊、疳等杂症与痘疹常相牵连，医家应辨别症因，未痘应保摄元根，患痘应及时诊治，防止蔓延。又对急惊、慢惊、急惊变慢惊、慢惊变急惊、惊风所得之因及惊风不治之症均有叙述，如伤风热致心热盛而生惊、肝邪动而发搐；伤风咳嗽涎壅盛而发惊搐；胎毒疮肿即愈，其毒内攻腹胀而发惊搐；伤食过下伤脾，脾弱而为惊搐等，列举十七条。内容广博精微，论治亦颇简切实用。

《幼幼心裁》（二卷）　明代乔垛（字善来）撰。成书于明崇祯十一年（公元 1638 年）。乔氏习儒业医，精究幼科，所悟莫兴经裁于心，故书名"心裁"。书载赋文歌括数篇，论述小儿调护、幼科望诊、脉诊、脏腑病证、发病机理、治疗大法。详述胎病证治及幼儿脐风、撮口、噤口，以及食积、虫积、诸疮、斑疹等二十八种病证诊治。附录之通治小儿秘方、小儿通用验方，系皆参酌前哲、屡试于证之积验。

《幼科折衷》（二卷）　明代秦昌遇（字景明，号广埜山道人）编。约成书于明崇祯十四年（公元 1641 年）。秦氏因虑幼科诸书论治或偏寒偏热，或喜补喜泻，遂折中诸说，撰成是书。凡五十余篇。内容包括初生养护、入门审候歌、观面部五色、三关脉纹主病歌，以及论急慢惊风、疳积、吐泻、疟疾、咳嗽、伤寒、热证、痧证、喘证、黄疸、诸血、诸痛、汗证、疝证、目证、耳证、鼻证、喉痹、诸疮等篇，附六气图、逐年五运六气图。秦氏于每病之首载七言歌诀，次载脉法，末附治法。全书选辑有度，摒弃偏见，通达平正，切合实用，为后学辨治幼科设绳墨。

《幼科医验》（二卷）　明代秦昌遇撰。成书于明崇祯十四年（公元 1641 年）。书载初生杂症、胎病、幼儿急慢惊、疳积、吐泻、外感、咳嗽、痰喘、痫证、积聚、瘰证等医验。在同一证下分因论治，条分缕析，用药审慎。

五、外科学术的发展

明代的医学十三科中，有疮疡科的设置。当时的疡科亦称"外科"。

（一）外科学术发展概要

明代疮疡外科继承了宋、元时代的有关学术理论和医疗经验。医家的学术思想颇为活跃，且富于求实精神，在临证过程中，出现了不同的学术观点及与之相关的治疗原则和医疗技术。医家的不同学术观点及其争鸣，对外科学术的发展具有积极意义。

根据文献记载，明代的外科学著作不下五六十种，其存世的较有学术价值的论著亦有二十余种之多。例如，在元末明初，杨清叟撰、赵宜真辑录的《仙传外科集验方》，承先启后，内外并治，是一部颇有学术影响的著作。同时，赵氏又辑《秘传外科方》，内容丰富，很有价值。以后，陶华的《痈疽秘验方》、周文采的《外科集秘方》、夏珊的《外科秘方》，都是外科的医方专著。明嘉靖年间，薛己的《外科心法》《外科经验方》《外科发挥》《外科枢要》和《疠疡机要》有重要的学术价值和学术影响。在其同年代，汪机著有《外科理例》，沈之问又有《解围元薮》的著作。万历间，王肯堂著《外科准绳》、申拱辰著《外科启玄》、陈实功著《外科正宗》，特别是后者，是外科学的重要著作。到了明末，张介宾著成《外科钤》、龚居中著《外科活人定本》。另外，陈司成的《霉疮秘录》则是一部论治梅毒的专书，具有重要的学术价值。

杨清叟为元代医家。禾川（今江西吉安西南）人。撰有《仙传外科集验方》；其书论述痈疽阴阳虚实甚详，并保存不少民间验方。明代赵宜真继其学，辑录其书而为《仙传外科秘方》。赵氏对外症痈脓的处理虽较保守，但强调外科与内科不能"各专其一"，指出"若以大方、外科各专其一，正恐或有所误而不自知"（《仙传外科集验方》）。其观点是十分正确的，也是针对一般外科医生忽略基础医学理论、不善于内治之法所发的有感之言。

薛己初为疡医，后以内科驰名。其论治外科疾病亦主内外兼治，不仅经验丰富，理法方药详明，并记录有许多验案。

汪机在赵宜真、薛己诸家外科学术思想基础上，著成《外科理例》。他认为："外科必本乎内，知乎内以求乎外，其如视诸掌乎……治外遗内，所谓不揣其本而齐其末。贻必己误于人，己尚不知；人误于己，人亦不悟。"显然，其观点与赵、薛的学术思想是一致的。对于痈疽化脓者，汪氏主张早期诊断，及时排脓，尤其对胸腹部痈脓，指出"不行针刺，脓毒乘虚内攻，穿肠透膜，鲜不误事"。汪氏的论点和指导思想对促进外科学术的发展具有积极意义。

申拱辰为长洲医家，精于外科。曾著《伤寒观舌心法》。申氏对华佗刮骨剖腹术的失传至为惋惜，立志启外科不尽之玄妙以造福于民，又成《外科启玄》一书。书中强调对外科疾病的早期预防和治疗，所论疮疡病候、诊法治则、各种外科病诊治，加以图示，并附方剂。如对筋瘤、血瘤、瘰疬等的治疗方法和经验，于临床颇有参考价值。

王肯堂早年研究外科，其《外科证治准绳·序》称"弱冠而治女弟之乳痈、虞翁之附骨疽"，其于外科学术研究重视临床效验，善于总结经验以提高理论认识。他上承元代危亦林《世医得效方》骨瘤、脂瘤、气瘤、肉瘤、脓瘤、血瘤之分，认为"六瘤不可决破，肉瘤尤不可治，治则杀人。唯脂瘤破去其脂粉乃愈"。并以为"按之推移得多者，可用取法去之；如推之不动，不可取也。去治以药先腐，再剪割，必除瘤根。小瘤术后即愈，大瘤去后半年，其肌肉麻痹可复"。可见王氏对瘤肿的性质，以及手术是十分审慎并有经验的。王肯堂的《外科证治准绳》，是明代，也是中医外科学史上记述外科手术最多最详的著作。

陈实功为明代著名外科学家，南通人。从事外科四十余年，强调外科医师必须具有内科学基础，一改一般业外科者徒恃刀圭的状况。所著《外科正宗》十二卷，分一百六十四类。其"自序"简介说："合外科诸症，分门逐类，统以论，系以歌，淆以法则，微至疥癣，亦所不遗。而论之下，从以注，见阴阳虚实之原委也；方之下，括以四语，见君臣佐使之调停也；图形之后，又缀以疮名十律，见病不可猜、药石不可乱投也。它若针灸、若炮炼、若五戒十要……不啻详哉其言之也。"

陈氏对外科病的治疗，主张内外并重，认为"内之证或不及于其外，外之证则必根于其内也"（《外科正宗·自序》）。其内治法着重于调理脾胃，认为脾胃盛则气血壮，脾胃弱则气血衰，故"外科尤以调理脾胃为要"（《外科正宗·痈疽治法总论》）。因而具体治法，多用托、补二法。指出"盖托里则气壮而脾胃盛，使脓秽自排，毒气自解，死肉自溃，新肉自生，饮食自进，疮口自敛"（《外科正宗·痈疽治论总论》）。至于外治方法，常以腐蚀药或刀针清除腐肉，放通脓管，使毒外泄，所谓"开户逐贼"，使毒外出为第一。在外科技术方面，陈氏还采用竹筒拔吸脓汁，并有截肢、气管缝合、鼻痔摘除、下颏脱臼整复，以及用枯痔散、桂线法疗痔，用火针治瘰疬、肿瘤等记载，说明陈氏的外科技术是有很深造诣的。徐灵胎对《外科正宗》的评价是"此书所载诸方，大段已具，又能细载病名，各附治法，条理清晰，所以凡有学外科问余读何书，则要令其先学此书，以为入门之地"（《徐评外科正宗·序》）。

明代医家在很多外科疾病的病因、诊断和防治等方面，都有过突出贡献。

"疔疮走黄"和"痈肿内陷"，是外科疾病中的险恶之证。外科医家都很重视之。杨清叟提出"诸般疔，急用围黄药，涂圈疔围，便不走黄""以火针刺断其血筋立住，便不走黄"等防治之法。陈实功强调对走黄的预防"贵在乎早"，并指出头面疔毒走黄的高危性。薛己则记载了唇疔"紫脉过喉"后的不治案例。

另如，王肯堂详细研究了"紫泡疔"的病因、症状特点及危害情况，如"万历丁亥（公元 1587 年），金台有妇人以羊毛编鬻于市，继而都人身生泡瘤渐大痛，死者甚众"，又说"若因剥割疫死牛马猪羊，瞀闷身冷，遍体俱有紫泡，此疔毒也""若因开割瘴死牛马猪羊之毒，或食其肉，致发疔毒，或在手足，或在头面，或在胸腹，或在胁肋，或在背脊，或在阴胯，或起紫泡，或起堆核，肿痛创人，发热烦闷，头痛身疼，骨节烦疼"。上述文献，当是炭疽疡的重要记载。

此外，明代外科学家对癌肿的认识有了很大提高。例如，王肯堂详细、首例记载了男性乳癌的情况，指出"男子患乳癌者少矣，而三为盲医所误，不可不书之以为后鉴"。同时，陈实功、顾世澄、周文采等医家，对唇癌、翻花疮的病因、症状及预后等，无不有相当的研究。

明代外科的诊疗技术也有较大进步。例如，汪机在孙思邈及东轩居士"验透膜法"的基础上，进一步提出疮疡"内溃透膜"的诊断要点，认为若脓熟开迟，"疮口微脓，如蟹吐沫，此内溃透膜也"，并指出"疮疡透膜，十无一生"。陈文治明确肺痈、肺痿的鉴别，"咳吐脓血，其气腥臭，入水则沉者为肺痈；反之，若所唾只是涎沫，而无脓血者，则为肺痿"。以后，祁坤又补充"将病人两手扶起过头，忽然胁下吊痛过心者，肺痈也"。以上例子，足见当时外科诊断技术的进步。

在外科治疗技术方面，吸脓术、切开引流术的进步也是值得我们注意的。明代医家在脓肿切开引流时，广泛使用了吸脓术，所用器具"用拔毒药煮"，具有消毒的作用。对于脓肿的切开引流，汪机是积极主张者，陈文治则主张分别浅深，不同处治，浅在疖，宜药助其自溃；中在痈，应切开以排脓；深在疽成脓，宜烙，烧烙切开"有助于溃腐，且防大出血之患"。王肯堂认为，对已成脓者切开引流十分重要。龚居中强调根据不同部位决定切口深浅，在背、胸、腹部的痈疽应浅，否则恐伤内膜；臂、臀、胯等肉厚之处切开应深，以泄其内毒。

（二）历朝外科学专著

《秘传外科方》（一卷） 不著撰者。明代赵宜真辑录。刊行于明洪武二十八年（公元1395年）。此书主要论述外科疮疡、痈疽、疔疮、痔疮的治法，并附图二十四幅，依图说明各种痈疽的部位、形状和简要诊断方法，以及治疗痈疽疮疡和各种中毒、外伤、汤火伤、蛇虫伤的方药和急救法，共载三百七十五方。是书继承了宋《太平圣惠方》《外科精要》的学术理论，收集了民间治疮疡杂病的单、验方，内容丰富、广泛，兼有妇、儿、五官科的论治经验，其中大部分未见经传，不少方剂和治法成为后世外科的传统方药和方法。其对痔疮的治法和一些急症的处理方法，至今还运用于临床。

《痈疽神秘验方》（一卷） 明代陶华编。成书于明正统十年（公元1445年）。全书简要概述痈疽临床表现，后附治疗痈疽及各种兼证方剂七十首。

《外科集验方》（二卷） 明代周文采撰。成书于明弘治十一年（公元1498年）。周氏曾著有《医方选要》，详于内科而略于外科，故兴献王朱祐杭命其搜集外科方书中奇验之方。周氏遍览外科诸书，择其药证相符之方，汇编成帙。其书首载疡科总论，次分五发痈疽、疔疮、瘰疬、肠痈、乳痈、肺痈、诸疳疮、附骨疽、诸疮、疥癣、瘿瘤、臁疮、便毒十三门，选方三百零四首，各详制方之理及用法。

《外科秘方》（一卷） 明代夏珊撰。约成书于明正德七年（公元1512年）。书中收录民间秘传秘方剂近百首。以丸、膏、丹、散为主，每方均详药物组成、剂量、用法及炮制方法等。后附"胡悦彭之十法良方"。

《外科心法》（七卷） 明代薛己撰。成书并刊于明嘉靖七年（公元1528年）。卷一、二集录诸家医论，包括《卫生宝鉴》"舍时从证""论证候肺疽肺痿法"；《外科精义》"辨疮疽善恶法""疮疡肿权变通类法""论痈疽"；《东垣试效方》"时毒治宜"；《玉机微义》"治疮大要三法""论疮疡灸法""论疮疡攻补法""疮分三因""明疮疡之本末"等，并论述二十六脉主病。卷三、四述疮疡用药总论，辨诸疮疡及诸痈疽病症。卷五、六分述肺痈、疔疮、脱疽、腹痈等三十余证及其治疗；总结槐花酒、金银花、八味丸的治验。另还继承前人针法。卷七汇集诸方药及外科治法，有托里温中汤、六君子汤等一百一十六方，附录外科经验方二十首。是书每一病症均有治验案例，系薛氏将外科理论与临床心得相结合的著作之一。

《外科经验方》（一卷） 明代薛己撰。成书于明嘉靖七年（公元1528年）。书载治疗肿疡、瘰疬、咽喉口齿、囊痈、下疳、便痈、悬痈、漏证、臁疮、烫火伤、冻伤、破伤风、小儿丹毒等十三种外科病证的常用方七十首。此书以病证为目，下列选方，间或述及致病机理、治法和随证用药加减。

《**外科发挥**》（八卷） 明代薛己撰。成书于明嘉靖七年（公元 1528 年）。全书阐述肿疡、溃疡、溃疡作痛、溃疡发热、发背、脑疽、鬓疽、时毒、疔疮、臀痈、脱疽、肺痈肺痿、肠痈、瘰疬、流注、疮疡作渴、作呕等三十一种外科常见病症及兼症，各病症先概述脉、证、治则，辨证施治简明扼要；后附治验医案，理法方药详明。案中方药有丸、散、膏、丹、汤剂，以及针灸之法。薛氏治疗外科病症经验丰富，是书所载验案甚多，充分体现其学术观点。

《**疠疡机要**》（三卷） 明代薛己撰。成书于明嘉靖八年（公元 1529 年）。上卷论述疠疡的病因、病机、病位及治疗原则，并分述疠疡之本证、变证、兼证、类证治法及后附各证治验。中卷为续诸证治验。下卷载各证所用方剂，共一百十二方。薛氏对麻风病的诊治经验丰富，认为"若眉毛先落者毒在肺，而发紫泡者毒在肝，脚底先痛或穿者毒在肾，遍身如癣者毒在脾，目先损者毒在心，此五脏受之重也""皮肉麻木不仁，肉死针刺不痛，血死烂溃，筋死指脱，骨死鼻柱坏，皆属五脏受伤，为不治"。薛氏注重辨本证，又据兼证、变证、类证、阴阳虚实而治，并指出："疠疡所患，非止一脏，然其气血无有弗伤，兼症无有弗杂，现积岁而发见于外，须分经络之上下，病势之虚实，不可概施攻毒之药，当先助胃壮气，使根本坚固，而后治其疮可也。"又曰："疠疡当知有变有类之不同，而治法有汗有砭刺攻补之不一，盖兼症当审轻重，变症当察后先，类症当详真伪，而汗下砭刺攻补之法，又当量其人之虚实，究其病之原委而施治之。"是书为我国第一部麻风病专著，所载如大枫子膏等方药为后世医家重视。

《**外科枢要**》（四卷） 明代薛己撰。初刊于明隆庆五年（公元 1571 年）。卷一疮疡总论，阐述疮疡脉法、五善七恶、本末虚实、用针、用药宜禁等。卷二、三论述疮疡痈瘤诸病，着重介绍脑疽、耳疮、瘰疬、痄腮、发背、乳痈、乳岩、疔疮、腹痛、流注、天泡疮、赤游风、疥疮、附骨疽、臀痈、痔疮、脱肛、臁疮、脱疽、瘤赘、疣子等三十九种外科常见病的病因、证治，附验案。并载医论六十余篇。卷四载有关方剂一百五十四首。全书以病症为纲，注重审证求因，指出"疮疡之作，皆由膏粱厚味，醇酒炙煿；房劳过度，七情郁火；阴虚阳凑，精虚气竭；命门火衰，不能生土；荣卫虚弱，外邪所袭，气血受伤而为患"。薛氏临证详辨体质，治病必求其本，尝云："大凡怯弱之人不必分肿溃，惟当先补胃气"，并提出疮疡用刀针之戒，认为"若妄用刀针，去肉出血，则气血无所依附，气血愈虚，元气愈伤矣，何以生肌收敛乎？"强调外科疾患同样须明辨虚实，重视脾胃元气。是书理论与临床相结合，内容丰富，可称疡科全书，对后世影响较大。

《**外科理例**》（七卷，附方一卷） 明代汪机（字省之，号石山居士）撰。成书于明嘉靖十年（公元 1531 年）。卷一、卷二，总论痈疽疮疡的证因脉治，并载方药一十八首。卷三至卷七分述各部位之外科病症四十七种，详论其病因、病机、诊断、治法及验案。补遗一卷，附外用单验方。汪氏认为"外科必本于内，知乎内以求乎外""荣气不从，逆于肉理，乃生痈肿，是痈肿有荣气逆于肉理之内而生也"；诊疗上强调有诸内必形诸外，故治外必调其内，若"治外遗内，本末倒置，殆必误人"；治疗原则主张以调理元气，先固根柢，不轻用寒凉攻利之剂和刀针之术，以消为贵，以托为畏；在处方用药上，随证通变，不拘成方，无论对外敷内服，均酌情施治，通权达变。所载有理有论，有案有例，便于按例推治，随病处方。是书持论具独到之见，又善取刘河间、李东垣、朱丹溪、陈自明、齐德之等诸家之长，对促进后世外科学的发展多有启迪。

　　《解围元薮》（四卷）　明代沈之问（号无为道人）辑。成书于明嘉靖二十九年（公元1550年），秘而未传，清代黄钟发现此书，于嘉庆二十一年（公元1816年）付梓。沈氏明确麻风是"传染所袭"，其传染方式为接触传染和飞沫传染等，认为家庭内传染最为重要。指出传染与否取决于元气虚实状况；给接触者尤其是儿童在未发病之先服药，有预防作用。对麻风的论治倡用六经辨证，主张先攻后补。总结了用大枫子治疗的经验，否定服之"定致瞽目"之说。其书卷一对大麻风、蛇皮风、鱼鳞风等三十六风分属六经论述。卷二对十四癞的判别，隶属于心肝脾肺肾胃六经以论治，并阐述预防及饮食宜忌。卷三、卷四为方药，收载大小轻重方剂二百四十九首，以供按症选用。此书为专论风癞疾患之专著。

　　《疮疡经验全书》（十三卷）　明代宋窦默（又名杰，字子声，一名汉卿）原撰，窦梦麟续增。约成书于明隆庆三年（公元1569年）。又名《窦太师外科全书》《窦氏外科全书》。此书选辑明以前医家有关外科之论，结合窦氏临床心得编撰而成，后人多推测为窦梦麟所著而托其祖名。卷一至卷七，按发病部位及类别论述外科病症的证治八百一十六条；卷八论述痘疮证治一百一十七条；卷九至卷十一，论述灸治、开刀法及内服外用方剂等三百五十六条；卷十二论述怪症及小儿杂症证治一百八十二条；卷十三论霉疮证治等一百二十三条。其辨证分明经络，细察脉色，辨识顺逆，端详善恶，探识深浅；治疗内服、外用兼施，并载刀针砭烙等手术方法。书中所述的病症有痈疽疮疡、大麻风、痘疮、咽喉口齿痛、疔疮等，兼及儿科、内科病。虽编次较杂，引用文献亦未注明出处，但资料翔实，颇具启发意义，对外科临床具有一定参考价值。

　　《外科经验精要方》（一卷）　不著撰者。张翼校。成书于明隆庆六年（公元1572年）。此书首论外科托里、疏通、行营卫三大治法，次述用药调治七法，概述外科病症治疗的一般规律及调养。最后详述三十四种外科病症的病机、施治原则，列方一百二十七首。

　　《外科准绳》（六卷）　明代王肯堂撰。成书于明万历三十年（公元1602年）。又名《疡科证治准绳》《外科证治准绳》《疡科准绳》，为《六科准绳》之一。卷一总论痈疽之病源、诊法、脉法、辨善恶与虚实、内消与内托、灸与针烙、砭镰、敷贴、淋洗等治法，以及将护、禁忌等十六篇。附内疏黄连汤、内托复煎散、当归黄芪汤等一百五十九方。卷二载溃疡、久漏疮、痈疽所兼渴、呕、出血等二十三症，共二百七十九方。卷三、卷四载述全身各部痈疽证治一百八十八方。卷五论外科瘤疾及皮肤病证治，如翻花疮、多骨疽、杨梅疮、流注、丹毒、瘿瘤、疥癣、紫白癜风等，载二百五十八方。卷六损伤门，述正骨、金伤、兽咬伤诸病证治。除总论外，每卷先列证治原则，后辑众方，汇集二十种医籍中的外科内容，博采陈无择、李东垣、薛立斋等名医论述。是书较为全面、系统地整理汇总前代主要外科著作及名医方论，门类详细，列方详备，为外科重要著作之一。

　　《外科启玄》（十二卷）　明代申拱辰（字子极，号斗垣）撰。成书于明万历三十二年（公元1604年）。其书卷一至卷三，总论外科疾患的病因病机、证候特点及诊治原则。卷四至卷九，按发、痈、疽、皮肤病、外伤病分类，论述一百九十三种外科常见疾病，配图二百一十七幅。卷十专论痘疹。卷十一至十二，共集内服、外用方剂二百五十八首，详其组成、用法，并附随证加减法，以及针灸、外治法等。申氏提出外科施治应先定标本，明其经络，察其色脉，辨别其逆顺、凶吉、深浅；并强调因证、因人、因地、因时制宜，列有治法不同论十篇，是书内容丰富，书中列证之多为其前外科著作所不及，并配图详述疾病形态；且记载了皲裂疮、日晒疮、汗淅疮、水渍手丫烂疮、担肩瘤等常见病；对某些疾病预防为先，其中用马勃防治褥疮的方法为临床所称道。明、清诸多外科著作取材于该书，足见其对后世外科学发展的影响。

《**外科正宗**》（**四卷**）　明代陈实功（字毓仁，号若虚）著。成书于明万历四十五年（公元1617年）。卷一总论外科疾患的病源、诊断与治疗。作歌诀概述外科证因脉治，附注并载病案及方药五十六种。附图三十五帧，以示各种重要疮疡的部位、形状，图文对照，言简意赅。卷二至卷四分述外科病症一百二十余种，每一病症均详论其病因病理、症状症象、诊断鉴别、治疗治法，以及验案与主治方药。病因原委中虽云"百病皆由火而生"，但也包括内伤七情，外罹六淫，以及膏粱厚味、脏腑不和等因素，指出"外之证，必根于内""痈疽必出于脏腑乖变，开窍不得宣通而发也"。其治疗广集前贤精粹，并多创新；重整体治疗而不偏执一法，广泛应用清热解毒、活血化瘀，同时尤重托补，创用托里清中、托里温中、托里建中、托里和中、托里透脓、托里安神、托里生肌诸法则，更立补中益气、益气摄血、助阳益气、醒脾益胃多种治则，充分显示其辨证施治的思想。陈氏强调"痈疽虽属外科，用药即同内伤"，指出脉虚病虚，首尾必行补法；表实里实，临时暂用攻方；疮疡溃后治当大补，切忌寒凉，且重视固护脾胃。陈氏还主张内外治疗并重，力辟当时"只重内治，轻视外治"的倾向。创用截肢术、小关节离断术、去除死骨术、气管缝合术，以及多种刀针手术，如鼻息肉截除术、咽部异物针拨术等；诸种腐蚀法，有立马回疔丹、三品一条枪、白灵药、冰狮散等方药的应用。诸种手法复位，如下颌整复法等，为后世所称道。在护理调养方面，主张"饮食何须戒口""冷硬腻物休餐"，对痈疽疮疡的康复起到积极作用。此书向以"列证最详，论治最精"著称。较全面反映了明代之前中国外科学的成就。清代外科名著《外科大成》《医宗金鉴·外科心法要诀》等，皆以此为蓝本编写，并较早流传于日本，可见影响之深。

《**外科钤**》（**二卷**）　明代张介宾撰。成书于明天启四年（公元1624年）。载于《景岳全书》。上卷总论，分经义、脉候、论证、善恶、逆顺、虚实、深浅辨、总论治法、败毒、托里等四十一篇论述。下卷论述发背、脑疽、耳疮、痄腮、瘰疬、疔疮等三十九种病证的病因、病机、治疗、预后、用药宜忌等，末附所用诸方。是书博采历代名家医论，尤多薛立斋、陈自明之法，参以个人心得，治内证重用温补，治病务求其本。附《外科古方》一卷，系将《外科钤》中选用之古方及新辑外科常用古方三百二十七首，通用方六十四首，经整理编写而成，方论精辟，切于实用。

《**疡科选粹**》（**八卷**）　明代陈文治（字国章，号岳黔）编。成书于明崇祯元年（公元1628年）。书载外科总论，阐述外科疾病的脉因证治；并介绍内服、外用药物的应用原则和外科疾病的调摄法；且分别论述外科、皮肤科、五官科等近百种病症的证治经验。另还论述跌仆伤损证治，辑入薛己外伤分证主治经验，并选载内服、外用的各类方剂，约一千五百多首。是书取材精要，内容广泛，集前代名家之说，参以临床经验，对病症治疗颇多新见。大量切合临床的单方、验方，对外科、皮肤科、五官科及伤科临床均有一定的参考价值。

《**疡科选粹**》（**八卷**）　明代彭宗孟撰。成书于明崇祯元年（公元1628年）。清代徐大椿（字灵胎、号洄溪老人）批点，其书记载总论疡科诊察方法、诊治用药、针烙和调摄等二十四门。并阐述疮、疡、疽等各种外科病证的治疗，用方遣药及外治方法。兼以跌打损伤论治。全书共收录疡科常用方一千二百余首，其中有不少秘传方药。

《外科活人定本》（四卷） 明代龚居中（字应园，号如虚子、寿世主人）撰。约成书于明崇祯三年（公元1630年）。其书首叙调治心法，阐发经义，概述疮疡病因、病机、治则、辨证等，次为秘传口诀、十善十恶证候、用药性、搽药性、敷药法及外科常用药方，继按图形分述脑发、疔腮毒、发背、骑马痈、对口发、搭手、鬓发、眉发等三十种病症；并按图形分述赤面疔、蝼蛄三串、赤面疯、上眼丹、下眼丹等五十种病症；另还论述瘿瘤、疮癣、流注、大麻风、杨梅疮诸病及头面、耳、鼻、口舌、牙、喉诸疮症图形，以及杖疮、折伤、破伤风等外伤疾病。附经验通用方三十二首。是书图文并茂，每一病证的病机、治法、方药载述较详。

《霉疮秘录》（一卷） 明代陈司成撰。成书于明崇祯五年（公元1632年）。书载总论、或问、治验、方法及宜忌。陈氏对梅毒的病因、传染途径、种类、各期见证、治法及预后，均有详述。指出性交传染、接触感染及遗传，均可导致此病。治疗主张标本同治、内外并重，而以祛邪扶正为大法。书中记载丸、药、膏、丹及熏洗效方。特别对土茯苓治疗霉疮的适应证论述详细。此书首先记载含砷药品治疗梅毒，并对妄用砒剂、轻粉等所致的坏症作深刻剖析，对有毒药物的应用提供了借鉴。陈氏首创用减毒无机砷剂治疗梅毒。他以礜石为主，制成生乳，再配他药而成十三种化毒丸。根据病情，采用内服与外用结合，全身与局部结合，辨证施治。书载病案二十九则，方剂五十五首，在"宜忌"篇中还列举误治病案六例。另还分析了药物和饮食宜忌。此书是我国第一部梅毒学专著。

六、伤科学术发展概况

中医骨伤科的学术专著，现存最早的是唐代的《理伤续断方》。元代的《世医得效方》有不少重要内容，另有《接骨入骱全书》则吸收了日本的骨伤科学术理论和治疗经验。明代的骨伤科又有了新的进步。

明初的《普济方》中记载着不少关于骨伤科的学术内容。在骨折和关节脱位的诊断和治疗方面多有新的贡献，如提出了下肢骨折复位效果等诊断法，所提出的部位、类型诊断法涉及的部位有十五个。清代《医宗金鉴》据之而扩展。在治疗术方面，《普济方》记述了锁骨骨折的复位固定法，另对其他多种骨折、脱位的治疗，如肱骨骨折的复位、股骨骨折与髋关节脱位的鉴别、股骨骨折的复位，以及膝关节脱位分前后脱位两种，髌骨损伤分不折不移位、骨折移位和脱位三种，复位后膝关节固位采取半屈曲位；胫骨、腓骨骨折手术，足踝关节骨折的"拽摇动捺法"等，其描述详细，部位正确，手法可靠，为骨伤学术的发展做出了突出的贡献。

嘉靖年间，有异远真人的《（秘传）跌打损伤妙方》、薛己的《正体类要》这两种颇有学术影响的伤骨科专著。此外在其他医著中，也不乏疗伤整骨的内容。

由于许多医家亦精于内科，在基础理论方面有很深造诣，所以往往并不单纯依赖手法外治或仅用一些疗伤药物，而是十分重视其内治，行气血、调肝肾，是明代骨伤学家最为关注的问题。

异远真人指出，跌打损伤的主要病机在于气血失于流行，故强调行气活血散瘀的重要性。李梴的《医学入门》有"折伤专主血论"。《疡医选粹》亦谓"凡治跌扑迷闷、颠扑损伤，大法固以血之或瘀或失，分虚实而为补泻"。及明末清初，陈士铎《辨证冰鉴》认为跌伤骨折，"内治法宜活血去瘀为先，血不活则瘀不去，瘀不去则骨不能接也"。《疡医大全》亦载引其说。薛己根据藏象学说，认为骨折愈合不固或不愈合而移位者，属于肝肾之虚；汪机的见解与之相同，故亦崇扬其说。

根据明代医家的伤科学术特点，大抵趋归两种学术流派。薛己将肿痛不消、肌肉坏死、新肉不生、损伤后瘀痛出血者，多归于元气不足，脾胃气虚。其《正体类要》说："肢体损于外，则气血伤于内，营卫有所不贯，脏腑因之不和，岂可纯任手法而不求脉理、审其虚实以施补泻哉？"因而，论脉理，辨脏腑虚实，把内治与外治结合起来，是薛己治伤的主要学术特点。承薛氏之学者有汪机、陈文治等人，客观上自然而然地形成一派。他们的学术主张主要是强调整体观，讲究脉理，重视元气虚实，认为治气以补气为要，并通过补气养血而活血化瘀；又强调脾胃、肝肾在骨伤治疗中的重要作用，善于健脾培本，固肾疗伤。其用药主于平补，反对妄用寒凉。其重视内伤，不同于单纯运用手法外治者。

除薛氏一派之外，尚有少林寺伤科学派，此派依据经络气血循行理论，提出"血头"行走穴道说。在《跌损妙方》中早载这种论说，并有"血头行走穴道歌"。少林学术依据"血头"行走穴道的时辰，采用跌打点穴治伤法，另还以七厘散、飞龙夺命丹、地鳖紫金丹等作为救急方，其方流传至今，为临床所常用。

《秘传刘青田先生家藏禁方》（一册）　原题明代刘基（字伯温）撰。成书年代未详。又名《处州青田刘伯温先生跌打禁方》。此书出于禁中，在民间赖抄本流传。主要论述损伤症候、复位、夹缚、宜忌、洗药法等，载方十三首。兼述内科杂病证治。

《跌打损伤方》（不分卷）　明代刘基（字伯温）撰。成书年代未详。卷首有"正面生死穴道""背面生死穴道"两篇，后录跌打损伤方九十余首，附朱晴航跌打损伤方三十八首，多为经验效方。

《（秘传）跌打损伤妙方》（一卷）　明代异远真人撰。约成书于明嘉靖二年（公元1523年）。又名《跌损妙方》。原系抄本传世。清代医家孙应科辑校编次，并参考滑寿《十四经穴歌》《明堂图》及《本草纲目》考订穴名、药名，于清道光十六年（公元1836年）刊行。此书首述损伤辨证用药总则、损伤病机、早期诊断、预后判断及注意事项。后列"用药歌"，概述损伤用药；"血气行走穴道歌"阐述气血流注的时间规律；"左右论"介绍损伤症候的经络辨证治则。再按损伤部位分全身、头面、身中、脊背、腿足、金创、通行七门。全身门，列举上部汤药方、中部汤药方、下部汤药方、全身跌打丹等二十七方的组成、用法、功能、主治；头面门，详述头破肿痛发热、头破伤风肿大及百会穴、脑门、囟门穴等二十七种头面部位损伤的治法方药；身中门，包括项以下，小腹以上，分述胁下、两胁、两手、胃脘、丹田等三十七处部位损伤的证治；脊背门，指出"背有十六节，五脏六腑系焉，人老而腰俯，精华竭矣"，治疗重点在于"调摄"和"竖脊梁"，介绍二十八首内服外敷方；腿足门，述腿、膝、踝、足各部受损的治法方药；金创门，载十八首治疗创伤内服、外用方药及其制作和用法；通用门，载八宝丹、七厘散等伤科常用方九首。是书强调治疗损伤要解衣谛视偏身，仔细看明，全面检查后随症轻重用药；指出跌打损伤之症变作多端，昧者不审原因，妄投猛剂，枉死多人。作者以经络学说子午流注与损伤时间、部位、程度轻重相联系，由之处方用药，具有一定的学术特点。

《劳氏家宝》（一卷）　明代劳天池撰。成书于明嘉靖六年（公元1527年）。此书主要阐述伤损症治、用药要诀、接骨入骱手法、失枕、刀斧磕伤治法及全体骨数、穴道，并载录《洗冤录》尸格及《考骨图》致命处和验证吉凶等内容，载治伤内服外用方八十一首。

后附宋氏伤科验方三十二首。

《正体类要》（二卷） 明代薛己（字新甫，号立斋）著。成书于明嘉靖八年（公元 1529 年）。为《薛氏医案》之一种。正体主治大法十九条，并载仆伤治验、坠跌金伤治验，烫火伤治验六十四则。方药部分载方七十二首。薛氏治病务求其本，辨明虚实，其重视脾胃和元气的学术思想贯穿全书，辨证详尽，施治分明。如损伤治疗主张以调补气血，滋养肝肾为主，行气活血为辅，后世称其为"平补法"。所载接骨散、花蕊石散等方药，为后世医家所推崇。陆师道序称薛氏的学术主张为"肢体损于外，则气血伤于内，营卫有所不贯，脏腑由之不和，岂可纯任手法而不求之脉理"，以此立说，注重伤科内治，而开一代法门。清代沈金鳌赞称"古来伤科书甚多，莫善于薛立斋分症主治"。此书是一部强调辨证论治，理法方药较为全面的伤科专著，对后世影响较大。明清以后的伤科专著，其有关内治法者多沿袭此书。如《疡医准绳·损伤门》几乎全文辑录，《医宗金鉴·正骨心法要旨》关于伤损内证的论治亦引自该书。

《金枪跌打接骨秘方》（一册） 原题明代郑芝龙（字飞黄，又作飞皇、飞虹）辑。约成书于明末。郑氏官至总兵，为郑成功之父。其书首载金枪赋、按脉论、行拳分轻重论、五绝症，并绘有损伤穴位图、看损加减用药等图五幅，次为用药急救经、外用方八首、内服方二十二首及运、熏、灸、倒四法和去宿伤方；继载损伤危重之症、诸伤治法及秘受跌打损伤要诀；后录秘受方一卷（题诚意伯传），载方七十余首，跌打损伤看症秘方加减，载方三十余首。

《伤科秘书》（一册） 明代郑芝龙（字飞黄，又作飞皇、飞虹）编。成书于明末。书载金疮赋、跌仆打斫金刃损伤总要、行拳分轻重论、伤科治法至要录。附秘传药方一卷，载有上、中、下三部煎方，上、下部接骨煎方及周身伤重方、飞龙夺命丹和胎骨散等九十余首。

《伤科秘方》（一卷） 少林寺僧传。成书年代未详。清顺治三年（公元 1646 年）扬州张总兵得之少林寺。书载损伤纲言、脏腑损伤见证治法、秘传跌打损伤轻重分说及少林寺经验损伤方四十一首。

七、针灸学术发展概要

明代针灸学术，较之宋、金、元代又有了较大的发展，从而进入了一个新的阶段。

在针灸学术理论的发展上，汪机、高武、杨继洲、李时珍等医家，都有重要的贡献。

汪机的《外科理例》虽为外科专著，但却结合经穴理论，重视经络腧穴对疮疡病的诊断价值，提出脏腑之痛其相应募穴均有隐痛的证状，可为诊断的一种依据。同时还强调依据经络循行进行症状分析，并选穴治疗。另外，颇有价值的是，汪氏还在临床上发现，瘢痕对针刺时的经气传导具有阻碍作用，其《外科理例》记载："针临泣，将欲接气，过其病所，才至灸瘢，止而不行。"对于艾灸的治疗作用，汪氏还做了具体分析，认为其在外科治疗中的补阳作用一为促脓排出；二为行气血，散瘀结，消肿痛；三为扶正祛邪，以防邪毒内陷。不仅扩大了针灸治法在外科领域中的应用，而且又提出头部眼部不宜施灸等新观点。

高武对针灸学的突出贡献，在于结合十二经脉的虚实病态，施用定时补泻，即"定时用穴"法，此法全称"十二经是动、所生病外补泻迎随"法。这一方法，废弃了长期流行的"按时用穴"法，"按时用穴"法不论何病，俱在一定时日针灸同一开穴，不仅疗效较差，而且易于误人。高氏之法强调先知其病，而后定经穴，再按开穴时辰针灸，其针对性很强。后人的"子午流注纳子法"不受十二经是动所生病候的限制，仅取其流注时辰与子母补泻用穴方法，则是对高氏方法的灵活运用。

杨继洲的《针灸大成》绘有"十二经井穴图"，记载井穴主治的各种病证。通过对井穴临床运用的研究，杨氏还进一步阐发了八脉八穴理论，增加了治症三十六项，使之成为系统学说。其所阐述的十二经主客原络配穴法，为后世针灸家所遵循。

此外，李时珍的《奇经八脉考》，发挥了奇经八脉理论，丰富了经络学说的内容，从而进一步引起了后人对奇经八脉的重视。

对针刺手法的重视和研究，是明代针灸学术的一个重要方面。元代针灸学家窦默曾有针刺手法补泻十四法，徐凤对其进行了诠释，增加了"调气法"，以使气至病所；并用捻转、按压、插针等手法控制针感传导，即"龙虎升腾"和"纳气法"。同时，徐氏还载录了当时临床应用的烧山火、透天凉、阳中隐阴、阴中隐阳、子午捣臼、进气法、留气法、抽添法、龙虎交战法、青龙摆尾、白虎摇头、苍龟探穴、赤凤迎源等复式手法，达十五种之多。此后，李梃对窦氏的十四法和复式手法亦曾加以诠释。

杨继洲的《针灸大成》，不仅对前人手法广泛汲取，且还阐述了其家传的特有手法，包括十二字法、下手八法、二十四法等，以及其他单式、复式手法数十种，其中的"九六"补泻法是应用较广者。杨氏的十二字法中，善于激发针感，并控制其传导方向，如"循法"谓"用大指甲切之，其气自通行也""转针头向病所，令取真气以至病所"，等等。此外，杨氏还发展了透穴针法，如合谷透劳宫治口眼㖞斜、风池透风府治偏正头风等。《针灸大成》所载用针灸治疗的病证有三百余种。针刺手法的改进和创用，对提高疗效和扩大应用范围是有重要意义的。

明代的灸治疗法也有显著进步。灸法的应用范围很广。如薛己、汪机治外病善用砭灸及隔蒜灸法；李梃用药末填脐艾灸，称"炼脐"法，用以养身防病，是为保健灸法的一种新的发明。张介宾的《类经图翼》辑录灸法验方数百个，治疗各科病证八十余种。张氏认为，灸法有散寒邪、除明毒、开郁破滞、助气回阳的功效，其对中风、脱肛、痈疽等的灸治甚或胜于药物疗效。

明代医家还较多应用隔物灸：如隔蒜灸、隔附子灸、隔豆豉饼灸、隔木香灸、隔生地灸、隔香附灸等，适应于不同的病证，各建殊功。

艾卷灸出现于明代，在朱权《寿域神方》有所记载。但早先的艾卷并不掺药。《本草纲目》所载的雷火神针用沉香、木香、乳香、茵陈等与艾绒同制成艾条，以治风寒湿痹、寒邪胀痛、痛经等证。艾绒与其他药物的协同功效，扩大了艾灸法的运用范围。后在清代，医者又将雷火神针的处方改变而为太乙神针。

《神应经》（一卷） 明代陈会（字善同，号宏纲）原撰，刘瑾（字永怀，号恒庵）辑校。成书于明洪熙元年（公元1425年）。此书系刘氏受宁献王朱权之命，辑录其师陈会《广爱书》主要内容而成。原《广爱书》已不传，赖刘瑾辑录而得流传。书载百穴法歌、折量法、补泻手法、穴法图，介绍一百一十四穴及灸四花穴法；后为五百四十七病证的针灸配穴，附载"逐日人神所在"。韩继禧序称："其所著穴，皆撮其切要而得效多者，文简而事周，令人披阅，昝刻间证与穴了然在目。"清道光咸丰间（公元1821～1861年）叶志诜将

《神应经》内容辑入《汉阳叶氏丛刻》之《观身集》中，题为《全身穴页歌》。

《针灸大全》（六卷）　明代徐凤（字廷瑞）编著。又名《针灸捷要》。约成书于明正统四年（公元 1439 年），此书所载内容广泛，包括"周身经穴赋""十三鬼穴歌""长桑君天星秘诀歌""天星十二穴歌""四总穴歌""天星十一穴歌""治病十一证歌""流注指微赋""通玄指要赋""灵光赋""席弘赋""标幽赋"及徐氏注解、周身折量法及分部分经取穴歌诀、"窦文真公八法流注"；"金针赋"及子午流注法、徐凤所编"逐日按日定穴歌"，以及取四花、膏肓俞、肾俞、骑竹马等灸法。诸多内容为《针灸大成》转载，称《针灸捷要》。又明万历十九年（公元 1591 年）刊《秘传常山杨敬斋先生针灸全书》，内容略同。

《铜人徐氏针灸合刻》（七册）　明代太医院参订。书为宋王惟一所撰《铜人腧穴针灸图经》及明徐凤《徐氏针灸大全》之合刻本。

《针灸择日编集》（不分卷）　明代金循义、金义孙编。成书于明正统十二年（公元 1447 年）。金氏引用《针灸广爱书括》《事林广记》《千金月令》《元龟集》《龙木总论》《易简方》和《龙树菩萨眼论》等书，对"人神太乙之所主""天医杂忌之所在"条分缕析，于日时禁忌之外，兼及各刺禁、灸法禁忌和灸后护养。

《灵枢经脉翼》（三卷）　明代夏英（字时彦）编。成书于明弘治十年（公元 1497 年）。上卷载"心五藏通之图"和"肺起寅之图"，说明十二经脉按十二时环周；卷中分列肺、大肠、胃、脾、心、小肠各经图文；卷下分列膀胱、肾、心包、三焦、胆、肝各经图文，后附督脉和任脉经穴图。夏氏据滑寿《十四经发挥》，就十二经脉及督、任二脉诸穴绘图作歌，《灵枢·经脉》原文及滑氏注文为解，且有编者按语。后附"音释"。徐序称此书"诚能羽翼乎《灵枢》而大有功于医道也"。

《凌门传授铜人指穴》（一卷）　不著撰者。书系明孝宗弘治年间（公元 1487～1505 年）凌云（字汉章）一派所传。凌氏早于汪机和高武，其书内容为高氏《针灸聚英》所引用，称"凌氏所编集写本针书"。其书内容以针灸歌赋和经穴图为主，载有百症赋、玉龙赋、灵光赋、拦江赋、席弘赋、八法八穴歌（西江月调）、十四经步穴歌、十四经周身歌、十二经脉、十五络脉歌、千金十一穴歌、荣卫所生歌、铜人指要赋等。经穴图除十二经要穴之外，还有"天星穴法之形""秋夫疗鬼十三穴之格""回阳九针图""八脉之形"（八穴图）。另有五脏正面背面图、精溺分图、气海膈膜图、肺膜心系图，亦颇具特色。

《针灸集书》（二卷）　明代杨珣（字恒斋）编集。成书于明正德十年（公元 1515 年）。书载"腧穴治病门类"，关于中风等七十六病证的针灸治法，多采自《资生经》等书，后载长桑君天星秘诀、天星十一穴、八法穴治病歌、九针十二原解及针法，多采自《针经指南》等金元时期有关针灸著作。另有"经络起止腧穴交会图解"，列十四经的循行部位和所属腧穴，并附图解释。此书成书于《针灸聚英》和《循经考穴编》之前，所载歌赋许多为他书所未载。

《针灸聚英》（四卷）　明代高武（字梅孤）纂集。成书于明嘉靖八年（公元 1529 年），嘉靖十六年（公元 1537 年）与《针灸节要》合刊。高氏精医，尤长于针灸。尝手铸铜人男、女、童子各一，以试其穴而推诸人身，这在针灸学术史上是罕有的。高氏引言称"不溯其原，则昧夫古人立之善，故尝集《节要》一书矣；不穷其流，则不知后世变法之弊，此《聚英》之所以纂也"。卷一载脏腑经穴，顺序同《十四经发挥》；卷二载灸穴、窦氏八穴、五输穴、东垣针法、各家治例和《玉机微义》针灸证治；卷三载针法、灸法；卷四载录各针灸歌赋，末载"附辨"。书中征引金元及明代各家的针灸论述和治例，并有所分析，在治疗方法上，还主张针灸与药饵兼筹并顾。不少按语表明高氏的独特见解。《四库全书总目提要》说："凡诸书与《素问》《难经》异同者，取其同而论其异，故以《聚英》名书。"此书在公元 1645 年即有日本翻刻本，至今受到日本针灸学者的重视。

《针灸节要》（三卷）　明代高武（字梅孤）撰述。成书于明嘉靖八年（公元 1529 年），嘉靖十六年（公元 1537 年）与《针灸聚英》合刊。此书首列九针图，仿自《济生拔萃》中的《针经节要》；并辑录《难经》论针法补泻、五脏主病等文十八节，引用滑伯仁《难经本义》作注。另辑《内经》原文，包括刺法理论三十六节，各病证及治法五十九节，十二经脉、奇经八脉原文十节。高氏辑录《内经》《难经》有关针灸的基础理论，意在"溯其源"，而《聚英》的编纂则为"穷其流"。溯源穷流，则可明其异同而知所折中。高氏两书是《针灸大成》之前对历代针灸文献的重要总结。杨继洲《诸家得失策》亦赞其："既由《素》《难》以溯其源，又由诸家以穷其流。"

《针灸问对》（三卷）　明代汪机（字省之，号石山居士）编著。成书于明嘉靖九年（公元 1530 年）。后辑入《汪石山医书八种》。书以问答形式，据《灵枢》《素问》《难经》及诸家针灸之书就有关问题进行评析。包括针灸经穴基础理论、补泻迎随针刺手法、灸法及针灸经穴歌诀，共八十四题，旨在发扬《内经》《难经》经义，评析金元及明代针灸学术。程镔序曾说，当时针灸者多将经旨"置而不讲，徒夸于手法、取穴之末"，汪氏此书则"进于技而几于道"，由医术而进一步阐明其医理。其引证元、明诸说之丰富，为他书所少见。

《奇经八脉考》（一卷）　明代李时珍（字东璧，号濒湖山人）撰辑。成书于明隆庆六年（公元 1572 年），万历三十一年（公元 1603 年）与《濒湖脉学》《脉诀考证》合刻，并附刊于《本草纲目》后。李氏引据《内经》《难经》《脉经》，下及金、元、明各家著作，就奇经八脉的经穴和主病进行考证。首列奇经八脉总说，后论阴维脉、阳维脉、二维为病，阴跷脉、阳跷脉、二跷为病，冲脉、冲脉为病，任脉、任脉为病，督脉、督脉为病，带脉、带脉为病，另据《脉经》载气口九道脉，末附释音。各篇引证有关文献，加以分析。如"紫阳《八脉经》"等佚书赖其以传。李氏认为："紫阳《八脉经》所载经脉，稍与医家之说不同。然内景隧道，惟返观者能照察之，其言必不谬也。"《四库全书提要》称"考明初滑寿尝撰《十四经发挥》十卷……医家据为绳墨。时珍此书更加精核……此以知征实之学由于考证，逾推逾密，虽一技亦然矣。"

《经络全书》（二卷）　明代沈子禄（字承之）原撰于明万历四年（公元 1576 年），清尤乘重辑于清康熙二十七年（公元 1688 年）。沈氏编就原书后，曾求徐师曾（字伯鲁）订正并索序。徐氏见其书"自巅放趾，条析分明，一本《内经》及诸大家之说，而时参以己见"，但"惜其引证繁复，补益太过"，乃"为之删校，复述枢要，以续斯编，更名《经络全书》"。尤氏得其书稿，又为补订，并加音义注释。书之前编为"分野"，介绍巅顶、头、囟、额、头角、枕骨、颏等八十八个部位的经络循行和《内经》及诸家论述。后编为"枢要"，分为原病、阴阳、藏府、营卫、经络、常经、奇经、人迎气口、三部、诊脉、清浊、虚实、客感、传变十四个专题，论述有关针灸经络理论与证治。

《常山敬斋杨先生针灸全书》（二卷）　明代陈言（字无择）编。刊于明万历十九年（公元 1591 年）。又名《杨敬斋针灸全书》。内容多系针灸歌赋，与徐凤《针灸大全》所载基本相同，而编次有变。卷上载"周身经穴赋""一穴数名""金针赋""流注指微赋""通玄指要""灵光赋""席弘赋""标由（幽）赋"；卷下载各歌诀、子午流注、八法流注、各部经穴图及各证取穴一百零四图。所载针灸证治采用图解，乃是此书的主要特色。

《针灸大成》（十卷）　明代杨济时（字继洲）等编著。成书于明万历二十九年（公元 1601 年）。杨氏家传《卫生针灸玄机秘要》三卷，后经赵文炳（字含章）委交靳贤补辑。如《医经小学》《乾坤生意》《神应经》《针灸大全》《针灸节要》《针灸聚英》《古今医统》和《小儿按摩经》等有关内容悉皆采纳，蔚为大成。卷一载经穴总图、针道源流，及《素问》《难经》经文。卷二、卷三载针灸歌赋。杨氏注解者有"标幽赋""通玄指要赋""金针赋""玉龙歌"，所集者为"兰（拦）江赋"，家传者有"胜玉歌"和"针内障秘要歌"。其后医"策"四篇，为杨氏晋考太医时的试卷，最能反映其学术观点。卷四载取穴尺寸图及针刺补泻理论和方法，包括"杨氏补泻""设为问答"，以及"刺法大小"诸论。卷五载五输穴图表、子午流注和灵龟八法，附有杨氏补充用法。卷六、卷七为脏腑经穴图文，详载经穴三百五十九，经外奇穴三十四。在五脏各经下兼录有关药物和导引法，任、督脉下所述尤详。卷八、卷九有"治症总要"等，载述各病针灸治法。后附杨氏医案三十一则，卷十所录《小儿按摩经》内容，仅见于该书记载。书后"附辨"出于《针灸聚英》和《针灸问对》。全书以《内经》《难经》为源，历代各家之说为流，全面总结明以前针灸学的经验与成就，兼及导引、按摩和药治，内容丰富，别具特色，甚为后世医家所推崇。王国光序《卫生针灸玄机秘要》称其"参合指归，汇同考异，手自编摩，凡针、药、调摄之法，分图析类"；赵文炳亦有"针法纲目，备载之矣"之赞。《针灸大成》刊行后，数经翻印，自明以来版本达八十种之多。其学术影响之深远于此可见。

《铜人明堂之图》（四幅）　明代赵文炳（字含章）绘制。成书于明万历二十九年（公元 1601 年）。赵氏因针灸经图相为表里，无经不能察脏腑之病源，无图不能知孔穴之所在，乃取南北两部板印的铜人图，考证穴道，并用阴阳图区别脏腑，使经络腧穴一目了然，便于掌握。

《经络考》（不分卷）　明代张三锡（字叔承，号嗣泉、嗣全）撰。成书于明万历三十七年（公元 1609 年），王肯堂为之序；初版火毁，崇祯十二年（公元 1639 年）其孙张维藩、维翰重刻，辑入《医学六要》，张氏以《内经》《难经》及滑寿《十四经发挥》为主要依据，"纂其最要者"而成是书。其中又颇多引用马莳《内经》注解。全书论列十四经文字、图形、歌诀，以及营卫、正伏人脏图、精气津液血脉等，后载取膏肓穴图、四花穴法图。其次序由经穴而至奇穴。张氏在书中全面论述经络，以使学者"明其部以定经，循其流以寻源"。

《针方六集》（六卷）　明代吴崑（字山甫，号鹤皋山人）撰。成书于明万历四十六年（公元 1618 年）。卷一"神照集"，论述十二经脉、奇经八脉经穴，附诸家奇穴、并列图三十幅；卷二"开蒙集"，收载吴氏注解"标幽赋"，后对八法五门、五腧穴的用法作全面阐述；卷三"尊经集"，选录《内经》针灸要旨一百四十八条，阐发经义以指导临床；卷四"旁通集"，论针药之理相通，列文四十五条，后载"修《金针赋》"，列文三十四条，阐发作者学术观点；卷五"纷署集"，按头、背、面、颈、胸、手、足的顺序分述经穴主治；

卷六"兼罗集"，收载"玉龙歌"等针灸歌诀十三篇，以及崔氏灸骨蒸劳热定取患门、四花六穴法，《千金方》论膏肓腧穴法，隔蒜灸痈毒法。此书为吴氏晚年所撰，自谓"视昔考医方（《医方考》）时，年则倍矣……其间一得之愚，是千虑之所开也。良工之心独苦，今乃验之"。可见其撰作之苦心。

《循经考穴编》（不分卷）　　不著撰者。书末署"严振漫翁氏识"。成书年代未详。书中所引文献都在万历（公元 1573～1620 年）以前，当系明代之著。全书按十四经气血流注顺序，依次阐述脏腑经脉分布、循行、功能和病候，并随经插叙各经所属腧穴，考证注释其位置、针灸法及主治病证；其后载述奇经八脉（除任脉、督脉外）及其所属腧穴。末附人体脏腑图、骨度尺寸图、背部及腹部穴图。作者对经脉、腧穴的论述考证颇为详明，所引书籍有《内经》《难经》《脉经》《千金方》《千金翼方》《外台秘要》《习医直格》《明堂诀式》（又作《修明堂诀式》）《内外二景图》《明堂经》《骨度统论》《铜人经》《针灸资生经》《此事难知》《十四经发挥》《要穴补遗》《要旨论》《经神集》《奇经八脉考》等，并引述张仲景、崔知悌、刘元宾、许叔微、常器之、张元素、李杲、朱震亨诸家之作，其中不少文献久佚，赖此书而存其一斑。所附"欧希范五脏图"等亦属罕见的医史文献。

八、推拿学术的发展及其主要成就

在元代医学十三科中，没有按摩科，但到明代，按摩科在太医署医学分科中又取得了地位，作为医学十三科之一，为其学术发展创造了条件。于是推拿术逐渐被医家所广泛接受，而且在养生家中也普遍推广其术。

明洪武十二年（公元 1379 年），朱权《活人心法》中载有仙术修养术、八段锦导引法、导引图等，并结合医家的藏象经络学说，增加了摩肾、按夹脊、按腹等手术。其八段锦法与经络学说紧密联系，简化了导引术，发展了静坐之功，而为后世养生家所广泛采纳，如《尊生八笺》《古今养生录》等载述其治使之流传更广。同时在《古今医统》《新刻养生导引法》《医学入门》《医学正传》，乃至《本草纲目》等医著中，亦皆载录古来各种治疗强身的导引、按摩方法。

明代医家认真总结儿科临床应用按摩法的经验，撰写了一些重要的儿科按摩著作，如杨继洲《针灸大成》所载的《陈氏小儿按摩经》（公元 1601 年）、龚廷贤的《小儿推拿秘旨》、周于蕃的《小儿科推拿仙术》等。《陈氏小儿按摩经》以歌诀形式叙述了小儿常见病证的按摩理论和方法，对掐法、推手指三关法及其适应证的叙述尤详。

龚廷贤认为，推拿对小儿保健医疗有独特良效，所谓"手到病除，效验立见"。《小儿推拿秘旨》歌诀叙述了穴位与推拿法，尤其对十二种手法阐述详细。

周于蕃记载了阳掌诀法、阴掌诀法，以及"身中十二拿法"的穴位和功效，其常用的葱姜汤推、艾绒敷脐、葱饼敷穴等法，亦颇具特点。以上小儿推拿著作的广泛流传，进一步促进了推拿法在儿科临床的应用，而成为明代推拿学术进展的重要特点。

《陈氏小儿按摩经》　　撰者不详。见杨继洲《针灸大成》。杨氏之书成于明万历二十九年（公元 1601 年）。四明陈氏《小儿按摩经》以歌诀形式载述了小儿常见病证的按摩推拿理论和方法，特别对儿童保健医疗有独特良效，所谓"一有疾病，即可医治，手到病除，效验立见，询保赤良法也"。书中用歌诀表述了穴位等的推拿治法，方简而易记。尤对十二种手法的名称、功效、操作和适应证的叙述十分明晰，另有小儿急救、护理等的推拿方法。

《小儿推拿秘旨》（二卷） 明代龚廷贤（字子才，号云林，又号悟真子）撰。约成书于明万历三十二年（公元1604年）。上卷首论小儿生理特点，次则为变蒸论、惊风论、诸疳论、婴童赋、险证不治歌等，阐述小儿疾病之诊断，再叙小儿推拿手法及其临床应用，如十二手法诀、二十四惊推拿法。并附有虎口三关察脉图、推拿穴位图等七幅及小儿推拿法二十四人物图。下卷为儿科杂证，先列病机纂要，概述小儿之脏腑病证，次载寒门、热门、诸惊、伤寒等四十首歌诀，分述小儿诸病证治。末载"小儿活婴奏效方"，有钱氏泻青丸、地黄丸、导赤散等四十三方。是书为现存较早的儿科推拿专著，在总结前人有关小儿推拿疗法成就的基础上，结合临床经验编辑而成，对推拿穴位、手法、主治均记述颇详，对后世儿科推拿颇具影响。清代姚国桢曾为之补辑。

《小儿科推拿仙术》（不分卷） 明代周于蕃（字岳夫）撰。成书于明万历三十三年（公元1605年）。又名《小儿推拿秘诀》《推拿仙术》《小儿推拿仙术秘诀》。主要内容有看小儿无患歌、看小儿被惊法歌、看五脏六腑定诀歌、看面定诀歌、看指定诀歌、看色断生死诀、看症候断诀、变蒸说、四证八候说、拿说、拿法、汗吐下说、汗法、吐法、下法、风气命三关说、男女左右说、分阴阳推三关退六腑说、节饮食说、字法解、手法捷要歌等。其中手上推拿法，包括天门入虎口、水里捞明月、打马过天河、黄蜂入洞、赤凤摇头、飞经走气、凤凰单展翅、猿猴摘果、双龙摆尾九种复式操作法；身中十二拿法，拿太阳、耳后、肩井、奶旁、曲尺、肚角、百虫、皮罢、合骨、鱼肚、膀胱、三阴交；治男女诸般证候法，阐述四十六种病证的证候及其病纲与推拿治法；阳掌诀法，有运八卦等十五种掌面推拿操作法；"阴掌诀法"，有掐揉二扇门等七种掌背穴位操作法；"诸惊症候并推治法"，论述二十三种惊风及其推拿治法；"杂证治法"，介绍肚疼、火眼、气肿、水肿、黄症、痰迷心窍、走马牙疳、头肿、痰疟、食疟、虚疟、邪疟、红痢、白痢、赤白痢、噤口痢、疳积和黄疸十八种杂证的推拿治疗；"心得保婴妙法"，重点介绍屡试屡验的推按小腹和摇关二法。并载有多种推拿图谱，如周身穴图、背上穴图、掌面总图、掌背总图、分阴阳推三关六腑图说、运八卦运土入水运水入土图说、板门向横纹横纹向板门图说、二扇门二人上马图说、分阴阳手法图、推三关手法图、推六腑手法图、屈指补脾土手法图说、推中指手法图说、取天河水手法图、天门入虎口图说、灯火灸说等。最后载有活幼金黄散、启脾芦荟丸等经验方。是书内容与《小儿按摩经》关系密切，为早期小儿推拿著作之一。对后世影响较大，清代重要的小儿推拿专著《厘正按摩要术》以此为蓝本。

《幼科百效全书》（三卷） 明代龚居中（字应园，号如虚子，寿世主人）撰。成书于明崇祯十七年（公元1644年）。龚氏论治儿科疾病，善以推拿和药物兼用。此书载急救推拿奇法，包括手指五脏六腑歌，家传秘法手诀，推法妙诀歌，手法治病歌，推拿手诀等；另还分述儿科病证五十八门，载方二百首，经验棋盘局方歌四十五首，以及治验三十五则。

九、眼科及咽喉口齿科的学术发展

中医眼科学术发展到明代，进入了一个高峰时期。医家程玠、葆光道人、杨希洛、袁学渊、王肯堂、傅仁宇、邓苑等，对眼科证治颇有研究，一方面继承了唐、宋以来的眼科学术，另一方面又积累了许多新的临床经验，从而使眼科学术水平达到了一个新的高度。

《眼科应验良方》（一卷） 明代程玠（字文玉，号松崖）撰。约成书于明成化二十年

（公元 1484 年）。又名《程松崖眼科》《歙西槐塘松崖先生眼科家传秘本》《松崖眼科》。其书首载五轮眼图，论述五轮配五脏。次列眼病十七种，且有眼病图，阐述证治病因、治疗方药，除内服方外还配以洗、点等多种外治法。

《银海精微》（二卷） 原题唐代孙思邈著。成书年代未详。唐、宋《艺文志》均未见载录；明嘉靖、万历年间有刊本，均称"未知何人氏所撰"；此后刊本才署孙思邈著。故书前有齐一经序，称管河北道时，得于同僚李氏，亦不著时代年月。其成书约在元明时。上卷首列"五轮八廓总说"，并附图歌，以脏腑、经络等理论，按目疾部位和全身的相互关系作为诊治大法；然后分述六十四种眼病。下卷继述眼病十六种，并载有"五脏要论""审证应验口诀""审证秘论""眼科用药次第法"等十二篇，论述有关眼病的辨证施治立法用药、针刺外治等。所载八十种眼病，各附图像，明示病位、形状、治法、方药。另将验方六十一首纂成"金针眼科经验方诗括"；眼科常用药物一百三十五种，述其归经及功效等。对眼病的诊视提出先审瞳人（仁），次看风轮，再察气轮，后辨肉轮、二眦；其辨治瞳神之法，认为开大者以酸收之，焦小者，以辛散之，后世医家多宗此治疗原则。其治疗方法不仅详述内治之法，而且注重针刺、夹、洗、烙等手术及外治方法。外用眼药则有粉剂、膏剂、水剂多种剂型。是书据藏象学说，倡五轮八廓之说，体现了中医学整体观和辨证施治的特点，历代眼科学家无不遵从此说。《四库全书总目提要》评价说："其辨析诸证，颇为明晰。其法补泻兼治，寒温互用，亦无偏主一格之弊。"该书为眼科重要著作之一，并较早流传日本等国。

《（秘传）眼科龙木论》（十卷） 原题明代葆光道人撰。刊于明万历三年（公元 1575 年）。书中载录多篇隋、唐、宋代的眼科学内容。卷一至卷六，总论眼科理论，并载七十二症方论，析其证因病治。所附歌诀七十七首，出自唐代刘皓《眼论审的歌》。卷七为诸家秘要名方，辑录"巢氏论针眼候"及《三因方》《本事方》《百一选方》《和剂方》中治眼病方，共三十八首。卷八针灸经，记载眼科针灸常用七十一穴。卷九、卷十辨论药性，列眼科常用药物一百五十五种。附录《葆光道人眼科龙木集》一卷。眼科八廓学说在《三因方》中只载其名，是书则详予论述；再以七十二症问答论述病治。其七十二症分类方法，被后世眼科著作所沿用；其针拨内障及外用象胆等治疗方法多受印度医药影响；其他方药属眼科临床所常用。此书为中医眼科学重要著作之一。

《明目至宝》（四卷） 不著撰者。明代杨希洛、夏惟勤整理。成书于明万历二十一年（公元 1593 年）。卷一载论目为血脉之宗、眼科论、孙真人眼论、阴阳相应辨论、上古天真论眼科通明论、轩辕黄帝说眼目病科、太玄真人论眼病五轮所属、论五轮受病之因、论八廓受实热病之因等篇。卷二以问答形式论述眼科七十二症及其病因、病机、用方。卷三、卷四载眼病外用、内服方二百余首。并附灸眼、贴眼治法。

《（新刊）明目良方》（二卷） 不著撰者。成书于明万历二十八年（公元 1600 年）。书载目疾症候总论、论五轮主病根因、论五轮病症、论五轮所属轮廓贯通、五轮虚实用药诸论，并有五轮所属主病图、八廓所属主病图等，同时评述圆翳内障、滑翳内障、散翳内障、浮翳内障、小翳内障、沉翳内障、横翳内障、外障，以及偃月翳、黑花翳等眼病证治。全书载眼科内服外用方一百九十余首，常用泻肝、宣肺、凉脾、凉心、凉肝等药二百余味。附眼科病症图三十六幅。末附"眼科用药便览"，载药一百零四味，有明目、凉血、去翳、去障、止泪功能，主要用于治疗赤眼、内障、外障、目痛等疾。

《眼科易知录》（一卷） 明代程玠（字文玉，号松崖）撰。约成书于明天启元年（公元 1621 年）。此书阐述迎风下泪、瞳仁散大、飞丝入目、赤脉贯瞳、打伤破睛、眼珠暴出等二十五种眼科常见病的病因症治。按症绘图，按经立法，简明切当。

《秘传眼科七十二症全书》（六卷） 明代袁学渊（字晴峰）撰。成书年代未详。其书采集众家之言，介绍眼科辨证论治方法，有孙真人医眼法、张仲安治眼法等；同时介绍五轮八廓学说，载眼科用药十六类。另还论述眼科七十二症，内障二十四症，外障四十八症，并有图说歌诀；所载外治方八十九首，包括点眼、敷贴、摩顶、搐鼻、吹鼻、缚手、洗眼等治法，备极其详。此书流传海外，在清代康熙时有日本刻本。

《审视瑶函》（六卷） 明代傅仁宇（字允科）撰。初刊于明崇祯十七年（公元 1644 年）。傅氏祖传眼科，临证三十余年，采集前贤学术经验，在《原机启微》《证治准绳》诸书基础上，结合家传及临床经验撰成是书。卷首载前贤医案二十四例，并载述眼科基础理论，如五轮八廓主病歌、图解五轮八廓和五运六气，用太极阴阳动静论述眼病的原由和治则，并有防病保健动功六字诀等。卷一详论五轮八廓，"目为至宝论"阐述眼的解剖生理；"识病辨症详明金玉赋"阐述眼症病因，并论内外二障和治病用药、手术须知。卷二重点论述眼病的病因病机，采录《原机启微》"淫热反克之病""阳衰不能抗阴之病"等内容和方药。卷三至卷六列有一百零八症，附方二百九十余首。卷附眼科针灸要穴图。傅氏此书总结了宋元以来的眼科学成就，并有所发展，如其论五轮八廓，强调"脏有所病，必致于轮"，当鉴形辨色以求其因。又宗陈无择"三因"之说，述眼病丧明之原。在治疗上主张标本兼顾，内外并治，尤其重视针灸与外用眼药的配制与应用。书中载录眼病方三百九十六首，除前代所制者外，多为傅氏自订。如驱风散热饮子、坠血明目饮、正容汤等，迄今为眼科临床所常用。关于眼科医疗器械，傅氏首载针烙钩割刀样图、金针图，并详述金针的制作法。再如针拨内障，主张血气已定始针拨，其方法、步骤等多有所改进和提高；告诫后人不宜滥用片脑等，颇切合临床实用。为眼科专著中内容颇为丰富详尽者，对后世眼科学术发展很有影响。

《眼科简便验方》（一卷） 明代林长生（士纶）撰。约成书于明崇祯十七年（公元 1644 年）。其书首载崇祯十七年陆彬所撰"目不专重诊脉说"及林氏"目疾戒慎论"，论述目疾之病因、预防及饮食禁忌等；次述五轮图、十七种眼症，一症一图，内容同《松崖眼科》，并载二十一方。此外，还载录孙真人海上方，内障、流泪、赤眼、眼翳歌诀四首，平易诸方一百二十首，包括眼病方药及眼保健药物。

《一草亭目科全书》（不分卷） 明代邓苑（字博望）撰。约成书于明崇祯十七年（公元 1644 年）。一名《感应一草亭全书》。邓氏将眼病总结为内障和外障两大类，其书列目论、目议、外障、外障治法；内障、内障治法、小儿痘毒眼治法、小儿疳积眼治法、治小儿雀目法等九篇，论述眼病论治的理论和方药。附炮制、用法和宜忌，简明实用。此书是明代的眼科名著，对临证颇具指导意义，然不免杂有不经之谈，需予以分析。

除上述眼病专著之外，尤其值得重视的是王肯堂《杂病证治准绳·七窍门》有关内眼结构、功能及眼部病证的认识。王肯堂在总结前代理论的基础上，对内眼结构神膏（玻璃体）、神水（房水）及神光（视功能）等形质和功能的论述，补充了前人对内眼结构认识的不足。《杂病证治准绳·七窍门》载论眼病一百八十余证，若与《眼科龙木论》七十二证和《银海精微》的八十证相比较，则其广度和深度显而易见，而且所论述的病证多为临床所常见。因而，此书可称集当时眼科学之大成者。后世医家多宗其论，如傅仁宇的《审视瑶函》、清代张璐的《张氏医通》均以之为据。

《杂病论治准绳·七窍门》对角膜病、眼底病及眼外伤等均有进一步论述，如对"凝脂翳"（角膜溃疡）、"蟹睛证"（虹膜脱出）、"云雾移睛"（玻璃体混浊）以及"神瞻昏渺"、"视赤如白"（色盲）、"黄油证"（睑裂斑）等的病因病机和辨证等，均有正确和精彩的论载。

在眼科病证的治疗方面，王肯堂采录了眼科专方三百九十首之多，其数量之多洵属空前。继李东垣之后，王氏特别重视"瞳神散大"的治疗，指出其治法以"收瞳为先""瞳神，但得收复，目即有生意"，这一观点，在眼科临床上具有重要意义。

《证治准绳》的有关内容，是反映明代眼科学术发展水平的代表作之一。傅仁宇的《审视瑶函》，为明、清以来最为流行的眼科专著，但实际上，此书即是以王肯堂的著述为基础，博采精辑而著成的。

关于咽喉、口齿类疾病证治的研究，在明代主要有郁凝祉的《喉科秘本》和薛己的《口齿类要》这两部专著。此外在其他医家的著作中也有不少有关内容。

在咽喉疾病方面，《解围元薮》记载了喉麻风、薛己《外科发挥》记载了咽喉梅毒、龚居中《红炉点雪》中有关于喉结核的论述，这些均属医学史上的首次记载，具有重要的学术意义。

明代医家在口齿疾患的认识和治疗方面，既注意局部辨证，又重视全身辨证，并积累了丰富的治疗方法。在局部辨证方面，如《外科正宗》辨口疮云："虚火者，色淡而白斑细点，甚者陷露龟纹……实火者，色红而满口烂斑，甚者腮舌俱种。"李时珍辨口唇云："唇赤或肿则脾热；唇青或嗫则寒；唇干或裂则燥，唇动或㖞则风，唇白无色则虚；唇潘湿烂则湿热。"在全身辨证方面，薛己有上焦实火、中焦虚寒、下焦相火之说，龚廷贤有"三焦实热"说，武之望有血虚生热说，张介宾有肝火、胃火说。

口齿病的治疗方药，李时珍在搜集和整理方面贡献突出。《本草纲目》中治疗相当于现代医学所称的龋病、牙体非龋性疾病、牙髓病、牙龈病、牙周病、口腔黏膜病、颌骨骨髓炎、唾液腺炎等口齿病药物有五百多种，有关方剂四百余首。

另在《普济方》等医籍中，载有治疗口齿疾患的大量方剂，其中也包括了许多外治法及口唇治疗术。凡此，无不反映了明代口齿科学术的进展情况。

《喉科秘本》（不分卷） 明代郁凝祉撰。成书于明嘉靖六年（公元1527年）。该书系海宁郁凝祉于明弘治三年（公元1490年）得自无名氏秘授，为"江南独步，三代祖传"。后又于嘉靖六年授于无锡尤鄩存，尤氏七代祖传，又授于金邑杨氏。书中收咽喉论、喉证辨论、辨证凡例总论、喉证四不治、疳证十不治、论生死诀、看法、诊法等篇。其辨症用药门中，述单乳蛾、双乳蛾、连珠蛾、喉痈、喉癣、喉蕈、喉刺、喉闭、缠喉风、项痈等五十种咽喉口齿病证证治。又述吹药法、合药方、制玉丹法、取百草霜法、制黄柏法、制雪梅丹法、制人中白法、制天虫法、制牙皂法、制元丹法、合金丹法、口疳主药等。后附喉症方一百一十首。

《口齿类要》（一卷） 明代薛己（字新甫，号立斋）撰。成书于明嘉靖八年（公元1529年）。该书是现存第一部口疮类疾患专著，专论茧唇、口疮、齿痛、舌证、喉痹、喉间杂证、诸骨稻谷鲠、误吞水蛭等十二种口腔咽喉证候。每一病症先述病因、治法，后附验案，以临床验证来说明其理、法、方、药依据。书中对茧唇的成因及症状描述较详，说明当时对本病已有较明确的认识。在治疗口齿疾病方面，主张从整体观辨证施治，内服多偏温补之品，并告诫医者临证切忌"妄用解毒之药"，以免引发他证。薛氏擅长温补的学术思想于书中亦有所体现。

十、临床医案的汇辑

明代医家对医案的撰写极为重视。如前所述，《韩氏医通》的"六法兼施"章对医案的书写提出了较高的具体要求，后至喻昌又在《寓意草》中提出了"议病式"。

当时医家的医案除附载于各家医学论著外，还有不少医案专著，较为著名的有《石山医案》《周慎斋医案》《孙文垣医案》《缪仲醇先生医案》和《寓意草》等。对于历代医家医案的汇集，则有江瓘的《名医类案》。这些医案集，是当时或前代医家临床医疗活动的实录，为后人提供了重要的借鉴，也更加具体地反映了临床各科的学术进展情况。

《石山医案》（三卷，附录一卷） 明代汪机（字省之，号石山居士）撰，门人陈桷汇辑。成书于明正德十五年（公元 1520 年）。全书载医案一百二十五例，旧本附录有程廷彝《病用参芪论》及李汛《石山居士传》。每卷略分门类，卷上包括荣卫论及疟、鼻衄、流涕、痢、胁痛、臌胀、茎中虫出、身痒、嗝噎、淋、眼目、白浊、咳嗽、气痛、身麻、秘结等证；卷中包括吐血、消渴、杨梅疮、疝肿、调经、妊病、产后、小儿惊痫、泄泻等证；卷下载《答银台宋公书》。汪氏学承丹溪而对阴血论治颇有发挥，又推崇东垣之学，十分重视阳气。在诊法上注重四诊合参，尤擅长望诊与脉诊，诸案多记述形态、色泽，或从形治，或从脉症入手。治疗用药善投参芪，其在"荣卫论"中认为"参芪不惟补阳，而亦补阴""人参黄芪补气，亦补营之气，补营之气即补营也，补营即补阴也"，重视阴阳互根之理，强调补气、补营、补血、补阴之间不可分割的辨证关系，立论自具标格。外科论治，主于调理元气，先固根柢，不轻用寒凉攻利之剂。对杨梅疮一症，汪氏认为此病皆由淫欲扰动厥阴之火，泄其肾水，肾之液皆因火郁成痰，浊痰瘀血流注所致，对后世梅毒的论治颇具影响。程廷彝评述说："见其所治之病，多用参芪。盖以其病已尝遍试诸医，历尝诸药，非发散之过，则降泄之多；非伤于刚燥，则损于柔润，胃气之存也几希矣。而先生最后至，不得不用参芪以救其胃气，实出不得已也，非性偏也。"由于汪氏重视元气，善用参芪术，后人称其为明代医界中"医之王道者"。

《名医类案》（十二卷） 明代江瓘（字民莹）原撰，汪应宿补辑。成书于明嘉靖二十八年（公元 1549 年）。江瓘著此书，草创未就而即去世。其子应宿乃继父志，重新编次补遗，并附入其父及自己的医案，始成全书。江氏父子经数十年努力，广征博采，撮其要旨，门分类摘，收集历代名医验案、家藏秘方，旁采经、史、子、集有关资料，汇辑成此书。书中辑录自淳于意、华佗至明代诸家医案，以及江氏临证验案共二千三百余，分二百零五门。主要记载内科杂病病案，详论风病、痰喘、内伤、血证、肿胀、呕吐、虚损诸疾，以及耳、鼻、喉、目、牙等五官科病案，黄疸、疠风等传染病案，疔、疮、痈、疽等外科病案，经、带、胎、产等妇科病案和胎毒、脐风、吐泻、惊搐、惊风、嗽喘等儿科病案。江氏对明以前重要医家的治病经验，包括内科、外科、五官科、妇产科、儿科及传染病等多种病案，进行了一次较为全面的总结，起有"宣明往范，昭示来学"的作用，为后世医家提供了宝贵经验，该书辑集了明以前历代名医的治病学验，门类周备，治法丰富，并加按语剖析，堪称集医学之大成者。其中虽不免有"骛博嗜奇"之处，但如《四库全书总目提要》所说"可为法式者固十之八九，亦医家之法律矣"，对中医临床和理论研究具有重要参考价值。清人魏之琇继之，编成《续名医类案》一书。

《周慎斋医案稿》（三卷）　明代周之幹（号慎斋）撰。约成书于明万历元年（公元1573年）。本书为周氏医论及验案之汇编，分列脉法、用药、汤论、辨证、伤寒及杂病等三十九篇医论，并载验案一百十一则，较为集中反映周氏之学术思想和临床经验。其论病，务究阴阳水火升降、五行生克制化之理，宗旨在于调治脾胃，扶阳抑阴。如强调，诸病不愈，必寻到脾胃之中，万无一失。盖脾胃一伤，四脏皆无生气，病日多矣。又认为人身之生死系于脾胃，凡伤寒杂症，一切不忘脾胃；周氏还重视扶阳，谓人身以阳气为主，若阳气生发，阴气皆化为血；阳若不足，阴气皆化为火。凡生病处皆为阴为火、为阳气不到，阳气所到之处，断无生病之理。周氏学宗东垣、立斋，又多发挥，善治内伤杂证，观其医案，每以四君、六味、八味、补中益气加减灵变而取效；且善用附子，凡证见自汗、冷汗、脉细无力或迟缓之内伤发热，每加附子而取效，所谓"藏附子于白术之中，能止里虚之泻；藏附子于黄芪之中，能止表虚之汗。一则守中以止泻，一则走表以助阳"，洵为通过临证实践所获的真灼之见。周氏在强调温阳的同时，亦重视阴虚病证，不废养阴之法，于育养脾阴方面颇多阐发，其法均散见于所附医案之中。

《孙文垣医案》（五卷）　明代孙一奎（字文垣，号东宿、生生子）著，孙泰来、孙明来同编。成书于明万历元年（公元1573年）。一名《赤水玄珠医案》，又名《生生子医案》。全书按孙氏临证所在地区不同而分为《三吴治验》《新都治验》及《宜兴治验》，共三百九十七案，较为全面地反映了孙氏的学术思想和临证经验。孙氏治疗杂病，重视脾肾善用甘温，然亦精于攻击之术，如治臧舜田气虚中满，法用温补升提；治丁书办下消，予温补下焦。又如治吴九宜晨泄半年，温补无效，迳投备急丸而愈；董龙山夫人便血，投以桃仁承气汤；马迪庵心腹胀痛，用催吐之法；衄血、咳血等症，常用当归龙荟丸泻火；其治金姓疟痢，用人参败毒散，实宗丹溪之法而开喻昌急流挽舟之先河。钱小松评称"人多用攻，孙君独补；人多用下，孙君独用吐"，可见其辨证施治，独具匠心，足堪师法。

《奇效医述》（二卷）　明代聂尚恒（字久吾、惟贞）撰。成书于明万历四十四年（公元1616年）。全书载验案四十余则，附四时感寒发散、汗后清解、清解热邪、治疫等经验方。所载病案，多为他医弃治而被聂氏治愈者。案例注重辨证，善从病因推究机理，以作相应治疗。案后附原用方药、剂量、炮制及服法等。

《程原仲医案》（六卷）　明代程崙（字原仲，号星海）撰著。成书于明天启元年（公元1621年）。此书系程氏二十年临证经验之辑录。卷首载原道、原脉、审证、聆音、辨味、奇正、贵简、博约医论八篇，介绍望、闻、问、切审证之要旨。全书载各科医案一百九十二则，分伤寒、痢疾、产狂、血证、呕吐、咳喘、不寐、痰饮、难产、腹痛、黄疸、牙痛等病症门，每案必记其主脉、主症、病程转机，方药变通等，反映了程氏的丰富临证经验和治病特色；卷末附验方五十六首，如用附子、苍术、牛膝治肾阳虚寒之极，不能约束筋骨而致环跳穴骨肿疼痛之顽疾。此书对临床有较大参考价值。

《缪仲醇先生医案》（三卷）　明代缪希雍（字仲醇、仲淳，号慕台）撰。成书于明天启二年（公元1622年）。一名《先醒斋笔记》。初未付梓，崇祯十五年（公元1642年）其友丁长孺为之刊行。该书系缪氏平生治验和研究药物实践经验之辑录。上卷列中风、寒、暑、疟疾、痢疾五门，中卷列脾胃、泄泻、虚弱、吐血四门，下卷列妇科、幼科、疡科、杂证四门。每门分述若干病症，据病立论，论后附医案。其书理法方药详备，反映了缪氏独特的临证经验和学术思想。如对伤寒病，缪氏首先提出"伤寒时地议"，认为治疗伤寒要注意发病时间和地点之不同，在治法上也应相应变化。缪氏治伤寒重视护养津液，太阳病解表法一宗仲景，但避麻、桂之辛温，自制辛平解表轻剂羌活汤（羌活、葛根、杏仁、前胡）。治阳明病擅用石膏，每持白虎汤或麦门冬汤大剂，对便结之用承气法颇为谨慎，以避免耗津损胃；治热病伤津便结者，主张用甘蔗汁、梨汁兼饮麦门冬汤，以生津通便，对后世增水行舟法有一定影响。缪氏治疗杂病，重视脾胃，对脾阴不足的治疗，尤持独到见解，认为"世人徒知香燥温脾以为治脾之法，而不知甘寒滋润益阴之有益于脾也"。后世叶桂、魏玉璜多宗其法。缪氏对吐血一证提出"宜降气不宜降火，宜行血不宜止血，宜补肝不宜伐肝"三要法，重用白芍药、炙甘草柔肝缓急，制其刚燥，使肝能藏血；枇杷叶、麦门冬、薄荷叶、橘红、贝母等清润肺燥，使肺气肃降，气降而火息，气顺而血宁；薏苡仁、怀山药养脾，脾旺则统血有权，反映了缪氏对血证论治的独特见解。书后附载药物炮制凡四百余味，详论炮炙大法，对炮、煅、煿、炙、煨、炒、煅、炼、飞、伏、镑、掰、煞、曝、露等，都能结合具体药物逐项论述，实为药物炮制之专论。是书系医案、医话、医论、药物炮制方面的综合医著，对研究临床医理、药物炮制等都有重要参考价值。

《芷园臆草存案》（不分卷）明代卢复（字不远）撰著。成书于明天启三年（公元 1623 年）。初未付梓，后经王琦作跋，辑入《医林指月》，刻于清乾隆三十年（公元 1765 年）。全书收录卢氏医案共二十八则，涉及内、外、口腔诸科。医案症情复杂，但论证详备，以脉求因、因证定方，用药灵活中肯。如治中寒过用发散药而致大汗亡阳案，卢氏先以温粉扑身，再用人参、附子回阳救逆；又治一寒热大作、呕吐不食者，世人皆以伤寒论治，卢氏断为肝郁不舒，用柴胡、白芍药、吴茱萸、黄连一剂而愈。反映出其对复杂病证的独特见解与精湛医技。《钱塘县志》曰："（卢复）习岐黄兼通大乘，与子之颐善疗奇疾……投剂无不立愈。"该书对研究临床证治有一定参考价值。

《医学穷源集》（六卷）明代王肯堂（字宇泰，号损庵、念西居士）述，殷宅心辑。约成书于明天启三年（公元 1623 年）。卷一、卷二录自王氏"尺木楼图说"，载有关运气学说的医论二十八篇；卷三至卷六以木、火、土、金、水逐年中运为纲，分列王氏证治验案百余则，每则医案之后附有按释，说明气运盛衰遣药处方之理。以临证脉案发挥《内经》运气学说精义，是该书立论宗旨。王氏强调辨证平脉，必先岁气，处方用药应权衡气运随时制宜，不可以一定之法测非常之变，对研究运气学说及其临床应用有一定价值。

《程茂先医案》（四卷）明代程从周（字茂先）撰。成书于明崇祯五年（公元 1632 年）。书载医案九十八则，涉及外感、内伤，外、妇、幼各科。程氏述证简明，议病详切，颇多心得，于伤寒之阴寒及中风之真中、类中论治尤详。

《慎柔医案》（一卷）明代胡慎柔（法名住想）撰著。约成书于明崇祯九年（公元 1636 年）。清代石震等辑入《慎柔五书》。医案分风、痢、脾胃、虚劳、头痛、胃脘痛、眼痛、齿痛、杂证凡九例，共载医案五十余例。胡氏以保护脾胃为宗旨，大抵出入于东垣、立斋间，且对病情之真假虚实，洞若观火。其治脾胃、虚劳诸案，多能验证其说，时见独到治法。学者评称"统观诸案，恪守立斋家法，理路正大，格律谨严，可为老人、虚人调养指南"。但又有"药力太薄，法少变化，不足治大病"的评议，不失为中肯之论。

《寓意草》（一卷）　明代喻昌撰著。刊于明崇祯十六年（公元 1643 年）。书载以内科杂病为主的疑难治案六十余例。喻氏强调"先议病，后用药"，著为"议病式"，详列各项内容，为后人提供了较为完整的医案书写式。所载医案对病因病证的记述甚详，辨证治疗明晰，议论纵横，意蕴精深，颇多创见。如治脱症，提出"上脱者用七分阳药，三分阴药而夜服，从阴以引其阳；下脱者用七分阴药，三分阳药而昼服，从阳引其阴"；治虚阳浮越于上的上脱证，创"畜鱼置介"之法；其治表邪失于表散，久痢邪入阴分，久痢阳气下陷诸证，创"逆流挽舟"方法；其治单腹胀，提出培养、招纳、解散三法。又如治吐酸、吞酸，提出"刚药变胃"法，如连理汤中用炮姜辛烈的刚性，又用黄连的苦寒阴柔以济之，辅以扶中之药。凡此等等，颇具新意，洵可师法。此书虽属医案专集，但对医学理论阐发深入，集中反映了喻氏独特的医学思想和治病经验，对后世医界影响深远。

《两都医案》（二卷）　明代倪士奇（字复贞）撰。成书于明崇祯十七年（公元 1644 年）。书载医案七十则，其中南案三十三则，北案三十七则，皆系疑似难解之症，包括痰厥、痰滞、下痢、中风、难产、阳痿、不育等病。案中详究病机，辨别疑难，因病施方，针药并用，其治痫善用针刺之法，颇有特色。

《医验大成》（四卷）　明代秦昌遇（字景明，号广埜山道人）撰。成书于明崇祯十七年（公元 1644 年）。又名《大方医验大成》。书载杂症二卷，录有中风、大小便血、郁症、饮食伤、黄疸、痞满等五十四种病证之治验；妇科一卷，专述妇人病根由及搐搦、热入血室、错经妄行之病机，并载调经、血崩、赤白带下、胎前产后诸证治验共三十三种，认为妇人之病未有不由气始者，故强调治病之时必先理气为主；幼科一卷，列四十七种病证之治验，如初生杂症、急慢惊、诸热、乳蛾口症等。秦氏辨证精密，强调四诊合参，尤重脉象，其医案具有一定的临床指导意义。

《易氏医案》（三卷）　明代易大艮（字思兰）等撰。成书于清顺治元年（公元 1644 年）。该书所辑包括《芷园素社痎疟论疏》《达生编》《扁鹊心书》《伤寒金镜录》等书。《易氏医案》实仅一卷，录有医案十八则，每证必据脉求因，审因辨证，定方用药。治案层层设问，以剖析病情及病因病机、处方用药。案末附有自制经验方十一首。魏之琇《续名医类案》采辑其案。

第九节　医论、医话中的学术思想

明代医家撰著不少著名的医论、医话，从而探讨了许多学术问题，阐述了种种观点。

王履是元末明初的医学家，其《医经溯洄集》论文二十一篇，探讨医理悉能洞见本源，而为后世所称道。明永乐间，盛寅的《医经秘旨》能结合临床，探讨经义及历代名医之旨，其独得之见为人所罕及。

宋代，张杲著《医说》，明弘治时的周恭和嘉靖时的俞弁，先后著成《医说续编》《续医说》，二书采掇百家，搜罗宏富，以补前书之未备。

明嘉靖年间，韩懋撰《韩氏医通》，除医论、医话外还载有医案和方药。此书在明、清时代曾名重一时。

此后，王肯堂的《肯堂医论》和《郁冈斋笔麈》对临床更有参考价值。

明崇祯年间，黄承昊的《折肱漫录》论医学、谈养身，其说推崇东垣、立斋，在于甘温，反对寒凉；冯时可的《上池杂说》亦主温补，崇东垣而抑丹溪。同时，裴一中有《裴子言医》，其书谈医德、论医理、述用药，清代名医高士宗、王士雄辈无不誉其为佳作，可见其对后世医家的学术影响也是不小的。

《医经溯洄集》（一卷） 明代王履（字安道，号畸叟）撰。成书于明洪武元年（公元1368年）。书载医论二十一篇，内容包括《内经》《难经》《伤寒论》的研究，温暑与伤寒的辨析，以及对河间、东垣、丹溪等医家学说的探讨等。王氏就《内经》"亢害承制"理论，做了极为精辟的阐发，认为在人体有"亢而自制"和"亢而不能自制"两种情况，"亢而自制"能使"五脏更相平"，若"亢而不能自制"，则发而为病，需用汤液、针石导引之法，制其亢、除其害。对《内经》风、寒、暑、湿四气所伤之论，历代医家都从病因推论其病理变化，王氏则认为以四气之因说明致病病理不符合临床事实，强调疾病发生的原因是多方面的，医者必须从病邪的聚散、正气的虚实、体质的强弱、时令的太过不及等各种情况详加分析，即使"经中每有似乎一定不易之论，而却不可以为一定不易者"，故提倡医为治法，不宜为《内经》的片言只字所拘执。其言洵为卓识，对后人颇有启迪。对伤寒和温暑的研究很有心得，从两者的概念、病因病机、诊治原则诸方面做了详细阐述。强调温暑及时行寒疫、温疟、风温毒、温疫"决不可以伤寒六经病诸方通治"，主张治疗以清里热为主；倡言寒温分治，这给后世温病学说以很大影响。王氏还倡论真中、类中之说，提出"因于风者，真中风也，因于火、因于气、因于湿者，类中风而非中风也"，并把有关中风的不同见解融会贯通，使中风理论渐趋系统。此外对《难经》有关阴阳虚实补泻等理论也颇有发挥。王氏治学，虽本于丹溪，而兼取各家之言；一断于经，但并不为经所囿，对前人之说敢于持实事求是的态度而发表新见，在医学理论方面颇有建树。《四库全书总目提要》评曰："观其历数诸家俱不免有微辞……然其会通研究，洞见本源，于医道中实能贯彻源流，非漫为大言以夸世也。"

《医经秘旨》（二卷） 明代盛寅（字启东）著。成书于明永乐十六年（公元1418年）。书系盛氏医学笔记，后高隐（字果哉）整理校订，然未付梓。清代顾金寿（字晓澜）重新校订，并加评论，遂有抄本传世。后辑入《三三医书》。书中盛氏据其临证体验对《内经》及历代医家论述加以理论阐发。如阐发《内经》"标本"理论，认为气不足亦可令人口干而津液不通，其本为气不足，不可以清凉之品复其津液而治其标，而需以人参、姜、枣治其气之本；对卫阳虚中风而显阳热之证，盛氏认为"不可推求受病之本，而务从事于见病之标也"。阐述"疏其气血，令其通达而致和平"，认为虚痛虽有气血寒热之分，然皆主于气之郁滞，气不滞则痛无由生，气虚则气行迟，迟则有不足而痛；痛亦可由气虚至郁，然后而致痛；另亦归咎于血，认为血行则气行疾，疾则前气未行而后气又至，亦令郁滞而痛。盖皆一家之言，前人罕所论及。书后随录治验，认为遗精一症亦可有阳脱所致，治疗可用重剂附子回阳，可备一格。

《医说续编》（十八卷） 明代周恭（字寅之，号梅花主人）撰编。成书于明弘治六年（公元1493年）。又名《医说会编》。周氏续宋代张杲所著《医说》而成是书。所载有关医书内容二十三条，针灸十九条，脉法十五条，论医三十七条，用药三十八条，药诫二十一条，养生调摄并食忌八十余条；并列寒门、暑门、湿门、伤寒、泄泻、呕吐、痰饮、噎膈、头面、喘急、眩晕、腰胁、淋秘、消渴、肿胀、积块、七情、汗门、诸血、内伤、痿门、厥门、喉舌、眼目、口齿、疮疡、奇病、妇人、小儿等五十五门，皆为张杲之书未载者，一病而施治有异，共计千余条；另载方二百六十余首。其书搜罗广博，取材宏富，采撷诸家医籍，补《医说》所未备，且多注明出处，便于查核。

《续医说》（十卷）　明代俞弁（字子容，号守约居士）撰。刊于明嘉靖元年（公元1522年）。书仿《医说》体例，采录历代文献之医学内容及作者耳闻目睹的医治得失，作为医说续集，所谓"闻师友讲读之余，或披阅诸史百家之文，凡有会于心者，辄手抄以备遗忘"，积久成帙，遂分为二十七门。诸卷内容包括：原医八条，医书十种；古今名医十二人，厚德三条；辨惑十八条；格言十四条，妄治七条，药戒三条；养生杂言二十条，汤名五条；伤寒、头痛头风、嗝噎诸气、喘嗽痰火、泄泻痢疾、疟疾、仙方、神针、食忌、白浊、诸血、水肿、虫类、眼齿耳鼻、骨鲠、小儿等九十四条；药性，载药三十六种。全书广为收罗，"拾四子之遗，探三圣之奥，析同异，极变化，决嫌疑，定可治"，尤重于治之得失，临证之实效。不仅有医史文献参考价值，且可供临床医师借鉴。

《韩氏医通》（二卷）　明代韩懋（字天爵，号飞霞道人）撰。刊于明嘉靖元年（公元1522年）。全书二卷九章，包括医论、医话、医案及诊法、方药等内容。上卷为绪论、六法兼施、脉诀、处方、家庭医案五章；下卷为悬壶医案、药性裁成、方诀无隐、同类勿药四章。书中对各类问题的论述共九十五则，载方二十二首。书中体现韩氏注重脾胃中和之气，认为"土为冲气，脾胃为谷气，冲气寄旺，谷气辅运，无一刻之停，此所谓真息也，而以踵焉"；韩氏推崇丹溪之说，提出"丹溪朱彦修，乃能集名医之大成，尊《素》《难》如六经，以诸子为羽翼，医之为技，庶乎其显著矣"。其总结丹溪之说，以血、气、痰、火为病之提纲，并加阐发，其当归主血、香附主气、半夏主痰、黄连主火的论点，颇具心得。还认为医者处方，必先审因；论病必分兼经、专经、错经、伏经，始有宾主，而后分标本以处方，但用药不必多品，君臣佐使之外，加引经药物，就可奏效，其所举如三子养亲汤、交泰丸等名方。韩氏临证经验丰富，善于调治疑难病证，如三子养亲汤治痰嗽，变化丹溪倒仓法为霞天膏治痰饮，天一丸通利水道等，对后世临床影响颇大。清代程永培赞其制方曰："虽甚简，其精妙有出于意表者。"此书还特辟"六法兼施"章，对医案书写格式做了具体要求：一望形式，二闻声音，三问病情，四切脉理，五论病源，六治方术。并提出三十多项具体内容，强调每诊必如式填写，不能因其繁琐而"为谋弗忠"。这在继承前人病案书写法的基础上，树立了记载较完整病历的先例，具有指导意义。

《肯堂医论》（三卷）　明代王肯堂著。成书于明万历三十年（公元1602年）。此书上卷载痘疹发微，详论痘疹的成因为感时行疫疠之气，预防用牛痘苗引种之法，治疗以凉血降火之药，强调不可妄用汗、下之法，指出当痘疮未出疑似之间，妄汗则虚其表而难成，妄下则虚其里而易倒陷也，必须明表里，别虚实，惟在表宜汗，在里宜下，补偏救弊，转危而安，此乃治法之权衡、虚实之妙用。中卷论望色、论扎脉、论人参、论犀角及杂记，其论人参说："近世用人参者，往往反有杀人之害，富贵之家以此为补元气之妙药，其身欲鳌太过，藉参补养，每见危殆者，乃不明当用不当用之过也，况杂人温补剂中则尤谬矣。世人仅知用参之补而不知行气，徒行壅塞不能流通矣。余用参一钱必加陈皮一分，取效敏捷。"所论均为经验之谈。下卷列三疟治验、制神水秘法、妇科验方及治疗病案。

《灵兰要览》（二卷）　明代王肯堂著。约成书于明万历中（公元1602～1613年）。书成未刊，流传颇鲜，迨公元1923年裘吉生辑刊《三三医书》，始得广传。书载王氏有关中风、痰、水肿、呕血、牙疼、目痛、痔、乳痈、子嗣等各科病证主治医论四十三篇，皆系其平素心得而随笔记录之。其论说诸症，发明病机，辨白证治，或宗溯经旨，阐微析奥，或斟酌各家，剖判得失，并记述己验，以为临证指归。如论谈从"津液所聚"立论，强调"气血健畅，津液流通，何痰之有"，遂出"澄""摄""复""坠"四法申明治痰要法，至于虚证有痰，主张"勿理其痰，但治其虚"即可。其辨补脾不若补肾、补肾不若补脾之说，推崇杨仁斋"脾肾之气交通，则水谷自然克化"之论，从五行相克为用阐释水土相滋之妙理，颇可启迪后学思路。书中引述晋唐宋元以来医家名言二十余家，曹炳章《提要》谓："发为议论，其间奥旨微言，足与王氏丛刊各书互有发明。传本极少，更得顾氏评注，愈见完全。"

《先醒斋医学广笔记》（四卷） 明代缪希雍（字仲淳，号慕台）撰，丁元荐编。初刊于明万历四十一年（公元 1613 年）。初名《先醒斋笔记》，由丁氏汇集缪氏言论、临证心得、证治验方而成，后经缪氏修订补充，更名付梓。其书记载缪氏治疗经验及验案效方，内、外、妇、幼各科兼备，凡十四门；后载常用药物及其炮炙大法。缪氏注重外感热病的研究，在《伤寒论》基础上对外感热病的邪入途径、病变性质、治疗原则等方面颇多阐发。认为口鼻为肺胃之门户，"凡邪气之入必从口鼻"，突破传统邪由皮毛而入的观点；认为在伤寒病中，阳明或兼阳明证者独多，应注重阳明，然阳明有经、腑之殊，则应更重视阳明经证，故善用辛凉、甘寒、清气之法论治，尤擅用石膏，临床常取白虎汤、竹叶石膏汤方，并提出阳明解表用白虎汤的论点；在太阳、少阳证热重而兼口渴脉实时，缪氏也必参合清法。至于治疗暑病、温病则更把白虎汤作为基本方，为后世医家应用石膏主治温热暑证开法门。缪氏鉴于"阳明多气多血，津液所聚而荫养百脉"，故提出"阳明以津液为本"的论点，强调护养津液、保护胃气是热病治疗的重要环节；主张慎用苦寒之品及汗、下二法，对后世增水行舟法的应用及清代温病学说的形成产生深远影响。书中对杂病的论治也非常精辟，特别对吐血证更做重点论述，提出"宜行血不宜止血""宜降气不宜降火""宜补肝不宜伐肝"治血三要法，颇具特色。对中风的治疗，则提出"内虚暗风"之说，主张清热、顺气开痰以救其标，次当治本，阴虚益血，阳虚益气，气血两虚则气血兼补，久以持之，并认为"治痰先清火，清火先养阴，最忌燥剂"。对叶天士发展中风主治方法有较大影响。其治痢，创滞下如金丸，重用黄连，立意清新。对妇科白带一证，主升提肝气，补助脾气；小儿痧疹，立清凉发散之法；等等。缪氏十分重视脾胃的调理，提倡制肝实脾、益火燠土，临证常用资生丸、脾肾双补丸等着意于脾、肝、肾三脏功能的协调。书末附药物炮制一卷，选取药物四百三十三种，按雷公炮炙法，加以增删，并配用药凡例，为药物加工之论。

《郁冈斋笔麈》（四卷） 明代王肯堂著。成书于明万历三十年（公元 1602 年）。此书卷一辑录王氏临证心得，其余于医无涉。王氏对痰火、喘症、便秘、气疾、虚证等的辨证施治和处方用药颇有心得。如治疗虚损，除重视调补脾胃之外，强调补肾乃为根本。所谓"今人只知脾胃虚则当补，补之不应则补其母，如是足矣，而不知更有妙处，补肾是也"，与张景岳之论异曲同工。又如治痰疾，认为痰稠而不清，宜用澄之之法；散而不收，宜用摄之之法；下虚上溢，宜用复之之法；上壅下塞，宜用坠之之法等，对临床甚有参考价值。

《折肱漫录》（七卷） 明代黄承昊（字履素，号闇斋）撰。刊于明崇祯八年（公元 1635 年）。全书分医学篇、养形篇两部分。医学篇重点讨论卒中、脾胃、虚损、遗精、痿痹、感冒、郁、疟，以及杂治、品药。养形篇阐述养生之理和食疗方法。黄氏推崇李东垣、薛立斋之说，强调治病以脾胃为本，补命门真火以生。其对养生也有较精辟的论述：认为人身中精气虽分阴阳，然真阴真阳原有互根之妙、相生之理，天下未有真阳固密而阴精不足之人，亦未有阴精充满而元阳不壮者，但燥热之阳能伤阴，沉寒之阴能伤阳，至若饮食、药物之阴阳积寒积热，必能伤气伤精，不可不慎。用药强调甘温之味积渐邀功，指出"须温和、久服，自能奏效"，反对滥用苦寒、燥热之药，如知母、黄柏之属大寒伤气，桂、附之属大热伤精。即有阴虚劳瘵，亦宜投以清和之剂，若折以苦寒，火未必退，脾家元气先伤；即有阳虚怯弱，亦宜佐以温养之方，若助以辛热，少火未生，壮火先灼，养生者慎之。对食疗也具心得，谓"饮食但取益人，毋求爽口""纵口腹之欲而不自惜其身，不可谓智"，并归纳分析了不少食物的健身治疗作用、食用方法和注意事项。黄氏继东垣、立斋之学，进一步阐扬脾胃学说，推崇甘温之味，对医理研究和临床实际都不乏参考和指导意义。

《上池杂说》（一卷）　明代冯时可（字敏卿，号元成）著。成书于明崇祯十七年（公元 1644 年）。冯氏认为人以阳气为主，阴常有余，阳常不足。人之阳损，但当补之温之，补既行则气长盛而百病皆除。凡疾病一去之后，即当颐神养性，放下万缘，调息百日，以生阳气，阳气既盛，则阴邪不能干，而旧疾无自作。书中还阐发东垣气聚脾中之说，东垣认为气聚于脾中不得散，故时作胀满，冯氏则释为元气与脾气原无二，元气充足则脾气自然磨运而元气愈充，若元气虚少，则脾不能运而胀满，痞气之疾作矣。冯氏善用温热药，指出干姜为产后要药，但当温暖正气以致和平则百疾不生；疮毒属阴者，必用热药如附子、天雄之类，皆生用庶可起死回生。同时，也十分注意热药的毒副作用，认为制附子须大熟，不尔则有痈疽之祸；附子性毒多上升，其中毒者常发于脑背，多致不救，故用药不可不慎。又提出了灸法的禁忌证，主张虚者不灸，弱者不灸，脉浮者不灸，脉微数者不灸，湿家身痛烦者不灸，不然则有危险。综览该书，冯氏主温补，扬东垣，抑丹溪，阐奥辨误，颇有特色。

《裴子言医》《四卷》　明代裴一中（字兆期，号复庵）原著。成书于明崇祯十七年（公元 1644 年）。又名《言医》。清康熙时高士宗《医学真传》曾论及之，道光年间吴子音于《三家医案》例言后有续刊此书之语，后王士雄得其原稿读之，认为佳作，遂选评刊行于世。其书首论行医原则、医德及医风，强调博学、审问、慎思、明辨、笃行五者，医家不可缺一。同时认为医生常须爱养自己精力，精力不足，则生厌倦，厌生烦躁，厌躁相乘，则审脉、辨证、处方，皆草率而无诚意，则将贻误病情。医生若真心救世，必以死生为己任，用药应视病情而定，不可因私畏缩，而用既不治病亦不损命之剂。其书还就"治虚"与"补虚"之异做了阐述，颇为中肯。还强调补虚重在补脾胃，胃阴虚者，须养以甘柔。又谓不善补虚者，概用当归、地黄、人参、白术、甘草、黄芪等类，殊不知此类药物虽能补虚，但皆有甜腻壅膈之性。凡此论述，多为阅历之言。

第十节　综合性医著的大量辑著

早在元代，曾有一些综合性医学丛书出现，如《仁斋直指医书四种》《济生拔萃》《针灸四书》等，但数量很少。然而到了明代，历朝所刊的医学丛书层出不穷，如明宣德年间，有《刘河间伤寒三书》《刘河间伤寒三六书》。

《刘河间伤寒三书》（二十卷） 金代刘完素撰。刊行于明宣德六年（公元 1431 年）。该书包括《黄帝素问宣明论方》十五卷、《（新刊）注释素问玄机原病式》二卷、《素问病机气宜保命集》三卷。《注释素问玄机原病式》为元薛时平注。三书合刊，为全面研究刘完素学说，理解其病机理论，如火热论、亢害承制论及玄府气液说等提供了方便。

《刘河间伤寒三六书》（二十七卷） 金代刘完素等撰。初刊于明宣德六年（公元 1431 年）。该书包括刘完素所著的《黄帝素问宣明论方》《素问玄机原病式》，以及《素问病机气宜保命集》，计二十卷；另有《伤寒标本心法类萃》二卷（刘完素撰），论述伤风、伤寒、中暑等，阐明伤寒方之应用；《刘河间伤寒医鉴》一卷（马宗素撰），论伤寒脉证及六经传受等；《刘河间伤寒直格论方》三卷（刘完素撰），主要为《伤寒论》原文释义，又论脏腑经络配合、手足经络配合及诸症药石方剂等。末附《张子和心镜别集》一卷，主要论发汗、攻里、攻里发表及亢则害承乃制之理。

天顺、正德年间（公元 1457～1521 年），有《青囊杂纂》《平阳府所刻医书六种》等。

《青囊杂纂》 明代邵以正编。成书于明天顺三年（公元 1459 年）。本丛书所集包括《外科集验》《经验方》《仙授理伤续断秘方》（唐蔺道人撰）《上清紫庭追痨仙方》《秘传外科方》《济急仙方》《（新刊）小儿痘疹证治》《徐氏胎产方》。

《平阳府所刻医书六种》 不代著撰者。成书于明正德十年（公元 1515 年）。所刻医书皆为针灸、经络及养生导引专著。包括宋代王惟一撰《新刊铜人针灸经》七卷、（原题）西方子撰《新编西方子明堂灸经》八卷、（原题）汉华佗撰《新刊华佗玄门脉诀内照图》、《养生导引法》（不著撰者）、混沌子撰（鲁志则注）《锦身机要》二卷，以及明王蔡传《修身秘要》。

明嘉靖年间（公元 1522～1566 年），有《汪石山医书八种》《薛氏医案二十四种》《东垣十书》《体仁汇编》《古今医统大全》《洪楩辑刊医药摄生类八种》和《家居医录》等刊出。

《汪石山医书八种》（三十卷） 明代汪机（字省之，号石山居士）编。初刊于明嘉靖元年（公元 1522 年）。又名《汪氏医学丛书》。八种皆为汪氏所撰注，或补订，或编纂，或续注。多以《内经》《难经》及张仲景、华佗、王叔和等历代医家论述为依据，加以阐述发挥。所录八书即元代戴启宗撰，汪机补订《脉诀刊误集解》，对《脉诀》原文考核辨析，详为订正；《石山医案》，乃门人陈桷录其验案，裒为一集，为汪机代表作之一；《读素问钞》，元代滑寿编，汪机续注，选录《素问》藏象、经度、脉候、病能、摄生、论治、色诊、针刺、阴阳、标本、运气及汇萃等内容，作简要注释；《运气易览》，乃汪机取《素问》中五运六气之说详加论述；《针灸问对》，为汪氏根据《素问》《灵枢》《难经》《针灸甲乙经》及各家之说，以问答形式编纂的针灸专著；《外科理例》附方，《痘治理辨》附方，为汪机对于外科、痘疹诊治的经验之谈；《推求师意》明代戴原礼撰，汪机编录。

《薛氏医案二十四种》 明代薛己（字新甫，号立斋）等撰。初刊于明嘉靖八年（公元 1529 年）。本丛书系薛己及其父薛铠撰著或校注的医书，共二十四种，其中薛己撰著者五种，即《内科摘要》《外科经验方》《正体类要》《口齿类要》《疠疡机要》。经薛己校注的十种，即明代王纶《明医杂著》，宋代钱乙《钱氏小儿药证直诀》、《保婴金镜录》，宋代陈文中《陈氏小儿痘疹方论》，宋代陈自明《妇人大全良方》《女科撮要》《外科发挥》《外科心法》《外科枢要》及《外科精要》。为薛己校正者六种，即元代倪维德《原机启微》，元代滑寿《难经本义》，明代陶华《痈疽神秘验方》，元代朱震亨《平治荟萃》，元代马宗素《伤寒钤法》，元代杜本《敖氏伤寒金镜录》。薛铠撰著《保婴撮要》一种，薛铠校辑元代滑寿《十四经发挥》及明代徐彦纯《本草发挥》两种。

《东垣十书》（十种二十卷）　不著辑者。成书于明嘉靖八年（公元 1529 年）。全书汇辑李杲《脾胃论》《兰室秘藏》《内外伤辨惑论》，崔嘉彦撰，李杲评注《脉诀》，王好古撰《此事难知》《汤液本草》，朱震亨撰《格致余论》《局方发挥》，王履撰《医经溯洄集》和齐德之撰《外科精义》。并附王好古撰《医垒元戎》，实际为十二书。清代《四库全书总目提要》评述：王好古"其学犹出于东垣，朱震亨、王履、齐德之，皆与李氏之学渊源各别，概名为东垣之书，殊无所取，盖书肆刊本取盈卷帙，不计其名、实乖舛耳。"

《体仁汇编》　明代彭用光撰辑。成书于明嘉靖二十三年（公元 1544 年）。系彭氏所著医学丛书，包括《太素运气脉诀》《十二经络脏腑病情药性》《试效要方并论》，以及《王叔和脉诀》。

《古今医统大全》（一百卷）　明代徐春甫（字汝元，号东皋、思鹤）编集。又名《古今医统》。徐氏有感于时医厌繁者无所归，趋简者多缺失，乃本《内经》之旨，搜求历代名医之论，折中诸家，"合群书而不遗，析诸方而不紊，舍非取是，类聚条分"，经十年编纂，成书于明嘉靖三十三年（公元 1554 年）。全书载引明代中叶以前医书及经史子集三百九十余部，是一部卷帙浩繁的综合性医学全书。内容包括历代圣贤名医传略、医经要旨、各家医论、脉候、运气、经络、针灸和内、外、妇、儿等临床各科证治，以及历代医案、验方、本草、制药、房中、养生等。各门皆取《内经》及前贤论述之精华，并录《救荒本草》《运气易览》《外科理例》《内经要旨》等名家著作。全书内容广博，资料丰富，既引录古说，又阐明发挥，其统集异同，井然区别。对中医学理论研究和临床治疗有较高参考价值。初刊后影响深远，日本明历三年（公元 1657 年）立野氏翻刻该书。《明史·艺文志》题录该书。

《洪楩辑刊医药摄生类八种》　明代洪楩（字方泉）编辑。成书于明嘉靖四十五年（公元 1566 年）。全书汇辑《医学权舆》《寿亲养老新书》《食治养老方》《太上玉轴气诀》《陈虚白规中指南》《霞外杂俎》《逸游事宜》《神光经》，是一部内容较为丰富的养生保健类医书。

《家居医录》（十三卷）　明代薛己撰注。刊于明嘉靖年间（公元 1522~1566 年）。共载医籍八种：即薛己撰著《内科摘要》《正体类要》《疠疡机要》《口齿类要》《保婴粹要》，另为薛己注《女科撮要》，宋代陈文中撰、薛己注《陈氏小儿痘疹方论》，宋代钱乙撰、薛己注《保婴金镜录》。

万历年间（公元 1573~1620 年），又有《赤水玄珠全集》《高濂等气功著作十五种》《寿养丛书》《夷门广牍》《仲景全书》《刘河间医学六书》《丹溪心法·丹溪心法附余》《古今医统正脉全书》《六种证治准绳》《濒湖豚学·奇经八脉考·脉诀考证》《格致丛书》《医学六要》《医种子》《医学六经》等。

《赤水玄珠全集》　明代孙一奎（字文垣，号东宿、生生子）著。成书于明万历元年（公元 1573 年）。内容包括《赤水玄珠》《医旨绪余》《三吴医案》《新都医案》和《宜兴医案》。其中《赤水玄珠》三十卷，分七十六门，论述内、外、妇、儿各科病证，条分缕析，论述证因、方治，并附诸家治验。不仅引录历代文献，且多结合临证心得。对于寒热、虚实、表里、气血八者辨析尤详，另对古今病证名相混之处加以修正，论辨细密。《医旨绪言》二卷，七十八篇，论脏腑、气血、经络、腧穴，参以阴阳五行之理，并对前代诸家学说加以评述。医案共五卷，又名《孙氏医案》《孙文垣医案》，其中《三吴医案》载一百五十四案；《新都医案》载二百零三案；《宜兴医案》载四十一案，共计三百九十八案例，医案阐发证治奥旨，总结孙氏治验，为后世医家所重。

《高濂等气功著作十五种》　明代高濂（字深甫，号瑞南道人）等撰。成书于明万历十九年（公元 1591 年）。全书包括高氏所撰《守庚申法》《八段锦》《治万病坐功图》《按摩导引诀》《至道玄微七论》《内丹三要论》《服气功》《六气歌诀》《李真人十六字诀》，以及皇甫周《神咒录》、苍山与道人《太清中黄胎藏经》和《陈希夷坐功图》《绝三尸符咒》等十五种。

《寿养丛书》　明代胡文焕（字德甫，号全庵、洞玄子、抱琴居士、西湖醉渔）编。成书于明万历二十年（公元 1592 年）。收录明映旭斋刻本养生著作十六种，其中《摄生集览》《类修要诀》《养生导引法》《养生食忌》和《食物本草》为胡氏自编。其他重要著作为：宋代周守忠《养生类纂》《养生月览》，陈直《寿亲养老书》；元代李鹏飞《三元参赞延寿书》；明代王廷相《摄生要义》，周臣《厚生训纂》，汪汝懋《山居四要》，铁峰居士《保生心鉴》，王蔡《修真秘要》，混沌子《锦身机要附指原篇》，宁原《食鉴本草》。内容涉及天人相应、五运六气、藏象病机、疾病防治，以及饮食起居、养生禁忌、四季保养、房中节宣、七情调摄、吐纳行气、老年保健、妇女美容等，对导引功法的介绍尤详。洵为集宋元及明前期养生保健著作之大成者。

《夷门广牍》　明代周履靖（字逸之，号梅墟、梅癫道人）编辑。成书于明万历二十五年（公元 1597 年）。是一部内容广泛的综合性丛书，包括艺苑、尊生、书法、画薮、食品、娱乐、占卜、禽兽、草木、闲适、觞咏等。其中与医学有关的书籍十一种，即（原题）幻真先生撰《胎息经》，唐代司马承祯撰《天隐子》（又名《天隐子养生书》），元代朱震亨撰《怪疴单》，明代周履靖编、吴维贞续增《赤凤髓》，《金笥玄玄》（不著撰者），（原题）逍遥子撰《逍遥子导引诀》，明代周履靖撰《唐宋卫生歌》《益龄单》《茹草编》，明代林洪撰《山家清供》，明代韩奕编《易牙遗意》。

《仲景全书》（二十六卷）　汉代张机（字仲景）等撰，明代赵开美校刻。刊于明万历二十七年（公元 1599 年）。万历间，赵氏先刻《注解伤寒论》与《金匮要略方论》，复得宋本《伤寒论》，并检得《伤寒类证》，因而并刻之，合成《仲景全书》。其中收载张机《伤寒论》十卷，成无己《注解伤寒论》十卷，宋云公《伤寒类证》三卷，张机《金匮要略方论》三卷，共二十六卷。

《刘河间医学六书》（二十五卷，附二卷）　金代刘完素等撰，明代吴勉学（字肖愚）编校。初刊于明万历二十九年（公元 1601 年）。该书辑集刘完素及其弟子马宗素所撰医书六种。其中《黄帝素问宣明论方》《素问玄机原病式》《素问病机气宜保命集》，皆为刘氏结合己见发挥《内经》而作，如对运气学说提出精见解，分析《素问》病机十九条，强调火热致病理论，以及善用寒凉药等。另三书皆为阐述伤寒理论之作，其中《伤寒直格论方》和《伤寒标本心法类萃》为刘完素所著。《刘河间伤寒医鉴》为元马宗素所撰，马氏以《南阳活人书》为蓝本，据《内经》理论，参以刘氏学说详加阐发，以论述温热病为主。附录二书，皆为阐论伤寒、温热病之著，其学术思想皆宗刘河间。

《丹溪心法附余》　明代吴中衍辑校。初刊于明万历二十九年（公元 1601 年）。本丛书包括《丹溪心法》五卷，附余子目为：金代李杲撰《医学发明》，朱震亨撰《脉诀指掌》《金匮钩玄》《活法机要》，明代戴原礼撰编《证治要诀》及《证治要诀类方》。

《古今医统正脉全书》（一百八十一卷）　明代王肯堂（字宇泰，号损庵、念西居士）辑，吴勉学校订。初刊于明万历二十九年（公元 1601 年）。吴序云："医有统有脉，得其正脉而后可以指医家之统。医之正脉始于神农、黄帝，而诸贤宜溯正脉，以绍其统而不衰。"全书计四十四种，包括《黄帝内经素问》（附"素问遗篇"，唐代王冰注）；《黄帝内经灵枢》；《黄帝针灸甲乙经》，晋代皇甫谧编；《中藏经》，汉代华佗撰；《脉经》，晋代王叔和撰；《难经本义》，元代滑寿注；《金匮要略方论》，汉代张机撰；《注解伤寒论》，汉代张机撰，金代成无己注；《伤寒明理论》，金代成无己撰；《脉诀》，宋代崔嘉彦撰；《类证活人书》，宋代朱肱撰；《素问玄机原病式》《素问病机气宜保命集》《黄帝素问宣明论方》《伤寒直格论方》《伤寒标本心法类萃》，金代刘完素撰；《伤寒心镜》，金代张从正、常德编；《伤寒心要》，金代刘完素撰、镏洪编；《儒门事亲》，金代张从正撰；《内外伤辨惑论》《脾胃论》《兰室秘藏》《脉诀指掌病式图说》，金代李杲撰；《医垒元戎》《此事难知》《汤液本草》《癍论萃英》，元代王好古撰；《丹溪心法》《格致余论》《局方发挥》《医学发明》《金匮钩玄》《活法机要》，元代朱震亨撰；《外科精义》，元代齐德之撰；《医经溯洄集》，元代王履撰；《伤寒医鉴》，元代马宗素撰；《证治要诀》《证治要诀类方》，明代戴元礼编；《伤寒琐言》《伤寒家秘的本》《伤寒杀车槌法》《伤寒一提金》《伤寒证脉药截江网》《伤寒明理续论》，明代陶华撰。这套丛书汇辑了古代至明初的主要医学著作，尤其以宋、金、元医著为多。而且诸书所选版本多较为精良，又经吴氏校订，故在医界具有较大的学术影响。

《证治准绳》（四十四卷）　明代王肯堂（字宇泰，号损庵、念西居士）撰。刊于明万历三十年至三十六年（公元 1602～1608 年）。又名《六科准绳》、《六科证治准绳》。该书"言证治独详"，故以之为名。内容包括《杂病证治准绳》八卷、《杂病证治类方》八卷、《伤寒证治准绳》八卷、《疡医证治准绳》六卷、《幼科证治准绳》九卷、《女科证治准绳》五卷。全书涉及杂病、伤寒、外科、儿科和女科等，内容宏富，采撷精要，持论平正。《四库全书总目提要》称其"博而不杂，详而有序，于寒温攻补，无所偏主"。为明代著名的综合性医著之一。

《濒湖脉学奇经八脉考脉诀考证》　明代李时珍撰。刊于明万历三十一年（公元 1603 年）。书为《濒湖脉学》《奇经八脉考》《脉诀考证》三书合刊本。

《格致丛书》　明代胡文焕（字德甫，号全庵、洞玄子、抱琴居士、西湖醉渔）编。刊于明万历三十一年（公元 1603 年）。该丛书主要汇集宋元明医家养生及本草学专著，共计十七种，其中胡文焕所编两种，即《类修要诀》及《养生食忌》；另十五种为宋代周守中撰《养生类纂》《养生月览》，宋代陈真撰《寿新养老书》，元代李鹏飞撰《三元延寿参赞书》，元代汪汝懋编《山居四要》，明代周臣编《厚生训纂》，明代宁源编《食鉴本草》，明代铁锋居士撰《保生心鉴》，明代王蔡传《修真秘要》，明代混沌子撰《锦身机要》，明代朱权编《臞仙神隐》、河宾丈人撰《摄生要义》，以及《摄生集览》（不著撰者）、《食物本草》（不著撰者）、《养生导引法》（不著撰者）。

《医学六要》　明代张三锡（字叔承，号嗣泉、嗣全）撰，王肯堂（字宇泰，号损庵、念西居士）校。成书于万历三十七年（公元 1609 年）。所载书六种，即《经络考》《四诊法》《病机部》《治法汇》《本草选》《运气略》，六书皆张氏所著。

《医种子》 明代卢复（字不远）撰。成书于明万历四十四年（公元 1616 年）。又名《芷园医种》。卢氏著述颇丰，该书系代表作之一。认为医理始自轩岐，惟《灵枢》《素问》为"真医之第一义"，由此衍生医学种子，归类为四，即《医经种子》《医论种子》《医方种子》《医案种子》，又将此汇编成册。"医经种子"指《神农本草经》、《难经》而言；"医论种子"当为《伤寒论》与《金匮要略》；"医方种子"则指伤寒方和金匮方；"医案种子"首推扁鹊传与仓公传所载验案。

《医学六经》（六十八卷） 明代顾从德辑。刊行于明万历年间（公元 1573～1620 年）。顾氏裒集皆为医经典籍，即《黄帝内经素问》《黄帝素问灵枢》《黄帝针灸甲乙经》《难经本义》《校定脉经》及《华先生中藏经》。

《十竹斋刊袖珍本医书十三种》 明代胡正心（字无所）编。成书于明崇祯五年（公元 1632 年）。此书是一部汇刻薛己、倪维德、陈长卿等医家十三种著作的医学丛书。内容丰富，切于实用，包括中医基础理论及临床内、外、妇、儿、眼等科，并将舌诊名著《伤寒金镜录》亦予编入。包括薛己书七种：《内科摘要》《原机启微附录》《痘疹撮要》《痘疹方论》《女科撮要》《外科枢要》及《保婴金镜》；另六种为元代倪维德撰《原机启微》；明代陈长卿撰、董玹订、胡正心纂《伤寒五法》；明代杜本撰《伤寒金镜录》；明代陈长卿撰《伤寒秘要》；明代董玹订《五运六气评解》。原有《嗣产法论》一书，缺失。

第十一节 明代中外医学交流

明清时期，社会比较稳定，经济发展，医学进步。特别是本草学科空前繁荣丰富。明代，中国的海上交通甚为发达，成为我国历史上最大的航海探险时代，为外来药物的进一步输入创造了有利条件。永乐三年，郑和率领二万余人远洋帆船，访问了亚、非、欧三洲的三十多个地区，并在这些地方与当地人民发展友好贸易。随行人员中有不少医药家，他们所到之处既进行医药交流，又沿途搜集当地道地药材。如在非洲访问了外来药物乳香的主要原产地——当时的葛尔得风，今日索马里的瓜达富伊角；到了祖法儿（今阿曼的佐法儿），用丝绸、瓷器换取了乳香、血竭、安息香等；在马来半岛，带回当地进贡的犀角、片脑、槟榔、胡椒、燕窝、乳香、没药；等等。

郑和七下西洋，带回"明月之珠，鸦鹘之石，沉南龙速之香，鳞狮孔翠之奇，梅脑薇露之珍，珊瑚瑶琨之美，皆充舶而归"，其中带回的珍贵外来药物更是数量惊人。据统计，明代官修本草《本草品汇精要》中，新增的外来药物品种达到 40 余种，如樟脑、儿茶、罗斛、葫芦巴、紫梗、乌木、麻藤香等，而本草巨著《本草纲目》更是吸收了大量的外来医药文化，从而把我国本草学推向一个的新的高峰。书中共收录外来药物 200 余种，其中新增加的就有乌爹泥、阿芙蓉、番木鳖、巴旦杏等 14 种，大大丰富了本草学的品种。

一、中日医药交流

朱元璋称帝后，即派使节赴日本。以后互有往来，不断通商交易，虽倭寇之患明代未断，但物资交流始终不绝于时。

《本草纲目》完成于公元 1578 年，日本学者将其在中国得到的《本草纲目》带到长崎。1608 年，汉方医药学家曲直濑玄朔在《药性能毒·跋》中写道："近《本草纲目》来朝，予闻之，撼至要之语，复加以增拣药品。"其后《本草纲目》的多种中文版陆续传入日本，而日本国内也渐次出现了多种日文版的《本草纲目》。与此同时，在日本学术界掀起了"本草热"，大批汉药物学和本草学著作问世。其中，在《本草纲目》基础上进行选辑、增补、释名、注疏、发挥的作品占了大多数。如松冈恕巷的《用药须知》，贝原益轩的《大和本草》，稻生若水的《庶物类纂》，前母利保的《本草通串》，香月牛山的《药笼本草》等。不少日本学者还致力于《本草纲目》的学术研究。

《本草纲目》传入日本，推动了日本汉药物学全面而深入的发展，并促成了长达 200 年的"本草热"。李时珍敢于实践创新的精神，不仅对中国，而且对日本的医药学者都发挥深远的影响。在江户的初、中期，日本的本草学界出现了两大学派，一个是以采药、种药为主结合实地调查的阿部将翁学派，另一个是以文献考证研究为主结合实地调查的稻生若水学派。两派的共同点是坚持实地调查，这与李时珍的亲身实践、实地调查的治学精神是一致的。

明代末年，中日两国之间往来已较频繁。中国医书出版后，很快通过浙江、福建等沿海地区直接海运至日本，或从陆路经朝鲜后经对马海峡渡海至日本。龚廷贤《万病回春》《寿世宝元》《古今医鉴》等著作大都在出版后不久即传至日本，为日本医家所崇奉并广泛流传。《云林神毂》于公元 1591 年在中国出版，公元 1603 年在日本即有翻刻本。此外，在日本有翻刻本的龚氏著作还有：《鲁府禁方》1648 年封本、《种杏仙方》1650 年刻本、《古今医鉴》1656 年刻本、《寿世保元》1645 年刻本、《济世全书》1636 年刻本。中国医学家的著作在日本有这么多部书被翻印，而且有的书是多次翻印，可见中国医书对日本医学的影响。

医学技术方面，公元 1370 年竹田昌庆（1340～1420 年）来华，向道士金翁学医，金翁爱其才，妻以女，生三子。竹田曾医治太祖皇后难产，使母子平安，赐封安国公。公元 1378 年回日本，带去一批中医书籍及铜人形图，丹波元简认为，此铜人图是元代仿天圣铜人而复制者。这是第一具铜人传日，对推动日本针灸学发展影响甚大。田代三喜（1465—1537）23 岁入明，时日僧月湖寓钱塘，以医行世，著《金九集》（1452 年版）、《大德济阴方》1 卷（1455 年版），田代师事之，学李、朱之术。公元 1498 年携《金九集》等方书归国，为人治病，拯济甚多。著有《捷术大成印可集》1 卷、《诸药势剪》1 卷、《药种稳名》1 卷、《医案口诀》1 卷、《三喜十卷书》8 卷、《直指篇》3 卷、《夜读义》1 卷、《当流和极集》1 卷等多种医书。皆能汇入个人经验而发扬李、朱医旨，是李、朱学说在日本的开山，其徒曲直濑道三及其门人均为日本一代名医。

这一时期针灸术在日本复兴。金持重弘（1532～1554 年）好学精医，擅针灸、天文，承大内义弘之命赴明深造，得太医院称尝。吉田宗桂（1500～1570 年），通称意安。世人以"日华子"称之，遂以为别号。公元 1539 年伴日本使节僧策彦周良来华，明人以宗桂诊治神察，呼为意安。公元 1547 年再次与策彦使明，治愈明世宗之病，世宗赐以《颜辉扁鹊图》《圣济总录》及药笥等。遂携所赐方书归国，令名益彰，自成一家，子孙世以意安为号。

二、中朝医学交流

在明代，朝鲜李朝政府重视医药卫生，常聘中国医生前往诊病教授，并派本国医生到中国求教，收集并列行中国医书。鼓励输入中国药材，推行"乡药化"。这一时期中朝医药交流十分活跃，呈现出中朝医学融和景象。

（一）中国医书对《东医宝鉴》等朝鲜医籍的影响

《东医宝鉴》通篇折射出的是许浚崇尚道释、注重"精气神"调养的学术观。缘于中国医学与哲学间的特殊关系，在医学著作《东医宝鉴》中，充分体现出该时期的哲学思想及流行思潮。而作为"儒、道、释"三者合一的宋明理学，直接影响了许浚的学术思想，此点从《东医宝鉴》序中提到的"下极人理""穷理""理不明"等词汇可见其一斑。鉴于释道二家与医学的关系更为直接，因而在其摘录征引过程中，显示出对道释二家的偏爱，如《黄庭经》《抱朴子》《还丹论》《参同契》等；道家之"搬运服食""还丹内炼"等皆在引录之列。中国宗教融入朝鲜医学体系，促进了朝鲜医学的新发展。儒教、道教、佛教相继传入朝鲜，使朝鲜医学在人体的结构、生理、病理、诊断、治疗、预防等方面产生了新的思想。在人体结构方面，借鉴了中国医学上以五脏六腑为中心系统的学说；在生理、病理方面，借鉴了印度医学以地、水、火、风四个方面来说明人体生理和病理的学说；在预防养生方面，采纳并进一步发展了中国道家的导引、按摩、辟谷、纳气、炼丹等方法。

中国医学书籍传入朝鲜，使其医学理论逐渐体系化，医疗技术迅猛发展。明代，朝鲜对中国医书广为翻刻刊行。朝鲜李朝宣祖年间出版的《考班撮要》载，自公元 1430 年到公元 1585 年，刊行有《黄帝素问》《灵枢》《八十一难经》《仁斋直指方论》《圣惠方》《得效方》《伤寒类书》《医学正传》《脉经》《衍义本草》等 70 多种。

朝鲜李朝重视中国医书的整理研究和中国药"乡药化"的事业。先后撰写了《乡药集成方》《医方类聚》《东医宝鉴》和《寿养丛书类聚》等，在中朝医药交流史上做出重大贡献。《乡药集成方》由朝鲜集贤殿直提学俞孝通、典医监正芦重礼和典医监副正朴元德等主笔，以《乡药济生集成方》为基础，"以中国医书为经，以朝鲜传统医籍为纬"，收集《太平圣惠方》《仁斋直指方论》《圣济总录》《妇人良方》等中朝医书中的材料，共分 931 条病症、10 706 条医方和 1479 条针灸方，药材按宋代《证类本草》顺序，收载 630 种。《医方类聚》由朝鲜集贤殿副校里金礼蒙等所撰，整理和引用医籍有中国医书 152 部，朝鲜医书《御林纂要》1 部，全书共 266 卷 264 册，收藏中朝医方 5 万多条。《东医宝鉴》是李朝太医许浚遵宣祖王之命，整理 71 种中国医书和 3 种朝鲜医书而成。全书共 25 卷 25 册，从内景、外形、杂病、汤液、针灸五个方面，对中国和朝鲜医药学的基础理论、病症医方、药物方剂和针灸等进行全面综合，于公元 1613 年 11 月以朝鲜内医院刊本刊行。《寿养丛书类聚》由朝鲜李昌廷依据中国《三元延寿书》等书，加以整理而成，刊于公元 1620 年。

明代，朝鲜世宗王按照中国法医制度，把中国的《无冤录》作为吏科、律科的取材课目。公元 1438 年将《无冤录》加注成《新注无冤录》颁行全国，作为国家法律书之一，公元 1483 年又把中国的《疑狱集》和《棠阴比事》作为法医验证参考书，颁行全国。

在医事制度方面，天顺八年（公元1464年）五月，朝鲜将《素问》《张子和方》《小儿药证直诀》《疮疹集》《伤寒类书》《外科精要》《妇人大全》《产科直指方》《铜人经》《凝固脉经》《大全本草》等中国医书，作为医学取才课目。

（二）医事的频繁往来

洪武年间，中国闽中道士杨宗真去朝鲜从医，洪武十二年（公元1379年）高丽任他为典医。永乐五年（公元1407年）九月，朝鲜派王子来中国，随员中有医生"判典医监事"杨弘达等人。洪熙元年（公元1425年）七月，明使随员太医张本立和辽东医人何让赴朝为朝鲜世宗王诊病，讨论治疗对策，并传授医方。宣德二年（公元1427年）明使随员医人王贤去朝，参与朝鲜世宗王疾病的诊疗。宣德八年（公元1433年）明使随医毛琰赴朝，中国丹东人权因博究医方，成化二年（公元1466年）朝鲜拜他为内医院主薄，后又任工曹判书，权于公元1487年死于朝鲜，万历二十六年（公元1598年）四月，明医官潘继、期周等应朝鲜宣祖王邀请赴朝从事医疗。据《景岳全书》载，张介宾壮年时也到过朝鲜。

在中国医生帮助下，朝鲜关于乡药和唐药的鉴别及质疑研究蓬勃开展。永乐十九年（公元1421年）十月，朝鲜派黄子厚来中国，广求朝鲜不产的药材。永乐二十一年（公元1423年）和宣德五年（公元1430年），朝鲜两次派芦重礼等医生来中国，邀请明太医院医生周永中和高文中，质疑并鉴定本国药草的真伪等。我国《医学疑问》载，公元1617年朝鲜陪臣随医崔顺立等来中国求教医药问题。问答内容由傅懋先撰成《医学疑问》一书。

（三）药物的互通有无

明代，朝鲜鼓励输入中国药材，朝鲜世亲王说："药材等物，须赖中国而备之，贸易不可断绝。"朝鲜多次遣使到中国求取人参、松子、五味子、葫芦、虎骨、鹿角、鹿脯等药。正统三年（公元1438年）和弘治二年（公元1489年），中国应朝鲜请求，把麻黄、甘草、蝎虫等药种子赠给朝鲜，使之引种栽培。

三、中国与东亚及东南亚医药交流

明代，中国与东南亚的医药文化交流更加频繁。明朝派郑和率船队七下西洋，对东南亚各国贸易的药材进行鉴定。他们带去的中药有人参、麝香等，受到沿途各国的欢迎；带回的有犀角、羚羊角、阿魏、没药、丁香、木香、芦荟、乳香、木鳖子等药。婆罗，于永乐三四年相继派使入贡玳瑁、珍珠、降真香。渤泥国派使赠送大片龙脑、米龙脑及降真诸香药。其后民间通商贸易输入中国的有龙脑、梅花脑、降真香、沉香、速香、檀香、丁香、肉豆蔻、犀角等。彭亨国（今马来西亚东部）曾多次派使向明朝赠送片脑、乳香、檀香、苏木等。明成祖令郑和两次出使其国以礼回访。

与印度尼西亚的医药交流：洪武年间（公元1368～1398年），三佛齐国王马哈剌札八剌卜、怛麻沙阿等先后六次遣使并送肉豆蔻、丁香、米脑，以及其他许多香药。永乐七年（公元1409）苏门答腊老王锁丹难阿必镇率使臣来中国，居三年方回本国。此后两国关系密切，该国不断遣使入明，带来的药物有苏木、丁香、木香、降真香、沉香、速香、龙涎香等。《大明会典》记载了爪哇输入中国的药材有犀角、肉豆蔻、白豆蔻等数十种。明代，广东、福建一带人有不少侨居印度尼西亚，带去了中医药文化。

与暹罗的医药交流：《明文·暹罗传》记载，暹罗（今泰国）多次入贡的药物有犀角、片脑、米脑、糖脑、脑油、脑紫、蔷薇等数十种，其中洪武二十三年（公元 1390 年）仅苏木、胡椒、降香即多达十七万斤，暹罗的药用酒类也引起了中国医家的重视。

四、中国与欧洲国家的医药交流

明代，一批西方传教士来华，他们成为中西医交流的桥梁。

（一）早期的"西学东渐"

15 世纪一大批天主教传教士来到中国，他们来华后，主要从事传教、翻译宗教和西方科学书籍、参与宫廷活动、协助中国士大夫编修历法等工作，亦有行医者。他们中最早涉及西医活动的，是意大利的利玛窦（P.Metthoeus Ricci，1552—1610），他与中国知识分子合作，翻译了许多介绍西方科学技术的著作，唯于《西国纪法》中记述了神经学说，首次将西方神经学和心理学介绍给中国。意大利传教士卫匡国（P.Martinus Mrtini，1614—1661）的《真主灵性理论》，论及人体骨骼数目及其生理功能。德国传教士汤若望（P.J.Adam Schall von Bell，1591—1666）著《主制群证》二卷。上卷论人身骨骼数目和功用、肌肉数目、血液的生成，在论及生养之气和初觉之气时，将微细管与神经相混淆；介绍了静脉、肝静脉、肝门脉、心大动脉和心大静脉；谈到脑和脑神经生理。解剖生理多本盖伦学说，与上述诸书大同小异，可能是由所据蓝本相同造成的。葡萄牙传教士博汛际（P.Francisus Furtado，1587—1653）的《寰有诠》和《名理探》，提到心脏和视觉功能，论及人与四体液的关系，提出大脑具有控制知识、记忆、意志及情绪等作用。瑞士传教士邓玉函（P.Joannes Terrenz，1576—1630），是传教士中最博学者，他是一位医生、哲学家和数学家，是伽里略和布鲁诺的好朋友。他的精湛医术，得到皇宫贵族的赏识，35 岁时加入耶稣会。万历四十六年（公元 1618 年）离里斯本，到印度、交趾和中国，途中收集了大量矿物、动物和植物标本，研究了气候学和人种学，均记入旅行笔记。天启元年（公元 1621 年），邓玉函达澳门行医。同年 8 月 26 日，他写信给 Lincei 研究院，谈到他解剖日本 Ymexie 神父的尸体。谓 Ymexie 生前嗜烟过度，常觉燥热难熬，经解剖发现其肺脏干枯如海绵，上面蓝点很多。这是西方医生在华剖验尸体的最早记录。邓玉函进京后，专门研究编修《崇祯历法》，晚年曾想向中国介绍西方解剖学，经他翻译校阅的有《人身说概》和《人身图说》。

外国传教士在介绍西方科学技术翻译的著作中，专论医学的仅有两部。《泰西人身说概》邓玉函所用底本是瑞士巴塞大学的解剖学家、内科学家和希腊文教授包因（Carspard Banhin）著的《解剖学论》。分为两卷，上卷：骨、脆骨、肯筋、肉块筋、皮、亚特诺斯、膏油、肉细筋、络、脉、细筋、外复皮、肉、肉块、血 15 部。下卷：总觉司、附录利西泰（即利玛窦）记法五则、目司、耳司、鼻司、舌司、四体觉司、行动、语言等。该书是以希波克拉底、亚里士多德和盖伦的医学理论为依据的，还没有现代医学的系统分类。《人身图说》，附于《人身说概》之后，原由邓玉函、龙华民（P.Nicolao Longobardi，1559—1654）合译，罗雅各（P.Jacobus Pho，1593—1638）续译完。分上卷图说和下卷图形加说两部，优于《人身说概》处为图形精美。生理学内容也大为增加，但仍沿袭希波克拉底和盖伦的学说。该书有详尽的解剖图，新增有内脏情况、泌尿生殖及胚胎介绍，均为《人身说概》所无。对每一局部的解剖情况，列述尤明。《人身图说》只有抄本流传，但从明末起仍有一定影响。清代刘献庭《广阳杂记》载的"女变男"传说，便是据《人身图说》的某些生理观点提出的。

（二）早期西洋医学机构

嘉靖三十六年（公元 1557 年），葡萄牙政府在澳门设置官吏，使澳门成为它的领土，西方医生、传教士便在那里进行医务活动。隆庆三年（公元 1569 年），澳门主教加奈罗（Melchior Carreiro）建医院二所，一收教友，一收教外人。院名为 Santa Caza de Mizericodia，不久澳门又建圣拉斐尔医院（St, Raphael's Hospital），来澳的外国旅行者多在此求医。明崇祯十三年（公元 1640 年）、清康熙六年（公元 1667 年）曾二次重建此院，乾隆十二年（公元 1747 年）进一步扩建。院中有高墙，分男女二部，有病床 40 张，非教徒也能在此看病。该院要求医院对病者一视同仁，命令裹扎伤口的助手负责配制药剂。万历七年（公元 1579 年）左右澳门置麻风病院一所。万历二十二年（公元 1594 年）设澳门圣保罗医院，并附设实习班。教授神学、哲学、拉丁文学，有图书馆、观象台及药房等，是在中国最早设立的西医学校。清乾隆二十八年（公元 1763 年）葡萄牙王命令封闭，后于道光十五年（公元 1835 年）毁于大火。

（三）中西药物交流

万历三年（公元 1575 年），西班牙传教士拉达（Martin de Rade，1533～1578 年）受菲律宾殖民政府派遣，到福建沿海活动，购回大量书籍，有"关于草药的许多书籍，为治疗疾病而投以草药的方法"。中医药知识假传教之手，向西欧传播。定居在中国内地的传教士，在这方面起的作用更大。卜弥格（P.Michael Boym，公元 1612—1659），波兰人，任过波兰王 Sigismond 的首席御医。在华期间，留意中国药物学，用拉丁文写出《中国植物志》（*Flora sinensis*），实际是《本草纲目》的节本，是目前所知向西方介绍中国本草学的最早文献，清顺治十三年（公元 1656 年）在维也纳出版。他还著有《医论》（*Clavis medica*），全书共六部分，译有王叔和《脉诀》、中医舌诊和望诊，收集了近 300 味中药，有木版图 143 幅，铜版图 30 幅。当时耶酥会与荷兰印度公司有隙，书被改名为《中医示例》（*Specimen Medicine Sinicae*），以 Cleyer de Cassel 名义于康熙二十一年（公元 1682 年）出版。至康熙二十五年（公元 1686 年）才恢复卜弥格的名字，用原版本刊印。卜弥格未刊稿中还有《中国医学家》（*Medicus Sinensis*），但未见。这些著作领受西方学者注意，吸引他们研究中医药。

西洋药物中金石为多，草药中有不少制成药露。因无特别疗效，传入数量不多，影响不大。明代与欧洲的医药交流对医学发展，并未产生深刻影响。这一时期的中西医交流可以说是平行的，还没有可能和机会发生交锋和碰撞，包括像王肯堂这样与传教士有过私人交往的医家。

五、结束语

继金、元医学之后，明代医学进一步向广度与深度发展。在藏象辨证论治方面，脾肾学说的完善，命门学说的深入，脾阴学说的确立，以及对奇经八脉论治的总结，都是对中医学术理论的充实，这些内容既是对当时临床医学的高度总结，同时对后世医家的医疗实践具有重要的指导意义。明代医家关于先后天阴阳水火论的提出是与医疗实践密切结合的，它对纠正当时医界寒凉时弊起有重要作用。此外，明代医家对医学经典著作、本草学、方剂学，以及伤寒、温病、杂病和妇、儿、外、伤、针灸等方面的研究，与宋金元时期相比也更为全面和深入。因此，明代是我国医学理论更趋深入与系统化的时期。

随着明朝的覆亡，医药学也进入了一个新的时代。许多著名的医学家如李中梓、喻昌等人，他们始终不懈地从事着其医疗和理论研究活动，并继续获得新的学术成果。总之，明、清之际医学的发展承先启后，未曾因为物换星移而有所间断。

参 考 文 献

成壁智. 1999. 《本草纲目》和日本汉方医药学. 湖北中医学院学报，（1）：3-5.

崔箭. 1999. 许浚《东医宝鉴》学术思想研究. 南京中医药大学学报，（6）：369-371.

金素安，郭忻. 2011. 外来药物传入史略. 中医药文化，（2）：23-24.

李经纬，林昭庚. 2000. 中国医学通史. 北京：人民卫生出版社.

史世勤. 1993. 龚廷贤与中日医学交流. 中国科技史料，（1）：21-28.

张岱年. 1994. 中国传统文化概论. 北京：北京师范大学出版社.

第七章 清代医学

——医学守成与创新并存的时代

　　清代，是我国封建帝制统治的最后一个朝代。

　　在明末，由于封建王朝的残酷统治，横征暴敛，阶级矛盾日益尖锐，终于爆发了以李自成为首的农民起义，起义军攻占北京，宣告了明王朝的覆亡。同时，北方的满族统治者又伺机崛起，勾结一些汉族官僚地主，镇压了农民起义，并消灭了南明流亡政府，公元1644年建立了清王朝。

　　清代初期，朝廷采取了一系列休养生息的政策，使社会经济和农业生产得以恢复和发展，其时国运颇盛，版图扩大，早在明朝已孕萌的资本主义经济因素逐渐发展起来，特别到了康熙、乾隆时期，物产丰富，民心定安，进入到历史上所谓的"康乾盛世"。在此时期，自然科学包括医学也因此得到了相应的发展。同时，欧美资本主义在18世纪以后高速发展起来，它们竞相扩展，向外掠夺，寻找殖民地。人口众多，以小农经济为主的中国成了列强垂涎的重要对象，而清朝则拼命采取闭关自守政策，以维护自己的统治。乾隆以后，清王朝由盛转衰，帝国主义者在采取经济、文化侵略的同时，又以武力打开了中国国门。自公元1840年鸦片战争起，至1919年五四运动，我国进入到一个半封建半殖民地的社会。

　　中医学术发展到清代，在临床医学方面有了很大的发展，最为突出的是温病学说趋于鼎盛，同时，临床各科学术均有不同程度的发展，医学专题研究亦日趋深入。迨至晚清，中西汇通医学思潮逐渐形成。

　　如果说张仲景《伤寒论》的问世标志着中医史上第一次对外感病辨证论治的总结，那么清代温病学说的完善则是中医史上第二次对外感热性病治疗的总结，也是对《伤寒论》的补充和发展。当然，温病学说之所以在清代趋向鼎盛，也有其客观的历史条件，疫病的频传，促使了医家们对温病的重视和研究。史载清代267年间，疫病的流行达328次之多，这势必促进了温病学说的发展和人们对传染病的认识。清代中叶不少医家，诸如叶桂、吴瑭、薛雪、戴天章、余霖、王孟英等，都是在继承前人治疗热性病经验的基础上，通过大量的临床实践，总结了治疗热性病及疫病的经验，使温病辨证论治体系得以确立，并对后世的医学产生了巨大的影响。

　　医学的发展，也反映为临床各科专题研究的深化，这在清代显得尤为突出。如叶桂创立了胃阴学说，使中医学的脾胃理论更趋于完整；对肝病的探讨方面，叶氏还提出"阳化内风"说。此外，魏玉璜论治肝阴不足，王泰林阐述肝病证治，都各有特色。气血论治的进展，同样颇有新意，如王清任的气虚血瘀说、唐宗海的血病专著《血证论》，详细讨论了多种血证的诊治。在诊断方面，林之翰著《四诊抉微》，于望、闻、问、切四者详加阐述。在病证方面，吴澄《不居集》专门讨论了虚损的诊治，于外损尤具心得。在治疗方面，吴师机对外治法的研究最为卓著。凡此等等，更仆难数，可见清代医家在临床医学专题研究方面获得了相当的成就。

与此同时，明末赵献可、张介宾等的温补学说影响于清初医界，在一定范围内又产生了温补的时弊，不少有识之士对此进行抨击，从而导致了学术上的另一场争鸣。这种学术争鸣，无疑也推动了医学的进步。

清代以"八股取士"，并推行以注释儒家经典为基本内容的考据学。当时清高宗（乾隆皇帝）下令编辑《四库全书》，保留了不少古籍（医学也在其内）。在这种情况下，也有不少学者以毕生精力从事古籍研究，由此，"考据之学"（即所谓汉学）在清代大为盛行，这种风气也影响到清代医学的发展。《清史稿》所谓"清代医学多重考古"，正是指的这一方面。许多医家皓首穷年致力于《内经》《难经》《神农本草经》和《金匮要略》《伤寒论》等书的诠注研究。同时还进行其他各种医籍的整理和类书的编辑，这些工作对保存、研究和整理中医学文献做出了一定的贡献。医家在其整理古籍的同时，往往结合临床实际，因而又创立了不少新的见解和观点。

在清代，由于外来的科学、文化逐渐输入，对中国医学也产生了一定的冲击。特别是鸦片战争后，西方列强开始大批地派遣传教士和医生来中国。据记载，自 1840 年以后，仅半个世纪时间，全国各地建立了教会医院 166 所，诊所达 241 所，在许多城市开设医学堂，并吸引留学生赴洋学医。西医的传入和发展，对清代医学的影响极大，从而出现了"中西汇通"的思潮，其情况诚如秦伯未先生所说"咸、同间西学输入，医风又一变"（秦伯未《清代名医医案菁华》）。

第一节　清代学术变迁对中医学的影响

一、清代学术的楔子

凡是研究一个时代的思潮（学术特点），必须把前面的时代略为认清，才能知道来龙去脉。清代的学术发展受到了明代的学术影响，它主要体现在五个方面：

第一，王阳明心学的反动。最著名的是刘宗周一派，对王学中谈玄的成分进行了删减。他开创的蕺山学派，在中国思想史特别是儒学史上影响巨大。清初大儒黄宗羲、陈确、张履祥等都是这一学派的传人。这种反动与先驱，当然只能认为是旧时代的结局，不能认为为新时代的开山。

第二，自然界探索。明代学术界有两位怪人，留下两部怪书。一为徐霞客，著《徐霞客游记》；二为宋应星，著《天工开物》。这两部书被梁启超誉为比清人"专读书的实谈"还胜几筹。

第三，欧洲历算之输入。先是马丁路得创新教，中国及美洲国家为其主要传播之地。于是从万历至崇祯年间，利玛窦、庞迪我、汤若望等传教士大量进入中国。中国学者徐光启、李之藻等都和他们来往，对于各种学问有精深的研究和交流，对清代学者影响很大。同时也使中国知识线与外国知识线相接触，晋唐间的佛学为第一次接触，明末的历算学便是第二次。

第四，藏书及刻书的风气建盛。明代有一段时间，不注重学术，造成据费密所说："《十三经注疏》除福建外，没有第二部。"但万历之后，风气转变。范尧卿创天一阁，专门收藏宋元刻本善本。

第五，佛教除禅宗外，提倡净土宗。宋元明三朝，基本只有禅宗，别无佛教。但晚明突然出了三位大师：莲池、憨山、蕅益。一返禅宗束书不观之习，回到隋唐人做佛学的途径。

以上所举，都是明末学术界的新现象，但清代学术界与之关系密切，影响了清代各方面的学术发展。

二、清代学术变迁与政治的影响：考据学、八股文和文字狱

考据学是一种治学方法，又称考证学或朴学，主要的工作是对古籍加以整理、校勘、注疏、辑佚等。考据学产生在明代后期，"它与清代考据学不论从时间的前后衔接，还是从学术思想、治学方法及学术成果的继承和发扬上来说，都是一个不可分割的整体"。

梁启超在《清代学术概论》中提到：

> 今之恒言，曰"时代思潮"。此语最妙于形容。凡文化发展之国，其国民于一时期中，因环境之变迁与夫心理之感召，不期而思想之进路，同趋于一方向，于是相与呼应汹涌如潮然。始焉其势甚微，几莫之觉；寖假而涨——涨——涨，而达于满度；过时焉则落，以渐至于衰熄，凡"思"非皆能成"潮"；能成潮者，则其思潮之时代，必文化昂进之时代也。其在我国自秦之后，确能成为时代思潮者，则汉之经学，隋唐之佛学，宋及明之理学，清之考证学，四者而已。

综观清代初期的学术重要潮流，主要有四支，分别是：①阎百诗、胡东樵一派之经学，继承顾炎武、黄宗羲等人，直接开后来的乾嘉学派；②梅定九、王寅旭一派之历算书，继承晚明利玛窦、徐光启等人，做科学先锋；③陆桴亭、陆稼书一派之程朱理学，在王学与汉学之间，折中过渡；④颜习斋、李刚主一派之实践学，完成前期对王学的完善。

一般来说，关于清代考据学的学术渊源，似乎有两种不同的解释，一种是把清代学术当作宋明学术的反动，赞扬它仿佛欧洲的文艺复兴，如梁启超、胡适曾经是以"复谷即解放"的思想加以解释，提出清代考据学是对"理学"的"一大反动"，即从虚到实，"舍空谈而实践"，其实，这种思路背后的支持系统是进化、科学和实用。另一种则把它当作宋明学术的延续，如钱穆则提出"每转益进"，指出清代考据学是由于清初学者对明清鼎革之际的痛苦，"心思气力，无所放泻，乃一注于学问"，这种关心时事，希望用知识来"经世"的精神，来自宋明理学。所以"学术之事，每转而益进，图穷而必变"。这种思路显然希望在中国自身的知识和思想资源中寻找思想史发展的道路，仿佛没有外在力量，思想也一定会如此演变。

从清初的学术发展来看，为何多种不同学派潮流，后来只偏向考证学一路发展。究其原因，清代学术界最大的障碍物，就是八股文。八股和一切学问都不相容，而科学为尤甚。清初沿袭明朝的八股取士，不管他是否有意借此愚民，抑或是误认为一种良制度，总之当时读书人的功名富贵皆处于此途。

八股文是明清科举考试的一种文体，也称制义、制艺、时文、八比文。八股文章就《四书》《五经》取题，内容必须用古人的语气，绝对不允许自由发挥，而句子的长短、字的繁简、声调高低等也都要相对成文，字数也有限制。八股文的题目一律出自四书五经中的原文，"八股"就是指文章的八个部分，开始先揭示题旨，为"破题"。接着承上文而加以阐发，为"承题"。然后开始议论，称"起讲"。再后为"入手"，作为起讲后引出正文的突破口。以下再分"起股""中股""后股""束股"四个段落，每部分有两股排比对偶的文字，合起来共八股，故称八股文。

清代的学术风气何以从虚转实，转向考据？无论是哪一派的学者都很认同一种解释，即清代的思想箝制和镇压，造成士人对现实的淡漠和对古典的向往。像梁启超就历数顺治十四年以后的科场案、江南奏折案等，相信"开口便触忌违，经过屡次文字狱之后，人人都有戒心"，是使学术风气变化的原因。"凡当主权者喜欢干涉人民思想的时代，学者的聪明才力，只有全部用去注释古典"，"考证古典止之学，半由'文网太密'所逼成"。钱穆等人都坚持此类说法，即认定考据学是由于思想的弹压而造成士大夫精神的萎缩，这种说法相当有力，得到学术界的广泛认可。

真正造成清代学术思想失语状态的，除了政治对异端的箝制，还在于皇权对于真理的垄断。在公、私两种领域之间，士人能寻找到的，是另一种知识话语的表达空间。梁启超认为："清儒既不喜宋明人聚徒讲学，又非如今之欧美有种种学会学校为聚集讲习之所，则其交换知识之机会，自不免缺乏。"因而，哪些依傍经典而流传的注释、疏证、笺释却通过看似繁琐的形式，曲折地表达着他们的一些真实想法，在通过印刷出版和邮递交流的札记、函件中，沟通着一些互相认同的学者，使知识得以流通。特别是高官的幕府、贵人的家塾及富商的家馆等，更是在某种意义上成了这种学术话语得以传播和延续的空间。这样，考据尤其是以文字、音韵、训诂为手段对经典文本的历史考据，就渐渐形成一种风气，这种风气主要在士人生存空间较好的江南一带流行，并渐渐影响及整个知识阶层。

考据之所以被称为"乾嘉学派"，因为乾隆、嘉庆两朝，汉学思想达到最高潮，学术界几乎被它占领。考据学被梁启超分为三支，一曰吴派，二曰皖派，三曰扬州派。吴派以惠栋为中心，以信古为旗帜，被称为"纯汉学"。皖派以戴震为中心，以求为旗帜，被称为"考证学"。扬州派以焦循、汪蓉甫为领袖，研究范围广博。总之，乾嘉学派的学者，自成一种学风，和近世科学的研究方法极相近，也被后世称为"科学的古典学派"。考据学所研究的内容主要包括经书的笺释、史料之搜补鉴别、辩伪书、辑佚书、校勘、文字训诂、音韵、算学、地理、金石、方志之编纂、类书之编纂、丛书之校刻等。这种清代学术界的治学方法，极大程度地影响到了清代的医药学家，其中包括《内经》《难经》《神农本草经》《伤寒论》《金匮要略》的清代研究。包括吴中、孟河、浙东、新安地区都是考据学派比较发达的地方，同时也是清代医家比较活跃的地区。

文字狱就是因文字的缘故而引发的罪案。它作为我国古代文化专制政策的一部分，在历史上各个朝代都程度不同地存在着，汉代的杨恽案件、宋代的苏轼乌台诗案即较为典型者。不过，总体看来，清代以前数量较少，规模不大。而清代文字狱则别具风貌：首先，仅文字狱数量而言，清代文字狱当在 160～170 起，比历史上其他朝代文字狱总数还要多。其次，就涉案规模之庞大和惩处结果之严酷而论，与历史上其他朝代诸文字狱相比较，也首屈一指。关于清代文字狱的总体表现特征，研究者已做了准确的概括。其中，胡奇光《中国文祸史》说:"(清代文字狱)持续时间之长,文网之密,案件之多,打击面之广,罗织罪名之阴毒,手段之狠,都是超越前代的。"何西来为周宗奇《文字狱纪实》所作的"序"中也说:"清代文字狱,主要集中在前期,历顺治、康熙、雍正、乾隆四代君王,绵延一百三十余年。无论就时间之长,案件之多,还是规模之大,株连之广,花样之翻新,手段之残忍来看,在中国的封建时代,都是没有前例的。"两位学者并非故作危言耸听之论,而是对清代文字狱真实情况的准确概括和高度总结。清一代,文字狱案此起彼伏、绵延不绝,几与爱新觉罗氏王朝的历史相始终,案狱数量之多、规模之大、牵连之广、杀戮之血腥,均称空前。

清代文字狱对当时乃至后世所造成的社会影响是深远而恶劣的。第一,文字狱使中国的文化典籍遭到了极为严重的破坏。第二,文字狱严重箝制了人们的思想,在学术界造成了许多禁区。学者们除了从事考据、考古等活动以外,其他学术问题大都不敢涉及了。第三,文字狱造成了明哲保身,不讲真话的社会风气,形成了"人人自危"的紧张的人际关系。正是在清代这种大背景下,在"文字狱"和"八股文"及考据学的综合影响下,越来越多的如薛生白这样的儒生,由儒入医,极大地充实了清代医家学者的学术队伍。

三、西学东渐:中西医汇通的历史背景

在我国医学发展史上,西学东渐具有历史性的意义和影响,这种文化上的差异最终导致了中国医疗系统的改变。

西学东渐也有萌芽时期,清代早期未能推行的原因如下,欧洲历算从明中后期就传到我国,明代数学家徐光启与利玛窦相识后,便经常来往,他们合译了《几何原本》。进入清代以后,较早接触到西方学术和科学的帝王康熙,是比较有自由思想的人,本身性格豁达大度,不独政治上常采宽仁之义,对于学问,亦有宏纳众流气象。清初耶稣教会内部发生分裂,不了解中国国情,改变教令,中国国内教众禁拜祖宗。康熙帝四十六年把教皇派来的公使送到澳门监禁。雍正元年,除在钦天监供职的西洋人外,其余皆驱往澳门,不许阑入内地。使得康熙五六十年间所延揽的许多欧洲学者,到雍正帝继位第一年,忽然驱除净尽。中国学界接近欧化的机会从此错过,向后搁了二百年。

在清代相当长的时间里,根本的冲突似乎并没有发生,系统的颠覆也没有出现。葛兆光认为颠覆古代中国知识系统并进一步瓦解中国思想世界,必须在知识结构上确立三个支点:①必须接受关于知识的新地图,即世界上有同等的文明独立存在。②确认这些文明从"体"到"用"有着不同的知识与思想的体系。③可能真有放之四海而皆准的真理,而这种真理不一定在中国。16~18世纪,中国人对新知和奇器的认识还停留在两个层面,也是两个边界。一是在观念的层面上,依然是在"西学中源"的认可中;二是在知识层面上,被当作是实用技术。到19世纪开始转变,到了嘉庆、道光年间,中国人已经不得不接受"天外有天"的现实。世界的扩大和中国的缩小,使中国知识阶层开始思考和接受一个至关重要的新观念,也就是多元文明区域的存在,有很多与中国同样的国度,其文明、语言、物产都渐渐被接受。19世纪下半叶,越来越多亲眼见到西洋的人和感受到世界变化的人,开始对中西文明从体到用都进行了严肃的比较。他们希望弄清楚"彼何小而强,我何以大而弱"。并开始从以伦理道德为中心的文明优劣观,转变到以强弱为中心的文明优劣观,即"富强"就等于"文明"。

随着东西方文化与思想的接触，欧洲医学传入我国，初期医学理论大都只是传教士宣教时附带论及，如龙华民《灵魂道体说》、艾儒略《性学觕述》、汤若望《主制群征》、邓雨涵《泰西人身说概》。这些知识有些成了中国学者的依据，如清乾嘉名医王清任著《医林改错》，记脑髓特具卓识，就是受到利玛窦《西国法记》和邓雨涵《人身说概》的影响。

上海、广州等地开埠，越来越多的教会医院进入租界。仅以上海为例，就有同仁医院、共济医院、西门妇孺医院、广仁医院、广慈医院、伯特利医院和圣心医院等多家影响力深远的教会医院。西医科学理论因西学东渐不可避免地传入我国，使得一部分国人开始质疑，甚至摒弃传统中医药学术的根源与体系，以至于中西医形成对峙和竞争局面。在这种"西学东渐"的大环境下，中西医之间的撞击，既是医学体系的竞争，也是文化、思维方式及哲学观念的论争。同时也在中医和西医并存的情况下，出现了中西医汇通的思潮。

正如亓曙冬在《西医东渐史话》的观点：西方文化和医学随着传教士的东渡进入了近代中国，传教士带着传教、行医的双重使命，使以现代科技为依托的西医学改变了以传统中医为主导社会的医疗空间、医疗实践、医疗观念。西医诊断手段和医学仪器、规范化的教会医院和教会医学教育，以及与日俱增的中国本土西医师，逐渐改变了中国已形成数千年的医疗格局。

西医东渐主要表现在以下几个方面：①早期传教士的医疗活动以宫廷为主。明末清初是西方科技传入中国的高峰时期，西洋医学与算学、天文学、地理学等一起被引入我国。清政府对传教士采取了召请、重用的策略，允许传教士在宫廷行医、制药、翻译医书。清宫廷是清初西医入华的最主要场所，最早接受西医治疗的皇帝是康熙，以天主教传教士为主。②清中期传教士的医务活动主要针对民众。清中期后，在东印度公司医生郭雷枢的呼吁下，大量新教传教士来华传教，以宣传基督教新教为主的新传教士的医疗活动主要针对一般民众。鸦片战争时期，传教士从事的各项工作几乎都受到中国人的仇恨，只有医学还被中国人所接受，治愈之人莫不感激，官府即使知晓，也不严令禁止。鸦片战争后，随着政府对传教活动限制的减弱，传教士活跃在沿海的城市，西医也借传教大量涌入中国，随着中国通商口岸对外开放的数量增多，近代医学传教到了新的阶段。而早期接受西医治疗的患者主要分两类：一类是下层社会的患者，无力寻医，接受教会医院实行的免费施药。另一类是生命垂危者，因急病而寻求西医救治。其中的代表人物有伯驾、德贞和胡美。③医疗空间的转变。中国传统意义上的医院与近代西方医院制度是完全不同的，在中国古代，医事制度主要是围绕王权的需要设置的，虽设有太医院，但以皇族和贵族为服务对象，民间社会的医疗空间主要是由私人运作。医生以个体化形式独立而分散执业，又分为坐堂医和走方医两种，医疗空间多与家居环境连为一体，护理程序一直都是在家庭空间中完成的。中国以家为主导的医疗格局的出现，是与传统"家本位"的伦理思想紧密联系的。而西方的医院作为一种西方医疗体制下的产物，发端于中世纪基督教的盛行。因此西方医疗空间从根本上脱胎于宗教空间，早期的医院与教堂几乎是一体的，医院是教堂或修道院的外研机构。从医疗体制上来看，西医和中医较大的区别是托管制，西方医院的委托制来源于宗教生活，托管起源于对个人的尊重……即医生对上帝尽责，整个现代医学体系和护理理论都是围绕这一基本的理念建立起来的，医院、诊所和红十字会等都是这种理念的具体化。医疗空间的转变必然带来了医疗伦理的转换。④新医学丰富了临床治疗的多样性。西医作为舶来品初来中国之时，对于普通民众来说无异于"天外来客"。但随着人们对西医的眼疾治疗、麻醉术和手术的了解，民众渐渐接受了西方医学与东方医学的差异和比较。随着西医在华传播的加速，中国本土群众也通过接受教会医院的教育和培养，出现了越来越多的本土西医，并在这种中西医并存的基础上，出现了中西医汇通学派。

中西医汇通派是受西方医学影响，而出现的融合中、西两种医学的流派。该学派在特定的历史条件下诞生，既用传统的中医思维思考问题，又利用现代的西方医术解决问题。这一时期的医家，中医传承模式发生变化，均积极参与中医教育及办学。

唐宗海（1846～1897 年），字容川，四川彭县人，中西医汇通派早期代表人物之一。主张"西医亦有所长，中医岂无所短"、"不存疆域之见，但求折衷归于一是"，提倡学习和吸收西医的内容，着眼点在保存经典中医学。其学术观点基本上是洋务派"中学为体，西学为用"思想在医学领域的具体运用。

恽铁樵（1878～1935 年），名树珏，江苏孟河人，中西医汇通派的代表人物之一。早年从事编译工作，后弃文业医。竭力主张西为中用，认为欲使中医学进步演进，必须"发皇古义、融会新知，取长补短"，提倡"吸取西医之长，与之合化以新生中医"。对中西医汇通学术的发展有一定影响，并创办"铁樵中医函授学校"。

陆渊雷（1894～1955 年），名彭年，江苏川沙人（今上海），中西医汇通派的代表人物之一。陆氏是恽铁樵的学生，助其办学，受近代医学科学影响，提倡中西医汇通。后与徐衡之、章次公共同创办上海国医学院。

张锡纯（1860～1933 年），字寿甫，祖籍山东诸城，河北盐山人，中西医汇通派的代表人物之一。受时代思潮的影响，张氏萌发了衷中参西的思想，遂潜心于医学，1900～1909年完成《医学衷中参西录》前三期初稿，并在《绍兴医药学报》发表。1916 年在沈阳创办我国第一家中医医院——立达中医院。1928 年定居天津，创办国医函授学校。

朱沛文（19 世纪中叶），字少廉，生于中医世家，广东佛山人，中西医汇通派代表人物之一。撰有《华洋脏象约纂》，又名《中西脏腑图像合纂》。朱氏认为中西医"各有是非不能偏主，有宜从华者，有宜从洋者"，主张汇通中西以临床验证为标准，求同存异。认为中医"精于穷理，而拙于格物"，西医"专于格物，而短于穷理"，应"通其可通，而并存其互异"。

四、温病学的发展

温病学，是研究温病病因病机、发生发展规律及预防与辨证论治的一门学科，它是中医学的重要组成部分。在中医学体系中，温病学是经过漫长的历史时期才逐步形成的一门新兴学科，形成之后，有效地指导着临床实践，对多种急性外感热病的预防与辨治都具有重要的指导意义。清代是温病学形成和完善的重要时段，它很大程度受到清代主流学术的影响。在这里对温病学的主要脉络做一个简要的概述。

温病学是经过漫长的发展过程而逐步形成的，根据它的发展历史，大体划分为几个阶段：即战国时期至唐代是温病学的萌芽阶段，金元时期是温病学的成长阶段，明清时代是温病学的形成阶段（新中国成立后温病学有了新的进展）。

宋代医家庞安时把伤寒和温病区分开来，专著《伤寒总病论》，温病"与伤寒大异也"，既可"即时发病"也可"郁而待发"；这与后世的伏邪学说，有相似之处。郭雍提出了温病有新感而发的见解，在《内经》和《伤寒论》"伏气"学说的基础上创立，在其所著《伤寒补亡论》中提出："冬伤于寒，至春发者，谓之温病。冬不伤寒，而春自感风寒温气而病者，亦谓之温。"

（一）金、元时期温病学的推进

1. 刘完素《素问玄机原病式》——创寒凉清热法以治热病

金、元时期，中医学对温病学的认识得到了较大提高，其中贡献突出者，以金元四大家中的刘完素为最。他指出，"怫热郁结"为热证的主要病机，从而大倡寒凉清热以治热病，使温病治疗学得到较大发展。河间根据《素问·热论》"人之伤于寒也，则为病热"的说法，在《素问玄机原病式》中对《素问·至真要大论》提出的病机十九条加以深入阐发，扩展了火热病的范围。他所创制的方剂，如双解散、防风通圣散、天水散（即六一散）等，均对后世产生了重大影响。正因为河间开寒凉清热治疗温病之先河，故后世称其为"寒凉派"，且有"伤寒宗仲景，热病用河间"之誉，更被推崇为温病学派的奠基人。

2. 王履明《医经溯洄集》——区分"温病"与"伤寒"病机、治则的专论

元末明初医学家王履明指出了温病与伤寒发病机理及治疗法则的不同。王氏字安道，号畸叟，又号抱独山人，生于公元1332~1391年（元至顺至明洪武），江苏昆山人。他在其所著《医经溯洄集》中说"温病不得混称伤寒"，又进一步阐明"伤寒即发于天令寒冷之时，而寒邪在表，闭其腠理，故非辛甘温之剂，不足以散之。……温病、热病，后发于天令暄热之时，火郁自内而达于外，郁其腠理，无寒在表，故非辛凉或苦寒或酸苦之剂不足以解之"。王氏此论不仅指出温病的病机是"火郁自内而达于外"，从而为伏气温病学说张目，而且从病机与治法上将伤寒与温病判为两途，使温病从伤寒的体系中分离出来，为温病学体系的形成提供了理论依据。因此，清代温病学家吴鞠通对他给予高度评价，吴氏在《温病条辨·凡例》中说："至王安道，始能脱却伤寒，辨证温病。"但因王氏书中对寒、温之辨论述不多，故仍未能使温病学形成体系。所以吴鞠通又为之叹曰："惜其论之未详，立法未备。"

（二）明代温病学的发展

明代医学对温病学有推动作用，主要见于以下几位医家。

1. 张鹤腾提出"暑病不分表里"

《伤暑全书》为明代张鹤腾所著。张氏字凤逵，约生于1577~1635年（嘉靖至崇祯），安徽颍州人。他在《伤暑全书》自序中说，当时对伤暑一证，"世皆忽之，一遇是证，率目为伤寒，以发散等剂投之，间加衣被汗，甚灸以致伤生者，累累不悟"。在此基础上提出"暑证不分表里，一味清内，得寒凉而解，苦酸而收，不必用下"的论点。

2. 吴有性提出"温疫非风、寒、暑、湿，乃天地异气"

明代医学家中"对温病学贡献最为突出者"首推吴有性。他所著《温疫论》一书是我国医学史上第一部温病学专著，也是世界医学史上对传染病学有突出贡献的专著。对温疫的病因及传变，吴氏在《温疫论·原序》中说："夫温疫之为病，非风、非寒、非暑、非湿，乃天地间别有一种异气所感，其传有九，此治疫紧要关节。"在"原病"篇中又进一步指出了温疫与伤寒在病因、邪气入侵途径、邪侵部位等方面的区别。吴氏明确指出了温疫的病因不是六淫邪气，而是感受自然界的"异气""疠气"，又称为"戾气"。这种邪气

致病，具有强烈的传染性。邪气自口、鼻而入，直达募原。并自创"达原散"，为后世所常用。突破了以伤寒法治温病，初起必用麻、桂的旧例，开拓了温病治疗的新思路。此外，吴氏在书中还对温、瘟、疫三字进行了考证。《温疫论》的问世，极大地推动了温病学的发展，但限于它仅论述了温疫的辨治，范围狭窄，因而未能使温病学形成完整的理论体系。

3. 袁班提出温病对应四季的差别与治法

袁班，字体庵，明末江苏秦邮（今高邮）人，曾为明崇祯年间兵部尚书史可法的幕宾。袁氏虽不以医为业，但曾博究方书，并于临证中随笔记录，辑成一书，名为《证治心传》。此书曾由史可法作序（公元1643年），但因诸多原因，一直不曾出版，直至浙江绍兴裘庆元于杭州成立"三三医社"，编纂出版《三三医书》时由其社友徐石生出重金购得该书抄稿，于1923年出版。袁氏在《证治心传·治病必审四时用药说》中说："至于冬令严寒肃杀之气为伤寒者，仲景言之详矣。惟阳气潜藏于内，天时晴燥，雨雪稀少，乃成冬温之证，须用大剂清下，不得拘执伤寒成法以误人哉。近世此病甚多，尤宜加审，轻则用杏苏饮，重则用葱豉汤加荆、薄、枳、桔、连翘、大贝，以达表为治。若时值初春，严寒将退，风木司权，其气善升而近燥，多犯上焦，故多身热咳嗽，微恶寒者，以黄芩汤为主方，随证加减，如薄、桔、荆、防、杏、苏、翘、贝、桑、菊、牛、蝉之类，取清轻之味清肃肺卫。若失治久延，渐入荣分，有逆传、顺传之候。"由以上文字可以看出，袁氏对温病与伤寒的区别、温疫与其他温病（"无疫之温热"）的区别，及四时温病的治法，均有明确论述，言虽简而意殊深。

（三）清代温病学的发展

这一时期，经过众多医学家的努力，温病学逐渐脱离伤寒学派而终于自成体系。也是温病学理论体系形成的阶段，也是温病学成熟、发展的重要阶段。这一时期，研究温病学的学者日多，著述甚丰。其中最具代表性的有叶（天士）、薛（生白）、吴（鞠通）、王（孟英）四大家，也有杨栗山、俞根初、雷丰、柳宝诒等各家。按照其发展规律，主要分为以下几种学说。

1. 戴天章提出"瘟疫之体异于伤寒"

清代戴天章，字麟郊，晚号北山。生于公元1644～1722年（顺治至康熙），江苏上元（江宁县）人。他提出"意在辨瘟疫之体异于伤寒，而尤慎辨于见证之始，开卷先列辨气、辨色、辨舌、辨神、辨脉五条，使阅者一目了然"，还指出，"疫邪见证，千变万化，然总不出表里二者"。他极推崇吴又可的《温疫论》一书，他惋惜该书在当时未被人们所重视，究其原因，认为是"知其名而未得其辨证之法耳"。戴氏于康熙十四年（公元1675年）著成《广瘟疫论》一书。他在书中首先强调辨证，关于治疗，他总结出汗、下、清、和、补五法。戴氏之作是对吴又可《温疫论》的发挥，且更为系统，在温病学形成的前期，是较为重要的专著。此书曾经坊刻，改名为《瘟疫明辨》。又经陆懋休（字九芝）删订，将"瘟疫"改为"温热"，更名为《广温热论》，再经清末民初著名医学家何炳元（字廉臣，公元1861～1929年）增补重订，名为《重订广温热论》。

2. 周扬俊将温病分为"温、热、暑、疫"四类

周扬俊，字禹载，生于顺治至康熙年间，江苏吴县人，著有《伤寒论三注》《温热暑疫全书》传世。《温热暑疫全书》成书于康熙十八年己未（公元1679年），书中将温病分为温、热、暑、疫四类，分别论述其证治，并提出"黄芩汤，治温本药也"。《温热暑疫全书》是与《广瘟疫论》同时的又一部较早的温病学专著。因其成书较早，故对温病的论述尚欠全面，亦未明晰揭示温病的发生发展规律。

3. 叶天士创"卫气营血辨证"

叶桂，字天士，号香岩，生于公元 1667～1746 年（康熙至乾隆），江苏吴县人（祖籍安徽歙县）。叶氏关于温病的论述据传是其游太湖洞庭山时，门人顾景文随于舟中，手录其语而得以传世。如《外感温热篇》中指出："温邪上受，首先犯肺，逆传心包，肺主气属卫，心主血属营。辨营卫气血虽与伤寒同，若论治法，则与伤寒大异也。"此说为寒、温分论奠定了坚实的理论基础。叶氏的最大贡献在于，创立了"卫气营血辨证"，明确指出了温病沿卫气营血四个阶段传变的规律，以及各阶段的治法，标志着温病学体系的形成。

4. 薛生白专论"湿热病"

薛雪，字生白，号一瓢，生于公元 1681～1770 年（康熙至乾隆），江苏吴县人，与叶天士同时、同乡。擅诗文，兼及丹青，医籍载其医名颇高，与叶天士齐名。《湿热病篇》之内容，其对湿热病之病因病机、辨证论治的论述及所用药物，都有独到见解，对湿热病的辨治具有重要指导意义。因此，可以说它是一篇湿热病辨治的代表文献。叶氏之论重点论述温热病，薛氏之论专论湿热病，两者并收于《温热经纬》一书，相得而益彰！使温病学体系更为完备而垂范后世。

5. 吴鞠通创"三焦辨证"

吴瑭，字配珩，号鞠通。生于公元 1758～1836 年（乾隆至道光），江苏淮阴人，有《温病条辨》《吴鞠通医案》《医医病书》等著作存世。《温病条辨》共分为 6 卷，分为上焦篇、中焦篇、下焦篇三卷，提出"治上焦如羽，非轻不举""治中焦如衡，非平不安""治下焦如权，非重不沉"的三焦温病治疗原则。在叶氏"卫气营血"辨证理论的基础上创造性地提出了"三焦"辨证理论，并把两者有机地结合起来，形成了以"卫气营血"和"三焦"为核心的温病辨证理论体系，这一体系的建立，标志着温病学已经走向成熟。

6. 王孟英集前人温病理论之大成

清代著名医学家王世雄，字孟英，晚号梦隐，世医，生于公元 1808～1868 年（嘉庆至同治），浙江钱塘人。所编著《温热经纬》成书于 1852 年，收集了以前温病学有关的著作，上自《内经》《伤寒杂病论》，下至叶天士《温热论》《三时伏气外感篇》，薛生白《湿热病篇》，陈平伯《外感温病篇》，余师愚《疫病篇》等编写而成。该书一方面汇集了这些温病学重要著作的原文，并选取了前人对这些原文注释之善者；另一方面也参以个人的见解，对温病的理论证治进行了系统的论述，书中对伏气新感、卫气营血理论、暑邪为病、温病证治方法等都有许多发挥。因此，该书既是一本收罗广泛、内容全面的温病文献汇编，又是一本很有见解、特色鲜明的学术著作，在温病学形成过程中具有重要作用。

7. 杨玉衡专辩"伤寒"与"温病"

杨璿，字玉衡，晚号栗山老人，生于公元 1706～1796 年（康熙至嘉庆），河南夏邑县人。他经历过多次温疫流行，因此采辑、总结前人关于温病之论述加以分析批判，取其精华，著成《伤寒温疫条辨》。他指出温病的病因是"天地疵疠旱潦之杂气"。其传入途径是"杂气由口鼻入三焦，怫郁内炽"。温病的病机是"邪热内攻，凡见表证，皆里证郁结，浮越于外也。虽有表证，实无表邪"。 对于温病的治疗，杨氏自创以升降散为总方的十五个方剂，如清化汤、芳香饮、大小清凉散、大小复甦饮等。他的学术思想，在吴又可《温疫论》的基础上，又有所发展。

8. 俞根初论广义伤寒

俞肇源，字根初，生于公元 1734～1799 年（雍正至嘉庆），浙江绍兴人。其书稿为十二卷，先传于何秀山之手，又传何廉臣，曾连载于《绍兴医药月报》，因廉臣逝世，刊行未及三分之二，又经其门人曹炳章补续，《通俗伤寒论》于 1932 年出版。俞氏之书以《通俗伤寒论》为名，是以广义伤寒而名之，但其内容，并非单论伤寒，而是广及温病。书中之春温伤寒、暑湿伤寒、秋燥伤寒、大头伤寒、湿温伤寒、热证伤寒、伏暑伤寒、冬温伤寒等，均属温病。书中俞氏所创的多首方，如加减葳蕤汤、蒿芩清胆汤、陷胸承气汤、白虎承气汤、枳实导滞汤、犀地清络饮、羚角钩藤汤等均被后世所广泛采用。

9. 雷少逸论时令之病

雷丰，字少逸，生于公元 1833～1888 年（道光至光绪），祖籍福建浦城，后迁居浙江衢州。其父雷逸仙精于岐黄之术，曾著有《医博》《医约》二书，但在刊刻前丢失。逸仙逝世后，少逸仅留其方案数百条，是他随侍其父时所录见闻，其中亦有论时病者。其父曾言："一岁中杂病少而时病多，若不于治时病之法研究于平日，则临证未免茫然无据。"少逸秉承其父遗训，以《素问·阴阳应象大论》"冬伤于寒，春必病温；春伤于风，夏生飧泄；夏伤于暑，秋必痎疟；秋伤于，冬生咳嗽"八句经文为纲，著《时病论》，于公元 1882 年成书。

10. 柳谷孙论伏气温病的阐发

柳宝诒，字谷孙，号冠群，生于公元 1842～1901 年（道光至光绪），江苏江阴人。 他选取《内经》以下历代诸家关于伏气温病的论述，结合自己多年临床经验，于光绪二十六年庚子（公元 1900 年）著成《温热逢源》一书，是讨论伏气温病的专著。提出伏邪自发与新感引动伏邪之说："伏温之邪，由春、夏温热之气蒸动而出，此其常也。亦有当春、夏间感冒风寒，邪郁营卫而寒热，因寒热而引动伏气，……此新邪引动伏邪之证。"对伏气温病的治疗，他特别强调保护阴液。他说："其或邪已化热，则邪热燎原，最易灼伤阴液，阴液一伤，变证蜂起，故治伏（气）温病，当步步顾其阴液。"刘氏对伏气温病的学术思想，为后世所重视。

自战国时期直至清代，温病学经历了约两千年艰难曲折的发展历程，终于自成体系，全面地指导着临床实践，在漫长的历史进程中，历代医学家的艰苦探索，功不可没。其锲而不舍的奋进精神，也昭示后人，没有新观点就没有新学说，开拓、创新不仅是温病学，同样也是中医学前进、发展的必经之路。

五、清代疾病体系的不断深化

在清代疾病史中，疫病的大规模流行所造成的疫病灾害，超过其他历史时期。龚胜生在《中国疫灾的时空分布变迁规律》中对我国疫灾的发生、发展做了总结。历史上，中国是一个多疫灾的国度，在公元前 770～公元 1911 年，平均每四年就有一年发生疫灾。中国疫灾变化与气候变化关系密切，寒冷期往往为疫灾频繁期，温暖期往往为疫灾稀少期，气候越寒冷，疫灾越频繁，寒冷期越长，疫灾频繁期越长；3～6 世纪的魏晋南北朝寒冷期形成了第一个疫灾高峰，14～19 世纪的明清小冰期形成了第二个疫灾高峰；3000 年来，随着气候的趋干趋冷，中国疫灾频度也呈长期上升趋势。中国疫灾分布的总体特征是城市重于农村，京畿地区、人口稠密地区、自然疫源地区、自然灾害频发区为疫灾多发区。区域开发过程和地表人文化过程对疫灾分布变迁趋势有重大影响，3000 年来，中国疫灾分布区域有从黄河中下游向外扩张的趋势，重心区域有由北向南、由东向西迁移的趋势（表 7-1、图 7-1）。

表 7-1　3000 年来中国历代疫灾的分布

项目	先秦	西汉	东汉	魏晋南北朝	隋唐五代	北宋	南宋	元代	明代	清代	合计
历时年数（年）	564	230	196	360	379	168	151	89	277	267	2681
疫灾年数（年）	6	18	28	75	41	34	50	30	169	218	669
疫灾频度（%）	1.0	7.8	14.3	20.8	10.8	20.2	33.1	33.7	61.0	81.6	25.0

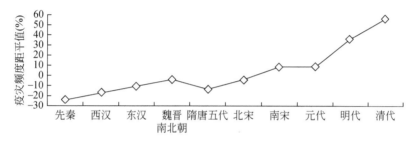

图 7-1　3000 年来中国疫灾频度的朝代变化

表 7-1、图 7-1 均载自龚胜生《中国疫灾的时空分布变迁规律》

从图 7-1、表 7-1 中可以看出，从有明确记载疫灾的春秋至清朝之间的 2681 年中，共有疫灾之年 669 年，平均疫灾频度 25.0%，即平均每四年一次。在总共 669 个疫灾年份中，清代占了 32.6%，明代占 25.3%，魏晋南北朝占 11.2%，这三个时期共有疫灾之年 462 个，占疫灾总年数的 69.1%。总体来看，中国疫灾的流行从宋至清有越来越频繁的趋势，至清代达到最高峰。这种历史医学地理学的研究，从另一个侧面证实了我国温病学的发展，符合疫灾等疾病学的发展规律。

从清代疾病史的发展来看，疫病的流行最为突出，主要表现在以下两方面。

（一）首次在清代医著文献中出现的疾病

1. 白喉

白喉最早的记载始于清代，严江寄湘渔父《喉症指南》序中说道："又有咽喉发白一症，古方所无，诸书未载，为害尤烈。乾隆四十年（公元 1775 年）以前，无此证，即有亦罕。道光中（公元 1821～1850 年）盛延于江浙，渐及荆、湘、黔、滇、鲁，近来秦陇塞外，所在皆有；病者苦无良医，医者苦无良方。"该书成书于清光绪十三年（公元 1887 年），并对该病作为传播有所描述："时疫白喉一症，乃缠喉急痹，至危至险，小儿血气未充，尤易传染。"郑梅涧所著的喉科专著《重楼玉钥》中，也对白喉有所描述："喉间白腐一症，此患甚多，小儿尤甚，且多传染，所谓白缠喉是也。"在他的序中（公元 1885 年）说道："近年夏间，津北一带，时疫喉症盛行。"

2. 猩红热（烂喉痧）

猩红热俗名烂喉痧，又名喉痧。医史文献中最早的记载，始于清叶天士《临证指南医案》，他在医案中说道："雍正癸丑年（公元 1733 年）以来，有烂喉痧一症，发于冬春之际，不分老幼，遍相传染，发则壮热烦渴，丹密肌红，宛如锦文，咽喉疼痛肿烂。"余师愚《疫疹一得》曰："乾隆戊子（公元 1768 年）疫疹流行，疹色淡红而活，荣而能润，是为佳境。深红较重于淡红，血热也。色艳如胭脂，较深红而更恶，血热极也。色紫赤如鸡冠花而更艳，较艳红而火转盛，不急服清凉解毒，必之变黑。"光绪二十八年（公元 1902 年）猩红热流行于上海，死者达 1500 余人。

（二）清代疫病中时空分布范围较广的疾病

1. 天花

天花是由天花病毒引起的烈性传染病，古称"痘疮"、"天疮"、"痘疫"。以江南地区为例，明代明确记载的年份为 1 个，见于万历二十四年（公元 1596 年），危及无锡一县，小孩无论男女，皆出痘。痘多厄杀人，存着十不得四。清代天花流行明确记载年份有 3 个，累计为害四个县域，范围波及 1569.75km²。道光二十三年（公元 1843 年）杭州流行天花，小儿之殇于是者；日以百计。光绪年间（公元 1893/1899 年），危及 2 个县域。光绪十九年（公元 1893 年）上海，死者 295 人；光绪二十五年（公元 1899 年）上海，上半年流行天花，租界死者 192 人。

2. 疟疾

疟疾是由疟原虫引起的虫媒寄生虫病，古称瘴病。以江南地区为例，明代明确记载的年份为 1 个，万历三十一年（公元 1603 年），危及 4 个县域：桐乡县、嘉兴府、嘉善县、秀水县。桐乡县三月，民多患疟，腹肿则死。后经秀水、嘉兴县传播至嘉善县。清代明确记载疟疾流行的年份有 1 个，危及 1 个县域，波及范围 558.42km²。光绪十七年（公元 1884 年），上海县疟疾流行。

3. 鼠疫

鼠疫是由鼠疫耶尔森菌引起的自然疫源性疾病，也称黑死病。以江南地区为例，明代明确记载的鼠疫流行的年份为 1 个，危及 1 个县域，波及范围 779.28km²。高淳县万历四十二年甲寅（公元 1614 年）可能有鼠数万，入于湖。万历四十三年乙卯（公元 1615 年），疫。清代明确记载鼠疫流行的年份有 3 个，累计危及 3 个县域，波及范围 1675.25km²。其中光绪年间 1 个，光绪三十四年（公元 1908 年），上海县鼠疫从海上传入，鼠疫患者 49 例。宣统年间 2 个，宣统二年（公元 1910 年）上海冬，租界鼠疫流行；宣统三年（公元 1911 年）上海租界外阳历 7～8 月发生鼠疫 30 例。这次鼠疫处于鼠疫大流行时期，疫情最严重的是东三省，为境外输入，疫源地为俄国贝加尔吾尔利亚，先传入满洲里，然后顺铁路南下，死亡达 6 万人以上。

4. 羊毛瘟

《羊毛瘟论》记载："羊毛瘟邪，面现青色，舌有点纹，寒热胸闷，周身拘板，头眩作痛，是此证也。"周枃元称为羊毛瘟、羊毛疹。以江南为例，明代明确记载羊毛瘟流行的年份有 2 个，累计危及 8 个县域，波及范围 9505.76km²。崇祯十六年（公元 1643 年）江南自京口起江阴无锡止，民晓起或以黑圈记其门，或釜底画一梅，一夜殒遍。江南渐传染……八九月间，疫灾流行，死者以万记，直至气候变冷，霜雪渐繁，疫灾势头才稍杀。崇祯十七年（公元 1644 年）丹徒、丹阳、金坛县春，民间有羊毛瘟疫，染者多死。清代明确记载的年份有 2 个，累计危及 4 个县域，波及范围 4882.95km²。乾隆三十六年（公元 1771 年）夏，上元、江宁县羊毛瘟流行。乾隆五十八年（公元 1793 年）上元、江宁县羊毛瘟流行。

5. 痢疾

痢疾，古有肠澼、飧泄、重下、滞下之称。以发热、腹痛、里急后重、大便脓血为主要症状。以江南地区为例，清代明确记载有痢疾流行的年份有 4 个，累计危及 5 个县域，波及范围 2970.95km²。康熙元年（公元 1662 年）八九月间，上海县痢疾流行，十家九病，祭神送鬼者满路。康熙四十九年（公元 1707 年）秋，青浦县淞南镇痢疾大作，宝山县痢疾大作。乾隆三十六年（公元 1771 年），嘉兴县武源当湖"带下病"流行。嘉庆十三年（公元 1808 年）八月上海县痢疾流行。

6. 蛤蟆瘟

蛤蟆瘟，古病名，很多学者认为类似于当今的流行性感冒，是由流感病毒引起的一种急性呼吸道传染病，典型的临床特点是急起高热、显著乏力、全身肌肉酸痛等。清代江南地区明确记载有蛤蟆瘟流行的年份 1 个，危及 4 个县域，波及范围 1740.74km²。雍正六年（公元 1728 年）松江府（治娄、华亭县）、金山、青浦县夏旱，四月大邑，乡人谓之"蛤蟆瘟"。

7. 麻疹

麻疹是由麻疹病毒引起的急性呼吸道传染病，症状有发热、咳嗽、流涕、眼结膜充血、口腔黏膜有红晕的灰白小点。古有"麸疮""糠疮""温疹"之称。清代江南地区明确记载有麻疹流行的年份有 4 个，累计危及 4 个县域，波及范围 1338.39km²。其中乾隆三十四年（公元 1769 年）娄县麻疹流行，乾隆三十七年（公元 1772 年）娄县疹症大行，延至次年。嘉庆七年（公元 1802 年）靖江县大疫，症曰出麻，幼儿病十之七。

8. 喉症

喉症是一个统称，白喉、烂喉痧（猩红热）同为喉烂，不易区分，记载中统称为"喉症"。清代江南地区明确记载有喉症流行的年份有 11 个，危及 31 个县域，波及范围 17361.49km²。其中嘉庆三年（公元 1798 年）四五月间，钱塘、仁和、德清县流行喉疹之疾，比户传染，死者十三，竟有灭门者。嘉庆六年（公元 1801 年）长洲、元和、吴县烂喉痧流行。道光六年（公元 1826 年）吴下烂喉痧大盛。道光二十六年（公元 1846 年）夏，杭州城暑风甚剧，时疫大作，俱兼喉症，亡者接踵。道光二十九年（公元 1849 年）吴下烂喉痧大盛。光绪十四年（公元 1888 年）上海县春流行烂喉痧，连续 3 年，夭亡不可计。光绪二十六年（公元 1900 年）常熟、昭文县秋冬之际喉症盛行，次年春尤甚；昆山、新阳县冬季喉症盛行，直至第二年夏。光绪二十七年（公元 1901 年）嘉定县冬，喉痧症流行；上海县冬喉痧流行。光绪二十八年（公元 1902 年）夏，上海县猩红热流行，死者 1500 人；南汇县春 2～9 月份，喉痧流行；吴中大疫，白喉陡发，直至第二年夏。光绪二十九年（公元 1903 年）秀水县大疫，多喉症。公元 1900～1903 年喉症的流行，时间之长，范围之广，为历代罕见。宣统元年（公元 1909 年）湖州喉症流行。

9. 霍乱

霍乱是由霍乱弧菌污染水和食物而引起传播的一种烈性肠道传染病，临床多见以起病急骤、剧烈呕吐、排泄大量米泔水样肠内容物、脱水、肌痉挛少尿和无尿为特征，严重者可休克、尿毒症或酸中毒死亡。古有"吊脚痧""脚麻痧""瘪螺痧"之称。清代江南地区明确记载的霍乱流行的年份有 25 个，是疫病种类确切记载年限最长的，累计危及 168 个县域，波及范围 114 355.85km²。其中嘉庆年间 3 个，嘉庆二十五年（公元 1820 年），累计 14 个县域，为华亭、娄县、上海、青浦、川沙、嘉定、金山、镇洋、南汇、昆山、新阳、无锡、太仓金匮县。道光年间 3 个，累计危及县域 49 个，道光元年（公元 1821 年）病毒首发上海，从水陆交通线向北、西、南三个方向蔓延，向西传至青浦、华亭等地，西北方向传入嘉定、镇洋、昆山、新阳等地，向南传至川沙、南汇、奉贤、娄县、金山等地。道光年间 2 个，道光七年、二十四年都是在杭州流行。咸丰年间 3 个，咸丰元年、六年、十一年，流行地区为杭州、杭州、秀水县。同治年间 3 个，累计危及县域 58 个，多为江南的区域。光绪年间 14 个，累计危及县域 48 个，多为江南地区，其中光绪二年至四年，上海连续受到霍乱疫病流行的影响。

10. 红痧症

胸背起红点伴口鼻出血，肚子痛，眼角布满血丝，为红痧症。清代江南地区明确记载有红痧症流行的年份有 2 个，累计危及 6 个县域，波及范围 2923.87km²。光绪二十九年（公元 1903 年）嘉定、宝山县大疫，红痧症流行；上海县秋大疫，染者多发红痧，不能透泄者死；6 月杭州城时疫流行，患者大都发热头眩，热退四肢发红斑，然死者甚少。宣统三年（公元 1911 年）6 月，嘉定县红痧症流行。

六、清代临证医学的大发展

（一）诊断

中医诊断学到了清代，在各科专著中均有新的见解，在舌诊、问诊、切脉等方面较前代有较大发展，主要体现在以下三个方面。

第一，舌诊。张登重视望舌，在申斗垣《伤寒观舌心法》基础上，于康熙七年（公元 1668 年）撰成《伤寒舌鉴》一书，可谓是舌诊史上的重大发展。根据舌质与舌苔的不同形态，分为白苔、黄苔、黑苔、灰苔、霉酱色苔、红舌、紫舌、蓝舌八类。傅松元《舌胎统志》，首创从舌色分门。汪宏《望诊遵经》，强调望诊为四诊之首。还有周学海《形色外诊简摩》，梁玉瑜、陶保廉《舌鉴辨正》等。

第二，问诊。喻昌重视对既往史、现病史的问诊，强调医者"必笃于情""委屈开导"，并指出应避免诱导性发问，这些内容与现代医学的问诊原则颇为相似。康熙二年（公元 1663 年），蒋示吉撰《医宗说约》，其问诊内容较之明代张介宾的"十问"更细密详尽、切于实用。

第三，切脉。这一时期，脉学研究也有所充实。清初潘楫编撰的《医灯续焰》，对脉理、治法阐述详备，切合临床。康熙三年（公元 1664 年），李延昰辑撰《脉诀汇辨》。其他较重要的脉学著作还有道纯《脉诀四言举要》、莫熺《脉学入门四言举要》、陈士铎《脉诀阐微》、张璐《诊宗三昧》、贺升平《脉要图注详解》、黄宫绣《脉理求真》、周学霆《三指弹》、陈修园《脉诀真传》等。

（二）内科

清代，内科学的发展延续了明代的特点并有所深化，该特点多体现在两方面。第一，以内科诸病证为主，兼备各科，并融入医家个人的学术理论和临证实践经验。如陈士铎《石室秘录》、徐大椿《兰台轨范》、沈金鳌《杂病源流犀烛》、李用粹《证治汇补》、林珮琴《类证治裁》、尤怡《金匮翼》、费伯雄的《医醇剩义》等。第二，这一时期医家对内伤杂病的辨治也经验丰富。如叶桂从阳化内风立论治疗中风，提出久病入络说。张璐认为痢疾乃肠澼之属，辨证以辨痢下赤白及辨身热为要点。徐大椿注重元气，提出元气存亡论，对临床有重要指导意义。王清任从元气亏损立论，创补阳还五汤益气活血、化瘀通络。唐宗海《血证论》提出止血、消瘀、宁血、补血大法，使血证治疗有了新的发展。

（三）外科与伤科

清代出现许多外科与伤科著作，对外科疾病的认识水平不断提高，诊疗方法日益丰富，内外并举，手法配合器具，扩大了手术范围。顾世澄《疡医大全》、祁坤《外科大成》、王维德《外科证治全生集》、高秉钧《疡科心得集》、高文晋《外科图说》、马培之《外科传薪集》、余景和《外证医案汇编》，以及吴谦等《医宗金鉴·正骨心法要旨》、江考卿《伤科方书》、胡廷光《伤科汇纂》等著作，都反映了当时外、伤科的学术成就。

（四）妇产科

清代妇产科有了进一步的发展，有关调经、止带、种嗣、保胎、生产、产后护理等著作增多，如傅山《傅青主女科》、吴谦等《医宗金鉴·妇科心法要决》、亟斋居士《达生篇》、萧埙《女科经纶》、单南山《胎产指南》、唐千顷《大生要旨》、张曜孙《产孕集》、潘蔚《女科要略》及《萧山竹林寺女科》等。

（五）儿科

清代儿科发展较快，儿科理论日臻完善，诊断方法进一步提高，儿科专著大量涌现。如夏禹铸《幼科铁镜》、吴谦等《医宗金鉴·幼科杂病心法要诀》《医宗金鉴·痘疹心法要诀》《医宗金鉴·幼科种痘心法要旨》、谢玉琼《麻科活人全书》、陈复正《幼幼集成》、沈金鳌《幼科释谜》等，在其他综合性医书中也有儿科专论。

（六）五官科

清代喉科发展迅速，曾独立成科，嘉庆二年（公元1797年）又将齿科并入，同治五年（公元1866年）改为口齿咽喉科。由于白喉、喉痧（即猩红热）等传染病流行，死亡率较高，因而许多医家致力于喉科研究，著作达百余种，主要有尤乘《尤氏喉科秘书》、张宗良《喉科指掌》、郑宏纲《重楼玉钥》、沈善谦《喉科心法》、郑瀍《喉科秘钥》、张绍修《时疫白喉捷要》、夏春农《疫喉浅论》、李纪方《白喉全生集》、耐修子《白喉治法忌表抉微》、陈葆善《白喉条辨》、朱翔宇增补《喉症全科紫珍集》等，尤以《重楼玉钥》对后世影响最大。

（七）眼科

清代眼科独立成科。在清前期和中期，眼科发展较快，学术上颇有成就，主要表现在重视眼病的整体论治，对前代眼科病证的修正补充，金针拨障术趋于成熟，出现不少眼科专著，如黄庭镜《目经大成》、顾锡《银海指南》、王锡鑫《眼科切要》、陈国笃《眼科六要》等。

（八）针灸

清代针灸发展趋于缓慢，雍正、乾隆、光绪年间曾多次铸造针灸铜人，并编纂《医宗金鉴·刺灸心法要诀》。道光二年（公元1822年），朝廷颁布取消太医院针灸科法令，阻挠、延缓了针灸的发展。这一时期有韩贻丰《太乙神针心法》、范毓奇《太乙神针》、李守先《针灸易学》、李学川《针灸逢源》、廖润鸿《针灸集成》、吴亦鼎《神灸经论》、孔广培《太乙神针集解》等针灸理论与临床著作出现，反映在腧穴理论研究、针刺操作手法等方面的进展。

（九）推拿

清代推拿有较大发展，在继承明代基础上，进一步总结推拿疗法理论与手法，绘制图谱。推拿术广泛应用到正骨治疗、儿科疾病及养生康复，并形成点穴推拿、一指禅推拿、内功推拿等学术流派。出现一些专著，如熊应雄《小儿推拿广意》、骆如龙《幼科推拿秘书》、张振鋆《厘正按摩要术》、夏云集《保赤推拿法》、汪启贤《动功按摩秘诀》等。

另外，清代重视推拿养生，自我按摩流行，多采用擦面、揩鼻、梳发、弹耳、摩腹、搓足、运目、摇指、齿叩等法以养生防病。

第二节　医学经典著作研究的继续深入

继明代之后，清代医家对《内经》《难经》《伤寒论》《金匮要略》等医学经典著作的研究，无论在理论探讨或临床实践方面，都获得了重要成就。

理论研究之所以不断深入，除医疗实践需要外，与古人的治学之风是分不开的。自汉以后，历代学者都重视"经学"。"经学"又称"朴学"，其特点是尊古而善疑。"朴学"发展到清代乾、嘉时期（公元1736～1820年）尤为盛行，当时的学者们继承汉儒遗风，更加致力于治经考据。这种学风，必然影响到医学领域，所以明、清医家对医学经典著作的研究也更趋深入。

一、《素问》《灵枢》研究

自清代顺治至宣统间，历朝医家研究《灵枢》《素问》的论著至今存世者不下七八十种。其研究方法和写作形式，有对《灵枢》《素问》全书进行注解者，如张志聪的《黄帝内经素问集注》《黄帝内经灵枢集注》，高世的《黄帝素问直解》，陈梦雷、蒋廷锡等纂集的《灵枢经》和《黄帝内经素问》，以及张琦的《素问释义》、高亿的《黄帝内经素问详注直讲全集》等。

有对《灵枢》《素问》经文择要注解者，如姚绍虞的《素问经注节解》，冯兆张的《内经纂要》，徐大椿的《内经诠释》，邹汉璜的《素灵杂解》，费伯雄的《内经摘要》，周孝垓的《内经病机纂要》等。

有仿"类抄""类经"之例将《灵枢》《素问》内容分类纂注者，如罗美的《内经博议》，林澜的《灵素合抄》，汪昂的《素问灵枢类纂约注》，郑道煌的《内经必读》，顾靖远的《素灵摘要》，薛雪的《医经原旨》，黄元御的《素问悬解》《灵枢悬解》，叶霖的《内经类要纂注》等。

此外，尚有援经旨以发挥己见者，亦有致力于经文训诂者。前者有程林的《医经理解》，江之兰的《医津一筏》，薛本宗的《素问》，黄元御的《素灵微蕴》，沈又彭的《医经读》，范在文的《医经津渡》等；后者有陆懋修的《内经难字音义》，胡澍的《黄帝内经素问校义》，田晋蕃的《内经素问校正》，于鬯的《内经素问校正》。另外，还有周学海的《内经评文》，周源的《黄帝内经太素校勘异同》。

清末民初，陈绍勋的《内经撮要》和唐宗海的《中西汇通医经精义》都据《内经》理论会通西医之说而阐解之。

以下举其要者，以示清一代对《灵枢》《素问》研究的概况。

（一）注解《素问》《灵枢》全书

张志聪的《黄帝内经素问集注》（简称《素问集注》）和《黄帝内经灵枢集注》（简称《灵枢集注》）是集体注释《灵枢》《素问》的尝试。张志聪（字隐庵），浙江杭州人。约生活于明万历三十八年至清康熙十三年（公元 1610～1674 年）。尝与同学、弟子高世栻等先后经过 5 年时间，讨论《灵枢》《素问》，进行校注和研究，著成《素问集注》和《灵枢集注》，开创我国集体撰注之先河。《清史稿》曾记载其一时之盛，说："明末，杭州卢之颐、繇父子著书，讲明医学。志聪继之，构侣山堂，招同志讲论。其中，参考经论，辨其是非。自顺治中至康熙之初，谈轩岐之学者咸归之。"

张氏撰注《素问集注》（九卷），"惟求经义通明，不尚训诂详切"。其于各篇之首，多先简解题意，或提要钩玄，昭示该篇大要，凡重要的经文句节，详加阐释，复作批注。如其题解"阴阳应象大论"云："此篇言天地水火，四时五行，寒热气味，合人藏府形身，清浊气血，表里上下，成象成形者，莫不合乎阴阳之道，至于诊脉察色，治疗针砭，亦皆取法于阴阳，故曰：阴阳应象大论。"在篇首"阴阳者，天地之道也"之上，眉批曰"此篇亦《阴阳大论》之文，乃岁运之总纲"，不仅醒人耳目，而且别有见地。其注释的另一特点是采用"以经注经"之法。张氏对阴阳、脏腑、气血及气化等理论的诠释，颇有独到见解，正如浙江官医局的《增补凡例》所说，能"体贴入妙""融洽分明"。此书在许多方面，纠正并弥补了前代注家的误漏，对后人启发颇多。如"阴阳别论"有"二阴一阳发病，善胀，心满善气"之句。王冰将心满善气理解为"气畜于上，故心满，下虚上盛，故气泄出"，而其他对《内经》很有研究的医家如马莳、张介宾等人均未作解释，张氏则对王注提出异议，认为"善气者，太息也。心系急，则气道约，故太息以伸出之"，其解说是符合临床实际的。经文中"满"字同"懑"，心满不舒，故时欲太息即伸舒之。此病当由心肾之气不能相交所致。又如《灵枢·邪气脏腑病形》说："脾脉急甚为瘈，缓急为膈中，食饮入而还出，后沃沫。"马莳认为这是脾气不下疏的去后沃沫，张氏则谓"脾不能游溢津液，上归于肺，四布于皮毛，故涎沫之从口出也"，其说与马注相比，显然较合于临床实践。

《灵枢集注》重于医理阐释，而不拘于训解校注，其特点是"以理会针，因针悟证"，这也是此书与马莳的"注证发微"相异之处。张氏在注"经脉"篇时，不仅诠释经文，而且还附以"各经诸穴歌"及"分寸歌"，甚便于学者研读。其注亦如《黄帝内经素问集注》，多为"就经解经"，使其不失原意，融会贯通。

张氏对校注《素问》《灵枢》是颇为自信的。曾在《素问集注·自序》中说："以昼夜之悟思，即岐黄之精义。前人咳唾，概所勿袭；古论糟粕，悉所勿存，惟与同学高良，共深参究之秘；及门弟子，时任校正之严。"他们将古人的学术撷其精华，扬弃糟粕，又发挥众长，共参岐黄微义，这种精神是十分可取的。正因为对《内经》的撰注，"集共事参校者十之二三，先辈议论相符者十之一二"，充分发挥集体智慧共参经义，故为历来注家之所不及。因而自其书刊行之后，就引起了学者的广泛重视。

张氏学生高世栻（字士宗），于清康熙三十四年（公元1695年）著《黄帝素问直解》一书。高氏曾参与其师张志聪的《素问集注》，但又有憾于《素问集注》一书"义意艰深，其失也晦"，因而，"不得已而更注之"，作《素问直解》，在于务使经文注解晓畅，深入浅出，以达到"直解"之目的。高氏的注释多能直疏经旨，如对"生气通天论""因于气为肿"一句中的"气"字解释，直指为"风气"，不落前人窠臼。此外，对衍文、错简、讹字的处理，亦多直解原文，而在注释中说明之，正如其书中"凡例"所说："字句之义，有重复而不作衍文者，有倒置而未经改正者，有以讹传讹而弗加详察者，余细为考校，确参订正，庶几上补圣经，下裨后学。"陈修园泛滥各家，绝少许可，但评价《内经》注家，则有"惟张注、高注，以为汉后第一书"（《医学三字经·医学源流》）的评语。

雍正元年（公元1723年）成书的《黄帝内经素问》和《灵枢经》，为陈梦雷、蒋廷锡等所编《古今图书集成·医部全录》之医经注释部分。《素问》纂辑王冰、马莳、张志聪三家之注，王注以训诂为据发明经旨，剖辨病机，颇为精详；马注则以疏证经络腧穴、针刺灸法等见长；张注以阐释医理，注重气化，并切近临床称著。集诸家之长以会通经旨，是此书之特色；三家注合一，尤便于学者参照研读。

道光九年（公元1829年），张琦（字翰风，号宛邻）著成《素问释义》十卷。他以王冰次注《素问》为蓝本而不用其注。大要稽考黄元御《素灵微蕴》、章合节《素问阙疑》诸注，复参己见，撰为是书。其考证注疏，疑者阙之，讹者正之，颇利于释疑解惑。其中引证章氏之注，罕见其传，颇有参考价值。

此后，在同治六年（公元1867年），又有高亿所著的《黄帝内经素问详注直讲全集》出。此书对《素问》一书逐篇分段，注释直解。其注文言简义明，音义晓然；直解则会同诸说，折中其要。全书通晓畅达，甚有裨益于学者。

（二）对《素问》《灵枢》择要注释

在对《素问》《灵枢》全书分别进行注释的同时，有不少医家选择了部分经文加以阐解。

清康熙八年（公元1669年），姚绍虞（字止庵）据王冰所注《素问》重新删节编次而解之，名其书为《素问经注节解》。全书九卷，凡经文之重复赘词、互见之衍文，或文词残缺，义无可考，虽解之无当者，尽皆删去，计178处，6686字；凡脱误者考别本以补葺之；文字舛讹，句法颠倒，段落参错者，则据文理订正之。然后以王冰注为主，兼采杨上善、张介宾等诸家注说之长，合通大意，分节注解。姚氏之注多有发前人所未发，补他人之未逮者。总之，该书删节较为允当，注解亦多明畅，且能结合临床，加以阐发，实为研读《素问》的重要参考著作之一。

康熙四十一年（公元1702年），冯兆张（字楚瞻）又著《内经纂要》。此书系选取《素问》中部分精要内容纂辑而成，作者在经文关键处，作衬注以疏通经旨。

乾隆二十九年（公元1764年），徐大椿（字灵胎，号洄溪道人）著成《内经诠释》。该书摘引《素问》原文，逐条加以诠释。其注简明，不引他说，时逞己见。《四库全书总目提要》认为"大椿虽研究《内经》，未必学出古人"，其评说不为无见。

此外，邹汉璜之《素灵杂解》作于道光间，摘抄《素问》《灵枢》部分篇章原文，而邹氏加以注释。费伯雄之《内经摘要》成书于同治间，其书摘录《内经》中关于阴阳五行及诊断方面的内容，并加诠释而成。同时又有周孝垓，于同治十三年（公元1874年）著成《内经病机纂要》二卷，载《素问》二十七篇，《灵枢》二十三篇。该书系将骆龙吉《内经拾遗方论》及刘浴德等《增补内经拾遗方论》重编次并加注而成。书中共列147证，其中《素问》109证，《灵枢》38证；对《素问》的注解多取王冰、吴崑及张介宾诸家，对《灵枢》的说解则从马莳、张介宾等；周氏除自注外，于各病证之后均附处方治疗，其方剂多选自《千金方》《外台秘要》《宣明论方》及《圣济总录纂要》等。周氏此书，较之《增补内经拾遗方论》，其不同处十之二三，并纠正了一些错误。

（三）《素问》《灵枢》的分类研究

清代医家将《素问》《灵枢》内容进行分类研究者层出不穷，各有特点。

清康熙十四年（公元1675年），罗美（字澹生，号东逸）著《内经博义》。他综合《内经》的主要内容，并结合研究心得，撰成此书。罗氏之《灵枢》《素问》有关内容分"天道、人道、脉法、针刺、病能、述病"六部。罗氏研究《内经》的特点：其一，不取"以经补经"、随文诠释及辑注类纂等方式，而将《内经》学术理论体系分部类专题阐发；其二，对运气、病机、奇经八脉等理论的阐发，注重结合临证体验而使之融会贯通。如论天道阴阳之变，则有"气交外感主病"之疏，强调外有运气之感，原各有内气之应，非可止以外邪治之；其论"五行，相制为生"，则有五脏五主之说，主张养心莫若补肾，保肺莫若宁心，调肝在于敛肺，扶脾在于达肝，滋肾在于葆脾，使相克之道转而相生；其论"神机"，更有"神转不回"之论，分别从阴阳开阖、四时五行、脏腑授气相生、经络营卫运行等方面阐发其出入机转，认为于此察病而观其死生间甚，则思过半矣；其论"诸脏腑病能"，则有"肝衰与亢，则为诸脏戕贼"之说，强调"肝之有余"非有余，力斥"肝无补法"之谬，如此等等。叶霖称道"运气之学白首难穷，全元起以下数十字皆随文诠释，未能实有指归，惟罗东逸《博议》差强人意"，对其赞誉有加。

康熙二十七年（公元1688年），杭州林澜（字观子）著《灵素合抄》十五卷。林氏以为诸家于《内经》虽搜讨极备，议论浩博，然俱未能得其指归而挈要领，惟滑寿《读素问钞》颇称简切，却未能将《灵枢》《素问》并著以相为表里，遂仿滑氏类钞之体例，合《灵枢》《素问》之精华，类分为藏象、经变、脉候、病能、摄生、论治、色诊、针刺、阴阳、标本、运气、汇粹，凡十二类，汰其沉繁而加以贯通，以备学者披会经旨。

同年，汪昂（字䚡庵）也摘取《素问》《灵枢》之精要者，加以分类纂注，著成《素问灵枢类纂约注》三卷。其分类为：藏象、经络、病机、脉要、诊候、运气、审治、生死、杂论，共九类。汪氏认为《素问》医理甚高，治兼诸法，文悉义详；《灵枢》重针灸，说数之文多，故类纂注重《素问》而辅之以《灵枢》，然而针灸之法则一概不录；运气义理渊深，图示复杂，不易披会，故只节取其精当者，简要纂注。汪氏对《内经》虽作删节，但段落依旧，并无割裂原文之嫌，是为其有异于滑伯仁《读素问钞》之处。书中注释，引王冰、林亿、马莳、吴崑、张志聪诸家言，多约十分之七，汪氏自注则占十分之三。其注能结合临床经验，语简义明，颇能阐发经旨，且不拘于旧说，故对研读《内经》者甚有裨益。

顾靖远（字松园）的《素灵摘要》二卷，成书于康熙五十六年（公元 1717 年）。此书为《顾氏医镜》之一。顾氏汇萃《内经》要论，类分为摄生、阴阳、藏象、气味、治则、病机及运气七部分，其注释简明易晓。

薛雪（字生白）之《医经原旨》成书于乾隆十九年（公元 1754 年）。薛氏将《内经》节要辑注，以摄生、阴阳、藏象、脉色、经络、标本、气味、论治、疾病为纲，类编经文，逐条注解，其注文多辑自张介宾《类经》而汰其浮华，间或融会诸家精要，并掇以己见，以畅未尽之蕴。

黄元御（一名玉路，字坤载，号研农、玉楸子），乾隆时人。早为诸生，因庸医误药损其目，遂发愤学医，于《灵枢》《素问》《伤寒论》《金匮要略》皆有注释。乾隆二十年（公元 1755 年）成《素问悬解》十三卷，次年又著《灵枢悬解》。黄氏精研《素问》二十余年，认为其书秦汉以后始著竹帛，传写屡更，不无错乱，因而广搜博采，相互参校。晚年对《素问》诠释评议，并重新类编，分养生、藏象、脉法、经络、孔穴、病论、治论、刺法、雷公问、运气十类，并以"诊要经终论"部分内容补"刺治篇"，取"玉机真藏论"部分内容补"本病篇"。其注文条理分明，扼要精当，使经旨更明。冯承熙叙赞："其所诠解，则若日星之炳也。"《四库全书提要》也说"其注则间有发明，如五运六气之南政北政……其论为前人所未及"。但又指出"考言经文错简者，起于刘向之校《尚书》，犹有古文可据也；疑经文之脱简者，始于郑玄之注'玉藻'，然犹不敢移其次第。至北宋以后，始各以己意改古书，有所不通，辄言错简，六经遂几无完本，余波所渐……迨元御此注，并以此法说医经，而汉以来之旧帙，无能免于点窜者矣"，同时批评黄氏此书"未免师心太过"，其说不为无见。

至于叶霖（字子雨）的《内经类要纂注》三十卷则成书于道光年间。全书将《灵枢》、《素问》篇章重新编纂，类分为摄生、阴阳、藏象、经络、脉色（切脉余义、察色余义）、标本、论治、疾病（疾病余义）、针刺诸类。叶氏在《内经》原文下纂集王冰、林亿、吴崑、张介宾、张志聪等诸家注文，并采王叔和、张元素、朱震亨、薛己、叶桂、徐大椿等历代名医要论，以发明经义，另又抒发己见，或评议各家得失。叶氏的著作以类相从，纂注精当，其特点在于纂集唐以后诸家注文外，还博采众说，使研阅者广开思路；另还注重结合临床，能据各家学验特长而遴选附翼，使《内经》之旨与各家之发挥相得益彰；又凡诸家之说意犹未尽者，别撰专论以阐其余义。此外，还增补伤寒、中风、温病、风温、湿温、温疫诸病目，援引叶桂、吴又可、魏荔彤、戴麟郊、徐灵胎诸家论述错综为之，以申明余义。虽然《内经类要纂注》仅存抄本，且有缺佚，但实为研究《灵枢》《素问》的力作。

（四）缘《内经》之旨发挥己见

在据经文之旨发挥己见的诸家著述中，《医经理解》《素灵微蕴》和《医经读》最有影响。

清顺治十年（公元 1653 年），程知（字扶生）综合其研究《内经》的心得，著《医经理解》九卷，包括脏腑解、经络解、穴名解、骨部解、脉象解、脉理解、望色解、病名解及药名解，凡九解，绘有脏腑总图、三焦图、心包络图等十一幅图解，对三焦、命门、手心主心包络等直抒己见。程氏认为三焦属有形之府，包乎五脏六腑之外，为气之府。且阐明"包络命门"之义，认识到心包络即命门，其络上属于心，下系于命门，非护心之外膜，并说明心肾相交的关系。他还对《内经》所论脉象的辨析颇为详尽，论怪脉、真脏脉、奇经脉、运气脉、妇人及小儿脉等，俱条分缕析。其"病名解"中，论及《内经》二十七种疾病，皆细论其病因病机。"药名解"将《内经》诸药分别归入玉石、草、木、人、兽、虫鱼、果、米谷、菜等九部，并分上、中、下三品。程氏研究《内经》，以能够广泛深入地结合医理为特点。

乾隆十九年（公元 1754 年），黄元御著《素灵微蕴》四卷。黄氏认为自岐伯立言、仲景立法之后，除孙思邈尚不失古圣心法外，其余著述竟无"一线微通"，遂集 20 余年治学《内经》之体验，撰为此书，以期正本清源。其书首列胎化、藏象、经脉、营卫、藏候、五色、五声、问法、诊法、医方诸解，凡 10 篇，皆本诸《内经》自然阴阳气化之理，探讨人之本源、脏腑、生化、精神、气血，以及病机、诊法、治法、医方等，并注重发挥其"贵阳贱阴""扶阳抑阴"的学术思想。此外，还分别论述喘、吐血、惊悸、悲恐、泄、肠、脾胃、火逆、消渴、气鼓、噎膈、反胃、中风、带下、耳聋、目病十六种病解，每一病解讨论其一则临证验案，而与《内经》之旨相融贯。黄元御以《内经》天人相应、阴阳五行及升降出入之理为指归，崇尚气化而不拘于形质。认为阳气健运不息为立身之根，脾胃枢机和谐为康复之本；强调"阳性动而阴性止，动则运而止则郁"，唯有中阳健运，清升浊降，方能去其郁陈而消其腐败，保持脏腑功能和谐，促使生机蓬勃而祛病延年。黄氏对于外感内伤诸病，每多归咎于"土湿水寒""土败阳衰"，而其临证施治，则常以"扶阳抑阴"为大法，尤以扶助中气、升清降浊为要。黄氏对《内经》的理论研究能结合临床心得而予以阐发，然其自视甚高，甚至对宋、元以降诸家学术多所诋毁，未免师心自用。因之，《四库全书提要》也曾批评"其说诋诃历代名医，无所不至，以钱乙为悖谬，以李杲为昏蒙，以刘完素、朱震亨为罪孽深重，擢发难数，可谓之善骂矣"。

较黄氏稍晚，乾隆三十年（公元 1765 年），沈又彭（字尧封、尧峰）本着"去非存是"之旨，著《医经读》四卷。选择《内经》《难经》部分原文，类分为"平、病、诊、治"四集，略加按语，以阐经意。其按语虽简，然亦有前人未发之旨，如认为《素问》中不乏浅陋之语，而《灵枢》中亦有神妙之言。近贤任应秋氏评价谓"类分《内经》最恰切简要者，莫如此书"。

（五）对《内经》文字的研究

清代学者对《内经》的文字研究也颇有成就，如陆懋修（字九芝、勉旃），生活于清道光、同治间（公元 1818～1886 年）。他精研《灵枢》《素问》，工于音韵、训诂之学，在著《素灵约囊》的同时，又成《内经难字音义》。陆氏以《内经》一百六十二篇为纲，置《灵枢》于前，《素问》于后，择每篇难字加以释义注音。在著作时广泛引用了《说文解字》《尔雅》《广雅》《一切经音义》《山海经》《庄子》《楚辞》《淮南子》《史记》等书，力求合符秦、汉时的古音古义。陆氏所释《内经》音义四百余，而《灵枢》之字却占三分之二。

与陆氏同时，胡澍（字荄甫）约在同治十一年（公元 1872 年）著《黄帝内经素问校义》一卷。胡氏精于声韵训诂之学，因取宋本《素问》，兼各别本及唐以前典籍，悉心勘正，或判全元起、王冰等旧注之失，或疏启经文之蕴。胡氏以汉学考据之法达其训诂，穷其声韵，而别白精审，虽仅校释经文三十二条，然已成为《内经》训诂的公允之论。

至光绪末，于鬯又作《内经素问校正》二卷。于氏为当时小学大师，以考证广博、治学严谨著称。其所校勘《素问》经文有九十七条，或从通假，或据训诂，言必有据，不逞妄说。于氏的校勘，引据经、传、史、书，以及《内经》诸家之注，博引广证，而为校注和研究《内经》的重要参考。

光绪二十二年（公元 1896 年），周学海（字澂之）撰就《内经评文》三十六卷。周氏仿前人评《左传》《战国策》之例，对《灵枢》《素问》的文法、医理作注加评，其评注言简意赅，立论颇高。如《素问·痿论》总评曰："论证、论源、论形色、论治理治法，层次井井。前半以肺为纲，是发病之根；后半以阴阳为纲，是受病之处。笔意落落疏疏，无意为文而起迄大方，有缓带轻裘风度。"诸如此类，为研究《内经》诸家中之别出心裁者。

（六）"中西汇通"研究医经

在清末，一些医家受西医学说的影响，对《内经》的研究采用了中西汇通的方法，如光绪三年（公元 1877 年），陈绍勋（字云门）撰《内经撮要》三卷。陈氏阐述《内经》理论，会通西说，对脏腑部位、经络起止、气化原理、病机证状、治则治法等条分缕析。是书虽系陈氏为门人所撰课本，但反映了当时对《内经》的教学已经参入了西学。

在光绪十三年（公元 1887 年），唐宗海（字容川）著成《中西汇通医经精义》二卷。唐氏对人身阴阳、五脏所生、脏腑所会、营卫生会、五运六气、十二经脉等著成医论十二篇；又有全体总论、脏腑为病、四时所病、望形察色、诊脉精要、审证处方等医论十六篇，分别撷取《内经》要义，试图以中西医学之理论加以阐解，并"折衷归于一是"。唐氏对《内经》进行汇通研究的方法为凡中西医所论原理一致或类似者，则互为训解，直接"汇通"之；若中西之说相去甚远，则取长补短，将西医"形迹之学"与中医"气化之说"相结合以"汇通"之。其中虽不乏穿凿附会，但沟通中西医学的努力，对人们的启发和影响甚为深远。民国时，医家谢观赞其书谓"能参西而崇中，不得新而忘旧，且于数十年前早知中西汇通为今后医家之大业，不可不谓吾道中之知先觉也"（《重校中西汇通医书五种·序》）。

从清代《内经》研究的情况而言，学者们不仅由《内经》全书的整体研究，发展到对相关内容的整合重组，以及对局部细节研究，而且更将医理与文字、文理的研究相结合。随着西学的东渐，还出现了"中西汇通"研究趋势。这既是学术发展的需要，也是时代发展之必然。正因为《内经》是论述人与天地关系的一部医学巨著，其理义博大精深，其价值也不为时代所局限，故而时至今日，人们对《灵枢》《素问》的研究还依然在进一步继续和深入，《内经》对中医学术的巨大和深远影响，是任何一部中医学典籍所不能替代的。

二、《难经》研究

《难经》向以"其文辨析精微，词致简远"而为学者所重，故历代医家多有注释。从清代存世的有关著作来看，研究者有莫熺、徐大椿、丁锦、黄元御、熊庆笏、周学海、叶霖、丁福保、孙鼎宜诸家。其中最有影响者，当推徐大椿的《难经经释》和丁锦的《古本难经》阐注。

清康熙十一年（公元 1672 年），莫熺（字丹之）著《难经直解》二卷。莫氏认为前人注《难经》者不下十余家，然文繁者失之过多，辞寡者失之太略，皆非初学者所宜，遂取滑寿注文为主，细考诸家之说，对八十一难加以考订、训释，凡原文中或误、或阙、或错简、或衍文疑词者，悉遵滑氏《难经本义》删订之。其注文会通晓畅，颇利学者。

雍正五年（公元 1727 年），徐大椿著《难经经释》二卷。徐氏谓"学医必先明经脉脏腑，故作《难经经释》"，并强调《难经》一书"推本经旨，发挥至道，剖析疑义，垂示后学，真读《内经》之津梁也"。他还认为"《难经》非经也，以《灵》《素》之微言奥旨引端未发者，设为问答，俾畅厥义"，主张《内经》为医籍之祖，而《难经》悉本《内经》；欲明《难经》奥义，惟以《内经》为之证，方能诠释。因而，徐氏之注悉以《灵枢》《素问》经文为佐证，凡越人八十一难有不合《内经》之旨者，皆援引经文以驳正之，如其所说："《难经》所以释经，今复以经释《难》，以《难》释经而经明，以经释《难》而《难》明，此则所谓医之道，而非术也。"其书间引《伤寒论》《金匮要略》，或《针灸甲乙经》《脉经》等书证之，或有补正缉缺，推广其义及旁证其说者，则在经文以下按语说明之；至于辨别是非之处，则于各章节之后设有专论。徐氏此著，一则阐发《难经》的蕴义，同时又发挥自己的心得。如对《难经》三十六难中"左者为肾，右者为命门"之说，认为"《灵》《素》并无右肾命门之说，惟《灵枢·根节》篇云'太阳根于至阴，结于命门，命门者，目也'，此因所以称命门之义也。然肾之有两，则皆名为肾，不得命为命门……愚谓命门之义，惟冲脉之根柢足以当之，不得以右肾当之也"。其对《难经》所载的"是动""所生病"、脉之终始、阴阳关格等问题的阐解和发挥，也对学者颇多启迪。徐氏的经释悉以《内经》为准，虽有偏执之嫌，但这种溯本求源的研究，是颇有见地和价值的。正因为这样，徐氏之释遂多为后人所推崇。

雍正八年（公元 1730 年），丁锦（字履中）认为《难经》一书，"历世久远，传写失真，前后舛错，以致文气失贯，精义不彰"；因在武昌参政朱公处获见所藏"古本"《难经》，遂与坊本对勘校订，于乾隆元年（公元 1736 年）著成《古本难经阐注》二卷。丁氏发现通行本与古本次序不同，且其互异之处有 30 余条，乃悉从古本编次厘正，并参合《内经》旨意，以及前贤确论，附注于后，以冀其"丝丝入扣，文理贯通"，本义复显。古本《难经》经丁氏发现而公诸于世，其阐注亦简明扼要，且对某些病证提出方治，故为研阅者所重。

乾隆二十一年（公元 1756 年），黄元御亦认为《难经》旧本有讹，因将八十一难重新编次，并逐段诠释，著成《难经悬解》二卷。黄氏旨在阐发《内经》之微蕴，其释文简明精炼，亦有一定影响。然而《四库全书提要》指出，《难经》中"所引经文，有今本《素

问》《灵枢》所不载者，然其文自三国以来，不闻有所窜乱。元御亦谓旧本有讹，复多所
更定，均所谓我用我法也"。

时至嘉庆间，熊庆笏（字叔陵）著成《扁鹊脉书难经》六卷。除八十一难内容外，并
附脉法、经络、脏腑、病能、针法等总论图说；其注文以《素问》《灵枢》《伤寒论》为主，
且旁及诸家，不袭前人，不存成见。如分《难经》诊脉为以尺寸察经脉和以菽数审脏气二
法，并批评王叔和分三部配脏腑之论。又以为经脉行度先左后右、奇经即《内经》所言奇
邪血络，相火即心主与肾间之动气等论说，皆别有所解，不拘一格，足资参考。

光绪十七年（公元 1891 年），周学海著《增辑难经本义》二卷。周氏以为宋以来注《难
经》者二十余家，辞多繁拙而少有发明，至滑寿《难经本义》始出畅晓，故取其书为本，
增辑张世贤、徐大椿及丁锦三家之注，互为发明，间附评注、按语。其中，周氏对"脉有
轻重""老少瘰疬""三焦命门"等议论较详。在张、徐、丁三家注中，周氏最重徐氏，认
为张氏、丁氏注解肤庸浅薄，故较少引用。

之后不久，叶霖的《难经正义》六卷于光绪二十一年（公元 1895 年）刊就。叶氏认
为《难经》本属彰明《内经》疑义而阐发轩岐之道者，故其辞意间或与《灵枢》《素问》
相违异，然实能显其奥义而补其不逮。因而，叶氏《难经正义》于各难之诠释中援引《内
经》相关之文，错综排比、核其异同而会通之；若未见于《内经》者，则谨考经文，寻其
意旨，或融合诸家之论，或结合临证体会，挥颐索隐而阐明之，如"五难"三菽之通称三
部、"六十一难"清心凝神之望神法等，多能发前人所未发而详前人所未明。惟其脏腑内
景、气血流注诸论，时杂以西说，未免有牵强之嫌。叶霖对《难经》的研究辨论精要，考
证详审，对学者不无启发。

清末，丁福保（字仲祜）于宣统元年（公元 1909 年）著《内经通论难经通论》，其"难
经通论"部分汇集了滑寿等十余家对《难经》成书、作者、流传及文字等问题的论述。同
年，孙鼎宜编撰《难经章句》三卷成。孙氏鉴于《难经》之传本有殊，其讹衍错杂之处亦
多，遂取诸本重为类编次注，并据《灵枢》《素问》之文，正其章句，辨其舛误，以彰经
旨。孙氏对《难经》条文，择其优者编入上卷，其驳杂者为中卷，杂录而不足存者入下卷；
注释多取滑寿、徐大椿两家之说，间附己意，并在每段经文之后，拈取大纲要旨以为目，
便于读者掌握经义。

清人对《难经》的研究梗概如上。总之，学者多认为《难经》为彰明《内经》之旨而
作，因而多取《灵枢》《素问》为证，诠释八十一难。至晚清之时，研究者大多推崇滑寿
及徐大椿之注，而诸家评注亦多各有发明，对阐明《难经》本义不无贡献。较诸明代，学
者对《难经》的研究确实又再上层楼。

三、《神农本草经》的辑佚和研究

早在南宋时，就开始进行《神农本草经》的辑佚工作，到明代，又有卢复的辑佚本。
清代《神农本草经》的辑佚本，主要出自经学家之手，一些知医者及医学家又在学术内容
方面做了有关研究。

清康熙二十六年（公元 1687 年），过孟起（字绎之）辑有《本草经》三卷（今存上卷），
其内容较卢复辑本略有增加。

著名经学家孙星衍与其弟子孙冯翼在嘉庆四年（公元 1799 年）合辑成《神农本草经》

三卷。此书将药物分为上、中、下三品，末附序例及佚文。孙氏的辑复，主据《证类本草》并参考《太平御览》等书。在本文之下增补《名医别录》墨书内容，在各药名下附录《吴普本草》等资料，以作为古注，其内容包括《神农本草经》序录八条，以及见于其他古籍的《神农本草经》佚文及《吴普本草》文十二条。除辑录有关文献考证内容外，每从文字学角度训释药物名义。孙氏的考据内容翔实，之后，此书尚有多种复刊本，并收入《周氏医学丛书》《中国医学大成》《四部备要》及《丛书集成》中，学术影响较大，为同类辑本中流传最广者。

在道光二十四年（公元 1844 年），考据学家顾观光辑集《神农本草经》四卷。顾氏考证《神农本草经》源流，以为孙星衍辑本未考《神农本草经》目录，药物的上中下三品数与名例相违；张璐等未见《证类本草》，徒据《本草纲目》以求经文，殊非所宜，遂重辑《神农本草经》，取《证类本草》的白文为正文，颇多考证。然其以为《本草纲目》所载《神农本草经》目录"可考无阙佚、无差衍"，且以之为据，则未全允当。此书原载于顾氏《武陵山人遗书》中。

此后，尚有汪宏的《神农本草经集解》，王运和王仁俊各自辑成的《神农本草》，姜国伊的《神农本经》，以及莫文泉的《神农本草经校注》等多种辑本。

汪宏（字广庵），在清咸丰六年（公元 1856 年）得明代翻刻的南宋熙宁元年王炎《神农本草经》辑佚本，由于蚀殊甚，难以披读，故取《本草纲目》诸书校订之，并加注解，书成于光绪十一年（公元 1885 年），名为《神农本草经集解》。同年，王运（字纫秋，号湘绮）著《神农本草》，自称获严生所得的明翻刻宋嘉《神农本草经》本，据此辑成。其书载药 360 种，附"本说"一卷。

以上汪氏、王氏的辑本，皆取自嘉官本《神农本草》，故其辑复程度难以置信。

光绪十六年（公元 1890 年），王仁俊的《神农本草》亦据《证类本草》辑佚，但还从《艺文类聚》《初学记》《太平御览》等书中搜求资料。

光绪十八年（公元 1892 年），姜国伊（字尹人）在辑复《神农本草经》的基础上又加注解。姜氏的辑佚载药品 365 种，据《本草纲目》所载引的《神农本草经》药目而字，自称"惟遵《内经》以圣解圣"，实多臆测附会。

到了光绪二十六年（公元 1900 年），莫文泉（字枚士）撰成《神农本草经校注》三卷。所载药目亦按《本草纲目》所列《神农本草经》目录，又参考了卢复、顾观光等辑本。虽为校注，但其书重在注释名称字义，有助于理解《神农本草经》原义。

此外，既知的《神农本草经》辑本尚有雍正、乾隆间的王谟辑本（佚），光绪间的黄辑本（抄录孙星衍本）等。

在《神农本草经》辑本的基础上，清代学者还进行了种种很有价值的研究，并著书立说，如张志聪的《本草崇原》，张璐的《本经逢源》，邹澍的《本经疏证》《本经续疏》，姚球的《本草经解要》，徐大椿的《神农本草经百种录》，陈念祖的《神农本草经读》，戈颂平的《神农本草经指归》，以及陆懋修的《神农本草经择谈》，等等。其中，以张志聪、张璐、徐大椿等的研究最具学术影响。

《本草崇原》（三卷） 清代张志聪撰，高世栻补订。成书年代未详。初刊于清乾隆三十二年（公元 1767 年）。该书始由张氏初创，书未成而殁，继由弟子高氏续成，后王琦访得副本，将其收入《医林指月》丛书，刊行问世。全书共载药二百八十九种，其中《神农本草经》药二百三十三种，附品五十六种，按上、中、下三品分卷。各药除药名、性味、功效主治之外，多取《本草纲目》所载《神农本草经》条文；张氏注文，列述别名、产地、形态、优势，对药物品种考订颇详，并记述当时的常见混淆品种及鉴别要点。其阐释着重探讨药性本原，所附按语，就疑误之处加以辨正。《本草崇原》着重对药性原理的阐发，每从药物性味形色、生成禀受及阴阳五行之属性等入手，结合主治疾病的机理，以阐明《神农本草经》所载药物的功效。陈修园《医学三字经》认为张、高二氏"各出手眼，以发前人所未发"。王琦认为学者如能举一反三，引伸触类，则可得其妙用。清末仲学辂《本草崇原集说》即在该书基础上撰成。

《本经逢原》（四卷） 清代张璐（字路玉，号石顽老人）撰。刊于清康熙三十四年（公元1695年）。此书载药七百八十六条，每条一药或数药，以《神农本草经》药物为基础，兼收后世医家常用之品，包括该书首载之上党人参等。分类仿《本草纲目》，计有水、火、土、金、石、卤石、山草、芳草、隰草、毒草、蔓草、水草、石草、苔草、谷、菜、果、水果、味、香木、乔木、灌木、寓木、苞木、服器、虫、龙蛇、鱼、介、禽、兽、人三十二部。每药内容分两部分：药名下引述《神农本草经》原文或诸家本草载述，阐明性味、功效、主治，以及炮制、产地、性状鉴别等内容；继列"发明"一项，阐释药理、临床应用，以及学术见解、用药经验等。张氏对前人所述不当者均予指正，如指出石龙子应为味咸，有小毒，《本草纲目》作咸寒，实误；斑蝥《神农本草经》作辛寒，当改为咸温；人称落花生与黄瓜相反，而两者并食后未有蒙其害者等。张氏强调辨证用药，如认为黄连、黄芩、黄柏功能降火祛湿止泻痢，对虚寒泻痢不宜投用。对药物配伍应用亦颇重视，如认为白芍为治血痢必用之药，应配肉桂同用，方能获敛中寓散之功等。对药物质量、药材来源与药效之关系，以及药物真伪鉴别等亦有论述。学者对其书有较高评价，《四库全书总目提要》曰："时珍书多主考订，希雍书颇喜博辩，璐书则惟取发明性味，辨别功过，使制方者易明云。"

《神农本草经百种录》（一卷） 清代徐大椿著。成书于清乾隆元年（公元1736年）。徐氏收载《神农本草经》自序云："但择耳目所习见不疑，而理有可测者，共得百种，为之探本溯源，发其所以然之义，使古圣立方治病之义灼然可见，而其他则阙焉。"其所录药品一百种，分上、中、下三品：上品六十三种，中品二十五种，下品十二种。每药前列《神农本草经》原文，以明重刻大观刊唐慎微《证类本草》本为据，不分项目，采用夹注形式逐句诠释经文；后列笺疏，主要阐述药物本原及药性。所收药物皆为临床常用之品，不求全备，而以见识所及，予以阐述；重点阐述药性理论，使人知药性之所以然；认为药性与各药之气、味、色、形、质，以及生长时间、出产地域都有关系，在应用时或取其气，或取其味；在药性研究方面，总结药性规律三十多条，如"凡补气之药皆属阳"（人参）、"淡者，土之正味也"（石斛）、"凡有毒之药，性寒者少，性热者多"（附子）等。对归经与引经的看法，认为经不同于脏，入心，可以入心脏，亦可入心经，两者有所区别；对药物引经虽不强调，但认为配伍应用时有此作用，如阿胶借风药能入肝脏，菌桂辛香四达，引药以通经络等。《四库全书总目提要》评价该书称："凡所笺释，多有精意……要于诸家本草中，为有启发之功者矣。"但对《神农本草经》中久服轻身延年等方士之说，大椿尊崇太过，殊为附会。

《本经疏证》（十二卷） 清代邹澍（字润安，晚号闰庵）撰。成书于清道光十七年（公元 1837 年)。邹氏于道光十二年着手编著,历时六年而成;此后又应其侄邹豫春之请,撰著《本经续疏》,完成后再撰《本经序疏要》,未及订正而卒,由其门人整理完稿。后题《本经疏证》名刊行问世。全书载药一百七十三种,上品药六十种,中品药六十一种,下品药五十二种。药品主要载自《神农本草经》,亦有来自后世本草所载,如《本草别录》之芒硝,《开宝本草》之红蓝花等。邹氏的"疏证",以《神农本草经》《本草别录》为经,《伤寒论》《金匮要略》《千金方》《外台秘要》为纬,并参以金元诸家之说,兼及六经、五雅、诸史,旁及佛道经书等有关药物记载,甚至访求村夫圃叟、妇孺臧获的药物知识,交互参考,疏明药理。邹氏谓"一人效技,必备数十百药而用始周;一药意旨,必历数十百人而情乃确",强调继承前人之论,又重视民间用药经验。邹氏论药以辨析药性及其运用为主,因于论药,涉及论方,并及于病证,将病、方、药三者结合研讨,又以其本人验案作为佐证。如论芍药认为,在桂枝汤中,与桂枝一破阴,一通阳,共奏和营布阳之功;在小建中汤中,能入脾开结,以治其里;在小柴胡汤、防己黄芪汤中,分别有腹痛、胃不和加芍药之注,并对其随证增减进行阐述,有助于指导临床实践。对张仲景的用药规律,邹氏亦有比较深入的研究,如其用人参凡二十七方,进而剖析人参在各方中的性能、功效,以及诸证宜忌;《伤寒论》《金匮要略》二百五十方,用甘草者有百二十方,非甘草主病多,乃诸方必合甘草始能克当病情,由此而做了详细阐述。总之,此书对药性理论颇多发挥,且又注意联系实践,对前人经验既以药、方、病三者结合研讨,又运用归纳、分析,予以推究,颇具特色,故为后世医家所重视而流传颇广。

《神农本草经指归》(四卷,附录一卷) 清代戈颂平(字直哉)撰。约成书于清光绪十一年(公元 1885 年)。载《神农本草经》上品八十四种,中品七十种,下品三十五种。另选历代诸家本草中药物六十二种。共二百五十一种。戈氏对每药均作注释,以阴阳、五行、脏腑学说阐明其性味、功能与主治,并举方剂,或考诸实际加以印证。对药物命名意义、产地、真伪优劣鉴别等,也有所阐发,是一部颇有特点的本草著作。

清代学者对《神农本草经》的辑复、注解等研究工作,不仅使学者能更接近《神农本草经》的原貌,理解其本旨,而且还反映了当时本草学研究的一个侧面。

四、《伤寒论》研究

(一)历朝著名伤寒学家的论著

清代医家研究《伤寒论》的学术著作,其流传至今者不下百数十种,无论在研究的深度和广度上都较诸前代有了新的发展。

在明末清初,著名医学家喻昌、李中梓都有伤寒论著问世。喻氏的《尚论篇》和李氏的《伤寒括要》是当时具有代表性的作品。

喻昌所著《尚论篇》八卷,初刊于清顺治五年(公元 1648 年)。原名《尚论张仲景伤寒论重编三百九十七法》。喻氏在"尚论张仲景伤寒论大意"诸篇中,认为王叔和在整理编次时附以己意,林亿、成无己过于尊信,遂将叔和之语混编于书中。同时,称赞方有执削去序例大得经旨,尤推崇方氏论太阳病以风寒之伤营卫分属。喻氏《尚论篇》在伤寒六经中以太阳一经为大纲,而太阳经又以风伤卫、寒伤营和风寒两伤营卫为纲,在方有执基础上明确提出"三纲鼎立"之说,并据此阐发太阳病的病机与治法,拓宽了研究《伤寒论》

的思路，促进了仲景学说的发展。其后张璐、吴仪洛、周扬俊、沈明宗等均宗其说。至于《尚论篇》的编次，以三百九十七法作为重订的规范，每篇设若干法，每法之下又列条文，并逐条阐发，其编次、注释较方氏为妥。《四库全书总目提要》称其"纲举目张，颇有条理"。虽然，喻氏此书的某些论述于理欠妥，但确实是学习研究《伤寒论》的重要著作。

李中梓（字士材，号念莪），为明末清初医学家，清顺治六年（公元 1649 年）撰就并刊行《伤寒括要》。李氏曾著《伤寒授珠》十卷，后因毁于兵燹，遂删繁去复，简邃选玄，又成《括要》二卷。该书论伤寒诸证，示人以分六经，辨阴阳，审表里，察虚实之大要，并附仲景一百一十三方及杂方五十六首，以方例证，探究制方精义，简述临证应用。李氏之治伤寒学，能兼取各家之长，发仲景之奥而补其未备。凡前人注释不足之处，"必本诸经文，要诸至理，详为条辨"，立论平正，阐述简明，序目清晰，且切于临床实用，因而学者多誉其为佳作。汪琥评《伤寒括要》云："其证备，其法详，其论明而且简，书名括要，可为称其实矣。"汪琥以为初学者宜熟读此书，但其方不可执，当以活法用之耳。

康熙年间，是清代伤寒学术研究的重要时期，在此期间，医家辈出，著作林立，学说纷呈。如徐彬、张志聪、张璐、柯琴、程应旄、周杨俊、汪琥、沈明宗、钱潢、张锡驹、秦之桢、魏荔彤和尤怡诸人，都是著名的伤寒学家。康熙年间，张志聪及其门人高世栻著有《伤寒论宗印》《伤寒论集注》和《伤寒论纲目》。

《伤寒一百十三方发明》（一卷）　清代徐彬（字忠可）撰著。成书于清康熙六年（公元 1667 年）。此书又名《伤寒方论》。徐氏为明末清初秀水人。因父死而转习岐黄，从李士材、喻嘉言游，尽得其传。因喻氏《尚论篇》略于方论，乃选录其证论之意，分注各方之下，别有发明。意在使读者因喻氏论证，而悟仲景立方之妙；因其论方，而更会仲景辨证之微，故单列原方药味，以期与《尚论篇》并行。别附"合药分剂则式"，以便稽考。

《伤寒论宗印》（八卷）　清代张志聪编注。成书于清康熙二年（公元 1663 年）。张氏有慨于当时医者多乐于简易，喜习类书，金执陶氏六书以为"枕中秘宝"，因而奋志重释《伤寒论》全书。他认为仲景《伤寒论》章句向循条则，自为条目。细论章法，联贯井然，实有次第，信非断简残篇为叔和所编次，故除移"伤寒例"于篇末外，其余悉依叔和旧本。书中注释，参订文义，杂引《灵枢》《素问》诸经，以期理旨详明；解释方义，于药物气味外，诠释立方之意。此书反映了他早年研究《伤寒论》的"学术思想"。

《伤寒论纲目》（九卷）　清代张志聪编撰。成书于清康熙十二年（公元 1673 年）。系张氏及其同道参注，并在与门人讲学过程中，就以前所著《伤寒论宗印》的内容予以讨论、改编、修订、补充而成。书中以《内经》理论及运气学说注释仲景原文。张氏强调六经编次的条理通贯，反对方有执、喻昌的错简之说。注释重视经义的阐论，并引用《内经》等典籍，按《伤寒论》原义逐条诠注阐发。

《伤寒论集注》（六卷）　清代张志聪撰注，高世栻补订。刊于清康熙二十二年（公元 1683 年）。张氏首注《伤寒论宗印》，以开后学，而伤寒之理，至暮年益精，复撰《伤寒论纲目》。《伤寒论宗印》以《灵枢》《素问》为宗，故理深而法备；《伤寒论纲目》以《灵枢》《素问》为干，故意灵而旨明。然而未曾潜心于《内经》者，未免有深远之叹。于是应高世栻之请，更为《伤寒论集注》，删繁就简，深入浅出，以裨后学。书未竟而张氏谢世，后由高氏完成之。书有"本义"一章，论运气学说与《伤寒论》的关系。张氏认为自成无己后，注《伤寒论》者皆散叙平铺，失其纲领旨趣，且动辄割裂，视为断简残篇。而叔和之编次为仲景之旧，不必改弦更张，因而将原文汇节分章，或合数节为一章，或合十余节为一章。全书一百章，四百七十四证，广集前贤之说，尤重于《伤寒论》原文的互注。又以为仲景撰《伤寒论》本于五运六气，运气学说是《伤寒论》的重要理论依据，提出了"六经气化为病说"，用六气标本、中气升降等有关理论对《伤寒论》进行了阐发。指出"六经病"多为六经气化为病，并非经络本身之病变。天有六气，人亦有之，在六经则太阳为寒水之气，阳明为燥热之气，少阳为相火之气，太阴为湿土之气，少阴为标本寒热之气化，厥阴为少阳之火化；三阴三阳之气表里相通，离合转化，而且阴中有阳，阳中有阴。并反对"三纲鼎立"之说，指出"辨脉法"之"风则伤卫、寒则伤营、营卫俱伤"另有旨意，非为区别风与寒。外邪侵袭由表入里，非必风伤卫、寒伤营，若拘泥此说有悖仲景原意。其书对《伤寒论》颇有阐发，从而自成一家，但某些论述也有附会之处。

《伤寒缵论》、《伤寒绪论》（各二卷） 清代张璐著。刊于清康熙四年（公元1665年）。张氏将《伤寒论》原文重新编次，体例依《尚论篇》，并对其"三纲"之说有所发挥，其说悉宗方有执、喻昌。认为三阳有在经、在腑之分，而太阳更以寒伤营、风伤卫和营卫俱伤为关键，由此提出"风伤卫犯本""寒伤营犯本""寒伤营坏证""风伤卫坏证""营卫俱伤坏证"等。其论阳明病，认为有经、腑之别，在经者尚属表证，可据不同证候用桂枝、麻黄、小柴胡、葛根汤之类治疗；腑证以能食、不能食辨胃气之强弱，区别不同治法，故除太阳阳明、正阳阳明、少阳阳明外，又有当用理中汤、四逆汤著。少阳病亦分经证、腑证论治。又认为三阴有传经、直中之分，传经为热，直中为寒，故太阴病有脏寒证，误下则热传太阴，并有太阴转阳明腑证、太阴转阳明经证的分别；少阴病有直伤阴经，汗下太过，元气受伤的虚寒证，又有少阴热邪转入阳明腑证、转膀胱腑证等；厥阴病有阴进未愈、纯阴无阳、阴阳错杂、纯阳无阴、阳进欲愈之分。总以为病在三阳，当辨其经证、腑证；在三阴，当分其传经、直中。张氏还认为仲景温病、热病诸例混入伤寒六经例中，故特列"温病"一门论述，有阳发温热例和少阴发温热例之分，以为黄芩汤乃治温病之主方。另还提出伤寒自气分而传入血分，温热由血分而发出气分的观点。张氏的《伤寒绪论》载述了伤寒总论、论六经、传变两感、温病、内伤、产后等48题，并阐述了伤寒脉法、察色、辨舌、宜禁、劫法等。另论述了发热、懊侬、吐血、心悸、女劳复等百种证治，并附医方148首及刺灸穴位。《伤寒绪论》认为伤寒传经除传足经外，亦有传手经者。合病多由冬时过温，少阴不藏，温气乘虚先入于里，更感寒气郁闭于外，寒热错杂而致。又认为春、夏感冒非时，暴寒有别于冬令伤寒，治宜辛凉平解；冬温乃感冬令不正之气而病，以阳旦汤加桔梗、葳蕤治疗。另对伤寒舌苔，阐述了白苔、黄苔、黑苔、灰黑苔、兼苔，以及不同舌质在六经辨证时的意义，较之前人论述颇有发展。此外，对于伤风、寒疫、时行，以及温疟、温疫、温毒、阳毒、阴毒、中暑、温病等证治亦有详细论述，而具有临床指导价值。同时代，汪琥的《伤寒论辨证广注》称张氏之书"诚可补仲景《伤寒论》及成氏《明理论》之未备"。

张璐之子张倬（字飞畴），著有《伤寒兼证析义》一卷，论述了伤寒而兼有中风、虚劳、中满、肿胀、噎膈、反胃、内伤、宿食、咳嗽、咽干闭塞、头风、心腹痛、亡血、多汗、积聚动气、疝气、淋浊、泻痢、胎产等杂病的病因病机、治法方药，除仲景方外，还增补了不少后世验方。对临床论治外感而兼夹杂病者，颇有参考价值。

另在康熙六年，徐彬（字忠可）撰有《伤寒一百十三方发明》（又名《伤寒方论》），张遂辰为之作序。徐氏对仲景《伤寒论》113 方遂一注解，阐述制方之义、适应证，以及病因病机。意在读者因喻昌《尚论篇》论证，而悟仲景立方之妙；因此书之论方，而更会仲景辨证之微。

柯琴（字韵伯，号似峰）亦是清代的伤寒大家之一，先后在清康熙八年（公元 1669 年）、十三年（公元 1674 年）和四十五年（公元 1706 年）著成《伤寒论注》《伤寒论翼》和《伤寒附翼》三书（三书合刊总称《伤寒来苏集》）。

柯氏《伤寒论注》认为《伤寒论》经王叔和编次，已非仲景之旧。考虑到仲景有太阳证、桂枝证、柴胡证等称，乃以证名篇，将《伤寒论》重新编次，并逐条注疏。柯氏认为仲景作论大法，六经各立病机一条。提揭一经纲领，必择本经至当之脉证而表章之，但与《素问·热论》不同，如太阳重在表证表脉，而不重在经络主病；阳明以里证为主，"胃家实"为其总纲。少阳居半表半里，口苦咽干目眩为提纲，恰合枢机之象；太阴为三阴之里，提纲皆里之阴证，湿气主之，亦有伤寒、中风之分；少阴为三阴之枢；厥阴为两阴交尽。对于仲景治疗伤寒表里同病的方法，柯氏总结为五法，即两解表里，解表而里自和，和里而表里解，先救里后救表，先解表后攻里。对于仲景诸方，柯氏亦有阐解，如谓桂枝汤为滋阴和阳，调和营卫，解肌发汗之总方；麻黄汤、大青龙汤为治中风之重剂；桂枝汤、葛根汤是治中风之轻剂；栀子豉汤、白虎汤、猪苓汤为阳明起手三法；麻黄连翘赤小豆汤、抵当汤为治太阳发黄二法；小承汤为和剂，非下剂；大柴胡汤为半表半里气分之下药；附子汤为伤寒温补第一方；炙甘草汤复出补阴制阳之路，开后学滋阴一法。其论中暑治疗，则主张用东垣清暑益气汤治之。另还认为，所谓"三百九十七法"之言不足取信。柯氏论伤寒脉象，以阴阳为纲，从脉体、脉势、脉形、脉息等方面进行分析，提出对看法、正看法、反看法、平看法、互看法、彻底看法等诊脉方法，颇有独得之见。同时，柯氏还反对"三纲鼎立"之说。马中骅序称，柯氏之书"立言明彻，独出新裁……仲景隐而未发之旨抉以表著"。《医宗金鉴·订正仲景全书伤寒论法》屡采其说。然而柯氏对《伤寒论》原文的疑难之处，往往轻予改动，乃其不足之处。

柯氏在《伤寒论翼》中，载述了全论大法、六经正义、合并启微、风寒辨惑、温暑指归、痉湿异同、平脉准绳等内容，并有六经病解，及制方大法。其"六经地面"说对六经实质的探讨有重要的意义。柯氏尝谓："仲景之六经，为百病立法，不专为伤寒一科。伤寒杂病，治无二理，咸归六经之节制。六经各有伤寒，非伤寒中独有六经。"

柯氏的《伤寒论附翼》专论伤寒六经方剂，并有"六经方余论"，参入作者用方经验，如以桂枝汤治自汗、盗汗、虚证、虚痢；以麻黄汤治冷风哮、风寒湿气痹证等；以桃核承气汤治女子月事不调、先期作痛及经闭不行等。叶桂序对此书的部分内容虽有不同意见，但犹称其"能独开生面，可为酬世之宝"。

康熙九年（公元 1670 年），程应旄（字郊倩）著成《伤寒后条辨》十五卷。程氏学宗方有执《伤寒论条辨》，故称所著书为"后条辨"。程氏认为仲景伤寒之"寒"字当作"邪"字看，包含内伤、外寒二义，仲景教人以此辨伤寒与杂病，并非单辨伤寒。又以为伤寒之六经是定部署之浅深；治伤寒之法全在认病，认病则全在辨脉辨证；凡六经之有揭条，皆教人紧认病处。太阳病之伤寒、中风似乎感受同因，但实虚各别。桂枝汤、麻黄汤为治太阳之方，然五苓散佐桂枝和卫分之里，桃核、抵当佐麻黄以攻营分之里，有前利、后攻之异等。其论六经证治及病机，颇多独自见解。程氏的《伤寒后条辨》还论及温病证治，认为温病即伤寒中转之病。温病初传热在经隧之间，又非伤寒入里胃家实者，其治不同于伤寒，宜辛凉治标。求之太阳，宜栀子豉汤、猪苓汤。若不汗出烦躁，大青龙汤可借用，或葳蕤汤之类。若一经汗下，芩连栀膏只增其热，须大剂六味地黄重加生地、麦门冬救肾水。若见斑衄者宜四物汤倍生地、赤芍，加山楂、丹皮。并指出温病之源头只是阴虚而津液少，颇多经验之谈。汪琥评该书"其每条承上起下，注释入理之处，非浅学所能企及"，但又嫌其"闲话太多"（《伤寒论辨证广注》）。

康熙十四年（公元 1675 年），林澜编注《伤寒折衷》二十卷。其书广集诸家论述，相互引证，融会贯通，并对伤寒之"类证"进行了论述，舌法、脉法阐仲景之遗蕴，多有折中发明。

康熙十六年（公元 1677 年），周扬俊（字禹载）编注《伤寒论三注》十六卷。周氏以方中行《伤寒论条辨》、喻昌《尚论篇》两书为基础，复抒己见，故名"三注"。其论太阳病按风伤卫、寒伤营、风寒两伤营卫分篇，但把原文第七条列于卷首，以有热无热证阳病阴病之大端，为一篇大旨、总领关键处。论阳明有经腑之分，在经者可汗，在腑自太阳归者用调胃承气汤，少阳归者用小承气及大柴胡汤，阳明归者用大承气汤。少阳邪居表里之半，亦有经腑之分，但不离小柴胡汤，总为和法。又以为太阴居三阳三阴之间，外寒不易中伤，故独脾无中寒证，而曰脏寒。少阴原属经证，其受病最易，不外传经、中经两种，救阴、回阳两法。厥阴藏中不无真阳，故虽传经热证亦必至厥，其证多端，种种治法总以汗下为戒，而阴寒厥逆等证，与少阴无异。另对春温、夏热病、合病、并病等进行了阐发。周氏之书在研究《伤寒论》诸书中有一定地位。汪琥称"书名《三注》，可为称其实"。

康熙十九年（公元 1680 年），汪琥（字苓友）撰注《伤寒论辨证广注》十四卷，附《中寒论辨证广注》。汪氏认为病伤寒者皆系热证，其寒气既传于内，无有不郁而生热者，故人之热病虽多，伤寒之热为最。又恐后人执伤寒之名而误投热剂，故提出"伤寒非寒论"，并采辑《伤寒论》中属热病之条文，广集前贤论说，逐条辨注阐发。认为仲景之伤寒有正伤寒与类伤寒之分，正伤寒为冬月触冒霜露中寒而即病者，其余三时当名为类伤寒。强调其初若不由寒气而得者，皆不得谓之伤寒。伤寒一病不分何时，皆以寒为标，热为本。若病标本皆寒者为中寒病，非伤寒病。并指出温病不同于伤寒，其治亦异。至于痉、霍乱等皆为杂病。汪氏还认为六气所伤，手足十二经皆受病，其正伤寒为足六经受病，类伤寒郁热流传，则手经亦在所不免，故治热病而不知手经则每多缺略。汪氏还纂注《伤寒例》，论述时节、气候与疾病之关系，且对四十七部伤寒书籍进行阐述评论，并辑录自晋至明医家治外感病之主要方剂约一百零三首，以辅翼仲景方。

《中寒论辨证广注》谓人身既有阴阳、寒热、虚实之常，又有阳极似阴、阴极似阳、热极而寒、寒极而热、大实若虚、大虚若实之变，在仲景总谓之伤寒。故摘仲景书中真阳虚寒之证，逐条辨解，名曰"中寒论"。认为中寒之人，三焦火衰，元气大虚，又受外来风寒之邪，或中于阳，或中于阴，皆为寒病。并指出中寒、伤寒截然两途，中寒者，其证内外皆寒而多虚；伤寒者，其证外寒内热而多实。中寒之寒真，伤寒之寒假。伤寒有传变，其热稍缓；中寒每直入，其势最急。六经除少阳外均有中寒证。中寒证之治疗当以温法，或温补，或温中消导，气血少者可与人参、白术、芍药、当归共剂。汪氏还辑集韩祗和、朱肱、庞安时、王好古等医家有关中寒证的论述及方剂三十余首。

康熙三十二年（公元 1693 年），沈明宗（字目南）撰著《伤寒六经辨证治法》八卷。

沈氏精研张仲景之学，于《伤寒论》注家中推崇方有执、喻昌。其书突出六经主病，注释颇有新见。如以风伤卫、寒伤营、风寒两伤营卫"三纲鼎立说"论述太阳病，并从"六气时令感冒"角度提出独特见解，认为寒伤营包括湿燥在内，风伤卫亦应包括温热之邪。

康熙三十六年（公元 1697 年），陈治（字三农）撰成《伤寒近编》十卷。陈氏认为张仲景著《伤寒论》，后有成无己之详注、方有执之条辨，其他作者代有其人，而学之者不知何所适从取舍，因谓近西北之地人多刚劲，宜宗仲景法治之；近东南之地人多柔弱，宜宗陶节庵法治之，故名其书为《伤寒近编》。

康熙三十八年（公元 1699 年），程知（字扶生）撰著《伤寒经注》十三卷。程氏之书按六经编次，分经别类，顺文释义，以《内经》为理论依据，撷取前人之长，推崇成无己、喻嘉言之说，附以个人心得，发仲景之蕴奥，条理贯通，意旨明晰。

康熙四十四年（公元 1705 年），郑重光（字在辛，号素圃）撰著《伤寒论条辨续注》十二卷。后又著成《伤寒论证辨》三卷。郑氏的《续注》以方有执《伤寒论条辨》为蓝本，参考喻昌《尚论篇》、张璐《伤寒缵论》及程郊倩《伤寒论后条辨》，参以己意而成，旨在弘扬方氏之说，并补其未备。其所著《伤寒论证辨》，辨伤寒传变、伤寒阴阳寒热虚实、表热里寒、里热表寒，以及妇人、产后、妊娠伤寒和风温、冬温等；另辨发热、恶寒、恶风、潮热等症状。汇证标目，就证分经，每一条目下或书仲景原文，或采晋、唐、宋、元医家注释，或加郑氏自注，论证详而辨治晰。

康熙四十五年（公元 1706 年），秦昌遇（字景明）著成《伤寒总论》。内容包括总论、验舌、验口唇、验二便、辨脉、南北发表不同、南北清里相同、三阴经热病、寒病、阴证似阳、阳证似阴，以及发表、清里、和解、吐下、温经、消导、补虚等治法的宜忌等二十八篇。秦氏对《伤寒论》治法论述较详，辨证重于舌苔及口唇的诊察。

此后，钱潢（字天来）将《伤寒论》原文重新编次，并作阐论，于康熙四十七年（公元 1708 年）著成《伤寒溯源集》（十卷）。书后附载"三百九十七法一百一十三方辨论"等六篇。钱氏认为《伤寒论》经叔和编次，六经混淆，前后舛错，故予重编，删除了伤寒例、辨脉法、平脉法、诸可与不可等内容，并将温病、痉湿病等列于太阳篇之末，凡改动之处均说明原委。又以为成无己等之注释亦有失仲景原意，遂提倡上溯《灵枢》《素问》穷源及流。钱氏强调六经病证的阴阳辨证，提出了"外邪之感，发则可辨"的观点。并以证候归类法对《伤寒论》进行阐发。其于太阳病推崇喻嘉言"三纲鼎立"说，而论述更为具体，指出太阳病与肺经关系尤为密切。对于温病证治，认为其寒热温凉补泻之法已苞举于六经证治之中，指出大青龙汤为治温之主剂，白虎汤为治暑之主剂，并对暑病证治进行了阐发。又以运气学说研究《伤寒论》，力倡"本经自受"之说，并注重方剂，探究制方之意及药性之寒热温凉。另撰"辨误"，对伤寒的重要学术问题追溯源流，援古证今，阐发仲景旨意，并提出了颇有价值的质疑。钱氏之书在《伤寒论》注本中颇有影响。

康熙五十一年（公元 1712 年），张锡驹（字令韶）编注《伤寒论直解》六卷。张氏认为《伤寒论》犹医书中之《论语》《孟子》，后人不思经旨，未能触类旁通，故从《灵枢》《素问》之渊源，阐发《伤寒论》之精义。认为《伤寒论》不仅为治伤寒之专书，而且是治百病之全书。指出非特论伤寒，风寒暑湿燥火无不悉具，而腑腧、经络、营卫气血、阴阳水火、寒热虚实之理也详悉明备。在条文编次方面，赞成张志聪"汇节分章"的方法，列六经病篇于"辨脉法""平脉法"之后，移痉湿病篇于六经病之后；认为"伤寒例"为叔和所作，对仲景伤寒漫无发明，故去之。张氏宗张志聪"六经气化为病说"释仲景之六经病，认为太阳为经气之病，阳明燥气为病，但有太阳阳明、少阳阳明、正阳阳明之分，少阳、太阴均是经气为病；少阴本热而标寒，上火而下水，为神之变精之处；厥阴为两阴交尽，阴极阳生，故多有热证。另还重伤寒传经的阐发，认为传经乃伤寒之大关键。指出寒暑燥湿风火为天之六气，人亦有此六气。正常情况下循厥阴、少阴、太阴、少阳、阳明、太阳相传，若感受外邪则由阳而阴，即依太阳、阳明、少阳、太阴、少阴、厥阴相传。其传经之法有二：若一日太阳，二日阳明，六气以次相传，周而复始，一定不移者为"气传"；若太阳病不解，或入于阳，或入于阴，不拘时日，无分次第者为"病传"。并指出伤寒传经，既传足经也传手经。在治疗方面注重胃气的作用，指出治伤寒一切皆以胃气为本。并联系临床对《伤寒论》方进行了阐发。

康熙五十三年（公元1714年），秦之桢（字皇士）成《伤寒大白》一书。秦氏认为治伤寒当分表邪、里邪及兼有表里之邪；其经验谓"伤寒表里轻重，验舌色亦得大半"，因立"验舌色论"，以白、黄、黑、燥、滑五种舌为辨；并认为伤寒之表里轻重，可验口唇以判断。另有"南北方宜发表不同论"。其论治法，按发表、清里、和解、涌吐、温经、攻下消导、补虚八类，阐述其宜忌。《伤寒大白》还分别论述了恶寒、发热、潮热、烦躁、自汗、下利等各种伤寒病证，每证先述病机，次论辨证，再论治法宜忌，后列原文、相宜方剂及其加减变化。秦氏以其多年学验，对外感之原委、虚实之变证、攻补之施治、前人之讹误等均有论述，对学者颇有裨益。

康熙六十年（公元1721年），魏荔彤撰著《伤寒论本义》二十卷。魏氏官江常镇道，兼摄崇明兵备道。后点勘四库七略，因痿痹返里。于医学精仲景《伤寒论》《金匮要略》。其《伤寒论本义》首论"伤寒例""辨脉法""平脉法"，以及六经病治法。书载仲景原文，附按语，以及方中行"阴阳表里图说"、闵庆芝"传经论"等。魏氏还分析了六经病的阴阳表里寒热虚实，并载治则举例。此书对仲景之旨诠释颇详，条理清晰，然未免有附会之处。

尤怡（字在泾，号拙吾，饲鹤山人）撰《伤寒贯珠集》（八卷），约成书于清康熙、雍正时，后初刊于嘉庆十五年（公元1810年）。唐立三《吴医汇讲》曾恨其晚，云："何其《金匮心典》梓行于世，并采入《御纂医宗金鉴》，而《贯珠集》一书尚未传播，良可惜也！"尤氏精研《伤寒论》，颇有心得。谓后人因王叔和编次错乱，辨驳改订，各成一家言，言愈多而理愈晦，乃就六经各提其纲，与正治法外，又列各经之变治法，著为此书。其于病机进退浅深，各有法以为辨，使读者先得其法，乃能用其方；其分证明晰，于少阴、厥阴之温清两法，予读者颇多启发，故后世以《贯珠集》与柯琴《来苏集》并重。

乾隆间，舒诏、吴谦、黄元御和沈金鳌等医家的伤寒论著见仁见智，各抒己见，同样有着重要学术影响。

乾隆四年（公元1739年），舒韶（字驰远）撰著《舒氏伤寒集注》十卷。舒氏认为自汉迄今疏释《伤寒论》者大多得失相参，唯喻嘉言条晰博辨，故以喻氏《尚论篇》为基础，参考百家，征以证治，进行阐发。太阳病上中下篇，计一百三十五法；阳明病上中下篇，计七十三法；少阳篇二十一法，附合病九法、坏病二法、并病五法、痰病三法；太阴篇九法；少阴前后篇计四十四法；厥阴篇四十八法，附过经不解四法、瘥后劳食复六法、阴阳易病一法。并认为《伤寒论》大开六经法门、杂病皆不出六经之外，始创之三百九十七法为万法之祖。推崇喻氏"三纲"说，认为风伤卫、寒伤营乃阴阳之各从其类，但风寒有时相因而同来，则风随寒而入营，寒随风而犯卫。认为合病乃自受之邪互相见而不传；并病之义包括兼并、吞并。阳明中篇三十一法中仅有谵语及如见鬼状，未有发狂一证，疑有缺文；少阴前后两篇寒热迥别，治法亦大相悬殊，推其源头，标同而本异，主张治肾中真阴素亏者于发表药中重用阿胶、地黄辈，以回护真阴；厥阴病阴阳杂错，当从外证辨之，阴厥证重在温经上泄以回其阳，阳厥证重在破阳行阴以通其厥。还将《伤寒论》原方列于原文之下，补喻昌法与方脱离之不足。并扩充徐忠可之意，对方药进行了阐发，如以为脾约丸非仲景方，厚朴辛温非所宜，麻仁、杏仁润燥不若黑芝麻、核桃肉、阿胶、生地功效为胜，并自拟代抵当汤及热入血室方斩关丸、开闭丸等，颇多经验之谈。其"伤寒六经定法"论崇尚仲景六经论治之法，认为凡病总不外乎六经，以六经之法治之可收效。其论悉宗仲景之法，汲取后世医疗经验，亦有舒氏发明之处，对临床亦多指导价值。

乾隆七年（公元1742年），吴谦（字六吉）等著《订正伤寒论注》及《伤寒心法要诀》，为《医宗金鉴》之一。吴氏认为《伤寒论》世远残阙，多有编次传写之误，故以赵开美《仲景全书》为准，参照方有执《伤寒论条辨》，对原文重予整理编次。其书博集诸家注释，采其精粹，正其错论，删其驳杂，补其阙漏，阐发仲景旨意。书中首列经文，次注释、集注、方药、方解集解。凡经文错简遗误、文义不属处，应改、补、删、移者冠以"按"字论述。在六经病方面，认为阳明经证当以葛根汤或桂枝加葛根汤发之，或以白虎汤清之，或以柴胡白虎汤和之；对于少阳之半表半里，认为其半表在外至太阳，半里在内至太阴；论厥阴病厥证，认为厥虽阴经具有，但归属厥阴，若无厥证则非厥阴病。对于伤寒传经反对"三阴寒邪不传"之说，认为传经有热亦有寒，提出了"阴证相传变，阳邪可阴化"的观点，并认为合病、并病不独阳经出现，阴经亦必有之。对于外感病的范畴，认为轩岐、仲景有伤寒、温病、热病之名，其温热之治法同于六经，亦可用刘完素天水、六一散之类。对外感病发病重视内因，指出六气之邪感人虽同，但形有厚薄，气有盛衰，脏有寒热，所受之邪每从其人之脏气而化。卷末之"正误存疑篇"对七十一条原文予以正误，对三十五条原文存疑。书由吴谦亲自撰注，曾为太医院教本。《四库全书总目提要》称其"纠讹补漏，以标证治之正轨"。

乾隆十三年（公元1748年），黄元御著成《伤寒悬解》十四卷，后在乾隆十九年，又著《伤寒说意》十卷。黄氏对王叔和整理《伤寒论》的编次颇有微词，谓自王叔和混热病于伤寒，后来坊本杂出，又有"传经为热，直中为寒"之说而伤寒亡矣，且简编亦多失次，因而解其脉法，详其经络，考其常变，辨其宜忌，凡旧文之讹乱者，悉为更定，力图"于破裂纷乱之中条分缕析，复其次第"。《伤寒悬解》将《伤寒论》一百十三方分别六经病证，予以归纳整理，按六经病本病、经病、腑病、脏病、坏病，以及实证、虚证、入阴入阳等归类，对原文逐条诠释，条理清楚，对六经病证的成因、传变、辨证论治阐述甚详，是学习研究《伤寒论》的参考读物。《四库全书总目提要》评谓："其持论甚高。考《伤寒论》书本经叔和之编次，已乱其原次，元御以为错文，较为有据，与所改《素问》《灵枢》《难经》出自独断者不同，然果复张机之旧与否，亦别无佐证也。"

清乾隆二十四年（公元1759年），徐大椿撰著的《伤寒论类方》四卷刊行于世。徐氏此书的研究方法，不类证而类方，将《伤寒论》一百一十三方归纳于桂枝汤类、麻黄汤类、葛根汤类、柴胡汤类、栀子汤类等十二类中。每类方剂之下，只列该方的药物、剂量、煎服法，以及该方的主要条文，再列类方及条文，使"方以类从，证随方列"，便于学者随方求证，按证选方。论中还探论组方妙义，分析类方之异同，阐明临床的应用，颇具指导意义。

乾隆三十年（公元 1765 年），沈又彭撰《伤寒卒病论读》。沈氏认为《伤寒论》所论伤寒即《难经》所述之伤寒。书中对六经病的注疏有其独到之见；疑似病证的辨证，对临床诊疗尤有指导意义。

乾隆三十八年（公元 1773 年），沈金鳌著成《伤寒论纲目》十六卷。沈氏以张仲景《伤寒论》条文为纲，采辑王叔和以下朱肱、成无己、许叔微、刘完素、张元素、张从正、李杲、朱震亨、张介宾、喻昌、柯琴等医家之言为目，并加按语而成。六经病前冠以总论，每一经病篇首均有本经经脉一节，阐明其主证、主要方证及兼变证。下列常见病证，并将《伤寒论》有关条文分属篇目下，使读者对症状鉴别及治疗用方一目了然。另对温热病论述较详，注重伤寒与温病、温热与温毒温疫的区别。论述中突出六经辨证，所择医家之说甚精，而于柯琴之论采取尤多。其按语亦颇简练，立论严谨，是一部较好的《伤寒论》集注本。

乾隆四十一年（公元 1776 年），俞根初著《通俗伤寒论》三卷。俞氏将风温、风湿、湿温、春温、暑湿、伏暑、秋燥等四时感症均归入广义伤寒中加以论述，其辨证方法、方剂药物对临床具有重要指导意义。该书后经何秀山加按，何廉臣增订为十二卷，复由曹炳章补缺。1955 年徐荣斋重订，改名《重订通俗伤寒论》，为今之通行本。

乾隆四十六年（公元 1781 年），史大受（字春亭），撰成《史氏实法寒科》一卷。史氏对《伤寒论》的研究，不流于随文释义，不拘于条分类从，而着意于阐发宗旨，辨核得失，彰明隐奥。书载伤寒读法、《素问》热病六经、伤寒六经，并撰六经注、传经论、合病、并病、坏病、表里寒热论、服药法、刺法等医论二十四篇，概述了《伤寒论》的基础理论，特别强调温热病在《伤寒论》中的地位，指出"近世以仲景伤寒无治温热法，不知温热治法悉在伤寒书"。其伤寒类门，将伤寒病证分为恶寒恶风、发热、头痛、身重、身痛、汗、戴阳、厥证、呃逆、结胸痞满、诸劳复、阴阳易等六十类，辨其病机脉证，指示理法方药，不拘于三百九十七法，不执一百一十三方，方治参以临证经验，而于病机、用药亦有发挥。

嘉庆年间，研究《伤寒论》较有成绩的医家有吴贞、陈念祖。嘉庆元年（公元 1796 年），吴贞（字坤安）撰成《伤寒指掌》四卷。吴氏之著，辨析伤寒与温热之异同，论伤寒曰"述古"，悉本《伤寒准绳》《医宗金鉴》《伤寒来苏集》；论温热曰"新说"，推崇叶桂、薛雪之论，并参以己意。先伤寒，后温热，并论述兼证、变证等，对病因病机、临床表现、治法方药条分缕析，颇多阐发。并将风温、湿温、寒疫、温病等列为类伤寒，以区别于正伤寒。对于伤寒温病的研究及指导临床具有参考价值。

同时，陈念祖（字修园、良有，号慎修）于嘉庆二年（公元 1797 年）著成《伤寒论浅注》六卷。陈氏将《伤寒论》原文删去辨脉法、平脉法、伤寒例、诸可诸不可诸篇，另加注释，对伤寒的证候、病机及方药等颇多阐发。能汇众家之精华，融会贯通，尤崇张志聪、张锡驹两家之说，以"六经气化学说"阐发五运六气、阴阳交会之理。其文字流畅，言简意赅。为影响较大的《伤寒论》注本之一。

在道光年间，又有程文囿、章楠、吕震名诸家的伤寒论著问世。

程文囿（字观泉，号杏轩）于道光六年（公元 1826 年）刊行《医述》，其中有《伤寒提钩》《伤寒析疑》。《伤寒提钩》引录《素问》《难经》《伤寒大白》《医学心悟》《景岳全书》《医宗金鉴》等医籍及成无己、王好古、柯韵伯、魏荔彤、陈养晦、陶节庵、黄仲理、喻嘉言等二十余位名医关于伤寒经义、伤寒脉诊、六经证治、伤寒病案的论述，共一百零一篇，其中论症状者五十七篇。其书引录资料较多，融贯诸家之长，于学者多所启迪。

《伤寒析疑》引录吴灵、张兼善、柯韵伯、徐灵胎、喻嘉言、程郊倩等二十余医家，以及《此事难知》《证治准绳》《医宗金鉴》等十余部医籍中关于《伤寒论》的注疏和见解。此书集各家论述，分别从例序、错简、传误、脱佚、衍文、字讹等方面对《伤寒论》有关条文做文理上的分析解释；采各家注疏，分别从注辨、方考、会通、问难、阙疑等方面，对《伤寒论》条文做医理上的分析论述，颇能解疑排难。尤其是问难篇采用问答形式，对条文的解释及汤方证的鉴别更为清晰明了。

道光十五年（公元 1835 年），章楠（字虚谷）著成《伤寒论本旨》九卷。章氏参考《伤寒论条辨》，以风伤卫、寒伤营、风寒两伤营卫三纲为提纲，阐述太阳病证，指出太阳经主一身之表为第一层，与肺合于皮毛而统营卫。六气由阴阳所化，风为阳，寒为阴，为六气之本，而风又为百病之长，故以风伤卫、寒伤营、风寒互伤营卫分列三纲，为发病之本纲，由是而条贯缕析，病变虽多，源流可辨。在《伤寒论本旨》中，附有叶天士《温热论》及章氏释义、薛雪《湿热条辨》及章氏释义；其论析温热病，认为风从寒化而成伤寒，风从热化而成温病，伤寒与温病同为外感，而邪之寒热不同，治法迥异。并谓湿热病因湿随风寒而伤表，郁其阳气而变热，其湿轻火重则归阳明，湿重火轻则归太阳，其论对湿热病证治不乏参考价值。

道光三十年（公元 1850 年），吕震名（一名震，字建勋，号榇村）著《伤寒寻源》。书名取仲景《伤寒论》序"见病知源"之意。吕氏认为《难经》云"伤寒有五"，风、湿、温、热同隶于伤寒之下。其书主要辨风、寒、湿、温、热之源流及六经辨证诸法；并以《伤寒论》中发热、烦躁、自汗等二十一种主症为要目，辨别疑似，指出其伴有症不同，则病之性质及治法用药亦异；另还专论《伤寒论》方之方义，对每方适应证及方药配伍均有较详阐述。吕氏此书的论述荟萃诸家，阐发仲景蕴义。陆懋修推崇是书，称其辨别风、寒、温、热，为清道光以来治《伤寒论》者第一之书，可为学者津梁，并加以评点。

时在咸丰、同治年间，又有王丙、陆懋修等的伤寒论著出。《伤寒论注》六卷，系由王丙（字朴庄，号绳林）编注，撰年不详。书成后藏于家，咸丰十一年（公元 1861 年）、光绪七年（公元 1881 年）由陆懋修两次校注，称《校正王朴庄伤寒论注》，宣统元年（公元 1909 年）收入《世补斋医书后集》。王氏认为《千金翼方》所载之《伤寒论》原文最为可信，故据该书卷九、卷十所辑之《伤寒论》原文，经参校《脉经》后作为定本，并加以注释而成。其注六经从标本中气立论，强调气化学说。释方药丝丝入扣，重在应用，注文参引前贤之说，但不落窠臼，颇有独特见解。陆氏校注亦多发挥，对研究《伤寒论》的沿革及《千金翼方》所载《伤寒论》原文颇有价值，是学习研究《伤寒论》的要籍。书末并载《伤寒论附余》二卷，《伤寒例新注》《读伤寒论心法》《澜说》《时节气候决病法》各一卷，均系王丙所著，并经陆懋修校注。其《读伤寒论心法》认为，《伤寒论》所论之伤寒即《难经》"伤寒有五"之伤寒，即病之伤寒与春温夏暑之本于伏寒者皆在此范围。并详论气化学说，阐述六经病的发生、发展、转归及治疗等，同时将《伤寒论》《金匮要略》中有关温病、寒疫、坏病等内容的条文整理归纳，作为"附余"，以有别于伤寒。卷中列冬温、温疟、风温、温毒、湿温、寒疫、坏病。注文对每一病证的病因、病机、临床证候及辨证均详加论述，并辑集《千金方》《外台秘要》《伤寒总病论》《类证活人书》《伤寒直格》等有关方剂附后，以补《伤寒论》之不足。

陆懋修曾著《仲景方汇录》《伤寒论阳明病释》《宏维新编》。《仲景方汇录》成书于咸丰十年（公元 1860 年），系陆氏研读仲景方之手录，内容包括《伤寒论》方与《金匮要略》方。《伤寒论》方叙称"一部《伤寒论》只有三种方，一曰辛散，桂麻诸方是也；一曰辛凉，膏黄诸方是也；一曰温补，姜附诸方是也。升葛细辛，统于桂麻；芩连根栀，统于膏黄；吴萸蜀椒，统于姜附，六经之方，以此数方括之，头头是道矣"。其伤寒方即以此三类为序胪列。所注多为陆氏心得体会，间引前人之论，多有精当见解。

《伤寒论阳明病释》成书于同治五年（公元 1866 年）。陆氏鉴于伤寒阳明病每多中焦危急之候，不容误诊缓治，故取《伤寒论》阳明病篇原文共七十八条，予以阐释，包括阳明经病原文四十二条，阳明腑病原文三十六条，并另汇集前人有关阳明病的释文二百八十七条，亦按经、腑类分。陆氏对阳明病证治做了较深入的分析归纳，提出"阳明无死证，凡勘病必先能治伤寒，凡勘伤寒病必先能治阳明"的看法，对研究阳明病的证治颇有参考价值。

时至光绪年间，清代医家对《伤寒论》的研究也近尾声。当时，有影响的当推唐宗海、周学海诸家。

光绪十八年（公元 1892 年），唐宗海著《伤寒论浅注补正》七卷。唐氏认为陈修园的《伤寒论注》注解尚有缺误，故以《伤寒论浅注补正》为基础加以补正，并冠"正曰""补曰"字样。其论以"标本中气说"为主要依据，对原篇进行注释。唐氏的论述颇多发挥，如用三焦之生理病理解解释外感病的临床表现及病因病机等。间采西医知识注释，然而穿凿之处在所不免。

后至光绪三十一年（公元 1905 年），周学海著《伤寒补例》二卷，书载伤寒难读并宜补大旨、伤寒重病多是下焦伏寒、晚发是伤寒正病、水气凌心即是三焦伤、伤寒杂病皆有之等论，并载伤寒读法十四条，南北伤寒异治、男妇伤寒温病舌黑异治、牢脉病机、发汗别法等论。认为伤于寒者皆可谓伤寒，因四时气候变化而有夹湿、夹燥、夹风之异，又因本体阴阳虚实之不同、治疗之得当与否而出现诸多复杂证候，主张治伤寒不能专读伤寒一书。周氏宗《伤寒例》"即病为伤寒，伏气变为温病"的观点，结合其临证心得，对伤寒、温病、疟、痢等病，予以阐发和补充，而不为六经辨证所囿，对《伤寒论》研究及外感病临床有参考价值。

（二）各家有影响的伤寒学说

清代历朝医家治伤寒学的概况如上所述。在诸家伤寒学说中，最有影响的有喻昌的"三纲鼎立说"、柯琴的"六经地面说"、张志聪的"六经气化说"及尤在泾对仲景治法的论析等。与此同时，清代医家对伤寒的研究还与临床实践紧相结合，不仅对伤寒兼夹证的论治大有发挥，尤其能从广义伤寒的角度，补充了许多新的治疗方法，如徐大椿的《伤寒约编》、俞根初的《通俗伤寒论》等，更切于临床实用，而能做到读书与治病时合时离，古法与今方有因有革。

对于各家伤寒学说，有必要做较详叙述。

1. 三纲鼎立说

喻昌，字嘉言，号西昌老人，江西南昌人。生于明万历十三年（公元 1585 年），卒于清康熙三年（公元 1664 年）。喻氏研究《伤寒论》的名著是《尚论篇》，全称《尚论仲景伤寒论三百九十七法》，此书也是历代《伤寒论》研究中的一部重要著作。喻氏撰著此书已是晚年，他说："吾执方以疗，功在一时；吾著书以教人，功在万世。"可见，他当时把主要精力放在对伤寒的著书立说和教授生徒上。《尚论篇》凡八卷，前四卷详论伤寒六经证治，后四卷论述春月温病，夏秋暑湿热病，以及脉法、方剂等。前者早于清顺治五年（公元 1648 年）付梓传世，后者在其死后由他的族人收集整理出版。喻氏较为突出的观点有三个方面：①指出晋代王叔和编纂之非，宋代林亿、成无己校注之失。②分类编纂，立"三纲鼎立"之说。③论伤寒包括温病。

喻氏认为，《伤寒论》经晋代王叔和编纂后已失本来面目，故谓"仲景之道，人但知得叔和而明，孰知其因叔和而坠也哉"，"王叔和于仲景书，不察大意，妄行编次补缀，尚存阙疑一线"。又说："其所谓校正，所谓诠注者，乃仲景之不幸，斯道之大厄也！"从其措辞之激烈，可以看出他对叔和诸人对《伤寒论》的重新编排是很不满意的，这也是他撰著《尚论篇》的主要出发点。按喻氏之见，早在晋代，仲景《卒病论》六卷已不可复见，即《伤寒论》十卷亦为劫火之余，剩有三百九十七法，一百一十三方之名目，可为校正。对宋代研究伤寒诸家如庞安常、朱肱、许叔微、韩祗和、王实等，也多所批评，认为他们对《伤寒论》的研究"不过为叔和之功臣耳，未见为仲景之功臣也"。早在喻氏之先，明代方有执已指出王叔和编次《伤寒论》"颠倒错乱殊甚"，必须"重修考订"。喻氏主张"重订错简"，实承方氏之说，他对方氏删削《伤寒论》原书中的序例十分赞赏，其《尚论大意》谓："惟方有执作伤寒条辨，削去叔和序例，大得尊经之旨。"

不仅如此，方有执曾发挥"卫中风""营伤寒""营卫俱中伤风寒"之论，此论也深得喻氏赞赏，认为方氏"改叔和之旧，以风寒之伤营卫者分属，卓识超越前人"。在此基础上，喻氏又进一步提出：以冬伤于寒，春伤于温，夏秋伤于暑，为主病之大纲。四者之中又以冬月伤寒为大纲。伤寒六经之中，以太阳为大纲。太阳经中，又以风伤卫、寒伤营、风寒两伤营卫为大纲。只有先明确鼎足大纲三法，然后可据此探求其病理变化和治疗规律。他说："今大纲既定，然后详求其节目，始知仲景书中矩则森森，毋论法之中更有法，既方之中亦更有法。"如太阳病中以风伤卫的桂枝证、寒伤营的麻黄证、风寒两伤营卫的大青龙证为大纲。因而把原条文分类编纂，以属于风伤卫的为一类，寒伤营的为一类，风寒两伤营卫的为又一类。每类之中又分成若干部分，如有关太阳经病的初期脉证为一部分；有关太阳中风的典型脉证为一部分；桂枝汤的主治范围为一部分等。其他寒伤营和风寒两伤营卫的各类，无不如此类分。由此可见，自从孙思邈提出"一则桂枝，二则麻黄，三则青龙，此之三方，凡疗伤寒不出之也"（《千金翼方》）之论后，宋代许叔微《普济本事方》又认为："仲景论治伤寒：一则桂枝，二则麻黄，三则大青龙。桂枝治中风，麻黄治伤寒，大青龙治中风见寒脉，伤寒见风脉，三者如鼎立。"后经方有执的强调，喻嘉言提倡，伤寒太阳病"三纲鼎立"之说遂对医界产生了重要影响。

《四库全书提要》对《尚论篇》的评价说："盖诸家所注，至昌而始变其例矣……每经文各冠以大意，纲举目张，颇有条理，故医家称善本。"如乾隆时舒韶《再重订伤寒集注》对喻氏推崇备至，其《再重订伤寒集注·凡例》中说："仲景伤寒论，洵医家之要典也，自经兵燹，卷帙散佚……王叔和于尚可搜求之际，乃不详加考订，而杂以伪撰成编，阴阳舛错，颠倒无论。其后历代相沿，未及精察。西昌喻嘉言始为削去伪撰，清出原文，止存三百六十条，爰著《尚论篇》条晰诸法，纲举目张，厘正六经，井井不紊，义例之善，无出其右。"

喻氏《尚论篇》问世后，清代不少医家多宗其说，如喻氏弟子徐彬著《伤寒一百十三方发明》。徐氏因喻氏尚论三百九十七法，而未及一百一十三方，"故特采其证论之意，分注各方下，别有建明……使阅者因喻先生论证，而悟仲景立方之妙"（《伤寒一百十三方·凡例》），进一步剖析了仲景辨证之微。

又有舒韶曾于喻氏学生南昌罗子尚处传嘉言之学。舒氏因徐忠可发明"择焉而未精，语焉而未详，且方论别为一集"，故将原方附于本条之下，并扩充徐氏之意，博采诸家之论，阐明立方之旨，命名之义，以及药物的性味，命名为《再重订伤寒集注》。在顺治、康熙间，尚有周扬俊在方氏《伤寒论条辨》、喻氏《尚论篇》的基础上，写了《伤寒论三注》，其自序说："于二先生注中，觉有未融处，不敢依样葫芦，又必潜心体会，务期有得，则于二注之意之外，稍可以补其所不及者又若干条，合为三注焉。"

此外，张璐也服膺方、喻之说，自谓读《尚论篇》"久之忽有燎悟，始觉向之所谓多歧者，渐归一贯"，因而宗喻氏之见，著《伤寒缵论》及《伤寒绪论》各二卷。《伤寒缵论·自序》"首将叔和编纂失序处一一次第，详六经，明并合，疏结痞，定温热，暨痉湿等之似伤寒者，分隶而注释之"。《四库全书提要》指出其书"取张机《伤寒论》，重分其例，采喻昌《尚论篇》及各家之注，为之发明，而参以己见，是曰缵论"。不过，张璐虽以为王叔和编次有失，但他对叔和的评价是比较中肯的，如其在《伤寒绪论·序》中说："犹赖叔和为仲景之功臣，使无叔和之集，则伤寒书同于《卒病论》之不传矣，何能知有六经证治乎？即《条辨》《尚论》亦无从而下手也。"这是他与喻昌观点的不同之处。

嗣后，又有新安人程应旄，亦推崇方氏、喻氏对于《伤寒论》的综理发明，并大倡《伤寒论》辨证论治，统赅百病，认为学习伤寒应掌握"表里脏腑"四字，再从中辨出虚实寒热。所著《伤寒论后条辨直解》，凡十五卷，后附以伤寒原论、《伤寒论条辨》、《尚论篇》编次，意欲后学合四书而参看。再后，有方有执同里人郑重光，取方氏《伤寒论条辨》原本，删其支词，复旁参喻昌、张璐、程应旄三家之说，并以己意附益，名《伤寒论条辨续注》十二卷。又吴仪洛取喻氏《尚论篇》重为订证，著《伤寒分经》，以为"王叔和编次大纲混于节目之中，无可寻绎，喻氏则先振举其大纲，次评其节，将三百九十七法分隶于大纲之下，极得分经之妙，因名之曰分经"（《伤寒分经·凡例》）。

以上所举，说明喻嘉言《尚论篇》对当时伤寒研究的影响是很重要的。

2. 六经地面说

柯琴，字韵伯，号似峰，生活于清康熙、雍正年间（公元 1662～1735 年），浙江慈溪人。柯氏由科场失意，遂矢志于岐黄之术，尝游京师，惜无所遇，归过吴门，栖息虞山，闭户读书，不显医名，慨然著书立说。关于《伤寒论》的研究，柯氏认为："世之补伤寒者百余家，究其所作，不出二义：一则因论本文，为之注疏，犹公、说春秋也；一则引仲景之文，而为立论，犹韩婴说诗，为外传也。然引征者固不得断章取义之理，而注疏者反多以辞害义之文。"鉴此，他更将仲景书校正而注疏之，著成《伤寒论注》《伤寒论翼》《伤寒附翼》，合称《伤寒来苏集》六卷。

柯氏认为，《伤寒论》一书自王叔和编次后，仲景原篇不可复见，但虽章次混淆，而犹得寻仲景面目。至林亿、方有执、喻嘉言等倡伤寒三百九十七法，一百一十三方之说，既不见于仲景序文，又未载于叔和序例，而是附会之说。至于喻氏之所谓"三纲鼎立"论，则尤为他所反对，曾说：

> 独怪大青龙汤，仲景为伤寒中风无汗而兼烦躁者设，即加味麻黄汤耳，而谓其伤寒见风，又谓之伤风见寒，因以麻黄汤主寒伤营，治营病而卫不病；桂枝汤主风伤卫，治卫病而营不病；大青龙主风寒两伤营卫，治营卫俱病，三方割据瓜分，太阳之主寒多风少，风多寒少，种种蛇足，羽翼青龙，曲成三纲鼎立之说，巧言簧簧，洋洋盈耳，此郑声所为乱雅乐也。(《伤寒来苏集·凡例》)

柯氏将《伤寒论》重新编次，采用"以症名篇，而以论次第之"方法，这样，"分编汇论，挈其大纲，详其细目，证目类聚，方随附之"，是孙思邈"以方类证"法的继承和发展。此种分类法，突出方证，使学者知其方即明其证，故切于临床运用，对后世影响较大。柯氏对前人的批评不无可取，但对《伤寒论》条文做的一些删改，未免有失当处而为后人诟病。

柯氏对伤寒的理论阐述，最重要的是"六经地面说"。对《伤寒论》六经含义，前人有释为经络者，有释为运气者，而柯氏则别有所见，认为六经犹地面经界，经络为六经道路，其《伤寒论翼·六经正义》认为"仲景之六经，是经界之经，而非经络之经"；"仲景之六经，是分六区地面，所该者广，虽以脉为经络，而不专在经络上立说"。

他以为，《素问·皮部论》所云"皮有分部，脉有经纪，其生病各异，别其部分，左右上下，阴阳所在，诸经始终"等论，乃是仲景"创立六经部位之原"。于是，他以六经喻同列国，阐论说："腰以上为三阳地面，三阳主外而本乎里……此经统领营卫，主一身之表症……腰以下为三阴地面，三阴主里而不及外……此经通行三焦，主一身之里症"，"内自心胸，至胃及肠，外自头颅，由面至腹，下及于足，是二肠魄门，为太阴地面；自腹至两肾及膀胱溺道，为少阴地面；自腹至肝，上膈至心，从胁肋下及于小腹宗筋，为厥阴地面，此经通行三焦，主一身之里症"。柯氏并明确指出："经络之经，是六经通路，非六经地面。"如果明六经地形，则能握疾病之枢机；详六经来路，乃得操治病之规则。

柯氏将六经认作全身的六个分部，分别把有关的脏腑、肌表、经络、组织、苗窍有机地联系在一起，而不局限于经络，并以为经络仅是六经的脉络通道。这一认识对于《伤寒论》六经病证的解释自成一家之说。

基于对六经的认识，柯氏进一步提出伤寒论六经为百病立法，包括外感伤寒和内伤杂病，如谓"原夫仲景之六经，为百病立法，不专为伤寒一科，非伤寒中独有六经也。治伤寒者，但拘伤寒，不究其中杂病之理；治杂病者，以伤寒论无关于杂病，而置之不问，将参赞化育之书，悉归狐疑之域"。

总之，他所说的六经分司诸病，既有外感，又有内伤。柯氏指出，在伤寒之中最多杂病，往往内外夹杂，虚实互呈，如结胸、脏结、瘀血发黄、热入血室、谵语如狂等症，或因伤寒，或非伤寒，纷纭杂沓。这说明，仲景约法，能合百病，兼赅于六经，而不能逃六经之外，即伤寒杂病，治无二理，它们都归六经之节制，故治伤寒者须究其中有杂病之理；论杂病者须知《伤寒论》也有关杂病之治。这样认识使学者能够更全面地领会六经在辨证论治中的重要意义。

此外，对《伤寒论》的制方用药特点，柯氏也有研究。指出仲景的制方特点在于"随证立方"，如说"仲景制方不拘病之命名，惟求症之切当，知其机，得其情。凡中风、伤寒、杂病，宜主某方，随手拈来，无不活法"，因而其所治病症"只有表里、寒热、虚实之不同，并无伤寒、中风、杂病之分别"。

仲景用药特点，是"六经各有主治之方，而他经有互相通用之妙"，其用法总以相同见证为依据，而不为六经所局限，即所谓"合是证便用是方，方各有经而用不可拘"，如桂枝汤为太阳病在营卫而设，但诸经之病在营卫者皆可用之；抵当汤为太阳瘀血在里而设，而阳明蓄血亦可用之。这种辨证论治的方法为仲景所制，历代宗之，遂为治病之要着。

同时，柯氏还以为一百十三方之说，混而散之，不得其要领。指出，仲景立方精而不杂，总以六方为主，其他诸方从而加减，凡汗剂多本桂枝；吐剂多本栀豉；攻剂多本承气；和剂多本柴胡；寒剂多本泻心；温剂多本四逆。如此归纳，甚为精要，为后人分析《伤寒论》方提供了不少方便。

对于柯氏之书，后人评价甚高，认为是研究、学习伤寒的重要著作。如同邑人冯纶明记载称："时吴门叶天士先生至虞，且展卷而异之，以为有如是之注疏，实阐先圣不传之秘，堪为后学指南。"柯氏"六经地面"的创见，也博得不少医家赞同，尤在泾说："柯氏援地理兵法，喻病邪之浅深，方药之大小，可谓深切著明。"乾隆时，沈金鳌（公元1717～1767年）遵柯氏六经之说以治伤寒，其《伤寒论纲目》谓"仲景伤寒书，自叔和窜乱后，其六经条款，凡注释家各以意为前后，迄无一定，独柯氏论注，其分隶六经者，颇有理据"，故沈氏编撰《伤寒论纲目》的体例概依柯氏。此后，俞根初学宗柯氏而提出六经形层说。徐灵胎、周学海等也均各有引述与发挥。

3. 六经气化为病说

张志聪，明末清初著名医家，浙江杭州人，约生活于公元1610～1674年。张氏世业医，少年丧父，遂弃儒习医，博览群书，穷研医理。继卢子繇而起，建侣山堂于杭州胥山，招同道、弟子论医讲学。学宗《内经》，著书必遵经法，尤潜心于仲景《伤寒论》。除著《素问集注》《灵枢集注》外，其伤寒著作有《伤寒论宗印》八卷、《伤寒论集注》六卷。志聪老师张遂辰（公元1589～1668年），字卿子，有《张卿子伤寒论》传世。张氏与学生张志聪、张令韶均为钱塘人，且均为伤寒名家，故有钱塘"三张"之称。张遂辰对成无己的论注极为伏膺，认为："仲景之书，精入无伦，非善读，未免滞于语下，诸家论述，各有发明，而聊摄成氏，引经析义，尤称详洽，虽抵牾附会，间或时有，然诸家莫能胜之，初学不能舍此索途也。故悉依旧本，不敢去取。"因此，《张卿子伤寒论》，自《辨脉》《平脉》《伤寒例》以至《六经》《霍乱》《阴阳易》《汗吐下可不可》诸篇次第，悉仍其旧，即于成无己的注解亦毫未变动，只是在成注之后，有选择地引用了《难经》《千金方》《圣济总录》《金匮玉函经》等书，同时还选摘张洁古、李东垣、朱丹溪、王安道、王海藏、王宇泰、庞安常、戴元礼等家的注解，以为诸家之说"虽不拘长沙辙迹，实深得长沙精义"（《张卿子伤寒论·凡例》），故采入以补六经未发之旨。张卿子研究"悉依旧本，不敢去取"，这对志聪的治学深有影响。

张志聪强调《伤寒论》原书的六经编次，条理贯通。在他早年所著的《伤寒论宗印》中即认为："本经章句，问循条则，自为节目，细玩章法，联贯井然，实为次第，信非断简残篇，叔和之所编次也。"在其晚年所著并由其学生高世续成的《伤寒论集注》中，又重复强调这一观点："本论六篇，计三百八十一证，《霍乱》《易复》《痉湿》《汗吐下》计九十三证，共四百七十四证，一百一十三方。成氏而后，注释本论，皆散叙平铺，失其纲领旨趣，至今不得其门，视为断简残篇，辄敢条裂节割。"《伤寒论集注》将《伤寒论》原文进行汇节分章。志聪以为"然就原本而汇节分章，理明义尽，至当不移，非神游仲景之堂，不易得也"。可见他是颇为自信的。他所进行的"汇节分章"，就是将全论 398 条，或合数条为一章，或合十余条为一章，共分做 100 章。张氏称分章的目的在于"招其总纲，明其大旨"，章义既明，然后节解句释，阐幽发微，以期无晦滞不明之处。

在伤寒学说方面，他主要有两个方面的见解，即反对三纲鼎立说，提倡六经气化为病说。

反对三纲鼎立　风伤卫，寒伤营，风寒两伤营卫之说，该说源于《伤寒论·辨脉篇》，后经成无己阐述，复由方有执、喻嘉言等演为三纲鼎立之说，张氏对此说颇为反对。他认为："若夫天之风寒伤人气血，或中于阴，或中于阳，无有恒常者也。人之皮毛肌腠气分为阳，血脉为阴，荣行脉中，卫行脉外。风雨寒暑之中人也，始于皮肤。皮肤缓则腠理开，开则邪从毛发入，入则抵深，深则毛则立，毛发立则淅然，故皮肤痛。留而不去，则传舍于络脉。是风寒之邪，皆始伤皮毛之气分，留而不去，而后传舍于经荣者。"又说："虚邪之中人也，洒淅动形，起毫毛而发腠理。须知风寒皆为外邪，先客皮毛，后入腠理，留而不去，则入于经，留而不去，则入于腑，非为风伤卫而寒伤荣也。"说明人身形层原有次序，凡风寒伤人，多由表及里，由体入深，先卫后荣，先气后血，何尝是风必伤卫、寒必伤荣!故《伤寒论》往往将中风、伤寒相提并论。之外，他还从脉证、治疗等方面，结合临床进行分析辨解，以否定成氏等的三纲鼎立说。

倡论六经气化为病说　该学说是治伤寒学者的一种重要学说。早在金代刘河间曾说"大凡治病，必先明标本……六气为本，三阴三阳为标，故病气为本，受病经络脏腑谓之标也"(《素问玄机原病式》)。他以此分析六经证治规律，可说开六经气化学说之先河。其后，明代张介宾在研究六气本、标、中气理论时，明确指出人身经络脏腑与天之六气本、标、中气相应。此说虽未与伤寒联系起来，但对六经气化学说的发展很有影响。到了清初，六经气化学说得以系统形成。

张志聪的《伤寒论集注》提出"天有此六气，人亦有此六气"，并运用六气本、标、中气理论全面地注解《伤寒论》。张氏六经气化为病说，从生理方面阐述人身六气的产生和分布、运行等情况，并对伤寒三阴、三阳的病理机制作了探讨。

此说认为，仲景《伤寒论》是以运气学说作为立论之本。人身六气，内生于脏腑，外布于体表，如"君相二火，发原在肾；太阳之气生于膀胱；风气本于肝木；湿气本于脾土；燥气本于胃金"，而后各循其经，分主有关皮部。六气在皮部的分布：太阳在背，阳明在胸，少阳在胁，太阴在腹，少阴在脐下，厥阴在季胁少腹之际。三阴三阳之气运行于各分部皮肤、肌腠之间。然而六气之中，惟独太阳之气，不仅分部于背而且还主乎通体。分部六气与通体太阳之气；三阳之气与三阴之气，他们的分布虽有内外之异，但彼此又有上下相贯、表里相通、相互转化的关系。基于以上认识，张氏遂从三阴三阳六经气化认识伤寒，曾指出，如不明经气，言太阳便曰膀胱，言阳明便曰胃，言少阳便曰胆，这是"迹其有形，亡乎无形；从其小者，失其大者"。他强调三阴三阳病，多为六经气化为病，而并非经络本身之病变。又以为人身六气与天地之气相应，无病则运行如常，如"外感风寒则以邪伤正，始则气与气相感，继则从气而入于经"，说明天之六气感伤人身六气，始因气病，终传经病。可见，张氏之强调六经气化为病，并没有排除经络病存在，其《伤寒论集注·本义之八》说"六经伤寒者，病在六气而见于脉，不入于经俞，有从气分而入于经者，什止二三"，也说明了此意。

伤寒六经气化为病，其大体：太阳病脉浮，头项强痛，谓太阳乃寒水之气；阳明病胃家实，谓阳明主燥热之气；少阳病口苦、咽干、目眩，谓少阳主相火之气；太阴病腹满而吐，谓太阴主湿土之气；少阴病脉极细，但欲寐，谓少阴有标本寒热之气化；厥阴病消渴，气上撞心、心中疼热，谓厥阴从中见少阳之火化。这些，都是属于六经气化之病变。但由于张氏论六气的分布有分部太阳与通体太阳的区别，故对伤寒太阳病的认识，也有通体太阳病和分部太阳的区别。同时，张氏还认为通体太阳之气最居体表，而分部六气运于皮腠之间，故外邪伤人，病多先发于太阳，如邪气不伤太阳之气而径入于里，则为六经直中风寒之证。张氏对三阴三阳之气表里相通、离合转化的认识，说明六气阴中有阳，阳中有阴，这在伤寒六经病中，所出现的多种阴阳表里虚实寒热之变密切相关。如太阳病的附子汤证、少阴病的三急下证，这些复杂病变正是由此造成的。

总之，张氏的六经气化为病说，试图从生理方面阐述人身六气的产生及其分布、运行等情况，并对伤寒三阴、三阳病的病理机制作了探讨，这对研究伤寒不无参考价值。

继志聪学者有乾隆时的陈修园（公元1753～1823年），著有《伤寒论浅注》《伤寒医诀串解》等书，他在《伤寒论浅注》凡例中认为张隐庵"阐发五运六气，阴阳交会之理，恰与仲景自序撰用《素问》《九卷》《阴阳大论》之旨吻合，余最佩服"。

同时，清代名医黄元御所著《伤寒悬解》也认为仲景"立六经以治伤寒，从六气也"，人体内六气淫胜致病，为"一气独胜"之故。此后不少著名医家如王朴庄、陆九芝、唐容川等均相继对六经气化说进行了研究，使这一学说得到了进一步发展。如王朴庄论阳明病，以为"即病阳明病皆中风也。风挟寒气从经而入府，及其为病，必兼中气之化。中气者，太阴湿土也，故胃家便见饱满之象。至病变之推移，而为燥结，为湿邪，种种不同，盖可因此而识破焉"（《伤寒论注》）。诚如陆九芝所谓"六经提纲皆主气化。太阳之为病，寒水之气为病也。寒为病故宜温散，水为病故宜利水"，进一步以气化学说揭示了六经病的病理特点和治疗大法。

到了清末民初，章太炎先生对张志聪、陈修园的六经气化说大加反对，以为"假借运气，附会岁露，以实效之书变为玄谈，则张志聪、陈念祖是也"，其论不免有失偏颇。

与之同时，医家唐宗海认为像张介宾、张志聪等过于强调阴阳气化，甚至反对以脏腑经络论六经的观点是片面的，故说"二张力求精深，于理颇详，而于形未悉。不知形以附气，离形论气，决非确解"（《伤寒论浅注补正》）。唐氏强调论六气必须结合脏腑经络，其观点是很可取的。

4. 尤在泾不拘三纲立说

尤怡，字在泾，别号饲鹤山人。清代长洲人。其生年不详，卒于清乾隆十四年（公元1749年）。年轻时家贫，尝在寺院卖字为生，能诗善文。尤氏师事苏州名医马俶，曾协助其师参订沈郎仲《病机汇论》，晚年学益精深，治病多奇中，名始彰。后隐居花溪，以著书自得。与叶桂、徐大椿、王晋三先后齐名，尤与大椿友善。所撰《伤寒贯珠集》《金匮要略心典》立论中肯，颇多创见，系历代研究仲景学说颇有影响的著作之一。尤氏研究伤寒详析治法，认为太阳一经，头绪之繁多，方法之庞杂，又甚于他经，故举太阳治法为全篇之纲。指出：太阳之经，其原出之病与正治之法，不过二十余条而已，其他则皆属权变、斡旋、救逆一类病之法。其说如下：

> 治伤寒者，审其脉之或缓或急，辨其证之有汗无汗，则从而汗之、解之，如桂枝、麻黄等法，则邪却而病解矣。其或合阳明，或合少阳，或兼三阳者，则从而解之、清之，如葛根、黄芩、白虎等法，亦邪分而病解矣，此为正治之法。顾人气体有虚实之殊，脏腑有阳阴之异，或素有痰饮痞气，以及咽燥、淋、疮、汗、衄之疾，或适当房室、金刃、产后、亡血之余，是虽同为伤寒之候，不得竟从麻桂之法矣，于是乎有小建中、炙甘草、大小青龙及桂枝二麻黄一等汤也，是为权变之法。而用桂枝、麻黄等法，又不能必其无过与不及之弊，或汗出不彻而邪不外散，则有传变他经及发黄、蓄血之病，或汗出过多而并伤阳气，则有振振擗地、肉瞤筋惕等证，于是乎有更发汗、更药发汗及真武、四逆等法也，是为斡旋之法。且也医学久芜，方法罕熟，或当汗而反下，或既下而复汗，以及温针、艾灼、水，种种混施，以致结胸、痞满、挟热下利，或烦躁不得眠，或内烦不欲食，或惊狂不安，或肉上粟起，于是乎有大小陷胸、诸泻心汤、文蛤散等方也，此为救逆之法。至于天之邪气，共有六淫，太阳受邪，亦非一种，是以伤寒之外，又有风温、温病、风湿、中湿、湿温、中、霍乱等证，其形与伤寒相似，其治与伤寒不同，于是乎有桂附、术附、麻黄、白术、瓜蒂、人参、白虎等方，此为伤寒类病法也。

此外，在阳明篇中尚有明辨和杂治二法。所谓"明辨法"是辨表里错杂、虚实互见之法。治疗或下，或不可下，或慎于下，或以润导缓下等；其"杂治法"是指因热结或寒湿发黄及蓄血诸症的治疗，当随其证而予之。

此外，少阳注重和法，立小柴胡汤为正治法，柴胡桂枝、柴胡加芒硝、大柴胡等方为权变法，又有少阳刺法；太阴有表里之异，分脏病、经病、经脏俱病诊治；少阴有热化寒化之别，分清法、下法、温法、生死法论治；厥阴厥逆之进退，有清法、温法之别，兼论病禁、简误、差（瘥）后、劳复等法。其书独辟一门，集治法相类之条文于一体，以法类证，据证论治，提示了《伤寒论》辨证论治的方法，对于临床的辨证立法及经方的临床应用具有重要的指导意义。尤氏既能博采众长，又不受前人之框限，自成一家，如反对"三纲鼎立"学说，论述"桂枝主风伤卫则是，麻黄主寒伤营则非"，大青龙汤证"其辨不在营卫二病，而在烦躁一证，其立方之旨，亦不在并用麻桂，而在独加石膏"观点鲜明，无所偏倚。注释中以经络脏腑立论，强调三阴三阳均有经证腑证，如阳明篇突出腑证为主，经证为次；太阴篇分论经病脏病之异。并指出三阴三阳均有表里之证，若论三阴但云直中传经，为仅知有三阴之里，不知有三阴之表。阐发原旨，切中肯綮。

尤氏分析伤寒种种证治，简洁明了，和诸家注释编辑者大相径庭，非有丰富实践经验者，难臻于此。即如尤氏自喻之为"千头万绪，总归一贯，此于百八轮珠，个个在手"，所以名其书曰《伤寒贯珠集》。

尤氏此书，深得唐立三之推崇，唐氏在《吴医汇讲》中说："喻氏之书脍炙人口者，以其繁简得宜，通乎众耳。然以尤在泾先生《贯珠集》较之，则又径庭矣。即如首篇云：'寒之浅者，仅伤于卫，风而甚者，并及于营；卫之实者，风亦难泄，卫而虚者，寒犹不固。但当分病症之有汗无汗，以严麻黄、桂枝之辨，不必执营、卫之孰虚孰实，以证伤寒、中风之殊'，立为正治法、权变法、斡旋法、救逆法、类病法、明辨法、杂治法等，仲景著书之旨，如雪亮月明，令人一目了然，古来何有。"因而章炳麟也以为"分擘条理，莫如吴之尤氏"。

5. 徐灵胎补充伤寒方剂

徐大椿，字灵胎，晚号洄溪老人，江苏吴江人，生活于公元 1693～1772 年，清代著名医学家。他刻苦学习，攻究典籍，潜心披览，寝食俱废，称"五十年中批阅之书约千余卷，泛览之书约万余卷"，对天文、历算、史地、音乐、武技、水利等无不研究。袁枚在《徐灵胎先生传》中，称其"聪明过人，凡星经、地志、九宫音律，以至舞刀夺槊、勾卒嬴越之法，靡不宣究，而尤长于医"。在医学方面，他主张寻本溯源，从源及流；治疗疾病善于审证求因，对奇症痼疾，每奏捷效，故医名噪海内。其著作甚多，有《医学源流论》《慎疾刍言》《兰台轨范》等十余种。其《伤寒论类方》初刊于乾隆二十四年（公元 1759年）。此外，尚有《六经疡解》《伤寒约篇》。

徐氏对仲景《伤寒论》造诣很深。他十分重视方证研究，且在伤寒研究的同时密切结合临床温热病的治疗。继柯琴之后，徐氏也是"以方类证"的代表者，所不同者，柯氏分经而以方名证，徐氏则不分经而据方类证，二家可谓前后辉映。

在钻研伤寒三十年后，徐氏所得的结论是《伤寒论》"非仲景依经立方之书，乃救误之书也……其自序云： 伤夭横之莫救，所以寻求古训，博采众方。盖因误治之后变证错杂，必无循经现证之理。当时著书，亦不过随证立方，本无一定之次序"。为之，徐氏提出"不类经而类方"的观点，而著《伤寒论类方》一书。他认为："盖方之治病有定，而病之变迁无定，知其一定之治，随其病之千变万化，而应用不爽。此从流溯源之法，病无遁形矣。至于用药则各有条理，解肌发汗，攻邪散痞，逐水驱寒，温中除热，皆有主方。其加减轻重，又各有法度，不可分毫假借。"有鉴于此，他摒弃了长期以来有关六经病证的争论，致力于方证研究，使"方以类从，证随方列"。如他将《伤寒论》一百十三方归纳为桂枝汤、麻黄汤、葛根汤、柴胡汤、栀子汤、承气汤、泻心汤、白虎汤、五苓散、四逆汤、理中汤、杂方等十二类，其上十一类主方之下，列述有关证治条文，并又罗列同类诸方。这样，既把《伤寒论》诸方作了类分，且对同类诸方随证加减变化作了更深刻的研究。正如他说："其方之精思妙用，又复一一注明，条分缕析之，随以论中用此方之证，列于方后，而更发明其所以然之故，使读者于病情药性，一目显然，不论从何经来，从何经去，而见证施治，与仲景之意无不吻合。"徐氏对此书之成，颇为自信，所谓："后之读伤寒论者，庶可以此为津梁乎！"尽管早在徐氏之前，唐代孙思邈《千金翼方》中已用"方证同条，比类相附"的方法将《伤寒论》方证撰成两卷，但载方甚少。成无己《伤寒论明理论·方药论》亦可视为运用这一研究方法的著作，但只载方二十一首，且仅有方解而未列方证条文。迨至柯琴的《伤寒附翼》运用"以方类证"方法研究《伤寒论》取得较大成就，而徐氏的《伤寒类方》则是进一步发展。《四库全书提要》对此评价甚高，谓："世传后汉张机《伤寒论》乃晋王叔和搜采成书，本非机所编次。金聊城成无己始为作注，又以己意移易篇章。自后医家屡有删定……迄于有朋，终无定论。大椿以为非机依经立方之书，乃救误之书。当时随证立方，本无定序者，于是削除阴阳六经门目，但使方以类从……于聚讼纷呶之中，芟除藤蔓之一。"可见，徐氏对《伤寒论》的研究，在扑朔迷离，聚讼纷纭的伤寒体例，六经等论辨，而追求其在临床中的实用价值。

不过，徐氏重视方证的研究，绝非忽视六经，他在《伤寒类方》后，列"六经脉证"一节，自谓："欲读伤寒论，必先识六经，然后论中所太阳、阳明等病，其源流变态形色脉象，当一一备记，了然于心，然后其症之分并疑似，乃用药加减异同之故，可以晓然，不致眩惑贻误。"

徐氏的《伤寒约编》，针对《伤寒论》有论无方的条文，补充了方剂之不足，如加减建中汤治营虚血少的太阳病患者；变化黑膏汤治伤寒不发汗而致衄者；养阴黑膏汤治衄家误汗者；酸枣仁汤治汗多亡阳谵语者；黑逍遥散治妇人热入血室；枳实理中汤治阳明病谷疸脉迟者。此外，还补充了伤寒夹气、夹血、夹痰、夹食、夹水等证的治疗。

同时，徐氏还进一步从广义伤寒的角度，强调温热病的治疗与伤寒有所不同，而重视保护津液。这在一定程度上，发展了热性病的治疗方法，对清代温病学说有着重要影响。例如，论"太阳病，发热而渴，不恶寒为温病"条，指出"发热而渴，少阴津液先亏，病在太阳，反不恶寒，明是温病，而非伤寒也"，主张用葛根汤加生地滋阴。又治发汗后身灼热的风温，用疏热黑膏汤，认为是"温热门开手第一要方"。再如治温病日久邪结三阴，用三甲散；治阴虚热传手足厥阴用羚羊角散；治温风不解制鼠粘子汤；治瘟热迫血用泻热理阴汤；治暑疫蒸热用青蒿石斛饮等，说明徐氏研究《伤寒论》是从广义伤寒的角度与临床温热病的论治密切结合的。

6. 俞根初论治四时感证

俞根初，浙江绍兴人，生于清雍正十二年（公元 1734 年），卒于嘉庆四年（公元 1799 年）。俞氏家世业医，以擅治伤寒闻名。曾以其论治伤寒之经验，于乾隆四十一年（公元 1776 年）著成《通俗伤寒论》一书，被后世奉为"四时感症之诊疗全书"。俞氏指出："伤寒，外感百病之总名也……因后汉张仲景著《伤寒杂病论》，当时不传于世。至晋王叔和以断简残编，补方造论，混名曰《伤寒论》，而不名曰四时感证论。从此一切感证，通称伤寒，从古亦从俗也。"因而，他的著作以《通俗伤寒论》命名。《通俗伤寒论》的内容包括伤寒要诀、六经方药、表里寒热、气血虚实、伤寒诊法、辨舌举要、六经舌胎歌、察舌辨证歌、伤寒本证、伤寒兼证、伤寒夹证、伤寒坏证、伤寒复证、瘥后调理法等，其中大都是诊疗伤寒的临床经验。俞氏将风湿、湿温、春温、热证、暑湿、伏暑、秋燥、风温时毒等四时感症均归属于广义伤寒之中，但辨析诸症颇为明晰。

俞氏学宗仲景，融合古今，结合临床经验，论治伤寒温病。对《伤寒论》的六经提出"六经形层"说，认为太阳经主皮毛，阳明经主肌肉，少阳经主腠理，太阴经主肢末，少阴经主血脉，厥阴经主筋膜，并将胸膈与腹部也归性于六经。从而提出了"六经钤百病为确定之总诀"，以"三焦赅疫证为变通之捷诀"的观点。对于六经病证，认为均有标证、本证、中风证、兼证。并从表里寒热、气血虚实着手，对六经病辨证分析，指出凡勘伤寒首辨六气，次辨阴阳虚实。在六经病证治中尤重视阳明，指出凡勘伤寒必先能治阳明，伤寒证治全藉阳明。在伤寒诊法方面提出观双目、看口、看舌苔、按胸腹等方法，并补充了伤寒舌诊。其所专列的按胸腹一节，提出"胸腹为五脏六腑之宫城，阴阳气血之发源，若欲知其脏腑何如，则莫如按胸腹，名曰腹诊"，并介绍了诊腹方法及诊察结果的辨证意义。

俞氏对伤寒的论治重视兼夹证，尤重复证、坏证，认为："人皆谓百病莫难于伤寒，予谓治伤寒何难，治伤寒兼证稍难，治伤寒夹证较难，治伤寒复证更难，治伤寒坏证最难。盖其间寒热杂感，湿燥互见，虚实混淆，阴阳病似，非富于经验，而手敏心灵，随机应变者，决不足当此重任，日与伤寒证战。"

《通俗伤寒论》条列治法，温寒互用，补泻兼施，而无偏主之弊。其定方宗旨，谓古方不能尽中后人之病，后人不尽泥古人之法。如六经方药，包括发汗、和解、攻下、温热、滋补、清凉之剂，共一百零一方，方方有法，法法不同，其中不无昔贤制方，但大都系俞氏随证制定的经验方。何廉臣称其"方方切用，法法通灵"。如发汗诸方中：苏羌达表汤，属辛温发汗法；葱豉桔梗汤，属辛凉发汗法；九味仓廪汤，为益气发汗法；参附再造汤，系助阳发汗法；加减葳蕤汤，属滋阴发汗法；葱豉荷米汤，属和中发汗法；新加三拗汤，属宣上发汗法；麻附五皮饮，为温下发汗法。又认为仲景小青龙汤属化饮发汗法；越婢加半夏汤为蠲痰发汗法；《医通》香苏葱豉汤为理气发汗法；《外台秘要》七味葱白汤为养血发汗法。其他如蒿芩清胆汤、柴胡达原饮、犀地清络饮、羚羊钩藤汤均成了后世治疗温热病的名方。总之，俞氏对四时感证的论述、辨证方法和处方用药，对临床具有重要指导意义。

有关清代的伤寒研究情况，晚近学者任应秋认为，明以后研究伤寒学有三大流派：即重订错简、维护旧论、辨证论治。重订错简的一派，以明代方有执、喻昌为首，言《伤寒论》错简已甚，而以三纲订正错简之说。自方有执倡于前，喻昌继其后，于是此风大扇，和者竞起，如张璐、黄元御、吴仪洛、周扬俊、程应旄、章楠等。维护旧论一派，以"尊王赞成"为中心思想，认为王叔和不仅没有乱于仲景，而且把仲景学说较完整地流传下来了，实为仲景的功臣；成无己不仅没有曲解仲景之说，而且引经析义，实为诸注家所不及。因此，所流传的旧本《伤寒论》，不能随便改动，任意取舍，才能保持其较完整的思想体系，持此论最力的，当推张遂辰、张志聪、张锡驹、陈念祖诸医家。辨证论治学派，认为研究仲景《伤寒论》，不辨孰为仲景的原论，孰为王叔和所辑，只要有利于辨证论治的运用，便值得加以研究。这一学派又可分作三个支派，有主张以方类证的，柯琴、徐大椿是这一派的代表；有主张以法类证的，钱潢、尤怡是这一派的代表；有主张分经审证的，陈念祖、包兴言是这一派的代表。很明显，从以上分析、研究来看，这三大学派实肇始于明，昌盛于清，也可见清一代伤寒学术研究之一斑。

五、《金匮要略》研究和各家著作

《金匮要略》经宋代孙奇等校正后，历代注本不多。元代朱震亨的《金匮钩云》虽以"金匮"为名，但无关于《金匮要略》的研究阐释。惟同时代的樊子晋曾撰《金匮衍义》，惜乎不传，元代的"金匮"研究如此而已。明初，震亨弟子赵以德著《金匮方论衍义》，后胡引年成《金匮要略方注》，卢之颐有《金匮要略摸象》（佚）等，其为数也不多。

清代医家注仲景《金匮要略》者则不乏其人，自康熙初至晚清，有著作存世且有学术影响者不下二十家，历数其著名者，有张志聪的《金匮要略注》，徐彬的《金匮要略论注》，程林的《金匮要略直解》，周扬俊的《金匮要略补注》，沈明宗的《金匮要略编注》，魏荔彤的《金匮要略本义》，吴谦等的《医宗金鉴·订正金匮要略注》，尤怡的《金匮要略心典》和《金匮翼》，黄元御的《金匮悬解》，陈念祖的《金匮要略浅注》和《金匮方歌》，叶霖的《金匮要略阙疑》，周孝垓的《金匮要略集解》，邹汉璜的《金匮要略解》，高学山的《高注金匮要略》，唐宗海的《金匮要略浅注补正》，此外，尚有戴震的《金匮要略注》，朱光被的《金匮要略正义》，李钧的《金匮要略注》等。其中，以张志聪、徐彬为较早，而以沈明宗、吴谦、尤怡等注本的影响为最大。

张志聪于清康熙三年（公元 1664 年）撰成《金匮要略注》。此书是张氏对《金匮要略》全书的考订注释，并附批注。其注文会通诸家，阐明要略，字注节解，论辨精深。

徐彬（字忠可）师从李中梓、喻昌，得其指授。徐氏在喻昌学术思想影响下，对仲景学说颇有研究，在清康熙十年（公元 1671 年）著成《金匮要略论注》。徐氏称《金匮要略》为"后世杂病方书之祖，乃有药味、有方论之《灵》《素》也"（《金匮要略论注·自序》）。认为仲景《金匮要略》"其中立言之意，欲人每证必明致病之由，每药必明参互之法，而后分证论治"。因而，凡研阅方书必先学好《金匮要略》，所谓"正如六经既明，则古今诸史不期明而自明，谓源流既正，即复涉方书，自有朝宗之妙耳"。

徐氏注书的特点是有注有论，并用符号标记。指出"凡疏释正义见于注，或有剩义及总括诸症不可专属者见于论，更有经义可借以发本义之覆者，则别具上方。注中精意宜详味者，用密圈；其有翻剥者用密点；其有就经文逐字注释者，悉用空尖"。徐氏对于《金匮要略》原文的阐释，从一字一句到脉因证治，均作详细剖析，且能博采众说，引证内容涉及古今诸家，尤重其师喻昌的学说。更难能可贵的是徐氏还能够独抒己见，如论百合病谓"邪久留连之际，搏结于脑，则猝难脱身"，其说发人所未发，对学者颇有启迪。书中载有徐氏的临床经验，可见运用经方颇善于变通。总之，徐氏之书论注简明，辨疑析义，切于临床。《四库全书》收辑此书，其"总目提要"说："汉氏遗书文句简奥，而古来无注，医家猝不易读。彬注成于康熙辛亥，注释尚为显明，今录存之，以便讲肆。"又《郑堂读书记》称："忠可始创为注，以发明蕴奥，注后简缀以论，故曰论注，大多浅显易晓，以便人人能解，故足以表彰前人，启牖末学矣。"《金匮要略论注》之所以为后人所重，其原因正在这里。

与徐彬同时，休宁医学家程林（字云来，号静观居士）在康熙十二年（公元 1673 年）撰成《金匮要略直解》三卷。其特点是"直截简切，义理详明"，不作僻语迂论，亦无曲解及误人之谈，故名其书为"直解"。如释大黄䗪虫丸条说："正气内伤，血脉凝积，致有干血积于中，而羸见于外。大黄䗪虫丸以下干血，干血去则邪除正旺，是以谓之'缓中补虚'，非大黄䗪虫丸能缓中补虚也。"经其演绎，使仲景之意顿然明朗。诸如此类，对读者颇多助益。程氏的注释还多"以经证经"，兼采唐宋名家之言附之。程氏对仲景方药之运用巧妙极其伏膺，诚如其所说："仲景方治，如麻黄汤先煮麻黄者，大承气后内芒硝者，大小柴胡复煎者；有顿服、温服、小冷服、日三服、日三夜一服、日再服；其取药力，有啜粥、有饮暖水、有食糜者；有重复取汗、取微似有汗、取下、取利小便，如此之类，未可一二详载。方法圆通，千古不能逾越，故谓之方祖。"由此，程氏把林亿载入的唐人诸方悉皆删去，亦足见其尊经之甚。

康熙三十一年（公元 1692 年），沈明宗又著《金匮要略编注》。沈氏认为《金匮要略》第一篇乃通部察病治法之纲领，其说不为无见。经沈氏编注，其书一则在编次方面与众不同，即"以次章冠首，而为序例。次以天时地理、脉证汤法鱼尾相贯于后"；二则将轩岐之言与仲景之论融会贯通。总之，其书条理不紊，使读者易升堂奥，故为研读《金匮要略》的重要参考书。

康熙二十六年（公元1687年），周扬俊补注元明间人赵良仁《金匮方论衍义》，成《金匮玉函经二注》（简称《金匮二注》）。周氏于《金匮要略》诸家注疏中独推赵注，认为"独赵以德先生《衍义》理明学博，意周虑审，本轩岐诸论相为映照，合体用应变互为考酌，庶几大道之明也"。因赵氏《金匮方论衍义》流传抄本甚少，又多遗缺，故周氏为其补缺，并加补注。其中引《内经》及喻昌之论较多，且多发挥处。另又附以补方及《十药神书》方，其后别著以方论。周氏之书出后，不仅使赵氏《金匮方论衍义》广传于世，并使其未竟之意更为显明，正如丁思孔所说："周子之补注洞若观火，烛人心目，世之业是业者不虑入室无门。"

在周扬俊后，魏荔彤（字念庭）在康熙五十九年（公元1720年）著成《金匮要略方本义》。魏氏将《金匮要略》中数病合篇者，取有关原文分属于各种病证之下，然后逐条注释；若其内容相关者，或数条合并解释。魏氏阐发病机多宗《内经》，论析方剂多与《伤寒论》贯通，并联系实际，参以临床心得。不仅引用后世方书内容，且推崇当时的喻昌、沈明宗之说，在书中多所引录。魏氏之著注释详尽，阐发精微，能深得仲景本义。

在此之后，吴县尤怡又取平素研读《金匮要略》之心得，历时十载，在雍正七年（公元1729年）著成《金匮要略心典》三卷。其所谓"心典"著，乃"以吾心求古人之心，而得其典要云耳"（《金匮要略心典·自序》）。尤氏读仲景之书，凡心有所得，辄笔诸简端，以为他日考验学问之地。日月既深，日得八九，乃取《金匮要略》旧本重加寻绎，"其未经笔记者补之，其记而未尽善者复改之，覃精研思，务求当于古人之心而后已"（《金匮要略心典·自序》）。《金匮要略心典》不仅注释明晰，而且善于归纳，其中颇多发挥之处，如论"血痹虚劳篇"的小建中汤，谓：

> 此和阴阳、调营卫之法也。夫人生之道曰阴曰阳，阴阳和平而疾不生。若阳病不能与阴和，则阴以其寒独行，为里急、为腹中病，而实非阴之盛也；阴病不能与阳和，是阳以其热独行，为手足发热，为咽干口燥，而实非阳之炽也。昧者以寒攻热，以热攻寒，寒热内贼，其病益甚。惟以甘酸辛药，和合成剂，调之使和，则阳就于阴，而寒以温；阴就于阳，而热以和。医之所以贵识其大要也。岂徒云寒可治热、热可治寒而已哉。或问和阴阳，调营卫是矣，而必以建中者何也？曰中者脾胃也，营卫生成于谷，而水谷转输于脾胃，故中气立则营卫流行而不失其和。又，中者四运之轴，而阴阳之机也。故中气立则阴阳相循，如环无端，而不极于偏。是方甘与辛合而生阳，酸得甘助而生阴，阴阳相生，中气自立。是故求阴阳之和者必于中气，求中气之立者必以建中也。

再如，对"消渴小便不利淋病"一节，归纳为其渴欲饮水，共有五条，并分析为：

> 脉浮发热，小便不利者，一用五苓，为其水与热结故也；一用猪苓，为其水与热结而阴气复伤也；其水入则吐者，亦用五苓，为其热消而水停也；渴不止则用文蛤，为其水消而热在也；其口干燥者，则用白虎加人参，为其热甚而津伤也。

此为同源而异流者，治法亦因之各异如此，学者所当细审也。

显见，尤氏的注释非一般随文敷义者所可以比拟，无怪徐灵胎对此大加褒扬，称"其间条理通达，指归明显，辞不必烦而意已尽，语不必深而旨已传，虽此书之奥妙不少穷际，而由此以进，虽入仲景之室无难也"。其后，如吴谦、陈修园等人阐述颇多受其启发。总之，尤氏《金匮要略心典》能改正原文传刻之误，删略后人增益内容。其阐述仲景原文精义皆有卓见，实为《金匮要略》注本上乘之作。

乾隆七年（公元 1742 年），太医院院判吴谦主持编纂《御纂医宗金鉴》。吴氏以为古医书有法无方，惟《伤寒论》《金匮要略》法方兼备，然两书义理渊深，方法微奥，旧注随文附会，难以传信，遂亲自逐条注释，订正讹误，并集二十余家旧注中足以阐发经义者，撰成《订正伤寒论注》和《订正金匮要略注》。正如其自述："其失序者序之，残缺者补之，并博采群书，详加注释。意在使后学者不为俗说所误，知仲景是能治伤寒，未尝不能治杂病也。"吴氏的注释，还贵于能够结合自己的临床经验加以印证，因而，《四库全书总目提要》称其能："根据古义而能得其变通，考酌时宜而必求其验证，寒热不执成见，攻补无所偏施。"此书不仅曾作为清代太医院的必读教材，而且也是历来学习《金匮要略》的必读书。

乾隆十三年（公元 1748 年），黄元御著成《金匮悬解》。黄氏将《金匮要略》原文重新编次，分七类二十二卷。他认为"非精于《灵》《素》之理者，不能解《金匮》之言"，因而其注解必以《内经》《难经》为据，并广涉阴阳、五行制化及气机升降之理。同时又广搜博采，考合诸家，以贯通《金匮要略》原文之旨。《四库全书总目提要》称其"于四诊九候之法，言之颇详"，然黄氏之书理论多而结合实践者少，故较之徐彬、尤怡之书不免稍为逊色。

之后，又有朱音恬于乾隆十八年（公元 1753 年）刊印《金匮要略注》一书。朱为四川人，习儒通医，为雍正元年（公元 1723 年）举人，官蓬州学正，后以医济人。著有《医理元枢》十四卷，其中有《金匮要略注》二卷。朱氏之书不依《金匮要略》原文次序，但择疑难病证及晦涩难解之文加以注释。其对病证、方药的阐述也深入浅出，简明易晓，颇有裨于学者。

至嘉庆年间，陈念祖刊印所著《金匮要略浅注》，后其子元犀又撰就《金匮方歌括》。陈念祖指出《金匮要略浅注》的读法，认为必先读《伤寒论》再读是书，方能理会；读其正面，必须想到其反面、对面及旁面。同时认为，《金匮要略》中的附方"似属后人赘入，然方引药味亦颇不凡，或原为仲景所制"。此书系在前人注释的基础上，结合作者体会撰成，内容颇有发明。其特点是深入浅出，说理通畅，尤宜于初学者。至于《金匮方歌括》，系将《金匮要略》诸方的主治病证、药物、煮服法等编为歌诀，附以方解。其间多采喻昌、尤怡、王晋三、魏荔彤、徐大椿、徐彬、程林等医家之言，以及陈念祖的"名言精论"，亦不乏作者己见。此书简明易晓，成为后学"入门传诵"之章。因其流传广泛，对学者理解《金匮要略》之义，以及推广经文的临床应用曾起一定的作用。

道光七年（公元 1827 年），叶霖著成《金匮要略阙疑》。叶氏认为世传《金匮要略》，是否是王叔和整理本的原貌亦未可知，其书或有论无方，或方论不合，缺文、错简、讹字，不一而足，"注家又多望文生训，遇难则默，其不解者曲为附会"，致使仲景原意更难明了。因而，他手录原文，"殆者缺之，疑者存而论之"，使正文、衍文黑白分明。叶氏所作的文字考证和医理阐发，大多持之有故，言而成理。同时，他又将《伤寒论》方及后世效方补充在各种有关病证之后，有不少精到之处。

《金匮要略浅注补正》，唐宗海著于清光绪十八年（公元 1892 年）。此书是对陈念祖《金匮要略浅注》的补充和订正。唐氏认为，"陈修园集众之长，以成浅注，较他家注释颇有发明，但于脏腑气化皆仍唐、宋后说，于汉文法亦多未谙，章句意旨不无差谬。余读其书，夙有疑窦"，"复观近出西洋医学、化学气机等学，与天地阴阳、人物气化之理，得其汇通，将《内经》、仲景之书而一以贯之，虽原文奥旨未必无遗，然已十得八九，故吾为此，竟在阐明绝学，传古圣心法昭著于五大洲"（《金匮要略浅注补正·序》）。虽然，唐氏的注释亦有穿凿之处，但显而易见，其以中西汇通的观点来注释《金匮要略》，是该学派注释《金匮要略》的第一家。

如上所述，对于仲景《金匮要略》的研究，始自元、明，盛于清代。通过众多医家的研究阐论，使仲景关于杂病辨证论治的学术思想越来越广泛地深入人心，从而对医者学术理论研究和临床杂病辨证施治水平的提高，发挥了极其重要的指导作用。

第三节　医学基础理论的进一步发展

中医学的基础理论，其范围甚广，且与临床各科理论难以截然分割。在这里，仅就诊法、本草及方剂学等主要方面进行叙述，以示其学术发展的概况。

一、诊法学研究的进展概况

自古称精于望、闻、问、切之道者为"神""圣""工""巧"，而医家多强调"四诊合参"。徐大椿《医学源流论》曾强调，在切脉的同时，"处以望、闻、问三者合两参观之"。章楠在《医门棒喝》中也说："望闻问切，名曰四诊，医家之规矩准绳也，四诊互证，方能知其病源，犹匠之不能舍规矩而成器皿也。"在清代，医家兼述"四诊"的著作甚多，但其中以陈梦雷等所辑之《外诊法》、林之翰之《四诊抉微》，以及吴谦等编的《医宗金鉴·四诊心法要诀》为最著。

《外诊法》（四卷）　清代陈梦雷（字省斋，一字则霞）等原辑，蒋廷锡（字扬孙，号西君、西谷、南沙）等重辑。成书于清雍正元年（公元 1723 年）。见载于《古今图书集成医部全录》。陈氏等辑集了包括《内经》《伤寒论》《金匮要略》《千金方》《脉诀》《河间六书》《东垣十书》《丹溪心法》《格致余论》《医学入门》《证治准绳》《医门法律》《景岳全书》等二十四种医学名著中有关诊法的论述，按内容和时间先后分门别类予以编次。全书收集望、闻、问诊资料丰富齐全，并作了详尽系统的叙述，对研究中医诊法有较大的参考价值。

《四诊抉微》（八卷）　清代林之翰（字宪百，号慎庵、苔东逸老）撰。成书于清雍正元年（公元 1723 年）。其所载之望诊，详论颜面、口、鼻、耳、目、齿、项、爪甲、舌等部的形色变化，附有小儿指纹和虎口的观察方法，并征引《内经》及诸家之言，如舌诊引用《舌鉴》的内容，并参入作者的见解；闻诊论述从患者的声息判断疾病的程度和部位；问诊则以张景岳"十问"为提纲，更全面地了解患者的病情、发病、治疗过程及周围环境等；切诊，论述切脉部位、方法、辨脉总论，并根据李时珍《濒湖脉学》评述了二十九种脉象的体状、鉴别、主病等。书中之"运气要略"，阐述疾病和气候变化之间的关系。林氏强调四诊同等重要，不可偏忽。为纠正重切诊而轻望、闻、问三诊的倾向，特将望诊冠列全书之首；对四诊不但侧重其一般规律的阐述，而且特别注重鉴别诊断，如辨析"面赤"，指出面赤有虚有实，而且实证面赤不独为发热，也有寒郁而面赤者；戴阳、劳瘵都为虚证，亦有面赤，此为阴阳的不同，不可混淆。另对四诊的各种症状主病和吉凶记载甚详，如对"虚里跳动"的描述，引证《素问》《针灸甲乙经》及张介宾等诸家之说，更加明确了虚里跳动的临床意义。书末"管窥附余"一卷，对脉诊畅舒己见，并将书中重要部分编成四言歌诀以便于记诵。《中国医籍通考》按："是书为中医诊断学之专著，有搜辑周备，言简意赅、理论结合实践的优点，为当时业医课徒之重要读本，影响广远。"

《医宗金鉴·四诊心法要诀》（二卷） 清代吴谦等编。成书并刊行于清乾隆四年（公元1739年）。其书阐述"望以目察，闻以耳占，问以言审，切以指参"进行四诊。强调五色合五官、五部、五脏，以及色合形、色合情、色合问、色合脉、形合形等四合参要义，以全面分析观察病情。其"诊脉要诀"对诊脉时间、诊脉部位、手法及寸关尺与脏腑的联系等进行专论。书中以浮、沉、迟、数、滑、涩六脉为诸脉之提纲，从脉位、至数、体状等方面归类描述二十八脉的脉象特征，并阐明其主病。此外，还载述中风、伤寒、疟疾、泻痢、呕吐、咳喘、虚劳、失血、三消、淋闭、癫狂痫、心腹痛、疝气、黄疸、肿胀、积聚、痈疽、肺痈、肠痈等二十种临床病证脉象之顺逆吉凶，以及妇人怀胎、临产脉象和五脏死绝等危重脉象。此书阐述四诊较为全面，且着眼于临证实用，文简意赅，便于诵记揣摩。

（一）望诊

在清代，望诊术的进步是十分显著的。当时，对于望诊的理论和临证研究最为医家所重视。甚至将望诊的位置放在四诊中的重要地位。如康熙时陈治的《诊视近纂》首论望诊，次述其他诊法；雍正间，林之翰的《四诊抉微》为纠正时人重切诊而轻望、闻、问诊的倾向，特将望诊列于全书之首。此后，还有一些特重望诊的专著，如连自华的《望诊补》，观察纤微；汪宏的《望诊遵经》贯穿经义，详人所略，足为学人津筏；周学海又著《形色外诊简摩》，望形察色，认为望、闻、问"三法之与切脉，固互为主辅矣。三法之中，又望为主，而闻、问为辅"，并说"以望为三诊之本"，足见其对望诊的重视不同于一般。

在望诊方面，医家对舌诊和斑疹的诊断是最有成就的。清初，张璐之子张登著成《伤寒舌鉴》一书，其自序指出："盖邪气入里，其虚实寒热之机必现于舌，非若脉之隐而不显也。况阴盛格阳，与邪热郁伏，多有假证假脉，惟验舌上苔色之滑燥厚薄，昭若冰鉴，无所遁形。"如无丰富的临床经验，很难想像能得出这种真知灼见。虽然，张氏《伤寒舌鉴》仅论伤寒，但学者多仍认为其在舌诊发展史上有着重要地位。

嗣后，验舌辨舌的专论、专著不断出现，直至清末，乃有刘以仁的《活人心法》，梁玉瑜的《舌鉴辨证》续出，而集舌诊学之大成。这些著作，多能示形色，叙症状，明机理，列治法，诚为医家的临证明鉴。

由于温热疫病频繁流行，医家在研究前人有关学验的同时，还从临证中积累了丰富的经验。他们对于斑疹、白㾦和疱疹的诊察较之以往更为留意，其论述也更加详细。有关这方面的著述，早在雍正时有萧霆的《瘟疫全书痧疹一得》，详论"疫毒痧疹"和"冬温痧疹"的病因病机和辨证施治。其后则以叶桂的《温证论治》、余霖的《疫疹一得》，以及金德鉴的《烂喉痧辑要》和陈耕道的《疫痧草》等最著称，其中有关痧疹、癍的论述也最具学术影响。叶桂、余霖的斑、疹、白痦诊断内容详见"温病"章，在此从略。现将舌诊的诸家重要著作介绍于下。

《伤寒舌鉴》 清代张登（字诞先）编撰。成书于清康熙七年（公元 1668 年）。其书备载伤寒病诊断观舌之法，将临证所见舌苔分为白苔舌二十九种、黄苔舌十七种、黑苔舌十四种、灰色舌十一种、红色舌二十六种、紫色舌二十种、霉酱色苔舌三种、蓝色苔纹舌两种，又附妊娠伤寒舌六种。每一种舌苔均绘有舌苔图，总计一百二十图。每图前各列总论、舌苔名及解说文字，阐释病机、舌苔特点、鉴别方法及方治。张氏参考《敖氏伤寒金镜录》三十六舌图及申斗垣《伤寒观舌心法》一百三十七图，削繁正舛，又参入其父张璐及自己临证望舌心得，以成是编。《四库全书总目提要》评此书："较之脉候隐微，尤易考验，固诊伤寒者所宜参取也。"该书因较通俗又贴近临床，符合临床舌诊之需要，又不仅仅局限于伤寒，故刊行后流传甚广，在中医舌诊史上具有承上启下的重要地位。

《舌镜》（二卷） 清代王景韩（字逊魏）撰。成书于清康熙四十年（公元 1701 年）。王氏认为，舌为心之苗，可以别阴阳、定生死，参伍经络脏腑，举凡受病深浅，治病条理，靡不毕具。其书论舌应脏腑经脉、胎色辨、诊舌部分大法，详述白、黄、黑、灰、赤、紫、霉酱、青等舌胎之病因证治，以及外感内伤舌辨、怪舌、妊娠舌、死舌、真假舌、小儿舌等。同时分述白滑、白透明、深赤、纯紫、白胎如积粉、微黄润等一百零八种舌象主病与治法，并附图、附诗说明。

《舌鉴图》 清代徐大椿撰。约成书于清乾隆六年（公元 1741 年）。又名《舌胎图说》。此书仿《伤寒舌鉴》分舌为九类，一百十九种。每类舌前有总论，每种舌均列图，图下有注文，阐释病机，辨证方法，时出主治。

《临症验舌新法》（二卷） 清代杨乘六（字以行，号云峰）撰。成书于清乾隆十年（公元 1745 年）。内容包括"验舌之法"和"验舌配方"两部分，"验舌之法"提出临证以验舌为准，包括验舌分虚实法，验舌分阴阳法，验舌分脏腑配方主治法及验舌决死生法等；指出验舌以浮胖坚敛分虚实，干燥滑润分阴阳，黑白青黄分脏腑；实则其形坚敛，其色苍老，虚则其体浮胖，其色娇嫩；阴虚阳盛者其舌必干，阳虚阴盛者其舌必滑等。"验舌配方"，根据经验采集四十二方，结合舌诊论述诸方加减应用。杨氏论理中正，立法简易，于阴阳虚实，配补泻寒热诸方，加减出入，因病制宜，切于实用，可资临床参考。

《伤寒玉液辨舌色法》 叶氏（佚名）撰。约成书于清道光十年（公元 1830 年）。作者编绘三十五幅舌图，并以七言歌诀叙述舌象的病理、治则。同时论述一百三十五种舌象并附舌图：白舌苔论述白苔为伤寒邪在表，肺之里，计三十种证之舌图；红舌总论，论述红舌者为瘟舌，瘟气自里达外，又感四时不正之气而发，计三十三类证的舌图；紫舌总论，紫舌乃酒谷伤寒舌，或酒精未尽，计十一证舌图；黄苔总论，论述黄苔者黑热，计十八种证之舌图；黑苔总论，论述黑苔为伤寒之危证，计十一证之舌图；霉酱衣色舌苔总论，论述霉酱衣色舌苔为失食伤寒，计二死证之舌图；蓝色舌总论，论述蓝色舌苔者为肝木病，计二死证舌图；灰色舌总论，论述灰色舌都为三阴经之色，多见于蓄血证，下之见血为愈，计十二舌图；妊娠面色舌色总论，论述面以候母，舌以候子，色泽则安，色败则毙，计十六症之舌图。此书图文并茂，辨证精详，宜为临证所重视。

《舌图辨证》（一卷） 清代何愚、朱骹合编。成书于清光绪三年（公元 1877 年）。著者师承张子襄所著《舌图辨证》，并发明之。原稿有五十余条，后总归成十二条，并细绘详注。先绘舌之天干图、地支图、干支会合图、五行生克图、五脏五色图等八幅，结合八卦、阴阳五行、运气学说等理论阐述其在舌诊方面的运用。后绘舌图辨证十二图，辨别舌质舌苔的形色、润燥、部位，详述其病机传变、用药宜忌，对时令季节于舌象的影响也有所阐发。所绘之舌图，包括白苔、黄苔、黑苔、滑腻苔、红舌、紫舌、绛舌、点刺舌、裂纹舌等，不仅对舌质舌苔综合辨证作了介绍，而且还分别论述了各种舌、苔的不同病机和治法。

《舌鉴辨证》（二卷）　清代梁玉瑜（字特岩）传，陶保廉（字拙存）笔录。成书于清光绪二十年（公元 1894 年）。陶氏序文，述其在新疆以《活人心法》舌鉴条请教梁氏，并受传述而辑录是书的原委。其书首列全舌分经图，次述白舌三十二条、黄舌二十五条、黑舌二十三条；并又分述灰舌十七条、红舌二十九条、紫舌十二条、老酱色舌三条、蓝舌二条、妊娠伤寒舌六条，总计一百四十九条。每舌先列总论，述其辨证大纲；每条均绘舌图，力求正确表述其形象及辨证方法。梁氏谓小证以舌脉互参，久病及较重之病，有时脉不可凭，则当舍脉从舌。

《舌诊》　不著撰者。成书于清光绪二十二年（公元 1896 年）。作者认为，病者之经络脏腑、营卫气血、表里阴阳、寒热虚实，毕形于舌，故辨证应以舌为主，而以脉证兼参。书中简述舌诊部位形色，诸种舌苔主病。其察舌辨证之法编为七言歌诀，详加解说。并论及看舌八法，即荣枯、干润、胀瘪、软硬、舒缩、歪碎、凸凹、浓淡；辨苔七法，即有无、厚薄、松腻、偏全、糙粘、纹点、苔色。后附用方。

《察舌辨证新法》　清代刘恒瑞《字吉人、丙生》撰。成书于清光绪二十四年（公元 1898 年）。书成未刊，1910 年后分期刊载于《国学扶轮报》及《绍兴医学报》。1936 年由曹炳章收入《中国医学大成》，刊行于世。刘氏根据三十余年临证诊断经验，参考前贤诊舌论著，借用西医学解剖术语，解释舌苔原理，论述舌色、苔色、舌体、苔质、润燥、厚腻、厚腐等辨察和鉴别方法。首先论述舌苔产生原理，参以西医学观点，认为舌体运动受脑筋控制，舌乳头变化与饮食有关。并提出了看苔色、看舌质、看舌尖、看舌心、看燥润、看舌边、看舌根、看变换的八种方法。此外，专题论述黄苔、白苔、无苔的诊断方法及意义，重视舌苔变换的凶吉，指出："苔黄为正白次之，由白而黄，由黄而退，由退复生新薄白苔此谓顺象；由黄而白，由白而灰，由灰而黑，由活苔变为死苔此逆象，骤退骤无不由渐退此陷象也，气舒化则苔散布，苔有边齐如斩者，气聚也。"对厚腻苔和腐苔、舌短与舌强之识别及其临床意义亦详加说明。

《唇舌症候图》　清代力钧绘。约成书于清末。其书包括唇图、舌图，首载其常候图。唇图为十八种病唇图诀；舌图包括红赤、淡红、干燥、紫赤、灰紫、青白、白胎通明及芒刺八种，而后区分阴阳类从。其中阳舌十三图，为干红、燥裂、舌炕、焦紫、白胎干黑、黄胎、黄黑胎、两白胎、灰紫黑、两黄舌根灰黑、三积胎、黄老、斑点舌，加舌上黑痘，实为十四种；阴舌十三图，为清洁、淡白、中央微灰色、淡紫、淡白点、淡白虚冷、灰黑、舌心微黑、瘦薄、青蓝色、蜂窠、腐熟、失荣、纯白，实为十四种，并湿润舌、舌干涩褐、卷缩舌、三围赤紫黑舌、短缩舌五种死候。诸图皆精心彩绘，文图结合，并详解病唇、病舌之形色主病与治则。除舌诊之外，论述其他望诊的优秀著作多出于晚清，如《望诊补》、《望诊遵经》、《形色外诊简摩》，显示了学术的进步。

《望诊补》　清代连自华（字书樵）撰。成书于清同治八年（公元 1869 年）。该书论述发、眉、天庭、鼻、目五部的望诊。每部条列望诊所见之主病，如谓发细如丝，撮之应手而断者，主气衰血少等。其观察之细微处，则有发之长、短、清、浊，发根青白或黑暗，发色白如羊毛或红如西人，发秃，发细，发生丫枝，发中汗出，发根或稀或密，发生秃疮或干或湿，发或脆或韧等。其所论述，不但细致，且还别具一格。

《望诊遵经》（二卷）　清代汪宏撰。成书于清光绪元年（公元 1875 年）。汪氏自叙谓切脉之书甚多，而望诊专籍犹罕，因撰是书。书中统论望色，于四时、五方、昼夜、阴晴之望法，气质、老少、居养、变色之辨异，尤为详备。同时遍述周身形体之望诊，纤细皆备。各篇皆分提纲、条目、推广、合参诸项阐述之，其间援引《素问》《灵枢》经文及前贤之说融会贯通。此书为中医望诊专著，对后世影响甚广。《四库全书总目提要·医家类续编》评曰："是书专论望诊，详人所略，说宗《灵》《素》，取义甚当，穿贯经文，具见组织之勤。虽杂以他书，未尽分晰，不及周学海《形色简摩》条考之精严，然自成义类，大纲细目，一览了解，学者易寻头绪，就此以进研经义，足为津逮。"

《形色外诊简摩》（二卷）　清代周学海编。成书于清光绪二十年（公元 1894 年）。周氏以《内经》为主，收集并整理了历代有关望诊的理论，条分缕析，阐明其理。上卷"望形"，首叙形诊总义，详述全身体表部位与脏腑相应的生理关系和脏腑病变的外在表现；次论形态的类型，阐明不同形态、肤色、性情及对时令气候适应能力等方面的体质差异，而后介绍五脏病证与五脏阴阳绝证等，为临床提供客观依据；最后专论络脉形态色泽的异常表现，以分析脏腑病变的寒热虚实。下卷"望色"，首叙色诊总义，阐述面部分位与脏腑肢节的生理联系，绘有分位图两幅，为定位诊断提供理论依据；次论面部五色的变异，并将伤寒、温病、杂病的面部病色分篇详述，阐明其不同的病理变化；然后对目部内应脏腑、目色之变化、目睛形色之改变及舌诊等内容，皆做了详细论述。旨在"外诊杂法类"中，介绍毛发、鼻、人中、唇、齿、耳、爪甲等诊法，充实了外诊的内容。周氏注重四诊合参而又有所侧重，认为"望、闻、问，有在切之先者，必待切以决其真也；有在切之后者，指下之疑又待此以决其真也。三法之与切脉，固互为主辅矣。三法之中，又望为主，而闻、问为辅"，并说"以望为三诊之本"。周氏学宗《内经》，对历代先贤的有关论说精心取舍，同时结合自己数十年丰富的临床经验，加以系统整理。其书内容丰富，说理精当，诊断指标明确，理论联系实际，确是一部不同凡响的以望诊为主的诊断学专著。

（二）切诊

在切诊方面，清代医家对脉学研究也颇有所得，更有所充实和发展。清初，潘楫取李言闻删补的《四言脉诀》，参入其师王绍隆之心法，汇注而成《医灯续焰》。潘氏能结合自己的经验及见解，联系各科病证，阐述脉理治法，其内容详备，且切合临床。后来，他又编注了《崔真人脉诀详解》。随之而注解阐说崔氏《脉诀》的医家又有不少，如康熙时的王道纯著有《脉诀四言举要》，同时莫熺注有《脉学入门四言举要》，朱天璧著成《脉旨四言举要注》。嗣后，乾隆时有《脉诀总论》一书出，道光时又有倪汉梁著有《易简集增删四言脉诀》，咸丰时玄庵山人有《脉学类编》，凡此等等，展示了清代医家脉学研究的一个方面，并反映了《崔氏四言脉诀》对当时的学术影响。

更值得重视的是清代医家的其他脉学著作。康熙元年，李中梓侄李延昰辑撰《脉诀汇辨》，提出了脉学"六要"，即辨析相类之脉，对举相反之脉，熟悉兼至之脉，察定平常之脉，准随时令变脉，确认真藏绝脉，这对于临证者确有提纲挈领和警示的作用。

在康熙、雍正、乾隆三朝，较为重要的脉学著作还有陈士铎的《脉诀阐微》，张璐的《诊宗三昧》，陈治的《诊视近纂》，他若郭治的《脉如》和贺升平的《脉要图注》也很有特色。此外，还有林之瀚的《四诊诀微》和舒诏的《辨脉篇》等。

在道光、同治两朝，对于脉学的研究成就较少，所有者，如周学霆的《三指禅》认为切脉"全凭悍悟"；陈念祖的《脉诀真传》言简而意赅。

时至光绪年间，又有一些重要的脉学著作出现。当时对脉学研究最精者当数周学海，周氏著有《诊家直诀》《脉义简摩》《脉简补义》和《辨脉平脉章句》，不仅绍述前贤，且多独得之见，堪称医家论脉之成就卓著者。

《医灯续焰》（二十一卷）　宋代崔嘉彦（字希范，号紫虚道人）原撰，清代潘楫（字硕甫，号清凉居士）增注。成书于清顺治七年（公元 1650 年）。潘氏取崔氏《四言脉诀》李言闻删补本，将师从王绍隆之心法汇注而成此书。全书首遵《灵枢》《素问》，次仲景《伤寒论》《金匮要略》，下及张、朱、刘、李诸论，有精纯明确者采之，后附注解、附方，意谓"挑灯续焰"之举，故名。书中首论血脉遂道，法地合心，始生营卫，气动脉应，寸口大会，男女定位，七诊九候，四时胃气，平和迟数，内外因，各脉形象，各脉主病，脉病顺逆，外感内伤各脉证，奇经八脉，反关脉，真藏脉等。分列八十一篇。补遗各证疗法，包括望诊、闻诊、问诊、辨舌、医范、病则等。此书因脉及证，因证及方，以《灵枢》《素问》及诸家脉要融贯其间，使读者了如指掌。

《脉诀汇辨》（十卷）　清代李延昰（字期叔，号漫庵）撰。成书于清康熙元年（公元 1662 年）。李氏认为，高阳生之《脉诀》谬误颇多而流传甚广，使后人不知有叔和，更不知有《灵枢》《素问》，故将古今辩驳之语汇成编，并对王叔和诸贤的"微乖"之处也逐一刊正。李氏论述治脉有六要，即辨相类之脉、对举相反之脉、熟悉兼至之脉、察定平常之脉、相准时令变脉、确认真藏绝脉，以明示掌握脉诊的关键所在；又以崔氏《四言脉诀》为纲纪，博采众说，反复解释二十八脉和兼脉的主病、常见病证的脉象与奇经八脉等，以期透彻脉理，证合经旨；另还论述望、闻、问三诊。

《脉诀阐微》（不分卷）　清代陈士铎（字敬之，号远公，别号朱华子、大雅堂主人）撰。成书于清康熙二十六年（公元 1687 年）。又名《鬼真君脉诀阐微》。陈氏此书首论脉理，认为论脉过求其精，反失其约，故只用三十八字包罗各种病机，主要在于辨脉象的异中之同与同中之异，可以因常而通变，随时、随地、随症、随人灵活运用。如急则为痛、弦则为风、缓则为虚、微则为冷、数则为热、滑则痰多、涩则郁塞、洪为火旺、大为血干（火有余血不足）、沉为阴害、迟为困乏而不能进、小则气衰、细则血少、浮则气举、伏则邪搏、芤则血失内无养等，所述脉理比较切合临床实际。同时还指出人之病变无常，脉亦因病而殊形，必非一状，大约一经之中必兼二脉以相见，所谓"以二脉论症而症始出焉"，遂以浮、沉、迟、数、涩、滑、濡七脉为纲，以其余诸脉为纪，千变万化之脉可推测千态万状的病。此外，强调切脉必须分观寸、关、尺三部，以候脏腑虚实；论述诊脉宜分生死，生死之脉全在看脉有神无神，有神者有胃气。陈氏之书颇有见地，故为后人所重。

《诊宗三昧》（一卷）　清代张璐撰，张登编。初刊于清康熙二十八年（公元 1689 年）。书系张登集录其父张璐对脉学的有关论述而撰成。张璐认为人有疾病，莫先见之于脉，同时对于当时某些脉学论著持批评态度，指出"入门宗派不慎，未免流入异端"，并谓"吾当以三昧水涤除尘见"。《诊宗三昧》共十二篇，包括宗旨、医学，以及色脉、脉位、脉象、经络，介绍了色脉、脉位、经络之常与变；书中之"师传三十二则"，详细讨论了浮、沉、迟、数、滑、涩、虚、实、弦、缓、洪、微、紧、弱、长、短、大、小、芤、濡、动、伏、细、疾、牢、革、促、结、代、散、清、浊三十一种脉象的主病机理、预后及相似脉的鉴别；"口问十二则"，历述古今辨证论脉的异同及脉证不合等有关问题，对临床上舍脉从证、舍证从脉、脉证合参等阐述了自己的看法；另有逆顺、异脉、妇人、婴儿诸篇。详辨脉象，力纠时弊，澄清脉学理论的模糊认识，是该书的特点。由于张氏临床经验丰富，加之善于吸收前贤论脉精粹，且语言简练流畅，使之成为一部颇切实用的脉学专著。但其论述清脉、浊脉，尚未摆脱"太素脉"的臆说。

《诊视近纂》（二卷） 清代陈治撰。成书于清康熙三十六年（公元 1697 年）。陈氏将先祖遗著及各书中试而有验者，兼采先贤医论，汇编而成此书。首论望诊，阐述脏腑肢节分部所属，察神色，观身形、面目、唇舌、肢体等，以及各种死证；次论闻诊、问诊，强调治病必当审问。其脉诊部分，首论脉法，阐述取脉式，左右手分脏定位，三部九候及独大、独小、独疾、独迟、独热、独寒、独陷下七诊法；次论脏腑平脉、病脉者、诸病宜忌脉、怪脉、妇科脉等。

《辨脉篇》 清代舒诏撰。成书于清乾隆四年（公元 1739 年）。书载"二十七脉""奇经八脉""奇经八脉应诊""妊娠脉诀""离经脉诀""绝脉""六经定法""答门人问""痢""妇科要诀"共十篇。主要论述浮、芤、滑、实、弦、紧、洪、微、沉、缓、涩、迟、伏、濡、弱、长、短、虚、细、促、动、结、代、革、数、牢、散二十七种脉象的体状、主病，奇经八脉起止循行，妊娠脉、分娩脉的特点，最后还阐述了妇科常见病的辨证论治。

《脉如》（二卷） 清代郭治（字元峰）撰。约成书于清乾隆十八年（公元 1753 年）。上卷内容包括"脉论""持脉""五脏平脉体""真藏脉"等十八篇，详论脉诊之要、脉动原理、持脉之道、四季变化、真藏脉等脉学问题，并阐述三十一种脉象及兼脉的体状、主病，尤其注重于相似脉的辨别。郭氏指出："医不明脉，固无以治病，而不明真假疑似之脉，又无以别脉；不明真假疑似之脉，又无以别元气之虚实，而洞生死吉凶之大要。"因而提出"如沉""如滑"等，以资鉴别。下卷三十六篇，论述六淫、七情、不内外因脉的特点，以及妇女经期、妊娠脉的变化规律，分析不同体质的脉象特点，并阐述舍脉从症、舍症从脉，以及脉象的"上下、来去、至止"等问题。是书主论脉象，兼参望、闻、问诊，内容丰富，启迪颇多，故为后世论脉诸医家所重。

《脉要图注》（四卷） 清代贺升平（字鸿磬）编著。成书于清乾隆四十八年（公元 1783 年）。其书总论脉学，兼谈各种脉法及五运六气，并论述二十八脉、奇经八脉及灸法，以及形身、脏腑、营卫、颜色、声音、五行等诊法。书中绘有多种图谱，以图论注释，对比脉象，辨析脉理，示人以直观形象，以资启迪，这是历来脉学著作中所罕见的。

《三指禅》（三卷） 清代周学霆（字荆威，号梦觉道人）撰。成书于清道光七年（公元 1827 年）。周氏认为切脉"全凭禅悟"，其书论左右寸关尺六部所属脏腑，并以缓脉为权衡诸脉的标准，以浮、沉、迟、数为四大纲脉，又以对比法阐述如何鉴别微细、虚实、长短、弦弱、滑涩、芤革、紧散、濡牢、洪伏、结促、动代等脉；同时介绍喘急、血证、咳嗽、泄泻、水肿、头痛、心痛、消渴、呕吐等临床常见病症的脉象；另还论述温病、伤寒、妇儿、疑病、诈病等，并载述平脉三不治及死生脉。书中论述疾病以脉症结合，联系病因病机，辨析其理，以定治法，切合临床实用。

《脉诀真传》（一卷） 清代陈念祖著。约刊于清道光十年（公元 1830 年）。陈氏首述浮、沉、迟、数等十六正脉及细动促代等十一脉，并按相似脉形归类；次论脉之常变，注意阴阳呼吸，独取脉以察病之所在，辨脉证之从舍，强调诊脉同时须察胃气，后附四言脉诀、死脉、男女脉位辨等。全书言简意赅，要言不繁。

《脉理存真》（三卷） 清代余显廷（字廉斋，号橘泉子）撰，成书于清光绪二年（公元 1876 年）。其书首载滑寿《诊家枢要》，并对切脉方法有较详细说明，如切脉先须调息，先识时脉、胃脉与脏腑平脉，然后观察病脉；切脉指法上要注意切指的轻重、布指疏密；察脉须识上下来去至止，明脉须辨表里虚实四字。书中最要者乃婺源余含辉之论，以类比方法阐述二十七脉特征，组合为浮沉、迟数、滑涩、长短、虚实、微细、濡弱、动茁、牢革、伏散、洪弦紧、促结代、缓脉等类。

《诊家直诀》（二卷） 清代周学海撰。成书于清光绪十七年（公元 1891 年）。该书融汇了《内经》《伤寒论》《金匮要略》等有关脉学的内容，自序称书中"无一字欺人"，故名曰"直诀"。上卷三篇，"脉象总义"对每种脉象的形象加以描述；"指法总义"介绍传统的举、按、寻、推等指法，并附周氏独到的移指法、直压法等；"主病总义"论述六淫七情十三种病证气血虚实寒热脉象。下卷四篇，包括"二十四象全通""八字真言""位数形势"和"微甚兼独"。周氏认为古人所立二十八脉名目，不过悬象以提其纲，非谓脉之变化尽于此。故于物象中取二十四字作为脉象法则以提纲挈领，强调浮沉以诊气之升降，迟数以诊气之躁静，强弱以诊势之盛衰，刚柔以诊形之软硬，长短以诊气之郁畅，高深以诊气之嘘吸，滑涩以诊形之枯润，促结以诊气之断续，厚薄以诊血之盈虚，宽窄以诊气之寒热，坚枯、粗细以诊气血之寒热盈虚。具体应用时上述二十四象尚需参伍错综，相互会通。任应秋评曰"言简意赅，足资临证参考"。

《脉义简摩》（八卷） 清代周学海著。成书于清光绪十七年（公元 1891 年）。周氏认为诊脉之学重在脉理，而前贤诸论散于诸书，故收集《内经》《难经》《伤寒论》《金匮要略》《脉经》《针灸甲乙经》《备急千金要方》《千金翼方》和宋元以来医著，以及日本、西欧国家的有关著作内容撰成此书。书中之"部位类"，详分三部九候，三部分配脏腑等；"诊法类"论述布指、平息、举、按、寻、推等法；"形象类"论五脏平脉变脉、四时平脉变脉、六气脉、胃气脉等；"主病类"论载陈修园、郭元峰两家有关二十八脉的纲目等，并述浮沉表里辨、真藏脉、死脉等；所载"名论汇编"，包括论诊脉需宗法古经、脉气、脉位，李士材人迎气口说，李东垣内外伤辨等；"妇科诊略"，阐述妇人常脉、月经不调诸病脉证、带下崩漏证、妊娠胎脉证等；"儿科诊略"有诊额法、诊虎口法、诊面五色主病法等。此书资料丰富，是辑集有关脉学内容颇为全面的一部专著，对学习和研究脉学有重要价值。

《脉简补义》（二卷） 清代周学海撰。成书于清光绪十七年（公元 1891 年）。为《脉义简摩》的补充。上卷分两部分："诊法直解"，包括求脉大旨、三部九候大义、十二经动脉辨、审脉玄机等内容；"诸脉补真"，补充《脉义简摩》中所辑郭元峰的二十八脉之不足。下卷包括"经义丛误""动脉有强弱""脉象丛说""读脉杂说八条""脉法失传""六气脉义"，均为周氏多年经验的总结。周氏提出，脉虽有二十八脉，三十脉或更多，但浮、沉、迟、数、缓、急、大、小、滑、涩十者足以概括辨识脉象位、数、形、势等方面的问题，再合以微、甚、兼、独进行比较分析，则更能全面反映出病情变化。强调"有此证，便有此脉"，无论病机向愈、向剧必然会反映于脉象，故脉象可以预测病机的转归。为了阐明脉学，书中载引《内经》及西医的论脉内容，详细加以比较，且欲将中西医脉学互相汇通。《中国医籍提要》评曰："该书对脉的归类切要，论脉简当，通俗易读，故颇为初学者喜读，是一部有价值的脉学参考书。"

《辨脉平脉章句》（二卷）　清代周学海撰。成书于清光绪二十二年（公元 1896 年）。该书为周氏对王叔和《脉经》"辨脉法""平脉法"章句的注释。周氏认为：治疗疾病的关键，首先要凭脉辨证，反对喻嘉言和张石顽等将"辨脉法"和"平脉法"从《伤寒论》中剔除，同时认为成无己、张志聪等的注释仅是随文敷衍，遂根据自己临证经验，阐发其理义。

《脉学正义》（六卷）　张山雷（字寿颐）辑著。成书于（公元 1911 年）。其书之"脉学纲领"，对脉源，寸口三部定位，脏腑分属，分诊胸腹背脊、上下左右表里，脉之胃神根、阴阳虚实、表里虚实左右，真藏脉及人迎、气口、趺阳、太溪等多方面做了详细论述；"脉法"，包括对诊脉时间、体位、指力、调息等的论述，并指出脉有禀赋、真假、变化的不同，应结合问诊、望色、闻声进行综合诊辨；"诸脉形状"，有浮、沉、迟、数、虚、实、滑、涩、弦、缓等三十三种脉象，并论诸脉之主病。张氏之书论脉条理清晰，分析详尽，同时又较为切合实际。

（三）闻诊

医家对于闻诊的研究可见于各种诊断著作中，虽然并不像望诊、切诊之突出，但也确有值得称道和必须遵循之处。还值得注意的是在诊法诸书之外，医家对于闻诊的论述也见于其他著作，例如，喻昌《医门法律》中著有"闻声论"和"辨息论"，其论指出，"声者，气之从喉舌而宣于口者也。新病之人声不变，小病之人声不变，惟久病、苦病，其声乃变。迨声变，其病机显逞而莫逃，所可闻而知之者矣""息出于鼻，其气布于膻中。膻中宗气，主上焦鼻道，恒与肺胃关通，或清而徐，或短而促，咸足以占宗气之盛衰"。又说："若呼吸往来，振振动摇，则营卫往返之气已索，所在呼吸一线耳，尚不为哉?学者先分息之出入，以求病情，既得其情，合之益不爽。"喻氏的论述虽然较简，但强调对声息、呼吸的观察，指出这对于病机的掌握是至关重要的。

同时，石芾南的《医原》一书中，又有"闻声须察虚实论"一篇，其中对于感受燥邪致病的闻诊和燥邪化火后的闻诊，以及感受湿邪后的闻诊和湿邪化火后的闻诊，其论述最为精彩。其论云：

> "燥邪干涩，声多厉仄，或干哕，或咳声不扬，或咳则牵痛，或干咳连声，或太息气短；化火则多言，甚则谵狂，其声似破传哑，听之有干涩不利之象。湿邪重浊，声必低平，壅塞不宣，如从瓮中作声者然，或默默懒言，或昏昏倦怠，或多嗽多痰，或痰在喉中辘辘有声，或水停心下汩汩有声，或多噫气，周身酸涌。沉重难展；化火则上蒸心肺，神志模糊，呢喃自语，或昏迷沉睡，一派皆重浊不清之象，流露于呼吸之间。

石氏对"燥、湿"的辨证论治在历来医家中最为精详，其对燥、湿病证的闻诊论述又最为独到。

（四）问诊

在问诊方面，值得称道的是喻昌的《医门法律》，强调医者"必笃于情"而"委屈开导"，指出："笃于情则视人犹己，问其所苦，自无不到之处……诚以得其欢心，则问者不觉烦，病者不觉厌，庶可详求本末，而治无误也。"同时，喻氏还指出了医者临证"不问"，或"问非所问"的危害性，并反对病人亲友的"言虚道实"，认为这些都是问诊的戒律。如果说喻昌主要是在医生的医德和态度方面提出问诊的要求，那么，其"议病式"又提出了较为具体的望诊内容。

蒋示吉的《医宗说约》（公元1663年）对于问诊又提出了更为具体的内容。他说：

> 如至病家，问其泻痢，以知其泻痢；问其寒热，以知其寒热，则浅矣，必非古人之意也。即至病家，问其起于何日？曾食何物？曾有怒劳房欲等事，及问初起何症？后变何病？今口渴思饮否？喜热喜冷否？口中谈苦否？思食否？胸中宽否？腹中有无病处否？大小便如常否？是冷暖否？及平日劳逸喜怒忧思，并喜食物？种种问法，实为活人捷径。

如此问诊，虽属浅近，但实是至关重要的诊断方法。蒋氏的问诊要求缜密周到，较之明代张介宾的"十问"更为具体可法。

二、本草学研究进展

清代医家在本草学方面的研究，除了前所论述的《神农本草经》的辑注和研究外，主要还包括经方药物研究、《本草纲目》的续著，以及其他各种内容和形式的药物著作。

（一）经方药物研究

清代医学家在研究张仲景《伤寒论》和《金匮要略》的同时，进一步深入探索经方的用药要旨。认为仲景的用药遥承神农之术，所以"今日而欲辨章百物，求神农皇帝之所传者，舍仲景之书其奚适焉？"有关这方面的研究著作，最著名的有黄元御的《长沙药解》，以及邹澍的《本经疏证》、周岩的《本草思辨录》等。

《长沙药解》（四卷）　清代黄元御撰。成书于清乾隆十八年（公元1753年）。书中载录《伤寒论》《金匮要略》所用药物一百六十一种，于各药名下标出有关方剂数，如"甘草十二方"等。另还兼论方剂二百四十二首。黄氏以药名药性为纲，而以某方用此药为目，各推其因证主疗之意，颇为详悉。其特点在于将用药议方与论病密切结合，使药效阐述不流于空泛。同时在议药时不乏纠谬之见，如指责庸工将黄柏视作"滋阴补水之剂"，以知母"通治内伤诸病"等。但对于金元以后医药家和著作一概否定，甚至称《本草纲目》"丑谬不经"，未免失之偏颇。

《本经疏证》（十二卷）　清代邹澍著。成书于清道光十七年（公元1837年）。邹氏在研读刘若金《本草述》之后，惜其"用力于张长沙、孙真人犹少"，乃取《本经》《本草别录》为经，《伤寒论》《金匮要略》等为纬，"交互参证而组织之"，著为此书。书中邹氏对仲景方所用173味药物进行"疏证"，并结合自己的体会，以药物、方剂与病证联系论述，乃是其特点。谢观曾将此书与缪希雍《本草经疏》并称，认为其"最为精博"。

《**本草思辨录**》（四卷）　清代周岩（字伯度，号鹿起老人）著。成书于清光绪三十年（公元 1904 年）。其书阐发古医经、古本草要点，载药一百二十八种。大抵援据仲景两书，而间附以他说他药，随手札礼，每有独得之见，如认为胸痞最不宜参，然佐以旋覆、姜、夏则可散痞；腹胀最不宜参，然佐厚朴、姜、夏则可除胀；等等，皆能加深对仲景用药精义的理解。

此外还有吴槐绶的《南阳药证汇解》和田伯良的《神农本草经原文药性增解》，亦多着重于仲景用药法的研究。

（二）《本草纲目》的后续著作

李时珍的《本草纲目》对清代医家的药物研究产生了重大影响。继明代诸家之后，清代学者撰写了不少《本草纲目》的后续著作，如《本草汇》《本草述》《本草纲目必读》《本草纲目摘要》《本草纲目类纂必读》《握灵本草》《本草备要》《本草求真》《法古录》等。

《**本草汇**》（十八卷，补遗一卷）　清代郭佩兰（字章宣）撰。书成于清顺治十二年（公元 1655 年）。载述"本草源流四十七家"及多种医药理论，并有药科二百零八幅、诸病宜忌药、百病主治药。所载药四百八十五种，补遗部分增补草果、鳔胶等十四种药。此书选取诸家名论，讨论药性机制，陈述产地、炮炙、须使、畏恶、制反等内容，主要选自《本草纲目》，兼取《本草经疏》《本草通玄》两书要旨。

《**本草述**》（三十二卷）　清代刘若金（字云密，号蠡园逸叟）撰。成书于清康熙三年（公元 1664 年）。刘氏竭三十年之力，十易其稿而成。康熙二十九年有初刻本，扉页题《刘尚书本草》。后由高佑（字念祖）、陈言扬订正，再刊于康熙三十八年。全书载药四百九十五种（不计附药），主要资料源于《本草纲目》，对金元医家的药物理论最为重视。又采明末医家论说，以缪希雍为最多，其次为卢之颐、卢复、王绍隆、李中梓、张三锡、罗周彦等。书中以讨论药性、药效及药理为主，常在略引前人论述之后继以大篇阐解。对不少药物的性能主治辨析入微，颇有见地。如茺蔚子，《神农本草经》称其明目，刘氏则认为"行血甚捷"，血滞目疾者宜之，而瞳孔散大属血不足者理当禁用，如此等等。但论药属繁琐推衍者也不少。邹澍评论称"其旨以药物生成之时，度五气五味五色，以明阴阳之升降，实欲贯串四家，联成一线，惜文辞蔓衍，读者几莫测其所归"。

《**本草述钩玄**》（三十二卷）　清代杨时泰（字穆如、贞颐）编。成书于清道光十二年（公元 1832 年）。系删节修订刘若金《本草述》而成。收药四百九十九种，附药二百六十五种。主要内容与《本草述》同，但"汰其冗者十之四，达其理者十之六"，又将刘氏"愚按"改成"论"。较之刘书，内容更加简明实用。邹澍序中评称："去繁就简……而其旨粲然益明，择精语详，了如指掌。"故刊行后，几乎取代了《本草述》。

《**本草纲目必读**》（二十四册）　清代林起龙（字北海）编。成书于清康熙六年（公元 1667 年）。为《本草纲目》节本。收载药物六百四十七种，每药设气味、主治、发明、附方四项，重在临床应用。

《**本草纲目摘要**》（四卷）　清代莫熺辑。成书于清康熙八年（公元 1669 年）。摘引《本草纲目》药物四百八十六种，分水、火、土、金、石、草、果、虫、鳞、禽、兽、人等部。各药设集解、气味、主治、发明四项、末录附方。内容摘录较精，繁简适度。

《**本草纲目类纂必读**》（十二卷）　清代何镇（字培元）编。初刊于清康熙十一年（公元 1672 年）。又有二十九卷、三十六卷刊本。载药六百一十六种，分草、木、谷、菜、果、人、兽、禽、虫、鳞、介等部。每药下阐述性味、毒性、功效等。另列"发明"一项，引录历代名医论述。

《握灵本草》（十卷，补遗一卷） 清代王翃（字翰臣，号东皋）编撰。成书于清康熙二十一年（公元 1682 年）。卷首节取《本草纲目》序例内容，别无增益。此书载药六百零九种，补录一百九十种。王氏对《本草纲目》内容，芟众说而一考信，节繁言而存精义，取合理之方，置迂诞之说，法尚精严，文仍璀璨。喻嘉言称其"手握灵珠，以烛照千古"。

《本草备要》（八卷） 清代汪昂撰。成书年代未详。清康熙初刊行，载药四百余种；清康熙三十三年（公元 1694 年）订补，增药六十余种；共四百七十八种，分草、木、果、谷菜、金石水土、禽兽、鳞介鱼虫、人八部。药图四百六十一幅，系从《本草纲目》钱蔚起本转绘。该书对《本草纲目》《本草经疏》内容取要删繁，又旁采诸家本草之说，参以作者见解，以期"由博返约"。论药除介绍药性、功能外，又将生理、病理、诊断、治法等内容相互阐发，使辨证遣药原则贯串始终，循之有规，变通有法，切合临床实用。引述各家论述能根据临床实践去非存是，汰劣存优。此书内容简明，文词流畅，是一本流传甚广的普及性中药入门读物。

《本草纲目拾遗》（十卷，另卷首一卷） 清代赵学敏（字恕轩，号依吉）撰。初稿完成于清乾隆三十年（公元 1765 年），此后又陆续增补。载药九百二十一种。阐述诸药，基本包括引述文献与个人心得两方面内容。全书参考、引据医药文献二百八十二种，经史书籍三百四十三种，其中不少书籍今已亡佚，如泰西石振铎的《本草补》，赵学楷的《百草镜》，王安的《采药方》《李氏草秘》等，均藉该书保存部分内容。所载七百十六种药物为《本草纲目》所未载，其中不少药物疗效显著，且至今为临床常用，如太子参、鸦胆子、鸡血藤、冬虫夏草、千里光、臭梧桐等。载述诸药产地分布广泛，远及云南、贵州、西藏、新疆等地，并收录域外药物，如西洋参、金鸡勒、胖大海等，以及"其法始于大西洋"的各种药露。另对《本草纲目》虽载而功用未详的药物有所补充。赵氏重视采集民间用药经验，通过采访世医、先达、渔海人及仆役、妇妪等二百余人，记载了大量简便易行的医方。还记载了利用人工变种方法促使药物植物改变药性的内容，如三生萝卜、穿肠瓜、珠参代辽参法等。此书"正误"三十四条，对《本草纲目》中有关药物误认、混认、误分、误合，以及错论药物性味、功效、毒性的内容进行纠正。如《本草纲目》将鸭跖草与耳环草误分为二，将长生草与通泉草误合为一，误认铅粉辛寒无毒等，均作了匡正，多数论述正确。《本草纲目拾遗》是在《本草纲目》问世以后迄于清代中期对中药发展进行的一次系统总结，故云补《本草纲目》之遗，而起到为该书续编之作用，对丰富和发展我国药物学颇有贡献。

《本草求真》（十卷） 清代黄宫绣（字锦芳）著。初刊于清乾隆三十四年（公元 1769 年）。此书除药图外，将药物分作七门，即补剂、收涩、散剂、泻剂、血剂、杂剂、食物，每门又作分类，如补剂分温补、平补、补火等，共载药五百二十种；此外又载脏腑病证主药、六淫病证主药，以及总义，集录历代名医对药性的阐发。该书药物选自《本草纲目》，并以往昔医书细加考订，凡有一义未明，一意未达者概为删除。每药标明类别、别名、性味、功效、炮制、收藏、形态、质量、产地等内容，尤重视药性主治之阐发；对用参治虚热之理、相畏相反之药有时可合用等难解问题阐述较详。

《法古录》（三集） 清代鲁永斌（字宪德）辑。成书于清乾隆四十五年（公元 1780

年）。书中的"用药总义"汇集《本草纲目》《本草备要》有关药性理论，如药有五味宜忌、药有补泻、药有七情等。载药五百四十七种，分草、木、果、谷等十五部。各药依据《本草纲目》，节取诸家议药论述。鲁氏对药物归经、主治、反畏的阐述较有新意。

此后，又有清光绪间戴心田的《本草纲目易知录》等，俱属李时珍《本草纲目》的后续之作。不论其成就的大小各有不同，但都是以《本草纲目》为基础的一种学术发展。

（三）其他丰富多彩的本草著作

除了对经方药物研究和后续《本草纲目》的撰著之外，值得重视的是李中梓、黄元御、吴仪洛、沈金鳌、姚澜、唐宗海等医家都有其本草专著，而且内容丰富，各具特色。

《本草通玄》（二卷）　明末清初李中梓撰。约成书于清顺治十二年（公元 1655 年）。后辑入《士材三书》，刊于清康熙六年（公元 1667 年）。据门人戴子来序称，李氏撰该书前，已刊行两种本草，但"未遑整阐其幽，悉简其误，用是复奋编摩，重严考订，扼要删繁，洞筋擢髓，成本草二卷，命曰《通玄》"。后避康熙讳，曾改名为《本草通元》。此书载药三百四十一种，分草、谷、木、菜、果、寓木、苞木、虫、鳞、介、禽、兽、人、金石十四部。各药简介性味、归经、用药要点，然后摘引甄权、张元素、王海藏等药论精义，结合作者临床经验，加以阐述发挥。或举治验医案，印证用药要义。后有炮制法，附食物性鉴赋及用药机要。对于前人论述不当者能予纠正，如指出书载豨莶草久服有补益之功，"未可尽凭也"；又对"参能助火"、知母为"滋阴上剂"等说给予辨正。此外，对于古代药物炮制方法进行改进者十有三四。此书叙说简明，不尚浮词，作为一部临床实用本草，颇负盛名。

《玉楸药解》（八卷）　清代黄元御撰。成书于清乾隆十九年（公元 1754 年）。载录张仲景医书未载之药二百八十二种，论述诸药之性味、归经、主治、功用、服法等，并阐述药物特点、品种及炮制方法。对旧本草记述错误和医者滥用、误用药物现象均予驳正，如认为轻粉毒烈，不可入汤丸，"《本草》谓其治痰涎积滞，气膨水胀。良药自多，何为用此?"

《本草从新》（六卷）　清代吴仪洛（字遵程）编撰。刊于清乾隆二十二年（公元 1757 年）。载药七百二十一种，系在《本草备要》基础上删补而成。其中增补药物二百七十五种，如燕窝、冬虫夏草等。对相类药物的不同品种记述较详，如人参条有参叶、太子参、珠儿参、党参、土人参、东洋参、西洋参的性味功能。又补充较多用药经验，如指出白术有野白术、种白术之别，前者补气生血为主，后者健脾渗湿尤胜。还补述了若干药物的产地、鉴别、炮制及品质优劣等内容，有较丰富的实际辨药经验。其书简明实用，流传颇广。

《要药分剂》（十卷）　清代沈金鳌著。成书于清乾隆三十八年（公元 1773 年）。收药四百二十种，于每药下设主治、归经、前论、禁忌、炮制诸项。"主治"选录上自《神农本草经》，下至《本草纲目》《本草备要》等本草著作所述病证；"归经"区分主次并点出该药主要功效；"前论"博采历代医家如徐之才、张元素、李东垣、罗天益、李时珍、缪仲淳、汪昂等的有关论述，对前人见识所未及者，沈氏按语述之于后；"禁忌"内容多录自缪仲淳《本草经疏》；"炮制"兼述产地、性状、品种优劣等。该书根据徐之才所创"十剂"将常用药物进行归类。所述各药既广辑前贤论述，采集各家之长，又参附己意，予以充实，对本草学文献研究和临证应用颇有裨益。

《本草分经》　清代姚澜（字云，号维摩和尚）辑。刊于清道光二十年（公元 1840 年）。

载药八百零四种，按经络类药，分通行经络、十二经脉、命门、奇经和不循经杂品等，每类又分补、和、攻、散、寒、热。同一药物入数经或兼数法者，在各经各法之下分别列出。以此治病，效如桴鼓。此书的药物分类独具一格，故其影响较大。

《本草问答》（二卷）　清代唐宗海撰。刊于清光绪十九年（公元1893年）。唐氏与张伯龙就中西药理等内容相互问答，共设问答近六十条。主要根据中药气味和西药实验理论，解释中药功能，并着重讨论中药反畏、炮制、升降、产地、引经等，且以阴阳五行、形色气味、取类比象等学说，阐释中药药理。此书是一部近代中药药理专著，反映了唐氏"中西汇通"的学术主张。

此外，颇有新意的是一些地方草药志、采药录、名实考，以及对某一药物的专门研究著作，也多相继问世，举其要者有《生草药性》《采药录》《草木便方》《植物名实图志》，以及《人参谱》《人参考》等书。

《生草药性》（四卷）　清代罗浮山释。成书于清康熙五十年（公元1711年）。收载我国东南各省草药三百一十六种，其中相当一部分不见载于其他本草著作中。每药记载药名、别名、性味、主治等内容，是一部有一定实用价值的地方草药志。

《采药录》　清代陈振先撰。成书于清康熙六十年（公元1721年）。又名《药草功能书》。陈氏在日本，跋涉山野，采集药草，将所采之药物标本逐一鉴定，由长崎圣堂祭酒向井元成标出和名，编成该书。陈氏共收录野生药物一百六十一种，列举各药名称、别名、入药部位、主治病症、处方及服用方法。所载各药多来自民间，如臭婆娘、铁指甲、八棒槌等，而贵重药较少。诸药疗效奇特，未被以前日本医书所载，亦不见于幕府在各地设立的御药园中。所收药物，有百余种在《本草纲目》中亦未见载录。该书为中日医药交流之历史文献。陈氏因此受日本幕府褒奖，并被奉为长崎乡土先贤，收入《长崎先贤列传》中。此书在国内无传本，日本有抄本形式流传，并收入《爱香楼博物书》《和汉寄文》中。

《草木便方》（四卷）　清代刘兴（字善述）撰。刊于清同治九年（公元1870年）。"草药性"收药五百零八种，"草药方"收方七百余则，分通治及各科病证，计一百二十四门。书绘药图四百三十二幅，突出药用部分，便于"详辨真伪"。刘氏主要收载川东地方药物，介绍其性味、功用，是一部富有特色和价值的地方本草，对了解清代四川地区草药分布及其临床应用有参考价值。

《植物名实图考》（三十八卷）　清代吴其（字瀹斋，别号雩类农）撰。刊于清道光二十八年（公元1848年）。吴氏对植物进行长期实地考察，并收集大量资料编绘此书。共载植物一千七百一十四种，分谷、蔬、山草、隰草、石草、水草、蔓草、芳草、毒草、群芳、果、木十二类。一般每物一图，或二三图。所载一千八百零五幅图中，近一千五百幅是写生绘成，另三百余幅系从《救荒本草》《证类本草》《本草纲目》等书转绘。每种植物叙述出处、产地、形态、颜色及其作为药用的性能、功效、主治等。或后附按语，长者千言，短者几句。此书的成就与特点是：①新增品种，达五百一十九种；有些品种出自非医药著作，如《岭南杂记》的仙人掌，《花镜》的万年青等。②对植物产地和生长环境记述较详，并附记药物土名和用途，对品种考证和植物利用有一定意义。③对植物形态描述尤为详细，举凡植株的根茎枝叶花果，各叙其特色，对花、果或种子的描述更是细致入微，在植物分类方面有重要价值。④重视实地考察，汲取民间经验，除亲自采集、栽培植物外，还随时留意民间所采之物，如鬼臼条下称："此草生深山中，北人见者甚少……余下途中适遇山民担以入市，花叶高大，遂亟图之。"⑤对易于混淆的药用植物每予辨明；对前人不确之言提出中肯意见；对难以判别者，如实举出文献记载矛盾之处，显示其科学态度。⑥图绘多源于写生，能按原植株比例突出植物特征，精美、逼真，有很高的学术价值。吴氏对植物名实的考证，取得巨大成就，成为联结我国古代本草和近代植物学的桥梁，其书备受中外学者重视。德人 Emil Bretschneider 的《中国植物学文献评论》（公元 1870 年出版）对该书评价甚高，认为其中最精确者可赖以鉴定植物科或属。后世植物鉴定都以此书图文为依据，很多植物分类时采用的中文名称亦源于此，不少著名著作如《日本植物图鉴》《中国药用植物志》等也将此书作为重要参考文献。总之，此书对医药学、农学、园艺学等方面的研究均有很高价值。

《人参谱》（四卷） 清代陆烜（字子章）编。成书于清乾隆三十一年（公元 1766 年）。为论述人参专籍，辑录历代文献数百种。在人参全草图后，分释名、原产、性味、方疗、故实、诗文六门。其中，方疗门摘录人参配伍应用及煮服方法等；故实门并记有当时人参价值、有关人参之法律，以及西洋参来源及其与国产人参的异同比较等。该书对人参文献做了归纳整理，是研究我国人参史的宝贵文献资料。

《人参考》（一卷） 清代唐秉钧（字衡铨）撰。成书于清乾隆四十三年（公元 1778 年）。内容包括"参当辨识防害""所产今昔异地""收藏参法""同名参类"等十五个题，对人参产地、档次区分、真伪辨别、贮藏方法等作了阐述。

《桂考》（一卷） 清代张光裕（字近人）撰。成书于清光绪十五年（公元 1889 年）。张氏鉴于医家用桂而往往不识桂，反受其害，于是亲临桂的产地，实地考察，经调查核实后辑成此书。内容包括辨别土质、颜色、气、味、取法、制法、藏法等，并附采桂图两幅。1925 年黄任恒续辑一卷，名《桂考续》。

除此之外，还有一些关于食疗方面的著作和普及性本草著作，略举如下。

《饮食须知》 清代朱本中（一名泰来，号凝阳子）撰。刊于清康熙十五年（公元 1676 年）。书载食物三百五十七味，分水火类、谷类、菜类、兽类、禽类、果类、鱼类、味类等。每物阐述性味、过食危害、食用忌宜及相反相忌之物，后有解过食中毒法。在果、兽、鱼类篇后，还注明有毒之物及解诸毒之法。

《食物须知》 清代汪启贤（字兆开、肇开）、汪启圣（字希贤）编，成书于清康熙三十五年（公元 1696 年）。江镇（字有岳）、汪大年（字自培）等曾作增补。此书收载食物一百七十余种，分诸水、诸酒、诸米、诸菜、诸果、诸荤馔、补遗等类。每一食物述其功能、主治、性味等，或加按语。

《食鉴本草》 清代石成金（字天基，号惺庵愚人）编。成书于清康熙四十八年（公元 1709 年）。载药九十六种，每药介绍作用、主治、毒副作用、禁忌、饮食宜忌，而于禁忌及有毒食物形状辨析记述尤详。石氏此书重视食养补虚，内容颇切实用。

《调疾饮食辨》（六卷） 清代章穆（字深远，晚号杏云老人）撰。成书于清嘉庆十八年（公元 1813 年）。稿凡五六易。总论"调疾饮食辩述臆"、"调疾饮食辩发凡"、"《内经》饮食宜忌"。收载食物六百五十九种，分为总类（水、火、油、盐等）、谷类、菜类、果类、鸟兽类、鱼虫类等。诸品依次列训诂、产地、性味、功用、宜忌等项，内容多采自《本草纲目》，辩理则综合历代诸家小说，附以己见。书中记述了不少鄱阳地区用药品种及物产知识。章氏除分述诸品用途之外，重在理论评述。对当时饮食调疾的俗弊加以抨击；辨析历代医药书中有关药理论述，对金元医家某些说理方法持否定态度。辩理详明，颇多独到见解，对探讨中药理论有一定参考价值。

《食鉴本草》 清代费伯雄（字晋卿，号砚云子）编。成书于清光绪九年（公元1883年）。此书将石成金《食鉴本草》和《食愈方》两书合刊，并稍作订补而成。

《本草便读》（二卷） 清代张秉成（字兆嘉）撰。成书于清光绪十三年（公元1887年）。药四百九十种，仿《本草纲目》分类。每药编成韵语，述其性味主治，后注明药物形态、性能、炮制、配伍、禁忌等。张氏集诸多本草歌诀之长而成该书，繁简得当，流传较广。

综上所述，可见清代医家在辑复和注释研究《神农本草经》的同时，还对仲景《伤寒论》和《金匮要略》方所用的药物进行了深入探讨，而且在李时珍《本草纲目》这一药物巨著的启发影响下，又继续致力于各种有关的撰辑工作。最有价值的是在清代历朝，还出现了许多颇有学术特色的诸家本草著作。而且清代的本草学研究虽乏洋洋巨著，但就本草著作的数量和种类而言，也是盛况空前的。

三、品类繁多的医方著作

清代的医方著作中，缺乏像宋代的《太平圣惠方》《圣济总录》，以及明代的《普济方》那样的官修巨著，虽然偶有集方逾万的个人之作，但绝大多数是品类繁多的中、小型医方集。据现存书籍统计，其数量之多竟近千种，这是历史上任何一个时期所不能比拟的。这些医方著作的编撰者，除医家之外，还有不少士大夫，并有一些药肆从业者。按上述众多医方书的内容分类，大体包括了方论方解和医方汇编，而医方的汇编又有经验方、应急方、专病方，以及药肆成药药目等。

（一）方论方解

在清代的医方著作中，最重要的当数方论方解之类的书籍。有关医家不仅对历代名方的理、法、方、药融会贯通，而且详其加减变化，辨证论方，从而对临床处方颇为有益。其中，著名的有罗美的《古今名医方论》、汪昂的《医方集解》、吴谦的《名医方论》等。张璐的《千金方衍义》和叶桂的《本事方释义》分别对孙思邈、许叔微书中的医方进行了较为深入的探讨；陈念祖的《景岳新方砭》对张景岳的新方提出了不同看法。

《古今名医方论》（四卷） 清代罗美撰。成书于清康熙十四年（公元1675年）。罗氏曾选辑前人医论名言，编成《古今名医汇粹》，但因该书有论无方，故又辑方论附后，并先刊行。此书选集清以前常用方及自订方一百六十余首，方论二百余则。方论多系历代名医所撰，各具特色。每方统论药性、君臣佐使之配伍法度、方名含义；复论方剂适应病证、寒热虚实之异，更引类似诸方而比较其异同。其中尤多《伤寒论》方，方论多为柯韵伯之说。罗氏说："病名多端，不可以数计，故仲景分六经而司之，使百病咸归六经，是扼要法也。友人韵伯，于仲景书探讨有年，所著《伤寒论翼》，多所发明，故是编于伤寒方中录其论最多，亦欲学者因之略见仲景一斑耳。"罗氏亦自撰方论若干，编入书中，并对前人之论附加评语，指出论中精义所在。罗氏之书论一病而不拘于该病，明一方又可得众方之用，示人以活法，故学者多认为较之《医方考》更胜一筹。

《医方集解》（三卷） 清代汪昂撰。成书于清康熙二十一年（公元1682年）。汪氏鉴于自陈无择、吴鹤皋诠证释方以来，"著方者日益多"，而"注方者不再见"，时医但知有方而不知方解，遂仿其意而博采众方，据方分门别类，详加训解，以俾读者辨证论方，不致攻补误用。全书精选历代名方八百余首，据其主治功用类分二十一门：首载补养之剂，以正治未病之道；次载发表、涌吐、攻里之剂、取法汗、吐、下三途；复载表里、和解之剂，申明表里同治、和解之法；再列理气、理血之剂，阐述调治气血之法；继以祛风、祛寒、清暑、利湿、润燥、泻火之剂，分治外感六淫之邪；后续除痰、消导、收涩、杀虫之剂，则从内伤调治立法；终列明目、痈疡、经产之剂，以备专科采择。书末附"救急良方"，以应仓卒；再附"勿药元诠"，使知预防摄生之要。汪氏于诸门之首，先概述本类方剂之功用、主治病证之病机大略，使知受病有原由，治疗有规则；然后再分列正方，详其适应病症、药物组成、制剂用法，并侧重剖析其性味、归经、配伍意义等方理；正方之下系以附方，以示前人用药加减之法。该书一改以往方书分病列方的编次惯例，采取以法统方为主的分类编排方式，使各类方剂皆能据其功用、主治类归编次，并在分门别类基础上归纳总结每类方剂的基本属性、效用及其适应病证，从而初步构建较为完备的方剂分类体系。在方论阐释方面，汪氏上溯《内经》《伤寒论》宗旨，下及明清诸家之名言，博采约取，既有全用昔人者，亦有出自心裁者，殚竭苦心，惟求义朗，故"虽名曰方解，然而病源、脉经、脏腑、经络、药性、治法，罔不毕备"，使方药医理一以贯之、宜用、忌用开卷了然。该书为后世习方者必备之医集。后之《成方切用》等均仿其体例编次，现代方剂学教材亦参照其分类法编纂章节。《中国医籍通考》谓："是书既出，遂为后世方剂学之圭臬。"

《医通·祖方》（一卷） 清代张璐著。成书于清康熙三十四年（公元1695年）。即《医通》之卷十六。张氏谓："字有字母，方有方组。自伊尹汤液，一脉相传，与释氏传灯无异，苟能推源于此，自然心手合辙。"乃以桂枝汤、麻黄汤、续命汤、升麻汤、小柴胡汤、星香汤等三十六方为方祖，各方之下列有关方若干，明其主治、组成及加减变化之法。共收方三百十九首。不仅为方剂分类别开门径，且其论述也多真灼之见。

《千金方衍义》（三十卷） 清代张璐撰。成书于清康熙三十七年（公元1698年）。张氏有感于当时医者多独重经方，而对《千金方》未予重视，于是潜心研究，撰成该书。首列孙思邈列传及《千金方》本序三篇。后按《备急千金要方》原文体例，逐条逐方加以阐述发挥。每方之后著有衍义，首论病源治法，继为配伍用药意义，并注明加减应用及禁忌证等。书中内容翔实，颇多新意。尤其对方中"反用"、"激用"之法加以揭示，俾学者开卷了然，胸无疑窦。该书对《千金方》学术思想研究和推广其方剂的临床应用颇多贡献。席世臣序言曰："其书于逆从反激之法探赜索隐，深究而详说之，又援引《本经》、甄权、英华之主治，以祛世俗之感，其于用药之过于峻利者，则又斟酌于南北风气资禀之强弱而消息之。是书之作，实足以发振，必传于后。"

《绛雪园古方选注》（三卷） 清代王子接（字晋三）撰，叶桂、吴蒙等校定。成书于清雍正十年（公元1732年）。上卷注释仲景《伤寒论》一百一十三方、三百九十七法，分为和、寒、温、汗、勿、吐、下六剂；中、下卷精选《内经》《金匮要略》《千金方》《外台秘要》《圣济总录》，以及钱乙、东垣、丹溪等历代古方三百余首，分属内科、女科、外科、儿科、眼科、耳鼻咽喉科，以及折伤、金簇等十三科之中，加以注疏，故又名《十三科古方选注》。王氏鉴于前人注方"独于方之有矩，法之有规，犹鲜有旁推交通者"，因而以经解方，阐明方义；旁推博引，交通方意。其对君臣佐使之配伍，用药之轻重，以及加减运用，均有独到见解。对每一方剂之命名，亦清楚解释，更着力于类同方的辨别比较。《郑堂读书记》曰："方后有注，句栉字比，而力阐乎制方命意之所以然，辨析往往适微，虽不皆仲景之方，而皆与仲景之旨默相契合，以之砭俗学而示来兹，其中流之一壶也夫。"《四库全书总目提要》指出："该书所注之方，虽非秘异，而其中加减之道，铢两之宜，君臣佐使之义，皆推阐其所以然。"对后世方论的研究影响很大，清代章虚谷《医门棒喝》、王孟英《温热经纬》多采该书论述。

《丸散膏丹方论》　清代雷升（字允上，号南山）、谢锷合著。约成书于清乾隆六年（公元 1741 年）。全书共选辑丸、散、膏、丹方八十六首，每方有药物组成、适应证候，后均附有雷升或谢锷的议论评价，从古人立方旨意至药物性味、功效、组方释义逐一分析，选药炮制详备，书中所载以丸、丹最多，散膏较少，大部分为至今临床延用的著名中成药物。书后附雷允上堂炮制药品目录。

《删补名医方论》（八卷）　清代吴谦等撰。成书于清乾隆七年（公元 1742 年）。是《医宗金鉴》的分册，选载汉、唐、宋、元、明、清著名方剂二百余首，按其性质分为补、清、消、汗、下、和等类。每方首列主治病证，次为组成用法，然后引述各家论说，以说明方药的作用及其加减变化方法。其间或有"择焉未精、语焉未详"者，则"复推其立方之意，综其简要，删繁补阙，归于明显"，故名为《删补名医方论》。该书在罗美《古今名医方论》的基础上，删其驳杂，补其阙漏而成。增入了上至李杲，下至汪昂的方论，但多数仍是明、清医家的方论，其中把罗美方论误为罗天益方论；又把医家字号作了改动，还将《古今名医方论》中的凡例改成卷首之小序。虽经删改，但仍能窥见其原出罗氏之手。

《本事方释义》（十卷）　宋代许叔微（字知可）撰，清代叶桂释义。成书于清乾隆十年（公元 1745 年）。该书为叶氏晚年论定之书，对许氏《普济本事方》方剂，悉加释义，如某方治某病，某药行某经，君臣佐使，攻补升降，一一发明某义，使许氏未发之奇，不传之巧尽剖而出之。该书为学习研究许氏《普济本事方》的重要参考书，书中亦体现了叶氏的学术思想和用药经验。该书据宋刻本及旧抄本撰写释义，故又为《普济本事方》的重要校勘本之一。

《古方集解》　清代徐大椿撰著，潘蔚（伟如、桦园居士）增辑。系《徐灵胎医书三十二种》之一。成书于清咸丰八年（公元 1858 年）。是书录古方八十五首，每方明其方名、出处、主治、组成、剂量、制法及用法，并有辨症加减法，后附诸家之说及方解。

《方义指微》　清代杨炜（字紫来）撰。刊于清乾隆五十一年（公元 1786 年）。杨氏认为，张仲景立方简括，如神龙变化，不可捉摸，而其与病情对照，丝丝入扣；其方一味变而方义相殊，即分两差而意旨已别，乃选摘仲景方逐加诠释，汇为一编。分为《伤寒论》六经经症、《伤寒论》方、时令不同治法各异、《伤寒论》方较四篇。其中"伤寒论方"篇内容最多，于《伤寒论》诸方摘微阐奥，比较异同。如谓四逆散为泄利下重之通剂，枳、芍、柴胡下气分无形之热邪，与大柴胡汤同义而轻重不等；白头翁汤为热利下重之宣剂，白头翁、秦皮气味轻清，所以升肝胆之气，与枳、芍之下降者天渊；黄连、黄柏彻厥阴之湿热，与柴胡之表散者各异。"《伤寒论》方较"篇则以桂枝汤、麻黄汤、白虎汤等为主方，分别归纳类方。执简驭繁，纲举目张。

《景岳新方砭》（四卷）　清代陈念祖撰。成书于清嘉庆七年（公元 1802 年）。陈氏认为张景岳之书"皆拾前人之糟粕而张大其言"，因而效法徐灵胎著《医贯砭》之例而成是书，"即取通行之套法与经旨不戾者，借景岳之方而畅发之"。卷一补阵；卷二和阵、攻阵、散阵、寒阵；卷三热阵、固阵；卷四因阵。共载方二百八十六首，每方之下首录景岳原方治证、药物，继为陈氏评论。全书据《伤寒论》《神农本草经》等经典医籍之旨，从辨证施治、理法方药及药物加工炮制等方面，对每首方剂审议评说。由于见解不同，陈氏评景岳新方贬多褒少，甚至有措词偏激之处。

《方药备考》　清代程文囿撰。成书于清道光六年（公元 1826 年）。该书为程氏《医述》之卷十六。分方论和药略两部分。"方论"部分以摘录《内经》有关方制论述作为经义，又集各家论说为总论。继内经方论、伤寒方论、杂证方论三章，共选名方百首，每方引录一至数家方论于后。"药略"部分，亦摘录《内经》及《周礼》诸书言论作为经义，又集各家之言为总论。继而对人参、黄芪、附子、白术、桂枝、大黄、半夏、香附、冬虫夏草等五十余味药物分别摘录各家药解，药物炮制、煎药、服药、药引等亦分别集录各家论述。该书对方剂及中药的研究、应用颇有参考价值。

《金鉴方论》（二卷）　清代陆懋修撰。成书于清同治五年（公元 1866 年）。

《经方例释》（三卷）　清代莫文泉撰著。成书于清光绪十年（公元 1884 年）。其书载"经方通例"篇、"经方制法"篇、"经方煮汤用水"篇、"经方和药定例"篇，并附仲景用药与神农本草经异同考。共载方三百四十首。主要方有加减、医案等内容。在加减中取《千金方》《外台秘要》及其他方书可采者录之，药物分量则参考古今方书。附载王绳林"考正古方剂量与今之剂量说"。

《成方便读》（四卷）　清代张秉成（字兆嘉）撰。成书于清光绪三十年（公元 1904 年）。内容包括补养、发表、攻里、外科、经产、小儿之剂，共二十一门。载方近三百首，涉及内、外、妇、儿等科病证。张氏认为古今方书创始者首推张仲景，他如《千金方》《外台秘要》诸方，虽各有深意，然总不出仲景之范围，故方中以录仲景者为多，至于《千金方》《外台秘要》及药味怪僻、非今人所常用者，一概不予录用。此书仿汪氏《医方集解》之例，分门别类，各方均采用歌诀形式来表达药味组成和主治要点，极便记诵、通俗易懂。书为初学者设，故又详细注解致病之源，叙立方之意及各药性味等，尤其对君臣佐使、加减进退之法，反复说明，使读者触类旁通，知病之由来，方之所归。

《处方学》（八卷）　清代张锡纯（字寿甫）原撰。成书于清宣统元年（公元 1909 年）。见《医学衷中参西录》。所载古方十余首，其余一百六十余方多系自创，间有古人成方，亦恒有所加减。或于方中独有会心之处，则详为疏解。各门方后附录西医常用之效方及西药，方后缀以诠解、医案，又兼采西说以为发明。书中所用古方以陈修园之说为准。对于药物学研究更有许多独到见解，不但发展古人之说，而且扩大了中药效用，然或以中西之说牵强比附，亦所不免。

《中西医方汇通》　清代丁福保编。成书于清宣统二年（公元 1910 年）。全书十章，按西医系统分类。每一病下有病解、摄生、处方，以西医及中医治方，互为对照。共收中医方七百四十七首。亦为中西医结合之开端。

（二）大型医籍中医方的选辑

清代医学家对唐、宋、明代方书和本草巨著中的方剂进行了选辑类编。孙思邈《千金要方》《千金翼方》，赵佶《圣济总录》，以及李时珍《本草纲目》中，所载的方剂成千上万。但往往由于记载分散，学者殊难披览，影响了研究和运用。医学家有鉴于此，于是就进行了必要的精选和辑集。

这项工作，早在清康熙年间就开始，而后人继之。

《圣济总录》方的纂要，主要有程林、王士雄二家。

《圣济总录纂要》（二十六卷）　清代程林（字云来，号静观居士）编。成书于清康熙二十年（公元1681年）。程氏鉴于《圣济总录》卷帙浩瀚，携带不便，并古方今病有不全相宜者，于是删订收束，纂其精要，裁成是书。其书按病证分为六十五门，包括诸风与伤寒门、内科杂病门、头面五官门、外科门、伤科门、妇科门、小儿门、神仙服饵门。每门之首统论病源证候，继而按证列方，全书共载方剂五千余首。每方有主治、组成、用法等。《圣济总录》原有针灸、运气、乳石发动等内容，程氏概为删削；凡原书中"难得药品、难合之方，不能应急"者，亦皆不刻。《四库全书总目提要》评曰："以其原书（《圣济总录》）繁重难行，且类似方出者甚多。云来就经验所得，摄其概要，精选实验证方，重为纂辑，门类悉依其旧。"

《圣济方选》（二卷）　清代王士雄（字孟英，号梦隐，又号潜斋、随息居隐士、海昌野云氏、半痴山人）编。成书于清咸丰元年（公元1851年）。乃王氏依据程云来《圣济总录纂要》编辑而成，内容涉及内、外、妇、儿、五官等诸科病症。共载方五百八十余首。各方均含方名、主治、组成、服法等。诸方简易，为当时他书所不及。

同时，康熙间的蔡烈先、嘉庆间的曹绳彦，乃至同治时的景照等人，先后将《本草纲目》所载的医方作了整理汇编，而成《本草万方针线》《本草纲目万方类编》《本草纲目万方类聚》等书。

《本草万方针线》（八卷）　清代蔡烈先（号茧斋）编。成书于清康熙五十一年（公元1712年）。蔡氏将《本草纲目》中所录的单方（包括全部附方以及发明项下的个别处方）按病证分类，编成索引。书分通治部、外科、女科、儿科、上部、中部、下部等七部，一百零五门，每门分列各种病证，在每一病证下均说明本病证在书中何卷何页。共收录单验方约一万五六千首。实际为《本草纲目》的方剂索引。

《本草纲目万方类编》（三十二卷）　清代曹绳彦（字鞠庵）编。成书于清嘉庆五年（公元1800年）。又名《古今名医万方类编》。曹氏认为《本草纲目》采方虽达万余首，但散见各个药之下，仓促之际寻检不便，于是整理、汇编，以《本草纲目》附方的分类及次序为基础，分门逐方手录成册。全书共分一百零七门，单方、验方计一万一千七百一十三首。为便于读者检索、求证，对所有单方、验方，按照不同疾病加以分析，故实用性较强。

《本草纲目万方类聚》（十卷）　清代景照编。成书于清同治十一年（公元1872年）。又名《医药选粹集》。该书汇集《本草纲目》所载的方书，如《外台秘要》《千金方》《太平圣惠方》《小品方》《梅师方》《袖品方》等书之方，以病症分类，辑为大成，所列诸门，以证示方，并注明药物、剂量、炮制、用法、出处。

对于《千金方》的纂辑，主要有邹汉璜的《千金方摘抄》和黄思荣的《唐千金类方》。

《千金方摘抄》　唐代孙思邈原著，清代邹汉璜（字仲辰、稼江）辑录。成书于清道光二十年（公元1840年）。该书从《千金要方》中摘抄积聚、诸风、脚气、心腹痛、胸痹、风癫、狂病、热痢、冷痢、目病、肺痈、肺痿、飞尸鬼、心实热、心虚寒、心劳等十六种杂病证治内容，方论兼采，摘要取精。

《唐千金类方》（二十四卷） 清代黄思荣编著。成书于清咸丰四年（公元1854年）。黄氏研究唐孙思邈《千金要方》《千金翼方》，将其所载方剂进行新的分类。共载方四千一百七十余首。分妇人、虚损、补益、初生出腹、杂病、目病、汤液、诸散、杂风、伤寒、劳复、消渴、痈疽、九漏、解食毒、卒死、蛇毒病证，以及脏腑脉论虚实等门类。内容涉及内科、外科、妇科、儿科、伤科及五官科的多种病证。各卷篇首均立有医论，论下立方，介绍该方的主治、组成、服用法及加减应用等。条理清晰，研阅方便，对研究《千金方》颇有参考价值。

（三）集录经验良方

清代的经验良方著作繁多，更仆难数，历举其要者，亦足以体现当时医方领域学术发展的一个方面。

早在清顺治十四年（公元1657年），张遂辰编辑了《张卿子经验方》，全书分头面、口、耳、心、脾胃、痢、中风、诸药食毒、暴死诸症、痔疮、婴儿等三十八类病证。载方二百九十余首，其中多集张氏的临床经验。

同时，王梦兰（字蕙子）著《秘方集验》二卷。书中首列诸症歌诀八十八首，其下分证列方，方多属于秘授、经验者；药取简易，少用峻烈之品。此书行世后，日本藤井见隆将其译为日本，易名《锦囊妙药秘录》。

次年，喻昌的《喻氏古方试验录》四卷著成。喻氏选录《本草纲目》中的单方、验方，分类编次，对耳闻目睹、试用有效的单验方亦予收录。其所涉病证有九十二种，载方一千八百余首。

后在康熙三年（公元1664年），新安程林辑成《程氏即得方》二卷，是一部较为实用的应急方书；康熙九年，程氏又辑《程氏续即得方》二卷。包括内科杂病、五官疾病、外科诸疮、妇科儿科诸病，以及养生保健，载有方剂六百八十八首，对临床颇有参考应用价值。

在雍正年间，年希尧的《集验良方》和陶承熹的《惠直堂经验方》是颇负盛名的著作。

《集验良方》（六卷） 清代年希尧（字允恭，号偶斋主人）辑。刊于清雍正三年（公元1725年）。又名《年希尧集验良方》。书中包括清代官吏梁文科及其自己所收集的验方。分为养生、急治、中风、伤寒、感冒、瘟疫等五十一类。全书共载方剂一千一百二十九首，各方名后列主治、药物、用量、用法等项，内容丰富，为较系统之临床方剂书籍。

《惠直堂经验方》（四卷） 清代陶承熹（字东亭，号青山学士）辑集。成书于清雍正十二年（公元1734年）。陶氏将其先祖所藏辑效方三帙，外祖所集验方若干卷，益以自己二十年见闻所得，并在其中选择药味和平、用有成验的方剂凡九百余首，涉及内、外、妇、儿科诸病，分四十七门，名为《惠直堂经验方》，附以怪症、急救、救荒三门，称为《备急方》，从而使方剂总数增至千余则。对于这些经验方的使用，陶氏认为"病有虚实阴阳，亦有温凉补泻，故病不一方，方必对病，古人因病立方，今人以方凑病苟不详审病情，揣摩手诣，而概而用之……是有方反不若无方矣"。该书不惟广收博采，而又多经前人历试有验，故为一部颇为实用的方书。

在乾隆年间，又陆续出现了不少颇有影响的著名医方集，如《串雅内编》《串雅外编》《成方切用》《种福堂公选良方》，以及《不药良方》《回生集》《攒花易简方》《济世养生经验集》等。

《串雅内编》（四卷） 清代赵学敏编。成书于清乾隆二十四年（公元 1759 年）。赵氏将走方医的经验整理成册，取名"串雅"，意在使铃医（走方医以摇串铃为标志）经验，登上大雅之堂。全书内容十分之三由走方医赵伯云提供，十分之三取自《百草镜》《救生苦海》，另十分之三取自《养素园传信方》等，其余取自医者传用成方。"串雅"有内、外两编，内编共四卷，分为九门，四百二十七条（方），即截药总治门、截药内治门、截药外治门、截药杂治门、顶药、串药、单方内治门、单方外治门、单方杂治门、单方奇病门。顶、串、截为走方医之三大治法。顶药十八条，其性上行，多有涌吐作用，如金钱顶、巴霜顶、皂矾顶、碧霞顶、阴阳汤等，以治咽喉肿痛、气筑奔冲、风痰卒中、中风痰厥诸证，能促使咽喉、胸膈及胃内邪毒涌吐外出，解除危急；串药二十一条，其性下行，具有泻下攻逐作用，常以牵牛子、大黄、巴豆为主要药物，如八宝串、五香串、双牛串、黄甲串等，适用于痞积、水饮、膨胀、心腹卒痛等；截药一百九十四条。截药内治门中有蜜犀丸治半身不遂，发汗散治感冒风寒，辟瘟丹辟时气，交感丹治抑郁烦恼，返魂丹治五色诸痢，加味绿矾丸治大小男妇黄疸，黑龙膏治九种喉痹，小红丸治齁喘痰涎等。截药外治门载疮疡疔毒、疥癣湿气、瘰疬痰核、臁疮流火、疠风、皲裂、鸡眼、金伤等治法，包括内服、外用，采用消、托、补三大法则。内服如散毒仙丹、四金刚、五虎下西川。又如胜金丹治跌打损伤，截癣散治牛皮风癣，三妙散治结核瘰疬，阴阳黄治发背、痈疽、疔疮、恶疮，吹耳方治耳内湿烂等。截药杂治门有取牙、黑发、鸡眼、吹耳等治法。单方门记载猝心痛、中风不语、痔漏、秃发、蛇咬等民间验方。书中所选治法方剂简便易行，药源广泛，效果迅速，如赵氏所说："顶串诸术，操技最神，而奏效甚捷。"

《串雅外编》（四卷） 清代赵学敏编。成书于清乾隆二十四年（公元 1759 年）。"串雅"外编部分，分为二十八门，五百九十三条（方）。包括禁药门、起死门、保生门、奇药门、针法门、灸法门、熏法门、贴法门、蒸法门、洗法门、熨法门、吸法门、杂法门、伪品门、法制门、药品门、食品门、杂品门、取虫门、禁药门、起死门、保生门和奇药门等。所涉病种除肠道寄生虫病外，还有妇科、外科、皮肤科、眼科、牙科等疾病，以及某些传染性疾病。赵氏称"取虫为走医第一要法"。该书整理收集了大量民间走方医的防治疾病经验，丰富了中医药内容，对现今临床具有参考价值。

《串雅补》（五卷） 清代鲁照（字三桥）编。成书于清乾隆二十四年（公元 1759 年）。鲁氏历经二十余年，网罗方士诸术，编撰成书，以补赵学敏《串雅内编》《串雅外编》之未备，故名《串雅补》。该书以一顶、二串、三抵、四色分卷。卷一顶方，载涌汗、烧丹方五十八首；卷二串方，载攻下方八十九首，以治虫积、食积、痰积、气积、血积、寒积、水饮诸证，并附有落胎、断胎、打胎、难产下胎等方；卷三抵方，载偏药抵金及多种伪药（如假琥珀、假熊胆、假牛黄）的制作和应用，共十八方；卷四色方，载拔牙、点痣、熨烙、火罐诸法共九条；卷五皮行通用方，载有外科、眼科、皮肤科等外用方十九首。方中用药特殊，常用斑蝥、巴豆、白信等剧毒之品，用之宜慎。

《成方切用》（十三卷） 清代吴仪洛编。成书于清乾隆二十六年（公元 1761 年）。吴氏鉴于《医方考》虽"海内盛行，但搜采不无阙略"，《医方集解》虽"硕论名言，采搜甚富，然不能无讹讹袭愆之说，且于新方总未采取"，于是综二书内容，根据"方有宜古不宜今者"和"医贵通变，药在合宜"的观点，进行删改补充，收集古今成方一千一百八十余首。所录"皆切于时用之方,而尤期用方者之切于病情也",故书名为《成方切用》。书载方剂总义及《内经》方,并根据方剂性类的不同,分为治气、治血、补养、涩固、表散、涌吐、攻下、消导、和解、表里、祛风、祛寒、消暑、燥湿、润燥、泻火、除痰、杀虫、经带、胎产、婴孩、痈疡、眼目、救急等二十四门。每方述其适应证候、组成药物、加减法,以及方义、附方。全书条理清晰,词旨明朗,选方多切实用,注释引证详明。

《种福堂公选良方》(四卷) 清代叶桂原著,华岫云编辑。成书于清乾隆四十年(公元 1775 年)。此书所载除叶氏"温热论"与"续医案"外,为各种常见疾病的经验选方,共计八百八十首,每方详列适应证及配制法。另附急救方十余首。

《不药良方》(二卷,续集十卷) 清代王玷桂(字桂舟)编。成书于清乾隆四十八年(公元 1783 年)。王氏尝见辽宁盖平何氏所刊《不药良方》甚便实用,因广其意,数十年内采择医方,续编十卷。原书载有急救、头面、耳目、口齿、身体、心腹、手足、杂症损伤、疮毒、妇人、小儿等十二门,收方五百九十余首,所涉病症百种以上,所用之药皆草木金石、鸟兽虫鱼寻常之品。续编收有内、妇、儿、外科方约二千七百余首。

《回生集》(正编二卷,续编二卷) 清代陈杰(号乐天叟)编。成书于清乾隆五十四年(公元 1789 年)。陈氏将书传及访闻所得经验良方汇集成书。嘉庆年间,徐宗铭等重加校对,且以平日经用应验诸方别附于后,其书包括内症、外症、伤损、杂治、女科、小儿等门类,共载方四百余首。书中强调辨证论治,选方务求实效。

《攒花易简方》(四卷) 清代陈杰(号乐天叟)、徐文弼(字勷右、鸣峰,茞山,号超庐居士)撰。成书于清乾隆五十四年(公元 1789 年)。该书列有急救门、杂症门、女科门、小儿诸症门、怪异诸症门、内症门、暑痧门、外症门等诸篇,每症之下载有常用验方,收载病症在百种以上,方剂约一千六百首,其中以外科病症为多。

《便易经验良方》 清代毛世洪(字达可、枫山)编。成书于清乾隆五十六年(公元 1791 年)。该书由《便易经验集》《续刻经验集》《济世养生集》和《养生经验补遗》四书合刊而成。

《济世养生经验集》(八卷) 清代毛世洪编。成书于清乾隆五十六年(公元 1791 年)。内容包括方脉、杂症类一百三十五病证,妇科类六十病证,儿科类九十六病证,外科类一百七十一病证,伤科类二十四病证,急救类三十五病证,眼目类二十病证。每一病证出一方或数方,以及丸散膏丹剂的制法。共载方七百五十余首,多属验方单方,简易方便,宜于自用。

嘉庆之后,似乎医方著作日减,其中较著名者有汪汲在嘉庆元年(公元 1796 年)所著的《汇集经验良方》,是书载录内、外、妇、儿、伤科诸方,约二百五十余首。另有道光十八年(公元 1838 年)王士雄所著的《四科简效方》四卷。所谓"四科",乃是以内、外、妇、幼科编为甲乙丙丁四集。诸科皆先列通治,内、外科按见证分上部、中部、下部,以便按部检方;女科分胎前、临产、产后乳病、癥瘕、阴疾诸证;幼科列痘疹、诸证;外科既分疮疡三部,复以跌打、金刃、汤火、人物诸伤附系于后。每证不过三方,共录方六百余首。

王士雄尚有《鸡鸣录》二卷,全书分十七门,辑录各科验方六百余首。药味简单,方便易求,确具疗效。每方详记主治病症药物剂量、制法,俾便应用。又经同代乌程人汪曰桢(字刚木,号谢城,别号荔墙蹇士)评按,亦具特色。

在道光二十六年（公元 1846 年），鲍相璈（字云韶）辑成《验方新编》十六卷。鲍氏早年广求良方，或见于古今医籍，或亲友所传阅，皆不遗余力，广求而手录之，分门别类，历经二十年余编成该书，其内容于内科杂病、妇儿外科、急救、食疗及时疫等无所不及，分九十九问六千余条，选录历代医家的医论与治验，收载民间习用验方、单方，简便、效验。该书是一部以医方为主而合参医论的著作，虽以外治居多，而内治诸方亦斟酌入选，惟药性未能尽谙。书因随手缀录，门类不论，有乖体例，该书流传很广，版本甚多。

同治间，陆懋修氏又著成《不谢方》《不谢方释义》及《二十四品》。陆氏认为治病应有轻小之时，书中记小病、轻病三十种，各出一方。因病轻小，病家不必言谢，故名"不谢"。

《二十四品》（二卷） 撰于清同治五年（公元 1866 年）。将方药按功能分为急病急治、辟除温暑、分经解表、存阴复阳、撤热清中、逐寒和里、理气导滞、活血消瘀、导废行水、化食杀虫、润燥泄秘、逐湿通淋、敛汗涩精、截疟止痢、软坚开痞、涤热退蒸、透疹化斑、安神定志、熄风蠲痛、消痈敛痔、聪耳明目、强筋健骨、气血并补与阴阳两调共二十四品。每品列述有关药物和方剂，每方简述其功能、主治、药物组成等。

到了光绪年间，较有影响的医方集有梅启照在光绪四年（公元 1878 年）著成的《梅氏验方新编》七卷。光绪十八年（公元 1892 年）又刊出了凌奂（字晓五）的《饲鹤亭集方》。凌氏集方按病机分类，包括内科疾病方二百九十九首，其他各科病证方一百三十八首，并录醪酒十五方。剂型为丸、丹、膏、酒而无汤、散。

（四）专病专方著作

在清代的医方集中，还有一些专病专方著作。这些方书虽非巨著，但也不容忽视。

清康熙初，《倪涵初疟痢三方》记载倪氏治疟、治痢的效方各三首，颇有独到之处。

康熙四十八年（公元 1709 年），又有石成金的《秘授延寿单方》，是书录延寿单方（何首乌、菟丝子、莶草、嫩桑叶、女贞子、金银花、川杜仲、雄牛膝、怀庆生地），详细介绍各药之炮制法，后附阴虚人、阳虚人、脾虚人、下元虚人、麻木人、头晕人、目昏人及肥人加减法，并强调必须久服。

乾、嘉年间，汪汲又著《解毒篇》二卷，是书约成书于乾隆五十七年（公元 1792 年）。书中详细介绍解各种毒之法，按人之遇毒不一而分为十四类。卷一包括饮食、水火、药、木、金石五类；卷二名为"食毒捷解奇方"，包括果、菜、草、虫、鳞、介、禽、兽、人九类。书末附十五种病症解法，共一百九十余种解毒之法。书首并载以象牙、金、银、铜试验诸毒之法。

汪氏另有《怪疾奇方》，成书于清嘉庆六年（公元 1801 年）。是书集汉唐诸名家奇疾方一百四十五首，编荟前人辨证之精粹，撷其对症之良方，总录各种怪疾一百四十八种。续集经验方二百六十首，强调"须辨证之虚实寒热，依药味查纲目酌治"。

道光十三年（公元 1833 年），何其伟（号书田）著《救迷良方》，记载治疗吸食鸦片中毒验方。内收鹊丹忌酸丸、戒鸦片烟方、新得戒烟良方等方。并有戒鸦片烟第一真验方序、引论、医论诸篇，历数吸食鸦片之毒害，并述吸毒治疗原则及具体方法。辑有补中益气、凉血滋阴及递减解毒法。

此后，又有程尔资的《经验治蛊奇方》、吴尚先原著的《二十一膏良方》。

《经验治蛊奇方》　清代程尔资编撰。约成书于清道光三十年（公元 1850 年）。汇辑治疗蛊胀（臌胀）经验奇方。程氏认为，治疗蛊胀仅用益脾而不导水，其肿愈盛；用巴豆生药宣利，则随得随失；用针放水，则水尽殆危，皆非良法。书中主要收录石文华之内消金不换木香丸、实脾沉香快气丸两方，谓其按症投剂，捷如影响。又将蛊症分为阳蛊、阴蛊、气蛊、食蛊、翳油蛊、虾蟆蛊、肾蛊、脾蛊、胃蛊九种。且谓此疾切忌盐酱、房事，惩忿窒欲，善自调摄。此外又收木香流气饮、香枣丸、沉香化气丸、接命散等方。

《二十一膏良方》　清代吴尚先原撰，扬州公局辑取吴氏《理瀹骈文》诸膏方，刊刻于清同治九年（公元 1870 年）。光绪四年（公元 1878 年），王宾（字雁臣）校正刊刻，改名《理瀹骈文二十一膏良方》。其书汇集吴氏清阳膏、扶阳益水膏、云台膏、散阴膏、金仙膏、行水膏等主治各种病症的二十一首外治膏方，以及部分颇有疗效的外治方；每方之下详述其药物组成、功效、主治、制剂方法等，以备临证选用。清光绪七年，王宗寿以"此书所言外治之法，多分指经穴贴膏敷药"，恐病家虽检书得方而不明诸穴部位，遂于书首补刊"铜人图经穴考"，可资按图索穴，对症处治。又改名《重刊理瀹骈文二十一膏良方》。

光绪年间，黄皖所著的《救伤集成解毒集成》是一部颇有特色的方书。此书刊于清光绪三十年（公元 1904 年）。《救伤集成》包括救治五绝死，刎颈断喉、破脑、腹裂肠出、箭枪弹刀等四急，伤断筋脉、伤血瘀胃、压夹骨折、刑伤、通身骨折等五重，伤禁，杂伤等危急险症；《解毒集成》包括解大毒、次毒、小毒、食毒、外毒、虫毒等中毒症。是书先概括上述各种危急险症及诸种中毒症状，再述治疗方法、用药原则、加减剂量、禁忌事项、服用方法等，旁加注释，便于理解。

（五）医方歌诀的流行

为了方便习医者的记忆运用，清代医家还编著了不少歌诀形式的医方著作。这些医方歌诀，不仅有利于医学教学，且也有助于医生对医方的记忆运用。

在清康熙十年（公元 1671 年），史树骏（字庸庵）编著《经方衍义》五卷。作者意在探百病之本，合于古人制方之义。载方九百余首，涉及内、外、妇、儿诸科。按病证分类，以歌诀概述病因、治法及宜忌等。所谓"先哲据经以命方，兹复立歌以明义"。

在方剂歌诀中普及最广、影响最远的当数汪昂的《汤头歌诀》。此书成于清康熙三十三年（公元 1694 年）。汪氏选集古代常用名方三百零八首，以歌诀形式编成。全书按功效分为补益、发表、攻里、涌吐、和解、表里、消补、理气、理血、祛风、祛寒、祛暑、利湿、润燥、除火、除痰、收涩、杀虫、外伤、经产二十类。每类之下，首论本类方剂的基本作用、适应范围、辨证应用及注意事项等，继则分列方剂。每方以七言韵语概括方剂组成、功效、主治等内容，便于背诵记忆。该书歌止二百，而方剂三百有余。药味药引，词简义明；病证治法，略为兼括，或一方而连汇多方，以示古人用药触类旁通之妙。间及加减之法，便人取裁。方名以小字稍为训释，注明出处，推明古人制方本义，使用药者有所依据，服药者得以参稽。其书问世之后，流传甚广，几乎习方者人手一册。严苍山《汤头歌诀续集》序曰："汪氏汤头歌诀，风行久矣，初学医者每手置一编，熟诵而心记之。"秦伯未亦曰："方名之繁，药品之庞，纵能终身习之而不能记忆。此书借诗之体，作记事之珠，数语之中，方名立，药品具，病证彰。因病以求方，因方而举药，诚有如探囊取药，而无苦心搜索之憾。"为中医方剂的入门读物，现今方剂学教材所载方剂歌诀，大多录自汪氏原作。卷末附有十二经脉歌、奇经八脉歌，汪氏说："不熟十二经，开口动手便错。如审病在某经，必用某经之药以治之，庶乎药病相当，成功可必。"

此外，尚有一些汤头歌诀陆续出现，如嘉庆年间，陈念祖编撰了《时方歌括》，此书成于嘉庆六年（公元 1801 年）。按"十剂"分类，另加寒剂和热剂，共十二剂，为补、重、轻、宣、通、泄剂，以及滑、涩、湿、燥、寒、热剂。全书共载唐、宋以后方一百零八首。又既采集罗东逸、柯韵伯诸论，结合其二十年读书临证独得之妙，将该书编为歌诀，又附以解说。该书切于实用，便于记忆。廖云溪在道光二十四年（公元 1844 年）编著《汤头歌括》，此书将常用名方，按功效分为补益、发表、攻里、和解、表里、消导、理气、理血、祛风、祛寒、祛暑、利湿、润燥、泻火、除痰、杀虫、痈疡、经产等十九类，共载方百首。每方以歌诀叙述其组成、功效、主治等内容。并于方中或方后，对某些药物和病症加以注解。

光绪二十三年（公元 1897 年），王旭高编撰《退思集类方歌注》。书分为麻黄汤类、桂枝汤类、承气汤类等二十四类。每类又分为方、歌、注三部分，共载方二百五十九首，以收载《伤寒论》《金匮要略》方为主。王氏仿照徐灵胎《伤寒类方》体例，将方剂分类编成歌括，在注释部分有不少独到见解。并将方药的煎服法、用药宜忌和加减应用等内容均编入歌诀之中，较之同类的方歌更为完善。

另一类方歌是按著名医家方剂编撰而成的，举其要者，有陈念祖的《长沙方歌括》（六卷）。在仲景《伤寒论》方后，此七言绝句概括方剂的组成、剂量及功用。还有张介宾的医方歌，如乾隆三十二年（公元 1767 年）吴宏定（字静庵）编著《景岳新方汤头》。吴氏阐发张景岳《新方八阵》，为《新方论注》四卷，论述景岳著方之由来，并仿清汪切庵《汤头歌诀》，编为歌括，附于卷末。后将歌括先予刊行。此书沿袭张景岳补、和、攻、散、寒、热、固、因八阵，并就景岳诸方编为七言歌诀，主治、剂量悉遵原书，外增注释，以畅歌词之未备，申明用方本义。

后在嘉庆二年（公元 1805 年），吴辰灿、高秉钧、姚志仁同撰《景岳新方歌》，对景岳所制补、和、攻、散、寒、热、固、因八阵新方，先论述证治、组成药物、加减变化，后作方歌记述方名、组成、主治等。全书共载方一百六十八首。

此外，在光绪七年（公元 1881 年），戴心田（字葆元）又著《临证指南方歌》，将叶天士《临证指南医案》所论症证、方剂以歌括形式记载，内容包括证候、加减用药等，但多无方名。记载了叶氏对七十九个病证的辨证，共一百二十余首歌诀，方歌约三百三十余首。对熟悉叶氏辨证用药、研究叶氏学术思想及临床证治都有一定参考价值。

（六）丸散膏丹药目

在清代，各地的著名药肆都编著有所经售药品的"药目"。这当然也属于中医方剂著作的一个组成部分。兹举其存者，以示一斑。

《同仁堂药目》　清代乐凤鸣（字梧冈）撰著。成书于清康熙四十五年（公元 1706 年）。药目分风痰门、伤寒门、瘟疫门、暑湿门、燥火门、补益门、脾胃门、泻痢门、眼目门、妇科门、痰嗽门、气滞门、疮科门、小儿门、咽喉口齿门、补遗门，共录方四百九十六首。皆为丸、丹、散药，无不依方炮制，取效有年。并将药名治证分门开列，后附求嗣说。

《太和堂制药目录》　清代山东济宁太和堂药店编著。本书系该药号制售的中成药目录。全书分为补益、脾胃、饮食、痢疾、诸火、风寒、痢漏、肠火、瘟疫、痰饮、眼目、妇人、小儿、跌打、痘疹、疮症、整容、中风、瘰疬等十九门，收方二百一十二首。每方详述功能、主治、服用方法及价格，而不明示药物组成。卷前附"寡欲广嗣"篇。现存清雍正二年（公元 1724 年）济宁州马家药材店刻本。亦为现存较早之药店自编药品目录。

《胡庆余堂丸散膏丹全集》 清代胡光墉（字雪岩）编。成书于清光绪三年（公元 1877年）。选历代名方编次而成。书分补益心肾门、妇科门、诸风伤寒门、各种药酒香油等十四门，载方四百二十三首，剂型全备。方名后列主治、病因病机、服药方法等，但无药物组成。

《扬州存济堂药局膏药方》 清代吴尚先（又名安业、樽，字师机、杖仙）编。成书于清光绪八年（公元 1882 年）。是吴氏外治膏方的专著。

《雷桐君堂丸散全集》 不著撰者。刊于清光绪十七年（公元 1891 年）。该书为雷桐君堂药店制售成药目录。清康熙中，雷盏允上设诵芬堂药肆。三传至雷少彭，于嘉庆中续设桐君堂于苏州。清咸丰十年（公元 1860 年），两店并毁于兵燹。后少彭之子雷子纯，于清同治初次第规复两店于苏州、上海。清光绪时，子纯之子雷滋蕃于上海重设桐君堂，乃遵先代遗法，制售诸药，汇录成编。全书分为痧症、外症、补益心肾、脾胃泄泻、饮食气滞、痰火咳嗽、诸风伤寒、诸火暑湿、妇科、儿科、眼科、伤科、杜煎诸胶、秘制诸膏、各种花露、各种药酒等十六门，收载六神丸等成药二百九十种。每种详述功用、主治、用法，而不明示药物组成。

《姜衍泽堂发记丸散膏丹录》 清代姜衍泽堂编。成书于清光绪二十年（公元 1894 年）。为姜衍泽堂所生产药物的堂簿。书中列本店秘传膏药、补益虚损类、各种花露香油、诸胶膏等十二门，载方三百三十四首，所治疾病涉及内、外、妇、儿多科。方下详论功效主治，但无药物组成、煎服法等内容。其中"本店秘传膏药"录有该店历二百年秘传之膏药，后附价格。

《北平药行商会丸散目录》 北平药行商会编。成书于清宣统二年（公元 1910 年）。全书共辑一千一百八十四方，按伤寒、疮科、痰嗽、燥火、暑湿、瘟疫、脾胃泻痢、补益、眼目、咽喉口齿、气滞、风痰、妇科、小儿分为十四门。所载方剂多为常用之方，各方均有组成及制剂之法，制成丸、丹、膏、散、酒等成药。但各方未言主治、适应证。

如上所载，说明清代的医方著作种类繁多，内容丰富，在方剂学理论方面有了很大的提高，也更切于临床各科的具体运用。因之，虽然没有方剂的巨著出现，但却以不同的形式表现了当时方剂学的一种新的发展。

第四节 临床各科学术发展

清代医学的临床各科学术，与经典医籍研究及医学基础理论发展同步，获得了重要的成就。

清代临床医学的发展，是以当代医学家的临床实践为基础的，同时对古代尤其是金、元、明代产生的各种学术理论和临证经验加以综合、深化、争鸣、折中与融会贯通，使之逐步成熟，从而在新的基础上形成了更系统、完善，更符合于当代临证实际的辨证论治理论，由之而得以对临床诊治发挥更大、更有效的指导作用。

在此期间，有不少名医名著出现。有临证综合方面的，有外感温热病方面的，更有内、妇、儿、外、伤科、针灸、咽喉、眼科等方面的医学论著，这些学术成果，各具特色，诸家学说各逞新见，具有相当高的理论和临床价值，也展示了清代临床医学的发展情况。

一、临证综合研究成果

通过对前人学验的悉心研究，并结合临证所得，清代医家编著了不少临证综合性医著。这些著作的内容，每多融贯古今，兼备各科，最有价值的是在所编撰著作中反映了医家个人的学术思想、学术理论和临证实践经验。

在众多的临证综合性医著中，颇负盛名的如喻昌的《医门法律》，陈士铎的《石室秘录》，张璐的《张氏医通》，程国彭的《医学心悟》，徐大椿的《兰台轨范》，沈金鳌的《杂病源流犀烛》，以及林珮琴的《类证治裁》，等等，无不为后人所重。

《医学法律》（六卷）　清代喻昌撰。初刊于清顺治十五年（公元1658年）。此书卷一阐述望、闻、问、切四诊法则及《内经》《伤寒论》证治法则，并列先哲格言。卷二至卷六以风、寒、暑、湿、燥、火六气及杂症分门论述各类疾病的证治，每门先列"论"，分析每一病证的病因病机，次为"法"为"律"，末附诸方。喻氏仿《脉经》所载"医律"体例，立医者治病之法律，颇有警示的意义。《四库全书总目提要》曰："法者，治疗之术，运用之机；律者，明著医之所以失，而判定其罪，如折狱然。"此书所载"大气论""秋燥论"，以及治痢的"急流挽舟"之法，为后世之圭臬。其书内容丰富，见识高超，具有相当高的学术价值。

《医宗说约》（六卷）　清代蒋示吉（字仲芳）撰。成书于清康熙二年（公元1663年）。蒋氏在所著《山居约》的基础上，简其要者，为主方，随证加减，一证一方，以见其常，加减附论，以通其变，编为俚句，名曰说约。此书之"证治总论"概述四诊、药性及治则。其下专述内科杂病、伤寒、儿科、妇科及疡科。蒋氏上究《灵》《素》，下采百家，钩精摘要，其书言浅意深，词简法备，颇具特色。

《石室秘录》（六卷）　清代陈士铎（字敬之，号远公）撰，约成书于清康熙二十六年（公元1687年）。一说书系傅山（字青主）所传，经陈氏补充整理而成。全书以治法为纲，将对立的治法法则并列叙述。卷一至卷五结合病证分述正医、友医、内治、外治、急治或缓治、正治、反治等一百二十八法。每法突出重点，并附方剂、验案；卷六为伤寒、杂病等证治内容。清雍正时马弘儒称"内外之理咸备，正反之论有条，缓急奇异之推求各尽其极，叹斯人之用意良厚且周也"。

《辨证录》（十四卷）　清代陈士铎撰。成书于清康熙二十六年。其书托名岐伯、张仲景所传，以"辨病体之异同，证药味之功补"为特点。包括伤寒、内科、杂病、五官疾患，以及妇、幼、外科的证治，共一百二十六病症门，论辨七百六十余症。陈氏重视辨证，更注重鉴别，但略于舌诊脉诊。书中辨诸病证治有类乎医案，理治方药精切灵活，辨论证候，出自心裁，可供临证借鉴效法。又有《辨证奇闻》《辨证冰鉴》等刊本，内容与此大同小异。

《张氏医通》（十六卷）　清代张璐撰，成书于清康熙三十四年（公元1695年）。此书初名《医归》，后重辑所佚之"目科治例"和"痘疹心传"，更名《医通》，又为与《韩氏医通》有别，遂改题《张氏医通》。书之前十二卷论述内、外、妇、儿、五官各科病证十六门，仿王肯堂《证治准绳》体例，每论一病，先列《内经》《金匮要略》论述，继引李东垣、朱丹溪、薛己、赵献可、张介宾、缪希雍、喻嘉言诸家之说，并参入己见，加以阐发，并附治效验案。后四卷为诸门方论，列"专方"一门，以病类方，并有方解；"祖方"一门，叙诸方之原委、配伍及应用等。全书以论治内伤杂病为重点，尤其对血证、痢疾、痰火等病阐述最精。该书引录诸家之说较为精详，理论与实际联系紧密，选方实用有效，故颇为学者所重。

《医学真传》 清代高世栻撰，弟子王嘉嗣等整理成书。初刊于清康熙三十八年（公元 1699 年），乾隆间王琦辑入《医林指月》。全书四十三篇，阐述脏腑经络、阴阳气血、病因病机、诊治要则、用药及辨药大略，并介绍内科杂病、妇幼病证的诊治经验。高氏善辨疑似之证，力究疾病原委，反对拘泥成方。其论述简要切实，颇具特色。王琦评其"启《灵》《素》诸书之端绪，而指人以升堂入室之所自"。

《医家心法》 清代高斗魁（字旦中，号鼓峰）撰。初刊于清雍正三年（公元 1725 年）。一名《鼓峰心法》。后辑入《医宗己任编》，署为《四明心法》；辑入《医林指月》者附有胡珏评论百余条。高氏"心法"讨论内、妇、儿科常见病证的辨证论治，并介绍其临证心得和常用方剂。其中诊法十二则，并以五脏生克为基础，确定常用二十五方，以治脏腑诸病。另有伤寒和杂病诊治十七篇，以及妇、幼诸病，并附医案。

《医学心悟》（六卷） 清代程国彭（字钟龄，号普明子）撰。刊于清雍正十年（公元 1732 年）。书载"医中百误歌""保生四要""内伤外感致病十九字""寒热虚实表里阴阳辨"等四十则，概述施治方法及四诊、八纲等理论。同时还阐述《伤寒论》证治理论，并论述内科杂病和外科、妇科疾病的辨证论治，另附外科十法。其论治法以汗、和、下、消、吐、清、温、补八法尽之，所谓"医门八法"，颇有特色。对杂证的辨治反映了程氏的丰富经验，其自拟的经验效方如止嗽散等为后世医家所习用。此书门类齐全，切实致用，故其学术价值非一般门经类书可比拟。

《医碥》（七卷） 清代何梦瑶（字报之，号西池）著。刊于清乾隆十六年（公元 1751 年）。其书首述脏腑、经络、阴阳、气血、表里、寒热、虚实等基础理论，以及气、血、寒、暑、湿、风、食等病证的辨治。同时论述时病、内伤杂症、五官诸疾的病因病机和证治。继述四诊及医方。何氏宗王肯堂《证治准绳》之例而有所发扬，强调寒热攻补无所偏废，对当时偏于温补的流弊进行批驳。其书采掇前贤之论，疏其湮没，并参以己见，救偏正失，且又简明扼要，诚可为医学之阶梯。

《四圣悬枢》（五卷） 清代黄元御撰。成书于清乾隆十八年（公元 1753 年）。黄氏认为医家于温、疫、痘、疹四病论多杂乱无章，药多孟浪不精，乃尊黄帝、岐伯、秦越人、张仲景为"四圣"，溯源《内经》《难经》，参魏晋以来前贤之论，对温疫、痘疹作专题阐发。对诸病的病因病机详加辨析，强调依六经及表里、阴阳、寒热、虚实辨证处方用药，所拟诸方皆导"四圣"之旨，并对时医治承家技，莫辨温凉的陋习加以驳斥。

《兰台轨范》（八卷） 清代徐大椿撰。成书于清乾隆二十九年（公元 1764 年）。徐氏鉴于宋代以还诸家方论每多浮泛不经，与古圣之法相悖，因编是书，以作为学者溯本穷流、临证遵循之轨范。全书以内科证治为主，通治门载方九十余首，并据病记分类，阐述"内科杂病、时病，以及五官、妇、儿诸证，共三十六门，七百二十余方。其论病先述病源，次析脉证，再立治法，后出主治方药。诸病方论本《内经》以探其源，次《难经》及《金匮》《伤寒论》以求其治，其有未备者，则取六朝，唐人之方以广其法。自宋以后诸家及诸单方异诀，择其义有可推、试多获效者附焉"。徐氏切合临床实际的精辟见解，不但使其辑选的诸家方论得以融会贯通，而且充分反映了其精湛的学识和临证经验，因而此书甚为后世医家所推崇。《四库全书总目提要》称"较诸家方书但云主治某证而不言其所以然者，特为精密"。

《杂病源流犀烛》（三十卷，卷首二卷） 清代沈金鳌撰。成书于清乾隆三十八年（公元 1773 年）。系《沈氏尊生书》之一。沈氏此书将内、外因所致的皮毛、肌肉、经络、脏腑诸病证统称"杂病"。认为临证辨治极易混淆，故究其由来，审其变化，从流溯源，而后论其治疗。其书首论脉象及脉形主病，然后分别从脏腑、奇经八脉、六淫、内伤外感、面部、身形等六个方面，分门别类，论述诸病证治。其辨证精详，立法选方得当，倡古意而抒己见。其书启蒙解惑，源流清晰，精到有序，不失"燃犀烛幽"的撰书本意。

《脉因证治》（二卷） 旧题元代朱震亨撰著，清代汤望久（字来苏）校辑。初刊于清乾隆四十年（公元 1775 年）。学者认为非朱氏原著，系后人伪托其名。其书载述内、外、妇、儿及五官诸科病证。其论病首述脉，次审因列证，再论治。脉、因、证、治一以贯之，不但眉目清朗，且亦反映其严守辨证求因，审因论治的原则。书中内容，亦体现了朱丹溪注重内伤火热，善从气、血、痰、郁论治杂病的学术特点。但又不局限于一家。清代医家缪遵义称此书"简而赅，约而尽，学者循是而窥长沙，如得其船与楫，沿而不止，固自不可量也"。后人因之竞相翻刻，广为传习。

《时方妙用》（四卷） 清代陈念祖撰，成书于清嘉庆八年（公元 1803 年）。书载中风、虚劳、肿胀、噎膈，以及其他内科、妇科、眼科等病证的辨证施治。先述主证，再配主治方剂及加减变化之法。其书叙理简明，选方实用，流传较广。

《医学三字经》（四卷） 清代陈念祖撰，成书于清嘉庆九年（公元 1804 年）。其书仿《三字经》形式编就。首载"医学源流"，次述中风、虚劳等常见病二十余种，附方皆为历代名方，约一百八十余首，另有阴阳、脏腑、经络、四诊及运气等医论。陈氏认为初学医者切忌随意翻检《医方集解》《本草备要》等作为捷径，而是书所述"悉本圣经"，并集合诸家名言精粹，又结合陈氏治学体验，于歌诀下讲解，以贯彻其"本乎上，得慈航"的教学宗旨。该书歌诀文字通畅，易诵易记，且内容广而不杂，约而精要，后人公认其为医学入门的名著。

《医学实在易》（八卷） 清代陈念祖著，成书于清嘉庆十三年（公元 1808 年）。全书内容包括脏腑易知、经络易知、四诊易知、运气易知，以及内科杂证六十多种，诸证用方二百余首，另载补遗及外备诸方、妇人等方。书中精于论脉，明于论病，于每一病证后先叙证治方药，后录《内经》及诸家之说，并附歌诀，以便记诵。此书深入浅出，返博为约，故流传甚广。

《医学从众录》（八卷） 清代陈念祖撰，初刊于清嘉庆二十五年（公元 1820 年）。陈氏意就世所尊奉的医家，采其名言，录其方治，使学者明白易知，切合时用。书载内科杂病证治三十八则，妇人杂病方四十一首，并以歌诀形式叙述诊治四时伤寒诸法，简明扼要，为初学者之指南。

《笔花医镜》（四卷） 清代江秋（字涵暾，号笔花）撰，成书于清道光四年（公元 1824

年）。其书以脏腑分部类证，认为"联其病类以集之，则药归同路，疗一病可，疗千万病亦无不可"。论治脏腑病区别虚、实、寒、热，并附补泻对治方药。其用药据脏腑分证列队，再据其药力的大小，分"猛将""次将"药。其论大多采撷仲景、东垣、景岳等诸家，并融会贯通之。江氏以脏腑分证，用药为纲，层次分明，条理井然，切于临床运用，是一部流传很广、颇有影响的医学入门之作。

《类证治裁》（八卷） 清代林珮琴（字云和，号羲桐）撰，成书于清道光十九年（公元 1839 年）。其书先述"内景综要"，以明脏腑、形体、经络之学，然后分门类证，阐述内、妇、外、五官等一百零八种病证的辨治方法。各病证门先概述病因脉证，继以辨证要点，论其治法方法之化裁，并附林氏化裁运用古法古方的验案。此书对学者辨病识证及灵活运用古方治法，均有颇多裨益。

《理瀹骈文》 清代吴尚先（又名安业、樽，字师机、杖仙）撰著。成书于清同治三年（公元 1864 年）。初名《外治医说》，后取《子华子》"医者理也，药者瀹也"义，以为书名。书以骈文体著成，其"略言"总论外治法的沿革、作用机理及制膏加药法等；同时分述内、妇、儿诸科常见病证的外治方法，介绍吴氏自拟的清阳膏、散阳膏、金仙膏、行水膏等二十一首经验方。吴氏认为"外治之理即内治之理，外治之药亦即内治之药"。强调医者必须通晓经络腧穴及七窍之气感应于内的理论，并掌握"三焦分治"及辨证配穴方法，才能娴熟应用外治方以通治内外诸疾。其在外治理论和证治实践方面的学术建树，对外治疗法的发展产生了重要影响。

二、外感温热、温疫病研究的重要发展回顾

明代，曾有张鹤腾的《伤暑全书》、吴有性的《温疫论》诸书问世，但毕竟在温病学方面的著述甚少，这与清代广为著述之盛况相比反差巨大，显示了清代温病学理论与临床实践迅速发展的态势。

清代，在温热病研究方面出现了一些具有划时代意义的重要著作，特别是叶桂的《温热病》（即《温证论治》）、薛雪的《湿热条辨》、吴瑭的《温病条辨》及王士雄的《温热经纬》等，至今具有重要的学术影响。

更值得我们注意的是，在当时还有不少论治疫病的专著先后问世，这不仅说明医家对于各种疫病的重视，而且这些著作还标志着当时温病学术的发展已经达到了相当成熟的阶段。这些温病学家的学术理论和治疗经验，至今还指导着中医温热病的临床实践和理论研究。

（一）温病学名家名著

清代医家的温病学著作，主要可分温热病辨证论治及温疫病论治两方面（温疫病论治已在明代部分展开，这里不再赘述）。

温热病辨证论治方面如下所述

《温症朗照》 清代喻昌撰。成书于清顺治元年（公元 1644 年）。书论春温大意，辨王叔和四变之妄，并载有温证语录题辞；对冬伤于寒春必病温、冬不藏精春必病温、冬伤于寒又兼冬不藏精春月同时病发等专题加以阐述。末附辨温证合偶感之客邪，以明理而辟谬；另述小儿温病、瘟证论治。

《温热论》　清代叶桂撰著。约成书于清乾隆十一年（公元 1746 年），见《临证指南医案》。乾隆五十七年唐大烈收于《吴医汇讲》，名《温证论治》。该书明确提出温邪是温病病因，突破前人关于温病是"伏寒化温"的定论；其感邪途径从口鼻而入，强调"首先犯肺"，可顺传气分，也可逆传心包。病至气分，可能邪留三焦，也可邪实里结，并可继入营分、血分，从而概括地总结了温病传变规律，创立卫气营血辨证理论，奠定了温病辨证论治的理论体系。卫气营血作为温病辨证纲领，以划分温病病变的浅深层次，确定病变范围，判断病变轻重、发展趋向，指导用药，是叶氏一大创举。书中辨析温病与伤寒之异，温邪则热变最速，易伤阴津，故治疗温病"与伤寒大异"。温病初起主以辛凉，而伤寒主以辛温；邪在少阳，温病多属手少阳三焦，宜分清上下，伤寒则多为足少阳胆经，应和解表里；温病湿热结于阳明，其攻下宜轻，下后便硬不可再下；伤寒里结阳明，宜用峻下，下后便溏不可再下；等等。书中对温病的诊断约占三分之二篇幅，特别对舌诊，验齿，辨别斑疹、白痦等主病意义均有详细论述。对寒凉方药不同阶段的应用法则，即辛凉、辛寒、苦寒、苦辛寒、甘寒和咸寒，叙述十分清楚、严密；对妇女胎前、产后温病及月经期热入血室等证治特点，见解精辟。本书问世后即为医家所重视，并被誉为温病学之杰作。如章虚谷谓："邪之寒热不同，治法迥异，岂可混哉?二千年来，纷纷议论，不解剖明白。近世叶天士始辨其源流，明其变化，不独为后学指南，而实补仲景书之残缺，厥功大矣。"此书注释本有十余种，王孟英于清咸丰二年（公元 1852 年），收入《温热经纬》，题署《叶香岩外感温热篇》，引用众多医家之论并参以己见注释之，其影响最大。

《湿热条辨》（一卷）　清代薛雪（字生白，号一瓢、扫叶老人）撰著。约成书于清乾隆三十五年（公元 1770 年）前，初刊于道光十一年（公元 1831 年）。又名《湿热病篇》。该书首载于陈平伯《温热病指南集》，王孟英将其收入《温热经纬》，对书中内容加以补订评按，增补痢疾、湿温、暑热等病证条文，并更名为《湿热病篇》。全书共列湿热病证条文四十六条，每条之下均加注释，阐述了湿热病的病因病机及其辨证治疗。薛氏认为湿热病多由"太阴内伤，湿饮停聚，客邪再至，内外相引"所致，"或有先因于湿，再因饥劳而病者，亦属内伤夹湿，标本同病"，揭示了湿热病的发病是内外相引、标本同病，而内因往往起主导作用。其感邪途径亦不同于一般外感病，所谓"湿热之邪从表伤者十之一二，由口鼻而入者十之八九"；指出"邪有上受，直趋中道，故病多归膜原"；病变重心在脾胃，"湿热证属阳明太阴经者居多，中气实则病在阳明，中气虚则病在太阴"。湿热之病，不独与伤寒不同，且与温病大异。书中首立湿热证之提纲："湿热证，始恶寒，后但热不寒，汗出，胸痞，舌白口渴不引饮"；再从不同病位分析其证治特点，指出湿热伤表，治宜宣透、清透、发汗透邪；邪阻膜原，治宜燥湿开达；邪滞三焦，治宜清开上焦气分，辛开中焦气机，淡渗分利下焦湿热；邪犯脏腑，或以泻肺，或以通腑，或以疏利肝胆，或以凉肝熄风；邪陷营血，则以清营凉血解毒，开窍熄风；邪入厥、少二阴，则以入肝搜邪、通利血脉之品开启灵动心机，滋润贤阴而清虚火。同时薛氏还强调临证应分辨湿重和热重，湿重以辛开或苦温化湿；热重以清热为主，佐以化湿；湿热并重则清热化湿并重；余邪未解，则有养液、安神、补养肺胃、清暑益气及轻清芳化等法。全书对湿热病证的临床表现、诊断治疗，无论处常处变，皆丝丝入扣，示人以法；对湿热在气分者，又从上、中、下三焦以分治，实为湿热三焦辨证体系形成的基础。该书自问世后，为后世医家所推崇，并成为研习温病湿热证治的必读之作。

《温病条辨》（六卷，卷首一卷）　清代吴瑭（字鞠通、配珩）撰著。成书于清嘉庆三年（公元 1798 年）。吴氏遍考仲景以来治温名家著述，在淹贯仲景、又可、天士诸家之学的基础上，结合其数十年临证参悟之心得，撰为系统探讨温病辨证论治理论与证治方法的专著。全书仿仲景《伤寒论》体例，立温病证治法二百三十八条；于诸条之下自注自辨，卷首载"原病篇"，历引《内经》论温热诸经文，以原温病之始。后据《内经》三焦分部及河间"三焦分治"之说，将风温、温热、温疫、温毒、冬温、暑温、伏暑、湿温、秋燥等四时温病证治分隶于上、中、下三焦病篇，详述其辨证纲要、传变规律及其证治方法。"杂说"列汗论、方中行先生或问、六气论、伤寒注论、风论、银翘散论、寒疫论、温病起手太阴论、燥气论等医论十七篇，讨论并阐发其对外感诸病的学术见解。后载"解产难""解儿难"，据其温病理法证治介绍产后调治及小儿惊风、痘疹等诊疗见解与经验。吴氏认为"温病从口鼻而入，鼻气通于肺，口气通于胃，肺病逆传则为心包；上焦病不治，则传中焦胃与脾也；中焦病不治，即传下焦肝与肾也。始上焦，终下焦"，由是将四时温病皆纳入三焦分治范畴，创立三焦辨证为纲、六经辨证为目的温病辨证论治体系，强调"《伤寒论》六经由表入里、由浅及深须横看，本论论三焦由上及下、亦由浅入深须竖看"，两者一纵一横，有相得益彰之妙，从而使温病的诊断与治疗有进一步的发展和提高。全书从温热之邪易伤人阴津着眼，将清热生津救阴液贯穿于温病证治之始终；复从湿热之邪困滞气机出发，治疗偏重于分利三焦、宣清导浊。确立温病证治大法为"治上焦如羽，非轻不举；治中焦如衡，非平不安；治下焦如权，非重不举"。如上焦证治以辛凉为法，分立辛凉平剂之银翘散、辛凉轻剂之桑菊饮、辛凉重剂之白虎汤三方主治；邪陷心包，则有清宫汤、紫雪丹、至宝丹等凉开诸方；湿温上受，则有三仁汤轻开上焦肺气之法，取其"气化则湿亦化"之理。中焦证治以甘寒为主，阳明胃实，则有白虎及诸加减承气汤法；太阴脾经湿热，则从湿热之偏重分列五加减正气散、三石汤、杏仁滑石汤、黄芩滑石汤等分解宣泄诸方。下焦证治以咸寒救阴为要，当斟酌邪正消长之势，以加减复脉、三甲复脉、青蒿鳖甲及大小定风珠等分治之。全书主要内容虽多取材于又可、天士著述，然吴氏结合临床经验又做了全面整理和系统阐发，使温病学理论和临床内容更加丰富，迄今仍有效指导外感热病的临床治疗，并成为研习温病学的重要文献。

《温热病指南集》（一卷）　清代陈平伯（字祖恭）撰著。刊行于清嘉庆十四年（公元 1809 年）。内容包括温热病大意、风温证条例和湿温证条例。吴子音在《温热赘言》中收入"温热病大意"和"风温证条例"；王孟英《温热经纬》将温热病大意和风温证条例合并，名为《外感温病篇》，又将湿温证条例增至四十六条，名为《湿热病篇》。《外感温病篇》内容十二条，概括地对风温证治作了专述，从风温证提纲、邪在肺卫、肺胃热盛、风温夹湿、风温夹毒、气营两燔、热毒壅遏、热盛动风、邪陷心包等方面进行分析。首先，对风温病示发病季节，阐明病邪属性，谓"风温为病，春月与冬季居多""春月风邪用事，冬初气暖多风，故风温之病，多见于此"。从"风性属阳"而确定"风温为燥热之邪""风温为燥热之病，燥则伤阴，热则伤津"。继而，强调风温病以邪在肺胃为病机提纲而贯穿始终，从肺主卫、胃为卫之本，推论肺胃为风温必犯之地，而据以辨析证候传变，将证候归纳为邪在肺卫、热在肺胃、热盛动风、气营两燔、痰热闭阻心包等证。确立风温病的治则以"泄热和阴"为主，并据其邪之浅深，病之轻重及兼夹证随证立法，遣方用药。如邪在肺卫，以杏仁、薄荷、牛蒡子、桔梗、前胡、连翘、竹叶轻清宣透；热盛阳明，以石膏、知母、竹叶辛凉泻热；气营两燔，以犀角（现禁用，下同）、玄参、连翘、赤芍、麦门冬、牡丹皮清气凉营；热盛动风，以羚羊角、钩藤、连翘、麦门冬清热熄风；邪陷心包，以犀角、连翘、远志、菖蒲、川贝母、牛黄丸、至宝丹清心开窍；风温夹毒上壅，则用荆芥、薄荷、玄参、连翘、牛蒡、马勃、金银花、青黛之类以疏风散邪，清热解毒。陈氏极为重视护阴养阴，强调护阴意在清热祛邪而保津，养阴意在甘寒或咸寒濡润以增液。该书问世后，对纠正当时寒温不分，概投辛温燥烈之风的影响很大。

《类伤寒集补》（二册）　清张泰撰，计楠参订。成书于清嘉庆十六年（公元 1811 年）。上册"病略"，论冬温、春温、风温、湿温、温疫、风湿、热病、中暑、秋燥、中寒、伤风诸病略，后列补冬温论、补春温论两篇；下册为痉、痢、痹、痿等诸证治。张氏对冬温论述较深入，认为冬温病因为"本秋燥之余气而上刑肺金""与风温极似，而时令不同"；冬温的治法与伤寒大异，宜葱豉汤加枇杷叶、杏仁、象贝母、花粉、甘橘等。春温以初起即见里热为特点，缘真阴为热邪久耗，津液不足以上供；在治疗上，提出"尤当始终以照管胃液肾津为第一奥旨"，极切临床。计楠评价此书曰："在分门别类以浅言出之，一方一药无不平易近人，了如指掌。"

《四时病机》（十四卷）　清邵登瀛（字步青）撰著。成书于清嘉庆二十年（公元 1815 年）。主要论述四时温热病，首叙温热论，后则分述春温、湿温、湿病、暑、疟、伏暑晚发、冬温等。书内引用历代医著论述，并附邵氏经验和见解。

《温热经纬》（五卷）　清王士雄编撰。约成书于清咸丰二年（公元 1852 年）。是书以轩岐、仲景为经，叶、薛诸家为纬，辑录《内经》《伤寒论》有关温热疫病的论述，包括《内经伏气温热篇》《仲景伏气温病篇》《仲景伏气热病篇》《仲景外感热病篇》《仲景湿温病》和《仲景疫病篇》，并辑集《叶香岩外感温热篇》《叶香岩三时伏气外感篇》《陈平伯外感温热篇》《薛生白湿热病篇》《余师愚疫病篇》和《疫证条辨》。另载方论，其方一百十三首，论说精辟。王氏将温病名著汇为一书，逐篇详释，发明其证治要义，对全面理解各种温病的病因变化、诊断及辨治方法颇有裨益。杨照藜序称赞其书"理益粹，论益详，其言则前人之言也，而其意则非前人所及也"。同治时，汪曰桢赞称"不偏不易，宜古宜今。千狐之裘，百衲之琴"，并谓士雄"生平著述等身，当以此书称首"，是对中医温病学及临床温病证治的发展有重要影响的著作之一。

《张氏温暑医旨》（一卷）　清张畹香著。成书于清咸丰十年（公元 1860 年）。书系张氏临床实验，随笔记录，不分门类。列舌苔辨、伤寒治论、温邪、疹、风温、热入血室、痢、疟、暑湿（附伏暑）、十二经所属、切脉等医论十一篇。每篇论辨医理皆能结合其临诊经验，并穿插其验案予以讨论，其中分析各地风土及用药不同之异，尤为他书所未见。

《六因条辨》（三卷）　清陆廷珍（字子贤）撰。成书于清同治七年（公元 1868 年）。该书以六因为纲，阐述春温、伤暑、中暑、中热、伏暑、秋燥、冬温温毒、伤湿、伤风、风温、斑痧疹瘰、痧胀及阴症等时邪感症的病因、病机和治疗总则，昭示病情演变之大略；次列条辨，提纲挈领，示人以辨证用药之规矩；复设注解，详加剖析。其辨别详明，且颇具特色。

《南病别鉴》（三卷）　清宋兆淇（字佑甫）编。成书于清光绪四年（公元 1878 年）。宋氏将叶天士《温热论》、薛生白《湿热条辨》及薛公望《伤寒直解辨证歌》三书合辑于一帙，另择章虚谷所注之要义，结合己见，予以评注而成。宋氏认为《温热论》由天士门人记录，"层次未楚，虽后人稍为分排，而不有注释"，遂将叶氏之论分温病大概、化热入营、邪留三焦、里结阳明等章节予以评注，对叶氏"阳旺之躯胃湿恒多，在阴盛之体脾湿亦不少"，以及"通阳""救阴"诸理论多有发挥。如认为"阳虚者，本多痰湿，受寒湿非姜、附、术、苓不能去，受湿热亦必黏滞难解，须通阳明"；对"舌苔白厚而干燥者，此胃燥气伤也，滋润药中加甘草，令甘守津还之意"条，补出"养津化浊"之法，并强调"其人必素属中虚，故可用甘草"。对"膜原"一词，宋氏解释为"（膜原）外通肌肉，内近胃府，即三焦之门户，而实一身之半表半里也"。并对薛生白《湿热条辨》中三十五条原文逐一予以发明。后载薛公望《伤寒直解辨证歌》凡三十一首，虽仍沿用伤寒之名，实际上却宗从天士、生白两家旨意论治。书末附宋氏自撰之"节录辨证要略"，条述看病必先识病、阴证、伤暑、急下急温、生死脉候等见解。

　　《时病论》（八卷）　　清雷丰（字少逸）撰著。约成书于清光绪八年（公元 1882 年）。门人程曦和江城注评。雷氏以《素问·阴阳应象大论》"冬伤于寒，春必病温；春伤于风，夏生飧泄；夏伤于暑，秋必疟；秋伤于湿，冬生咳嗽"之论为全书纲领，论述四时外感病共七十余种。每一病均列病因、症状、治法，并附有拟用诸法、备用成方、临证治案。全书内容有三：一是按时令节气不同分述外感病的发生发展和证治特点。如春之温病，多因感受时气而发，其新感温病为风热，伏气温病因节气不同分为五：大寒至惊蛰，乃厥阴风木司权，风邪触之发为风温；初春尚有余寒，寒邪触之，发为春温；春分至立夏，少阴君火司令，阳气正升之时，伏气自内而出，发为温病、温毒；若发于来年清明之后，夏至以前为晚发。夏之温病，多因感受暑邪引起，暑病又因感邪之轻重、伤脏之浅深及兼寒湿之不同，遂有伤暑、冒暑、中暑之分，暑风、暑温、暑咳、暑瘵之异，以及霍乱、痧气、秽浊、痎夏、热病、霉湿等病之不同。秋之温病，与秋冬之主气有关。盖大暑至白露，正值湿土司权，易伤于湿，其病有湿温、湿热等；秋分至立冬，燥金主气，故秋燥为患；至于伏暑，乃伏天所受之暑邪，伏于体内，为伏时凉风所触发。冬乃寒水之气，其时以伤寒、中寒、冒寒为多，若感非时之暖而即病者，名曰冬温。二是既论伏气，又述新感。每种时令病均分新感和伏气，如春之时病，分冬伤于寒春必温病（伏气）和春伤于风（新感）两类；夏之时病有春伤于风夏生飧泄和夏伤于暑两类；秋之时病分夏伤于暑，秋必疟和秋伤于湿两类；冬之时病分秋伤于湿，冬生咳嗽和冬伤于寒两类。三是拟订许多切合实用之治法方药，如重视养阴保津，提出凡温病者总宜刻刻顾及津液，邪盛则清热祛邪以保津，液耗则养阴增液以扶正，并分立润下救津、甘寒生津、甘咸养阴等法；提倡轻清宜透，分立清凉透邪、清凉透斑等法。其"治时病常变须会通论"揭示了治病应变之法。雷氏融会伤寒、温病学说，对四时各种外感病在理、法、方药诸方面均有详细论述和独得的见解，其治疗诸方也多出自心裁，而且颇合于临床实用。雷氏此书乃是一部很有临床实用价值的外感病专著。

　　《温热逢源》（三卷）　　清柳宝诒（字谷孙，号冠群）撰著。约成书于清光绪二十六年（公元 1900 年）。柳氏辑录《内经》《难经》《伤寒杂病论》中关于伏气化温的原文，博引各家论述，广为注解，并阐发己见。并就明清吴又可、周禹载、张石顽、蒋问斋等医学名家对于温热病中伏邪、疫病之发病论治，加以商榷辨正。其书还详述伏气温病之辨证，认为其外发须辨六经形证，与暴感风温病不同；又分析初病之脉象、舌苔并无一定；对伏温从少阴初发、少阴外达三阳的阐述，乃至伏温热结胃腑、上灼肺金、内燔营血、外窜血络、内陷诸证，以及兼夹为病、胎产经带诸宿病等论说，均为经验之谈。在伏温热结胃腑证治、伏温外窜血络发癍疹喉痧等证治，以及伏温化热郁于少阴不达于阳等篇后，所举病案皆属危证，柳氏之治颇具卓识。其对伏邪发病，认为病因寒郁热化，邪伏少阴，自里达外，而不同意王叔和"寒毒伏藏于肌肤"、巢元方"藏于肌骨之中"、吴又可"盘踞于膜原"等说法。辨证以经络脏腑为重点，治疗则"吃紧在因势导邪，使入里之邪由内透达，不致邪郁内陷"。无论初起以"清泄里热"，邪重以"凉血泄邪"，血虚以"养血清热"，还是瘀留以"化瘀清热"，总以托邪为要旨。在伏温初起时凡属阳气内动而发者，当助阴气以托邪外达，黄芩汤加豆豉、玄参为至当不易之法；属新感引动伏邪者，挟邪轻者在清泻里热时参入疏解宣散之品，重者则当先祛新邪，后治伏邪。一旦伏温邪重，在"凉血泄邪"或"清营透邪、疏络化斑"时，取清营、化斑或玉女煎之类，生地为必用之药；欲兼宣散，重则用豆豉，轻则取薄荷。对肾气不足，"热有半出于阳"之重证，则去"温托"法，师仲景少阴病治则，用麻黄汁制豆豉、附子汁制生地，参入凉肝熄风治标之药；对阴气不足，"半恋于阴"之重症，取"助阴托邪"法。全书既采先哲之精华，又合诊治之心得，系论治伏温之专著。

（二）温病学重要学术理论和辨证论治经验

有关清代温热病和瘟疫病方面的医著已如上述，但对其中的诸多重要学术理论和各种辨证论治经验有必要加以详述。

清代，是温病学说日益成熟并渐趋鼎盛的时期，历代有关温热病的理论和治疗经验被当时医家所广泛吸取，频仍的疫病又促使他们进一步寻求更加有效的论治方法。据《清史稿·灾异志》记载，从顺治元年（公元1644年）至同治十一年（公元1872年），全国各地发生"大疫"达三百数十次之多，死者无数。如叶桂医案载说，雍正癸丑以来，烂喉痧症不分老幼，遍相传染；《清史稿》及《阅微草堂笔记》都记载乾隆癸丑京师大疫；又据雷丰《时病论·瘟疫不同论》说："咸丰八载，至同治纪元，吾衢大兵之后，继以凶年，沿门合境，尽患瘟疫。其时丰父子诊治用方，皆系又可之法也。"显然，疫病的流行是温病学发展的一个促进因素。

温病学说，迨至清代，其发展出现两种趋势：一是以叶天士、吴鞠通等为代表的温热学说，确立"卫气营血""三焦辨证"等辨证论治体系。一是宗明代吴又可的温疫学说，认为"无邪不病，邪气为本，发热为标"，提出"但能治其邪，不治其热而热自已"，在治疗上寻找针对病因治疗的有效药物，如吴又可用大黄祛邪治本，余师愚强调重用石膏，杨栗山重视升降散及黄连、大黄的使用。这两种趋势的出现，显然由于时代变迁，医家面临的疾病亦不尽相同，故论治的方法也因时而异，诚如雷丰《时病论·温瘟不同论》所说，"又可著书，正崇祯离乱之凶年；鞠通立论，际乾、嘉升平之盛世；一为瘟疫，一为温热，时不同而病亦异"。然而从温热病的广义概念来看，实也包括着瘟疫病。总之，这两种学术理论既有区别，又有联系；彼此影响，互有补充，使清代温病学说达到了鼎盛时期。

1. 温病辨证论治体系的确立

1）喻昌的温病分治

喻昌对温病论治颇有阐发，他认为"寒病之伤人什之三，温病之伤人什之七"（《尚论篇·尚论春三月温症大意》），指出："仲景书详于治伤寒，略于治温病，以法度俱错出于治伤寒中耳，后人未解义例，故春温一证，漫无成法可师。"他根据《内经》之旨，把温病分成三种类型，以冬伤于寒，春必病温为一类；冬不藏精，春必病温为一类；既冬伤于寒又冬不藏精，至春月同时发病为另一类。即所谓"温病三纲鼎立说"。喻氏详论了三种温病发病机理和不同证治。

冬伤于寒之温病，是由寒邪郁于肌肤，感春月之温气而始发，乃是阳明经中久郁之热而外达太阳。若略恶寒而即发热，治疗以解肌为主，方虽宗桂枝法，但多与辛凉苦寒药物相合，如桂枝加葛根、葛根加柴胡、葛根加黄芩黄连等汤。他还认为，温热病表里间见，里证为多，法当以治里为主，解肌兼之。若大热而全不恶寒者，治疗重在清热，用白虎汤，正气虚加人参，湿重加苍术，表邪未除加桂枝。若表未除而里已实者，则用大柴胡汤两解之。若邪在阳明每兼谵语、发斑、衄血、蓄血、发黄、脾约等热证，可选用清热、攻下、凉血、解毒、滋阴诸法，方如承气汤、玄参升麻汤、竹叶石膏汤、黄连解毒汤、黄连阿胶汤、黑膏方、犀角地黄汤等。

冬不藏精之温病，是由肾虚、寒邪内侵骨髓，稽留郁而化热，并因春气疏泄，吸引肾邪内动所致。喻氏认为治疗忌用发汗表散，宜"先用药深入肾中，领邪外出"（《尚论后篇·谨将冬不藏精春必现温分为一大例》）。其具体治法皆取仲景治少阴伤寒之意，推演而来。

既冬伤于寒又冬不藏精之温病，名为"两感温证"（《尚论后篇·谨定拟冬伤于寒冬不藏精之证名曰两感》）。因"冬伤于寒者，阳分受邪，太阳膀胱主之；冬不藏精者，阴分受邪，少阴肾经主之"（《尚论后篇·尚论春三月温症大意》），这是太阳、少阴互为标本的病变，其证状也是太阳和少阴同时俱见，既有头痛之表证，又有口干，烦满而渴等里证。在治疗上，喻氏把"两感温病"治法分为先里后表和先表后里两种。

对温热病的治疗，喻氏重视阴液的保护，认为"只虑热邪久踞阳明，胃中津液先伤，故当汗而惟恐过汗，反重伤其津液；当下而惟恐不急于下，以亟存其津液也"（《尚论后篇·谨将冬伤于寒春必病温定为一大例》）。又说"真阴为热邪久犯，无以制亢阳，而燎原不熄也，以故病温之人，邪退而阴气犹存一线者，方可得生"（《尚论后篇·尚论春三月温症大意》）。以上情况，说明喻氏对温病的论治，不仅继承前人之说，且有其独特的见解，从而对清代温病学说亦有一定的影响。然而"温病三纲鼎立说"的实用意义不大，而且，喻氏尝云： 仲景治温证，凡用表药皆以桂枝汤，以示微发于不发之意。对此，尤在泾《医学读书记》认为"此喻氏之臆说，非仲景之旧章"。所以其说未被后人广泛应用。

2）叶桂创立卫气营血辨证及察舌验齿、辨斑疹白㾦诸法

叶桂（约公元1667～1746年），字天士，号香岩，江苏吴县人。祖、父辈皆业医。年十四，父去世，乃从其父门人朱某习医。《冷庐医话》记载，王蒪亭《叶天士小传》谓其年十二至十八，凡更十七师，故能集众美以成名。《清史稿》称其"贯彻古今医书，而少著述"；《四库全书总目提要》也说他"以医术名于时，然生平无所著述"。《温证论治》（即《温热论》）一卷是其门人顾景文随师出诊，舟游洞庭时根据他的口授信笔记录，未加修饰而成的，是记载叶氏温病论治学术思想与诊疗经验的重要著作。

叶氏对温病学说的贡献有三个方面：①论述外感温病的传变和治疗，创立卫、气、营、血辨证体系，丰富了辨证论治的内容；②发展诊断方法，其辨舌之法既精且详，辨齿之法尤为独到，并且注意观察斑疹、白㾦的变化，切合实际应用；③叶氏医案记载了风温、温热、暑、温、燥、疫、瘕疹等温病案，垂范于后世。

叶天士在仲景《伤寒论》的基础上，研究了历代医家的有关学术观点，结合热性病的流行特点，全面阐述了温病的传变规律和治疗原则，创立了卫气营血为纲的证治体系。清初的张璐曾倡"伤寒自气分传入血分；温病由血分而发出气分"（《伤寒缵论》）之说。而叶氏把温热病的传变规律归纳为卫气营血四个病程，《温热论》开宗明义谓"大凡看法，卫之后方言气，营之后方言血"。对其治疗大法，也明确为"在卫汗之可也，到气方可清气，入营犹可透热转气……入血犹恐耗血动血，直须凉血散血"。其具体论治内容如下。

温邪入卫　"温邪上受，首先犯肺"，先见肺卫病证，主要表现为发热、微恶寒、头痛、咳嗽、口渴、有汗或无汗、苔薄、脉浮等。治疗当用辛凉轻剂。如温邪夹风，加入辛散疏风之品；如夹湿，须佐以淡味渗湿，所谓"夹风则加入薄荷、牛蒡之属；夹湿加芦根、滑石之流"，俾风透于热外，湿渗于热下，则邪势孤单，病易向愈。

叶氏认为温邪与伤寒的演变不同，"伤寒之邪留恋在表，然后化热入里"，而"温邪则热变最速"。卫分之邪的传变，大致有两条途径，一则是由卫分顺传入气分，另一则是叶氏接受《难经》"肺邪传心"及明盛启东"热传心包"之说而提出的"逆传心包"。

温邪入气　温邪不由卫分外解，渐次传入气分，其主要症状为壮热、汗出、烦躁、渴饮、脉大，或腹满便结、苔黄、脉沉实。其夹湿者身热起伏，缠绵不已，胸痞脘闷，苔腻，脉濡数。叶氏的所谓气分病证，包括伤寒中的阳明经证、腑证，以及湿温逗留不解而邪留三焦等证候。

在湿温症的治疗中，叶氏又善于根据患者的不同素质和病情，区别用药，灵活对待。他说："且吾吴湿邪害人最广，如面色白者，须要顾其阳气，湿胜则阳微也，法当清凉，然到十分之七八，即不可过于寒凉……湿热一去，阳亦衰微也；面色苍者，须要顾其津液，清凉到十分之六七，往往热减身寒者，不可就云虚寒而投补剂，恐炉烟虽熄，灰中有火也。"这些都是其切实的经验之谈。

还有一种邪留三焦的湿温症，可见身热起伏，胸胁满闷，小便不利等，叶氏认为这有类于伤寒中少阳症，治疗则根据温邪夹湿内停、气机郁滞的特点，采取分消上下的方法，药如杏、朴、苓及温胆汤之类，亦可冀其战汗而解。

温邪入营　营分受热则血液受劫，遂致斑疹隐现。热扰神明则为心神不安，烦躁难宁。若夹痰热，每易昏厥为痉。阴液耗约，则舌色红绛。在治疗方面，如初传营分，而气分之邪未尽，可清气透营，药如犀角、生地、元参、连翘心、竹叶心、银花等；包络受病，宜犀角、生地、连翘、郁金、菖蒲等以凉营清心；如神志昏愦则须加牛黄丸、至宝丹之类以开其闭。温邪入营后，阴液大亏，叶氏治疗甚重护养阴液。

温邪入血　温邪陷入血分，病情尤重，邪热炎灼，逼血妄行而见耗血动血诸证；阴液消涸则肝风骤起，以致痉厥谵妄；若热邪与瘀伤宿血相搏，每变为如狂发狂之证。叶氏认为邪陷血分的治疗，总以凉血散血为主，药如生地、牡丹皮、阿胶、赤芍等。如风动痉厥则加入犀、羚、牛黄丸、至宝丹等。夹瘀血如狂者，加入琥珀、丹参、桃仁等。本证是温热病最重笃的阶段，治疗得当，犹可邪去而正复，否则每致阴竭而不治。

叶氏通过实践总结，以卫气营血理论概括，用以阐释温病的病变机理，归纳证候类型，说明病位的浅深传变、病情的轻重转归，并为确立治疗方法提供了理论依据。温病学说之所以能自成体系，就在于叶天士创立了卫气营血这一辨证施治的理法方药。章虚谷指出："倘不如此细辨施治，动手便错矣。"王孟英认为："外感温病，如此看法……此古人未达之旨。"晚近学者章次公先生谓:"推断病情之演变,把握体质之强弱,举营、卫、气、血四字为纲领,其归纳证候之方法,凭借客观的事实,固与仲景之划分六经,异曲同工者也。"近人任应秋也指出:"脏腑病机学说引申至卫气营血的病理变化及其辨证的新阶段,它不仅对《内经》的营卫气血理论,结合温热学的特点做了精辟的阐发,而且也发展了仲景《伤寒论》有关温病的范围和实质内容,实为后汉以来可以羽翼《伤寒论》之学说,弥补了原有中国医学理论体系的'缺门'。"显见,叶氏所创的卫气营血辨证体系,其贡献是十分巨大的。

叶桂对温热病的重要贡献,除始创卫气营血的辨证方法外,对于验舌、验齿及斑疹和白㾦的分辨都极具匠心,被后人奉为温病诊断的准绳。

《温热论》中的辨舌法,是温病学说中讨论舌诊的代表作。它分察舌和验齿两方面。

察舌

白苔:薄白而润,舌不红赤,是外感风寒。舌苔薄白,边尖带红,感受温邪。薄白而干,表未解而津已伤。白厚而黏腻,温邪夹湿。白厚而干,津伤而湿不化。白苔绛底,湿遏热伏。白苔如碱,胃中宿滞兼浊秽郁伏。白苔如粉而滑,四边色紫绛,温疫邪伏膜原。

黄苔:微黄而不甚燥,邪初传里,热而未实。深黄显浊腻,湿热内蕴。薄黄而干,热已伤津。老黄色,黄燥而生黑刺,或中有裂纹、断纹,热已深。

绛舌:绛色中兼黄白之苔,热初入营而气分之邪未尽。纯绛鲜泽,热在心包。绛舌上有浊苔,望之若干,扪之不平,浊痰蒙闭心包。绛舌上黏腻,似苔非苔,中夹秽浊之气。绛而干燥,火邪劫营。绛而光亮,胃阴亡。绛而不鲜,干枯而痿,肾阴涸。绛舌中心干,心胃火燔,劫烁津液。舌尖上有黄白碎点,生疳。绛舌上有大红点,热毒乘心。

紫舌:热传营血。素有瘀伤宿血在胸膈中,舌色必紫而暗,扪之潮湿,瘀血与热相搏,阻遏正气,遂变如狂发狂之症。紫而肿大,酒毒冲心。紫而干晦,肾肝色泛也。

淡红舌:舌苔淡红无色,或干而色不荣者,胃津伤而气无化液。

黑舌:舌无苔而有如烟煤隐隐者,如口渴烦热而燥者,平时胃燥也。若不渴肢寒而润者,乃夹阴病。舌黑而滑,水来克火为阴病。若见短缩,肾气竭。舌黑而干,津枯火炽。若黑燥而中心厚者,土燥水竭。

叶氏之后,不少医家又做了进一步的阐述,较著名而有新意者,如章虚谷、王孟英、吴坤安、石芾南、周学海、宋佑甫、陈光淞、吴锡璜、何廉臣等注家。石芾南曾取叶氏所论,详言用药之法,说:

> 初起舌苔白而欠津者,燥热伤肺津也,宜轻清泻热,为其上者上之也,如杏仁、桔梗、牛蒡之类,辛润以解搏束;桑叶、蒌皮之类,轻清以解燥热,佐山栀皮、连翘壳之微苦微燥,以属金,微苦能胜之也。舌苔白底绛者,湿遏热伏也,须防其变干,宜辛淡轻清,泄湿透热,不使湿邪遏热为要,如三仁汤蔻仁易蔻皮,稍佐滑石、淡竹叶、芦根之类以清化之。初病舌苔白燥而薄,为胃肾阴亏,其神不昏者,宜生地、元参、麦冬等味以救阴;银花、知母、芦根、竹叶等味以化邪,尤须加辛润以透达;若神即昏者,加以开闭,如普济丹、宁上丸之类,迟则内闭外脱不治。舌苔白燥而厚者,调胃承气汤下之,佐以清滑养阴之品,如鲜生地、元参、梨汁、芦根之类。若舌苔白腻不燥,自觉闷极,属脾湿重,宜加减正气散、

三仁汤之类，去苡仁、芦根、滑石，加省头草、神曲，辛淡开化，芳香逐秽。舌胀大不能出口，属脾湿胃热郁极，毒延于口，前法加生大黄汁利之，舌胀自消。舌苔白厚黏腻，口甜，吐浊涎沫，为脾瘅，乃脾胃湿热气聚，与谷气相搏，满则上溢，亦宜加减正气散，加省头草、神曲。舌苔如碱色，或白苔夹一二条黄色，乃宿滞夹秽浊之邪，前法加宣中消滞药。痧热结闭，不能透出膜原，白苔厚如积粉，四边舌内紫绛，乃湿土郁蒸之温邪，发为温疫，仿达原饮、三仁汤加减透邪，以防传陷。苔白不燥，或黄白相兼，或灰白不渴，慎不可投苦泄清下，此湿郁未达，或素多痰饮，虽中脘痞痛，亦不可攻，宜用开化，如杏、蔻、橘、桔、陈皮、茯苓、通草之类。

此外，石氏尚有对黄苔、绛舌等论述，洵为传叶氏舌诊心法者。

总之，对温病舌诊之研究，自叶氏在伤寒舌诊的基础上加以创导，再经后人的阐述而益臻详备。

验齿

验齿一法也是叶氏温病诊断中的重要方法。《温热论》说："温热之病，看舌之后，亦须验齿，齿为肾之余，龈为胃之络，热邪不燥胃津，必耗肾液。"验齿法，分析了"齿燥""齿垢""齿血""结瓣"等，叶氏这一创见，不但对温邪的耗劫阴液有一定的临床诊断价值，而且对温病后期的用药、推断疾病的轻重吉凶都具有很大的作用。

辨斑疹、白痦：叶氏对温病过程中出现的斑、疹等，做了详细的观察和描述，并据此以判断疾病的轻重、吉凶。如"点大而皮肤之上者为斑，或云头隐隐，或琐碎小粒者为疹"。虽然"斑属血者恒多，疹属气者不少"，但皆是邪气外露之象，均"宜见而不宜多见"。在辨其色泽方面，叶氏上承华佗之说，认为大抵红者属胃热，紫者属热极，黑者为胃烂。在具体辨察中，认为"若斑色紫，小点者，心包热也；点大而紫，胃中热也。黑斑而光亮者，热胜毒盛，虽属不活，若其人气血充者，或依法治之，尚可救；若黑而晦者必死；若黑而隐隐，四旁赤色，火郁内伏，大用清凉透发，间有转红成救者"。此外，在透发斑疹的过程中，如神情清爽，为外解里和之征象，如出现神昏，每属正不胜邪，或"内隐为患，或胃津内涸"所致。叶氏对辨识白痦，亦多独到体会，认为"白小粒，如水晶色者"，为湿热伤肺，邪虽出而气液枯，须用甘药补之。如"白如枯骨者多凶，为气液竭也"。这些宝贵经验，载入医籍，倍受后世医家推崇。

叶氏《温热论》在温病学说中，是一部承先启后的著作，对后世影响甚大，历来医家对此评价甚高，如章虚谷在《温热经纬》中曰："我朝叶天士始辨其源流，明其变化，不独为后学指南，而实补仲景之残缺，厥功大矣。"吴锡璜亦认为："历代以来，若河间的《原病式》、杨栗山的《寒温条辨》、吴又可的《温疫论》、戴天章之《广温疫论》，皆就伤寒、温热病症的不同处，剖晰精详，而用药大法，非升散即苦寒，尚未面面俱到。"叶天士先生于温热病治法，具有慧舌灵心，章虚谷、王士雄、吴坤安、吴鞠通等皆宗之，治效历历可纪。

3）吴鞠通创建三焦辨证

吴瑭，字鞠通，江苏淮阴人，约生于清乾隆二十三年（公元1758年），卒于道光十六年（公元1836年）。吴氏一生曾经历多次温疫流行，因感亲人夭亡之痛，遂奋发研究医学。

乾隆四十八年（公元 1783 年）吴瑭赴京检校《四库全书》，获观吴又可的《温疫论》，认为其"议论宏阔，实有发前人所未发，遂专心学步焉"。但吴氏又认为，吴又可"用心良苦，学术未精"，遂遍阅晋唐以来医书，总感到未惬心意，经过十年的钻研，虽有所体会，但未敢轻易为人医治。恰逢癸丑年（公元 1793 年）"都下温疫大行"，诸友力荐吴氏医治，经吴氏救治，使已成"坏病"的病人，被治愈计数十人，而死于庸医之手的病人，却不可胜数。鉴于亲见目睹的事实，吴氏极为感叹，乃"采辑历代名贤著述，去其驳杂，取其精微，间附己意，以及考验，合成一书，名曰《温病条辨》"。六年后，经同乡汪瑟庵先生之催促，方刊行于世。吴氏的著作，还有《医医病书》《吴鞠通医案》。

吴氏《温病条辨》一书，是在继承《内经》《伤寒论》的基础上，比较全面、系统地论述温热病辨证施治的专著。

吴氏温热病理论的形成，又是广泛地汲取了前贤的宝贵经验和论述。他贯通了刘河间、王安道、吴又可、喻嘉言诸家之学，尤其心折叶天士，而又深惜叶氏的温热学说未为当时医者所精研，故说："叶天士持论平和，立法精细，然叶氏吴人，所治多南方证，又立论甚简，但有医案散见于杂证之中，人多忽之而不深究。"因而，他"抗志以希古人，虚心而师百氏"，远则"追亦乎仲景"，近则"师承于叶氏"，集诸家论述温病辨证论治之大成，创立了温病三焦辨证纲领，对四对热性病的传变规律条分缕析，总结了治温大法和制订了许多名方，使温病学成为从理论到治疗较为完整的一门学科。

吴鞠通取《灵枢·营卫生成》三焦分部的概念，将温病的病理变化，概括为上、中、下三焦证候，由上及下是其传变规律。他在《温病条辨·卷二》中说："温病由口鼻而入，鼻气通于肺，口气通于胃。肺病逆传则为心包，上焦病不治，则传中焦，胃与脾也；中焦病不治，则传下焦，肝与肾也。始上焦，终下焦。"由此而决定治疗总原则是"治上焦如羽，非轻不举；治中焦如衡，非平不安；治下焦如权，非重不沉"。关于三焦分治的一系列方剂，正是遵循这一原则制订的。

上焦证治　"凡病温者，始于上焦，在于太阴"，症见"脉不缓不紧而动数，或两寸独大，尺肤热，头痛，微恶风寒，身热自汗，口渴或不渴而咳，午后热甚"。风温、温热、温疫，冬温初起恶风寒者，桂枝汤主之；但热不恶寒而渴者，辛凉平剂银翘散主之。风温但咳，身不甚热，微渴者，辛凉轻剂桑菊饮主之。脉浮洪，舌黄，渴甚，大汗面赤，恶热者，辛凉重剂白虎汤主之；若见脉浮芤，汗大出，鼻煽等重危证象，宜白虎加人参治之。津伤口渴则以雪梨浆、五汁饮沃之。发斑用化斑汤主之；发疹用银翘散去豆豉加细生地黄、牡丹皮、大青皮、倍玄参主之。邪入心包，神昏谵语，舌謇肢厥，用清宫汤、牛黄丸、紫雪丹、局方至宝丹等分别治之。

湿温证见头痛、恶寒、身重疼痛、舌白不渴、胸闷、午后身热等，宜用三仁汤通泄。秋燥伤太阴气分者，桑杏汤主之；燥伤肺胃阴分，或热或咳者，沙参麦冬汤主之。

中焦证治　"面目俱赤，语声重浊，呼吸俱粗，大便闭，小便涩，舌苔老黄，甚则里有芒刺，但恶热，不恶寒，日晡益甚者，传至中焦，阳明温病也"。风温、温热、温疫、温毒、冬温，症见脉浮洪躁甚者，白虎汤主之；脉沉数有力，甚则脉体小而实者，大承气汤主之；若肢厥，神昏，不大便，或胸腹满坚，甚则拒按，亦大承气汤主之；诸症悉俱而微，脉不浮者，小承气汤微和之；纯利稀水无粪者，为热结旁流，调胃承气汤主之。阴虚之人，患阳明温病，无上焦证，数日不大便，不可用承气，宜增液汤。阳明温病，下后汗出，当复其真阴，用益胃汤。

"阳明湿温，气壅为哕者"，宜新制橘皮竹茹汤主之；湿郁三焦，脘闷、便溏、身痛、舌白，定二加减正气散主之；吸受秽湿，神志昏迷、舌白、渴不多饮，先宜芳香通神利窍，用安宫牛黄丸，继用茯苓皮汤，以淡渗分消之；湿甚为热，疟邪痞结心下，烦躁自利，舌白口渴，用泻心汤。秋燥伤胃阴，可用五汁饮或玉竹麦门冬汤；燥证气血两燔者，治以玉女煎。

吴氏还善于变化承气汤，治疗各种中焦温病，如新加黄龙汤、宣白承气汤、导赤承气汤、牛黄承气汤、增液承气汤等，这些方药，已被后世医家广泛地应用于临床。

下焦证治 "风温、温热、温疫、温毒、冬温，邪在阳明久羁，或已下，或未下，身热面赤，口干舌燥，甚则齿黑唇裂，脉沉实者，仍可下之。脉虚大，手足心热甚于手足背者，加减复脉汤主之"。说明吴氏以中焦温病久羁不已，进一步耗及下焦之阴，而为下焦温病，治以加减复脉汤为主。若下后大便溏，脉数者，与一甲复脉汤；真阴耗竭，壮火复炽，心中烦，不得卧者，黄连阿胶汤主之；夜热早凉，热退无汗，热自阴来者，青蒿鳖甲汤主之；热邪深入下焦，脉沉数，舌干齿黑，手指但觉蠕动，急防痉厥，二甲复脉汤主之；既厥且哕，脉细而劲，小定风珠主之；热邪久羁，吸烁真阴，或因误治，神倦瘛疭，脉气虚弱，舌绛苔少，时时欲脱者，大定风珠主之。

湿温久羁，三焦弥漫，神昏窍阻，少腹硬满，便结者，宜治以宣清导浊汤。秋燥伤及肝肾之阴，昼凉夜热，甚则痉厥者，三甲复脉汤、定风珠等主之。

吴氏所阐述外感热病的三焦辨证与六经辨证是不可分割的，正如其所说："《伤寒论》六经由表入里，由浅入深，须横看；本论论三焦，由上及下，亦由浅入深，须竖看，与《伤寒论》为对待文字，有一纵一横之妙。"三焦病机与叶桂所论的卫气营血病机亦有密切的联系。因此，三焦病机的阐述，实"羽翼伤寒"，充实了六经证候，扩展了温热病的辨证，对发展外感热病的辨证论治体系，有其重要贡献。

4）薛雪对湿热病的辨证论治

薛雪，字生白，号一瓢，晚年又自称牧牛老朽，斋名"扫叶庄"，江苏吴县人，生活于清康熙二十年至乾隆三十五年（公元 1681～1770 年）。乾隆初两征鸿博不就。善诗工画，尤精于医。薛氏与叶桂同时，皆以擅治温热病著称于医林。其著作有《医经原旨》《湿热条辨》《薛氏医案》（见吴子音纂辑的《三家医案合刊》）等书。其中《湿热条辨》影响为最大。

在中医学史上，对湿热病专篇论说，薛氏可谓第一人。薛氏在《湿热条辨》中对发病机理、证候演变、审证要点，以及有关疾病的鉴别等均做了全面和深刻的阐述。如首列湿热证提纲："湿热证，始恶寒，后热不寒，汗出胸痞，舌白，口渴不引饮。"作为一种感受湿热之气而与时令密切有关的外感热病，其内因多由脾胃内伤，湿邪内蕴，复感外邪，相合为病。其湿热之邪多从口鼻而入，归于阳明、太阳和膜原。本病发作轻重与脾胃的盛衰密切相关。胃实火旺之体，病易归阳明；脾虚多湿之体病易归太阴；邪踞脾胃，波及表里，少阳厥阴受邪，多致风火内盛。湿未合热或所夹热势不炽，其病较轻缓，若湿热胶结，化火鸱张，其病则急暴而险重。薛氏对湿热病的辨治条分缕析，甚为精详。

湿在肌表、腠理 当辨湿在表分、湿在肌肉及湿热内闭腠理、阻遏膜原等证。

湿在表分湿热证 恶寒无汗，身重头痛，湿在表分，宜藿香、香薷、羌活、苍术皮、薄荷、牛蒡子等。

湿在肌肉湿热证 恶寒发热，身重关节疼痛，湿在肌肉，不为汗解，宜滑石、大豆黄卷、茯苓皮、苍术皮、藿香叶、鲜荷叶、白通草、桔梗等味。

湿热内闭腠理湿热证 胸痞发热，肌肉微疼，始终无汗者，腠理暑邪内闭。宜六一散一两，薄荷叶三四分，泡汤调下，即汗解。

湿热阻遏膜原湿热证 寒热如疟，湿热阴遏膜原，宜柴胡、厚朴、槟榔、草果、藿香、苍术、半夏、干菖蒲、六一散等味。

三焦湿热证治 临证有浊邪蒙闭上焦，湿伏中焦，湿流下焦，湿热阻闭中下二焦等几种。

浊邪蒙闭上焦湿热证 初起壮热口渴，脘闷懊憹，眼欲闭，时谵语。宜涌泄，用枳壳、桔梗、淡豆豉、生山栀，无汗者加葛根。

湿伏中焦湿热证 初起发热汗出，胸痞口渴舌白，宜藿梗、蔻仁、杏仁、枳壳、桔梗、苍术、厚朴、草果、半夏、干菖蒲、佩兰叶、六一散等味。

湿流下焦湿热证 数日后，自利、溺赤、口渴，湿流下焦。宜滑石、猪苓、茯苓、泽泻、萆薢、通草等味。

湿热阻闭中上二焦湿热证 初起即胸闷不如人，瞀乱大叫痛，宜草果、槟榔、鲜菖蒲、芫荽、六一散各重用，或加皂角、地浆水煎。

湿邪化热 此为湿热病多见的情况。出现舌根白，舌光红，湿渐化热，余湿犹滞，宜辛泄佐清热，如蔻仁、半夏、干菖蒲、大豆黄卷、连翘、绿豆衣、六一散等味。

邪犯营血 湿热之邪侵营入血，除出疹、发斑、神昏、痉厥之外，还可见上下失血等证。宜大剂犀角、生地、赤芍、牡丹皮、连翘、紫草、茜根、金银花等。

此外，对痉厥、热渴自汗、呕恶、圊便脓血、咳喘、吐利、亡阳囊缩、厥阴络脉凝瘀等的辨治及对寒湿伤阳、清理善后等，都详细审察，有条不紊，足供临床运用。

薛氏对湿热病的论治，不仅继承了仲景的伤寒理论，融贯历代医家学说，且以自己丰富的临床经验作为基础，因此，对温病学说做了重要贡献。清代宋兆淇曾把薛氏的《湿热条辨》与叶氏《温证论治》、薛公望《伤寒辨证歌》合为一集，名之《南病别鉴》，其论及此书之价值称："夫司命者，望闻问切之外，尤须分别土地人情……江南地卑湿多，人情柔弱，患伤寒者不过百中一二，患湿热者十之八九。若以治伤寒者治湿热，岂非大相径庭耶……叶香岩先生《温证论治》，薛一瓢先生《湿热条辨》……知其于江南人病最为合法。"

5）柳宝诒阐论伏气温病

柳宝诒，字谷孙，号冠群，江苏江阴人。生活于清道光二十二年至光绪二十七年（公元 1842～1901 年）。《江阴县志》称："其为人和厚好学，能文工书，尤长于医。苏常一带，妇孺皆知。"柳氏长于温病，著有《温热逢源》《素问说意》《惜余医话》，另评选《柳选四家医案》。1964 年，上海张耀卿氏整理其医案，名《柳宝诒医案》问世。

柳宝诒倡言，六经形证温病与伤寒初无二致。其论温病则侧重于"伏邪"发温，强调伏气内发之温病与外感温热发病迥异。尝谓："就温病言，亦有两证，有随证感受之温邪，如叶香岩、吴鞠通所论是也；有伏气内发之温邪，即《内经》所论者是也。"所指《内经》所论，即《灵枢·论疾诊尺》"冬伤于寒，春生瘅热"、《素问·生气通天论》"冬伤于寒，春必病温"、《素问·金匮真言论》"藏于精者，春不病温"等论说。

柳氏认为："近人专宗叶氏，将伏气发温病置而不讲，每遇温邪无论暴感、伏气，概用叶氏辛凉轻浅之法，银翘、桑菊，随手立方；医家病家，取其简便，无不乐从。设有以伏气之说进者，彼且视为异说，茫然不知伏气为何病。"故在其《温热逢源》一书，追溯论述伏气温病之源，博引各家论述，并阐发己见。对伏气温病之病因、病机、邪伏部位和治疗，详加论说。

首先，柳氏认为伏温是外感中常有之病，南方尤多，并非怪病。其病因，冬伤于寒为春月病温之由，而冬不藏精又是冬时受寒之由，即伏气温病由冬不藏精，复伤于寒所致。其病机与暴病之伤寒有别。若寒邪初受，未经化热，卫阳被遏，则阳虚而阴盛，此即暴病之伤寒；若邪郁久而化热，阴液被烁，则阳盛而阴虚，此即伏气温病。在《温热逢源·论伏气发温与暴感风温病原不同治法各异》中，柳氏论之甚详："冬时伏邪，郁伏至春夏，阳气内动，化热外达，此伏气所发之温病也。《内经》云：冬伤于寒，春必病温。又云：凡病伤寒而成温者，先夏至日为病温，后夏至日为病暑。《难经》曰：伤寒有五，有温病，有热病。《伤寒论》云：太阳病，发热而渴，不恶寒者为温病。凡此皆指伏邪所发之温病言也。"另有一种风温之邪，当春夏间感受温风，邪郁于肺，叶氏《温热论》所谓温邪上受首先犯肺者，皆指此一种暴感风温而言。

伏邪之部位诸家所论不一。王叔和谓"寒毒伏藏于肌肤"，巢元方主"藏于肌骨之中"，吴又可提出"盘踞于募原"，喻昌三纲说有"寒邪之伏于肌肤"和"寒邪之伏于骨髓"等说。柳宝诒则认为伏温"所受之邪，无不伏于少阴"。他说："温疫之邪，从口鼻吸受，所受者湿秽之邪，藏于募原，则发为寒热、痞闷、呕恶等证。伏温之邪，从经络内袭，所袭者风寒之邪，伏于少阴，发为寒热、身疼之候。病原见证，两者截然不同。"又说："伏气发温之病，其所受之寒，无不伏于少阴，断无伏于肌肤之理。"并说明："原其邪之初受，盖以肾气先虚，故邪乃凑之而伏于少阴。迨春时阳气内动，则寒邪化热而出。其发也，有因阳气内动而发者，亦有时邪外感引动而发者。凡阳气内动，寒邪化热而发之证，外虽微有形寒，而里炽甚，不恶风寒，骨节烦疼，渴热少汗。"

据此，柳氏对伏气温病的病势轻重，取决于正虚的程度，尤其肾气的盛衰。他指出："其肾气未至大虚者，倘能鼓邪外达，则由少阴而达太阳，病热浅而轻。若肾虚不能托邪，则伏于脏而不得外出，病即深而重。"

在治疗上，主张以"清泄里热为主"，并重视顾护津液。他论述具体治则和方药时主张：

用药宜助阴气，以托邪外达，勿任留恋。其为时邪所引动而发者，参入疏解新邪之意。再看其兼夹之邪，轻重如何。轻者可以兼治，重者即当在起初时，着意先撤新邪，俟新邪既解，再治伏邪。

寒邪潜伏少阴，寒必伤阳；肾阳既弱，则不能蒸化而鼓动之……其或邪已化热，则邪热燎原，最易灼伤阴液，阴液一伤，变证蜂起，故治伏温病，当步步顾其津液。当初起时，其外达之路，或出三阳，或由肺胃，尚未有定程，其邪仍在少阴界内。前人治温病之法，如千金阳旦汤，则偏于太阳；陆九芝用葛根黄连汤，则偏于阳明；张石顽用小柴胡汤，则偏于少阳。至喻嘉言之麻附细辛，则过于猛悍矣；叶香岩之辛凉清解，则失之肤浅矣。愚意不若用黄芩加豆豉、元参，为至当不易之法。盖黄芩汤为清泻里热之专剂，加以豆豉为黑豆所造，本入肾经，又蒸葐而成，与伏邪之蒸郁而发相同；且性味和平，无逼汗耗阴之弊，故豆豉为宣发少阴伏邪的对之药。再加元参以补肾阴，一面泻热，一面透邪，凡邪初起，邪热未离少阴者，其治法不外是矣。至兼夹别项外感，或兼内伤，或邪虽未脱少阴，而已兼有三阳见证者，均宜临证参酌施治，固非可刻舟以求剑矣。

由此可见，柳氏治伏温以"清泻里热为主"，但总以"顾其津液"为治之大法。

一旦伏温邪重，用"凉血泄邪"或"清营透邪、疏络化斑"之法，用清营汤、化斑汤或玉女煎之类，生地为必用之药，欲兼宣散，重用豆豉，轻则薄荷。对肾气不足"热有半出于阳"之重证，别用"温托"法，师仲景少阴病治则，以麻黄汁制豆豉、附子汁制生地，参入凉肝熄风治标之药；对阴气不足"半恋于阴"者，取"助阴托邪"法。

柳氏的有关学术观点和诊治心得，进一步引起了人们对伏气温病论治的重视。

2. 诸家温疫学说

16 世纪末叶至 17 世纪中叶，吴又可著《温疫论》一书，提出了崭新的病原学说——"戾气"说。与此同时，喻昌对温热病的论述亦有新意。至 18 世纪，戴天章在吴氏温疫病理论的启迪下，重视对疫病证治的研究，积生平治疫经验著《广瘟疫论》。戴氏之后，温疫学说得到进一步的发展，至 18 世纪末，其间专究此学并有所建树者，有杨璿、刘奎、余霖、王孟英等人。更值得重视的是对白喉、喉痧及痘疹的防治，在清代也有很大的成就。

1）喻昌的三焦论疫

喻昌在论温疫分治的同时，还对温疫论治有所阐发，在理论上创立了三焦论疫之说。这一理论的提出，是建立在仲景学说以及温疫之邪由口鼻而入的基础上的。

张仲景《金匮要略》有"清邪居上，浊邪居下"之说，同时在《伤寒论·辨脉法》中又说："寸口脉阴阳俱紧者，法当清邪中于上焦，浊邪中于下焦。清邪中上，名曰洁也；浊邪中下，名曰浑也。阴中于邪，必内栗也。表气微虚，里气不守，故使邪中于阴也。阳中于邪，必发热、头痛、项强、颈挛、腰痛、胫酸，所谓阳中雾露之气，故曰清邪中上。浊邪中下，阴气为栗，足膝逆冷，便溺妄出。表气微虚，里气微急，三焦相混，内外不通。上焦怫郁，藏气相熏，口烂食断也；中焦不治，胃气上冲，脾气不转，胃中为浊，荣卫不通，血凝不流。若卫气前通者，小便亦黄，与热相搏，因热作使，游于经络，出入脏腑，热气所过，则为痈脓。若阴气前通者，阳气厥微，阴无所使，客气入内，嚏而出之，声咽塞，寒厥相逐，为热所拥，血凝自下，状如豚肝，阴阳俱厥，脾气孤弱，五液注下，下焦不阖，清便下重，令便数难，脐筑湫痛，命将难全。"许多医家认为这是仲景论疫的内容，故《温热经纬》所载的"仲景疫病篇"将其置于首条。喻昌由此启发，认识到温疫、伤寒之邪入侵的途径不同，因而它们的传变也各异。他指出"伤寒邪中外廓"、"疫邪行在中道"，所以"伤寒之邪，先行身之背，次行身之前，次行身之侧，蹂外廓而入。温疫之邪则直行中道，流布三焦。上焦为清阳，故清邪从上入；下焦为浊阴，故浊邪从下入；中焦为阴阳交界，凡清浊之邪必从此区分，甚者三焦相混"（《尚论篇·详论温疫以破大惑》）。他以大头瘟、蛤蟆瘟、瓜瓢瘟、疙瘩瘟、绞肠瘟、软脚瘟为例，如大头瘟与蛤蟆瘟，是由清邪中于上焦，因人之鼻气通于天，故阳中雾露之邪者为清邪，从鼻息而上，入于阳，入则发热、头痛、项强、颈挛。绞肠瘟、软脚瘟，是浊邪中于下焦，因人之口通于地，故阴中水土之邪者为饮食浊味，从口舌而下，入于阴，入则其人必先内栗，足膝逆冷，便溺妄出，清便下重，脐筑湫痛。但从口鼻所入之邪，必先注于中焦，以次传布上下二焦，故中焦受邪不即治，则胃中为浊，营卫不通，血凝不流，而产生瓜瓤瘟、疙瘩瘟。根据这种传变规律，喻氏认为治法亦必异于伤寒，他在《尚论篇·详论温疫在破大惑》中说："伤寒邪中外廓，故一表即散；疫邪行在中道，故表之不散。伤寒邪入胃腑则腹满便坚，故可攻下；疫在三焦，漫散不收，下之复合。"因此，喻氏创议疫病以三焦论治：上焦如雾，升而逐之，兼以解毒；中焦如沤，疏而逐之，兼以解毒；下焦如渎，决而逐之，兼以解毒。同时喻氏还指出，热邪极盛，三焦相火相煽，最易内窜心包，逼乱神明，闭塞经脉，故法用香开辛散，认为饮服芳香辟秽药物，在疫病治疗中具有特殊的意义。

喻昌的三焦论疫之说，从疫病的发病特点及传变规律出发，对温疫病机和治疗做了可贵的探索，而对清代温病学的发展施以重要的影响。如陈坤载在《仲景疫病篇·注》中说："先辈喻嘉言，将《平脉篇》中清邪中上焦，浊邪中下焦一节，为仲景论疫根据，可谓独具只眼者矣。其治法以逐秽为第一义，上焦如雾，升而逐之，兼以解毒；中焦如沤，疏而逐之，兼以解毒；下焦如渎，决而逐之，兼以解毒。此论识超千古。"林北海也说"喻氏论疫，高出千古，直发前人所未发"（《温疫条辨·仲景疫病篇·王士雄按》）。叶桂论治瘟疫也上宗喻氏之说，其在《临证指南医案·疫》中指山："疫疠秽邪，从口鼻吸受，分布三焦，弥漫神识，不是风寒客邪，亦非停滞里症，故发散消导，即犯劫津之戒，与伤寒六经大不相同……上受秽邪，逆走膻中，当清血络，以防结闭，然必大用解毒，以驱其秽。"又在《临证指南医案·温热》中说："近代喻嘉言，议谓芳香逐秽宣窍，颇为合理。"其后邹滋九按语说："疫疠一症，都从口鼻而入，直行中道，流布三焦，非比伤寒六经可表可下。夫疫为秽浊之气，古人所以饮芳香，采兰叶，以袭芬芳之气者，重涤秽也……考是症，惟张景岳、喻嘉言、吴又可谕之最详。"可见，后人对喻昌三焦论疫说有很高评价。

2）戴天章发挥温疫论治

戴天章，字麟郊，晚号北山。顺治、康熙间（公元1644～1722年）上元（今江苏江宁）人。戴氏好学博览，对天文、地理、数学等无不研究，而尤精于医理。

自明代吴又可《温疫论》问世，流传很广，而戴氏对此书极其赞赏，认为吴氏能"贯穿古今，融以心得，著时行瘟疫一论，真可谓独辟鸿蒙，揭日月于中天矣"。然而，在戴氏当时，人们对瘟疫的治疗还常墨守旧法，故虽有人口称"时证"，而"手则仍用伤寒之方，拘伤寒之法"，若指度其情，其关键更在于"知其名而未解辨证之法"，因而戴氏着意于伤寒、瘟疫之辨证，强调医者当"辨瘟疫之体异于伤寒，而尤慎辨于见证之始"，方可施治无误。戴氏在吴又可学说的基础上，结合自己的经验，约在康熙六十一年（公元1722年）著《广瘟疫论》，提出了"瘟疫五辨""治疫五法"及"疫法的兼夹与表里"之说。

戴天章认为，对瘟疫的辨证其主要关键在于必须明确气、色、舌、神、脉五方面的辨证。

（1）辨气：戴氏认为瘟疫是感受天地间的杂气所致。瘟疫病人常发出特殊气味，轻则盈于床帐，重则蒸然一室，其味触鼻难闻。戴氏指出，一旦感受瘟疫之后，疫气自脏腑蒸出于肌表，血气津液逢蒸而败，因败而溢，这种异味，与一般臊、腥、焦、腐之气及粪气全然不同，必须通过闻诊，仔细辨别方能加以区别。同时，瘟疫病人的特殊气味，与伤寒阳明腑证的秽腐之气又有不同。因而，虽有发热、头痛之表证，如闻有此气者，则不应浪用辛温发散之剂，而应从温疫论治。

（2）辨色：伤寒与瘟疫，病因各异，性质不同，故患者面色也有所异。凡伤寒者，因寒主收敛，敛则急，面部多绷急，色泽多光洁；瘟疫主蒸散，故面部多松缓，色多垢晦，特别由于受疫气的蒸熏，因而色泽多垢滞如油腻、烟熏，望之可憎。因此如见到这类瘟疫的病色，虽有发热、头痛之表证，也不可轻用辛温发散而与伤寒相混。

（3）辨舌：戴氏辨舌，重在辨苔。认为伤寒与瘟疫的舌苔在初期即有不同，风寒在表，舌多无苔，即有白苔，亦薄而滑。若渐传入里，则始由白而黄，由黄而燥，由燥变黑。瘟疫则病初一见头痛发热，舌上即有白苔，厚而不滑，或色兼淡黄，或粗如积粉，与伤寒迥异。瘟疫传至胃后，可出现黑苔，说明疫热极盛，急需攻下。一般疫邪传入胃经，舌苔多兼二三色，而颇似伤寒。戴氏辨瘟疫之舌苔，对瘟疫病的早期诊断具有十分重要的临床意义，也是辨别伤寒的重要依据之一。

（4）辨神：神志不清之证，伤寒、瘟疫俱有，但出现迟早不同。伤寒初期一般神志自清，待入里传胃后，才见神昏谵语之证。瘟疫初起即可出现神情异常，甚则不清，病人烦躁者居多，或有神难自主者，也有梦寐不安，闭目即有所见，这是谵妄的先兆。

（5）辨脉：瘟疫的脉象，在初期与伤寒明显不同，但在传变后，则与伤寒颇似。因风寒自皮毛而入，初起脉多浮，或兼见紧、缓、洪脉象。至传变入里，始不见浮象，但其至数清楚不模糊。瘟疫之病自里出表，初期脉多见沉，也可见沉迟，沉为邪在于里，迟则邪在阴分，但此非为阴寒，追其自里透表，脉始不浮不沉而数，或兼弦大，其至数则模糊不清。同时，瘟疫病由于热蒸气散，故脉不鼓指，虽数而无力，不可误作虚治。

戴氏所论瘟疫“五辨”为瘟疫辨证之关键，也是瘟疫区别于伤寒之要点。

戴氏又将瘟疫兼证归纳为兼寒、兼风、兼暑、兼疟、兼痢五种；夹证归纳为夹痰水、夹食、夹郁、夹蓄血、夹脾虚、夹肾虚、夹诸亡血、夹哮喘、夹心胃、夹疝气十种。兼证是瘟邪兼他邪，二邪兼发，以瘟邪为重，它邪为轻，治疗应分主次缓急。夹证是瘟邪夹实、夹虚，或二病夹发。夹实者，以治实邪为先，温邪为后，清其夹邪，瘟毒始得透发；属虚者，则治瘟为主，养正为辅。对瘟疫之见证，戴氏认为均可以表里二者统之。表证多见于瘟疫初起，也可见于病后，若见于初起，则系表邪充斥，宜以表散为主，清里为辅，若见于病后，为余邪不尽，里热留恋，当以清里之药为主，表散为辅。里证由实邪内陷所致，则一以清里为主。

对于瘟疫的治疗，戴氏总结为治疫五法：

汗法，治邪在肌表，必用辛凉、辛寒。如里证兼见，可兼通其里，这与治伤寒用辛温，在初期不能犯里者有所不同。

下法，治瘟疫下不厌早，但有里热即当用之，与治伤寒之表罢里有燥结而后可下者，亦有区别。

清法，用治瘟疫，主要在于辨热邪之浅深，邪浅者在荣卫，深者多在胸膈、胃肠，皆当以寒凉之品直折其邪。

和法，有四种具体方法：凡疫热夹寒邪者，寒热并用，邪实正虚者，补泻合用，表证兼里证者，表里双解，疫势虽去，余邪未解者，平其亢厉以和之。

补法：疫热之邪，本不当补，但有屡经汗下、清解而不退者，可以补其正以却其邪，但当辨明所伤之在阴在阳，而用补法。

在戴氏书中，附有八十首方以备各证之应用。

戴氏论瘟疫渊源于吴有性，可谓吴氏之学传者，而其理论更加系统，更有所提高。至于戴氏所称的"瘟疫"，其概念与吴又可"瘟疫"不尽相同，但所论辨证施治方法，很多内容与一般温热病相通。因此，戴氏之说，对后世的温病学说颇有影响。

戴氏的《广瘟疫论》，后经歙县郑奠一改名为《瘟疫明辨》，书虽易名，而原文并无删改。光绪四年（公元1878年），吴县名医陆九芝予以删补，又改《广温疫论》为《广温热论》，陆氏谓"此书明辨温热与伤寒病为治异，朗若列眉，足为度世金针。惟温热与温疫，则仍混同无别，而其误亦甚大"，遂将书中凡称时行疫疠者，悉改为温邪，并谓"必先将吴又可《瘟疫论》改作《温疫论》，再将戴天章之《广瘟疫论》改为《广温热论》，以清两君作书之旨，而名称始各有当"。至清末，绍兴名医何廉臣又在陆氏的基础上，博引前人名著，详加印证，条分缕析，自谓"缺者补之，讹者删之"，重加订正，名之为《重订广温热论》。何氏此书，对后世习温病者，是一本较好的参考著作。

近人恽铁樵对戴天章《广温疫论》极为推崇，他指出："温病以戴北山之书为最，其好处在于详言病状为主，不以侈谈模糊影响之病程为主。其言治法，能以公开经验所得，使人共喻为主，不以引证古籍炫博炫能为事。"甚至还认为"戴氏此书，是医家正宗，较之《条辨》《叶案》高出十倍"。我们认为，戴氏确实在实践中积累了治疗疫病的丰富经验，对温疫学说做了重要的贡献，但叶、吴两家的学说丰富了温病学的内容，使温病学形成系统的理论，其功固不可泯灭。

3）杨璿剖析伤寒、温病之异，详论温疫证治

杨璿，字玉衡，晚号栗山老人，四川成都人，约生于清康熙四十五年（公元1706年），幼习经书，中年专论医学，对温病研究尤深。推崇吴又可学说，认为温病乃得自天地间"杂气"，有别于伤寒。深痛世人不能明辨伤寒与温病而贻误病情，乃于乾隆四十九年（公元1784年）著《伤寒温疫条辨》一书，共九十二则。在书中，杨氏详细剖别伤寒与温病的病因、病机及治疗方法的不同。

杨氏的学术思想，远宗仲景、河间，近则继承发挥了吴又可、张石顽等人的学说，他在《伤寒温疫条辨·温病与伤寒治法辨》中说："细玩《伤寒论·平脉》篇，曰清邪中上焦、浊邪中下焦、阴中于邪等语，始翻然顿悟曰：此非伤寒外感常气所有事，乃杂气由口鼻入三焦，怫郁内积，温病之所由来也。"又认为有晋之后谈温病者，惟刘河间、王安道"以温病与伤寒为时不一，温情不同"（《伤寒温疫条辨·自序》），"读《温疫论》，至伤寒得天地之常气；温病得天地之杂气，而心目为之一开。又读《缵论》，至伤寒自气分而传血分；温病自血分而发出气分，不禁抚卷流连，豁然大悟"（《伤寒温疫条辨·自序》）。

吴又可的《温疫论》对杨氏影响最深，因而他同样认为，温疫"各随其气而发为诸病"（《伤寒温疫条辨·温病是杂气非六气辨》），各种温疫之邪"专入某脏腑、某经络，专发为某病"（同上），温疫大流行"延门合户"，散发则"偶有一二人"。同时还阐明空气和水土污染是导致温疫流行的重要原因，说"种种秽恶，上混空明清净之气，下败水土污浊之气，人受之者，亲上亲下，病从其类"（《伤寒温疫条辨·气有盛衰辨》）。此处，杨氏亦认识到感受杂气"先时蕴蓄""邪微病微"，如邪毒鸱张则发病势甚，亦有外感无名暴病倾刻即亡者，皆温疫所致。以上观点，与现代传染病学的认识颇为相似，是难能可贵的。

对于温疫证治，杨氏也有创见。他在《伤寒温疫条辨》中认为，伤寒与温疫"惟初病

解表前一节治法，大有天渊之别"（《伤寒温疫条辨·发表为第一关节辨》），指出辛凉宣透为治温疫的重要方法。杨氏的治法，实是"推广河间双解、三黄之意"（《两感辨》），他认为"河间双解散、三黄石膏汤俱用麻黄，仍是牵引叔和伏寒暴寒旧说。盖温疫热郁自里达表，亦宜解散，但以辛凉为妙"（《伤寒温疫条辨·医方辨引》），故将双解、三黄进行增损，以为"温病表里三焦大热，渴欲饮水，烦躁不安，多见奇怪不测之状，增损三黄石膏汤、增损双解散、升降散，并为双证之剂"，曾自诩其方："予每随证用之，救坏病得生者若许人，真稀世之珍也"（《伤寒温疫条辨·烦躁》）。

杨氏"升降散"辛凉宣泄，升清降浊。对此方的发挥应用，是他的学术成就之一。其方以僵蚕为君，蝉蜕为臣，姜黄为佐，大黄为使，米酒为引，蜂蜜为导。其名曰升降散，盖取僵蚕、蝉蜕升阳中之清阳；姜黄、大黄降阴中之浊阴。一升一降，内外通和，而杂气之流毒顿消矣。此方可与河间双解散并驾齐驱，名升降，亦双解之义。由于温疫火毒邪甚，传变极速，故如僵蚕、蝉蜕、薄荷、竹叶、金银花、连翘等辛凉宣透之品多与黄连解毒、承气汤等相合致用，这是其温疫治疗的特点。

杨氏在《伤寒温疫条辨·温病脉证辨》论述中，也继承了喻昌"上焦如雾，升而逐之，兼以解毒；中焦如沤，疏而逐之，兼以解毒；下焦如渎，决而逐之，兼以解毒""急以逐秽为第一要义"的原则。其具体药物，在吴又可善用大黄的基础上，又结合黄连，而将二者作为解毒逐秽之主帅。

对于温疫表里浅深，轻重缓急之治，以及温疫救逆等法的论述，也是杨氏学术成就之一。他在《伤寒温疫条辨·六经证治辨》中说："一发则炎热炽盛，表里枯涸，其阴气不荣，断不能汗，亦不可汗，宜以辛凉苦寒清泻为妙。轻则清之，神解（散）、清化（汤）、芳香（饮）之类；重则下之，增损双解、加味凉膈、升降之类消息治之……温病清后，热不退，脉洪滑数，或沉伏，表里皆实，谵语狂躁，此热在三焦也，加味六一顺气汤、解毒承气汤大下之。"同时，还论述了黄连解毒汤、玉女煎清补兼施，以及黄龙汤攻下兼施之法。关于温疫救逆，杨氏创清营解毒、宣散蓄热之大复苏饮，以治"邪之越经而传于心"（《伤寒温疫条辨·医方辨引》）者，其方用犀角地黄汤合黄连解毒汤、六一散、生脉散加味，为温疫热入营血、津液精血耗伤之有效方剂。以上有关论说，实与叶天士逆传心包之说相当。

综上所述，可见杨氏对温疫的病因证治，主要发展了吴又可的学说，而自成其较为完整的体系。他对温疫的证治，做出了重要的贡献。

4）刘松峰对温疫、寒疫、杂疫的辨治

刘奎，字文甫，号松峰山人，山东诸城人。清乾嘉年间（公元1736～1820年）名医。卒年八十又五。少习儒，游京师，学医于郭右陶，并问学于名医黄元御、臧枚吉等。长于疫疹证治；其于温疫，服膺又可之书，赞其论为"独辟蚕丛，力排误说""识见高明，议论精卓"，并盛誉吴氏"洵堪方驾长沙，而鼎足卢扁，功垂万世"（《瘟疫论类编·自序》）。然而，刘氏犹嫌其书"叙次乱杂，前后倒置，不便观览，且行文详略，未能合宜"，遂重加"分别而类叙之"，并加以评释，共为五卷，即诸论、统治、杂症、提要、正误，取名《温疫论类编》，书成于乾隆五十五年（公元1790年）。之外，对于瘟疫的证治，还述其经验而成一家言，书名《松峰说疫》。

《松峰说疫》成于清乾隆五十一年（公元1786年），是书宗吴又可之论，而不录又可之方论，自称："第就自所经历，聊纾管见，以羽翼又可。"并说："夫疫病所包甚广，而瘟疫特其一耳，又添杂疫、寒疫，各著方论，而证治始备。"

刘氏温疫学说的特点是，把疫分为温疫、寒疫、杂疫三种。他认为，疫病所赅较广，温疫仅其中之一。所以，尚有寒疫、杂疫，而世医多将温疫与寒疫同观，这就难免以温疫之法治寒疫之证了。松峰所提出的杂疫说，更是前此诸家所未及，他指出："杂疫其症则千奇百怪，其病则寒热皆有，除诸瘟、诸挣、诸痧瘴等暴怪之病外，如疟痢、泄泻、胀满、呕吐、喘嗽、厥痉、诸痛、诸见血、诸痈肿、淋浊、霍乱等疾，众人所患皆同者，皆有疠气以行乎其间，故往往有以平素治法治之不应，必洞悉三才之蕴而深究脉症之微者，细心入理，一一体察，方能奏效。"显然，刘氏对杂疫的论述，对瘟疫学说是一大补充。虽然刘氏认为治疫症应慎用大寒之剂，而"最宜变通"，其论治的重点仍在于温疫，故治瓜瓤瘟用生犀饮，杨梅瘟用清热解毒散，疙瘩瘟用消毒丸，软脚瘟用苍术、白虎等，总以清热解毒为主要方法。

刘氏的学说，洵为又可之功臣，并为后世医家所推重。

5）余师愚的治疫心得

余霖，字师愚，江苏常州桐溪人。生活于清雍正、乾隆年间（公元 1723～1795 年）。余氏少时业儒，因"屡蹶名场"，遂弃儒攻医。乾隆年间，旅居安徽桐城，其父染疫，为时医所误，因而研读本草，见石膏有"性寒，大清胃热，味淡而薄，能表肌热，体沉而降，能泄实热"的功效，遂用石膏重剂试治温疫，取得良效。自谓"非石膏不足以治热疫，遇有其症，辄投之，无不得心应手。三十年来，颇堪自信，活人所不治者，笔难罄述"（《疫疹一得·自序》）。清人纪晓岚《阅微草堂笔记》记载：乾隆癸丑，京师大疫，诸医以景岳、又可法治者亦不验。桐乡冯鸿胪星实姬人，呼吸将绝，桐城医士投大剂石膏药，应手而痊，踵其法者，活人无算。《清史稿》亦详记此事，所指桐城医生，即余霖。

《疫疹一得》为疫疹专书。全书共二卷，撰于公元 1794 年（乾隆五十九年）。

余氏认为疫疹的病因为疠气，但亦关于运气的火毒淫热，即既重视直接病因，又不忽视外界气候环境对疫疹流行所产生的影响。他在自序中称"参合司天大运、主气、小运，著为《疫疹一得》"，并在书中专列"论疫疹因乎气运"一篇，认为疫疹乃"一人得病，传染一家，轻者十生八九，重者十存一二，合境之内，大率如斯。初起之时，先恶寒而后发热，头痛如劈，腰如被杖，胀如搅肠，呕泄兼作，大小同病，万人一辙，有作三阳治者，有作两感治者，有作霍乱治者，迨至两日，恶候蜂起，种种危症，难以枚举，如此而死者不可胜计，此天时之疠气，人竟无可避者也。原夫致此由，总不外气运。人身一小天地，天地有如是之疠气，人即有如是之疠疾"。他对乾隆戊子年流行之疫病，解释为"缘戊子岁，少阴君火司天，大运主之，五六月间，又少阴君火加以少阳相火，小运主之，二之气与三之气合行其令，人身中只有一水，焉能胜烈火之亢哉! 医者不按气运，固执古方，百无一效""予因运气而悟疫症，乃胃受外来之淫热，非石膏不足以取效耳"（《疫疹一得·论疫疹因乎气运》）。他在《疫疹一得·论伤寒无斑疹》中又说："天有不正之气，人即有不正之疾，疫症之来，有其渐也，病如一辙，苟不参通司天大运、主气、小运，受病之由，按经络源流而施治，焉能应手取效。"并强调"瘟既曰毒，其为火也胜矣……以是知火者，疹之根，疹者火之苗"。可见余氏对疫疹的病因主要归于疠气和运气的火毒淫热两个方面。

对于疫疹病机，余霖也有独到的认识。他认为疫疹主要是由于胃虚而感受四时不正之疬气，即"疫疹者，四时不正之疬气。夫疬气，乃无形之毒，胃虚者感而受之"（《疫疹一得·疫疹案》）。因此，当胃本不虚，偶染邪气，不能入胃，犹之墙垣高大，门户紧密，虽有小人，无从而入，疫邪才达于膜原。而对"有迟至四五日而仍不透者"，则认为是"其发愈正，其毒愈重"，此类疫疹，非属胃虚受毒已深，即为发表攻里过当之故。因"胃为十二经之海，上下十二经，都朝宗于胃，胃能敷布于十二经，荣养百骸，毫发之间靡所不贯。毒既入胃，势必亦敷布于十二经，戕害百骸，使不有以杀其炎炎之势，则百骸受其煎熬，不危何待。瘟既曰此毒，其为火也明矣"（《疫疹一得·疫疹案》）。因此，对于疫疹发病的机制，余氏既重视火毒疬气，又强调胃气的盛衰，并在分析吴氏邪伏膜原之说的基础上，突出了胃与十二经的受邪问题。此外，余氏此书，对癍疹之辨治，强调以形状及色泽为要点，认为"血之体本红，血得其畅则红而活，荣而松，敷布洋溢，是疹之佳境也""紫黑者胃烂，九死一生""予断生死，则又不存斑之大小、紫黑，总以其形之松活、紧束为凭耳"。如疫疹一出，其外形松活浮洒于皮面，不论色泽如何，或红，或紫，或赤，或黑，这些都是热毒之外观，虽有恶症，但预后良好，若疹出紧束有根，如从肉里钻出，其色青紫，宛如浮萍之背，多见于胸背，此属胃热将烂之色，即宜大清胃热兼凉其血为治，以使松活色退，否则不能挽回险象。总之，余氏通过辨识疫疹形色，以明毒之轻重，血之活滞，热之表里，从而确定治疗，测知预后。对临证颇有裨益。

余氏认为，自汉以来，对于疫疹的治疗多按伤寒类推其治，肆行发表攻里，多至不救；至刘河间清热解毒之论出，确有高人之见，其旨既微而其意甚远，但后人未能广其说，而反以寒凉为偏；惟《冯氏锦囊》论及斑疹不可妄为发表之说，惜乎亦未畅明其旨。对昔贤治疫疹之法，余氏最为赞赏熊恁昭《热疫之验》首用败毒散、继用桔梗汤之法。他说："予今采用其法，减去硝黄，以疫乃无形之毒，难以当其猛烈。重用石膏，直入戊己，先捣其窝巢之害，而十二经之患自易平矣。"由此创制了清瘟败毒散一方，以重用石膏为其特点。《疫疹一得》记载说："予因运气，而悟疫症乃胃受外来之浮热，非石膏不足以取效耳！且医者意也，石膏者寒水也，以寒胜热，以水克火，每每投之，百发百中。"余氏在《疫疹一得·论疫疹因乎气运》中自述称："五月间余亦染疫，凡邀治者，不能亲自诊视，叩其症状，录受其方，互相传送，活人甚众。癸丑，京师多疫，即汪副宪、冯鸿胪亦以予方传送，服他药不效者，俱皆霍然。故笔之于书，名曰清瘟败毒散。"余氏对疫病的论治做出了可贵的贡献，王孟英曾誉之为"独识淫热之疫，别开生面，洵补昔贤之未逮，堪为仲景之功臣"。王学权在《重庆堂随笔》中说："吴又可治疫主大黄，盖所论湿温为病，湿为地气，即仲圣所云浊邪中下之疫，浊邪乃有形之湿秽，故宜下而不宜清；余师愚治疫主石膏，盖所论者暑热为病，暑为天气，即仲圣所云清邪中上之疫，清邪乃无形之燥火，故宜清而不宜下。二公皆卓识，可为治疫两大法门。"王氏的评论是颇为中肯的。

6) 王孟英的霍乱论

在古医籍中，将上吐下泻"挥霍撩乱"的病证称为"霍乱"。由于症状相似，人们将霍乱弧菌引起的烈性传染病亦混称霍乱，即所谓真性霍乱。据医史学家考证，中国霍乱流行，首次发生在公元 1817 年，即清嘉庆二十二年，当时也正是印度孟加拉州南部霍乱猖獗的时候。起初，医界对此难免产生认识上的混淆，但经过几次大流行后，逐渐积累了一些重要的临床经验，并对真性霍乱的病因病机、症候表现和诊断治疗及预防等，产生了较为正确的认识。在当时医家中，对此病最有研究的是王孟英氏。

王孟英，名士雄，原籍海宁（今浙江省海宁县），后移居杭州。生于清嘉庆十三年（公元1808年），卒于同治七年（公元1868年）。十四岁父殁，遂矢志学医。于金华佐理盐务之余，苦读医书。初习《景岳全书》，疗病亦多采温补，经其母俞氏训诫，始改弦更张，并折中于家传《重庆堂随笔》之说。道光十七年，江浙一带霍乱流行，王氏感叹《病源》、《三因》等咸谓霍乱本于风冷，遂致后人印定眼目，遗患殊深，睹疹疠夭札之惨，痛挥霍撩乱之变，著《霍乱论》于天台道上。辛酉秋，客居濮院，题所居曰随息，更字梦隐。壬戌夏旅居沪滨期间，适值上海霍乱猖獗，眼见"司命者罔知所措，死者实多"的情况，遂将原书重订，更名《随息居重订霍乱论》。曹炳章称"实为治霍乱最完备之书"。

王氏认为霍乱病的流行与五运六气、地理环境、居住条件、水质污染等有关。其一，运气方面，指出："五运分步，春分后交二运水旺，天乃渐热，芒种后交三运土旺，地乃渐湿，湿热之气上腾，烈日之暑下烁，人在气交之中，受其蒸淫，邪由口鼻皮毛而入，留而不去，则成湿热暑疫诸病，霍乱特其一证也。"其二，区别时疫霍乱与非时疫霍乱，强调时疫霍乱因饮水恶浊所致。他说："热霍乱流行似疫，世人所同也；寒霍乱偶有所伤，人之所独也。巢氏所论虽详，乃寻常霍乱耳！执此以治时行霍乱，犹腐儒将兵，其不覆败者鲜矣！"据此，他认为时疫霍乱的病因主要是一种疫邪，这种疫邪，由饮水恶浊所致。以上海为例，他说："上海特海陬一邑耳，二十年来，屡遭兵燹，乃沧海渐变桑田，外国之经营日广，苏省又以为会垣，而江浙之幸免于难者，率迁于此。各省商船麇集，帆樯林立，踵接肩摩，居然一大都会矣。然人烟繁萃，地气愈热，室庐稠密，秽气愈盛，府郭之河，藏垢纳污，水皆恶浊不堪。今夏余避地来游，适霍乱臭毒番痧诸证盛行，而臭毒二字，切中此地病因。"可见，在运气影响的同时，王氏更认识到此病的流行又直接与当地各种特定条件分不开，如人口稠密、水质污秽等，而其中关键，则在"臭毒"。

"臭毒"作祟，遂造成热霍乱的流行，延门阖户，相互传染而为祸害，其证多属湿热。王氏记载当时的情况是："今年春夏之交，余在濮院，即有是证。未交芒种，薄游海上，则沿门阖户，已成大疫……多无腹痛之兼证，而愈后辄有余波，与向来夏秋所行因于暑湿为患者证候则病情迥殊也。"王氏的《霍乱论》重点在讨论"热霍乱"的辨证治疗。如暑湿内蕴，身热烦渴，气粗喘闷，而兼厥逆躁扰者，其小便黄赤，舌苔黏腻或白厚，治宜燃照汤；治霍乱转筋，用蚕矢汤；治霍乱肢冷脉伏，腹不痛，或肢不冷，口渴苔黄，小便不行，神躁瞀乱者，用黄芩定乱汤。王氏记载一例成功的病案，据其描述，当属于时疫霍乱，所用的黄芩定乱汤，由黄芩、焦栀子、香豉、蚕砂、制半夏、橘红、蒲公英、竹茹、姜汁炒川连、吴茱萸等组成。以上诸方，为王氏治疗热霍乱创制之新方，而为后人所宗。如上所述，王氏早在一百多年前，能较正确地认识时疫霍乱的病因，并力图寻求正确的治疗方药，这种探索创新精神难能可贵。

同时，他对霍乱的预防，提出要注意疏浚河道，毋使污积，或广凿井泉，毋使饮浊等办法，也是符合实际，切实有效的。其所论述，对丰富温疫学说的内容，做出了不小贡献。

7）对白喉、喉痧及痘疹等病的防治

清代乾嘉之际，白喉相当流行，在道光年间已蔓延到江浙，渐及于荆、湘、黔、滇、燕、鲁。光绪时，"秦陇塞外，所在皆有"。郑宏纲所著《重楼玉钥》一书，是清代影响最大的喉科名著。该书对喉科疾患的诊断、治疗及预防等都做了比较详细的介绍。全书二卷，上卷列"咽喉说""喉科总论",论述咽喉之生理、病理及其常见病之证治。并分别采用内服、外治等治法。下卷列喉风、针诀等,详述喉科病证之针灸疗法。书中有"梅涧论症"一则,对白缠风的治疗有独到的理论和方法,其所论"白缠风"症,颇类似白喉的某些特点。如"喉间起白如腐一症,其害甚速",又谓此证"小儿甚多,且多传染,一经误治,遂至不救,虽属疫气为患,究医者之过也"(《重楼玉钥·卷上》)。其论治注重养阴清肺,兼以辛凉而散,方如养阴清肺汤,由生地、麦门冬、白芍、贝母、牡丹皮、薄荷、玄参、生甘草等组成,专治阴虚白喉。此方迄今仍为临床医家所习用,并成为今时"抗白喉合剂"的祖方。后世有不少的专著续出,皆本于郑氏。

道光年间,浏阳陈雨春著《白喉咙证论》,这是我国最早以白喉命名的专著。此后,张绍修于同治三年(公元 1864 年)著《时疫白喉捷要》。张氏指出:"此症乃瘟疫恶症,必须详审外证,细察脉情,看明喉咙内外两边白多白少及大小厚薄,方可下药。"他全面分析了白喉的特点,力辨本病与其他病证的疑似,提出了消风解毒、引热下行的治疗原则,创立了除瘟化毒散(葛根、生地黄、黄芩、僵蚕、山豆根、贝母、蝉蜕、甘草)、神仙活命汤(龙胆草、玄参、黄柏、板蓝根、瓜蒌、马兜铃、生石膏、白菊、栀子、生甘草、生地黄)两方,与郑梅涧的养阴清肺汤同被列为当时通治白喉的三个主要方剂。然而张氏书中记载,当时亦有将白喉与猩红热相混者,说:"此证北方谓之白喉,南方谓之烂喉痧。"

张氏之后,又有湖南衡阳人李纪方(字伦青),在其外祖父尹慎徽秘传的白喉经验方基础上,于光绪八年(公元 1882 年),著《白喉全生集》。其书一卷,凡十六章,以寒热为纲领。李氏诊治白喉,先从症状、脉象以辨其寒热,如说"寒热之分,必先凭脉,证既认清,复参之以脉,自无循情矣"。李氏对白喉一症的病因、病机和治法论述颇详,尤其对白点的辨析甚为仔细,注意观察白喉之白点在内关、在外关;白点的干涩、颜色、肿与不肿、痛与不痛、有无风涎。认为白点在外关多属热,白点在内关多属寒;热证的白点干涩,寒证的白点明润;热证白点外皆深色或有红丝,寒证白点外皆淡红色或有淡红血丝等;治疗上提出轻者服药,重者吹药,急者先吹药后服药,牙关紧闭者针刺合谷等。其方皆在古方的基础上灵活化裁而成。所载吹药,大多为李氏据家传自制方创制的。

当时对于白喉的病因,大都认为与燥气流行有关,故其治疗一般多主甘寒辛凉,养阴清肺,然亦有误用表散者,医家多反对其法,光绪间有托名于洞主仙师的《白喉治法忌表抉微》行世。

猩红热,古称"烂喉""喉痧""丹痧"。在清代亦颇流行。据清人金葆之《烂喉痧辑要》及华菊吟《秘传烂喉痧治法经验》附载叶天士医案,谓"雍正癸丑间(公元 1733 年)以来,有烂喉痧一证,发于冬春之际,不分老幼,遍相传染,发则壮热烦渴,密肌红,宛如锦纹,咽喉疼痛肿烂",概述了此病的流行季节和发病特点。略晚于叶氏的尤怡,在其《金匮翼》中,记有他所用的烂喉痧方。此后论治烂喉痧的专书,有嘉庆六年(公元 1801 年)陈耕道的《疫痧草》,谓其病毒从口鼻而入。此外,尚有金德鉴《烂喉痧辑要》、张振《喉痧正义》及清末民初孟河丁泽周的《喉痧证治概要》等。丁氏提出"白喉固宜忌表,而时疫喉痧初起则不可不速表"。

宋、元、明时代,治痘名家不下数十家,他们各有卓识,以补前人之未备,虽然各有所偏,实可以相济。因而到了清代,叶天士治痘能寒热攻补而不偏一法。至于痘科逆症,虽有名医,也难挽救,以致小儿夭枉者仍不可胜数,因而医家创立了种痘之法,以预防感染时行痘疹。种痘术的发明，说明人们在一定程度上对痘疹的病原已有所认识。如郑望颐《种痘方》说："考是气（出痘所感之气），自古迄今，从未有人申说明白，确定为何气，故前贤于痘疹一科，未尝不殚心瘁虑，立论著方，因不明其气之源，不无偏执之弊，有喜于温托者；有先用寒泻，而后用温补者；有先用温托，而后用清火解毒者……幸古有种痘良法，相传至今，其法简易灵验，至稳至当，盖正痘因外感时邪而发，种痘则种于无病之时，故所出稀疏，轻者不过几十粒，此岂非避危就安之妙法乎？"

清代种痘术的普遍推广，是预防医学发展的重要标志。医家俞茂鲲《痘科金镜赋集解》记载种痘术的起源谓："闻种痘法起于明隆庆年间（公元1567～1572年）宁国府太平县，姓氏失考，得之异人丹传之家，由此蔓延天下，至今种花者，宁国人居多。"其普遍接种的情况在张璐《张氏医通》及《痘科金镜赋集解》中均有记载，张氏称："迩来有种痘之术，始自江右，达于燕齐，近则遍行南北。"俞氏谓："近来种花一道，无论乡村城市，各处盛行。"由于清顺治帝死于天花，因而这一有效的预防方法，也为康熙帝所大力推行。江西的朱纯嘏和陈滢祥成了皇家的种痘师，不仅在京师力行此法，而且远赴蒙古科尔沁、鄂尔多斯等地为诸藩子女种痘、治痘。因此，康熙帝在《庭训格言》中说："国初人多畏出痘，至朕得种痘方，诸子女及尔等子女皆以种痘得无恶。今边外四十九旗，俱命种痘，凡所种者，皆得善愈。"

《张氏医通》有种痘法的详细记载。张璐综述了痘浆、旱苗、痘衣等多种预防方法。所谓痘浆法，就是用棉花蘸取痘浆液塞入接种儿童鼻孔中；旱苗法，即将痘痂研细，用银管吹入常儿鼻内；痘衣法，即以痘浆沾染衣上或令健康儿着患痘儿衣服使之感染。另有一种湿痘痂（水苗）棉裹之塞入鼻中，使其出痘。以上方法中，痘浆太危险，一般不用。常用者为旱苗或水苗。之后又将时苗（痘疮患者的痘痂）逐渐改为熟苗（种痘后出痘的痘痂），降低了痘苗的毒性。此外，朱奕梁《种痘心法》记载了降低痘苗毒性有更好的方法，如说："痘苗传播愈久，药力提拔愈清，工人的选炼愈熟，火毒汰尽，精气独存，所以很安全而无害处。如果时苗能连种七次，精加选炼即为熟苗。"以后接种又把接种于鼻孔改为上膊外侧，使之更合理。

种痘法不仅在国内由南向北推广，而且在18世纪传向国外。

如上所述，说明清代的传染病学已经发展到一个新的阶段。同时人痘接种法的普及和外传，标志着当时免疫学的进步。

综览中医学中的温疫学说，肇始于《内经》，经历代而有所补充和发展。至明清时期，吴又可《温疫论》问世后，研究者峰起，有关著作愈多，并已形成了比较完整的理论体系。然而，由于清代的闭关自守，隔绝了中外文化的交流，自然科学没有得到相应的发展，由于这种历史条件的限制，当时逐渐完善的温疫理论，始终未能与自然科学技术相结合，因而没有发展到更加成熟的地步，这是十分遗憾的。

三、内科杂病论治的成就

在综合性医学著作和其他医论中，往往载有不少关于内科学的内容，但除此之外，还有许多内科学专著或以内科为主的学术著作。

这些著作，或论治内科诸病，或论治内科专病专证；多用内服之方，亦备外治之法。如李用粹撰的《证治汇补》《医宗金鉴》中的"杂病心法要诀"，尤怡的《金匮翼》、费伯雄的《医醇賸义》等，多兼论内科诸病证；而吴澄的《不居集》、洪炜的《虚损启微》都是专论虚劳病；至于杨凤庭的《失血大法》、唐宗海的《血证论》又以论治血证著称。此外，熊笏有《中风论》、陈葆善有《燥气总论》，凡此等等，多以论治专病擅长。

《证治汇外》（八卷）　清代李用粹（字修之，号惺庵）撰著。成书于清康熙二十六年（公元 1687 年）。书分提纲、内因、外体、上窍、胸膈、腹胁、腰膝、下窍八门，载中风、似中风、中寒、暑症、燥症、火症、咳嗽、喘病、哮病、吐血、噎膈、反胃、消渴、癫狂、痫、惊悸、怔忡、泄泻、痢疾、便血、溺血、淋病等八十证。每一病证列病因以详标本，设外候以察病状，明条目以审经络，详辨症以别疑似，凭脉象以知折衷，立治法以调虚实，决法以垂奇方，析药以示门径，续附症以博学问，载方剂以明权变。详其内容，上参三坟典籍，下律诸家方书，审其异同，详其辨论，删繁存要，补缺正偏，为一部由博返约之内科专著。徐秉义序称李氏"才敏识精，以其学旁究医术，息脉处方，有验精良，博采轩岐以来诸书，条贯辨晰，标奇举要"。

《医学传灯》（二卷）　清代陈岐（字德求）著，程林（字云来，号静观居士）评。成书于清康熙三十九年（公元 1700 年）。陈氏以为"不博无以为约，不约无以为贯"，遂考究名家精义，融会贯通，并据其三十年临证所得，撰为是编。其书专论内科杂病证治，包括病证三十三门，详其病源脉证，剖辨病机理法，后列临证医方。间有程氏评按，或画龙点睛，或引申其义。陈氏诸病方论，辨证立法严谨，方药配伍纯正，法古而不拘泥，创新亦不逾规，如论脾胃，认为"肾司五液，入脾为液""脾土干燥，健运何施"，遂创制滋阴健脾丸法，以拯治中宫有火不能化物者。其论燥病证治，程氏称其"阐发致燥之由，较胜于喻氏"；又论暑厥，有寒厥、阳厥之辨，程氏赞叹其"厥分寒热，发前人所未发"。诸多论治，皆"辨论超豁，认理真切""历练有准，非虚伪浮夸之谈"。

《病机汇论》（十八卷）　清代沈朗仲撰，马俶（字元仪）校定。初刊于清康熙四十七年（公元 1708 年）。沈氏据病证分门类编，共论述中风、中寒、暑证、湿证、燥证、火证、劳证、饮食等六十门病证主治。各病证皆论其脉法、病原，详其证治，附以诸方，俾学者审脉以察因，辨证以施治。其方论则汇辑古今名家要语精义，妥为剪裁而成，各论之下，复以按语考究得失，以明证治大意。各病证重在审因辨似，如中风首论脉法，继从"经论中风之因、中风多从虚入、中风多因热甚、风为本气自病、风本于湿、风病多兼燥气"等方面，审其病原，复举内因似中风、酒湿为病有似中风、气病似中风、血厥似中风、诸似中风等五种疑似之类证与本病相鉴别，确有"审机握要，了彻透宗"的特点。

《不居集》（五十卷）　清代吴澄（字师朗，号鉴泉）撰著。成书于清乾隆四年（公元 1739 年）。吴氏博览群书，辑集《内经》《难经》及历代医家虚损证治论述之精义，参悟《易传》"变动不居"之理，结合其临证心得而撰就此书，书系虚损证治之专著。分上、下二集，发明虚损有内损、外损之分的学术见解。上集首论统治大法，并系统总结自《内经》以外历代名家治虚损十法，以及其他名家治法心传。继而阐述嗽、热、痰、血虚损四大症之证治法门，强调虚损患者未有不兼此数症者，其中咳嗽以纲目分，热以爻象拟，血症立八法，痰以三法统，俾读者能详此四大症而扼其要。同时详述内损杂症辨治方法，旨在从真阴真阳五脏内亏立论，强调"未有阴虚则专居于火旺，阳虚则专居于火衰，使阴阳竟无所变动矣乎！"吴氏对七情内郁、遗精白浊、自汗盗汗、泄泻、怔忡惊悸、喉痛声哑、嗌干喉癣、胎产失调、室女闭经、童子疳痨等内损诸症及其危候分门条陈，罗列治法方药。下集论风、寒、暑、湿、燥、火六淫之气皆有虚损，推而论及痰、积、食、虫种种外证而有类于虚损之似是而非者，并立解托、补托两大法，自制十三方，以救时弊而尽前人未发之蕴。各病证门下列经旨、脉法、病机、治法、方药、治案诸项，凡前贤之论及吴氏自家经验均各自注明，逐条辨疏发明，不相混杂，以便参悟"变动不居"之机要法则。吴氏论治虚损，据其发病之由，概以内损、外损类分，首宗秦越人、张仲景、葛真人三法，而于刘河间、李东垣、朱丹溪、薛己、张景岳诸家学说皆集其精粹、剖辨得失，以免后人囿一家之言而有失偏颇。吴氏主张欲补其虚，必先去其外邪；欲治其真，必先求其假；欲治其内，必先察其外，畅言外损之说，创立外损方法。并发明治脾阴之证避寒凉诸药，倡芳香甘平之法，能自成一家之言。徐卓序称是书"集虚损之大成，治法始为完备，非居于水、居于火、居于阳虚、阴虚绝少变动者可比"，亦非虚誉之辞。

《医宗金鉴杂病心法要诀》（五卷） 清代吴谦（字六吉）编。约成书于清乾隆七年（公元 1742 年）。书系《医宗金鉴》之一，为内科诸病证治之专著。全书分中风、虚劳、痨瘵、痹病、痿病、虚损、内伤、失血、消渴等四十门。各门皆以歌诀体裁论述，先为总括，后分述诸证、辨生死之法及治法方药，其下多有注解按语，以阐发编者旨意。对虚损、痿病、失血、中风、水肿、疟疾等证论述精详。其虚损内伤证治，着重脾胃气血，有"内伤劳役伤脾气，饮食伤胃伤其形"之说，伤气宜补，有热中、湿热、暑热、火郁、寒中之分；伤形宜消，治疗多宗东垣之法，论痿病多责肺热，更重阳明为病，认为多因胃家湿热及积热、湿痰而起，论治则"独取阳明"。论失血，多缘于损伤，而损伤之道则以热伤、劳伤、怒伤为主，分别治以清热、理损、破逐。全书强调辨证以八纲为本，求因以七情为重，论治以脾胃为主，攻补以胃气为先，投方用药不囿于汤散内服之类，而倡导外治妙法。全书繁简得宜，用词精练，体现编者"小而约者以为初学诵读、大而博者以为学成参考"之意。

《杨西山失血大法》（一卷） 清代杨凤庭（字瑞虞，号西山）撰。成书于清乾隆二十四年（公元 1759 年）。其论失血，认为多与肝、脾有关，用药多用甲己汤（芍药甘草汤）加味，并强调辨证用药的重要性。书中载述各种失血症状，分析病理，遣方用药，创制枇杷叶散、归脾养营汤、辛定除蒸汤三方。其对血症的病变机理和治则方药的论述，于临床颇有参考价值。

《虚损启微》（二卷） 清代烘炜（字缉庵，一字霞城）撰。成书于清乾隆二十六年（公元 1761 年）。洪氏据其所患痨瘵之经历，以及临证心得撰就此书。首载"经义"，纂《内经》虚损论治原文，以为其立论根本；次为论证，分述阴虚、阳虚之论治，并论述咳嗽、失血、骨蒸、遗精、经闭等诸虚见证，详论虚损痨瘵及其传变，以及五劳七伤六极、虚损危候、辨似损非损诸症等。诸虚方治，大多系洪氏据古方而酌予化裁者，共载方七十二首，阐述其主治证候及加减法。洪氏认为"肾为五脏之本，水为天一之源，凡患虚损者，实惟肾水之亏十居八九"，强调"劳瘵之症，特不过阴虚之极深极重者耳"。就其传变而言，凡思虑劳倦、外感等症则伤阳，伤于阳者病必自上而下；色欲醉饱、内伤等症则伤阴，伤于阴者病必自下而上。前者先伤乎气，由阳及阴；后者先伤其精，由阴及阳，两者之损皆以脾胃为生死之大关，能否回生，亦惟是定夺。其论辨治，则强调"惟阴阳之辨为最要"，故于虚损诸病症辨似是而非之处尤为着力，并逐一说明当用何法、宜施何方，不宜何法、尤忌何药。诚如曹炳章所评价者，该书"辨证详明，用药准确，断非他书所能及，实为虚劳类中最要之书也"。

《金匮翼》（八卷） 清代尤怡（字在京、在泾，号拙吾、饲鹤山人）编撰。成书于清乾隆三十三年（公元 1768 年）。书载中风统论、虚劳统论、诸血统论、肿胀统论、积聚统论、咳嗽统论、喘证统论等医论二十四篇；列卒中八法、温疫大法、治痰七法、通治诸积、治痢诸方、诊候生死要法等方法论十九篇；述中风失音不语、口眼㖞斜、偏风、风缓、痰膈、气膈、虫膈、虚劳、肝劳、心劳、肾劳、干血劳、风水、皮水、石水、肾水、肥气、伏梁、痞气、息贲、奔豚等病证二百十四种，阐明病因病机、辨证要则及疾病变化。其论上承《内经》《难经》，下律诸家，辨治或从六经、三焦剖析，或从脏腑经络寻绎，脉络清楚，主次分明。选录方剂，既重法度，又切实效。如中风，从肝论治，主张无论真伪，必有肝风为之内应；以经络脏腑为病之深浅次第，虽不离《金匮要略》绳墨，然提挈要领，较之更深一层。其开关、固脱、泄大邪、转大气、逐痰涎、除风热、通窍隧、灸腧穴等中风八种治法，补前人所未备。尤世辅序文称其专精于医，于古方书靡不毕贯，取杂病讨论之，详其证候，析其治法，表里虚实之辨，补泻温凉之用，开卷了如指掌。

《医略十三篇》（十三卷） 清代蒋宝素（号问斋）撰。成书于清道光二十年（公元 1840 年）。该书系蒋氏《医略稿》先刻之"六淫门"十三卷。卷末附刻"关格考""人迎辨"两篇，并附方一卷。全书以《九峰医案》《椿田医话》互相参证，附辑历代有关史料文献为佐证，并结合蒋氏经验发挥而成。篇后选方，博而不杂，详而有要，于六淫致病的证治剖析，颇多新意，对风、寒、暑、湿、燥、火及疟、痢、霍乱、瘴气等的辨证治疗逐一陈述，并附医案。论伏邪温疫，从六经辨治，提出"盖天时人事而失其宜，疫疠乃作"，随症加减，列举十余方治。其诊脉洞见症结，论及历代各医家对人迎的见解，倡张景岳之说"人迎在结喉两旁，气口在两手太渊穴处"，有"人迎气口，为脉之要会"之说。周元琦序称其"所著《医略》一书，读之于表里阴阳虚实之辨，与夫心肝脾肺肾之源，直可按图而索骥"。

《医醇賸义》（四卷） 清代费伯雄（字晋卿，号砚云子）撰著。成书于清同治二年（公元 1863 年）。卷一载晋卿脉法、四家异同、重药轻投、同病各发等医论四篇，中风、中寒、暑热湿三门，半身不遂、真心痛、厥心痛、刚痉、柔痉、呕吐、泄泻等病证二十四种。卷二载秋燥、火、劳伤、关格四门，肺燥、心燥、肝火、湿火、毒火、心劳、肺痿、恐伤、惊伤等病证四十二种。卷三载咳嗽、痰饮、疟、黄疸、三消五门、痰饮、溢饮、支饮、结胸、谷疸、酒疸、女劳疸等病证十五种。每一病证，首述病原，既本诸《内经》《难经》，复抒己见，深入浅出，眉目分明；次列辨证，辨其异同，条分缕析；方多自制，实从经方脱胎衍化，其间变化出入，师古而不见。

《血证论》（八卷） 清代唐宗海撰著。初刊于清光绪十年（公元 1884 年）。系《中西汇通医书五种》之一。该书为血证专著。其总论首述阴阳水火气血、男女异同，继述脏腑病机、脉证生死、用药宜异等。唐氏论述血上干证治，列吐血、呕血、咯血等十四条；论述血外渗证治，列汗血、血箭、血痣等七条；论述血下泄证治，列便血、便脓、尿血等六条；论述血瘀证治，列瘀血、蓄血、血臌、经闭、胎气五条；并论述痨瘵、咳嗽、发热等失血兼见诸证四十余种。另载引用各方，附以解说。全书对血证的病因病机阐述较为全面，有"气迫则血走""气虚则血脱""气盛即是火盛"、瘀血久滞则为骨蒸、干血、痨瘵诸说。指出脉象可以反映"气"的状态，以推断预后，如"脉不数者易治，以其气尚平，数者难治，以其气太疾"。血证治疗主下、主和而禁汗、吐，提出"止血为第一要法""祛瘀为第二法""宁血为第三法""以补虚为收功之法"的治血大纲。特别倡立"瘀血去则新血已生，新血生而瘀血去"之论，强调"凡因证，总以祛瘀为要"。唐氏认为补法尤为慎重，所谓"实证断不可用补虚之方，骤用补法，则实以留邪为患，而正气反不受益，而虚证则不废实证诸方"，并应以补肾、补阴为主，而以补脾、补阳次之，主张滋血必用清火诸药。唐氏尤为推崇仲景泻心汤，创论"血入胃中则胃家实"，"故必亟夺其实，釜底抽薪，然后能降气止逆"，故以大黄为止血要药。该书是唐氏理论研究和临床实践之总结，对后世血证论治产生重大影响。

《燥气总论》（二卷）　清代陈葆善（字栗庵）撰。成书于清光绪二十六年（公元 1900 年）。陈氏据喻嘉言"秋伤于燥"加以阐发，撰就是编。首载总论以明本义，次述病理、脉候及治法，并本其心得以治病，寻燥气验案二十二则。陈氏认为燥为秋气，兼火、湿、寒气，初秋多火，中秋多湿，三秋多寒。并提出燥气与六淫之正火、正湿、正寒的鉴别要点。又以为燥气有感而即发、伏而后发之异；外感有伤气、伤血之分；伏气有专气、兼气之别。强调燥之初伤，以濡润为务；燥气久羁，在上焦气分，须辛寒温三法俱备；三焦弥漫，宜辛凉苦温合法，表里分解之；气血络俱受，行气不可过于辛烈、通络不可近于凝滞，活血不可滋腻；燥气兼火湿塞者，惟忌苦味。其验案议病，皆据《内经》，用药则本仲景方损益，随时应变。秦伯未称其探《内经》之秘，畅嘉言之旨，使历来湮晦否塞者得以重放光芒，其功诚不可没。

四、妇科学术的发展

清代的医学分科仍然专设"妇人科"。当时妇产科学术发展的主要成就是，随着临证经验的丰富积累，出现了多种优秀妇产科专著，代表了当时妇科学发展的概况及学术水平。

《保生碎事》（一卷）　清代汪淇（字瞻漪）撰。成书于清康熙四年（公元 1665 年）。又名《济阴慈幼外编》。首载产家要诀，包括当产、三难、转身、熟产、胎产、冻产、蓄参、盘肠、产门、生候、血晕、半产、沥浆等，分述其症，并附方，提出产前十忌、临产十忌、产后十忌。并载产前、安胎、临产、产难、产后及保婴经验方，以备临证采用。

《傅青主女科》（二卷）　清代傅山（字青竹、青主，号公它、啬庐、石道人、朱衣道人）撰。成书于清康熙十二年（公元 1673 年）。上卷分带下、血崩、鬼胎、调经、种子等五门，计三十八篇、三十九证，载四十一方；下卷分妊娠、小产、难产、正产、产后等五门，计三十九篇、四十一证，载四十二方、二法；书后附"产后编"二卷，上卷载产后总论、产前后方症宜忌、产后诸证治法等四十三证、三十八方；下卷载误破尿胞、淋、泻、痢、腹痛、阴痛、恶露、乳痛等二十六证、四十九方、一法；补编附三证、三方、二法。该书重视脏腑、气血、经络理论，继承前人学术经验，又有发挥创新。重视肝、脾、肾，多以此为主而辨证论治。常以健脾益气、调肝养血、补肾填精、培补气血等为法。其论述平正简要，制方严谨，用药纯和，切实可用。如完带汤、清肝止淋汤、固本止崩汤、清经散、两地汤、调肝汤、健固汤、养精种玉汤、开郁种玉汤、安奠二天汤、生化汤等方至今广为流传应用。有认为该书是托名傅氏的"伪书"，如清代王孟英认为是书"文理精郮，剿袭甚多，误行误刊，玷辱青主"。谢诵穆等认为系从陈士铎《辨证录》中录出。

《妇科经纶》（八卷）　清代萧埙（字赓六，号慎斋，槜李人）撰著。成书于清康熙二十年（公元 1681 年）。萧氏博极群书，搜集前人名言精要，援古证今，一经一纬，汇而成编。其内容包括月经门一百零九条，嗣育门六十一条，胎前门一百六十四条，产后证二百三十条，崩漏证五十一条，带下证三十四条，热入血室十条，血分水分证五十一条，咽中证二条，瘕、疝癖证十二条，乳证十四条，前阴诸证十九条，夜梦鬼交三条。全书论述较详，且都从病因病机、治疗原则等依次阐述。如月经门前言月经生理，次述病理、病症，后论治疗法则；提出"调经先顺气"，以调气、养心、实脾、调经与滋水为主，不须补血等为六大法。书中共列病证一百六十三种，引录历代名人有关妇科证治论述七千余条，凡证候之内外、寒热、虚实等均详加叙述，重点突出，并结合其临证体验酌加按语，以作补充评述。惟该书有论无方，是为不足。

《胎产指南》（七卷，卷首、卷末各一卷）　清代单南山撰，陈彩钟增辑。陈序称，其先伯素园公于清康熙二十五年（公元 1686 年）得是书，其书"病症了然，固无异于指南"，遂为之增补，刊刻于清咸丰七年（公元 1857 年），并因此名书。单氏论胎产诸病，重视脉证，其方治加减皆从临床实际，立论不尚空谈，调经以理气、补心脾为主；胎前以清热补脾为主；产后以大补气血，兼行滞为主，认为"知乎此，则女科之大要得矣"。书中还强调"男则清心寡欲以养其精，女则平身定气以养其血，补之以药饵，济之以方术"，是为种子受孕之要义；论小产病胎救治，则有"补母寿子""种子救母""补母固胎"诸辨，产后诸疾则以生化汤为主随症加减。全书大抵据经旨发挥，而于丹溪之法尤为推重，既正时人偏执之误，亦发前人未尽之意，读者可按病论治，对症检方。

《达生编》（三卷）　清代亟斋居士撰。刊于清康熙五十四年（公元 1715 年）。此书论述产前事宜，载有达生编大意、原生、临产要旨、宜忌试痛等；并述临产证治，列有保胎、饮食、小产及产后经旨、胎死腹中、胞衣不下、乳不等；另还介绍产后诸病及保产育婴、避忌等调护方法。此书系产科专著，于胎前产后诸病证治之中，尤以难产为最详。提出"睡、妨痛、慢临盆"之临产六字真言；其保胎神丸、保胎丸、神效保胎法、神效达生散、济生汤、催生如意散等是治疗小产、难产的有效方法，迄今仍不失其临床应用价值。其方论为后人所宗，并广为流传，影响甚大。

《妇科心法要诀》（六卷）　清代吴谦（字六吉）等著。成书于清乾隆七年（公元 1742年），为《医宗金鉴》之一。内容包括调经、嗣育、胎前诸证、生育、产后、乳证、前阴诸证、杂证等十二门。每门病证均从病因病机、症状、诊断、方药等方面加以论述。论后汇方、选方。全书所论均为妇女常见病的证治要领，理、法、方、药都较平正而切合实际，简明扼要，为研习妇产科学的重要读本。其书流传甚广，为妇科所重。

《大生要旨》（六卷）　清代唐千顷（字桐园）撰。成书于清乾隆二十七年（公元 1762年）。又名《妇婴宝鉴》。后经叶灏增订，名为《增广大生要旨》，马振藩增补，名为《增补大生要旨》。此书之种子篇，强调种子须充精血更兼养气，求子须知的候，求子务必葆精，并载方十四首。胎前篇载述胎前禁忌、胎前保养、当慎小产、预防堕胎等内容，附方二十六首。临盆篇论述六字真言、十产论及临产某些病证与宜忌方药等，列方六首。产后篇阐述新产宜忌、产后十一种病证的证治，以及产后备方、产后奇病治法等，选方二十五首。保婴篇介绍断脐及各种脐病的治法，新生儿调护及新生儿诸疾的施治，附方十六首。急救篇介绍五绝、卒死、诸毒、诸伤等病证的急救，载方十七首。另附经验良方。

《竹林寺妇科》（三种）　浙江萧山竹林寺僧撰写并传承的女科著作之统称。竹林寺创建于南齐（公元 476～502 年），寺僧多擅长妇科，历代相传，并有各种女科刊本行世，现存约有三十多种，其中流传较广的是清乾隆三十六年（公元 1771 年）的《竹林寺三禅师女科三种》。即静光禅师的《女科秘要》八卷，内容包括胎产杂病、胎前产后诸证、经期诸证、经带诸证、胎产备要、产后诸证，共一百六十九则，方论兼备，并有方症补遗；雪岩禅师增辑《女科旨要》四卷，内容为月经诸病、胎前诸病、产后诸病、十八般难产；另为印轮禅师续辑的《女科秘旨》八卷，属胎前、产后病证治。

《妇科玉尺》（六卷）　清代沈金鳌（字芊录，号汲门、尊生老人）著。成书于清乾隆三十八年（公元 1773 年）。内容包括求嗣、月经、胎前、小产、临产、产后、带下、崩漏及妇女杂病，共九篇。每篇先列总论，次述脉法，再分论治证，后载方剂。沈氏对脉诊甚为重视，每篇皆立脉法一项，集《内经》《难经》《脉经》及各名家之脉论，着重阐述妇人诸疾的脉象。选录方剂均属前人效方。书中对孕育之法及带下的病因病机、证治等有独到的见解，如"求嗣"篇提出，养精之法有五：一须寡欲，二须节劳，三须息怒，四须戒酒，五须慎味。养血之法，莫先于调经，盖经不调，则血气乘争，不能成孕。论孕育之时机，认为妇人"一月止有一日，一日止有一时"，其见解颇合实际。又如带下篇论带下之因，一因虚，二因胃中湿热及痰，三因伤于五脏，四因风寒入于胞门，或中经脉流传脏腑而下，根据不同情况施治。以"因伤五脏"为例，有郁伤肝而成带证者、因脾肾虚而成带证者、因脾虚而成带证者、因心脾受损而成带证者，又有肺热血不归经而患带证者诸辨，论理透彻，施治得宜。此书流传较广，对治疗妇科疾病很有参考价值。

《广达生编》（二卷）　清代周毓龄（字吕筌，号南方恒人）撰。成书于清乾隆四十一年（公元 1776 年）。系周氏据亟斋居士《达生编》增补而成。周氏所增补者，包括求嗣要决、孕妇食忌、孕妇药忌、产难救急、死胎辨法、产后调理、怪症医案等编，后附贵中孚先生劝诫溺女说文及歌赋。周氏认为求嗣之要，在于男子以固精为主，女以调经为先，"固精宜寡欲，调经先养性"，并附济仁固精丸、济仁调经丸以治，充分体现其调养将摄尤重于药饵的学术见解。书中辑补有关胎产救急诸法，亦多能与《达生编》相得益彰。

《产科心法》（二卷）　清代汪喆（字哲，号朴斋）著。成书于清乾隆四十五年（公元 1780 年）。全书论种子、胎前、临产、产后凡四大门类共七十余病证，附方一百余首，验案近十例。汪氏对养胎、助产及产后诸多疑难病症均加论述，尤于种子独有见地，以益血养精、调和阴阳之法自制男女种子验方，如男用补天王子种玉丹，女用益母胜金丹。在学术上，汪氏多尊朱丹溪、薛立斋，并以《达生编》为依据，强调产前宜益气养血以保胎安母，产后慎防气泄下脱，其说多发人所未发。书附"诊孕脉心法"等五论。

《女科要旨》（四卷）　清代陈念祖（字修园，一字良有，号慎修）撰，陈元犀（字灵石）校注。成书于清嘉庆二十五年（公元 1820 年）。主要论述经、胎、产、杂病及外科病证。论经病及不孕症之治疗，不循四物汤为调经要方之说，注重脾胃，立六君子加芎、归、柴、芍及归脾汤为调经基本方。胎前诸病以《金匮要略》当归散凉补、白术散温补为二大要法，强调"须审妇人平时体气偏阴偏阳、丰厚羸瘦，致病之因寒因热，病形之多寒多热，病情之喜寒喜热，又合之于脉而治之，不可执一"。胎漏欲堕者不专主凉血。产后杂证多效法《金匮要略》。附论外科诸证，均系陈氏治验体会。陈氏以问答体裁撰就是书，其理论阐述以《内经》《金匮要略》为依据，治疗选择历代良方，既集前人学验，又有自己心得。

《续广达生编》（五卷）　清代周登庸（字金门）编撰。成书于清道光六年（公元 1826

年）。周氏取周毓龄《广达生编》，"择其尤关紧要者剖析详明，分类纂辑，续于编后"，主要论述胎产诸病证治及育婴调护方法等。内容包括调经、带证、血崩、血枯、受孕、种子诸门，详述其各病脉因证治；并载述护胎、胎养、保胎及妊娠伤胎、胎漏溺血等三十余种妊娠病证治方法；另有产要、临产两篇，介绍流产、难产诸症及催产方法等；此外，有产后论、产后三禁论，并叙产后发热、恶露、中风诸证治。对于新生儿疾病，阐述初涎救护、初生调燮及脐风、不乳、胎黄等病症治法。全书共载方二百余首，皆取自诸书常用之方，以便读者对症检方应用。经周氏类纂增广之后，于胎产证治更为全面，亦更切合临病考校和应急之用。

《产孕集》（二卷）　清代张曜孙（字仲远）著。约成书于清道光十年（公元1830年）。书载辨孕、养孕、孕宜、孕忌、孕疾、辨产、产戒、用药、应变、调摄、怀婴、拯危、去疾十三篇。论述妇女受孕、妊娠、分娩病证的防治，及其有关的调理方法，并介绍了新生儿疾病的防治方法。张氏指出，"怀孕之后，首忌交合"，否则会导致漏下、半产或难产。同时认为孕妇"不可太逸，逸则气滞；不可太劳，劳则气衰"，并指出"五月以前逸，五月以后劳"，其孕后禁忌房事和劳逸有度的主张，对孕期体健具有重要意义。

《沈氏女科辑要》（二卷）　清代沈又彭（字尧峰，一字尧封）撰。成书于清乾隆二十九年（公元1764年）。清道光三十年（公元1850年），由徐政杰（字蔼辉）补注，王士雄（字孟英）续按后刊行。该书原名《女科读》，王氏续按后更为今名；公元1933年张寿颐（字山雷）予以笺正，题署《沈氏女科辑要笺疏》。全书分列经水、崩漏、带下、求子、受胎、辨胎、妊娠诸病、妊娠药忌、临产、产后诸病、乳证杂病及附录诸方，对于经、带、胎、产的生理与病理，尤其是女科诸病的辨证施治做了较全面而系统的阐述。每一病证，首先选录历代医家有关论述以明晰源流，释疑辨惑，然后阐明自己的学术观点，注重实践，发前人所未发。最后附录医案和方药，以便临床运用。书中王氏按语每多画龙点睛之处，可补沈氏之不足，其附以合信氏《全体新论》之泰西胎孕诸说，亦可见王氏吸纳西学之主张。张山雷认为是书"大有取之不尽，用之竭之妙"，以之授课，能"示女科之涯略"，故集其二十余年阅历所得，融会西方医学诸说借鉴，逐条阐注，反复剖析，以为其笺正之意。

五、儿科学术的发展

继明代之后，清代儿科学术稳步发展，无论在理论水平还是各种儿科病证的诊治方面，都有不少进步和提高。

在清代医学家中，出现了不少儿科学家，如夏鼎、陈复正、沈金鳌等都是比较杰出的人物。著名的儿科学著作如《幼科铁镜》《幼幼集成》《幼科释谜》等，乃是影响较大的专著，此外如《医宗金鉴》《温病条辨》等医书中，也有相当重要的儿科学专论。就现今存世的清代各种儿科著作而言，其数量多达五六百种之多，而其中绝大多数属于痘诊论治的著作，又有一些小儿推拿著作，颇具特色。

泛览清代较为重要的儿科学著作，可以大体了解当时儿科学发展的概况。在康熙时，有夏鼎的《幼科铁镜》，乾隆时《医宗金鉴》中有《幼科杂病心法要诀》，并有叶桂的《幼科要略》、陈复正的《幼幼集成》、沈金鳌的《幼科释谜》、庄一夔的《福幼篇》、周震的《幼科医学指南》等。此外，道光时翁藻的《医钞类编幼科》、余含棻的《保赤存真》、方略的《幼科集要》，都是颇有影响的著作。

《幼科铁镜》（六卷） 清代夏鼎（字禹铸，号卓溪叟）撰。成书于清康熙三十四年（公元 1695 年）。书载望颜色、审苗窍，以及初生儿病、惊痫病、麻疹、伤寒、吐、泻、痢、疟及杂证等小儿推拿法，并有"药性小引""药性赋幼科摘要"及铁镜汤方七十五首。夏氏认为小儿病纵难诊断，但瞒不过颜色、苗窍。指出小儿指纹常见筋透三关竟无病者，亦有病时透三关而不亡者。治病提倡灯心艾灸及推拿。对小儿惊证有独特之见，力辟庸医村妇挑筋之治，指出"惊，非筋也"，并斥责称"蛇丝、马蹄、鲫鱼、乌鸦"等惊名之误。阐明惊风之病因病机与治疗方法，认为"惊生于心、痰生于脾、风生于肝、热生于肺"；"热盛生风、风盛生痰、痰盛生惊"，"疗惊必先豁痰、豁痰必先祛风、祛风必先解热"，为诊治惊风指明方向。论咳嗽则认为：除审风寒湿火等因外，还当注意顺使、逆克、反侮、水火不济等内因。该书是夏氏两代经验之作，内容丰富，病案确实，是清代前期的著名儿科著作。

《妇科杂病心法要诀》（六卷） 清代吴谦（字六吉）撰。成书于清乾隆七年（公元 1742 年）。系《医宗金鉴》之一。书载四诊总括，述察色、听声、审病、切脉之要，以及初生保育之法。并载初生儿疾十五种，详论惊风、痫症、疳证、吐证、泻证、感冒、瘟疫、暑证、霍乱、痢疾、疟疾、咳嗽、喘证、疝症、淋证等小儿病。内容系统扼要，易于掌握运用。

《幼科要略》（二卷） 清代叶桂（字天士，号香岩、南阳先生）撰。成书于清乾隆五年（公元 1740 年）。见《临证指南医案》。王士雄选辑入《温热经纬》为《叶香岩三时伏气外感篇》。后经周学海补注增订，辑入《周氏医学丛书》。该书先论伏气、风温、夏热、疳、疟、痢、秋燥等证治，以及看三关法和痧疹、痘、惊等证治；后载医案 84 例，涉及虫证、痫、痉、厥、吐泻、疳、痧疹等。叶氏对俗医用发散解肌兼及消导之剂治疗温病初起提出异议，认为风温肺病，治在上焦。风温、春温忌汗，初宜辛凉，若杂入消导发散，不但与肺病无涉，且劫尽胃汗，肺乏津液上供，头目清窍徒为热气熏蒸。叶氏主张用薄荷、连翘、牛蒡、沙参、花粉等辛凉之品清肃上焦。其论痧疹，认为痧属阳腑之邪，初起必从表治，宜苦辛清热，多用葛根、前胡、薄荷、牛蒡之属，若兼咳嗽、头痛呕恶等，当从三焦分论治之，并提出上焦药用辛凉，中焦药用苦辛寒，下焦药用咸寒。另对惊、疳、胀、吐泻等证亦有独特见解。其论治疟，又有"柴胡劫肝阴，葛根竭胃汁"之说。徐大椿称赞"此卷议论，和平精切，字字金玉，可法可传。得古人之真诠而融化之，不仅名家可称大家矣，敬服敬服！"王士雄亦谓"《妇科经略》为先生乎定……徐氏以为字字金玉……予谓虽为小儿说法，大人岂有他殊？"足见此书在学术上的重要性。

《幼幼集成》（六卷） 清代陈复正（字飞霞）撰。成书于清乾隆十五年（公元 1750 年）。该书概论小儿赋禀、指纹诊法、脉法、面部望诊、初生婴儿救治、调护、变蒸及保产、护胎理论与方法，并论胎病（胎毒、胎寒、胎热、胎搐、盘肠气、脐突、不乳、胎黄、胎肥、胎怯）、惊风辟妄、痫证、伤寒、霍乱，以及儿科杂病及五官、疮疡等四十余病证，附有正方、验方、外治法等。另还载录万全之痘麻歌赋二百四十五首，附方二百余。全书共集正方、外治方五百二十余首。陈氏对护胎叙述甚详，认为胎儿健康与孕妇精神、饮食、起居、劳逸关系密切，尤需注意孕期调摄。对小儿指纹诊脉，以浮沉分表里，红紫辨寒热，淡滞定虚实为基本之法，以浮、沉、迟、数、有力、无力为辨脉之纲。对惊风证治宗喻嘉言之说，认为惊风及小儿伤寒所致痉病，纠正了时医俗见，其"惊风辟妄"之论，力斥惊风妄名，辨析致妄之由，新立误搐、类搐、非搐，以正后学。指出误搐即伤寒病症；类搐为幼科惊风余证，是暑证、疟痢、咳嗽等致搐；非搐指幼科慢惊风、慢脾风，为竭绝脱症，治疗强调辨别病源，不可混同立论。对"变蒸"一说赞同张景岳之说，认为婴儿生后长养之机，一忽不容有间断，脏器发育无此先彼后之分，对变蒸出现发热等候，认为不可以正病作变蒸，须及时诊疗。是书博采诸家精华，医理与临证相参，有独创新解与卓见；评议各家惊风之说，把伤寒病痉、杂病致搐及竭绝脱证分为三类，总称为搐等均颇多发明。《四库全书总目提要》谓是书大旨重在辨惊风之非正义，以救俗医妄施镇压、引邪归内之失，颇足为幼科廓清障纷。

《幼科释迷》（六卷） 清代沈金鳌（字芊绿，号汲门、晚号尊生老人）撰。成书于清乾隆三十八年（公元 1773 年）。《沈氏尊生全书》之一。沈氏论述了初生诸病及惊风、痫痉、疳积、黄疸、水肿、感冒、咳喘等病，以及诸病应用方三百八十余首，不仅附历代医家要论以相发明，且又参入己见。沈氏认为小儿用药不宜过猛，而以中和为当。且强调胎教，认为母怒脉兴、母惊阴触、母思气拘、母忧神蹰，凡此诸因，皆能停毒。沈氏师古而不泥，多有阐发之见，如在伤寒篇之后按云：小儿夹惊夹食之症为多，故即用六经分治之剂，必兼去惊消食之品，方可奏效。而在凡例中又云：禀受薄弱或病后虚怯，其所生病有全无食积者，即或有之，亦当扶正而使积自消，论述全面。

《福幼编》（一卷） 清代庄一夔（字在田）撰。约成书于清乾隆四十二年（公元 1777 年）。书载慢惊专门及慢惊辨证，列证因十四条，验方二首，后附治验三则。庄氏认为温补为治慢惊之秘诀，姜、桂、附子及药方中之用神，减去则无效。指出急慢惊的根本区别：急惊属实热，小儿气体壮实，用抱龙牛黄丸，下咽即醒，再用清热、消导；慢惊属虚寒，由小儿吐泻、痘诊等病后，或急惊用药攻降太甚，脾胃虚寒，气血不足，虚极生风，治必先用辛热冲开寒痰，再加温补，盖补土即所以敌木，治木即所以治标，用参术以救胃气，姜、桂、附、枸、熟地等药以救肾气。立方二首，一曰逐寒荡惊汤，温中祛寒以回元气；一曰加味理中地黄汤，助气补血，却病回阳。治验三则均以此二方加减，用温补脾肾而救危，详记发病之因，论用药之理，以明临床之效验。

《妇科医学指南》（四卷） 清代周震（字慎斋）撰。成书于清乾隆五十三年（公元 1788 年）。论述小儿危症、虎口脉纹歌、小儿杂证、小儿五经主病及兼证。周氏补充了前人三关辨证的具体内容，指出脉纹青紫为心肝有病，黄白病在肝肺，色黑病在肾。所载效方验案，师古而不泥。

《保赤存真》（十卷） 清代余含棻（字含芳，号梦塘，别号杏林子）撰。成书于清道光十四年（公元 1834 年）。又名《医林枕秘保赤存真》《幼科心法保赤存真》。内容包括论医道源流，以及小儿生理病理、体质属性及治法，论护胎保产、小儿临诊要诀、论惊风，述胎病症治，以及内伤杂病。末附"脉理存真"。是书治惊立论本乎经旨，源于《幼幼集成》；主治宗《薛氏医案》，其治急惊主于平肝，肝风内鼓者有滋水养木之方；治慢惊主于补脾，脾气虚冷者有补火生土之法。详释惊风症治，于各症之虚实补泻逐层剖析，补前人所未及。

《幼科集要》（二卷） 清代方略（字南薰）撰。成书并刊于清道光二十四年（公元 1844 年）。分述治小儿总论，初生急救法，调养法，掌心爪甲法，伤寒、伤热、伤食推法，诸病灸法，外治疏表、清里、引痰、纳气、定痛法，以及脐风、惊风、慢脾、发热、咳嗽、吐泄、疟痢、痛风等证治。是书博采诸家名言效方，治法丰富多样。

　　清代的小儿推拿，较明代有了很大发展。在儿科著作中，虽然小儿推拿专科为数不多，但如《推拿广意》《秘传推拿捷法》《幼科推拿秘书》《抱一子幼科指掌遗稿》《秘传推拿妙诀》《推拿直录》及《厘正按摩要术》等，都是各具特色并有相当学术影响的著作。

　　《推拿广意》（三卷）　　清代熊应雄（字运英）编，陈世凯（字紫山）重订。约成书于清康熙十五年（公元 1676 年）。卷上首载总论，论述推拿在小儿惊风治疗中的作用，大旨源于《补要袖珍小儿方论》；次叙儿科诊断和治疗手法，介绍手足四十五个推拿特定穴的主治，手法重于推法和拿法，并提出了"推拿手部次第"和"推拿面部次第"，即手部和头面部的推拿操作常规程序，并绘有"推坎宫""推攒竹""打马过天河"等二十一帧手法操作图，附有文字详解；后为"脏腑歌"，源于《小儿按摩经》"手法歌"和《小儿推拿秘旨》"五脏主病歌"，论述脏腑病证的小儿推拿方法。卷中分述胎毒、惊风、诸热等十七种病证的推拿治疗，及小儿坏症一十五候、断面色恶症死候。卷下载治疗儿科常见病的内服、外用方剂一百八十五首。此书撷取明代小儿推拿之精华而又有所发展，是清代第一部小儿推拿专著，其影响颇大。明代的小儿推拿，大多以治疗惊风为主，其他疾病往往述之不详。该书除专设惊风一门外，还设诸热、伤寒、呕吐、泄泻、腹痛、痢疾、疟疾、积证、疳证、痫证、咳嗽、肿胀、目疾、杂症诸门，扩大了小儿推拿的治疗范围。熊氏还把小儿推拿的辨证施治进一步深化，如"诸热"一门，又细分为胎热、潮热、风热、虚热、实热、壮热等十四型，并各有相应的推拿治则与治法。手部和头面部的推拿操作常规也是熊氏首先提出。所绘推拿操作图，甚便于后学。书中重视药物运用，所录之方药，除用于内服外，更有吹喉、擦牙、敷脐、贴足心、涂搽、热熨等多种外治法。

　　《幼科推拿秘书》（五卷）　　清代骆如龙（字潜庵）撰。成书于清康熙三十年（公元 1691年）。书载"歌赋论诀秘旨"，主述儿科诊断法，附有"推拿小儿总诀歌"。"穴象手法"论述小儿推拿特定穴的定位、主治及补泻，论及推拿介质的四季选用。"推拿手法"论述分阴阳等四十二种单式手法和打马过天河等十三种复式推拿操作法。认为分阴阳为"诸症之要领，众法之先声"，一切推法必以分阴阳为起式；诸症推毕，又须以掐按肩井，拿食指、无名指，为"总收法"。"推拿病症分类"介绍胎毒、痢疾等各种儿科杂症及二十四种惊风的推拿治疗。"幼科方药"辑录儿科方药并附祝由法。

　　《秘传推拿捷法》（一卷）　　清代余飞鳞著。成书于清康熙三十八年（公元 1699 年）。首叙小儿病证的病形、病原、病机等，次论小儿诊法中的察形色、闻声音、审虎口三关脉纹、辨筋纹、辨明小儿周身六十要穴定位、功效及推拿手法，列举以手法为主救治脐风、寒热、惊痫等五十多种病证，并载"提壶灌顶""二龙戏珠"等十大手法。

　　《秘传推拿妙诀》（二卷，补遗一卷）　　明代周于蕃（字岳夫）原撰，清代钱汝明（字用晦）参订补遗。成书于清乾隆四十一年（公元 1776 年）。该书以周氏《小儿科推拿仙术》为蓝本参订补遗而成。正文两卷内容多录自《小儿科推拿仙术》，钱氏强调，治法捷要歌、看小儿无患歌、被惊歌、五脏六腑定诀、看面定诀、看指定诀、生死断诀、看证候断诀、四证八候说、拿法、拿说、汗吐下法和诸穴图法，为"十三着紧要工夫"，是小儿推拿入门之纲领，缺一不可，必须熟读而神会。书中还有三十六种儿科病证的简易推拿法。钱氏在辑录周氏原作的同时，结合自己的临证经验加以考注发挥，如对于原作中的男女三关六腑不一致提出质疑；又对推拿三关六腑的男左女右之说提出异议，径言"予每照男用"；还倡用吐法，认为"此法系除病第一捷径"。关于推拿次序，钱氏主张不论何病，先取面上，再取喉中，次于手中分阴阳，推三关六腑，然后辨证选穴推治。此书文字简明，图解清晰，除早期小儿推拿书籍中常见的图谱外，还绘有分阴阳等六幅推拿操作图。补遗一卷，首篇"保婴神术"，取自《小儿按摩经》，其余诸篇为十八种小儿疾病的证治等内容。

《小儿科推拿直录》　清代钱村辑。成书于清乾隆五十八年（公元 1793 年）。钱氏得其岳父手录之《幼科秘书》，与《推拿广意》合辑增删而成是书。该书阐述儿科诊断方法、小儿推拿的穴位、分部主治、手法操作。"诸症推拿治法"精要地列举了十七种儿科病症的推拿治疗。对有些病症辨证施治，如呕吐分为伏暑呕吐、风寒呕吐和伤食呕吐，并分别介绍相关的推拿治法。《推拿广意》经钱氏选择增删，原有"四十九脉图解"，仅录用其最常见而实用的十三图，于每图之后新增歌诀及注解，并配以方剂治法。"推拿面部次第"后，亦增加了操作法和说明。全书繁简得宜，绘图精美，文字大多为歌赋体，通俗易懂。

《厘正按摩要术》（四卷）　清代张筱衫（字醴泉，又字振鋆，号惕厉子）编。成书于清光绪十四年（公元 1888 年）。张氏据明周于蕃《小儿科推拿仙术》一书，删其重复，正其错误，补其阙漏，重新修改而成是书。所载"辨证"，在切诊中新增"按胸腹"一法，将胸腹按诊法引入小儿推拿。其"立法"辑录按、摩、掐、揉、推、运、搓、摇小儿推拿八种基本手法，并详细介绍汗、吐、下、针、灸、淬、砭、浴、疏表、清里、解烦、开闭、引痰、暖痰、纳气、通脉、定痛、熨、咒等二十种治法的具体运用。"取穴"部分介绍十四经穴和小儿推拿特定穴，以及推坎宫、推攒竹、双凤展翅、分阴阳、取天河水、苍龙摆尾、推三关、退六腑、水中捞月、按弦搓摩、猿猴摘果、凤凰展翅、推中指、飞经走气、天门入虎口、补脾土、二龙戏珠、赤凤摇头、推五经、运内八卦、打马过天河、十大手法、运外八卦、运水入土、运土入水等复式操作法，其经络、穴位和操作均有图解。"列证"介绍惊风、疳疾、呕吐、泄泻、寒证、热证、痢疾、咳嗽、痰迷、头肿、腹痛、黄病、肿胀、积聚、食积、痫证、火眼、脐风、鹅口、牙疳、重舌、喉痛、赤游丹等二十四种小儿常见病的辨证、推拿和方药治疗。全书所引录资料广博，是一部具有较大学术影响的推拿书籍。

宋、元、明时期，治痘名家不下数十家，他们各具卓识，以补前人之未备，虽或各有所偏，实可以相济。时至清代，儿科仍以痧（麻疹）、痘（天花）两种发疹性传染病最为猖獗，所以在清顺治十五年至宣统二年（公元 1658～1910 年）的儿科专著中，目前可考查的约四百六十余种，其中痘疹专书即占一半以上，说明医家对痧痘的重视。著名的书籍如汪琥的《痘疹金镜录》、陈尧道的《痘科辨证》、宋麟祥的《痘疹正宗》、朱纯嘏的《麻疹秘传》、吴谦的《痘疹心法要诀》、谢玉琼的《麻科活人书》、袁句的《痘疹精言》、张琰的《新辑中西痘科全书》等。从这许多宝贵的著作中，可以看到中医儿科学对痘疹的防治，积累了极为丰富的经验。

《醉玄子痘疹》（二卷）　不著撰者。约成书于清顺治十五年（公元 1658 年）。论述痘疹病因病机、诊断、治则与辨证用药，对痘疹不同时期症状、兼证、险逆顺症等论述甚详，并载辨症赋六则，提倡对痘疹各期症状与兼证应辨证论治，对症下药。后载醉玄子治痘方六十三首，附痘疹药性赋。是书条理清晰，论痘精详，处方用药务求对症。

《救偏琐言》（十卷）　清代费启泰（字建中，号德骘）撰。成书于清顺治十六年（公元1659年）。书载救偏总论、原痘论、治痘运掌赋、药性赋等，专论痘证治，并载治痘方六十首，怪痘图三十幅。费氏论痘科，主张以证分阴阳，各有所宜，而不偏攻偏补。

《痘疹广金镜录》（三卷）　清代汪琥（字苓友，号青溪子）编。成书于清康熙十一年（公元1672年）。汪氏鉴于翁仲仁《痘疹金镜录》论犹未详，混淆粗略，使学者但知验症而不知症之所由起，但知用药而不知药之所以用，遂推而广之，溯其病源，别其部位，一切歌诀，悉为删去，编成是书。内容包括溯源、部位、气血、虚实、阴阳、证治大法，以及发热、渴、烦躁、谵妄等痘疹常见症状和方剂。另述药性一百十五味，附疹子治法。

《疹科辨证》（一卷）　清代陈尧道（字素中）编集，陈念祖（字修园）评订。成书于清康熙十七年（公元1678年）。此书专论疹科辨治，认为疹出于腑而属阳，比痘为轻，发散肺经之热毒为治疹要纲。发表可用升麻、葛根之属，解毒宜取连翘、牛蒡之辈，并出宣毒发表汤、牛蒡甘桔汤等方十八首；另还提出疹家三忌：忌骤用寒凉，忌多用辛热，忌用补涩，并示疹与癍的分辨之法。是书条分缕析，明白易懂。

《痘科辨证》（三卷）　清代陈尧道（字素中）编集。成书于清康熙二十二年（公元1683年）。"痘科辨证"包括痘疹病源，痘出部位，察色验舌，痘各期证治及惊搐、嗽喘等兼证治法等，凡六十八篇。"先哲治痘大法"列发热口诀，看痘四法，痘重心脾二经，运气治痘不同，论攻补各有利害等，共一百零三篇。"治痘药方"列加味升麻葛根汤、加味导赤散、败毒和中散等九十一方。该书集先贤治痘明论，使后世遇痘者有所稽考。

《痘诊正宗》（二卷）　清代宋麟祥（字钟岳）撰。成书于清康熙三十四年（公元1695年）。一名《痘疹指南》。书载痘疹穷源论，痘形四十一条，痘色一十八条，痘证四十一条，以及痘症十余种病证证治、不治之症四十一条，治痘方十二首；后载疹症及疹后痢、余嗽不止等证治；并列不治症六条，疹形四条，疹色八条，顺逆险五条，治疹方三十八首。是书认为痘毒治宜攻下，不用托补，以归宗、忍冬二汤为主，并附医案十余则。

《种痘全书》（四卷）　清代朱纯嘏（字玉堂）编。成书于清康熙五十二年（公元1713年）。又名《痘疹定论》。其书首述痘疮根源，分列诸家调治论、种痘论、不可种痘论，以及辨虚实寒热之异、炮制用药之法等；另还专述麻疹证治及禁忌。朱氏指出痘疹虽源于胎毒藏于命门，但必赖五脏六腑传送时令运气透入命门，感痘之气而为痘，感疹之气而为疹。其治崇尚聂久吾之法。

《麻疹秘传》　清代朱纯嘏（字玉堂）原撰，潘蕤于订。成书于清康熙五十二年（公元1713年）。该书原为《痘疹定论》，系清代太医院御医朱纯嘏先生所著，后经潘蕤于删去痘科部分，更名为《麻疹秘传》。首载麻症骨髓赋，继论麻疹症状、类症鉴别、麻症治法，以及治验、调养、禁忌、证治疑难点、用药要诀、辨证、忌口和兼证施治等。附聂尚恒"麻疹""孟民介募施治麻要方"和龙志云"麻疹概论"。

《痘疹集解》（六卷）　清代俞茂鲲（字天池）辑著。成书于清雍正五年（公元1727年）。其书收载诸家痘诊论述，辑录初热辨证赋、见点赋、起胀赋、行浆赋、回浆赋、辨疑赋、金镜赋，并绘图；附种痘说及种痘六事。同时，俞氏自撰痘疢杂说、疹疹秘旨、痘疹心法赋等，另述痘疹平伏塌陷辨、危候痘疹辨、妇人经候、妊产妇出痘治法等。此外，还有痘科心法集录和痘疹治验及痘科应用方剂二百零一首。书中较详记述了人痘接种术，提倡用熟苗，反对采用败苗。

《**痘学真传**》（**八卷**） 清代叶大椿（字子容，号怀古）辑。成书于清雍正十年（公元1732年）。书载论辨四十篇，逐朝证治及附图五十四幅，述兼证八十三种。并医案五十二则，录古人医案二十一家四十六则。另辑古人哲言一百零八家，释方九十四首，考药性二百八十九味。附"疹论、痧赋"，辨疹、痧与痘之别。是书认为治痘者必急治其兼证，以调摄为最，药石次之。于辨证议药，皆颇详备。

《**预防痘疹论**》 清代马印麟（字长公，号好生主人）编。门人穆天德（字清源）参补。成书于清雍正十二年（公元1734年）。马氏提出内却嗜欲，外避六淫，静其起居，清其饮食，息其气怒，始可预防痘疹，或减其毒。书载解毒神丹、解毒饮、代天宣化丸、扁鹊三痘饮等解毒方。

《**痘疹心法要诀**》（**四卷**） 清代吴谦（字六吉）等撰。成书于清乾隆七年（公元1742年）。系《医宗金鉴》之一。书载痘疹心法要诀及痘形证治门，从痘形、痘色、望面部等辨虚实、凶吉及证治；痘中杂论论发热、惊搐、烦躁、吐泻等。共载医论一百五十一条，方剂一百三十余首。

《**种痘心法要旨**》（**一卷**） 清代吴谦（字六吉）等编。约成书于清乾隆七年（公元1742年）。系《医宗金鉴》之一。列种痘要旨、选苗、蓄苗、天时、择吉、调摄、禁忌、可种、不可种、水苗种法、五脏传送之理、旱苗种法、痘衣种法、痘浆种法、信苗、补种、自出、治法等，凡十八篇。该书专论鼻苗种痘法，谓种痘施于未病之先，调于无病之日，为去险履平、避危就安之良法。提倡以水苗种法为最优。指出种痘之调摄，在于避寒热、慎饮食。此书在当时被誉为种痘之津梁。书中某些辨证和调摄方法，至今仍有参考价值。

《**麻科活人全书**》（**四卷**） 清代谢玉琼（字昆秀，号璞斋）撰。成书于清乾隆十三年（公元1748年）。系据《麻疹辨证》《麻科秘本》两书，综括各家诊治心得，间述己见而成。书载麻疹骨髓赋、麻证条目法旨用药要诀、增订治麻问答捷要，以及四方麻名、岁气、预解宣毒等篇。并附刘齐珍辑麻疹论及医案等。谢氏详述麻疹病因证治，辨痘、麻之别认为，痘出五脏，脏属阴，阴主血，故痘有形而有汁，其证寒热备有；麻发六腑，腑属阳，阳主气，故麻有形而不浆，其证多实热而无寒。痘以稀疏为贵，麻以透密为佳。痘以气尊血附为美，麻以血凉解肌为妙。痘忌汗、泻以泄气；麻喜呕、衄而分消，二者相去径庭。论述治法，简明贴切，如麻证初起已出及已收时忌用峻补与霸药，应随时解毒；麻疹初起潮热用宣毒发表汤，已出潮热用葛根疏邪汤，已收潮热用生地骨皮汤。另还分别论述麻疹烦躁、谵语、咳嗽、泄泻、呕吐、大小便不通等十七种证治。其书条分缕晰，全面系统，立法选方得当实用，备受后人推崇。

《**痘疹精言**》（**四卷**） 清代袁句（字大宣，别号双梧主人、双园主人）撰。成书于清乾隆十八年（公元1753年）。一名《天花精言》。其书记载原痘论，原气血论，顺逆险论，痘中各症论，攻毒凉血论，补气养血论，夹疹夹痧夹斑论，审机论，留浆论，各经余毒论，以及客感阴冲论，痘后调养论，痘症始未论，治法总论，痘出犯穴二十四症全图详论等，同时载述药性及备用诸方，包括破气、调气理气、气分升发表散、气分温补平补、破血、凉血治血、血分升发表散、血分温补平补、清火利水、解毒消肿、目病等十一类药论及验方十一首。是书论痘疹证治，考前人论著，参自身所验，辨虚实、察顺逆，治分气血，论重药性。

《**痘科辑要**》 清代何梦瑶辑。成书于清乾隆十六年（公元1751年）。载述原痘、出痘、初热证治、发热、汗、头痛、水痘等五十证，并有证治总论，包括论证、论脉、论药、调养禁忌等。后论发疹之病机、证候、兼证、治法及与诸疹之异。何氏认为痘疹皆火毒，但痘重而疹轻、痘深而疹浅；痘出五脏属阴，治宜温，疹出六腑属阳，治宜清凉；痘以稀为贵，疹以密为佳。所载升麻葛根汤、归宗汤、柴苓汤、宣毒发表汤等方均为治疗痘疹之效方。

《幼科正医录》（五卷）　清代邵成平（字庸济）撰。成书于清乾隆三十一年（公元 1766 年）。书中之"幼科痘疹正医录"，诊痘疹预防、禁忌、灌脓、收靥、结痂、痘后，以及惊搐、泻、吐、痛、痒、肿、汗、腹痛、腰痛、异痘、疔痘、蛆痘等证治；"幼科痧疹正医录"，论发热、嗽喘、咽痛、吐泻、汗衄、口齿、麻疹、水痘等证治。"幼科杂证正医录"，论胎风、撮口、脐风、夜啼、卒惊、自汗、遗尿、癫痫等二十九种幼儿杂病证治。邵氏认为，对痘疹诊治，不以稀密分轻重，用药不拘亦温凉。对痘、痧诸证，认为痘出于脏属阴，痧出于腑属阳，名虽不同，然皆君相之热毒触于天行而发，其治必当以解毒为先。同时又提出，体有虚实，症有寒热，用方者贵乎圆通而不执于一偏。

《痘疹遂生篇》　清代庄一夔（字在田）撰。成书于清嘉庆二年（公元 1797 年）。此书详述痘疹证治十五篇，以供医家采择，依方疗治。后附麻疹篇、周慎斋麻论十条及医学端初麻疹论。载方二十余首。

《引痘略》　清代邱熺（字浩川）编。成书于清嘉庆二十年（公元 1815 年）。又名《引种牛痘方书》《引痘方书》《引种牛痘法》《引痘新书》《引痘新法全书》。书载引痘说、苗养苗浆、认识疯疾、引泄法、度苗法及出痘时宜辨、出痘后须知等。附内服方十六首，外敷方四首及图式五幅。

《痘麻医案》（二卷）　清代齐秉慧（字有堂）撰。成书于清道光十六年（公元 1836 年）。系《齐氏医案四种》之一。其书概论痘麻病因证治，辑痘麻医案十三则，叙痘麻要用药性一百二十余味。并载看痘歌诀、痘证形面图说及治痘方七十余首，后附异痘二十三种。

《增补牛痘三要》　清代赵开泰（字兰亭）编。成书于清同治九年（公元 1870 年）。书载牛痘点种三焦之穴能引先天余毒论、增加引种痘穴论、引种察苗法、择取佳苗法、制痘取浆法、传浆定穴法、远处带苗法、牛痘回后补清余毒法、服药调剂法等篇。后附验案及方四十余首。赵氏强调小儿强弱不同，胎毒深浅不一，必间用方药以收调剂之功。其书条理井然，方论精详。

《牛痘新法全书》　清代邱熺（字浩川）、张崇树（字建候）撰。成书于清同治十二年（公元 1873 年）。该书系张氏在邱氏《引痘略》基础上撰《引痘略续篇》，合称《引痘略合编》。清光绪二十一年（公元 1895 年），更名《牛痘新法全书》刊行。"引痘略"介绍人工种痘法、伴见症状及处理等，并绘图说明种痘部位、器具、具体操作法等。"续篇"叙述经络、穴道、调药、手持、进刺、指撮、爪切、转刃、和血、退刀、掩苗，以及真伪宜辨、浆满宜泄、苗忌混用等种痘注意事项。

《新辑中西痘科全书》（十二卷）　清代张琰（字逊玉）编。成书于清光绪二年（公元 1876 年）。书载论业医三要、药性、痘证脉法、五脏见症、十五种虚实痘疹辨治、轻逆死症辨，以及种痘篇的辨苗吉凶、择苗秘诀、藏苗法、放苗秘诀、二十四项方及常用方。另有痘症日期、痘症传变、治痘总诀、兼症调治、五脏见症治法、辨吉凶痘、起胀辨治、灌浆顺症、险症、杂症、逆症、结痂、痘后、女子出痘。此外还载述麻疹辨治，集麻痘方三百八十八首。

《痧疹辑要》（四卷） 清代叶霖（字子雨）编。成书于清光绪十六年（公元 1890 年）。书载病原、引种、预防、痘麻论治、运气及选案等篇。录方一百零五首，医案四十八则。

六、外科学术的发展

清代太医院医学九科中，设疮疡科，即世所称的外科。在清代二百数十年间，曾有不少名家名著，如祁坤的《外科大成》，王洪绪的《外科证治全生集》，吴谦等的《医宗金鉴·外科心法要诀》，顾世澄的《疡医大全》，以及高秉钧的《疡医心得集》等，都有很大学术影响，对外科的普及、提高和发展起着重要的作用。

《外科大成》（四卷） 清代祁坤（字愧庵，一字广生，号生阳子）撰。成书于清康熙四年（公元 1665 年）。祁氏有鉴于当时外科医籍杂乱，有言主症而不言脉者，有图形定名色而不分穴次者，有辨大毒而忽小疴者，有小毒反详而大毒反略者，遂在《外科正宗》的基础上考订历代外科名著，结合家学经验编撰而成。首载总论，述痈疽病因、证治、脉法、经络和针、砭、灸、烙等治疗方法，以及辨证始末、施治次第等要诀；并论述肿疡、溃疡应用方药及调理、禁忌、预后等。其次专述人体各部位大毒和小疵治法、大毒和小疵病症、小儿疮毒治法，以及炼取诸药法，共载外科病症三百五十八种。祁氏指出失荣、舌疳、乳岩、肾岩翻花为疡科中四大绝症，认为"疮疡虽曰外科，而其本根于内，近之世重内而轻外者，由近之医弃内而治外，是舍本而从末也"，主张内治外治并重，内治偏于平补、托补，除症见"五实"者用寒凉攻伐之剂外，用药多较平和，总以调阴阳、和荣卫为本，反对滥用猛悍之剂。外治脓肿切开引流之法，谓"针锋随经络之横竖，不则难于收口；刀口宜下取，便于出脓；肿高而软者在肌肉，针四五分；肿下而坚者在筋脉，针六七分；肿平肉色不变者，附于骨也，针寸许；毒生背腹肋胁等处，宜扁针斜入，以防透膜之害"；对已溃脓肿用棉纸蘸玄珠膏涂之捻转，以利脓液排出，其外科脓肿切开引流的理论原则和医疗技术，达到了当时的最高水平。此书继承和发展了《外科正宗》的学术经验，是中医外科史上"正宗派"的代表著作之一。祁坤之孙宏源参与编纂的《医宗金鉴·外科心法要诀》将此书作为蓝本，由此可见其学术影响之深远。

《洞天奥旨》（十六卷） 清代陈士铎（字敬之，号远公，别号朱华子、大雅堂主人）著。成书于清康熙三十三年（公元 1694 年），又名《外科秘录》。首载经络图穴，后总论痈疽疮疡之阴阳、标本、虚实、经络和善恶、顺逆，以及治法、调护等；继述外科、皮肤科诸疾，以及跌仆、金刃、虫兽伤等一百七十五种病症的证治，并录外科各家用方二百八十一首。是书撷取前代外科诸家之精华与名论，合家传医术经验，所论颇具创见，辨证明晰，如将乳病分列乳痈、乳疬、乳疽、乳核、乳漏、乳岩、乳发等，论治详尽。陈氏强调，外科疮疡虽病发肌肤，然"皆脏腑内毒蕴结于中，而发越于外也"，故治宜标本兼顾，内外同治。对金银花等药物主张用大量，颇有见地。陈氏认为"疮疡之尚刀针者，古人不得已而用之，今则不然"，他在这一思想指导下，力求对外科疮疡脓肿采用非手术治疗，而主以服药，这对王维德等人的学术思想的形成有着一定的影响。

《外科十法》（一卷） 清代程国彭著。成书于清雍正十年（公元 1732 年）。书载内消、艾灸、神火照、刀针砭石、围药、开口除脓、收口、总论服药、复论五善七恶救援、将息，外科十法；后述外科常见病症，举疔疮、痈疽、梅毒、乳痈、疥癣等八十九症，治疗用方七十首。程氏提出疮疡不同阶段的治疗法则，对后世有较大影响。

《外科证治全生集》 清代王洪绪（名维德，号林屋散人、定定子）撰。成书于清乾隆五年（公元 1740 年）。又名《外科全生集》。王氏曾斥遵用《外科正宗》手术法者"尽属剑徒"。自谓"凭经治症，天下皆然；分别阴阳，惟余一家"（《外科全生集·自序》）。此书前集论述外科痈疽、瘰疬、疔疮等以及咽喉病症的证治方药。后集载临证二十二症治法，妇、儿、内、伤、眼科诸症及大麻风烂溃等证治方药，以及诸药法制之法及诸药药性。王氏将痈疽疮疡类外科病症的诊断和治疗分成阴症、阳症两大门类，以阴阳辨证为纲，辨外证寒热虚实。对仅凭部位经络，投药不分寒温，不辨阴阳虚实者提出疑义。认为痈疽二症截然两途，不可混称，痈发于腑，乃阳实之证，气血热而毒滞；疽发五脏，乃阴虚之证，气血寒而毒凝。并以痈疽所发部位深浅、形色性状，脓汁情况，判断病邪之轻重、气血之盛衰。如"根红散漫者，气虚不能血紧附也；红活光润者，气血拘毒出外也；外红里黑者，毒滞于内也；紫暗不明者，气血不充，不能化毒成脓也；脓色浓厚者，气血旺也；脓色清淡者，气血衰也"。治疗上主张"以消为贵"，治痈当"清火败毒，消肿止痛"，治疽"开腠理，散寒凝"，并"以托为畏"，惟已溃之痈，方可托毒外达；已溃之疽用"温补排脓，兼通腠理"。王氏最重阴疽之治，创立滋阴温阳、散寒解凝的治疗法则，倡用家传秘方，如著名方剂——阳和汤（丸）治疗阴疽，"非阳和通腠理，何能解其寒凝"。其他治痈疽顽症的秘方有犀黄丸、醒消丸、小金丹、子龙丸、阳和解凝膏等，沿袭至今，仍广为临床应用。王氏主张内消，有功于外科内治法的发展，然而完全否定刀针排脓，反对使用丹药，则未免偏颇。因而孟河马培之著《马评外科证治全生集》，评其"重用阳剂，发言过激，非古人和缓之意"。马氏的评注指出了王洪绪的不当及错误之处，并增入了自己治疡经验心得，对临床颇有实用价值。

《外科心法要诀》（十六卷） 清代吴谦等撰。成书于清乾隆七年（公元1742年）。系《医宗金鉴》之一。书载十二经脉及外科痈疽证治总论，以及肿疡、溃疡、洗涤、麻药等主治类方七十八首，并论述头、面、项、背、腰、眼、鼻、耳、口、齿、舌、喉、胸乳、腹、腋、肋、内痈、肩、臂、手、臀、股、膝、胫足各部外科病症，发无定处的外科、皮肤科病症杂症部述跌仆、金疮及竹木、虫兽所伤诸病，婴儿部述小儿外科病症。全书附外科病形图二百六十余幅，载方五百七十六首，内容丰富，分类详细，颇具系统性。对各病症候、治疗方剂编成歌诀，简明扼要，便于记诵。是书曾为清太医院教本。

《疡医大全》（四十卷） 清代顾世澄（一名澄，字练江，号静斋）著。成书于清乾隆二十五年（公元 1760 年）。顾氏学识渊博、经验丰富，对外科诸家多取平和兼容态度，并各吸收其所长，故在学术思想上少有偏颇之见。是书汇集上自《内经》《难经》等各家学说，下至清代名医言论，以及古今验方，结合临床实践心得编纂而成。顾氏反对当时外科"只仗膏丹，不习脉理"的以局部治疗为主的方法，认为疮疡外证"必先受于内，然后发于外"，主张"治病必求其本"为原则，色脉相参，辨证论治，内服外治并重。具体治疗方法有灸、烙、刺、割、熨、洗、内服等，特别是对唇裂修补及肛门闭锁、阴道闭锁等手术的麻醉、步骤、缝合止血、术后护理等医术均较先进。其书资料丰富，辨证详尽，施治全面，图文相兼，内容超过《医宗金鉴·外科心法要诀》，被誉为"博选治疗外证之效方，在疡科书中最为完备"的一部很有价值的外科专著。顾氏学术思想与医疗理论经验，对后世外科学的研究有着较大的影响。

《外科心法》（十卷） 清代唐黉（字芹州）编。成书于清乾隆四十年（公元 1775 年）。是书为在《医宗金鉴·外科心法要诀》基础上，集《外科正宗》《外科大成》《疡医准绳》之简要易明者汇编而成，但其内载诸方有他书未备者，不仅施治有效，且证因脉治详明。

《疡科会粹》（十卷） 清代孙震元（字东掌）编。成书于清嘉庆七年（公元 1802 年）。孙氏鉴于王肯堂《外科准绳》采辑虽富，然于医籍所载犹有遗漏，乃集王氏之后诸家论述及《外科准绳》未载之方，依类补入。孙氏新增有医家切戒、医家五戒、经诀、运气、引经报使药歌、脏腑图、急治余症、自保护法、娠妇服药禁歌、药盅、形影图说、煮针法、人参害人论、治验二百五十六条、正人骨度图说、十二经经诀等。全书收罗资料详全，是明代王肯堂《外科准绳》以后充分反映清乾、嘉以来外科学成就的专著。

《疡科心得集》（三卷，附方三卷） 清代高秉钧（字锦庭）著。成书于清嘉庆十年（公元 1805 年）。书载疡证总论、疡科调治心法、外疡实从内出论，并分述痈、疽、疗、牙宣、喉蛾、马刀、失荣、乳癖、乳痰、肠风、脏毒、丹毒及杨梅疮、下疳、疥疮、麻风等病症之病因、辨证、治法。"方汇"载内外治疗方计二百六十方。高氏立论以类证鉴别为特点，将类似病证列为一论，开中医外科鉴别论断之先河。其论痈疽脓疡的病因重视天行时气；辨证、立法以温病学说引入痈疽疮毒之治疗，疗疮走黄、疽毒内陷采用温病热入心包之犀角地黄汤、至宝丹、紫雪丹等治疗，又运用上、中、下三焦辨证治疗法则于头面、胸腹及下肢的痈疽辨治。曾说："疮疡之症，在上部者俱属风温风热，风性上行故也；在下部者俱属湿火、湿热，水性下趋故也；中部者多属气郁、火郁，以气火俱发于中也。其中即有互变，十证中不过一二。"高氏推崇陈士铎"阳毒可以攻毒，阴毒必用补正"，以及朱丹溪"痈疽未溃，以疏托解毒为主，已溃以托补元气为主"等论说，强调"外科必从内治"，并提出"毒攻五脏说"等学术见解。是书论述较详，辨治精细，对疡科证治颇有启迪。

《外科证治全书》（五卷） 清代许克昌（字伦声）、毕法（字苍霖）辑集。成书于清道光十一年（公元 1831 年）。毕氏曾著《外科证治》二卷，许氏继其遗愿，访贤求教，集临诊验方，历时二十余年，辑录成书。其书述痈疽证治之阴阳、经络、脏腑关系。强调胃气之重要，反对滥用寒凉或攻伐之品。后详述外科辨证论治，更列内景证治、外因杂伤证治等。附有王洪绪医案及曹畸庵《疡医雅言》丹药二十五方。是书多取材于《外科证治全生集》，兼采各家之论，并结合临床实践。许氏对升降药使用颇为慎重，认为丹药是由盐、矾、砂、汞经火力煅制而成，为霸道之剂，易伤气血。故主张用平安静、针头散祛瘀，用象皮散、六和散等药物生新。又尽量避免刀针伤人元气。此书也是清代较有影响的外科"全生派"著作。

《外科图说》（四卷） 清代高文晋（字梅溪）撰。成书于清道光十四年（公元 1834 年）。书载百余种疮疡证治及图说，以及灸法、围药、开刀法，并载有消毒溃坚汤、参芪内托散等一百六十四方。所载器械图，称"外科应用刀剪钳针各式物件全图"，是历代外科文献中所不多见的。

《外科真诠》（二卷） 清代邹岳（字五峰）撰。成书于清道光十八年（公元 1838 年）。邹氏博采群书，删繁就简，并将师授之心法、不传之秘方悉数示之，以救世济民。其书分别论述全身痈毒之发有定处者及发无定处者，从大到小，按症辨治；继论小儿诸疮及三十一种怪病；后载经络图注、内景图说、脉学提要、杂症揭要、药品大略等。共列病症三百六十三种，并录其师胡俊心、吴锦堂医案六十九例，分门别类，杂而不乱。邹氏主张"外科必本于内，知乎内求乎外"，故重视内治方法用于外科疾病，特别对外科兼症如烦渴、谵语、恶逆等处理有一定方法，使后学可依。其精妙之处，对后世外科临床颇多启发。是书为清代较有影响的外科著作之一。

《外科简效方》（一卷）　清代王士雄（字孟英、梦隐，号潜斋、随息居士、海昌野云氏、半痴山人）撰。成书于清道光十八年（公元 1838 年）。为《四科简效方》之一。首载外科通治，阐述痈疡初起、已成未成、已成未溃、脓净不合及多年恶疮、翻花疮、疮久成漏、疔、痘、诸癣、丹毒等应用方药；后分述上、中、下部诸证，共五十四证应用方药，先叙通治之法，再分症论治。是书所选以单方为主，药廉方简，用之有效无险。

《疡医雅言》（十三卷）　清代曹禾（字畸庵）撰。成书于清咸丰二年（公元 1852 年）。曹氏援引古籍之旧论成方，并撷取《神农本草经》、陶弘景《名医别录》疗疡诸药，疏释而成该书。书中之"述古"，引述《灵枢》痈疽篇及《诸病源候论》《千金翼方》诸书有关痈疽疮疡的论述，并就病源名义、阴阳根晕、寒热次序、肿痛、部位浅深顺逆、脓溃、刺法等问题加以注释发挥。"集方"部分汇集痈疡方二十九首，方皆出于《灵枢》《伤寒论》《千金方》《外台秘要》诸书。又附痈疡用药，据《神农本草经》《本草别录》，按功用分为主痈肿、消痈肿、除寒热、除热、通血脉、利关节、除结气、排脓血、长肌肉、坚筋骨十类。同时还分别论述内痈、金疮折伤、恶疮、疥癣、瘰疬瘤、阳窍病、阴窍病、妇人乳阴、杨梅疮九类病证治。此外又搜辑古禁方丹法，如三仙丹、白升丹等二十五方，并述制丹之升法、降法。

《外科传薪集》（一卷）　清代马文植（字培之）撰。成书于清光绪十八年（公元 1892 年）。马氏集民间验方、家藏秘方，并采诸书效方及自制经验方，共二百二十首。包括治疗痈疽、瘰疬、眼耳咽喉等病的内服和外用丸、散、膏、丹各种剂型。各详其主治、组成、剂量、炮制和用法。

《外科医镜》（十二卷）　清代高思敬（字憩云）撰。成书于清光绪二十六年（公元 1900 年）。系《高憩云外科全书十种》之一。书载地势高卑天时气候起居服食不同受病亦不同论、病分标本治亦分标本说、病分三因治亦分三因说、真类病论、看书不为书泥论、病有医误有自误说、医非尽人可学说、痈疽阴阳总辨、辨痈疽肿痛虚实、辨痈疽致肿原因、脓干气绝症辨、论痈疽成形莫畏刀针、辨脓深浅刀针手法等十三篇，并附刀针图式。选方包括内服方五十五首，外用方四十首；附方分列膏药、丹散、喉科、疔疮、瘰疬、肺痈、肠痈、贴骨流、痔疮、毒疮、淋症、风癫、耳症、风癣、诸疮、杂方、风湿、乳痈、幼科诸门，共二百零九方。此外还分述外科常见病症证治及治验。是书重视辨证，精于手术，兼采当时的西医手术法及走方医之术，颇多可法之处。

七、伤科学术的发展

清代的伤科，除了清乾隆时的《医宗金鉴·正骨心法要旨》最具学术影响之外，二百余年间的流派纷呈，亦为其历史特征之一。

早在雍正十年（公元 1732 年），胡宋有辑录了甘边（字雨来）所传的甘氏五世秘传伤科学术，题为《伤科方论》，又名《伤科秘传》。

乾隆间，沈昌惠著《沈元善先生伤科》传其家法；霍孔昭又撰《损伤科》一书，所载的方法颇为秘要。同时，又有允干辑录的《吴师真授跌打法门》；沈大润的《金疮铁扇散医案》，则药方得之塞外神僧。

嘉庆年间，钱秀昌的《外科补要》颇有影响，其著稽参《正骨心法要旨》精义，并合以"试验真传"；胡廷光的《伤科汇纂》裒集古今方论，并参以家传之法。

道光时的《伤科杂方》，不少方法系王承业《接骨入骱全书》所传；江考卿还著有《江氏伤科方书》。

咸丰初，赵廷海的《救伤秘旨》，为武术伤科学派的代表之作，其中传王瑞柏损伤用药论等。咸丰时几经传抄所存的《伤科秘本》，则为日本吉利僧所传。

光绪年间，胡松编著《金龙师治跌打方》；张羽中编的《跌打损伤全书》中，又有徐茂公先生秘传，以及内府秘授少林正传之法。

顺治三年（公元 1646 年），扬州张总兵于少林寺得《伤科秘方》，书载损伤纲言、脏腑损伤见证治法、秘传跌打损伤轻重分说，以及少林寺经验损伤方四十一首。道光十三年（公元 1833 年），又有《少林寺伤科》抄本。光绪二十六年（公元 1900 年），另有《少林真传伤科秘方》刻本。在清末，还有署名不退和尚辑录的《少林秘传》、《少林伤科治法集要》，以上少林寺伤科的历朝辑录，足见其学术影响的深远。

《伤科方论》（一卷） 清代甘边（字雨来）撰。成书年代未详。现存清雍正十年（公元 1732 年）抄本。又名《伤科秘传》。甘氏有八论，一论伤有十不治，列举各种不治之症的临床症候；二论用药，对伤科常用药作简要论述；三论治法，分别详述各种脱位复位手法；四论各要穴受伤之治法和预后；五论用药要诀；六论各要穴受伤的不治症候；七论受伤主方用药，接受伤穴位选用药物；八论用药必须道地，方能见效。共载治伤方六十二首。

《沈元善先生伤科》（三卷） 清代沈昌惠（字元善）撰。约成书于清乾隆四年（公元 1739 年）。载有沈氏家传秘本接骨上骱诀、取箭破弹诀、诸穴明堂图注、十二时辰血流行诀、诸受伤分别、试脓用刀法、刀针针灸禁忌歌、炮制药性则例等篇，对骨伤科理论及临证治疗皆有阐述。沈氏认为伤科医家虽非内科，亦必审内理，谙熟药性。内服先用化瘀理气之剂，后进补益调理之方。沈氏外治法亦颇多特色，其治粉碎性骨折，采取麻醉后切开复位，不合筋肉之骨取之，与筋肉相连者留之有别于前人粉碎之骨必须取尽方能愈合之论。在试脓用刀法中详辨阳毒、阴毒、半阴半阳三证，成脓时日、入刀之法亦因病而异，并附刀针用具图。载伤科九丹膏散方、生肌方、去伤拔毒方、补遗杂方共五十四首。

《正骨心法要旨》（四卷） 清代吴谦等撰。成书并刊于清乾隆七年（公元 1742 年）。系《医宗金鉴》八十七卷至九十卷。首述手法总论、手法释义、器具总论以及经义、骨度尺寸等，次载头面部、胸骨部及四肢各部位损伤内外治法，后列内治杂症。是书内伤辨治以薛己《正体类要》为宗，外治突出手法、器具等。强调手法整复前要熟识人体骨度解剖，明确诊断；整复手法要轻、巧、稳、准，反对粗暴复位，所谓"知其体相，识其部位，一旦临证，机触于外，巧生于内，手随心转，法从手出"，在总结前人论治经验基础上，把整骨手法归纳为摸、接、端、提、按、摩、推、拿八位。提出"跌仆损伤虽用手法调治，恐未尽得其宜，以至有治如未治之苦……制器以正之，用辅手法之所不逮"，突出外固定治疗骨折的重要性，列举裹帘、振梃、披肩、攀索、迭砖、通木、腰柱、竹帘、杉篱、抱膝十种整复与固定器具。列图二十七幅，载方九十一首。图文并茂，简明易悟。该书作为清太医院教本，流传甚广，对伤科发展起到承前启后的作用。

《损伤科》（一卷）　清代霍孔昭撰。成书于清乾隆四十六年（公元 1781 年）。书之"总纲"，论述官刑杖打、皮破肉碎、头骨打碎脑浆不出、刀伤腹破大小肠出等二十余种损伤症治。次为"入骱法"，述肩关节、肘关节、髋关节、下颌关节及鼻骨脱位的复位手法。后之"总诀"论述出血过多、从高坠下脉象及伤损预后，并论述伤心、伤肺、肠伤全断、胸腹伤及于内等十八种凶险危重症候。霍氏重视麻醉，对骨出于外、箭入骨不出、铅弹入内及骨折复位等，必先麻醉，令人不痛，方才下手。提倡葱熨法，凡伤后疼痛剧烈、杖痛、切开去脓、喉断、肠破缝合后、骨折复位敷药前皆用葱白捣碎炒热，置伤处，用烙铁热熨，以行气活血解毒。治疗骨折用麻醉、复位、葱熨、外敷雄鸡饼、夹板夹缚。其中雄鸡饼为不传接骨神方，颇有奇效，后世医家多采用之。

《吴师真授跌打法门》（一卷）　清代允干辑录。约成书于清乾隆十八年（公元 1758 年）。载述全身穴道图，以及穴道损伤后症状、预后、治疗方药，主张按穴贴膏药疗法。

《金疮铁扇散医案》（一卷）　清代沈大润编。成书于清乾隆二十八年（公元 1773 年）。此书载述得之塞外神僧的金疮铁扇散的组成、用法，以及沈氏应用此药的十三则医案。附急救缢、溺、服毒等方法。

《伤科补要》（四卷）　清代钱秀昌撰。成书于清嘉庆十三年（公元 1808 年）。卷一为人身骨度、名位、伤科器具和脉诀。骨度按头部、胸腹部、背部、侧部、四肢部详列尺寸、名位与受伤后致命程度并述，皆附图；器具列攀索、叠砖、腰柱、木板、杉篱、抱膝等；脉诀以四字歌诀简述损伤脉象，辨病情轻重，决预后吉凶。卷二阐明损伤正治三十六则，第一至第五则为金疮论治、治伤法论、跌打损伤内治法、至险之症不治论及从高坠下伤；第六至第二十三则，分述各部受伤症候、治疗和预后；第二十四至第二十八则述受寒、感痧疫、怀孕伤症等治法；第二十九至第三十四则论治杖疮夹棍伤、药箭伤、诸咬伤、汤火伤、自缢和溺水救法等；第三十五、第三十六则述运、熏、灸、倒四种外治法及应刺诸穴。卷三以歌诀形式列举止血黑绒絮、玉红膏等九十一方。卷四载录各家秘方四十六首，急救良方四十九首。该书稽参《正骨心法要旨》精义，合平日试验真传而作，内容精要翔实。强调伤科医师必须熟悉骨骼形态；治伤必须详脉诀、明脉理，全身调治始能无误。髋关节脱位的侧卧复位等手法为其首创，方剂应用紧扣损伤后诸症，是有影响的伤科要著。

《起死回生跌打秘授》（六卷）　不著撰者。约成书于清嘉庆十九年（公元 1814 年）。该书载遍身穴图、秘授伤损神书、诸方秘授、青田刘基先生秘授万验神书、秘传神方、秘授禁方金疮论等篇。绘图说明全身要穴，详述三十六大穴位损伤后危重症候及解救之法，并作歌诀指出人身二十处命穴不可轻打。同时还总结前贤治伤经验，叙述六十余种损伤症治。另载跌打损伤方五十余首，以及治疗损伤后并发症方。书中关于关节脱位等治法多宗蔺道人。治疗开放性骨折，骨出于外用小铜锯锯齐后复位，或锉去骨锋复位；粉碎性骨折主张切开取出碎骨后用夹板固定；创伤用油线缝合，以护风为要，预防破伤风及感染；内服以化瘀活血行气为主，多用酒煎或用酒送服。指出伤后出现痰多、眼白、唇吊、口臭、吐粪等症多凶险难救；髋部骨折为最难治者；伤后必须忌口等，皆为该书之特色。

《伤科汇纂》（十二卷）　清代胡廷光（字耀山，号洛恩山山人，又号晴川主人）编。成书于清嘉庆二十年（公元 1815 年）。胡氏有感于接骨上之书虽散见于各籍，而零星记述，绝少成篇，遂辑录《内经》以下各家医籍有关跌闪伤损之论，以及村妪野叟单方，若经试验，尽皆叙入，参以家传之法，汇辑成编。此书列图四十二幅，图解人体部位名称，骨骼方位和名称及手术器具、复位手法等，并介绍伤科证治基础理论，以及损伤程度的识别方法、正骨理筋手法和治伤器械。同时论述损伤后出血、发热、骨痛等四十症的辨治，辑录《正体类要》《儒门事亲》《名医类案》等书八十七则医案，附胡氏治验四十一则。此外，还总论损伤用药原则，辑录内服外治方三百四十四首，分列各类损伤主治药物，叙述伤科常用药物性状功效。胡氏之书选辑精要，类分合理，不仅概要地反映了伤科整体论治的基本理论，同时也具体介绍了各种损伤的治疗手法、治伤器具、内服药物及练功方法等，既汇粹历代医家及民间治伤经验，也并载录了胡氏家传心法，堪称治伤之大全。

《伤科杂方》（四卷） 不著撰著。成书年代未详。现存清道光十六年（公元 1836 年）抄本残卷。该书载述接骨论、跌打损伤接骨治疗、刘伯温传制秘诀仙方、秘授禁方、全身穴道图等。全书载方二百三十余首。书中对人体大穴损伤的症状、预后及急救之法述之尤详，并提倡采用童便灌入急救。对骨折脱骱、金刃刀斧损伤、失枕、杖疮等治疗，多继承前贤成法。骨折治疗原则十二法，与蔺道人接骨步骤十四法基本一致；对缺唇、眼珠脱落、断喉、手足骨断、脱骱等治疗方法都遵王承业《接骨入骱全书》。其治喉断者用银丝缝合后慎用掺药，以防吸入咳呛不止；肠出缝合时不缝里疮口，恐积脓积血等说，可谓真知灼见。其用离骨散治疗骨折后对位不良或畸形愈合，为治疗畸形愈合最早记载。

《江氏伤科学》（一卷） 清代江考卿（又名详，字国兴，号瑞屏）著。成书于清道光二十年（公元 1840 年）。该书首叙断死证秘诀及伤损不治之症，次述受伤治法。载方七十三首。江氏宗明异远真人《跌损妙方》之说，但有创新之处。其治法中所载三十六大穴受伤的内服方药，为后人所推重，但穴名、部位与现行者多有出入；所载通用、秘传诸方及损伤部位的引药，颇切合临床实际。

《救伤秘旨》 清代赵廷海（字兰亭）辑。成书于清咸丰元年（公元 1851 年）。此书之总论，首述损伤脉象种种，以脉诊、望诊决五脏绝症、不治之症；次列十二时气血流注歌，述气血运行时间与脏腑的关系，并载发散方、十三味总方、十四味加减方、七厘散、飞龙夺命丹、地鳖紫金丹等六首治伤通用方；后载三十六大穴图说，附图注明人体重要部位，详述各部损伤后的症状、治法、预后。附载少林寺秘传内外损伤方及加减、损伤补药方、王瑞柏损伤用药论，附方六十二首。所"续刻"一篇，首列跌打损伤辨生死诀，对人体各重要部位的损伤症状、治疗、预后做详述，着重提出不治之症与死症；次列破伤总论和整骨接骨夹缚手法，对创伤与开放性骨折处理及骨折、脱位的整复、固定逐一详细论述；最后述轻重损伤按穴治法，列三十四穴位。是书以拳击、点穴所致损伤为主，为武术伤科代表作。赵氏对骨折脱位的固定、整复有独特见解，如肩关节脱位足蹬复位法，两胁筋骨断者不必夹缚等。尤其对创伤处理，提出"刀伤虽易实难，筋断腹破，皮连骨削，刺入骨间，箭镞断在肉内，或破后伤风，如此等症，最宜良手，皮开而长者，必用细针将两边新破皮慢慢扯合，以针栓好，内外搽药，不可用膏药贴盖，恐败血成脓，肉烂难敛"，颇有可法之处。

《伤科秘本》 日本吉利禅师传。据序称清代山东张紫阳、俞锦明二人同伴游学于江湖，遇日本吉利僧者，合伴六载得传此书，几经传抄。首为穴道说、穴道数、开窍法。次述诊脉、拔捒、修整、夹缚、医治、宜治及接骨手法、血络、药品歌、接骨药性等。后录外洗方、内服麻方、外敷麻方等百余首。书末又另附三十余方。

《全身骨图考正》（一卷） 清代樋历撰，柏仙录。约成书于清咸丰四年（公元 1854

年）。椿氏据其二十余年检尸摹图，反复修改，绘出全身骨骼仰面图、合面图及各骨骼分图，标明骨骼名称，并以文字解释各骨形态结构、名称、别名及其由来。同时指出骨骼结构可有个性差异，骨骼数目亦可多寡不等，对肋骨数目之殊论述尤详。对前贤之论，误则正之，缺则补之，重复者删之。并引用大量命案实例为佐证。后附"全身骨骼名异同考"，阐述十五种骨骼名称及别名、全身三十九处致命骨及不致命骨名称。"治伤经验方"录验方九十余首。

《伤科大成》（一卷） 清代赵濂（字竹泉）著。成书于清光绪十七年（公元1891年）。赵氏参汇医籍，遍访专家四十余年，获伤科抄本，细为校勘，择其精详，补其缺漏，加以经验编辑成帙。书分十二节，依次阐述看穴道吉凶、看伤吉凶、死症、跌打损伤引经用药、正骨八法、接骨入骱用手巧法等。末附应用诸方四十四首。是书发展了伤科察目验伤诊断法，手法强调术在精而不在多，用药主张方在灵而不在杂，尤其对损伤的重症诊断治疗及预后判断的论述，对骨伤科临床颇有指导意义。

《金龙师治跌打方》（一卷） 清代胡松编。成书于清光绪五年（公元1879年）。载述全身穴道图，全身重要穴道损伤后症状、预后、治疗方法及手法解救、损伤辨证等。附"朱君尚先生秘传跌打方"，并以歌诀记述人身大穴损伤后症状，便于记诵。

《跌打损伤全书》（二卷） 清代张羽中编。成书于清光绪二十六年（公元1900年）。载录徐茂公先生秘传凶症歌、十不治症、致命穴、五绝症审视轻重歌、论脉、初下药法及治伤方剂八十七首和内脏损伤四十种病症治法方药。并论生死决疑，详细描述各重要部位受伤后的临床表现、预后及治疗应用十八方，次述七十二种拳棒损伤的症候和内服外用药，最后记述内府秘授少林正传加减灵应拳棒损伤方，有内伤服方、外伤见血内服方等三十一首。

《伤科证治》（一卷） 不著撰者。约成书于清光绪三十年（公元1904年）。书中记载秘授折伤治疗神方、金疮论等。阐述伤科辨证施治，各种骨折、脱臼及四十二穴道损伤的证治、预后，以及五损治疗原则和引经药物等，共收方九十首。骨折、脱臼的治法取之于前贤而有创新，对难以复位之闭合骨折用切开复位，粉碎性骨折采取切开，取出碎骨，用别骨接好，是植骨术的较早记载。并提出伤后用药慎用峻下之剂，必须攻补兼施，虚实兼顾，颇多可法之处。

《伤科药方》 不著撰者。成书年代不详。阐述伤头、伤喉、伤耳、伤胸肋、伤肚、伤心、伤肝、伤脾、伤肺、伤肾、伤腰、伤乳房等四十余种损伤及兼症证治，载方一百二十六首。是书认为瘀血内停为损伤后主要病理变化，或血死，或痛，或昏闷不省人事，或寒热往来，皆瘀血为患。并指出小儿年少气弱，老人气血衰，治疗应与成人有异。提出伤后眼目不正、言语乱唤、破腹肠通气出外等十种危重症候。并强调使用引经药及酒煎葱引。

嵩山少林寺武术历史久远，其关于伤科的学术也独树一帜。在清代传世的少林寺伤科著作有多种，其中有些是署名不退和尚传录。

《少林寺伤科》（三卷） 不著撰者。成书于清道光十三年（公元1833年）。载述七十二小穴道与三十六大穴道及各大穴位损伤的证治方药和预后，录方近百首及加减用药，绘图三十九幅。

《少林真传伤科秘方》（一卷） 不著撰者。约成书于清光绪二十六年（公元1900年）。该书阐述损伤辨证及治疗要诀，提出四季时令与所主脏腑的关系，以辨损伤轻重及相应治法。强调成人、老人、儿童损伤后病变不同、预后变异。主张伤宜速治，否则有变生他症之虞。以脏腑辨证施治指导处方用药，载方二十余首。

《少林秘传》　清代不退和尚辑录。约成书于清宣统三年（公元 1911 年）。主要论述看验损伤方法、损伤的辨证论治。其中对全身各处损伤的用药法则有详细介绍。

《少林伤科治法集要》（一卷）　清代不退和尚传。"总论"与"诗诀"论述跌打伤科的病症用药之概要，继述人体各部位损伤和接骨方药、三十六穴破解用药法。共载五十八种病证，近二百种方药，论述精要，条理分明。

八、咽喉科学术的发展

清代医学分科曾承元、明之制，但后来又将口齿和咽喉科合并。其中，以咽喉科学术的发展成就为主要，而在咽喉科中，尤以对白喉和喉痧的学术研究最有成绩。虽然这些疾病的性质属于疫病范畴，但在这里仍承旧例叙述之。

《尤氏喉科秘书》（一卷）　清代尤乘（字生洲，号无求子）撰。成书于清康熙十四年（公元 1675 年）。尤氏在总论中概念喉症的主要病因及治则，并对危重症做较详论述；后设咽喉门、口牙舌颈面腮门及喉症治法，分别论述喉菌、牙痛、木舌等咽喉口齿科各症的辨证与治法要领；继述咽喉口齿病证的外用、内服方药的制备和用药法则。另载喉科验方十六首。书中所记多尤氏家传经验，前人验方亦经尤氏化裁，具有注重疗效、实用性强的特点。

《岳后杨氏疗喉秘典》　清代杨瑞山撰。约成书于清乾隆二十二年（公元 1757 年）。杨氏选辑《医宗金鉴》《薛氏医案》《证治准绳》《景岳全书》《古今医统》《张氏医通》《冯氏锦囊》及其他方书二百余种，博采前贤名论，拣选经验成方，分类汇编成书。载有疗治十法、不治症、咽喉经义、论治、咽喉诸症、咽喉医案、附方备考、口部诸症、齿牙诸症、唇部诸症等门，论述六十余症证治，载方百余首。其书医论、证治、方药及医案俱全，内容详备。乾嘉间张梦锡增订邵风池编著的《尤氏喉科》，多取尤氏及杨氏之法。

《重楼玉钥》（二卷）　清代郑宏纲（字纪原，号梅涧，晚号雪萼山人）撰。成书于清乾隆三十三年（公元 1768 年）。郑氏根据福建黄明生传授秘本，结合临床经验编纂成书。后经其子承瀚（字枢扶）整理补充，其友方成培厘定，辗转传抄，于道光十九年（公元 1839 年）刊行。上卷十七篇，首论咽喉的结构及生理病理。指出咽喉与肺胃等脏腑的关系最为密切，是呼吸、消化之户，人之一身于此最为关要，咽喉通利，则体安身泰，一有风邪，热毒蕴积，咽喉诸病发生，且其症情多重笃危急，因而强调及早治疗，不可贻误。继述三十六种"喉风"，包括咽喉、口腔、中耳、乳突等疾病。每一病症述其症候特点、病情演变、施治用药。方药包括内服、吹烟、外敷、含漱等不同剂型的组成，以及剂量、炮制和给药方法。卷末"梅涧医语"一节，首次阐述了喉间发白（类似白喉）的病因病机是"属少阴一经，热邪伏其间，盗其肺金之母气"，并立其治则。下卷三十九篇，专论各种喉风病症的针刺疗法，详述取穴、补泻、禁忌及咽喉病症常用的十四经穴位。此书具有颇高的临床参考价值。郑氏之子枢扶创制"养阴清肺汤"治疗白缠风，其方卓有疗效，迄今为临床所沿用。

《疫痧草》（三卷）　清代陈耕道（字继宣）撰。成书于清嘉庆六年（公元 1801 年）。上卷病象章，总论疫痧（猩红热）的病因病机及证治原则。中卷见象章，为疫痧证治。下卷汤药章,列治疗方药。烂喉痧一症古医籍未见细载,据叶天士所言至雍正十一年(公元1773 年)始有。陈氏因见其症险,传染致死者众,自古无专书,故观其象、察其机,偶有所得,遂笔之于书。陈氏对疫痧的传染性及发疹、烂喉等特点有相当深入的认识,指出其发病原因乃疫毒自口鼻吸入,或吸受于病人,或吸自外界,其毒则一。通过临床观察,他发现同样为烂喉、发疹,却有有疫、无疫之分,病机及预后也不一,陈氏对疫痧的辨证,从发热、出汗、脉象、二便、神志、呼吸、唇齿、肌肤,及舌象、烂喉、秽气等四十六项,条辨缕析,具体而实用。如对发疹部位先后的顺逆,应结合神气及烂喉状况而定,并指出病人有舌赤多刺(草莓舌)的特点,咳嗽是发疹的吉象等,有明确诊断的临床意义。同时阐明疫痧的治法要领,是在疫火未肆之前先化其火,用大剂清化药,并分疏达、清散、清化、下夺、救液等五大法则,各备方药,既不同于伤寒治法,且较之甘润养阴的白喉治法更为全面。书末载有经验良方,介绍刺喉、少商泻血、吐法、吹药、漱口、敷药等多种疗法,以及同代医家李修纯、祖鸿范、叶天士、王景伯等对烂喉痧的证治论述。并指出慎用辛温、辛燥药等治法禁忌的辟疫方法。陈氏之书因其列证详而论之慎,治疗精而有常变,故被后世奉为治疫痧之圭臬。其后有关烂喉痧的专论,如夏春农的《疫喉浅论》,金德鉴的《烂喉痧辑要》等都在此基础上加以发挥。

《重楼玉钥续编》(一卷)　清代郑承瀚(字若溪,　字枢扶)编撰。成书于清嘉庆九年(公元1804 年),未得刊行,由章洪均录存,1924 年经裘庆元校刊辑入《三三医书》。郑氏与方岵云博采古今诸家之说,结合临床经验编撰此书。内容有统理十二经脉皆上循咽喉、论喉痹关于运气而有火湿寒之异、统论脾胃皆交于口而脾为之主、诸症补遗、论白腐症、药性不宜于白腐症,以及宜用药味等数十篇。书中对白腐(白喉)病因治法论述尤详。认为白腐症是由燥邪所致,属虚者居多,病在肺肾两经。治疗主要养阴清润,不可用表散寒凉攻下之剂,亦不可施针灸及动手刮之;并列出宜忌药物,忌用药物如羌活、大黄等多属辛散苦寒之品,宜用药物如生地、元参等多为甘寒润肺滋肾之辈。这对白喉防治具有参考价值。

《喉症全科紫珍集》(二卷)　清代燕山窦氏(佚名)撰,朱翔宇增补。约成书于清嘉庆九年(公元1804 年)。此书上卷载窦氏、孙真人、朱丹溪、皇甫云州、陈若虚等医家对咽喉病的论述;次列紫珍要语,论述口舌病与咽喉病的辨证治疗大法,口舌病治法二十七则,咽喉病治标法八则、治本法二十五则;并附其先人临证经验、咽喉临治十要歌、治喉秘传备要、临症二十要诀等,并详述喉口七十二证。下卷记载梅花点舌丹、普济消毒饮、防风通圣散等喉科常用验方二十种,后录秘传紫珍经验良方,按功效主治分二十类,吹、敷、漱、涂、熏、烙、饮、噙等多种剂型。窦氏强调口舌病与咽喉病不同,认为口舌病多于喉病。舌病与肝壅、心热、脾热关系密切,临证须辨饮食、二便、寒热、痰唾、疮色、知五脏六腑何经之证,按经用药;喉症因热而生风,风能动火,火动痰生而发,风痰壅塞咽门,急则治其标,先针刺、探吐、吹药、漱口,后再究病之由而治本。是书为窦氏几代临证经验总结,再经增补,博采先贤精辟之论,积朱氏四十年经验,故对喉科病症论述详全,治法多样,被后世推为喉科之经典,而广为流传。

《咽喉脉证通论》(一卷)　不著撰者,清代许楄(字珊林)校订。初刊于清嘉庆十二年(公元1807 年)。该书原称宋代杭州千佛寺一异僧所遗,然书中提及"棉花疮"即梅毒,于元代始传入中国,可知其说不确。许氏据书中方论辨析造微,多所依据,推论是书乃元明人所作。该书先总论病症及用药，后详论喉科十八症。强调喉病应辨虚实痰火风寒热毒，于望闻问诸诊之际还当究其脉理，叙及虚实阴阳等多种证脉及相应治疗宜忌；治疗以下气消痰为主，次以清火凉血，创立红内消、保命丹等方；认为甘桔汤为喉症所忌，因甘草补而不泻火、桔梗引痰火上升，均当禁用。该书流传甚广，治法精详，为中医喉科学重要参考著作之一。

《时疫白喉捷要》（一卷）　清代张绍修（字善吾）撰。成书于清同治三年（公元 1864 年）。张氏案考诸书，参以临证所得，对白喉一症与经络脏腑的关系、白喉的诊断与鉴别、治疗及预防，均做详细论述。指出白喉乃瘟疫恶疾，症情重笃。临诊务须详审外证，细察脉情，看明喉咙内两边起白之多少及大小厚薄，分辨疫、风、虚、痨等证型，且应与伤寒、类白喉等病症相鉴别。治疗应根据具体病情采用内服、外治，主张重在泻火解毒，重用寒凉药物，拟订除瘟化毒散、神功辟邪散、神仙活命汤、龙虎二仙汤等内服方八首、吹药方一首。张氏认为诊治白喉有"十难"，提出"病态多端，惟贵圆通而知其要耳"，并举不治之症十一种。卷后附外治法、针刺法、免染喉症方及验案等。该书为较早用"白喉"命名的专著之一。其论切要精当，方药治法，用之每获良效。

《喉科白腐要旨》（二卷）　清代许佐廷（字乐泉）撰。约成书于清同治四年（公元 1865 年）。许氏在书中阐述喉科白腐的病因、病机、治法宜忌等，载内服方、吹药方，举宜用药二十四味，忌用药四十八味。其对"属虚伤燥"之喉科白腐的认识颇为精辟。在病因病机方面，倡导"肺肾阴虚，内燥伤金"之说，认为其病因除淫邪之外，尚有七情忧郁，郁久为热内伤，或值燥金之令而发，或因禀质水亏，或因嗜辛燥之味而致，根本在于真阴不足，金水失养，易于伤燥；白腐的形成是燥热内郁，不能外泄，化湿蒸腾之故。在辨证论治方面，指出白腐非喉病也，乃肺燥发于喉也，但又非止伤于燥，临证当明辨寒热虚实燥；白腐一症属实者少，属虚者多，实证白腐为易治，虚证白腐为难治。强调本病初起有热者重，不热者轻，初起喉间不红肿即有白腐、或薄或似稠糊及发热者为最重。主张治以肺肾为主，药用养阴清润，忌辛温表散，寒凉攻下等法，更禁动手用刮及妄施针灸。对白腐兼他症，或发瘾疹流丹斑瘰及壮热不退等候者，认为当重用养阴而兼清润。许氏的喉科白腐论治，对后人亦颇有影响。

《烂喉痧辑要》（一卷）　清代金德鉴（字保山、保三，号蒯释老人）撰。成书于清同治六年（公元 1867 年）。金氏根据《痧喉经验阐解》增删，易名而成此书。卷首明示喉痧重在发表，不在治喉，当以畅汗为第一义，并附录叶天士医案以求证验。后列喉痧经验阐解总论、论症、要方等，对喉痧的病因、病机、证治、调摄等均有详述。鉴于医家对喉痧一症舍本求末，重于咽喉，忽于痧子，早进寒凉，遏伏厉邪，致使不救，金氏宗"痧子为本，咽喉咳嗽等形为末"之说，主张进表散开达之剂，寒凉清腻等药一味不可兼杂，使其痧从汗透。指出若有一毫胸臆未清，便是痧症未透，不可早进寒凉遏伏，以致不治。金氏施治灵活，不拘成方。审症加减。还十分重视喉痧的调摄，其书论理精辟，为喉痧切要之作。

《白喉治法忌表抉微》（一卷）　清代耐修子撰。成书于清光绪十七年（公元 1891 年），托名洞主仙师所授。全书阐论"白喉养阴忌表"之理，并引张善吾《时疫白喉捷要》之语分注于下。在详述白喉病因证治之时，提出白喉治法惟有以厚重之药镇其上层，以清凉之药润其次层，极盛者再扫除其中宫，以抽柴薪，开通其下道。又将常用药分列正将、猛将、次将三表，每表四层，分为镇药、润药、消药、导药。四层之中镇、润为定法，以养阴清肺汤为主；消药去其滞，导药利其行，而导药非热极便结不可轻用。共载药五十味、方剂三首，均说明其主治。表后载禁忌药二十二味，补前人未列者八种，注明害处。并列举误服禁药后所现十八种不治症象，指出此症本不难治，治之不善而种种败象见，非此症之本象，实投禁药所造成者。针对时医急于求成，解表、养阴反复改图，以致一误再误，强调"认症既的，尤以守方为第一义也"。同时阐述白喉症的脉象变化及与双单蛾的症治异同；结合兵法详论"三表"。强调"养阴清肺汤药味不可移易，即份两亦不可轻重"。所附"白喉三不可要诀"，即不可刮破、近火、多卧；耐修子此书为论治白喉的专著，论证详明，立方完善，后世论治白喉多崇其说，影响颇大。

《白喉条辨》(一卷)　清代陈葆善（字栗庵）撰。成书于清光绪二十二年（公元 1897 年）。陈氏取张善吾、郑梅涧、耐修子三家之言，潜心探索，汇集众长，参以己验，仿吴鞠通《温病条辨》体例撰著此书。书中列论十五条，系统阐述白喉病源、诊断、治疗、用药禁忌及善后调理等内容，间以注解。陈氏认为白喉之病由燥所发，或手太阴独病，或少阳少阴兼病，临证当认明病源，详别经络，对症用药。有"忌升提并吐、忌散温发汗、忌大泻亡津、忌刀针、忌病重药轻、忌苦寒助燥"六种禁忌。载方十一首，其中"三气降药丹"为陈氏所创，用于救误，施之得法，能立起沉疴，转危为安。陈氏此书经实践评说各种治疗方法的优劣，明辨各家所论曲直，对后世临床颇有参考价值。

九、眼科学术的发展

清代的前期和中期，是当时眼科学术最有成就的时期。清初，张璐《张氏医通·七窍门》对于"金针开内障"论述最为详明。乾隆间黄庭镜所著的《目经大成》是一部很有学术价值的眼科学专著。同时《医宗金鉴》中的《眼科心法要诀》也有很大学术影响。此后，嘉庆时顾锡著《银海指南》，也有相当的价值。

《目经大成》(三卷)　清代黄庭镜（字燕台，号不尘子）著。成书于清乾隆六年（公元 1741 年）。一名《不尘子笔乘》，又名《目科正宗》。其书首载五运六气、五轮八廓分属定位、开导针穴、针割钩烙图式用法等图表十一幅，略述眼的生理结构、命名、脏腑主属病变、眼病手术工具形制与适应证等。后列医论四十五（条）篇，对六淫七情、阴阳水火、脏腑气血、诊脉验纹、品药制方等有关眼病医理详加探究，并附外治点药十八方。同时专述病治，首别病因十二类，次辨八十一病症，诸病症后或附以治险。仿张景岳"八阵"之例，分阵以统目疾方剂，计二百二十九首。黄氏对内外诸障、胬肉攀睛、黄液上冲等眼病和手术操作步骤方法、术后调摄等论述较细致周详，总结了审机、点睛、射覆、探骊、扰海、卷帘、圆镜、完璧等针拨八法，为眼科手术确立操作规范。另对《审视瑶函》等著作的某些说法，根据动物眼球解剖及作者临床经验作了正误。此书是一部很有学术价值的眼科专著。

《眼科心法要诀》(二卷)　清代吴谦等编。成书于清乾隆七年（公元 1742 年）。为《医宗金鉴》之一。此书首列五轮八廓图及图解，其八廓以六腑与命门、包络相配，称脏腑所属部位标记轮廓名称，继以三因学说阐述眼科病因，后列内障二十四症。并列外障四十八症，另补遗十症。全书除外治方外，均以七言歌诀撰就，并附以注释，共载眼病内外治方剂一百一十三首。此书简明扼要，条理清晰，切合眼科临证。

《银海指南》(四卷)　清代顾锡（字养吾）撰。成书于清嘉庆十四年（公元 1809 年）。

顾氏此书论述五轮八廓及六气、七情与眼病的关系，脏腑主病及伤寒、中风等十六种病兼目疾，以及辨脉、辨舌、用方法、用药法。并载眼科方一百八十六首，录验案一百七十余例。是书从病因、脏腑等角度对眼病病机加以阐发，如"气病论""血病论"等详述每一种病机所致眼病之性质、部位、主证及治疗方法，明确而实用。顾氏治目疾，注重药物外治，不赞成手术治疗，内治则强调必求于本，反映了《内经》整体观在眼科中的应用。其施治灵活，不拘成方。

分析清代眼科学的学术情况，有三方面特点，具体如下所述。

其一，金针拨障术的总结和提高。《张氏医通·七窍门》列有"金针开内障"一书。专论圆翳内障（白内障）的成因、症状及针拨术的适应证和操作手法。特别注意患者瞳孔在不同光线下的反应，翳的颜色、形状、老嫩，以及眼球的硬度等情况。同时还详细介绍各种金针、拨障时的注意点和并发症的处理等。又有造金针法，叙述了金针的大小、粗细及刚柔。所附医案七则，涉及拨障术有关刺囊、破囊，年轻者不宜作针，手术与内服药结合等重要内容。张氏对拨障术的记载，较之历代医著更为晓畅明白。而且，其论瞳神内夹道，是古来唯一能明确指出拨障关键之处者。此外，认为手术出血乃因进针后触着"黄仁"所致，也具有重要临床意义。由此可见，张氏关于针拨内障的学术水平已经达到了相当的高度。

黄庭镜的《目经大成》，以明代傅仁宇的《审视瑶函》为基础，而在针拨内障的进针部位、操作步骤、金针刺作，以及手术适应证的选择等方面都有进一步的提高和发展。如将进针部位"离黑睛与大眦两处相平分中"调整至"风轮（即黑睛）与锐眦相半"处。由于此部位在解剖学上具有重要意义，故其法至今为针拨内障术所采用。同时，黄氏还使《审视瑶函》所述的拨障手法的操作步骤和基本手法更为明确，指出拨障八法：一曰审机，二曰点睛，三曰射复，四曰探骊，五曰扰海，六曰卷帘，七曰圆镜，八曰完璧。并认为，射复、探骊最为重要，稍有不慎，易于出血、破囊。由此可见，黄氏对白内障的针拨手术亦深得窥奥。

其二，对眼科病证的修正补充。黄庭镜凭借其丰富的临床经验，对前人之说加以修正和补充。如历来称前房积脓为"黄膜上冲"，黄氏认为"膜系皮属"而"液类浆水"，故据临床实际所见，将其改为"黄液上冲"，虽一字之改，却纠正了一个沿承已久的大误。又如，历代对于"胬肉攀睛"的论述虽多，但不完备。黄氏对其症状、病机、分类、预后，以及内服方药和外治钩割手术，均有详细论述，至今仍具有重要的临床意义。

其三，重视眼病的全身整体论治。顾锡的《银海指南》虽论眼病，然而顾氏据其广博的医学知识，重视眼病的病因病机，强调整体论治。因而他不同于常论，而是详细论述了六淫、七情致病的眼部表现，气、血、痰、食、郁及脏腑病变与眼病的重要关系。顾氏在《银海指南》中载有兼证总论，论述了伤寒、瘟疫、中风等十六种兼患目疾者，各详其病因病机、证状及治疗大法。顾氏治疗重于补益肝肾，有"用方则宗景岳、用药则守之才"的论说。所载多为内科通治之方，而少眼科专方，但治有章法，用药灵活。其书对针烙钩割、拨障等手术方法概不载述，因而，此书当属于眼病内治，且为强调整体治疗的代表之作。

十、针灸学术的发展

清代的针灸学术，较之以往渐趋衰滞，表现为缺乏学术理论上的创见。在清代的初、中期，针灸医家多以针刺手法为首务，尤其到了道光二年（公元 1822 年），太医院废止针灸科，这对针灸学术的发展造成了严重的打击，针灸术只能在民间流行。但即使如此，在清代毕竟还出现了许多较有价值的针灸学术著作。

《采艾编》（三卷）　清代叶广祚编著。成书于清康熙七年（公元 1668 年）。该书是清初灸治专著。叶氏谓"火攻虽出下策，勿药窃比中医"，故汇集前人艾灸证治经验，参合己见，撰为是编。书载采艾考、十二经俞穴、十二经形图、周身总图、十二经俞募会络、析骨分经、十二经证候；经穴四诊，以及中风等八十五病症的灸治；小儿、妇科、外科十七病症的灸治。后附宁一玉所著《析骨分经》一篇，对分部分经具有参考价值。

《针灸心法要诀》（八卷）　清代吴谦等编纂。成书于清乾隆七年（公元 1742 年）。系《医宗金鉴》内容之一。比较系统地介绍了九针、针刺手法，特定穴及其主治，周身名位、骨度、十四经穴总体分布，十二经脉及其所属腧穴，奇经八脉及其所属腧穴；十四经要穴的主治作用和针灸方法；常用穴的位置及主治、灸法及针灸禁忌等。全书共记述十四经穴名三百六十，主要用歌诀体裁写成，并配以图解，便于学习诵记。此书不仅特详骨度名位，而且讲究针刺手法，如进针、温针、指循、摄法、退针、搓针、留针、摇针、拔针等，均有法度。由于该书属钦定的医学教材，故对针灸学术的传授和普及起有重要的作用。其影响不只局限于清代，甚至还延续到近今。

《罗遗编》（三卷）　清代陈廷铨（字隐庵）撰。初刊于清乾隆二十八年（公元 1763 年）。上卷为经络、腧穴、针法概论和奇俞类集等；中卷以绘图和歌诀形式分述十四经及其所属腧穴；下卷以证示穴，介绍内、外、妇、儿科病症的针灸治法。末附"增补五运六气司天在泉南政北政义"一文，简介运气之说。全书"集数家遗蕴而合为一编"，所以称之为《罗遗编》。陈氏重视经络学说，认为"医者不熟十二经络，开口动手便错。诚见夫审病在某经、通某络，虽不能神针法灸一旦成功，而用药之际亦可知从阴引阳、从阳引阴，不致经盛入络、络盛返经，功效羁迟而留连而不已也"。陈氏治病选穴精要，主治不集多穴，指出："以泛而求之，不如博而约之之为要也。若仍以多为贵，则开卷茫如，似是而非。穴之不真，针灸何益。必识此意，乃知古之为高医者，不在穴之妙用无穷，而在善用穴之妙用无穷也。"其论述是颇有见地的。

《针灸内篇》　清代江上外史（姓名不详）撰。约成书于清道光元年（公元 1821 年），据述由双林派凌汉章后人凌声臣传与外孙宣沛九，再传编撰者，"此册傍注，即摘录汉章先生之法"。书中十四经穴图歌，与明代各书相类似，但"练针法"则为他书所未载。其他内容有内丹诀、禁针歌、禁灸歌、《内经》补泻、《难经》补泻、《神应经》补泻等。《神应经》补泻与双林派口传正相合，与所举凌声臣针法经验俱极可贵。

《针灸逢源》（六卷）　清代李学川（字三源，号邓尉山人）编撰。初刊于清道光二年（公元 1822 年）。其书选集《灵枢》《素问》针灸经文，并引录各家注解，以明砭石原委及经络、针灸要义。另还汇集各家论述和针灸歌赋，以详明经穴针法和证治要诀。同时考正《铜人》经穴、续补奇穴，载经穴三百六十一、奇穴九十六，列举四十三种病症的针灸治疗法，并附录小儿推拿法。书后之"证治补遗"，剖析病由，并附方药，以济针术。书中所载十四经三百六十一穴，为明代《针灸大成》之后的又一次总结；其考订的经穴位置也影响至今；其治疗主张针药与推拿兼用，指出"小儿体脆神怯，肠胃柔弱，针灸未可遽试，汤药或不能投，故赘推拿一法，以资所不逮"。此书内容全面，是清代针灸诸书中之值得称道者。

《针灸全生》（二卷） 释本圆编，萧福庵（号学正道人）续采。成书于清道光四年（公元 1824 年），一名《同人灸法》。书乃锦城文殊院释本圆择录《针灸大成》《类经》等书，并增入所绘全身经穴总图及十二经穴图而成。书中首列全身及任、督、十二经脉穴位图二十二幅，并附有经穴分寸歌诀；次为各种病证的针灸治法，共载病证四十余种。此外为萧氏续编各种证治，收录二十四种各科疾病的针灸治法。此书图文并茂，切于实用，流行较广。

《针灸便览》（一卷） 清代王锡鑫（字文选，号亚拙山人，又称席珍子）编。刊于清道光三十年（公元 1850 年）。王氏集辑诸家针灸精要，加以分类，合编而成此书。书中之"正面背面全图"，详细图解全身经穴，并选录二十六首歌诀，以阐述针刺法、行经取穴、补泻、择时取穴、十二经气血多少、八法交汇、十二经主证、八脉配八卦等要领，后附井荥俞经合横图，孙真人十三鬼穴、鬼哭穴等套穴，以及卒死、遗精、中风等各种杂病、急症的取穴要诀，中指同身寸图、治折针法等。此外还记载王氏用针秘验，制针、煮针方法等。此书以图解、歌诀介绍针法要领，明白易懂，内容丰富，是针灸学的一部重要参考著作。

《传悟灵济录》（二卷） 清代张衍思（字有恒）撰。成书于清同治八年（公元 1869 年）。张氏据祖传针灸书稿订正删补，"考其分寸，明其行列，一一绘图润色"而成是书。书载灸法和各种歌诀七十余首，经络图四十余幅（多系彩色绘图）；以及经穴歌诀九首、图二十幅、三十多种病证的针灸治法，近二十个主要穴位的主治歌与附图。其书图文并茂，配以歌诀，颇具特色。

《针灸集成》（四卷） 清代廖润鸿（字逵宾）编。成书于清同治十三年（公元 1874 年）。又名《勉学堂针灸集成》。包括"针灸集成"和"经穴详集"两部分，收集历代针灸文献，并加以分类编录而成。前者载针法、灸法、补泻法、奇穴（又称"别穴"），各经要穴及禁忌；各部病证用穴、内景篇针灸，外形篇针灸和杂病篇针灸等，颇便于临证查检；后者载肺、大肠、胃、脾、心、小肠、膀胱各经的位置和主治；肾、心包、三焦、胆、肝及任、督各经穴的位置和主治，以及经外奇穴和禁针禁灸穴。其书收集奇穴较多，远过《针灸大成》所载，分内景、外形选穴也是该书特色。惟编次无序，且有漏刻，是其不足之处。

《针灸穴法》 不著撰者。约成书于清光绪元年（公元 1875 年）。内容包括八法交会八脉、手足六经主病；千金歌、十二穴治症歌，天星秘诀歌；穴位图，头部、身、足部取穴图等十幅；穴位主治为其书之主体部分。并载忌针灸穴及灸治方，消渴、中风等病证的针灸治法，以及针灸秘传心得，如消疮神法、灸疮秘法、灸牙痛神法等。此书内容简要，治法颇有特色。

《经脉图考》（四卷） 清代陈惠畴（字寿田）著。初刊于清光绪四年（公元 1878 年）。此书为清末之经络学专著，配合图像，加以考正。包括《内景赋》等属于总论性质的内容；从手太阴肺经至手太阳小肠经的图形，取穴分寸并经脉、经筋、别络、本标；从足太阳膀胱经至足厥阴肝经的图形，取穴分寸并经脉、经筋、别络、本标，以及奇经八脉图歌、任督脉的取穴分寸和其余六脉的考正，后为各部经络循行会通。其书绘图作考，比《医宗金鉴》更为详细，是清代有关经脉研究代表之作。

《灸法秘传》（一卷）　清代金治田传，雷丰（字少逸）编。据其序云：金氏将所藏该书秘本见示于雷氏，言抄自蜀僧，施治颇效。但原书谫陋不文，经雷氏重新整理，分门别类，汇编成册，于清光绪九年（公元 1883 年）刊刻传世。全书内容广泛，著者论穴治病皆取法于太乙神针，较为罕见；其书图文并茂，备有正面图、背面图、指节、灸盏图及灸药神方，且详述针灸宜忌，编为歌括如人神在日不宜灸单、十二时人神所在不宜针灸歌、十二支日人神所在不宜针灸歌、尻神图、九宫尻神歌等，易于记诵。另介绍应灸七十症，每症之下分述病因、症状、施灸穴位和注意事项等；同时详列太乙神针药方、用针法、穴道取寸法、正背面穴道证治、正背面穴道诗及雷火针法。另附诸方，便于阅习者参考。此书专论灸法，侧重于太乙神针灸治方法及其适应证的阐述，言简意赅，深合经旨。

《中西汇参铜人图说》（一卷）　清代刘仲衡（字时育）撰。刊于清光绪二十五年（公元 1899 年）。刘氏结合当时西医解剖学知识，分析十二经所属脏腑，指出两者的不相符合之处。并绘有全体脉管图、周身血管图、周身血脉总管图、全身脏腑合图、正面人骨图、仰面尺寸图、背面尺寸图，以及经脉图、会脉图、小儿面部五位图。另还分经记述十二正经和任、督二脉经穴歌，并绘有相应脏腑的解剖图。最后载述了有关生殖系统的内容，尤其对女性生殖系统及胎儿的生长发育过程描述较详。书末附小儿初生拔毒奇方及明堂图。其书的内容也反映了清末医家的中西医学"汇参"的学术思潮。

十一、推拿术的发展

继明代的推拿经验，清代推拿有较大发展，不仅对有关的理论、手法和证治处方均有所总结，而且将推拿术广泛地运用于儿科疾病和正骨科的治疗中，同时还发展了自我按摩法。

清康熙时，西蜀熊应雄精于推拿，与清江陈世凯研讨订正所得小儿推拿书，辑为《小儿推拿广意》三卷。乾隆间，骆如龙又撰《幼科推拿秘书》五卷。以上两种推拿专书流传甚广，对儿科按摩术的推广颇有贡献。不仅如此，即使在其他儿科专著中，也广泛应用推拿疗法，如乾隆时陈复正的《幼幼集成》中，记载有儿科推拿外治九法，即疏表法、清里法、解烦法、开闭法、引痰法、暖痰法、纳气法、通脉法和定痛法。这是陈氏继承前人经验，并结合自己的临床心得总结所得的方法。

清代骨伤科对按摩推拿术也十分重视，具有代表性的是《医宗金鉴·正骨心法要旨》，此书指出："因跌扑闪失，以致骨缝开错，气血凝滞，为肿为痛，宜用按摩法，按其经络，以通郁闭之气；摩其壅聚，以散郁结之肿，其患可愈。"对按摩的适应证、作用机理做了精辟论述，对正骨科正确应用按摩手术具有重要理论指导意义。同时，《正骨心法要旨》还将整骨按摩手法归纳为八法，即摸、接、端、提、按、摩、推、拿。自此，以上八法遂成了中医伤科正骨的规范手法。后钱秀昌的《伤科补要》、胡廷光的《伤科汇纂》等，无不以按摩推拿术为重要疗法。

到了光绪十四年（公元 1888 年），江苏张筱衫（字醴泉，又字振鋆）对明代周于蕃的《小儿推拿秘诀》一书进行增补校订。此书尤重小儿望诊，载胸腹按诊法为同类书所罕有。其论推拿手法，立按、摩、掐、探、推、运、搓、摇等八种，又论述按摩取穴原则，强调辨证与循经取穴关系之重要，并对二十四种小儿常见病，详述其推拿、用药的治疗经验。总之，张氏之书详于辨证、立法、考穴，且以手法见长，其特点又在于对每一手法均绘图说明，以示学者，故多为临床家所称道而影响广远。

十二、临证医案的大量积累

清代历朝，曾涌现许多著名医学家，他们不仅在医学理论方面获得不少重要成就，而且在临床实践方面也积累了无数宝贵的经验，事实上，这两者是相辅相成的。最能说明医家学术水平，并反映一代医家临床学验的，无过于其真实的医案记录。自汉代淳于意留传《诊籍》于世，历代存世医案的数量之多，无过于有清一代。而且，从医案本身的完整性及临床参考和运用价值而言，也是较为理想的。

有些医案并无专集，如《张氏医通》等著作，除录有历代医家医案外，还有作者本人的临床验案，这对读者颇有参考价值。然除此之外，更有大量的医案集存世，若仅举其主要者而言，也不下数十家。同时，除个人的医案外，还有医案合刻和《续名医类案》之类的医家脉案集结。这些医案从临床角度体现了清代中医学术发展的实况。

兹按清代历朝医家的先后为次序，略述其医案著述概况。

在康熙间，有《四明医案》《东庄医案》《素圃医案》以及《印机草》《静香楼医案》等著作。

《四明医案》　清代高斗魁（字旦中，号鼓峰）撰著。约成书于清康熙九年（公元1670年）。后由杨乘六辑入《医宗己任编》，刊于清雍正三年（公元1725年）。此书载有高氏晚年证治验案二十八则，多为疑难证。每案病证、病机记述详细，多有独到之见。高氏承赵献可之学，宗薛立斋法，善用甘温，如治吕用晦病热，能摒除便不爽快、发热、不更衣数日等假实之症，剖辨其气虚发热之真象，连服补中益气数剂奏效。所录病案均系其临证心得，某些见解与时人相左，亦能启迪思路。

《东庄医案》（一卷）　清代吕留良（字用晦，号晚村、东庄）撰著。约成书于清康熙二十二年（公元1683年）前。后经杨乘六于雍正三年（公元1725年）辑入《医宗己任编》。全书共录医案三十则，载有痢疾、泄泻、咳唾、血症、胃痛、梦遗、半产、难产等病症治验，涉及内、妇、五官等科。吕氏学宗张景岳，善用温补，重视脾肾，所录病案多为疑难杂证，几乎无案不用人参、地黄。全书所论明于理，所治善变通，与高斗魁氏所撰《四明医案》互相发明，使景岳温补益显于世。

《素圃医案》（四卷）　清代郑重光（字在辛，号素圃、完夫）撰著。初刻于清康熙四十六年（公元1707年）。该书系郑氏承曾祖梦圃公所辑录临证验方，结合自己平生行医之心得，于晚年重修整理而成。包括伤寒治效，暑证、疟疾、痢疾治效，诸中证、男病治效，妇病、胎产治效，共集辑医案近二百则。书中论证以阴证居多，辨证以脉诊为重，议治以温补见长，尤以善用姜、桂起病为一大特色。书中亦录他医误治之例，以警后人，免蹈覆辙。

《印机草》　清代马俶（字元仪，号卧龙老人）撰著。初刊于清康熙五十二年（公元1713年）。书分伤寒、疟疾、痢疾、喘息、痹痛拘挛、郁劳隔塞、妇科等七类病证，共载医案七十二则，反映了马氏临证特点和医学观点。如用桂枝配半夏通络中蓄血，生首乌配木瓜祛肝络之痰，姜、桂治寒痰结胸等，皆为经验之谈。马氏师从张石顽（字路玉），对治疗伤寒病证尤为擅长，如治三阳合病，强调不可攻下，不可发汗，用白虎而愈。每类病证都记载其治法、方药，并据经详论其病因病机。后附祁正明和王晋三医案。

《静香楼医案》（二卷） 清代尤怡（字在京、在泾，号拙吾、饲鹤山人）著述。约成书于清雍正七年（公元 1729 年）。该书于杂病证治发挥颇多，立论治法，无论外感、内伤、新病、久恙，均着意于调治脾胃，培育后天。如其对脾肺俱病者，主张"培补中气为要"，义取养土以生肺金。尤氏亦颇为重视肾气，以肾气丸变通之，借肾气丸培元固本之功，异病同治。外感病方面尤氏传仲景之学，但不执泥旧说，从临床实际出发，善于消息变化。医案立方稳健，轻灵平正，可师可法，流传较广。

乾隆、嘉庆年间，名医辈出，如杨乘六的《潜村医案》、叶天士的《临证指南医案》、缪遵义的《缪氏医案》、顾文垣的《顾西畴医案》、徐大椿的《洄溪医案》、魏之琇的《续名医类案》、俞震的《古今医案按》、吴瑭的《吴鞠通医案》，以及《程杏轩医案》《齐氏医案》等，无不脍炙人口，尤其是叶天士的医案，对后世临床医学的发展有重要影响。

《潜村医案》（二卷） 清代杨乘六（字以行，号云峰）撰。初刊于清乾隆十年（公元 1745 年）。载有内、妇、喉科医案四十则，辨病论证颇详，救治危重病显效者甚多，对病证预后转归亦多记述，有一定临床参考价值。

《临证指南医案》（十卷） 清代叶桂（字天士，号香岩、南阳先生）著述，华岫云等辑集编次。成书于清乾隆二十九年（公元 1764 年）。书辑叶氏临证医案二千五百多则，据病症类分八十九门，每门附病机证治大法医论一篇，以总括叶氏医术之要。在内科时症、杂病等病案及妇科、幼科医案外，另附叶氏常用方剂。该书是我国现存个人临证验案集中收录医案最多、涉及各科病症主治方法较为广泛的医案著作，内容丰富，反映了叶氏独特的临证经验和学术思想。叶氏治病重视脾胃，认为"久虚必损胃"，先后天"二气交伤，然后天为急"；提出脾胃分治、胃阴宜养的观点，医案中所谓"纳食主胃，运化主脾""脾宜升则健，胃宜降则和""脾喜刚燥，胃喜柔润""太阴湿土得阳始运，阳明燥土得阴自安"等名论，对临床有重要指导意义。又如叶氏论治肝风，在前人论述基础上，提出"阳化内风"说，认为肝风为肾水亏损，水不涵木，肝血肾液两枯而使"身中阳气之变动"所致，故在治疗上提出"滋液熄风""镇阳熄风""和阳熄风""缓肝熄风""养血熄风""介类潜阳"等法则，具有颇高的临床价值。在奇经八脉的辨证论治方面，叶氏独具卓识，认为"肝肾下病必连及奇经八脉，不知此者宜乎无功"。其用药多选用鹿茸、龟板、鳖甲、河车等血肉有情之品；对八脉的不同病证，又总结出各种治疗法和用药法则。叶氏还提出久病入络之说，所谓"初病气结在经，久则血伤入络"，治以辛润通络，用旋覆花汤为主，或加虫蚁类药搜剔络脉。书中关于温热病的治案甚为精彩，充分体现出叶氏治疗温病的高超医术，可与其《温证论治》参照研阅。该书虽属医案著作，但较为完整地反映了叶氏的学术渊源和学术思想。

《眉寿堂方案选存》（二卷） 清代叶桂著述，郭维浚（字闻升）纂集。成书于清乾隆十一年（公元 1746 年）。该书上卷列春温、时疠、湿温、暑、燥病、寒病、冬温、疟疾诸案，下卷列妇科、幼科、痘科、痧痘、外科等案。书中精选各类重病症，施以严密经验方治，尤详于时症论治，发挥胃阴理论，颇为详尽，可与《临证指南医案》《叶案存真》相互印证。曹炳章颇加推崇，谓其书"议病议药，如老吏断狱，切中病情，嘉惠后学，定非浅鲜"。

《叶氏医案存真》（三卷） 清代叶桂著，叶万青（字讷之）编。成书于清道光十二年（公元 1832 年）。此书系叶桂之玄孙万青集其先祖方案而成。大体包括杂病、温热病和运用仲景方验案三部分。案中治虚损善用血肉有情之品；治痿痹、遗精、虚损多用甘味补益；对于温热病燥化、湿化的论治也颇有指导意义。书中还载述了运用仲景猪肤汤、小建中汤、理中汤、旋覆代赭汤等的验案，显见其所学本乎仲景。此书对研究叶氏学术思想及治疗用药特点有重要参考价值。

《未刻本叶氏医案》　清代叶桂著述，门人周显（字仲升）录。约成书于清乾隆间十一年（公元 1746 年）。后经近代名医程门雪校点刊印，题为现名。书载叶氏医案一千一百余则，病种以时温、暑疟、咳逆、虚损、血证等为多，颇多复诊。其案语甚简，然反映了叶氏独特的临证经验和学术思想。如病久嗽，往往咳嗽是标，脏阴亏损为本，每取熟地为主药。又如治痫厥叶案多归咎于下元虚损、水不涵木，强调用滋肾之味。络病的治疗，提出"络以辛为泄"，根据具体病证，常用辛润宣通、辛温咸润、辛补甘缓等法，对后世临床有相当影响。叶氏对《内经》某些奥义，更有独特精邃的理解，并融贯于临床。如治虚人外感，认为"消痰理嗽，辛燥和阳，均非善治"，"若反从事于脾胃，与经旨本末有乖"，因投人参、阿胶等培元补精，令精生谷，谷资汗以祛邪外达。这种治法，体现了对经旨的理解、阐发和应用。制方选药精湛，是又一特色，处方一般以六味为多，颇寓深意。程门雪先生推崇该书为"未经修饰"之"浑金璞玉"。

《叶天士晚年方案真本》　清代叶桂原撰，咸丰初张振家（字筱林）参校，刊于清光绪十四年（公元 1888 年）。书载叶氏晚年临证医案四百八十余则，不分门类，诸案包括风温、暑温、咳嗽、痰饮、哮喘、眩晕、肺痿、胸痹、胃脘痛、胁痛、臌胀、黄疸、虚损、遗精、血证、厥证、泄泻、膏淋等数十种病证，体现出叶氏重视调补脾肾的学术思想，以及化裁经方、治法变通的治病特点。其脉案或辨证精详，剖析入微，或寥寥数语，言简意赅。

《续选临证指南》（四卷）　清代叶桂著述，华岫云辑校。成书于清乾隆四十年（公元 1775 年）。一名《种福堂续选临证指南》。载录《温热论》全篇及《续医案》（亦称《种福堂公选医案》）一百六十余则，以及《种福堂公选良方》约二百余首。体现叶氏学宗《内经》，取法仲景，博采众长。所载诸案每每阐发经旨，化裁经方，运思独特。其经验良方多切于临床实用。

《缪氏医案》　清代缪遵义（字方彦、宜亭，号松心）撰。约成书于清乾隆四十年（公元 1775 年）。医案体现缪氏善于调补，常用血肉有情之品治疗虚劳杂病的临床经验，其用血肉有情之品滋补虚损与叶天士相仿，而用药之广、应用之泛又胜之，然有过于炫奇之弊。

《松心医案》（一卷）　清代缪遵义（字方彦、宜亭，号松心）撰。约成书于清乾隆四十年（公元 1775 年）。一作《松心医案笔记》。其书载述半术丸、菟丝煎、千金散、伏龙肝饮等验案四十则，涉及内、外、妇、儿等临证各科，多为诊治疑难杂证之经验。虽卷帙不多，但论证透彻，内伤外感辨别清晰，亦有临床参考价值。

《顾雨田医案》　清代顾文烜（字雨田，号西畴）原撰。抄辑于清光绪三十年（公元 1904 年）。乾隆间顾氏著《顾西畴城南诊治》《顾西畴方案》两稿。后由黄寿南辑校传世。该书亦辑抄顾氏生平临证验案。载录内科、妇科等时病、杂证共二十八门，医案四百十二则。每则医案脉证记载简洁明了，辨证精密，用药颇具特色。顾氏擅用温胆法，治疗肝气抑郁不舒、温邪夹湿、邪伏少阳阳明、咳嗽肺胃不和、外感风温、阳明头痛、肝火夹痰扰心不寐、肝胆犯胃呕吐等多种病证。是书共录医方五百四十首，颇切临床应用。

《三家医案合刻》（三卷） 清代叶桂等撰，吴金寿校刻。初刊于清道光十一年（公元1831年）。包括叶天士医案、缪遵义医案和薛生白医案。叶氏医案辨证精当，遣方用药颇有新义，如下虚风动用地黄饮子，妇科经漏用震灵丹，痰饮昏迷用小青龙汤，惊恐伤肾用妙香散，产后阴亏咳逆用阿胶鸡子黄汤，肾厥逆冷用许学士椒附汤，三疟用蜀漆散，单腹胀用禹余粮丸等治验，皆能淹贯各家，又自出机杼，可与《临证指南医案》相参互证。缪氏医案体现其善于调补，常用血肉有情之品治疗虚劳杂证的临床经验，如用羊肉、鳖甲加黄芪、沙参、天冬之类治疗阴虚内热的滋阴补虚法；用六味地黄丸加紫河车、杜仲、川断等，并用黄牛、猪骨髓及羊肉汤熬膏配药治疗真脏亏损，其法可取。但往往用药炫奇，为其一弊。薛氏医案亦以杂病为主，反映其邃于医理、施治精当的长处，其用甘味治疗虚损、用辛凉治温、五汁饮救胃阴、旋覆花汤治络病等学验，与叶天士相仿，而遣词之雅、用典之工，则为他家所不及。该书取三家医案合刻，便于后学比较参研，流传较广。

《沈芊绿医案》 清代沈金鳌（字芊绿，号汲门、尊生老人）著。成书于清乾隆四十一年（公元1776年）前。书载沈氏治疗风温、黄疸、淋浊、痔、瘰疬、经漏崩带等内、外科及妇科验案计五百五十四案。

《洄溪医案》（一卷） 清代徐大椿（一名大业，字灵胎，号洄溪道人）撰。初刊于清咸丰五年（公元1855年）。该书乃徐氏治病验案，载有中风、周痹、伤寒、温疫、崩、产后风热、肠痈、肺痈下疳等五十六证，凡九十一案。徐氏学术淹贯前贤，尤有独特见解，如治中风五案，徐氏根据具体证情，分别采用开窍苏神化浊、豁痰祛湿、消痰养血、清火消痰、养血顺气等法而奏效。其痰喘脉案就亡阴亡阳的辨别要点和治疗准则做了精辟阐述，认为亡阴亡阳相似而实不同：一则脉微，汗冷如膏，手足厥逆而舌润；一则脉洪，汗热不黏，手足温和而舌干。若亡阴不止，阳随汗出，元气散脱，即为亡阳。当亡阴之时，阳气方炽，不可即用阳药，宜收敛其阳气；亡阴之药宜凉，亡阳之药宜热，标本先后之间辨在毫发。诊治暑热坏证，在阳气随大汗外越之际，急以参、附加童便回阳固脱；待汗止阳回，阴伤津竭之时，则予充津救液，终以清暑养胃。吐血诸案，常先以阿胶、三七治之，反对先事温补、滥用温热药物，指出"用温热重剂，助阳烁阴而速之死"，颇具见地。徐氏对外科也有很深造诣，如治未成脓之肠痈，提倡先和其气血，继则攻其所聚之邪，乃"滋养而通利之，则脏腑俱安"；对成脓自破之变证，强调急用参附汤回阳救逆，然后以补血养气之品，兼托脓长肉之药，内外兼治。并告诫"大凡瘀血久留，必致成痈，产后留瘀及室女停经外证极多"。凡此，都反映了徐氏丰富的临证经验和独特的医学观点，对临床颇有指导意义。

《续名医类案》 清代魏之琇（字玉璜，号柳州）撰。成书于清乾隆三十九年（公元1774年）。魏氏在明代江瓘《名医类案》之后，广泛收录清初及以前三百余家名医临床验案、家藏秘方及各地方府志县志中有关医药资料，汇集成书，弥补江氏前书之不足，其初稿六十卷，稿成未刊，魏氏积劳疾发而殁，后经王士雄等合资刊成。其书仍采用《名医类案》以证类案方法，分三百四十五门，选择医案五千八百多则，改为三十六卷。内科时病杂证，包括伤寒、温病、虚损、痨瘵、肿胀、淋浊、癫狂、惊痫、黄疸、咳喘、血证及五官等诸病证医案；妇科病证，包括经水、崩漏、带下、求子、恶阴、子痫、乳痈、产难、病乳等病证医案；儿科病证，包括痘证、小儿惊风、脐风、吐泻、伤食及蛔虫等病证医案；外科病证，包括痈疽、痔漏、时毒、疔、疣、癣、梅疮、下疳、白癜风、天泡疮等病证医案。包括从淳于意、华佗、张仲景至吴又可、薛雪、叶天士等历代名医三百余家的临证验案。每门病证具不同治法，如咳嗽凡六十七则医案，有外感、痰饮、火热、寒湿内积、脾肺虚寒、命门火衰、脾土虚寒、肝脾气血虚损、痰饮内伤内有瘀血、肝经血虚火盛、肾虚、食积、痨瘵、秋燥、肺阴虚、温热熏蒸及发散药物过度而致咳唾等多种，治法丰富，各具特色。不少医案对诊断要点、理法方药扼要评议，示人以圭臬。书中也反映了魏氏独特医学思想和治病经验，其辨证注重肝肾阴虚，治疗擅用集灵膏（二地、二冬、人参、杞子、牛膝）、六味丸、固本丸等，所载治疗胁痛、咳痰、泄泻、不食、呕吐、产后调治诸案充分地体现了这一特点，可备临床一格。是书所载治疗方法，还有外治法、针刺法、灸法等，足堪临床参考。此书搜罗广泛，集中了历代名医的临床治病精粹，较江瓘《名医类案》内容更为丰富，析治尤为详细，是历代医案著作中的一部极具学术价值的巨著。《四库全书总目提要》指出："所附案语，尤多发明辨驳，较空谈医理，固有实征虚揣之别焉。"潘骏猷重刻《续名医类案》序称该书"实足称黄岐之功臣，青囊之盛业"。

《古今医案按》（十卷）　清代俞震（字东扶，号惺斋）纂辑。成书于清乾隆四十三年（公元 1778 年）。俞氏辑选历代名医医案，并加按语，汇集成书。所选医家上自仓公，下至叶天士，共六十余家，达一千多例，作按语五百三十余条。包括内科杂病、妇、外、幼科案例。医案主要取诸《名医类案》及当时名医之治病实例，兼采诸史传杂录中有新意或立法奇特者，不少医案"皆生平目击，非得之传闻"。俞氏选按，通过比较，剖析异同，授人以巧，强调"医贵变通"，并指出"医之法在是，法之巧亦在是"；医案选辑较严，并结合俞氏临床经验，详加评析，析疑解惑，见解精辟，说理透彻。俞氏自谓"辨其真伪，别其是非，析其同中之异，表其青出于蓝，或综数事为数语，以隐括其大略，或述旧论新说，以补诸案之未逮"（《古今医案按·自叙》）。如伤寒门选许叔微治邱生案和吕元膺治某公案。同样是伤寒尺脉不振，俞氏比较两家，谓"许学士以尺脉迟弱为营气不足，吕沧洲以左尺不应为天和脉，二义亦皆古书所载，非二公新得，而引证恰当，各奏功效"。俞氏崇尚实践，不骛玄理，推崇许叔微善用仲景之书而有所发明；服膺朱丹溪"不执一法，不胶一例，变化生心，进退合辙"，并私淑叶桂，精心搜集其不少治案，为《临证指南医案》所未载，故弥足珍贵。俞氏反对诡奇之论，如说"喻西昌论侯氏黑散，谓用矾石以填空窍，堵截风路，此好奇之谈，最是误人。夫药之入胃，不过气味传布脏腑经络耳，岂能以矾嵌刷之耶？"其按语颇能阐扬精义，发覆前人而独持己见。如对缪希雍治吐血三要法，认为"血来汹涌，必须止之……任其吐而不思止之，何以求活？"对"宜补肝不宜伐肝"，认为"亦要看脉象若何，肝阴固宜养，肝阳亦宜制"，若木火两亢者，主张用苦寒泻下之药。俞氏对黄疸机理及其他证治亦多精湛论述。总之，此书采撷丰富，保存了许多有价值的医药资料，通过病案，阐发了俞氏精邃的医学思想，对后人颇多启迪。陆以湉赞该书"选择简严，论说精透，可为医林圭臬"。

《立斋医案疏》（四卷）　清代钱临（字淮可、北山）疏，钱本瑜辑注。初刊于清乾隆四十七年（公元 1782 年）。钱氏取薛己医案条疏缕析，以发其蕴，并荟萃诸家精义及自己临床经验，详加阐发而成是书。主要内容包括元气亏损、饮食劳倦、外感邪气等计二十篇。另有附方，包括补、散、寒、热、和、润、涩剂等。如薛氏用六味丸及补中益气汤治疗男子发热、便血、遗精、遗尿诸证，钱氏认为此类病证亦有属元气下陷者，若专从丹溪法补阴降火，则火迫于下而诸证更甚，故常以补肾药兼升补元气之品，从而阐扬了薛氏的医学思想。薛氏每以六君子汤加味治疗脾虚湿热证，钱氏据此阐发了"湿热之气，非虚不积，故曰脾虚湿热"的见解，颇合薛氏立方用药之旨。马俊良序称"立斋薛氏著十六种医书行于世，而医案一编尤为义精法密，顾后人读其书未能喻其意，喻其意未能即其意之所属旁通而类推之，先生阐发其妙蕴，而系之以疏，抉奥剖微，朗如悬镜"。是书为研究薛氏学验的重要参考文献之一。

《奇症汇》（八卷） 清代沈源（字岷源，别号抱元子）撰。初刊于清乾隆五十一年（公元1786年）。书系疑难杂症论治之专辑。收集葛洪、许叔微、张子和、朱丹溪、薛己、李时珍、李士材、喻嘉言、汪石山等历代著名医家的奇症、怪症验案，并加入沈氏自己临诊所治验案约三百九十余则，又间附按语阐释医理。李评曰："搜罗奇症，而以常理释之，阐天文，抒地理，引人事，旁及品类，名之以汇，卢扁而韩董者也。"该书能使医者扩大视野，触类旁通而有所启发。

《何元长先生医案》（二卷） 清代何世仁（字元长，号澹安）撰。约成书于清嘉庆三年（公元1798年）。书系陆晋笙、陈焕云选得何氏医案汇辑而成。以内伤杂病医案为主，载有中风类、肝风类、虚劳类、咳嗽失血类、心悸遗精类、喘类、痿类、肿胀类医案八十八则。

《吴鞠通医案》（四卷） 清代吴瑭（字鞠通、配珩）撰。成书于清嘉庆三年（公元1798年）。系吴氏生平验案之汇集，于1916年刊行。该书按疾病分类： 温病、伤寒列病七类；杂病列病三十二类；妇、儿科列病十六类。吴氏擅治温病，学继叶桂，而颇多阐发，《温病条辨》尽述所论，是书则载录其验，两书印证，能全面反映吴氏温病学术的全貌。杂病方面吴氏重视络病，擅用旋覆花汤及化癥回生丹，又从其意而变化之。吴氏崇尚阳气，《医医病书》中尝发"阴常有余，阳常不足论"，力陈滥事滋阴之弊，是书治案多见纠其偏而弋获者，故其用药不避温燥，如麻、桂、附、巴豆辈皆视其所当而径投之，略无所顾忌，可证其学非偏执养阴一端。治大病投重剂是一大特点，如痰饮用桂枝一两、痘证用大黄四两、犀角一两，痹证用生石膏一斤，肺痈用桔梗三两、甘草一两等，洵为擅用重剂治病者。书中记述吴氏四十岁自疗暑温案尤耐人寻味，先服桂枝二两，尽剂无验，次增至八两，半剂而愈。又如瑭女痘证见点，谢宝灵治疗无效病笃，吴氏按其方而二十倍其量，药共十余斤，令与乳母分饮，复促吮乳，得浆上病差。其胆识如此，识者赞其"具古今识""空世俗见"。该书对研究吴氏医学思想及临床论治重急证不乏启迪和借鉴。

《南雅堂医案》（八卷） 清代陈念祖（字修园、良有，号慎修）撰。成书于清嘉庆五年（公元1800年）。书系陈氏临证随笔，按病证分五十余门，包括内、儿、妇多种病证治案。治法以《内经》《金匮要略》为宗，如脉芤动微紧、夜梦遗精之虚劳证，用桂枝龙骨牡蛎汤例等。陈氏临床经验颇丰，每持独到之见。如治腰重作痛者，阳明太阴合治，用生白术、薏苡仁、附子三味，使中土健运，润宗筋、通经脉而机关自利；强调太阴腰痛以白术为主；阳明腰痛以薏苡仁为主。诸案证治，反映出陈氏医学以仲景学说为本，故对临床诊治及研究仲景学术不乏参考和借鉴价值。

《程杏轩医案》（三卷） 清代程文囿（字观泉，号杏轩）撰。书分初集、续录、辑录各一卷。"初集"刊于清嘉庆九年（公元1804年），后被火毁；"续录"编于道光六年（公元1826年）；道光九年合"初集""续集""辑录"一并付刊。光绪十七年（公元1891年），安徽朱氏将该书与《医述》合刊。全书辑录程氏历年所治疑难病证验案一百九十四则，不分门类。每案病证、病机记述颇详，审证严密，反映了程氏丰富的临证经验。如治大头时疫真热假寒证于清热解毒剂中重用黄连而奏效；治伤寒格阳证案用六味回阳饮入胆汁冷服而奏功。又明清医家于产后病常用大补气血之法，程氏以为不可泥执，其于产后感邪案中重用清下之剂而起。程氏治法能博采历代医家之长，融会贯通，并结合临证心得而有所发挥。如治嗽久伤阴用雪梨、猪肉煮汤，与粥同食，以食治而愈。程氏精湛医技深得后人好评，朱璜序称其"师古而不泥于古，足度后学金针"。

《齐氏医案》（六卷） 清代齐秉慧（字有堂）撰。刊于清嘉庆十一年（公元 1806 年）。齐氏穷究医学三十三载，殚厥心力而成是书。书载医论与验案。内容以经络学说为主，有六经图说、分经治病、六经定法和经络图等，并论述各经主要病证及治疗方药，并论述各经证治大意。此外，书中汇辑前贤精义，抉要钩玄，并详阐己见。齐氏重视六经，认为凡病不外六经，以六经之法合而治之，无不立应，并于每条末附治案证之。

《王九峰临证医案》（二卷） 清代王之政（字献廷，号九峰）撰，王硕如编次。约成书于清嘉庆十八年（公元 1813 年）。上卷载时邪、霍乱、咳嗽、吐血、疟疾、痰饮、喘促、黄疸湿热、肿胀、关格、宿食、积聚等案二百多例，下卷载肝胃病、少腹痛、蛔病、虫积、阳痿、疝气、遗精及妇科经带胎产诸疾等案二百多例，共四百多例。王氏学富心灵，擅长辨析机理，用药尚实，于古人治法甚多发挥。如血证案四十余例，认为吐血可由肝胃不和、气不摄血、瘀血、痰火、肝火旺克金、肾水不足、阴虚火旺而致；便血多由肝肾阴虚、气不摄血、湿伤阴血肠风等引起。治疗阴不足而火旺者皆以生地为君，用量从五钱至一斤不等；气不摄血用熟地，加益气补血之品，喘证则认为其本在肾，治疗以六味地黄丸为主。对妇科疾病的治疗亦有独到之处，收载妇科类案例约占全书三分之一。

在道光、咸丰、同治三朝，《陆氏三世医验》《张千里医案》以及王士雄、蒋宝素、曹存心、王泰林、张大燨、费伯雄、王燕昌等的医案，俱属名案精品。尤其是王士雄、王泰林、费伯雄诸家，最为人所熟知。而张千里、张大燨辈，其医术也十分高明，均堪师法。

《陆氏三世医验》（五卷） 清代陆岳（字养愚）等撰著。刊于清道光十六年（公元 1836 年）。一名《习医钤法》。书系陆氏三世集古人方书，采其精蕴，并结合生平临证经验而成。陆氏治验案包括热疟吐呕清补、脊背肘膝酸疼、痛呕用泻、食中脉伏涌泻消导、过汗灸补、少阴在泉两尺不应等六十六则；其子陆桂（字肖愚）医案，包括产后臀痈成毒、赤痢腹痛温补、湿肿误汗成痉等共三十九则；其孙陆士龙（字祖愚）医案，包括繁劳伤风、中虚宜补、劳伤吐血等六十五则。诸案涉及内、外、妇、儿等科，病种虽不甚广，但反映了陆氏三世临证经验。如用解毒法治疗咳嗽筋骨疼痛、用补中通下法治疗疟疾、用涌汗法治疗不寐、用消积法治疗夜热羸瘦等学验，反映了其用药特点。附方九首，切合实用，堪为后学之阶梯。

《珠村草堂医案》（三卷） 清代张千里（字广文、子方，号梦庐）撰。成书于清道光十六年（公元 1836 年）。共录张氏医案三百五十有余则，以水肿、下痢、疟疾、血症、痰饮、咳喘、虚损、类中、痱中、产后诸病为多，辨治颇有特色，切合临床实用。

《张千里医案》（五卷） 清代张千里撰，成书于清道光十六年（公元 1836 年）。载中风、暑温等病症医案十一则；湿、火、燥等病证医案十六则；咳嗽、血证等病证医案三十三则；肿胀、痰饮、疝、寒疝宿饮等病证医案三十一则；诸痛、便血（附肠风痔血）、痫厥、疟疾、瘰疬、痹、咽喉、痈疡等病证医案四十四则，共一百三十余则。后人称"其案语简洁老当，用药则与病宛转相赴"，案例分析融会诸家学说，洞彻病因，譬解名言，颇具至理，尤其对外科病证有独到之处。

《王氏医案正编》（二卷）　清代王士雄（字孟英、梦隐，号潜斋、随息居士、海昌野云氏、半痴山人）撰，周铼（字光远）汇集。成书于清道光二十三年（公元 1843 年）。又名《回春录》。系周氏仿缪仲淳《先醒斋医学广笔记》之例辑录而成，所录王氏验案九十一则，以杂病医案为多，仿编年例次第汇集。所录之案能体现王氏精于辨证，善制新方，用药清灵平淡之特点。对药物之见解多发人之未发，如论斥鸦片之燥烈伤津，有害人体，颇有功于世。外感诸证，虽伤寒必以顾阴，治法多以凉润、清解为主；杂病诊治则参合天人相应之理。周氏谓是书"可见苦志力学，蕴之胸中者渊深莫测，乃能穷理尽性，出之指下者神妙难言"。

《王氏医案续编》（八卷）　清代王士雄撰，张鸿（字柳吟）等汇集。成书于清道光三十年（公元 1850 年）。亦名《仁术志》。共载王氏医案三百余则。书后附《霍乱论》二卷。"续编"以温证治案为多，案中治温多以凉润清解为法，治伏气诸病尤善从里外透，多用轻清流动之品，以疏动其气机，引邪外达。王氏用方师古而不泥，尤擅制订新方，以应临证之变化，如其所创制的黄芩定乱汤为治疗热霍乱主方，霍乱转筋则以自制蚕矢汤治之。后人对该书甚为赞许，称"孟英之案，不徒以某方治愈某病而已，或认病，或辨证，或论方药，或谈四诊，至理名言，随处阐发，或繁或简，或浅或深，别有会心，俱宜细玩"。

《王氏医案三编》（三卷）　清代王士雄撰，徐然石（字亚枝）汇编。约成书于清咸丰四年（公元 1854 年）。徐氏采集王士雄自咸丰元年至四年的验案，仿编年之序，先后汇编。共集医案一百四十五则，包括内、外、妇、小儿、杂病等各科。不分门类，充分体现了王氏精于辨证，善制新方，用药轻灵的特点。曹炳章评称：能参究性理诸书，以格物穷理，故审病辨证，能探虚实，察浅深，权缓急，每多创新之处。

《问斋医案》（五卷）　清代蒋宝素（号问斋）撰。成书于清道光三十年（公元 1850 年）。共辑录蒋氏四十余年临证医案近千则，分门别类，以五脏为部。心部包括暑证、火证、疟疾、痢疾、狂癫、不寐、怔忡惊悸、三消、诸汗、呃逆十门；脾部包括湿证、霍乱、沙蛳、呕吐反胃噎膈、泄泻、痰饮、肿胀、黄疸、积聚、痞满十门；肺部包括喘促、哮喘、咳嗽、肺痈肺痿、瘰疬、诸血、诸窍七门；肾部包括伤寒、伏邪、痨瘵、便结、癃秘、遗精、淋浊七门；肝部包括真中风、类中风、风眩、风痹、风痉、痫痉、七疝、诸痛、妇人杂病九门，共四十三门，令百病各有所系。每案先正其名，而后论治，类聚诸家之学，参以经史子集之说，使内外诸因之证悉备。案中治法大多采用仲景之方及蒋氏父所著《医话》中方，切合实用，精简易记。

《花韵楼医案》　清代顾德华（字鬘云）撰。完稿于清道光三十年（公元 1850 年）。书稿由裘庆元辑入《珍本医书集成》。共辑录病案二十九则，一案数诊，除录妇人经带胎产病案外，还收载内、伤病案，如呕吐、泻痢、心悸等，论治精当，其中尤重情志调摄，力主扶养中气，扶正达邪之法。药物炮制颇具心得，可供参考。

《古今医案按选》（四卷）　清代俞震（字东扶）原编，王士雄（字孟英）选。成书于清咸丰三年（公元 1853 年）。王氏认为《古今医案按》虽不如《续名医类案》之网罗繁富，而所附医案及按语均为俞氏心得，"颇可补魏氏之未逮"。书中王氏的评议反映了他的博识和深邃的医学思想，如治一妇人夜间发热案，俞氏认为"夜热脉数的系阴虚"，用六味地黄汤治疗。王氏则认为"俞氏之论，尚欠明析"，指出此乃"血分有热"，用六味治疗颇能收功，妙在又用芎归合知柏，此乃为"血药收功"与"阴虚生热，可用阴柔者，治法有别"。泄泻的治疗，常用升举、补虚及温中，王氏举其自治案一例，以橘皮、半夏、黄芩、黄连、芍药、木瓜为方，抑木柔肝，乃属缪仲醇、魏玉璜学术之余绪。对于某痉病的治疗，周慎斋认为中焦实而用地黄汤不效，改用橘红为主，佐以苏梗、磁石等；王氏认为所谓中焦实是痰湿盛于中，地黄为凝滞之剂，服后自然闭塞，当以枳实为君，附子易薤白、远志易菖蒲、茯神易旋覆花等宣中化痰理气之方，可收佳效。后杨照藜评价称："绝世聪明，具此卓识。"

《叶案批谬》（一卷）　清代王士雄撰。约成书于清咸丰三年（公元1853年）。本书系王氏针对徐大椿等对叶天士医案批诘的评议，论理清晰，观点鲜明，内容涉及中医基础理论及临床诸多问题。如论肺肝之特性，称"肺禀坚金之性而体反虚浮，肝禀柔木之性而体反沉实。故肺养其娇，易遭侵克；肝凭其悍，每肆欺凌。是以肺称娇脏，肝为刚脏"；又如论肝阳引肾阴，谓"肝阳炽而暗吸肾阴，扰之乎镫炷火则膏易竭，子盗母气"。针对徐氏批语"龙荟通便不如脾约"则云："龙荟丸大泄风阳，直折肝胆二经逆升之火，颇有妙用，与脾约证大有分别。"王氏评议颇有见地，对客观研究叶、徐医学思想，不无启迪和帮助。

《延陵弟子纪略》　清代曹存心撰，吴元善（字秋山）编集。成书于清咸丰九年（公元1859年）。又名《乐山先生遗案》。吴氏为曹氏弟子，随师应诊，录其所诊案例，编辑是书。

《过庭录存》　清代曹存心撰。成书于清咸丰九年（公元1859年）。收录医案十四则，复诊四则，大多为疑难复杂病症，如治安徽程案，湿热阴虚，曹氏宗东垣清燥汤合丹溪虎潜丸，润燥兼治，刚柔相济。又如治杭州汪案，肾阴亏损已久，曹氏采用补阴膏方，合补阳之丸药，以适应不同气候变化时加减服用。对于气滞久病，又能未雨绸缪，理气之中合入活血之品。

《继志堂医案》（三卷）　清代曹存心撰。初刊于清光绪三十年（公元1904年）。该书系曹氏学生所录乃师医案，经柳宝诒编辑，刊入《柳选四家医案》。凡二十三门，翁同和按。是书内伤杂病门首案，心悸恍惚久治不愈，诸虚丛集，逐证施治则医者应接无暇，曹氏着重安神一途，强调"精神魂魄，必令各安其所，庶得生机勃勃"，而取许叔微《普济本事方》首方真珠丸法出入治之得瘳。咳喘门中伤风不醒，咳嗽痰浓，或带血色，小有寒热者，曹氏辨为是劳风证，用柴前连梅煎治之，颇具卓识。泄泻门中先发热，后腹痛便溏者，曹氏断为"表邪下陷"，用小柴胡汤，盖张从正、喻昌治利法之变化。阴虚湿热之证，曹氏尤多心得，阐述良丰。

《曹仁伯医案论》（二卷）　清代曹存心撰。成书于清咸丰九年（公元1859年）。载有时疫、昏厥、血证、呃逆、发疹、振颤、湿热等病案约二十余则，以内科杂证为主。曹氏临证善于剖析病情，推断病源，对阴虚兼夹病证尤具灵思。如阴亏血证，曹氏认为是阴不恋阳，血不配气所致，提出欲降其气，必须补阴的治疗原则。对血亏兼有痰饮之证，则主张运化中宫，兼透膜外，治取化痰佐以和养，润燥互用之法。后人评曰："所录方案证论，皆属上本《素》《灵》奥旨，下采百家精华，其灵机活法，又别具天资。"

《环溪医案》　清代王泰林（字旭高，号退思居士）原著。成书于清咸丰十年（公元

1860 年）。该书收载王氏治疗内证咳嗽十六案，虚劳十案，疟疾一案，肝气十九案。外证脑疽八案，失荣四案，骨槽痈四案，大头瘟三案，鼻渊四案，耳痈二案，喉痹五案，烂喉痧、喉疳、马脾风、舌疳九案，牙疳、牙漏、牙宣七案，发背八案，乳痈乳癖、乳头风、乳岩十六案，肺痈、肺痿、肺胀十六案，胸胁痛、肝痛、脾痛十案，肚角痈七案，肠痈九案，肛门痈、痔疮四案，囊痈六案，流疡八案，附骨阴疽三案，瘰疬、脱疽、脚气六案。全书共收载王氏治疗内科、外科病案一百九十八例。

《爱庐医案》　清代张大燨（字仲华，号爱庐）著。初刊于清咸丰年间（公元 1851～1861 年），原上、下两卷，凡一百余案，惜毁于兵火。光绪二十五年（公元 1899 年）由柳宝诒据抄本精选评注，后辑入《柳选四家医案》。全书共辑录医案二十四则，包括内伤杂病门案、内风门案、湿病门案、失血门案、消证门案、呕逆门案、外感门案、伏气门案、疫邪门案、疟疾门案、黄疸门案、腹痛门案、肿胀门案、瘕癖门案、痢疾门案、大便门案、外疡门案和妇人门案。张氏论病选方，思路深细，用法老到，别开生面。

《孟河费氏医案》（一册）　清代费伯雄（字晋卿，号砚云子）、费绳甫（字承祖）撰。约成书于清同治四年（公元 1865 年）。书中之费伯雄医案，涉及时病、疟、中风、痿、诸痛，以及妇、外、儿、喉诸科疾病等二十门；费绳甫医案涉及伤寒、感冒、春温、湿温、奇病，以及妇、儿、喉诸病三十八门。伯雄治学主张醇正和缓，认为临床常病多，奇疾少，治疗当戒偏戒杂，宜采用"和法""缓法"，主张以平淡之法，获取神奇之效。用药以清润平稳为主，并善于化裁前人方剂，认为师古人之意而不泥古人之方，方为善学古人。医案内容以杂病为主，立方选药，质朴醇真。费氏重视营血，许多急症、重症也常以调营作为主要治疗方法，如论中风责诸"气血损亏，外风乘隙而入"，治法以调营清营、化痰熄风为主。费氏还注重对肝脏的调治，认为营血不足乃肝脏病变的主要因素。调营治肝的药物如当归、川芎、红枣、丹参、芍药等，为费氏所常用，反映了其调营治肝并重的治疗特点。其孙费绳甫治疗虚证擅用养胃阴一法，为世所称。对虚劳遗精、咳嗽、盗汗、眩晕等证，皆用养胃阴之法获得大效。

《王氏医存》（十七卷）　清代王燕昌（字汉皋）撰。初刊于清同治十年（公元 1871 年）。书载医论、医话、医案及验方。计医论、医话二百五十节、四百七十二条，医案（临证述略）六十六例，验方二百余首。所论述范围广泛，内容丰富。其中以论治杂病为主，兼及温病、温疫，对妇儿科病的证治亦颇多阐发。诊法强调四诊合参，脉诊尤为精详，主张"临证先据九窍所见之证与脉核对"。对精、气、神理论亦持独特之见，如认为"中气分为精、气、神""保守精、气、神即保守中气，精、气、神伤则中气伤"。英翰序称该书为"救世之针砭，活人之津筏"。

光绪、宣统间，医家如金子久、张聿青、柳宝诒、张伯龙、贺季衡等，都是声名藉甚的人物，诸家在临床上见识老到，出手不凡，学验俱来，而如柳宝诒在《柳选四家医案》的按语，则对学者启迪尤多。

《金子久医案》（四卷）　清代金有恒（字子久）撰，姚益华编。刊行于清光绪二十一年（公元 1895 年）。书载温病、内、外、妇、儿科及耳目等疾三百七十二案，膏方四首。病案以温病居多。金氏治温病，宗喻昌、叶桂而颇能变化，明辨卫气营血，因势利导，临证不拘成方。认为温病最易伤阴，故立方多以甘凉之剂护养津液，尤重调养胃阴，用石斛、西洋参、麦门冬、沙参等甘柔濡润之品养胃生津。治湿温证、虚损证均有丰富经验。用药善于"轻可去实",清灵轻淡,讲究炮制,足堪师法。秦伯未曾有"名振南北,学问渊深,千言立就,一时无两"之评。金氏另有《问松堂医案》,亦为门人所辑录。

《张聿青医案》(二十卷) 清代张乃修(字聿青)撰。成书于清光绪二十三年(公元1897年)。首载中风、风温、湿温、秋燥、温热、伏暑等外感病案,继录内伤虚损、咳喘、肺痈、血证、诸痛等内科杂病;后为耳、鼻、喉及眼病诸疾病案,以及瘰疬、内痈、梅毒等外科病案。此外张氏医学论著,载有"质疑篇""左肝右肺说""白喉养阴忌表证"等十六篇;另有丸、膏、方、药的临床应用约七十则。张氏医案辨证清晰,析理精辟,处方用药,多有阐发。其学以《金匮要略》为宗,而别取刘完素、李杲、朱震亨、薛己诸家之学,师古不泥,善于化裁,每具卓见,而有独特之治。如以阴阳升降、脏腑相配之理,治虚里跳动,其动应手等证皆收效甚著。其霍乱论中认为服白虎汤得生之热证,未必于病前有目中溜火、肛门灼热等征象;服理中汤、四逆汤得生之寒证,未必不烦不渴、神情狂越,盖皆真切之见。在霍乱治疗上主张初起之时概用温开,如红灵丹、行军散、苏合香丸等品,令宣通气液,无所凝滞,温开之后,随所见之象,寒热攻补,各建殊功。又注重调理脾胃,盖李杲、薛己学术之余绪;苍术、蔻仁、陈皮、香附等燥药的运用,每以麻仁、白蜜等滋润之品为佐,使湿去而不伤津,润泽而不碍湿。作为一部较为系统反映张氏学术思想的著作,具有相当的临床指导意义和实用价值。

《柳选四家医案》(八卷) 清代柳宝诒(字谷孙,号冠群)编撰。成书于清光绪二十六年(公元1900年)。该书包括尤在泾《静香楼医案》二卷、曹仁伯《继志堂医案》二卷、王旭高《环溪草堂医案》三卷、张仲华《爱庐医案》二十四则,系柳氏精选四家医案的合编,并加以评按而成。病种涉及内、外、妇、儿各科。尤在泾《静香楼医案》二卷,附刻于《医学读书记》后,柳氏又从其他抄藏本中"选精粹者",充实成书,分为三十二门,并加按语。尤氏论治杂病,重视脾胃,并注重肾气;外感病师仲景法而消息变化之,治伏气、新感,皆能融贯古方,善达邪气,"于医道中可谓能树一帜者",柳宝诒赞其能与叶桂、徐大椿、王子接等辉映后先。曹仁伯《继志堂医案》二卷,系柳氏从曹氏学生所录存的医案中选编而成,是曹氏《过庭录存》《延陵弟子纪要》之外的另一种医案刊本。其案以内科杂证为主,对湿热阴虚等复杂病情的诊治颇具特色,善从清胃腑入手,寻辟蹊径。治发热下利善用小柴胡汤升阳退热,深获仲景之旨,亦张从正汗法治利、喻昌逆流挽舟法之变化。曹氏以擅治疑难病证著称,曾说:"思之思之,鬼神通之,苦心所到,必有一恰合之方,投之而辄效者。"诚阅历之语。翁同和颇神其术,为医案纪事作按。王旭高《环溪草堂医案》三卷,以内科杂病为主,是柳氏根据王旭高学生的多种抄本及顾莲卿本、方耕霞刊本选辑而成。所载医案皆《王旭高临证医案》所未载者,为研究王氏学术思想与临床经验的重要参考书。王氏擅长治疗肝病,总结有"治肝三十法",并以肝气、肝风、肝火三者为纲,分立诸法为目,在医案中多有体现。张仲华《爱庐医案二十四则》,系柳氏从友人抄本中精选加评而成。张氏治病,思路深细,遣药精到,颇能独开生面,发人所未发。惟刻意争奇,议论有过于艰深者,立方有流于纤巧者,柳氏深戒之曰:"方药之道,动关性命,非如词章曲艺,可以随人好恶,各自成家,是必博稽精彩,慎所从违,庶几可法可师,不致贻误来学。"为真切之论。

《雪雅堂医案》(二卷) 清代张士骧(字伯龙)撰。成书于清光绪二十九年(公元1903年)。该书仿编年之例,自光绪二十年至二十九年,载录粤省和申江、东省各类验案八百余则，涉及内、外、妇、儿诸科。医案不分门类，强调地有南北之殊，人有强弱之分，病有轻重之别，用药之寒热温凉应随南北风土、人体强弱而异。附"类中秘旨"一篇，认为类中由水火内动、肝风上扬、血气并走于上所致，强调北方类中多阳虚，南方类中多阴虚，治当以潜阳摄肝肾、益气开痰为主，忌用风药升散，可资临床借鉴。

《贺季衡医案》 清代贺季衡撰。成书于清宣统二年（公元 1910 年）。贺氏医案列哮喘、痰饮、胸痹、呕吐、淋浊、痔疮、并病（肝脾肺肾）七门。每门录病案数十例。内容涉及内、外、妇诸科。记录详细，辨证确切。复诊有诊治得失分析，治疗颇有独到之处。

综上所述，足见清代医家不仅对前人的验案总结、归类、阐释，汇编成帙，保存了大量的医家治病经验，而且还纷纷把自己的临诊经验记录下来。医案之多，为历代之最。

清代的临床医学较明代又有了显著和全面的新发展。历朝众多医家在医学理论和临床诊治研究方面，研精殚思，各尽所能，各抒所见。在他们留传给后人的各种临证综合性著作和各科专著中，载述了医学家极其丰富的学术理论、临床经验，并蕴含着他们的各种学术思想。凡此，均足以反映这一历史时期中医临床学术发展的实况。章太炎先生曾经说"中医之成绩，医案最著"，这是很有道理的。

第五节　临床专题研究各家学说

一、叶桂的胃阴学说

在清代以前，东垣论脾胃，重在阳气升发，而未详及脾胃之阴；丹溪始论"脾土之阴"，但对于脾胃仍合一而论；明代医家王纶、周慎斋等对"脾阴"有所论述，而尚未明确"胃阴"的论治。迨清代医家创立胃阴之说，脾胃学说有了新的发展。

当康熙、乾隆年间，吴门医家叶桂、薛雪分别提出了"胃阴"之说。其论治胃阴不足的方法，在他们的医案中历历可见。如薛雪谓"辛燥劫动胃络，只宜薄味清养胃阴"，"此劳伤嗽血，宜养胃阴"，"是津亏气馁，由积劳内损，但理胃阴……"（《扫叶庄医集》），而在叶氏的《临证指南医案》中，有关胃阴的论治内容尤为丰富详细，因之，后人每将这一学术成就归之于叶氏。

叶天士对脾胃的阐说既有对前人的继承，又有创新之见。叶氏认为胃气为本是《内经》的重要理论，他平生又心折李东垣的脾胃学说，认为"内伤必取法于东垣"，因此，东垣《脾胃论》对叶氏学术思想的形成起了很大的作用。不过，叶氏又不为东垣论述所囿，他在《内经》《脾胃论》的基础上，进一步阐发了脾胃升降并创立了胃阴学说。徐灵胎评《临证指南医案·脾胃篇》："此篇治法，独得真传。"显见，叶氏之学是渊源由是并尤具灼见的。

叶氏论述脾胃的生理功能和病理变化，其特点是既重视脾升，又重视胃降，从而发展和补充了东垣脾胃学说。《临证指南医案》中，叶氏对此有不少论述，如说"脏宜藏，腑宜通，脏腑之体用各殊也""纳食主胃，运化主脾""脾喜刚燥，胃喜柔润""太阴湿土，得阳始运；阳明阳土，得阴自安"等，将脾胃分论、分治，实补东垣之未逮，也是叶氏对祖国医家脾胃学说的重要贡献。

叶氏治胃阴，善用甘寒毓养，又称通降法，此法既不同于辛升苦降，也有异苦寒下夺，乃是用"甘平或甘凉濡润以养胃阴"，使津液来复而胃腑得以通降。叶氏甘凉育养胃阴的方法，适应于"脾阳不亏，胃有燥火"的病证。凡素禀木火之质，或患燥热，或热病伤阴，或虚劳久嗽，阴虚咯血，或暑热伤阴，消渴郁火之病，见到"虚痞、不食、舌绛咽干、烦渴不寐、肌燥熇热、便不通爽"等叶氏称之为"九窍不和"者皆宜用之。治方从《金匮》麦门冬汤化裁，用药如沙参、麦门冬、扁豆、玉竹、芍药、甘草等。继明代缪仲淳之后，其甘润柔养之法，为后人所推崇、应用。

华岫云在《临证指南医案》按语中，对叶氏脾胃学说详加剖析，谓：

> 东垣之法，不过详于治脾，而略于治胃耳！乃后人宗其意，凡著书立说，竟得脾胃总论，即以治脾之药笼统治胃，举世皆然。今观叶氏之书，始知脾胃当分析而论。盖胃属戊土，脾属己土，戊阳己阴，阴阳之性有别也。脏宜藏，腑宜通，脏腑之体用各殊也。若脾阳不足，胃有寒湿，一脏一腑，皆宜于温燥升运者，自当恪遵东垣之法；若脾阳不亏，胃有燥火，则当遵叶氏养胃阴之法。观其立论云：纳食主胃，运化主脾；脾宜升则健，胃宜降则和。又云："太阴湿土得阳始运；阳明燥土，得阴自安，以脾喜刚燥，胃喜柔润也。仲景急下以存津，其治在胃；东垣大升阳气，其治在脾。此种议论，实超出千古。故凡遇禀质木火之体，患燥热之症，或病后热伤脾胃津液，以致虚痞不食，舌绛咽干，烦渴不寐，肌燥熇热，便不通爽，此九窍不和，都属胃病也，岂可以芪术升柴治之乎？故先生必用降胃之法……"

叶氏之后，医家对脾胃分治、脾升胃降不乏论说，大抵未越出叶说之藩篱，但也促使脾胃分治之说更为彰明。兹录罗浩之说，以见其概况。罗氏《医经余论·续脾胃论》：

> 东垣作《脾胃论》，以此乃人生后天之根本，脾胃一伤，饮食不进，生机自绝。伏读其论，多用升阳一法，此盖为脾升下陷，土为湿困者所宜耳。予历览古人之书，加以十余年阅历，而知东垣所论未尽然也。

> 夫脾为己土，其体常湿，故其用阳，譬之湿土之地，非阳光照之，无以生万物也；胃为戊土，其体常燥，故其用阴，譬之燥土之地，非雨露滋之，无以生万物也。况脾之湿，每赖胃阳以运之，胃之燥，又借脾阴以和之，是二者有相需之用。但胃主收纳，脾主消化，食而不化，责在脾；不能食，责在胃。脾以健而运，胃以通为补。健脾宜升，通胃宜降。故治脾以燥药升之，所谓阳光照之也；治胃以润药降之，所谓雨露滋之也，此其不同也。

> 然而不特此也，脾与胃二脏之中，又各有阴阳偏胜之别。胃为燥土，有时为水湿所伤，则阳气不振；脾为湿土，有时为燥火所烁，则津液大伤。治法又不可拘泥矣。今人知白术、二陈为扶土之品，岂知熟地、麦冬亦培土之药耶！他若木来克土，犯胃则不能食，犯脾则不能化，人所共知。肺气郁滞，上下不和，不能饮食，人多不识耳！更有釜底添薪，子令母实，上取下取，隔二隔三，均宜参以治法。大抵脉之浮洪而硬，或细数不静，皆精液内伤，忌用刚剂；惟脉缓不涩，乃细弱无力，乃阳气衰弱，可用补阳法也。用舍得宜，存乎人之审症耳！

二、徐大椿的亡阴、亡阳论治

徐大椿在医学方面，主张寻本溯源，从源及流；治疗疾病善于审证求因，对奇症痼疾，每奏捷效，故医名噪海内。《医学源流论》乃其晚年所著。

徐氏治学，主张"必审其所以然之故，而更精思历试"（《医学源流论·邪说陷溺论》）。其"元气存亡论"指出"诊病决死生者，不视病之轻重，而视元气之存亡，则百不失一矣"。

亡阴亡阳，是临床上的重危之证，生死攸关。其证大都发生在高热、发汗过多，或吐泻过度、失血过多等情况下。汗出过多的亡阴亡阳，更为人所注意。徐氏的《亡阴亡阳论》对其病机、诊断和治疗均做出了重要的论述。

徐氏说："经云：夺血者无汗，夺汗者无血。血属阴，是汗多乃亡阴，故止汗之法必用凉心敛肺之药。何也?心主血，汗为心之液，故当清心火。汗必从皮毛出，肺主皮毛，故又当敛肺气，此正治也。惟汗出太甚，则阴气上竭，而肾中龙雷之火随水而上，若以寒凉折之，其火愈炽，惟用大剂参、附，佐以咸降之品，如童便、牡蛎之类，冷饮一碗，直达下焦，引其真阳下降，则龙雷之火返乎其位，而汗随止，此与亡阴之汗真大相悬绝。亡阴亡阳，其治法截然，而转机在顷刻，当阳气之未动也，以阴药止汗，及阳气之既动也，以阳药止汗，而龙骨、牡蛎、黄芪、五味收涩之药，则两方皆可随宜用之。医能于亡阴亡阳之交，分其界限，则用药无误矣。亡阴亡阳之辨法如何?"徐大椿指出：亡阴之汗，身畏热，手足温、肌热，汗亦热而味咸，口渴喜凉饮，气粗，脉洪实，此其验也；亡阳之汗，身反恶寒、手足冷，肌凉，汗冷而味淡微黏，口不渴而喜热饮，气微，脉浮数而空，此其验也。至于寻常之正汗、热汗、邪汗、自汗，又不在二者之别。徐氏的亡阴亡阳论述，是其临床经验的总结。《洄溪医案·暑》记载，治暑热坏证，脉微欲绝，遗尿谵语，寻衣摸床，此阳越之证，将大汗出而脱。急以参、附加童便饮之。阳已回，火又炽，阴欲竭，附子入咽即危，改用西瓜，并以清暑养胃而愈。又一人暑病热极，大汗不止，脉微肢冷、面赤气短，医者仍作热病治。徐氏曰：此即刻亡阳矣。急进参、附以回其阳，并指出："此证乃热病所变，因热甚汗出而阳亡，苟非脉微是冷汗出舌润，则仍是热证，误用即死。"

同时，徐氏在《洄溪医案·痰喘亡阴》中还进一步说明：盖亡阴亡阳相似而实不同，一则脉微，汗冷如膏，手足厥逆而舌润；一则脉洪，汗热不黏，手足温而舌干。但亡阴不止，阳从汗出，元气散脱，即为亡阳。然当亡阴之时，阳气方炽，不可即用阳药，宜收敛其阳气，不可不知也。亡阴之药宜凉，亡阳之药宜热，一或相反，无不立毙。标本先后之间，辨在毫发。

徐大椿对亡阴亡阳的辨证施治论述，有其丰富的临床实践经验为基础。他颇为详细地总结出亡阴亡阳的病机、辨识特点和治疗方法，为后人提供了重要借鉴。自仲景以下，历来医家论治亡阴、亡阳者颇不乏人，但对其有如此精详的论述，则前不见古人。

三、各家肝病论治研究

《金匮要略》对于肝病的治疗，早已指出凡肝实脾虚，当先实脾，不可惟治其肝；若肝虚之病，则补用酸，助用焦苦，益用甘味之药以调之。后《备急千金要方》又载述了"肝实热"和"肝虚寒"的证治。但至金元时代，医家论述肝病每多偏重于实证，其影响及于明代，如《金匮钩玄》说"肝止是有余"，以致明代时医大都执持"肝无补法"之说，这对于肝虚者是极不相宜的，因而遭到了张介宾、缪希雍等医家的强烈反对。缪氏提出"宜补肝不宜伐肝"；张氏《质疑录·论肝无补法》认为疝瘕、癥瘕等肝虚、金衰、木横之病，当滋肾水以救之，切不可用疏利伐肝之剂，而肝血不足所致的筋挛、角弓、抽搐、爪枯、目眩、头痛、胁肋痛、疝痛等，也当滋肾水补肝血，从而纠正了"肝无补法"说的错误。

清代医家对肝病的研究，能继续结合临床实践，或阐述其病机，或详论其治法，或列举其药物，或制定其方剂。如叶天士论治"阳化内风"；王泰林的治肝三十法；费伯雄的治肝方剂等，多为后世临床所重视采用。

（一）叶桂的"阳化内风"论治

叶桂重视肝的生理和病理变化，并论述了临床常见的"阳化内风"与肝脏的密切关系。所谓"阳化内风"是指"身中阳气之动变"而导致"内风动越"的一种病理现象，亦即肝阳化风。其症状表现为眩晕、头胀、耳鸣、心悸、失眠、肢麻、㖞斜、咽喉不利、肢体痿蹙、猝厥、瘛疭等。叶氏《临证指南医案》首篇"中风门"中即有所论，他在前人论述的基础上，认为中风的主要病机由"阳化内风"所致，充实和提高了中医学的内风病机等说。但是"阳化内风"并非局限于中风一证，就叶氏《临证指南医案》所见，它几乎散在于各科病症之中，具有较广泛的病理意义。虽然，阳化内风有多种原因，也牵涉到各种脏器的盛衰，但其本皆不离乎肝。

华岫云在《临证指南医案》中，不但汇集了叶氏论治肝病的证治与临床经验，并加以概括，指出：古人虽分肝风、肝气、肝火之殊，其实同是一源。华氏分析肝病的病机与辨证施治都深获叶氏心典。如说：肝者，将军之官，相火内寄，得真水以涵濡，真气以制伏，木火遂生生之机，本无是症之名也。惟因情志不舒则生郁，言语不投则生嗔，谋虑过度则自竭，斯肝木失其常性，从中变火，攻冲激烈，升之不熄为风阳，抑而不透为郁气、脘胁胀闷、眩晕、猝厥、呕逆、淋闭、狂躁、见红等病，由是来矣。古人虽分肝风、肝气、肝火之殊，其实同是一源。若过郁者，宜辛宜凉，乘势达之为要；过升者，宜柔宜降，缓其旋扰为先；自竭者，全属乎虚，当培其子母之脏。至于犯上、侮中、乘下诸累，散见各门可考（《临证指南医案》）。其论肝风则谓：肝为风木之脏，因有相火内寄，体阴用阳，其性刚，主动，主升，全赖肾水以涵之，血液以濡之，肺金清肃下降之，中宫敦阜之土气以培之，则刚劲之质，得为柔和之体，遂其条达畅茂之性，何病之有？又提出"肝木犯土"之病变，如说："风木过动，必犯中宫，则呕吐不食，法用泄肝安胃，或填补阳明。"其他如辛甘化风、甘酸化阴、清金平木种种治法，未能备叙。说明肝脏之所以能保持平时的生理状态，是由于与其他四脏之间的相互生化、制约的结果，如果脏腑之间的生化、制约关系失去协调，如精液损耗、心血不足、木乏滋荣、肺脾衰惫，以及烦劳火起、热邪伤阴等，都能使肝脏失去柔和性，引起人身阳气的变动。

叶天士的有关学术思想，对清代医家有很大影响，如嘉庆时（公元 1796～1820 年）程文囿在《杏轩医案》中谓："肝胃二经同病，须分别其肝阴胃液，已亏未亏。如阴液未亏，气药可以暂投；若阴液已亏，治惟养阴濡液，所谓胃为阳土，宜凉宜润；肝为刚脏，宜柔宜和。"其说深获叶氏之旨。

（二）魏之琇的阴虚论治

魏之琇（公元 1723～1773 年），字玉璜，号柳州，清乾隆间浙江钱塘人。魏氏幼孤贫，劳务自给，篝灯力学，善诗文，尤精于医，才气横溢，独具卓识。

宋代《太平惠民和剂局方》流行所造成的医者忽视辨证滥用香燥温补的流弊，虽经朱丹溪等医家的批判，但其祸害至清代仍有一定的影响。魏玉璜在临床上目睹此弊，明确指出："近因《局方》之教久行，《素问》之学不讲，抱疾谈医者类皆喜热恶寒。"故魏氏力纠时弊，立足养阴柔润施治于临床。在《续名医类案》近百例医案中，以养阴取效的占绝大部分，包括外感和内伤二者。如外感方面，魏氏推崇喻昌治伤寒以救阴为主，视为"治传经之秘旨"。如李韫玉母"表邪未清，误下邪陷入里"，复妄用辛热固涩，致"热邪与热药郁结脏腑"，魏氏认为"治法仍当汗下"，但他所谓的"汗下"颇为奇特，是指养液资汗，润肠泻热而言。在杂病论治方面，如泻痢之病，一般都责脾湿胃热，治以健脾燥湿之法，但魏氏却认为泻痢之病，所下皆太阴血津，阳明脂膏，用药本柔润养阴之法。妇人产后，历来医家崇尚温补，魏氏持不同观点："凡产后症多属阴虚血少，第以二地、二冬、杞子一切养营之剂，无不立愈，若气血兼补，集以姜、附刚剂，非耽延时日，即贻病者后患，临证者宜审之。"又如治鲍姓一案，"暑热鼻衄，啖梨致呕吐"，百治罔效，迭经吴门叶氏、薛雪等以附子理中、六君子等方而无效，魏氏诊曰"由于肾虚，肝失其养，木燥生火，上逆胃络，肺金亦衰，饮食入胃不能散布通调，致津液停蓄脘中，遇火上冲，则饮食必吐而出也"，遂以熟地、枸杞子、沙参、麦门冬、石斛等出入而取效。此外，如黄疸，魏氏重视阴虚病机；咳喘，责之"肝肾久病，相火刑金"等。可见，魏氏的学术是以滋养肝肾之阴为本，许多疾病在魏氏看来，往往都是由于肝肾阴亏的这个基本病因所伸展开去的，对于肝肾阴亏的病机，他嫌前人研讨不深，指出："医学自立斋以前，宋元明初诸公未详肝肾之治，至国朝诸老亦渐讲明，然多集芪术桂附，惟集灵膏一方最善。"魏氏的卓识，自来沉寂，后惟王孟英得其妙谛，在《温热经纬》中说："此方（集灵膏）始见于《广笔记》……治一切气血两虚，身弱咳嗽者，罔不获效，凡少年但觉气弱倦怠，津液少，虚火上炎，急宜服之，后惟魏玉璜善用此方，《续名医类案》内极著其功效。"

不过魏氏在滋养肝肾的方法中，似乎又特重肝木，他认为"肝无补法四字，遂使千万生灵，含冤泉壤"，因此每以柔润药物滋养肝阴。魏氏认为，"肝木为龙，龙之变化莫测，其于病也亦然。明者遇内伤证，但求得其本，则其标可按籍而稔矣。此天地古今未泄之秘，《内经》微露一言，曰：肝为百病之贼六字而止"，并强调"余临证数十年，乃始获之，实千虑之一得也，世之君子，其毋忽诸"，魏氏对肝病的治法宗叶天士"非柔润不能调和"之旨，其理由是"大剂滋润，则津液充而本自柔"。其用药承缪仲淳养阴之余绪，喜用地黄、枸杞子、沙参、麦门冬等药，所创可统治胁痛、吞酸、吐酸、疝瘕等一切肝病的一贯煎，即由此加入当归、川楝而成。细绎魏氏此方，实由集灵膏加味而来。在魏氏《续名医类案》中，凡四十三门，一二条，其治病不离肝木，立法必须柔顺者信手拈来，历历在目。如谓戴人治一将军病心痛，张曰："此非心痛也，乃胃脘当心而痛也。余谓此二语，真为此证点睛。然余更有一转语曰：非胃脘痛也，乃肝木上乘于胃也。世人多用四磨、五香、六郁、逍遥等方，新病亦效，久服则杀人，又用玉桂亦效，以木得桂而枯也。屡发屡服，则肝血燥竭，少壮者多成劳病，衰弱者多发厥而死，不可不知。余自制一方，名一贯煎……"

魏氏养肝阴的方法，极为王孟英所心折，认为"外感由肺而入，内伤从肝而起，魏氏长于内伤，此言先得吾心，惟各门附案悉用此法，岂生平得意在此而欲独竖一帜耶"。

（三）王泰林总结肝病治法

王泰林，字旭高，晚号退思居士，江苏无锡人，生于清嘉庆三年，卒于同治元年（公元1798～1862年），年幼从舅父高锦庭学医，尽得其传，名闻苏浙等地。王氏治学严谨，见解颇高，著有《退思集类方歌注》《医方证治汇编歌诀》《医方歌括》《西溪书屋夜话录》《医学刍言》等。其中《西溪书屋夜话录》中仅存的"肝病证治"一篇，其治肝三十法，比较全面地总结了前人治肝的学术经验，尤其是叶桂的治肝方法，对其影响更深。对肝病证治王旭高论说："肝气，肝风，肝火，三者同出异名，其中侮脾乘胃，冲心犯肺，挟寒挟痰，本虚标实，种种不同，故肝病最杂而治法最广。"王氏治肝以此三者为纲，然后分别论其证治。肝气证治，包括疏肝理气、疏肝通络、柔肝、缓肝、培土泄木、泄肝和胃、泄肝、抑肝等八法，各具特点，又有联系。肝风证治，包括熄风和阳、熄风潜阳、培土宁风、养肝、暖土以御寒等五法。肝火证治，包括清肝、泻肝、清金制木、泻子、补母、化肝、温肝等七法。同时另有补肝、镇肝、敛肝三法。此三法无论肝气、肝风、肝火，相其机宜，皆可用之。此外，又有平肝、散肝、搜肝三法。最后，王氏还提出了四种补肝法，一补肝阴、二补肝阳、三补肝血、四补肝气。由于肝气、肝风、肝火虽有所异，而在疾病过程中往往同时互见，故三者虽当区分而又常相同治。王氏肝病证治三十法，内容丰富而又细致，不仅提出了直接和间接的治肝之法，更举出各类药物以供选用，对后人的肝病证治颇多启发。

此外，与王旭高同时代的程文囿，从药物性味和方剂方面论述了治肝之法，认为"治肝三法，辛散、酸收、甘缓，逍遥一方，三法俱备，木郁则火郁，加丹栀名加味逍遥；滋水以生木，加熟地名黑逍遥。《己任篇》中一变疏肝益肾汤，再变滋肾生肝饮"（《杏轩医案》）。

（四）费伯雄治肝方

费伯雄（公元1810～1885年），字晋卿，江苏武进人，是晚清以来孟河四家之一。伯雄秉承家学，究心《灵枢》《素问》，服膺长沙，而于历代医家及时贤之长皆兼而取之，故能学贯古今，名噪咸丰、同治间。著有《医醇賸义》四卷。

费氏治学主张以"醇正""和缓"为宗旨。其对于肝脏病证的调治最有心得。

费氏认为"肝者将军之官，其体阴，其用阳，故为刚脏"，而营阴不足则是肝脏病变的重要原因。同时还指出："五脏惟肝最刚、而又于时为春，于行为木，具发生长养之机，一有怫郁，刚其性怒张，不可复制，且为火旺而克金，木旺而克土，波及他脏，理固宜然。"于此可见其重视调治肝病的重要意义。

费氏自制的调治肝病方剂多首，各有其适应证，如肝气太强，脾胃受制，症见中脘不舒，饮食减少，左关脉弦，右部略沉细，制抑木和中汤。

肝风，症见头目眩晕，肢节摇颤，如登云雾，如坐舟中，制滋生青阳汤；寒邪直中肝经，症见胁下及腹中绞痛，下利，手足厥冷，指甲皆青，制茱萸附桂汤。

肝受燥热，症见血分枯槁，筋缩爪枯，制涵木养营汤；肝受燥凉，血涩不行，筋短胁痛，当归润燥汤主之。

肝寒气滞，症见胁下胀痛，痛引少腹，制青阳汤；肝热引动肝阳上升，症见头痛如劈，筋脉掣起，痛连目珠，制羚羊角汤。

肝火犯肺，症见咳嗽痰少，胁痛，易怒、头晕，制丹青饮。

所欲不遂，郁极生火，症见心烦虑乱，身热而躁，制解郁合欢汤。

肝血虚，症见气逆，胃脘胀痛，制调营敛肝饮；或头痛，自觉头眩俱空，目而眩，制养血胜风汤；血虚，肝气郁结成膈，制归桂化逆汤。

肝胆火盛，症见胁痛，耳聋，口苦，筋痿，阴痛，或淋浊溺血，制加味丹栀汤。

木旺土败，鼓胀，腹起青筋，制抉阳归化汤。

以上治肝方剂，皆通过临床实践而拟制。此外，费氏治肝火冲激之鼻衄，自制蓉龙汤；治不寐，谓肝肺不交，魂魄不安，以许叔微真珠母丸加减，自制驯龙汤。同类的方剂有驯龙驭虎汤，治惊悸气促，喉舌作痛；甲乙归藏汤，治彻夜不眠，间日轻重，左关独弦数之证。另治肝肾虚热，从滋肾丸扩充而为潜龙汤。凡此等等，皆说明费氏临证处方的心思灵变。其调营治肝的药物如当归、川芎、丹参、白芍、生地、红枣等药，更为费氏所善用。秦伯未先生极力褒扬其法，认为诸方法皆来自于临床实践，在治疗上掌握主证、结合兼证、联系其他脏腑而运用成方以加减化裁，并说"《医醇賸义》里有不少肝病处方，配伍严密，值得探讨"（《谦斋医学讲稿》）。

四、气血论治的进展

关于气血病证的论治，清代医家有不少新的发挥，其中以王清任的气虚血瘀证治及唐宗海的《血证论》等最有影响。

（一）王清任气虚血瘀证治创见

王清任，又名全任，字勋臣，河北玉田人。生活于清乾隆三十三年至道光十一年（公元 1768~1831 年）。早年游历滦州、奉地等地，后在北京行医。王氏勤奋好学，重视实践，反对凭虚立说，浮泛论医的不良学风。其一生重视尸体观察，并从事动物解剖。论病多以气虚血瘀立说，善用治血化瘀方药，晚年著《医林改错》一书。《医林改错》初刊于道光十年（公元 1830 年）。全书二卷，上卷包括脏腑记叙、脑髓、气血和脉、心无血说、通窍、血府、膈下逐瘀汤所治之证目；下卷包括半身不遂论、瘫痿论、瘟毒吐泻转筋说、论抽风不是风、论痘非胎毒、少腹逐瘀汤说、怀胎说、痹证有血瘀说等内容。其书流传至今，影响甚大。

王氏强调"治病之要诀在明白气血，无论外感内伤，要知初病伤人……所伤者无非气血"（《医林改错·气血合脉说》），对于气血，则又特别重视气虚和血瘀为病。他认为许多疾病属于气虚为患，发半身不遂、抽风、难产等，同时指出气虚可致血瘀而相兼为病，如说"元气既虚，必不能达于血管，血管无气，必停留而瘀"（《医林改错·说抽风不是风》）。此外，邪与血结也是血瘀的重要原因，所谓"血受寒则凝结成块，血受热则煎熬成块"（《医林改错·膈下逐瘀所治之症目》），"蕴毒在内烧炼其血，血受炼烧，其血必瘀"（《医林改错·论痘非胎毒》）。王清任积平生经验，罗列血瘀症五十种，分别用自制的活血化瘀方剂治疗，其突出贡献是创立了分部治疗血瘀证的方法，正如《方叙》所说，"立通窍活血汤治头面四肢周身血管血瘀之症";立血府逐瘀汤治胸中血府血瘀之症;立膈下逐瘀汤治肚腹血瘀之症",并对少腹部血瘀,采用少腹逐瘀汤治疗。如此明确的分部治疗,无疑是对活血化瘀法临床应用的重要发展。

以大量补气药与活血药合用,是王清任学术的又一显著特点。其所用黄芪的用量少则八钱,多至四两。著名的补阳还五汤治疗半身不遂及痿证,其特点是黄芪量大且生用,而活血药的用量甚轻,旨在补元气通血络。此方对后世临床有重要的价值。

此外,王氏还制解毒活血汤,以清热解毒药与凉血活血药结合运用,治疗"瘟毒",制急救回阳汤,以回阳救逆药与活血药同用,治疗亡阳症,均系王氏的独得之法,有相当重要的临床意义。总之,王清任把活血化瘀提到十分重要的地位,对丰富和发展中医活血化瘀法起到了积极的作用。近年来,王氏创制的活血化瘀方剂被广泛使用,疗效卓著,其影响是不可低估的。

(二)唐宗海的《血证论》

唐宗海,字容川,四川彭县人(公元1862～1918年)。唐氏著《血证论》一书,在《内经》《难经》及仲景之书的启发下,对血证论治进行了深入的研究,颇多独到之见和经验。此书流传甚广,对丰富中医学的血证论治有一定贡献。

《血证论》指出:平人血液,畅行脉络,称为循经,一旦血不循经,溢出于外,即为血证。常见的血证可表现为两种情况,其一是血液溢于体外;其二是血液内溢积于脏腑、经络、腠理。前者如吐血、衄血等,后者如各种瘀血、蓄血等,归纳唐氏《血证论》,其病因病机包括气机阻逆,血随上溢;脾失统摄,血无归附;火热炽盛,逼血妄行;瘀血阻络,血行失常等方面。唐氏提出通治四法,即"止血""消瘀""宁血""补血"。凡遇血证骤作,血溢奔腾,倾吐不止,唐氏指出:"此时血之原委,不暇究治,惟以止血为第一要法。"所谓止血,主要是止业已动跃奔突于经脉之中,而尚未外溢之血,"止之使不溢出,则存得一分血,便保得一分命"。血止之后,必然有离经之血溢入体内而成瘀血,不能回复故道,留着不去,必致危害人体,故把消瘀列为第二法。血既止,瘀既消,但在数日间,或数十日后,其血复潮动而吐者,是血不安于经脉之故,必用宁血之法,使血得安,方可免其复发。血证虽常因实邪而发,但"邪之所凑,其正必虚";且出血之后,益增其虚。唐氏认为凡血溢之路,其经脉脏腑皆有隙罅,所以血止之后必用"封补滋养"之法以疗虚补损,修复创伤。纵观四法,都是共同围绕着止血复正的总则。如以止血言,用药往往兼顾消瘀,而消瘀实寓有宁血的作用。在血证治疗中,唐氏又提出"忌汗、禁吐、主下、宜和"的治血四要。

由于唐氏认识到大多数血证因邪热内盛,气火逆上所致,故止血之法当以泻火降逆为主。他特别推崇治疗阳明气逆,血热上溢的泻心汤,其对大黄一药尤有研究,认为能推陈致新,损阳和阴,非徒下胃气,且有活血、化瘀,止血而不留邪的功效。以大黄为止血要药,确是唐氏临床实践的心得。

对瘀血的论述也是《血证论》的精华所在。首先,唐氏对瘀血概念的认识有所突破。他不囿旧说,认为:"世谓血块为瘀,清血非瘀;黑色为瘀,鲜血非瘀,此论不确。盖血初离经,清血也,鲜血也,然既是离经之血,虽清血、鲜血,亦是瘀血。"

对于瘀血的治疗,唐氏的论述更为细致,他根据瘀血所在的不同部位,表现的不同症状，而采取各种治疗方法。比如，瘀血攻心，用归芎失笑散加琥珀、朱砂、麝香治之；或归芎汤调血竭、乳香末。瘀血乘肺：葶苈大枣汤加苏木、蒲黄、五灵脂、童便。瘀血在上焦：通窍活血汤治之；小柴胡汤加当归、川芎、桃仁、红花、大蓟。瘀血在中焦：血府逐瘀汤；小柴胡汤加香附、姜黄、桃仁、大黄。瘀血在下焦：失笑散加醋大黄、桃仁治之；或膈下逐瘀汤。瘀血在里：四物汤加枣仁、牡丹皮、蒲黄、三七、花粉、云苓、枳壳、甘草；小柴胡汤加桃仁、牡丹皮、牛膝；或温经汤。瘀血在腠理：小柴胡汤加桃仁、红花、当归、荆芥。瘀血在脏腑经络之间产生的多种症象，如周身作痛、癥瘕、脓、干血、痨虫等，皆按症论治。《血证论》强调必须针对瘀血所在的部位，而采用不同的消瘀方药，这样才能"直探巢穴，治法尤百不失一"。这些理论和治疗经验，为近代活血化瘀的临床实践和科学实验提供了重要依据。

此外，清初喻昌强调气与形的关系，以及气在人体生命活动中的重要性，提出了"大气论"的著名观点。认为人体虽有各种不同的气，但总以胸中大气为之统摄，才能发挥功能，所谓"统摄营卫脏腑经络，而令充周无间，环流不息，通体节节皆灵者，全赖胸中大气为之主持"。若"大气一衰，则出入废，升降息，神机化灭，气立孤危"。喻氏的大气论对后人有一定的影响，如近人张锡纯论治大气下陷，其方剂升陷汤取法于李东垣，但理论实源于喻氏。

综窥清代的气血论治，在病因病机、辨证论治及方药诸方面都较历代医家有了进一步发展和提高，且更切于临床实用。

五、奇经八脉理论在妇科等领域内的临床运用

重视经络病变，尤其是关于络脉和奇经八脉病证的论治，到了清代有了新的发展，特别在康熙至乾隆年间，像叶天士、缪遵义、薛生白等名家都对此很有研究，他们在临床上积累了丰富的论治经验，提出了新的学说。之所以如此，与其说是一时之风会，不如说是医学发展的必然趋势。

叶桂在临证实践中甚重奇经八脉之为病，在《临证指南医案》一书中，他对奇经八脉的生理、病理、辨证、用药等有一系列新的理论。在生理上，他认为奇经有统摄精气，调节正经气血及维续、护卫、包举形骸的作用；在病理上，凡肝肾脾胃之病，久虚不复必延及奇经；辨证上，奇经之病须分虚实；治疗上，常兼"通""补"。

叶氏对奇经的论述有两点重要的创见：其一，奇经和脏腑的密切关系。所谓"奇以八脉，皆丽于下""下元之损，必累八脉"，显见奇经依附肝肾，肝肾内藏精血，灌输以入奇经。因此，肝肾久虚都应责之奇经的亏损，诸如遗精、月经不调、崩漏、带下、内伤发热、下元衰惫、色夭神夺等证，都与奇经有关。其次，奇经又赖脾胃水谷之精气以涵养，八脉由此而充实。尤其是阳明脉的职司正常与否，与奇经的盛衰有密切关系。如"冲脉隶于阳明，阳明久虚，脉不固摄，有关无阖矣"，说明崩漏、久泻、久痢、脱肛、便血等证，可由阳明脉虚、奇经不固所致。其二，奇经辨治须分虚实。奇经实证，大都由奇经气血阻痹所造成。如男子病疝，女子月经不调、痛经、产后腹痛、恶露淋漓等，其治疗"奇经之结实者，古人必用苦辛和芳香，以通脉络"，药如交加散、回生丹。奇经之虚证，必"辛甘温补，佐以流行脉络，务在气血调和，病必痊愈"。至于对奇经虚证之补养，叶氏认为不同于一般，他说："医人不晓八脉之理，但指其虚，刚如桂、附，柔如地、味，皆非奇经

治法。"主张用血肉有情之品进行填补，以壮奇经。如产后体虚，"任脉为病，用龟板以静摄""督脉为病，用鹿角以温煦"，等等。若虚中夹实的病证，往往用通补兼施的方法，如奇经空乏而瘀血阻络者，叶氏以为"若徒固补，又投芳香之通，以期达到'包举形骸''和养脉络'的目的"。《临证指南医案》中，龚商年归结叶氏奇经用药法称："惟先生于奇经之法，条分缕析，尽得其精微，如冲脉为病，用以紫石英以为镇逆；任脉为病，用龟版以为静摄；督脉为病，用鹿角以为温煦；带脉为病，用当归以为宣补，凡用奇经以之药，无不如芥投针。"

与叶桂同时的缪遵义、薛雪诸家，同样善治奇经疾病，如缪氏认为"冲脉为病，治宜镇逆"，药如炒熟地、紫石英、坎、鹿角胶、枸杞子、金铃子、肉桂、小茴香、杜仲、菟丝子、沉香屑等；又论久疟项酸，腰痛如折，认为是督脉之惫，药用鹿角尖、补骨脂、杜仲、菟丝子、当归等味。

薛生白亦强调"病在奇经，治他经不应"（《三家医案合刻》）。如"劳伤肝肾，奇经不用"，腰痛、背垂、失血，治以"柔润温通补下，以充奇脉"，用苁蓉、枸杞子、当归、补骨脂、杜仲、羊肉肾等。又治"肝肾下亏，跷维奇脉，不主用事"，失血、盗汗、背板极痛，用河车、熟地、人参、五味子等"包举温养"。此外，薛氏治疗虚损也多用牛羊骨髓、龟胶、鹿胶、线鱼、淡菜、坎等血肉有情之品，与叶桂之法如出一辙。

综观叶、缪、薛氏三家之学，说明他们通过长期的临床实践，使奇经论治从理论发展到了系统的辨证论治的新阶段，后人遵之，未见有出其右者。

六、石芾南的燥、湿论治

石芾南，字寿堂。清道光、咸丰时（公元 1821～1861 年）人。其才识既高，学术并茂，"欲因疡之原探医之原，并探其原中之原"，而著《医原》一书。其对燥湿理论、用药要旨等论述尤为精深独到。

《医原》有百病提纲论一篇，条析燥、湿二气致病及其用药治疗问题。

石氏认为燥、湿二气为"百病之提纲"，因燥、湿能赅六气，所谓"风固燥、湿二气所由动……寒、暑固燥、湿二气所由变……火又燥、湿二气所由化"。总之，在六气致病中，风之所由动，寒、暑之所由变，火之所由化，皆离不开燥、湿。同时，燥湿二气每因时、因地、因人而各殊。以人而言，"阴虚体质最易化燥，燥因为燥，即湿亦化为燥；阳虚体质最易化湿，湿因为湿，即燥亦必夹湿"。

既然说燥、湿可赅六气，故石氏以为外感百病无不兼夹燥、湿之气，且内伤杂病亦与燥、湿有密切关系，所谓"内伤千变万化，而推其致病之由，亦只此燥湿两端"。如阳气虚则蒸运无力而成内湿，阴血虚则营养无资而成内燥。思虑过度则气结，气结则枢转不灵而成内湿；气结则血亦结，血结则营运不周而成内燥。且阴阳互根，气血同源，故阳虚甚者阴亦必虚，气虚甚者血亦必虚，故往往始病湿而又化为燥。同时阴虚甚者阳亦必虚，血虚甚者气亦必虚，故往往始也病燥，继而燥又夹湿。以上诸说，详细论述了内伤燥湿的原因。

论燥湿与五脏的关系，石氏认为"内燥则起于肺、胃、肾。胃为重，肾为尤重。盖肺为敷布精液之源，胃为生化痰液之本，肾又为敷布生化之根柢"；"内燥则起于肺、脾、肾。脾为重，肾尤为重。盖肺为通调水津之源，脾为散输水津之本，肾又为通调散输之枢纽"。

要之，五脏之中肺、胃、脾、肾为内伤燥、湿的根本。但因肺之敷布、胃之化生、肺之通调、脾之散输，皆以肾为根柢，故内伤燥、湿，于肾更为重要。

燥、湿既有外感、内伤之别，其治法亦有所异。

石氏指出，治外感燥、湿之邪，宜"轻开所阻肺气之邪，佐以流利胃肠气机，兼通膀胱气化"，"使邪早有出路而已"。治内伤燥、湿之邪"化湿犹自外来，化燥则从内涸"，若因燥化湿者，仍当以治燥为本，而兼以治湿；由湿化燥者，则当以治湿为本，而治燥兼之。

在石氏《医原》中，载有"用药大要论"，指出"病有燥湿，药有燥润"。凡药物体质柔软，有汁有油者皆润；体质干脆，无汁无油者皆燥。然而，润药有辛润、温润、平润、凉润、寒润之殊，燥药有辛燥、热燥、温燥、平燥、凉燥、寒燥之异，又有微润、甚润及微燥、甚燥的不同，石氏各举其药数十种，为临床治疗燥、湿病用药提供了详细依据。

历来医家论治湿病、燥病者有之，但大都语焉不详。石氏对此能有如此系统和详细的论述，在学术史上是无前例的。

七、吴师机对外治法的总结与发展

中医学的外治疗法，源远流长，法简效验，颇具特色，向为医家所重视。

1972年甘肃武威旱滩坡发掘的汉墓中，出土有东汉初期医简，其中已记载了外治的方剂。如千金膏药方，"蜀椒四升，芎䓖一升，白芷一升，付子世果凡四物，皆治咀置铜器中，用淳溢三升，渍之，卒时取贲猪肪三斤，先前之……"载述了膏药的适应证及制法。《武威汉简》中记载的膏药不仅可内服，且可用于外摩、外涂。如"治伤寒头痛项强，四肢烦痛青膏方：当归、芎、蜀椒、白芷、吴茱萸、附子、乌头、莽草各三两。右八味咀，以醇酒渍之再宿……以温酒服枣核大三枚……可服可摩，如初得伤寒一日，苦头痛背强，宜摩之佳"。这种既可供内服，又可以按摩外用的膏药方，从现有的资料看，当以武威简牍为最早。医学著作中记载外治法最早者为《黄帝内经》，如《灵枢·痈疽》"发于腋下赤坚者，名曰米疽，治之以砭石……涂以豕膏，六日已，勿裹之"；《灵枢·经筋》疗口僻，"治之以乌膏，膏其急者，以白酒和桂，以涂其缓者"，说明我国在两千多年前，医家已用动物油脂、白酒、桂，涂在皮肤，用以医治疾病。

东汉仲景在《伤寒杂病论》中说："四肢才觉重滞，即导引吐纳，针灸膏摩，勿令九窍闭塞。"《后汉书·方术传》记载华佗将膏用于外科手术后，"若在肠胃，则断截湔洗，除去疾秽。既而缝合，敷以神膏，四五日创愈，一月之间平复"。说明在当时外治法不仅能帮助手术后的创口愈后，而且还起着防止伤口感染的作用。魏晋南北朝时代，膏药得到了广泛的使用，外科专著《刘涓子鬼遗方》的外治法中记载了大量的膏药方，并有关于制法、用法的详细记载，其中大多数以猪脂煎制，如羊髓膏等；还有用蛋清调制的，如白薄方，以治疗痈疮。西晋的《崔氏方》中又有乌膏的记载。

唐代《千金方》和《外台秘要》汇集了当时和隋唐以前的不少外治方。治疗的范围也有了扩大。宋代国家设立了熟药署，专掌药物的制作，当时的《太平圣惠方》和《太平惠民和剂局方》等，记载了不少外治的膏药，并有详细的制作方法。此时的膏药已有软膏和硬膏等，制膏所用的药味也较多，这比过去是个进步。明代的外治法也很普遍，如陈实功的《外科正宗》载有"加味太乙膏""乾坤一气膏""琥珀膏""阿魏化痞膏"等多种膏药。

李时珍的《本草纲目》有更多的记载。

外治法在清代有了新的发展，在当时膏药已成为普遍的民间疗法，许多医书都记载了膏药方剂。如赵学敏《串雅内编》有灵宝化积膏治积滞；摩腰丹治寒湿腰痛；贴腰膏治腰痛；宁和堂暖脐膏治水泻白痢。《外科全生集》中又有"阳和解凝膏""洞天鲜草膏"等，颇为后世医家所推重。同时，以膏药治里症，亦颇为医家重视，如徐灵胎在《医学源流论·薄贴论》中记载："今所用之膏药，古人谓之薄贴，其用大端有二，一以治表，一以治里……治里者，或驱风寒，或和气血，或消痰痞，或壮筋骨，其方甚多，药亦随病加减。其膏宜重厚而久贴……若其病既有定形，在于皮肤、筋骨之间，可按而得者，用膏贴之闭塞其气，传药性从毛窍而入腠理，通经贯络，或提而出之，或攻而散之，较之服药尤有力。此至妙之法也。故凡病之气聚血结而有形者，薄贴之法为良。"值得注意的是，在清代出现了外治法的专著，其中影响最大、最具代表性的当推吴师机的《理瀹骈文》。

吴师机，原名安业，字尚先，别署杖仙，又号潜玉居士。浙江钱塘（今杭州市）人。生于清嘉庆十一年（公元 1806 年），卒于光绪十二年（公元 1886 年）。吴氏为轩岐世家，早年即开始行医。他善用外治法治疗内外诸疾，积累了数十年的临床经验，对外治法的理论和方药做了详细的记载，著为骈文，初名《外治医说》，后取日华子"医者理也，药者瀹也"之意，更名为《理瀹骈文》，成书于公元 1864 年。吴氏著述，历时二十年，曾"十数易其稿，三锓其板，时有改窜，亦时有增益，而意犹未惬也"，说明吴氏论医立说一丝不苟的态度。

吴氏主张以外治法通治内外诸疾，其论外治法的机理可归纳为两个方面，如下所述。

内外治疗，理同法异　所谓"外治之理，即内治之理；外治之药，亦即内治之药，所异者法耳"，正因为如此，用外治之法，也必"先求其本"，必"明阴阳，识脏腑"也。吴氏认为外治和内治的区别，只是给药的方法和途径不同而已。外治用药是通过经络而达于体内的，因此，关键在于医者必须明"经络之道"，以及七窍之气相感于内之理。

内病外治，判别三焦　外治法必须首辨患病部位，然后根据病位，分别论治："上焦之病，以药研细末，鼻取嚏发散为第一捷法。不独通关急救用闻药也"，其作用，"嚏法泄肺者也，可以散上焦之雾，通天气，而开布宗气以行呼吸"。其他如涂顶、复额、罨眉心、点眼、塞耳、擦项及肩，以及扎指、握拳、敷手腕、涂臂等法，也属上焦之治，在所取腧穴中，以膻中、背心为上焦要穴，是所谓"治病握总之处"；至于太阳穴，则为头痛必治之处。中焦之病，以药切粗末，炒香，布包缚脐上，为"第一捷法"。其他炒、熨、煎拌诸法与敷之法同，理脾胃者也，可以疏中焦之沤，通天气地气，而蒸腾营气，以化精微。下焦之病，以药或研或炒，或随证而制，布包坐于身下为"第一捷法"。其作用，"坐法，泻肾者也，可以决下焦之渎，通地气而流行卫气，以司开阖"。其他尚有摩腰法、暖腰法、兜肚法等。

吴氏外治法治病，是以膏为主，并以点、掮、熏、擦、熨、烙、掺、敷等（即温热疗法、水疗法、蜡疗法、酒疗法、发疱疗法等）佐之，他不仅继承古法，而且又有创新。对杂病，他又以古方变煎剂为膏剂外敷。吴氏外治法，采用膏药为最多，膏与药本分为二，古人于熬者为膏，撮者为药，吴氏则"合而两全"，配合使用。他曾经把许多内服汤、丸方剂改制成膏，认为"凡汤丸之有效者，皆可熬膏"。他曾论述膏药的作用，曰："一是拔，一是截。凡病所结聚之处，拔之则病自出，无深入内陷之患；病所经由之处，截之则邪自断，无妄行传变之虞。"

《理瀹骈文》对膏药的配制和应用方法有详细的记载。吴氏自制膏方共数十种，其中以清阳膏、散阴膏、金仙膏、爨膏（即云台膏，通治外科痈疮诸症）、催生膏为最验。尤以前四种最常用，曾谓"证候虽多，大约虚证外，以此四膏，治者十有七八"。

由于吴师机广泛采纳了前人外治之法，并在理论上和制剂方面均有不少创新，特别对"内病外治"颇有建树，因而被后世尊为外治法之宗师。

第六节　清代医家的学术争鸣

一、对温补时弊的批判

明代以薛立斋、赵养葵、张景岳等人为代表的所谓"温补学派"对清代医家产生了重要影响。同时，时医滥用寒凉攻伐的偏弊依然未绝，因而在清代前期，有不少医家崇尚温补。如高鼓峰、吕留良、董废翁、张璐、高士宗、黄元御等，对清代温补学说的盛行，起到了推波助澜的作用。

高鼓峰（公元1623～1670年），名斗魁，字旦中，浙江鄞县人，与高士宗有"浙中二高"之称。其先世高梅孤，著有《针灸聚英》，在医界有一定影响。高鼓峰所遗医学著作《四明心法》三卷、《四明医案》一卷，与吕留良《东庄医案》、董废翁《西塘感症》一并收入《医宗己任编》。

高氏习医二十余年，深悟《内经》，参合张仲景、李东垣、朱丹溪、薛立斋诸家之说，尤为推崇赵养葵、张介宾两家。吕晚村称其"熟于赵氏之论，而独悟甚彻"；《清史稿》谓"其论医宗旨亦近张介宾"，可见其学说之侧重于温补。高氏喜用温补，不仅反映在对内伤病的治疗，并且亦见于外感热病，如论述伤寒证谓"今真伤寒绝无，虽发于严寒，亦当作内伤治"，在其《四明医案》中，颇不乏用参、附等温热药以治热病的验案，足见其喜用温补一斑。

吕留良（公元1629～1683年），字用晦，号晚村。浙江石门县（今桐乡县崇福镇）人。由儒而习医，崇尚温补之说。曾对《医贯》逐一评注，著《赵氏医贯评》，认为赵氏"所言皆穷源返本之论，拨乱救弊，功用甚大，所以治败症则神效，而以治初病则多疏"。其中对赵氏"命门为真君真主"之说，以及把命门之火比喻为走马灯的见解推崇备至，且盛赞其对八味、六味二方的发挥，认为"赵氏得力于薛氏医案，而益其义"，并说："自许学士开补脾不如补肾之理，薛氏始因之用八味、六味通治各病，赵氏又从薛氏发明其要，一归之命门，一归之八味。益火二字乃全书之宗也。"故吕氏也主张此火宜养不宜伐，其临床用药，以温补居多。

此外医家如张璐，著《张氏医通》，其方药主治多本薛己《医案》和《景岳全书》。董废翁亦宗薛己、赵养葵之法以治感证。

康熙至乾隆年间的黄元御，字坤载，号研农，昌邑人，早为诸生，因庸医寒凉药误损其目，遂发愤攻医，于《素问》《灵枢》《伤寒论》《金匮要略》皆有注解，凡数十万言。曾谓张机著《金匮玉函经》以治内伤杂病，大旨主于扶阳气，以为运化之本。自滋阴之说胜，而阳自阴升、阴由阳降之理，迄无解者，因推明其意，而著《金匮悬解》，反映了他注重温补阳气的学术观点。黄氏对降火滋阴的攻击不遗余力，甚至说："泄火之论发于刘河间，补阴之法倡于朱丹溪，二悍作俑，群凶助虐，莫此为甚。"其言一如张景岳之激烈。康熙间钱塘名医高士宗也认为滥用寒凉祛邪是当时的主要流弊，故著《医学真传》，力主崇阳重温的学术观点。

（一）温补时弊的产生及其批判

明末清初温补学说的盛行，势必产生另一偏向，造成新的流弊，因而，在医学界又出现一场批判温补之弊的学术争鸣。

徐灵胎《慎疾刍言》曾记述当时滥用温补流弊之产生，有关乎医者和病者。医者"胸无定见"，诊病"不能指出病名，惟以阳虚、阴虚、肝气将弱等套语概之，专用温补"，更有"医者以虚脱吓人，而后以补药媚人，浙江则六味、八味汤，加人参、麦冬、熟地等药；江南则理中汤加附桂熟地、鹿茸等药"，已至"相习成风"。至于病者，"闻医家已用补药则相庆，……以为我等不怕病死，只怕虚死，所以服补而死，犹恨补之不早，补之不重，并自恨服人参无力，以致不救，医者虚脱之言，真有先见之明，毫无疑悔。若服他药而死，则亲戚朋友群诟病家之重财不重命，死者亦目不能瞑"。

有鉴于此，徐氏把滥用温补之弊端归咎于赵养葵、张景岳等医家的著作，如说："其始起于赵养葵、张景岳辈，全不知古圣制方之义，私心自用，著书成家，彼亦不知流弊至于此极也。"

同样，《四库全书总目提要》也认为：赵养葵作《医贯》，以八味、六味通治各病，胶柱鼓瑟，流弊遂多。又评《景岳全书》以为"专以温补为宗……不知误施参桂，亦足戕人，则矫枉过直，其失与寒凉攻伐等……攻补不可偏废，庶乎不至除一弊而生一弊也"。此外，有姚球者，托名叶天士著《景岳全书发挥》，对张氏的重阳抑阴加以指责说，"目下时医俱奉此书（指《景岳全书》）为至宝，用新方而治病，蒙其害者多矣"，并直指"用热药误人者，皆景岳之误人也"。为"补偏救弊"，姚氏申明其全书宗旨为"辨宗信景岳偏执温补之误也，非辨崇信景岳也。辨天下后世受偏执温补之害有莫知其非者，以致贻误于无穷也"。同时，陈修园曾著《新方八阵砭》，对张氏自制新方提出批评，说："古人制方最难，景岳制方最易。不论何方，加入熟地，即云补肾治真阴不足；加入人参，即云补气治元阳衰乏，流俗喜其捷便，其邪说至今不熄也。"章虚谷的《医门棒喝》亦批判张氏是"不识六气之变"。而徐灵胎的《医贯砭》，不仅贬斥赵氏之说，亦涉及高鼓峰、吕留良等人。如说："吕氏之学实得高鼓峰，高鼓峰则首宗赵氏之人也。吕氏因信高之故而信赵，天下之人又因信吕氏选时文讲性理之故，而并信其医。且以记两方可治尽天下之病，愚夫又甚乐从，贻害遂至于此极……所以罪首祸魁，高不能辞，而承流扬波，吕之造孽更无穷世，所刻《高鼓峰心法》《高昌医案》等书，一派相承，辨之不胜其辨，知赵氏之谬，则余者自能知之矣。"

嗣后，岭南名医何梦瑶在《医碥》自序中说："方今《景岳全书》盛行，桂附之烈等于昆冈，子作焦头烂额客数矣。"何氏对张景岳批评刘、朱之说甚表不满，他在《医碥·凡例》中记载："河间言暑火，乃与仲景论风对讲；丹溪言阴虚，乃与东垣论阳虚对讲，皆以补前人所未备，非偏执也。后人动议刘朱偏用寒凉，矫以温补，立论过当，遂开酷烈之门。今日桂附之毒，等于刀锯，梦瑶目睹时弊，不得不救正其失。"

以上论述虽然言词过激，但在尊经文、重考据之风盛行的清代能有如此议论，不仅活跃了学术界的争鸣气氛，而且对纠正滥用温补的流弊起到了一定的作用。这正如《四库全书总目提要》所说：徐大椿"有欲救俗医之弊，而矫枉过直者……然其切中庸医之弊者，不可废也"。《郑堂读书记》也说："自徐氏《医贯砭》问世，当日盛行之《医贯》亦不甚行。"更可见其影响之大。

（二）有关学术争议

在具体学术问题上，清代医家对"重阳黜阴"论、补养命火说，包括六味、八味的运用，提出了争议。

1. 对"重阳黜阴"之异议

何梦瑶认为，温补的流弊，是由于把《易》学喻阳为君子、喻阴为小人之理用于医学，故有"扶阳抑阴"之法。这一偏见，遂造成"今不问何证，概从温补"，"于是景岳书徒遍天下，而河间、丹溪之学绝"。何氏从医学实际出发，在《医碥·赵序》中指出："医言阴阳，俱气耳。气非正则邪，正虚无论阴阳均当扶，邪胜无论寒热均当抑。"嗣后陆九芝在其《世补斋医书》中也论述了贵阳贱阴之谬。如说："阳贵阴贱之说，自古为昭。黄氏（指黄元御）著书，本此立论。揆诸大易消长之机，君人者齐治平之道，其虽曰不然？然而以之论病，则有宜有不宜也。病有以阳虚而致阴盛者，贵扶阳以抑阴；病有以阴盛而阳虚者，贵壮阳以配阴，是皆宜于贵阳贱阴之法。然阳虚则阳可贵，阴虚则阴即未可贱也；阴盛则阴可贱，阳盛则阳即不为贵也。贵阳则阳不虚是为宜。贵阴则阴不盛亦为宜。若贵阳而阴益虚，且贵阳而阳愈盛，则大不宜。阴盛之病，既不可以治阴虚者统治之，则阳盛之病，亦岂可以治阳虚者混言之哉？"无疑何、陆二氏的观点是正确的，也切合实际，不仅指出了偏主温补之误，而且对纠正临床偏执一法以治病，具有广泛的意义。

2. 对温补命门的不同观点

《医贯》把命门的作用譬之为走马灯中火的作用，徐灵胎则认为："五脏六腑各有生气，岂专恃命门耶！"而《景岳全书发挥》则对张景岳独重命门之说持有不同意见，认为："后天之本在脾胃，有生之后惟以脾胃为根本，资生之本，生化之源，故人绝水谷则死，精血亦饮食化生。"赵养葵突出"命门"的治疗，主张以"养火"为主，他认为："命门为人身之君，养身者既不知撙节，致戕此火，以至于病；治病者复不知培养此火，反用寒凉以贼之，安望其生！"而此论亦为诸家所诟病。《景岳全书发挥》强调"温养两字不可作热药之旨，当以真阴养之""'温'字，乃温养之意，非同热药之谓"。而徐灵胎认为"养身补火已属偏见，况治病必视其病之所由生，而一味补火岂不杀人""治法多端，原不是专用寒凉，亦不是专于补火也"，并认为《医贯》"此书专为八味、六味而作，欲表章二方，必须讲明所以然之故。偏阅经文，并无其说，只有'心者君主之官'一语，又是断断不可用二方者，只得将'命门'二字增入，然后二方可为十二官之主药。其作伪之心如此"。何梦瑶在《医碥·命门说》中指出，赵氏谓命火乃先天之元阳，肾水乃先天之元阴，为生命之根本，治病必须求本之说，若遵其说而用之，败证效诚如神，若初起而遵以此投之，则谬矣。何氏认为："初病止伤其后天之血气，未遽累及先天之水火，故热之则寒消，寒之则热退，随手立应，何必他求，乃在去其邪而遽补其正，有不迁延时日坐失良机者何哉！"

在治疗用药上，赵氏还有"司命者，欲人远杀而就生，甘温者用之，辛热者用之，使其跻乎春风生长之域。一应若寒者俱不用"等偏激之词。徐氏则指出："《神农本草》上品药中,寒热相伴;《内经》论司气胜复,寒热亦相半。历古以来所传养生方中,寒热温凉亦间杂互用。此有目所共见,乃敢肆然,曰'一应若寒俱不用',此真丧心之语。"至于赵氏所极力推崇的八味、六味两方,徐氏更尖锐地提出不同意见。徐氏列举八味丸在仲景《金匮要略》中凡五见,认为此方"总以通肾利小便为主,此八味丸之正义也。孰知赵氏竟以之为补先天真火,并能补太极之方,不但仲景之所不料,即自古造方者亦不料也"。他以为"各病有各病之本源,各病有各病之偏弊,若一概用八味一方则正大乱之道矣"。其对六味丸论,指出"六味有形之物,何能以补无形之物,愈说得高妙愈浅陋矣"。

如上所述,清代医家对滥用温补之弊的批判,活跃了学术气氛,促进了医学发展。但医家如徐灵胎、陈修园等的过激之词,也一如张景岳辈批判刘河间、朱丹溪之学,这是他们为了各明一义,未免矫枉过正。事实上,赵献可、张景岳等,在理论上强调温补,但其临证用药也并非胶执一法,统治百病,诚如清代医家李冠仙所说"后世自晋叔和以下,无有不偏。迨至金元间,刘、张、朱、李,称为四大家,医道愈彰,而其偏愈甚。河间主用凉,丹溪主养阴,东垣主温补……下至前明王、薛、张、冯(兆张)亦称四大家,大率师东垣之论,偏于温补,而张景岳尤其偏焉者也。其实《新方八阵》何尝尽用温补,而其立说必以温补为归。后人不辨,未免为其所误耳!果医者细心参酌,遇热症则可用河间,遇阴亏则用丹溪,遇脾虚则用东垣,遇虚寒则用景岳,何书不可读,何至咎景岳之误人哉"(《知医必辨·序》)。李氏此言是颇为中肯的。

二、外科"正宗派"和"全生派"的学术分歧

继明代之后,清代外科医家由于学术思想的分歧,展开了较为激烈的学术争鸣,并从而形成了外科学派"正宗派"和"全生派"。

当时的争论重点,乃在于脓肿是否宜于手术切开引流?一些难以药疗的外科疾病是否可用手术治疗?

由于主张非手术治疗一派加强了外科内治法的研究,并积累了不少经验,其学术影响较大,从而占有了一定的优势。但在另一方面,却也产生了一种弊端。

主张手术一派,处于当时有关学术条件尚未成熟的情况下,其争鸣势必处于不利的地位。从而又致使外科学术界的保守思想更趋严重,因而在相当程度上妨碍了中医外科手术的进步和发展。

在清初,学继陈实功《外科正宗》手术方法而有所发明者首推祁坤。祁氏在顺治间(公元1644~1661年)召为御医,侍值内庭。康熙年间(公元1662~1722年)累擢太医院院判。其对外科理论和临床经验的论述颇多精辟见解。尝谓外科诸症,其本必根于内,治外难于治内,而医家多重内轻外。乃殚精采掇,参《灵枢》《素问》之奥旨,搜古今名贤之确论,撰《外科大成》四卷,分述痈疽外科各疡之诊治的要点、治法和方剂等,内容颇称详备。

祁氏论治脓肿多主张手术,其手术原则是"针锋随经络之横竖,不则难于收口;刀口宜下取,便于出脓;肿高而软者在肌肉,针四五分;肿下而坚者在筋脉,针六七分;肿平肉色不变者附于骨也,针寸许;毒生背、腹、肋、胁等处,宜扁针斜入,以防透膜之害",并在切开后"以绵纸捻蘸玄珠膏度之"以引流。祁氏的论载,反映其对外科肿痈切开引流

的手术水平已达到了相当的高度。《医宗金鉴·外科心法要诀》多采其论，但主张手术的治疗思想显然逊之。祁坤的学术，可称当时外科手术派的代表。因其手术主张同于陈实功《外科正宗》，故后人有称此派为"正宗派"者。

以刀针手术治疗疮肿疾患，实为外科常法。然而在医界难免有不辨证之阴阳虚实而滥施刀圭的现象。目睹此情，陈士铎在康熙三十三年（公元 1694 年）所著的《洞天奥旨》（即《外科秘录》）中指出："疮疡之尚刀针者，古人不得已而用之，今则不然。"为了纠偏，他致力于研究外科疮疡脓肿的非手术治疗。这对王维德诸人的学术思想形成有一定的影响。同时，徐大椿曾批注陈实功的《外科正宗》，切不可轻用刀针丹药之类，其意虽然非为扼杀，实欲补弊，但由于言词偏激，产生了负面作用，对外科手术的发展起着不良影响。

王维德以擅长外科著称。他在外科化脓理论和医疗技术方面，强调"以消为贵，以托为畏"，攻击外科医生尊陈实功《外科正宗》手术法者"尽属剑徒"。王氏治痈疽未化脓者主张保守治疗，宁可"待其自溃"，反对手术切开引流。他对于瘰疬之类"大禁针刀"的主张，的确是临床经验的总结，这对于不适宜手术治疗的外科疾患无疑是正确的；然而其"以消为贵，以托为畏"，反对手术的观点影响，在客观上阻碍了外科手术学的发展，不无消极的作用。

继王氏之学者世称"全生派"，著称于世者有许克昌、邹五峰诸人。许氏在道光十一年（公元 1831 年）著《外科证治全集》；邹氏在道光十八年（公元 1838 年）著《外科真诠》，其书论外科化脓证治特别强调内消、内托，待脓自溃，而只字不言有进行手术的必要。可谓"全生派"之代表。

事实上，治疗外科疾病用内消内托，或手术切开、排脓引流各有所宜，不可偏废。对瘰疬、结核、马刀诸疾妄用刀针，固为大禁，但治疗痈脓一概保守，畏用针刀，也多致误。因而，光绪时著名外科医学家马培之评说："刀针有当用、有不当用、有不能不用之别，如谓一概禁之，非正治也。王氏《全生集》，近时业疡医者奉为枕秘，设遇症，即录方照服，既不凭脉，也不辨症，贻误非浅。"马氏的评论是十分正确的。

第七节 医论、医话及类书、丛书

一、医论、医话

在清代二百数十年间，医家们撷取前贤要论，并将自己的医学心得记录在册，先后积累了大量的医论、医话，其数量之众是前所未有的。兹举其要旨，以见当时有关学术发展的概况。

顺治至康熙年间，比较著名的医论、医话及医案著作有《医论广见》《侣山堂类辨》《古今名医汇粹》《医衡》《医暇卮言》《客窗偶读》等。

《医论广见》 清代高隐（字果哉）撰。成书于清顺治元年（公元 1644 年）。书分伤寒、脾、肝三部。伤寒部论述六经走向、病变表现，次以问答形式阐述六经传变规律及证候，对疑似杂证作有鉴别；肝部论头痛、胁痛等三十四证，主要讨论其病机和主症，并录历代医家之有关论述；脾部则对胀满、饥不欲食等五十余证进行重点讨论。内容颇有特色，对后学有一定启迪。

《医衡》（四卷） 清代沈时誉（字明生）撰，梅鼎等编。刊行于清顺治十八年（公元 1661 年）。沈氏喻病为药，药为权，医者为持衡者，故名"医衡"。书从"养生主论"始，"聚精说"终，计八十一篇，每篇之后，均加评议。卷一为统论十一篇，论述养生、运气、奇经八脉等；卷二至卷四均为"证论"，凡六十八篇，分风、寒、暑、湿、燥、火、气、血、痰、积、虚损等，"附论"二篇，论生育、养生之道。此书后被书商改称《叶选医衡》，托名叶桂所编。全书汇集诸家之论，内容颇为丰富。如李南丰之"养身论"、张景岳之"运气说"、李时珍之"奇经八脉大旨"、张子和之"汗吐下该尽治法论"、虞抟之"阳有余阴不足论"、喻嘉言之"温疫论"、王安道之"中暑中热论"、王肯堂之"霍乱证治论"、李念莪之"泄泻九法论"、沈明生之"燥论"、刘宗厚之"火论"、徐用诚之"痰论"、缪仲淳之"吐血三要论"等俱能结合临床，堪为医人之楷模。柳宝诒赞曰："其书虽采自前人，而网罗宏富，抉择精严……所谓衡之以理，而衷于一是者，此书其庶几乎!"

《侣山堂类辨》（二卷） 清代张志聪撰。刊于清康熙九年（公元 1670 年）。系张氏与其门人、学友探讨医理、讲论方药的专题论文集。上卷以基础理论为主，包括辨血、辨气、辨脏腑阴阳、亢害承制、针经论、诊法论、邪正虚实辨、中风论、消渴论等六十四篇论文；下卷以本草、方论为主，包括本草纲领论、药性形名论、四时逆从论、寒热补泻兼用辨等，对四十余味药物的气味功用、引经、产地、别名、采收季节等问题加以阐述，以反映张氏的学术观点。如认为厥心痛根据症状不同，可分为肾心痛、脾心痛、肝心痛、肺心痛四者，治疗当"各审其脉证而随经取之，分别寒热虚实而治之"。在邪正关系上，十分重视许叔微、张从正等的祛邪观点，认为"凡病当先却其邪……而正气自复，若止知补虚，而不清理其病，邪病一日不去，正气一日不复"。张氏对药物的运用，除针对病情用药外，还主张据升降浮沉之理以顺应四时之顺逆。该书深入浅出，言简意赅，后人评曰："准古衡今，析疑纠谬，足为后学规矩准绳。"

《古今名医汇粹》（八卷） 清代罗美（字澹生、东美，号东逸）编。成书于清康熙十四年（公元 1675 年）。该书辑集元明清诸名医医论、治验不下百余家。卷一为"论集"，采载医论十篇，有张景岳的大宝论、真阴论、命门论、虚损论；李东垣脾胃论；赵养葵的火为先天论、水火论；喻嘉言的补秋燥论、脉部论；赵羽皇的参附宜虚论等。后为"先贤格言"，引刘河间、李东垣、朱丹溪、薛立斋、赵养葵、程郊倩等十余位名家之论八十九则。卷二为"脉要集"，列《内经》脉论、平人脉准、三阴三阳脉象脉法、脉之大要等十二篇，后附脉诊总论、张景岳脉神章十一条、名家脉论八条等。卷三至卷八为"病能集"，分杂证七十三门，以内科为主，兼及外科、五官科，其中卷七之末，辑选薛立斋医案六十四则，末卷为妇人治则。该书编次有序，纲目清晰，简明精要，先为医论，后及临证，先述证治，后载医案，概括明清诸多名家、医籍之精粹，反映罗氏学宗易水学派薛立斋、张景岳，以温补见长的学术特点。

《医暇卮言》（二卷） 清代程临（字云来，号静观居士）著。成书于清康熙十五年（公元 1676 年）。该书以笔记形式，博采诸家之言，如列子、庄子、壶隐子、吕氏、子华子、老子、抱朴子、邵氏、程子等，以及释典、"楚辞"等中的有关内容，深究天地自然之理与人身之奥秘，内容驳杂，颇具哲理，间亦援引医家之论，如孙思邈、华佗、朱丹溪、王宇泰等学验以探赜索微。尤侗评曰："若其卮言，笼天地，罗万物，洸洋纵恣于坚白同异之谈，虽不言医，医道寓焉。"可供研究医理之参考。

《客窗偶谈》　清代沈明宗（字目南，号秋湄）撰。成书于清康熙三十一年（公元1692年）。附于《医征女科》后。该书是以问答形式记录的读书笔记。首设"夏至四十五日阴气微上，阳气微下，阴阳有时与脉为期""地气上为云，天气下为雨，雨出地气，云出天气"等问而解之，以阐天地阴阳运气之说。后设"人犯房劳而感风寒，谓之阴证伤寒""骨蒸内热皆属相火是否气"等问。其解后者云：骨蒸虽属相火，但相火之旺，必因肾水虚衰，失水浸灌，骨髓空虚，火隐骨中则蒸热不已。以阐人体疾病之奥理。

雍正及乾、嘉之世，名医辈出，其重要的医论、医话著作有《医学读书记》《医贯砭》《医学源流论》《怡堂散记》《吴医汇讲》《客尘医语》《重庆堂随笔》和《友渔斋医话》等。

《医学读书记》（三卷）　清代尤怡著。成书于清雍正年间，初刊于乾隆四年（公元1739年）。此书为尤氏读书杂记，"自轩岐以迄近代诸书，披览上下，凡有所得，或信或疑，辄笔诸简，虽所见未广，而明既多，卷帙遂成"。书中阐述了经典医籍及各家之说的正误与论辩，涉及基础理论、多种病证的辨证论治，以及若干方论等，共八十六则，尤氏论说精到，平正通达是医论中的脍炙人口之著。并附《静香楼医案》。

《医贯砭》（二卷）　清代徐大椿（一名大业，字灵胎，号洄溪道人）撰。刊于清乾隆六年（公元1741年）。该书系徐氏对明代医家赵献可《医贯》一书的评论。上卷有十二官论、阴阳论、五行论等七篇；下卷为论血症、论八味丸、水火论等二十三篇。全书计有徐氏眉批四十二处，行批三百八十七处。其言不讳，观点鲜明，对赵氏"命门君主论"等学术观点进行了激烈抨击。徐氏反对赵氏把命门作为"一身之太极""十二经之主"的说法，认为"君主则极尊之称""十二官危者，盖主不明则心亦自病"，并指出《医贯》中关于命门"有形""无形"自相矛盾。对赵氏强调的"养火"，徐氏指责道"病情有寒有热，亦无偏于补火之理""治法多端，原不是专用寒凉，亦不是专于补火"。认为寒凉温热应乎四时，人感四时之气而为病，亦当审其病情分别寒凉温热以治之。针对赵氏将八味、六味视为"补太极"之剂的论点，徐氏批驳谓"五脏六腑，孰非有形之体，草根木皮，亦孰非有形之物，不过气质各殊，借以补偏救弊耳"。并对赵氏关于八味丸、六味丸的主治、功效阐述，也进行了严厉批评。至于赵氏将郁病的病因归于木郁，强调以"逍遥散"统治郁病的观点，徐氏也进行驳斥。认为古人治病，不但病名之异者各有治法，即一病之中亦千头万绪，种种各别，岂可以一法而代五法。徐氏还批驳了赵氏忌用攻下、将补中益气汤喻为"仁义之师"的看法，认为"攻邪不是攻正，何以虚者愈虚""仁义之师亦非竟不用其刃也"，强调明辨虚实，消补有节。此书对赵氏重用温补、忌用攻下等论点提出了截然不同的意见，并指出当时医界存在拘泥于少数温补成方治疗的时弊，主张辨证论治，显然对于纠偏补弊具有积极意义，从而促进了医学的发展。徐氏对《医贯》持全面否定态度，也不免有失公允。

《医学源流论》（二卷）　清代徐大椿撰。刊于清乾隆二十二年（公元1757年）。书分七门，计有医论九十七篇。上卷载经络脏腑、脉、病、方药四门，有元气存亡论、诊脉决死论、用药如用兵论等五十二篇；下卷载治法、书论、古今三门，有司天运气论、知病必先知证论、医学渊源论等四十七篇。内容丰富，论述精辟，反映了徐氏的主要学术思想。"元气存亡论"是徐氏对景岳命门学说的继承和发展，认为命门元阴元阳，阴阳相贯，水火相济，而生化之机永恒不息。元气源于先天，根于命门，附于气血，布于脏腑，与生命的关系可喻为薪与火，元气存亡盛衰则关系到人体的生死强弱，故强调保护元气为"医家第一活人要义"，并提出"诊病决死生者，不视病之轻重，而视元气之存亡，则百不失一"的著名论断。至于诊视元气之法，主要在观察神气；治疗则着重保护元气，补益一法外，更强调辨证施治，认为寒热攻补，各得其道，毋犯虚虚实实之戒，则脏腑无伤，精气不损，元气可保无虞。徐氏还进一步指出用药培补元气必须有的放矢，又切忌浪用克伐之剂；在"固生气"和"攻病气"时，又当考虑其标本缓急，若不顾元气而徒攻病气，则恐"病已愈而不久必死"。诸多见解对临床有着深刻的指导意义。对亡阴亡阳重危之证，徐氏从病机、诊断、治疗诸方面详加论述，认为阳气宜下固，阴气宜上溉，其治法截然；并强调"医者能于亡阴亡阳之交，分其界限，则用药无误矣"。注重审证求因，制方遣药是其书的又一特色。徐氏认为人体素质有异、"人之种种不同"，故"医者必细审"，而后"轻重、缓急、大小、先后之法，因之而定"。在辨证论治过程中，十分重视经络脏腑，但又强调不能一成不变，从而弥补了张洁古药物归经论的不足，为后世医家开拓了视野。徐氏制方，务切病情，既守法度，又不拘泥，目的在于"能如人之所欲以致其效"。用药之法，并不专取其寒热温凉补泻之性，或取其气、味、色、形，或取其所生之方，嗜好之偏，其药似与病情之寒热温凉补泻若不相关，而投之反而有效。徐氏还提出"轻药愈病"法，对常见病"起病时仍用切近之药"反对"专求怪僻"。对于疑难重证，必须博考群方，以求变法。这些精辟阐述，反映了徐氏严谨的治学方法，高超的医学理论，精湛的临床医技，对后世医学发展产生有很大的历史影响。

《杨西山先生医集》 清代杨凤庭（字瑞虞，号西山）撰。约成书于清乾隆二十二年（公元 1757 年）。作者有感于当时"医学之不明，庸医之日众"，而将平生所得的学术精要和一些高明医家的见解，集录成册。全书所载医论，内容涉及中医基础理论、诊断、治法、方药及医案等，不乏独到之见，可供后人参考。

《怡堂散记》（卷二，附编一卷） 清代许豫和（字宣治，号橡村）撰。成书于清乾隆五十年（公元 1785 年）。本书系许氏随笔所录的诊治病案和读书心得。卷上记述了风痰、惊风、发热不退等症之治案，并对察虎口、华佗《中藏经》论治及喻昌议病议药等均有详细记述。卷下对脾主长夏说、秋伤于湿辨、肝藏魂肺藏魄、肝沉而肺浮、阳常有余阴常不足等论点进行了深入的阐发，对《千金》麦参汤、桂附八味丸、逍遥散等十八首古方做了剖析，并论述人参、地黄、肉桂等二十味药之药性。许氏治痢颇具心得，其用药有三法：长夏湿胜于热，治宜从湿；入秋则热胜于湿，宜清热；深秋湿气尽消，燥气方胜，用药则不宜燥利。强调药性各异，应亲尝气味，识其性然后用之，临证尤宜变通，使精神与药之气味两相融洽，俾药为我用。记述了读经、再论秋伤于湿、生气、论五行等二十一篇，在"再论秋伤于湿"内，许氏举《内经》运气之旨，以历年气象之史实，加以推导，其论颇有新义。所论明白晓畅，对理论研究和临床指导均有一定的参考价值。

《吴医汇讲》（十一卷） 清代唐大烈（字立三，号笠山、林嶝）编辑。刊于清乾隆五十七年（公元 1792 年）至嘉庆六年（公元 1801 年），每年一卷。是我国最早刊行的医学杂志，共载江南地区四十一位医家的文章九十六篇。不分门类，不限篇幅，不拘体裁，有经典著作的注解阐发，学术理论的争鸣探讨，临证治验的记录，药物方剂的解释，以及考据、书评等。其中主要包括叶天士的《温证论治》、薛生白的《日讲杂记》、顾雨田的《书方宜人共识说》、王绳林的《考正古方权量说》及唐氏医文十五篇。叶天士《温证论治》

较全面阐述了温病发生、发展的基本规律和卫气营血的辨证论治方法，为温病学说的系统化奠定了基础；王云林《祷告药王誓疏》重点论述了医生职业道德规范；而唐氏论文则对《内经》《金匮要略》，以及薛立斋、张景岳、李士材等学说进行详细研究。其《摄生杂话》中强调"命门真火，藏于两肾之中，命门真水，藏于一心之内"，认为肾阳心阴、心阳肾阴必须互相交济，较全面地阐述了肾命门水火间的关系。唐氏重视医学理论研究，强调读无方之书，他有慨于喻昌所言"迩来习医者众，医学愈荒，无方之书全不考究，有方之书，奉为灵宝"，创议"吾侪之学问，全在乎无方之书为根本"，洵为不刊之论。在《读书十则》中，提出博学强识的方法，读书法十例，每例都先举前人学说，后从解经义、论病理、议治法等方面提出自己的观点。所举朱丹溪、赵养葵、吴鹤皋、李念莪、张景岳、王肯堂、喻嘉言、王安道诸家学说，都是其潜心研究、由博返约的体会。此书内容丰富，反映了当时江南地区医学发展的状况，保存了一些极有价值的医学文献和宝贵经验，对当时的医学交流起了积极作用，对后世临床亦颇有实用参考价值。

《重庆堂随笔》（二卷）　清代王学权（字秉衡）原著。王氏自清嘉庆十三年（公元1808年）撰《医学随笔》，越二载，书未脱稿而病逝。后经其子永嘉辑注，其孙大昌校正，曾孙王孟英评注付梓，易为现名，并辑入《潜斋医学丛书》。是书以随笔形式论述六气致病、虚劳病证治、方剂分析、药性及四诊合参等内容。卷上，论六气、虚劳、治案、方剂；卷下，论药性并附解诸毒药，论看法。"论六气"篇主要讨论六气的性质和六气为病的主症、病机和治则。王氏论六气，以先别寒温、继察兼夹为提纲，强调风温、春温不可视同，对治疫尤有见地，指出"治疫之法惟清热解毒宣气六字为扼要，而宣气之法尤为首务，未有气不宣而热能清、毒能解者"；"论虚劳"篇注重阴虚析理，指出"阴伤火劳则甚多而难治"，乃由于情欲伤阴，以致阴液难充，故强调节戒为护阴要旨。另将西医"记忆在脑说"与中医脑为髓海、肾主骨藏精学说相结合，阐述虚劳病机，颇具见地。"治案"篇介绍王氏及其他医家的一些治验病案；"论方剂""论药性"篇载方二十七首、药八十七味。王氏精于医理，娴于药理，发明药性特多，如指出瓜蒌能入肝，有舒肝、润肝、平肝、缓肝的功能；又认为枇杷叶香而不燥、静而能宣，对读者颇有启迪。另还记述了五十三种毒品引起的中毒症证及解毒方法；"看法"篇强调四诊合参，对临床有指导价值。

《友渔斋医话》（八卷）　清代黄凯钧（字南薰，号退庵居士）撰。刊于清嘉庆十七年（公元1812年）。内容包括养生、医论、临证、验案、方药等。《一览延龄》一卷，阐明养生导引诸法；《橘旁杂论》二卷，辨论历代医书大意、读书诸法、辨证辨治辨药、药后调摄、煮药之法等；《上池涓滴》一卷，阐明五脏生理、体用、病状，以及调摄五脏、治疗用药之法；《肘后偶钞》二卷，系黄氏治验医案，随得随录，不分门类；《证治指南》，阐明临证之要，以表里、脏腑、气血、寒热、虚实为纲；《药笼小品》，述常用药品三百二十余种，辨明性味、效用及主治。

在道光、咸丰、同治三朝，又陆续刊出了不少医论、医话著作，如《古今医论》《医门棒喝》《医医病书》《归砚录》《知医必辨》《愿体医话》《潜斋医话》《研经言》《冷庐医话》《琉球百问》《医原》《世补斋医书》《王氏医存》。

《医医病书》（二卷）　清代吴瑭（字鞠通、配珩）撰。成书于清道光十一年（公元1831年）。曹炳章录存，并加以整理，于1915年刊载于《曹氏医学丛书》中。原书七十二篇。其主要内容分属于"学医总论""病理总论""论治要论""用药统论"。所载"医非上智不能论""好博不务精论""时医俗医病论""世医不知通补守补法论""俗传虚不受补论"等，论述精当，颇具卓识。黄寿裳云："若欲救病者之病，不得不先医医者之病，欲医医者之病，吴氏之书不得不急行。"此语表明了作者编写之目的。

《医门棒喝》 清代章楠（字虚谷）撰。成书于清道光五年（公元 1825 年）。内容包括《医门棒喝初集》《医门棒喝二集》（即《医论》和《伤寒论本旨》）。前者旨在"阐明医理，评论诸家之流弊，以警动世"，取警醒时流之意，主要论述中医基础理论，诊法，内、外、儿各科，痘疹及书评等医学论文二十七篇，附十三篇，冠以条例十则。后者阐释伤寒、温病证治，以风伤卫、寒伤营、风寒两伤营卫为纲，阐述各经病证及治疗。

《归砚录》（四卷） 清代王士雄（字孟英、梦隐，号潜斋、随息居士、海昌野云氏、半痴山人）撰。成书于清道光十八年（公元 1838 年）。书系王氏行医治学见闻及经验辑录，自序谓"携一砚以泛于江浮于海，荏苒三十余年，仅载一砚归"，故有其书之命名。王氏上溯《灵枢》《素问》，下纂诸家，抉其奥义，阐发医理。其书述历代医家及医书论说，并就历代医书如《续名医类案》《重庆堂随笔》《温病条辨》等观点阐发见解，另为作者临证医案及医学见闻杂感。书中颇多独到见解，对历代医学文献中的某些观点做有比较客观的评价与分析，为清代医话中之名著。

《潜斋医话》（一卷） 清代王士雄著。刊于清咸丰元年（公元 1851 年）。一名《潜斋简效方》。书载内外妇儿口眼病症之简便方药证治三十余则，并列述药酒、截疟、杀虫、慎疾、治疫、移毒、退餐等诸多配方治法。医话杂说十余则，如"劝医论""寡欲说""成方弊""辨指南十六条""论续名医类案"等皆作者有感而发，阐论医学之心得所在，所言多精警中肯，颇具哲理，有裨后学。曹炳章云："其辨《指南》徐批十六条，亦真确实验之谈，诚医话中之翘楚也。"

《愿体医话》 清代史典（字缙臣）撰，俞桂庭补，王士雄评。刊于清咸丰元年（公元 1851 年）。一名《愿体医话良方》。书系史氏平生临证经验之辑录，经王士雄编次整理而成。载有医话十二则，后录解诸物鲠、救缢死、救溺死、救热死、救魇死、救中恶、救金刃伤、救诸物咬、救熏死、救吓死、救汤火伤、救破伤风、救醉死、咽喉急证、霍乱急证、一切痈疽等二十三法，方药颇精，皆为时医急救全生之法，颇有临床价值。

《市隐庐医学杂著》（一卷） 清代王德森（字严士，号鞠坪、岁寒居士）撰。初刊于清咸丰三年（公元 1853 年）。书载苦口婆心语、论湿温症用药之误、急慢惊风辨等证治杂论十四篇。王氏极力反对当时医界存在的不究病因、不问病状、概用平稳之药的风气，认为治病必先正其病名，然后定其方之所用；病名不同，治病之方也不得雷同，必须辨症用药，才能药到病除。治妇人之病，主张产生应以攻病为安胎，产后则以甘温退虚热；王氏常将小儿慢惊、麻疹、痘证、脐风列为难治之证，但又提出若治得其法则难治亦易。对小儿实证主张用克伐之药，强调宜早宜重，认为初病正气尚可支持，用重药以直攻其病之所在，一二剂荡平，以换其垂尽之元气。其"伤寒论正名"一论，原本于《难经》谓伤寒有五之语，王氏分揭风、寒、湿、热、温之名，旨在防人误以治寒病之法统治诸病。书系王氏临证心得，颇具独到之见。

《研经言》（四卷） 清代莫枚士（字文泉，号苕川迂叟）撰。约成书于清咸丰六年（公元 1856 年）。该书先选载于袁焯《国学扶轮报》，再刊入裘吉生《三三医书》，后复辑入曹炳章《中国医学大成》。书载莫氏医论医话一百四十九篇。卷一列"温疫总论""尸疰疳蒸四大症论""思虑致遗论""病无纯虚论""有药论""制药论""古方用法论"等三十四篇；卷二列"学医说""诊诀说""七传辨误说""是动所生病说""杂病治法折衷说"等四十篇；卷三列"伏冲解""秋伤于湿解""邪解""隐指解""磁石治周痹解""侯氏黑散解"等三十八篇；卷四列"两湿暍不可合一辨""蛟龙病辨误""内风辨""龙雷之火辨""命门考"等三十七篇。其主要内容是作者研读《内经》《伤寒论》《金匮要略》《神农本草经》四部经典著作的心得体会，重点就中医理论及临床的诸多问题考文析义、阐释脉证，辨别疑似病证，探讨内容包括病因病理、诊断方法、疾病辨证、治则治法、药物方剂、书籍评价等方面。莫氏由训诂声韵释医经疑窦，参考《千金方》《外台秘要》以发仲景微旨，析药性方义具独到见解。其评议先贤，持论公允，对孙思邈《千金方》甚为推崇，称"孙氏亦推本仲景，而其论症之精详，用药之变化，杂法之明备，数倍于仲景书……自墨守者以《金匮》为治一切杂病之宗，而《千金》遂斥为僻书，无惑乎学术隘而治法阙矣"。其论颇有启发。

《冷庐医话》（五卷） 清代陆以湉（字敬安，号定圃）撰。成书于清咸丰八年（公元1858年）。陆氏在数十年间"摭拾闻见，随笔载述"而成是书。其内容除医范、医鉴、慎疾、保生、慎药、求医、诊法、脉药及对古今医家、医书的评述外，还记载前代及当代医家对于临床多科疾病的诊治经验，间附作者的临证心得。全书涉及诸多医林掌故、名医医事等，均有一定的史料价值。由此体现了陆氏的渊博学识、精湛的医术及独特的学术观点。在学术上，陆氏善于吸取各家之长，并能"详察其失而节取其长"，持论客观公允，如评论赵养葵《医贯》，在肯定徐灵胎作《医贯砭》的同时，又指出：赵氏治木郁之法，先用逍遥散，继用六味加柴、芍以滋肾，此实开高鼓峰滋水清肝饮之法门，继而魏玉璜治胁痛用"一贯煎"、叶天士治脘痛养胃阴等，均由此化裁而来。陆氏论病，专以辨证为主，凡述一证，必推究其阴阳表里寒热虚实，对于疑似之证，体察精细，论述确当，如论中风辨闭、脱二证，论阴证阳证别阴厥、阳厥，以及脉舌辨析等，均能指出前人的不足，又阐明自己的临床体会。陆氏论治，认为"必察理精而运机敏，始能奏捷功"，提出治妇人肝证，当用高鼓峰之滋水法；治小儿惊风，应以吴鞠通《温病条辨·解儿难》诸法为主。还有"疟腮之证，睾丸忽胀"的记载及治疗方法，所述皆有见识。另还实事求是，指出古人叙事之不实处。

《琉球百问》（一卷） 清代曹存心（字仁伯，号乐山）撰。成书于清咸丰九年（公元1859年）。道光四年（公元1824年），琉球国特遣吕凤仪专程至吴门拜谒先生，执弟子礼，学成回国。越五年，吕氏复将历年所遇之疑难杂证、死亡病例，并本草药性之费解处，一一贻书进质，先生剖析入微，精心作答，并整理汇编成册，于道光十三年著成书。书列一百零三问，内容广泛，涉及内、外、妇、儿、眼、针灸、本草药性等诸门，其中以内科为多。曹氏以其渊博的知识和丰富的阅历，对吕氏所提问题一一解答，其剖理精详，方药允当，对临床有一定的指导意义。

《医原》（二卷） 清代石寿棠（字芾南，号湛棠）撰著。初刊于清咸丰十一年（公元1861年）。石氏有感于当时医者对医学"昧于其原，而仅逐其末"，遂着意于医学原旨的探讨，故名其书。书载医论二十篇，所论较广泛，并有不少独特见解，如以阴阳、五行、八卦等学说解释人体脏腑、经络、气血、津液等生理病理，指导辨证论治、处方用药等。同时，石氏对燥、湿二气的阐发尤具卓识，认为"天地之气，阴阳之气也；阴阳之气，燥湿之气也"，指出病因无论外感、内伤，总由燥湿所化；外感病的治疗，不外使燥湿之邪有出路。至于用药，认为"古人论药性，多言气味，少言本质……病有燥湿，药有燥润。凡体质柔软，多汁多油者，皆润；体质干脆，无汁无油者，皆燥"。对具体药物亦以燥湿为纲，论润药有辛润、温润、平润、凉润、寒润；燥药有辛燥、温燥、热燥、平燥、凉燥、寒燥，又有微润、甚润、微燥、甚燥之不同，其论在医学理论或临床治疗方面均有特色和建树。石氏在望、闻、问、切四诊方面亦有专论。如"望病须察神气论"中，对望色、部位、形窍、胸腹、脏腹、内病外形等望诊方法及其辨证意义，有系统的论述和具体阐发，其中特别强调神气的重要性，认为"人之神气，栖于二目而历乎百体，尤必统百体察之"，"察其清浊，以辨燥湿；察其动静，以辨阴阳；察其有无，以决死生"，明确望诊中视神气重要临床意义。是书对医学基础理论、辨证论治及临床均详细加以论述，尊古不泥，勇于创新。不少独特见解，给后人以启示。吴昆田叙称"该书实医家之车马、舟航矣"。

《**得心集医案**》（六卷） 清代谢星焕（字映庐）撰。刊于清咸丰十一年（公元 1861年）。书凡六卷，二十一门。另有答问、书信十五篇，四阳图说一篇，《一得集》十八篇，各附于有关门下。书载外感、内伤、杂病医案约一百三十八案；产后诸证医案一十四则，崩漏二则；幼科、痉厥医案十一则，霍乱三十二则。每案的病因、病机、辨证、立方均有详细论述，尤对伤寒、中风、癃闭、冲逆、淋浊、产后、幼科惊风等病证不乏卓见。如癃闭因木气抑郁敛束所致者，认为当遂其条达；疮毒兼有中风之证，为血亏津涸、阴阳两竭之候，主张从大补气血诊治；气郁痰凝、阴虚阳亢之冲逆证，择用清胃和中一法，皆颇具只眼。

《**世补斋文集**》（十六卷） 清代陆懋修（字九芝、勉旃，号江左下工、林屋山人）撰。成书于清同治五年（公元 1866 年）。系《世补斋医书》之一。内容包括《后汉书·张机传》、六气天司天上、天下篇；论述伤寒总论及用方鉴别；温热论、丹痧、斑疹及方药；王叔和、喻嘉言、叶天士等医家的主要学术思想，以及"下工语"，简述了陆氏的学说思想，并附治验数则。

光绪以下，亦有一些名家医话、医案著述，主要如《存存斋医话稿》《医法心传》《西溪书屋夜话录》《读医随笔》《对山医话》。

《**存存斋医话稿**》（二卷） 清代赵彦晖（字晴初）撰。刊于清光绪七年（公元 1881年）。书载医话七十多则。为作者数十年间阅读医书之所见所闻及心得，内容涉及中医理论及临床诸方面，阅历所及，或阐发医理病机，评析医家论著，或记述临证治验，引录名医医案，或针砭时弊，或弘扬医德，间附诊治方法、方药辨误及书版考证等。在学术上，赵氏推崇《内经》《难经》。临证强调"胃气"，认为"饮食药物入胃，全赖胃气蒸变传化，所以用药治病，先须权衡病人胃气"；且注重辨证，主张"熟察病情，详审用药"。如论"枯燥证"，认为须分"阳凝""阴韵"，前者为"阳气凝结，津液不得上升，治宜温热助阳俾阴精上交阳位"；后者为"泉源既竭，必须大剂濡养频服"。在医德规范方面，赵氏强调医家须"多读古今医书""临诊辨证，最要凝神定气反复推详""细心审视"，反对"率意妄治""以性命为试药之具"，同时指出，若"日诊百余人"，即使术精名重者，亦易致"精神不逮，大意处辄复误人"。在方药考辨方面，赵氏亦有不少见解，如指出汪昂《医方集解》一书中，不明古方"礞石滚痰丸"制之妙，误以朴硝制礞石，朴硝、火硝"一字之讹，药性顿异，大背古人立方之意"。在医书真伪考证方面，亦有一定见解，如举证说明

《徐批临证指南医案》非徐灵胎原著，乃托名之作；又《慎疾刍言》亦据理考为非徐氏之作，均为一家之言。

《医法心传》（一卷）　清代程芝田（字瘦樵）撰。成书于清光绪八年（公元 1882 年）。书列医法长沙、老幼治法、临症扼要等二十篇医论。程氏根柢《内经》，尊崇仲景，认为仲景之六经治法，犹孔明之八阵图法，若能熟读精思，临证则能随机就变。程氏对老、幼的看法尤为独特，认为小儿纯阳无阴，老人多气少血，小儿为嫩阳，老人为衰阳，嫩阳、衰阳非强壮比，故小儿宜补阴，不宜伐阳，寒凉之品最易伐阳，阳若一虚即成阳绝、慢脾之证，每多无救，宜投温补。老人宜补阴兼宜补阳，为阴中补阳，老人多脾虚之症，实由命门阳衰。凡治小儿以六味，治老人以八味，往往见效。其论治痘症亦有见地，认为痘症全赖肾中水火托毒外出。治痘之要始终以气血为主，气血足则起发、灌浆、结痂，皆易奏功，且痘后无一切杂症。气血不足，则延缓时日，每少收成，痘后且多变症。治痘忌散、忌下，因散则伤血，下则耗气，且指出疫毒可以内攻，痘毒必须外伐。人论治温疫，认为必须存其津液，初起忌表汗，唯恐伤津液；继则清解攻毒，早下之以存津液。此外还主张读书须与临证结合，强调读书临证两不可废，诚为中肯之言。其观点鲜明，见解独特，可资学者参考。

《西溪书屋夜话录》　清代王泰林（字旭高，号退思居士）著。成书于清光绪二十三年（公元 1897 年）。由门人周小农录存，因大多散佚，仅存"肝病证治"一篇，收入《王旭高医书六种》。王氏对肝病证治的阐述颇为详尽，认为肝气、肝风、肝火，三者同出异名。有侮脾乘胃、冲心犯肺、挟寒挟瘀、本虚标实，种种不同，故肝病最杂而治法最广。其治肝十三法，多为阅历经验之谈，内容丰富而细致，其中补肝阳一法，实为历代医家所罕言，发覆前贤，洵为难能，在临床上可备一格。秦伯未在《谦斋医学讲稿·论肝病篇》中曰："王旭高关于肝气肝风和肝火的治法，实际上包括了肝病的全部治法，在临床上具有实用价值，必须加以重视。"

《读医随笔》（六卷）　清代周学海撰。初刊于清光绪二十四年（公元 1898 年）。全书包括证治总论、形气类、脉法类、证治类、方药类、评释类六方面，丰富多彩，引证广博，切合临证，而少浮泛之辞。证治总论列气血精神论、升降出入论、承制生化论、虚实补泻论等；形气类主要阐述三阴三阳及津液等基本理论；脉法类共二十一条，发皇古义，为医家临诊之一助。证治类十五条，列论冬伤于寒春必病温、冬不藏精春必病温、冬不按跷春必病温之不同，论燥湿之同形同病，寒热之同形同病，以及阴盛阳虚、脉证辨、血热血干、温病发斑等治疗，有许多独特见解。证治类分别论述阴虚痊夏、阴虚痊秋等，凡四十五条，颇切实际。如病后调补兼散气破血、用药须使邪有出路、敛散升降四治说略、新病兼补久病专攻等论说，均为周氏临证心得体会之结晶。方药类自石膏至青蒿、桔梗、柴胡、泽泻、龙骨等凡二十条，对药物性体效用辨证皆发明其性能，可备一格。评释类二十三条，评论《灵枢》《素问》《伤寒论》之疑义，阐发奥旨，颇多真灼之见。

《对山医话》（四卷，补编一卷）　清代毛祥麟（字瑞文，号对山）撰。成书于清光绪二十八年（公元 1902 年）。一名《毛对山医话》。毛氏平时研究医学，随笔记录，厘订成书。毛氏对医药典故、医林逸事、民间疗法等均有记述，或究症治，或道经验，搜罗丰富、谈理玄妙，涉及内、外、妇、儿等科。强调医称司命当慎重，读医书当明其义，凡治病必察虚实，用药当辨真伪。另对人参、蜀椒、使君子、丝瓜、桂圆等药物、果蔬专有论述。

对因循执方等弊病也作有批评。且于医理颇有发挥，如虚损一症，认为朱丹溪之"阳常有余，阴常不足"，即《金匮要略》所言脉"极虚亦为劳"之义，而李东垣以脾胃为本，乃"脉大为劳"之义等。曹炳章称该书"足与《冷庐医话》《赵氏医话稿》相匹敌"。

二、医学类书、丛书

在清代的大量医学典籍中，有一些大型类书、丛书和综合性著作。

其中，属于朝廷编纂的有康熙、雍正时纂修的《古今图书集成·医部全录》，此书分类辑录自《内经》至清初的一百二十多种医学文献，蔚为大观；乾隆时纂修的《四库全书·医家类》，汇辑了历代医著九十七种。同时在乾隆时，编写了包括十五种著作的《御纂医宗金鉴》。

同时，又有学者编纂了不少医学丛书，如康熙间文人王琦刊刻的《医林指月》十二种，雍正时医家杨乘六辑刊的《医宗己任编》和乾隆时医家程永培编辑的《六醴斋医书十种》。清末，藏书家丁丙又辑成《当归草堂医学丛书》传世。

这些医籍的辑集，不仅将历代医家的多种著作汇于一帙，为医学文献的保存和流传做出了重要贡献。而且，由于辑集者在部分著作中增加了一些评注，不仅有功于前人，也有裨于后学。

除此以外，还有不少综合性医书不断涌现，这些作品，或将前贤及医家个人的著作合为一部，或是作者将自己的各种医著总合起来。其品类之盛和数量之多，在历史上都是空前的。

（一）清廷纂修的大型综合性医籍

清康熙二十二年（公元 1683 年），康熙帝完成了统一中国的大业。在厉行思想统治、大兴文字狱的同时，又大力实行其"文治"，不仅广开科举之门，而且组织学者撰辑图书，如《康熙字典》《渊鉴类涵》《佩文韵府》等"御纂""敕撰"的大型书籍，不下四五十种，后来又完成了规模空前的《古今图书集成》万卷巨著。"医部全录"是其中的医学部分。

乾隆四年至七年（公元 1739～1742 年），"御纂"《医宗金鉴》九十卷。时吴谦任太医院判兼总修官，选精通医学、文理者共纂，并征集天下新旧医籍、国藏秘籍及世传经验良方等送太医院供用。此书的编纂，选择颇精，用功甚勤，理法严密，正如《卷首奏疏》所云"分门类聚，删其驳杂，采其精粹，发其余蕴，补其未备"，十分精湛。

乾隆三十八年（公元 1773 年），开馆纂修《四库全书》，经十年而成，共收书三千五百多种，七万九千三百余卷，分经、史、子、集四部，故名"四库"。其内容极为广泛，所辑《内经》以下至《御纂医宗金鉴》，计著名医籍九十七部。

《古今图书集成·医部全录》（五百二十卷）　　清代蒋廷锡（字扬孙，字酉君、西谷、南沙）等纂辑。刊行于清雍正四年（公元 1726 年）。《古今图书集成》是我国最大的一部类书。清康熙中期，诚亲王胤祉命进士陈梦雷编《古今图书汇编》，历十余年。康熙帝改其名为《古今图书集成》。雍正元年（公元 1723 年）陈氏因事遭贬，其书由蒋氏等受命续纂，列为六编，析为三十二典，共六千余部，有万卷之多。本书是《古今图书集成》的一部分，原隶于"博物汇编·艺术典"下之"医部汇考"。于公元 1726 年编竣，其中《医部全录》另印成帙。内容包括医经注释、脉诊、外诊法、脏腑身形、内科诸疾证治、外科诸疾病证治、妇科疾病证治、儿科疾病证治，以及总论、列传、艺文、记事、杂录、外编等分门别类，编目清晰，广采博收，自春秋战国时代至清代初期，收录历代医学文献一百二十余种，所引文献，均标明出处，便于查阅，为中医类书之冠，迄今仍不失为研究中医学术渊源的一部参考书。

《御纂医宗金鉴》（九十卷）　清代吴谦等撰编。成书于清乾隆七年（公元1742年）。该书是清政府组织编写的大型综合性医书。共十五种，内容包括《伤寒论》、《金匮要略》、方论、四诊、运气、杂病、妇科、幼科、痘疹、外科、眼科、刺灸、正骨。其中《订正伤寒论注》《订正金匮要略注》两部分除对仲景原文进行校正外，还广引二十余家精论进行注释；《删补名医方论》则收录自汉迄明以来的名方二百余首，分门别类，逐一注释；《四诊心法》介绍望、闻、问、切四诊之要义；《运气要诀》专辑五运气化理论，并加注附图；《伤寒心法要诀》论述伤寒传经、脉象特征及治法；《杂病心法要诀》分论四十余种内科杂病证治；《幼科杂病心法要诀》分二十七门介绍小儿常见病诊法及治疗；《痘疹心法要诀》论痘疹证治秘要，对当时的痘疹预防起到了重要作用；《外科心法要旨》介绍各种外科疾病诊治特点及跌打损伤诊治方药；《刺灸心法要旨》分述经脉、俞穴及适应证，并附图说明；《正骨心法要诀》论述正骨手法要诀及常见病诊治经验，并附有竹帘、通木、抱膝、夹板等图解，确为历代骨伤科专著中之优秀著作。《郑堂读书记》称其书"每门又各分一子目，皆有图有说，有方有论，并各有歌诀，以便记诵。凡论一证，必于阴阳、表里、寒热、虚实八者反复详辨，故谓之心法。大都理术精当，不尚奇邪，词附浮华，惟期平易，酌古以准今，芟繁而摘要，古今之医书，此其集大成矣"。《四库全书总目提要》也称其"根据古义，而能得其变通；参酌时宜，而必求其征验。寒热不执成见，攻补无所偏施"。是书曾作为清太医院的教科书，为学医者所必读。

《四库全书·医家类》　清代纪昀（字晓岚）总纂，陆锡熊总校。成书于清乾隆四十七年（公元1782年）。《四库全书》载录著名医籍九十七部，大多为医经典籍及历代名医家代表之作，如"内经""难经"类有《黄帝素问》《灵枢经》《难经本义》《类经》《素问玄机原病式》；"伤寒""金匮"类有《伤寒论注》《伤寒明理论》《伤寒微旨论》《伤寒总病论》《伤寒直格方》《伤寒标本心法类萃》《伤寒论条辨》《伤寒类方》《金匮要略论注》等；针灸类有《针灸甲乙经》《铜人针灸经》《西方子明堂灸经》《针灸资生经》《针灸问对》《奇经八脉考》等；医方类有《肘后备急方》《千金要方》《外台秘要》《博济方》《苏沈良方》《圣济总录纂要》《全生指迷方》《类证普济本事方》《太平惠民和剂局方》《妇人大全良方》《三因极一病证方论》《济生方》《仁斋直指方论》《黄帝素问宣明论方》《世医得效方》《普济方》《绛雪园古方选注》等；本草类有《证类本草》《汤液本草》《本草纲目》《神农本草经疏》《本草乘雅半偈》等；医案类有《薛氏医案》《石山医案》《名医类案》《续名医类案》等；医学通论、医学全书类有《医说》《儒门事亲》《内外伤辨惑论》《脾胃论》《兰室秘藏》《医垒元戎》《此事难知》《格致余论》《局方发挥》《金匮钩玄》《医经溯洄集》《推求师意》《赤水玄珠》《证治准绳》《先醒斋医学广笔记》《景岳全书》《御纂医宗金鉴》《医门法律》《兰台轨范》《医学源流论》等；其他著名医籍有《褚氏遗书》《巢氏诸病源候论》《银海精微》《颅囟经》《素问入式运气论奥》《外科精义》《玉机微义》《濒湖脉学》《温疫论》等。现存清文津阁抄本、清文溯阁抄本、清文渊阁抄本、清文澜阁抄本，此书对保存古代医籍起到了一定的作用。其《四库全书总目提要》对医家及其著作的提要和评述往往独具只眼，也较为公允，从而对中医学术研究具有"门径"和指南的作用。

（二）学者选辑的医学丛书

《**医林指月**》 清代王琦（字载韩，号绎庵，又号琢崖、胥山老人）编。初刊于清康熙年间（公元1662～1722年）。全书辑录宋、元、明、清时期十位医家的十二种医著，计有清代高世栻撰《医学真传》，明代张介宾撰《质疑录》，清代高鼓峰撰《医家心法》，明代易大艮撰《易氏医案》，明代卢复撰《芷园臆草存案》，元代杜本撰《伤寒金镜录》，明代卢子颐撰《疟疾论疏附疟疾疏方》，清代亟斋居士《达生篇》二卷撰，宋代窦材编《扁鹊心书》三卷、附《神方》一卷，清代张志聪撰、高世栻编《本草崇原》三卷，清代张志聪撰《侣山堂类辨》二卷，明代卢之颐编《学古诊则》四卷。其中《侣山堂类辨》和《本草崇原》又经王琦考订。全书十二种医著，在每书后均附跋文，介绍作者生平及学术源流。

《**医宗己任编**》（**八卷**） 清代杨乘六（字以行，号云峰）辑评，王汝谦补注。成书于清雍正三年（公元1725年）。书取范仲淹"以天下为己任"之意故名。辑集清代三医家著作四种，其中高斗魁撰《四明心法》三卷（又名《医学心法》），概述诊法、脉义、方论、药论及高氏临证经验；《四明医案》一卷，亦为高氏所著，记载其二十八则疑难病证的临床医案，颇有独到之处。《东庄医案》一卷，吕留良（字用晦、庄生，号晚村，又称东庄）撰，录集三十条临证治验笔记。高吕二人，交往甚密，切磋论医，该书汇编其著，意在资其参证，互相羽翼。《西塘感症》（原名《入门浅见》）三卷，董废翁撰。专论时邪外感诸证候，包括感症本病、变证及兼证，详论辨证治则及方论评析。杨乘六、王汝谦对全书评注各有见地，有助领会原著旨趣。

《**六醴斋医书十种**》（**五十五卷**） 清代程永培（字瘦樵）编。成书于清乾隆五十一年（公元1786年）。全书汇辑署名南齐、晋、唐、宋、元、明时期名家的代表医著，即南齐褚澄的《褚氏遗书》一卷，晋代葛洪的《肘后备急方》八卷，（题）唐代王冰的《元和纪用经》一卷，宋代沈括等撰的《苏沈内翰良方》十卷，元代葛可久撰的《十药神书》一卷，明代胡嗣廉所纂《加减灵秘十八方》一卷，明代韩懋撰《韩氏医通》二卷，明代朱惠明撰《痘疹传心录》十九卷，明代黄承昊撰《折肱漫录》七卷，明代胡慎柔述、石震所订的《慎柔五书》五卷。

《**当归草堂医学丛书**》（**四十卷**） 清代丁丙（字嘉鱼、松生，号松存）编。刊行于清光绪四年（公元1878年）。丁氏鉴于世医"蔑古者惟事师心，泥古者不参通变"，遂检阅医籍之传自《永乐大典》者，择其精要，辑刊十种，题名《当归草堂医学丛书》，以广流传。内多宋、元、明时期的医籍，即《颅囟经》二卷（不著撰者），宋代吴彦夔撰辑《传信适用方》四卷，宋代东轩居士撰《卫济宝书》二卷，宋太医局编《太医局诸科释文》九卷，宋代李师圣等编《产育宝庆集方》二卷，宋代严用和撰《济生方》八卷，《产宝诸方》（不著撰者），《急救仙方》（不著撰者）一卷，元代沙图穆苏撰《瑞竹堂经验方》，明代卢之颐（字繇生）撰《疟疾论疏》，后附"疟疾疏方"。该书集诸家之经验，汇辑成丛书，对研究各家证治特色具有参考价值。

（三）各家综合性医著

其余的综合性医书，大致有如下情况：或是医家个人的各种医著的辑集，或将前贤及医家个人所著的各种医书合辑于一帙。

1. 医家个人医籍丛书

有康熙时冯兆张的《冯氏锦囊秘录》，陈治的《证治大还》，顾靖远的《顾氏医镜》，张璐的《张氏医书七种》，雍正间徐大椿的《徐氏医书（六种）》，同治间费伯雄的《费氏全集》、陈念祖的《南雅堂医书全集》，光绪间唐宗海的《中西汇通医书五种》，以及张锡纯的《医学衷中参西录》等。

2. 前贤及医家个人著作合辑的丛书

如《徐灵胎医学丛书》多种、《陈修园医书》多种，大多为后人补辑，且多系书贾所为。

其他则有道光间王士雄的《潜斋医学丛书》（八种、十四种），同治间陆懋修的《世补斋医书》，以及清末周学海的《周氏医学丛书》。

值得重视的是，在这些医家所编丛书中的历代医学名著，有不少加入了作者的评注，所阐发的内容反映了评注者的学术思想。

《冯氏锦囊秘录》（五十卷） 清代冯兆张（字楚瞻）撰。初刊于清康熙三十三年（公元 1694 年）。冯氏殚一生心力，将诸贤之论类分各门，并揣古哲未尽之旨，置一己心得，编纂此书。书中之《内经纂要》为清代顾世澄所撰，其余七书皆冯氏撰著。《内经纂要》一卷，主要摘录《内经》原文，加以注释，间附顾氏己意；《杂症大小合参》十四卷，主要为水火立命论、太极图识，以及内科、儿科杂病证治；另有《脉诀纂要》一卷、《女科精要》三卷、《外科精要》一卷及《药按》一卷，论脉法之要诀，女科、外科杂病证治之妙法，药味功效主治等；《药按》为冯氏本人临证验案，多属复杂重笃病证，治疗上善用温补，反映了他的学术特色。《痘疹全集》十五卷，阐述痘疹发病、演变、并发症、治疗等，并载有痘色判别顺逆及吉凶痘形图、古贤治痘诸方；《杂症痘疹药性合参》十二卷，先论治痘疹之药如何择地及收采之法，后载药物五百余种，阐明痘疹主治合参之依据和经验体会。其治痘之法，初以迅猛峻烈之药急去新邪，次以宽猛相济，养正祛邪兼顾，末以宽缓，择善药养正。此书刊后，流传海外，受到日本、越南等医家的推崇。

《张氏医书七种》（二十七卷） 清代张璐（字路玉，号石顽老人）等撰。辑刊于清康熙三十四年（公元 1695 年）。丛书中有五种为张璐所撰，即《张氏医通》十六卷、《本经逢原》四卷、《伤寒绪论》二卷、《伤寒缵论》二卷，以及《诊宗三昧》（张登等编）。另二种为《伤寒舌鉴》一卷，张登撰；《伤寒兼证析义》一卷，张倬撰。

《证治大还》（四十三卷） 清代陈治（字三农，一作山农，号沏庄）撰。成书于清康熙三十六年（公元 1697 年）。包括《医学近编》二十卷，《伤寒近编》前集五卷、后集五卷，《幼幼近编》四卷，《济阴近编》二卷，《诊视近纂》二卷及《药理近考》二卷。陈治五世业医，是书将其先祖遗著中试而有验者，结合先贤诸家医论汇辑而成。内容涉及医理、药理、诊断、外感、小儿及妇人诸病辨证论治，门类繁多，皆掇精粹。

《顾氏医镜》（十六卷） 清代顾靖远（字松园，号花洲）撰。刊行于清康熙五十七年（公元 1718 年）。又名《顾松园医镜》。全书共六种，皆顾氏撰著。包括《素灵摘要》二卷，主要摘录《素问》《灵枢》原文，分摄生、阴阳、脏系、气味、治则、病机、运气等七篇；《内景图解》一卷，对肺、大肠、胃、脾、心、小肠、膀胱、肾、心包络、胆、三焦、肝等脏腑功能，解义阐释，后附十二经图；《脉法删繁》一卷，主要列《内经》脉法要语，先哲名言及持脉真诀;《格言汇纂》二卷，主要内容包括论治大纲与辨证大纲;《本草必用》二卷，载常用药物二百七十五种，论其性味功效;《症方发明》八卷，主要论述伤寒、温病、伤风、中风、中暑、疟、痢、肿胀、嗳气、痞满、三消、虚劳、咳嗽、痰饮、头痛、眩晕、目病、耳病、胃脘痛、关格、淋浊、脚气等四十余种病证的辨证要领和理法方药。

《徐氏医书六种》（十六卷） 清代徐大椿（一名大业，字灵胎，号洄溪道人）撰著。刊行于清雍正五年（公元 1727 年）。收载书目六种，即《难经经释》二卷，主要以经文注释《难经》;《神农本草经》一卷，论一百种药之性味及主治功效;《医贯砭》二卷;《医学源流论》二卷;《伤寒类方》一卷（载方一百三十首，方后列证，并有方义及配伍加减之法）;《兰台轨范》八卷。其中《医贯砭》《医学源流论》《兰台轨范》为徐氏代表作，学术影响较大。

《徐灵胎医学全书》 清代徐大椿撰。刊行于清咸丰五年（公元 1855 年）。全书包括《难经经释》《神农本草经百种录》《医贯砭》《医学源流论》《伤寒论类方》《兰台轨范》《慎疾刍言》《洄溪医案》《内经诠释》《脉诀启悟注释》《伤寒约编》《杂病源》《洄溪脉学》《六经病解》《舌鉴总论》及《女科医案》，计十六种。系后人在《徐氏医书六种》基础上增辑而成。

《徐灵胎十二种全集》（二十三卷） 清代徐大椿撰。刊于清同治三年（公元 1864 年）。汇编徐氏著作十二种，包括《难经经释》二卷、《神农本草经百种录》一卷、《伤寒类方》一卷、《医学源流论》二卷、《医贯砭》二卷、《兰台轨范》八卷、《慎疾刍言》一卷、《洄溪医案》一卷、《洄溪道情》一卷、《阴符经注》《乐府传声》《老子道德经》二卷。

《陈修园医书二十八种》（二十册） 清代陈念祖（字修园，一字良有，号慎修）等撰。约成书于清道光三年（公元 1823 年）。本丛书中十七种为陈氏编撰或集注，另收录其他医家著作十一种。即陈念祖撰《神农本草经读》四卷、《医学三字经》四卷、《时方妙用》四卷、《时方歌括》二卷、《新方八阵砭》四卷、《女科要旨》四卷、《医学实在易》八卷、《医学从众录》八卷、《金匮要略浅注》十卷、《金匮方歌括》六卷、《伤寒论浅注》六卷、《长沙方歌括》六卷、《灵枢素问集注》十二卷、《伤寒医诀串解》六卷、《伤寒真方歌括》六卷、《十药神书注解》《急救奇妙方》;另十一种为《经验百病内外方》（不著撰者），《霍乱转筋》《绞肠痧症》《吊脚痧症》（清代王士雄撰），《咽喉脉证通论》（不著撰者），《白喉治法抉微》（清代耐修子撰），《急治喉痧要法》（不著撰者），《喉痧正的》（清代曹心怡撰），《太乙神针》（不著撰者），《救迷良方》（清代何其伟撰），《福幼篇》（清代庄一夔撰）。所集辑医书多简明易解，切合临床实用，流传较广。

《医述》（十六卷） 清代程文圃（字观泉，号杏轩）辑编。初刊于清道光六年（公元 1826 年）。全书溯源二卷，伤寒二卷，杂证八卷，女科一卷，幼科一卷，痘疹一卷，方药一卷。上自《灵枢》《素问》，下至近代名医，所辑古今医书三百二十余种，经史子集四十余种，共计列述经义六百五十余条，先哲名论五千余款，选案二百八十四则，附方一百九十一首。凡一百三十门，五百七十类，融贯众说，分类比附，浑然成一。所辑各家之书，载录明晰;所载医案，启迪后学。

《潜斋医学丛书八种》 清代王士雄（字孟英、梦隐，号潜斋、随息居士、海昌野云氏、半痴山人）等编撰。刊于清道光十八年（公元 1838 年）。所载医书八种，皆士雄撰辑或评注。《言医》一卷，清代斐一中著、王士雄评;《愿体医话良方》，清代史缙臣著、俞桂庭补、王士雄评;《医验》一卷,清代徐灵胎著、张柳吟注、王士雄评;《霍乱论》二卷,王士雄撰;《潜斋简效方》(附医话)一卷,王士雄辑;《柳州医话良方》清代魏玉璜著、王士雄注;《女科辑要》二卷,清代沈尧封撰、徐政杰注、王士雄评;《重庆堂随笔》二卷,清代王秉衡著、王士雄注。

《潜斋医学丛书十四种》 全书载医书十四种,在《潜斋医学丛书八种》基础上,又增补六种,即《四科简效方》四卷,王士雄撰;《古今医案按选》四卷,清俞东扶撰、王士雄评;《王氏医案》二卷,王士雄著;《王氏医案续编》八卷,王士雄撰;《王氏医案三编》三卷,王士雄撰;《归砚录》四卷,王士雄撰。

《费氏全集》(九卷) 清代费伯雄(字晋卿,号砚云子)撰。成书于清同治二年(公元 1863 年)。全集包括《医醇賸义》四卷、《医方论》四卷,以及费氏诗文集《留云山馆文抄》《留云山馆诗抄》。

《南雅堂医书全集》(九十一卷) 清代陈念祖(字修园,一字良有,号慎修)撰。刊行于清同治四年(公元 1865 年)。又名《公余十六种》。全集包括陈氏所撰医著十六种。即《灵素节要浅注》十二卷、《金匮要略浅注》十卷、《金匮方歌括》六卷、《伤寒论浅注》六卷、《长沙方歌括》六卷、《医学实在易》八卷、《医学从众录》八卷、《女科要旨》四卷、《神农本草经读》四卷、《医学三字经》四卷、《时方妙用》四卷、《时方歌括》二卷、《景岳新方砭》四卷、《伤寒真方歌括》六卷、《伤寒医诀串解》六卷和《十药神书注解》一卷。所集陈氏著作多明晰浅显,通俗易晓,切于实用,广为流传。

《世补斋医书》 清代陆懋修(字九芝、勉旃,号江左下工、林屋山人)撰。成书于清同治五年(公元 1866 年)。前(正)集为陆氏自著书六种,包括《文集》十六卷、《不谢方》《伤寒论阳明病释》四卷、《内经运气病释》九卷(附《内经遗篇病释》)、《内经运气表》《内经难字音义》。后(续)集为陆氏校刊医书四种,即清代傅山撰《(重订)傅青主女科》九卷、清代戴天章撰《(重订戴北山)广温热论》五卷、清代绮石先生撰《(重订)续石理虚元鉴》五卷、清代王丙撰《(校正王朴庄)伤寒论注》十二卷。陆氏在《文集》中,重点论述有关伤寒、温病之研习心得,推崇仲景家法,评述清代王清任、陈修园、徐灵胎、尤在泾诸医之得失;《不谢方》收录内、妇、儿科常用方三十首;《伤寒论阳明病释》则专论阳明经病、阳明腑病的证治;《内经运气病释》对《内经》中论述五运六气的七篇大论和"六节藏象论"等原文作阐释,书末附《三因方》中敷和汤、正阳汤等六首方解;《内经运气表》将《内经》有关运气之内容,列出十三表;《内经难字音义》将《内经》中难字及特殊名词予以正音、释义,或释名,或辨误。

《中西汇通医书五种》(二十八卷) 清代唐宗海撰。初刊于清光绪十八年(公元 1892年)。子目为:《中西汇通医经精义》(又名《中西医判》《中西医解》《中西医学入门》)二卷、《金匮要略浅注补正》九卷、《伤寒论浅注补正》七卷、《血证论》八卷及《本草问答》二卷。其中《中西汇通医经精义》系采摘《素问》《灵枢》诸经要语,分篇详注,以经解经。首论人身阴阳,次述脏腑、营卫精气、经络及诸病所属,再述形色脉诊、方剂,间采西法,参其得失;《金匮要略浅注补正》《伤寒论浅注补正》系以陈修园《伤寒论浅注》《金匮要略浅注》二书为基础,加以删补、正误,所补正者兼取证于秦汉文字及西人医学有关文字以通之,合中西医之说而成;《血证论》乃启迪于杨西山《失血大法》,参合临证治验心得与理论研究而成,分上干、外渗、下泄、中瘀、兼证为五大纲,倡止血、消瘀、宁血、补血之四大治则；《本草问答》系与其门生张士骧问答而成，以中药性味和西药学理论，解释中药功能作用，并论述中药炮制方法，十八反、十九畏、归经等，分析比较中西药学之异同短长。该书系唐氏从"中西汇通"角度，主张"损益乎古今""参酌乎中外"，由中法以通西法，其论述对中西医汇通派学者颇有影响。

《医学衷中参西录》（三十卷） 张锡纯（字寿甫）撰。成书于清宣统元年（公元 1909 年）。全书包括《处方学》八卷、《医论》八卷、《医话拾零》《三三医书评》《药物讲义》四卷、《伤寒讲义》四卷、《医案》（附诗草）四卷。张氏主张以中医为主体，撷取西医之长补中医之短，倡导"衷中参西"，力求中西医贯通为宗旨。在基础理论方面，以藏象学说和解剖生理相互印证；在临床治疗方面，尝试中西药并用，认为西药治病之标，中药治病之本，标本相兼，可取实效。

《周氏医学丛书》（一百八十八卷） 清代周学海（字澂之）编撰。刊于清宣统三年（公元 1911 年）。费时二十载始成。全书三集，计三十二种，系中医丛书之名著。内容宏富，包括基础理论、中医诊法、病因病机专著，本草药学、方书，以及临床各科之佳作、医案医话等医著。初集十二种：魏代吴普等撰《本草经》三卷、明代缪希雍撰《本草经疏》三十卷、晋代王叔和撰《王叔和脉经》十卷，元代戴启宗撰《脉诀刊误》二卷，元代滑寿撰、周学海增辑《难经本义》二卷，（原题）汉代华佗撰《中藏经》三卷（附方一卷），汉代华佗撰《内照法》一卷，隋代巢元方撰《诸病源候论》五十卷，元代朱震亨撰《脉因证治》四卷，宋代钱乙撰《钱氏小儿药证直诀》三卷，宋代阎孝忠撰《阎氏小儿方论》一卷，宋代董汲撰《董氏小儿癍疹备急方论》一卷；二集十四种，皆周学海撰编，或评注、校正前贤名家医著。包括周学海撰《脉义简摩》八卷、《脉简补义》三卷、《诊家直诀》二卷，（题）汉代张机撰、周学海章句《辨脉平脉章句》二卷，周学海编《内经评文》三十六卷，周学海撰《读医随笔》六卷，元代滑寿撰、周学海评注《诊家枢要》一卷（附录一卷），金代张元素撰、周学海校正《藏腑标本药式》一卷，元代朱震亨撰、周学海评注《金匮钩玄》三卷，金代刘完素撰、周学海注《三消论》一卷，清代叶桂撰、周学海注《温热论》，清代叶桂撰、周学海类评《叶案存真类编》二卷，清代马元仪撰、周学海评注《印机草》；三集共六种：即周学海评注《评注史载之方》二卷，清代胡慎柔撰、周学海评注《慎柔五书》五卷，明代韩懋撰《韩氏医通》二卷，以及周学海撰编三书《伤寒补例》二卷、《形色外诊简摩》二卷、《重订诊家直诀》二卷。

第八节 中西医学汇通思潮的产生和尝试

一、中西医学汇通思潮的产生

西洋医学传入我国，约始于 16 世纪中叶。当时意大利天主教士利玛窦的《西国记法》，其中一部分内容是叙述神经学说的。明天启六年（公元 1621 年），日耳曼人邓玉函来我国澳门作解剖术，同时又译著《人身说概》二卷。次年，又有意大利人罗雅谷来华，译著《人体图说》一书。这些都是西洋传入我国最早的生理解剖学知识。清代乾、嘉时，王学权认为《人身说概》《人身图说》等书的发明，"是补华人所未逮"（《重庆堂随笔》）。

自从明代中后期以后，各种西洋新知不断进入中国，并开始缓慢地渗透到中国知识体系中。其中，包括欧洲知识基础的欧几里德几何学、亚里士多德的哲学、托马斯·阿奎那的神学，以及维萨里的人体解剖学等。而作为知识分类与记忆要素的各种新词语，也相继在汉语的语言系统中出现，并被学术界所接纳。如"地中海""亚细亚""欧罗巴""推理""判断""逻辑"，从某种意义上说是一种全新的世界形象，提出了一种以稳定为基础的世界形象等级概念。大量的西洋奇器，镜子、钟表、显微镜、眼镜、匣子、天文仪器、地球仪等传入中国宫廷，中国皇室也在传教士的协助下进行模仿、改制和研制。这些器物背后隐含的技术和知识，包括显微镜所看的细菌世界，显然已经与传统中国人的知识有了相当大的歧异，颠覆了中国的知识系统，如"天圆地方"与地球仪，"天象星辰"与望远镜等。

然而在明末清初，西洋医学对中医的影响尚不甚大。范行准《明季西洋传入之医学》认为"明季传入之西洋医学犹欧洲上古时之医学也"；任应秋氏亦认为，此一时期西医诸说，"只不过是属于欧洲上古时期的医学知识而已，与中医学相较，仍极逊色，故其影响于我国医学界并不甚大"。诚如范氏所言，至咸丰、同治（公元1851~1874年）年间，西洋医学的影响已远胜于明末清初。把西方医学较为系统地传入中国，当推道光、咸丰时的英医合信氏（Banjamin Hobson，公元1816~1873年），他译著了《全体新论》《西医略论》《内科新说》和《妇婴新说》等书，首版《全体新论》是和王清任的《医林改错》同时发行的。其《西医略论》中有一篇"中西医学论"是最早比较中西医学的中文专论。合信氏是西医界最早企图"沟通"中西医的人，如《全体新论》例言说："是书文意其与中国医书暗合者间引数语，其不合者不敢混入。"当时接受西方的著名医家有汪昂、赵学敏、王清任、陈定泰等，他们主要接受西方医学的解剖及药物知识，其中尤以王清任最为著称。

二、中西医学汇通思潮的代表医家

汪昂 字讱庵，明末清初休宁西门人，生于明万历四十三年（公元1615年），他在清康熙年间所增订的《本草备要·卷三》"辛夷"条中谓："吾乡金正希先生尝语余曰：人之记性，皆在脑中，小儿善忘者，脑未满也；老年健忘者，脑渐空也。凡人外见一物，必有一形影留于脑中。昂思今人每记忆往事，必闭目上瞪而思索之，此即凝神于脑之意也。不经先生道破，人皆习焉而不察矣。"后王清任"脑髓说"即本于金氏、汪氏之说。范行准《王清任传》说："余尝疑清任之奋兴访验脏腑真相，由金声知识记忆在脑一语所引起，故《改错》记述脑髓说尤称草拔。"

赵学敏 字恕轩，号依吉，清代钱塘（浙江省杭州市）人。约生活于清雍正至嘉庆年间（公元1723~1796年）。著《本草纲目拾遗》，其宗旨乃为专补《本草纲目》之遗漏，正李时珍之讹误，对药物学颇有贡献。赵氏身处清代前期，他吸取了当时国外的科学技术，如明万历年间，西方传教士熊三拔等，将泰西炼制药露的方法传到中国，赵氏在《本草纲目拾遗》中作了介绍，说："凡物之有质者，皆可取露，露乃物质之精华，其法始于大西洋传入中国。大则用甑，小则用壶，皆可蒸取其露，即所蒸物之气水，物虽有五色不齐，其所取之露无不白，只以气别，不能以色别也。时医多有用药露者，取其清洌之气，可以疏瀹灵府，不似汤剂之腻滞肠膈也。"记载的药露有蔷薇露、金银露、薄荷露、玫瑰露、佛手露、香橼露等二十余种。赵学敏在研究本草学的同时，能接受西方医学技术，其态度是积极的，也是有一定贡献的。

王清任 清乾隆、道光间医家。王氏一生勤奋好学，重视实践，不盲从古人。所著《医林改错》敢于指出《内经》《难经》之非，认为"古人脏腑论及所绘之图立言处自相矛盾"，并说"古人所以错论脏腑，皆由未尝亲见"。王氏强调"业医诊病，当先明脏腑"，以为"著书不明脏腑，岂不是痴人说梦；治病不明脏腑，何异于盲子夜行"。所以他致力于解剖研究，利用当时瘟疹疫痢流行、小儿死亡很多的机会，不畏艰辛，不避污秽，亲自到义冢中去剖视脏腑；在遇到剐刑时，也借机观察脏腑结构。为了搞清横膈膜的位置，先后留心四十二年，并登门请教"知之最悉者"。更为突出的是，他认真研究"水铃铛"，以动物做试验，一只喂水，一只不喂水，三四日后杀了观察，对比"水铃铛"的变化情况。在我国医学史上，可谓首创动物实验的方法。这种崇尚实践的科学态度和方法，诚属难能可贵。通过数十年苦心孤诣的努力，王氏在解剖学上做出了一定的贡献：

其一，继汪昂之后，进一步否定了"心主思"的说法，明确指出"心乃出入气之道，何能生灵机贮记性""灵机记性在脑""两耳通于脑，所听之声归于脑""两目……长于脑，所视之物归于脑""鼻通于脑，所闻香臭归于脑"等，对脑的功能、脑与五官的联系，提出了明确的结论。

其二，比较详细地记载了主动脉（卫总管）、颈动脉、锁骨下动脉、腋动脉、肋间动脉、肠系膜动脉、肾动脉、髂动脉、腹动脉、下腔静脉（荣总管），以及小动脉（气管）、小静脉（血管）的形态。

其三，发现了幽门括约肌。在其所绘的胃图中，在幽门部位勾画了一块状物，指出"有疙瘩如枣，名遮食"。

其四，对气管、支气管的形态结构也有正确的描述。其他如对会厌的描述也很明确。

对于王清任的医学革新，范行准《王清任传》说他"栖迟秽地刑场，与夫访问秋官，终成不朽之业，虽云受西医影响，而得知何害？"认为他受到西医的影响。任应秋也从历史时间、条件来分析，认为西医对他的影响是有可能的。因为这时西人罗雅谷的《人身图说》、邓玉函的《人身说概》都应可见到，若以清任治学之勤，而不加研究，看来也是不可能的。

陈定泰 陈氏字弼臣，广东新会人。自少习医，苦治验者无多，清道光九年（公元1829年），因母病访医羊城，后遇其师王昭孚，获见王清任《医林改错》，大受启发，遂决心弄清脏腑经络的真正形态构造和功用。所著《医谈传真》，系参合中西之作。在自序中他说："知古人之医者洞见五脏症结，非有他术，得真脏腑之传也。余乃以洋图之绘考订正于王清任先生之说，乃古传人脏腑经络图，而孰真孰假，判然离矣！"范行准先生在《明季西洋传入之医学》卷一中评其书谓："检其所附西洋生理图，精致似稍逊合信氏《全体新论》，然则中医接受第二次传入西洋医学当权舆于定泰之书，惟其说实多据清任也。"

上述汪昂、赵学敏、王清任、陈定泰诸家，均善于接受西说，以彼所长，补我之短，实开汇通说之先声。而在医学理论方面持汇通论者，则以王宏翰、朱沛文、唐宗海、张锡纯诸家为最。

王宏翰 清康熙年间人，字惠源，号浩然子，于清康熙二十七年（公元1688年）著成《医学原始》四卷，反映了他接受西医之后，力图汇通的医学思想。其汇通论约有太极元行说及命门说二事。王氏以阴阳、太极、元气、元火四元之说，强相比附贯通，又引《难经》之论，及西人胎生学汇通之，旨在发挥命门学说。

王士雄 于清咸丰七年（公元 1857 年）作《归砚录》。书中颇采西医《人身说概》《全体新论》及其曾祖王学权之论，尤对俞理初"中西立教不同故脏腑不同说"力辟其谬，谓"泰西之教虽不同于中国，而彰善扬恶未尝不同。盖立教不同者，何必脏腑不同耶？……非有形之脏腑不同，乃是无形之性道不同也"。

唐宗海 是最早明确提出"中西汇通"的医家。唐氏致力于中西医汇通的工作，试图以西医理论来解释中医学。如说："同是人也，同是心也，西医亦有所长，中医岂无所短，盖西医初出，未尽周详；中医沿讹，率多差谬。因集《灵》《素》诸经，兼中西之义解之，不存疆域异同之见，但求折衷归于一是。"他在清光绪十八年（公元 1892 年）所著的《中西汇通医经精义》一书，是我国较早试图沟通中西医学的著作，该书采集了不少近代解剖图，并且运用王清任《医林改错》中关于脏腑的图说和西医解剖生理学的一些知识，以印证中医理论的正确性。反映了他在贯通中西医学方面所做的努力和尝试。

唐氏认为中西医学说理虽不同，但许多原理是一致的。如说："近日西洋医法书传中国，与《内经》之旨，多有抵牾，实则《内经》多言其神化，西洋多滞于形迹，以《内经》之旨通观之，神化可以该形迹，然西人逐迹细求，未尝无一二通于神化者也。"

在脏腑理论方面，他认为西医的解剖生理学与《内经》之说原不相悖，说："西医谓心有左右两房，生血由左房出，有运血管由内达外，然后入回血管，由外返内，复入于心，由右房入，又由左房出，循环不休。西医此说，即《内经》'营周不休，五十而复大会'之实迹也，所谓'阴阳相贯，如环无端'。"又认为"西医言苦胆汁乃肝血所生，中国旧说皆谓胆司相火，乃肝木所生之气，究之有是气乃有是汁，二说原不相悖"。

对于中西医理论，唐氏认为二者各有长短，但在许多问题上中医理论优于西说，如"西医剖割视验，已知其形，不知其气，以所剖割，只能验死尸之形，安能见生人之气化哉？""西医以骨中有髓，知为脑髓生骨，而不知并脑髓皆肾所生也"。类似此种重中轻西的思想在其著作中在在可见。

由于限于一定的历史条件，他在具体的研究中，存在着牵强附会的缺点，其所论述不少是属臆测之词，同时也过于尊古崇经，如说："自轩岐以逮仲景，医法详明，与政治声教相辅佐，晋唐以后，渐失真传，宋元以来，尤多纰谬，乃今泰西各国通于中土，不但机器矜能，即于医学亦抵中国为非。岂知中国宋元后医诚可訾议，若秦汉三代所传《内》《难》仲景之书，极为精确，迥非西医所及。"由于受尊古崇经思想束缚，导致唐氏在汇通中西医学的尝试中，对于西医之说，以《内经》等书为检验标准，符合者取之，不合者弃之。

尽管如此，唐氏致力于中西医学的汇通，主张将《灵枢》《素问》等经典著作，兼中西之义解之，不存在疆域之见，而当但求折衷归于一是，其精神是可取的，对促进中西医学的相互渗透起到了一定的作用。

罗定昌 字茂亭，四川成都人。其中西汇通思想与唐宗海较接近，罗氏的《中西医粹》成书于清光绪八年（公元 1882 年）。其中"脏腑图说""脏腑各图"以脏腑配八卦、干支、太极图及运气学说等立论，并附王清任《医林改错》与英国医生合信氏《全体新论》。罗氏也认为中医不局限于解剖而重于气化，仍宗阴阳、五行、运气等学说之旨，因而罗氏的基本思想是崇古尊经的，所谓中西医汇通也只是把合信氏的著作和《医林改错》中的脏腑图说相对照，其成就远不如稍晚于他的朱沛文。

朱沛文 字少廉，一字绍溪，广东南海佛山人，父子兄弟均以医名。朱氏生当清季末叶，正是西洋医学传入我国的极盛时期，广东又为西方医学传入最早之处，因而对他的影响亦极大。尝述其学医的经过及观点说："少承庭训医学，迄今临证垂二十年，尝兼读华洋医学书，并往洋医院亲验真形脏腑，因见脏腑体用，华洋著说不尽相同，窃意各有是非，不能偏主，有宜从华者，有宜从洋者。大约中华儒者，精于穷理而拙于格物；西洋智士，长于格物而短于穷理，华医未悉脏腑之形状，而但测脏腑之营造，故信理太过，而或涉于虚。如以五色五声配五脏，虽医门之至理，乃或泥而不化，则徒障于理，而立论转增流弊矣。洋医但据剖验脏腑之形状，未尽达生人脏腑之运用，故逐物太过，而或流于固，如五脏开窍于五官，五志分属于五脏，本人身之至理，乃或遗而不究，则不衷于理，而陈义未免偏枯矣。"

朱氏的汇通思想反映在其于清光绪十八年（公元 1892 年）所著的《华洋脏象约纂》中，他说："夫以医治人身之道确乎有据，非可空谈名理。若不察脏腑官骸体用，但举寒热虚实之概，谬以温凉补泻立方，而能愈人之疾者鲜矣。"因而，他试图将藏象学说与西医解剖生理学相互汇通。书中载有各种脏腑和组织器官的"体用说"，以及血脉运行说、津液化用说、子宫体用说、月水功用说、诸气运行说、外肾体用说、胎孕原委说、乳汁功用说等，并附图多幅。总之，此书大都探讨解剖生理，又对历代中国医家的有关叙述广引博证。至于当中西医有不相通之处，朱氏则取慎重态度，提出"通其可通，并存互异"的主张。如其"心脏体用说"既肯定西医认为心脏为血液循环详细而可靠，又对《难经》说的七孔三毛说作了适当的解释。其次如"脾脏体用说""筋膜体用说"等，都能持"不能强合"的态度。

张锡纯 字寿甫，河北盐山人。生活于公元 1860～1933 年。初习举子业，自学成医。早年即蜚声乡里，曾创办过"立达中医院"，并在天津举办国医函授学校，对培养中医后继人才颇有贡献。张氏叙述自己认识中西医的过程谓："年过三旬，始见西人之书，颇喜其讲解新异，多出中医之外。后又十余年，于医学研究功深，乃知西医新异之理原多在中医包括之中，特古籍语意详含，有赖于后人阐发耳。"至于在对待古代医学的态度上，张氏认为："夫贵事师古者，非以古人之规矩准绳限我也……贵举古人之规矩准绳而扩充之，变化之，引伸触长之。"又说："吾人在古人之后，当竟古人未竟之业。若不能与古为新，俾吾中华医学大放光明于全球之上，是吾之罪也。"张氏沟通中西医之说，实受唐宗海《中西汇通医经精义》的影响，他曾说："余自睹此书后，觉灵敏顿开，遂撰《医学衷中参西录》。"但较之唐宗海之崇古尊经"汇通中西医"，则是大大提高了一步。

张氏的《医学衷中参西录》也是他一生经验的结晶，至今仍为医界所重。其所说的"衷中参西"，反映在基础理论和治疗两个方面：

在基础理论上，以藏象学说和解剖生理相互印证，如肝左脾右说；脑为元神、心为识神说；《难经》言心脏七孔三毛与近代解剖的关系。又提出心力衰竭与肾不纳气相通；脑充血与薄厥相近；《难经》论肺为五脏六腑之所终始相当于西说之小循环等。

在临床治疗方面，张氏每将中西药合用，以取疗效。他认为："自西药之入中国也，维新者趋之恐后，守旧者视之若浼，遂至相互抵牾，终难沟通。愚才不敏，而生平用药，多喜取西药之长，以济吾中药之所短，初无畛域之见存乎其间。"在《医学衷中参西录》中，最突出的要数他在临床上以中西药配合应用的经验，以重视实效为目的。

　　事实上，到了光绪、宣统年间，主张中西医学"汇通""汇参"的医家远不止唐宗海、朱沛文和张锡纯诸家，"汇通"或"汇参"已成了当时医界的一种学术思潮。兹略举数家，以见其概况。

　　清光绪十六年（公元 1890 年），郑官应著《中外卫生要旨》。除载述中医养生要旨及方法外，还介绍泰西名医海德兰氏诸医书中的保健论说和日常调摄内容。

　　光绪十六年，刘廷桢撰《中西骨格辨正》，并绘制《中西骨格图说》。

　　光绪十六年，邵同珍著《医易一理》。书中结合西医学，绘"周身脑气筋图""全身血脉管图"等，以阐明人之目视、耳听、嗅味等，全赖脑精气的灵敏觉悟。

　　光绪二十六年（公元 1900 年），高思敬著《五脏六腑图说》，载有《内经》脏腑理论、王清任脏腑新说，并结合西医解剖知识。

　　光绪二十八年（公元 1902 年），陈虬著《瘟疫霍乱答问》，书载西医"疫虫"及预防之说。

　　光绪三十年（公元 1904 年），周岩著《本草思辨录》，书中评论中西医学，以及《医林改错》《中西汇通医经精义》《全体通考》等书的得失。

　　光绪三十二年（公元 1906 年），王有忠撰《中西汇参医学图说》，绘有人体分合图五十余幅。对脏腑、经络及全身形体组织器官的分布，以及主病、方药、穴位、针灸等皆做说明。

　　光绪三十三年（公元 1907 年），何炳元（字廉臣）撰《新医宗必读》。何氏鉴于西学东渐，中医界思想混沌，不思改革旧弊，遂编纂是书，以期中医改革进步。其中有"中西医学折衷论""中西医学异同论""医学改良论""中医急宜讲全体学论"等，反映了其学术思想。

　　光绪三十四年（公元 1908 年），无名氏著《中西汇参医学》，论述血气、藏象、经络、阴阳五行，以及伤寒、内伤、妇人、小儿诸病。内容广泛，中西医说互参。

　　清宣统二年（公元 1910 年），丁福保编著《中西医方汇通》。书按西医系统分类，首述疾病，下载病解、摄生、处方，处方包括西医治方和中医治方，以资参照。丁氏具有结合中西医的思想，希冀二者不相排斥，以渐趋统一。书载中医方剂七百四十余首，亦为中西医方汇通之开端。

　　如上所述，可见自明末清初西方医学传入我国以后，医家们开始接受西说，他们或取其脑说之新，或学其制药之法，或善其解剖之精。不仅如此，不少医家还欲在基础理论方面与西学汇通，并主张以临床验证为准则。尽管清代早期的中西汇通工作还很肤浅，且不免于牵强附会，且晚清的汇通诸家也无多大成就，但其勇于接受新知，力求取长补短的精神，仍是十分可取的。这一历史事实，说明中西学术汇通也是医学发展过程中的一条必由之路。

　　我国医学经历了漫长的两千多年，其独特的理论体系和治疗方法已经达到了很为完备的程度，因此到清代后期，在学术上殊少突破。随着西学之东渐，中医学自身的发展更趋于缓慢。嗣后，由于政治上的原因，尤其是 1914 年北洋政府和 1929 年国民党政府分别采取了废止中医的政策，使中医学的发展受到了重大阻力。1949 年，新中国成立后，党和政府十分重视中医事业，中医学术的发展自此走上了新的道路。

参 考 文 献

曹东义. 2004. 中医外感热病学史. 北京: 中医古籍出版社.

葛兆光. 2010. 中国思想史. 上海: 复旦大学出版社.

龚胜生. 2003. 中国疫灾的时空分布变迁规律. 地理学报, (6): 870-878.

梁启超. 2017. 中国近三百年学术史. 长春: 吉林出版集团股份有限公司.

刘景源. 2002. 温病学的形成与发展及文献版本源流（一）. 中国教育, 21 (6): 45-47.

刘景源. 2003. 温病学的形成与发展及文献版本源流（二）. 中国教育, 22 (1): 60-63.

刘景源. 2003. 温病学的形成与发展及文献版本源流（三）. 中国教育, 22 (2): 47-51.

刘景源. 2003. 温病学的形成与发展及文献版本源流（四）. 中国教育, 22 (3): 66-67.

刘景源. 2004. 明清时期中医疫病学与温病学的形成与发展（上）. 中国中医药现代远程教育, 2 (1): 31-34.

刘景源. 2004. 明清时期中医疫病学与温病学的形成与发展（下）. 中国中医药现代远程教育, (2): 27-30.

柳诒徵. 2001. 中国文化史. 蔡尚思, 导读. 上海: 上海古籍出版社.

亓曙冬. 2016. 西医东渐史话. 北京: 中国中医药出版社.

沈福伟. 2014. 中西文化交流史. 上海: 上海人民出版社.

王安东, 刘莲. 2003. 试论清代"文字狱"的起因、特点及影响. 东方论坛, (3): 46-51.

王晓伟, 龚胜生. 2015. 清代江南地区疫灾地理研究. 中国历史地理论丛, (3): 18-30, 103.

王晓伟. 2013. 明清江南地区疫灾地理规律与环境机理研究. 武汉: 华中师范大学.

吴泽. 2010. 中国近代史学史. 北京: 人民出版社.

肖毅. 2017. 清代考据学对温病学形成发展研究. 北京: 北京中医药大学.

徐江雁. 2017. 中国医学史. 上海: 上海科学技术出版社.

杨进. 2003. 温病学. 北京: 人民卫生出版社.

岳冬辉. 2013. 温病论治探微. 合肥: 安徽科学技术出版社.

张兵, 张毓洲. 2008. 清代文字狱的整体状况与清人的载述. 西北师大学报, (6): 62-70.

朱邦贤. 2012. 各家学说. 北京: 人民卫生出版社.

附 历代中医学术纪事年表

先秦、两汉

公元	朝代	年号	干支	学术纪事	备注
				传说伏羲制九针	《太平御览》卷七百二十一
				传说神农尝百草	《淮南子》十九"修务训"
				传说黄帝与岐伯、雷公等讨论医理	张杲《医说》卷一、二
前4000				在龙山文化晚期，先民已会酿酒	
前2205	夏禹	元年	丙申	此时有酿酒记载	《战国策》卷二十三《魏策》
前1766	商汤	元年	乙未	始制汤液（据《针灸甲乙经·序》）	《针灸甲乙经·序》
前1700				相传尹创制汤液。陶器的发明，为汤液的创制提供了物质保证	
前1324	武丁	元年	丁巳	当时对于服药已有认识，故有"若药弗瞑眩，厥疾弗瘳"的记载（据《尚书·说命》）	《尚书·说命》篇上
				甲骨文卜辞中记载身体各部疾病和妇产病，其中龋齿一项为世界最早记录	中医研究院，《中国医学史简编》二；周宗岐《殷墟甲骨文中所见口腔疾患考》（《中华口腔科杂志》，3：155-156）
				从甲骨文及铜器文中，充分证明此时对住宅、身体、饮食均注意清洁，同时亦应用石器、骨器、青铜等作为医疗用具	《广东中医药展览会画刊》（1957）
前1300				甲骨文中记载人体解剖部位名称和各部疾病，尤以龋齿为较早的疾病记录。《尚书·说命》"若药弗瞑眩，厥疾弗瘳"。反映殷商时代已知药物对人体的作用。商代已设有管理医疗卫生的官员，即疾小臣。商都设有下水道。中国人民已知讲究住宅、身体、饮食卫生，并应用石器、骨器、青铜等制作卫生和医疗用具	
前1122	西周 武王姬发	元年	己卯	置医师，掌医之政令；又分疾医、疡医、食医、兽医，为医学分科之始（据《周礼·天关家宰》）	《医礼·天官冢宰》
				当时对于卫生极重视；若有二事：一藏冰，二变火	《周礼·天官凌人》《夏官司爟》

续表

公元	朝代	年号	干支	学术纪事	备注
前 1121				中国已知利用微生物和酶加工食品的技术	
前 1100	成王姬诵	十六年	辛丑	山东麻风蔓延	海深德《中国麻风史》
				当时政府机关已设官员掌管藏冰，变火，以救时疾。《周礼》载："春时有痟首疾，夏时有痒疥疾，秋时有疟寒疾，冬时有嗽上气疾。"《礼记》载"孟春行秋令，则民大疫"，"季春行夏令，则民多疾疫"。当时已认识四季多发病及四时气候异常变化可能引起疾病的流行	
前 816	宣王姬静	十二年	乙酉	个人卫生已有洗澡用具——虢季子白盘，同时注意剪发，并有简单理发器具	郭沫若《两周金文辞大系录编》上卷，《诗经·周颂·良耜》章朱《传》
前 722	东周春秋平王姬宜臼	四十九年	己未	人苦寒热病，谓之"蚳蚓瘴"	邵博《河南邵氏闻见后录》卷二十六
前 674	惠王姬阆	三年	丁未	齐国发生疠疾——传染病	《公羊传》庄二十年
前 656		二十一年	乙丑	晋姬骊姬以"堇"（乌头）作为毒药使用	《左传》僖四年、《国语·晋语》
前 655		二十二年	丙寅	赵大疫	《史记》卷四十三《赵世家》
前 639	襄王姬郑	十三年	壬午	鲁旱欲焚巫尪——脊柱前弯症者	《左传》僖二十一年
前 597	定王姬瑜	十年	甲子	楚申叔展言河鱼腹疾。反映当时已用麦麹治胃肠病	《左传》宣二十年
前 585	简王姬夷	元年	丙子	晋姬韩献子谓居士薄水浅之地，有沈溺（湿疾）重腿（足肿）之疾	《左传》成六年
				秦医缓诊病，提出攻之、达之，为针灸最早记载（据《左传》）	《左传》成十年
前 581				中国已广泛应用针灸疗法	
前 573		十三年	戊子	晋有白痴病者	《左传》成十八年《杜注》
前 570	灵王姬泄心	二年	辛卯	楚子重患心疾而卒。反映当时注意情志对于疾病之影响	《左传》襄三年《杜注》
前 557		十五年	甲辰	晋发现腓痛、足痹、转筋患者	《韩非子》卷十一《外储说左上》
前 556		十六年	乙巳	鲁十一月甲午，国人逐瘈狗	《左传》襄王十七年
前 549		二十三年	壬子	晋然明论程度郑有惑疾（惑疾为精神病之幻想）	《左传》襄二十年
前 544	景王姬贵	元年	丁巳	此时有霍乱（非真性霍乱）之病	陈立《公羊义疏》襄二十九年《传疏》引《考异邮》
		四年	庚申	秦医和论六气致疾（据《左传》）此为最初之病源理论	《左传》昭元年
前 541				秦医和倡阴、阳、风、雨、晦、明六淫致病学说。医缓为晋景公诊病时，认为其已"病入膏肓"	

公元	朝代	年号	干支	学术纪事	备注
		二十三年	己卯	此时有疥和痁（久疟）记载	《左传》昭二十年
前522				此时有疥和痁（久疟）病之记载	
前506	敬王姬匄	十四年	乙未	荀寅言水潦方降，疾疟方起。反映当时对于积水生蚊导致疟疾已有认识	《左传》定四年
前500				公元前5世纪，医学家秦越人（扁鹊）诊病已用望、问、闻、切的诊断法，尤长切脉诊断。并曾用针灸、按摩、汤药等综合治疗，抢救尸厥获愈。有关于用毒酒进行外科手术麻醉之记载。1973年，在湖南长沙马王堆出土的简帛医书《五十二病方》《足臂十一脉灸经》《阴阳十一脉灸经》《导引图》《却谷食气》等十余种，约成书于这一时期。《五十二病方》强调预防破伤风，对腹股沟疝的治疗已创用疝带和疝罩，并已有原始的手术修补。对肛门痔漏论述翔实，手术和非手术方法丰富。已用水银制剂治疗皮肤病等。《足臂十一脉灸经》《阴阳十一脉灸经》，是现存最早记载经脉学说的文献	
前475	东周战国元王姬仁	元年	丙寅	有《足臂十一脉灸经》《五十二病方》等，为医学较早著作（据《马王堆汉墓出土之帛书》）	马王堆汉墓帛书《五十二病方》出版说明
				《黄帝内经》诸篇约成于此时，是我国第一部医书	崔述《补上考信录》卷上
前403	威烈王姬午	二十三年	戊寅	燕国已有陶制下水道管	《中国历史博物馆预展说明》（1959）
				由于铁工具之广泛应用，金属针代替砭石	范文澜《中国通史简编》修订本第一编第四章
				《山海经》记载可供药用之动植矿物一百六十种。归纳出疾病三十一种，其中目疾、风疾、胃病等，可能在当时广泛存在	王范之《先秦医学史料一斑》（《中华医史杂志》.1953，4：226）
前400				中国医学已形成了以五脏六腑、经络气血、阴阳五行和天人相应结合的医学理论体系，为《黄帝内经》成书创造了条件。在《黄帝内经》一书中对血循环概念已有认识，内脏解剖已相当正确。放腹水已用于临床。还公然宣告与鬼神致病说决裂。燕国陶制下水道设置已很精致。《山海经》记载药物百余种，并叙述数十种疾病的治疗及预防方法。《山海经》又载："高氏之山，其上多玉，其下多箴石。"晋代郭璞注："可以为砭针，治痈肿者。"《说文解字》注："砭，以石刺病也。"进入青铜时代后，则出现青铜砭针	

续表

公元	朝代	年号	干支	学术纪事	备注
前380				《行气玉佩铭》和《庄子·刻意》都有气功等医疗体育的记载。马王堆汉墓出土的帛画《导引图》是我国现存最早的医疗体育图	
前373	东国安王烈王姬喜	三年	丁酉	扁鹊诊病，提出由腠理，进至血脉、肠胃、骨髓之论	《史记》卷一百五《扁鹊列传》
前369	烈王姬喜	七年	壬子	秦大疫	《史记》卷十六《六国年表》
前243	秦王	四年	戊午	天下疫	《史记》卷六《秦始皇本纪》
前217				秦始皇令方士献仙人不死之药，炼丹术兴起。秦阿房宫设浴池、冰库，并有十分坚固的直径约六十厘米的管道组成下水道。秦设厉人坊以收容麻风病人	
前213		三十四年	戊子	焚诗书百家，禁止挟书。惟医药、种树之书，不在禁令之内	《史记》卷六《秦始皇本纪》
前212		三十五年	己丑	秦法不得兼方，不验，辄死	同上
前206	汉 高帝	元年	乙未	本时期极重视清洁扫除（由出土之汉瓦窦——阴陶管及汉代男女箕帚俑，可以证明）	《广东中医药展览画刊》（1957）
前205				淳于意生。他的《诊籍》记载25个病案，是中国最早的病历记录。1972年发掘的，马王堆汉墓女尸肌肤、内脏、脑均保存完整，说明当时已有相当先进的防腐技术。《淮南子·记论训》记有："目中有病无害于视不可灼也，喉中有病无害于息不可凿也。"	
前181	高后吕雉	七年	庚申	南粤暑湿大疫	《汉书》卷九十五《南粤传》
前180		八年	辛酉	淳于意创制"诊籍"，记载二十五个病例	《史记》卷一百五《仓公列传》
前176	文帝刘恒	四年	乙丑	前176～前167年（前元三年）淳于意创"诊籍"，记载病例二十五案（据《史记·仓公列传》），第一部医案专集，公乘阳庆卒	《史记》卷一百五《仓公列传》
前168	文帝刘恒	前元十二年	癸酉	气功《导引图》引世，我国现存最早的医疗体操图谱	《略谈长沙马王堆出土古医书对我国医学的贡献》（《健康报》1981-11-1）
				据现存《居延·敦煌竹简》所载，约在公元前1世纪前后，已有治伤寒专方	《西汉经济史料论丛》（陕西人民出版社，1958：63-64）
前142	景帝刘启	后元二年	己亥	十月，衡山国、河东郡、云中郡民疫	《史记》卷十一《孝景本纪》
前140	武帝刘彻	建元元年	辛丑	讲究个人卫生，收拾痰涎，已用唾壶	《太平御览》卷二百十九《职官部·侍中》
前122		元狩元年	己未	刘安卒。生前所著《淮南子》书内，有涉及医理部分	《汉书》卷四十四附《长传》，《淮南子》卷十七《说林训》
前117		六年	甲子	此时发现消渴病（糖尿病）	《汉书》卷五十七《司马相如传》

公元	朝代	年号	干支	学术纪事	备注
前115		元鼎二年	丙寅	张骞出使西域,带回红蓝花、番红花、胡麻、蚕豆、葫(即蒜)、胡荽、苜蓿、胡瓜、安石榴、胡桃等	《资治通鉴》卷二十,《本草纲目》卷十五、二二、二四、二六、二七、二八、三十、三三
前111		六年	庚午	中国医学药物传入越南	陈存仁《中国医学传入越南史事和越南医学著作》(《医学史与保健组织》.1957,3:193)
前101		太初四年	庚辰	此时前后,药已有汤、散、丸、药酒等剂型	孙星衍辑《神农本草经》卷三
前100		天汉元年	辛巳	张衡作《温泉赋》说明矿泉能治疾病	徐坚《初学记》卷七第三
前71	宣帝刘询	本始三年	庚戌	此时有女医、乳医	《汉书》卷九十七《外戚传》,卷六十八《霍光传》
前43	元帝刘奭	永关元年	戊寅	以质朴、敦厚、逊让、有行四科,考校从官,定其高下。医师是皇帝从官之一种	《汉书》卷九《元帝纪》
前32	成帝刘骜	建始元年	己丑	饮茶之说,约始于此时(以后至吴孙皓时,或以茶荈当酒)	宋无名氏《南窗纪谈》,刘献庭《广阳杂记》卷三
前31		二年	庚寅	方士使者副佐,本草待诏,七十余人皆归家	《汉书》卷二十五《郊祀志》
前26	成帝刘骜	河平三年		侍医李柱国校方技书(据《汉书·成帝纪》有医经7部,经方11部卷三十《汉书·艺文志》)	
前12		元延元年	己酉	籍武发箧中有裹药二枚赫蹄书,是为包药用纸之始	《汉书》卷九十七《外戚赵皇后传》
前7		绥和二年	甲寅	《方士陷冰丸》一卷约成于此时	姚振宗《汉书艺文志拾补》卷六
前1	哀帝刘欣	元寿二年	庚申	此时能用汞或雄黄治疗疥癣一类寄生虫病	《神农本草经》卷二
1	平帝刘衎	元始元年	辛酉	我国第一部药物专著《神农本草经》约成于此时。记载药物365种。其中已叙述了麻黄定喘、黄连治痢、常山止疟等	《重修政和经史证类备用本草·序例》引《嘉祐补注总叙》
2		二年	壬戌	民疾疫者,舍空邸第医药——为公立时疫医院之滥觞	《汉书》卷十二《平帝纪》
4		四年	甲子	黄支国王(南印度达罗毗茶国)遣使献生犀牛	《汉书》卷二十八下《地理志》
5		五年	乙丑	举天下知方术本草之人,遣诣京师	《汉书》卷十二《平帝纪》
8	孺子婴	初始元年	戊辰	此时医籍著录于史志者,医经等家,凡八百六十八卷(清人又增补经方等家)	《汉书》卷三十《艺文志》,《汉书艺文志拾补》卷六
11	新 王莽	始建三国	辛未	大疾疫,死者过半	《后汉书》卷四十一《刘玄传》
16	新 王莽	天凤三年	丙子	王莽使太医尚方与巧屠共解剖王孙庆尸体,量度五脏	《汉书》卷十九《王莽传》

续表

公元	朝代	年号	干支	学术纪事	备注
				二月大疫。冯茂在句町，士卒疾疫，死者十有六七	《汉书》卷十九《王莽传》
22		地皇三年	壬午	沛国史岑著《颂》《诔》《复神》《说疾》凡四篇	《后汉书》卷一百十《王隆传》
25	东汉　光武帝刘秀	建武元年	乙酉	置太医令，掌诸医。下设员医二百九十三人，员官十九人。另设药丞、主药、方丞主方各一人	《后汉书》卷三十六《百官志》
				疾疫	《后汉书》卷一百十一《李善传》
27		三年	丁亥	提出蚤、虱有吸血之害	《论衡·解除篇》
37		十三年	丁酉	扬、徐部大疾疫，会稽江左甚	《后汉书》卷七十一《钟离意传》
44		二十年	甲辰	马援在交趾，军吏经瘴疫死者十四五，自此将恶性疟疾，带到中原	《后汉书》卷五十四《马援传》
49		二十五年	己酉	武陵五溪大疫，人多死	《后汉书》卷五十四《马援传》
50		二十六年	庚戌	郡国七，大疫	《后汉书》卷二十七《五行志》
76	章帝刘炟	建初元年	丙子	王充著《养性书》十六篇	《后汉书》卷七十九《王充传》
89	和帝刘肇	永元元年	己丑	郭玉著《经方颂说》	姚振宗《后汉书·艺文志》卷三
92		四年	壬辰	时有疾疫	《后汉书》卷六十五《曹褒传》
100		十二年	庚子	《说文解字》"圂，厕也"，说明古时圈管家畜和使用厕所	《说文解字》第六《口部》及《后叙》
108	安帝刘祜	永初二年	戊申	华佗生	郝生军《华佗生卒年代略考》（《中华医史杂志》.1982，3：159）
119		元初六年	己未	四月，会稽大疫	《后汉书》卷五《安帝纪》
124		延光三年	甲子	九月，京师大疫	《后汉书》卷六《顺冲质帝纪》
125		四年	乙丑	冬，京师大疫	《后汉书》卷五《安帝纪》
126	顺帝刘保	永建元年	丙寅	疫疠为灾	《后汉书》卷六《顺冲质帝纪》
127		二年	丁卯	升华之操作为"合黄堥（即瓦罐）置石胆、丹砂、雄黄、矾石、慈石其中，烧之"	《周礼·天官冢宰·疡医》
129		四年	己巳	六州大蝗，疫气流行	《后汉书》卷六十《杨厚传》
147	桓帝刘志	建和元年	丁亥	武氏祠驱虫图石刻，反映当时注意消灭有害动物	刘广洲《发扬优良卫生传统为社会主义建设服务》（《中医杂志》.1955，4：3-6）
148		二年	戊子	安息王子安清（世高）来中国，为中国与阿拉伯在医学上第一次发生关系之人	羽溪了谛《西域之佛教》第三章第一节
150		和平元年	庚寅	梁冀卖牛黄牟利，说明当时医生已利用牛马腹中结石之药物	《资治通鉴》卷五十三

公元	朝代	年号	干支	学术纪事	备注
				张机（仲景）生	宋向元《张仲景生平问题的讨论》(《新中医药》.1953，10：20)
151		元嘉元年	辛卯	正月，京师疫。二月，九江、庐江大疫	《后汉书》卷七《桓帝纪》
161		延熹四年	辛丑	正月，大疫	《后汉书》卷二十七《五行志》
162		五年	壬寅	皇甫规在陇石，军中大疫，死者三十四，规亲入庵庐巡视——野战病院纪录之始	《后汉书》卷九十五《皇甫规传》
166		九年	丙午	有水旱疾疫之困，南州尤甚（长沙、桂阳、零陵等郡）	《后汉书》卷七《桓帝纪》
				大秦遣使献象牙、犀角、玳瑁	《后汉书》卷一百十八《西域传》
169	灵帝刘宏	建宁二年	己酉	疫气流行，死者极众	孙思邈《备急千金要方》卷九《伤寒》
171		四年	辛亥	三月，大疫	《后汉书》卷八《灵帝纪》
173		熹平二年	癸丑	正月，大疫	《后汉书》卷八《灵帝纪》
179		光和二年	己未	大疫	《后汉书》卷八《灵帝纪》
180		三年	庚申	王叔和生	宋向元《王叔和生平事迹考》(《北京中医学院学报》.1960，2：1)
182		五年	壬戌	二月，大疫	《后汉书》卷二十七《五行志》
185		中平二年	乙丑	正月，大疫	《后汉书》卷二十七《五行志》
186		三年	丙寅	毕岚创造翻车渴乌（洒水车），用洒南北郊路	《后汉书》卷七一百八《张让传》
190	献帝刘协	初平元年	庚午	《难经》约于此时成书。该书对人体解剖等做了相当精确的描述。简牍《治百病方》（甘肃武威汉墓出土）成书。华佗在此时前后，应用酒服麻沸散进行全身麻醉，并在麻醉下进行腹部肿瘤摘除、肠吻合术等	多纪元胤《医籍考》卷七《医经》
				细螺旋体病约在本年发现	高镜明《古代儿科疾病新编》
196		建安元年	丙子	针灸疗法在当时比较普遍，疗效为"治白中百，治十中十"	《太平经》卷五十《灸刺诀》
				《释名》内有瞧（眼角睑缘结膜炎）的记载	余云岫《在中国历史上出现的眼角睑缘结膜炎》(《医史杂志》.1951，3（1）：15)
				南阳连年疾疫，张机宗族二百余口，死者三分之二，伤寒居其七	《伤寒杂病论·序》
196～204				张仲景著《伤寒杂病论》，确立了辨证施治、理法方药的临床诊治体系。描述了肠痈（阑尾炎）、肺痈（肺脓疡）、阴吹（阴道直肠瘘）等。创用人工呼吸法急救自缢及灌肠术等。中国切脉诊断疾病的专书——《脉经》成书	

公元	朝代	年号	干支	学术纪事	备注
208		建元十三年	戊子	华佗卒。佗用麻沸散，施行开腹术，又提倡"五禽戏"	
210		建元十五年	庚寅	张机《伤寒杂病论》约于此时成书；此时医籍著录于史志者，医经七部，卷数可考者十六卷；经方七部，卷数可考者二十九卷；神仙二十部；房中一部一卷	《张仲景生平问题的讨论》（《新中国医药》.1953，9：18）
211		十六年	辛卯	张机卒	《张仲景生平问题的讨论》（《新中国医药》.1953，10：20）
215		二十年	乙未	吴疾疫	《三国志·吴志·甘宁传》
				皇甫谧生	《晋书》卷五十一《本传》
217		二十二年	丁酉	大疫。曹植作《说疫气》	《后汉书》卷九《献帝纪》，丁宴《曹集诠评》卷九
				王粲病麻风	《三国志·魏志》卷二十一《王粲传》，《针灸甲乙经·序》
219		二十四年	己亥	吴，大疫	《三国志·吴志·孙权传》
				此时医籍著录于史志者，医经七部，卷数可考者十六卷；经方七部，卷数可考者二十九卷；神仙二十部；房中一步一卷	曾补《补后汉书艺文志》卷九

三国、两晋、南北朝

公元	朝代	年号	干支	学术纪事	备注
220	三国（魏）文帝曹丕	黄初元年	庚子	吴普《本草》、李当之《药录》约于此时成书	陶弘景《神农本草经集注·序》
				王叔和著《脉经》，约成书于220～256年（高贵乡公正元三年）	
				220～419年（东晋元熙元年），旧题南朝陶弘景著《名医别录》	
223		四年	癸卯	魏、宛、许大疫，死者万数	《三国会要》卷五《天运三》，《宋书》卷三十四《五行志》
223		四年		稽康著《养生篇》	《三国志》卷二十一《魏志·附王璨传》，《文选》卷五十三
225		六年	乙巳	诸葛亮行军云南，兵士染疟，死者甚众，是为疟疾在云南流行之最早记录	《太平寰宇》卷八十《剑南西道》
232	明帝曹叡	太和六年	壬子	张华生	《晋书》卷三十六《本传》
234		青龙二年	甲寅	二月，魏大疫	《宋书》卷三十四《五行志》

公元	朝代	年号	干支	学术纪事	备注
235		三年	乙卯	魏，京都大疫	《宋书》卷三十四《五行志》
239	（吴）大帝	赤乌二年	己未	吕广著《玉匮针经》《黄帝众难经》，开《难经》注释之先河	《历代名医蒙求》卷上
242	（魏）齐王曹芳	正始三年	壬戌	吴，大疫	《三国会要》卷五《天运三》
				王叔和著《脉经》	邢德刚《晋代名医王叔和》（《中华医史杂志》.1954，4：249）
249		嘉平元年	己巳	何晏卒。当时竞尚服五石散，晏实为之倡	《三国志》卷九《魏书·附曹爽传》
253		五年	癸酉	新城大疫，死者大半	《宋书》卷三十四《五行志》
255		正元二年	乙亥	医为司马师手术切除目瘤	
256	（魏）高贵乡公曹髦	正元三年	乙亥	吴，大疫	《三国会要》卷五《天运三》
				司马师目有瘤疾，使医割之。说明此时在眼科方面能用割治手术	《晋书》卷二《景帝纪》
259		甘露四年	丙子	皇甫谧著《针灸甲乙经》	《针灸甲乙经·序》
264	（魏）元帝曹奂	咸熙元年	甲申	此时医籍著录于史志者，五家七部。前凉张子存著《赤乌神针经》	姚振宗《三国艺文志》卷三
265	（西晋）武帝司马炎	秦始元年	乙酉	张苗、宫泰、刘德、史脱、靳邵、赵子泉、李子豫等，均为一代名医	《神农本草经集注·序》
				王叔和卒	《王叔和生平事迹考》（《北京中医学院学报》.1960，2：1）
				《崔氏方》载有白降丹之制法	《外台秘要》卷三十二引《崔氏造水银霜法》
				地多五疳，蚀人五脏，遇见脊骨下脓血，四肢无力，以致死	《备急千金要方》卷十五《脾脏方》
269		五年	己丑	大疫	《疫症集说》卷一
273		九年	癸巳	吴疫	《宋书》卷三十四《五行志》
274		十年	甲午	大疫，吴土亦同	《宋书》卷三十四《五行志》
275		咸宁元年	乙未	十一月，大疫，京都死者十万人	《宋书》卷三十四《五行志》
277		三年	丁酉	张华《博物志》约成书于此时，其中有涉及医药之记载	姜亮夫《张华年谱》
282		太康三年	壬寅	春疫	《宋书》卷三十四《五行志》
				皇甫谧卒	《晋书》卷五《本传》

公元	朝代	年号	干支	学术纪事	备注
283		四	甲辰	葛洪生。葛洪的《肘后救卒方》，首先描述天花在中国的流行，并论述了沙虱（恙虫）病及应用虫末外敷、内服预防恙虫病的方法。创用咬人狂犬脑外敷被咬伤口，以防治狂犬病发作。他在炼丹中，涉及几十种药物，并记述了一些化学反应的可逆性及金属的取代作用。被尊为化学之鼻祖	《晋书》卷七十二《本传》
291	惠帝司马衷	元康元年	辛亥	七月，雍州大旱，殒霜，疾疫	《宋书》卷三十四《五行志》
292		二年	壬子	十一月，大疫	《宋书》卷三十四《五行志》
296		六年	丙辰	关中大疫	《晋书》卷四《惠帝纪》
297		七年	丁巳	秦、雍州大旱、疾疫	《文选》卷二十潘安仁《关中诗》
300		永康元年	庚申	秦、雍二州疾疫	《宋书》卷三十四《五行志》
				前凉张子存以针术名，著有《赤乌神针经》	范行准《黄帝众难经注玉匮针经作者吕广的年代问题》（《上海中医药杂志》.1957，10：33）
				我国在 3 世纪末叶，已知以狙犬脑敷贴疮口法	《中国预防医学思想史》
304				《南方草木状》，记有生物防治技术	
307	怀帝	永嘉元年	丁卯	南渡后士大夫患脚气病者甚多	《备急千金要方》卷七
308		二年	戊辰	大人小儿频行风痛之病——流行性脑炎	《外台秘要》卷十五
309	西晋　怀帝	三年		范汪著《范汪方》，约成书于309～372 年（咸安二年）	
310		四年	庚午	五月，秦、雍二州饥疫，至秋	《宋书》卷三十四《五行志》
312		六年	壬申	大疫	《宋书》卷三十四《五行志》
317	东晋　元帝司马睿	建武元年	丁丑	支法存著《道林摄生论》，约成书于317～420 年（元熙二年）	
				天行发斑疮流行	《外台秘要》卷三
				小儿方，江左推诸苏家，传习有验，流于人间	《备急千金要方》卷五
322	成帝司马衍	永昌元年	壬午	十一月，大疫，死者十有二三。河朔亦同	《宋书》卷三十四《五行志》
330	穆帝司马聃	咸和五年	庚寅	五月，大饥且疫	《宋书》卷三十四《五行志》
347		永和三年	丁未	兴古郡（现在曲靖至广南一带）有瘴气——疟疾	《华阳国志》卷四《南中志》

公元	朝代	年号	干支	学术纪事	备注
353		九年	癸丑	五月，大疫	《宋书》卷三十四《五行志》
356		十二年	丙辰	时多疾疫。当时规定，朝臣有时疾，染易三人以上者，身虽无疾，百日不得入宫。至是百官多列家族，皆不能让	《晋书》卷七十六《王虞附王彪之传》
357	穆帝	升平元年	丁巳	于法开著《议论备豫方》	文廷氏《补晋书艺文志》卷四《医家类》
363	哀帝司马丕	兴宁元年	癸亥	葛洪卒。生前著《金匮药方》《肘后备急方》	《晋书》卷七十二《本传》
369	海西公司马奕	太和四年	己巳	冬，大疫	《宋书》卷三十四《五行志》
371	简文帝司马昱	咸安元年		张湛著《养生要集》《延年秘录》，约成书于 376~396 年（太元二十一年）	
372		二年	壬申	范汪卒。生前著有《范东阳方》一百五卷、《录》一卷	《晋书》卷七十五《本传》
375	孝武帝司马曜	宁康三年	乙亥	冬，大疫	《疫症集说》卷一
376		太元元年	丙子	后秦姚兴迎番僧佛教陀耶舍入长安，令诵出《羌籍要方》五万言	《高僧传·初集》卷二
				冬，大疫，至明年五月，多绝户者	《宋书》卷三十四《五行志》
388	孝武帝	太元十三年	戊子	王珉卒。生前著《伤寒身验方》	《晋书》卷六十五《本传》
392		十七年	壬辰	孔汪卒。生前著《孔中郎杂药方》	姚振宗《隋书经籍志·考证》卷三十七
				外科有补缺唇手术	《太平预览》卷七百四十
397	安帝司马德宗	隆安元年	丁酉	八月，北魏大疫，人、马、牛死者十有五六	《北史·魏本纪》一
399	安帝	三年		殷仲堪卒。生前著在《殷荆州要方》	《隋书》卷三十四《经籍志》，《晋书》卷八十四《本传》
				金疮绷带，约在此时使用	《医心方》卷十八《金疮方》
400		四年	庚子	4 世纪时，支法存对于麻症已有明确说明	《古今医统》卷九十一
401		五年	辛丑	5 世纪上半期发明泥疗法和蜡疗法	干祖望《中医外科史》（《新中医药》.1955，11：44）
				"糖"字在北魏贾思勰（5 世纪人）所编《齐民要术》一书里，已经使用	《齐民要术》卷十《甘蔗》
402		元兴元年	壬寅	北魏，牛大疫，死者十有七八	《北史》卷八十九《晁崇传》
405		义熙元年	乙巳	十月，大疫，发赤斑乃愈	《宋书》卷三十四《五行志》

公元	朝代	年号	干支	学术纪事	备注
411		七年	辛亥	春，大疫	《宋书》卷三十四《五行志》
419	恭帝司马德文	元熙元年		晋时医籍著录于史志者，医家类四十种，医方类十一家，医方三十五部，凡三百七十三卷	秦荣光《补晋书艺文志》卷三，吴士鉴《补晋书经籍志》卷三，黄逢元《补晋书艺文志》卷四
420	南北朝（宋）武帝刘裕	永初元年	庚申	胡洽居士著《百病方》，其中载有用水银制剂作利尿药	《肘后备急方》卷四引《水银丸方》
				刘裕著《杂戎狄方》	《隋书经籍志考证》卷三十七
				早期的金针拨白内障技术用于临床	
				释慧义著《寒食解杂方》	《隋书经籍志考证》卷三十七
423	少帝刘义符	景平元年	癸亥	魏，士众大疫，死者十有二三	《北史·魏本纪》卷一
424	文帝刘义隆	元嘉元年	甲子	徐叔响著《针灸要钞》	《隋书经籍志考证》卷三十七
427		四年	丁卯	五月，京都疾疫	《宋书》卷五、《文帝及》卷三十四《五行志》
432		九年	壬申	羊欣卒。生前著《中散杂汤丸散酒方》《中散药方》	《宋书》卷六十二《本传》，《隋书》卷三十四《经籍志》
443		二十年	癸未	秦承祖奏置医学博士，并在其前后著《药方》《本草》《脉经》等。王微卒，生前著《服食方》	《隋书》卷三十四《经籍志》，丹波元简《医剩》卷上
					《宋书》卷六十二《本传》
445		二十二年	乙酉	范晔卒。生前著《上香方》《杂香膏方》	《隋书经籍志考证》卷三十七
445		二十二年		陈延之著《小品方》，约成书于445~473年（元徽元年）	汤万春《陈延之与小品方》（《江苏中医》.1956，10：33）
447		二十四年	丁亥	六月，京巴疫疠	《宋书》卷五《文帝纪》
450		二十七年	庚寅	程天祚著《针经灸经》	《隋书经籍志考证》卷三十七
				魏，崔浩卒。生前著有《食经》	同上
451		二十八年	辛卯	都下疾疫	《南史》卷二《宋文帝本纪》
453		三十年	癸巳	省医学博士	《隋书经籍志考证》卷三十七
456	孝武帝刘骏	孝建三年	丙申	陶弘景生	《南史》卷七十六《本传》
457		大明元年	丁酉	四月，京邑疾疫	《宋书》卷六《武帝纪》、卷三十四《五行志》
465	明帝刘彧	泰始元年		宋齐之间，有释门深师、支法存所用诸脚弱方，凡八十余条	《备急千金要方》卷七
				刘彧著《香方》	《隋书》卷三十四《经籍志》
				陈延之撰《小品方》，约成书于此时	

公元	朝代	年号	干支	学术纪事	备注
477	顺帝刘準	升明元年	丁巳	徐文伯著《疗妇人瘕》	《魏书》卷九十一《本传》
				北魏李修撰《药方》	
478		二年	戊午	此时医籍著录于史志者,医方家十九种	聂崇岐《补宋书艺文志》
479	（齐）高帝萧道成	建元元年	己未	全元起注《黄帝素问》	《医籍考》卷三《医经》
				徐玉著《小儿方》	《备急千金要方》卷五
				褚澄著《杂药方》《褚氏遗书》	《南齐书》卷二十三《本传》,《旧唐书》卷四十七《经籍志》
				刘休著《食方》	《隋书经籍志考证》卷三十七
				德贞常著《产经》,约成书于479～501年（永元三年）	
				徐嗣伯著《徐嗣伯方》	
483	武帝萧赜	永明元年	癸亥	褚澄卒	《南齐书》卷二十三《本传》
487		五年	丁卯	魏,代地牛疫	《资治通鉴》卷一百三十六《齐纪》
491		九年	辛未	吴兴大水,其贫病不能立者,有人立廨收养,给衣给药。为我国私立慈善医院之最早形式	《南史》卷四十四《齐武帝诸子列传》
495	明帝萧鸾	建武二年	乙亥	北魏李思祖著《药方》	《隋书经籍志考证》卷三十七
				剡县有小儿与母俱得赤斑病——天花最初名称	《南齐书》卷五十五《杜栖传》
499	东昏侯萧宝卷	永元元年	己卯	刘涓子著《刘涓子鬼遗方》论述金创、痈疽、疮疖等化脓性感染之诊断和治疗原则,是现存较早外科专著	原书龚庆宣《序》
500		二年	庚辰	陶弘景著《补阙肘后百一方》《疗目方》	《隋书经籍志考证》卷二十九
				李密著《药录》	《隋书经籍志考证》卷三十七
				日本人得葛洪《肘后备急方》一部分,经修补后,名《肘后白一方》,为中国医籍输入日本之始	汪企张《中国东渐论略》（《新中医药》.1957,2:6）
502	和帝萧宝融	中兴二年	壬午	陶弘景撰《神农本草经集注》	周尧《中国早期昆虫研究史》
				此时医籍著录于史志者四部,计四十一卷	陈述《补南齐书艺文志》卷二
502	（梁）武帝萧衍	四月改天监元		中天竺奉表献琉璃唾壶	《梁书》卷五十四《天竺国传》
				萧衍著《所服杂药方》	《隋书经籍志考证》卷三十七
				徐奘著《要方》	《隋书经籍志考证》卷三十七

续表

公元	朝代	年号	干支	学术纪事	备注
504		三年	甲申	徐謇卒,生前善医药	《魏书》卷九十一《本传》
505		四年	乙酉	宕昌国来献甘草、当归	《南史》卷七十九《西戎传》
				徐之才生	宋大仁《南北朝时代的江苏名医徐之才》(《江苏中医》.1958:5)
506		五年	丙戌	邓至国遣使献黄芪四百斤	《南史》卷七十九《西戎传》
				诏令埋葬露尸	《魏书》卷八《世宗宣武帝纪》
510		九年	庚寅	魏,四月,平阳郡之禽昌、襄陵二县大疫,死者二千七百三十六人	《魏书》卷八《世宗宣武帝纪》
				魏,诏敕太常,别立一馆。使京畿内外疾病之徒,咸令居处,严敕医署,分师疗治	《魏书》卷八《世宗宣武帝纪》
				魏,以经方浩博,卒难穷究,诏王显撰《药方》三十五卷,颁布天下	《魏书》卷九十一《艺术王显传》
512		十一年	壬辰	姚法卫著《集验方》,所载人体寄生扁形动物之尾数病例,为世界上最早记录	萧熙《中国姜片虫的文献溯源》
				魏,肆州地震陷裂,死伤甚多,遣太医、折伤医,并颁所需药,就治之	《魏书》卷八《世宗武帝纪》
514		十三年	甲午	针灸传至朝鲜	李元吉《中国针灸学源流纪略》(《中华医史》.1955,4:268)
516		十五年	丙申	王世荣著《单方》	《隋书经籍志考证》卷三十七
518		十七年	戊戌	波斯国始通中国,其国产药材甚多,如薰陆、郁金、苏木、青木、胡椒、荜芨、石蜜、千年枣、香附子、诃梨勒、无食子、雄黄等	《魏书》卷一百二《西域传》
				干陁利国献金芙蓉、杂香药等	《南史》卷七十八《西南夷传》
520		普通元年	庚子	印度僧达摩来广州,以后往嵩山少林寺。相传其所传之按摩术,名为一指禅	《释氏稽古录》卷三
				小儿瘛病,由陶弘景记述症状后,成为独立之症	王肯堂《幼科准绳》集之二《瘛类》引《陶氏别录》
522		三年	壬寅	婆利国王频伽复遣使珠智献杂香药等数十种	《南史》卷七十八《西南夷传》
529		中大通元年	己酉	六月,都下疫甚	《南史》卷七《梁本纪》
530		二年	庚戌	丹丹国献杂香药等	《南史》卷七十八《西南夷传》

公元	朝代	年号	干支	学术纪事	备注
532		四年	壬子	槃槃国献沉檀等香数十种	《南史》卷七十八《西南夷传》
534		六年	甲寅	徐之才著《徐氏家传秘方》。另有《药对》《逐月养胎方》	《隋书经籍志考证》卷三十七
536	（梁）武帝	大同二年	丙辰	（梁）陶弘景著《养性延命录》陶弘景卒	严可均《全梁文》卷二十二，邵陵王纶《隐居贞白先生陶君碑》
538	（梁）武帝	四年		智𫖮著《修习止观坐禅要法》，又称《童蒙止观》，约成书于538～597年（隋开皇十七年）	
547		太清元年	丁卯	旱疫，扬、徐、兖、豫尤甚	《南北史补志》卷九《五行志》
548		二年	戊辰	仍旱疫	同上
550	（梁）简文帝萧纲	大宝元年	庚午	谢士泰著《删繁方》，约成书于550～557年（陈太建九年）灸治术传入日本	宋大仁《针灸的发展和在世界各国研究的现状》（《中华医史》.1954，1：11）
552	元帝萧绎	承圣元年	壬申	以《针经》赠日本钦明天皇	藤井尚久《医学文化年表》
558	（陈）武帝陈霸先	永定元年	戊寅	北周，攘那拔陀罗同阇那耶舍译《五明论》，其中有印度医学之一部分	耿鉴庭《中外医药交流的一些史实》（《中医杂志》.1958，3：211）
562	文帝陈蒨	天嘉三年	壬午	吴人知聪携药书《明堂图》等一百六十卷至日本	《医学文化年表》
566	文帝	天康元年	丙戌	姚最著《本草音义》	《隋书经籍志考证》卷三十七
571	宣帝陈顼	太建三年	辛卯	北周，冬，牛疫死者十有六七	《周书》卷五《武帝纪》
572		四年	壬辰	北齐，崔赡卒，生前患天花，而致麻面	《北齐书》卷二十三，《北史》卷二十四《本传》
				徐之才卒。生前著有《雷公药对》等书	《太师侍中特进骠骑大将徐君墓志铭》
575		七年	乙未	龙门师道兴造象方，反映当时民间验方之传播	《金石萃编》卷三十五《北齐》
580	宣帝	十二年	庚子	北周，姚僧垣著《集验方》	《周书》卷四十七《本传》
				此时医籍著录于史志者医方六部，四十一卷	郭霭春《补周书艺术志稿》卷二
581		七年	辛丑	孙思邈生	《健康报》.1982-12-30

隋、唐、五代

公元	朝代	年号	干支	学术纪事	备注
581	隋 文帝杨坚	开皇元年	辛丑	太医署属太常寺。孙思邈生	《隋书》卷二十八《百官志》

续表

公元	朝代	年号	干支	学术纪事	备注
583		三年	癸卯	姚僧垣卒	《北史》卷七十八《本传》
586		六年	丙午	出现蛟龙病，病发似癫痫	《备急千金要方》卷十一
589	文帝	开皇九年	己酉	刘祐著《产乳书》	冈西为人《宋以前医籍考》女科七
				那连提黎耶舍卒。生前曾设疠人坊，收容男女之患麻风者	释道宣《续高僧传》卷二
592		十二年	壬子	长安疾疫	《南史》卷六十二《徐孝克传》
600		二十年	庚申	对于蠼螋疮（相当于现在的肋间神经炎带状疱疹之病），已有认识	《诸病源候论》卷五十《蠼螋毒绕腰痛候》
601		仁寿元年	辛酉	当时医方，对于浮肿病，均有忌盐记载	李涛、刘思职《生物学的发展》（《中华医史杂志》.1953,3:151）
605	炀帝杨广	大业元年	乙丑	《龙树眼论》于此时撰写	《经籍访古志》卷八
				刘方在林邑，士卒脚肿，死亡者十有四五	《隋书》卷五十三《本传》
607		三年	丁卯	日本小野妹子来朝。中国医药学由此渐传入日本	《医学文化年表》
608		四年	戊辰	日本医师惠日、福因来中国学医	《医学文化年表》
609		五年	己巳	《淮南玉食经》并《目》165 卷约成于此时	《隋书经籍志考证》卷三十七
				吐谷浑一带地多瘴气，樊子盖献青木香，以御雾露之邪	《北史》卷七十六《樊子盖传》
610		六年	庚午	巢元方著《诸病源候论》为我国第一部病因书，详述数以百计的疾病病因和证候，该书记有肠吻合术、大网膜结扎切除术、血管结扎术等外科手术方法和步骤	《直斋书录解题》卷三十
612		八年	壬申	大旱疫，人多死，山东尤甚	《北史》卷十二《隋本纪》
615		十一年	乙亥	崔知悌生	陈梦赉《崔知悌对祖国医学的贡献》（《人民保健》. 1959, 3：295）
617		十三年	丁丑	萧吉著《五行大义》。新撰《玉房秘诀》《四海类聚方》《四海类聚单要方》	《隋书经籍志考证》卷三十七
				此时医籍著录于史志者医方二百五十六部，合四千五百一十卷；医书五种	《隋书》卷三十四《经籍志》，张鹏一《隋书经籍志补》卷二
				洛阳有传尸病	《太平广记》卷四百七十四
618	唐 高祖李渊	武德元年	戊寅	孙思邈著《明堂经图》	《千金翼方》卷二十六
				置尚药局。太医署，其属有四，曰：医师、针师、按摩师、咒禁师。凡课药之州，置采药师	《新唐书》卷四十七、四十八《百官志》
				佛教至唐始盛，印度眼科医学随之传入	《医学史纲》
				关中多骨蒸病，得之多死	《唐会要》卷八十二《医术》

公元	朝代	年号	干支	学术纪事	备注
				甄权《明堂图》传遍华裔	《唐会要》卷八十二《医术》
				中国医学教育在前代基础上逐步发展完善。唐太医署，分医学为四科，各设博士、助教以教授医学。其教材、学制、考核均较先进，是中国历史上较早的医科大学，师生三百四十余人	
621		四年	辛巳	孟诜生	《旧唐书》卷一百九《本传》
623		六年	癸未	日本僧，惠齐、惠光来中国留学，而久留中国之惠日、福因等回国	《中国东渐论略》（《新中医药》.1957，2：7）
626		九年	丙戌	杨玄操撰《黄帝八十一难经注》	《医籍考》卷七《医经》
				置医博士一人，助教二人	《唐六典》卷十四《太医署》
627	太宗李世民	贞观元年	丁亥	甄权著《明堂人形图》，约成书于627～649年（贞观二十三年）	
				置司医、医佐，掌分疗众疾	《唐书》卷四十七《百官志》
				减置医博士之助教一人。又置医师，医工佐之，掌教医生——《本草》《甲乙》《脉经》	《唐六典》卷十四《太医署》
				减置按摩博士一人。又置按摩师，按摩工佐之，教按摩生以消息导引之法，除人八疾	《唐六典》卷十四《太医署》
				伽毗国献郁金香	《本草纲目》卷十四
627	太宗	贞观元年		甄立言卒。生前著《本草药性》《古今录验方》《本草音义》	
629		三年	乙丑	设诸州治医学	《唐会要》卷八十二《医术》
				中国广泛设立地方医学校教授医学	
636		十年	丙申	关内，河东大疫	《唐书》卷三十六《五行志》
641		十五年	辛丑	三月，泽州疫	《唐书》卷三十六《五行志》
				文成公主出嫁吐蕃，所带中医书，由哈祥马哈德娃和德日马郭吉二人译为藏文，开始了藏汉医学频繁交流	《唐书》卷二十六《吐蕃传》，青海省中医药研究所《整理研究医史和藏医治疗学》（《光明日报》.1961-7-21）
642		十六年	壬寅	夏，谷、泾、徐、戴、虢五州疫	《唐书》卷三十六《五行志》
				达摩乌长国（在天竺北）遣使献龙脑香	《全唐文》卷九百九十九
				澜宾国遣使献食蛇鼠	《旧唐书》卷一百九十八《澜宾传》，《本草纲目》卷五十一
				宇文士及卒。生前著《妆台方》	《旧唐书》卷六十三《本传》，《宋史》卷二百七《艺文》
643		十七年	癸卯	甄权卒。生前著《脉经》《针方》《古今录验方》	《唐书》卷二百零四《本传》

公元	朝代	年号	干支	学术纪事	备注
				夏，泽、濠、庐三州疫	《唐书》卷三十六《五行志》
				诏三路舶司，番商贩到龙脑、沉香、丁香、白豆蔻四色，并抽解一分	《天下郡国利病书》卷一百二
644		十八年	甲辰	庐、濠、巴、普、郴五州疫	《唐书》卷三十六《五行志》
				韦慈藏生（？）	宋大仁《韦慈藏传略》（《医学史与保健组织》.1958，2：143）
645		十九年	乙巳	僧玄奘由天竺回长安，对于中印医药文化交流产生影响	《旧唐书》卷一百九十一《本传》
648		二十二年	戊申	卿州大疫	《唐书》卷三十六《五行志》
				使方士那罗迩婆寐于金飙门造延年之药	《唐会要》卷八十二《医术》
650	高宗李治	永徽元年	庚戌	7世纪以来，主以海藻、昆布、海带、海蛤等，制成丸散，治疗瘿肿	《外台秘要》二十三，《备急千金要方》卷二十四
652	高宗	三年	壬子	孙思邈著《备急千金要方》《（真本）千金方》，是中国较早的临床百科全书。记载用羊肝、猪肝煮汁治夜盲症，用龟甲治佝偻病，用谷皮、赤小豆等煎汤防治脚气病等。其中所述下颌脱臼手法复位、导尿术、食管异物剔除术均较科学。并绘制彩色经络穴位挂图。运用接种血清、脓汁治疗疖病等	
				山西绛州僧，死后解剖有扁体肉鳞之患虫	《肘后备急方》卷六
653		四年	癸丑	唐律于医药，有合和御药，误不如本方，及封题误，造畜蛊毒以毒药药人，医违方诈疗病，医合药不如方，妇人怀孕犯死罪，拷决孕妇等刑法	《唐律疏义》卷九、十八、二十五、二十六、三十
				禁道士、女冠、僧、尼等为人疗疾	《唐会要》卷五十《杂记》
				天花从西东流，遍于海中	《肘后备急方》卷二
655		六年	乙卯	三月，楚州大疫	《唐书》卷三十六《五行志》
656		显庆元年	丙辰	高僧那提三藏往昆仑（暹罗）诸国，采取异药（其国产木香、益智子等）未至而返	《续高僧传》二集卷五
657		二年	丁巳	许敬宗、吕才、李淳风、孔志约并诸名医等二十人，与苏敬重订《本草》	《唐会要》卷八十二《医术》
658		三年	戊午	诏征孙思邈至	《唐会要》卷八十二《医术》
659		四年	己未	唐高宗李治接受苏敬等建议，命令各地将所产之地道药材并绘图送京，由苏敬等24人，据之前代本草著作进行修订。苏敬、李勣编《新修本草》，由政府颁行全国，是中国第一部药典，《图经目录》成书	《唐书》卷五十九《艺文志》
				能用汞锡银合金，作为齿科之填充剂	《重修政和经史证类备用本草》卷四

续表

公元	朝代	年号	干支	学术纪事	备注
662		龙朔二年	壬戌	改尚药局为奉医局。咸亨中，复改如初	《唐书》卷四十七《百官志》，《通志》卷五十四《职官略》
666		乾封元年		杨上善著《黄帝内经太素》，约成书于666～668年（总章元年）。许仁则著《许仁则方》	
667		二年	丁卯	拂菻国遣使献底也迦——为含阿片之制剂	《旧唐书》卷一百九十八《拂菻传》
668		总章元年	戊辰	杨上善著《黄帝内经明堂类成》	萧延平《黄帝内经太素·例言》
669		二年	己巳	李勣卒。生前著《脉经》	《唐书》卷九十三《本传》，《崇文总目辑释》卷三《医书类》
				《新修本草》东传日本，约在699～677年	何爱华《新修本草》东传日本考（《中华医史杂志》.1982，1：55）
675		上元二年	乙亥	王勃卒。生前著《医语纂要》《八十一难经序文》	《旧唐书》卷一百九十《文苑传》
680		永隆元年	庚辰	《千金翼方》约在此时成书	《通义堂文集》卷十一《千金方考》
682		永淳元年	壬午	苏游著《玄感传尸方》	
				孙思邈卒。《千金翼方》书成	《旧唐书》卷一百九十一，《唐书》卷一百九十六《本传》
				冬，大疫，两京死者，相枕于路	《唐书》卷三十六《五行志》
683		弘道元年	癸未	秦鸣鹤治风眩疾、头目不能见物，刺百会、脑户两穴而愈	《太平广记》卷二百十八引《谭宾录》
684	中宗李显	嗣圣元年	甲申	李谏议论消渴病，小便至甜	《外台秘要》卷十一
685	周武曌	垂拱元年	乙酉	崔知悌卒。生前著《纂要方》《骨蒸病灸方》《产图》。曾提出骨蒸（肺结核）与瘰疬（颈淋巴结核）同源	《旧唐书》卷四十七《经籍志》，《崔知悌对祖国医学的贡献》（《人民保健》.1959，3：294）
688		四年	戊子	鉴真和尚生	宋大仁《中国伟大医药学家画像》
690		天授元年	庚寅	张文仲等编《疗风气诸方》。张文仲著《随身备急方》。数十年间，诸医咸推张文仲、李虔纵、韦慈藏为首	《旧唐书》卷一百九十一《张文仲传》
				王方庆著《新本草》	《唐书》卷五十九《艺文志》
691		二年	辛卯	杨氏阙名著《太仆医方》	《唐书》卷五十九《艺文志》
693		长寿二年	癸巳	中国医学教育制度传入朝鲜，朝鲜置针博士，教授中国医学	《中国针灸学源流纪略》（《中华医史杂志》.1955，4：268）
				太常工人安金藏引刀剖腹，医纳五脏，以桑皮线缝之	《资治通鉴》卷二百零五

续表

公元	朝代	年号	干支	学术纪事	备注
700		久视元年		张文仲著《张文仲方》	
701		长安元年	辛丑	孟诜著《食疗本草》，约成书于701～704年（长安四年）	
				8世纪上叶，曾使用水蛭疗法	《重修政和经史证类备用本草》卷二十二
				日本颁布大宝律令，引进中国医学教材和教育制度，设医师、医博士、医生、针师、针博士等进行医学教育。开元年间（713～741年），陈藏器著《本草拾遗》创"十剂"（方剂）分类法。并载"罂粟"入药。据传此时已有人痘接种术之发明	
705	中宗	神龙元年		《近效方》问世，约成书于705～713年（玄宗先天元年）	
708	中宗	景龙二年		宇陀·宁玛元丹贡布著《四部医典》，约成书于708～833年（文宗大和七年）	
713	玄宗李隆基	开元元年	癸丑	改医药博士为医学博士，诸州置助教，李隆基著《本草》《百一集验方》	《唐书》卷三十六《五行志》
				饮茶成风，自邹齐、沧、棣、渐至京邑城市，多开店铺，煎茶卖之	《封氏闻见记》卷六
				孟诜著、张鼎增补《食疗本草》，约成书于713～741年（开元二十九年）	《旧唐书》卷一百九十八《澜宾传》
719		七年	己未	澜宾国遣使进《天文经》一夹、《秘要方》并番药等物	《旧唐书》卷一百九十八《澜宾传》
720		八年	庚申	箇失蜜国献胡药	《唐书》卷二百二十二《箇失蜜传》
723		十一年	癸亥	诸州各置医学博士一员，每州《本草》及《百一集验方》与经史同贮	同上
				九月，御撰《广济方》颁行天下	
724		十二年	甲子	吐火罗国（古之大夏）遣使献胡药干陁婆罗等三百余品	《册府元龟》卷九百七十一
				大食来献龙脑香	《册府元龟》卷九百七十一
729		十七年	己巳	北天竺国三藏沙门僧密多献质汗等药	《册府元龟》卷九百七十一
				吐火罗国使僧难陀须那伽帝释陵等药	《册府元龟》卷九百七十一
730		十八年	庚午	波斯进香药、犀牛等	《册府元龟》卷九百七十一
731		十九年	辛未	日本仁和寺所藏圣武天皇天治三年抄本《新修本草》，是为该书最古抄本	何爱华《新修本草》东传日本考（《中华医史杂志》.1982，1：54）
				长安、洛阳及其他各州，开始在庙宇设立病坊	任应秋《通俗中国医学史话》
733		二十一年	癸酉	征张果。张果著有《伤寒论》	黄彭年《畿辅通志》卷一百三十五《艺文略》
734		二十二年	甲戌	禁京城乞丐，由病坊收管	《唐会要》卷四十九《病坊》

续表

公元	朝代	年号	干支	学术纪事	备注
737		二十五年	丁丑	四月，东天竺国三藏大德僧达摩战来献胡药、卑斯比支等，及新呪法，占星记梵本诸方	《唐会要》卷八十二《医术》
739		二十七年	己卯	陈藏器著《本草拾遗》，其中始有罂粟记载	《重修政和经史证类备用本草·序例》上，《本草纲目》卷二十三
				二月，敕十万户以上州，置医生二十人，十万户以下置十二人，各于当界巡疗	《唐会要》卷八十二《医术》
741		二十九年	辛巳	韦慈藏卒	《韦慈藏传略》（《医学史与保健组织》.1958，2：143）
742		天宝元年	壬午	颁行《天宝单行方药图》。谢道人《天竺经眼论》作于其年前	《重修政和经史证类备用本草·序例》引《本草图经·序》
				杨损之著《删繁本草》	《重修政和经史证类备用本草·序例》上
				徒都子著《膜外气方》	《普济方》卷一百九十三《膜外气附论》
				海内温汤甚众，如新丰、蓝田、岐州、同州、河南、汝州、兖州、邢州等处皆有，并能愈疾	《封氏闻见记》卷七
746		五载	丙戌	令郡县长吏选《广济方》录于大板上，就村坊要路榜示	《唐会要》卷八十二《医术》
				瀰宾遣使献红盐、黑盐、白戎盐、千金藤等物	《册府元龟》卷九百七十一
				陁拔萨㵴国在（在里海南岸）遣使献千年枣	《册府元龟》卷九百七十一
				魏郡市邸，有胡（阿拉伯人）商市药	《太平广记》卷二十八
748		七载	戊子	鉴真和尚于岭南韶州，尝受胡医治疗眼疾	周济《我国传来印度眼科术之史的考察》（《中华医学杂志》.1936，22：11）
749		八载	己丑	吴兢卒，生前著《五藏论应象》	《唐书》卷五十九《艺文志》，卷一百二十二《本传》
750		九载	庚寅	三月，狮子国献象牙、真珠	《册府元龟》卷九百七十一
752		十一载	壬辰	王焘著《外台秘要》，集唐以前医学之大成。记有金针拨内障法及白帛浸全日尿各书记曰以观察黄疸疗效的技术等	原书《自序》
				对于风湿病关节炎，有醋煮葱白热敷法	朱颜《祖国医学关于风湿病的史料》（《医学史与保健组织》.1957，3：197）
				鉴真赴日本讲授医学	《医学文化年表》
753				藏医文献《据悉》（《四部医典》）约成书于此时	
754				中国鉴真和尚抵达日本，传授中国科学文化及医学	

续表

公元	朝代	年号	干支	学术纪事	备注
756	肃宗李亨	至德元载	丙申	白岑著《发背方》	《太平广记》卷二百十九
				马和在《平龙认》书中，曾有氧气之记载	《谁最早发现氧气》（《天津晚报》.1961-9-16）
757		二载	丁酉	《太素》约在此时传至日本	何爱华《太素东传日本考》（《中华医史杂志》.1982，3：175）
758		乾元元年	戊戌	郑虔著《胡本草》	《唐书》卷五十九《艺文志》，《杜少陵集详注》卷十六《故著作郎贬台州司户荥阳郑公虔》
				二月，制自今以后，有以医术入仕者，同明法例处分	《唐会要》卷八十二《医术》
760		上元元年	庚子	正月，王淑奏请自今以后，试医生以医经方术策十道，本草放脉经各二道，素问十道，伤寒论二道，诸杂经方义二道，通七以上留，以下方	《唐会要》卷八十二《医术》
762	代宗李豫	宝应元年	壬寅	王冰注《黄帝内经素问注》	原书《自序》
				江东大疫，死者过半，城郭邑居为之空虚	《唐书》卷三十六《五行志》，陈鸿墀《全唐文纪事》卷五十二《感遇》
763		广德元年	癸卯	鉴真和尚卒于日本	《医学文化年表》
766		大历元年	丙午	有乡葬，安置死人	《中国预防医学思想史》
769		四年	己酉	李含光卒。生前著《本草音义》	《唐书》卷五十九《五行志》
785	德宗李适	贞元元年	乙丑	许咏著《六十四问》	《唐书》卷五十九《五行志》
786		二年	丙寅	邓思齐献威灵仙草，随编附本草	《唐会要》卷八十二《医术》
790		六年	庚午	夏，淮南、浙西、福建道疫	《唐书》卷三十六《五行志》
791		七年	辛未	黑衣大食遣使来朝，献大食所产药材，如无名异、阿芙蓉、乳香、骐驎竭、苏合香、阿魏等	《册府元龟》卷九百七十二
794		十年	甲戌	崔杭之女，患心痛欲绝，后吐一物，状如蛤蟆——虫疾	许叔微《普济本事方》卷七《杂病》
795	德宗	十一年	乙亥	陆贽著《集验方》	《旧唐书》卷一百三十九《本传》
796		十二年	丙子	二月，《贞元广利方》颁布于州府	《唐会要》卷八十二《医术》
805	顺宗李诵	永贞元年	乙酉	贾耽著《备急单方》	《唐书》卷一百六十六《本传》
				日本医生菅原清，从唐留学回国	《医学文化年表》
806	宪宗李纯	元和元年	丙戌	夏，浙东大疫，死者过半	《唐书》卷三十六《五行志》
				杨归厚《产乳集验方》	《唐书》卷五十九《艺文志》
				薛景晦著《古今集验集》	《唐书》卷五十九《艺文志》
				梅彪著《石药尔雅》	朱彝尊《曝书亭集》卷四十二《石药尔雅跋》

公元	朝代	年号	干支	学术纪事	备注
812		七年	壬辰	诃陵国（爪哇）舶主献补骨脂丸于郑絪	《普济本事方》卷七，《大观本草》卷九
813		八年		李翱著《何首乌录》	
817		十二年	丁酉	二月，柳宗元患脚气，荥阳郑洵美传杉木汤，服之愈	《普济本事方》卷七
818		十三年		刘禹锡著《传信方》	
820		十五年	庚子	眼科能装火眼，以珠代之	尤袤《全唐诗话》卷四《崔暇》
827	文宗李昂	大和元年	丁未	薛弘庆著《兵部手集方》	《唐书》卷五十九《艺文志》
				于所在郡邑，标建碑牌，明录徐氏《大和济要方》，以济众要	庞安时《伤寒总病论》卷六，苏子瞻端明《辨伤寒论书》
830		四年	庚戌	崔元亮著《海上集验方》	《唐书》卷五十九《艺文志》、卷一百六十四《本传》
832		六年	壬子	春，自剑南至浙西大疫	《唐书》卷八《文宗纪》、卷三十六《五行志》
835		九年	乙卯	郑注著《药方》	《唐书》卷五十九《艺文志》
840		开成五年	庚申	夏，福、建、台、明四州疫。河北、河南、淮南、浙东蝗疫	《唐书》卷三十六《艺文志》、卷八《武宗纪》
841	武宗李炎	会昌元年	辛酉	蔺道人著《仙授理伤续断秘方》，科学地论述了肩关节、髋关节脱白手法复位，四肢及脊柱骨折的手法，手术复位，及夹板固定的方法和步骤，记载骨折脱白之治疗常规	原书《医治补接次第》
				记载芒硝（硫酸钠晶体）再结晶的精致工艺	《唐书》卷一百六十八《本传》，卷五十九《艺文志》
844		四年	甲子	我国肉桂输出波斯及阿拉伯	《中西交通史料汇编》第四册《古代中国与伊朗之交通》
845		五年	乙丑	销毁庙宇，悲田养病坊因僧人还俗，无人主持，一度影响工作	《旧唐书》卷十八《武宗纪》
846		六年	丙寅	两京养病坊，给寺田十顷，诸州七顷，主以耆寿	《唐书》卷五十二《食货志》
847	宣宗李忱	大中元年	丁卯	847～856年（大中十年），司空舆著《发焰录》；847～859年（大中十三年），杜光庭著《玉函经》；昝殷著《食医心鉴》	《唐书》卷五十九《艺文志》
				昝殷集产乳备验方三百七十八首，命曰《产宝》	《郘园读书志》卷六《子部》
848		二年		原题梁丘子注《黄庭内景玉经注》《黄庭外景玉注》。胡愔著《黄庭内经五脏六腑补泻图并序》	
852		六年		昝殷编《经效产宝》，约成书于852～856年（大中十年）	

公元	朝代	年号	干支	学术纪事	备注
855		九年		旧题唐雁门公著《雁门公妙解录》	
860	懿宗李漼	咸通元年	庚辰	韦宙著《集验独行方》	《唐书》卷一百九十七附《韦月传》、卷五十九《文艺志》
				青萝子著《道光通元秘要术》	《唐书》卷五十九《艺文志》
869		十年	己丑	宣、歙、两浙疫	《唐书》卷三十六《五行志》
879	僖宗李儇	乾符六年	己亥	在外科手术方面,发明用乳香酒麻醉病人	《太平广记》卷二百九十引《玉堂闲话》
885		光启元年	乙巳	我国药材出口者,为芦荟、樟脑、肉桂、生姜等	《中西交通史料汇编》第三册《古代中国与阿拉伯之交通》
891	昭宗李晔	大顺二年	辛亥	春,淮南疫,死者十有三四	《唐书》卷三十六《五行志》
894	昭宗	乾宁元年	甲寅	雷敩著《雷公炮炙论》	张炳鑫、朱晟《中药炮炙经验介绍》
906	哀帝李柷	天祐三年	丙寅	旧唐志著录医籍为医术本草二十五家,养生十六家,病源单方二家,食经十家,杂经方五十八家,类聚方一家,凡三千七百八十九卷	《旧唐书》卷四十七《经籍志》,《唐书》卷五十九《艺文志》
				新唐志著录医籍为明堂经脉类十六家,三十五部,二百三十一卷;医术类六十四家,一百二十部,四千零四十六卷	
907	五代十国（后梁）大祖朱晃	开平元年	丁卯	不著撰者《颅囟经》	
				医家少用汤药,盛行煮散	《伤寒总病论》卷六苏子瞻端明《辨伤寒论书》
908	吴越钱镠	天宝元年		日华子著《日华子诸家本草》,约成书于908～923年（龙德三年）	尚志钧《日华子本草年代的探讨》（《中华医史杂志》.1982,2:116）
912		乾化二年	壬申	凡有疫之处,委长吏验寻医方,于要路晓示	《旧五代史》卷七《梁太祖纪》
919	末帝朱瑱	贞明五年	己卯	中国籍波斯人署·李珣著《海药本草》	冯汉镛《海药本草作者李珣考》（《医学史与保健组织》.1957,2:122）
926	（后唐）庄宗李存勗	同光四年		后唐,侯宁著《药谱》,约成书于926～929年（天成四年）	
927	（后唐）明宗李亶	天成二年	丁亥	辽直鲁古著《脉诀针灸书》	黄任恒《补辽史艺文志》
930		长兴元年	庚寅	陈元集平生所验方七十件,修合药法百件号曰《要术》,刊石置太原府之左	顾櫰三《补五代史艺文志》
934	（后唐）末帝李从珂	清泰元年	甲午	蜀罗普宣著《广正集灵宝方》约成书于934～965年（宋乾德三年）	《通志》卷六十九《艺文略·医方类》
				蜀韩保升等删订《新修本草》与《图经》,并加注释,世称《蜀本草》	《重修政和经史证类备用本草·序例》上

续表

公元	朝代	年号	干支	学术纪事	备注
935		二年	乙未	诸州府置医博士	《旧五代史》卷四十七《后唐末帝纪》
				萧渊序《褚氏遗书》	原书萧序
936	（后周）高祖石敬瑭	天福元年	丙申	和凝著《凝狱集》，为法医学之始	《四库全书总目提要》卷一百一《法家类》
937		二年		此时能以刀针，割治瘿瘤	《太平广记》卷二百二十
				陈士良著《食性本草》	《重修政和经史证类备用本草·序例》上
				南唐，王颜著《续传信方》	《通志》卷六十九《艺文略·医方类》
				南唐，华宗寿著《升元广济方》	同上
947		十二年	丁未	契丹主患热病，以冰罨贴胸腹四肢，为我国冰罨疗法之始	《资治通鉴》卷二百八十六
951	（后周）太祖 郭威	广顺元年	辛亥	服药治病，有鼻饮之法。临床已使用鼻饲给药	《太平广记》卷二百二十引《玉堂闲话》
953		三年	癸丑	疾疫，死者甚众	《旧五代史》卷一百四十一《五行志》
954	（后晋）世宗柴荣	显德元年	甲寅	刘翰著《经用方书》《论候》	光绪十年《畿辅通志》卷一百三十五《艺文略》
958		五年	戊午	占城国贡蔷薇露。我国由此学会蒸制药露方法	范行准《明季西洋传入之医学》卷九
				双翼随封册使到朝鲜，建议高丽王朝仿照中国考试制度，考试内容有医科目	王吉民《祖国医药文化流传海外考》（《医学史与保健组织》.1957，1：9）
959		六年	己未	不著撰者著《急救仙方》，此时医籍著录于史志者七种	顾櫰三《补五代史艺文志》
				始以植毛牙刷，清洁牙齿	周应岐《辽代植毛牙刷考》（《中华口腔科》杂志.1956，3：159）

两宋、金元

公元	朝代	年号	干支	学术纪事	备注
961	（北宋）太祖赵匡胤	建隆二年	辛酉	占城国贡犀角、象牙、龙脑、香药	《宋史》卷四百八十九《占城国传》
962		三年	壬戌	占城国贡象牙二十二株，乳香千斤	《宋史》卷四百八十九《占城国传》
963		乾德元年	癸亥	严禁唐、邓民家弃去病者之俗	《续资治通鉴》卷三
965		三年	乙丑	《太素脉法》始传于世	《医籍考》卷十二《诊法》

公元	朝代	年号	干支	学术纪事	备注
968		开宝元年	戊辰	高继冲编录《伤寒论》，但缺乏考证	高保衡、林亿《伤寒论·序》
970		三年	庚午	波斯阿布曼肃尔著《药物学大纲》，记载中国黄连可治百病，尤能治眼病。并谓大黄，中国产者用最广	《中国交通史料汇编》第四册《古代中国与伊朗之交通》
971		四年	辛未	置市舶司于广、杭、明州，凡大食、古逻、阇婆、占城、勃泥、麻逸、三佛齐诸蕃，并通货易。以金银、瓷器等物，市香药、犀象、珊瑚、琥珀、苏木等	《宋史》卷一百八十六《食货志》
973		六年	癸酉	刘翰、马志、翟煦、张素、王从蕴、吴复珪、王光佑、陈昭遇、安自良等九人，详定《开宝本草》	《重修政和经史证类备用本草·序例》上
974		七年	甲戌	李昉、王祐、扈蒙等著《开宝重定本草》	《重修政和经史证类备用本草·序例》上
975		八年	乙亥	诏以岭表之俗，疾不呼医，自此始知方药。商人赍生药度岭者勿算	《续资治通鉴》卷八
976	太宗赵炅	太平兴国元年	丙子	于京师置香药易院，增香之植，听商人市之	《宋会要辑稿》一百四十七册《食货》五十五之二十二
				诏诸藩国香药珍宝，不得私相市易	《宋史》卷一百八十六《食货志》
977		二年	丁丑	勃泥国贡大片龙脑一家底（一家底合二十两），米龙脑二十家底，苍龙脑二十家底，龙脑版五，玳瑁壳一百，檀香三橛，象牙六株	《宋史》卷四百八十九《勃泥传》
978		三年	戊寅	翰林医官院（中国最早的医学科学院）献经验方，集编《圣惠方》《黄帝明堂灸经》，即《太平圣惠方》第一百卷	《玉海》卷六十三《艺文艺术》
980		五年	庚辰	大食国阿维森纳（980～1037年）著《医典》，其中有中国脉学之记载	《祖国医药文化流传海外考》（《医学史与保健组织》. 1957，1：9）
981		六年	辛巳	贾黄中等于崇文院编录医书	《玉海》卷六十三《艺文艺术》
				十二月十日购求医书	《宋史》卷四《太宗本纪》
982		七年	壬午	诏以在京或诸州府人民，或少药物食用，解除海舶输入药物木香等三十七种禁令。并公布乳香等八种药物为官府专卖	《宋会要辑稿》八十六册《职官》四十四之一
				王怀隐、王祐、郑奇、陈昭遇等，对《太平圣惠方》参对类编，颁诸州设医学博士掌之	《宋史》卷四百六十一《王怀隐传》
				对风湿病之治疗有芥子泥外敷法	《肘后备急方》卷三引《太平圣惠方》
984		雍熙元年	甲申	大食国献越诺、拣香、白龙脑、白砂糖、蔷薇水	《宋史》卷四百九十《大食传》
				日本丹波康赖著《医心方》，其书参考我国隋唐医典，体例准拟《外台秘要》	日人多纪元昕刻《医心方·序》

公元	朝代	年号	干支	学术纪事	备注
986		三年	丙戌	贾黄中等纂《神医普救方》	《玉海》卷六十三《艺文艺术》
				五月，诸州保送医术人员在太医署校业。同年九月校医术人员优者为翰林学士	《宋史》卷五《太宗本纪》
987		四年	丁亥	遣使分往南海诸蕃国，博买香药、犀牙、真珠、龙脑	《宋史》卷一百八十六《食货志》
				王惟一生	宋大仁《宋代伟大针灸学家王惟一的贡献》（《江西中医杂志》.1960，2：45）
989		端拱二年		陈抟撰《二十四气坐功导引治病图》	
990		淳化元年	庚寅	《铜人针灸经》，即《太平圣惠方》第九十九卷	《古今图书集成》卷五百二十七《医部·医术名流列传》
				吴复珪与刘翰同修《太平圣惠方》	
992		三年	壬辰	京师大热，疫死者甚众	《宋史》卷五《太宗本纪》，卷六十七《五行志》
				王怀隐等编成《太平圣惠方》，颁诸州	《直斋书录解题》卷十三
				阇婆国贡檀香、槟榔、龙脑、丁香、藤织花簟等	《宋史》卷四百八十九《阇婆传》
				掌禹锡生	《宋史》卷二百九十四《本传》，《苏魏公集·掌公墓志》
993		四年	癸巳	大食献象牙、乳香、宾铁、蔷薇水	《宋史》卷四百九十《大食传》
994		五年	甲午	六月，京师疫。遣太医和药救之	《宋史》卷六十二《五行志》
995		至道元年	乙未	《至道单方》传于此时	《针灸资生经》卷七引
				大食献龙脑、全腽肭脐、龙盐、银药、白砂糖、千年枣、舶上五味子、舶上扁桃、蔷薇水、乳香山子、白越诺	《宋史》卷四百九十《大食传》
996		二年	丙申	江南频年多疾疫	《宋史》卷六十二《五行志》
				贾黄中卒。因此大索京城医工，凡通《神农本草经》《难经》《素问》及善针灸药饵者，校其能否，以补翰林医学及医院祗候	《宋史》卷二百六十五《贾黄中传》、《历代职官表》卷三十六
997		三年	丁酉	始置御药院	《历代职官表》卷三十六《太医院》
				高若讷生	《宋史》卷二百八十八《本传》，宋祁《高观文墓志铭》
998	真宗赵恒	咸平元年	戊戌	于诸路置病囚院（罪犯医院）	《续通典》卷十八《刑》十二
				杭、明州各置市舶司，与大食、古逻、阇婆、占城等国交易药材	《永乐大典》卷一千一百人、二十四引《宋会要·职官》四之一
				交趾国贡犀角、象牙	《宋史》卷四百八十八《交趾传》
				传说峨眉山人为王旦之子种痘	朱纯嘏《痘诊定论》卷二

续表

公元	朝代	年号	干支	学术纪事	备注
999		二年	己亥	占城国贡香药	《宋史》卷四百八十九《占城传》
1000		三年	庚子	江南频年旱灾，多疾疫	《文献通考》卷三百四《物异》
1003		六年	癸卯	京城疫	《宋史》卷七《真宗本纪》
1005	真宗	景德二年	乙巳	赵自化著《四时养颐录》《名医显秩传》	《宋史》卷四百六十一《赵自化传》，《玉海》卷六十三《艺文艺术》
1006		三年	丙午	禁止用书与外国交换货物	李涛《北宋时代的医学》(《中华医史杂志》.1953,4:212)
1007		四年	丁未	盛暑，减京城役工日课之半	《宋史》卷七《真宗本纪》
1008		大中祥符元年	戊申	钱惟演著《箧中方》	《医籍考》卷四十五《方论》
1011		四年	辛亥	大食国贡琥珀、无名异、蔷薇水	《宋史》卷四百九十《大食传》
1016		九年	丙辰	高丽郭元使宋，真宗赐以《太平圣惠方》。此书以后成为高丽最重要之基本医方书	刘伯骥《中国医学史》下册第十章
1018		天禧二年	戊午	占城国贡象牙、玳瑁、乳香、丁香花、豆蔻、笺香、茴香、槟榔	《宋史》卷四百八十九《占城传》
				内出郑景岫《四时摄生论》、陈尧叟《集验方》，示辅臣，命刊板分给天下	《玉海》卷六十三《艺文艺术》
1020		四年	庚申	约在本年前后，京都痄腮流行	《本草纲目》卷二十四《赤小豆》，引《朱氏集验方》
				苏颂生	《宋史》卷三百四十《本传》，曾肇《赠司空苏公墓志铭》
1023～1063				宋仁宗时，丞相王旦幼子得峨眉山神医王素接种人痘预防天花获得成功	
1025	仁宗赵祯	天圣三年	乙丑	于阗国贡乳香、硼砂	《宋史》卷四百九十《于阗传》
1026	宋仁宗	四年	丙寅	晁宗悫、王举正校定古代医书	《玉海》卷六十三《艺文艺术》
				王惟一编修《铜人腧穴针灸图经》。以后又著《难经集注》，次年功夫又主持铸造针灸铜人两具，是最早的针灸教学模型	原书夏竦序，《玉海》卷六十《艺文艺术》，《医籍考》卷七
1027		五年	丁卯	夏、秋大暑，毒气中人	《宋史》卷六十三《五行志》
				国子监监将校定《黄帝内经素问》《难经》《诸病源候论》摹印颁行。并由宋绶撰《诸病源候论》序	《玉海》卷六十三《艺文艺术》
1029		七年	己巳	《铜人腧穴针灸图经》分赐诸州，《新刊补注铜人腧穴针灸图经》成书，补注者佚名	《玉海》卷六十三《艺文艺术》
1030		八年	庚午	高丽国贡人参、硫黄	《宋史》卷四百八十七《高丽传》

公元	朝代	年号	干支	学术纪事	备注
1031		九年	辛未	沈括生	《宋史》卷三百三十一《沈遘传》，胡道静《沈括事略》
1032		明道元年	壬申	钱乙生	贾福华《钱乙的生卒年限考》（《江苏中医》.1965，6：33）
				辽，耶律庶成译方脉书，民间始知注意切脉审药	《辽史》卷八十九《耶律庶成传》
1033		二年	癸酉	南方大旱，因饥成疫，死者十有二三	《文献通考》卷三百四《物异》
1034		景祐元年	甲戌	许希著《神应针经要诀》	《宋史》卷四百六十二《方技传》
1035		二年	乙亥	丁度等校正《素问》	《玉海》卷六十三《艺文艺术》
1039		宝元二年	己卯	翰林医官院使始立副使	《历代职官表》卷三十六《太医院》
1041		庆历元年	辛巳	王尧臣奉诏撰《崇文总目》，著录医籍三百零二部，两千一百零六卷	王尧臣等编次、钱东垣等辑释《崇文总目》卷三
1042		二年	壬午	庞安时生	《宋史》卷四百六十二《方技传》
1044		四年	甲申	国子监选医学教员，指定处所讲《素问》《难经》等书	《宋会要辑稿》七十二册《职官》二十二之三十四
1045		五年	乙酉	根据解剖刑犯内脏，绘制欧希范五脏图	《续资治通鉴》卷四十七
1046		六年	丙戌	何希彭续编《圣惠选方》	《医籍考》卷四十五《方论》
1047		七年	丁亥	王衮著《博济方》	《直斋书录解题》卷十三
1048		八年	戊子	发布《庆历善救方》	《续资治通鉴》卷四十九
1049		皇祐元年	己丑	河北疫，遣使颁药	《续资治通鉴》卷五十
1050		二年	庚寅	辽以将策进士，命医者不得应举	《续资治通鉴》卷五十一
1051		三年	辛卯	周应编《简要济众方》，五月颁行。命州县长吏，按方剂救民疾	《宋史》卷十二《仁宗本纪》，《玉海》卷六十三《艺文艺术》
				南方州军，连年疾疫瘴疠，其尤甚者，一州有死十余万人	《外台秘要》卷前皇祐三年《劄子》
				孙兆校勘《外台秘要》	《外台秘要》卷前皇祐三年《劄子》
1054		至和元年	甲午	京师大疫	《续资治通鉴》卷五十四
1055		二年	乙未	诏试医官，须引医经、本草以对	《宋史》卷十二《仁宗本纪》
				高若讷卒。生前著《素问误文阙义》	《宋史》卷二百八十八《本传》，宋祁《高观文墓志铭》
1056		嘉祐元年	丙申	高保衡、林亿同校正《黄帝内经》	高保衡、林亿《重广补注黄帝内经素问表》
				文彦博著《节要草本图》《药准》	《直斋书录解题》卷十三，《医籍考》卷十一《本草》
1057		二年	丁酉	高保衡、林亿等校注《广补注黄帝内经素问》	

公元	朝代	年号	干支	学术纪事	备注
				诏翰林医官院自直院以下，自今以一百四十二人为额	《宋会要辑稿》七十九册《职官》三十六之九十七
				置校正医书局于编集院，全面校勘10世纪以前医籍。以掌禹锡、林亿校理，张洞校勘，苏颂等并为校正。后又命孙奇、高保衡、孙兆同校正	《直斋书录解题》卷十三
				掌禹锡、林亿、张洞、苏颂共同校正《神农本草经》《灵枢》《太素》《针灸甲乙经》《素问》《广济》《千金方》《外台秘要》等书	《重修政和经史证类备用本草·序例》上引《补注总叙》，卷末引《补注本草奏敕》
1060		五年	庚子	京师民疫	《续资治通鉴》卷五十八
				规定太医局学生人数，以一百二十人为额。内分九科：大方脉、风、小方脉、产、眼、疮肿、口齿兼咽喉、金镞兼书禁、疮肿兼折伤	《宋会要辑稿》七十二册《职官》二十二之三十六
				掌禹锡等著《嘉祐补注本草》成书	《重修政和经史证类备用本草》卷末引《补注本草奏敕》
1061		六年	辛丑	中国政府再次令各地绘图呈送所产药物，并由苏颂编成《图经本草》	《重修政和经史证类备用本草·序例》上引《本草图经序》
1062		七年		丁德用著《难经补注》	《直斋书录解题》卷十三
1063		八年	癸卯	孙兆、单骧校正医书	《续资治通鉴》卷六十一
1064	英宗赵曙	治平元年	甲辰	虞庶撰《难经注》	《难经本义》卷首引用诸家姓名
1065		二年	乙巳	二月，孙兆等校勘《外台秘要》已峻	《外台秘要》卷前《剳子》
				刻印《伤寒论》	成无己《注解伤寒论》附录《宋代刻印伤寒论敕文》
1066		三年	丙午	高保衡、孙奇等校定《备急千金要方》已峻；林亿等校注《金匮玉函经》；萧世基撰《脉粹》	《校定备急千金要方后序》
1067		四年	丁未	罢诸州岁贡饮食果药	《续资治通鉴》卷六十五
				王惟一卒	《宋代伟大针灸学家王惟一的贡献》（《江西中医杂志》.1960，2：45）
1068	神宗赵顼	熙宁元年	戊申	于阗国，每一二岁贡乳香、木香、琥珀、腽肭脐、水银、鸡舌香	《宋史》卷四百九十《于阗传》
				阇婆国贡方物、中有摩娑石二块，解毒极验	沈括《补笔谈》卷三《药议》
				医官马世辰往高丽国治病	庞元英《文昌杂录》卷六
				高保衡、林亿校定《脉经》	原书高保衡等序
				刘彝著《赣州正俗方》	《宋史》卷三百三十四《本传》
				宋迪著《阴毒形证诀》	《医籍考》卷二十九《方论》
				宋堪著《指南书》	《医籍考》卷四十七《方论》

公元	朝代	年号	干支	学术纪事	备注
				掌禹锡卒	《宋史》卷二百九十四《本传》，《苏魏公集·掌公墓志》
				杨介生	宋大仁《宋代医学杨介对于解剖学的贡献》（《中医杂志》.1958，4：283）
1069		二年	己酉	高保衡、林亿、孙奇校正《黄帝针灸甲乙经》	《针灸甲乙经·序例》
1072		五年	壬子	占城国贡龙脑、乳香、丁香、荜澄茄等	《宋史》卷四百八十九《占城传》
1075		八年	乙卯	南方大疫。两浙贫富皆病，死者十有五六	《梦溪笔谈》卷二十《神奇》
				《苏沈良方》首载秋石制取法，有学者认为系最早的性激素制剂	
1076		九年	丙辰	置太医局。改革医学教育采用"三舍法"，重视临床实习考察，令学生三百人分习各科	《宋史》卷一百六十四《职官志》，《玉海》卷六十三《艺文艺术》
				京师开封道设医局熟药所	《宋会要辑稿》七十四册《职官》二十七之十一
				刘元宾撰《脉要新括》《伤寒辨类括要》	原书自序
1077		十年	丁巳	注辇国献白梅花脑、乳香、蔷薇水、木香、阿魏、硼砂、丁香	《宋史》卷四百八十九《注辇国传》
1078		元丰元年	戊午	禁止用医书与外国交换货物	《北宋时代的医学》（《中华医史杂志》.1953，4：212）
				高丽国求医药，遣医官邢慥往之	《高丽图经》卷二，《中国医学史简编》附七
				邕州疫疠	《宋会要辑稿》五十二册《瑞异》二之三十四
				董汲著《脚气治法总要》	《四库全书总目提要》卷一百三《医家类》
1079		二年	己未	许叔微生	叶劲秋《许叔微本事》（《医学史与保健组织》.1957，4：297）
1080		三年	庚申	宋太医局编《太平惠民和剂局方》，首次颁行	
				高丽国复来求医，遣王舜携医同往	《文昌杂录》卷四
1082		五年		唐慎微撰《经史证类备急本草》	
1085		八年	乙丑	史堪编《史载之方》	《直斋书录解题》卷十三
				吕惠卿刻《孙氏传家秘宝方》	
				陈直撰《养老奉亲书》	
				孙尚编《传家秘宝脉证口诀并方》	
				《太医局方》八卷成书。先是诏天下医生各以得效秘方进，下太医局验试，模本传于世	《中西医话》卷二

公元	朝代	年号	干支	学术纪事	备注
1086	宋哲宗赵煦	元祐元年		司马光罢斥新法，医学三舍亦被废止	《宋史》卷三百三十六《司马光传》
				陈承撰《本草别说》	《本草纲目》卷一《序例》上《历代诸家本草》
				唐慎微著《经史证类备急本草》	钱大昕《十驾斋养新录》卷十四
				韩祗和著《伤寒微旨论》	《四库全书总目提要》卷一百三十《医家类》
				浙中澡面浣衣，皆用肥皂	庄季裕《鸡肋编》卷上
				后苑银作镀金，为水银所熏，头手俱颤；又贾谷山采石人，石末伤肺。此为有关职业病之记载	孔平仲《谈苑》卷三
				方勺著《泊宅编》，载罂粟至痢方，从此罂粟壳之止痢功能始为人所重	《医说》卷六《罂粟治痢》
1088		三年	戊辰	刻印小字《伤寒论》	《注解伤寒论》附录《宋代刻印伤寒论敕文》
1090		五年	庚午	祁、黄二郡人，自春至秋，患急喉痹，死者十有八九	《续名医类案》卷十八《咽喉类》
				通真子著《补注王叔和脉诀》	原书自序
1092		七年	壬申	高丽黄宗悫来献《黄帝针经》	《宋史》卷四百八十七《高丽国传》
				陈承著《重广补注神农本草并图经》	《重修政和经史证类备用本草·序例》上引林希序
1093		八年	癸酉	正月庚子，诏颁高丽所献《黄帝针经》于天下	《宋史》卷十七《哲宗本纪》
				董汲撰《施舍备要方》及《董氏小儿斑疹备急方论》，为中国第一部小儿急性斑疹热专书	原书钱乙后序
1094		绍圣元年	甲戌	京师疾疫，太医局熟药所派遣医官至病家诊视，给散汤药	《宋会要辑稿》七十四册《职官》二十七之十五
1095		二年	乙亥	11世纪前后，火葬之风盛行	洪迈《容斋续笔》卷十三
				洪州（南昌）夏有制售驱蚊药者	《夷坚志·乙志》卷七
				沈括卒。生前著有《良方》《灵苑方》	胡道静《沈括事略》
1096		三年	丙子	王蘧著《发背方》续表——经效痈疽方	《普济本事方》卷六
1097		四年	丁丑	初虞世著《养生必用书》	《直斋书录解题》卷十三
1098		元符元年	戊寅	杨子建著《十产证论》	《医籍考》卷七，《医经》七《扬玄操难经注》
				杨天惠撰《彰明附子记》，约成书于1098～1100年（元符三年）	
1099		二年	己卯	庞安时卒	《宋史》卷四百六十二《方技传》，张耒《庞安时墓志》
				刘温舒撰《素问入式运气论奥》	原书自序

公元	朝代	年号	干支	学术纪事	备注
1100		三年	庚辰	苏轼、郭五常等辑录《圣散子方》	
				三月，太医局差医生分诣闾巷医治民病	《宋会要辑稿》一百五十册《食货》五十九之五
				黄庭坚序刊庞安时《伤寒总病论》	原书黄序
1101	徽宗赵佶	建中靖国元年	辛巳	苏颂卒	《宋史》卷三百四十《本传》，曾肇《赠司空苏公墓志铭》
1102		崇宁元年	壬午	太医局改隶国子监，置博士	《宋史》卷一百五十七《选举志》
				置安济坊以养病者，仍令诸州县并置	《续资治通鉴》卷八十八
				京东旧有名医，郓州尤盛，其学皆有师承	吕本中《东莱吕紫薇师友杂说》
				汴梁有专科医，如石鱼儿、班防御、银孩儿、柏郎中家，医小儿；大鞋任家，产科。药铺有李生菜小儿药铺等	孟元老《东京梦华录》卷二、三
1103		二年	癸未	恢复医学三舍法	《宋会要辑稿》五十五册《崇儒》三十之一
				何执中建议于天下各处设熟药所，从之	《宋会要辑稿》七十四册《职官》二十七之十七
				杭州，设病坊	《宋会要辑稿》一百六十册《食货》六十八之一百二十九
1104		三年	甲申	复置太医局	《宋史》卷十九《徽宗本纪》
				置漏泽园（掩骼埋胔之所）	《续资治通鉴》卷八十九
				郭雍生	《宋史》卷四百五十九《隐逸传》
1106		五年	丙申	罢书、画、算、医四学	《续资治通鉴》卷八十九
				省内外冗官，罢医官兼宫观者	《宋史》卷二十《徽宗本纪》
				杨介编《存真图》。当泗州刑人时，郡守遣医与画工往视，曲折图之，介校以古书，无少异者	晁公武《郡斋读书志》卷十五《医家类》
1107	徽宗	大观元年	丁亥	复医学	《续资治通鉴》卷九十
				"丹剂"之名称和形成，始于此时，影响后代广泛使用	朱晟《医药上丹剂和炼丹术的历史》（《中华医学杂志》. 1956，6：561）
				陈师文、陈承、裴宗元校正《太平惠民和剂局方》	《玉海》卷六十三《艺文艺术》
				朱肱著《伤寒类证活人书》	原书自序
1108		二年	戊子	艾晟据《经史证类备急本草》补订成《大观经史证类备急本草》	原书艾晟序
1109		三年	己丑	李师圣、郭稽中编撰《产育宝庆方》	
				江东疫	《宋史》卷六十二《五行志》
1110		四年	庚寅	医学生并入太医局	《续资治通鉴》卷九十

续表

公元	朝代	年号	干支	学术纪事	备注
1111		政和元年	辛卯	骆龙吉著《内经拾遗方论》（后至明万历己亥刘裕德又加增补）	原书刘裕德序
1112		二年	壬辰	赵佶主编《圣济总录》，约成书于1112～1117年（政和七年）	《医籍考》卷四十七《方论》
				卢昶校正《太平惠民和剂局方》。曾著《伤寒方玉集》《医镜》	缪荃孙等纂修《顺天府志》卷一百八《人物志·方技》
1113		三年	癸巳	复置医学	《宋史》卷二十一《徽宗本纪》
				诏天下贡医士	《续资治通鉴》卷九十一
				诏知州通判官吏，并舶司使臣等，毋得市蕃商香药禁物	《宋史》卷一百八十六《食货志》
				江东旱疫	《文献通考》卷三百四《物异考》
				钱乙卒	《钱乙的生卒年限考》（《江苏中医》.1965，6：33）
1114		四年	甲午	置保寿粹和馆，以养宫人有疾病者	《宋史》卷二十一《徽宗本纪》
				将两修合药所，改名为医药和剂局；五出卖药所，改为医药惠民局，实行药政管理	《宋会要辑稿》七十四册《职官》二十七之二十一
				诏天下应有奇方善术，许申纳本州缴进	《宋大诏令集》卷二百十九《医方类》
1115		五年	乙未	令诸州县置医学，立贡额	《续资治通鉴》卷九十二
				金，设太医院，分为十科，额五十人	《续文献通考》卷五十六《职官》之六太医院
1116		六年	丙申	六年曹孝忠等校正刊行《经史证类备急本草》，遂改名为《正义和本草》	《重修政和经史证类备用本草》之曹孝忠序
				寇宗奭著《本草衍义》	《重修政和经史证类备用本草·序例》上引寇氏总序
1117		七年	丁酉	十月一日公布次年运历，示民预防疾病	《宋会要辑稿》五十三册《运历》一之三（五运）
1118		重和元年	戊戌	诏以《黄帝内经》考其常，以《天元玉册》极其变	《玉海》卷六十三《艺文艺术》
				刊正《黄帝内经》	
				颁《圣济经》于天下学宫	《续资治通鉴》卷九十三
				派出苗等往高丽教授医学，二年始还。高丽由是通医者众	《高丽图经》卷十六
1119		宣和元年	己亥	医官自和安大夫至翰林医官，凡一百七十人，直局至祗候，凡九百七十九人，极为冗滥，次年精减2/3	洪迈《容斋三笔》卷十六
				阎孝忠集《钱乙小儿药证直诀》，为我国现存最早之儿科专著	《直斋书录解题》卷三十
				王贶著《济世全生指迷方》	

续表

公元	朝代	年号	干支	学术纪事	备注
1120		二年	庚子	八月，减定医官额	《续资治通鉴》卷九十三
				罢医、算学	
				金，刘完素生	龚纯、马堪温《民间医生刘完素》（《中华医史杂志》．1954，3：162）
1122		四年	壬寅	辽，置翰林医官	《辽史》卷四十七《百官志》
1123		五年	癸卯	马丹阳生	康熙十七年《莱阳县志》卷十《艺文》张仲寿撰《马丹阳归葬记》
1124		六年	甲辰	郭思编《千金宝要》	原书自序
				郭思将《千金宝要》刊石华州公署	
1125		七年		王炽撰《济世全生指迷方》	
1126	钦宗赵恒	靖康元年	丙午	张涣著《小儿医方妙选》。涣，五世为小儿医，未尝改科	《直斋书录解题》卷十三
1127	（南宋）高宗赵构	建炎元年	丁未	沈括、苏轼撰《苏沈内翰良方》	
				张永撰《卫生家宝》	
				三月，金人围汴京，城中疫死者几乎半数	《宋史》卷六十二《五行志》
				临安刷新匰榜，有人取"干湿脚气四斤丸，偏正头风一字散"作对，反映当时"脚气""头风"盛行	陆游《老学庵笔记》卷八
				临安每遇新春，有淘渠人，沿门清理地沟	《梦梁录》卷十三
				临安街道，每日有人扫除垃圾及清除住户粪便	《梦梁录》卷十三
				杭州城有专门以挑疥虫为业者，治疗疥疮	周密《武林旧事》卷六
				窦材《扁鹊心书》，首载山茄花（曼陀罗花）和大麻花作全身麻醉剂	
1128		二年	戊申	庄绰著《灸膏肓腧穴法》	原书自序
1129		三年	己酉	罢内香药库，以其物归左藏	《续资治通鉴》卷一百零五
				虏骑破淮，疫疠大作	《伤寒九十论·风温四十四》
1131		绍兴元年	辛亥	六月，浙西大疫，平江府以北流尸无算。秋冬绍兴府连年大疫	《宋史》卷六十二《五行志》
				凡无依及流离病患之人，发入养济院看治	《宋会要辑稿》一百五十册《食货》六十之七
				钱闻礼《类证增注伤寒百问歌》	《古今医统》卷一《名医姓氏》
				郭稽中辑补《妇人产育保育方》	《四库全书总目提要》卷一百三《医家类》
				王俣著《编类本草单方》	《医籍考》卷四十八《方论》
1132		二年	壬子	定医官为八十五员。礼部请以四十三员为额	《玉海》卷六十三《艺文艺术》

公元	朝代	年号	干支	学术纪事	备注
				会稽时行痢疾	《续名医类案》卷八《痢类》
				许叔微著《伤寒百证歌》《伤寒九十论》《伤寒发微论》	《古今图书集成》卷五百二十八《医部·医术名流列传》
1133		三年	癸丑	陈光撰《妇科秘兰全书》	
				二月，永州疫	《宋史》卷六十二《五行志》
				张锐著《鸡峰普济方》	《直斋书录解题》卷十三
				经市舶司与大食人交易药材，其中如朱砂、人参等药品，由大食商人船只运往欧非等国	《宋会要辑稿》八十六册《职官》四十四之十七、之二十
1135		五年	乙卯	王克明卒	《宋史》卷四百六十二《本传》
				金，诏中外公私禁酒	《续资治通鉴》卷一百十五
				齐，刘豫刊行《安骥集》	《四库全书总目提要》卷一百五《医家类存目》
1136		六年	丙辰	四川疫	《宋史》卷六十二《五行志》
				于临安设太医局熟药所东、西、南、北四所。一所以和剂局为名，辨验药材，并建立轮流值宿制度	《宋会要辑稿》七十四册《职官》二十七之六十五
1137		七年	丁巳	牙科已能植牙（镶牙）	楼钥《攻媿集》卷七十九《杂著·赠种牙陈安上》
				临安府将近城寺院等，设为安济坊，收治无依病患	
1138		八年	戊午	金，医散官从四品而下，立二十五阶	《文献通考》卷六十三《职官》之十二医散官
				金，时疫肬榰肿毒（鼠疫）流行，岭北、太原、燕蓟互相传染，多致死亡	《普济方》卷二百七十九《毒肿类》
1139		九年	己未	京师大疫，汗、下皆死，服五苓散可愈	《三因极一病证方论》卷六
				秋冬之间，湖北牛马皆疫，牛死者十有八九，而鄂州界獐麂、野猪、虎、狼皆死，至于蛇鼠僵于路旁	《鸡肋编》卷下
1140		十年	庚申	杨介卒	《宋代医学家杨介对于解剖学的贡献》（《中医杂志》.1958，4：283）
1142		十二年	壬戌	许叔微撰《类证普济本事方》《本事方续集》	
				成无己撰《伤寒明理论》	原书严器之序
1143		十三年	癸亥	临安府将近城寺院充安济坊，居留无依病人。差医人专门看治，供给汤药，并令各地如此实行	《宋会要辑稿》一百五十册《食货》六十之九
1144	（南宋）高宗（金 熙宗 完颜亶）	绍兴十四年（皇统四年）	甲子	临安府及诸州郡，复置漏泽园	《续资治通鉴》卷一百二十六

续表

公元	朝代	年号	干支	学术纪事	备注
				成无己撰注《伤寒论注解》	原书严器之序
				杨用道著《附广肘后方》	原书自序
1146		十六年	丙寅	窦材集《扁鹊心书》	
				夏，行都疫	《宋史》卷六十二《五行志》
				分遣医官，循行临安病者，至秋乃止。后以为例	《续资治通鉴》卷一百二十七
1147		十七年	丁卯	张致远著《瘴论》	《宋史》卷二百零七《艺文志》、卷三百七十六《本传》
1148		十八年	戊辰	临安熟药所改为太平惠民局	《玉海》卷六十三《艺文艺术》
1149		十九年	己巳	金，大疫，广平尤甚	《金史》卷一百三十一《李庆嗣传》
				朱同言岭南无医，民病多死，请取古今名方治瘴气者，集为一书，颁下本路，从之	《续资治通鉴》卷一百二十八
				陈旉《农书》内，记录农村对于垃圾粪便之合理处理和利用	原书卷上《粪田之宜篇》第九
1150		二十年	庚午	皖，无为县方梓患红丝疮而死（淋巴管炎）	《幼科准绳》集之三《疮疡类》
				刘昉撰《幼幼新书》，书中记载婴儿保育法，新生儿疾病，发育异常，消化系统疾病等，为当时我国和世界最丰富之儿科学	原书李庚序
				许叔微著《类证普济本事方》	《四库全书总目提要》卷一百三十《医家类》
1151		二十一年	辛未	诸路常平司将各府、州、军熟药所，并改称太平惠民局	《宋会要辑稿》七十四册《职官》二十七之六十七
				十二月十七日，将太平惠民局监本药方，印颁诸路	《玉海》卷六十三《艺文艺术》
1152		二十二年	壬申	诏差官遍诣城内外看诊给药。其诸路州、军，亦有岁赐合药钱数，许军民请服	《宋会要辑稿》七十九册《职官》三十六之一百零四
1153	（南宋）高宗（金 海陵王完颜亮）	绍兴二十三年（贞元元年）		何若愚撰《子午流注针经》	
1155		二十五年	乙亥	史崧著《灵枢经音释》	原书自序
				占城国贡陈箋等香万余斤，乌里香五万五千余斤，还有犀角、象牙、玳瑁等	《续资治通鉴》卷一百三十
1156		绍兴二十六年（正隆元年）	丙子	夏，行都又疫。以柴胡制药，活者甚众	《宋史》卷六十二《五行志》
				无名氏著《小儿卫生总微方论》	原书何大任序

公元	朝代	年号	干支	学术纪事	备注
				成无己撰著《伤寒明理论》	《伤寒明理论·张孝忠跋》
				金，成无己时年九十有余	
				张从正生（?）	《中国伟大医药学家画像》
1159		二十九年	己卯	王继先等据《大观本草》校定《绍兴校定经史证类备急本草》	《直斋书录解题》卷十三
1160		三十年		温革撰、陈晔续撰《琐碎录医家类》	
1162		三十一年		钱闻礼撰著《伤寒百问歌》	
1163	（南宋）孝宗（金　世宗完颜雍）赵昚	隆兴元年（大定三年）	癸未	省并医官，而罢局生。续依虞允文请，仍旧存留医学科，不置局，权令太常寺掌行	《宋史》卷一百六十四《职官》
				诏和剂局所管贵重药材，不许偷窃，由监官亲事提检罪责。局内若有缘事入局，食用药物时，许人告发	李元纲《厚德录》卷三
				金，曾置惠民司，掌修合发卖汤药，至是有司奏请裁撤，不允	《续文献通考》卷五十六《职官》之六太医院
				宋云公撰《伤寒类证》刊行	原书自序
1165		乾道元年	丁酉	薛轩撰《坤元是保》	
				置职医助教，京府州县名额各异，试所习方书	《医经正本书》第二
				行都及绍兴府、浙东、浙西大疫	《宋史》卷六十二《五行志》
				东轩居士《卫济宝书》可能成于此时。该书第一次提出"癌"字，并描绘出其症状	原书卷上
				何滋著《伤寒辨疑》	《医籍考》卷三十一《方论》
				钱竽者《孙真人海上仙方》	《直斋书录解题》卷十三
				郑春敷著《女科济阴要语万金方》	《中国医学书目续编》（女科）
1166		二年	丙戌	李知先著《活人书括》	原书自序
1167		三年	丁亥	自建隆元年，至此二百余年，占城国入贡，凡三十次，其间载有药物者，达十七次	穆德全《宋代以前的外来药物及其在方剂中的应用》(《上海中医药杂志》.1957, 9: 390)
				自开宝四年至此，大食进贡，凡四十九次，其中载有药物达十次	同上
1170		六年	庚寅	魏泰撰《卫济宝书》	
				洪遵撰《洪氏集验方》	
				春，民以冬燠疫作	《宋史》卷六十二《五行志》
				洪遵刊《洪氏集验方》，其中已记载用樟脑治疗干癣，首次记述同种异体骨移植术	原书卷四
1171		七年	辛卯	李柽撰《伤寒经旨》	
				十二月，罢太医局	《宋史》卷二十四《孝宗本纪》

续表

公元	朝代	年号	干支	学术纪事	备注
1172		乾道八年（大定十二年）	壬辰	行都民疫，及秋未息；江西饥，民大疫；隆兴府民疫	《宋史》卷六十二《五行志》
				刘完素著《医方精要宣明论》	原书自序
1173		九年	癸巳	汤尹才著《伤寒解惑论》	原书自序
				郑樵著《本草成书》《鹤顶方》	《宋史》卷四百三十六《儒林传》，《医学入门》卷首
				王宗正撰《难经注义》	《难经本义》卷首
1174		淳熙元年	甲午	祝由科书约传于此时	《清稗类钞·艺术类》
				陈言著《三因极一病证方论》	原书自序
				崔嘉彦著《脉诀秘旨》	《医籍考》卷十八《诊法》
				郑端友著《全婴方论》	《医籍考》卷七十四《方论》
1175	（南宋）孝宗（金 世宗）	淳熙二年（大定十五年）	乙未	七月，复置太医局	《宋史》卷三十六《孝宗本纪》
				纪天锡著《集注难经》授医学博士	《金史》卷一百三十一《方技传》
1176		三年	丙申	程迥著《医经正本书》	原书自序
				预防呼吸道传染病，鼻闻臭秽，能致温疫传染，已为当时注意	《医经正本书》第十二
1177		四年	丁酉	真州大疫	《宋史》卷六十二《五行志》
1178		五年	戊戌	自建隆元年至此二百一十八年中，外国来朝贡者，六百三十三次。其中有明确记载药物者，凡九十八次	《宋代以前的外来药物及其在方剂中的应用》（《上海中医药杂志》.1957，9：388）
				魏了翁生	《宋史》卷四百三十七《儒林传》
				杨倓著《杨氏家藏方》	《医籍考》卷四十八《方论》
1180	（南宋）孝宗（金 世宗）	淳熙七年（大定二十年）	庚子	旧题扁鹊，疑为宋人编集《子午经》	
				刘完素撰《三消论》，约成书于1180～1200年（金承安五年）	
				李杲生	《四库全书总目提要》卷一百四《医家类》
				吴彦夔著《传信适用方》	《四库全书总目提要》卷一百三《医家类》
				陆游著《续集验方》	《医籍考》卷四十八《方论》
1181		淳熙八年	辛丑	军民多有疾疫，医官局差医官巡门诊视，用药给散	《宋会要辑稿》一百四十九册《食货》五十八之十四
				行都大疫，禁旅多死。宁国府民疫，死者尤众	《宋史》卷六十二《五行志》
				郭雍著《伤寒补亡论》	原书《自序》

续表

公元	朝代	年号	干支	学术纪事	备注
1182	（南宋）孝宗（金 世宗）	淳熙九年（大定二十二年）		刘完素撰《素问玄机原病式》	
1183		十年	癸卯	宋慈生	《后村先生大全集》卷一百五十九《宋经略墓志铭》
				马丹阳卒	康熙十七年《莱阳县志》卷十《艺文》张仲寿撰《马丹阳归葬记》
1184		十一年	甲辰	朱端章撰、徐国安增补《卫生家宝方》	《医籍考》卷四十八《方论》、卷七十二《方论》、卷七十四《方论》
				朱端章著《妇科家宝产科备要》《卫生家宝小儿方》	
1186	（南宋）孝宗（金 世宗）	淳熙十三年（大定二十六年）	丙午	张元素著《医学启源》	
				刘完素撰、葛雍编集《伤寒直格》	
				张元素注《黄帝八十一药注难经》	
				刘完素撰《伤寒标本心法类萃》	
				张元素著《洁古珍珠囊》	《本草纲目》卷一序列
				刘完素撰《素问病机气宜保命集》	原书自序
				无名氏著《补注铜人腧穴针灸图经》	《医籍考》卷二十一《明堂经脉》
				叶大廉撰《叶氏录验方》	《医籍考》卷四十八《方论》
1187		十四年	丁未	都民禁旅大疫。浙西郡国亦疫	《宋史》卷六十二《五行志》
				和剂局取拨合用汤药，由本地医生沿门散发有病军民	《宋会要辑稿》一百四十九册《食货》五十八之十七
				郭雍卒	《宋史》卷四百五十九《隐逸传》
1189	（南宋）孝宗（金 世宗）	淳熙十六年（大定二十九年）	己酉	张杲著《医说》	原书罗颂序
				张存惠等据《政和本草》校补，撰《重修政和经史证类备用本草》	
				潭州疫	《宋史》卷六十二《五行志》
				崔嘉彦著《崔氏脉诀》	
1190	（南宋）光宗赵惇	绍熙元年	庚戌	金，征聘天下深通医者	乾隆二十五年《泰安府志》卷二十七《艺文》
				陈自明生（？）	高德明《我国古代的妇产科专家陈自明》（《中医杂志》.1958，6：431）
1191		绍熙二年	辛亥	太医局程文刊行王硕撰《易简方》	《四库全书总目提要》卷一百三《医家类》
				涪州疫，死数千人	《宋史》卷六十二《五行志》
1192		三年	壬子	资、荣二州大疫	《宋史》卷六十二《五行志》
1194		五年	甲寅	金，置御药院。设提点、直长，掌进御汤药	《金史》卷五十六《百官志》

公元	朝代	年号	干支	学术纪事	备注
				在临床上，伤科应用夹板。实际可能比记载还早	《医说》卷七《打扑损伤》
1195	（南宋）宁宗赵扩	庆元元年	乙卯	保护婴孩，诸路提举司，置广惠仓，修胎养令	《宋史》卷七十三《宁宗本纪》
				行都疫	《宋史》卷六十二《五行志》
				窦杰生（？）	宋大仁《金代杰出的针灸学家窦汉卿》（《哈尔滨中医》.1962，6：65）
				张允蹈著《外科保安要用方》	《宋史》卷二百七《艺文》
1196		二年	丙辰	五月，行都疫	《宋史》卷六十二《五行志》
				日本僧明庵荣西携茶种归国，吃茶之风，遂传入日本	王辑五《中国日本交通史》
				李迅著《集验背疽方》	《四库全书总目提要》卷一百三《医家类》
				王璆著《是斋百一选方》	原书章楫序
				郭坦著《备全占今十便良方》	《医籍考》卷四十九《方论》
1197		三年	丁巳	方导著《家藏集要方》	《医籍考》卷四十九《方论》
				三月，行都及淮浙郡县疫	《宋史》卷六十二《五行志》
1198		四年	戊午	蔡元定卒。生前著《脉经》	《宋史》卷四百三十四《儒林传》，《宋以前医籍考》脉经类
1199		五年	己未	久雨，民疫	《续资治通鉴》卷一百五十五
1200		六年	庚申	在12世纪，对破伤风致病原因，已有认识	《素问病机气宜保命集·破伤风论第十二》
				张杲对于天花、水痘二症，已能鉴别清楚	《医说》卷十《疮疹有表里证》
				刘完素卒（？）	《民间医生刘完素》（《中华医史杂志》.1954，3：162）
				王好古生（？）	李涛《金元时代的医学》（《中华医史杂志》.1954，2：90）
1201		嘉泰元年	辛酉	金，修新律成，名曰《泰和律义》，其中有《医疾令》	《续资治通鉴》卷一百五十六
1202		二年	壬戌	金，四月，民多疫疬	《普济方》卷一百五十一《时气疫疬门》
1203		三年	癸酉	五月，行都疫	《宋史》卷六十二《五行志》
				太医局选采民间常用验方，集印成册，颁布诸路监司，行之州县，广为传播	《宋会要辑稿》一百四十九册《食货》五十八之二十五
1207		开禧三年	丁卯	桂万荣撰《棠阴比事》	
				金，境内瘴疬杀人，莫知其数，昏瞀懊侬，死者十有八九	张从正《儒门事亲》卷一

公元	朝代	年号	干支	学术纪事	备注
1208		嘉定元年	戊辰	许洪编、陈师文等校正《（增广）和剂局方用药总论》	
				夏，淮甸大疫。是岁浙民亦疫	《宋史》卷六十二《五行志》
				金，境内虐病流行	《儒门事亲》卷一
				许洪注《太平惠民和剂局方》	《医籍考》卷四十六《方论》
1209		二年	己巳	夏，都民疫死甚众。淮民流江南者，饥与暑并，多疫死	《宋史》卷六十二《五行志》
1210		三年	庚午	四月，都民多疫死	《宋史》卷六十二《五行志》
1211		四年	辛未	二月，都民多疫死	《宋史》卷六十二《五行志》
1213		六年	癸酉	张松著《究源方》	《宋史》卷二百七《艺文志》
1216		九年	丙子	温大明撰《隐居助道方服药须知》	原书叶麟之序
				刘信甫著《活人事证方》	原书自序
1217	（南宋）宁宗 （金 宣宗完颜永济）	嘉定十年 （兴定元年）	丁丑	常德撰《伤寒心镜》	《四库全书总目提要》卷一百五《医家类存目》
1220		十三年	庚辰	周守忠著《历代名医蒙求》，其中记载名医二百零二人	原书自序
				齐仲甫著《女科百问》	原书自序
				王执中编《针灸资生经》，徐正卿重刊	原书徐正卿序
				王介撰《履巉岩本草》	原书自序
1222		十五年	壬午	周守忠撰《养生类纂》《养生月览》	
				赣州疫	《宋史》卷六十二《五行志》
				颜直之卒。生前著《疡医方论》《疡医本草》《外科会海》	乾隆十三年《苏州府志》卷七十五《艺文》
1223		十六年	癸未	永、道二州疫	《宋史》卷六十二《五行志》
1225	（南宋）理宗赵昀 （金 哀宗完颜守绪）	宝庆元年 （正大二年）		张从正撰《儒门事亲》，约成书于1225～1232年（金开兴元年）	
1226	（南宋）理宗赵昀	宝庆二年	丙戌	睢州小儿皆病泄泻，用药者皆死	《儒门事亲》卷一
				元，下灵武，既而军中病疫，服大黄辄愈	《续名医类案》卷五《疫门》
				闻人耆年著《备急灸法》	原书自序
1227		三年	丁亥	陈衍撰《宝庆本草折衷》	原书自序
				魏岘著《魏氏家藏方》	
				艾原甫著《本草集议》，有"猪胆合为牛黄"之记载，为最早之人工牛黄	

公元	朝代	年号	干支	学术纪事	备注
1231	（南宋）理宗 （金　哀宗）	绍定四年 （正大八 年）	辛卯	姑苏春疫，吴渊设济民药局，规模 类似现代之医院	光绪三年《苏州府志》卷二十 二
				李杲著《内外伤辨惑论》	原书自序
				王好古著《医垒元戎》	原书自序
1232		五年	壬辰	金，汴京解围后，病而死者，殆百 万人	《内外伤辨惑论》卷上
				药肆中，始有"饮片"之名	《武林旧事》卷六
				闻人规著《闻人氏痘疹论》	原书自序
1234	（南宋）理宗 （金　末帝）	端平元年 （天兴三 年）	甲午	马宗素撰《伤寒医鉴》	
				镏洪编《伤寒心要》	
				张元素撰《洁古珍珠囊》	
				王好古著《伊尹汤液仲景广为大法》	原书题辞
1235		二年	乙未	临安（杭州）普遍设有浴堂	《都城纪胜·诸行》，《梦梁 录》卷十三
1236		三年		王好古撰《阴证略例》	
1237		嘉熙元年	丁酉	魏了翁卒。生前著《学医随笔》	《宋史》卷四百三十七《儒林传》
				陈自明著《妇人大全良方》，是中 国现存最早之妇科专著	原书自序
1238		二年	戊戌	王好古著《汤液本草》	原书自序
1241		淳祐元年	辛丑	临安药铺发达，有生药、熟药、丹 砂熟药、眼药、风药、疳药、乌 梅药、小儿药、产药等铺之分	《梦梁录》卷十三
				医学——又名太医局，以医官充， 教授四员，领斋生二百五十人， 大约视学校规式严肃	《梦梁录》卷十五
				陈文中撰《小儿痘疹方论》	《古今图书集成》卷五百二十 八《医部·医术名流列传》
				施发撰《察病指南》	原书自序
				刘开著《刘三点脉诀》	原书自跋
1242		二年	壬寅	《御药院方》初刻，原撰者佚名	
				李世英著《痈疽辨疑论》	原书史弥忠《序》
				元好问著《集验方》	《医籍考》卷五十一《方论》
1243		三年	癸卯	施发撰《续易简方论》	原书自序
1246		六年	丙午	藁城，患疗疮者甚众	《卫生宝鉴》卷十三《疮肿门》
1247		七年		宋慈著《洗冤录》系现存第一部法 医专著。其中人体解剖、法医检 查、鉴别中毒、急救等达到先进 水平。该书流传国外，有多种外 文译本	
1248		八年		李杲撰《脉诀指掌图》（原题朱震 亨，误）	

公元	朝代	年号	干支	学术纪事	备注
1249		九年	己酉	赵与寿立慈幼局，以养遗弃婴儿；置药局，以疗闾阎之疾病	《续资治通鉴》卷一百七十二
				平阳，张存惠将《本草衍义》随文补入《政和新修证类备用本草》作为增订，因又改名为《重修政和经史证类备用本草》至是刊行	《重修政和经史证类备用本草》麻革序
				宋慈卒。生前所著《洗冤录》为法医书之始	《后村先生大全集》卷一百五十九《宋经略墓志铭》
				李杲著《脾胃论》	原书元好问序
1251	（南宋）理宗（元　宪宗）	淳祐十一年（宪宗元年）	辛亥	李杲撰《医学发明》	
				江东、江西、湖南、湖北、福建、两广多有灾伤瘴疠之处	《续资治通鉴》卷一百七十三
				李杲卒	《四库全书总目提要》卷一百四《医家类》
				刘完素《素问病机气宜保命集》刊行	原书杨威序
1253		宝祐元年	癸丑	严用和撰《严氏济生方》	原书自序
				李杲著《内外伤辨惑论》	
1254		二年	甲寅	陈文中著《陈氏小儿痘疹方论》《陈氏小儿病源方论》	原书郑全序
1258		六年	戊午	饥疫	《续文献通考》卷二百二十八《通异》
1260		景定元年	庚甲	元，置太医院，下设宣差，提点太医院事	《元史》卷八十八《百官志》
				黎寿民初注《玉函经》，后著《简易方》《断病提纲》《抉脉精要》，谓之医家四书	《宋以前医籍考》脉经类《决脉经要》
1261		二年	辛酉	元，置大都惠民局，掌收官钱，经营出息，市药修剂，以惠贫民	《元史》卷八十八《百官志》
				元，遣王祐于西川等路，采访医生	《元史》卷四《世宗本纪》
				元，军士在济南，多患痢疾，又兼时气流行	《卫生宝鉴》卷四
1262		三年	壬戌	元，从王猷请，在各路设医学	《元典章》三十二《礼部》卷之五《医学》
				元，诏安南自明年为始，每三年一贡，可选医人及苏合油、光油、光香、朱砂、沉香等药物同至	《元史》卷二百九《安南传》
				张从正《儒门亲事》刊行	原书高鸣《序》
1263		四年	癸亥	元，置上都惠民司	《元史》卷八十八《百官志》
				元，命爱薛（东罗马人）掌西域星历、医药（京师医药院）二司	《元史》卷一百三十四《爱薛本传》

公元	朝代	年号	干支	学术纪事	备注
				陈自明撰《外科精要》	原书自序
1264		五年	甲子	杨士瀛著《医学真经》、《伤寒类书活人总括》《仁斋直指小儿方论》	原书自序
				李浩著《素问钩玄》	原书自序
				释继洪纂修《岭南卫生方》	
1265	（南宋）度宗赵禥	咸淳元年	乙丑	薛辛著《女科万金方》《薛氏济阴万金书》	
				薛辛撰《妇科胎产问答要旨》，约成书于1265～1279年（南宋祥兴二年）	
				朱佐编《类编朱氏集验医方》	
				元，阿尼哥修补明堂针灸铜象	《元史》卷二百三《方技·阿尼哥传》
1266	元　世祖忽必烈	至元二年	丙寅	元，真定一带，时雨霖霪，人多病湿瘟	《名医类案》卷九
				时有儒医之称，由此"儒医"与"草泽医"之分益显	袁桷《清容居士集》卷十二，《送儒医何大方归信州》卷四十四《赠医者陈生》
				李杲著《东垣试效方》	《医籍考》卷四十九《方论》
				罗天益辑《东垣试效方》	《医籍考》卷五十《方论》
1267		三年	丁卯	严用和撰《严氏济生续方》	《医籍考》卷四十九《方论》
				原撰者佚名，许国桢增补《御药院方》	原书高鸣序
1268		四年	戊辰	元，禁止售乌头、附子、巴豆、砒霜等，同时禁卖坠胎药，并禁止乱行针医。因医死人，必须酌情定罪	《元典章》五十七《刑部》卷之三《禁毒药》
				中国颁布卫生法规，设官医提举司掌医户差词讼。令各路荐举，考试儒吏（法医），执掌卫生法规	
1269		五年	己巳	李駉撰注《黄帝八十一难经纂图句解》	
				元，置御药院	《历代职官表》卷三十六《太医院》
				元，禁止假医游行货药	《元典章》五十七《刑部》卷之三《禁毒药》
				李駉撰《黄帝八十一难经纂图句解》	《爱日精庐藏书志》卷二十二
1270		六年	庚午	元，规定医死人，必须酌情定罪	《元典章》四十二《刑部》卷之四《医死人》
				南宋末已成功栽培茯苓	
				元政府设"广惠司"，掌修制回回药物	
1271		至元八年	辛未	陈自明著《（新编）备急管见大全良方》	
				薛时平注《注释素问玄机原病式》	
				永嘉瘟疫	王孟英《温热经纬》卷四

公元	朝代	年号	干支	学术纪事	备注
1272		九年	壬申	元，置医学提举司，掌考校诸路医生课艺试验太医教官，校勘名医撰述，辨验药材	《元史》卷八十八《百官志》
				元，规定卖毒药致人于死者，买者、卖者均处死	《元典章》五十七《刑部》卷之三《禁毒药》
				元，改京师医药院为广惠司，掌修制御用回回药物及和剂，以疗诸宿卫士及在京孤寒者	《元史》卷八《世宗本纪》
1273		十年	癸酉	元，始置御药监	《历代职官表》卷三十六《太医院》
1275	（南宋）恭宗赵㬎	德祐元年	乙亥	六月庚子，是日四城迁徙。流民患疫而死者，不可胜计	《宋史》卷六十二《五行志》
				元，禁弄蛇虫禽兽，街市货药	《元典章》五十七《刑部》卷之三《杂禁》
				滕伯祥著《走马急疳真方》	原书自序
1276	（南宋）端宗赵昰（元 世祖）	景炎元年至元十三年	丙子	赵希鹄著《调燮类编》 林洪撰《山家清供》 陈达叟编《本心斋疏食谱》 姜蜕撰《养生月录》	
				闰三月，城中疫气熏蒸，病死者不可以数计	《宋史》卷六十二《五行志》
				元，平定江南，下令搜求医生	《元典章》二《圣政》卷之一
				元，罢医学提举司	《元史》卷八十八《百官志》
				罗天益序李杲撰《兰室秘藏》初刊	原书罗天益序
1277	（南宋）端宗（元 世祖）	景炎二年至元十四年	丁丑	王镜潭著《重注标幽赋》《增注针经密语》《针灸全书》等	康熙十一年《兰谿县志》卷五《人物类》
				元，又设医学提举司	《元史》卷八十八《百官志》
1278	（南宋）赵昺	祥兴元年	戊寅	元，王珪著《泰定养生主论》	原书自序
1279	（南宋）赵昺	祥兴二年	己卯	齐仲甫撰《产宝杂录》	
				薛辛著《家传产后歌诀治验录》	
				此时医籍著录于史志者，医书类，五百零九部，三千三百二十七卷；医方类，八家，一百七十三卷	《宋史》卷二百七《艺文志》，倪灿撰、卢文弨校正《宋史艺文志补》
1280	元 世祖忽必烈	至元十七年	庚辰	元制规定，向大汗献食者，皆用绢巾蒙口鼻，俾其气息，不触饮食之物。是为应用口罩之最初记载	《马可波罗行纪》第二卷第八十五章
				窦杰卒	《金代杰出的针灸学家窦汉卿》（《哈尔滨中医》.1962，6：65）
1281	元 世祖	至元十八年	辛巳	朱震亨生	《中国伟大医药学家画像》
				罗天益撰《卫生宝鉴》	原书砚坚序

续表

公元	朝代	年号	干支	学术纪事	备注
1282		十九年	壬午	置典医署,不久即罢去	《元史》卷八十九《百官志》
1283		二十年	癸未	改太医院为尚医监	《元史》卷八十八《百官志》
				释继洪著《澹寮集验秘方》	《医籍考》卷五十一《方论》
1284		二十一年	甲申	撒里蛮、许国桢集诸路医学教授增修《本草》	金门诏《补三史艺文志·医家类》
1285		二十二年	乙酉	改尚医监复为太医院	《元史》卷八十八《百官志》
				定选试太医法	《中西医话》卷二
				各路学生教授学正,训诲医生(医之称生始此)每月朔望到指定处交流经验	翟灏《通俗编》卷二十一
				令各翼普设安乐堂,并以病死军人多寡制定赏罚	《元典章》三十四《兵部》卷之一《病故》
				真腊、占城贡药材	《续资治通鉴》卷一百八十八
1287		二十四年	丁亥	重申病假人员给公据之令(至元五年曾有是令)	《元典章》十一《吏部》卷之五《假故》
				禁市毒药	《续资治通鉴》卷一百八十八
1288		二十五年	戊子	置官医提举司,掌医户差役,词讼	《元史》卷八十八《百官志》
				太医院《新本草》成书	《续资治通鉴》卷一百八十八
				遣伊赫密实使马八儿国,得其良医善药	《续资治通鉴》卷一百八十八
1291		二十八年		李鹏飞撰《三元延寿参赞书》	
				王好古著《医垒元戎》	
1292		二十九年	壬辰	大都(北京)、上都(多伦)各置回回药物院	《元史》卷八十八《百官志》
1294		三十一年		曹世荣撰《活幼心书》	
				王好古著《伊尹汤液仲景广为大法》	
1295	元 成宗铁穆耳	元贞元年	乙未	窦默撰《针经指南》	
				规定医户与百姓发生争执和诉讼时,管民官与医户头目,共同约会决断	《元典章》五十三《刑部》卷之十五《约会》
				王氏著《小儿形证方》	钱大昕《补元史艺文志》卷三
				胡氏可撰《本草歌括》	《医藏书目·普醒函》
1296		二年	丙申	令各路荐举儒吏(法医),并规定考试程式,其中将罪证之法律鉴定,列为必须精通之业务	《元典章》十二《吏部》卷之六《儒吏》
				诏今后各处应保太医学教授,必须考试	《元典章》九《吏部》卷之三《医官》
1297		大德元年	丁酉	八月,真定、顺德、河间旱疫。闰十二月,殷阳路饥疫,是岁,乐寿、交河疫死六千五百余人	《续文献通考》卷二百八十八《物异》

公元	朝代	年号	干支	学术纪事	备注
				杭州，有冷水浴场	《马可波罗行纪》第二卷第一第五章及重章
1298		大德二年	戊戌	赵大中著《风科集验名方》	
				重新规定各省医官应设员数及办法	《元典章》九《吏部》卷之三《医官》
				王幼孙卒。生前著《简便方》	《医籍考》卷五十一《方论》
				左斗元序赵大中《风科集验名方》	《医籍考》卷五十一《方论》
1299		三年	己亥	置各路惠民局，择良医主之	《元史》卷二十《成宗本纪》
				免除医户差役及赋税	《元典章》三十二《礼部》卷之五《医学》
1300		四年	庚子	禁止庸医治病	《元典章》三十二《礼部》卷之五《医学》
				滑寿发现小儿麻症之黏膜疹	《古代儿科疾病新编》
				校刊《圣济总录》	原书焦养直序
1301		五年	辛丑	张道中撰《脉学秘旨》	
				尚医监设医官十六员	《元史》卷八十八《百官志》
				对于外科治疗，此时已能应用水疗法	齐德之《外科精义》卷上《溻渍疡肿法》
				张道中著《玄白子西原正派脉诀》	原书自序
1303		七年	癸卯	忽公泰著《金兰循经取穴图解》	《针灸大成》卷一《针道源流》
1304		八年	甲辰	六月，乌撒、乌蒙、益州、芒部、东川等路饥疫	《续文献通考》卷二百二十八《物异》
1305		九年	乙巳	邹铉增补陈直原著，《养老奉亲书》成《寿亲养老新书》	
				分立行御药局	《历代职官表》卷三十六《太医院》
				太医院定考试方法和罚俸条例	《元典章》三十二《礼部》卷之五《医学》
1307		十一年	丁未	邹铉续增陈直《养老奉亲书》，更题为《寿亲养老亲书》，为我国早期老年病专著	原书危彻孙序
1308	元　武宗海山	至大元年	戊申	杜思敬辑《济生拔粹》	
				春，绍兴、庆元、台州大疫，死者二万六千余人	《续资治通鉴》卷一百九十六
				王好古撰《汤液本草》《此事难知》初刊	原书自序
				王好古卒（？）	《金元时代的医学》（《中华医史杂志》.1954，2：99）
1311		四年	辛亥	禁医人非选试及著籍者，毋行医药	《续资治通鉴》卷一百九十九
				禁治毒药，计砒霜等十二种	《元典章》五十七《刑部》卷之三《禁毒药》

续表

公元	朝代	年号	干支	学术纪事	备注
				窦桂芳编集《针灸四书》	《爱日精庐藏书志》卷二十二《子部·医家类》
1312	元 仁宗爱育黎拔力八达	皇庆元年	壬子	禁治沿街货药	《元典章》五十七《刑部》卷之三《禁毒药》
1313		二年	癸丑	十二月，京师大疫	《续文献通考》卷二百二十八《物异》
				规定充狱医者，必须试验后始准委用	《元典章》三十二《礼部》卷之五《医学》
				禁投醮舍身，烧死赛愿	《元典章》五十七《刑部》卷之三《杂禁》
1315	仁宗	延祐二年	乙卯	杜思敬辑《针经节要》《针经摘英集》《云岐子论经络迎随补泻法》，编《杂类名方》	原书自序
				张壁撰《云岐子保命集论类要》	
				王好古撰《癍论萃英》	
				不著撰者《田氏保婴集》	
				日本梶原性全辑录汉魏唐宋医方，命名《万安方》	《医学文化年表》
1316		三年	丙辰	李迺季等撰《永类钤方》	
				议定太医院试验医生、提领和提举等人办法	《元典章》三十二《礼部》卷之五《医学》
				规定医生必须精通十三科之一，始准行医	《元典章》三十二《礼部》卷之五《医学》
1318		五年	戊午	李辰拱著《胎产急救方》	原书自序
1319		六年	己未	禁止玩弄蛇虫禽兽，聚集人众，街市售药，违者处以重罪	《元典章》五十七《刑部》卷十九《杂禁》
1320		七年	庚申	罢医、卜、工匠任子，其艺精绝者择用之	《续资治通鉴》卷二百
				六月，京师疫	《续文献通考》卷二百二十八《物异》
				楼英生	民国二十四年《萧山县志稿》卷二十一《人物·方技》
1321	元 英宗硕德八剌	至治元年	辛酉	十二月，真定路疫	民国二十四年《萧山县志稿》卷二十一《人物·方技》
				孙允贤著《类编南北经验医方大成》	《四库全书总目提要》卷一百五《医家类存目》
				孙允贤原撰，熊彦明增补《医方大成论》	
1322		二年	壬戌	定置太医院院使十二员	《元史》卷八十八《百官志》
				大都、上都、回回药物院，拨隶广惠司	《元史》卷八十八《百官志》
				十一月，岷州疫	《续文献通考》卷二百二十八《物异》

公元	朝代	年号	干支	学术纪事	备注
1323		三年	癸亥	艾元英撰《如宜方》	
				规定医官居丧不得去职,七十不听致仕,子孙无荫叙,能绍其业者,量材录用	《续资治通鉴》卷二百一
				春,岷州疫	《续文献通考》卷二百二十八《物异》
1324	泰定帝也孙铁木儿	泰定元年	甲子	沙图穆苏著《瑞竹堂经验方》	王履《医经溯洄集·伤寒三百九十七法辨》
				程德斋撰《伤寒钤法》,约成书于1324~1328年(泰定五年)	
				戴原礼生	李涛《明代医学的成就》(《医学史与保健组织》.1957,1:46)
1325		二年	乙丑	太医不序正班,自为一列	《续资治通鉴》卷二百三
1326		三年	丙寅	沙图穆苏著《瑞竹堂经验方》	原书王都中序
1327		四年		旧题朱震亨传《罗太无先生口授三法》	
1328	文宗图帖睦尔	天历元年	戊辰	吴瑞撰《日用本草》	原书李汛序
1329		二年	己巳	王国瑞著《扁鹊神应针灸玉龙经》	原书周仲良序
				八月,河南府疫	《续文献通考》卷二百二十八《物异》
1330		三年	庚午	忽思慧撰《饮膳正要》,是第一部营养学专书	原书自序
1331		至顺二年	辛未	尚从善编著《伤寒纪玄妙用集》	
				李仲南著《永类钤方》,首次提出"俯卧拽伸"复位法治疗脊柱骨折。指出膝关节"半伸半屈"最有利于髌骨骨折之整复固定	原书自序
1332		三年	壬申	曾世荣著《活幼口议》	
				王履生	宋大仁《王履之医学与画艺》(《中西医药》.1946,29:2)
1333	顺帝妥懽帖睦尔	元统元年	癸酉	谢缙孙著《难经说》	《补元史艺文志》卷三
1334		二年	甲戌	三月,杭州、镇江、嘉兴、常州、松江、江阴疫	《续文献通考》卷二百二十八《物异》
1335		(后)至元元年	乙亥	齐德之著《外科精义》	程之范《我国皮肤性病科的历史》(《中华医史杂志》.1955,1:19)
				滑寿编注《读素问钞》,约成书于1335~1367年(至正二十七年)	
1337		三年	丁丑	危亦林编《世医得效方》,首创"悬吊复位法"治疗脊柱骨折	原书自序
1338		四年		王珪著《泰定养生主论》	
				吴恕著《伤寒活人指掌图》《伤寒图歌活人指掌》	
1341		至正元年	辛巳	滑寿撰《十四经发挥》	原书自序

公元	朝代	年号	干支	学术纪事	备注
				敖氏（佚名）原撰、杜本增定《敖氏伤寒金镜录》成书，列三十六舌苔图，是最早之舌诊专书	原书自序
1343		三年	癸未	尚从善著《本草元命苞》	《医藏书目·普醒函》
1344		四年	甲申	福州、邵武、延平、汀州四郡，夏、秋大疫	《元史》卷五十一《五行志》
				金华，豆疮流行	《格致余论·豆疮陈氏方论》
1345		五年	乙酉	春、夏，济南大疫	《元史》卷五十一《五行志》
1347		七年	丁亥	朱震亨撰著《本草衍义补遗》、《格致余论》、《局方发挥》	原书宋濂自序
1348		八年	戊子	葛乾孙著《十药神书》	原书自序
1350		十年	庚寅	杜本卒	《医籍考》卷三十二《方论》
1352		十二年	壬辰	正月，冀宁、保州、德州大疫。夏，龙兴大疫	《元史》卷五十一《五行志》
1353		十三年	癸巳	黄州、饶州大疫。十二月，大同路大疫	《元史》卷五十一《五行志》
				葛乾孙卒	崇祯十五年《吴县志》卷四十四《人物》
1354		十四年	甲午	胡元庆著《痈疽神妙灸经》	原书自序
				上都、江西、湖广大疫。十一月，京师疫	《续文献通考》卷二百二十八《物异》
1355		十五年	乙未	艾元英著《如宜方》。以后至明，陈嘉猷附以其家传脉法，并历试效方，改名曰《回生捷录》	《医籍考》卷五十二《方论》，原书林兴祖序
1356		十六年	丙申	春，河南大疫	《元史》卷五十一《五行志》
1357		十七年	丁酉	六月，莒州蒙阴县大疫	《元史》卷五十一《五行志》
1358		十八年	戊戌	戴思恭辑补《金匮钩玄》	
				夏，汾州大疫	《元史》卷五十一《五行志》
				朱震亨卒	《中国伟大医药学家画像》
1359		十九年	己亥	滑寿撰《诊家枢要》	
				春、夏，郦州、三原县、莒州、沂水、日照及广东南雄路大疫	《元史》卷五十一《五行志》
1360		二十年	庚子	汪汝懋编《山居四要》	
				夏，绍兴、山阴、会稽大疫	《元史》卷五十一《五行志》
1361		二十一年		滑寿校注《难经本义》	
1362		二十二年	壬寅	山阴、会稽又大疫	《元史》卷五十一《五行志》
1364		二十四年	甲辰	滑寿著《麻疹全书》	
				吴，置医学提举司	《明会要》卷三十九
1366		二十六年	丙午	吴，改医学提举司为太医监	同上
				滑寿著《难经本义》	原书揭汯序

公元	朝代	年号	干支	学术纪事	备注
1367		二十七年	丁未	黄石峰编《秘传痘疹玉髓》	
				陈致虚编注《周易参同契分章注》	
				吴，改太医监为太医院	《续资治通鉴》卷二百二十
				不著撰者著《卫生宝鉴神遗》《回回药房》	《医籍考》卷五十一《方论》
				此时医籍著录于史志者，一百七十四种	《补元史艺文志》卷三
1368		二十八年		徐彦纯撰《本草发挥》	
				佚名氏著《银海精微》，后托名孙思邈著此时医籍著录于史志者，一百七十四种	
				王履著《医经溯洄集》	

明　代

公元	朝代	年号	干支	学术纪事	备注
1368	明　太祖 朱元璋	洪武元年	戊申	杨文德著《太素脉诀》	《古今图书集成》卷五百三十《医部·医术名流列传》
				王履著《医经溯洄集》	
				徐彦纯著《玉机微义》	
				赵良仁著《金匮方论衍义》，未刊邵以正撰《上清紫庭追痨仙方》，约成书于1368～1398年（洪武三十一年）	
				王履卒（？）	《明史》卷二百九十九《方技传》
				滑寿卒	《明史》卷二百九十九《方技传》
1369		二年		王永辅编《（简选）袖珍方书》	
1370		三年	庚戌	倪维德撰《原机启微》刊行。以后至嘉靖间薛己曾予校补	原书自序及嘉靖壬辰王庭序
				置惠民药局，府设提领，州县设官医，凡军民之贫病者，给之医药	《明史》卷七十四《职官志》
1373		六年	癸丑	置御药局于内府，始设御医	《明会要》卷三十九
1374		七年	甲寅	阿难功德国（南印度部族）贡方物及解毒药石	《明史》卷三百三十一《本传》
1377		十年	丁巳	倪维德卒	崇祯十五年《吴县志》卷五十三《人物》
1378		十一年	戊午	杨清叟著《外科集验方》	原书赵宜真序
				日本竹田昌庆在我国搜集医家秘本和铜人模型等件归国	《医学文化年表》

公元	朝代	年号	干支	学术纪事	备注
1381		十四年	辛酉	定设太医院令一人，丞一人	《明会要》卷三十九，《医统大全》卷三《医政官制》
1384		十七年	甲子	胡任撰《诸证总录奇方》	
				州县均设医学	《明史》卷五十七《职官志》
				徐用诚卒。生前著有《本草发挥》	刘纯《玉机微义序》
1388		二十一年	戊辰	刘纯著《医学小经》	原书自序
				春，乡村患喉痹者甚众	《医学纲目》卷十五《喉痹类》
1389		二十二年	己巳	复改太医院令为院使，丞为院判	《明会要》卷三十九
				楼英卒。生前著有《医学纲目》	民国二十四年《萧山县志稿》卷二十一《人物·方技》
1391		二十四年	辛未	李恒编《袖珍方大全》	原书周王序
				朱权著《乾坤生意》	《明史》卷九十八《艺文志》
1393		二十六年	癸酉	黄仲理撰《伤寒类证》	原书自序
1395		二十八年		赵宜真辑录《秘传外科方》刊行	
1396		二十九年	丙子	刘纯著《伤寒治例》	
				徐用诚曾撰《玉机微义》，至是刘纯续成之	原书刘纯序
1397		三十年	丁丑	兰茂生	于刀义、于兰馥《滇南本草的考证与初步评价》（《医学史与保健组织》.1957，1：25）
1402	惠帝朱允炆	建文四年		不著撰者著《袖珍小儿方》	
1403	成祖朱棣	永乐元年	癸未	徐用宜编《袖珍小儿方论》，约成书于1403～1424年（永乐二十二年）	《四库全书总目提要》卷一百五《医家类存目》
				永乐间，有刘毅、毅子观、观子博，并以医术供奉宫府	《医籍考》卷三十五《方论》十三引邵三山《伤寒辨略序》
1403～1408				明政府编成大型类书《永乐大典》，其中收载明代以前的大量医书	
1405		三年	乙酉	庄应祺《补要袖珍小儿方论》	
				郑和下南洋，带有医生一百八十名	冯承钧《星槎胜览校注占城国》引明钞说集本《瀛涯胜览》
				古里国遣使贡龙涎、乳香、木香、檀香、胡椒等	《西洋朝贡录》卷下
				赵简王补刊《素问遗篇》	《医籍考》卷二《医经》
1406		四年	丙戌	朱橚等编辑《普济方》	
				越南陈元陶《菊堂遗草》、阮之新《药草新编》传到中国	《中国医学传入越南史事和越南医学著作》（《医学史与保健组织》.1951，3：193）

公元	朝代	年号	干支	学术纪事	备注
				上命行人召修《大典运气书》，赵道震董其事，所著有《伤寒类证》	《医籍考》卷三十三《方论》
				朱橚等著《救荒本草》	原书卞同序
1408		六年	戊子	刘纯著《杂病治例》	《四库全书总目提要》卷一百五《医家类存目》
				正月江西建昌、抚州，福建建宁、邵武，自去年至是月，疫死者七万八千四百余人	《明史》卷二十八《五行志》
1410		八年	庚寅	登州、宁海诸州县，自正月至六月，疫死者六千余人。邵武比岁大疫，至是年冬死绝者，一万二千户	《明史》卷二十八《五行志》
1411		九年	辛卯	七月，河南、陕西疫	《明史》卷二十八《五行志》
				规定工人患病，官给医治和久病遣返，死者函骨归葬	《明代医学的成就》（《医学史与保健组织》.1957，1：58）
1413		十一年	癸巳	六月，湖州三县疫	《明史》卷二十八《五行志》
				七月，宁波五县疫	
1415		十三年	乙未	周礼著《医学碎金》	原书自序
1417		十五年	丁酉	设安乐堂（病院）收留患病工人。太医院派医士三百五十人给药医治，另由户部拨白米供给住院病者食用	《明代的医学成就》（《医学史与保健组织》.1957，1：58）
				遣使下南洋，陈常以医氏从，历洪熙、宣德间，凡三往返	《古今图书集成》卷五百三十一《医部·医术名流列传》
1418		十六年	戊戌	盛启东撰《医经秘旨》	原书自序
				盛寅著《脉药玄微》	
1422		二十年	壬寅	许弘撰《湖海奇方》	原书自序
				许宏著《金镜内台方义》	
1423		二十一年		胡濙著《卫生易简方》	胡濙《上进书表》，《明史》卷九十八《艺文志·艺术类》
1424		二十二年	甲辰	朱权撰《臞仙神隐》	《医籍考》卷五十五《方论》
				蒋用文卒。蒋用文著《治效方论》	
1425	仁宗朱高炽	洪熙元年	乙巳	刘瑾校辑陈会原撰《神应经》	原书宁献王序
				朱橚卒。生前著有《普济方》	《明史》卷一百十六《本传》卷九十八《艺文志·艺术类》
1426	宣宗朱瞻基	宣德元年	丙午	许敬著《经验方》	《医籍考》卷五十五《方论》
				1426～1435年（宣德十年）葛哲辑撰《保婴集》	
1431		六年		《刘河间伤寒三书》刊行，《刘河间伤寒三六书》初刊	
1432		七年	壬子	刘渊然卒。生前著《济急仙方》	《明史》卷二百九十九《刘渊然传》，《医藏书目·旁通函》

续表

公元	朝代	年号	干支	学术纪事	备注
1433		八年	癸丑	锡兰国遣使贡乳香、木香、檀香、没药、硫黄、芦荟、胡椒等	《明史》卷三百二十六《本传》
1436	英宗朱祁镇	正统元年	丙辰	铁峰居士撰《保生心鉴》	
				熊均续编《类编伤寒活人书括指掌图论》	
				熊均据元胡仕可原著，增补成《图经节要补增本草歌括》，约成书于1436~1449年（正统十四年）	
				赵季敷著《救急易方》	原书高宗本序
				兰茂著《滇南本草》	《滇南本草的考证与初步评价》（《医学史与保健组织》.1957，1：25）
				董宿著《试效神圣保命方》	《医籍考》卷五十五《方论》
1437		二年	丁巳	兰茂撰《医门擥要》	原书自序
				熊均著《王叔和脉诀图要俗解》	
1438		三年	戊午	熊均注《勿听子俗解八十一难》	《医籍考》卷七《医经》
				虞抟生	《明代医学的成就》（《医学史与保健组织》.1957，1：46）
1439		四年		释景隆编集《慈意方慈义方》	
				释景隆编《慈济方》	
1443		八年	癸亥	戴思恭著《推求师意》《秘传证要诀》《类方》	原书胡淡序
				明太医院复刻《铜人腧穴针灸图经》，重作针灸铜人	《中国针灸学源流纪略》（《中华医史杂志》.1957，4.267）
1444		九年	甲子	冬，绍兴、宁波、台州，瘟疫大作	《明史》卷二十八《五行志》
1445		十年	乙丑	陶华著《痈疽神秘验方》《伤寒六书》	
				绍兴等地，因疫死者三万余人	《明史》卷二十八《五行志》
				陶华著《伤寒琐言》《家秘》《杀车捶法》《一提金》《截江网》《明理绪论》《伤寒全生集》	原书自序
1446		十一年	丙寅	熊宗立著《名方类证医书大全》	原书自序
1447		十二年		金循义等撰《针灸择日编集》	
1449		十四年		熊均辑《王叔和脉诀》	
1452	代宗朱祁钰	景泰三年	壬申	日本僧医月湖，久住钱塘，搜罗中国医典；同时田代三喜留住已十二年，回国后，大倡金元医学	《中国东渐论略》（《新中医药》.1957，2：9）
1453		四年	癸酉	冬，建昌、武昌、汉阳疫	《明史》卷二十八《五行志》
1455	代宗	景泰六年	乙亥	徐彪预修中秘书录。及归老，徐彪著《本草证治辨明》《论咳嗽条》《伤寒纂例》	《古今图书集成》卷五百三十一《医部·医术名流列传》
				杨胜贤以《千金宝要》石刻，不便摹印，易刊木板	《四部总录医药编》五《方剂之属》

续表

公元	朝代	年号	干支	学术纪事	备注
1456		七年	丙子	五月，桂林疫，死者二万余人	《明史》卷二十八《五行志》
1457	英宗朱祁镇	天顺元年	丁丑	不著撰者著《疮疹集》	
				谭（一作谈）伦试验用白水牛虱免疫法	《本草纲目》卷四十《牛虱》
1458		二年	戊寅	熊宗立著《伤寒运气全书》	原书自序
				凌云撰《凌门传授铜人指穴》，约成书于1458～1505年（弘治十八年）	
1459		三年		邵以正著《青囊杂纂》《小儿痘疹证论》《济急仙方》	
1461		五年	辛巳	四月，陕西疫	《明史》卷二十八《五行志》
				葛哲卒。生前著有《保婴集》	《医籍考》卷七十五《方论》
1462		六年	壬午	邵以正卒。生前著有《秘传经验方》	《医籍考》卷五十五《方论》
1463		七年	癸未	汪机生	《续素问钞》卷首陈楠《题语》
1465	宪宗朱见深	成化六年	乙酉	熊均注钱乙原著，成《类证注释钱氏小儿方诀》	
				熊均纂集《黄帝内经素问灵枢运气音释补遗》	
				赵值吾编《京本校正注释音文黄帝内经素问灵枢集注》，约成书于1465～1487年（成化二十三年）	
				程玠著《松厓医径》，约成书于1465～1505年（弘治十八年）	
				自成化以来，江之南北，达乎京师，称上医者，以王观为冠	《古今图书集成》卷五百三十一《医部·医术名流列传》
				成化间，有周纮，纮子敷牧，敷牧子骍，并以医术，供奉宫府	《医籍考》卷三十五《方论》十三引邵三山《伤寒辨略·序》
1468		四年	戊子	寇平著《全幼心鉴》	原书自序
1470		六年	庚寅	方贤所撰《太医院经验奇效良方大全》刊行	原书商辂序
1474		十年	甲午	唐椿著《原病集》	原书自序
				丘濬辑《群书抄书》	
				规定考中医生有家小者给四斗，无者三斗；医士有家小者，月支米七斗，无者五斗	《明代医学的成就》（《医学史与保健组织》.1957，1：58）
1475		十一年	乙未	八月，福建大疫，延及江西，死者无算	《明史》卷二十八《五行志》
1476		十二年	丙申	刑部购买药饵，又广设惠民药局，疗治囚人	《明史》九十四《刑法志》
				兰茂《滇南本草》约成书于此时	
1480		十六年		王玺著《医林类证集要》	
1481		十七年	辛丑	程充撰《丹溪心法》	原书自序

公元	朝代	年号	干支	学术纪事	备注
1484		二十年		卢和著《丹溪先生医书纂要》	
				程玠撰《眼科应验良方》	
				刘全备著《注解药性赋》	
1485		二十一年	乙巳	新野疫疠大作，死者无虚日	《名医类案》卷一《瘟疫》
1487		二十三年	丁未	刘伦撰《济世内外经验全方》	
				诏禁勿贡丹砂、鹿茸等项药材	《医统大全》卷三《医政官制》
1488	孝宗朱祐樘	弘治元年	戊申	周文采纂辑《诊脉捷法》，约成书于1488～1505 年（弘治十八年）	
				薛己生（？）	《明代医学的成就》（《医学史与保健组织》.1957，1：46）
1489		二年	己酉	茅友芝著《安亭芳氏世传女科》	
				济南朱臣刻《小儿卫生总微论方》于宁国府，改名为《保幼大全》	《四库全书总目提要》卷一百三
1492		五年	壬子	官府选医家子弟，推堪任教师者二三人教之	《中西医话》卷二
				王纶著《胎产医案》	原书自序
				吴景隆撰《脉证传授心法》	原书自序
1493		六年	癸丑	俞朝言撰《医方集论》	
				周恭著《医说续编》	原书自序
				吴中大疫，常熟尤甚，多阖门死	都穆撰、陆采编次《都公谈纂》卷下
1495		八年	乙卯	钱大用著《秘传活幼全书》	原书自序
				周文采编《医方选要》	
1496		九年	丙辰	王鳌著《本草单方》	原书自序
1497		十年		夏英撰《灵枢经脉翼》	
1498		十一年	戊午	周文采著《外科集验方》	原书自序
				刘宇编辑《安老怀幼书》	
				娄子贞撰《怀幼书》	
				张一六著《救急易方》	
1499		十二年	己未	陆彦功撰《伤寒类证便览》	原书唐高仁序
1500		十三年	庚申	颜汉著《便产须知》	原书高宾序
				王纶著《本草集要》	
				约在此时前后，对于婴幼软白痴症记载已甚详细，并与其他类似诸症鉴别清楚	《幼科证治准绳集》之九《五软类》
1501		十四年	辛酉	萧昂著《医萃》	
				江西赣州府，各县多瘴病	《万历野获编·弘治异变》
1502		十五年	壬戌	王纶撰《明医杂著》	原书自序

续表

公元	朝代	年号	干支	学术纪事	备注
1503		十六年	癸亥	五月，云南景东大疫	《通鉴辑览》卷一百七
				江瓘生	江道昆《明处士江民莹墓志铭》
1505		十八年	乙丑	王九思著《难经集注》	
				彭用光撰《原幼心法》	
				广东人始患梅毒，名为广疮，或杨梅疮	俞弁《续医说》卷十
				刘文泰等纂修《本草品汇精要》	原书刘文泰《进本草品汇精要表》
				吴绶著《伤寒蕴要全书》	原书自序
				梅毒（广疮）经广州传入中国	
1506	武宗朱厚照	正德元年	丙寅	王蔡传《修真秘要》	
				吴绶著《伤寒蕴要全书》	
				王磐撰《野菜谱》，约成书于1506～1521年（正德十六年）	
				汪机著《医学原理》	
				汪颖撰《食物本草》	
				六月，湖广平溪、清凉、镇远、偏桥、四卫大疫，死者甚众。靖州诸处，自七月至十二月大疫。建宁、邵武，自八月始，亦大疫	《明史》卷二十八《五行志》
				正德后，医多名家，各颛一门。如杨守吉之为伤寒医，李氏、姚氏之为产医，周氏之为妇人医，曾氏之为杂症医，白骡李氏、刁氏、范氏之为疡医，孟氏之为小儿医，樊氏之为接骨医，钟氏之为口齿医，袁氏之为眼医，无相夺者	《古今图书集成》卷五百三十二《医部·医术名流列传》
				沙铁峰著《保生心鉴》	原书自序
1510		五年	庚午	刘锡著《活幼便览》	原书自序
				张世贤著《图注脉诀辨真》《图注八十一难经》	
1511		六年	辛未	福宁州大疫	《古今图书集成》卷五百三十二《医部·医术名流列传》
1512		七年	壬申	夏珊著《外科秘方》	原书黄玠序
				李辉撰《夏氏小儿良方》	
				饶鹏著《节略医林正宗》	
1513		八年	癸酉	罗荣序《岭南卫生方》，其书卷末有治杨梅疮方	原书罗序
				李濂著《医史》	
1515		十年	乙亥	李闻言删补宋崔嘉彦原著成《四言举要》	原书自序
				杨珣著《针灸集书》	
				不著撰若《平阳府所刻医书六种》	
				虞抟著《医学正传》《苍生司命》	

公元	朝代	年号	干支	学术纪事	备注
1517		十二年	丁丑	十月，泉州大疫	《明史》卷二十八《五行志》
				葡萄牙皮来资药剂师，被聘来中国	《祖国医药文化流传海外考》（《医学史与保健组织》.1957，1：46）
				虞抟卒	《明代医学的成就》（《医学史与保健组织》.1957，1：46）
1518		十三年	戊寅	蔡维藩著《痘疹方论》	
				京师有售一粒金丹者，宣称通治百病	《本草纲目》卷二十三《阿芙蓉》
				李时珍生	顾景星《白茅堂集》卷三十八《李时珍传》
1519		十四年	己卯	汪机撰《痘治理辨》《医读》	原书自序
				元滑寿原编，汪机续注《读素问钞》	
1520		十五年	庚辰	汪机著《石山医案》	《四库全书总目提要》卷一百五
				薛己撰《食物本草》《本草约言》	
				周宏著《卫生集》	
				孙一奎生	《明代医学的成就》（《医学史与保健组织》.1957，1：45）
				徐春甫生	《明代医学的成就》（《医学史与保健组织》.1957，1：61）
1521		十六年	辛巳	王銮著《幼科类萃》	《医籍考》卷六《医经》
				卢和著《食物本草》	
				孙东谷撰《内经类钞》	
1522	世宗朱厚熜	嘉靖元年	壬午	潘之泮撰《因应便方》	
				王文禄著《胎息经疏》《参同契疏略》，约成书于1522～1566年（嘉靖四十五年）	
				洪楩著《食治养老方》	
				蒋庭编著《太一金华宗旨》（原题唐吕洞宾传）	
				罗洪先著《万寿仙书》	
				太医院原本，罗必炜参订《医门初学万金一统要诀》、《太医院增补医方捷径》	
				罗必炜编《珍珠囊药性赋医方捷经》	
				陈文昭撰《陈素庵妇科补解》	
				《银海精微》刊行，约成书于1522～1620年（万历四十八年）	
				闽人以前所制唯黑糖，至是白糖始见于世	刘继庄《广阳杂记》卷二
				有人始戴眼镜	赵翼《陔余丛考》卷三十三
				王轩著《伤寒六书》	《畿辅通志》卷一百三十五《艺文略》

公元	朝代	年号	干支	学术纪事	备注
				韩懋著《韩氏医通》	原书自序
				高士著《志斋医论》	《四库全书总目提要》卷一百五
				俞弁撰《续医说》刊行	原书自序
				汪机著《汪石山医书八种》《本草会编》	《本草纲目》卷一《序例》
				宁原著《食鉴本草》	《本草纲目》卷一《序例》
1523		二年	癸未	异远真人撰《（秘传）跌打损伤妙方》	原书自序
				汪机补订戴启宗原著，《脉诀刊误集解》刊行	
				七月，南京大疫，军民死者甚众	《明史》卷二十八《五行志》
1525		四年	乙酉	高士撰《灵枢经摘注》	
				九月，山东疫死者四千一百二十八人	《明史》卷二十八《五行志》
				日本阿佐宗瑞刊熊宗立《医书大全》，为日本板刻医书之滥觞	《医学文化年表》
				魏直著《痘疹全书博爱心鉴》	原书自序
1526		五年	丙戌	李濂著《医史》	中医研究院《中国医学史简编》
1527		六年	丁亥	郁凝祉撰《喉科秘本》	
				劳天池著《劳氏家宝》	
				规定考取医生制度分为三等：名列第一等者充御医；二、三等者可以派充太医院吏目，或各王府之良医大使	李涛《伟大的药学家李时珍》（行医）
1528		七年	戊子	薛己著《外科发挥》，《外科心法》《外科经验方》刊行	原书张淮序
1529		八年	己丑	薛己撰《疡疡机要》《正体类要》，并有《口齿类要》《保婴粹要》《女科撮要》《痘疹撮要》《内科摘要》等	原书自序
				高武著《针灸聚英》同时铸男、女、童子铜人各一座，以及《针灸节要》	
				丁瓒著《素问补钞》	
1530		九年	庚寅	汪机著《针灸问对》	原书自序
				痘灾盛行，死者过半	汪机《痘证理辨·序》
				姑苏凌汉章，六合李千户，皆以针灸驰名	汪机《针灸问对·序》
1531		十年	辛卯	陈桷编《汪石山医案》	原书程曾序
				杨瑞汇集《良方类编》	
				汪机著撰《外科理例》《痘疹理辨》	原书自序
1533		十二年	癸巳	盛端明著《程斋医抄撮要》	原书自序
1534		十三年	甲午	春，痘毒流行，死者十有八九	《疫症集说》卷三

公元	朝代	年号	干支	学术纪事	备注
				王銮著《幼科类粹》	原书朱云凤序
				何瑭撰《医学管见》	原书自序
				叶文龄著《医学统旨》	原书石峰序
				吴旻著《扶寿精方》	原书自序
1535～1550				中国土茯苓输至印度、土耳其、波斯，被视为治花柳良药	
				沈之问《解围元薮》为第一部麻风病专书	
1536		十五年	丙申	万表著《万氏积善堂集验方》	原书贾泳序
				方广撰《丹溪心法附余》《古庵药鉴》	
				汪机编《伤寒选录》	原书自序
1537		十六年	丁酉	吴禄撰《食品集》	原书黄易序
				高武著《针灸素难要旨》	
1538		十七年	戊戌	胡嗣廉著《加减灵秘十八方》	《四库全书总目提要》卷一百五《医家类存》
1539		十八年	己亥	鲁伯嗣撰《婴童百问》	
				日医吉田宗桂，留明十余年，研究中医	《中国东渐论略》（《新中医药》.1957，2：9）（《医学文化年表》48页）
				汪机卒	《续素问钞》卷首陈棉《题语》
1540		十九年		李荥著《闺门宝鉴》	
1541		二十年	辛丑	孙应奎著《内经类钞》	
				日本金持重弘，从明学习医药外，兼学针灸。从此针灸盛行于日本	《中国东渐论略》（《新中医药》.1957，2：9）
1542		二十一年	壬寅	李汤卿撰《心印绀珠经》刊行	
				夏疫	《明会要》卷三十九《职官》
1543		二十二年	癸卯	高宾校正《丹溪治法心要》	
				鲁伯嗣撰《重订婴童百问》	原书严嵩序
				春多疾疫	《明会要》卷二十八《运历》
1544		二十三年		彭用光著《体仁汇编》《十二经络脏腑病情药性》刊行	
1545		二十四年	乙巳	俞桥撰《广嗣要语》	
				郭鉴著《医方集略》	
				时江左俞桥、夏津王东阳、维阳胡铎、金华邵泰、京师朱禄之医案	郭鉴《医方集略·跋》
				郭鉴著《医方集略》。其书中有江左俞桥、夏津王东阳、维阳胡铎、金华邵泰、京师朱禄之医案	原书自跋
				郑宁撰《药性要略大全》	原书自序

公元	朝代	年号	干支	学术纪事	备注
1547		二十六年	丁未	刘砀著《胤嗣录》	原书自序
				程伊著《脉荟》《释方》	
				赵瀛校刊李汤卿《心印绀珠经》	原书赵瀛序
1549		二十八年	己酉	万全著《万氏女科》《万氏妇科汇要》《广嗣纪要》《养生四要》《片玉心书》《育婴秘要》《痘疹心法》《片玉痘疹》	原书自序
				江瓘编《名医类案》	原书自序
				彭用光著《试效要方并论》	
				周臣撰《厚生训纂》	
1550		二十九年	庚戌	薛己著《保婴金镜录》	
				《黄帝内经》之学昌行，吴中上医实出戴原礼。原礼教人学医，即从《黄帝内经》入门	顾从德《素问》刻本后跋
				沈之问撰《解围元薮》	原书自序
				张时彻著《摄生众妙方》《急救良方》	原书自序
				王文禄著《医先》	原书自序
1551		三十年	辛亥	薛己注钱乙原著，成《钱氏小儿药证直诀》	
				许希周著《药性粗评》	原书自序
1552		三十一年	壬子	王肯堂生	《伟大医药学家画像》
				吴崑生	《明代医学的成就》（《医学史与保健组织》.1957，1：44）
				李时珍开始编著《本草纲目》	原书卷一《序例》上《历代诸家本草》
1554		三十三年	甲寅	丁凤撰《医方集宜》	
				四月，都城内外大疫	《明史》卷二十八《五行志》
				倭变，客兵多病疫	《古今图书集成》卷五百三十三《医部·医术名流列传》
				陈实功生	《明代医学的成就》（《医学史与保健组织》.1957，1：51）
				薛恺著《保婴撮要》，其中发明烧灼脐带预防脐风	原书薛己序
1555		三十四年		薛己增补薛铠《保婴撮要》	
1556		三十五年	丙辰	贺岳辑《医经大旨》	
				各地举荐医士到北京应考	《伟大的药学家李时珍》（行医）
				徐春甫著《古今医统大全》	原书自序

续表

公元	朝代	年号	干支	学术纪事	备注
1557		三十六年	丁巳	徐春甫撰《内经要旨》	原书自序
				鲍叔鼎著《医方约说》	
1558		三十七年	戊午	王化贞撰《产鉴》	
				薛己卒	《明代医学的成就》（《医学史与保健组织》.1957，1：46）
1559		三十八年	己未	旧题元朱震亨编辑，王肯堂订正《产宝百问》	
				常山有倭寇，军中大疫	《古今图书集成》卷五百三十三《医部·医术名流列传》
				五、六、七月间，江南、淮北，在处患时行瘟热病，沿门阖境，传染相似	张鹤腾《伤暑全书》卷下附刻《疫症治案》
				高武著《痘疹正宗》	原书自序
1561		四十年	辛酉	彭用光著《潜溪续编伤寒蕴要》《简易普济良方》	
				吴有性生（？）	史常永《试论传染病学家吴又可及其戾气学说》（《中华医史杂志》.1957，3：180）
1562		四十一年	壬戌	梁宋之地，多患转筋霍乱，死者不计其数	龚信《古今医鉴》卷五
1563		四十二年	癸亥	张介宾生	黄宗羲《南雷文案》卷九《张景岳传》
1564		四十三年	甲子	吴正伦撰《脉症治方》	
				在昌黎县，有以莨菪之类药品毒害人者	《续名医类案》卷二十二《中毒》
				李时珍著《濒湖脉诀》《脉诀考正》	原书自序
				胡朝臣著《伤寒类编》	原书自跋
1565		四十四年	乙丑	罗洪先撰《仙传四十九方》	
				江瓘卒	汪道昆《江民莹墓志铭》
				楼英编《医学纲目》刊行	原书曹灼序
				陈嘉谟著《本草蒙荃》初刊	原书自序
1566		四十五年	丙寅	洪楩著《洪楩辑刊医药摄生类八种》《陈虚白规中指南》《太上玉轴气诀》《逸游事宜》，校订《霞外杂俎》	
				淮水决，董炳辑《避水集验要方》	《四库全书总目提要》卷一百五《医家类存目》
				缪希雍生	褚玄仁《明代名医缪仲醇年表》（《江苏中医》.1962，8：32）

续表

公元	朝代	年号	干支	学术纪事	备注
1567	穆宗朱载垕	隆庆元年	丁卯	万宁著《万氏医贯》	
				阴秉旸撰《黄帝内经始生考》	
				方谷著《本草纂要》	
				万全著《保命歌括》，约成书于1567～1572年（隆庆六年）	
				宁国府太平县开始种痘	俞茂鲲《痘科金镜赋集解》卷二
				缪存济著《识病捷法》《伤寒撮要》	原书徐时行序
1568				徐春甫等在直隶顺天府（今北京）组织成立"一体堂宅仁医会"	
1569		三年	己巳	窦梦麟续增《疫疠经验全书》	
				加奈罗（Melchior Carneiro）在澳门建医院二所，此为外人第一次在中国创立之医院	《明季西洋传入之医学》卷七
1570		四年		李豫亨著《推蓬寤语》	
1571		五年	辛未	薛己撰《外科枢要》初刊	
				太医院属御药吏目各定设十人	《明史》卷七十四《职官志》
1572		六年	壬申	张翼校《外科经验精要方》	
				李时珍著《奇经八脉考》	
				下邳有治河之役，疫死者过半	《古今图书集成》卷五百三十三《医部·医术名流列传》
				聂尚恒生	《痘诊定论·序》
1573	神宗朱翊钧	万历元年	癸酉	周之干撰《周慎斋医案稿》《慎斋遗书》	
				孙一奎著《孙文垣医案》《医旨绪余》、《赤水玄珠全集》	
				周之干撰、查可合编《周慎斋三书》	
				陈嘉文著《新刊秘传小儿痘疹释难》	
				文洁著《太乙仙制本草药性大全》	
				许兆祯著《诊翼》《医四书》	
				1573～1620年陈继儒著《养生肤语》	
				1573～1620年袁黄著《静坐要诀》	
				1573～1620年张昶著《痨瘵问对》《白痴问对辨疑》	
				1573～1620年严振漫翁识不著撰者《循经考穴编》	
				1573～1620年童养学图注《图注八十难经定本》	
				1573～1620年李中梓著《颐生微论》刊行	
				1573～1620年顾从德撰《医学六经》	
				1573～1620年不著撰者著《丹溪摘要》	
				1573～1620年周履靖撰《续易牙遗意》，约成书于1573～1620年（万历四十八年）	

公元	朝代	年号	干支	学术纪事	备注
				浙大疫	《古今图书集成》卷五百三十三《医部·医术名流列传》
				烟草始出于闽广之间，以后吴楚间皆种植之	《景岳全书》卷四十八《本草正·隰草类》
				长乐齐公宪，三世习小儿医，公宪尤精此道，当时无及之者	谢肇淛《五杂》
				唐继山撰《脉诀》	《医籍考》卷十九《诊法》
				周礼撰《医圣阶梯》	原书自序
				孙文垣著《医案》	原书孙质庵序
1574		二年	甲戌	吴正伦著《养生类要》	
				万谷著《脉经直指》	原书自序
				支秉中著《痘疹玄机》	原书自序
				匡铎著《痘疹方》	原书王敬民序
1575		三年	乙亥	原题葆光道人著《（秘传）眼科龙木论》刊行	
				张太素著《太素张绅仙脉诀玄微纲领宗统》	
				李梴著《医学入门》《本草》刊行	原书自序
				王问序《秘传眼科龙目论》	原书王问序
1576		四年	丙子	孙子禄撰、徐师曾删正《经络全书》	原书徐师曾序
				龚信辑撰，龚廷贤续编《古今医鉴》	
1577		五年	丁丑	汪若源著《汪氏痘书》	
				西班牙传教士来福建，返国时携去大批古今医药书籍	《祖国医药文化流传海外考》（《医学史与保健组织》.1957，1.10）
				李时珍著《奇经八脉考》	原书顾问序
				郭子章著《博集稀痘方论》	原书自序
1578		六年	庚寅	周履靖编，吴惟贞续增《赤凤髓》	
				李时珍著《本草纲目》，1590年首次印行金陵刻本	原书卷一《序例》上《历代诸家本草》
				皇甫嵩撰《本草发明》	原书自序
1579		七年		万全著《幼科发挥》	
				翁仲仁著《痘疹金镜录》	
				程武撰《程氏医彀》	
				吴文炳著《医家赤帜益辨全书》	
1580		八年	庚辰	吴嘉言著《医经会元》	原书自序
				王执中编《（重校）东垣先生正脉》	
1581		九年	辛巳	姚言著《蠡斯集》	
				龚廷贤著《神彀金丹》《种杏仙方》	《医籍考》卷五十九《方论》
1582		十年	壬午	殷之屏撰《医方便览》	

续表

公元	朝代	年号	干支	学术纪事	备注
				四月，京师疫	《明史》卷二十八《五行志》
				霸州、文安、大城、保安，患大头瘟症，死者枕籍	《顺天府志》卷六十九《祥异》
1583		十一年	癸未	仪真县大疫	《古今图书集成》卷五百三十三《医部·医术名流列传》
1584		十二年	甲申	许兆祯著《脉翼》	
				喻昌生	杨铭鼎《中国历代名医及其著述简表》（《中华医学杂志》）
				吴崑著《脉语》《医方考》	原书自序
				方隅《医林绳墨》初刊	原书方谷序
				杨四知著《惠民正方》	原书自序
1585		十三年	乙酉	张浩著《仁术便览》	原书方应选序
				张三锡撰《医学六要》	原书自序
				管橓辑录《保赤全书》	原书沈尧中序
1586		十四年	丙戌	马莳著《黄帝内经素问注证发微》《黄帝内经灵枢注证发微》	《医籍考》卷四《医经》
				大梁瘟疫大作，甚至灭门。其症：憎寒壮热，头面躯项赤，喉头肿痛，昏瞶	《万病回春》卷二
				吴崑著《脉语》	原书自序
				《医部全录·诸余龄》记诸氏与徐镗结"天医社"	
1587		十五年	丁亥	王三才著《医便》	
				五月，京师疫	《明史》卷二十八《五行志》
1588		十六年	戊子	张鹤腾患伤暑症，由徽医江韫石治愈，因著《伤寒伤暑辨》一篇，其后三十五年，而为《伤暑全书》	《伤暑全书·自序》
				五月，山东、陕西、山西、浙江，俱大旱疫	《明史》卷二十八《五行志》
1589		十七年	己丑	时疫盛行	《伤暑全书》卷下附刻《疫证治案》
				《太医院补遗医学正传》刊行	
				方有执著《伤寒论条辨》《本草抄》	原书自序，《伤寒论条辨》卷末附录
1590		十八年	庚寅	李时珍《本草纲目》在南京刻印，是为金陵本，周济仁著《痘科保赤大成》	人民卫生出版社《本草纲目》卷前书影
1591		十九年	辛卯	龚廷贤著《云林神彀》	原书茅坤序

续表

公元	朝代	年号	干支	学术纪事	备注
				高濂撰《遵生八笺》	
				袁黄著《摄生三要》	
				邓调元著《摄生要语》	
				钟惺著《灵秘丹全书》	
				陈言著《常山敬斋杨先生针灸全书》刊行	
				吴勉学著《师古斋汇聚简便单方》	
				陈文治撰《文嗣全诀》	
1592		二十年		胡文焕著《寿养丛书》《广嗣须知》《摄生集览》《类修要诀》《养生导引法》《太素心要》,并刊宁原《食鉴本草》	
				蒋学成撰《尊生要旨》	
				朱栋隆著《四海同春》	
				王廷相著《摄生要义》	
1593		二十一年	癸巳	杨希洛等整理《明目至宝》	
				李时珍卒	《白茅堂集》卷三十八《李时珍传》
				李中立著《本草原始》	原书马应龙序
				孟继孔撰《幼幼集》《治痘详说》	原书自序
				王文谟著《碎金方》	原书自序
1594		二十二年	甲午	吴崑注《黄帝内经素问吴注》	原书自序
				朱惠明撰《痘疹传心录》《慈幼心传》	原书朱凤翔序
				龚廷贤著《鲁府禁方》	原书鲁王三畏序
1595		二十三年	乙未	朱栋隆著《痘疹不求人》	
				冯时可撰《众妙仙方》	
				1595~1608年(万历三十六年),赵开美编《集注伤寒论》	
				海虞疫疠大作	赵开美刻《仲景全书·序》
1596		二十四年	丙申	张幔阳著《痘疹括》	
				徐春甫卒	《明代医学的成就》(《医学史与保健组织》.1957,1:61)
				孙一奎著《赤水玄珠》	原书祝世禄序
				周守中撰《养生类纂》	原书胡文焕序
1597		二十五年		周履靖著《唐宋卫生歌》刊行,《益龄草》刊行,《炼形内旨》辑入《夷门广牍》刊行	
				《金笥玄玄》,辑入《夷门广牍》	
1598		二十六年	戊戌	高我冈等撰《仙传痘疹奇书》	
				杜文燮著《药鉴》	原书自序

续表

公元	朝代	年号	干支	学术纪事	备注
				金声生	《明季西洋传入之医》卷一
1599		二十七年	己亥	王文浩图注《图注八十一难经评林捷径统案》	
				卢之颐生	赵𤏟黄《清代医药家卢之颐及其著作》（《上海中医杂志》.1957，7：330）
				郑大忠著《痘经会成》	原书自序
				李之用撰《幼科发挥》	原书自序
				赵开美刻《仲景全书》	原书赵序
1600		二十八年	庚子	万邦孚撰《痘疹诸家方论》	
				许兆祯著《药准》	
				不著撰者著《（新刊）明目良方》	
				北京建南堂，储教士赍来之西方书籍，其中有医师	《明季西洋传入之医学》卷七
				由本年以后，外科始将喉病列入	干祖望《谈中医外科伪书之一——疮疡经验全书》（《上海中医药杂志》.1957，7：334）
				王肯堂详述小儿痄夏症，由此为医家所周知	《幼科准绳集之三《痄夏类》
				孙一奎卒	《明代医学的成就》（《医学史与保健组织》.1957，1：47）
1601		二十九年	辛丑	赵文炳撰《铜人明堂之图》	
				不著者撰《陈氏小儿按摩经》，见《针灸大成》	
				吴勉学编《刘河间医学六书》	
				吴中衍辑校《丹溪心法附余》初刊王肯堂辑，吴勉学校《古今医统正脉全书》初刊	
				意人利玛窦（Matteo Ricci）到北京，时与中国医家接触	《明代医学的成就》（《医学史与保健组织》.1957，1：47）
				吴勉学著《医统正脉全书》	原书自序
				杨济时著《针灸大成》	原书赵文炳序
1602		三十年	壬寅	俞新宇授，王肯堂参订《胤产全书》	
				孙一奎著《痘疹心印》	
				李贽撰《养生醍醐》	
				万邦孚补辑万表《万氏家抄方》	
				1602～1613 年（万历四十一年），王肯堂著《灵兰要览》，书成未刊。公元 1923 年裘吉生辑入《三三医书》刊行	
				阴有澜著《痘疹一览》	原书刘曰梧序

续表

公元	朝代	年号	干支	学术纪事	备注
				王肯堂著《杂证准绳》《外科准绳》《肯堂医论》《郁冈斋笔麈》《妇科证治准绳》《端本堂考证脉镜》《类方准绳》	原书自序
1603		三十一年		李时珍编《濒湖脉学奇经八脉考脉诀考正》刊行	
				胡文焕著《格致丛书》刊行	
				刘浴德著《壶隐子日用方》	
1604		三十二年	甲辰	褚胤昌撰《达生录》	
				孔弘擢传吕坤编《疹科真传》	
				龚廷贤著《小儿推拿秘旨》	
				王肯堂编《伤寒准绳》	原书自序
				申拱辰撰《外科启玄》，其中载有多种与职业有关疾病	原书申五常跋
1605		三十三年	乙巳	周于蕃著《小儿推拿仙术》	
				傅山生	全祖望《鲒崎亭集》卷二十六《阳曲傅先生事略》，《历代人物里碑传综表》
1606		三十四年	丙午	聂尚恒撰《痘疹慈航》	
				钱雷著《脏腑证治图说人镜经》	原书自序
1607		三十五年	丁未	梁学孟著《痰火颛门》	
				陈文治著《痘疹真诀》	
				王肯堂撰《幼科证治准绳》《女科证治准绳》	原书自序
1608		三十六年	戊申	王肯堂撰《疡医证治准绳》	原书自序
1609		三十七年	己酉	张三锡著《经络考》《本草选》	
				刘松石著《松皇岗刘氏保寿堂活人经验方》	
				张三锡撰王肯堂校《四诊法》	
				郑全望著《瘴症指南》	原书自序
				万表著《万氏家抄济世良方》	原书沈徽妢序
1610		三十八年	庚戌	芮经等编《杏苑生春》	
				张介宾撰《痘疹诠古方》	
				第一批中国茶叶由澳门运抵荷兰	《祖国医药文化流传海外考》（《医学史与保健组织》.1957，1：10）
				张志聪生	耿鉴庭《明版济阴纲目》（《中华医史杂志》.1954，4：248）
				方如川著《重证本草丹方》	原书郑泽序
				朝鲜许浚《东医宝鉴》成书。其中引用中国医书八十三种，引用朝鲜人所著书三种	原书李廷龟序、卷一《内景篇·历代医方》

公元	朝代	年号	干支	学术纪事	备注
1612		四十年	壬子	张太素撰，刘伯祥注《太素脉秘诀》	
				聂尚恒编《八十一难经图解》	
				宋林皋著《宋氏女科秘书》	原书自序
1613		四十一年	癸丑	陈治道著《保产万全书》	
				陶华撰《痘科秘传》	
				吴东园著《痘症要诀》	
				王肯堂卒	《明代医学的成就》（《医学史与保健组织》.1957，1：47）
				卢复著《芷园复余》	原书自序
				缪希雍撰、丁元荐编《先醒斋医学广笔记》	原书自序
1615		四十三年	乙卯	尤遵叙著《食色绅言》	
				汪昂生	《明季西洋传入之医学》卷一
				龚廷贤著《万病回春》《寿世保元》	原书自序
1616		四十四年	丙辰	龚廷贤著《新刊医林状元济世全书》	
				卢复撰辑《神农本经》《医种子》	
				蒙古族人绰尔侪极精伤科，创用患者入新杀驼腹内急救其战伤休克成功	《清史稿》卷五百二《本传》
				聂尚恒著《医学汇函》《奇效医述》《活幼心法》	原书周京序，《医籍考》卷六十二《方论》
1617		四十五年	丁巳	滕弘著《神农本经会通》	
				赵献可著《医贯》《邯郸遗稿》	
				李长科撰《胎产护生篇》	
				张璐生	张氏《医通》自序
				陈实功著《外科正案》，记述鼻息肉摘除术、气管缝合术等	原书自序
1618		四十六年	戊午	王化贞撰《产鉴》	
				第一次运茶旅行队，经陆路到达俄罗斯	《祖国医药文化流传海外考》（《医学史与保健组织》.1957，1：10）
				吴崑著《针方六集》	原书自序
				殷仲春编《医藏书目》	原书洪邦基序
1619		四十七年		不著撰者《真仙上乘导引术》	
				朱一麟著《摘星楼治痘全书》	
				王宗显撰《（增补）医方捷径》	
				姚思仁著《菉竹斋集验方》	
				卢复编《芷园臆草题药》	
1620	光宗朱常洛	泰昌元年	庚申	谈允贤撰《女医杂言》	

续表

公元	朝代	年号	干支	学术纪事	备注
				吴崐卒	《明代医学的成就》（《医学史与保健组织》.1957，1：44）
				武之望著《济阴纲目》	原书自序
				赵南星著《上医本草》	原书自序
				邹元标著《仁文书院集验方》	原书自序
1621	熹宗朱由校	天启元年	辛酉	程玠撰《眼科易知录》	
				程仑著《医案》	原书自序
1622		二年	壬戌	原题李杲撰、钱允治注《珍珠囊指掌补遗药性赋》	
				缪希雍著《缪仲醇先生医案》《炮炙大法》	
				伍守阳撰《天仙正理》	
				王大纶著《婴童类萃》	
				卢复著《芷园臆草勘方》	
				时行疫痢一症，三十年前，间或有之。至是往往夏末初秋，沿门阖境患此，病势极为危迫	《先醒斋医学广笔记》卷一《痢门》
				鲍山著《野菜博录》	原书自序
				邵达撰《订补明医指掌》	原书自记
1623		三年	癸亥	王肯堂撰《医学穷源集》	
				沈应旸著《清修颐养论延年祛病笺诀》	
				高斗魁生	《南雷文案》卷七《高旦中墓志铭》
				张鹤腾著《伤暑全书》	原书自序
				卢复著《芷园臆草存案》	原书自记
1624		四年	甲子	张介宾著《小儿则》《妇人规》《宜麟策》《古方八阵》《新方八阵》《外科钤》《本草正》《脉神草》。《类经》刊行，《类经图翼》初刊，《类经附翼》初刊	
				龚居中著《五福万寿丹书》	
				孙际飞重订晋王熙编撰的《天元脉影归指图说》	
				张遂辰注《张卿子伤寒论》	
				张介宾著《类经》	原书自序
				倪朱谟著《本草汇言》初刻	原书倪元璐序
1625		五年	乙丑	缪希雍著《神农本草经疏》	原书自序
1626		六年	丙寅	郑五全撰《（新刊）胎产方书》	
				唐云龙著《痘疹奇衡》	
				武之望著《济阳纲目》	原书自序

续表

公元	朝代	年号	干支	学术纪事	备注
1627		七年	丁卯	缪希雍卒	《历代人物年里碑传综表》
1628	毅宗朱由检	崇祯元年	庚辰	龚廷贤撰《云林医圣普渡慈航》	
				彭宗孟著《疡科选粹》	
				张介宾撰《痘疹诠》	
				王九达编注《黄帝内经素问灵枢合类》	
				翟良著《医学启蒙汇编》《痘科类编释意》	
				程云鹏著《慈幼新书》	
				王化贞著《普门医品》	
				陈文治撰《疡科选粹》	原书彭宗孟序
1629		二年	己巳	吕留良生	《吕晚村文集》附录吕公忠撰行略
				孙志宏编《简明医彀》	原书自序
				张延登辑《悬袖便方》刊行	《医籍考》卷六十二《方论》
1630		三年	庚午	龚居中著《新刊太医院校正小儿痘疹医镜》《女科百效全书》《外科活人定本》《痰火点雪》	
				顾逢伯撰《分部本草妙用》	原书自序
1631		四年	辛未	钱养庶编《绣阁宝生书》	
				江旭奇编《痘经》	
				胡正心等编《（订补）简易备验方》	
				童学养撰《增补王叔和脉诀图注定本》《伤寒活人指掌补注辨疑》	原书自序
				陈长卿著《伤寒秘要》	原书陈养晦序
1632		五年	壬申	程从周撰《程茂先医案》	
				胡正心撰《十竹斋刊袖珍本医书十三种》	
				陈司成著《霉疮秘录》，是我国第一部梅毒学专著。论述了梅毒的接触感染、间接传染、遗传及预防治疗等	原书自序
				童养学纂辑《伤寒六书纂要辨疑》	原书自序
1633		六年	癸酉	陈文治撰《伤寒集验》	
				王象晋编《清寤斋心赏编》	
				旌德县疫	《古今图书集成》卷五百三十七《医部·医术名流列传》
				缪希雍著《本草丹方》刊行	原书钱谦益序
1634		七年		喻政著《虺后方》	
				程嘉祥撰《程氏家传经验痧麻痘疹秘要妙集》	
				孟笨著《养生要括》（名《食物本草》）刊行	
1635		八年	乙亥	邹志夔撰《脉理正义》	
				岳甫嘉编《妙一斋医学正印种子编》	

续表

公元	朝代	年号	干支	学术纪事	备注
				法国巴黎开始学饮茶	《祖国医药文化流传海外考》（《医学史与保健组织》.1957，1：10）
				黄承昊著《折肱漫录》刊行	原书自序
				孙光裕著《太初脉辨》	原书自序
				吕献策撰《痘疹幼幼心书》	原书自序
1636		九年	丙子	张介宾著《景岳全书》《伤寒典》	
				胡慎柔撰《慎柔医案》	
				门人石震等编订胡慎柔著述的《慎柔五书》	
				陈实功卒	《明代医学的成就》（《医学史与保健组织》.1957，1：51）
				张介宾《景岳全书》约在此时前后写成	《景岳全书》卷三十六《诸气十六·识言》
1637		十年	丁丑	孙文胤著《丹台玉案》《先天脉镜》	
				时有《天工开物》一书，记载矿井卫生作业，注意采煤时排除毒气，防止冒顶	宋应星《天工开物》卷十一《燔石》
				李中梓著《医宗必读》《本草征要》	原书自序
				吴元溟撰《痘科切要》	原书自序
1638		十一年	戊寅	乔埰著《幼幼心裁》	
				洪基撰《胞与堂丸散谱》	
				吴元溟撰《儿科方要》	原书自序
1639		十二年	己卯	施沛著《脉要精微》	
				黄承昊辑评薛己原著成《汇集薛氏内科医案》	
				上元大疫	《古今图书集成》卷五百三十七《医部·医术名流列传》
				欧士海撰《山谷便方》	原书自序
1640		十三年	庚辰	洪基著《养生秘要活人心诀》	
				合肥发生大疫及他疾	《古今图书集成》卷五百三十七《医部·医术名流列传》
				张介宾卒	《南雷文案》卷九《张景岳传》
				严治著《医家二要》	原书严起恒序
				施沛著《祖剂》	原书自序
				张景岳撰《景岳全书》，记有鼓膜按摩术与自家耳咽管吹张术	
1641		十四年	辛巳	秦昌遇撰《幼科折衷》《幼科医鉴》《症因脉治》《痘疹折衷》《脉法颔珠》	
				1641~1644年（崇祯十七年），皇甫中撰《明医指掌》李中梓著《病机沙篆》	

续表

公元	朝代	年号	干支	学术纪事	备注
				山东、浙省、南北两直，疫气流行，阖门传染	吴有性《温疫论·自序》
				合肥大疫	《古今图书集成》卷五百三十七《医部·医术名流列传》
				胡正心著《万病验方》，提出蒸汽灭菌法	《明代医学的成就》（《医学史与保健组织》.1957，1：48）
				秦昌遇著《症因脉治》	原书自序
1642		十五年	壬午	时疫盛行，道殣相藉。医者于发汗和中药内，用人参者，多以活人	《伤暑全书》卷下附刻《疫证治案》
				吴有性著《温疫论》	原书自序
				1642~1644 年（崇祯十七年），卢之颐著《学古诊则》，讲明医学	《清史稿》卷五百二《张志聪传》
				李中梓撰《诊家正眼》《删补颐生微论》《内经知要》刊行	《四库全书总目提要》卷一百五《医家类存目》，《三百种医籍录·医经类》
1643		十六年	癸未	原题古愚公撰《兰阁秘方》	
				查万合著《正阳篇选录》	
				自二月至九月，京师大疫，传染甚剧	《明史》卷二十八《五行志》
				邓玉函（Johann Terrenius）著《人身说概》	《明季西洋传入之医学》卷一
				喻昌撰《寓意草》刊行	原书自序
				闵芝庆撰《伤寒阐要编》	《医籍考》卷三十四《方论》
				叶允仁著《伤寒指南书》	《医籍考》卷三十四《方论》
1644		十七年		金梦石著《产家要诀》	
				萧京撰《轩岐救正论》	
				汪绮石著《理虚元鉴》	
				程羽文著《二六功课》	
				倪士奇撰《两都医案》	
				秦昌遇编《医验大成》	
				卢之颐著《本草乘雅半偈》	
				原题郑芝龙著《金枪跌打接骨秘方》《伤科秘书》	
				龚居中著《幼科百效全书》	
				贾所学撰《药品化义》	
				王象晋辑《保安堂三补简便验方》	
				蔡维藩著《蔡氏小儿痘疹袖珍方论》	
				朱巽著《痘科键》	
				袁颢著《袁氏痘疹全书》	
				陈时彻撰《痘疹集验》	

续表

公元	朝代	年号	干支	学术纪事	备注
				马之琪著《疹科纂要》	
				傅仁宇著《审视瑶函》	
				初刊林长生著《眼科简便验方》	
				邓苑撰《一草亭目科全书》	
				冯时可著《上池杂说》	
				裴一中著《裴子言医》	
				汪勠撰《痘疹玄言》	成书年未详
				卢之颐著《仲景伤寒论疏钞金》	成书年未详
				顾自植校订沈野编著的《暴证知要》	成书年未详
				原题刘基撰《秘传刘青田先生家藏禁方》	成书年未详
				刘基著《跌打损伤方》	成书年未详
				原题冷谦撰《修龄要旨》	成书年未详
				沈仕著《摄生要录》	成书年未详
				张懋辰撰《脉便》	成书年未详
				此时医籍著录于史志者，六十八种	《明史》卷九十八《艺文志》
				清政府设查痘章京，理旗人痘诊及内城民人痘诊迁移之政令。负责实施天花患者隔离政策之监督与实施	

清　代

公元	朝代	年号	干支	学术纪事	备注
1644	清　世祖福临	顺治元年	甲申	明戈维城著《伤寒石补天》	
				易大艮编《易氏医案》	
				徐谦编《仁端录痘疹玄珠》	
				喻昌著《温症朗照》	
				高隐撰《医论广见》	
				太医院置院使，左右院判各一人，吏目三十人，豫授吏目十人，医士二十人。凡药材出入隶礼部	《清史稿》卷一百二十一《职官志》
				设查痘章京，理旗人痘诊及内城民人痘诊迁移之政令	俞正燮《癸巳存稿》卷九
				时荐王元标为医官，不应，逃赤山，著有《紫虚脉诀启微》	《古今图书集成》卷五百三十七《医部·医术名流列传》
				祝尧民传疡医	《古今图书集成》卷五百三十七《医部·医术名流列传》
				仁和大疫，吴嗣昌全活甚众。著有《伤寒正宗》《医学慧业》	《医集考》卷三十五《方论》

公元	朝代	年号	干支	学术纪事	备注
				傅仁宇著《审视瑶函》	原书陈盟序
1646		三年	丙戌	扬州张总兵于少林寺传《伤科秘方》	原书吴之谦序
				喻昌著《尚论张仲景伤寒论重编三百九十七法》	原书自序
1648		五年	戊子	喻昌著《尚论篇》初刻	原书自序
1649		六年	己丑	李中梓著《伤寒括要》刊行	原书自序
				刘献廷生	王源《居业堂文集》卷十八《刘处士墓表》
1650		七年	庚寅	潘楫据宋崔嘉彦原著增注《医灯续焰》	
				中国茶由渣华氏带到英国	《祖国医药文化流传海外考》（《医学史与保健组织》.1957，1：10）
				祝登元著《心医集》，约成书于1650～1656年（顺治十三年）	原书自序
1652		九年	壬辰	蔡烈先著《万方针线》	原书自序
				礼部奏准医士定额四十名，月给银米，在太医院供事	任锡庚《太医院志·学志》
				万全大疫	《清史稿》卷四十《灾异志》
1653		十年	癸巳	程知著《医经理解》	原书自序
1655		十二年	乙未	李中梓著《本草通玄》	
				李中梓卒	郭佩兰《本草汇·识言》
				郭佩兰著《本草汇》	原书李中梓序
				费启泰著《救偏琐言》	原书方大猷序
1656		十三年	丙申	西宁大疫	《清史稿》卷四十《灾异志》
1657		十四年	丁酉	李月桂以《针灸大成》旧版残阙，复为补缀，分为十二卷	《四库全书总目提要》卷一百五《医家类存目》
1658		十五年	戊戌	喻昌撰《医门法律》	原书自序
1659		十六年	己亥	费启泰著《救偏琐言》	
				生药库改归太医院	《太医院志·制药》
				波兰人卜弥格根据《本草纲目》植物部，译成拉丁文，促进欧洲植物学之进步	李涛《明代本草之成就》（《中华医史杂志》.1955，1：13）
				翟良著《医学启蒙汇编》	原书自序
1660		十七年	庚子	孙文胤著《丹台玉案》	原书自序
1661		十八年	辛丑	沈时誉撰《医衡》	
				太医院省吏目、医士各二十人	《清史稿》卷一百二十一《职官志》
				生药库复隶礼部	《清史稿》卷一百二十一《职官志》

公元	朝代	年号	干支	学术纪事	备注
				沈穆著《本草洞诠》	原书自序
1662	康熙	康熙元年	壬寅	李延昰编《脉诀汇辨》	
				柯琴撰《伤寒来苏集》，约成书于1662～1722年（康熙六十一年）。乾隆二十年（公元1755年）马中骅校订刊行	
				王琦编《医林指月》初刊	
				五月，钦州、余姚大疫	《清史稿》卷四十《灾异志》
				北京通沟浍，其沟皆以巨石筑之，其中管粗数尺，皆生铜所铸	昭梿《啸亭杂录》卷十
				当时论痘：松江东地，多宗秦镜明；京口、江宁，咸推管怪；苏州悉遵翁仲仁。其取长在看，不在乎治	《临证指南》卷十《幼科要略》
				黄履庄仿制显微镜	《明季西洋传入之医学》卷九
				马元仪著《马师津梁》	《四库全书总目提要》卷一百五《医家类存目》
1663		二年	癸卯	张志聪著《伤寒论宗印》	原书自序
				蒋士吉撰《医宗说约》	原书自序
1664		三年	甲辰	张志聪著《金匮要略注》	
				定直省岁解药材，并折色钱粮，由户部收储付库	《清史稿》卷一百二十一《职官志》
				卢之颐卒	《清代医药家卢之颐及其著作》（《上海中医药杂志》.1957，7：330）
				刘若金著《本草述》	原书吴骥序
				汪昂著《本草备要》	原书自序
1665		四年	乙巳	汪淇撰《保生碎事》	
				刘若金卒	《本草述》吴骥序
				祁坤著《外科大成》	原书自序
1666		五年	丙戌	汤若望卒。遗著涉及医学者，有《主制群征》《远镜说》	《明季西洋传入之医学》卷九
				卜弥格著书论及中国脉学，描写切脉方法	《祖国医药文化流传海外考》（《医学史与保健组织》.1957，1：13）
				柯琴校正《黄帝内经》	柯琴《伤寒来苏集·自序》
1667		六年	丁未	徐彬著《伤寒一百十三方发明》	
				叶桂生	谢仲墨《温病要义》附录
				张璐著《伤寒缵论》《伤寒绪论》	原书自序
				林起龙撰《本草纲目必读》	原书自序

续表

公元	朝代	年号	干支	学术纪事	备注
				尤乘著《寿世青编》，辑《李士材三书》，增补《病机沙篆》	原书尤侗序
				刘孔敦序刊龚居中《女科百效全书》	原书刘序
1668		七年	戊申	叶广祚编《采艾编》	
				七月，内邱大疫	《清史稿》卷四十《灾异志》
				王伟德生	《中医外科史》(《新中医药》.1957，11：41)
				张登著《伤寒舌鉴》	原书《自序》
1669		八年	己酉	莫熺撰《本草纲目摘要》	
				姚绍虞著《素问经注节解》	
				柯琴著《伤寒来苏集》	原书《自序》
1670		九年	庚戌	张志聪撰注《黄帝内经素问集注》《黄帝内经灵枢集注》	
				太医院吏目、医士名额仍复旧	《清史稿》卷一百二十一《职官志》
				正月，灵川大疫	《清史稿》卷四十《灾异志》
				高斗魁卒。生前著有《医家心法》《四明医案》	《南雷文案》卷七《高旦中墓志铭》，《医宗己任编》
				张志聪著《侣山堂类辨》《素问集注》	汪昂《素问灵枢类纂约注·凡例》，原书《自序》
				程应旄著《伤寒后条辨》《医经句测》	原书自序
1671		十年	辛亥	史树骏撰《经方衍义》	
				李而炜著《方钥记要》	《广阳杂记》卷三
				蒋示吉著《望色启微》	原书自序
				徐彬撰《金匮要略论注》	原书自序
				李潆著《身经通考》	嘉庆五年《高邑县志》卷六及原书自序
1672		十一年	壬子	汪琥撰《痘疹广金镜录》	
				张志聪撰《灵枢经集注》	原书自序
				莫熺著《难经直解》	原书自序
				何镇著《本草纲目类纂必读》	原书自序
				吴县疟疾流行	张氏《医通》卷三《疟》
1673		十二年	癸丑	张志聪著《伤寒论纲目》	
				傅山著《傅青主女科》	
				新城大疫	《清史稿》卷四十《灾异志》
				程林撰《金匮要略直解》	原书李锦序
1674		十三年		林森撰《痧疫论》	
1675		十四年	乙卯	罗美著《内经博义》《古今名医方论》《古今名医汇粹》	原书自序

续表

公元	朝代	年号	干支	学术纪事	备注
				太医院省吏目、医士各十人	《清史稿》卷一百二十一《职官志》
				本年前后，渔阳在天花流行时，有人设立坛厂，购求出痘夭亡儿尸，置火焚烧，似借此减少传染	《伤暑全书》后附刻喻嘉言《瘟疫论》林起龙《序》
				戴天章著《广瘟疫论》，后经坊刻易名《瘟疫名辨》，改题郑奠一作	原刊本及乾隆四十三年戴祖启《识言》
				郭志邃撰《痧胀玉衡书》	原书自序
				林澜著《伤寒折衷》	原书自序
				释傅杰著《明医诸风疠疡全书指掌》	原书自序
1676		十五年	丙辰	朱本中撰《饮食须知》 熊应雄著《推拿广意》	
				程林著《医暇卮言》	原书尤侗序
1677		十六年	丁巳	周扬俊著《伤寒论三注》	
				五月，上海大疫。六月，青浦大疫。七月，商州大疫	《清史稿》卷四十《灾异志》
1678		十七年	戊午	苏州时疫盛行	《清史稿》卷四十《灾异志》
				陈素中著《伤寒辨证》	原书自序
1679		十八年	己未	周扬俊著《温热暑疫全书》	原书自序
				蒋居祉编《本草择要纲目》	原书杨耀祖序
1680		十九年		正月，苏州大疫，漂水疫	《清史稿》卷四十《灾异志》
				汪琥撰《伤寒论辨证广注》	原书自序
				王翊著《万全备急方》	原书自序
1681		二十年	辛酉	萧埙著《妇科经纶》 汪昂撰《医方集解》	
				北京五城设药厂十五处，每厂设医官、医生各一人	龚纯《清代的医事制度》(《人民保健》.1960，4：224)
				江阴、曲阳大疫。晋宁疫，人牛多毙	《清史稿》卷四十《灾异志》
				余姚痘疫盛行	黄百家《学箕初稿》卷二《天花仁术序》
				薛雪生	王吉民、金明渊《薛生白小传和他的生卒考》（《江苏中医》.1963，5：26）
				程林编《圣济总录纂要》	原书吴山涛序
1682		二十一年	壬戌	汪昂著《勿药元诠》	
				五月，榆次疫	《清史稿》卷四十《灾异志》
				喻昌卒	《中国历代名医及其著述简表》（《中华医史杂志》.330，29：6）

续表

公元	朝代	年号	干支	学术纪事	备注
				汪昂著《医方集解》	原书自序
1683		二十二年	癸亥	高世栻补订张志聪撰注的《伤寒论集注》	
				陈尧道著《痘科辨证》	
				春，宜城大疫	《清史稿》卷四十《灾异志》
				约在此时前后，医生复有倡论诊腹之法者	张志聪《伤寒论集注》卷首《凡例》，费伯雄《医醇賸义》卷中《诊腹》
				吕留良卒。生前曾批《医贯》，并著有《东庄医案》	《吕晚村文集》附录吕公忠撰《行略》，《医宗己任编》
				张志聪著《伤寒论集注》，未竟而卒，高世栻补成之	原书高世栻序
				周扬俊著《伤寒论三注》	原书丁思孔序
				王翃著《握灵本草》《万全备急续方》	原书自序
				荷兰印度公司医生瑞尼（W.T.Rhyne）介绍中国针灸术到欧洲	《祖国医药文化流传海外考》（《医学史与保健组织》.1957，1：10）
1684		二十三年	甲子	萧埙著《女科经纶》	原书自序
1685		二十四年	乙丑	诏医官博采医林载籍，勒成一书	《清史稿》卷七《圣祖本纪》
1686		二十五年	丙寅	汪琥著《中寒论辨证广注》	原书卷首凡例
1687		二十六年	丁卯	过孟起著《本草经》	
				正月，遣医官往治雅克萨军士疾	《清史稿》卷七《圣祖本纪》
				陈士铎《脉诀阐微》《石室秘录》《辨证录》	原书自序
				周扬俊撰《金匮要略二注》	原书自序
				李用粹撰《证治汇补》	原书自序
				石楷著《质疑录》	原书自序
				赵献可著《医贯》	
1688		二十七年	戊辰	林澜撰《灵素合抄》	
				汪昂著《素问灵素类纂约注》	
				俄罗斯遣人至中国学痘医	《癸巳存稿》卷九
				王宏翰著《医学原始》。其中反映了中西汇通医学的思想	《明季西洋传入之医学》卷一
1689		二十八年	己巳	张登编张璐原撰的《诊宗三昧》初刊	
				汪昂著《素问灵枢类纂约注》	原书自序
				刘默著《证治百问》	原书唐起哲序
1690		二十九年	庚午	傅山卒	《历代人物年里碑传综表》
1691		三十年	辛未	骆如龙撰《幼科推拿秘书》	

公元	朝代	年号	干支	学术纪事	备注
				林澜卒。生前著有《灵素合抄》等书	民国十一年《杭州府志》卷一百五十《人物》
				沈李龙著《食物本草会纂》	原书自序
				尤乘增辑贾所学原撰的《药品辨义》	原书尤序
				陈典以治疫有名京师	徐柯《清稗类钞·艺术类》
1692		三十一年	壬申	沈明宗撰《金匮要略编注》《客窗偶读》	原书孟亮揆序
				太医院省豫授吏目	《历代职官表》卷三十六《太医院》
				三月，郧阳大疫。五月，房县、广宗大疫。六月，富平、静宁疫。同官、陕西、凤阳大疫	《清史稿》卷四十《灾异志》
				汪绂生	朱筠《笥河文集》卷十一《汪先生墓集》
1693		三十二年	癸酉	七月，德平大疫	《清史稿》卷四十《灾异志》
				沈明宗撰《伤寒六经辨证治法》	原书自序
				沈镜微著《删注脉诀规正》	原书自序
				何梦瑶生	《广东近代的中医教育》(《中华医史杂志》3（133）：192)
				康熙帝患疟疾，久治不愈，传教士洪若翰(Fontaney, Jane de, 1643~1710)、刘应(Visdelou Claude de, 1656~1737)献上金鸡纳治愈，康熙帝赏赐房屋，即天主教北堂	
1694		三十三年	甲戌	汪昂编《汤头歌诀》《本草备要》陈嘉璡注《周慎斋先生脉法》	
				夏，湖州、桐乡大疫。秋，琼州大疫	《清史稿》卷四十《灾异志》
				德医甘弗氏介绍中国针灸术到德国	《祖国医药文化流传海外考》(《医学史与保健组织》.1957, 1: 10)
				陈士铎撰《洞天奥旨》	原书自序
				冯兆张著《冯氏锦囊秘录》初刻	原书自序
1695		三十四年	乙亥	宋麟祥撰《痘疹正宗》	
				高世栻编《黄帝素问直解》	原书自序
				张璐著《本经逢原》《医通·祖方》《张氏医通》，《张氏医书七种》刊行	原书自序
				夏鼎撰《幼科铁镜》	原书梁国标序
1696		三十五年	丙子	汪启贤著《食物须知》	
				李文来撰《医鉴》	原书自序
				景日昣著《嵩厓尊生书》	原书自序

续表

公元	朝代	年号	干支	学术纪事	备注
1697		三十六年	丁丑	万成金撰《长生秘诀》	
				夏，嘉定、介休大疫。青浦、宁州大疫	《清史稿》卷四十《灾异志》
				王宏翰卒，为我国第一个接受西说之医家，生前著《古今医史》	《明季西洋传入之医学》卷一，《古今医史·自序》
				陈治著《诊视近纂》《伤寒近编》《证治大还》	原书自序
1698		三十七年	戊寅	张璐著《千金方衍义》，旋卒	原书自序，《中国历代名医及其著述简表》（《中华医史杂志》.330，29：6）
				春，寿光、昌乐疫。	《清史稿》卷四十《灾异志》
				夏，浮山、隰州疫	
1699		三十八年	己卯	程知撰《伤寒经注》	
				余飞鳞著《秘传推拿捷法》	
				高世栻著《医学真传》初刊	原书王嘉嗣序
1700		三十九年	庚辰	陈岐撰《医学传灯》	原书自序
1701		四十年		王景韩著《舌镜》	
				王道任等校正《本草品汇精要》，并成《续集》十卷	王道纯《进〈本草品汇精要续集〉表》
				李菩著《痘疹要略》	原书自序
1702		四十一年	壬午	冯兆张著《内经纂要》	
				三月，连州疫	《清史稿》卷四十《灾异志》
				徐大椿生	袁枚《小仓山房文集》卷三十四《徐灵胎先生传》
1703		四十二年	癸未	春，灵州、琼州大疫。五月，景州大疫，人死无算。六月，曲阜、巨野大疫，东昌疫。八月，文登大疫，民死几半	《清史稿》卷四十《灾异志》
1704		四十三年	甲申	春，南乐疫。河间、献县大疫，人死无算。六月，菏泽疫。秋，章邱、东昌、清州大疫；福山瘟疫，人死无算；昌乐疫；羌州、宁海、潍县大疫	《清史稿》卷四十《灾异志》
1705		四十四年	乙酉	郑重光撰《伤寒论条辨续注》	
				黄元御生	《中国历代名医及其著述简表》（《中华医史杂志》.330，29：6）
1706		四十五年	丙戌	乐凤鸣编《同仁堂药目》	
				秦昌遇撰《伤寒总论》	
				夏，房县、蒲圻大疫，崇阳疫	《清史稿》卷四十《灾异志》
				秦之桢辑《症因脉治》	原书自序
				董采卒。生前著《西塘感证》	《医宗己任编》卷六至八，下慧新《西塘感证作者考》

续表

公元	朝代	年号	干支	学术纪事	备注
1707		四十六年	丁亥	郑重光著《素圃医案》	
				钱峻编《丹方汇编》	
				五月，平乐、永安州疫。七月，房县、公安大疫。八月，沔阳大疫	《清史稿》卷四十《灾异志》
				钱潢著《伤寒溯源集》	原书自序
				钱峻编《丹方汇编》	原书自序
1708		四十七年	戊子	沈颋等编《病机汇论》初刊	
				二月，公安大疫。三月，沁源大疫。五月，灵州、武宁、蒲圻、凉州大疫	《清史稿》卷四十《灾异志》
				叶其蓁著《幼科指掌》	原书自序
1709		四十八年	己丑	石成金撰《秘授延寿单方》《食鉴本单》	
				二月，湖州大疫。四月，桐乡、象山、高淳大疫，溧水疫。五月，太湖大疫，青州疫。六月，潜山、南陵、铜山、无为、东流、当涂、芜州大疫。十月，江南大疫	《清史稿》卷四十《灾异志》
1710		四十九年	庚寅	马印麟著《瘟疫辨论》刊行	
				秋，湖州疫	《清史稿》卷四十《灾异志》
				梁文科著《集验良方》	原书张圣弼序
				郑重光撰《瘟疫论补注》	原书自序
1711		五十年	辛卯	罗浮山释《生草药性》	
				郑重光撰《伤寒论证辨》	
				孙望林编《良朋汇集》	原书黄公禾序
1712		五十一年	壬辰	蔡烈先著《本草万方针线》	
				张锡驹著《伤寒直解》	原书自序
1713		五十二年	癸巳	朱纯嘏原撰，潘龚于订《麻疹秘传》	
				马椒著《印机草》	
				冬，化州、阳江、广宁大疫	《清史稿》卷四十《灾异志》
				朱纯嘏著《种痘全书》《痘疹定论》	原书自序
1714		五十三年		秦之桢撰《伤寒大白》	原书金鋐《序》
				太医院省御医二人	《清史稿》卷一百二十一《职官志》
				夏，阳江大疫	《清史稿》卷四十《灾异志》
1715		五十四年	乙未	亟斋居士著《达生篇》	原书自序
1717		五十六年	丁酉	顾靖远撰《素灵摘要》	
				韩贻丰著《大乙神针心法》	
				正月，天台疫	《清史稿》卷四十《灾异志》

公元	朝代	年号	干支	学术纪事	备注
				越南慧静编《洪义觉斯医书》二卷,搜集六百二十余种中国药品	《中国医学传入越南史事和越南医学著作》(《医学史与保健组织》.1963,3:193)
				邓苑著《一草亭目科全书》	原书年希尧序
				沈金鳌生	徐寄鸥《沈金鳌先生传略》(《江苏中医》.1963,3:34)
				中国人痘接种术传入土耳其。英国公使夫人蒙塔古(Montagu,M.W.,1689～1762)在土耳其学得人痘接种术,为子女和皇家子女接种人痘以防天花,1721年,人痘接种术传入英国	
1718		五十七年	戊戌	顾靖远著《顾氏医镜》刊行	
				汪光爵卒。生前著《医要》	《医籍考》卷六十五《方论》
1719		五十八年	己亥	顾松园著《医镜》	原书程简序
1721		六十年	辛丑	魏荔彤著《金匮要略方本义》陈振先著《采药录》	
				春,富平、山阳疫	《清史稿》卷四十《灾异志》
				日本聘周南渡海,传授中国医学,五年而归。著有《其慎集》	乾隆二十五年《崇明县志》卷十六《人物》
				我国人痘接种术,经土耳其转传英国	《祖国医药文化流传海外考》(《医学史与保健组织》.1957,1:10)
				美国卑尔史东医师试种人痘接种术。人痘接种术传入美国,最初未得学术界认可,一名普通医生波尔斯东(Boylston)在美国首先推广中国人痘接种术	《祖国医药文化流传海外考》(《医学史与保健组织》.1957,1:12)
1722		六十一年	壬寅	戴天章著《广瘟疫论》	
				太医院增置医士二十人	《历代职官表》卷三十六《太医院》
				七月,桐乡、嘉兴疫	《清史稿》卷四十《灾异志》
				烂喉痧之名,始见于记载	尤怡《金匮翼》卷五《喉类》
1723	世宗胤禛	雍正元年	癸卯	陈梦雷、蒋廷锡撰《黄帝内经素问》、《灵枢经》	
				陈梦雷等原辑,蒋廷锡重辑《外诊法》	
				责成九卿暨直省督抚各举年老医生	《清朝文献通考》卷一百二十八《职官》
				太医院增设御医五员	《太医院志·额缺》
				秋,平乡大疫,死者无算	《清史稿》卷四十《灾异志》
				林之翰著《四诊抉微》	原书自序

公元	朝代	年号	干支	学术纪事	备注
				清政府编成大型类书《古今图书集成》，内有《医部全录》520卷	
1724		二年	甲辰	唐见撰《医学心镜录》	原书自序
				六月，阳信大疫	《清史稿》卷四十《灾异志》
				(旧题)叶桂，姚球著《本草经解要》	原书杨缉祖序
				年希尧著《集验良方》	原书自序
1725		三年	乙巳	马印麟《温疫发源》刊行	
				高世栻撰《医家心法》初刊	
				杨乘六辑评，王汝谦补注《医宗己任编》	
				纂修《古今图书集成》，其中《医部汇考》五百二十卷，集明以前医书之大成	蒋廷锡等《奉敕编校〈古今图书集成〉告竣上表文》
1726		四年	丙午	蒋廷锡等纂辑《古今图书集成·医部全录》	
				四月，上元、曲沃疫五月，大埔、献县疫	《清史稿》卷四十《灾异志》
				尤怡著《金匮心典》	原书自序
				孟河著《幼科直言》	原书孙嘉淦序
1727		五年	丁未	俞茂鲲著《痘疹集解》	原书王侃序
				刑律规定：凡庸医为人用药针刺，不如本方，因而致死者，责令别医辨验药饵穴道，如无故害之情者，以过失杀人论；若故违本方，诈疗疾病，而取财物者，计脏准窃盗论。因而致死，及因事故用药杀人者斩	《大清律例增修统纂集成》卷二
				夏，揭阳、海阳大疫。秋，澄海大疫，死者无算。冬，黄冈大疫，汉阳、钟祥、榆明疫	《清史稿》卷四十《灾异志》
				徐大椿撰《难经经释》，《徐氏医书六种》刊行	原书自序
				程钟龄著《医学心悟》	
				巫山县潘毓祺设医馆，以药防治瘟疫	
1728		六年	戊申	三月，武进、镇洋大疫，常山疫。四月，太原、井陉、沁源、甘泉、获鹿、枝江、巢县疫，崇阳、蒲圻、荆门、山海卫、郧西大疫	《清史稿》卷四十《灾异志》
1729		七年	己酉	萧霆撰《瘟疫全书痧疹一得》	
				尤怡著《金匮要略心典》《静香楼医案》	
				太医院增御医五人	《清史稿》卷一百二十一《职官志》
				李炳生	焦循《雕菰楼集》卷二十二《李炳墓志铭》

公元	朝代	年号	干支	学术纪事	备注
1730		八年	庚戌	阎纯玺著《胎产心法》	原书自序
1731		九年	辛亥	朱彝尊撰《食宪鸿秘》	
				王子接著《古方选注》	原书魏荔彤序
1732		十年	壬子	甘边著《伤科方论》	
				叶大椿撰《痘学真传》	
				昆山大疫，死者数千人。夏，会城疫	王士雄《洄溪医案·瘟疫》，《医学指南》陈实斋序
				沈受益卒	《吴医汇讲》卷四
				程国彭撰《外科十法》《医学心悟》刊行	原书自序
				王子接著《绛雪园古方选注》《得宜本草》	原书自序
1733		十一年	癸丑	烂喉丹痧流行	丁甘仁《喉痧证治概要》引《叶天士医案》
				镇洋大疫，死者无算。昆山疫，上海大疫	《清史稿》卷四十《灾异志》
				程钟龄著《外科十法》	原书自序
1734		十二年	甲寅	马印麟著《预防痘疹论》	
				陶承熹著《惠直堂经验方》	原书自序
1735		十三年	乙卯	方开撰《却病延年法》	
				法国哈维译《脉诀》，在巴黎出版	《祖国医药文化流传海外考》（《医学史与保健组织》.1957，1：10）
1736	清高宗弘历	乾隆元年	丙辰	贵州瘟疫盛行	陈念祖《评急救经验良方》
				蒙古族觉罗伊桑阿以袋装笔管模拟骨关节进行整骨之术	《清稗类钞·艺术类》
				丁锦著《古本难经阐注》	原书自序
				徐大椿著《神农本草百种录》	原书自序
1737		二年	丁巳	缪遵义、薛雪、叶桂，时称吴中三家	《清史稿》卷五百二《艺术·叶桂传》
1739		四年	己未	舒韶撰《舒氏伤寒集注》《辨脉篇》	
				尤怡著《医学读书记》	
				吴澄著《不居集》	
				沈昌惠撰《沈元善先生伤科》	
				朱钥撰《本草诗笺》	
				清官修《医宗金鉴》，由吴谦等开始纂修	原书卷首钱斗保序
				朱钥撰《本草诗笺》	原书黄鹤鸣序
				舒韶撰《舒氏伤寒集注》《辨脉篇》	《医籍考》卷十九《诊法》
				尤怡著《医学读书记》	原书徐大椿序
				吴澄著《不居集》	原书自序

公元	朝代	年号	干支	学术纪事	备注
1740		五年	庚申	叶桂著《幼科要略》	
				王洪绪著《外科证治全生集》	原书自序
1741		六年	辛酉	雷升著《丸散膏丹方论》	
				徐大椿著《舌鉴图》,《医贯贬》刊行	
				张琰撰《种痘新书》	原书自序
				黄庭镜撰《目经大成》	原书自序
1742		七年	壬戌	吴谦等编纂《御纂医宗金鉴》	
				六月,无为疫	《清史稿》卷四十《灾异志》
				壬戌、癸亥间,村落男妇,往往得奇疾:男子则尻骨生尾,女子则患阴挺	纪昀《阅微草堂笔记》卷三《如是我闻》
				《医宗金鉴》成书	原书卷首弘画等《奏表》
				德国开始推行人痘接种	《祖国医药文化流传海外考》(《医学史与保健组织》.1957,1:10)
				沈彤著《释骨篇》	沈彤《果堂集》卷四《与望溪先生书》
1744		九年	甲子	太医院公务,由管院大臣办理,不复申详礼部	《太医院志·额缺》
				中国李仁山在日本长崎专施中国人痘接种术预防天花	
1745		十年	乙丑	杨乘六撰《临症验舌新法》《潜村医案》	
				叶桂撰《本事方释义》	
				十一月,枣阳大疫	《清史稿》卷四十《灾异志》
				李仁山在日本长崎专施种痘,由是种痘法传入日本	《医学文化年表》
1746		十一年	丙寅	叶桂著《温热论》《临证指南医案》	
				郭维浚纂集叶桂著述的《眉寿堂方案选存》;周显录叶桂著述的《未刻本叶氏医案》	
				置蒙古医生	《清史稿》卷一百十八《职官志》
				叶桂卒	《温病要义》附录
1747		十二年	丁卯	大江南北疫盛行。五月,蒙阴大疫	吴文炜《瘟疫明辨序》,《清史稿》卷四十《灾异志》
1748		十三年	戊辰	春,泰山、曲阜大疫。夏,胶州、东昌、福山大疫。秋,东平大疫	《清史稿》卷四十《灾异志》
				黄元御著《伤寒悬解》《金匮悬解》	原书自序
				谢玉琼撰《麻科活人书》,其中对"肺炎"已有记载	原书自序

续表

公元	朝代	年号	干支	学术纪事	备注
1749		十四年	己巳	《医宗金鉴》刊行	《四库全书总目提要》卷一百四《医家类》
				五月，青浦、武进大疫。七月，永丰，溧水疫	《清史稿》卷四十《灾异志》
1750		十五年	庚午	陈复正著《幼幼集成》	原书自序
				黄宫绣撰《医学求真录总论》	《四库全书总目提要》卷一百五《医家类》
1751		十六年	辛未	何梦瑶著《痘科辑要》《医碥》刊行	原书自序
				孔毓礼著《痢疾论》	原书自序
1752		十七年	壬申	《医宗金鉴》一书传入日本	《医学文化年表》
				沈悦庭卒	《吴医汇讲》卷四
				张宗良著《喉科指掌》	
1753		十八年	癸酉	郭治著《脉如》	
				朱音恬著《金匮要略注》	
				陈念祖生	林亦岐《长乐陈修园先生年表》（《新中医药》.1957, 12：41）
				孙星衍生	阮元《擘经室二集》卷三《孙星衍传》
				黄元御撰《长沙药解》《四圣悬枢》	原书自序
				袁句撰《痘疹精言》	原书自序
1754		十九年	甲戌	黄元御著《伤寒说意》《玉楸药解》《素灵微蕴》	原书自序
				薛雪著《医经原旨》	原书自序
				汪元琦撰《杂症会心录》	原书自序
1755		二十年	乙亥	黄元御著《素问悬解》	
1756		二十一年	丙子	黄元御撰《灵枢悬解》	
				春，湖州、苏州、娄县、崇明、武进、泰州大疫。夏，通州大疫。十一月，凤阳大疫	《清史稿》卷四十《灾异志》
1757		二十二年	丁丑	杨瑞山著《岳后杨氏疗喉秘典》	
				杨凤庭著《杨西山先生医集》	
				四月，桐乡大疫。七月，陵川、江苏大疫	《清史稿》卷四十《灾异志》，李炳《辨疫琐言》
				吴仪洛著《本草从新》	原书自序
				张宗良著《喉科指掌》	原书彭启丰序
				徐大椿撰《医学源流论》	原书自序
1758		二十三年	戊寅	允干辑录《吴师真授跌打法门》	

公元	朝代	年号	干支	学术纪事	备注
				吴瑭生	骆勉《吴鞠通年岁考》(《江苏中医》.1964，12：34)
				张健著《痘疹宝筏》	原书自序
				汪绂著《医林纂要探源》	原书自序
1759		二十四年		赵学敏撰《串雅内编》《串雅外编》	
				鲁照著《串雅补》	
				杨凤庭著《杨西山失血大法》《修真秘旨》	
				徐大椿撰《伤寒论类方》	
				汪绂卒	《筍河文集》卷十一《汪先生墓表》
				徐大椿著《伤寒类方》	原书自序
				金理著《医原图说》	原书自序
1760		二十五年	庚辰	顾世澄撰《疡医大全》	原书自序
				春，平定大疫。六月，嘉善大疫。冬，靖远大疫	《清史稿》卷四十《灾异志》
1761		二十六年	辛巳	王敬义撰《疫病溯源》	
				吴仪洛著《成方切用》	原书自序
				洪炜著《虚损启微》	原书张廷枚序
1762		二十七年		唐千顷著《大生要旨》	
1763		二十八年	癸未	陈廷铨撰《罗遗编》	
				嘉兴、湖州、松江、太仓、苏州诸州府，月内小儿，有口噤不乳，两腮肿硬，名谓"螳螂子"	唐千顷《大生要旨》卷五
1764		二十九年	甲申	叶桂著述《临证指南医案》	
				沈又彭撰《沈氏女科辑要》	
				益都天花流行	翟良《痘科·类编释意·自序》
				徐大椿著《内经诠释》《兰台轨范》	原书自序
				何梦瑶卒	刘小斌《广东近代的中医教育》（《中华医史杂志》.1982，3：133）
1765		三十年		沈又彭撰《伤寒卒病论读》《医经读》	
				赵学敏著《本草纲目拾遗》	原书自序
1766		三十一年	丙戌	陆烜撰《人参谱》	
				邵成平著《幼科正医录》	
				吴仪洛撰《伤寒分经》	
				华岫云刊行叶桂《临证指南医案》	原书李同华序

公元	朝代	年号	干支	学术纪事	备注
1767		三十二年	丁亥	吴宏定著《景岳新方汤头》	
				张志聪撰，高世栻补订《本草崇原》	
				八月，嘉善大疫	《清史稿》卷四十《灾异志》
				曹仁伯生	褚玄仁《清代江苏名医曹仁伯先生传》（《江苏中医》.1963，3：35）
				孙从添卒。生前著《石芝医话》	《吴医汇讲》卷三
				徐大椿著《慎疾刍言》	原书自序
1768		三十三年	戊子	郑宏纲著《重楼玉钥》	
				桐城疫疹（猩红热）流行	余霖《疫疹一得》卷上
				王清任生	宋向元《王清任事迹锁探》（《医史杂志》.1951，3（2）：7）
				尤怡撰《金匮翼》	原书尤世辅序
1769		三十四年	己丑	黄宫绣著《本草求真》	
				娄县疹症大行	怀抱奇《医彻》卷一《发疹类》
				沈又彭著《伤寒论读》	原书凡例
1770		三十五年	庚寅	薛雪撰《湿热条辨》	
				闰五月。兰州大疫	《清史稿》卷四十《灾异志》
				薛雪卒	《薛生白小传和他的生卒考》（《江苏中医》.1963，5：26）
				舒诏著《伤寒集注》	原书《自序》
				赵学敏序录《利济十二种》，今仅存《串雅内外编》《本草纲目拾遗》两种	王重民《赵学敏传》（《医史杂志》.1951，2（3）：43）
				魏之琇著《续名医类案》	
1771		三十六年	辛卯	静光禅师等编撰《竹林寺三禅师女科三种》	
				徐文弼著《寿世传真》	
				汪绮石《理虚元鉴》约刻于此年	原书柯怀祖序及华杰序
1772		三十七年	壬辰	娄县疹症大行，延至明年	《医彻》卷一《发疹类》
				林珮琴生	林芝本《先考羲桐府君传略》
				魏玉璜卒。生前著有《续名医类案》	《续名医类案》附录胡敬《先友记》
				越南黎有卓撰《海上医宗心领》六十六卷，其中理论方面采用《黄帝内经》，用药一半采用中国	《中国医学传入越南史事和越南医学著作》（《医学史与保健组织》.1957，3：193）

续表

公元	朝代	年号	干支	学术纪事	备注
1772～ 1781				清政府编辑大型丛书《四库全书》， 著医 97 部，存书目 94 部，附 录 6 部	
1773		三十八年	癸巳	曹庭栋撰《老老恒言》	
				沈大润著《金疮铁扇散医案》	
				吴道源撰《痢疾汇参》《女科切要》	原书自序
				沈金鳌著《杂病源流犀烛》《幼科 释述》《妇科玉尺》《伤寒论纲 目》《要药分剂》《沈氏尊生方》	原书自序
				黄宫绣著《本草求真》	原书亲承恩序
1774		三十九年	甲午		
				王琦卒。生前曾刻《医林指月》	《周慎斋遗书》赵树元序
1775		四十年	乙未	华岫云编辑《种福堂公选良方》	
				叶桂著述，华岫云辑校《续临证指 南医案》	
				缪遵义撰《缪氏医案》	
				唐黉著《外科心法》	
				旧题朱震亨撰，汤望久校辑《脉因 证治》初刊	
				武强大疫	《清史稿》卷四十《灾异志》
				陈㽺务著《证治要义》	原书戴第元序
				沈懋发撰《服食须知》	原书自序
1776		四十一年	丙申	周毓龄著《广达生编》	
				周于蕃原撰，钱汝明补遗《秘传推 拿妙诀》熊品立撰《治疫全书》	
				沈金鳌著《沈芊绿医案》	
				沈金鳌卒	《沈金鳌先生传略》（《江苏 中医》.1963，3：34）
				何秀山序俞根初著《通俗伤寒论》	原书何序
1777		四十二年	丁酉	庄一夔著《福幼篇》	原书序
1778		四十三年	戊戌	唐秉钧著《人参考》	
				俞震编《古今医案按》	原书自序
				董西园著《医级》	原书自序
1780		四十五年	庚子	鲁永斌撰《法古录》	
				徐大椿卒	《小仓山房文集》卷三十四 《徐灵胎先生传》
				何璜卒	《吴医汇讲》卷六
				车宗辂、胡宪丰著《伤寒第一书》	原书胡宪丰序
				汪喆著《产科心法》	原书自序

公元	朝代	年号	干支	学术纪事	备注
1781		四十六年		史大受撰《史氏实法寒科》	
				霍孔昭著《损伤科》	
1782		四十七年	壬寅	纪昀总纂、陆锡熊总校《四库全书·医学类》，钱临疏、钱本瑜辑注《立斋医案疏》	
				《四库全书》修成，著录医药九十七部，另有存目书九十四部、附录六部	永瑢等《四库全书》告成表文
1783		四十八年	癸卯	贺升平著《脉要图注》	
				王玷桂撰《不药良方》	
				六月，瑞安大疫	《清史稿》卷四十《灾异志》
1784		四十九年	甲辰	杨璿著《伤寒温疫条辨》	原书自序
				西洋参第一次输入广州	《祖国医药文化流传海外考》（《医学史与保健组织》.1957，1：10）
				伤寒与温热争论，日益分歧	任应秋《中国医学史略》
1785		五十年	乙巳	许豫和著《怡堂散记》	
				冬，青浦大疫	《清史稿》卷四十《灾异志》
				旱荒，白缠喉风流行——是为白喉第一度流行	李庆坪《我国白喉考略》（《医学史与保健组织》.1957，2：100）
				沈果之卒。生前著《医学希贤录》	《医籍考》卷六十六《方论》
1786		五十一年	丙午	刘奎著《松峰说疫》初刊	
				杨炜撰《方义指微》	
				程永培撰《六醴斋医书十种》	
				沈源著《奇症汇》	
				命各省广劝栽植甘薯，以备荒疗痴。陆耀因有《甘薯录》之辑，所载卫生一门，足补《本草纲目》所未及	《本草纲目拾遗》卷八
				春，泰州、通州、合肥、赣榆、武进、苏州大疫。夏，日照、范县、莘县、莒州大疫，昌乐疫，东光大疫	《清史稿》卷四十《灾异志》
				长葛疟疾流行	李守先《针灸易学序》
				曾鼎著《痘疹会通》，后更名为《幼科指归》	原书自序
1787		五十二年	丁未	刘秉锦撰《疫痧二证合编》	原书刘嗣宗序
1788		五十三年		周震著《幼科医学指南》	
1789		五十四年	己酉	陈杰、徐文弼著《攒花易简方》	

续表

公元	朝代	年号	干支	学术纪事	备注
				吴其濬生	王筠默《吴其濬和〈植物名实图考〉》（《中华医史杂志》）
				刘奎著《松峰说疫》	原书自序
				周震著《幼科指南》	原书周高煃序
				罗国纲著《会约医镜》	原书自序
				陈杰撰《回生集》	原书自序
1790		五十五年	庚戌	杜玉友著《本草辑要》	
				三月，镇番大疫。八月，云梦大疫	《清史稿》卷四十《灾异志》
				邹澍生	周仪颢《邹润安先生传》
1791		五十六年		毛世洪撰《便易经验良方》《济世养生经验集》	
1792		五十七年	壬子	汪汲著《解毒篇》	
				九月，黄梅大疫	《清史稿》卷四十《灾异志》
				唐大烈编《吴医汇讲》，约成书于1792～1801年（嘉庆六年），为我国最早医学杂志	原书自序
1793		五十八年	癸丑	钱襟村撰《小儿推拿直录》	
				京师大疫。冬，嘉善大疫	吴瑭《温病条辨·序》，《清史稿》卷四十《灾异志》
				内府大臣领太医院务	《清史稿》卷一百二十一《职官志》
				杜玉友著《伤寒辑要》	原书自序
1794		五十九年	甲寅	始置狗皮膏，由是流传	《长乐陈修园先生年表》《新中医药》
				余霖著《疫疹一得》	原书自序
1795		六十年	乙卯	随霖著《羊毛温症论》	原书自序
				十二月，瑞安大疫	《清史稿》卷四十《灾异志》
1796	仁宗颙琰	嘉庆元年	丙辰	吴贞安撰《伤寒指掌》	原书自序
				萧晓亭著《疬效辑要》《疬疾备要》	原书自序
1797		二年	丁巳	陈念祖撰《伤寒论浅注》	
				庄一夔著《痘疹遂生篇》	
				六月，宁波大疫	《清史稿》卷四十《灾异志》
				痘诊科并入小方脉，咽喉、口齿共为一科，谓之太医九科（大方脉、小方脉、伤寒、妇人、疮疡、针灸、眼科、口齿咽喉、整骨）	《太医院志·职掌》
				王清任于滦州查视冢破腹小儿，注意研究人身脏腑，于1830年撰成《医林改错》，纠正前人解剖中的许多差误	《医林改错》卷上《脏腑记叙》

公元	朝代	年号	干支	学术纪事	备注
				吕震名生	潘遵祁《西圃文集》卷三《钱塘吕搽村司马传略》
1798		三年	戊午	何世仁著《何元长先生医案》	
				五月，临邑大疫	《清史稿》卷四十《灾异志》
				王旭高生	徐彦敏《追访王旭高先生遗事》（《江苏中医》.1963，5：27）
				吴瑭著《温病条辨》《吴鞠通医条》	原书自序
				李守先撰《针灸易学》	原书自序
1799		四年	己未	顾观光生	张文虎《舒艺室杂著》甲下《顾尚之别传》
				孙星衍、孙冯翼校定《神农本草经》	原书张炳序
				黄宫绣撰《锦去医条》《锦方议案》	原书自序
1800		五年	庚申	曹绳彦编《本草纲目万方类编》 陈念祖著《南雅堂医案》	
				五月，宜平大疫	《清史稿》卷四十《灾异志》
				在康熙时，始知金鸡勒能治疟疾。至是查晋斋自广东带回此物，使用渐广	《本草纲目拾遗》卷六
				张基序刊《古本难经阐注》	原书张序
1801		六年	辛酉	汪汲著《怪疾奇方》 陈念祖撰《时方歌括》	
				太医院整骨科，划归上驷院蒙古医生长兼充	《太医院志·职掌》
				恒山东北，温疟成患	陈念祖《时方妙用小引》
				陈耕道著《疫痧草》	原书自序
				唐大烈编《吴医汇讲》停刊	《吴医汇讲》十一卷唐庆耆《跋尾》
1802		七年		陈念祖著《景岳新方砭》 孙震元撰《疡科会粹》	
1803		八年	癸亥	陈念祖著《金匮要略浅注》《时方妙用》《神农本草经读》	原书蒋庆龄序
1804		九年	甲子	陈念祖撰《医学三字经》	
				朱翔宇增补《喉症全科紫珍集》	
				1804～1829 年（道光九年），程文囿编《程杏轩医案》刊行	
				郑承瀚编《重楼玉钥续编》	原书自序
				邓赞夫著《目科正宗》	黄瑛怀《目经大成》卷首序及凡例后识语
				叶慕樵著《平易方》	原书自序

公元	朝代	年号	干支	学术纪事	备注
				计楠著《客尘医话》	原书沈寿羽序
1805		十年	乙丑	二月，东光大疫。三月，永嘉大疫	《清史稿》卷四十《灾异志》
				英人皮尔逊（Pearson）《种痘奇法详悉》在广州刊行，介绍牛苗免疫法	《中国预防医学思想》
				程文囿著《程杏轩医案》，其中载有血崩、石淋奇症，对子宫癌、膀胱结石已有明确认识	原书刘权之序及《族媪血崩》《族子石淋》
				李炳卒。生前著《金匮要略注》《西垣诊籍》《辨疫琐言》	《雕菰楼集》卷二十二《李炳墓志铭》
				高秉钧著《疡科心得》	原书孙尔准序
				方灿撰《种痘真传》	原书自序
1806		十一年	丙寅	齐秉慧编《齐氏医案》刊行	《冷庐医话》卷二
				吴师机生	《通俗中国医学史话》
1807		十二年		许樏校订不著撰者所著的《咽喉脉证通论》	
1808		十三年	戊辰	陈念祖著《医学实在易》	
				王学权著《重庆堂随笔》	
				王士雄生	《中国历代名医及其著述简表》（《中华医学杂志》29.6.331）
				怀抱奇撰《医彻》	原书王昶序
				邱熺著《引痘略》	原书唐方煦序
				钱秀昌撰《伤科补要》	原书自序
1809		十四年	己巳	陈平伯著《温热病指南集》	
				吴世铠著《本草经疏辑要》	原书许宗彦序
				顾锡撰《银海指南》	原书朱方增序
1810		十五年	庚午	朱陶性序刊尤怡著《伤寒贯珠集》刊行	原书朱序
				周位西著《增辑良乡集要》	原书自序
1811		十六年	辛未	张泰著《类伤寒集补》	
				七月，永昌大疫	《清史稿》卷四十《灾异志》
				朱陶性序刊戈维城撰《伤寒补天石》	原书朱序
1812		十七年	壬申	蔡贻绩著《伤寒瘟疫抉要》刊行	
				黄凯钧撰《友渔斋医话》	原书自序
1813		十八年	癸酉	章穆著《调疾饮食辨》	
				王之政编《王久峰临证医案》	
				清政府严定贩运鸦片烟律，吸者并罪之	《清史稿》卷十六《仁宗纪》

续表

公元	朝代	年号	干支	学术纪事	备注
				莫文泉生	《珍本医书集成续编·提要·经方例释》
1814		十九年	甲戌	闰二月，枝江大疫	《清史稿》卷四十《灾异志》
1815		二十年	乙亥	邱熺著《引痘略》	
				邵登瀛撰《温毒病论》《四时病机》	
				胡廷光著《伤科汇纂》	
				春，泰州疫。四月，东阿、东平疫。七月，宣州疫，武城大疫。元和时疫	《清史稿》卷四十《灾异志》，《曹仁伯医案·嘉庆乙亥元和时疫论》
				《重楼玉钥》刊行。其中对于白喉，开始详细记载	原书《咽喉不治之症》
				内邱大疫	《清史稿》卷四十《灾异志》
1816		二十一年	丙子	陆成本著《经验良方》	原书自序
1817		二十二年	丁丑	熊庆笏撰《扁鹊脉书难经》	
				白喉第二度流行	《我国白喉考略》（《医学史与保健组织》.1957，2：100）
				程文囿著《医述》	原书胡赓枚序
1818		二十三年	戊寅	曾烺著《治验偶存》	原书王聘珍序
				十一月，诸城大疫	《清史稿》卷四十《灾异志》
				孙星衍卒	《揅经室二集》卷三《孙星衍传》
				陆懋修生	《辞海》（未定稿）
				关韬生，为我国第一习西医者	王吉民《中国新医事物纪始》（《中华医学杂志》.1945，31（5，6）：287）
1819		二十四年	己卯	五月，恩施大疫	《清史稿》卷四十《灾异志》
1820		二十五年	庚辰	陈念祖撰《女科要旨》，《医学从众录》初刊，刘一明著《杂疫证治》刊行	
				七月，永丰、桐乡、太平、青浦大疫。八月，乐清大疫，永嘉大瘟疫流行。冬，嘉兴大疫	《清诗铎》卷二十三郭仪霄《秋疫叹》，《清史稿》卷四十《灾异志》
				真性霍乱（俗称吊脚痧）传入中国。患者不绝	《冷庐医话》卷三
				孙德润编《医学汇海》	原书自序
				刘松岩著《目科捷径》	原书自序
1821	宣宗旻宁	道光元年	辛巳	年江上外史著《针灸内篇》	
				江浙大疫，自夏徂秋，病吐泻转筋。丹阳城乡死者，日以数十计	《清诗铎》卷二十三柳树芳《纪疫》，《医林改错》卷下《瘟毒吐泻转筋说》，《类证治裁》卷四《霍乱门医案》

公元	朝代	年号	干支	学术纪事	备注
				寇兰皋著《痧症传信方》	原书自序
				汪期莲辑《瘟疫汇编》，开始记载苍蝇为瘟疫（霍乱）传染之媒介	原书卷十五
				熊笏著《中风论》	原书自序
				天津发生疫病，寇兰皋以隔离与焚名香、嗅香药得免	
1822		二年	壬午	李学川著《针灸逢源》	
				夏，无极、南乐、临榆大疫。七月，宣称、安定大疫，滇南痧症盛行	《清史稿》卷四十《灾异志》，《痧症全书》陈鸿《序》
				道光帝以针刺火灸非奉君所宜，诏令太医院停止针灸科	《太医院志·职掌》
				牛痘术传入江苏	《中国预防医学思想史》
				张廉撰《麻疹阐注》	原书寿椿序
1823		三年	癸未	陈念祖编《陈修园医书二十八种》	
				春，泰州大疫。秋，临榆川大疫	《清史稿》卷四十《灾异志》
				白喉第三度流行	《我国白喉考略》（《医学史与保健组织》.1957，2：100）
				陈念祖卒	宋大仁《清代名医陈修园传略》（《中医杂志》.1955，5：56）
				钱松刻《辨证奇闻》，其中篇目文字与陈士铎《辨证录》悉同	耿鉴庭《爱国医家傅青主的医学著作真伪问题》（《中华医史杂志》.1953，2：77）
				周纪常著《女科辑要》	原书自序
				顾金寿著《吴门治验录》	原书潘奕隽序
1824		四年	甲申	江秋撰《笔花医镜》	
				释本圆等辑《针灸全生》	
				程文囿编《杏轩医案续集》	
				平谷、南乐、清苑大疫	《清史稿》卷四十《灾异志》
				程文囿编《杏轩医案续集》	原书吴赓枚序
1825		五年	乙酉	章楠著《医门棒喝》	原书自序
				由本年至明年，吴下盛行烂喉丹痧	《痧喉证治概要》
				胡澍生	胡培系《户部郎中胡尹荄甫事状》
1826		六年	丙戌	程之囿著《方药备考》，《医述》初刊	
				周登庸撰《续广达生篇》	
				冬，霜化疫	《清史稿》卷四十《灾异志》
				胡嗣超著《伤寒杂病论》	原书自序

续表

公元	朝代	年号	干支	学术纪事	备注
1827		七年	丁亥	周学霆著《三指禅》	
				叶霖著《金匮要略阙疑》	
				冬，武城疫	《清史稿》卷四十《灾异志》
				广东乳源廖凤池得牛痘术传入宜章	《中国预防医学思想》
				罗天鹏创造幌床，使病人卧之，可助消化，畅流血液	朱颜《中国古代医学的成就·整骨类》
				邵澍卒。生前著《邵氏伤寒成方辑要》	《珍本医书集成续编·提要》
				德丰撰《草药图经》《罗军门集验简易良方》	原书莫树藩序，原书自序
1828		八年	戊子	陆言著《经验方抄》	原书自序
				北京设种痘公局	《中国预防医学思想》
				日本岩崎常正根据《本草纲目》成《本草图说》一书	《医学文化年表》
1829		九年	己丑	黄宽生	王吉民《我国早期留学西洋习医者黄宽传略》（《中华医史杂志》.1954，2：48）
				张琦著《素问释义》	原书自序
				邵雨撰《外科辑要》	原书周如春序
1830		十年	庚寅	陈念祖著《脉诀真传》	
				叶氏（佚名）撰《伤寒玉液辨舌色法》	
				白喉流行于江苏、浙江、天津一带，是为第四度流行	《我国白喉考略》（《医学史与保健组织》.1957，2：100）
				福州痘疫盛行。童稚生存，什不四五	《引痘略·序》
				王清任著《医林改错》初刊，其中对小儿麻痹症似有相当认识	原书卷上《脏腑记叙》、卷下《论小儿半身不遂》
				张曜孙著《产孕集》	原书自序
1831		十一年	辛卯	吴瑭著《医医病书》	
				叶桂等《三家医案合刻》成书	
				秋，永嘉瘟	《清史稿》卷四十《灾异志》
				王清任卒	《王清任事迹琐探》（《医史杂志》.1951，3：27）
				许克昌、毕法撰《外科证治全书》	原书程怀璟序
				吴金寿汇刊《叶氏医效秘传》及《叶、薛、缪三家医案》	原书张文燮序
				日本人丹波元胤著《医籍考》	原书丹波元坚序
1832		十二年	壬辰	孔以克等评注吴有性原撰的《重订医门普渡温疫论》	
				叶桂等编《叶氏医案存真》	

公元	朝代	年号	干支	学术纪事	备注
				三月，武昌、咸宁、潜江大疫。四月，蓬莱疫。五月，黄陂、汉阳、宜都、石首大疫，死者无算。崇阳、松滋大疫。八月，应城、黄梅、公安大疫	《清史稿》卷四十《灾异志》
				夏秋之间，天津痧症大作	梅成栋《痧症传信方·序》
1833		十三年	癸巳	不著撰者《少林寺伤科》	
				何其伟著《救迷良方》	
				春，诸城大疫。四月，嵊县大疫。五月，宣城、永嘉、日照、定海厅大疫	《清史稿》卷四十《灾异志》
				杨时泰著《本草述钩玄》	原书自序
1834		十四年	甲午	余含棻撰《保赤存真》	
				六月，宣平、高淳大疫	《清史稿》卷四十《灾异志》
				曹仁伯卒	《清代江苏名医曹仁伯传》（《江苏中医》.1963，3：35）
				高文晋著《外科图说》，其中有外科应用刀剪钳针各式物件全图，开医器械图解之先声	原书第一卷
1835		十五年	乙未	七月，范县大疫	《清史稿》卷四十《灾异志》
				章楠著《伤寒论本旨》《医门棒喝二集》	原书自序
				李文荣著《仿寓意草》	原书陶澍序
1836		十六年	丙申	齐秉慧撰《痘麻医案》	
				张千里著《珠村草堂医案》《张千里医案》	
				陆嶽等编《陆氏三世医验》刊行	
				夏，青州疫，海阳、即墨大疫	《清史稿》卷四十《灾异志》
				牛痘苗传至扬州，并分种芜湖	《中国预防医学思想》
				第一次施行割除乳癌手术	《中国新医事物纪始》（《中华医学杂志》.1945，31（5，6）：288）
				吴瑭卒	《吴鞠通年岁考》（《江苏中医》.1964，12：32）
				吴篯著《临证医案笔记》	原书自序
1837		十七年	丁酉	邹澍撰《本经疏证》《续疏》《本经序疏要》	原书自序
				陆儋辰著《运气辨》	原书自序
				林则徐上奏道光帝禁烟、戒烟	
1838		十八年	戊戌	邹岳著《外科真诠》	
				王士雄著《外科简效方》《归砚录》，《潜斋医学丛书八种》刊行	

公元	朝代	年号	干支	学术纪事	备注
				天津时疫流行，患喉症者极多	冯向棻《重楼玉钥·序》
				郑梅涧著《重楼玉钥》	
1839		十九年	己亥	王士雄著《霍乱论》初刊	
				九月，云梦大疫	《清史稿》卷四十《灾异志》
				林则徐查毁鸦片	《清史稿》卷三百六十九《林则徐传》
				林珮琴卒。林珮琴著《类证治裁》	原书自序及林芝本《先考羲桐府君传略》
1840		二十年	庚子	邹汉璜辑录《千金方摘抄》	
				蒋宝素著《医略十三著》	
				江考卿撰《江氏伤科学》，创用骨移植术治疗复杂骨折	
				谢元卿著《良方集腋》	
				曹禾著《疡医蛾术录》	
				江西痘师刘子堃由新昌挟其术至省之奉新	《中国预防医学思想》
				陈莲舫生	上海中医文献研究馆编《中国历代名医史·名医篇》
				姚阑撰《本草分经》	原书方秉序
1841		二十一年	辛丑	蒋宝素著《医略》	原书李承霖序
				谢元庆著《良方集腋》	原书顾承序
				曹禾著《疡医蛾术录》	曹禾《豆医蠡酌录·序》
1842		二十二年	壬寅	正月，高淳大疫。夏，武昌、蕲州大疫	《清史稿》卷四十《灾异志》
				柳宝诒生	祝耀长《中国柳冠群先生纪实》（《江苏中医》.1962，9：35）
1843		二十三年	癸卯	王士雄撰，周汇集《王氏医案正编》	
				太医院裁医士十名，御医二员	《太医院志·额缺》
				七月，麻城、定南厅大疫。八月，常山大疫	《清史稿》卷四十《灾异志》
1844～1848				英、美以教名义相继在澳门、厦门、宁波、上海、福州等地设立医院和医学校等	
1844		二十四年	甲辰	廖云溪著《汤头歌括》	
				方略撰《幼科集要》	
				第一次施行膀胱结石手术	《中国新医事物纪始》（《中华医学杂志》.1945，31（5，6）：288）
				邹澍卒	周仪颢《邹润安先生传》
				顾观光著《神农本草经》	原书自序
				曹禾著《豆医蠡酌录》	原书自序

续表

公元	朝代	年号	干支	学术纪事	备注
1845		二十五年	乙巳	郑光祖著《一斑录》，其中医学部分深获折中中西之旨	《明季西洋传入之医学》卷九
1846		二十六年	丙午	鲍相璈著《验方新编》	
				吴其濬卒	《吴其濬和〈植物名实图考〉》（《中华医史杂志》.1955，4：254）
				夏，暑风甚剧，时疫大作，俱兼喉痛，亡者接踵。周克庵撰《暑风论》	《冷庐医话》卷三
1847		二十七年	丁未	秋，永嘉大疫	《清史稿》卷四十《灾异志》
				余景和生	鸿仁《余听鸿先生传略》（《江苏中医》.1957，2：37）
				第一部医学字典《中英文医学辞汇》	《中国新医事物纪始》（《中华医学杂志》.1945，31（5，6）：288）
1848		二十八年	戊申	赵术堂著《医学指归》	原书自序
				春，永嘉大疫	《清史稿》卷四十《灾异志》
				第一次试用卤仿麻醉	《中国新医事物纪始》（《中华医学杂志》.1945，31（5，6）：289）
				陆应谷序刊吴其濬编《植物名实图考》及《长编》	原书陆序
1849		二十九年	己酉	五月，丽水大疫	《清史稿》卷四十《灾异志》
				上海已有公墓	《中国预防医学思想》
				侯功震著《痘疹大成》	原书自序
				李文荣撰《知心必辨》	原书自序
1850		三十年	庚戌	张鸿等汇集王士雄撰著的《王氏医案续编》蒋宝素编《问斋医案》	
				顾德华编《花韵楼医案》	
				程尔资撰《经验治蛊奇方》	
				王锡鑫著《针灸便览》	
				白喉第五度流行	《我国白喉考略》（《医学史与保健组织》.1957，2：100）
				第一次应用大风子油，治疗麻风	《中国新医事物纪始》（《中华医学杂志》.1945，31（5，6）：289）
				吕震名著《伤寒寻源》	原书自序
				文晟编《医方十种汇编》始于此时	原书自序
				王士雄著《王氏医案》	原书杨照藜序
1851～1864				太平天国兴办医院、疗养院，并明令禁止鸦片，废除娼妓	

续表

公元	朝代	年号	干支	学术纪事	备注
1851	文宗奕詝	咸丰元年	辛亥	赵廷海辑《救伤秘旨》	
				王士雄著《圣济方选》《潜斋医话》刊行	
				史典撰，王士雄评《愿体医话》刊行	
				夏秋之间，浙中时疫，俗名吊脚痧	《评急救经验良方》
				阳原疫疠盛行。刘琛制解疫疡，活人无算	李泰棻《阳原县志》卷十二《方技》
				《全体新论》刊行，为西医书籍之始	《医事综览·新医学之发达》
				费伯雄与咸同间，以医名远近。清末诸医，以伯雄为最著	《清史稿》卷五百二《本传》
				曹禾著《医学读书志》	原书自序
				廖平生	章炳麟《太炎文录续编》五下《廖平墓志铭》
				唐宗海生	任应秋《中医各家学说》第八章 1980 版
				魏王璜著《柳州医话》	原书王士雄序
1852		二年	壬子	曹禾著《疡医雅言》	
				天津设保赤堂（后改名为保赤牛痘局）施种牛痘	王守恂《天津政俗沿革记》卷十二
				吕震名卒	《西圃文集》卷三《吕搽村传略》
				王士雄撰《温热经纬》《王氏医案》等	原书自序
1853		三年	癸丑	王德森著《市隐庐医学杂著》	
				俞震编，王士雄选编《古今医案按选》	
				王士雄著《叶案批谬》	
				太平天国建都南京。征聘医士，以李俊良为内医之长	耿鉴庭《太平天国医林人物传》（《中华医史杂志》. 1954，3：176）
				八月，上海小刀会起义，推疡科医生刘丽川为首	耿鉴庭《太平天国医林人物传》（《中华医史杂志》. 1954，3：176）
				王士雄著《潜斋医话》《古今医案按选》	原书自序
1854		四年	甲寅	王士雄撰，徐然石汇编《王氏医案三编》	
				黄思荣著《唐千金类方》	
				桵历撰，柏仙录《全身骨图考正》	
				张世镳（镶云）生	《中国历代医学史·名医篇》
				吴忬撰《医学辑要》	原书陈照序
1855		五年	乙卯	徐大椿著《洄溪医案》《徐灵胎医学全书》刊行	

公元	朝代	年号	干支	学术纪事	备注
				六月，清水大疫	《清史稿》卷四十《灾异志》
1856		六年	丙辰	莫枚士著《研经言》	
				五月，咸宁大疫。杭州霍乱——吊脚痧盛行	《清史稿》卷四十《灾异志》，《冷庐医话》卷三
				秋，白喉第六度流行	《我国白喉考略》（《医学史与保健组织》.1957，2：100）
				周学海生	陈三立《散原精舍文集》卷六《浙江候补道周君墓志铭》
				郑文焯生	孙雄《旧京文存》卷八《郑文焯别传》
				关韬任军医，为我国军队任用西医之始	《中国新医事物纪始》（《中华医学杂志》.1945，31（5，6）：287）
1857		七年	丁巳	单南山撰，陈彩钟增辑《胎产指南》刊行	
				第一位在国外习医者为黄宽，在苏格兰爱丁堡大学毕业回国	《中国新医事物纪始》（《中华医学杂志》.1945，31（5，6）：287）
				吴士瑛著《痢疾明辨》	原书自序
1858		八年	戊午	徐大椿撰《古方集解》	
				三衢，沿门合境，尽患瘟疫——大头瘟等	雷丰《时病论》卷八《附论》
				钱沛著《增补治疹全书》刊行	原书赵朋元序
				陆以湉著《冷庐医话》	原书自序
				叶灏撰《增广大生要旨》	原书李钟瀚序
				潘霨著《卫生要术》《内功图说》	原书自叙
1859		九年	己未	曹存心著《琉球百问》《过庭录存》《曹伯仁医案论》	
				吴之善编，曹存心撰《延陵弟子记略》	
				全国医院，共有外国医生二十八人	中医研究院《中国医学史简编》
1860		十年	庚申	汪琥著《伤寒论辨证广注》	
				陆懋修编《仲景方汇录》	
				王泰林撰《环溪医案》	
				张畹香著《张氏温暑医旨》	
				北京、烟台、汕头、镇江、汉口、台湾、杭州、宜昌、牛庄、虎门、梧州、东莞，先后设立教会医院	中医研究院《中国医学史简编》
				第一次施行胚胎截开术	《中国新医事物纪始》（《中华医学杂志》.1945，31（5，6）：289）

续表

公元	朝代	年号	干支	学术纪事	备注
				何炳元（廉臣）生	王恕常《何廉臣传》
				张锡纯（寿甫）生	张铭勋《先祖锡纯公传略》
1861		十一年	辛酉	春，即墨大疫。六月，黄县大疫	《清史稿》卷四十《灾异志》
				第一张医学照片，为广州博济医院所摄肿瘤患者之照片	《中国新医事物纪始》（《中华医学杂志》.1945,31（5, 6）：289）
				石寿棠著《医原》初刊	原书自序
				谢星焕撰《得心集医案》刊行	原书王禹绪序
				苏州雷如金始制六神丸销售，治咽喉诸病颇效	曹元忠《笺经室遗集》卷十六《雷子纯家传》
				陈国笃著《眼科六要》	
1862	穆宗载淳	同治元年	壬戌	王士雄著《重订霍乱论》	原书自序
				京师大疫。五月，天津亦大疫，由奉天传来	薛福成《庸引笔记》卷六，邓之诚《骨董三记》卷一引《津门闻见录》
				上海静安寺路筑成，具有现代下水道	《中国预防医学思想》
				顾观光卒	《舒艺室杂著》甲下《顾尚之别传》
				王旭高卒	《追访王旭高先生遗事》（《江苏中医》.1963,5：27）
1863		二年	癸亥	霍乱流行	《中西医话》卷七
				六月，皋兰、江山大疫。八月，蓝田、三原大疫	《清史稿》卷四十《灾异志》
				江南始设牛痘局	《中国预防医学思想》
				屠道和著《本草汇纂》	原书自序
				费伯雄辑《费氏全集》《医醇賸义》	原书自序
1864		三年	甲子	张绍修著《时疫白喉捷要》	
				徐大椿编《徐灵胎十二种全集》刊行	
				夏，启山、江山、崇仁大疫。秋，公安大疫	《清史稿》卷四十《灾异志》
				吴师机设存济堂药局于扬州，岁阅症五六万人，多用膏药治病	《理瀹骈文》吴官业序及《存济堂药局修合施送方并加药法》
				吴尚先撰《理瀹骈文》	原书许楣序
1865		四年	乙丑	许佐廷著《喉科白腐要旨》	
				费伯雄编《孟河费氏医案》	
				陈念祖著《南雅堂医书全集》刊行	
				陆懋修著《素灵约囊》	
				湖南设牛痘局	《中国预防医学思想》
				潘名熊撰《评琴书屋医略》	原书李光廷序

续表

公元	朝代	年号	干支	学术纪事	备注
1866		五年	丙寅	陆懋修著《内经难字音义》《金鉴方论》《二十四品》《伤寒论阳明病释》《世补斋医书》《世补斋文集》	
				由本年春至明年冬，白喉第七度流行	《我国白喉考略》（《医学史与保健组织》.1957，2：100）
				太医院教习厅，改设医学馆	《太医院志·医学》
1867		六年	丁卯	高亿撰《黄帝内经素问评注直讲全集》	
				金德鉴著《烂喉痧辑要》	
				二月，京师、黄县大疫。七月，曹县大疫。九月，通州疫，泰州大疫	《清史稿》卷二十二《穆宗本纪》、卷四十《灾异志》
				王士雄卒	《中国历代医史·名医篇（清）》引《历代名医传略》
1868		七年	戊辰	陆廷珍著《六因条辨》	
				河南设施种牛痘局	《中国预防医学思想》
				天津设医院于海大道，以后马大夫医院即以此为基础而加以扩充	《天津马大夫医院一九二三年报告书》
				郑西园辑，许佐廷订《喉科秘阴》	原书许佐廷自序
				费伯雄著《医方论》	
1869		八年	己巳	连自华撰《望诊补》	
				张衍思著《传悟灵济录》	
				六月，宁远、秦州大疫。七月，麻城大疫	《清史稿》卷四十《灾异志》
				黄钰著《本经便读》	原书自序
1870		九年	庚午	刘兴撰《草本便方》	
				吴尚先撰《二十一膏良方》	
				赵开泰著《增补牛痘三要》	
				秋，麻城大疫。冬，无极大疫	《清史稿》卷四十《灾异志》
				包诚著《伤寒审证表》	原书李瀚章序
1871		十年	辛未	王燕昌著《王氏医存》初刊	
				五月，孝义厅疫。六月，麻城大疫	《清史稿》卷四十《灾异志》
				福建一带发现阴囊象皮肿（丝虫病）患者	中华医学会《新中国丝虫病调查研究的综述》（《人民保健》.1959，1：28）
				莫文泉著《研经言》	原书陆心源序
1872		十一年	壬申	景照撰《本草纲目万方类聚》	
				十一月，禁各省种罂粟	《清史稿》卷二十二《穆宗本纪》
				夏，新城、武昌大疫	《清史稿》卷四十《灾异志》

公元	朝代	年号	干支	学术纪事	备注
				第一所中西医院，为香港东华医院，分中西医两部分，任病人自择其一	《中国新医事物纪始》（《中华医学杂志》.1945, 31（5，6）：284）
				裘庆元（吉生）生	蒋拯青《向前辈裘吉生先生学习》（《浙江中杂》.1958, 3：41）
				胡澍卒，著《黄帝内经素问校义》	胡培系《户部郎中尹苕甫事状》
				高学山著《伤寒尚论辨似》	原书陈锡明序
1873		十二年	癸酉	邱熺等著《牛痘新法全书》	
				广州霍乱盛行。黄宽著文详论真假霍乱之区别	《我国早期留学西洋习医者黄宽传略》（《中华医史杂志》.1954, 2：99）
				中国海关开始办理检疫，上海、厦门同年实行	宋志爱、金乃逸《我国海港检疫事务沿革》（《中华医学杂志》.1069）
				张寿颐（山雷）生	《中国历代医史·名医篇》
				潘明熊撰《叶案括要》	原书自序
1874		十三年	甲戌	周孝垓撰《内经病机纂要》	
				廖润鸿著《针灸集成》	原书自序
				关韬卒	《中国新医事物纪始》（《中华医学杂志》.1945, 31（5，6）：287）
1875	德宗载湉	光绪元年	乙亥	第一次施行卵巢肿瘤截除手术	《中国新医事物纪始》（《中华医学杂志》.1945, 31（5，6）：288）
				高继良译《西药略释》	中医研究院《中国医学简编》
				汪宏著《望诊遵经》	原书自序
				任本照撰《理瀹骈文摘要》	原书应宝时序
1876		二年	丙子	余显廷著《脉理存真》	
				张琰著《新辑中西痘科全书》	
				夏，白喉第八度流行。始于北京，明年春流行于上海	《我国白喉考略》（《医学史与保健组织》.1957, 2：100）
1877		三年	丁丑	何愚、朱鼐合编《舌图辨证》	
				陈绍勋著《内经撮要》	
				胡光墉编《胡庆余堂丸散膏丹全集》	
				邹存淦著《外治寿世方初编》	原书自序
1878		四年	戊寅	唐载庭撰《温疫析疑》刊行	
				宋兆淇著《南病别鉴》	
				陈惠畴著《经脉图考》刊行	
				恽铁樵生	章巨膺《恽先生年谱》

续表

公元	朝代	年号	干支	学术纪事	备注
				黄宽卒	《我国早期留学西洋习医者黄宽传略》（《中华医史杂志》.1954，2：99）
1879		五年	己卯	丁丙辑刊《当归草堂医学丛书》	原书李芝绶序
				朱载扬撰《麻症集成》刊行	原书王境澜序
				广州博济医校录取两女生，是为第一年医校有男女同学之始	《中国新医事物纪始》（《中华医学杂志》.1945，31（5，6）：289）
				旅顺装置自来水	陈邦贤《中国医学史》（1954修订本）
1880		六年	庚辰	黄维翰著《白喉辨证》	原书黎培敬序
				《西医新报》在广州发行，为我国最早之西医杂志	蔡恩颐《民元前后之中国医药期刊考》（《中华医史杂志》.1953，3：162）
1881		七年	辛巳	戴心田撰《临证指南方歌》	
				开办天津医学馆，十二年后改称北洋医学堂	《医事综览·新医学之发达》
				赵彦晖著《存存斋医话稿》	原书孙垓序
1882		八年	壬午	吴尚先著《杨州存济堂药局膏药方》	
				李纪方撰《白喉全生集》	
				程芝田著《医法心传》	
				陆懋修著《世补斋医书》	原书潘霨序
				雷丰著《时病论》	原书自序
1883		九年	癸未	费伯雄著《食鉴本草》	
				金冶田传，雷丰编《灸法秘传》	
				汕头海关办理检疫	《中国预防医学思想》
				上海自来水公司第一次放水	《中国预防医学思想》
1884		十年	甲申	莫文泉著《经方例释》	
				唐宗海著《血证论》刊行	
				约于此时前后，西法镶牙盛行，且有装义鼻、义眼者	金武祥《粟香二笔》卷七
1885		十一年	乙酉	汪宏撰《神农本草经集解》	
				王闿运著《神农本草》	
				戈颂平著《神农本草经指归》	
				夏秋江南有疫流行——瘰螺痧。嗣后间数岁或一岁，辄复流行	莫枚士《研经言》卷四
				冬，成都喉症骤起，明春传染益多，且夕伤人	《重刻喉科秘钥》周锡璒《序》
				金韵梅毕业于美国纽约女子医学校，是为中国女子留学西洋习医之人	《中国新医事物纪始》（《中华医学杂志》.1945，31（5，6）：287）

续表

公元	朝代	年号	干支	学术纪事	备注
				佛山成立中国疯人院	王吉民《中国近代精神病学发展概况》（《医史杂志》.1952，4（3）：128）
				浙江瑞安利济医学堂创立，为我国近代第一所中医学校	金日虹《利济医学堂始末及教学概况》（《中华医史杂志》.1982，2：90）
1886		十二年	丙戌	陆懋修卒	《辞海》（未定稿）
				吴师机卒	《通俗中国医学史话》
				尹端模在广州创办《医学报》	《民元前后之中国医药期刊考》（《中华医史杂志》.1953，3：162）
1887		十三年	丁亥	第一部英文医学杂志《博医会报》在上海发行	《中国新医事物纪始》（《中华医学杂志》.1945，31（5，6）：288）
				程曦著《医家四要》	原书刘国光序
				张秉成著《本草便读》，其中提出"用药治病，不必拘乎本草诸说"	原书自序及《金石类·赤石脂》
				《中国医学杂志》创刊	
1888		十四年	戊子	张振家参校叶桂原撰的《叶天晚年方案真本》刊行	
				猩红热最先在华南发现，本年上海发生一次大流行	《猩红热在中国的起源》（《医史文献理论丛刊》.1982.1）
				白喉第九度流行于绍兴、北京	《我国白喉考略》（《医学史与保健组织》.1957，2：101）
				张筱衫著《厘正按摩要术》	原书自序
1889		十五年	己丑	张光裕撰《桂考》	
				邗上喉患盛行	张振鋆《痧喉正义》江曲春《序》
1890		十六年	庚寅	叶霖著《痧疹辑要》	
				郑官应著《中外卫生要旨》	
				刘廷桢著《中西骨格辨正》	
				邵同珍撰《医易一理》	
				高州鼠疫大行，初起于安南，延至广西，遂至雷廉沿海各城市	金武祥《粟香五笔》卷五《鼠疫三则》
				五月，第一届中国博医会全国大会在上海举行	《中国新医事物纪始》（《中华医学杂志》.1945，31（5，6）：286）
				叶霖著《痧疹辑要》，其中介绍西洋麻疹接种法	
1891		十七年	辛卯	朱兰台著《疫证治例》	
				耐修子著《白喉治法忌表抉微》	
				周学海著《增辑内经本义》《诊家直诀》《脉义简摩》《脉简补义》	
				赵濂撰《伤科大成》	

公元	朝代	年号	干支	学术纪事	备注
				第一所女子医校——苏州女子医学校成立	《中国新医事物纪始》(《中华医学杂志》.1945,31(5,6):285)
1891～1911				周学海编著《周氏医学丛书》刊行	
1892		十八年	壬辰	唐宗海著《中西汇通医经精义》《金匮要略浅注补正》《伤寒论浅注补正》《中西汇通医书五种》初刊	
				马文植著《外科传薪集》	
				朱沛文著《华洋脏象约纂》	
				第一次产妇开腹取儿术,在博济医院施行	《中国新医事物纪始》(《中华医学杂志》.1945,31(5,6):289)
				唐宗海著《中西医汇通医经精义》。"中西汇通"之名自此始	原书自序
				朱沛文著《华洋脏腑图象合纂》,亦试图进行中西医学之汇通	原书自序
				周学海著《脉义简摩》《脉简补义》	原书王步蟾、许兴文序
1893		十九年	癸巳	唐宗海撰《本草问答》	
				清政府责令直省选送精通医理者,上之内务府	《清史稿》卷二十三《德宗本纪》
				粤垣发现鼠疫,回翔于粤地者七八年,蔓延而至于闽	李钟《鼠疫诀微·序》
				白喉第十度流行	《我国白喉考略》(《医学史与保健组织》.1957,2:101)
				孙诒让著《札迻》,其中有雠校《素问》者八条	原书自叙及卷十一
1894		二十年	甲午	梁玉瑜著《舌鉴辨正》	
				姜衍泽堂编《姜衍泽堂发记丸散膏丹录》	
				周学海著《形色外诊简摩》	
				宁波海关办理检疫	《我国海港检疫事务沿革》(《中华医学杂志》.1070,25:12)
				当时治疗白喉,已能做气管切开手术	余景和《外证医案汇编》卷二
				余景和撰《外证医案汇编》,并作气管切开术,抢救白喉患者	原书自序
1895		二十一年	乙未	郑奋扬增订《鼠疫约编》	
				金有恒撰《金子久医案》	
				香港、惠州鼠疫盛行	《鼠疫抉微·序》
				叶霖著《难经正义》	原书自序

续表

公元	朝代	年号	干支	学术纪事	备注
				罗汝兰著《鼠疫汇编》	原书自序
1896		二十二年	丙申	周学海著《辨脉平脉章句》	
				武进医学极盛，若法氏、杨氏、钱氏、邹氏、费氏，皆能世其家	《本草便读》盛春颐跋
1897		二十三年	丁酉	王旭高撰《退思集类方歌注》《西溪书屋夜话录》	
				陈葆善著《白喉条辨》	
				张乃修著《张聿青医案》	
				聂会东调查教会医院六十所，其中三十九所兼教生徒	中医研究院《中国医学史简编》
				武昌有脑膜炎四病例	《医学史纲》
				孙中山著《红十字会救伤第一法》	王吉民《英国博物馆所藏中文医书目录》（《医史杂志》.1952，4（4）：198）
				马培之卒	范凤源《马培之外科医案·序》
				利济学堂报发刊，是为中医学报之最早刊物	金日虹《利济医学堂始末及教学概况》（《中华医史杂志》.1982，2：90）
1898		二十四年	戊戌	刘恒瑞著《察舌辨证新法》	
				周学海著《读书随笔》	
				设立医学堂归大学堂兼辖，着孙家鼐详拟办法	中医研究院《中国医学史简编》附录
				广州建立精神病院	《中国近代精神学发展概况》（《医史杂志》.1952，4（3）：127）
1899		二十五年	己亥	梁玉池著《救疫全生篇》刊行	
				刘仲衡撰《中西汇参铜人图说》	
				柳宝诒评注张大燨撰著的《爱庐医案》	
				天津海关办理检疫	《我国海港事务沿革》（《中华医学杂志》.1070，25：12）
				广东女子医学校成立，六年后改名为夏葛医学院	《二十年度高等教育统计》
				江南制造局出版《法律医学》，为我国输入科学法医学之始	陈康颐《中国法医学史》（《医史杂志》.1952，4（1）：3）
1900		二十六年	庚子	林庆铨等编《时疫辨》刊行	
				张羽中著《跌打损伤全书》	
				陈葆善撰《燥气总论》	
				莫文泉著《神农本草经校注》	
				高思敬撰《外科医镜》《五脏、六腑图说》	
				营口海关办理检疫	《我国海港检疫事务沿革》（《中华医学杂志》.1071，25：12）

公元	朝代	年号	干支	学术纪事	备注
				第一次做截除甲状腺术	《中国新医事物纪始》（《中华医学杂志》.1945, 31（5, 6）：289
				柳宝诒著《温热逢源》《柳选四家医案》	柳宝诒《选评静香楼医案·序》
1901		二十七年	辛丑	白喉第十一度流行于吴下	《我国白喉考略》（《医学史与保健组织》.1957, 2：101）
				夏，闽县鼠疫盛行	陈宝琛《鼠疫约编·序》
				上海疫痧为患，童稚染疫而死者尤多	《疫症集说补遗》
				柳宝诒卒	《中医柳冠群先生纪实》（《江苏中医》.1962, 9：35）
				郑肖岩著《鼠疫约编》	
1902		二十八年	壬寅	陈虬著《瘟疫霍乱答门》	
				毛祥麟撰《对山医话》	
				春，瘟疫流传，几遍大江南北。四月至五月，天津霍乱流行	陈莲舫《医案秘抄》，严范孙《壬寅日记》
				设立北洋军医学堂，是为第一所军医学校。四年后，改为陆军军医学校	《中国新医事物纪始》（《中华医学杂志》.1945, 31（5, 6）：284）
1903		二十九年	癸卯	张士骧著《雪雅堂医案》约成书于1903~1908年（光绪三十四年）	
				于鬯著《内经素问校正》	
				京师大学堂增设医学实业馆，二年后改称医学馆	《第一次中国教育年鉴·丙编·高等教育之部》第二章第二节
				北京医学院成立	
1904		三十年	甲辰	周岩著《本草思辨录》	
				张秉成撰《成方便读》	
				黄皖著《救伤集成解毒集成》	
				顾文垣编《顾雨田医案》抄本	
				曹存心编《继志堂医案》初刊	
				济南设立齐鲁医学校	《中国医学史》（1954修订本）
				上海周雪樵创刊《医学报》	朱芑梅《我所看到两种最早的中医期刊》（《上海中医药杂志》创刊号）
				广州华南医学院成立	
1905		三十一年	乙巳	周学海著《伤寒补例》	
				贺龙骧撰《女丹合编》	
				京师大学堂将医学实业馆改称医学馆	《第一次中国教育年鉴·丙编·高等教育之部》第二章第二节
				全国教会医院一百六十六处,诊所二百四十一处,教会医师三零一名	中医附录研究院《中国医学史简编》

续表

公元	朝代	年号	干支	学术纪事	备注
				设麻风疗养院于广东东莞	《中国麻风史》
				罗真（Logan）在湖南常德报告第一例血吸虫病	赵增谋等《中医治疗血吸虫病经验介绍》（《中医杂志》.1956, 8: 396）
				张乃修（聿青）卒	吴文涵《张聿青先生传》
				周憬著《卫生简易方》	原书自序
1906		三十二年	丙午	徐鹤著《伤暑论》	
				王有忠撰《中西汇参医学图说》	
				清政府对于留学习医者给予毕业资格	《清史稿》卷二十四《德宗本纪》
				学部与日本千叶医专等校约定收中国学生办法	《中国教育年鉴·丙编·国外留学概况》第二章
				命陆徵祥往瑞士议红十字会公约	《清史稿》卷二十四《德宗本纪》
				北京协和医学堂开办，协和护士学校同时诞生	《二十年度高等教育统计》
				北京设阜城门医院，是当时唯一之铁路医疗机构	常廷生《中国铁路保健史》（《中华医史杂志》.1981.3）
				北京设立疯人院	《中国近代精神病学发展概况》（《医史杂志》.1952, 4（3）: 129）
				第一个国人之医药组织——中国医药学会成立	《中国新医事物纪始》（《中华医学杂志》.1945, 31（5, 6）: 285）
				江皖疫疠	《疫症集说补遗》
				周学海卒	《散原精舍文集》卷六《周学海墓志铭》
1907		三十三年	丁未	何炳元著《新医案必读》	
				江苏省开始举行中医考试	袁焯《丛桂草堂医案·自序》
				北京医学馆停办	《中国教育年鉴·丙编·高等教育之部》第二章第二节
				制新刑律草案，其中规定有关于鸦片烟之罪，关于饮料水之罪，关于卫生之罪，关于堕胎之罪	《清史稿》卷一百四十二《刑法》一
				美人、英人所办医学在济南合并，改名为共和医道学堂	《中国教育年鉴·丙编·学校教育概况》第二章第一节
				第一个提倡卫生之组织——中国国民卫生会成立	《中国新医事物纪始》（《中华医学杂志》.1945, 31（5, 6）: 285）
				《医药学报》《卫生世界》发刊	《民元前后之中国医药期刊考》（《中华医史杂志》.1953, 3: 162）
				敦煌千佛洞之孟诜《食疗本草》写本残卷，被英人斯塔因盗去	洪贯之《中国本草学的重点介绍》（《中医杂志》.1955, 8: 54）

续表

公元	朝代	年号	干支	学术纪事	备注
				余景和卒	余衡之《宋元明清名医类案·余听鸿医案》
1908		三十四年	戊申	无名氏著《中西汇参医学》	
				江苏省又举行中医考试	《丛桂草堂医案·自序》
				太医院设"新医学馆"，四年毕业	《太医院志·医学》
				广州光华医学专门学校成立	《中国新医事物纪始》（《中华医学杂志》.1945, 31（5, 6）：285）
				六月，上海《医学世界》出版，主编者汪惕予	《民元前后之中国医药期刊考》（《中华医史杂志》.1953, 3：162）
				八月，广州《医学卫生报》出版，主编者梁慎余	《民元前后之中国医药期刊考》（《中华医史杂志》.1953, 3：162）
				唐宗海卒	任应秋《中医各家学说》第八章 1980 版
1909	溥仪	宣统元年	己酉	丁福保撰《内经统论难经通论》	
				张锡纯著《处方学》《医学衷中参西录》	
				太医院医士定为三十二员	《太医院志·额缺》
				中华护士会成立，为我国第一个护士组织	《中国新医事物纪始》（《中华医学杂志》.1945, 31（5, 6）：285）
				第一个中国女子在英国学习看护者钟茂丰，于本年毕业伦敦葛氏医院	《中国新医事物纪始》（《中华医学杂志》.1945, 31（5, 6）：287）
				白喉第十二度流行	《我国白喉考略》（《医学史与保健组织》.1957, 2：101）
1910		二年	庚戌	北平药行商会编《北平药行商会丸散目录》	
				丁福保著《中西医方汇通》	
				余德壎撰《鼠疫抉微》	
				郁闻尧著《鼠疫良方汇编》	
				贺季衡编《贺季衡医案》	
				东三省发生鼠疫	《清史稿》卷二十五《宣统本纪》
				吕海寰等拟上中国红十字会章程，派盛宣怀充会长	《清史稿》卷二十五《宣统本纪》
				上海设立隔壁医院	《中国预防医学思想》
				大连、天津、青岛、广州、汉口、汕头、抚顺、北京、长春、安东等处，先后装置自来水	《中国医学史》（1954 修订本）
				《中西医学报》《光虎医事卫生杂志》出版	《民元前后之中国医药期刊考》（《中华医史杂志》.1953, 3：162）

续表

公元	朝代	年号	干支	学术纪事	备注
1911		三年	辛亥	余德壎著《疫证集说》 不退和尚辑录《少林秘传》 周学海编《周氏医学丛书》刊行 张山雷著《脉学正义》	
				正月，直隶、山东民疫	《清史稿》卷二十五《宣统本纪》
				安东、广州海关先后办理检疫	《我国海港检疫事务沿革》（《中华医学杂志》.1939，25（12）：1071）
				第一个卫生教育组织——中华卫生教育会成立	《中国新医事物纪始》（《中华医学杂志》.1945，31（5，6）：286）
				上海宏仁医院创立耳鼻咽喉专科	干祖望《中医在耳鼻咽喉科方面的成就》（《新中医药》.1955，4：16）
				上海设立女子中西医学室，并另设女病院，为国人用西法接生之第一所病院	徐平章《中国产科学史略》（《中西医药》.1947，37：2）
				奉天南满医学堂成立	《中国新医事物纪始》（《中华医学杂志》.1945，31（5，6）：285）
				此时医籍著录于史志者，二百四十六种	《清史稿》卷一百五十三《艺文志》
				伍连德主持扑灭东北鼠疫大流行获得成功，伍氏担任在沈阳召开的国际鼠疫会议主席	

参考书目：

《中医学术发展史》——上海：上海中医药大学出版社，2004，12

《中医史》——海口：海南出版社，2007.7

《中国医史年表》——哈尔滨：黑龙江人民出版社，1984.12